神经耳科学

主　编　李学佩

北京大学医学出版社

图书在版编目（CIP）数据

神经耳科学 / 李学佩主编 —北京：北京大学医学出版社，2007

ISBN 978-7-81071-845-5

Ⅰ. 神… Ⅱ. 李… Ⅲ. 神经耳科学 Ⅳ. R764.4

中国版本图书馆 CIP 数据核字 (2005) 第 071852 号

神经耳科学

主　　编：李学佩

出版发行：北京大学医学出版社（电话：010-82802230）

地　　址：（100083）北京市海淀区学院路 38 号 北京大学医学部院内

网　　址：http://www.pumpress.com.cn

E-mail：booksale@bjmu.edu.cn

印　　刷：北京圣彩虹制版印刷技术有限公司

经　　销：新华书店

责任编辑：刘清华　赵　莳　**责任校对**：杜　悦　**责任印制**：郭桂兰

开　　本：787mm × 1092mm　1/16　**印张**：57　**字数**：1470 千字

版　　次：2007 年 4 月第 1 版　2007 年 4 月第 1 次印刷　**印数**：1-2600 册

书　　号：ISBN 978-7-81071-845-5

定　　价：360.00 元

神经耳科学

主　编　李学佩

北京大学医学出版社

图书在版编目（CIP）数据

神经耳科学 / 李学佩主编 —北京：北京大学医学出版社，2007

ISBN 978-7-81071-845-5

Ⅰ. 神… Ⅱ. 李… Ⅲ. 神经耳科学 Ⅳ. R764.4

中国版本图书馆 CIP 数据核字 (2005) 第 071852 号

神经耳科学

主　　编：李学佩

出版发行：北京大学医学出版社（电话：010-82802230）

地　　址：（100083）北京市海淀区学院路 38 号 北京大学医学部院内

网　　址：http://www.pumpress.com.cn

E-mail：booksale@bjmu.edu.cn

印　　刷：北京圣彩虹制版印刷技术有限公司

经　　销：新华书店

责任编辑：刘清华　赵　莳　**责任校对**：杜　悦　**责任印制**：郭桂兰

开　　本：787mm × 1092mm　1/16　**印张**：57　**字数**：1470 千字

版　　次：2007 年 4 月第 1 版　2007 年 4 月第 1 次印刷　**印数**：1-2600 册

书　　号：ISBN 978-7-81071-845-5

定　　价：360.00 元

本书由

北京大学医学部科学出版基金

资助出版

编者名单

主　编　李学佩

编　者（以编写章节先后为序）

李学佩　北京大学第三医院
李兴启　解放军总医院耳鼻咽喉科研究所
伍伟景　中南大学湘雅二医院
于立身　空军航空医学研究所
方耀云　解放军总医院
龚树生　华中科技大学同济医学院协和医院
冯　永　中南大学湘雅医院
贺楚峰　中南大学湘雅医院
贺定华　中南大学湘雅医院
郑溶华　北京大学第三医院
卢云云　北京朝阳医院（西）
徐　进　北京医院
张连山　北京协和医院
唐光健　北京大学第一医院放射科
章　翔　第四军医大学西京医院神经外科研究所
王锦玲　第四军医大学西京医院全军耳鼻咽喉专科研究所
王占祥　厦门市第一医院神经外科
殷善开　上海交通大学附属第六人民医院
马芙蓉　北京大学第三医院
吴　皓　上海第二医科大学附属新华医院
张治华　上海第二医科大学附属新华医院
汪照炎　上海第二医科大学附属新华医院
谢鼎华　中南大学湘雅二医院
肖自安　中南大学湘雅二医院
沙素华　美国密歇根大学 Kresge Hearing Research institute
姜鸿彦　美国密歇根大学 Kresge Hearing Research institute
Jochen Schacht　美国密歇根大学 Kresge Hearing Research institute
胡　岢　中国聋儿康复研究中心
张素珍　解放军总医院
宋为明　北京大学第三医院
李健东　北京世纪坛医院
郗　昕　解放军总医院耳鼻咽喉科研究所
曹克利　北京协和医院
李　炬　中国聋儿康复研究中心
梁　巍　中国聋儿康复研究中心

序言一

耳作为人体感受声波、加速度及重力场作用的惟一感受器，是中枢神经系统沟通外界的一扇窗户。它和眼的色、光、形态感受器相结合，获得了占人体总量达95%以上的信息，在人类言语的形成、发育与维持中，有不可或缺的作用，是人类知识经验的积累、交流活动中不可缺少的器官。耳神经功能状态可视为人体，尤其是神经系统正常生理或病理现象的明镜。集耳科学、神经科学、眼科学所形成的神经耳科学已成为脑科学研究的重要组成部分，并随着信息科学、航天科学的发展，日渐深入到人类活动之中，从而变得更为重要，内容更加丰富。

新的需求呼唤探索，探索的成果孕育新的著作。20世纪90年代初，李学佩教授在国内首次编写出版《神经耳科学》专著，规范了该学科领域的研究范围与方法，对我国神经耳科学的发展起了推动作用。在10余年之后，有幸先睹李教授主编的新版《神经耳科学》巨著，有耳目全新的震撼感。新版本实为李教授多年锲而不舍、潜心研究的积累之作，并由30余位具有不同专长之老、中、青年专家合力参编，他们广泛参阅国内外文献，结合自身工作经验，各尽所能，使国内、外最新的研究与应用成果汇集书中，如听性诱发电位、耳声发射、前庭诱发电位、人工耳蜗、听神经病及遗传性聋研究等新的诊疗方法、新的研究发现和新的病种等均被收录，为国内同行提供了一本具有国际水平的专业参考书和专业人才培训教材。荣幸地应李教授之约命笔为序，我确信本书的发行，将对本专业的发展产生积极推动作用，谨此，向作者们的奉献致谢，并向同仁们热烈推荐。

中华医学会耳鼻咽喉头颈外科学分会　名誉主任委员
解放军耳鼻咽喉研究所　所　长

序言二

近十余来年耳鼻咽喉头颈外科发展迅速，知识更新日益频繁，与相关学科的结合、渗透也日趋广泛和深入，特别是高分辨率颞骨CT、核磁共振成像系统、听觉与平衡觉的电生理检测技术、分子生物学诊断技术的广泛应用以及侧颅底解剖研究、视前庭通路研究不断取得新的进展。耳科学与神经内外科学、眼科学及其相关基础学科的联系日趋深入，对疾病的认知、处理的深度和广度也随之发生了深刻变化。由此对疾病的认识和处理方式、方法也发生了很大的变化，不断从以疾病为中心向以病人为中心的方向转化，大量临床诊治工作已不再局限于某一学科或某一部门。现代医学技术的进步使得临床工作者必须具备扎实的专业知识，同时也必须具备丰富的相关学科知识，顺应时代发展的需要，《神经耳科学》应运而生，丰富了我们的知识宝库。

李学佩教授等一批资深老专家携多位优秀中青年学者在完成繁重的临床工作、科研任务之余，将他们积累了多年的临床经验加以整理归纳，结合大量的现代医学知识，系统地阐述了神经耳科学诸多疾病的发生、发展规律，汇集立说。细读品味，引人入胜，惠及当代，滋补后世。作者们从相关疾病发生的组织胚胎学、解剖学、生理学、免疫学、分子生物学、影像学、耳神经外科学、听觉康复等多方面、多层次地较为详细地阐明对相关疾病的新认识，新见解，结合国内外最新研究动态，力求理论与实践的结合。该书的内容，集中地体现了对知识的渴求、对技术的精益求精、对学术思想的去伪存真，实为神经耳科领域不可多得的上乘参考书，是青年学者及专业工作者的良师益友。《神经耳科学》的出版发行，无疑将为推动神经耳科学向前发展，翻开新的一页。

中华医学会耳鼻咽喉头颈外科学分会　主任委员
中华耳鼻咽喉头颈外科杂志　　　　　主　　编
韩德民

前　言

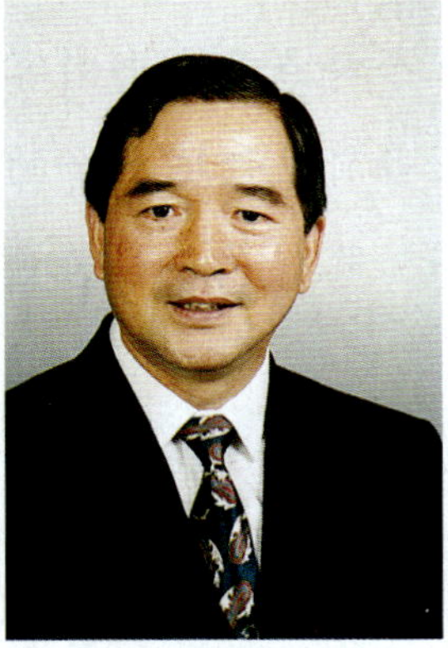

北京大学第三医院
教授　主任医师

神经耳科学是介于耳科学、神经内外科学和眼科学之间的一门边缘学科，是现代耳科学中最具生命力和发展前景的一门学科。它研究与耳相关的听、前庭和面神经的解剖、生理、病理、免疫、遗传及分子生物学等基础科学及临床的诊治和预防。它的兴起和发展是基于该学科中所致疾病的高发病率、高危害性以及诊断治疗的困难与可探索性，是需要今后几代人为之努力奋斗的事业。

神经耳科学的渊源应追溯到上世记初，但真正开始成形则应在20世纪60年代。它的发展是基础理论研究和手术技术发展的结果，后者则得益于手术显微镜和电钻的使用和改进，诊断技术特别是电反应检测和影像学检查包括CT扫描和MRI的发展，大大提高了诊断的精确性。抗生素的发展保证了手术的成功。手术技术的开创发展首先应归功于美国William House。他从住院医师开始直至去世，在神经耳外科技术探索发展中经历了艰苦历程。从最开始的面神经隐窝径路、以至以后探索的中颅窝径路和迷路径路，通过这些径路，他进行了听神经瘤切除等手术，直至人工耳蜗植入术。他从不满足于前人的经验，最善于从临床工作中发现问题，并带着问题，回到实验室进行尸体颞骨解剖，从实验中发现新的径路，并应用到临床实践中去。他不断探索，不断前进，推动了神经耳科学的发展。因此，被尊称为“神经耳科学之父”。

本人于1991年编著出版的我国第一本“神经耳科学”专著，距今已有15年了。我国神经耳科学由当时蹒跚走步的婴幼儿逐步成长。现在，我国无论在基础理论和临床工作方面都有长足的发展。毛细胞再生、感音神经性聋特别是遗传性耳聋分子生物学研究、听神经瘤切除、前庭神经切断、面神经全程减压、显微血管神经减压、人工耳蜗植入以及颅底外科手术此起彼伏，方兴未艾。一门新兴学科的建立、推广和发展，有赖于对该学科知识的普及和学习，而这门学科的迅猛发展，需要对十几年前的知识加以修订、更新和补充。有鉴于此，编写一本全新的、能反映当前神经耳科学最新成就与发展的专著势在必行。为达此目的，必须变当年作者一人的著述为集全国神经耳科学各方面专家的经验和专长于一书，使之真正能代表我国神经耳科学最高水平的专著，这也是本书的第一个特点。第二个特点，这次参加编写的作者，除我国卓有成就的老一代专家外，还包括了活跃在神经耳科学领域的、在各个方面有较高造诣和临床经验的中青年一代专家。第三个特点是本书内容涵盖了神经耳科学的各个方面，是一本有100多万字的、能代表当前该领域水平的比较全面的大型著作，希望该书能成为耳鼻咽喉科、神经内外科、眼科及各有关专科医师、进修医师、研究生学习的高级参考书 。

在本书出版之际，我要特别感谢美国伊阿华大学医院、国际知名的神经耳科学专家McCabe教授的恩泽，我也特别缅怀我国耳鼻咽喉科的先驱姜泗长教授对1991年版《神经耳科学》首次问世时所给予的特别关怀,并为之作序。当然，我也要感谢参加本书编写的各位专家，他们在肩负繁重的医、教、研工作的情况下，高质量、高水平地完成了编写任务，贡献了自己宝贵的专长和经验，为发展我国的神经耳科学作出了贡献。特别需要指出的是，中华医学会耳鼻咽喉头颈外科学分会名誉主任委员、解放军耳鼻咽喉研究所所长杨伟炎教授与中华医学会耳鼻咽喉头颈外科学分会主任委员、中华耳鼻咽喉头颈外科杂志主编、同仁医院院长韩德民教授分别为本书作序，表示了对本书的关怀，这既是本书的荣幸，也反映了他们对我国神经耳科学发展的殷切期望。最后，我要感谢北京大学医学出版社在本书出版中给予的巨大支持，没有这种支持，本书的问世是不可能的。希望本书的全新出版，对普及、推动和发展我国神经耳科学起到积极的作用。

由于本书是由全国30多位专家分头执笔编写的，各人编写的风格迥异；每一章都可独立成章，为保持各章的系统性和完整性，不可避免地会出现各章之间某些内容的重复，这种重复，从方便读者阅读来说或许是必要的。本人在有生之年，能为我国神经耳科学的发展竭尽绵薄之力，殊感荣幸和欣慰，但由于本人才疏学浅，主编此作，多有力不从心之感，肯定会有各种各样的缺点和不足，祈请各位读者不吝批评指正！

北京大学第三医院
主任医师　教　授　李兴启

目　录

第一篇　解剖、生理及其他基础科学

第二篇　诊断学

第三篇　听觉系统疾病

第四篇　周围前庭系统疾病

第五篇　中枢性眩晕及平衡障碍

第六篇　面神经疾病

第七篇　神经耳外科学

第八篇　颅底外科

第九篇　神经耳科康复

第一篇 解剖、生理及其他基础科学

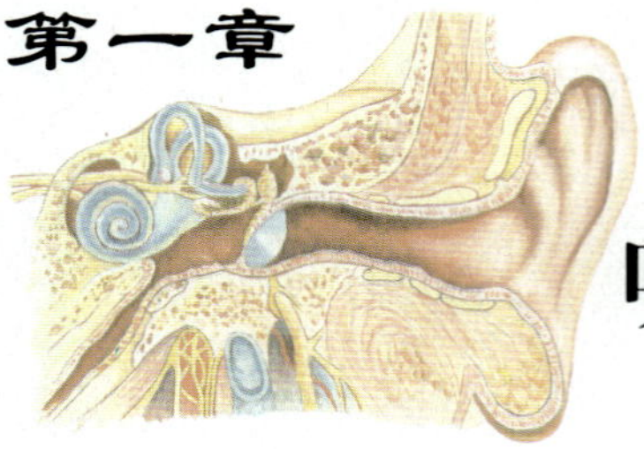

第一章 听末梢器官及听中枢传导径路

李学佩

第一节 历史演变

由于听觉末梢感受器和中枢听觉传导系统的复杂性，采用一般的技术，很难进入结构的内部并进行观察，因此，关于其解剖的研究大大滞后于其他感觉系统。耳蜗由精细的膜结构组成，悬挂在液体中，外被坚硬的骨囊。由于这一特点，研究膜迷路最有用的方法是整块切片、表面铺片和轴位切片。Corti（1851）用表面铺片和蜗管轴位切片的方法，首次描述了Corti器。他绘制的Corti器的图谱，虽有死后的伪迹，但提供了很多关于膜迷路重要结构的精细资料。因此，后人以他的名字将这一结构命名为Corti器。Corti的工作，被很多以后的研究工作所丰富，其中包括Reissner、Deiters、Boettcher、Claudius、Hensen的工作，特别是Retzius（1884）绘制了精美的耳蜗图谱，用现代显微技术获得的耳蜗图谱来比较，证实了他观察的精确性。

耳蜗解剖结构知识的发展，是与听功能理论，包括同期相继提出的共振学说和电话学说同步发展的。很多学者提出了耳蜗结构与功能相结合的理论，包括Bekesy（1960）的行波学说；Engstrom等（1966）系统地描绘了毛细胞损害的耳蜗图；Davis（1958）提出的听觉机械电学理论；Smith发现内淋巴液的离子组成；Hawkins（1988）更进一步描述了耳蜗的解剖及生理功能。

第二节 手术解剖学

一、颞骨

颞骨脑是颅底的主要构成部分，它与额、顶、枕骨及蝶骨底连接，在外耳道水平构成了颅骨的中心。V～Ⅶ脑神经在其内部或周围通过。中颅凹的内容物在其表面，后颅凹的内容物在其后面。颈内动脉在到达海绵窦的过程中通过颞骨，颈内静脉则来自颞骨内的颈静脉孔。颞骨纵轴沿岩嵴与颅骨的矢状面和冠状面各呈45°角。颞骨和颅骨一样，不是一块骨，而由几块独立的骨融合而成，它们是岩部、鼓部、鳞部和茎突。这些骨结构内部含气，分为5个气腔：①中耳区；②乳突区；③迷路周围区；④岩尖区和⑤附属区。需要强调的是，乳突是颞骨外下面的突起，分类归于岩部，但实际上由岩部和鳞部两部分形成。乳突不是一块骨，而是一个气化的区。

内耳在岩部形成。内耳的听和前庭两部分融合成迷路。迷路有骨迷路（图1-1）和膜迷路两部分。膜迷路有听和前庭系统的感觉上皮。膜迷路分成上部和下部两个部分，上部由半规管和椭圆囊构成，下部由球囊和蜗管构成。上部在颞骨的外上方，下部在其内下方（图 1-2）。

膜迷路形成两个充满内淋巴液的囊样结构——椭圆囊和球囊；一组管状结构——半规管、

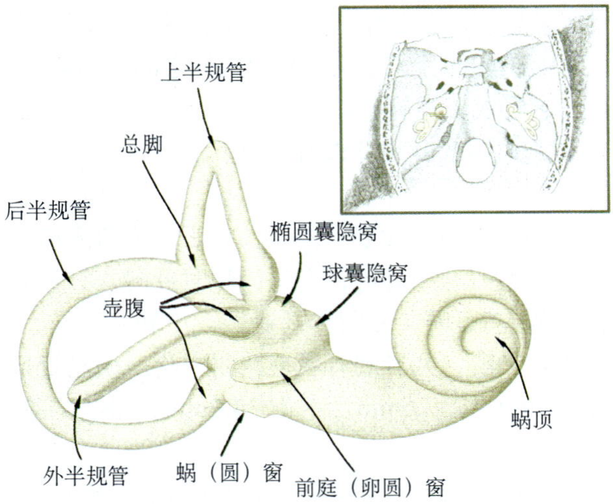

图 1-1　骨迷路

右上图为骨迷路在颞骨岩部内的位置

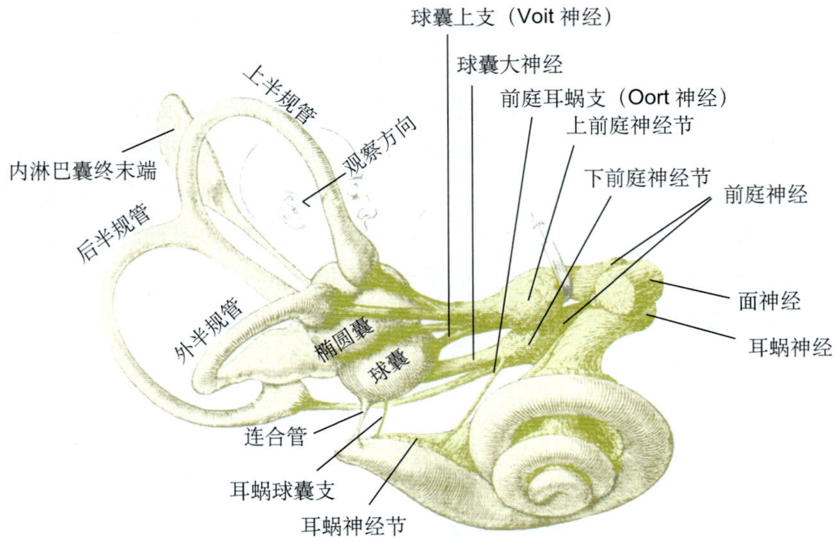

图 1-2　膜迷路及其神经支配

椭圆囊管、球囊管、内淋巴管和囊、联合管和蜗管；还有两个小管——耳蜗水管和前庭水管。

膜迷路周围部分由中胚层形成。中胚层分化为充满外淋巴液的腔，此腔与膜迷路相邻，外有骨迷路包裹。这样，膜迷路周围部分由围绕膜迷路的外淋巴腔所构成，包括围绕椭圆囊和球囊的前庭与围绕膜性半规管的骨性半规管。前庭阶来自前庭，鼓阶起自蜗孔，止于圆窗膜。两阶均与蜗管相邻。

与内耳相通的两个小管：耳蜗水管从圆窗膜稍内、鼓阶下面到颈静脉孔的后部；前庭水管从前庭后内壁到后颅凹的内耳道孔稍后方的前庭水管外口。前庭水管内有内淋巴管和囊。耳蜗水管内无管。前庭向中耳有两个向外的凹陷，卵圆窗前有窗前小凹，卵圆窗后有窗后小凹。

中胚层演化来的耳囊，从外到内由三层骨组成。外层为骨膜骨层，中层为软骨内骨层，内层为内骨膜骨层。内层与膜迷路周围部分相邻。耳囊主要是从软骨发育而来，而耳蜗内的蜗轴则是耳囊惟一由膜性骨发育而来的部分，它构成耳蜗两转之间的间隔和耳囊的中央支柱，这一间隔叫阶间隔。除此以外，它形成了螺旋器中的骨板叫骨螺旋板。内耳的听觉部分叫耳蜗。它由膜迷路的听觉部分、膜迷路周围部分和耳囊所组成。

二、耳蜗

耳囊的解剖知识有助于理解脑膜炎发展到内耳、人工耳蜗植入和 Mondini 畸形。

人的耳蜗从后下向前上旋转（从中耳观，左耳为顺时针向，右耳为逆时针向）。耳蜗长轴由蜗轴构成，指向前外。耳蜗有2.5周，分别称基底转、中转和顶转，每转有2个外淋巴腔，即前外侧的前庭阶和前内侧的鼓阶，两者间有膜迷路叫中阶（或蜗管）。一转又分为上、下二部。成人耳蜗的 Corti 器长 29.9 ～ 37.6mm，平均 34.0mm，最长的基底转长 20.9mm，中转 9.2mm，顶转 3.9mm。

因为刺激频率的对数和从耳蜗基底端与耳蜗全长相比的百分距离有线性关系，因此可以用绝对距离、百分距离和角度测量来表示耳蜗各特定部位的频率定位关系。基于以上关系，有些频率可用度数表示，即从零线起，以蜗孔为圆心用量角器测量；也可从耳蜗基底端起，以距离（mm）来计算。其间关系表现为 250Hz（720°，30.1mm）；2 000Hz（270°，17.3mm）；4 000Hz（135°，11.3mm）；8 000Hz（60°，6.7mm）。最有意义的关系是 2 000Hz，它在上基底转的最上点，这一点是中颅凹径路最先碰到的基底转的部位。

耳蜗的骨结构（图 1-3）由周围的骨囊和中央的蜗轴构成。从蜗轴向外延伸有 2 个螺旋形板，一个是完全的板，从蜗轴向周围的骨囊的软骨内骨延伸，叫阶间隔；另一个是不完全的板，从蜗轴到蜗转直径一半的地方，基底膜从此点开始，向外壁延伸，附着于螺旋韧带。阶间隔分隔各个蜗转，而骨螺旋板分隔蜗转内的阶。骨螺旋板不仅绕蜗轴中轴旋转，而且在其从基底转向顶转的盘旋上升中，形成一个复杂的、不平行的、回旋的骨板组合。最接近基底转的钩区和部分围绕蜗孔顶转的螺旋板钩，是骨螺旋板两个最复杂的区域。

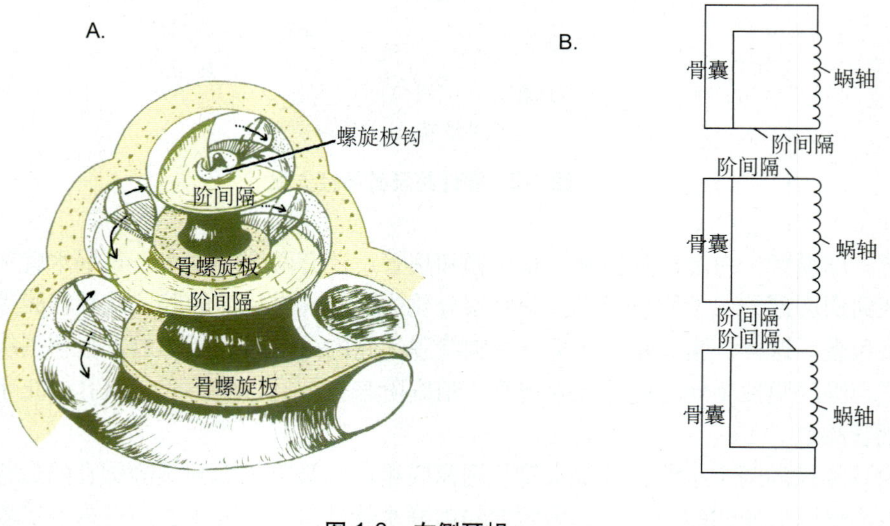

图 1-3　左侧耳蜗

A. 箭头示从基底转到顶转前庭阶至鼓阶的盘旋，注意两个从蜗轴发出的骨隔；B. 耳蜗骨结构模式图耳蜗从前庭的前庭阶开始，骨螺旋板、基底膜和螺旋韧带把它和鼓阶隔开。膜迷路的中阶（蜗管）止于前庭的耳蜗隐凹。前庭阶和鼓阶在蜗孔处汇合相通。蜗孔很复杂，在这儿有一个很短的通道使两阶相通。

卵圆窗和圆窗大致在同一垂直切面上，但卵圆窗在垂直面偏外，圆窗膜比较水平。

脑脊液经两个通道与外淋巴液混合：一个是经蜗水管的直接径路，另一个是经过蜗轴，起自内听道底，经横嵴下方的螺旋孔径，然后直接到耳蜗基底转的骨螺旋板，或者随神经纤维经纵形蜗轴到中转和顶转，再沿骨螺旋板至其终末端的神经孔，最终进入 Corti 器。骨螺旋板有很细的外淋巴小管，它从神经孔内约 0.2mm 处经骨螺旋板上很多的微孔，最终进入鼓阶。这样，外淋巴液在鼓阶和 Corti 器的内淋巴液相交通。

三、耳蜗神经

Bridel（1934）很准确地绘制了第Ⅷ脑神经分布图。支配水平、上、后半规管，球囊、椭圆囊和耳蜗的神经，都在耳囊内各自的骨管内走行。在内听道底内，每一神经都有自己的神经束，继续向内走行，在横嵴处前庭上、下神经结合，前庭神经和耳蜗神经在内听道内结合。到脑桥小脑角的脑桥池的外侧隐凹时，第Ⅷ脑神经已成为一条神经。当它进入脑桥延髓连接处，被小脑下脚分成2支，小脑下脚上为耳蜗神经，下为前庭神经，与颞骨内的位置相反。即使结合成一支第Ⅷ脑神经，但仍保持各自的空间位置，前庭纤维多在耳蜗神经纤维上方。组织切片见脑桥小脑角的耳蜗和前庭神经纤维以不同的纤维束聚合，其间有细小的隔分隔。在耳蜗神经纤维中经常有前庭纤维，而前庭神经纤维中有耳蜗纤维。大多数脑内神经纤维是有髓鞘的，外有施万细胞，内有胶质细胞。支配后半规管壶腹嵴的神经，通过单独的骨管，经内听道底的后下外侧到壶腹，这一神经（后壶腹神经或单孔神经）走行的轨迹很靠近圆窗膜，切断该神经时要注意不要损伤圆窗膜和壶腹。

四、血管供应

供应中耳的动脉来自颈内动脉、颈外动脉和椎 - 基底动脉 3 个系统，而供应内耳的动脉来自椎 - 基底动脉的小脑前下动脉。

供应耳蜗的动脉（图 1-4）是耳蜗总动脉的两个分支：

1. 耳蜗动脉 供应蜗轴，特别是上基底转、中转和顶转。

2. 前庭耳蜗动脉的耳蜗支：供应基底转的1/4和蜗轴，一进入蜗轴，动脉分支形成内、外

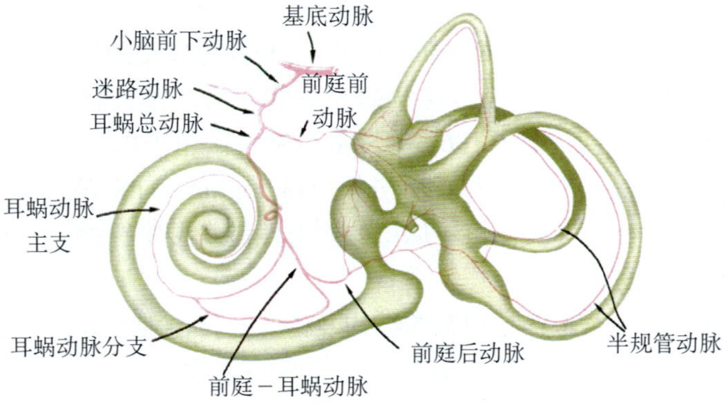

图 1-4　内耳的动脉供应

放射小动脉。外放射小动脉在阶间隔内走行到蜗转的外侧壁，形成 4 个毛细血管网：①螺旋韧带内的前庭阶血管；②血管纹的毛细血管网；③螺旋凸的血管；④骨阶的血管。内放射小动脉供应蜗转和 Corti 器内侧壁。

内耳静脉经由耳蜗和前庭水管静脉引流，最先经前、后螺旋静脉。前螺旋静脉引流耳蜗的外上和前面，如前庭阶和骨螺旋板，而后螺旋静脉引流耳蜗的下或内面，如螺旋神经节、中阶和鼓阶。以上静脉流入蜗轴总静脉，最后汇流入岩下窦的分支——耳蜗水管静脉。

五、相关的结构

详细了解和听觉系统有关的结构，对慢性耳病、球体瘤的诊断，邻近颈动脉的外、中耳恶性肿瘤以及经中颅窝和迷路的手术处理有重大意义。

内听道和外耳道几乎在同一冠状面，耳蜗和内听道底成一角度，耳蜗蜗轴的纵轴和后颅窝平面大致垂直，内听道最末端的外侧是前庭和耳蜗基底转的钩区。

耳蜗正前方是颈动脉管，颈动脉管外壁和耳蜗外壁一起构成咽鼓管、中耳等结构之间的骨性边界。颈动脉进入颞骨呈垂直走行，经过耳蜗基底转前面，到蜗轴中部平面，颈内动脉呈水平走向。

恰在咽鼓管鼓室部和前鼓室的上面，颈内动脉外侧有鼓膜张肌半管，内有鼓膜张肌附着，此肌在邻近蜗轴中部的顶区越过耳蜗，然后向外转90°到匙突。匙突正在卵圆窗的前上、蜗尖的后方。

岩尖在内听道前方、颈内动脉和耳蜗基底转最内面的正内方，岩尖内有很多气房，内听道后、下有一些骨质，要达到内听道周围就要去除这些气房和骨质。

颈静脉孔占据从鼓环到耳蜗正下方的后颅窝的颞骨下面的大部分。

膝状神经节位于耳囊外上方，面神经鼓室段正好在膝状神经节后面开始，在匙突前上和鼓膜张肌、鼓膜张肌管的上方几毫米，通过匙突后在前庭外侧壁的卵圆窗的正上方。因此，膝状神经节在蜗孔的稍上、稍前，面神经管迷路段以一很复杂的角平面从内听道上行到膝状神经节。迷路段向前、上、外走行，之后越过耳蜗转的最后方的上面。迷路段后面为上半规管。耳蜗基底转上半部和上半规管间这一狭窄地带的复杂关系，使得在面神经迷路段手术操作时容易发生危险。

另外，内听道在这些结构的内面。

第三节 耳蜗内解剖

Corti（1851）、Hensen（1863）、Retzius（1884）和其他作者的研究至今仍是了解人类内耳蜗解剖结构的基础。1940 年透射电镜在生物研究中的应用，使人们获得了正常及病理耳蜗中不同类型的细胞超微结构的新信息。1960 年扫描电镜首次用于内耳研究，提供了耳蜗结构的高分辨三维图像。最近，放射图像微型探针分析（radiographic microprobe analysis）可用于耳蜗组织和液体成分分析；辣根过氧化酶和标记的放射性氨基酸跟踪神经元联系，可研究耳蜗感觉细胞的传入和传出神经分布。

本节研究耳蜗解剖，特别是感觉细胞的结构及传入、传出神经分布，强调耳蜗感觉细胞即内、外毛细胞在大体形态和超微结构方面与支柱细胞的关系。

一、蜗管的超微结构

图 1-5 显示的是耳蜗蜗轴中央横断面。骨性耳蜗分成 3 部分：鼓阶、前庭阶和中阶蜗管。

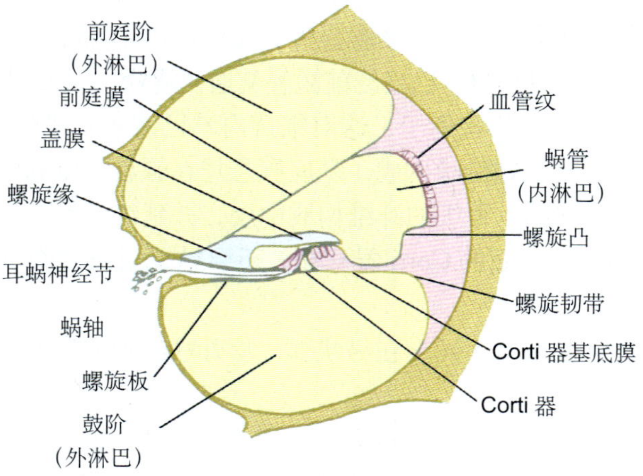

图 1-5　蜗轴中部经过蜗管的断面图

图示三个阶的相互关系及蜗管主要结构

前庭阶和鼓阶内含外淋巴液，中阶呈三角形，内有 Corti 器，含内淋巴液。内、外淋巴液中的离子成分不同，内淋巴液和细胞内液相似，为高 K^+、低 Na^+；而外淋巴液和组织间液、脑脊液相似，为低 K^+、高 Na^+。

蜗管有几种不同的细胞（图1-6）。外壁（远离蜗轴）是由螺旋韧带、血管纹、螺旋凸及外沟细胞组成。螺旋韧带是一增厚的结缔组织束，牢固地附着在骨性外壁，支持前庭膜和基底膜，并且是外淋巴液的重要来源。血管纹、螺旋凸和外沟细胞在螺旋韧带内面。血管纹是一高度分化的、代谢活跃的组织，有几种上皮细胞，有丰富的毛细血管网。当电极插入蜗管内淋巴液时，可记录到80～100mV的直流电位，电位由血管纹产生。血管纹也是内淋巴液产生的来源。螺旋凸和外沟细胞由单层上皮组成，功能不清楚，从其结构推测，可能与液体的运输和吸收有关。

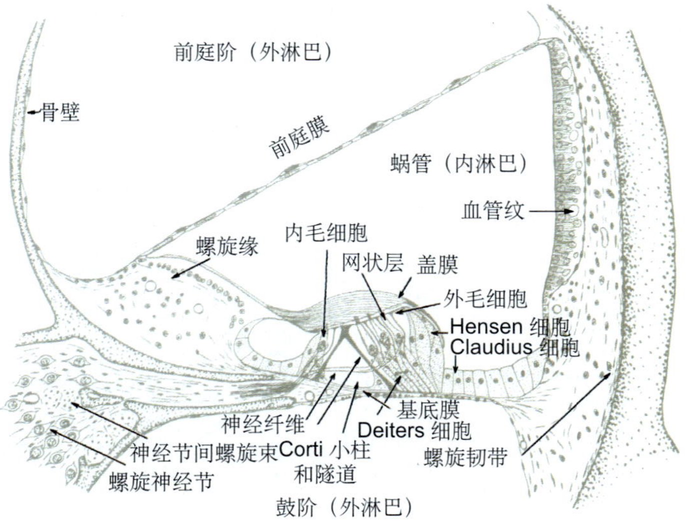

图 1-6　高倍显微镜下所见的蜗管结构

蜗管前庭壁由前庭膜构成，它倾斜附着在螺旋韧带的前庭嵴和螺旋缘之间，把蜗管和前庭阶分开。面向内淋巴液的一面有一层上皮细胞，外淋巴液面由单层结缔组织细胞组成。上皮细胞间有特殊的紧密连接，以防内、外淋巴液经前庭膜交通而混合，从而对Corti器产生毒性作用。极薄的前庭膜能选择性地通过某些离子，这对维持内淋巴液离子成分很重要。

蜗管的鼓阶壁由基底膜和螺旋缘构成。基底膜悬挂在螺旋韧带和螺旋缘之间，大部分是非细胞成分，主要是由放射状的、很细的纤维构成中层，并延续到螺旋韧带和螺旋缘的支持束。一层很薄的上层把中层和其上面的Corti器分开。下层结缔组织细胞（即鼓阶被覆层）与鼓阶外淋巴液相接触。

基底膜的结构在其全长有所不同。在弓状部，从外柱细胞到螺旋韧带的区域，很细的纤维排成两层。

长期以来，人们已经知道基底膜在声音的机械性分析中起重要作用。von Bekesy首次提出声刺激引起沿基底膜的行波运动。基底膜从基底到顶端的弹性减低100倍，但因劲度不同，其最大位移部位随声音频率而异；高频引起的最大位移在比较紧绷的基底部，随着频率逐渐减低，最大位移区向弹性较大的顶端转移。

最近认为，声音频率的空间分析是在Corti器内初步进行的，某些动物的感觉（毛）细胞的静纤毛起重要作用。

螺旋缘在结构和功能上与螺旋韧带很相似，主要由结缔组织构成，牢固地附着在螺旋板上，面向内螺旋沟的一面被覆单层上皮细胞——内螺沟细胞，中阶面被覆齿间细胞。螺旋缘是盖膜、前庭膜和基底膜的附着点和支柱。

二、Corti器

附着在基底膜上面的是高度分化的Corti器。它有两种细胞：感觉细胞和支柱细胞。感觉细胞把声能转换成神经活动，支柱细胞为Corti器提供结构支柱。盖膜悬挂在Corti器上，听神经的传入纤维和橄榄耳蜗束的传出纤维从基底膜下进入Corti器，支配感觉细胞（图1-7）。感觉细胞有内、外毛细胞（图1-8）。人的Corti器约有3 400个内毛细胞，位于Corti弓的蜗轴侧，沿基底膜全长排成单列；约有12 000个外毛细胞，在近Corti弓的螺旋韧带侧，排列成3～5排（人为3排，豚鼠为5排）。毛细胞的形态和结构特点见图1-8。内毛细胞呈花瓶状，

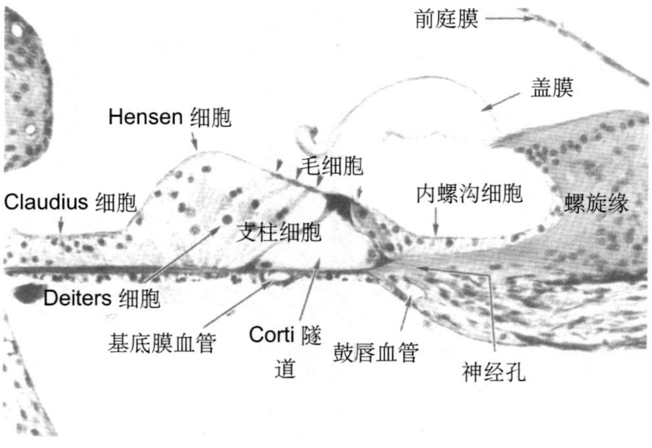

图1-7 Corti器横断面组织结构

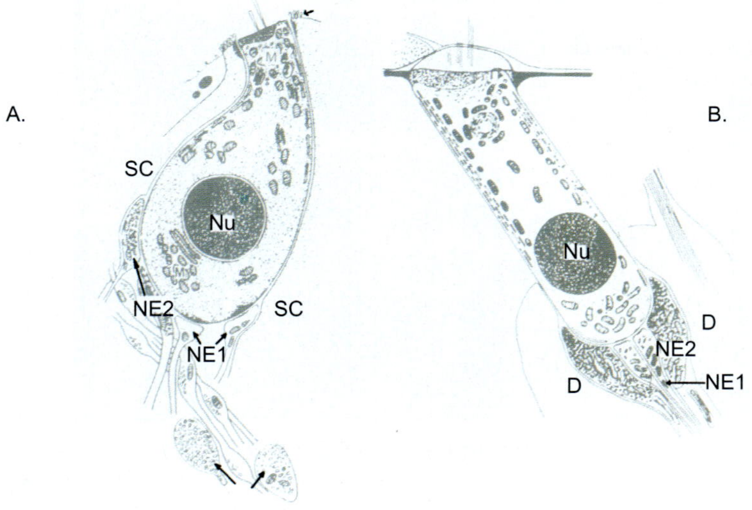

图 1-8　内毛细胞（A）和外毛细胞（B）的超微结构

SC：支柱细胞；Nu：细胞核；NE2：传出末梢（橄榄耳蜗束）；
NE1：传入末梢（耳蜗神经）；D：Deiters 细胞

几乎被厚而硬的皮板完全覆盖，从皮板有几列静纤毛突出。每一个内毛细胞有 3 ~ 4 根直或稍弯的平行的静纤毛。在毛细胞表面的外缘有一个小的无皮板区。人胚胎期有动纤毛，随着发育，动纤毛消失，生后保留一小的基体，肌动蛋白细纤维从每根毛的表面伸至基底，以保持毛的形状和硬度。肌动蛋白细纤维完整性遭到破坏（如高强声刺激）时，静毛束变得无力而下垂，使毛细胞丧失正常功能。

静纤毛按其长度排列，最长的排在最外侧。核在细胞中央，各种细胞器、线粒体和内质网分散在整个胞质。听神经的传入树突和橄榄耳蜗束的传出纤维止于毛细胞底附近。含有神经介质的突触小泡和突触棒位于毛细胞底，在此构成传入神经的突触。

外毛细胞呈柱状，和内毛细胞一样，也有皮板和小的无皮板区及其下面的基体和静纤毛。静纤毛按长度依次排成平行的 6 ~ 7 排，构成 V 或 W 形，W 形的敞口面向蜗轴（图 1-9）。外毛细胞也由听神经和橄榄耳蜗束的神经纤维支配。毛细胞的核位于基底，细胞器位于邻近细胞膜的内面，部分散在胞质内。沿细胞膜侧有长的线粒体，在皮板下排列成涡轮状（Hensen体），这些区域有高度的代谢活性和功能意义。

外毛细胞比内毛细胞含有较多的糖成分，而且二者的传入、传出纤维突触的关系也不同。外毛细胞的传入、传出纤维末梢直接与细胞膜相接触，而内毛细胞只有传入、纤维末梢形成神经杯，包绕细胞外、基底部，传出纤维末梢仅与神经杯接触。二者由于传入、传出纤维与毛细胞的关系不同，从而有功能上的区别。

静纤毛的各种物理特性和长度、直径及每个毛细胞的纤毛数随基底膜长度而不同。静纤毛束的劲度从基底向顶部而逐渐变小。简言之，由于静纤毛质量和劲度不同，毛细胞有不同的机械共振特性。基底膜基底端细胞对高频声发生共振，顶端细胞对低频声共振。因此毛细胞静纤毛与基底膜的物理性能一样，具有声音物理分析和声音频率位置编码的意义。

毛细胞由硬支架支柱细胞支持。支柱细胞包括内边缘细胞、内指细胞、Deiters 细胞（或外

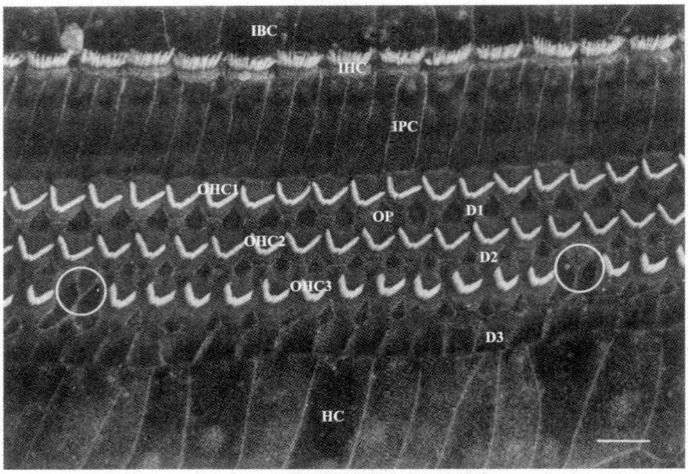

图 1-9 Corti 器上面的扫描电镜图（盖膜已去除）

外毛细胞排列成三行，静纤毛排列成特征性的 V 或 W 形，内毛细胞成单列，静纤毛稍呈弧形，内、外毛细胞被支柱细胞顶部分隔，由于去除 Hensen 细胞，所以可见第三列 Deiters 细胞

指细胞)，Hensen细胞、Claudius细胞和外沟细胞。另一种支柱细胞——Boettcher细胞位于基底转的基底膜和 Claudius 细胞间。很多支柱细胞的形态学和超微结构（例如微绒毛从细胞顶部表面深入到内淋巴液，有丰富的线粒体）说明它们除了物理性质外还有其他的功能，如传送液体和营养功能。

Corti 器主要结构的支持，除了各种支柱细胞和 Deiters 细胞，支柱细胞和毛细胞、基底膜相互附着外，还由一种特殊的细胞内细张力纤维作为细胞的内支柱，但其他支柱细胞无此种细纤维。

内、外支柱细胞构成一个硬的三角形的弓——Corti 弓。支柱细胞宽的足板栓在基底膜上，而其头部如球和凹一样连接起来。从支柱头伸出一长板状突起与 Deiters 细胞突、毛细胞皮板结合形成网状板。这一细胞的平板横过 Corti 器表面。Corti 器内充满液体的腔和中阶内淋巴间的屏障，也支持毛细胞的上部。

Deiters 细胞支持外毛细胞，每一外毛细胞基底部嵌在一个 Deiters 细胞的杯形凹陷中，使外毛细胞除了顶和基底部，周围都没有细胞，因此它完全沐浴在充满液体的腔中。相反，内毛细胞被内指细胞、边缘细胞的支持基质包围。因此，大的细胞外腔可改变外毛细胞长度，但内毛细胞则不能动。

Deiters 细胞也支持整个 Corti 器。从每一个 Deiters 细胞伸出的指突插入网状板，最外列 Deiters 细胞发出的指突也与第一排 Hensen 细胞接触，使网状板和 Hensen 细胞连接。这样，Deiters 细胞构成了如支柱细胞的三角形弓一样的支持桥，保证了稳定性。

Corti 器内有一些充满液体的腔，包括支柱细胞间的 Corti 隧道（内隧道），外支柱细胞和第一排外毛细胞间的Nuel腔，外毛细胞外排和Hensen细胞内排之间的外隧道，以及分隔外毛细胞的腔。在切面上这些腔隙似乎是各自分开的，但实际上是一个充满液体的腔隙，网状板把这些腔隙和充满内淋巴液的中阶分开。这一界限很重要，因为内淋巴液的高 K^+ 将使支配外毛细胞的神经纤维不能再传导神经冲动。Corti 器内的腔隙，充满称为“Corti 淋巴液”的液体，它和外淋巴液离子成分相同，但蛋白质比外淋巴液高。

悬在Corti器上、与螺旋缘的齿间细胞连接的是盖膜，它由横向的细纤维组成，呈黏胶样，无细胞成分。至于盖膜是否附着到Corti器的支持和感觉细胞上仍有争议。可能有两种Corti器的支持细胞与盖膜下面接触。一个是边缘细胞与内指细胞在Hensen处，另一是Hensen细胞和外列Deiters细胞的指突在Hardesty膜处与盖膜下面接触。除此以外，外毛细胞最长的静纤毛包埋在盖膜下面，而内毛细胞静纤毛则无这种连接，或只有疏松连接，其结果是基底膜运动时，外毛细胞的静纤毛由于对盖膜的直接压力发生偏斜，而对内毛细胞静纤毛的有效刺激只是盖膜下腔内液体的运动。因此，内、外毛细胞对基底膜运动的不同方式发生反应。

三、神经支配

Corti器有两种神经纤维支配。第Ⅷ脑神经的听神经的传入纤维把毛细胞的神经冲动传到大脑，而橄榄耳蜗束的传出纤维把神经冲动传到毛细胞。

耳蜗内有两组肾上腺素能神经纤维，第一组来自自主神经系统的交感部分，构成供应耳蜗的主要动脉的血管周围神经丛；第二组是围绕骨螺旋板神经纤维的神经丛；其功能不清。

（一）传入神经纤维

第Ⅷ脑神经的听神经提供内外毛细胞的传入神经纤维。耳蜗神经的细胞体位于蜗轴，在此形成螺旋神经节。每一神经节细胞轴索经纵形蜗轴管、内听道、小脑脑桥池到耳蜗神经核的突触。神经节细胞的周围突以树突止于毛细胞（图1-10）。

人耳蜗的螺旋神经节由两种神经元组成。约30 000个神经节细胞是I型细胞，占总细胞数95%。它们是大的双极细胞，周围有髓鞘。其余5%神经节细胞是Ⅱ型细胞，它们是假单极细胞，中枢和周围突较细，无髓鞘或仅有很薄的髓鞘。这两型细胞周围突一起通过骨螺旋板的小孔，正好在内毛细胞下进入Corti器。进入骨螺旋板小孔前，所有神经纤维失去髓鞘。

I型细胞的神经纤维直接到最近的内毛细胞的底，这就是内放射纤维。每一个内毛细胞由大约20条纤维支配。Ⅱ型细胞发出的耳蜗纤维在基底部行进，通过约5～6个支柱细胞，穿过基底膜上Corti隧道，这段神经纤维称为基底或下隧道纤维，之后继续延伸约0.6mm，称为外螺旋束，每一螺旋束纤维沿外毛细胞列发出分支，支配约10个外毛细胞。

虽然外毛细胞占感受器细胞的3/4以上，但它只接受约5%的传入纤维，而数量少得多的内毛细胞却由大量耳蜗神经纤维支配。另外，内、外毛细胞神经支配形式也不同。每个内、外毛细胞由几个传入纤维支配，但支配内毛细胞的神经纤维少，只支配1～2个内毛细胞，而

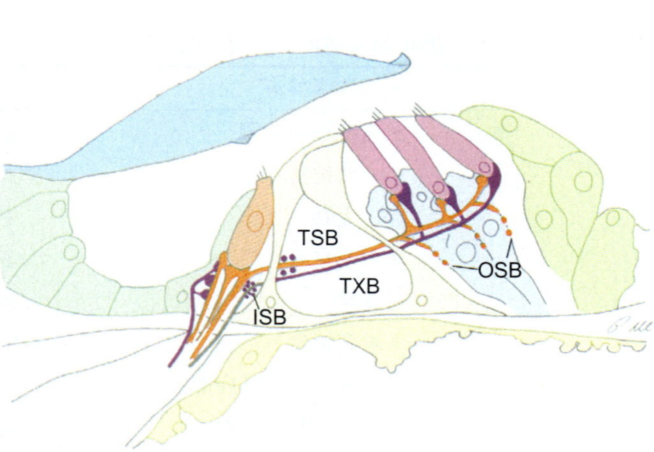

图1-10 通过Corti器的传入和传出神经纤维及与内、外毛细胞的神经支配关系

紫线代表传出神经，橙色线代表传入神经；ISB：内螺束；TSB：隧道螺旋束；TXB：隧道穿通支；OSB：外螺束

外螺纤维有很多终末支，能与很多外毛细胞接触。由于神经支配的特点，内毛细胞把神经冲动传到中枢神经系统时，可能比外毛细胞有更强的时空分辨能力。

（二）传出神经纤维

毛细胞的传出神经纤维由橄榄耳蜗束提供。橄榄耳蜗束细胞体位于脑干的上橄榄体内，主要在内外上橄榄体区。橄榄耳蜗束通常分成交叉和不交叉的两部分，因为每一耳蜗接受来自两侧大脑的神经支配。最近发现，橄榄耳蜗束按其在上橄榄体发生的部位又分为内、外两部分，这两部分在发出部位、侧别、细胞体大小、纤维的髓鞘及 Corti 器内终末支形式和部位均不相同。橄榄耳蜗束内支是有髓纤维，起自上橄榄体内侧部的大细胞，从上橄榄体发出的轴突正在第四脑室底下方交叉到对侧大脑，并有到同侧的纤维。同侧和对侧纤维向外周与前庭神经一起走行，通过 Oort 吻合支与耳蜗神经结合。进入蜗轴后，传出纤维形成神经节内束，在通过骨螺旋板小孔进入 Corti 器前，所有纤维失去髓鞘。橄榄耳蜗内束穿过 Corti 隧道中部时称为隧道放射纤维，并与外毛细胞底有广泛的突触连接（图 1-10）。

橄榄耳蜗束的外束为无髓纤维，来自上橄榄体外侧部的小细胞，与内束一起到达耳蜗。但在 Corti 器内，纤维在内毛细胞下方，称为内螺束，止于内毛细胞下方的耳蜗神经纤维的树突，而内束纤维的突触却直接和外毛细胞，并不是和传入的树突接触（图 1-11）。这两种终末神经的不同形式可能有重要的功能意义。外束刺激影响第 Ⅷ 脑神经的活动，相反，内束刺激可能改变外毛细胞对声音的机械和电反应，因此直接影响耳蜗的功能。

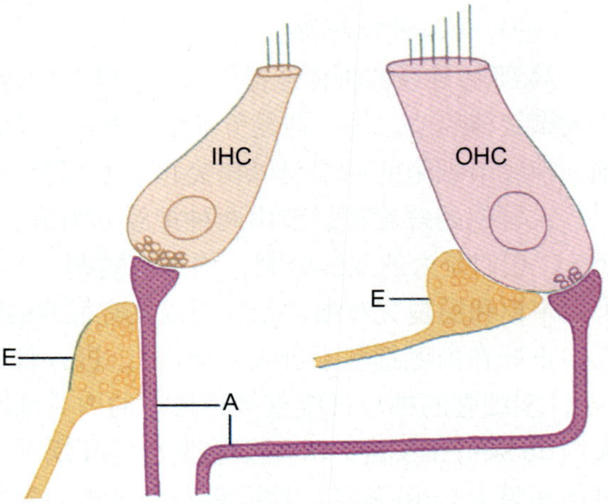

图 1-11　传入和传出纤维突触与内、外毛细胞接触的部位

IHC：内毛细胞；OHC：外毛细胞；E：传出神经纤维；A：传入神经纤维

橄榄耳蜗束内、外两束的主要特点见表1-1。

表 1-1　橄榄耳蜗类内、外两束的比较

	橄榄耳蜗外束	橄榄耳蜗内束
部位	上橄榄核的外侧	上橄榄核的前内侧
细胞大小、形状	小，纺锤状	大，多角形
轴突	小，无髓	中，有髓
侧别	多数不交叉	多数交叉
神经末梢　同侧	各蜗转	多数到中转
到达耳蜗　对侧	多数到蜗尖	中转和基底转
突触后与毛细胞关系	终于内毛细胞基底部耳蜗神经树突下面	直接终于外毛细胞基底部
发育	出生时已发育良好	生后 10 ~ 14 天形成
纤维切断后出现变性的时间	4 ~ 5 天	1 ~ 2 天

（三）内、外毛细胞功能比较

内、外毛细胞的结构和神经分布不同，数量也不同。内毛细胞比外毛细胞发育早，外毛细胞对各种外伤的损害特别是高强度的声音和耳毒性药物敏感。

内、外毛细胞最明显的区别是传入和传出神经分布。内毛细胞主要与传入神经连接，接受大部分听神经纤维。虽然内毛细胞只占感受器细胞的20%，但因传入纤维粗、有髓，故能以较快速度把冲动传到中枢神经系统。橄榄耳蜗束的传出纤维细而无髓，其突触主要与传入树突接触，而不是与内毛细胞直接接触。外毛细胞主要和橄榄耳蜗束的传出纤维接触，这些纤维细、无髓，由于与外毛细胞直接接触，因此能直接调节细胞功能。传入的听神经纤维只有小部分分布在外毛细胞，其神经纤维粗而有髓。

由于两种毛细胞结构和神经分布不同，故在声音分析上具有不同功能。内毛细胞把听刺激信号传到中枢神经系统，外毛细胞则调节内毛细胞功能，或直接通过电兴奋后相互作用，或通过间接影响基底膜生物物理的机制进行调节，而这种功能在一定程度上通过橄榄耳蜗内束受到中枢神经系统的影响。

外毛细胞活动可能影响基底膜振动这一看法，改变了对耳蜗机制的传统认识。基底膜振动不是单纯对声音被动的机械反应，而是对声音做主动的、由生理过程控制的反应。

第四节　听传导径路和神经核

听中枢的上行、下行传导径路，目前已经了解得很清楚。这一高度发展的专门化的神经系统位于脑的各主要部分：前脑、中脑和后脑。上行听系统的主要神经核中枢，成对分布在两侧，包括后脑的耳蜗神经核、上橄榄体，中脑的外侧丘系核和下丘，前脑的内侧膝状体和初级听中枢。

听神经纤维在形式上是双极的，在功能上归为特殊的躯体传入神经，连接Corti器的感觉细胞和脑干下部的初级神经核。神经干本身包含约35 000根纤维，经内听道向上到延髓。神经纤维排列有序，从蜗顶区来的低频纤维位于中央，从耳蜗基底区来的高频纤维位于神经干的周边。

一、耳蜗神经核

听神经在脑桥延髓连接处进入脑干，并有分支到达耳蜗神经背侧核。腹侧核又分为前腹侧核和后腹侧核。耳蜗神经核位于延髓上部同侧绳状体的外面。在进入脑干时，每一听神经分成背侧（后）支和腹侧（前）支。腹侧支终止耳蜗神经前腹侧核，背侧支终止耳蜗神经后腹侧核和背侧核。另外，背侧核还接受腹侧核来的很多纤维。因此，耳蜗神经核有各种不同的细胞。

二、上橄榄体和听纹

很多耳蜗神经核传出纤维在传到中脑听中枢的途中通过上橄榄体。上橄榄体位于脑桥下部。构成上橄榄体的核团如图1-12所示，包括斜方体内侧核、上橄榄体外侧核、上橄榄体内侧核、橄榄前核等。

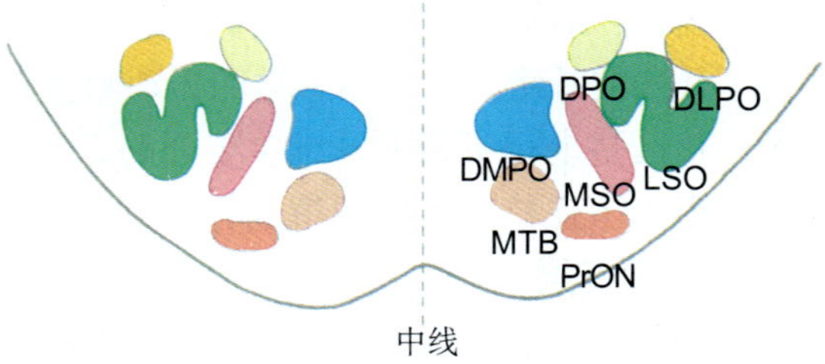

图 1-12　橄榄复合体

DMPO：前橄榄体后内核；LSO：上橄榄体外侧核；MSO：上橄榄体内侧核；MTB：斜方体内侧核；PrON：橄榄前核；DPO：前橄榄体背侧核；DLPO：前橄榄体背外侧核

第二级神经元以3条纤维束离开耳蜗神经核，并经同侧和对侧径路到达较高级听中枢。背侧听纹来自耳蜗背侧核，是一交叉的传导束，它在第四脑室底交叉，上行到对侧外侧丘系和外侧丘系核、下丘的突触。

中间听纹主要来自耳蜗神经后侧核。很多听纹纤维穿过中线，或止于同侧橄榄体周围核和前核，或经旁路与这些核的纤维一起上行到对侧丘系，并与外侧丘系核和下丘有侧支连接。

腹侧的听纹（斜方体）来自耳蜗神经前、后腹侧核。同侧纤维主要到上橄榄体内、外侧核，很多斜方体纤维穿过脑干中线，止于对侧斜方体内侧核和上橄榄体内侧核。腹侧核还经过另一途径，有纤维到达上橄榄体内侧核。另外，上橄榄体外侧核接受同侧腹侧核的传入纤维，也可能经同侧斜方体内侧核接受对侧间接的传入纤维。

上橄榄核和耳蜗神经核间神经解剖网，构成了双侧神经相互作用的功能性机制。上橄榄核及双耳听觉处理功能与声调定位有关。上橄榄体各核有按声音频率的组织分布。在上橄榄体内侧核，低频神经元在腹侧；在上橄榄外侧核和斜方体内侧核的腹内侧是高频神经元，背外侧是低频神经元。

三、外侧丘系

外侧丘系核和丘系核是后脑的听结构，位于上橄榄体上部。外侧丘系是一带状纤维，在脑桥外侧上行，是连接较低级听脑干区和下丘的主要上行传导径路，含有从耳蜗神经腹侧核和上橄榄体来的同侧和对侧纤维。与外侧丘系纤维束联系主要有3个核即外侧丘系腹侧核、中间核和背侧核，它们分别接受同侧或对侧耳蜗神经腹侧核，上橄榄体外侧核和内侧核发出的传入神经，另外有纤维把两侧外侧丘系背侧核联系起来。

外侧丘系核与声调定位有关。对低频反应最好的细胞在核背部，对高频反应最好的细胞在核的腹部。

四、下丘

下丘是中脑四叠体的一部分，构成脑干顶盖的一部分，它接受从低级听中枢来的大部分上行纤维。分为3个神经元区：中央核（主核）、外核位于中央核外侧、中央外周核围绕中央核。中央核又分为后内及前外中央核。前外中央核接受从耳蜗神经核、上橄榄体和外侧丘系核来的上行纤维。两侧的后内中央核通过下丘联合纤维互相连接。外核接受中央核来的上行纤维。从下丘发出的纤维到达前脑。

五、内侧膝状体

内侧膝状体是丘脑的主要听中枢，所有上行听纤维都经内侧膝状体到达皮层。它有3个主要核：前核、后核和内侧核。前核接受从前外中央核同侧传入纤维，有声调定位分布。内侧核接受下丘来的纤维，对躯体感觉和振动刺激发生反应。有些研究者把内侧膝状体划分为核区和带区。核区是上行听传入纤维主要通路，带区接受除听以外的感觉传入冲动。核-带区的组织划分已用于下丘核听皮层的解剖分类（图1-13）。

六、听皮层

丘脑外侧面的听刺激传入纤维作为内囊的一部分，发出纤维到听中枢。皮层主要的听区在大脑半球的颞叶（图1-14），传入纤维到前、后颞横回的突触点。这些回构成了大脑外侧裂底和颞横回、颞上回的一部分，常标示为A1，在图中为A区。这一部位也是听的核心区，加上由其他听区围绕的带区，即构成核-带区。核区接受从内侧膝状体前核发出的丘脑皮质纤维，带区则接受内侧膝状体各核发出的纤维。听皮层有声调定位的组织分布。两侧大脑半球内不同

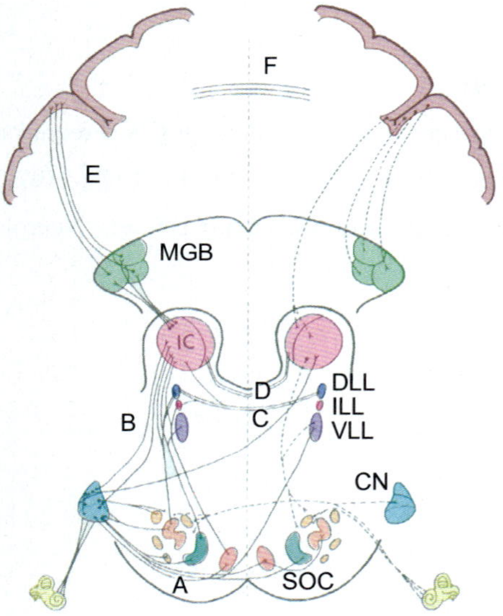

图1-13　主要的上行（传入）和下行（传出）听传导径路和神经核

SOC：上橄榄复合体；CN：蜗核；VLL：外侧丘系腹侧核；ILL：外侧丘系中间核；DLL：外侧丘系背侧核；MGB：内侧膝状体；A：斜方体；B：外侧丘系；C：双外侧丘系背侧核之间的联合纤维；D：双下丘之间的联合纤维；E：听放射；F：胼胝体

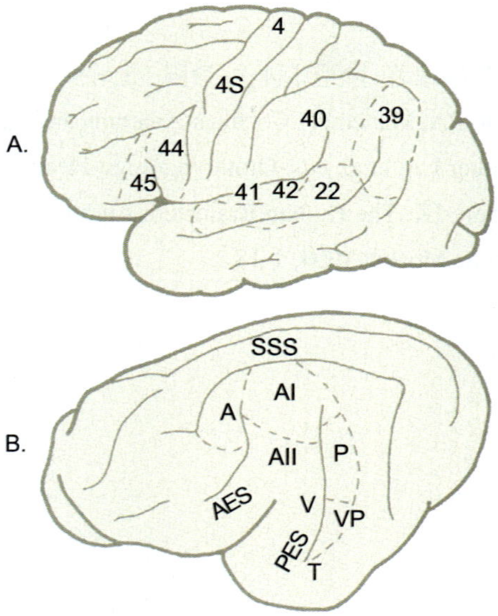

图1-14　人左侧大脑半球侧面图（A）和猫左半球听皮层（B）

A. 4 和 4S 区为运动区，44 和 45 为运动语言区，41 和 42 为初级听皮层，39 和 40 为感觉语言区；B. AI 为初级，P 为后，VP为后腹侧，A为前听皮层，围绕这些区域的是听反应皮层带，AII为次级听反应皮层带，T为颞，V为腹侧区，AES 为前外雪氏沟，PES 为后外雪氏沟，SSS 为上雪氏沟

的皮层听区由皮层-皮层纤维互相连接，而两半球之间，则通过胼胝体把主要的听区和有关区连接起来。

七、下行和反射径路

下行和上行系统一般是平行的。听中枢发出神经纤维到内侧膝状体和下丘，再到上橄榄体前核和橄榄周围核。从这儿发出交叉或不交叉的橄榄耳蜗束止于耳蜗。

听皮层发出纤维到内侧膝状体的前、后核，然后与上行的听传导径路联系，说明在丘脑和皮层之间有一个传入和传出的回流系统。

下丘的外核、中央外周核和后内中央核接受从听皮层和内侧膝状体来的离心纤维。从下丘发出的离心纤维下行至上橄榄体的橄榄前核、外周核和耳蜗背侧核；到听觉器官的传出神经纤维和在前脑、中脑和后脑的其他神经结构影响感觉和运动活动。

镫骨肌反射径路与脊髓反射一样，由传入支、反射中枢和传出支构成。传入支是耳蜗发出的听神经纤维，反射中枢是在脑干下部，传出支是面神经。人的确切反射径路尚不清楚。Borg（1973）通过用兔子所做的逆行和顺行性变性研究，发现初级听传入神经元在耳蜗神经腹侧核形成突触，从腹侧核发出的纤维通过斜方体到两侧的上橄榄体内侧核，后者经过中间神经元与面神经运动核连接，再通过面神经核支配镫骨肌完成这一反射弧。

参考文献

1. 李学佩编著. 神经耳科学. 贵阳: 贵州科学技术出版社, 1991
2. Santi PA, Mancini P. Cochlear Anatomy and Central Auditory Pathways. In: Chummings CW, Fredrickson JM, Harker LA, et al, eds. Otolaryngology-Head and Neck Surgery. 2nd ed. St Louis: Mosby, 1993, 2497-2524
3. Moore JK. The Human Brainstem Auditory Pathway. In: Jackler RK and Brackmann DE, eds. Neurology. St Louis: Mosby, 1994, 1-18

第二章

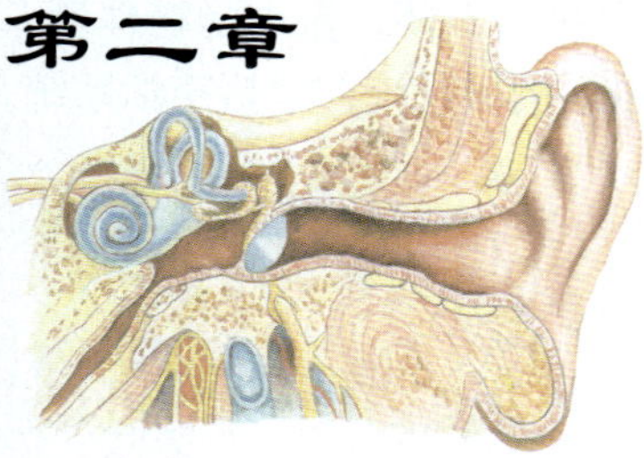

听觉神经系统的生理学

李兴启　伍伟景

第一节　听觉声学基础

一、听力学是一门边缘学科

所谓边缘科学，是指由多门学科互相渗透而形成的一门学科。要研究听力学的问题，首先涉及的是听觉系统的组织结构问题（即组织学），众所周知的行波学说（感音学说）就与耳蜗的结构——从底至顶圈基底膜由窄变宽分不开（图2-1），耳蜗的结构是这一学说的重要论据。其次是生理学，即听觉生理，包括中耳的传音机制、内耳的感音机制及生物电信息的传递机制和中枢的综合分析等生理过程。这些研究都与声学分不开，即为生理声学的研究，例如中耳传音中有声导抗的研究，内耳的感音机制涉及声学的频率特性、能量转换等问题，所以生理声学是声学领域一个重要分支（研究听觉的科学）。第三是心理声学，例如主观的纯音测听，阈上功能测试（SISI试验、ABLB试验），言语测听（言语识别率），都涉及心理学的问题（心理物理学的分支），所谓响度、音调等是人们对各种声学特性感觉的主观属性。第四是电声学（即电子声学仪器的研究），听力计、导抗计、电反应测听仪等涉及电子学和声学的问题，即通过电子学技术手段，产生各种不同声学特性的声波，如传声器、扬声器、耳机，这些都需要基本的电子学知识。可见，听力学是包括组织学、生理声学、心理声学、电声学、临床诊断学的一门综合学科。

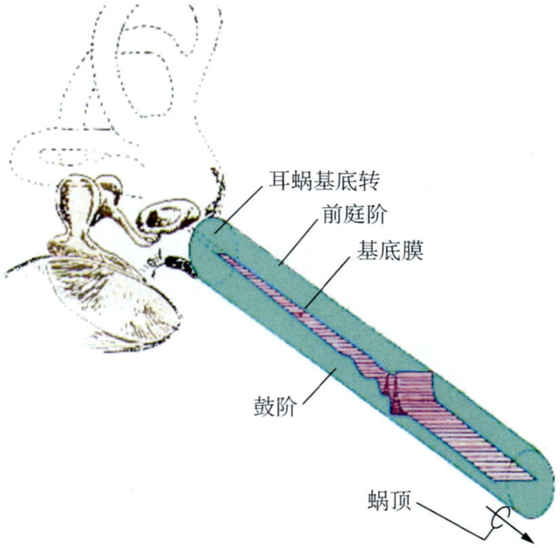

图 2-1　耳蜗基底膜结构示意图
由底圈至顶圈逐渐变宽

英文acoustic一词源于希腊字，本意就有声学的和听觉的两重意义。我们在讲到声音的概念时必然联系到听，而讲到听时，也必须有声音的存在。不难想象，一个全聋无听力的人，怎么会感受到声音呢？反之，在真空中无声波传播，听力再好，又怎么会听到声音呢？所以，在权威的声学书中，都要讲一些听力学问题，而在听力学书里，也必然论述到声学基本概念。

二、声学定义

声学是研究声波的发生、传播、接收和效应的科学。

物理声学是指用波动观点研究声学问题的科学。

一个物理量在观察时间内不停地经过最大值和最小值而变化总称为振荡。振动是物理量，代表一个机械系统运动参量时的振荡，振荡是一般术语。振动只用于机械系统，包括声学系统。

某一扰动源扰动时；使周围媒质质点产生振动，并向四周传播的过程，即形成声波，其基本要点是：声音是一种振动，即扰动源引起周围质点在平衡位置上的振动；声音是一波动形式，即振动在介质内的传播，形成疏、密相间的声波，好像麦浪一样（图 2-2）。

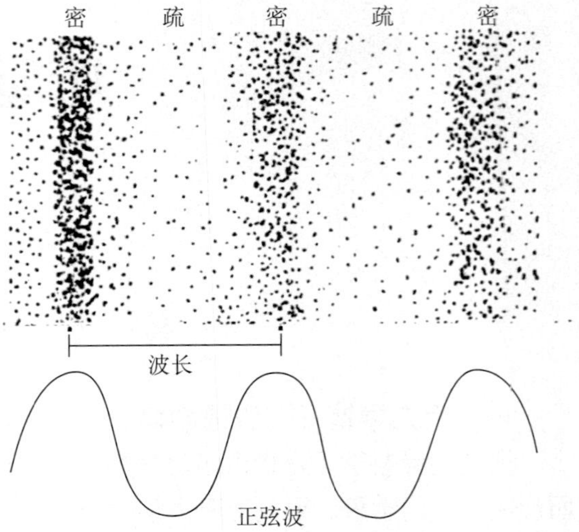

图 2-2 声波的产生与传播

三、声波的传播特性

声波是一种压力波。既然是质点在运动，根据力学原理，在传播过程中做了功，即具有一定的能量，所以一定有一种压力。

声波的传递过程，实际上是压力波的传递过程，如：打枪、放炮、爆竹、敲锣打鼓等，可以把人的鼓膜震破就是因为有压力的作用。

（一）物理参数

声是一种波动，它和电磁波一样，具有如下的参数：

1. 频率（f） 物体在单位时间内完成的振动次数。用次数 / 秒表示。

2. 周期（T） 质点完成一次振动所需要的时间，用 ms 表示，$T=1/f$。

3. 声速（C）

空气	340 m/s
水	1 450 m/s
海水（相当于淋巴液）	1 531 m/s
象牙（相当于乳突）	3 013 m/s

4. 波长（λ） 声速除以频率。用 cm 表示，$\lambda=C/f$。

5. 相位 质点在周期运动中某一瞬间所在的位置，实际上是时相。相位差，即时间差（图 2-3）。

6. 基频 振动系统中的最低固有频率。

根据频率不同，声音可分为：次声、可闻声、超声。次声 10^{-4}～20Hz、可闻声 20Hz～20kHz、超声 20kHz～0.5GHz、特超声 0.5GHz（10^9）～0.5THz（10^{12}），频率再高就成为分子的热运动。可闻声的最小声质点振动位移：1Å=10^{-9}cm，声压为0.0002dyn/cm^2，即20μPa。

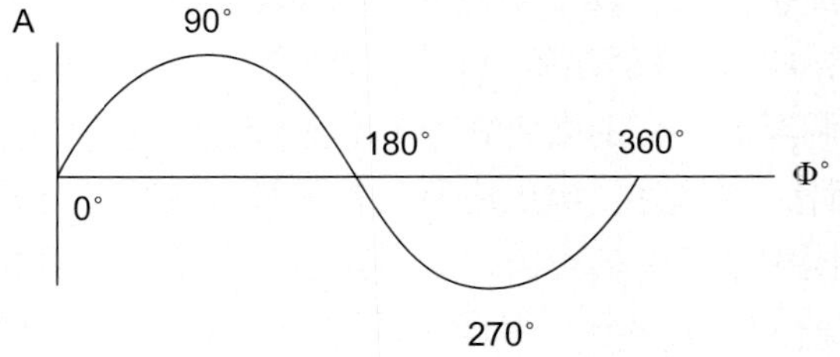

图 2-3 简谐振动的相位变化

（二）声波的干涉与衍射

1. 干涉 几个振动的叠加将产生干涉。由于干涉现象，声场中可产生驻波或定波（频率相同或相近的声波相加时所得的现象）。

2. 衍射 声波绕过障碍物而使传播方向改变的现象。波长对障碍物大小的比值越大，衍射也越大，如果障碍物的尺寸远大于波长，虽然还有衍射，但在障碍物背后的边缘附近将形成一个没有声波的区域，叫声影区。

（三）声波的反射和折射

当声波自一种媒质入射到另一种媒质时，由于它们的特性阻抗不同，就产生反射和折射。

1. 反射　波阵面由两种媒质之间的表面返回的过程。波的反射遵守反射定律，即入射角等于反射角，$\theta_1=\theta_1'$。

2. 折射　因媒质中声速的空间变化而引起的声传播方向改变的过程。折射定律：入射角的正弦和折射角的正弦的比值等于两媒质中声速的比值。

$$\frac{\sin\theta_1}{\sin\theta_2}=\frac{C_1}{C_2}=\eta$$

C_1 和 C_2 分别为在两种媒质中的声速。

3. 全反射　声波完全不传到第二媒质，而在分界处全部反射的现象。当入射角大于临界角 θ_k 时，即发生全反射。

4. 镜反射　如果分开两种媒质的边界具有无限平面的形状，这种边界的反射称为镜反射，如同光的反射：①一个人站在桥上，水中出现的桥和人影，即为光的全反射；②而一个人或电线杆在太阳底下出现的人影，则是光的直射现象。

5. 散射　即声波经许多密度与弹性不同的障碍物而产生方向不规则的反射、折射或衍射的总称。

6. 声发射　材料内部迅速释放能量所产生的瞬态弹性波。

（四）声频谱

频谱是把时间函数的幅值和相位分量表示为频率的函数的分布图形。任何复杂的声音都是由若干强度不同的频率成分的特定的相位关系复合组成。谱是借用光谱（红、橙、黄、绿、蓝、靛、紫）的含义。谱级：1Hz 带宽中的平均声压级，基准量为：

$$0\text{dB} = 20\mu P/\sqrt{Hz}$$

所谓声频谱指声音强度按不同频率分布的图谱。

（五）传声过程中的阻尼现象

1. 阻尼　能量随时间或距离而损耗的现象。

2. 黏性阻尼　振动系统中的质点运动受大小与质点的速度成正比而方向相反的阻力引起的能量消耗。

3. 临界阻尼　使一个被移动的系统回复到原有位置而无振荡的最小阻尼。

4. 阻尼比　在具有黏性阻尼的机械系统中，系统实有阻尼与临界阻尼之比。

5. 阻抗　一个拟力的量（力、压力、力矩、电压、温度、电场强度等）和相应的拟速度的量（速度、体积速度、角速度、电流、热流或磁场强度）的比值。阻抗的倒数为导纳。

6. 声阻抗　即声压/体积速度（声体积速度又称体积流量）。声压（P）的单位为Pa，体积速度的单位为 m^3/s，声阻抗的单位为 $Pa\cdot s/m^3$。

7. 声阻　任何装置（如中耳传声装置），如果其中的空气流量正比于作用的声压或作用于两端的声压差，并且相位相同，即可用纯阻来表示（如细网，用小直径管子）。

8. 声质量　具有刚性管壁、两端开口的管子，如果它足够短，使得其中的空气似乎是无显著压缩而运动着的整体，则它的作用可视为声质量。

9. 声顺　没有加速的空气压缩可视为声顺（体积位移对声压之比，单位为 m^3/Pa）。

10. 声阻　任何运动都会受摩擦的阻力所对抗，摩擦使动能转换成热能而耗散，与摩擦相关的阻力对抗运动，限制运动的速度，与速度同相，与频率无关（图 2-4）。

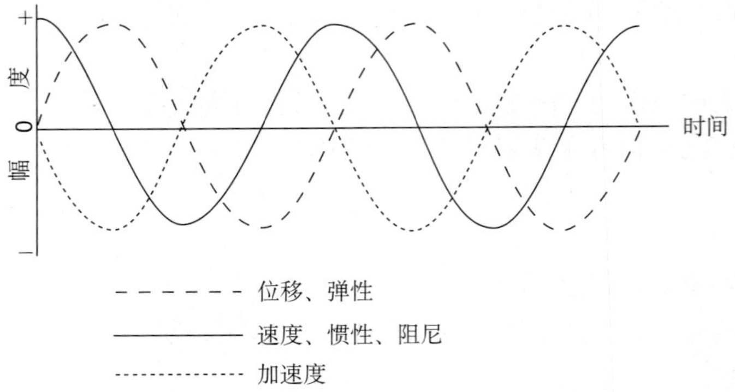

图 2-4　正弦波的位置、弹性、速度、惯性、阻尼（摩擦阻力）和加速度的关系

11. 声抗　加力于简谐振荡器（如振动音叉、振动空气等），一部分能量贮存“弹性-质量系统”中成为热能。这种与势能相关的成分即声抗，与频率有关，且决定于系统的质量与劲度（弹性）。

质量声抗等于角加速度乘质量（$Xa=2\pi fm$）。

劲度声抗等于声顺乘角加速度的倒数（与频率成反比，低频时较大，f 增加一倍频程，劲度声抗减少一半），（$-Xa$）$=1/$ 声顺 $2\pi fc$）。

声阻抗由 3 部分组成：①声阻与摩擦相关；②质量声抗与质量相关；③劲度声抗与劲度相关。

12. 声导纳　声阻抗的倒数，声导纳的实数部分是声导，虚数部分是声纳（图 2-5）。

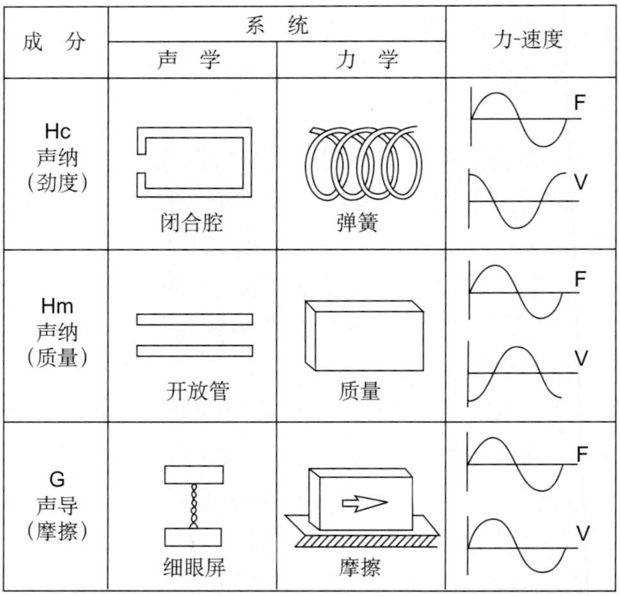

图 2-5　机械阻抗中的力阻、力抗和声阻抗中的声阻、声抗

四、关于噪声

（一）噪声分类

1. 环境噪声　在某一环境中，由多个不同位置的声源产生的总的噪声。

2. 背景噪声　在发生、检查、测量或记录信号的系统中，与信号存在与否无关的一切干扰。通常的噪声概念，指紊乱、断续或统计上随机的振荡、不需要的声音，可引申为在一定频段中任何不需要的干扰，如电波干扰（包括声噪声、电噪声等）。

3. 白噪声　声频范围在 20Hz ～ 20kHz，各频率能量均匀、连续分布的声音。

4. 粉红噪声　用正比频率的频带宽度测量时，频谱连续且均匀的噪声。若采用等带宽的滤波通带，以对数分布的频率刻度为横坐标，粉红噪声的频谱分布为每倍频程下降 3 dB 的斜线，低频成分较多，类似于光学中的粉红色，故名粉红噪声。

5. 窄带噪声　白噪声通过带通滤波器产生。

6. 临界频带　当噪声掩蔽纯音时，在以纯音频率为中心的一定频带宽度内的噪声总功率起作用，这个带宽称临界频带。或宽带连续谱噪声一部分的频带宽度，频带中总声功率等于宽频带噪声中刚能听到的频率，为该频带中心频率的纯音功率。

由于声波具有频率特性，因此，可根据需要通过滤波器进行滤波（即可根据需要让某一频率声音通过，而将相邻近的上、下频率的声音都滤掉）。滤波器有倍频程、1/2 倍频程、1/3 倍频程滤波器等。

（1）倍频程：上限的截止频率等于下限截止频率的两倍，如：500、1 000、2 000Hz。

（2）1/2倍频程：上限截止频率等于下限截止频率的 $2^{1/2}$=1.4142，例：705～500，705/500 = 1.41 倍。

（3）1/3倍频程：上、下限截止频率的比数是$2^{1/3}$=1.26，例：31.5Hz 与 25Hz 之比为1.26 倍。

（二）噪声源的测量

基本测量系统为传声器→放大器→滤波器→放大器→输出→整流器→数字式表头。

1. 传声器　将声信号转换为相应的电信号的电声换能器。根据换能原理及元件可分为：炭粒式、电容（静电）、驻极体、电磁、电动（动圈）、铝带、热线、压电（晶体、陶瓷）、磁致伸缩、电子、半导体等传声器。

2. 振电压　能把振动能转换为电能的换能器所产生的电压，耳蜗因声音刺激而产生的电压称为耳蜗振电压，即耳蜗微音器效应。

3. 声级计（噪声计）　包括：传声器、放大器、衰减器，适当计权网络和具有规定动态特性的指示仪表的仪器，用以测量噪声的声级。

4. 计权　A、B、C 计权特性分别是 40，70，100 方等响曲线的反曲线，计权特性用读数后的字样表示，如 dB（A）等，用于飞机噪声测量可用 D 计权，其特性是 40PN dB 等干扰曲线的反曲线。

（三）计权网络（Weight）——权衡

从等响曲线看，人耳对 1 ～ 4kHz 敏感，对低频和高频声敏感度较差。越灵敏意味着越易损害，如 1kHz 的 120dB 对人耳有疼的感觉，但对 20Hz 的 120dB，听到的声音就不大，所以在日常生活中，低频成分的声对人的影响不大，如果不计权，所得的 dB 数就不能真正反映对人的影响。

测量仪器是根据等响曲线用一系列滤波器和衰减器组成。如果用普通声级计测的声压级，往往主要是由低频的最强成分所决定的，如A计权，B、C曲线用模拟听觉生理主观特性不明显，故目前已趋于废弃，D、E分别用于飞机噪声测量，而对工业噪声领域则主要采用A计权。

用A计权能在一定程度消除声学中作用甚小的低频成分的影响，即将低频成分的声音压低（设计的仪器对此不敏感）。

压低多少？则应该据等响曲线而定，实际上，就是根据等效曲线把各种频率的实际声压级“拉平”，即拉到一个尺度上来权衡。测隔声室的本底噪声用A计权，就是这个道理。

五、声波的强度计量

（一）声强（度）

声强：单位时间内声波通过与其前进方向相垂直的单位面积上声能。声强单位为尔格/秒·厘米^{2}或瓦/米^2。

$I = P^2/\rho C$

I：声强

ρ：气体的密度，即在0℃和1个大气压时气体的密度

P：声压

C：声速

即声强与声压的平方成正比，与媒质（气体）的密度和声速成反比。

声强级：为什么要用声强级呢？人能感觉到的最小声波压力是20μPa，感到痛觉的最大声波压力是20dPa，二者之比是10^6，即1克与1吨之比。如果用能量来表示，二者之比为10^{12}（亿万倍），这对于电声仪器来说，是很难设计出的大范围的刻度。人耳主观的响度感觉，是当压力每改变10倍时，人感觉响度变化大约1倍，所以，声强级通常用声强的对数来表示，即：$I_L=\lg(I/I_o)$，单位为贝尔（Bel），这是为了纪念电话发明者Bel先生。而人类可区分比贝尔更小的声音，再分成10等分，称分贝尔。

$$\text{dB=deciBel} \quad I_L=10\lg(I/I_0)$$

（二）声压级

因为$I=P^2/\rho C$，所以，$SPL=[10\lg(P^2/\rho C)/(P_0^2/\rho C)]$

$$=10\lg(P^2/P_0^2)$$

$$=20\lg(P/P_0)$$

P为超过静压力的值，P_0为参考压力20μPa

声压：有声波时，媒质中的压力超过静压力的值。一般使用时，声压是有效声压（一段时间内的均方根值）的简称。此外，还有其他物理概念的名称，如瞬时声压，平均声压，最大声压，峰－峰值声压。

更为综合地认识声（波）为弹性媒质中传播的压力、应力、质点位移、质点速度等的变化或几种变化的综合。

（三）多个声源总声强级的计算方法

同一点接受几个声源的声波时，总声强级应是多少？

若：$I_1=I_2=I_3\cdots=I_N$时，每一个声源的声强级为120dB，因为dB是对数，所以不能简单相加（N为声源数目）。而应是：

$$I_L=10\lg(NI_1/I_0)$$

$$=10\lg(I_1/I_0)+10\lg N$$

当同时有两个强度为 120dB 的声源时：

$$I_L = 120 + 10\lg 2$$
$$= 120 + 3 = 123\text{dB}$$

为什么窄带噪声其掩蔽效果比白噪声好呢？可用上述原理来推导，如同样声强 80dB SPL 的白噪声宽度为6000Hz，而窄带噪声带宽为200Hz，假如每周（Hz）的能量为20lg（P/P_0），则 80dB SPL=20lg（P/P_0）+带宽宽度的对数即10lg＋带宽宽度，所以白噪声的掩蔽效果 LPL=80 － 10lg6 000=80 － 37.8=42.2dB，窄带噪声的掩蔽效果 LPL=80 － 10lg200=80 － 23=57dB。

（四）各种 dB 表示的含义

dB SPL （sound pressure level）：声压级（也可表示为 L_P）

dB SL（sensation level）：感觉级，即听阈上 dB 数

dB HL （hearing level）：听力级，与 HTL 相当

dB nHL（normal hearing level）：正常听力级（也可表示为 HTL）

dB nRL （normal response level）：正常反应级

dB peSPL （peak equivalent SPL）：峰值等效声压级

dB Speech HL：言语听力级，正常人的言语接受阈为 20dB SPL，以此作为基准的言语声的对数计量等级，称言语听力级。

在叙述 dB 时，务必根据不同的含义加上后缀。

六、声音的物理量与听觉主观属性的关系

（一）响度

听觉系统判断声音强、弱的属性，根据它可以把声音排成由轻到响的序列。响度与声压、频率、波形有关，主要与声压有关。

等响线：听者认为响度相同的纯音的声压级与频率关系的曲线。

响度级：等于根据人耳判断为等响的1 000Hz纯音（从听者正面传来的）对20μPa的声压级分贝数。单位：方。

为什么要用响度级这一参数？声压和声压级是纯粹的物理量，然而，用人耳来“度量”时，人耳感觉的强度不仅依赖于声压，而且决定于它的频率。如：人耳对 100Hz 和 1 000Hz 的纯音，在同一声压 0.02μPa 时，判断起来不是等响的，只有当 100Hz 的声压达 0.25μPa 时，才和 1 000Hz 的 0.02μPa 等响，也就是说，人耳对 1 000Hz 的声音比对 100Hz 敏感，那么对每个不同频率的声音，其等响的强度是多少？可得出一系列不同强度的等响曲线，即在等响条件下，声的频率和声压级之间关系曲线（图 2-6）。

（二）音调

音调是听觉系统判断声音高、低的属性，根据它可以把声音排成由低到高的序列。

音调高、低主要决定于声音的频率，也与声压及波形有关。一个声音的音调可与另一声压级指定值的纯音比较，如正常人耳判断二者音调相同，则即可用纯音的频率来描述该声音的音调。

（三）音品、音色

听觉系统用来区别具有同样响度和音调的两个声音所以不同的属性（主要由声谱决定，也和波形、声压、频率及声音的时间特性有关）。音质：在建筑声学中，指房间传声的质量，决定于混响、声场分布和噪声级；在语言的评价中，则决定于语音清晰度；在音乐中，则靠音乐的欣赏价值来决定。

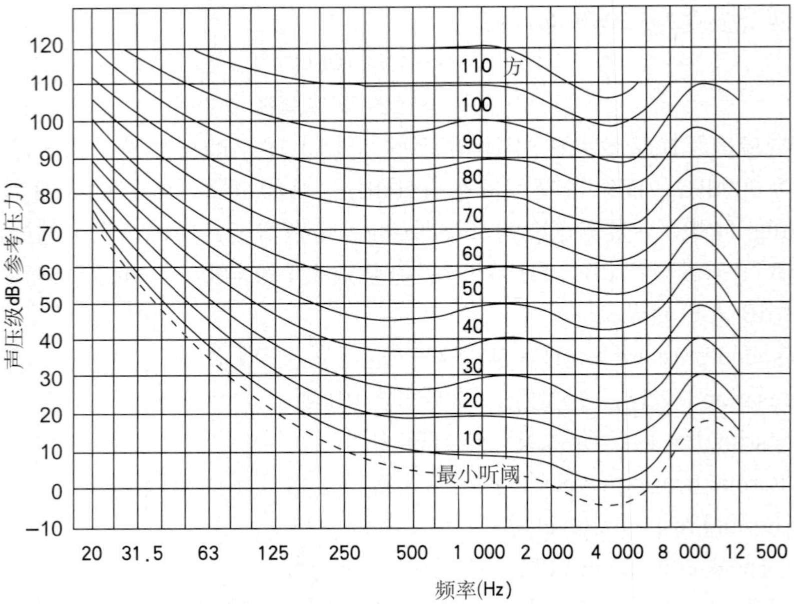

图 2-6 等响曲线

七、各种刺激声的声学特性

电反应测听中常用刺激声信号的波形及其频谱如图 2-7。

上组 A、B：滤过短声及短音，左为声学波形，右为频谱，B 的频率及 A 的带通中心频率均为 2kHz；C：短纯音，左为波形示意，*f* 为 500 Hz，上升、下降时间为 10ms。

下组：短纯音的频谱；左：自上而下信号时程依次为 20、50、100、200、400 ms及持续纯音，上升和下降时间均为 10ms；右：自上而下上升下降时间依次为0、2.5、10、20、50ms。信号时程均为 100ms。声级标度均为 40dB。

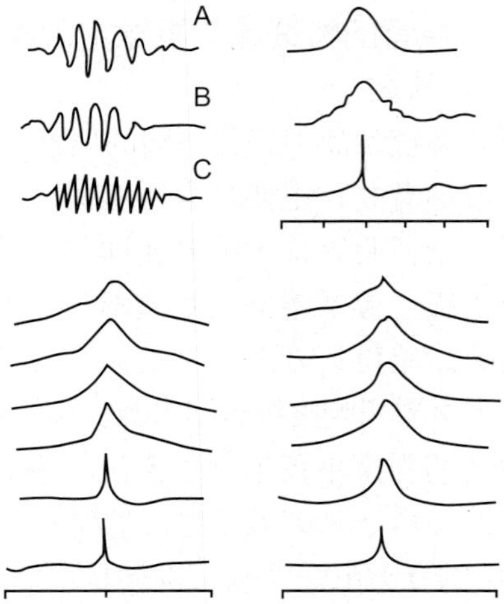

图 2-7 电反应测听中常用刺激声信号的波形及其频谱

（引自梁之安）

调幅纯音与调频纯音的频谱如图 2-8 所示。

声音的调频、调幅、调相：因为频率、强度和相位是声音最基本的参数，用频率辨别阈（Δf）、强度辨别阈（ΔI）和相位辨别阈（$\Delta \varphi$）可较全面地反映听觉系统的基本辨别功能。（图 2-9，2-10）

常用刺激声基本概念：

纯音（pure tone）：单音（单频率声）；

短纯音（tone burst）：比纯音短的声（包括上升、下降和平台 3 部分时间）；

短声（click）：由一电脉冲（方波或正弦波）冲击耳机产生的声，为一宽频带噪声，能量主要集中在 3 ～ 4kHz；

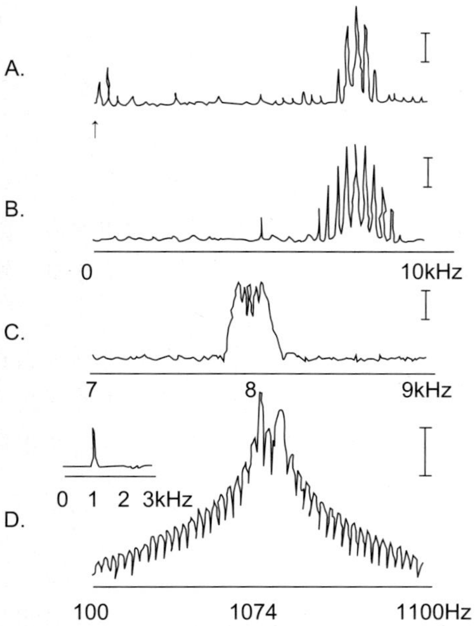

图 2-8　调幅纯音与调频纯音的频谱

（引自梁之安）

A. 调幅纯音，f_a 8kHz；f_{am} 273 Hz，调幅深度为 -66.7%，箭头示 f_{am} 位置；B. 调频纯音，f_0 8kHz，f_{fm} 273 Hz，调频深度5%，经Zoom扩展；C. 调频纯音，f_0 8kHz，f_{fm} 10 Hz，调频深度1%，经Zoom扩展；D. 矩形波调频纯音，f_0 1kHz，调频深度 10Hz，经 Zoom 扩展；左侧小图为未经 Zoom 扩展的频谱包络，峰位置为 1kHz，声级标度均为 20dB

滤波短声（filtered click）：短声通过1/3倍频程滤波器后出来的6～7个准正弦波，其主要频率决定于带通滤波的中心频率；

短音（tone pip）：用计算机调控和包络的与滤波短声相似的一组 6 ～ 7 个准正弦波；

基音：周期性声波中，相应于基频的成分；

啭音：频率作正弦式调制的纯音，常用于混响测量和小儿行为测听；

基频：一个包含很多不同频率成分的复合信号中最主要的频率称为主频；在周期性运动中，主频就是基频。

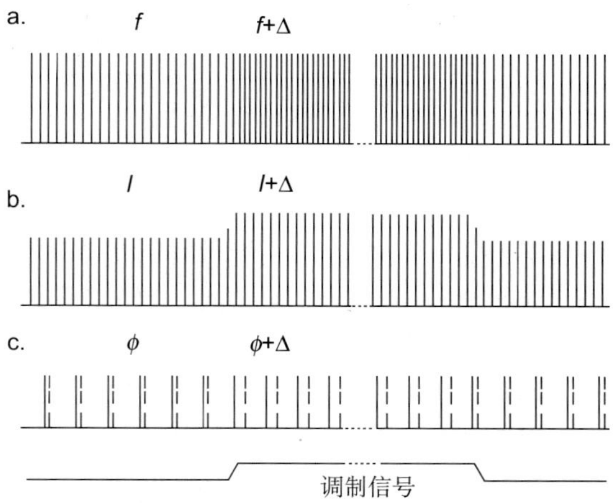

图 2-9　重复短声的调频、调幅和调相示意图

（引自梁之安）

a. 调频；b. 调幅；c. 调相

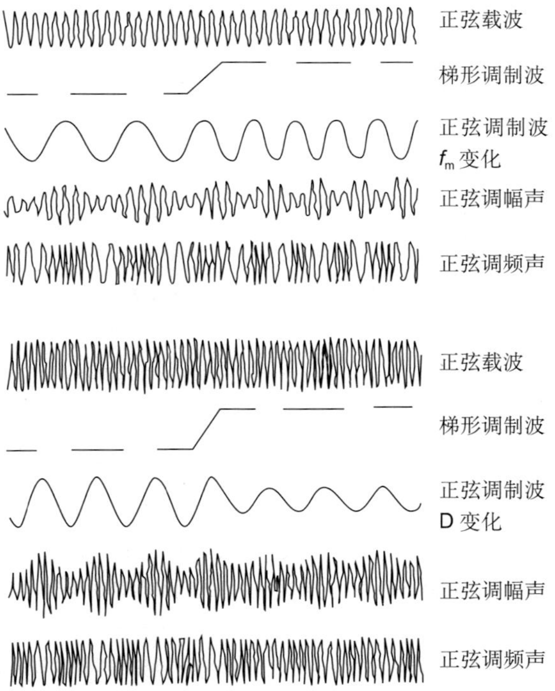

图 2-10　正弦调制波频率的调频和调幅示意图

（引自梁之安）

李兴启

第二节 听觉生理基础

一、外耳

外耳包括耳廓和外耳道。耳甲腔、外耳道与鼓膜共同构成一个共振腔，可使到达鼓膜的声压得到增益，所以通常认为外耳有集声作用。人外耳道的平均长度为25mm，直径8 mm，因而共振的频率在3 000 Hz左右，使声压增益15 ～ 20 dB。此外，耳轮、对耳轮、耳轮脚、耳甲、耳屏和对耳屏等，通过声波的反射集音。

外耳还有声源定位的作用，这是因为左、右耳之间有一定的距离，可根据感觉到声音的时间差异和强度差异判断声源方位；对高音调的声波，由于声波波长比耳廓长度短，耳廓则具有接收声波的方向选择性。在日常生活中，我们经常看到当某种意外的声出现时，狗、猫的双耳廓立即竖起来，甚至来回摆动，以判断声音来自何方。

二、中耳

（一）中耳传声、补偿功能

一般认为，中耳为传声装置，声波由空气通过鼓膜传至听骨链（锤、砧、镫骨）再到卵圆窗膜，最后到达内耳淋巴液。但根据声波传播的特性，声波由低阻抗的气体（空气声阻抗为42声欧）传到高声阻的内耳（内耳液体阻抗为15 400声欧），由于二者阻抗相差大约3 680倍，造成声波损失大约30dB。中耳作为很好的传声装置，可以补偿这个损失。首先，由于鼓膜面积为64.3mm^2，镫骨底板面积为3.2 mm^2，前者为后者的20倍，而鼓膜振动的有效面积为2/3，即42.9mm^2，是镫骨底板面积的13倍，换句话说，卵圆窗处的压力增大，约23dB，再加上听骨链的放大作用，可放大1.3倍约2 dB。加上鼓膜呈漏斗状并连接骨柄的两侧形成两个弧形，这种弯曲机制使锤骨柄受的压力比整个鼓膜表面受力要大，声压大约提高2倍即6dB，加起来三者的放大作用约30dB，这就基本补偿了声波由空气传至内耳液体时的损失。

（二）中耳镫骨肌的声反射

当给予一侧耳足够大的声刺激（阈上70dB）时，可以引起双侧耳镫骨肌的反射性收缩，其反射弧为：耳蜗毛细胞感受声音→神经电活动传至螺旋神经节的第一级神经元→耳蜗腹侧核的第二级神经元→经斜方体交叉到对侧内上橄榄核或不交叉到同侧内上橄榄核→中间神经元从内上橄榄核到面神经核→镫骨肌（图2-11）。

1. 声反射的功能意义　起到对内耳的保护作用。因为镫骨肌收缩后，使声传导减弱，但声反射的潜伏期为数十至一百毫秒，不能对来得很快的脉冲起到有效的保护作用；声反射改变了中耳结构的劲度系统，削弱了低频声的传导，从而减弱低频声对高频声的掩蔽作用，减弱自发声对外界声的干扰。

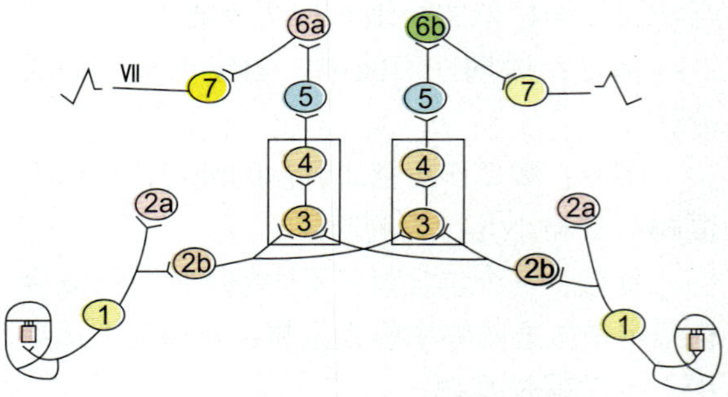

图2-11　镫骨肌反射神经传导

1：螺旋神经节；2a：耳蜗背核；2b：耳蜗腹核；3, 4：上橄榄核群；5：外侧丘系核；6a：网状结构；6b：下丘；7：面神经

2. 中耳肌声反射的应用

（1）蜗后病变的诊断：一定强度的声音刺激时，会引起双耳镫骨肌的收缩，增加了听骨链和鼓膜的劲度，使中耳声导抗发生变

化，在声导纳仪上就可显示不同的曲线。利用这一客观指标，可以对镫肌声反射通路上和中耳的病变进行鉴别诊断。当第Ⅷ脑神经病变时，镫肌声反射会出现衰减现象，如图2-12所示。图中上面一条曲线为正常声反射，中间的曲线为声反射的衰减现象，下面的曲线为刺激声的持续时间。

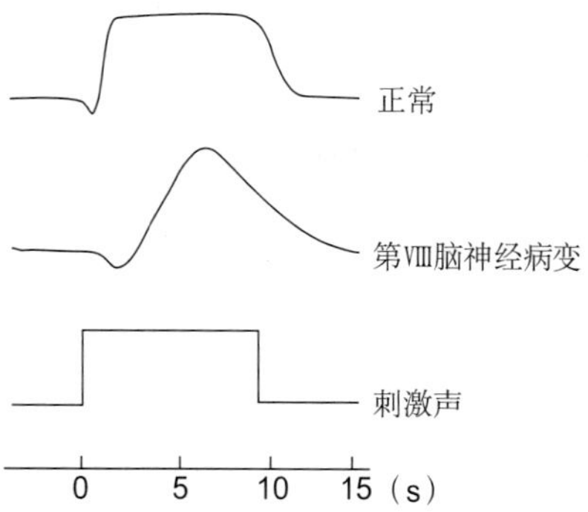

图 2-12 声反射衰减图形
（引自陈新）

（2）蜗性病变的诊断：镫肌声反射阈值较高，通常在阈上70dB才能出现，当纯音听阈与声反射阈之差＜60dB时，称为重振现象，提示耳蜗病变。

（3）对非器质性聋的鉴别：因为镫肌声反射是不受主观意志支配的，所以可用来鉴别非器质性聋，但因为镫肌声反射阈值较高，因此，只有在受试者主诉听力损失大于声反射阈时才有实用意义，否则不能排除蜗性聋重振阳性的情况。

（4）对面瘫的定位和预后的估价：支配镫骨肌的神经是面神经的一个分支，当中耳传声系统完好时，可以根据镫骨肌声反射的有无，鉴别面瘫的神经病变部分是在镫肌分支的远端或是近端，当然，也可用此指标来提示预后的好坏。

（三）鼓室导纳图的应用

和任何运动形式一样，声波作为一种压力波在媒质的传播过程中，会受到对抗，这种对抗统称为声阻抗，中耳传声系统中也存在着这种声阻抗。

声阻抗由3个成分合成：

（1）声阻：任何运动都会受到摩擦阻力的对抗，从而限制运动的速度。声波在传播过程中受到与摩擦有关的阻力为声阻。

（2）声抗：由振动音叉或振动空气产生的声波，除一部分由于摩擦转换成热能消耗外，另一部分能量则贮存于“弹性-质量系统”中成为势能，这种与系统贮存的势能相关的成分即为声抗。

声抗与声波的频率相关，而这种关系决定于中耳系统的质量和劲度（即弹性），所以声抗又分为质量声抗和劲度声抗。

当声波到达鼓膜处，压力传入并使听骨链运动，并进入内耳液体的能力，称为声导纳，现代测试中耳的仪器多为测试声导纳而设计的。

综上所述，作为传声装置的中耳，对声波传递有阻尼和对抗作用，同时也有一部分声能传入内耳，所以，当中耳出现病变时，必定使声波传播过程受到影响，而改变声导纳值。通过声导纳值的测定，可获得正常中耳和各种病变中耳的鼓室导纳图（图2-13）。

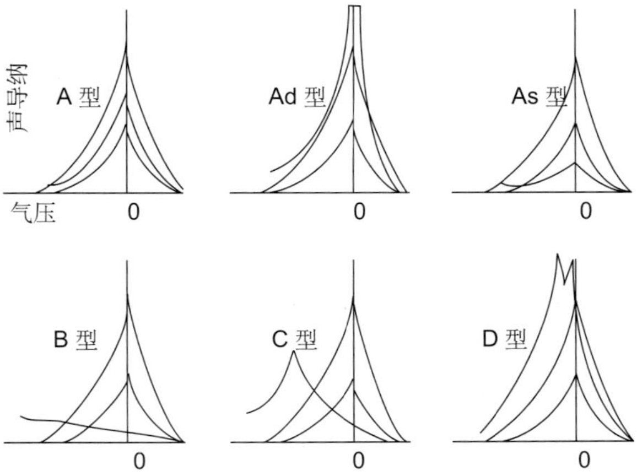

图 2-13 Liden-Jerger 鼓室导纳图型分类

A型：峰在0 daPa（-100 ~ +50 daPa），

见于正常耳；

B 型：平坦型，无峰，见于中耳积液；

C 型：峰在 -100daPa 以外，见于中耳负压；

D 型：切迹型，鼓膜松弛；

Ad 型：0daPa 处高峰，鼓膜－听骨链活动度过大；

As 型：0 daPa 处低峰，听骨活动度差；

E 型：宽而光滑的切迹，见于听骨链中断。

正常中耳、病变中耳鼓室导纳图举例（图 2-14 ～ 2-17）。

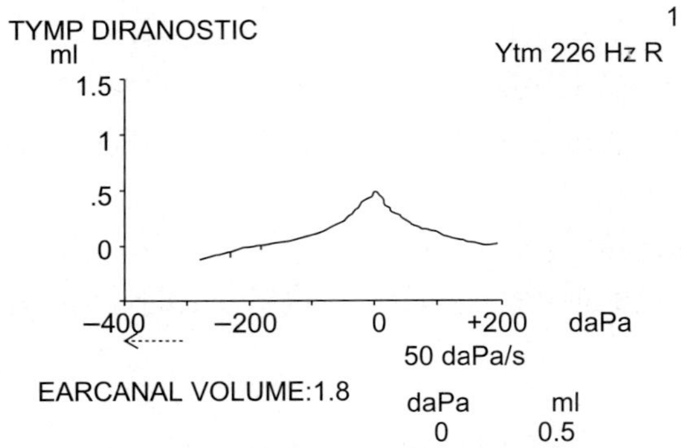

图 2-14 正常中耳鼓室导纳图

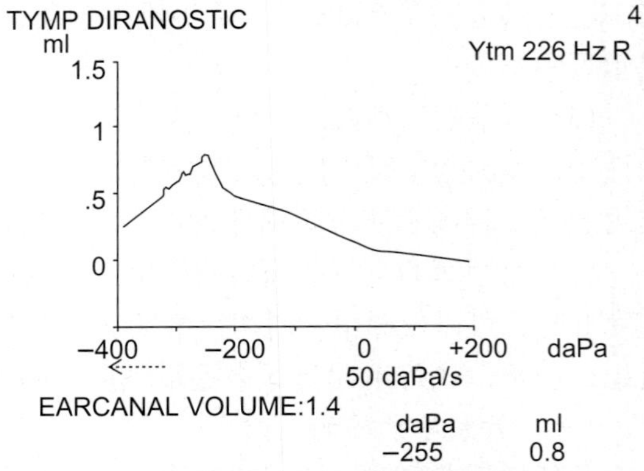

图 2-15 渗出性中耳炎鼓室导纳图

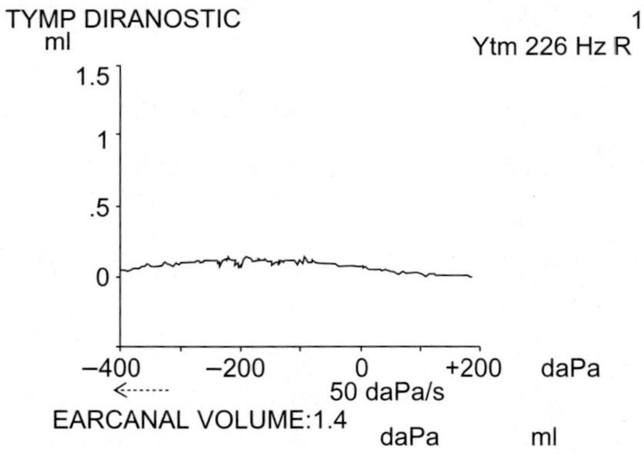

图 2-16 中耳积液鼓室导纳图

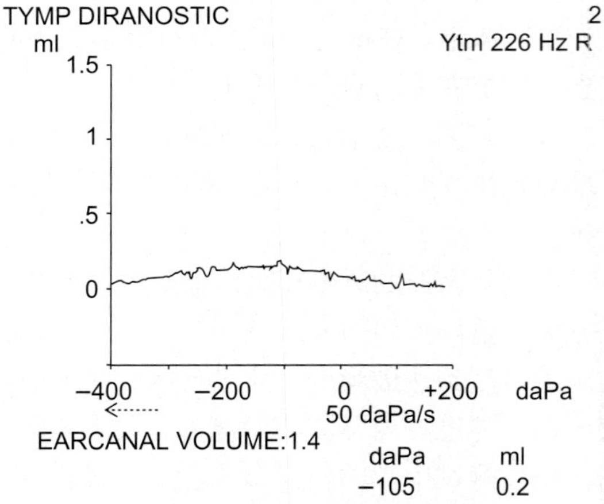

图 2-17 中耳粘连鼓室导纳图

三、内耳

内耳的主要功能是感受声波，并产生感受器电位，通过突触的化学传递转换成神经电冲动，传入各级听觉中枢，直至到达听觉皮层，以及对传入信息进行加工处理、分析、辨别。

（一）声波在耳蜗中的传播

要使声波在耳蜗毛细胞得到感受，首先要认识声波在耳蜗中如何传播？声波通过卵圆窗进入内淋巴液，使内淋巴液产生振动，其前提是卵圆窗与圆窗之间必须存在压力差。由于每一瞬间前庭阶和鼓阶各段内都存在压力差，声波在淋巴液中得以传播，使基底膜上、下振动，从而刺激了在基底膜上的内毛细胞（inner hair cell，IHC）和外毛细胞（outer hair cell，OHC）。由于传播有个过程，所以从底圈至顶圈，有 2ms 的行波延迟。

（二）声波在耳蜗中的感受

由于基底膜的上、下振动，使螺旋器也产生相应的运动，因为运动方向和惯性等因素，使毛细胞和与之镶嵌的盖膜之间的相对位置发生变化，即产生了剪力运动。剪力运动使毛细胞的纤毛变形。静纤毛和附近的基础小体因机械变形而导致毛细胞顶面局部电阻发生变化。这种局部电阻变化，随基底膜的振动不断调制耳蜗内的直流电位（中阶80mV）及毛细胞内的60 mV的膜电位，即不断改变淋巴液与细胞内之回路中的电阻，从而调节了通过这一回路的电流，因此出现了随声波振动而变化的交流耳蜗微音电位（CM）（图2-18），相当于通常说的“麦克风效应”，以及基线位移的直流电位（总和电位SP）（图2-19）。微音电位源于耳蜗毛细胞（其

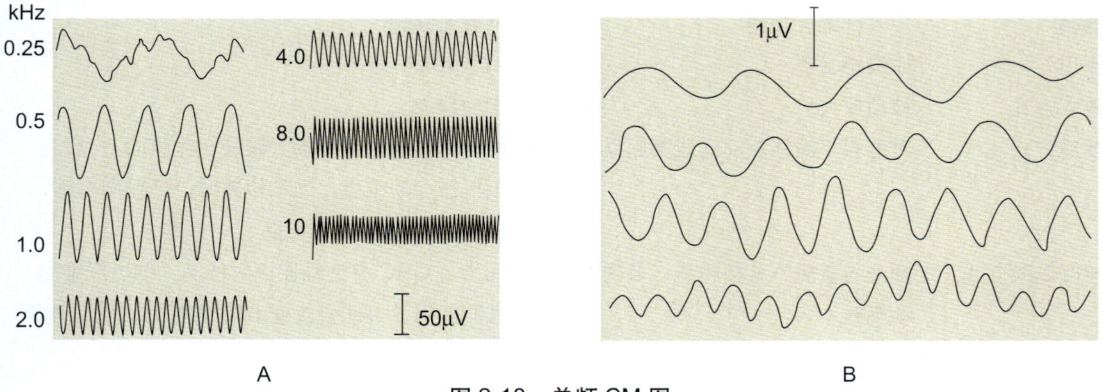

图 2-18　单频 CM 图

（引自梁之安）

A. 从豚鼠圆窗处记录的 CM 图（0.25 ~ 10kHz）　B. 从人耳垂处记录的单频 CM 图

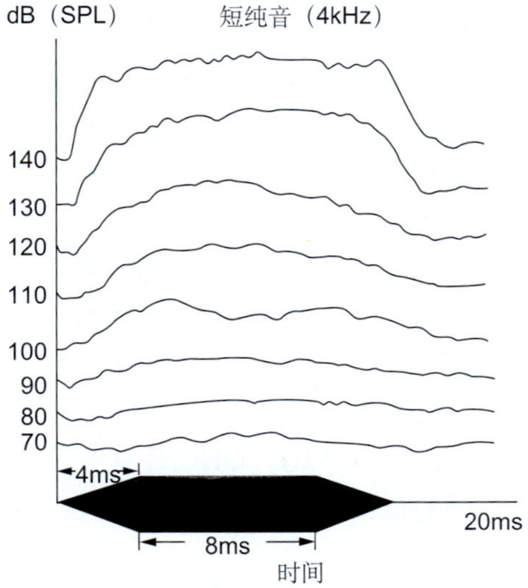

图2-19　在人外耳道鼓环处用短纯音（上升/下降时间为 4 ms，平台时间为 8 ms），记录到的 4kHz 的 − SP

中主要成分源于外毛细胞)，当用耳毒性药物破坏了外毛细胞后，CM 就消失或幅度减少。

(三) 内耳生理

1. 内、外毛细胞的特点及神经支配见表 2-1。

表 2-1 内、外毛细胞的特点比较

特点	内毛细胞 (IHC)	外毛细胞 (OHC)
行数	单行	三行
突触连接	与 95% 的传入神经纤维形成突触连接	很少与传入神经纤维形成突触连接 (<5%)
与传出神经关系	与传出神经不直接连接	与传出神经纤维直接相连
纤毛数量	每个细胞有 50 ~ 70 根纤毛	每个细胞有 40 ~ 150 根纤毛
损伤后状态	受损伤后，传入纤维可退化	受损伤后，传入纤维不退化
支配方式	每个细胞与 20 根传入纤维相连	1 根传出纤维侧支支配 10 多个 OHC
髓鞘	传入纤维有髓鞘	一般无髓鞘
作用	原发感受器	调节 IHC
放大方式	被动放大	主动放大
反应方式	对盖膜下液体流动的速度起反应	纤毛与盖膜直接相接（镶嵌在盖膜面），靠盖膜机械运动刺激，当疏相波时，纤毛向右移，兴奋；密相时，不兴奋
接受刺激方式	纤毛与盖膜不直接相连，靠内淋巴流动刺激	因为与 OHC 有突触连接的传入、传出纤维的共同作用，可能会改变 IHC 的张力，增加其传入神经的灵敏度
对药物的敏感性	不易受药物、噪声损伤	易受药物、噪声损伤

2. 耳蜗的非线性特性与主动机制　耳蜗能接受和辨别 20Hz ～ 20kHz 的频率范围和 0 ～ 120dB SPL 的强度范围，一直让人不可理解。20 世纪 40 年代就有学者提出耳蜗内可能存在主动机制。Bekesy基于尸体解剖的观察和发现，认为基底膜响应与刺激强度呈线性关系，因为他观察到的现象，只符合被动流体力学理论。后来，随着实验技术的发展，在活体动物上可观察到10～20dB（SPL）时，基底膜调谐曲线特性较尸体时好。CAP的输入-输出函数曲线（I/O）有非线性表现，说明耳蜗并非线性放大。精细频率选择（20Hz～20kHz）及强度如此大的动态范围（0 ～ 120dB），是用任何一个线性系统无法模拟的。

3. 非线性特点的发现　Rhode 对活体动物的观察表明，基底膜位移出现饱和，当声强度增加时调制范围变宽，调制特性变差；基底膜及其 CM 两音抑制现象，并伴畸变产物；Dallos P 发现 SP 的极性随声强的增加而发生逆转；Kiang 在耳蜗神经上记录到一系列的非线性反应；Cooper不但观察耳蜗的基底膜，运动幅度的非线性和两音抑制现象，而且观察到随动物死亡或耳蜗受损而消失。Kemp 发现耳声发射（OAE），OHC 具有主动释放能量过程、双向换能和放大作用。所以，非线性特性是耳蜗的正常生理状态，原因就在于 OHC 能动性的主动机制具有非线性特征。

4. 毛细胞胞内记录及 IHC、OHC 的差异　在体细胞内记录技术（Dallos 和 Russel）的发展，发现 IHC 具有较高的敏感性，其表现为 OHC 在低声强时有超极化 DC，OHC 最大输出小于 IHC，IHC、OHC 具有不同的锁相特征，IHC 超前 OHC 90°。IHC 响应于基底膜的运动速度，OHC 响应于基底膜的位移。

OHC 与盖膜、基底膜共同构成感受效应系统即驱动系统，调节 IHC 的频率选择性和敏感性，而OHC本身不产生传向中枢的冲动。低声强时，IHC反应需要OHC来驱动或者激活。从而修正了过去“双元理论”提及的OHC响应低强度刺激（即与感受阈值有关），IHC响应高强度刺激的说法。

我们的实验证明，OHC 胞内记录感受器电位为非线性；胞外（中阶记录）的 CM、SP 也为非线性的，在噪声暴露后，上述非线性特点减弱，同时形态学观察也表明 OHC 受到损伤，由此进一步说明此非线特点来自 OHC。实验还观察到 CM 存在两音抑制现象，而噪声暴露后两音抑制现象减弱。顺铂灌流后，CM、SP 和 CAP 非线性特点减弱。

5. 内、外毛细胞在动态条件下的相互关系　前面已述，Dallos发现当声强增加时，SP 极性倒转。在我们的实验中已发现，当噪声暴露过强后，开始由高幅度的－SP 变为 +SP。许多病理生理实验证明，当 OHC 损伤后，+SP 消失，而－SP 出现优势，且细胞内记录发现在 IHC 内为 +CM，推测在细胞外（中阶）记录到的应是负电位。我们进一步观察了在急性缺氧条件下 EP、CM、CAP 的变化，发现 SP 的变化与 EP 相关，且当缺氧时－SP 出现而再给氧时，+SP 又出现，且比缺氧前还大。我们知道，OHC比IHC对缺氧更敏感，可见是由IHC控制－SP，OHC 控制 +SP 相互作用的结果，可以推测在中阶记录的 SP 应是 +SP 和－SP 的代数和，如图 2-20。

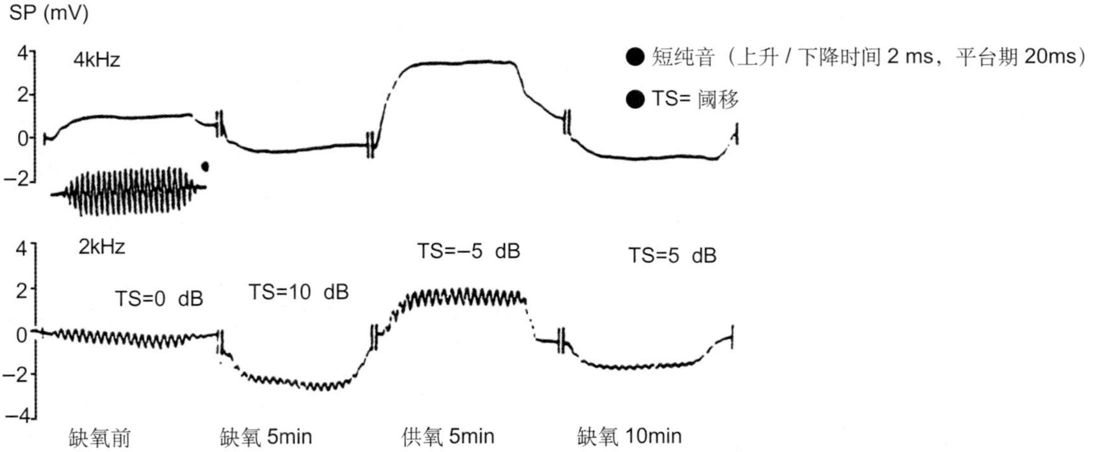

图 2-20　缺氧及供氧条件下 SP 幅度及极性的变化

进一步观察脉冲声暴露后 +SP 和－SP 的关系，发现－SP 的出现与 CAP 阈移（TS）有一定的关系，只有当 CAP 阈移≥ 30dB 时，才出现优势－SP（图 2-21）。根据上述观察到的缺氧结果，提示此时 OHC 受损，并与 Dallos 的结论，即 OHC 主要感受 0 ~ 40dB SPL 的声强基本吻合。当 OHC 受损后，IHC 灵敏度下降，CAP 阈值升高，而随着暴露噪声后时间的延长（即恢复），+SP 下降值减小，－SP 的升高值也减小（图 2-22）。

6. OHC 能动性及传出神经支配　如上所述，耳蜗对声音的感受和处理并非简单的被动过程，而是一个主动过程，这一主动过程源于 OHC。对 OHC 能动性的研究直到分离内、外毛细胞及其原代培养获得成功才有进一步的认识。比较公认的是，IHC 感受声音，而 OHC 通过长

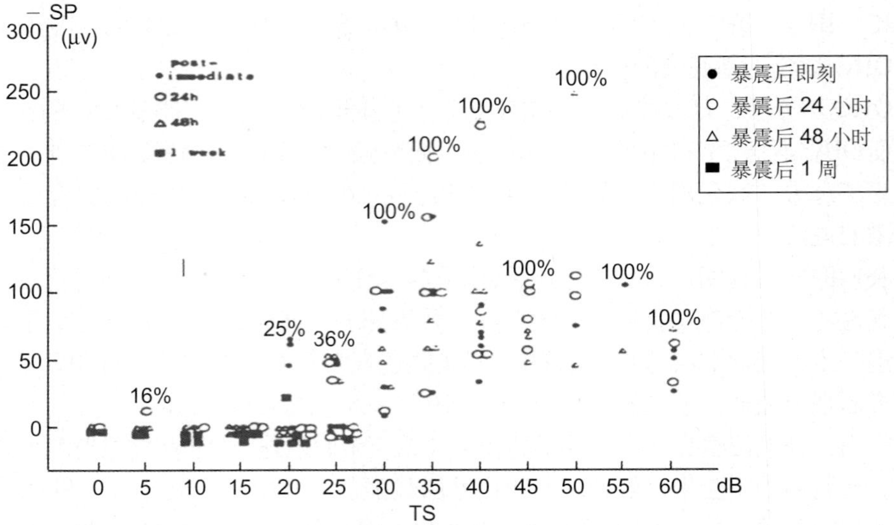

图 2-21 －SP 出现率与 CAP 阈移（TS）的关系

度、劲度的变化调节耳蜗 Corti 器的微机械特性，使耳蜗具有高度的灵敏度和精细的频率分辨能力。

实验证明，多种刺激可引起体外 OHC 产生沿长轴的收缩和伸长，胞体容积的增减及表皮板的倾斜，而同样的刺激不能使IHC产生运动。离体 OHC 有快、慢两种运动方式，电刺激可诱发高达40kHz的胞体运动，时间常数以 μs 计算，这种运动不依赖于 ATP 的存在。慢者以ms计，根据其机制可分为两种：① K^+浓度升高或渗透压改变引起的运动；②肌动-肌球蛋白介导的 Ca^{2+}-ATP 依赖的运动。

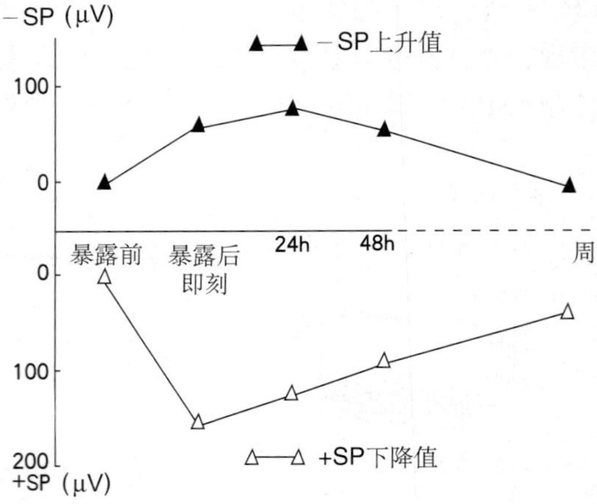

图 2-22 脉冲声暴露后不同时间 – SP 的上升值及 + SP 的下降值比较

上述条件下，OHC 的运动状况说明 OHC 具有产生机械运动的能力，可随细胞外环境中离子浓度和电场变化而变化，而这种机械运动可有效地调节毛细胞与盖膜之间的距离，从而改变Corti器的机械特性。总之，OHC既可将机械运动（声波）转变为电信号，又可将电信号转变为机械运动。它所具有的双向放大作用的机械特性，是耳蜗精细的频率和强度分辨力的物质基础。

解剖学证明，橄榄耳蜗束传出神经支配OHC，其传出神经递质为乙酰胆碱（ACh），耳声发射（OAE）检测技术问世后，可通过OAE的对侧抑制效应证实这一点：当切断传出神经，对侧抑制效应消失，OAE 的幅度不发生改变。

7. IHC 及传入神经　解剖学证明，95% 的传入神经与 IHC 相连并形成突触连接。可见，耳蜗感受到的信息的95%是靠IHC及其突触、传入神经末梢来完成。在人类耳蜗，靠近IHC底部区域，谷氨酸（Glu）阳性反应物染色程度较OHC底部深；螺旋神经节也有阳性细胞分布。不少病理生理实验证明，耳蜗传入神经递质主要是Glu，且在内耳也存在谷氨酸-

谷氨酰胺（Glu-Gln）循环途径。而由毛细胞释放的Glu与传入神经递质受体（多数人认为是NMDA受体）相结合，达到信号传导的目的；与受体分离的Glu以及未与受体结合的Glu由谷氨酸转运载体（GLAST）转入支持细胞内。在谷氨酰胺合成酶的作用下，生成Gln。Gln由支持细胞排出后，进入细胞外液，由毛细胞摄取，在磷酸激活谷氨酰胺酶（PAG）的作用下生成Glu，直到再次释放和被利用。

内耳传入神经递质Glu的释放是通过毛细胞膜上的电压敏感L-型Ca^{2+}通道激活所致，且这种L-型Ca^{2+}通道具有较高的激活和失活速度。实验证明，比其他细胞的L-型Ca^{2+}通道所需电位低20 ~ 50mV时就可被激活。

当耳蜗缺血、缺氧、过度声刺激或耳毒性药物中毒时，大量的Glu在局部的聚集也会对毛细胞产生毒性作用。有实验证明，当受到爆震声后，IHC内Glu免疫金颗粒下降，淋巴液内含量增高。但至今未发现Glu在耳蜗毛细胞的突触囊泡中聚集，这可能和标本制备过程中理化刺激引起囊泡中Glu的生理释放，或在标本固定之前由于人为的缺血、缺氧使囊泡中的Glu丢失到血浆中有关。

Glu兴奋性毒性的机制大致为：①激活PA/KA受体，促进Na^{+}内流和K^{+}、Cl^{-}外流，造成细胞膜内、外电解质紊乱；②过量Glu过激活NMDA受体，Ca^{2+}通道病理性开放，引起大量Ca^{2+}内流，造成细胞内Ca^{2+}超载；③通过AMPA/KA受体耦合通道进入细胞内的Na^{+}增加，使之持续去极化，启动电压依赖性Ca^{2+}通道开放，钙库中的Ca^{2+}也释放，细胞内Ca^{2+}也超载。④细胞Ca^{2+}增加，激活磷脂酶A_2和磷脂酶C，使膜磷脂降解，释放出大量的花生四烯酸及代谢产物白三烯等活性物质，使血管收缩，供血减少，引起IHC的传入神经末梢血管源性水肿。所以，减少突触前膜Glu的释放，阻断突触后膜Glu受体，以及阻断细胞内Glu介导的Ca^{2+}释放，注入谷氨酰胺合成酶激动剂等都可能降低Glu兴奋性毒性作用。

提高培养液中Glu的浓度会导致分离培养的IHC内Ca^{2+}浓度升高，而OHC内的Ca^{2+}浓度无变化，IHC释放的Glu可能通过正反馈机制作用于IHC。进一步的研究证明，存在于IHC膜上的Glu受体主要是NMDA受体，并有少量AMPA受体。细胞外的Glu可以通过NMDA受体使IHC Ca^{2+}浓度升高。

8. 听神经复合动作电位及产生机制　膜电位及离子学说认为，在静息状态时，离子分布是细胞膜内为负，膜外为正，当受到某种刺激后，变为内正外负，于是，在活动区与静息区之间出现电位差，产生局部电流并向周围扩散传播即形成冲动（图2-23）。

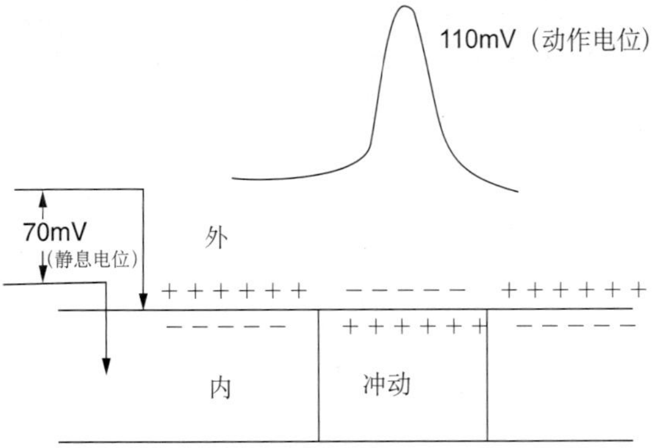

图 2-23　神经冲动膜电位学说模式图

但是，这种解释并不尽善尽美。20 世纪70年代，就有学者推测，膜上存在一种载体系统，需要特殊酶参与，而且认为离子通道可能是一种受控的孔道。1976年Neher发明了膜片钳技术，直接记录出膜上的离子通道电流。膜片钳技术对离子通道的开启、关闭、动力学选择性、通透性等的观察，都提供了直接手段，换句话说，细胞电活动受跨膜离子通道控制。所有细胞膜都由脂类和蛋白质构成，细胞膜上的特殊蛋白质大分子，在脂双层膜上构成具有高度选择性的亲水孔道，允许适当大小和电荷的离子通过，而这些通道大多数情况下是关闭的，受到特殊刺激时才打开。所以称门控（gating）通道。蛋白构象变化是门控的基础。通道的多样性，开关过程与产生电信号的神经系统反应相一致，这些微弱电流由神经系统综合加工、放大后，使生物体相应做出反应。所以，离子通道（onic channel）是神经、肌肉和其他组织细胞膜兴奋的基础，也是生物电活动的基础（图 2-24）。

9. OHC 对 IHC 的驱动效应　OHC 的能动性（即主动机制）通过微机械作用调制和放大耳蜗功能。如图 2-25 所示。细胞膜去极化使 OHC 缩短，超极化使 OHC 伸长，其产生的力量可推动数倍于自身的质量，这种慢运动即胞体的形态变化使基底膜产生微机械运动，从而使IHC的机械耦合作用受到调制，间接影响对振动的反应。这种机制扩张了听觉对强度反应的动态范围。OHC 自身的快运动，即纤毛的快速摆动，其频率可达数千甚至上万周，调制了 OHC 与盖膜之间的机械阻力，使耳蜗对声频率的分辨范围大幅度提高。有实验证明，耳蜗的微机械放大作用为 0 ~ 40dB 左右。胞内电位的记录证明，当 OHC 损伤或功能下降时，IHC 的灵敏度下降，可见，在正常情况下，在低声强刺激时，OHC 对 IHC 有激活和驱动作用。

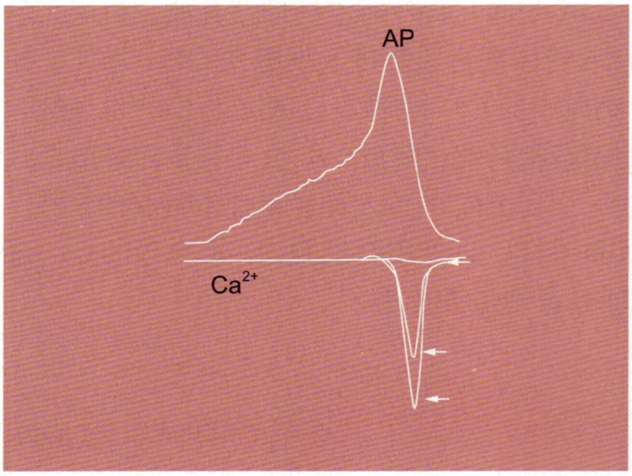

图 2-24　动作电位波形与电压钳 Ca^{2+} 通道之关系

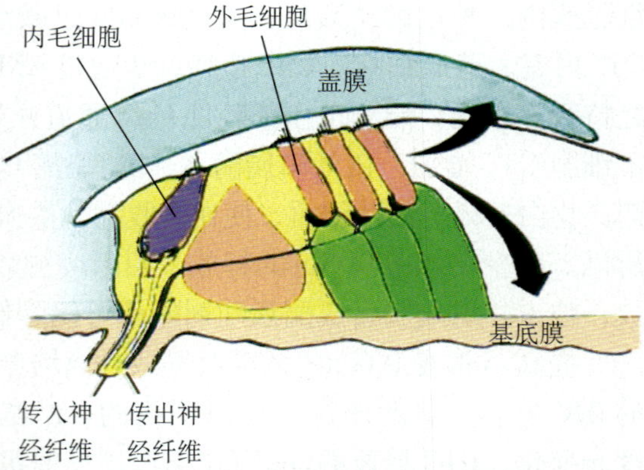

图2-25　箭头示外毛细胞的能动性通过微机械作用调节基底膜和盖膜的运动

10. 第二信使及耳蜗功能　第二信使在人体各组织和器官中都发挥着重要作用。目前发现的第二信使包括环磷酸腺苷（cAMP）、环磷酸鸟苷（cGMP）、Ca^{2+}、三磷酸肌醇（IP_3）以及二酯酰甘油（DAG）等。

（1）第二信使对外毛细胞能动性的影响：OHC 是 Corti 器中接受传出神经支配的主要细胞，通过其主动运动过程来调节耳蜗的功能。OHC 的主动运动受两种 Ca^{2+} 通道的影响，其一是作用于细胞骨架蛋白，它的作用为改变细胞轴的刚度；而另一Ca^{2+}通道可能作用于假定的膜动力蛋白（推测是位于 OHC 侧壁的某些蛋白），通过改变其作用范围发挥作用。

在培养液中加入乙酰胆碱，游离的 OHC 可产生一个快速的离子流和一个较慢的磷酸化反应。快速离子流是 Ca^{2+} 敏感性 K^+ 外流。较慢的反应是由 Ca^{2+} 激活的 Ca^{2+} 依赖性磷酸化酶作用于细胞骨架蛋白的过程，它使得细胞轴的刚度下降及胞体长度增加。这种由 Ca^{2+} 介导的胞体长度增加，被认为是细胞对轴硬度下降的伴随反应。此过程有一个10s的延迟。此外，利用免疫荧光技术发现了一些重要的 Ca^{2+} 依赖性磷酸化酶的下游酶，如位于 OHC 侧壁的 IP_3 受体和 Ca^{2+}调蛋白激酶Ⅳ（CaMk-Ⅳ），此位置恰为假设的OHC动力蛋白的位置，故推测上述两种酶为动力蛋白的一部分。

近年来，人们对支持细胞（包括Hensen细胞、Deiters细胞以及内、外柱细胞等）的研究越来越深入，发现支持细胞内存在NO/cGMP通路的关键酶及细胞间存在缝隙连接，并且发现支持细胞也接受传出神经（橄榄耳蜗束）的支配。这提示支持细胞不仅承担着Corti器构架的作用，而且可能参与耳蜗听觉感受过程的调节。实验证明，Hensen细胞和Deiters细胞受到机械刺激（如强噪声刺激）时，可产生协同的可逆性力学结构改变和可逆性声敏感度下降。

目前认为，NO/cGMP通路在Hensen细胞和Deiters细胞内的作用是与ATP相拮抗的。已经观察到在Deiters细胞内NO/cGMP通路可以降低ATP引起的胞内游离钙浓度$[Ca^{2+}]_i$升高，这是通过cGMP依赖性磷酸化酶抑制电压依赖性Ca^{2+}通道或/和IP_3实现的。此$[Ca^{2+}]_i$的波动可以迅速、广泛地通过缝隙连接在细胞间传递。这种ATP与NO/cGMP通路的协同作用，既保证了信息的有效传递，又维持了细胞内环境的稳定。

（2）第二信使对传入神经的调节：耳蜗传入神经主要接受由内毛细胞传递的信息。当内毛细胞向突触间隙释放的神经递质——谷氨酸与突触后膜上的谷氨酸受体结合后，产生的突触后电位使胞膜去极化，从而形成神经冲动。在此过程中可能有NO/cGMP通路的参与。研究表明，耳蜗传入神经的上行冲动可分为快成分和慢成分，其中持续发放的慢成分可能用于维持耳蜗核的正常功能；而快成分可能是携带声信号的部分。

NO/cGMP通路在听觉传导中有着特殊的作用。已经发现，NO/cGMP通路能够调节听觉通路脑干部分神经递质的释放，其中NO被认为是调节谷氨酸受体活性的负反馈调节物。例如，通过激活NMDA型谷氨酸受体产生的NO或外源性NO都可以反馈性的抑制NMDA型谷氨酸受体活性。这一负反馈调节过程的意义，在于可以减弱谷氨酸神经毒性作用对神经的损害，而这个保护作用的实现是以一氧化氮合酶（NOS）受体和NMDA型谷氨酸受体同时表达为基础，正如在螺旋神经节上分布的情形。

（3）第二信使对传出神经功能的调节：橄榄耳蜗束是耳蜗接受的主要传出神经，其大部分纤维分布于OHC，同时也有一部分分布于支持细胞。一般认为，橄榄耳蜗束释放的神经递质是ACh。

在培养液中加入Ach，游离的外毛细胞产生的电流可分为：①一个大的外向K^+流（I_{ACh}），并必须有胞外Ca^{2+}存在；②在大的外向电流前还记录到一个小的内向电流引起的短暂去极化，在胞内加入BAPTA并不影响这一小的内向电流，提示是通过ACh介导的离子通道开放所引起。在胞外Ca^{2+}存在的情况下，ACh使Ca^{2+}进入胞内后触发一个Ca^{2+}依赖性K^+外流使细胞超极化。在此过程中，ACh可以借助于百日咳毒素（PTX）敏感性G蛋白激活磷脂酰肌醇，引起IP_3释放，使$[Ca^{2+}]_i$升高。

（4）NO/cGMP通路对耳蜗血液供应的调节：环绕耳蜗血管纹毛细血管的外皮细胞是平滑肌样细胞，通过其收缩功能来调控毛细血管的渗透性和血管直径。研究表明，外源性的NO可松弛处于收缩状态的外皮细胞，推测是通过cGMP发挥作用。研究还发现，cGMP的靶酶——cGMP依赖性蛋白激酶也存在于外皮细胞中，故此认为NO/cGMP通路是调节耳蜗血供的主要方式。

（5）cAMP对内淋巴平衡的调控：耳蜗血管纹（SV）被认为是维持耳蜗内电位（endocochleal potential，EP）及内淋巴液高K^+低Na^+的主要部位。近来利用内耳免疫荧光、电生理、超微结构以及分子生物学技术所取得的成果显示，SV的大细胞是主要的功能细胞，其排泌K^+的功能是由cAMP激活位于细胞顶端的K^+通道（I_{SK}）实现的。已经证实，SV中存在腺苷酸环化酶（CA）的Ⅱ、Ⅳ、Ⅴ/Ⅵ亚型，通过激活与其耦联的前列腺素E_2受体或β_2肾上腺素能受体使cAMP含量增加，从而激活I_{SK}，使其向内淋巴排泌K^+。

耳蜗功能可通过耳蜗电位得到反映。其中，耳蜗微音器电位（CM）被认为是机-电换能（Davis机-电换能理论）过程的反映，即反映内、外毛细胞静纤毛顶端机-电换能通道的功能，它是Ca^{2+}与Ca^{2+}缓冲剂协同作用的结果。影响CM的因素包括：①支持细胞可能通过细胞间缝隙连接或特殊的递质（如NO）对内、外毛细胞产生作用；②传出神经纤维（即橄榄耳蜗束）主要通过向与毛细胞间的突触间隙释放乙酰胆碱，产生Ca^{2+}介导的K^+外流，使毛细胞发生超极化，从而影响换能通道，降低CM的幅度。

耳蜗Ca^{2+}的分布及动态平衡调节。Ca^{2+}作为一种特殊的第二信使有如下特点：①分布广；②变化迅速；③与其他第二信使如cAMP共同起作用；④有细胞毒性，超载可导致细胞损伤。在耳蜗水平，Ca^{2+}与声机械-电转换、毛细胞的生物活性和主动收缩反应、内耳频率选择性、基底膜振动的非对称性响应、毛细胞的适应性、神经递质的释放和传出神经对内耳的调控等生理功能均有关。耳蜗内的钙有结合钙和离子钙两种形式，大部分钙以离子形式存在。毛细胞的细胞外液很特殊，其顶膜和纤毛面对耳蜗中阶的内淋巴液（endolymph，EL），而毛细胞的底侧部则位于外淋巴（perilymph，PL）中。内、外淋巴中的Ca^{2+}浓度分别约为10^{-5}mol/L和10^{-3}mol/L，相差约100倍。EL中低浓度Ca^{2+}的维持有赖于内淋巴较高的蜗内电位（endocochlea potential，EP），血管纹以及边缘细胞上耗能的离子主动转运机制（Ca^{2+}泵）也起了重要的调节作用。细胞内Ca^{2+}的浓度约为10^{-7}mol/L，细胞外约为10^{-3}mol/L，二者相差约20 000倍。Ca^{2+}在IHC和OHC呈梯度分布：由细胞中间向质膜增加，核又高于胞质。也有作者认为毛细胞内在核下区及表面下槽（subsurface cistern）的线粒体及内质网中Ca^{2+}的浓度最高，细胞底部的核和神经轴突的突触部位Ca^{2+}含量也较高。毛细胞Ca^{2+}动态平衡的调节包括胞外的Ca^{2+}进入细胞和胞内的Ca^{2+}向胞外转运两方面。Ca^{2+}进入细胞的途径：①电压依赖性钙通道；②受体依赖性钙通道；③钙渗漏；④ Na^+-Ca^{2+}交换；⑤胞内Ca^{2+}介导的Ca^{2+}入胞内（胞内的Ca^{2+}增高后，进一步激活钙通道使Ca^{2+}内流）。Ca^{2+}向胞外转运的途径：①质膜上的Ca^{2+}泵；② Na^+-Ca^{2+}交换。其他调节机制还包括胞内钙库（IP_3型、Ryanodine型钙库、线粒体）等Ca^{2+}缓冲系统。

11. 豚鼠耳蜗单离Hensen细胞离子通道及电生理特性　哺乳动物的Corti器由感觉细胞（内、外毛细胞）和支持细胞（Hensen细胞、Deiters细胞和柱细胞等）组成。超微结构的研究显示，不同种类的支持细胞可以通过缝隙连接互相联系。进一步发现，Hensen细胞对Corti器及毛细胞的微环境的平衡维持有着非常重要的作用。

Hensen细胞离子通道。离体Hensen细胞的静息膜电位比较稳定，为-17 ± 2mV（n=62）。在体Hensen细胞的静息膜电位大约为$-60\sim-90$mV。Santos-Sacchi认为，离体Hensen细胞比较低的静息电位可能是由于负的膜电位引起非选择性离子（主要为K^+）漏流所致。与静息电位相似，Hensen细胞内游离钙的浓度也比较低，为116 ± 8 nmol/L（n=50）。

Mammano对豚鼠耳蜗Hensen细胞进行全细胞模式的膜片钳记录，在正常浴液中，对通过缝隙连接的大约20～50个细胞组成的细胞团块进行研究。在给予1 mmol/L Octanol后，出现一种在$-$20mV以上被激活，而在70mV以上达到饱和的外向性离子流。在超极化到$-$80mV以下，却可引起一种内向性离子流，这些都与离体Hensen细胞的电流非常相似。但它们之间电导的显著不同显示了这些电流对于细胞分离的过程比较敏感，显示单个Hensen细胞与

Hensen 细胞簇在电生理特性方面有着显著的不同。

Iwano 使用蛋白免疫金颗粒法对 Na^+-K^+-ATP 酶在大白鼠耳蜗中的定位进行了一些研究。Na^+-K^+-ATP酶的α亚单位被一种亲和力较强的抗体所标记。实验发现，在内、外毛细胞的细胞膜上没有发现有免疫金颗粒的存在；在 Hensen 细胞和边缘细胞的基侧膜上发现有少量的免疫金颗粒；在螺旋韧带的齿间细胞的基侧膜上有中等数量的免疫金颗粒。Na^+-K^+-ATP酶的这种分布与以往生化和放射标记的研究结果是非常一致的，同时也提示，ATP、K^+和Na^+可能在耳蜗中起着比较重要的作用。

细胞膜上的 Aquaporins （AQPs）对水分子有着高度渗透性，因而在肾等器官的具有分泌和吸收功能的上皮细胞膜上发挥着重要的作用。使用特异性的抗体发现，AQP1 和 AQP4 在内耳中有一定程度的表达。进一步研究发现，AQP4 蛋白及其 mRNA 集中分布在支持细胞（包括 Hensen 细胞，内沟细胞等）上。免疫金颗粒法显示，AQP4 主要分布于 Hensen 细胞的基侧膜和内沟细胞的基底膜上。还有研究表明，AQP4 和 AQP4 的 mRNA 的分布与耳蜗和前庭神经的支配范围是一致的，提示 AQP4 可能有助于内耳感觉上皮中水的流动，因此对这些部位的水与离子（K^+ 等）的动态平衡有着比较重要的作用。对 Hensen 细胞给予 >3 μmol/L ATP，可以引起一种快速的内向性离子流并伴随有细胞内游离钙的增加；当给予ATP达10μmol/L时，这种内向性离子流表现为双重性离子流，首发的离子流在 50ms 内激动，在 2.0 ± 0.4s 后达到高峰（− 1421 ± 162pA）。后发的离子流在 10s 后达到高峰并伴随有 Ca^{2+} 的增加，细胞内游离钙平均增幅为 150 ± 52 nmol/L。细胞内游离钙的幅度越慢回到正常静息值，后发离子流的激动和持续时间越长，显示后发离子流与细胞内游离钙的变化有着一定的关系。首发离子流被认为来自于 ATP 门控的非选择性离子通道，在≤ 1s 的短时间内快速的给予 10μmol/L ATP 后，发现只有首发的离子流出现。进一步研究发现，首发的离子流可以被 ATP 受体的拮抗剂 30μmol/L Suramin 所逆转。后发离子流被认为有 Ca^{2+} 依赖性，并主要为 Cl^- 所携带。当给予细胞 100μmol/L ATP 时，单一性离子流被诱导，此离子流的电生理特性显示以上所述的首发离子流和后发离子流发生了重叠现象。虽然就单一浓度（10μmol/L ）ATP 对 Hensen 细胞的电生理特性做了比较深入的研究，但对于不同浓度 ATP 对 Hensen 细胞的电生理特性影响和细胞内游离钙升高的来源，仍需要做进一步的系统性的研究。

耳蜗中毛细胞的微环境以及 K^+ 的循环。分子生物学方面的研究显示，相当数量与耳聋相关的基因和耳蜗中的离子平衡有着比较密切的关系。毛细胞的上部浸浴在内淋巴中，内淋巴中有比较高的 K^+ 浓度和比较低的 Na^+ 浓度，从而在内淋巴中保持着大约 100mV 的正电位，这么高的电位对于毛细胞发挥正常的功能是非常必要的，因为当内淋巴电位被消减为 0 时，将会导致耳聋。在 Corti 器中，毛细胞和支持细胞均位于可渗透的基底膜上，外淋巴位于基底膜下，Na^+ 浓度比较高，K^+ 浓度比较低。内毛细胞被支持细胞所包围，而外毛细胞暴露于 Corti 淋巴中，Corti 淋巴中的 K^+ 浓度稍高于外淋巴。这些特殊的离子环境对于毛细胞发挥正常的功能是非常重要的，因为影响内淋巴的任何变异都可能会导致耳聋。

一系列实验显示，进入内淋巴的 K^+ 并不是直接来源于血管纹丰富的血液供给，而在耳蜗中存在着 K^+ 的循环。在强声刺激时，内淋巴中的 K^+ 进入毛细胞，从而引起毛细胞内 K^+ 的升高，毛细胞中过多的 K^+ 通过支持细胞包括 Hensen 细胞回到血管纹，然后泵回到内淋巴。K^+ 的循环可能存在 3 种途径，第一种途径是 K^+ 通过支持细胞间的缝隙连接到达螺旋韧带，然后通过螺旋韧带到达血管纹，后进入内淋巴；第二种途径是 K^+ 通过外淋巴到达螺旋韧带，然后通过血管纹进入内淋巴；最后一种途径是K^+通过支持细胞到达螺旋韧带的纤维细胞和齿间细胞，最后通过齿间细胞的Na^+-K^+-ATP酶泵入内淋巴。以上均提示支持细胞（Hensen细胞和Deiters细胞等）在保持耳蜗K^+循环甚至毛细胞正常的生理环境方面发挥着重要的作用，需要更深入的研究。

耳蜗中ATP和NO/cGMP途径之间的关系。在其他系统，特别是循环系统，有比较多的研究提示ATP和NO/cGMP途径之间的密切关系。ATP可以引起血管扩张，其机制是ATP通过P_{2Y}受体引起血管内皮细胞释放内皮舒张因子（EDRF），而后者证明就是NO。NO激活血管平滑肌细胞内的鸟苷酸环化酶，产生cGMP从而引起平滑肌舒张及血管的扩张。ATP介导的耳蜗血流改变表明P_{2X}和P_{2Y}型嘌呤能受体的作用。一氧化氮合酶抑制剂L-NAME逆转了ATP的反应，提示ATP介导耳蜗血流的增加是由于NO的释放及位于耳蜗血管床或耳蜗供血血管内皮P_{2Y}受体的激活。当ATP引起内耳支持细胞内游离Ca^{2+}浓度升高时，NO/cGMP途径可以对其起到反转作用，即细胞内的Ca^{2+}浓度不再升高；当抑制NO/cGMP途径时，ATP的作用又能够恢复。另一方面，ATP通过引起支持细胞内游离Ca^{2+}浓度升高可以导致Hensen细胞之间的缝隙连接去耦联，从而抑制了Hensen细胞之间的通讯，NO/cGMP途径降低Ca^{2+}浓度则可以解除这种抑制作用，从而提高了Hensen细胞之间的通讯效率。尽管这一通讯的意义还没有研究清楚，但是ATP和NO/cGMP的这一相互拮抗的作用，肯定对耳蜗的功能起到调节作用。如上所述，ATP可以在多种细胞内引起Ca^{2+}升高，而一氧化氮合酶（NOS）是Ca^{2+}依赖性的，Ca^{2+}与钙调蛋白的结合可以激活NOS，导致NO合成。因此，ATP在内耳中浓度的升高，有可能通过Ca^{2+}激活NO/cGMP途径。

李兴启

四、听觉中枢

听觉中枢对声音信息的处理过程甚为复杂。中枢神经系统的一般神经生理的活动规律，在听觉中枢生理活动中同样起作用。耳蜗将包含声音信息的机械振动转变为神经冲动后，冲动按一定的编码方式经耳蜗神经传递至听觉中枢通路，经各级听觉中枢处理后，最终传送至大脑皮层产生听觉。中枢信息处理过程是当前听觉生理研究的核心问题，目前尚缺乏全面了解。听觉中枢生理的主要内容涉及听觉系统各级中枢的功能和反应特性，以及中枢对听觉信息的分析、加工与整合作用，如频率和强度分析、声源定位等问题。

（一）频率分析机制

人类听觉系统可以分辨出20～20 000Hz范围内不同频率的声音信号，对频率的敏锐分辨能力甚至达到能辨别两个音调 < 1Hz的声音。这种精确的频率分析机制一直是听觉生理学研究的重要课题之一，不同年代的学者曾提出许多不同的学说，意见分歧很大。目前对于听觉信息的频率编码有两种观点，一是部位原则或部位学说，另一种是时间原则或冲动频率学说。部位学说认为，不同频率的声音兴奋基底膜不同部位的听觉感受细胞，兴奋的部位是频率分析的基础。冲动频率学说认为，不同频率的声音使听神经兴奋后发放不同频率的冲动，冲动频率是频率分析的依据。这两种观点都有实验证据的支持，也都有其不足之处。实际上，频率分析涉及从外周到中枢听觉系统的整个处理过程，中枢在精确的声音分辨中起决定性作用。

在听觉系统的各级中枢结构中，特征频率不同的神经元在解剖上按一定的顺序排列，每一个特定部位感受一种频率的声音，不同的音频率在解剖结构上有其相应的代表区，这一特点称为音频定位（tonotopic localization）。例如，在耳蜗神经外周部分的纤维感受高频音，中间的纤维感受低频音。在耳蜗神经核团的耳蜗背核、耳蜗前腹核和后腹核中，特征频率不同的细胞也按一定的顺序排列，背侧细胞感受高频音，腹侧细胞感受低频音。在内侧和外侧上橄榄核中，也存在同样规则的音频定位。在外侧丘系核和下丘中央核中，对低频敏感的细胞排列于背侧，对高频敏感的细胞排于腹侧。在听觉皮层，对不同频率发生反应的细胞也是按一定的顺序排列。此外，各级听觉中枢的每个神经元都有其特征频率，在该频率听觉神经反应的调谐曲线最锐利，反应最敏感。听觉系统这种特殊的音位分布特点说明部位原则在听觉中枢的频率分析机制中起重要作用。

由于神经元是以全或无方式间断地发放冲动，单个神经元断续的冲动发放不可能传递所有的听觉信息，因此，完整的神经信息的传递依赖于一组神经元的协同作用。据此，有学者提出了频率分析的排放学说。该学说用一个形象的比喻来说明神经元对听觉信息的传递，即一组士兵在不同的时间列队射击时，即使一些士兵因装填子弹而停止射击，枪声仍可持续不断。实验证实，中枢听觉系统可以根据时程对频率进行编码，说明时间原则也在听觉中枢的频率分析中具有重要意义。

由此可见，部位原则和时间原则在一定程度上互相补充。听觉系统的频率分析机制可理解为两个过程。第一个过程是耳蜗机械振动和毛细胞生物电反应，即听觉系统对声音的频率信息初始信号的处理过程，其中基底膜行波现象和音位分布理论说明了不同频率的声音刺激信号从耳蜗毛细胞到螺旋神经元都是有顺序地定点传递，基底膜振动的调谐曲线提示其感受特殊频率刺激的精确位置编码。第二个过程是听觉系统神经元对频率刺激初始信号的二次加工过程。听觉通路各级神经元的有序排列证实了频率刺激信号在中枢听觉系统的定位投射；单神经纤维记录论证了每个神经元只能接受一个很窄的频率范围；排放学说解释了一组神经信号可以被分别锁定在各个不同的瞬时状态，从而可以反映出神经冲动与整个刺激波形的同步性；而听觉中枢对一组神经冲动信号的时间编码概念，则有助于理解听觉神经元对声音刺激信号的频率调制机制。

（二）声音强度分析

人类对声音刺激信号强度的感知范围为0～140dB，并且对声音强度的辨别十分敏感。这种高度敏感的声音强弱分辨能力表明听觉系统具有巨大的动态范围和精密的强度编码机制。目前对于强度编码机制研究较少，一般认为与接受刺激的神经元发放的神经冲动的强弱有关。感觉细胞和神经元的兴奋阈值不尽相同，有些兴奋阈值高，有些兴奋阈值低。低强度刺激只能使低兴奋阈的神经元兴奋，当声音刺激强时，被同步兴奋的神经元数目多，发放出神经冲动的数目也大。因此，被兴奋的神经元的类型（低阈值还是高阈值）、兴奋神经元的数目和神经冲动的多少，都可能是声音强度分析的依据。

强度编码还可能与耳蜗两种听毛细胞及其不同的神经支配方式有一定关系。OHC对声音刺激的反应阈值非常接近于声音刺激的实际水平，对声音刺激强度的敏感性远远高于IHC。有人认为这与OHC分化较晚及分化程度较高，在结构上较IHC更精致有关；也有人认为OHC处在基底膜振动位移最大的位置，因而承受的刺激最大；还有人认为与OHC接受传入和传出神经两种纤维支配，而IHC只与传入神经纤维直接发生联系有关。上述观点尚未得到确切证明，但是OHC确实对各种损害因素更为敏感，如在噪声性聋和氨基糖苷类抗生素耳中毒时，首先破坏的总是OHC，而在早期IHC基本正常。在临床上，耳蜗性聋患者常常存在重振现象，即随着声音刺激的增强，响度感觉异常增大。这些事实表明，OHC破坏后，听觉系统对低强度刺激声的敏感性减低，说明OHC在感受低强度声音的强度编码中起重要作用。不过，这并不能表明OHC和IHC独自承担对强度信号的处理，很可能两种毛细胞相互作用而共同参与对刺激强度的编码处理。

另有资料表明，声音的强度分析还与听皮层和各级听觉中枢之间有一定的区域分布关系，不同的区域对刺激强度的敏感性不同，表明部位原则可能也在强度编码中起作用。

（三）声源定位及双耳听觉

声源定位的能力相当重要，在人类和动物的日常生活如搜索目标、逃避灾害和空间定向等方面具有重要意义。声源定位是指听觉系统对声源所在位置的判断，其基础是双耳听觉，即听觉中枢通过比较双耳接受声音的时间及强度来决定声源的位置。由于从声源到两耳的距离不同，声音传播过程中所遇到的障碍物不同，从某一方位发出的声音到达两耳的强度和时间存在差异，差异的大小与声源的方位有关。例如左侧的声音必先到达左耳，经过一定的时间差后才到达右耳，这一时间差称为耳间时间差。频率较低的声音可通过衍射的方式从头部一侧绕到另一侧，到达两耳的声音强度差很小，因而低频声的定位主要决定于耳间时间差。对于高频声，由于不能形成衍射，在从头颅一侧向另一侧传播时会产生声影（头影），形成耳间强度差，频率越高耳间强度差越大。因此，在高频声的声源定位中，强度差起主要作用。

在上橄榄核、外侧丘系核、下丘等部位有专门检测声源方向的神经元，对输入双耳信号的强度差或时间差反应敏感。在外侧上橄榄核中有些特征频率高的细胞对两耳输入信号的强度差特别敏感，主要负责对高频声的定位。在内侧橄榄耳蜗核中有一些特征频率较低的细胞对两耳信号的时间差敏感，主要负责对低频声定位的检测。此外，当破坏动物的听皮层或切断胼胝体后，其判别声源方向的能力丧失，说明声源定位有赖于听皮层的功能和两侧大脑半球的协同作用。

除了声源定位外，双耳听觉还有重要的作用。双耳听觉较单耳听觉的响度提高约3～6dB，双耳听觉的辨别能力较单耳听觉更好，特别是在噪声环境中，双耳听觉对语言的辨别能力明显高于单耳听觉。在双耳听觉条件下，似乎右耳在语言信号的感受中占更重要地位，而左耳对非语言信号的感受更重要，这可能与两侧大脑半球的分工有关。

（四）听觉周围系统的中枢控制

听觉中枢系统除了通过上行传入通路获取并分析和感知听觉信号外，还通过下行通路支配和控制周围系统对听觉信号的收集和加工。中枢对听觉周围器官的控制主要通过听觉传出神经系统和听觉反射完成。

听觉传出神经和传入神经系统构成一个完整的反馈通路。在这个反馈通路中，感受器和效应器都是耳蜗听毛细胞。听觉传出神经系统包括内侧和外侧橄榄耳蜗系统两部分。内侧橄榄耳蜗神经元直接支配外毛细胞，大部分神经纤维交叉至对侧耳蜗，而外侧橄榄耳蜗神经纤维大多投射至对侧耳蜗，终止于内毛细胞下方的螺旋神经元树突。两种神经元的分布特点和差异表明它们有着不同的生理意义。听觉传出神经系统是当前听力学研究的热点，尤其是内侧橄榄耳蜗传出神经系统对听觉活动的调控，取得了许多研究结果，但其确切的作用机制仍不太清楚。研究表明，内侧橄榄耳蜗系统对听觉活动主要起抑制作用。目前认为，耳蜗传出神经系统的生理意义主要在于增进在噪声环境中对信号的提取能力，提高听觉分辨率，调控耳蜗的机械状态，调节耳蜗的主动活动，以及对耳蜗提供保护作用。

声反射是听觉中枢对周围系统进行控制的另一条重要途径。当较高强度的声音刺激时，神经冲动经耳蜗神经传至耳蜗神经核后，信号被发送到上橄榄复合体，上橄榄复合体一方面继续将信号向更高级中枢传送，另一方面发出指令到相应的运动神经元，引起中耳肌肉的收缩反应。声反射现象有力证明了听觉中枢对周围系统的控制。

听觉中枢对周围系统的这两种控制机制具有不同的意义。首先，两者的反应阈不同。听觉传出神经系统在中、低强度声音刺激时就发生反应，而声反射只在高强度声刺激时才诱发。其次，两者反馈机制的效应器不同，传出神经系统的效应器在内耳，作用于耳蜗毛细胞，而声反射的效应器在中耳肌肉。上述差异提示，传出神经系统可能主要对听觉生理反应进行调控，而声反射机制可能主要在高强度刺激等非生理条件下起作用。

此外，在上橄榄核以上的高级听觉中枢对听觉活动也有重要影响，例如临床上常见耳声发射的阈值受被试者注意力是否集中的影响。关于听觉周围系统的中枢控制机制，有待于进一步深入研究。

（五）皮层对听觉信息的处理

复杂声音信息的精确分辨、处理和加工主要在听皮层完成。人类听皮层位于大脑颞叶的颞横回前部。在听皮层具有 6 种不同特征和形态，呈不同层次排列的神经元，在这些神经元之间存在纵向的相互联系。听皮层的神经元具有对不同频率声音刺激的敏感区，而且每一纵列的神经元具有相同的特征频率，说明听皮层对听觉信息的处理是以一组神经元为兴奋单位进行的。

大脑皮层对听觉信息的处理过程尚不清楚。一般认为，对听觉信息的最基本的处理过程在较低级中枢和听觉周围系统进行，例如，对声音频率的辨别主要取决于初级神经元的调谐功能，强度辨别则主要取决于参与发放神经冲动信号的初级神经元的数量。初级神经元和脑干是识别音调和声音持续时间的重要场所，脑干是处理和感受双耳声音刺激的中心部位，但是对上述信息的最终感知仍取决于完整的听皮层。因此，听皮层可能主要承担对复杂听觉信息的处理和感知，而一般的简单信号大多由初级和较低级的神经核团首先进行加工和处理。

值得注意的是，听觉中枢系统的神经元具有相当大的可塑性，在原有的周围信号刺激发生改变时，听觉中枢出现功能重组。当外周传入信息减弱时，神经元可以自动提高对弱信息的灵敏度，当失去外周信号时，又可能转变其固有的生理特性，与其他神经建立新的联系，并行使新的职能，如在高频听力丧失时，听觉中枢原来感受高频声刺激的神经元转变为接受其他较低频率的刺激信号。

伍伟景　李兴启

参考文献

1. 李兴启, 孙建和, 孙伟. 5%CO_2混合氧增强毛细胞缺氧能力的观察. 临床耳鼻咽喉科杂志, 1995, 9: 92-94
2. 李兴启, 孙建和. 急性缺氧条件下 EP、CM、CAP 及耳蜗毛细胞形态学变化. 声学学报, 1995, 20: 1-6
3. 孙伟, 李兴启, 姜泗长. 白噪声暴露后豚鼠耳蜗两音抑制现象的实验观察. 声学学报, 1997, 22: 299-313
4. 孙伟, 李兴启, 姜泗长. 白噪声对豚鼠耳蜗 OHC 感受器电位非线性特点的影响. 中华耳鼻咽喉科杂志, 1997, 32: 88-91
5. 李兴启, 孙伟. 顺铂中毒后豚鼠耳蜗电位变化特征及形态学实验观察. 中华耳鼻咽喉科杂志, 1998, 33: 199-202

6. 李兴启, 于宁, 孙建和. 低Ca^{2+}外淋巴液灌流对耳蜗电位 (CAP) 和噪声性听力损失的影响. 中国学术期刊文摘, 1999, 8: 1046-1049
7. 李兴启. 尼福地平对噪声性听力损失的拮抗作用. 中华医学杂志, 2000, 35: 566-568
8. 李兴启, 孙建和, 外源性谷氨酸 (Glu) 对耳蜗内毛细胞胞内 [Ca^{2+}]i 的调节作用. 中华耳鼻咽喉科杂志, 2001, 36: 80-83
9. 孙立东, 周喜春, 李楠, 等. 豚鼠耳蜗Hensen细胞的分离、活性鉴定及其胞内静态游离Ca^{2+}分布. 神经解剖学杂志, 2002, 18 (1): 13-16
10. 梁之安, 陈光地, 林曦, 等. 测听常用刺激声的频谱分析. 声学技术, 1986, 5: 9-13
11. 孙伟, 丁大连, 金晓杰. 小鼠耳蜗螺旋神经节细胞电压依赖性离子通道的研究. 中华耳鼻咽喉科杂志, 2001, 36: 178-182
12. 李兴启, 孙伟, 孙建和. 耳蜗中阶记录总和电位 (SP) 频率选择性的实验观察. 听力学及言语疾病杂志, 1996, 4: 172-174
13. 孙伟, 李兴启. 白噪声暴露后豚鼠耳蜗支持细胞内电位变化的实验观察. 军医进修学院学报. 1997, 18: 185-187
14. 孙伟, 李兴启, 姜泗长. 白噪声暴露对豚鼠耳蜗毛细胞感受器电位非线性特性的影响. 中华耳鼻咽喉科杂志, 1997, 32: 88-91
15. 李伟, 李兴启. 耳蜗非线性特性研究的进展. 国外医学耳鼻咽喉科学分册, 1998, 22: 322-325
16. 刘军, 谭祖林, 李兴启. 钙通道阻断剂硝苯地平对血迷路屏障的通透性研究. 军医进修学院学报, 2005, 26: 112-113
17. 刘军, 张宝明, 谭祖林, 等. L- 型钙通道阻滞药尼福地平对耳蜗功能的影响. 听力学及言语疾病杂志, 2004, 12: 321-324
18. 刘军, 韩梅, 于宁, 等. 钙通道阻滞药对耳蜗微音电位输入 / 输出函数曲线的影响. 听力学及言语疾病杂志, 2003, 11: 35-38
19. 刘军, 李兴启. 钙通道阻滞药对耳蜗功能的影响. 中华耳科学杂志, 2003, 1: 69-72
20. 刘军, 于宁, 韩东一, 等. 钙泵间接激活剂对噪声性聋的保护作用. 中华耳鼻咽喉科杂志, 2002, 37: 425-428
21. 谭祖林, 韩梅, 夏辉, 等. 噪声暴露对豚鼠耳蜗内毛细胞谷氨酸样免疫反应的影响. 听力学及言语疾病杂志, 2002, 10: 153-156
22. 谭祖林, 夏辉, 刘军, 等. 噪声暴露后豚鼠耳蜗内毛细胞谷氨酸样免疫反应的改变. 空军总医院学报, 2001, 17: 191-194
23. 李兴启, 申卫东, 卢云云, 等. 从内毛细胞下突触复合体结构和功能看听神经病的发病机制及部位-读书心得. 听力学及言语疾病杂志, 2005, 13: 223-226.
24. 谭祖林, 韩梅, 夏辉, 等. 噪声暴露引起耳蜗内毛细胞谷氨酸样免疫反应的动态变化. 耳鼻咽喉——头颈外科, 2002, 9: 161-164
25. 谭祖林. 内耳毛细胞传入神经谷氨酸能突触的分子构成. 国外医学耳鼻咽喉科学分册, 2001, 25: 329-332
26. 谭祖林, 李兴启, 徐先荣. 谷氨酸在耳蜗信息传递中的作用. 空军总医院学报, 2001, 17: 40-42
27. 赵立东, 李英莉, 李宁, 等. 豚鼠耳蜗中 ATP 对一氧化氮 / 环磷酸鸟苷途径的激活作用. 生理学报, 2003, 55: 658-662

28. 赵立东, 李兴启. 耳蜗中的 ATP 和一氧化氮 / 环磷酸鸟苷途径. 中华耳科学杂志, 2003, 1: 64-69
29. 赵立东, 廖杰, 颜光涛, 等. 离体豚鼠耳蜗灌流一氧化氮供体对耳蜗组织中环磷酸鸟苷含量的影响. 听力学及言语疾病杂志, 2003, 11: 112-114
30. 赵立东, 李兴启, 姜泗长. 耳蜗支持细胞的生物学特性. 国外医学耳鼻咽喉科学分册, 2001, 25: 295-298.
31. 赖丹, 黎万荣, 李兴启. 过氧化氢对豚鼠耳蜗功能及形态的影响. 听力学及言语疾病杂志, 2003, 11: 189-193
32. 赖丹, 黎万荣, 李兴启. 一氧化氮对过氧化氢所致听力损失的保护作用. 生理学报, 2004, 56: 237-243
33. 李建雄, 郑建全, 程晓华, 等. 豚鼠耳蜗单离 Hensen 细胞的分离技术及其钾通道. 听力学及言语疾病杂志, 2003, 11: 32-35
34. 李建雄, 郑建全, 翁谢川, 等. 豚鼠耳蜗单离Hensen细胞钾电流特性及三磷酸腺苷对其影响. 中华耳鼻咽喉科杂志, 2003, 38: 343-347
35. 孙勍, 孙建和, 单希征, 等. 谷氨酸对豚鼠畸变产物耳声发射和听性脑干反应的影响. 中华耳鼻咽喉科杂志, 2005, 40: 435-439
36. 孙勍, 李兴启, 单希征, 等. 噪声对豚鼠耳蜗电位及其超微结构的影响. 中国耳鼻咽喉头颈外科, 2005, 12: 373-376
37. 孙勍, 李兴启, 单希征. 耳蜗内毛细胞及传入神经突触损伤后的修复. 国外医学耳鼻咽喉科学分册, 2005, 29: 208-210
38. 孙勍, 李兴启, 张国庆, 等. 噪声对豚鼠耳蜗外淋巴谷氨酸含量及耳蜗电位的影响. 听力学及言语疾病杂志, 2004, 12: 93-95
39. 孙勍. 听神经病与谷氨酸兴奋性毒性. 国外医学耳鼻咽喉科学分册, 2003, 23: 213-216
40. 孙勍, 李兴启, 单希征, 等. 外源性谷氨酸对豚鼠耳蜗内、外毛细胞易损性的比较. 听力学及言语疾病杂志, 2006, 14: 45-47
41. 贾学斌. 第二信使与耳蜗功能. 国外医学耳鼻咽喉科学分册, 2003, 27: 227-230
42. 曹效平, 黄志纯, 李兴启. 耳蜗中的谷氨酸 - 谷氨酰胺循环.国外医学耳鼻咽喉科学分册, 2005, 29: 326-329
43. 梁之安. 听觉感受和辨别的神经机制. 上海: 上海科技教育出版社, 1999
44. 马大猷. 噪声与振动控制工程手册. 北京: 机械工业出版社, 2002
45. Zheng Jiefu, Jiang Sichang, Gu Rui, et al. Protective effects of the cochlear efferent system on the outer hair cells against intense sound: evidence from DPOAEs. Chinese journal of acoustics. 1998, 17: 221-226
46. Li Xingqi, Sun Jianhe. Glutamate induced modulation of free Ca^{2+} in isolated inner hair cells of guinea pigs cochlea. 23th Meeting of ARO. 2000
47. Li Xingqi, Sun Wei. Abnormal augmentatioin of the receptor and morphology changes of guinea pig cochlea induced by cisplatin. Chinese journal of acoustics. 2001, 20: 11-17
48. Li Xingqi, Sun Jianhe, Yu Ning, et al. Glutamate induced modulations of free Ca^{2+} in isolated inner hair cells of guinca pigs cochlea. Hear Res. 2001, 161: 29-34
49. Li Xingqi, Sun Wei, et al. Amplitude recruitment of cochlear potential. Chinese journal of acoustics 2001, 20: 11-17
50. Li Xingqi, Sun Jianhe, Yu Ning. et al. D-AP5 blocks the increase of intracellular free Ca^{2+} induced by glutamate in isolated cochlear IHC. Chinese Medical Journal. 2002, 115: 89-93
51. Li Xingqi, Yu Ning, Sun Jianhe. Prophylactic effect of nifedipine on noise induced hearing loss (NIHL). 26th

Midwinter Meeting, February 23-27, 2003 Associations for Research in Otolaryngology USA

52. Li Xingqi, Yu Ning, Sun Jianhe, et al. Prophylactic effect of Ca^{2+}-deficient artificial perilymph perfusion on noise-induced hearing loss. Chinese Medical Journal. 2003, 116: 440-443
53. Li Jianxiong, Li Xingqi. ATP inhibits outwardly rectifying K^+ conductance in isolated Hensen cells of guinea pig cochlea. 27th Midwinter Meeting, February 22-26, 2004 Associations for Rescarch in Otolaryngology, USA
54. Li Xingqi, Lu Yunyun, Sun Wei. Changes of summating potentials in the guinea pig cochlea after impulse sound exposure. Chinese journal of acoustics. 2003, 22: 297-301
55. Li Xingqi, Tan Zulin, Liu Jun, et al. The dynamic changes of glutamate immunoreactivity in cochleae inner hair cells of guinea pigs after noise exposure. Chinese Journal of Acoustics. 2004, 23: 325-330
56. Housley G. D. and J. F. Ashmore. Ionic currents of outer hair cells isolated from the guinea pig cochlea. J Physiol, 1992, 448: 73-98
57. Kros C. J. and A. C. Crawford. Potassium currents in inner hair cells isolated from the guinea pig cochlea. J Physiol, 1990, 421:263-291
58. Corey D. P. and A. J. Hudspeth. Ionic basis of the receptor potential in a vertebrate hair cell. Nature. 1979, 281: 675-677.
59. Davis H. et al. Modification of cochlear potentials by streptomycin poisoning and by extensive venous obstruction. Laryngoscope, 1958, 68: 596-627
60. Davis H. A model for transducer action in the cochlea. Cold Spring Hanrbor Symposium Quant. Biol. 1965, 30: 181-189
61. Hudspeth A. J. Mechanoelectrical transduction by hair cells of the bullfrog's sacculus. Prog Brain Res. 1989, 80: 129-135
62. Ashmore J. F. and R. W. Meech. Ionic basis of membrane potential in outer hair cells of guinea pig cochlea. Nature. 1986, 322 (6077): 368-371
63. Lin X, R I. Hume, A. L. Nuttall. Voltage-dependent block by neomycin of the ATP-induced whole cell current. J Neurophysiol. 1993, 70: 1593-1605
64. Elgoyhen A. B., et al. Alpha 10: determinant of nicotinic cholinergic receptor function in mammalian vestibular and cochlear mechanosensory hair cells. Proc Natl Acad Sci USA. 2001, 98: 3501-3506
65. Elgoyhen A. B., et al. Alpha 9: an acetylcholine receptor with novel pharmacological properties expressed in rat cochlear hair cells. Cell. 1994, 79:705-715
66. Housley G. D. and J. F. Ashmore. Direct measurement of the action of acetylcholine on isolated outer hair cells of the guinea pig cochlea. Proc R Soc Lond B Biol Sci. 1991, 244: 161-167
67. Fuch P. A., B. W. Murrow. A novel cholinergic receptor mediates in hibition of chick cochlear hair cells. Proc R Soc Lond B Biol Sci. 1992, 248: 35-40

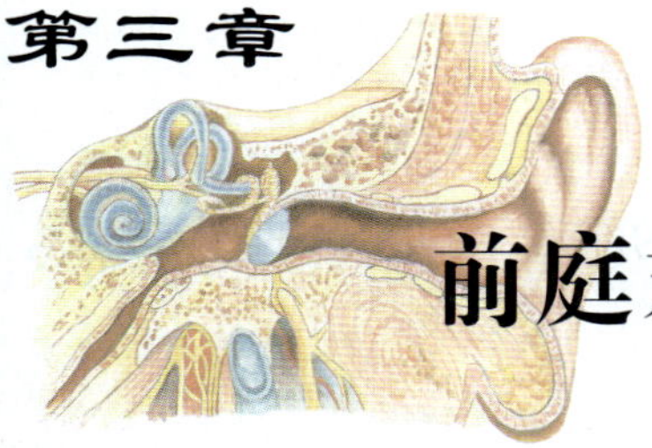

第三章 前庭末梢器官及前庭中枢传导径路

于立身

前庭神经系统是人体平衡系统的重要组成部分，它具有特异的感受器，能够接受外界适宜刺激，经前庭神经把信息传入到相应的前庭神经核，或直接进入小脑，经过信息加工、与其他感觉形态的信息（如视觉、本体觉信息）整合处理后，再经 6 条神经通路分别把前庭信息传送到相应的更高级中枢，进行高层次的加工处理，或到相关通路的执行运动神经核（如动眼神经核），形成具有特异性的和非特异性的功能反应。

第一节 前庭神经系统的构成

前庭系统由前庭感受器、前庭神经、前庭神经核、6 条神经通路和 3 级中枢（脑干、小脑和皮层）构成（图3-1）。因此，在提到前庭功能时，不能认为只是前庭感受器或前庭器官的功能，而应该是前庭神经系统的功能。想要全面、正确地了解前庭生理功能和临床前庭性眩晕病症的实质，就应当对前庭神经系统的构成和结构有全面的了解。

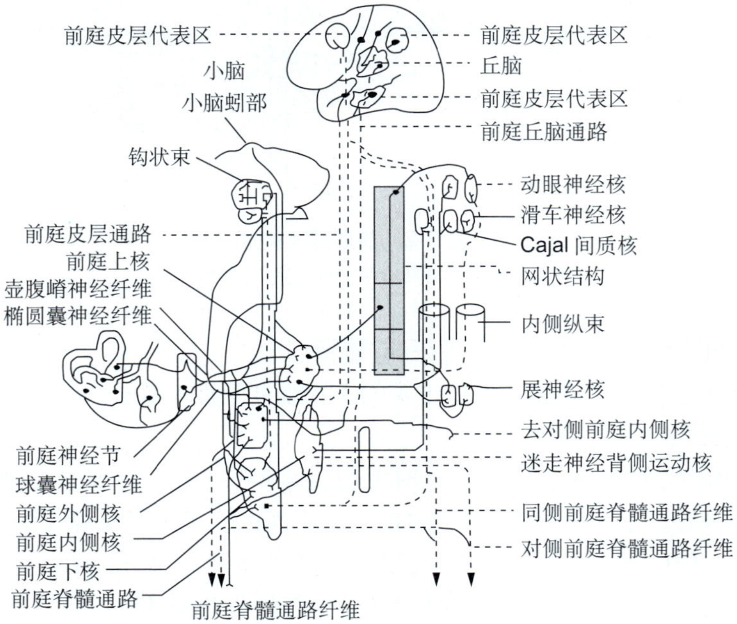

图 3-1 前庭神经系统构成
（改自 Bossy's Atlas. Neuroanatomy, 1970）

第二节 前庭感受器

前庭感受器又称前庭器官，是前庭神经系统接受外界信息的部分。它是内耳的组成部分，属于对称性器官。

一、前庭器官构成

由3对半规管——水平半规管、前垂直半规管和后垂直半规管，以及2对前庭囊——椭圆囊和球囊组成（图3-2）。半规管和前庭囊有骨、膜半规管和前庭囊之分。骨、膜半规管和前庭囊之间，膜半规管和前庭囊内都充满淋巴液。骨与膜半规管之间的淋巴液为外淋巴液；膜半规管内的淋巴液为内淋巴液。内、外淋巴液之间互不相通，其成分和比重亦各不相同。

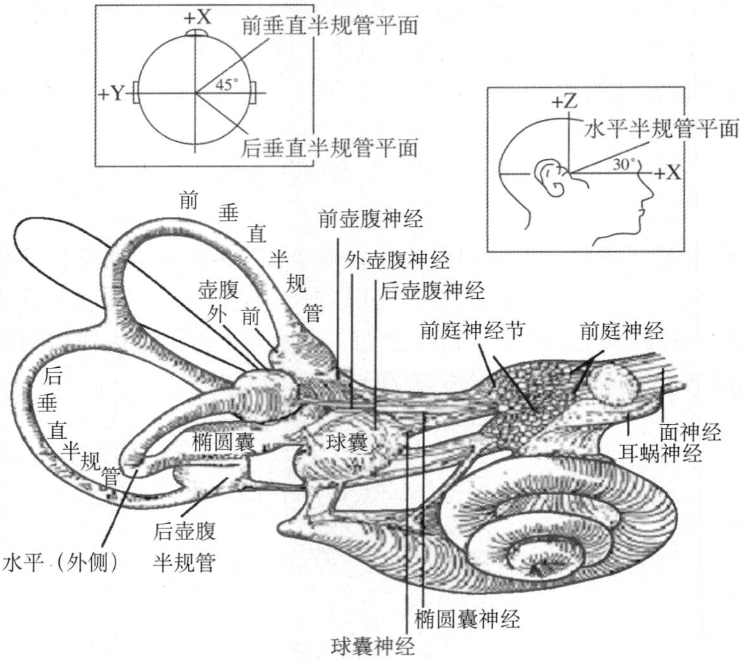

图 3-2 前庭器官构成

（引自 Correia & Guedry，1978）

二、前庭器官各组成部分的解剖空间位置特点

前庭器官的半规管和前庭囊分别位于头的3个轴向平面（横向-水平平面、冠状平面和矢状平面）内和颅骨矢状线的两侧。

水平半规管位于横向平面内，头直立时大约后仰 24°～30°，即当头前低 30°时与地平面平行；前垂直半规管位于与矢状线约呈 45°的矢状平面内，后垂直半规管位于与冠状线呈 45°的冠状平面内。一侧的前垂直半规管与对侧的后垂直半规管相平行；两前垂直半规管与颅骨矢状线各呈 45°，呈∨形排列，两个后垂直半规管也与颅骨各呈 45°，但呈∧形排列。3 对半规管互呈 90°（图 3-3）。椭圆囊与球囊互呈 90°；椭圆囊位于冠状平面内，球囊位于矢状平面内（图 3-4）。半规管与前庭囊之间的空间位置关系如图 3-5。

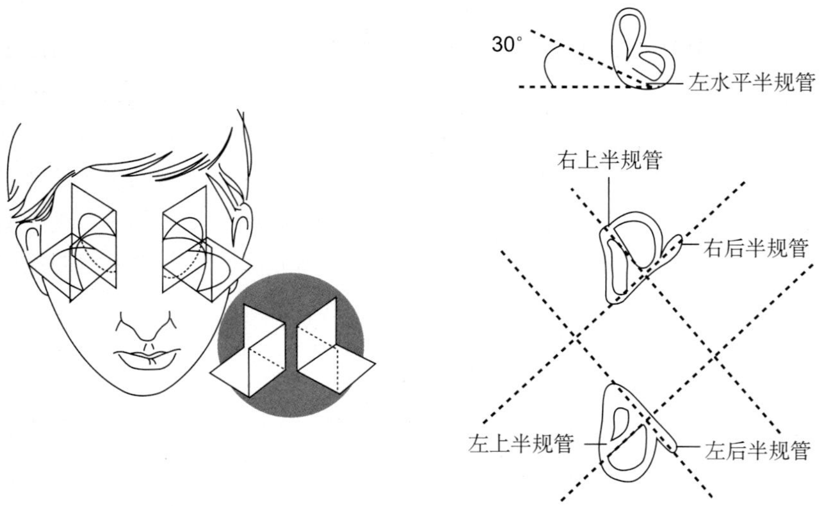

图 3-3 半规管空间位置
（改自 Savundra & Luxon，1997）

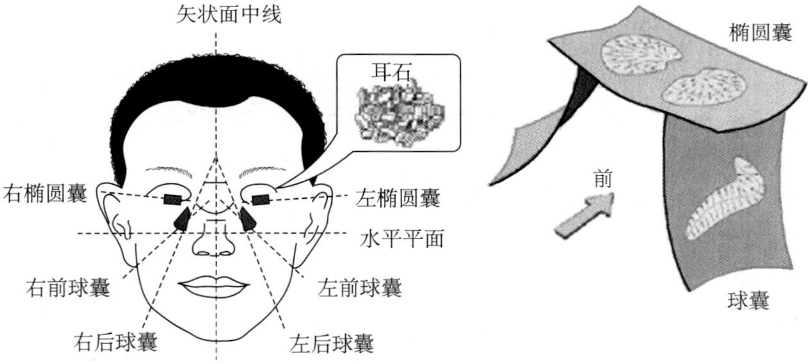

图 3-4 椭圆囊与球状囊的空间位置
（改自 Correia & Guedry, 1978, Paige et al. 1996）

前庭器官之所以能接受三维空间 6 个自由度内的外界空间信息，是由于它的解剖空间位置特点所决定的。

了解前庭器官的空间位置特点，有助于理解其功能异常表现，也有助于对各部分功能检查的头位设置，如脉冲试验，可检查垂直半规管的功能，以及利用前庭器官的解剖空间位置特点对某些病症的治疗，如对良性阵发性位置性眩晕的头体位手法治疗。

三、前庭器官形态结构特点

前庭器官由两部分组成，一是半规管，二是前庭囊耳石器。它们有其各自的形态结构特点。

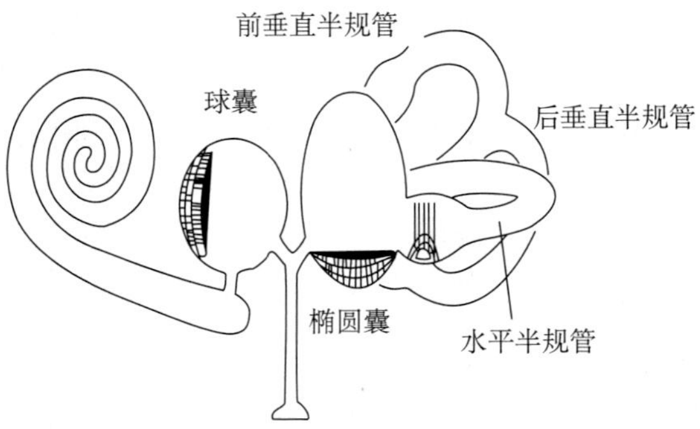

图 3-5 半规管与两囊之间的空间位置关系
（引自 Frenzel，1955）

（一）半规管的形态结构特点

半规管是个半环状管，约为圆周的2/3。水平半规管长约1.4～1.6cm，水平弓向外后方，前垂直半规管长约1.8～2.0cm，内腔狭窄，弓向上方，后垂直半规管长约 2.2cm，内径较阔，弓向后外方。3 个半规管各有两脚，一脚膨大，称壶腹脚，感受器 - 壶腹嵴胶顶位于其中；另一脚为单脚，前、后垂直半规管的单脚并为一脚，称总脚。所以3 个半规管共有5个管口，都与椭圆囊相通。骨半规管内径约为 1mm，膜半规管内径约为 0.3mm。壶腹脚处比管的内径大一倍。壶腹处有一镰状隆起，称壶腹嵴。壶腹嵴约占壶腹直径的 1/3，是感受角加速度的感受器（图 3-6）。

（二）前庭囊耳石器的形态结构特点

前庭囊耳石器由椭圆囊和球囊组成。

椭圆囊是一微扁而略长的椭圆形囊，向后与 3 个半规管相连，向前经椭圆囊管与球囊、内淋巴管相连。在椭圆囊的上端底部与前壁有一囊斑，长 3mm，宽 2.5mm，呈白斑状，面积为 4.2 ～ 4.9mm^2，由感觉上皮组成，是线性加速度和重力的感受器。

球囊是一扁平梨状囊，较椭圆囊小，其下端以连合管与耳蜗管相连，后方与椭圆囊和内淋巴管相接。在其前上壁有一卵圆形增厚区，为球囊斑，面积为 2.08～2.44mm^2，也是由感觉上皮组成，是感受矢状平面内的线性加速度和重力的感受器。

四、前庭感受器微细结构特点

膜半规管和前庭囊，统称膜迷路，为纤维性囊管结构，以结缔组织小梁悬于骨迷路内。膜迷路壁由 3 层组成。外层是含血管的纤维膜；中层是固有膜，向内呈乳头状突起；内层是单层立方或多角形上皮层。内层上皮细胞在一定部位上增厚，含有丰富的感觉神经末梢，构成形态复杂的感受器，即半规管壶腹嵴和前庭囊囊斑耳石器。

（一）壶腹嵴

3 个半规管壶腹处均有一个沿半规管内侧缘向壶腹腔内呈横位的镰状隆起——壶腹嵴。它的感觉上皮是前庭神经壶腹支的神经终末。壶腹嵴感觉上皮细胞有两种：支持细胞和毛细胞。毛细胞的纤毛约长 50μm，自毛细胞表面伸出。整个毛束排列呈棕刷状，插入由胶状物质构成的胶顶内（图 3-7）。

（二）囊斑

囊斑位于椭圆囊上端底部和球状囊前上壁的上皮细胞增厚区，约厚 30～50μm。椭、球囊斑互呈直角。它们分别是前庭神经椭圆囊支和球状囊支的终末。其上皮细胞也是两种，支柱细胞和毛细胞。毛细胞顶端的毛束较短，约长 20～25μm，囊斑表面覆盖一层胶质膜，薄而平阔，称为耳石膜，毛束插入其中。耳石膜表面有一层棱形小结晶体，大小约为3μm × 5μm，直径为 0.50～30μm，由纯钙所构成，比重为2.70～2.95。耳石结晶在耳石膜上呈蹄状分布（图3-8）。

壶腹嵴和囊斑的毛细胞有两型（图 3-9)：I 型毛细胞呈烧瓶状，主要位于壶腹嵴和囊斑的中心部位；Ⅱ型毛细胞呈柱状状，主要位于壶腹嵴和囊斑的周边部位。每个毛细胞有很多纤毛，其中有一根活动的动纤毛和 40 ～ 70 根的静纤毛，每根动纤毛含有 9 对周边纤毛和两根中央纤毛；每根静纤毛由70～80根相互紧贴着的细纤毛构成。动、静纤毛的空间排列的特点是：动纤毛长于静纤毛，位于静纤毛束的外边。

五、前庭感受器纤毛器官的极性特点

壶腹嵴和囊斑的感觉毛细胞，又称纤毛器官。纤毛器官的排列有方向性，即极性。

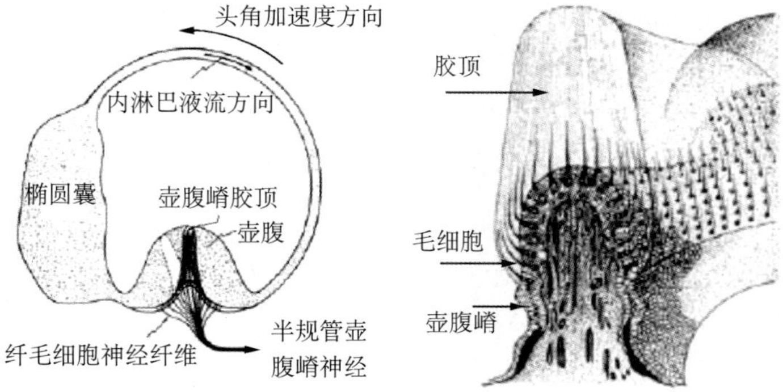

图 3-6　半规管壶腹嵴和壶腹嵴胶顶

（改自 Correia & Guedry，1978）

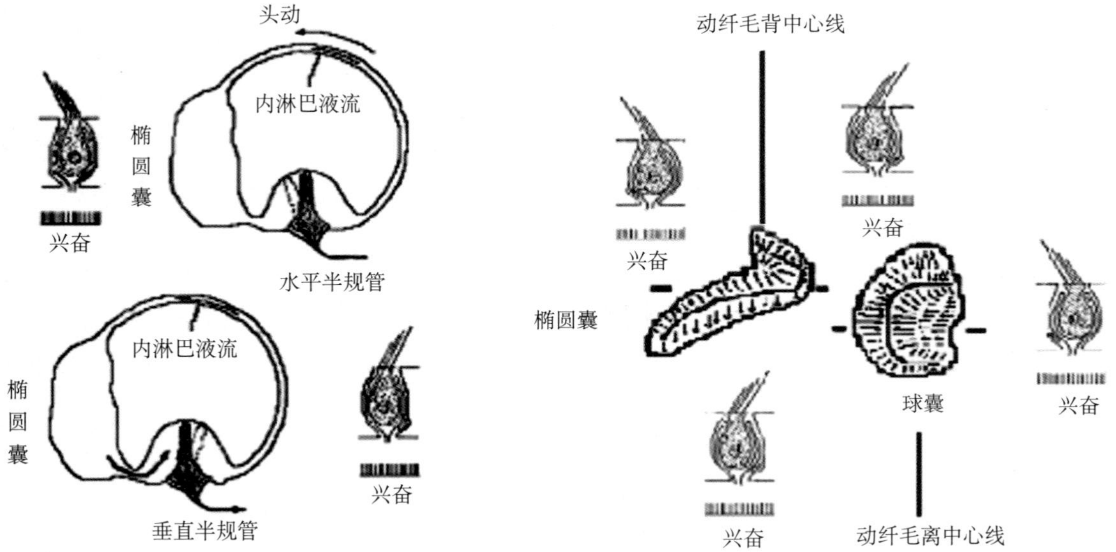

图 3-7　壶腹嵴和囊斑纤毛细胞的动纤毛排列方向

（改自 Correia & Guedry，1978）

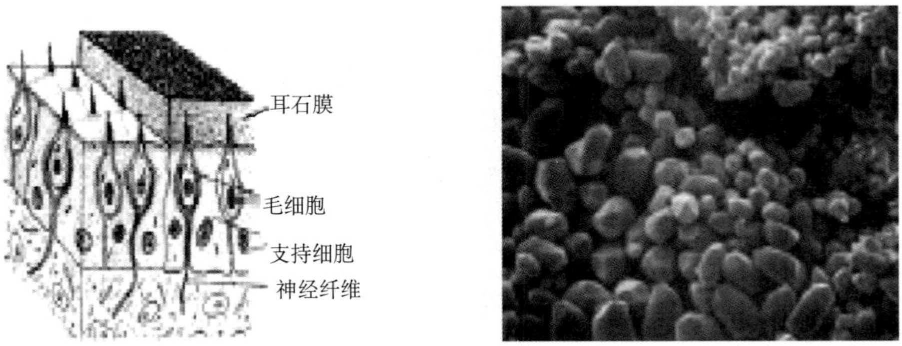

图 3-8　囊斑、耳石膜和耳石

（引自 Correia & Guedry，1978）

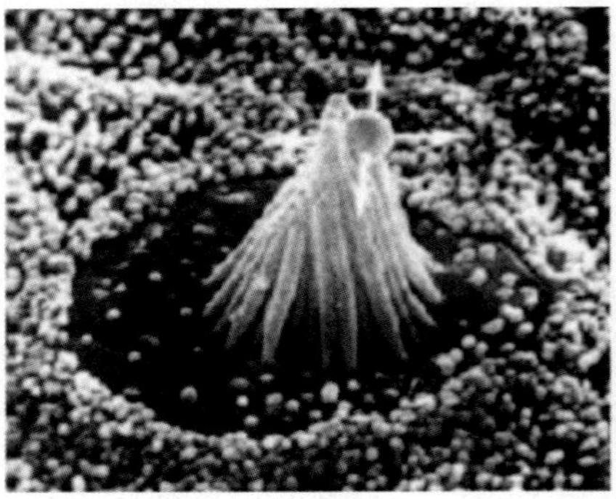

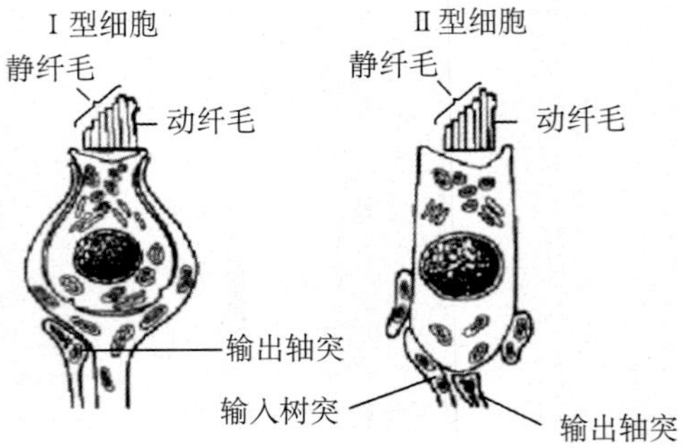

图 3-9 壶腹嵴和囊斑的毛细胞纤毛超微结构和纤毛细胞——Ⅰ型毛细胞和Ⅱ型毛细胞
（引自 Correia & Guedry，1978）

壶腹嵴纤毛器官的排列方向：水平半规管壶腹嵴动纤毛面向椭圆囊；垂直半规管壶腹嵴动纤毛背向椭圆囊。

囊斑纤毛器官的排列方向：椭圆囊囊斑纤毛细胞的动纤毛是以囊斑中心线为界，呈相对方向排列；球状囊囊斑毛细胞的动纤毛是以囊斑中心线为界，呈相背方向排列。

六、内外淋巴液

骨迷路内充满外淋巴液，膜迷路内充满内淋巴液。内、外淋巴液所含成分如图 3-10。

七、内耳血液供应

内耳迷路的血液供应主要来自内听动脉（迷路动脉）（图 3-11）。内听动脉是一个终末动脉，来自小脑前下动脉（占 83%）和基底动脉（占 17%）。内听动脉入内耳后分为 2 支，前庭前动脉和耳蜗总动脉。后者又分为耳蜗动脉和前庭耳蜗动脉。前庭前下动脉供血至大部分椭圆

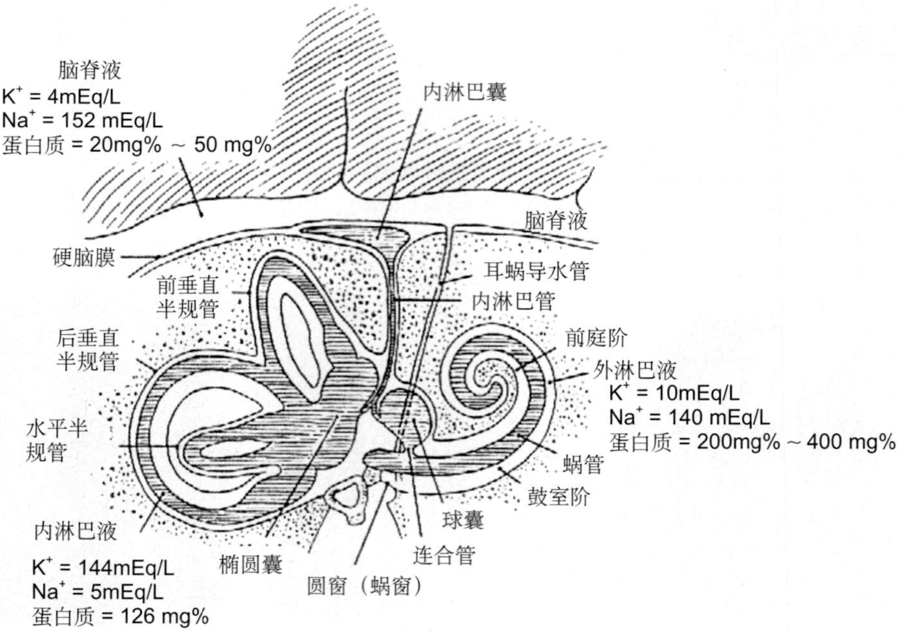

图 3-10 内、外淋巴液及其成分
（引自 Schuknecht，1974）

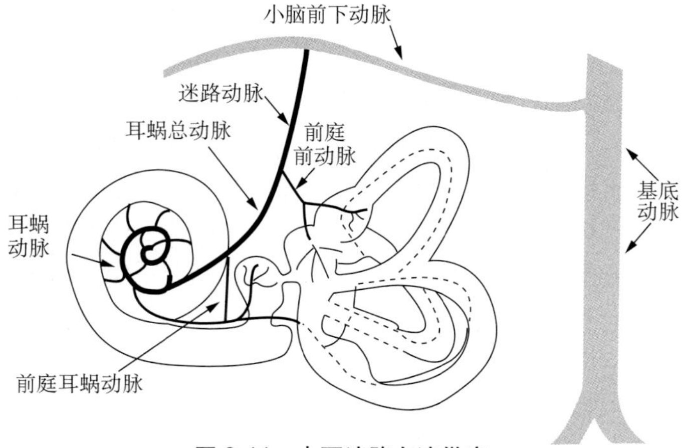

图 3-11　内耳迷路血液供应
（引自 Dix MR & Hood JD，1984）

囊和上、水平半规管壶腹嵴以及小部分球囊。前庭耳蜗动脉的前庭支供血至后垂直半规管壶腹嵴和球囊的大部分，以及椭圆囊和前、水平半规管壶腹嵴的一部分。

第三节　前庭神经与前庭神经核

构成前庭神经节的双极性神经元，其树突至前庭感受器毛细胞，其轴突集合成束，构成前庭神经纤维，与耳蜗神经纤维组成第Ⅷ脑神经进入内听道孔，主要止于脑干的前庭神经核。

一、前庭神经纤维

前庭神经纤维由输入纤维和输出纤维组成（图3-12）。其中主要是输入纤维，输入与输出

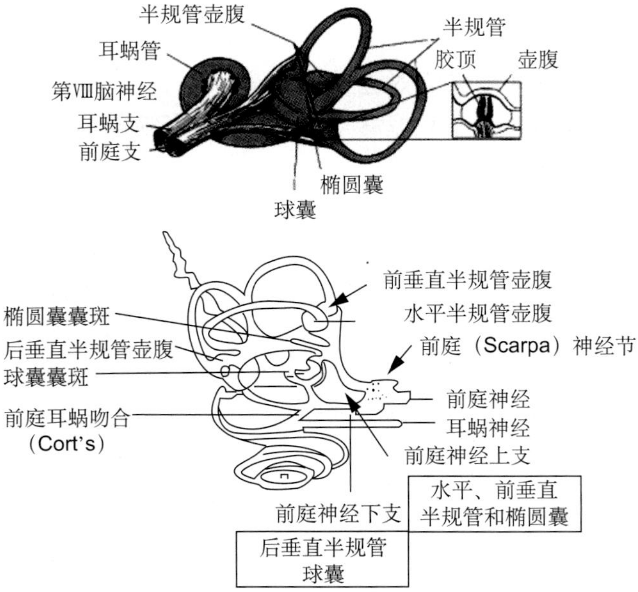

图 3-12　前庭神经组成
（引自 Martin JH，2003）

纤维的比例约为 600 : 1。输入纤维总数为 14 000 ～ 24 000 根，分粗、中、细 3 种。粗纤维直径为2～9 μm，占前庭纤维总数的88.5%，它传递神经冲动的速度最快。中等粗的纤维占前庭纤维总数的 7.3%，而直径＜ 2 μm 的细纤维占总数的 4.2%。据 Baloh 和 Honrubia（1990）报告，直径＜ 2.5 μm 的纤维分布在前庭壶腹嵴的外周，与 II 型毛细胞相接，直径＞ 4.5 μm 的纤维大多分布于前庭壶腹嵴的中央，与I型毛细胞相接，而中等粗细的纤维均匀地分布于整个壶腹嵴。粗纤维末梢呈杯状，细纤维末梢呈哑铃状，中等粗细的纤维具有这两种末梢。

前庭神经纤维和前庭感受细胞的总数在一定年龄阶段相对不变，但随着年龄的增长趋向减少。

二、前庭神经核

前庭神经核是由 4 对神经核构成的成对组合（图 3-13）。4 对神经核是：上核（superior vestibular nucleus，NVS 或 bechterw nucleus or nucleus dorsalis）、内侧核（medial vestibular nucleus，NVM 或 Schwalbo’s triangular nucleus）、外侧核（lateral vestibular nucleus，NVL或Deiter’s nucleus）和下核（inferior vestibular nucleus，NVD 或 Roller’s nucleus）。另外还有一些小细胞群组合，如 X 细胞群位于 NVD 尾端外侧，一般认为是 NVD 的一部分；Z 细胞群位于 NVD 尾端、薄核头端与楔核之间，接受脊髓传入；Y 细胞群在 NVL 与绳状体之间，接受前庭初级传入和小脑绒球叶的投射。投射到眼外肌运动神经核的前庭纤维来自上核和内侧核，投射至脊髓的前庭纤维来自外侧核、内侧核和下核。

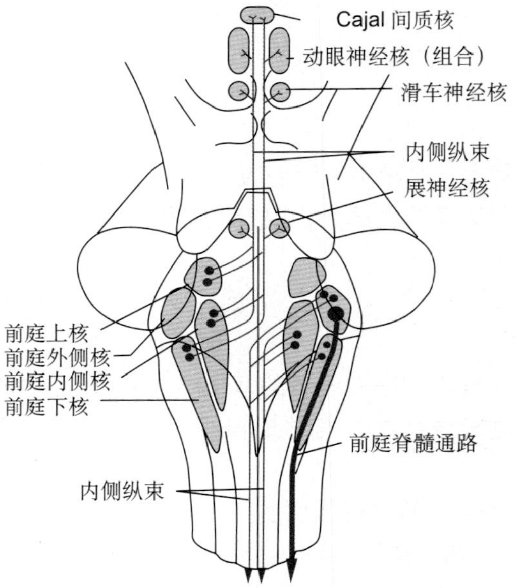

图 3-13 前庭神经核组合及其位置
（引自 Bast & Anson，1949）

三、前庭感受器与前庭神经核的对应关系

前庭感受器不同部分，半规管和前庭囊与前庭神经核有特异性的对应关系，即不同前庭感受器的神经冲动输入到一定的前庭神经核。

（一）半规管

起始于半规管的初级神经元纤维先至前庭神经间质神经核（interstitialis nervi vestibularis）换神经元，其轴突分为上、下支。上行支至前庭内侧核和外侧核，下行支至前庭下核和内侧核。

（二）前庭囊

来自椭圆囊的初级神经纤维也分为上、下支，分别终止于内侧核、下核和外侧核。来自球囊的初级神经纤维主要终止于小细胞核团（Y 核），也有纤维终止于下核和外侧核。

四、前庭神经核之间的联合纤维

左、右两侧的前庭神经核之间有联合纤维（vestibular commissural fiber）。它们之间的关系是：一侧上核→对侧上核、外侧核、下核、内侧核；一侧下核→对侧下核和外侧核。外侧核之间也有联合纤维，但不完全清楚。

核间的这种细纤维联系，在生理上用于调整两侧前庭感受器的兴奋差，在对外界刺激的适应和在信息整合中起重要作用。例如当一侧前庭感受器功能下降造成两侧前庭反应不对称时，可起到平衡、整合作用，因此是前庭康复的基础。

五、前庭神经核的输入与输出联系

图 3-14 示输入到前庭神经核的神经通路和前庭神经核输出的神经联系。

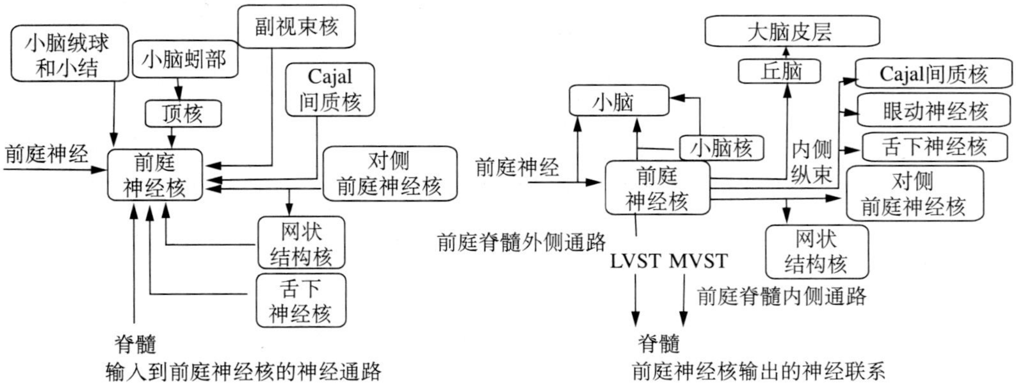

图 3-14　输入到前庭神经核和前庭神经核输出的神经联系

LVST: 外侧前庭脊髓束；MVST: 内侧前庭脊髓束

第四节　前庭中枢

前庭信息在 3 级中枢进行加工处理。这 3 级中枢是：脑干、小脑和大脑。

一、脑干中的前庭中枢

在脑干中的前庭中枢有：前庭核组合、旁正中脑桥网状结构（paramedian pontine reticular formation，PPRF）、内侧纵束头端间质核（rostral interstitial nucleus of MLF，riMLF）、Cajal间质核（interstitial nucleus of Cajal，iNC）和 D 核（Darkschewitsch nucleus）（图 3-15）。

二、小脑中的前庭中枢

前庭与小脑之间相互制约和前庭信息在小脑得到整合的示意图见图 3-16 ~ 3-18。前庭核次级纤维和前庭感受器来的初级纤维→小脑顶核→丘脑、外侧绒带、内膝体、黑质→前庭信息得到整合后，经不同通路传送到相应的效应部位。

前庭下核和内侧核尾腹侧区，以及X小细胞核的次级纤维→小脑（古小脑：顶核、球状核、栓状核；小脑皮质：悬雍垂小结、悬雍垂绒球），不经前庭核的初级前庭纤维直接终止于小脑。

三、前庭在大脑皮层上的代表区——前庭皮层中枢

前庭大脑皮层定位长久以来一直没有确定。多数人认为大致在颞叶外侧裂附近的外雪氏回的前缘和前上雪氏回的后缘之间。其前方与躯体感觉1区相接，其腹侧与躯体感觉2区相邻，其后方为听觉区。

1994 ~ 1999 年的研究表明，前庭皮层代表区为多区域的，在大脑皮层的 2V 区（在顶间沟前部）、3aV区（在中央沟）、6区、7区，又称多感觉区（在下顶皮层）和在脑岛后终端与视颞雪氏区（VTS）相邻的 PIVC，即顶岛前庭皮层（图 3-19）。

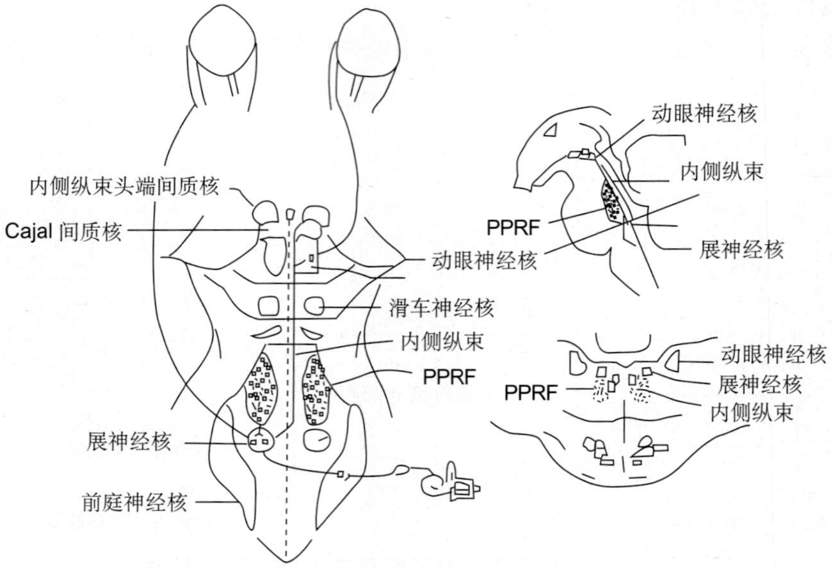

图 3-15 脑干的前庭中枢

PPRF：旁正中脑桥网状结构（引自藤野贞，1991）

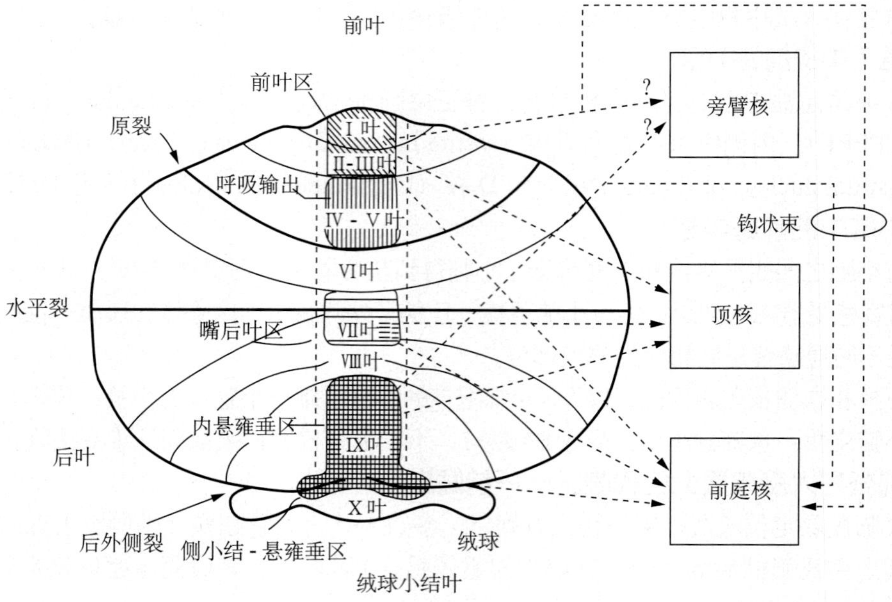

图 3-16 小脑中的前庭中枢（一）

（引自 Highstein SM, Fay RR & Popper AN, 2004）

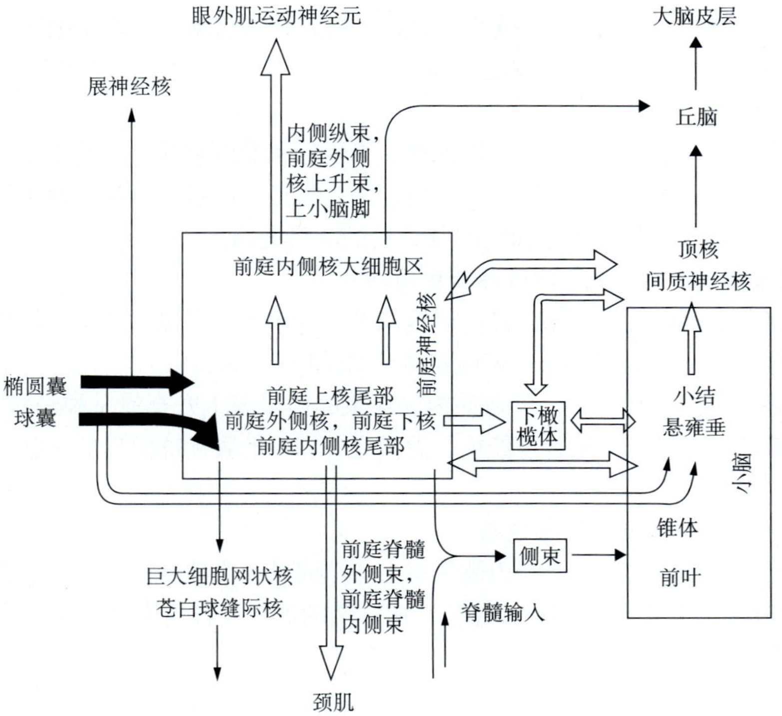

图 3-17　小脑中的前庭中枢（二）
（引自 Highstein SM, Fay RR & Popper AN, 2004）

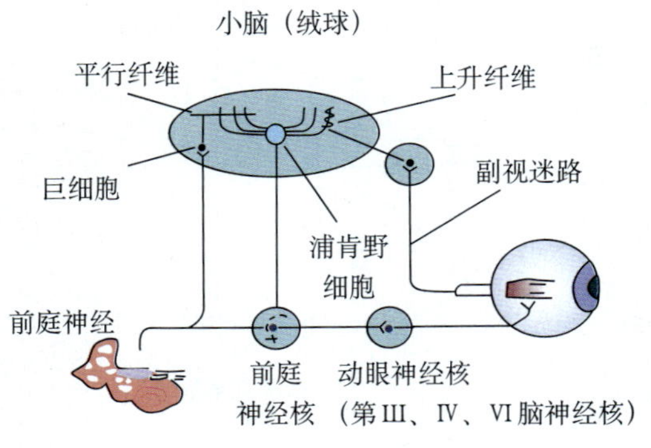

图 3-18　前庭眼动反射弧与小脑绒球间的关系
（引自 Highstein SM, Fay RR & and Popper AN, 2004）

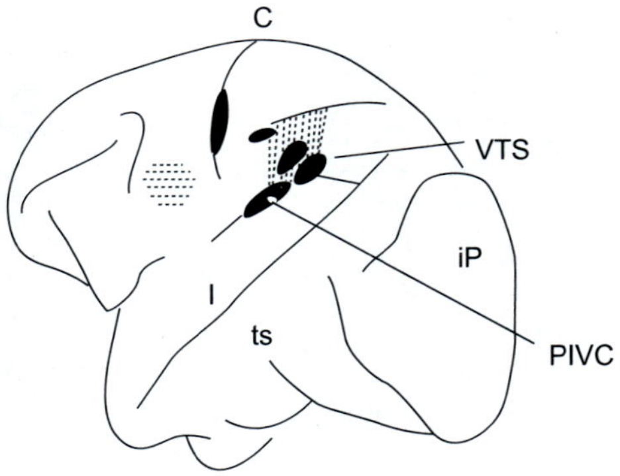

图 3-19　前庭在大脑皮层上的代表区
（引自 Rosen ES, et al, 1998）
C: 中央沟；iP: 顶间沟；ts: 颞上沟；I: 大脑外侧沟；
VTS: 视颞雪氏区；PIVC: 顶岛前庭皮层

第五节 前庭神经通路

已知前庭神经系统有6条通路：前庭眼动通路、前庭脊髓通路、前庭小脑通路、前庭网状结构通路、前庭自主神经通路和前庭皮层通路。

一、前庭眼动通路

是前庭神经系统的一条非常重要的神经通路。半规管和囊斑有其各自的眼动通路。不管是哪一个感受器来的神经初级纤维到相应前庭核后，由此发出的次级纤维都经两条途径上行到动眼神经核，即经内侧纵束的直接通路和经网状结构的间接通路。

（一）半规管壶腹嵴-前庭核-动眼神经核通路

同侧上升通路：由前庭上核起始，经同侧内侧纵束外半侧至同侧的滑车神经核，再到两侧的动眼神经核，终止于同侧的 Darkschewitsch 核和 Cajal 间质核。

双侧上升通路：由内侧核起始，经对侧内侧纵束的内半部上升至滑车神经核。

两侧的内侧核都有神经纤维至展神经核，而前庭外侧核的腹侧部发出的一部分纤维至展神经核（图 3-20）。

（二）囊斑-前庭核-动眼神经核通路

由外侧核发出的次级传入纤维，经内侧纵束上行至同侧动眼神经核的背侧细胞群（支配下直肌）。由内侧核发出的纤维至两侧展神经核，由对侧的展神经核再上升，止于滑车神经核和动眼神经核（图 3-21）。

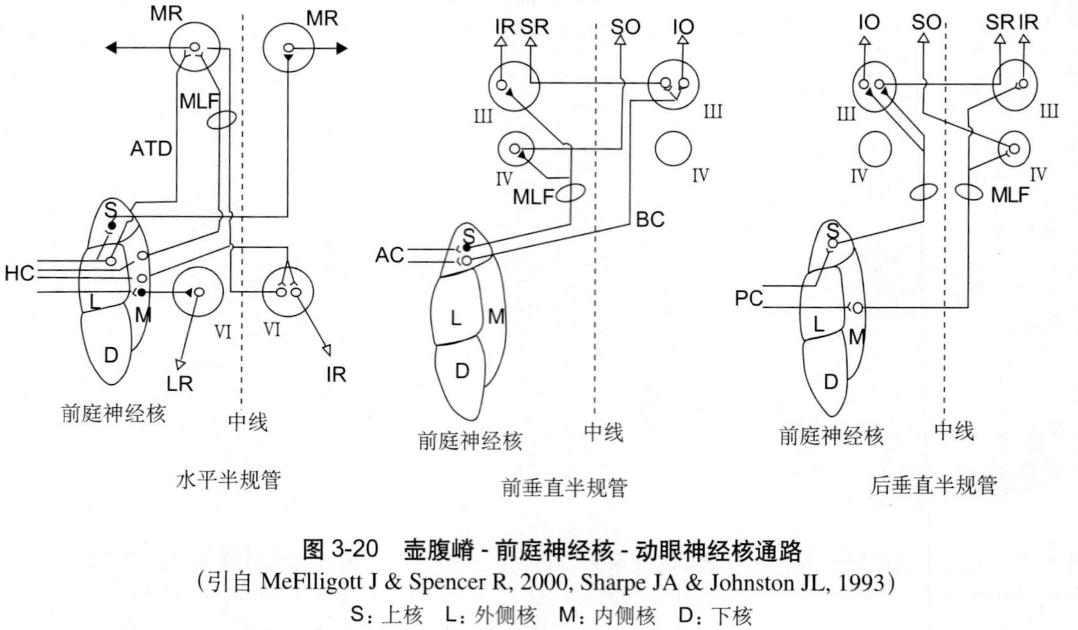

图 3-20 壶腹嵴-前庭神经核-动眼神经核通路

（引自 MeFlligott J & Spencer R, 2000, Sharpe JA & Johnston JL, 1993）

S：上核 L：外侧核 M：内侧核 D：下核

Ⅲ：动眼神经核 Ⅳ：滑车神经核 Ⅵ：展神经核

MR：内直肌 LR：外直肌 IR：下直肌 SR：上直肌 SO：上斜肌 IO：下斜肌

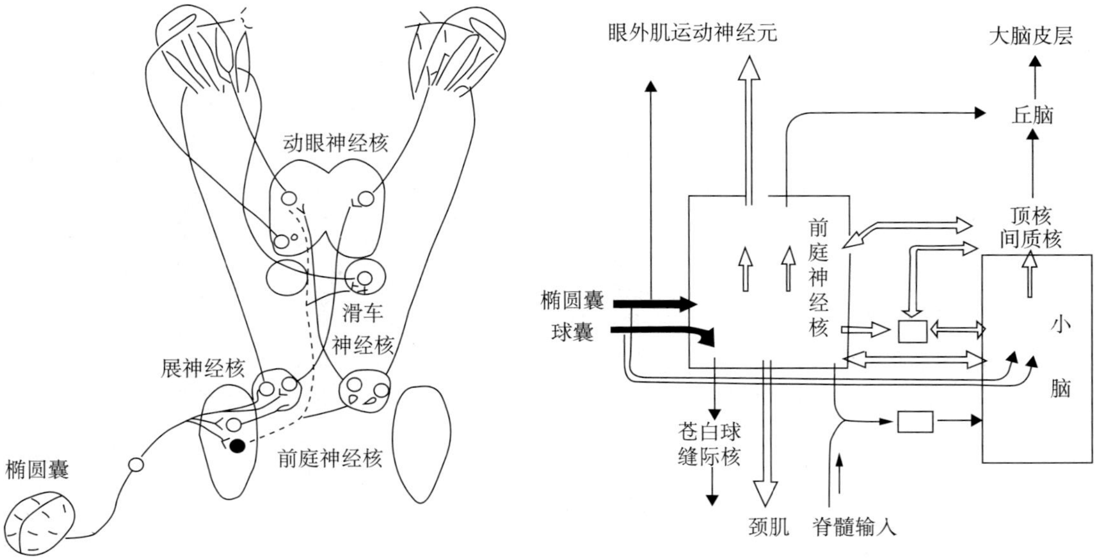

图 3-21　囊斑 - 前庭核 - 动眼神经核通路
（改自 Buttner-Ennever & Gerrits NM, 2004）

二、前庭网状结构通路

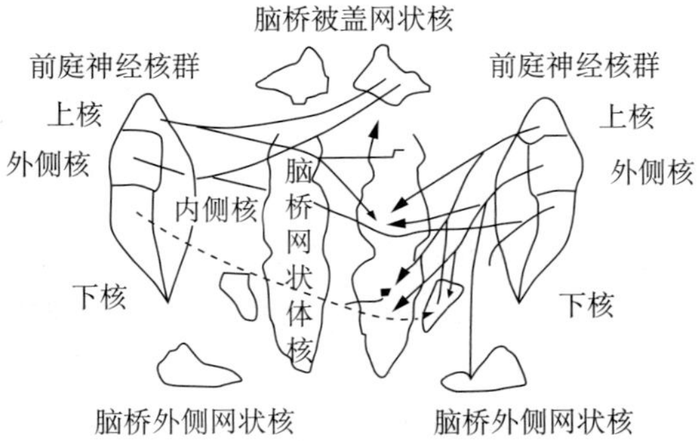

图 3-22　前庭网状结构通路模式图
（引自 Brodal, 1968; Brodal & Pompeiano, 1972）

到网状结构去的前庭纤维主要来自前庭神经核的次级纤维，也有直接来自前庭感受器的初级纤维终止于网状结构。前庭网状结构通路与中枢神经系统有着极其广泛和密切的联系。与其发生联系的神经核和神经组织有：动眼神经核、橄榄核、红核、丘脑、小脑、脊髓、边缘系统和大脑皮层（图 3-22）。

前庭核的次级纤维投射到网状结构的神经核主要有：脑桥外侧网状核（nucleus reticularis lateral pontis）、脑桥被盖网状核（nucleus reticularis tegmenti pontis）、延脑巨细胞网状核（nucleus reticularis giganto cellularis in medulla）、脑桥嘴部和尾部网状核（nucleus reticularis pontiorali and caudali）和小细胞性网状核（nucleus reticularis parvicelularis）。

三、前庭脊髓通路

一般认为只有前庭脊髓外侧通路和前庭脊髓内侧通路，因为这两条通路直接起始于前庭神经核。其实还有一条通路，即网状脊髓通路，它虽然起始于网状结构中的神经元，但前庭刺激对该神经元有明显作用。这 3 条通路都接受来自小脑的控制（图 3-23）。

（一）前庭脊髓外侧通路

前庭脊髓外侧通路（lateral vestibulospinal tract）始发于前庭外侧核，不交叉至同侧整个脊髓，终止于脊髓前角细胞。起始于外侧核嘴腹侧神经元的神经纤维至颈脊髓，起始于外侧核背尾侧神经元的神经纤维至腰骶脊髓，起始于外侧核中间区神经元的神经纤维至胸脊髓。

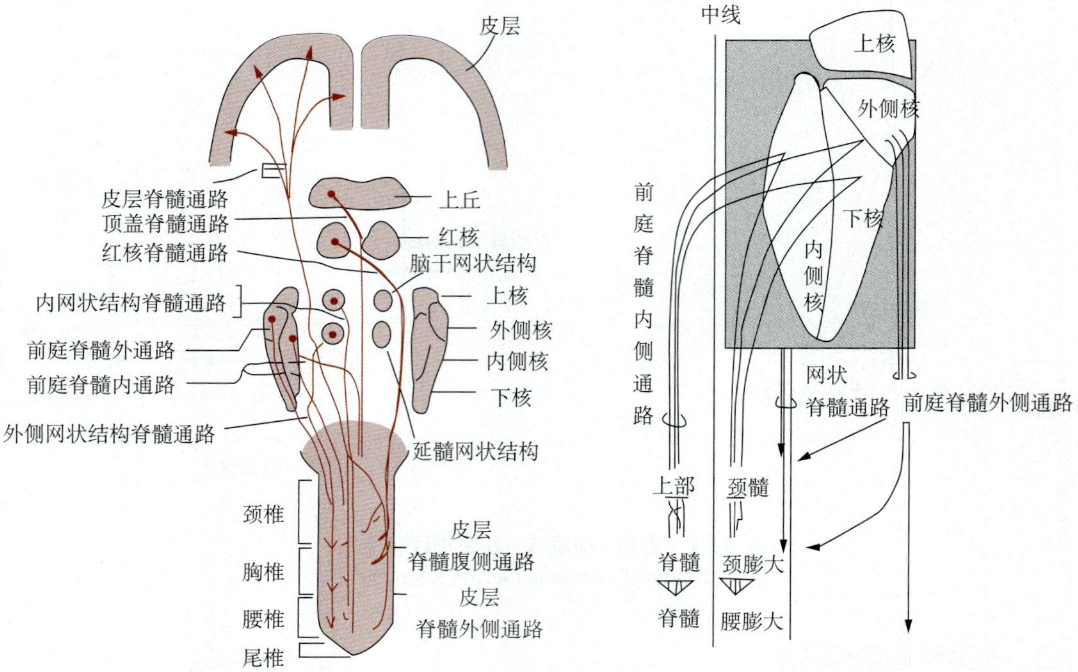

图 3-23 前庭脊髓通路

（改自 Wilson VJ & Jones GM, 1979; Yates BJ & Milbr AD, 1996）

（二）前庭脊髓内侧通路

前庭脊髓内侧通路（medial vestibulospinal tract）始发于前庭内侧核和下核，经内侧纵束下行，大部分交叉至脊髓前角，并主要终止于第 7 和第 8 颈髓中间神经元。

四、前庭小脑通路

主要来自前庭下核尾腹侧区、内侧核尾侧区和X小细胞核的前庭次级纤维，分布和终止于同侧古小脑（顶核、球状核、栓状核）和小脑皮层（悬绒垂小结、悬绒垂、绒球），也有一部分不经前庭核的前庭初级纤维直接终止于小脑。接受前庭纤维的小脑诸核及其皮层发出反向的纤维进入前庭神经核和延脑、脑桥网状结构。特别是前庭外侧核，其整个部位都接受来自小脑顶核的纤维，其背侧部还接受来自小脑悬绒垂发出的纤维（图 3-16 ～ 3-18）。

五、前庭自主神经通路

近 10 年来，对前庭自主神经通路和功能的研究有了突破性的进展。如图 3-24 和 3-25 所示，前庭系统与自主神经系统的联系大部分已经明确。

六、前庭大脑皮层通路

前庭传入神经冲动经两条途径与大脑皮层发生联系。一条是经前庭神经核、丘脑特异神经核至大脑皮层前庭代表区；另一条是经前庭神经核至网状结构、小脑、丘脑非特异神经核以及下丘脑至边缘系统，再至前庭皮层代表区（图 3-19）。

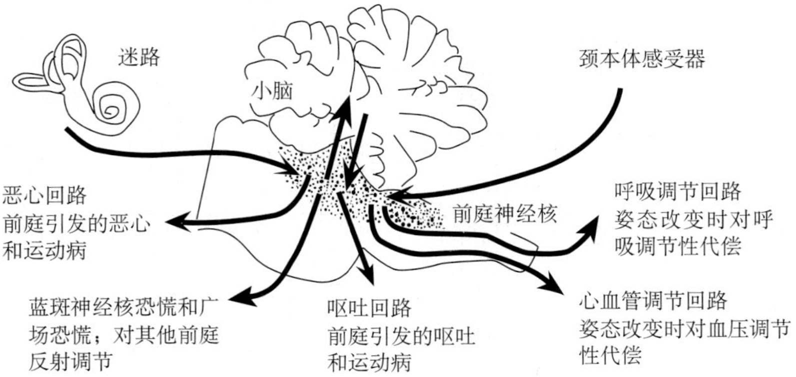

图 3-24　前庭自主神经通路（一）

（引自 Yates BJ & Miller AD, 1996）

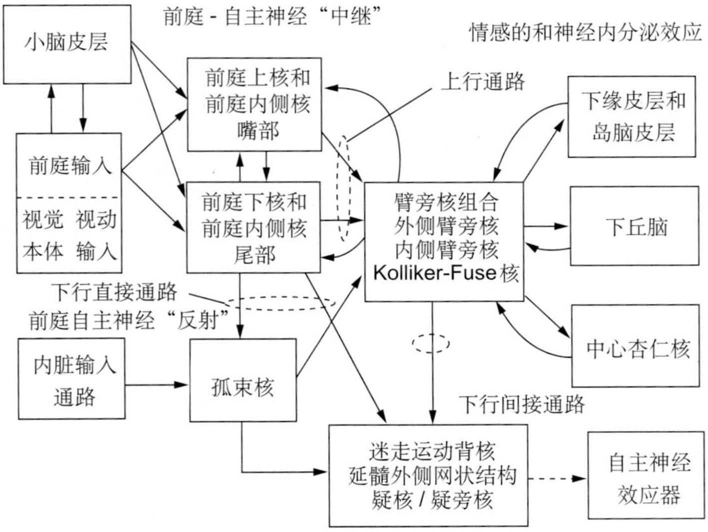

图 3-25　前庭自主神经通路（二）

（引自 Highstein SM, Fay RR & Popper AN, 2004）

第六节　视前庭神经相互作用通路

视前庭神经相互作用通路如图 3-26。视前庭神经相互作用通路分为皮层通路和皮层下通路：①皮层通路：视网膜中心凹→外膝体→枕叶视皮层→前额视皮层→脑干PPRF→小脑→前庭核→动眼神经核→眼外肌；②皮层下通路：视网膜外周部→副视束系统（AOS）→小脑绒球、速度储存单元（VEC）→前庭核→动眼神经核→眼外肌。

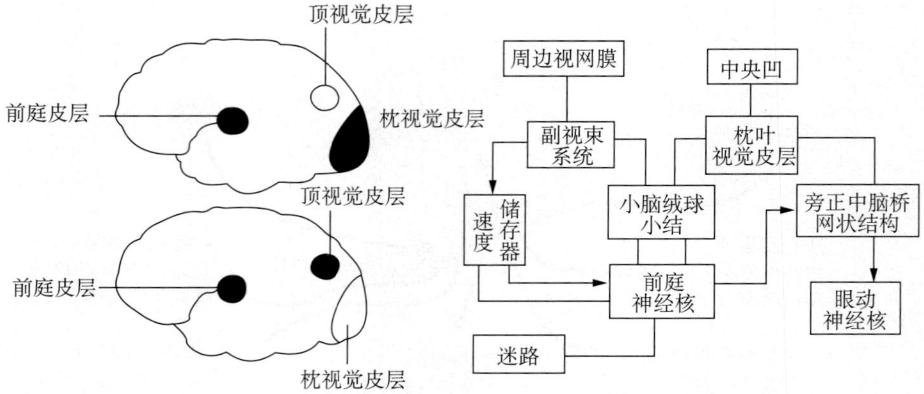

图 3-26 视前庭相互作用通路

(改自于立身，1994, Rosen ES, et al, 1998)

参考文献

1. 于立身. 前庭功能检查技术. 北京: 人民军医出版社, 1994, 1-37
2. Lysakowski A, McCrea RA, Tomlinson AD. In: Cummings CW, et al, eds. Otolaryngology Head-Neck Surgery. 3rd ed. St Louis: Mosby, 2001, 2561-2583
3. Stephen MH, Fay RR, Poper AN. The Vestibular System. New York: Springer, 2004
4. Martin HJ. Neuroanatomy Text and Atlas. 3rd ed. New York: McGrow-Hill Companies, 2003

第四章

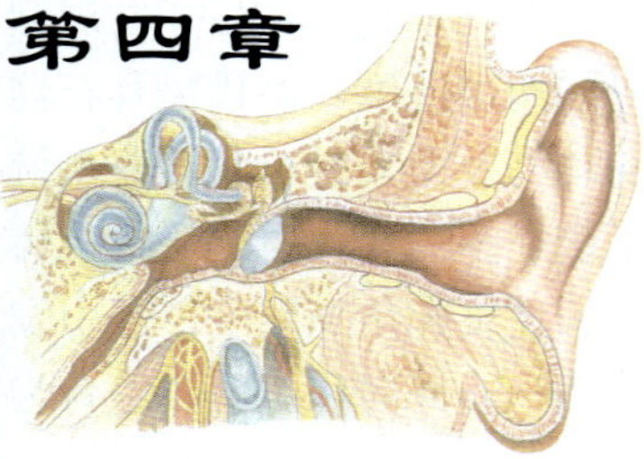

前庭系统生理学

于立身

前庭神经系统是人类空间定向系统的重要组成部分。以往人们观察前庭系统的功能，只看前庭感受器的功能，以后逐渐认识到要从前庭系统整体上观察其功能。当然，仅从空间定向功能的角度和仅从临床工作的角度看前庭系统的功能显然都不全面。人们从电生理的研究中认识到，前庭神经核中的多数神经元，对多种感觉信息如视觉、本体觉、躯体觉和前庭觉信息都起反应，是多种感觉的整合中心；前庭系统是在与其他感觉系统，如视觉、躯体觉、本体觉的相互作用下，在空间定向中发挥功能作用的。所以，要从与其他感觉系统功能的相互作用中了解前庭功能。

前庭系统各组成部分是成对的。忽视这个结构特点，不可能真正了解前庭功能：因为3对半规管各对之间、半规管与前庭囊之间都存在着交互作用。

前庭系统组成的成对性、多层次控制和与其他感觉系统结构和功能上的密切联系，决定了前庭系统功能具有适应和代偿的特征，这对特殊职业，如航天、航空、体操，以及从事各种特种技巧活动的职业，具有特殊重要的意义；同时也是前庭系统或其他感觉系统发生病理过程或损伤时，能够进行康复治疗的基础。

如第三章中所述，前庭系统有6条神经通路。在这6条神经通路基础上，目前已经知道至少有4种前庭反射，即前庭眼动反射、前庭脊髓反射、前庭颈反射和前庭自主神经反射，均参与空间定向活动。总体讲，这些反射的主要功能是保持人体空间定向活动。具体讲，有3种功能：

1. 保持姿态　参与这一功能的前庭反射使相关肌群收缩，引发人体的相应活动或产生相应的力量去对抗重力的静态改变。如果在重力改变作用于人体时，没有这些相应肌群产生的对抗力，人就会摔倒。前庭囊斑耳石系统参与这些反射，而前庭半规管系统不参与。

2. 动态的或瞬时的肌群收缩保持人体在运动时的平衡和眼动的稳定　前庭半规管系统和前庭囊斑耳石系统都参与这种前庭反射。前者是在角加速度作用时参与，后者是在直线加速度作用时参与。多数头动都会同时引发这两种加速度，所以，人体在半规管和耳石器官共同参与下保持运动时的平衡。

3. 保持肌紧张度　半规管系统和囊斑耳石系统都参与这一功能。

本章将从感受器功能、前庭中枢信息处理、各感觉系统相互作用、前庭适应（习服）和前庭代偿等方面加以介绍。

第一节　前庭感受器基本功能原理

一、前庭感受器的适宜刺激

地球重力场的重力垂直性，是决定生物体在系统发育中发展空间定向机制的根本制约因素。

生物体首先发展起来的是静态定向系统，由感受重力的囊斑耳石器官承担。其后才发展起来惯性定向系统，由新发展的半规管壶腹嵴感受器感受曲线运动时的角加速度，由囊斑耳石器官感受直线加速度和曲线运动中的向心加速度。所以，高度进化的动物及至人类，其前庭系统都有两个定向系统，即静态定向系统和惯性定向系统。静态定向系统在重力变化时起矫正机体空间姿态和保持平衡的作用，惯性定向系统在机体运动中检测线性加速度和角加速度，并引发机体一系列反应，以保持运动中的姿态平衡。前庭系统将加速度特性——矢向和量值，整合为运动的信息，即速度、方向和路程。

前庭半规管壶腹嵴、胶顶、内淋巴液系统的适宜刺激是角加速度。

角加速度表述和计算式：

$$\varepsilon = \frac{\omega_t - \omega_0}{t} \qquad \text{单位：rad /s}^2 \text{ 或 }^\circ\text{/s}^2$$

式中 ε：角加速度（rad /s^2 或 °/s^2）；ω_0：初始角速度（rad /s 或 °/s）；ω_t：经过时间 t 后的角速度（rad /s 或 °/s）；t：经过的时间（s）

直线加速度表述和计算式：

$$a = \frac{V_t - V_0}{t\,.\,g} \quad \text{或} \quad a = 2\,\frac{(S-V_0t)}{t^2\,.\,g} \quad \text{或} \quad a = \frac{V_t^2 - V_0^2}{2S.g}$$

单位：G

式中 a：加速度（G）；V_0：初速（m/s）；V_t：经过时间 t 后的末速（m/s）；t：经过的时间（s）；S：经过的距离（m）；g：重力加速度（9.81m/ s^2）

向心加速度表述和计算式：

$$a_c = \frac{V^2}{r\,.\,g} \qquad \text{单位：G}$$

式中 a_c：向心加速度（G）；V：圆周飞行速度（m/s）；r：圆周轨迹的半径（m）。

科里奥利加速度（Coriolis acceleration）是两个系统的适宜刺激，其表述和计算式为：

$$a_c = 2\omega_e V_r \Delta t \text{Sin}\varphi \qquad \text{单位：cm/s}^2$$

式中 a_c：科里奥利加速度（cm/s^2）；ω_e：旋转角速度（rad /s 或 °/s）；V_r：头的相对运动速度（rad /s 或 °/s）；φ：旋转轴与相对运动之间的夹角。

二、前庭感受器的功能原理

无论前庭囊斑还是前庭壶腹嵴，都按同样模式发挥功能作用，即在外界力（力的特性包括：方向、量值、作用时间）作用下由惯性系统（成对的感受器，毛细胞的极性，内淋巴液流动的惯性、摩擦阻力，以及壶腹嵴胶顶和耳石膜的弹性和惯性）对所接受的刺激信息做初步分析，把机械能信息转换为电信息——不同频率和波幅特性的神经冲动。尽管前庭感受器的毛细胞是怎样把机械能转换为电能的过程还不十分清楚，但主要转换模式如图 4-1 所示。

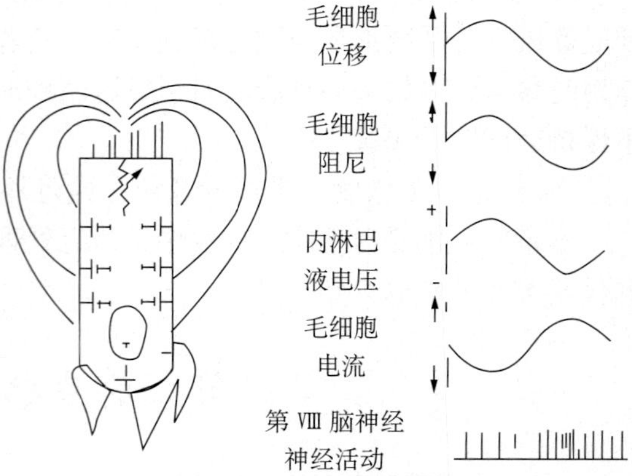

图 4-1　毛细胞把机械能转换为电能的模式
（引自 Baloh RW & Honrunbia V，1990）

前庭半规管系统与前庭囊斑系统具有类似

的工作模式，如图 4-2。

下面对前庭感受器的工作模式做进一步说明。

（一）半规管壶腹嵴纤毛细胞胶顶－内淋巴液系统的功能机制

1. 基本原理模型　半规管系统对圆周运动做初级分析。壶腹嵴胶顶、内淋巴液是半规管系统的惯性部分。当机体做旋转加、减速度运动时，内淋巴液和壶腹嵴胶顶受惯性定律制约发生移动反应（图4-2B），胶顶偏移使与其相连的毛细胞的纤毛弯曲，由此经过复杂的生化反应产生神经冲动（图4-1）。在这一运动过程中，能否引起神经冲动反应，反应强、弱，方向，持续时间等特征由以下诸因素决定：

（1）作用于内淋巴液的量值和方向；

（2）因内淋巴液流动产生的胶顶两侧压降差；

（3）膜半规管壁对内淋巴液的摩擦阻力；

（4）内淋巴液的惯性；

（5）胶顶的弹性和惯性。

作用于内淋巴液的力越大，内淋巴液的惯性力和与半规管壁的摩擦阻力也越大，胶顶两侧产生的压降差越大，引起胶顶偏移角度也越大，从而引发的神经冲动越大。这种变化在一定范围内是线性的，超越该范围则呈非线性变化。内淋巴液惯性运动使胶顶偏移，失去平衡状态，而胶顶借助其自身的弹性缓慢地（按指数特性，约需 20 s）恢复到原位，同时使内淋巴液朝胶顶恢复原位的方向流动。

胶顶两侧的压降差为：$\Delta P=(+P)-(-P)$，而 $P=2\varepsilon\xi s$。

式中 P：压降；ε：角加速度；ξ：内淋巴液黏稠度；s：半规管切面积。生理状态下这些参量是常值，P 的大小决定于 ε。

壶腹嵴神经的放电频率变化（由最大→0）与胶顶偏移角大小呈正比关系，而时间过程呈指数变化。

人的头动频率在0.5 ~ 5.0Hz 范围内和角加速度作用时间在2s 内时，内淋巴液流动角与胶顶偏移角相等，正确反映头动的速度和角度。

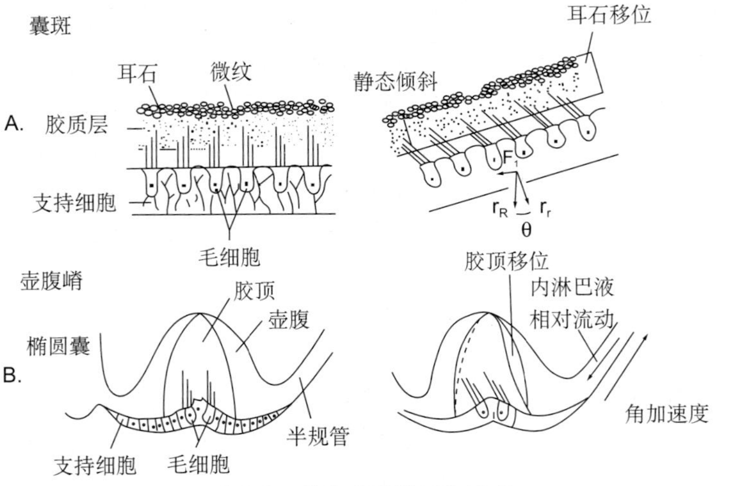

图 4-2　前庭感受器工作模式

（引自 Baloh RW & Honrubia V，1998）

半规管系统的基本功能模式是：

骨半规管处于静止状态下时内淋巴液无相对运动，壶腹嵴胶顶处于直立位；骨半规管向某方向加速运动时，内淋巴液因惯性力作用做与骨半规管运动方向相反方向运动，壶腹嵴胶顶向内淋巴液流动方向偏移；骨半规管做恒速转动时，内淋巴液经过一定时间后做与骨半规管转动同方向流动，壶腹嵴胶顶依靠其弹性恢复到直立位；当骨半规管突然停止转动时，内淋巴液受其自身惯性作用向骨半规管原来转动方向继续流动，壶腹嵴胶顶也随之向该方向偏移，内淋巴液经过一定时间过程后停止流动，壶腹嵴胶顶借其自身弹性恢复到原来的直立位。

2. 半规管系统发生功能效应遵循的基本定律　迄今为止，人们公认 Ewald 在 1892 年发现和归纳的定律即 Ewald 定律。以下前 3 点是 Ewald 定律内容。

（1）眼和头总是在受刺激半规管平面内和在内淋巴液流动方向上运动，即半规管处于旋转平面内才产生功能效应；

（2）水平半规管内的内淋巴液向壶腹流动时比离壶腹流动引发的反应大，即由于水平半规管壶腹嵴毛细胞的静纤毛与动纤毛的排列关系，当内淋巴液向壶腹流动时，静纤毛压向动纤毛，从而产生兴奋效应；

（3）垂直半规管内的内淋巴液离壶腹方向流动时比向壶腹方向流动引发的反应大，即由于垂直半规管壶腹嵴纤毛细胞的静纤毛与动纤毛的排列关系，当内淋巴液离壶腹流动时，静纤毛压向动纤毛，从而产生兴奋效应；

（4）2 对或 3 对半规管同时或相继处于转动平面内，引发的效应决定于各受刺激半规管产生的合力值和方向。

3. 不同形态的角加速度刺激下壶腹嵴胶顶位移形态　图 4-3 显示 3 种前庭刺激下头动速度、加速度与壶腹嵴胶顶位移的关系。这 3 种前庭刺激方式是临床上常用的刺激模式。

图 4-3A 显示恒角加速度刺激模式。在恒角加速度作用下壶腹嵴胶顶位移的动态变化规律是：壶腹嵴胶顶惟一轨迹是恒角加速度（α）作用后的时间（t）函数，由下式给出：

$$\theta_c(t)=\alpha^{M/K}(1-e^{-t\,k/c})$$

式中 θ_c：壶腹嵴胶顶内淋巴液系统相对半规管壁的角位移；α：恒角加速度；M：惯性力矩；K：弹性力矩；C：黏滞（内淋巴液）摩擦力矩。

据此，经过一很长时间后指数趋向零（$e^{-\infty}\to 0$），壶腹嵴胶顶偏移程度与角加速度 α 值和 M/K 系数成正比。如果考虑指数项，当 t 等于 K/C 时，指数值为 1，指数项的值为 $e^{-1}\to$ 0.37。指数项在上式右侧的括弧内，由此括弧项成为0.63。测量出整个反应值的63%就等于得出K/C估计值。这个值在前庭生理学上称为壶腹嵴胶顶长时间常数T_1，表述壶腹嵴胶顶对高频的敏感性的参数。短时间常数t_2可用M/K和K/C的乘积估计其值。角加速度终止后同一种力驱使壶腹嵴胶顶回到休止位。如果壶腹嵴胶顶偏移θ_c值，壶腹嵴胶顶则按下式规律恢复到原位。

$$\theta_c(t)=\theta_c e^{-t\,k/c}$$

因此，壶腹嵴胶顶恢复到原位的时间常数$T_1=K/C$，壶腹嵴胶顶开始受角加速度作用发生偏移的时间常数一样。

图4-3B显示脉冲加速度刺激模式。可能以最大加速度改变头动速度（$\Delta\theta h$）时可产生脉冲式加速度。壶腹嵴胶顶可立即达到最大位移，其位移值与头动速度瞬时变化值（$\theta_c(t)=\Delta\theta_h$）成正比。壶腹嵴胶顶恢复原位的时间与恒角加速度刺激模式相同。

图 4-3C 显示正弦刺激模式。这种刺激模式更接近自然头动。大多数自然头动是由一系列

频率和幅度不同的正弦波构成。常用增益（gain）和时间相位（phase）两个参量度量正弦刺激量。增益界定为输出（壶腹嵴胶顶的位移）与输入（头动角速度或速度）的比值；相位的变化反映输出与输入之间的时间过程。增益、相位与频率之间的关系通常用以对数为坐标的波德图（Bode plot）反映（图 4-4）。

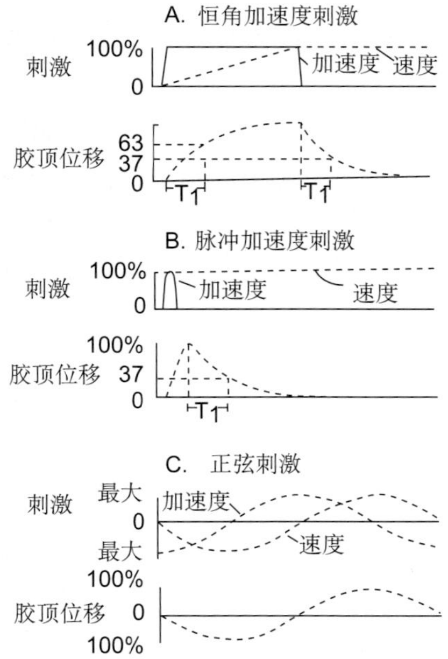

图4-3　三种角加速度刺激模式下壶腹嵴胶顶的位移特点
（引自 Baloh RW & Honrubia V,1990）

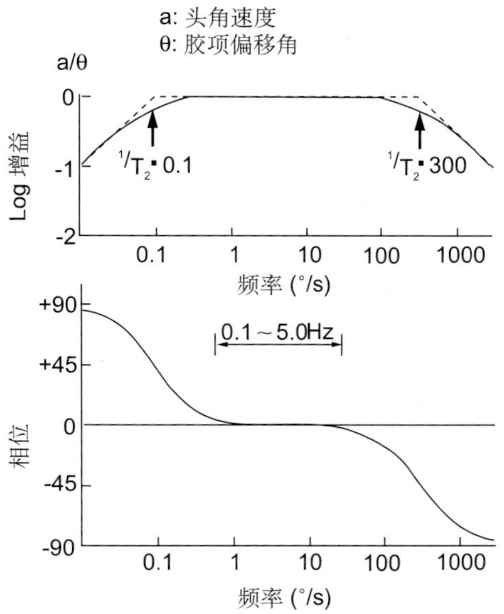

图 4-4　增益、相位与频率波德图
（引自 Wilson VJ & Melvill J,1979）

从增益、相位、频率波德图中可以看出，在频率很低（0.05Hz）时，增益随着频率增加呈线性增加；中等频率（0.1 ～ 5.0 Hz）时，增益和相位都恒定，即壶腹嵴胶顶的偏移与刺激速度呈正比；在频率很高（> 10Hz）时，增益作为频率的函数减低。

3 . 半规管系统的功能阈值　大致在 0.035° ~ 8.2°/s^2，公认的平均值为 0.5°/s^2。

（二）囊斑、纤毛细胞、耳石膜、内淋巴液系统的功能机制

1. 基本原理模型　耳石器系统对直线加速度、向心加速度、重力加速度等不同类型的力做初级分析。耳石砂、耳石膜、内淋巴液是耳石器系统中感受惯性的部分。当机体做直线加速度运动时，加速度力的正切分力使耳石和耳石膜移动（图4-2A），从而使纤毛细胞的纤毛弯曲，使纤毛细胞内发生复杂的生化反应而产生神经冲动（图4-1）。在这一运动过程中是否引起神经冲动反应，引起的反应强弱及方向等取决于以下诸因素：

（1）作用于耳石和耳石膜的重力与惯性力正切分力的合力矢量；

（2）耳石膜的弹性力；

（3）摩擦力系数；

（4）耳石膜自身摆动频率；

（5）耳石砂的密度和质量。

神经冲动的产生和产生的神经冲动量取决于耳石膜相对囊斑感觉细胞的直线距离。表述这一距离的方程式是：

$$m_e\chi + C\chi + K\chi = mg = m/\rho\,lg$$

$$或\quad \chi = 2\delta\chi + W_0^2\chi = (\rho-1/\rho+1)\,g \approx g/2$$

式中 χ：耳石膜相对于囊斑感觉细胞的移动距离（cm）；m_e：耳石膜移动时内淋巴液移动质量（g）；C：摩擦系数（g/s）；m：耳石膜质量（g）；$m/\rho lg$：作用于耳石上的力；$\delta = c/2m_e$：衰减系数：$W_0=\sqrt{K/m_e}$：耳石膜自身摆动频率（s^{-1}）；δ g：重力加速度（981cm/s^2）；ρ：耳石密度（g/cm^2）。在生理状态下，m_e、c、k、ρ、δ、W_0 都是常值，所以耳石膜移动值主要决定于 $m/\rho lg$ 作用力。

耳石器系统的基本功能模式是：当人体处于直立位时受到 1g 的重力作用，这时因无水平切力，耳石和耳石膜处于直立位状态；当头向某一侧倾斜时，受重力的水平切力的作用，耳石和耳石膜向受力方向偏移，由此产生的神经冲动正确反映头移动的方向和量值（图 4-2）；当人体受到直线加速度的惯性力作用时，惯性力与重力合力使耳石和耳石膜向合力方向偏移，这时产生的神经冲动不能正确反映人体的空间状态。

2. 耳石器系统发生功能效应的基本定律

（1）只对正切力或正切力的合力产生功能效应；

（2）作用力方向与毛细胞极性一致时产生兴奋效应；

（3）对重力、直线加速度力、向心加速度力之间的性质差别不能识别，只能对其合力产生效应。

3. 耳石器系统的功能阈值 约为 0.001～0.05g 或 0.2 ～ 0.3m/s^2。

第二节 前庭信息中枢处理

前庭感受器接受外界机械能刺激后转换为电能，并经前庭神经发送到前庭神经核，有的前庭信息直接送到小脑，然后分别通过 6 条前庭神经通路产生相应的反射，或产生有关校正信息，以保证这些反射执行效应功能。本节将叙述前庭信息如何在不同层次中枢中进行处理，以及所产生的反射如何实施其效应的。

一、前庭神经核的两型次级神经元和其功能作用关系

前庭神经核是接受两侧前庭感受器输入的前庭信息和与其他感觉系统信息发生相互作用的重要中枢。前庭神经核接受的信息，除来自前庭感受器外，还有大量来自颈部、小脑、网状结构、脊髓和对侧前庭神经核的信息。

前庭神经核有两类次级神经元，Ⅰ型神经元和Ⅱ型神经元。Ⅰ型神经元接受同侧初级输入刺激，呈单突触激发，Ⅱ型神经元经联合纤维或接受网状结构神经核的输入信息，或直接接受对侧Ⅰ型神经元的信息。Ⅰ型神经元可兴奋，可抑制，而Ⅱ型神经元几乎都是抑制性的。

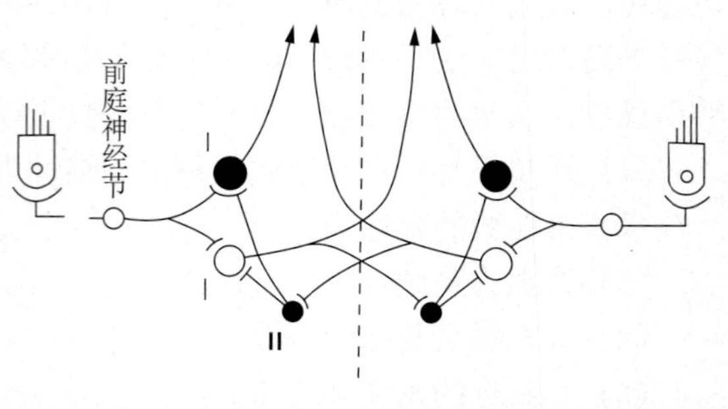

图 4-5 前庭神经核的Ⅰ型和Ⅱ型次级神经元的功能相互作用

（引自 Baloh RW & Honrubia V，1990）

Ⅰ型与Ⅱ型次级神经元的功能作用关系如图 4-5。其相互作用的规律是：头向一侧转动时，Ⅰ型神经元兴奋和Ⅱ型神经元抑制；Ⅰ型神经元以单突触接受同侧初级输入而兴奋，Ⅱ

型神经元接受对侧Ⅰ型神经元的输入而抑制。对侧前庭感受器刺激激发Ⅱ型神经元抑制，继之使该侧的Ⅰ型神经元抑制。因此，头转动时，同侧Ⅰ型神经元的兴奋，由来自同侧前庭感受器的输入和同侧前庭神经核中Ⅰ型神经元附近的Ⅱ型神经元对Ⅰ型神经元抑制减弱而强化。Ⅱ型神经元接受来自对侧Ⅰ型神经元的输入也同时减弱。

二、前庭眼动反射的功能原理

前庭眼动反射（VOR）的基本功能，是在头倾斜、或在运动（角运动或直线运动）中使外界视物在视网膜上清晰成像而产生的代偿性眼动。

前庭反射引发的眼动潜伏期最短。从头动到代偿性眼动开始约为16ms。VOR是由5个反射构成的一组反射，由来自内耳的3对半规管和2对椭圆囊和球囊，经前庭神经核至控制眼外肌的动眼神经核构成，其神经通路在第3章中有详细介绍。

3对半规管和2对前庭囊位于3个不同的平面内，可以接受三维空间内的运动信息。来自半规管的输入引发动态VOR，来自椭圆囊和球囊耳石器的输入引发静态VOR。

（一）半规管眼动反射生成眼动过程

半规管眼动反射生成补偿头动的眼动。图4-6示出这种生成过程。图中A是头位正弦变化曲线；B是头位做正弦变化时的角加速度变化曲线；C是头角速度变化曲线；D是右侧半规管壶腹嵴胶顶位移曲线；E是右侧前庭神经放电曲线；F是左侧展神经放电曲线；G是左眼眼位曲线。

从图A与G可以看出，正常前庭眼动反射反应生成的补偿性眼动位移与头动位移相等，而方向相反。

半规管的自然和适宜刺激是角加速度（图4-6B）。因受半规管壶腹嵴胶顶内淋巴液系统的黏滞性、胶顶弹性和摩擦阻力等作用，在自然头动频率下，头做正弦转动时，前庭神经放电频率不是与角加速度相应，而是与角速度相应（图4-6D、E）。

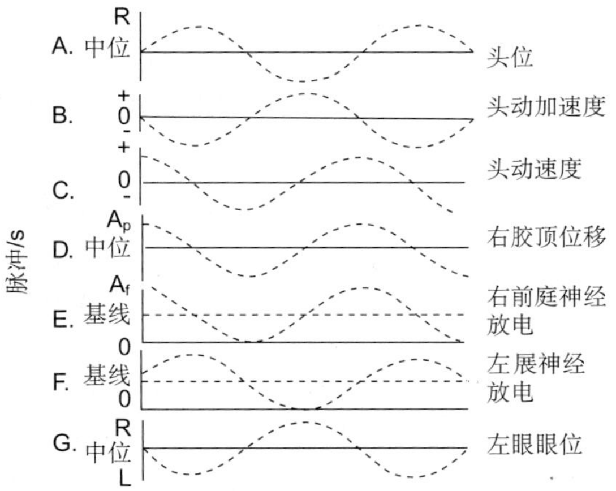

图4-6 半规管眼动反射生成补偿头动的眼动过程

（引自 Baloh RW & Honrubia V，1990）

A_p：壶腹嵴胶顶向壶腹；A_f：壶腹嵴胶顶离壶腹

右侧半规管壶腹嵴胶顶受到向壶腹刺激时，右侧前庭神经放电（图4-6D、E）引起左侧展神经产生神经冲动（图4-6F）。

（二）前庭性眼震产生的神经机制

人们早已了解，前庭性眼震的慢动相来源于壶腹嵴胶顶的位移，但对前庭性眼震快动相的来源一直争论不休。自从Precht W和Shimazu H（1965，1983）报告前庭神经核中存在Ⅰ型和Ⅱ型次级神经元和在旁正中脑桥和中脑存在两类脉冲神经元——兴奋脉冲神经元（excitatory burst neurons，EBNs）和抑制脉冲神经元（inhibitory burst neurons，IBNs），以及Furuya N和Markham CH（1982）明确间歇神经元与脉冲抑制神经元有直接抑制性突触连接以来，眼震快动相的产生机制已经基本明确。概括讲，眼震快相的产生必须有两型脉冲前庭神经元、间歇神经元和动眼神经元的参与和相互作用。

1. 前庭神经核的两型次级神经元放电在眼震快、慢动相中的变化　以水平半规管引发的水平性眼震为例，前庭神经内侧核的次级神经元在眼震慢动相时放电，在快动相要开始时，其放电频率稍增加（图4-7），而在快动相期内，前庭神经核次级神经元停止放电，出现间歇（pause）。

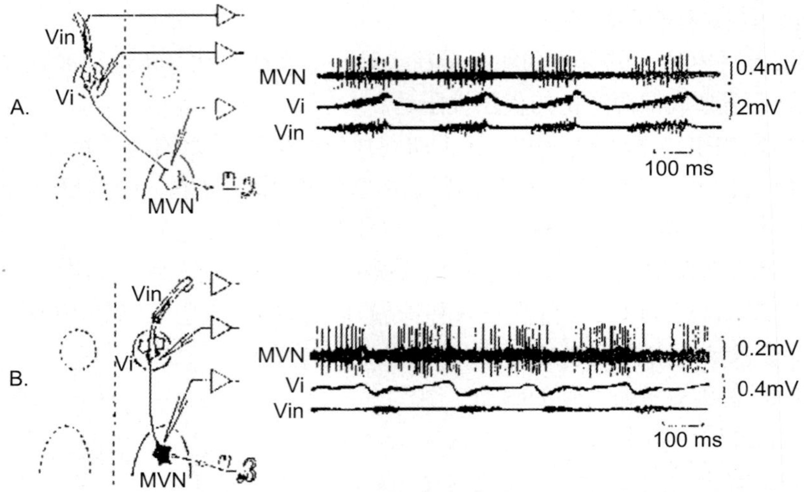

图 4-7　前庭神经内侧核的次级神经元在眼震慢动相时放电

（引自 Shimazu H, 1983）

A. 前庭内侧核（MVN）Ⅰ型兴奋次级神经元放电；B. 前庭内侧核（MVN）Ⅰ型抑制次级神经元放电；Vi：展神经核电位；Vin：展神经放电

2. 两型脉冲神经元和间歇神经元在眼震快动相产生中的变化　实验证实，在眼快动相（扫视、或眼震快动相）开始前，在旁正中脑桥和中脑存在的脉冲神经元呈特异性放电。这类神经元呈高频脉冲放电，其频率与眼快动时的眼速成正比。EBNs 和 IBNs 在眼震快动相产生上的相互作用如图 4-8。以水平眼震为例，在出现快动相时，EBNs ①向展神经核发送兴奋性脉冲；②使同侧的Ⅰ型次级前庭神经元处于间歇。EBNs 与同侧的Ⅱ型次级前庭神经元发生直接联系，Ⅱ型次级前庭神经元使Ⅰ型次级前庭神经元抑制，由此达到 EBNs，使Ⅰ型次级前庭神经元处于间歇。

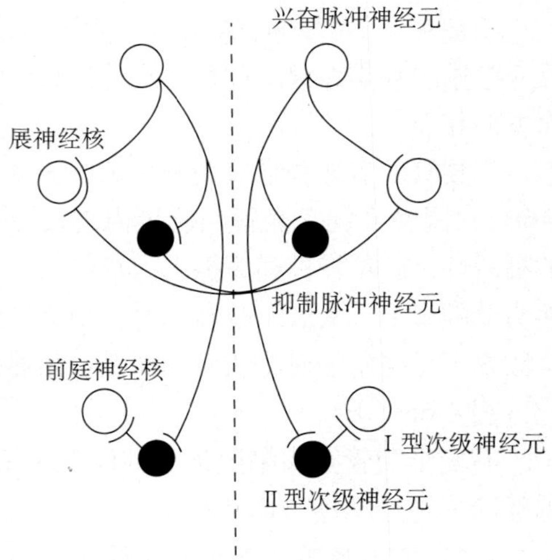

图 4-8　在旁正中脑桥和中脑存在的脉冲神经元

（引自 Baloh RW & Honrubia V，1990）

间歇神经元位于网状结构中线附近，展神经核水平处。这类间歇神经元的作用是：不管出现哪个方向的眼快动相时，都能阻断其原来的兴奋活动。其基础放电率非常规则（在猴体上约为 200 个脉冲 / 秒），而就在出现快动眼动时刻骤然放电间断。间歇神经元使 EBNs 和 IBNs 都能产生单突触性抑制电位，因此启动眼震的快动相发生。

3. 动眼神经元在眼震慢、快相产生中的变化　在产生慢动相（图4-7）时，兴奋性突触后电位经前庭眼动通路使膜电位发生去极化（depolarization）。在慢动相要结束时，膜电位迅速变为超极化（hyperpolarization），眼动运动神经元骤然停止放电。Hikosaka O和 Maeda M（1973）证实超极化是由 IBNs 所产生。

（三）前庭性眼震慢动相在不同角加速度刺激形式下的形态

临床上常用的有 3 种前庭刺激，急停（脉冲性，impulse stimulation）、正弦（sinusoidal stimulation）和恒加速度（constant acceleration stimulation）。这 3 种前庭刺激下产生的前庭性眼震慢动相形态如图 4-9。由图可以清楚地看出， 3 种前庭刺激所产生的眼震慢动相形态与壶腹嵴胶顶发生的偏移形态（图 4-3）是一致的。

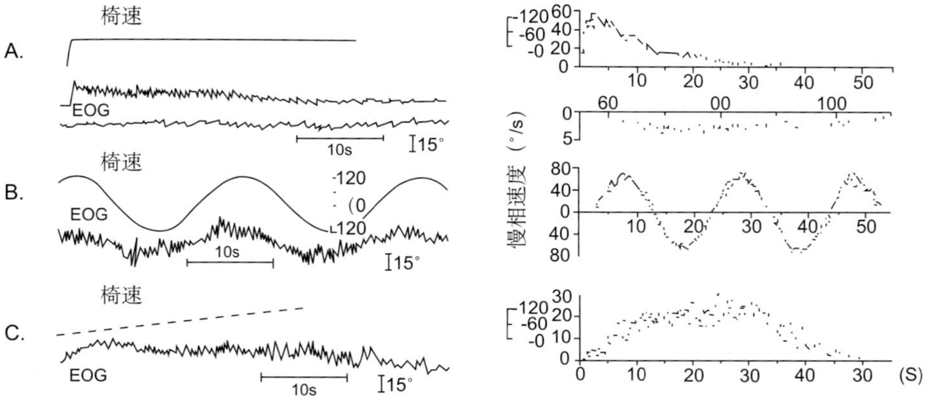

图 4-9　三种前庭刺激下眼震慢相速度形态

（引自 Baloh RW & Honrubia V，1990）

左侧是转椅运行模式和眼震电图，右侧是眼震慢相形态；A. 急停；B. 正弦刺激；C. 恒角加速度刺激；每种刺激形式的最大角速度为120°/s；急停刺激的转椅停动时间少于1s，产生的角加速度为140°/s^2；正弦刺激的转椅摆动频率为0.05Hz（20秒/周），最大角加速度为38°/s^2；恒角加速度刺激转椅运行的角加速度为4/s^2，持续30s

（四）耳石-眼动反射

耳石眼动反射（otolith-ocular reflex）至今没有被临床重视，表现为：①对耳石反射与临床病症的关系没有引起注意；②耳石反射临床上检测困难。

实际上，耳石反射对前庭眼动反射有很重要的作用，如：①对平移性的头动成分进行补偿，称为平移性 VOR（T-VOR）或线性 VOR（L-VOR）；②在旋转轴偏离重力垂直线（称为 OVAR）时对头动的旋转成分进行补偿；③耳石的静态输入可影响前庭性眼震的慢相速度（如改变头位可调制自发性眼震，或头倾斜抑制旋转后眼震）；④对头静态倾斜产生眼位补偿性变化，称为对抗性眼球转动（ocular counter roll）。

1. 头倾斜产生的耳石反射性眼动　头左右倾斜引发的补偿性眼动是旋转性的（对抗性眼球转动），而头前、后俯仰引发的补偿性眼动是垂直转动性的。

人对头倾斜、俯仰产生的补偿性眼动比较弱，如头左、右倾斜 50° 时眼球旋转最大度数仅为 5° 或 6° ，增益约为 0.1，兔体上增益可达 0.6。

2. 线加速度引起的耳石眼动反射眼动　Baloh 等人（1988）发现人体在 4 柱秋千上做沿着人体双耳轴向摆动时，在水平和垂直导程上都引发出了正弦样眼动，而垂直导程上的正弦样眼动频率是秋千摆动频率的一倍；当沿着人体胸、背（眼、枕方向）摆动时，可引出垂直导程的正弦样眼动，但在水平导程上未见眼动反应（图 4-10）。

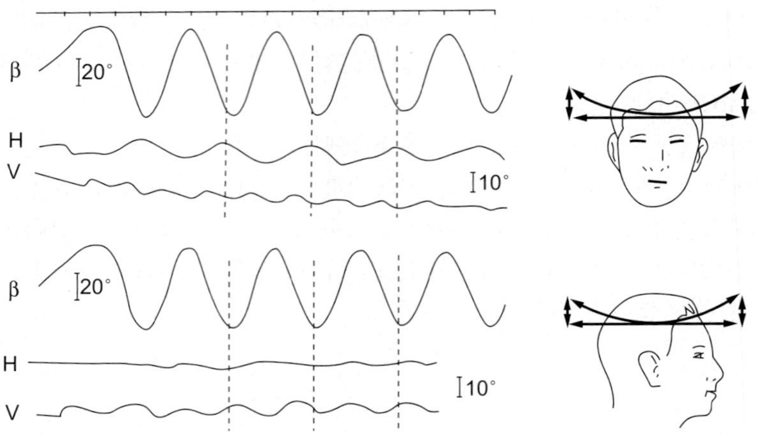

图 4-10 平行摆动引发的眼动

（引自 Baloh Rw, et al, 1988）

β：平行正弦摆动角度；H：水平导程；V：垂直导程

上图是沿双耳方向摆动；下图是沿眼枕方向摆动；受检者位于暗室取坐位，睁眼、做心算

（五）前庭性眼震的基本特性

这里的前庭性眼震，主要指的是半规管系统产生的眼震。前庭性眼震从临床角度可以分为自发性前庭眼震与诱发性前庭眼震，还可以分为生理性前庭眼震与病理性前庭眼震。不管怎样分法，前庭性眼震具有以下基本特性：

1. 具有慢动相和快动相两种成分；

2. 闭眼或暗环境下睁眼眼震不消失；

3. 在光照下眼震强度减弱或不出现，或者说在暗环境下眼震强度比明环境下增强；

4. 眼球向眼震快动相方向移动时易引发出眼震，或可使眼震强度增强；

5. 眼震快动相方向与受刺激的半规管感受器相应，如水平性眼震是水平半规管受刺激的反应，垂直性眼震是垂直半规管受刺激的反应，斜向眼震和旋转性眼震是不同平面内的半规管同时或相继受刺激的反应。

6. 前庭性眼震是前庭刺激的响应信号，是以其全过程的强度和节律动态变化反映前庭眼动系统的功能状态，可用 5 类参数反映，即：元素参数（眼震慢、快动相时间和幅度）、过程参数（眼震持续时间、眼震总次数、眼震频率、慢快动相累加值及其斜率）、相关参数（增益、相位、慢快动相幅度比值、慢快动相时间比值和各元素参数的相关系数）、对称性参数（两侧或两个方向的元素参数、过程参数、相关参数的不对称百分比，如 CP、DP）和模型参数（模型系数、时间常数等）。

三、视前庭功能相互作用

视前庭功能相互作用，指的是视眼动反射与前庭眼动反射的相互作用。

（一）视前庭相互作用解剖通路

人在日常生活、劳动环境中经常遇到的是多种感觉系统同时受到作用，特别是视觉与前庭觉同时受作用的情况。了解它们之间的相互作用对空间定向、保持姿态平衡和视觉稳定性有实际意义，对于了解临床病症和治疗、康复也有重要的指导意义。

从图 4-11 和图 3-26 可以清楚地看到，前庭神经核是视觉、前庭信息相互作用的中心，小脑对视觉、前庭信息在前庭神经核中发生相互作用过程中起重要的整合、调节作用。

（二）视前庭相互作用的眼震表现

图4-12A是转椅做正弦摆动运行曲线，频率为0.05Hz，峰速为60° /s；图4-12B是前庭眼动反射性眼震（VOR），前半周转椅是在向右旋转，引发的是快相向右的前庭性眼震，后半周转椅向左旋转引发的是快相向左的前庭性眼震；图4-12C是视前庭相互作用性眼震（VVOR），前半周也是右向眼震，后半周也是左向眼震；图4-12D是视动反射性眼震（OKN），前半周也是右向眼震，后半周也是左向眼震；图 4-12E 是视觉固视（VOR-fix），基本上见不到明显的眼震。

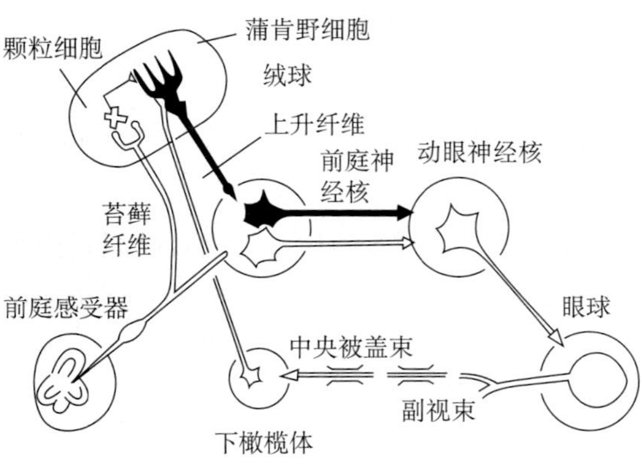

图 4-11 视前庭相互作用解剖通路
（引自 Ito M, 1975）

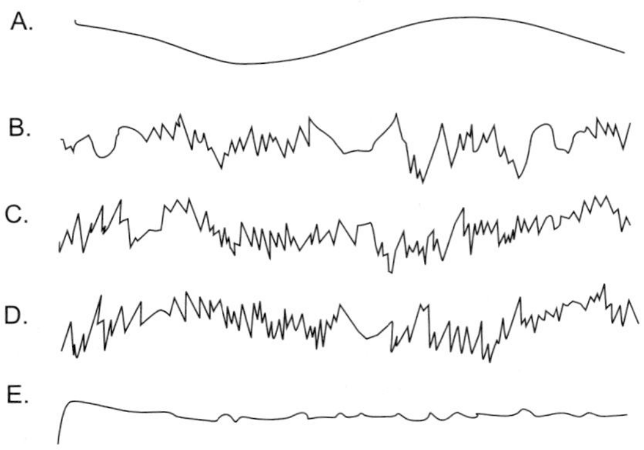

图 4-12 正常人视前庭相互作用的眼震
（引自于立身，1995）

A：转椅正弦运行曲线；B：前庭眼动反射眼震；C：视前庭相互作用眼震；D：视动反射性眼震；E：前庭眼动反射视觉固视

视前庭相互作用眼震（VVOR）的做法是：受检者端坐在转椅上，转椅以 0.05Hz 频率、峰速为 60°/s 转动，同时，使受检者周围呈现不动的全视野垂直视动光条。

要求受检者在转椅运行时看周围的光条。在转椅旋转时，光条做相对转动，即转椅向右旋转时光条相对向左转动，转椅向左旋转时光条相对向右转动。

转椅以正弦方式向右转动时引发右向前庭性眼震，向左转动时引发左向眼震；光条相对向左转动时引发右向视动性眼震，光条相对向右转动时引发左向视动性眼震（图 4-12）。在此种条件下，前庭刺激与视动刺激引发的眼震方向一致，而视前庭性眼震正是受前庭和视动两种刺激作用引发的，所以其眼震方向也与前庭性眼震和视动性眼震方向一致，可以说是两种刺激的“叠加”，是两种眼震的“叠加”。

视前庭相互作用，还有与上述相反的情况，即相互作用对抗。如转椅与视动刺激同方向运行，转椅以正弦方式向右旋转引发右向眼震，向右的视动刺激引发左向视动眼震；转椅向左旋转时引发左向眼震，向左的视动刺激引发右向视动眼震。在这种条件下，正常人同时受到转椅与视动同方向的刺激时引发的视前庭相互作用眼震明显减弱，甚至可消失。图4-12E的视觉固视，就是这种作用反应。

视前庭相互作用有如上的反应，从 Waespe W 和 Henn V（1979）在猴体上做的 I 型神经元在视前庭相互作用下的放电频率变化试验中得到解释（图 4-13）。

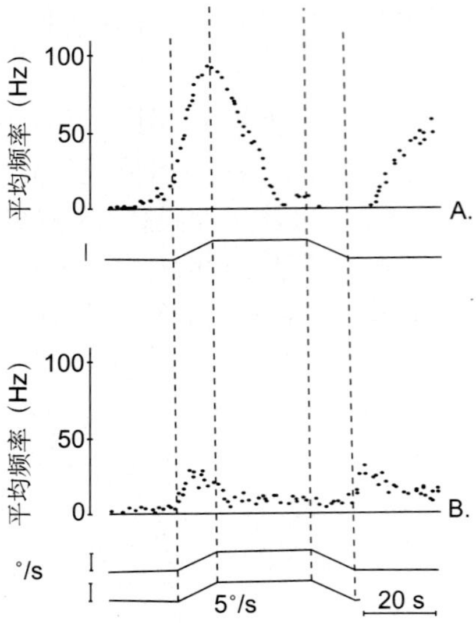

图 4-13 视前庭相互作用时猴 I 型前庭神经元放电频率变化

（引自 Waesp W & Henn V，1979）

A. 在暗环境中旋转；

B. 转台与视动笼同方向转动，即视、前庭刺激冲突

图中A是在暗环境中只给旋转刺激，看到I型前庭神经元有明显的放电，而B是同时给予旋转和视动刺激，转台与视动笼同方向转动，造成两种刺激冲突，引发的神经放电方向相反，所以使I型前庭神经元放电频率明显受抑制。

我们从一组正常人检查数据证明了视前庭相互作用的上述特点（表 4-1）。

表 4-1 正常人 VOR、OKN、VVOR 的增益和比值

眼震方向	增益			比值		
	VOR	OKN	VVOR	VVOR/VOR	VVOR/OKN	VVOR/VOR+OKN
左向	0.67 ± 0.15	0.80 ± 0.12	0.89 ± 0.11	1.41 ± 0.36	1.14 ± 0.17	0.61 ± 0.09
右向	0.69 ± 0.18	0.78 ± 0.10	0.89 ± 0.10	1.40 ± 0.49	1.17 ± 0.15	0.62 ± 0.11

表 4-1 中 VVOR 的增益都大于 VOR 和 OKN 的增益，但 VVOR 的增益不是 VOR 和 OKN 增益之和，即不是简单的叠加，而是他们两者之和的60%。显然，这是视动信息与前庭信息在前庭神经核内相互作用以及小脑对其整合的结果。视前庭相互作用的这一特点，或者说规律，对理解前庭中枢功能状态和病理过程有重要意义。

四、前庭空间知觉

前庭感受器受到适宜刺激以及非适宜刺激后，可产生各种空间知觉反应，这是前庭皮层通路的反应。

（一）半规管系统引起的空间知觉特点

角速度不引起半规管内淋巴液流动，因而也不产生任何转动感觉。匀角加速度使内淋巴液做惯性移动产生转动感觉。角加速度的变化使内淋巴液做加速或减速惯性移动，产生加速或减速转动感觉。

绕着不同轴向的角加、减速度转动产生不同维度的空间知觉。如绕 Z 轴向（头-脚垂直轴）

旋转的角加速度产生与旋转方向一致的水平旋转感觉，绕该轴向的角减速度产生与旋转方向相反的水平旋转感觉，或称为反旋转感觉；如绕X轴向（胸-背轴）转动的角加速度产生与滚转方向一致的滚转感觉，绕该轴向的角减速度产生反滚转感觉；如绕Y轴向（肩-肩轴）转动的角加速度产生与翻转方向一致的翻转（俯仰）感觉，绕该轴向的角减速度产生反翻转感觉。

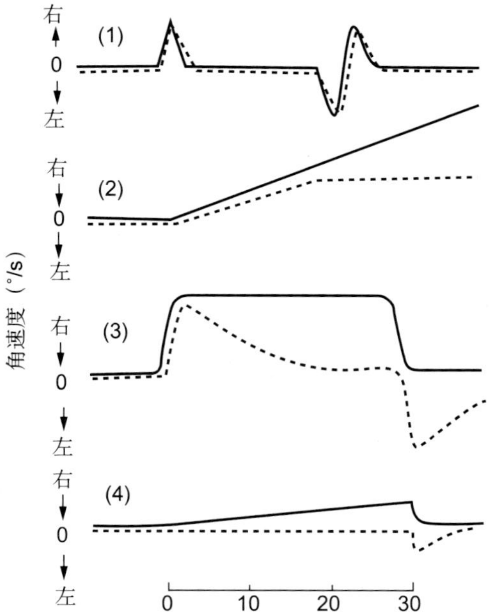

图 4-14 不同形式的角加速度产生的空间知觉

（引自于立身，1995）

实线是旋转曲线；虚线是感觉曲线

不同形式的角加速度产生的转动感觉也不同，如图 4-14 所示。

图4-14 中（1）显示角加、减速度值都是阈上值，作用时间在2s内产生在量和方向上都是正确的旋转感觉；（2）显示阈上值角加速度持续作用，只在一定时间内产生正确的旋转感觉；（3）显示以阈上值的角加速度旋转，经一定时间达到预定的峰速后转为恒角速度旋转，持续一定时间后以阈上值的角减速度减速直至停止旋转，在这种刺激模式下，在以阈上值角加速度旋转时产生正确的旋转感觉，在匀角速度旋转过程中旋转感觉逐渐减弱至消失，在以阈上值的角减速度减速过程中产生反方向旋转感觉。

（二）耳石器管系统引起的空间知觉特点

这个系统产生的空间知觉也是沿着 3 个轴向：重力改变和线性加速度力的切力沿胸-背轴向移动产生俯仰移动感觉；切力沿肩-肩轴向移动产生倾斜移动的感觉；切力沿头-脚轴向移动产生上下移动的感觉。

在重力与线加速度力共同作用下，感觉方向受两力的合力方向制约（图 4-15）。头直位时，重力垂直线与自身垂直线一致产生头直位感觉；头向一侧倾斜时，受重力水平切力作用产生向一侧倾斜；头直位，但受线性加速度力作用时，受重力与线性加速度力合力制约产生倾斜感觉。

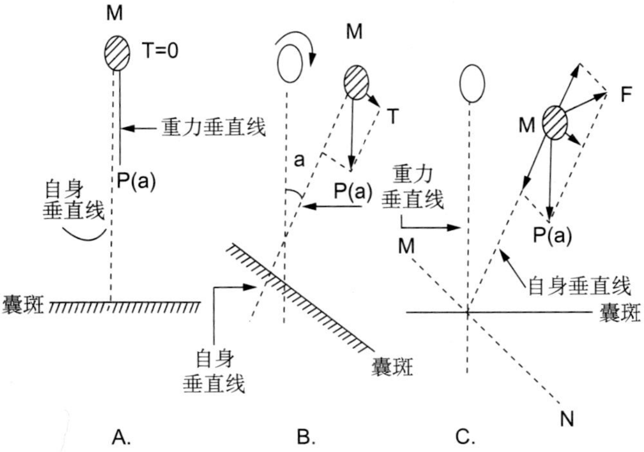

图 4-15 耳石器管产生的空间知觉

（引自于立身，1995）

A. 头直位状态；B. 头向一侧倾斜状态；C. 有线加速度作用时；M：头的质量；T：重力水平切力；P(a)：重力；a. 头倾斜角；F：线性加速度力；M......N：感觉平面

综上所述，静态下人体姿态改变时，耳石器管系统和半规管系统都能向大脑发送正确空间信息，产生正确的姿态空间知觉；但在动态情况下，半规管系统只有在进入转动，即在一定时间的阈上值角加速度作用时，才能向大脑发送正确空间信息，产生正确的空间知觉，除此以外，都是发送错误空间信息，生成错误空间知觉；耳石器管系统在受到线性加速度、向心加速度的动态作用下向大脑发送的空间信息都是错误的，从而生成的空间知觉也都是错误的。

第三节 前庭后像、适应反应和代偿

了解前庭系统的这 3 种功能，对临床前庭系统病症的诊断、治疗、康复以及对特殊职业人员的选拔和训练具有实际价值。

一、前庭后像反应

在适宜与非适宜前庭刺激作用下，前庭神经系统内发生的过程不是以其初级反应结束，而是呈现一种有相位变化的、具有初级反应特征的循环性反应，这种反应称为前庭后像反应。它可表现为知觉、眼震、自主神经反应。前庭后像反应反映了前庭中枢对前庭信息的整合功能状态，对了解前庭系统功能状态和早期病理过程有价值。

（一）前庭后像反应表现

在一定前庭刺激量作用下只在部分人发生，但随着前庭刺激量的增加，发生反应的人数随之增加。如 Бабияк（1966、1967、1968、1974）在 115 名健康男子身上用 20°/s^2 角加速度经 4s 达到角速度 80°/s，在此角速度下恒速运行 3min，结果观察到有 42 人发生后像反应，占 36.6%，其中有 15% 的人后像反应特别明显。Григбрьев 等人（1970）用 30° ~ 60°/s 角速度恒速运行后立即停动刺激观察了 50 人，只有 4 人发生后像反应，占 8%；用 180°/s 角速度恒速运行后立即停动刺激，则有 40 人发生后像反应，占 80%。

角加速度与角减速度都可以引发后像反应。如 Бабияк用角加速度引发后像反应，而 Григбрьев则用角减速度引发后像反应。

前庭后像反应可只发生一次，也可多次循环发生，最多者可达 6 次之多，每次后像反应都有相位变化。Бабияк（1974）在 115 人中观察到 42 人有后像反应，其中 25 人只有 1 次后像反应，而 17 人有 2 次后像反应。

多次后像反应时，各次后像反应之间有潜伏期，且潜伏期一次比一次长。后像反应持续一定时间，潜伏期越短者其持续时间越长。另外，前庭刺激强度越大后像反应持续时间也越长，多次后像反应者，其后像反应持续时间一次比一次短。

前庭后像反应中知觉反应与眼震反应可同时出现，也可分别出现。同时出现者，其知觉方向与眼震快动相方向一致。

在出现前庭后像知觉和眼震反应的同时可伴有后像自主神经反应，如心电图 PR 间期变短、呼吸周期缩短、皮肤电阻下降等。

前庭系统处于疲劳状态时易出现前庭后像反应。如在 100 人的实验组中有 29 人无任何后像反应，当前庭系统处于疲劳状态（给 Coriolis 加速度刺激后）下，这 29 人中有 17 人出现了 1 ~ 5 次后像反应，其中 9 人同时伴有后像眼震，7 人有明显的前庭自主神经反应。同时观察到的现象还有，运动病易感者容易发生前庭后像反应，且程度严重。

（二）前庭后像反应发生机制

从前庭后像反应的特点可以看出，后像过程是在前庭刺激直接反应之后，以周期循环和相位形式交替进行。前庭后像可表现为知觉、躯体（眼震）和自主神经反应 3 个方面，其强度与前庭刺激强度直接相关。前庭系统功能状态可改变前庭后像反应的形成性质和强度。这些证据说明，前庭后像的发生机制是在前庭系统内部的神经动力过程中。

大脑前庭神经系统的特异系统和非特异系统都参与了前庭后像反应的形成，前者参与前庭知觉、前庭眼震的后像形成，后者参与前庭自主神经反应后像形成。皮层丘脑中的循环性兴奋活动是前庭后像知觉形成的基础；下丘脑网状结构是前庭自主神经后像反应形成的基础。

总之，前庭系统中枢（皮层前庭中枢与皮层下结构，包括小脑和脑干前庭中枢的交互作用）的神经动力调节过程是前庭后像反应发生的生理基础。

二、前庭适应

（一）概念

在一定条件下，经过长时间或定期反复的前庭刺激，人们的前庭反应，特别是前庭自主神经反应逐渐减弱，这种现象称为前庭适应，在一定条件下称为习服（habitation）。

（二）前庭适应的过程

前庭适应一般经过 3 个阶段：养成（获得）、保持（消退）和迁移（转移）。

1. 前庭适应的养成（获得） 对前庭系统反复由低刺激量逐渐到高刺激量刺激后，前庭反应呈进行性减弱并达到一定程度，是为前庭适应养成，或称获得。

养成过程的特点：开始阶段反应减弱速度快，以后逐渐减慢。在适应过程中前庭反应变化呈波浪式波动，但总趋势是向减弱方向发展。各种前庭反应在适应过程中的适应程度和所需要的时间不同。前庭反应出现适应的顺序大致为：主观感觉、平衡重心、自主神经反应、皮层生物电反应。前庭性眼震适应出现的最晚，而且不明显。

前庭适应养成所需要的时间，个体差异很大，与个体遗传素质、个体心理生理状态以及外部条件等有关。

影响前庭适应的因素有：个体信心、意志、身体状态（患有胃肠道、心血管系统和神经系统等疾病的人进行前庭适应的训练不但无效，有时反而会加重，并且可能出现有害身体的前庭反应）、养成方法等。

2. 前庭适应的保持和消退 前庭适应一旦获得，会保持一定时间，但不会终生保持。

前庭适应养成后，经过一段时间后如不进行巩固训练，会使已经养成的适应逐渐消退。一般规律是，适应养成后经过的时间越长，消退的越明显。另外，各种前庭反应养成的适应消退速度和程度也各不相同。适应养成后5 ~ 7天就可出现消退。经过系统适应养成训练，适应至多可保持4个月。适应消退后，如果再进行适应养成训练，其重新获得适应所需要的时间较初次养成所需要的短得多。

需要着重指出的是，当适应已经养成，并且一直保持在相当水平上，如果突然出现前庭失适应现象，通常提示有系统疾病或其他因素存在。

3. 前庭适应的转移（迁移） 在一定控制条件下养成前庭适应后，是否到了有前庭刺激的活动条件下也能适应，这就是前庭适应转移的问题。养成前庭适应的根本目的，就是要看已经养成的适应是否能转移到所需要的活动环境中去。

前庭适应转移的特点是：前庭器官的两部分，半规管和耳石器管，在功能上它们之间相互作用，但各自养成的适应相互转移很差；一侧前庭器官养成的适应可以向另一侧同名的部分转移；水平半规管与垂直半规管前庭感受器各自养成的适应转移性差。

（三）前庭适应的生理本质

参与前庭反应适应过程的不是前庭系统的感受器部分，而是前庭系统的 3 级中枢，即大脑皮层前庭中枢、小脑和在脑干中的前庭中枢（前庭神经核、PPRF、Cajal 中介核、D 核等）。适应的生理机制，主要是前庭中枢动力过程中的整合机制的完善和抑制机制的形成，即前庭感受器接受的大量前庭信息向各级前庭中枢转送中，受到前庭中枢的整合机制和抑制机制的调制和控制而不能“扩散”到运动和自主神经中枢，也就是养成了前庭适应。这种机制非常复杂，需要经过一系列的细胞水平和分子水平的重建或重新组合，并且需要一定时间。实践表明，前庭适应养成所需时间，一次给予无效，需要间断进行才有效果。适应建立起来的机制，总体讲是不稳定的，易受体内，外各种因素影响而使适应速度变慢，消退，甚至失败。

三、前庭代偿

（一）概念

前庭代偿（vestibular compensation）的本质是前庭适应。在前庭系统某水平上，或某侧前庭感受器功能受损引发的反应逐渐减弱，直至消失的过程为前庭代偿；在一定因素影响下，减弱或消失的反应重新出现的现象为前庭失代偿。

（二）基本机制

了解图4-8所示的两型前庭次级神经元和它们之间的相互联系，就可以理解一侧迷路功能丧失后发生的代偿神经过程。一侧迷路功能丧失后发生的代偿神经过程概括为：

1. 患侧 I 型前庭次级神经元立即失去其自身的自发性活动,并对来自患侧的角运动不产生反应，与此同时，对侧完整无损的I型神经元则失去来自患侧 I 型神经元的抑制性输入，使之自发性活动增强；健侧的 II 型神经元失去来自同侧兴奋性I型神经元的输入，造成身体和眼外肌紧张度失去平衡，引发出临床症状：眼震、过指症（past pointing）和失去姿态稳定性的失衡。

2. 几天后，患侧先前处于休止状态的 I 型神经元“复醒”和恢复其自发性活动，并开始对来自健侧迷路的生理性刺激进行反应。

3. 同侧的 I 型和 II 前庭神经元有着密切联系，正因为如此，患侧已恢复活动的 I 型前庭神经元当健侧 I 型前庭神经元兴奋时则可以受到抑制，当健侧 I 型前庭神经元受到抑制时则可以解除抑制。

经过上述过程后，等到患侧前庭次级神经元恢复了其自身的正常活动时，即建立起代偿。尽管患侧恢复活动的前庭神经元所产生的兴奋性活动强度不及健侧前庭神经元的强度，但性质一样。一旦这种代偿建立，伴随而来的是临床症状减轻甚至消失。

至于患侧 I 型前庭神经元恢复活动的原动力来自哪里，还不十分清楚。但被证明不是来自健侧，因为健侧神经元的放电频率没有改变。前庭神经核不只是接受来自前庭感受器的输入，它也接受来自视觉、本体觉的输入信息，所以前庭神经核是多形态感觉信息整合中枢。从这个事实来看，患侧 I 型前庭神经元之所以能够恢复其自发性活动，很可能是启动于视觉和本体觉信息。

参考文献

1. 于立身. 前庭功能检查技术. 北京: 人民军医出版社, 1994, 1-37
2. Baloh RW, Honrubia V. In: Chummings CW et al, eds. Otolaryngology-Head and neck surgery. St Louis: Mosby, 2000, 2584-2622
3. Separd NT, Telian SA. Balance Disorder Patient, Singular Publishing Group, Inc 1996, 1-32

第五章

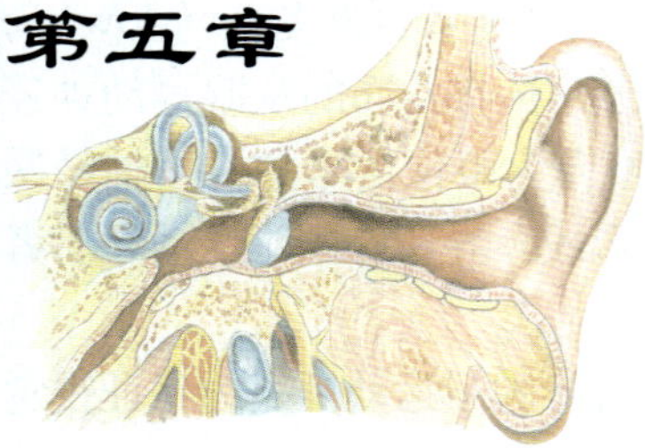

眼运动系统

李学佩

前庭疾病部位的正确诊断，需要对整个眼运动系统有一个可靠的评价。因为前庭性眼震快、慢相的产生是与其他非前庭性眼运动互相关联的。本章讨论各型眼运动发生的基本机制，包括眼 - 头协调，以及常见眼运动的诊断意义。

第一节　眼球运动的解剖学

眼球位于眼眶内。眼眶是位于颅顶骨和颅面骨之间的两个骨腔，左、右各一，两侧对称。眼眶腔由上、下、内侧、外侧 4 壁组成。眼眶骨膜覆盖在眶骨表面。在视神经管内口附近，眼眶骨膜增厚部分为眼外肌的起点及附着处，称为 Zinn 环。Zinn 环即是由眼眶骨膜和 4 条直肌肌键形成的漏斗状环形腱膜。眶内复杂的筋膜联系，构成一个强有力的支持系统。眼球筋膜即Tenon囊，是一层疏松的、围绕眼球的纤维组织膜。另外，还有节制韧带将眼球连接在眶内外侧壁上。眼外肌共有6条，包括4条直肌和2条斜肌，它们是上直肌、下直肌、外直肌、内直肌、上斜肌和下斜肌。4 条直肌均起自眶尖的总腱环（Zinn 环）。肌腹呈放射状向前，越过眼球赤道部，止于相应方位的巩膜。上斜肌起自视神经孔内上方的蝶骨体，沿眶内壁的上方向前，通过滑车，向后外反折，止于眼球赤道后方。下斜肌起自眶底的前内侧，恰在鼻泪管上口后外方，向后外行，在下直肌下方交叉后，贴附巩膜表面，止于眼球后外部。眼的运动神经包括动眼神经、滑车神经和展神经，分别支配各条肌肉。眼眶内，肌锥内、外都充满脂肪组织。位于肌锥内的脂肪较为疏松，质地较软，使眼球运动时肌锥内的血管神经不致受到影响；在肌锥外，特别是眼球下部和泪腺后面，脂肪块较大，也较坚实，对眶内结构起重要的保护作用。

第二节　眼运动系统及眼运动分类

正常两眼运动协调如一个器官，在头部不动的情况下，眼球运动能在视野范围内对运动着的物体保持注视。如果头部和身体运动，则两眼能够跟踪物体并使物像固定于黄斑部。因此，黄斑注视是两眼运动的基础。根据眼动时两眼视轴所成的夹角有无变化，将眼运动系统分成两个独立的子系统：①无论眼球运动的方式和方向如何，两眼视轴间的角度保持恒定，称为平行运动或同向运动系统（version subsystem）；②如果两眼视轴间的角度发生变化，则为非平行运动或异向运动系统（vergence subsystem）。平行眼运动子系统介导所有的同向眼运动（conjugation eye movement），而非平行眼运动子系统介导所有散开的异向运动（disjugate eye movement）。注视和前庭眼输入影响平行运动。不管输入的情况如何，在大多数外周视野，眼运动输出分成 3 类：眼快动（fast eye movement），从平行眼运动子系统来的眼慢动（slow eye movement）和来自本子系统的非平行眼运动。这 3 种眼运动输出，具有共同的从眼运动神经元到眼肌的神经通路。此外，平行眼运动还有一个把速度信息整合为眼位信号的共同神经网络。平行眼运动子系统的快动形式介导所有同向扫视运动，慢动形式介导所有的眼慢动，后者包括跟踪功能。

为了解眼运动，需要对眼运动基本功能进行分类（表5-1）。所有的眼运动都是为保证视觉和最大的视敏锐度。前庭和视动性眼运动都是为在头动时，保持周围影像固定在视网膜上。为了代偿，眼球慢相速度要与头向对侧运动时的速度相等，即在头动时，眼在空间的位置保持恒定，才能使视力清晰。扫视、跟踪等眼运动改变凝视，以使视像能保持在视觉分辨率最高的黄斑中心凹上。扫视能迅速把外周搜索到的视像带到中心凹上；跟踪则是把一正在运动的物体的影像保持在中心凹上。会聚运动则是使两眼向相反方向移动，保持外周物体影像同时落在中心凹上。

表 5-1　人眼运动的功能分类

眼运动分类	主要功能
注视	保持静态物体影像落在中心凹上
前庭	短暂的头旋转时，保持所见到的外界物体稳定地落在中心凹上
视动	持久的头旋转时，保持所见到的外界物体稳定地落在中心凹上
平稳跟踪	保持一个移动的视标的影像落在中心凹上
眼震（快相）	长时间旋转和凝视迎面而来的视景时，使眼复位
扫视	把外界有兴趣的物体的影像带到中心凹
会聚	两眼相对移动，使一个单一物体的影像 同时落在双眼的中心凹

一、平行运动或同向运动

（一）眼急动

眼急动（saccade）或称快扫视运动，是两眼同向、等量、准确的快速运动，系指视线从一个注视点移到另一注视点的重新注视运动，包括视标迅速移动时所致的眼球运动。它对周围环境的视感知有十分重要的作用。快扫视运动是一种较高速度的运动形式，速度在 200～600 度/秒（°/s），最高达700°/s。在刺激高达 700°/s时，在刺激和反应间有一较长的潜伏期（约 200ms）。当眼球向视标做扫视运动之前，有一个约150～200ms的潜伏期。如果做两个潜伏期相等的扫视运动，最小的视标位移必须要在0.25°～0.5°，＜0.25°～0.5°就引不出扫视运动。这就是说，扫视系统是一个非连续的控制系统，它对第一个扫视后200ms内所发生的其他视动刺激不予反应，因而眼扫视系统不能反映连续刺激。扫视运动通常分两类：①意志性：除本人主动重新注视之外，还包括按要求所做的眼动反应；②反射性：因周围视野中突然出现视标或从侧面突然来的声响等引起。此外，睡眠中的快速眼动以及眼震的快相也属眼急动范围。

（二）慢眼动

慢眼动主要是跟踪运动（pursuit），但也包括眼震慢相、飘移（drift）和滑降（glissade）。慢运动的速度比扫视运动慢得多，最高为 70°/s～100°/s。有两种形式：一种是由前庭传入信号引起的，另一种是由视刺激引起的。

1. 前庭性慢运动　前庭刺激诱发的水平面的慢运动叫前庭眼反射，这种眼运动是低速的，是由头的钟摆样运动引起的，结果是交替兴奋了两侧水平半规管，它可被扫视和前庭性眼震所阻断。关于前庭眼反射的眼速 / 头速（增益）有不同意见。有人认为，人的增益在低频摆动（0.1Hz）时为0.5，高频摆动时增加到1，虽然在高频摆动时振幅很小。同样，Barr等提出，人的摆动频率增至1时，增益最大是0.65，这取决于醒觉状态。然而，Donaghy的工作指出，在动物头运动的全过程中，增益接近1。以上不一致的原因不清楚。

前庭眼反射与跟踪不同。首先，前庭眼反射在黑暗中存在，不注视时明显。正常人扫视运动可以阻断慢运动。其次，最新研究指出，未麻醉的猫，摆动频率在0.3～4 Hz这一很宽的频率范围内时，前庭眼反射的增益接近不变，即1。但因头运动整个过程中有小的位相变化，实际上增益大于 0.80；而跟踪系统则只对很局限的频率发生反应。第三，不同疾病损害不同系统。例如，某些疾病只损害跟踪系统，而前庭眼反射则保持正常。

2. 跟踪系统　“跟踪”一词是1903年由Dodge提出，指的是所有灵长类和有中心凹的动物所具有的低速而精确的跟踪运动。它与中心视觉有关。对物体运动的视觉性感知是跟踪运动的刺激因素。只要看见物体在运动，就可能出现跟踪。跟踪的目的是使视像不离开黄斑中心，只有在视觉系统对目标运动的方向和速度进行连续的估计之后，才能做到这一点。跟踪的平稳性是眼运动系统中预测机制起作用的结果。依据“现在瞬间”和“过去瞬间”的视标位置资料，可间接地提供“将来瞬间”的视标将处于某一位置的预测性报告，从而使这一系统据此形成行动计划，并付诸实施。平稳跟踪运动多发生在实验室内。假如视标缓慢平稳的在视野内运动，眼能正确地跟踪，直至视标的速度达到 60° /s ～ 70° /s，超过此速，跟踪系统停止，扫视系统启动，称为扫视跟踪（saccadic pursuit），这是一种重要的病理状态。同样，如果视标摆动频率＞1～1.5 Hz，跟踪系统停止，扫视启动。除了特殊情况，如跟随一个暗点，或想象一个视标，否则没有视标，就不会出现跟踪。任何没有视标情况下所做的眼运动，其结果是扫视运动。

根据速度，跟踪和扫视系统有如此不同的性质差异，是因为它们各自有不同的产生系统。这两个系统还有其他几点不同：①跟踪和扫视运动反应时间相关联：当物体在视野内运动时，跟踪运动开始或将开始时有扫视运动，但扫视运动出现的时间不同；②视标运动的速度阈值在1° /s时不出现扫视，到30° /s时才出现扫视运动；③扫视运动对巴比妥类药物不敏感，而跟踪则高度敏感。因此，巴比妥类药物可使任何速度的跟踪停止，而变为扫视；④在平稳来回摆动时，如视标突然消失，扫视将重叠于平稳跟踪之上，但快运动出现在慢运动的反方向。

3. 视动性眼震　视动性眼震是大视野运动所诱发的眼的反射性摆动。最常见的是当坐在疾驶的火车上注视窗外驶过的物体时，就会出现急跳性眼运动。这种诱发眼震的慢相和视动刺激运动方向一致，继之出现的快相与视动运动方向相反。日常生活中的视动性反应很少单独出现。正常时，当我们随意地做头运动时，它和前庭眼运动反射互相作用在一起，当我们注视一个移动的物体，如盯着一只飞鸟时，它就和平稳跟踪运动结合在一起。

视动性眼震有一个皮层传导径路，它依赖于中心凹视力和完整的大脑皮层；还有一个皮层下非跟踪的传导径路，它依赖于视网膜周边部分、副视束和脑干。疾病过程可损害这些传导中的某些部分，再加上检查参数未标准化，就引起文献上关于视动性眼震解释的矛盾。

视动异常可以是扫视性眼动或平稳跟踪运动扰乱的结果。如影响扫视性眼动，引起反应的快相异常。在眼肌麻痹、Ⅲ、Ⅵ脑神经麻痹、脑桥旁正中网状结构病变以及核上型眼肌麻痹等病变时，快相速度减慢。在核上型眼肌麻痹，随意性扫视和视动性眼震快相一开始就被扰乱，严重病例眼动刺激后，出现慢相的紧张性眼偏斜。小脑病变常引起不规则的眼动的节律失调。

视动性眼震慢相受传入视径路或传出运动径路病变的影响。外周和中枢病变都可引起视动性反应的异常，特别是脑干、基底节、小脑和大脑皮层中枢神经系统各水平病变引起视动反应慢相速度的异常。

与中枢神经系统病变相反，前庭外周如迷路或前庭异常很少引起视动异常。急性外周性前庭病变，可有轻度视动反应损害，表现为视动性眼震方向优势的短暂改变，且和自发性眼震方向一致。当发生中枢代偿时，前庭眼震的慢相速度减慢，视动反应恢复正常。因此，视动性眼震试验对外周前庭系统和中枢前庭系统病变的鉴别有重要意义。

下面讨论动物和人的研究情况。

动物 皮层视动性眼震（跟踪）依赖于中心凹视力和大脑皮层完整。视野中有静止物体，眼震不受抑制，但如把动物投入黑暗环境中，就不再出现眼震（即无视动后眼震）。Ter Braak等用狗做实验，将一串物体围绕狗旋转，因物体只占视野很小部分，未引起狗的兴趣。因此，未引出视动性眼震。之后，他们用一组兔子在狗前面奔跑，结果对兔子感兴趣的狗出现了视动性眼震。将皮层或纹状皮层切除后视动性眼震消失。类似的试验，在猴也得出同样的结果。

皮层下（非跟踪）视动性眼震依赖于整个视野特别是周边部的完整。视野中静止物体可抑制眼震。投入黑暗环境，眼震持续一段时间，即有视动后眼震。破坏双侧纹状皮层后不再引出视动性眼震。但类似的重复实验未获同样结果，可见，纹状皮层和视动性眼震的关系仍未解决。

人 人的视动性眼震有两种形式，即主动和被动视动性眼震。主动视动性眼震依赖于跟踪系统，后者则不依赖。Hood 及 Brandt 等广泛研究了视动性眼震，总结如下：如把一个正常人放入旋转的视鼓内，视刺激引起水平或垂直性眼震。视鼓开始旋转，刺激滑过整个视网膜，眼不能持续无限制的向一侧偏斜，在眼达到鼓速前，快眼动被诱发，使眼回到正中，有些人甚至超过正视位。这一过程的重复，就产生视动性眼震。鼓速增加，诱发的眼震慢相速度也相应增加，但这只是在鼓速为 30°/s 的范围内，超过此速度，增益反而下降。

视动性眼震方向改变总是开始于快相，且眼球略向快相方向移动。如视动性眼震向右，眼球略向右外展。而由摆动转椅诱发的前庭性眼震的特点，与视动性眼震恰好相反，即眼震方向改变总是开始于慢相，眼球略向慢相方向移位；而视动性眼震方向改变开始于快相，并向快相方向移位。此外，增益随着鼓速的增加而增大，即鼓速达到 100°/s 甚至更大速度时，增益仍与鼓速保持一致。Hood 认为，视动性眼震的这一特点可解释其二元性机制，即快相与视网膜黄斑中心凹有关，慢相与视网膜周边部有关。

近代研究认为，视动性眼震的快相和慢相有各自独立的皮层中枢。快相中枢在额叶（Brodmann 18 区），慢相中枢在枕叶（Brodmann 8 区），两个中枢通过顶叶深层的上纵束和下额枕束联系。视标从眼前通过时，视网膜黄斑中心凹和周边部同时接受视觉冲动，该冲动经视觉通路传至枕叶中枢，由此再传到额叶皮层中枢。从枕叶和额叶皮层中枢各自发出的传出纤维在中脑顶盖前区集中，然后在第 Ⅲ、Ⅳ 脑神经核之间交叉到对侧，终止于对侧第 Ⅳ 脑神经核附近的脑桥旁正中网状结构，即水平凝视中枢，再与动眼核联系，产生向对侧的快相运动。另外，额叶快相中枢对枕叶中枢有抑制作用。

额叶快相中枢、基底节病变及视网膜黄斑区病变均可影响视动性眼震快相，表现为前庭相，眼球向慢相方向移位。这一异常除出现于基底节病变外，还出现于慢性舞蹈病。进行性视动性眼震即视动性眼震方向改变见于豆状核慢性变性、进行性核上型眼肌麻痹等疾病。双侧幕上病变影响额枕通路，也可出现前庭型视动性眼震。

4. 眼的稳定性控制　前庭眼反射可以在相当大的头速范围内保持眼的位置，是一个在正常头运动范围内保持眼稳定的系统。前庭眼反射由依赖于视网膜周边部的视动系统辅助，而视网膜周边部又可把冲动传到前庭神经核。Waspe 和 Henn 在他们的研究中指出，所有前庭神经元都对周围视觉传入信号发生反应，也对视觉和前庭的传入信号的代数和发生反应，但这不适用于跟踪系统。有趣的是，前庭传入信号在低频时是与视觉信号一致的一种速度信号，因此，这两种信号系统相互补充，从而维持眼的位置，并使中心凹跟踪系统能够跟踪有兴趣的物体。

二、非平行运动或异向运动

非平行运动或异向运动主要包括会聚运动和散开运动。有效刺激是物体沿前后方向移位所致的视觉模糊和复视。非平行运动的潜伏期约为 160ms，最大速度不超过 20°/s，运动异向而平稳，会聚运动稍快，散开较慢。非平行运动的中枢部位尚不清楚，可能在顶叶皮层传出径路，终止于中脑被盖和脑桥旁正中网状结构。

（一）会聚运动

会聚运动由融合刺激（复视）或调节刺激（近物投影在视网膜上的清晰度丧失）引起，与视觉的立体感有关。它的完成有赖于一组眼外肌收缩和一组眼外肌松弛。会聚运动时，还伴有瞳孔括约肌和睫状肌收缩，后者能增加晶状体的曲度和屈光度。这是在融合刺激和调节刺激影响下，中枢神经系统形成了不同眼肌协调行动的“计划”，它包括决定会聚的程度及睫状肌和瞳孔括约肌的收缩程度，三者共同行动，故又称为“近点三联征”。它是一种联合运动，而非反射运动。瞳孔收缩的程度一般取决于会聚的程度，与刺激的性质无关。不对称的会聚运动也可以引起瞳孔括约肌和睫状肌的收缩。猴的会聚运动皮层中枢在相当于人脑的Brodmann 18和19 区，但人中枢的确切部位不清楚。病理资料提示，皮层发出的有关纤维通过上丘前臂和上丘，并在上丘换元后到达同侧和对侧动眼神经核内的内直肌核簇，所以会聚麻痹常合并垂直凝视麻痹，而很少与水平凝视麻痹并存。

（二）散开运动

散开是两眼外直肌同时主动收缩所致的两眼向外运动，是从中枢输出的神经冲动使外直肌兴奋的结果，并不是主动性的会聚张力丧失而使两眼散开。多数人认为中枢在大脑皮层和脑桥。

（三）注视

注视（fixation）的功能是保持视像在黄斑中心凹上，即注视是零速的跟踪，但实际上并非真正的零速，注视时视线集中在目标上并非固定不动，只是运动微小，易被忽略。如Yarbus认为的，跟踪运动包含了几近零速的注视（即跟踪和扫视子系统已经把视标移到黄斑中心凹）。注视中枢在顶枕叶。注视运动包含 4 种微运动：①高频震颤或微震颤：是一种十分微细的异向性震荡，波幅中等，水平和垂直性微震颤的波幅小；②微急动：是一种水平、垂直或旋转性的微细跳动，频率极不规则；③微慢动：亦称飘移，是一种异向性平稳的慢运动，幅度比高频震颤大；④不规则微运动：其频率和波幅无特异性。

（四）改正运动

大的急动常不准确，需要两种改正运动把两眼带到目标。一种是改正性急动，潜伏期约为 125ms，见于同向性重新注视时出现的不准确急动（辨距障碍）；另一种是慢的改正运动，称为滑降，速度较慢，约为 30°/s，很难与急动的终末部分分开。

第三节 眼运动控制信号

眶内容含有与眼运动和维持眼位置相适应的黏-弹性物质。眼迅速运动时，眼外肌有力收缩，以克服眼球惰性和眶内容的黏胶物质的阻力。这种运动是由于相应神经中突然增加放电脉冲频率而引起的。一旦眼睛移到新的位置，由于眼眶内弹性物质作用，眼球就要恢复到正视位，因此需要恒定的紧张性神经活动，以维持眼肌的紧张活动，这叫神经支配的阶跃（step）。扫视运动的眼动控制信号就是神经支配的脉冲-阶跃的控制，这种活动形式反映在眼运动神经元和眼肌的放电特性上。为了要获得眼球精确的速度和最终的位置，很重要的是使脉冲和阶跃相匹配。脉冲太小，扫视慢但精确，且保持偏心位置；而阶跃太小，在扫视速度不变的情况下，也不能保持新的眼位。所有这一切，都是由一个位于脑桥旁正中网状结构中的调节眼快动的调节器所调节。经电生理定位，该区与位于展神经核周围及较上部区域的大细胞性网状核区相一致，该区病变引起不能向同侧凝视，快眼动或扫视比慢运动易受损害。微电极研究证明，此区细胞在爆发时放电，而且早于任何同侧眼动。脑桥旁正中网状结构最头端只有爆发放电细胞（brust cell），而较尾端有爆发放电细胞和紧张性细胞（tonic cell）两种。紧张性细胞在运动完成后继续放电，从而保持眼的位置。除此而外，还有终止眼运动的终止细胞（pause cell），它能抑制爆发放电细胞，阻止不必要的放电，从而终止不需要的扫视运动。如上所述，要克服眼球惰性，发生扫视，需要一种快动爆发放电活动，而紧张性放电对维持已得的眼位很重要。扫视运动基本特点是让爆发放电细胞和其他能综合爆发放电活动的细胞连接起来，后者见于展神经核周围区。其次是如何把脑桥旁正中网状结构所获得的信息传到眼外肌运动核。因从脑桥旁正中网状结构到眼的协同肌与拮抗肌组有交互神经支配，既有兴奋又有抑制，信息复杂。兴奋的连接有两种径路：直接径路是同侧展神经核接受同侧脑桥旁正中网状结构的信息，通过内侧纵束传到对侧内直肌；间接径路是同侧展神经核周围区形成突触，然后在脑干交叉，到对侧内侧纵束上行。已有证据证明，内侧纵束携带从脑桥旁正中网状结构来的爆发放电-脉冲-阶跃信息，从而产生扫视。目前对经内侧纵束到内直肌的抑制径路了解甚少，尚无足够根据。相反，却有从脑桥旁正中网状结构到对侧展神经核有抑制径路的证据，有力地支持了脑干一侧脑桥旁正中网状结构发出足够信息，可以诱发同侧水平扫视并保持眼位的看法。

关于垂直平面的扫视，早已认识到中脑病变可发生垂直凝视损害，但水平扫视运动仍然保持。在显微生理水平，猴中脑网状结构有爆发放电输出单位，与垂直扫视有关。King 和 Fuchs 的研究指出，扫视运动的速度由细胞的放电率决定，扫视时间由爆发放电时间长度决定，扫视振幅由爆发放电时的脉冲量决定。

中脑网状结构与脑桥旁正中网状结构的联系尚不清楚，可能通过内侧纵束外侧径路联系。在扫视过程中，脑桥旁正中网状结构活动的终止可使垂直扫视丧失。

第四节 水平同向凝视的控制

两眼球水平同向凝视中枢位于大脑皮层的额叶、枕叶和脑干的脑桥。双眼球同向凝视分为随意性和反射性两种。随意性同向凝视其代表区为额叶皮层的眼球运动区或额眼区。反射性同向凝视其代表区为枕、颞叶皮层眼球运动区，或称枕、颞眼区。额眼区和枕眼区、颞眼区彼此有内在联系。额眼区受刺激时，双眼向刺激对侧同向凝视；如额眼区破坏或切除，双眼向病灶侧同向凝视，但不能持久，即因功能代偿而消失。此种代偿系双侧皮层支配，或为枕叶、颞叶等部位的眼球运动区代偿的结果。枕眼区和颞叶第 22 区都是反射性水平同向凝视中枢，该中枢的神经纤维与脑桥旁正中网状结构相联系，完成不随意的水平同向凝视运动。

展神经核本身是水平眼平行运动指令的集合部位。神经核包含两种神经元：①展运动神经元有支配外直肌的轴突；②展核间神经元有轴突投射经内侧纵束到对侧动眼神经的分支。展神经核病变引起同向凝视麻痹，不能使眼越过中线移动，不能产生扫视、跟踪、视动或前庭性的眼运动。另一方面，内侧纵束病变使平行眼运动时其神经支配的同侧内直肌丧失功能。除了在会聚时引起内收麻痹，还可引起核间眼肌麻痹。假如同向性凝视麻痹并不完全同向，可能同时存在展神经或对侧内侧纵束病变。损害一侧展神经核和邻近内侧纵束的脑干病变，引起同侧同向凝视麻痹和同侧内收麻痹；惟一保留的是对侧外展运动，这就是所谓的“一个半综合征”。单侧的展神经麻痹合并双侧的核间眼肌麻痹也叫“一个半综合征”。

如何使扫视、跟踪和前庭的指令到达展神经核？水平扫视速度的指令来自位于邻近展神经核脑桥旁正中网状结构内的爆破放电细胞，该细胞群的病变会减弱扫视。跟踪和前庭的指令也可传送到脑桥旁正中网状结构的头侧，因为，脑桥旁正中网状结构单侧的病变可以产生同侧的跟踪麻痹。另一方面，如果病变在脑桥旁正中网状结构的头侧，前庭慢相和跟踪就会不受损害。

水平前庭眼反射兴奋性指令来自对侧前庭核复合体。当头静止时，左、右前庭核以同样的节律紧张性放电。当头水平旋转时，一侧半规管受刺激，而另一侧受抑制，使左、右前庭核放电率不平衡，一侧活动增加，另侧减少，由于对头速编码的不同，发出指令形成前庭眼震的慢相。当头持续恒速旋转时，由于壶腹嵴顶慢慢回到最初位置，因此，外周前庭信号变得不精确。然而，视动性传入也可到达前庭核，以代替消失的迷路信号，帮助维持精确的头速。

视动和前庭性眼运动之间有密切关系，反映在周围和中枢前庭病变后视动反应的异常。有人认为，平稳跟踪运动对视动眼震的形成也起作用，从而对视动刺激的眼震反应的评价发生混乱。为澄清跟踪在视动性眼震形成中的作用，研究者可以测量视动后眼震。视动后眼震是一种在全视野刺激后关灯、然后出现的一种长时、缓慢、延迟的眼震。它能最好地说明视动性部分反应的生成是通过前庭核。

所有水平平行眼运动的眼位信号取决于普通的神经整合器的功能，而神经整合器并不局限在一个解剖部位，常位于小脑（特别是绒球）延髓头侧的舌下神经核和前庭神经核或邻近内侧纵束的正中旁束的细胞群，所有这些都很重要。

第五节　垂直同向凝视的控制

眼球垂直凝视皮层中枢与同向凝视皮层中枢在同一部位，即额中回后部 Brodmann 8 区和枕叶皮层第 17、18、19 区。从 Brodmann 8 区发出的神经纤维经过内囊后分成两束，一束为同向凝视中枢纤维，另一束为垂直凝视中枢纤维（即随意性），后者至中脑上丘头端的核团再发出神经纤维，抵达双侧动眼神经核上部，使眼球上视；中脑上丘尾端发出神经纤维，抵达动眼神经核下部，使眼球向下视。枕叶第17、18、19区为反射性同向垂直凝视中枢，该中枢上部司理双眼球向下同向垂直运动，下部司理双眼球向上同向垂直运动。枕叶纹状区上、下部（相当于视网膜上、下象限）的神经纤维最终止于动眼神经核下部或上部，司理双眼球向上或向下运动。已经确定，没有与展神经核相当的垂直凝视中枢。然而，某些中脑结构对垂直眼运动很重要。

垂直运动前扫视（vertical premotor saccade）的指令来自位于内侧纵束头端间质核（rostral interstitial nucleus of medial longitudinal fasciculus，riMLF），该结构位于中脑和丘脑连接的红核前区导水管腹侧。riMLF内的垂直爆发放电神经元放电，以引发眼球旋转和垂直性眼运动。引起上下扫视的爆发放电神经元在每一侧都是混合的，但每一侧的riMLF仅编码引起riMLF侧眼外旋的旋转运动；而在riMLF对侧，则引起内旋。在riMLF的垂直爆发放电神经元的正常功能可能取决于从脑桥头端发出的上行性传入冲动，因为双侧脑桥病变可以引起垂直扫视的减慢和消失。riMLF可能直接向两侧尾端投射，经后连合连接到动眼和滑车神经核。轴索侧突刺激Cajal间质核（iNC），在此进行速度眼位的整合，以保持垂直凝视。iNC投射向下指令直至动眼神经核，而向上指令必须通过后联合穿过背部。猴和人双侧riMLF病变，既不引起明显的向下眼急动的损害，也不引起所有垂直眼急动的麻痹。另一方面，在后连合较背部的病变，产生特殊的向上凝视的损害。

前庭和跟踪垂直运动的速度指令，以及部分的垂直眼位的指令，经MLF和小脑上脚上行到中脑。iNC接受这些纤维，把速度信号转变为眼位信号，而保持垂直凝视。这样，双侧核间性眼肌麻痹不仅引起双侧内收麻痹，而且也引起垂直前庭眼反射、垂直平稳跟踪和垂直偏心凝视的损害。

参考文献

1. 李学佩编著. 神经耳科学. 贵阳: 贵州科学技术出版社, 1991
2. 宰春和主编. 神经眼科学. 北京: 人民卫生出版社, 1987
3. 王纪佐主编. 神经系统临床诊断学. 北京: 人民军医出版社, 2002
4. Rudge P. Clinical Neuro-otology. Edinburgh: Churchill Livingstone, 1983, 30-47
5. Zee DS, Leigh RJ. Evaluation of Eye Movements in the Diagnosis of Disease of the Vestibular system. In: Chummings CW, Fredrickson JM, Harker LA, et al. eds. Otolaryngology-Head and Neck Surgery. 2nd ed. St Louis: Mosby, 1993, 2683-2697
6. Neuman SA, Lambert PR. Neuro-ophthalmic Manifestatations of Neurotologic Disease. In: Jackler RK & Brackmann DE, eds. Neurotology. St Louis: Mosby, 1994, 201-218

第六章

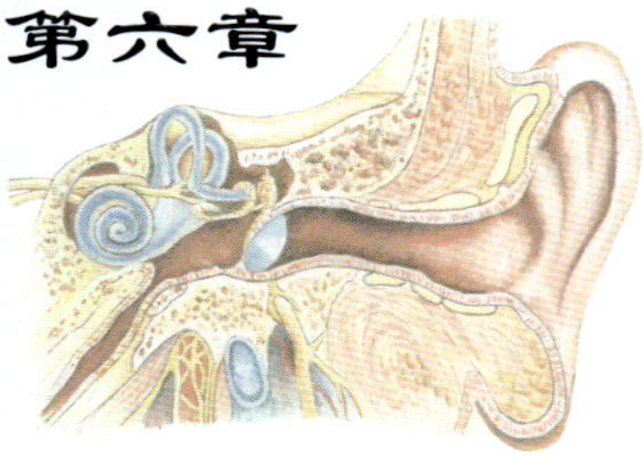

神经耳科学相关病理学

方耀云

第一节 概 述

Lindsay是耳病理学之父。他1928年从加拿大来到美国芝加哥大学，1930年任耳鼻咽喉科主任。1931年赴瑞士苏黎世大学进修，师从著名的耳鼻咽喉科医师Nager教授。在Nager的启发下，Lindsay对颞骨研究产生浓厚兴趣，从欧洲返回美国之后，立即着手建立了当时美国第一所颞骨实验室。Lempert 被视为现代耳科学之父，对耳外科有创始性的贡献。

Lindsay为梅尼埃病、岩尖炎、胆脂瘤、听骨链以及耳硬化症的病理研究作出了杰出的贡献，在前庭生理、位置性眩晕和重度感音神经性聋的研究方面亦颇有建树。Lindsay不仅是一位杰出的研究人员，而且是一位卓越的临床医学家，具有高超的诊断技术和手术技巧，在镫骨手术、鼻窦疾病、食管和上呼吸道疾病的诊断和治疗方面技术精湛。Lindsay还是一位杰出的教师，他教书育人，桃李满天下，为耳鼻咽喉科事业培养了大批栋梁之材。世界闻名的耳病理学家Schuknecht教授和我国著名的耳外科和耳病理学专家姜泗长教授均是Lindsay的学生。

Schuknecht 是世界著名的临床耳科学家、耳病理学家、教师和学者。1946 ~ 1949 年，曾是Lindsay的住院医师。1949～1954年在芝加哥大学耳鼻咽喉科工作。1953年在底特律市Henry Ford医院当助理外科医生，重点从事耳外科和耳聋的病理生理的基础研究。1961年任哈佛医学院耳鼻咽喉科主任和马萨诸塞州眼-耳医院耳鼻咽喉科主任，开始了辉煌的“Schuknecht时代”，成为国际耳鼻咽喉科领域的权威。

Schuknecht 是一位有才艺，有创新精神的外科医生，他在美国最早开展了现代镫骨切除术，并发明了几种假体（prosthesis），有些至今仍在使用。1956年他改良了经外耳道迷路切除术，介绍了鼓室内注射氨基糖苷类药以破坏梅尼埃病患者的前庭功能的方法。他一生共发表300余篇科学论文，7本有关耳解剖学、病理和手术的教科书。1974年出版了《耳病理学》一书，1993年这本书再版，在以后相当长的一段时间内，这本书还将会是耳病理学研究的经典著作。他在马萨诸塞州眼-耳医学院共收集1 500套人颞骨标本。他的实验室吸引了来自世界各地的医师，他的学生桃李满天下。为了表达对他的敬意，他的学生成立了国际耳病理学会。Schuknecht的临床和科学贡献，将长远地影响耳科学的科学探索和临床实践。

姜泗长教授，1938 年毕业于北平大学医学院，1947 年赴美国芝加哥医学院深造。他是我国著名的耳鼻咽喉科专家，中国现代耳鼻咽喉科学的创始人之一，特一级教授，中国工程院资深院士，博士生导师，南京大学医学院，第四、五军医大学附属医院及解放军总医院副院长，耳鼻咽喉科主任、教授，研究所所长。姜泗长教授从事耳鼻咽喉科学60余年，为我国耳鼻咽喉科学的建立和发展作出了杰出贡献。他确诊了国内首例耳硬化症，成功地开展了第一例治疗耳硬化症聋的内耳开窗术，为我国内耳疾病治疗做出了开创性的工作，他创立的手术方法及设计的手术器械在国内广泛应用。1950年在国内首先开展了颞骨组织病理学的研究工作，制作出国内第一套成人颞骨切片和一批人内耳标本，为中国的耳病理学奠定了基础。1950年他在国内率先开展了耳神经学研究，较早地进行听力学系统研究工作，建立了听力室、眼震电图检查室及听生理实验室。几十年来，在他的领导下，解放军总医院耳鼻咽喉科始终以防聋治聋、为重点，进行了深入、系统的研究，尤其在传导性耳聋的外科治疗、爆震性聋、老年性聋、遗传性聋、耳神经学等方面成绩卓著。姜泗长教授不仅是一位医术精湛的医学家，也是一位目光远大，育人有方的医学教育家，他把人才培养视为事业延续和发展的基础，慧眼识才，精心育才，扶持新人，培养了中国几代耳鼻咽喉科专业的优秀人才。前中央军委主席江泽民签发命令，授予姜泗长同志“模范医学教授”荣誉称号，并亲笔为他题词：“技术精益求精，诲人桃李天下”。

分子生物学方法在耳与颞骨研究中的应用，开辟了耳疾病研究的新途径，为颞骨分子病理水平的研究开拓了广阔前景，为深入揭示某些遗传性聋、耳硬化症、梅尼埃病、老年性聋、听神经瘤的发病机制提供了有效的手段和方法，并使这些疾病的诊治水平得到明显提高。

Wackym（1997）发表文章，展望颞骨研究的未来时指出，进一步研究美国NIDCD国家颞骨、听力平衡病理资料登记处存档的火棉胶包埋的人颞骨切片，对揭示颞骨相关的疾病的发病机制具有重要意义。

颞骨相关的疾病（如听力、面神经及平衡紊乱等）在美国发病率之高是令人惊愕的：有50%的人有平衡或前庭障碍；在65～75岁的老人中有30%～35%严重听力丧失，75%的儿童在3岁时就有中耳炎发作。17 000多例耳蜗植入术中仅有25个患者的颞骨被保存下来。

由于解剖病理与颞骨病理学的同步发展，免疫组织学、原位杂交组织化学、电子显微镜、DNA和RNA扩增的聚合酶链反应（PCR）等技术已运用于那些存档的、未染色的火棉胶包埋颞骨的研究，国内情况也是这样。现在国内、外均有报道，用于三维重建的颞骨不脱钙连续薄切片的制作方法，比火棉胶包埋、切片的方法更快速、变形小、图像清晰，更能满足颞骨内微细结构三维重建的需要。

目前，对遗传性听力和平衡障碍的分子基础有了深刻的了解，但对其颞骨组织病理学改变却知之甚少，如常染色体隐性遗传综合征的颞骨标本在美国分属于3个研究所的8个病例。病毒感染被认为在许多内耳疾患的成因中起着直接或间接的作用。许多证据表明了单纯疱疹病毒（HSV）在前庭神经元炎、Bell面瘫、老年性聋和突发性聋中的致病机制。免疫组化技术提供了在耳硬化症损害中麻疹样病毒抗原存在的确切证据。我所也曾报道过有关在老年性聋与耳硬化症中病毒感染方面的病例。

近30年来，耳科学在理论方面、临床实践、生理功能检查手段及形态学方面的研究，国内、外均有日新月异的发展。耳部发育异常或各种疾病引起的主要症状是耳鸣、耳聋及眩晕。眩晕症状可由于维持平衡器官的代偿而逐渐消失，但对耳鸣、耳聋采用的各种治疗仍难奏效。耳聋因耳部病变部位及性质不同程度有所差异。如中耳疾病出现传导性耳聋；内耳疾病出现感音性耳聋或感音神经性耳聋；中枢性听觉通路病变可出现中枢性低频感音神经性听力减退或称听神经病和自身免疫性疾病。中耳或内耳均有疾病则出现混合性耳聋。当幼儿因耳部发育不全或某些疾病引起耳聋时，无法学习言语，可致聋哑。成人重度耳聋，听不到或听不清外界声音，别人说话时，只闻其声或只见其口动，不能了解其意义或可能听到对方大声喊叫，常误解谈话内容，患者极感痛苦，日久精神上受到创伤，以致发生忧郁、苦恼或脾气急躁等情绪波动。因此，防聋、治聋是耳科领域内刻不容缓的重要课题。

医生只有熟练掌握颞骨的微细解剖及其毗邻的重要结构关系，才能正确处理术中的问题，避免损伤正常组织以及出现意外的并发症，获得理想的手术效果。颞骨组织病理学是能深入了解耳科及相关疾病的病因、发病机制、病变情况及其发展规律的极其重要的基础学科，耳科医生必须掌握它，科研工作才能不断深入，理论联系实际获得新突破，在医疗技术上不断更新，造福于患者。

1950年，姜泗长教授在国内首先开展了颞骨火棉胶组织切片，制作出国内第一套成人颞骨切片和一批人内耳标本，为耳部组织病理学的研究工作奠定了很好的基础。在他的倡导、参与和支持下，我国的耳鼻咽喉科学不断发展，进入国际先进行列。随着科学进展，研究手段不断深入，我所利用先进技术，结合临床，不仅用光镜观察形态变化，还先后开展了电镜、组化、免疫组化、神经递质、核团研究，中、内耳结构三维重建，活体耳蜗微循环观察，耳蜗前庭毛细胞单细胞分离及单离细胞膜离子通道研究，颞骨立体形态学研究，包括听骨链、面神经、后鼓室结构、迷路、内淋巴囊、后壶腹神经和毛细胞的立体形态研究，以及中枢神经元钙离子浓度的变化等生理特性的研究。通过这些研究初步揭示了耳聋、耳鸣发生的细胞学机制，并在防止病损发展、促进创伤后恢复方面有所贡献。药物对耳蜗、前庭的损伤等研究工作，在国内达到先进水平，如发现 mtDNA 1 555 点突变与氨基糖苷类耳毒性聋有关。我们还在颞骨火棉胶连续切片的基础上对老年性耳聋进行全面、系统研究。戴朴（2000）利用分子生物学技术，发现老年性耳聋颞骨内的mtDNA4 977缺失检出率达50%，明显高于对照组的21.1%，提示这一缺失在老年性耳聋的发病机制中可能起一定的作用，并发现内耳缺血与mtDNA4 977缺失之间的密切关系。我们的颞骨内疱疹病毒感染与老年性聋的关系研究，发现老年性聋患者颞骨内存在单纯疱疹病毒Ⅰ型和Ⅱ型（HSV-Ⅰ、HSV-Ⅱ）潜伏感染，其中多为HSV-Ⅰ感染，提示颞骨内 HSV 病毒的潜伏感染可能与部分老年性聋的发生、发展有关。此项研究已达到国际先进水平。

近年来有关遗传性聋的基因研究及听神经病方面的机制研究较热。

袁慧君（1998）关于氨基糖苷类抗生素致聋（AAID）家系 mtDNA 1 555 点突变的分析，发现了一个 mtDNA1 555 点突变阴性的致聋家系，说明该点突变不是氨基糖苷类抗生素遗传易感性惟一的分子基础。作者正在对这个家系的 mtDNA 12S 和 16S rRNA 进行全基因序列分析，如能发现新的突变位点，将是对AAID病因学的重要贡献，也能提供未来对AAID基因诊断、基因治疗和预防的重要理论依据。

王秋菊（2003）报道了一个5代相传的遗传性聋大家系，遗传特征是以男性发病为主的X连锁隐性遗传，提示听神经病可以由遗传因素造成。

柯肖枚（2001）报道 *Cx26* 基因 233 ～ 235 位碱基纯合性缺失可致常染色隐性遗传性聋，是国人遗传性无综合征耳聋的致病因素之一。

孔维佳（2000）报道阿霉素可诱导大鼠内耳组织mtDNA缺失突变，该突变可增加对AmAn的耳毒作用。

孔维佳（2002）对mtDNA突变与非综合征感音神经性耳聋家系的研究提示，mtDNA4977

缺失可能是该病的一个重要致病因素，mtDNA1 555A → G 点突变，mtDNA 3 243A → G 点突变在非综合征感音神经性聋中不常见。

王秋菊（2002）研究*KCNQ4*基因突变对常染色体显性遗传性家系的影响，结论提示*KCNQ4*基因外显子2与外显子3之间内含子复制数目的变化可能是这个家系耳聋出现的一种特征性分子标记。

李为民（2002年）等对12个非综合征型遗传性耳聋家系的mtDNA 12S rRNA，tRNA Leu（UUR） tRNA Ser（UCN）及16S rRNA进行了基因序列分析。

王正敏（2003）撰文谈到虚拟技术在医学领域的应用，既是科学技术发展的必然趋势，也是医学科学发展的迫切要求。目前国内绝大多数的研究，局限在介绍国外进展或理论探讨的范围，尚未见到有关虚拟技术用于人体研究的报道。听觉器官的解剖、生理和病理，因其复杂性需要深入研究。虚拟生物人的研究好比破解人类基因密码工程一样，需要多学科分工、合作来完这一重大任务。

收集颞骨标本：尸检时取出两侧颞骨（最好在死亡的6 ~ 12h内或冰冻条件下的24h内）经过 Formalin 或 Heiden-Susa 液固定、脱钙、脱水、浸胶、火棉胶包埋等程序后，切成 20μm 厚度的连续切片，每 5 张取 1 张做 HE 染色并镜检。颞骨标本的收集在国内相当困难，其原因是：①死者家属允许尸检和开颅者较少；②死后不能及时尸检，致使标本膜迷路严重自溶；③组织切片技术要求较高，疏忽某一步骤，则会影响切片的质量；连续切片程序复杂，费用昂贵；④缺乏生前完整的临床病史、耳部检查及各种功能检查资料。而在国外，死者生前志愿死后捐献颞骨，并有完整的临床资料。

本章重点介绍与耳神经学相关的几种常见疾病的颞骨组织病理变化，包括 Mondini 内耳先天性畸形、慢性中耳炎、胆固醇肉芽肿、化脓性迷路炎、耳硬化症、老年性耳聋、白血病、梅尼埃病、听神经瘤、面神经瘤、颞骨转移癌，以及人工耳蜗植入后颞骨的组织病理改变。

第二节　先天性内耳畸形

耳科临床经常遇到一些原因不明的感音神经性聋或混合性聋患者，其中部分病例是先天性内耳发育不全（Mondini内耳畸形）所致。这是在胚胎发育的不同阶段，受遗传因素、基因突变或其他因素的影响，导致的内耳发育停顿或变异。其表型多样，患者听力损失及伴发症状有较大差异，常给诊断与治疗带来困难。影像诊断技术的发展，为我们认识这类疾病提供了巨大帮助，可发现一些既往鲜见的病例。

1917年，Mondini首先发现内耳畸形并描述为：扁平的耳蜗，仅有耳蜗基底转和未发育的前庭。Schuknecht（1980）描述Mondini内耳发育不良：蜗转仅有1.5 ~ 2转，前庭扩大，半规管小或缺如，前庭和耳蜗感觉神经系统结构发育不全；可单独存在，也可伴有其他器官异常，如Klippel-Feil综合征、Pendred综合征、三体型综合征等，这些综合征可发生在一侧或双侧耳，有时底板发育不全或缺如，或被一层薄膜所代替，有时膜破裂可发生脑脊液耳漏，反复性脑膜炎。作者强调若患者无头部外伤史，无耳气压伤及冲击波损伤，而有脑脊液耳、鼻漏者，应高度怀疑此综合征，应该进行详细的耳部物理检查及纯音测听、声导抗及颞骨CT检查，以发现耳蜗前庭发育异常从而帮助诊断。解放军总医院曾诊断 5 例 Mondini 内耳畸形，其中 3 例伴有Klippel-Feil综合征，4例伴有脑脊液耳、鼻漏和反复性化脓性脑膜炎。经以上检查明确诊断，手术治愈。一例伴有耳硬化症，其病理报告如下：

患者，男性，60岁，双耳听力进行性下降20年，右侧重于左侧。1963年曾行右耳镫骨摘除术，术后听力无变化，再次探查证实术后听骨链连接无误，1981年1月病故，颞骨切片显示：右耳呈Mondini先天性内耳发育畸形。耳蜗略扁呈2.5转，结构异常，蜗轴短而细，尖转无骨螺旋板，耳蜗尖转和中转间无阶间隔，前庭阶和鼓阶相通，耳蜗前基底转外毛细胞缺如，中转血管纹异常（图6-1）。耳蜗前庭基底转螺旋神经节细胞和神经纤维较后基底转少，面神经膝状神经节细胞位置异常。前庭、半规管扩大，球囊积水，球囊水肿，其壁膨隆近前庭窗，椭圆囊前移，前庭导水管较正常人明显扩大（图6-2），前庭窗覆盖物周围有新骨生成及活动型耳硬化灶。圆窗及耳蜗导水管正常，鼓鳞缝异常扩大，内有纤维组织和血管，颈内动脉钙化。

左耳颞骨仅见底板前方有耳硬化症，其他无异常发现。

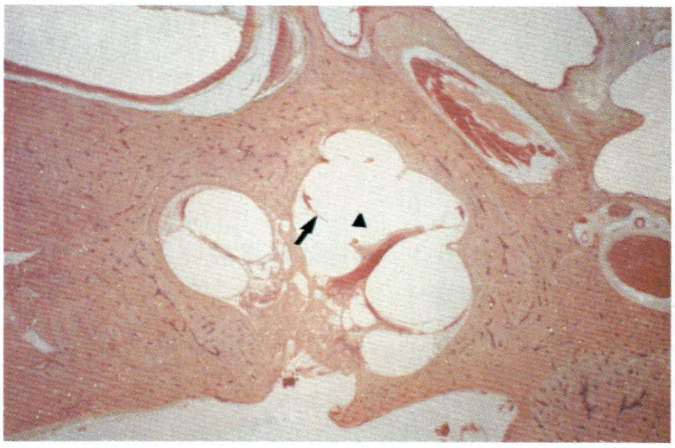

图 6-1　Modini 内耳畸形

耳蜗中转和尖转间无阶间隔（▲），中转血管纹异常（↑）　HE × 7.5

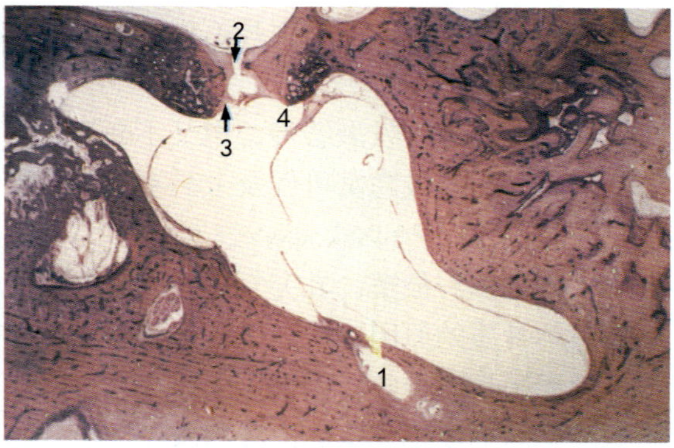

图 6-2　Modini 内耳畸形

1：前庭导水管较正常人明显扩大；2：前庭窗覆盖物及其周围；3：新骨生成；4：活动型耳硬化灶　HE × 25

第三节　慢性化脓性中耳炎

急性化脓性中耳炎治疗不当，常转为慢性化脓性中耳炎及乳突炎（chronic suppurative otitis media and mastoiditis）。致病菌以变形杆菌，绿脓杆菌、葡萄球菌及产气杆菌较多见。本病的病理变化为黏膜上皮的破坏导致局部的增厚呈纤维化，炎性细胞浸润，黏膜上皮转化为柱状上皮，分泌黏液的腺体结构形成等。多由于慢性炎症长期刺激所致。根据病理特点可分单纯型、骨疡型及胆脂瘤型。

单纯型（黏膜型）：急性化脓性中耳炎未愈，易转变成此型。病变局限于中耳黏膜，鼓膜多有紧张部中央性穿孔，鼓室黏膜因有圆细胞浸润，常显轻度增厚，鼓室内发生纤维性粘连，以致上鼓室及中鼓室两个前、后鼓峡口堵塞，脓液引流不畅。鼓膜穿孔较大者，可致锤骨柄部分破坏。

骨疡型：除上述病变外，病变可引起黏膜下化脓，侵蚀骨壁及鼓环，破坏听骨，形成慢性骨疡灶致骨质坏死，骨髓深处可有钙质沉着，在后期可见破骨细胞和新骨生成同时存在。亦可发生肉芽或息肉，后者有时经鼓膜穿孔向外突出，堵塞外耳道，妨碍鼓室引流，感染较为顽固，脓性分泌物有臭味，听力损失较明显。锤骨头部分骨质破坏，诸听小骨中最易破坏的是砧骨，因砧骨血运较差，且骨质变为疏松型，骨间隙充血浸润，有肉芽组织。砧骨体破坏及短突骨质吸收后被结缔组织取代（图 6-3）。

胆脂瘤型（cholesteatoma）：化脓性中耳炎中的胆脂瘤既非真正的肿瘤，也不含胆固醇，因此，有人曾对该命名提出异议，建议改名为表皮病（Tumarkin, 1961）或角化病（McGuckin, 1963）。该病特点是中耳腔内存在着表层角化的复层鳞状上皮，因上皮持续脱屑，脱落的薄屑不能排出，积聚成胆脂瘤（图 6-4）。临床上可分为 3 种：①后天原发性胆脂瘤，乃自发和隐袭的胆脂瘤，患者以往并无化脓性中耳炎，鼓膜内陷常局限于松弛部或后上部，内陷严重者呈袋状，致鼓膜穿孔，袋形内陷均系黏膜肿胀使鼓室狭口堵塞所致；②后天继发性胆脂瘤，继发于化脓性中耳炎，鼓膜有明显缺损；③先天性胆脂瘤，起源于形成原始脊索的外胚层所遗留的胚胎细胞，多发生在颅骨内，常于乳突摄片时被偶然发现，一般与中耳不相通，与中耳感染无关。

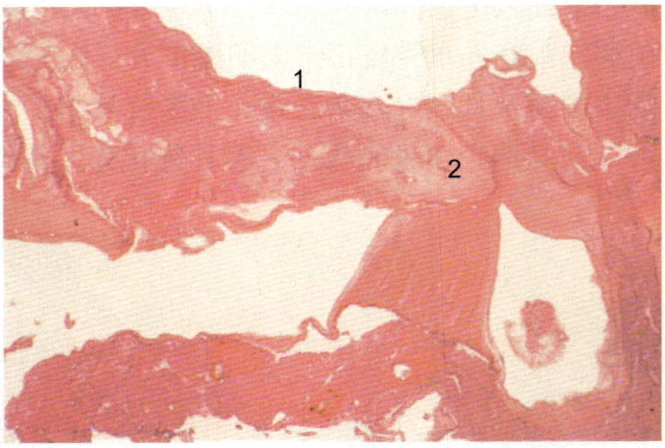

图 6-3 砧骨体骨质破坏

1：砧骨短突；2：骨质吸收 HE × 20

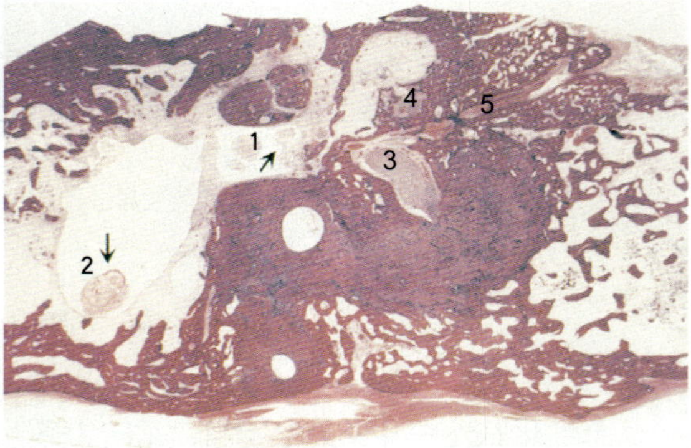

图 6-4 中耳炎胆脂瘤型

1：锤砧关节；2：乳突气房内胆脂瘤；3：膝状神经节；4：匙突；5：岩浅大神经 HE × 8

胆脂瘤是一种发展缓慢，但又不断进展的病变。胆脂瘤经鼓隐窝可侵及上鼓室及中鼓室顶部各个间隙、Prussak space、前鼓室、后鼓室窦、鼓室窦、鼓窦、乳突气房及岩尖等。胆脂瘤破坏骨质的原因，长期以来多认为是其压力引起周围骨质吸收。据最近的研究结果，胆脂瘤基层的上皮及其下的肉芽内有胶原酶，这种胶原酶和其他蛋白分解酶有分解骨质内的胶原纤维、腐蚀骨质的作用。若胆脂瘤破坏面神经管可致面瘫，若迷路骨壁被腐蚀可致迷路瘘管或迷路周围炎，水平半规管是这种瘘管常发部位。骨质破坏感染可侵入颅内，发生严重并发症。胆脂瘤型中耳炎（图6-5）的中耳腔内可见脱落上皮，胆固醇结晶及碎屑等，并有复层鳞状上皮构成囊，包裹锤砧关节。中耳黏膜病变上皮异常，原有扁平的上皮变为鳞状上皮，上皮下层充血、浸润，有肉芽组织生长。乳突腔内黏膜水肿、增厚，有渗出物。胆脂瘤型中耳炎致骨质吸收、破坏而成空腔，黏膜水肿、腺体增生。

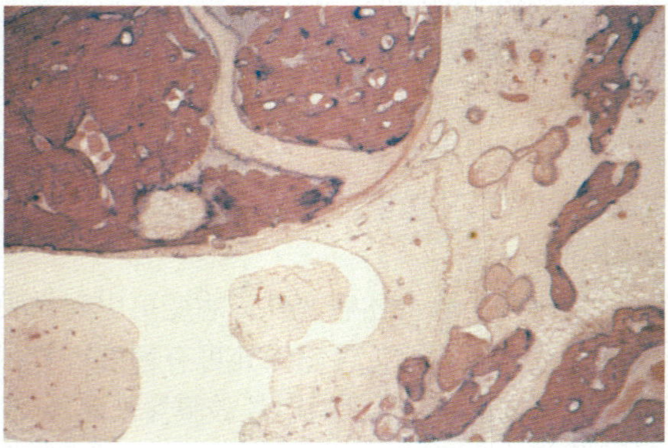

图 6-5 胆脂瘤型中耳炎

黏膜水肿及腺体增生 HE × 150

慢性化脓性中耳炎耳聋程度与病理分型有关，单纯型传导性耳聋较轻，骨疡型早期为传导性耳聋，晚期为混合性耳聋，胆脂瘤型可为混合性聋，听力损失较重，但对于上鼓室小胆脂瘤，只要听骨链完整或活动，或自然形成鼓膜镫骨连接，听力可接近正常。

第四节　粘连性中耳炎

粘连性中耳炎（adhesive otitis media）是各种急、慢性中耳炎因治疗不彻底，愈合不完全而引起中耳纤维组织增生或瘢痕所致的一种后遗症。炎症发展，中耳黏膜纤维化，分泌物浓缩、机化产生肉芽，胆固醇肉芽肿或硬化病灶，形成粘连。粘连性病变主要发生在鼓膜与鼓岬，卵圆窗和底板部或听骨与鼓室骨壁之间，影响传音结构和活动度。听力下降程度，视病变范围而定。鼓膜与鼓岬间可见有片状纤维结缔组织粘连带（图 6-6）。

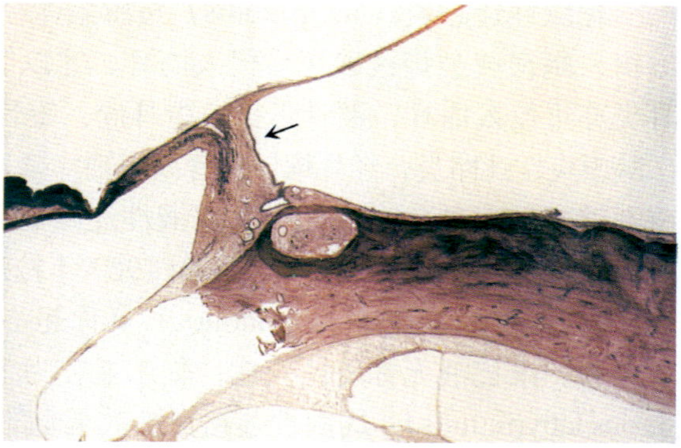

图 6-6　粘连性中耳炎

鼓膜与鼓岬粘连（↑）　HE × 20

第五节　中耳胆固醇肉芽肿

中耳胆固醇肉芽肿（cholesterol granuloma）是一种内含胆固醇结晶和巨细胞的肉芽组织。好发于青年人，性别无大差异。该病为机体对胆固醇结晶异物刺激的组织反应，可发生于颞骨气房的任何部分，并可伴有不同的中耳疾病。发病原因可能是分泌性中耳炎后遗症，颞骨气房通气受阻，引流障碍及出血，亦可能与病毒感染和异物刺激反应有关。较大的胆固醇肉芽组织常发生于乳突内；较小的肉芽肿可发生在鼓室窦、面神经窝、面神经后气房和听骨链周围。Hawke 报告巨大胆固醇肉芽肿可发生在岩尖，早期无症状，直至侵犯脑神经才产生听力下降、眩晕及三叉神经、面神经麻痹等症状。肉芽肿常呈褐色油泥状（Paparella and Shnmrich, 1973），镜检可见其中有许多窄长的菱形裂隙，多呈同心性排列，是胆固醇结晶经制片处理溶解后所致（图 6-7）。胆固醇结晶在间质中，周围有异物性多核巨细胞，纤维组织间有含铁血黄素的黑色颗粒，肉芽组织内有纤维蛋白、丰富的血管、浆细胞、组织细胞和大量的淋巴细胞。血管易破裂，故同时可见到新鲜或陈旧性出血。

中耳的黏膜肿胀，内含囊肿或管形的腺体组织。腺体增生是顽固性分泌性中耳炎常有的病理变化，因此胆固醇肉芽肿很可能是分泌性中耳炎在某一时期的病理表现。鼓室内常积蓄褐色液体，以致鼓膜呈蓝灰色。

宋某，男，38岁，鼻咽癌，脑桥星形细胞瘤，颞骨切片见右侧乳突气房内有大量渗出液，岩骨内有胆固醇肉芽肿，是由乳突经后上气房（或角气房）通道到岩骨内。

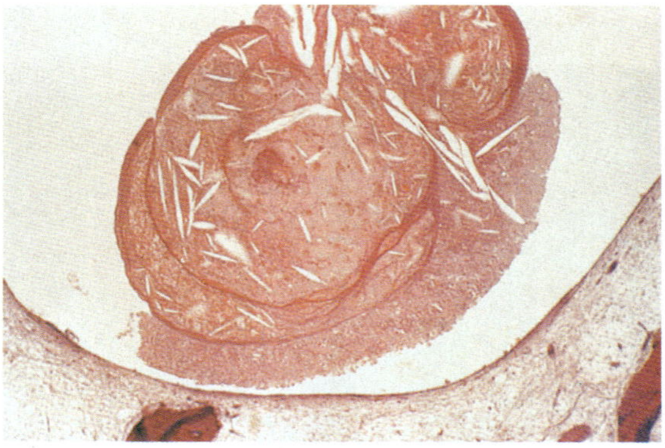

图 6-7　胆固醇肉芽肿

窄长的菱形裂隙为胆固醇结晶　HE × 300

第六节 化脓性迷路炎

化脓性迷路炎（labyrinthitis）按感染途径分为3种：①耳源性迷路炎，即中耳致病菌经前庭窗、蜗窗或鼓岬被破坏后侵入内耳，尤以胆脂瘤型中耳炎侵犯外半规管者多见，结核性中耳炎亦可侵入内耳，颞骨骨折、中耳癌、镫骨手术、内耳开窗术并发感染者均可引起迷路炎；②脑膜炎性迷路炎，经耳蜗导水管或蜗轴、第Ⅷ脑神经侵入内耳；③血行性迷路炎。Hawke1986将迷路炎按病理分为5种：①浆液性迷路炎；②化脓性迷路炎；③慢性迷路炎；④骨化性迷路炎；⑤病毒性迷路炎。Paparella 1967年按病理发展过程将迷路炎分为3个阶段：①局限性迷路炎（circumsoribed labyrinthitis）又称迷路周围炎（perilabyrinthitis），病变仅侵及骨迷路和骨内膜，淋巴液无弥漫性炎症，临床上较为多见；②急性弥漫性浆液性迷路炎（acute diffuse serous labyrinthitis），局限性迷路炎扩散至全部淋巴液及其囊膜，黏膜充血，毛细血管通透性增加造成浆液渗出或纤维素渗出，平衡和听觉末梢感受器受到刺激，晚期可致内耳功能减退，如治疗得当可恢复正常；③急性弥漫性化脓性迷路炎（acute diffuse suppurative labyrinthitis），由急性弥漫性浆液性迷路炎转化而成，整个迷路内组织呈化脓性病变，末梢感受器遭到破坏，晚期可有迷路腐骨形成，并发乙状窦血栓、脑膜炎和小脑脓肿。愈合期则有纤维化和骨化。骨化常从耳蜗基底转的外淋巴腔开始，以后可发展到内耳各部分。

姜泗长1983年报告一男性病例，16岁，慢性化脓性中耳乳突炎伴发胆脂瘤，合并小脑脓肿。死亡尸体解剖发现，左小脑脓肿约8 cm × 5 cm × 5 cm。颞骨火棉胶切片显示岩尖骨髓明显充血，有炎性细胞浸润。中耳术腔有水肿的炎性肉芽组织及残存胆脂瘤，乳突术腔有肉芽组织和大量纤维组织增生，血管增生、充血、出血，亦有炎性细胞浸润区，其中有散在的异物巨细胞。骨迷路前庭及半规管周围的内骨衣层和内生软骨层已被侵蚀不全，仅存小梁状骨质，正常骨迷路中层内生软骨层的非典型骨组织的骨间球结构已不能辨认，外骨衣骨层变薄。迷路腔充满炎性渗出物，范围广泛，破坏严重，正常结构大部消失（图6-8）。炎性渗出物以前庭为中心向半规管、内淋巴管和内淋巴囊扩展，达到岩锥后面并侵犯硬脑膜，大片骨质破坏、吸收，依病程的长短可有不同程度的机化现象。前庭窗龛已为炎症破坏增宽，环韧带结构不清，镫骨底板仅残存一小部分，炎细胞自此侵入前庭池（图6-9）。圆窗龛增宽，圆窗膜破坏，可见与圆

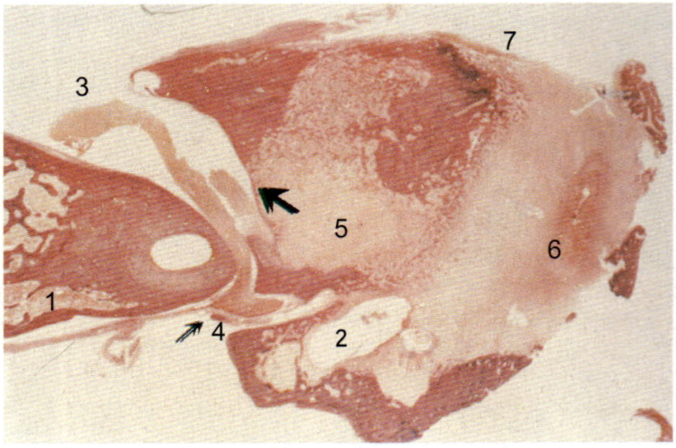

图6-8 化脓性迷路炎

1：岩尖骨髓；2：中耳腔胆脂瘤；3：内耳道（第Ⅷ脑神经蜗支及前庭支）；4：面神经水平段；5：前庭；6：鼓窦及乳突术腔；7：岩后面；箭头示炎细胞从前庭破入内耳道 HE × 5

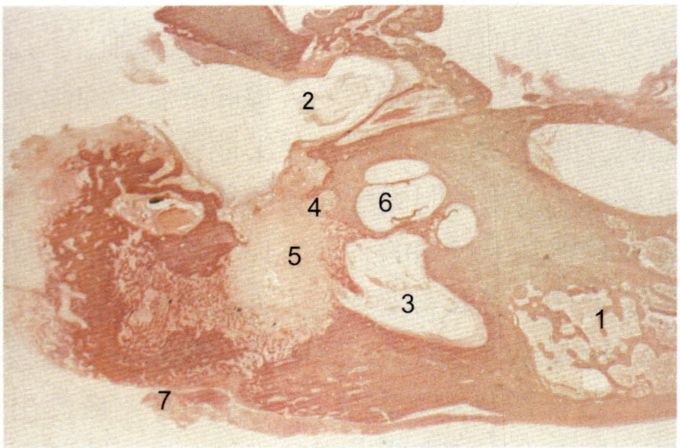

图6-9 化脓性迷路炎

1：岩尖骨髓；2：中耳腔胆脂瘤；3：内耳道；4：前庭窗有残留镫骨底板；5：前庭；6：耳蜗；7：岩后面硬脑膜肿厚并有炎细胞浸润 HE × 5

窗相连的底转起始部的前庭阶及鼓阶内被纤维肉芽组织堵塞（图 6-10）。蜗管内炎症极轻，仅见内骨衣附有薄层红染均匀的渗出液，蜗管正常结构不清，部分为死后自溶变化，说明耳蜗内炎症较轻。但蜗轴内血管扩张、充血，螺旋神经节细胞部分萎缩、排列紊乱。前庭神经在进入前庭处有炎性渗出物破坏内耳道部分骨质。与硬脑膜相连的内耳道周围的蜘蛛膜下腔有炎细胞浸润，前庭神经节与神经纤维间亦有散在的炎细胞存在。前庭导水管破坏、消失；内淋巴管及内淋巴囊结构亦不能见，而被大量炎性渗出物占据。渗出物已破出岩骨后面，通至硬脑膜，使硬脑膜有炎细胞浸润而肿胀、增厚。面神经纤维排列尚佳，但部分水平段及垂直段骨管破坏，神经鞘周围组织水肿，血管扩张充满血细胞。咽鼓管鼓室段黏膜肿胀、增厚，杯状细胞增多。管腔狭窄，内有炎性渗出物及脱落上皮积聚，胆脂瘤侵入鼓口，周围有炎细胞浸润。

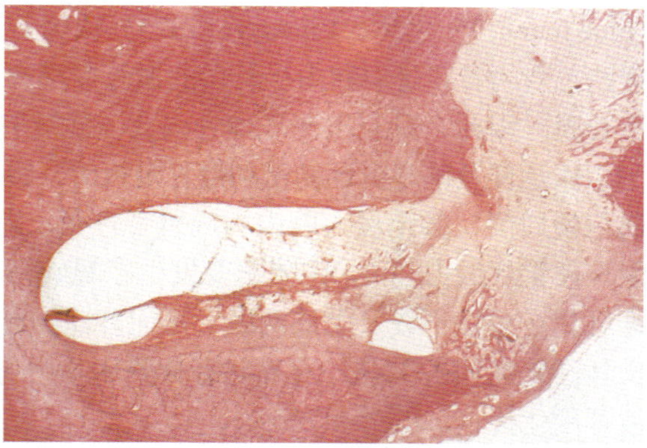

图 6-10 化脓性迷路炎

耳蜗基底转、蜗窗内前庭阶及鼓阶内均有炎性细胞浸润

HE × 25

从颞骨切片的病理组织学所见，可知中耳、乳突脓性炎症过程存在时间较长，且早期即并发胆脂瘤，同时有大量肉芽组织堵塞中耳腔内并突入外耳道。迷路腔内有大量脓性渗出物，破坏了骨迷路包囊的内层及中层骨质。由于迷路骨质致密坚实，必须经过相当时间才能被破坏，说明迷路内炎症也存在较长时间。

中耳、乳突感染多经两窗进入迷路。文献报道急性中耳炎主要经过两窗感染，慢性中耳炎主要经过直接感染破坏骨迷路包囊，但亦可经迷路周围气房感染。Paparella 报告化脓性迷路炎多由于中耳乳突炎症破坏鼓岬、水平半规管或圆窗而进入内耳外淋巴间隙，其中圆窗为主要感染径路。Wolfe 通过切片镜检，认为经两窗感染机会较多，经半规管者次之，经鼓岬及血行感染者极为罕见。迷路炎并发颅内感染者均系破坏鼓室及乳突天盖所致，而首先继发于前庭迷路者罕见。本例通过连续切片所见，证明迷路破坏很严重，迷路炎系因中耳炎症脓性分泌物破坏镫骨底板进入前庭及半规管，继而循内淋巴管及内淋巴囊破坏硬脑膜致小脑感染形成脓肿。

第七节　耳硬化症

1935 年 Valsalva 发现骨迷路有一种局限性病灶，使镫骨固定，从而导致进行性耳聋，在 1894 年由 Politzer 首先命名为耳硬化症（otosclerosis）。因病灶骨质疏松呈海绵状，故又称耳海绵症（otospongiosis），但目前仍惯称耳硬化症。该病的发病率欧美较高，多为女性。我国较低，以20～30岁青年男性出现症状者居多。病因未明，可能和内分泌、遗传或局部营养障碍有关。病变始于骨迷路包囊中层，好发于前庭窗窗前裂，占 70% ～ 90%，其次为蜗窗，约占 40%，第三个较少见的发病部位是在内耳道前下边缘，靠近骨迷路包囊。约有 70% ～ 80% 的耳硬化症患者两侧颞骨均受侵害，且两侧发生部位、范围和活动性常相似，发生于单耳者约为 10%～15%。起病时首先为局部充血，继而发生骨质吸收，骨髓腔隙增大，呈海绵状，与周围组织界线分明，病灶区最后发生新骨形成和变硬。病灶活动者HE染色呈蓝色，故有“蓝色套膜

(blue manhe)”之称，Lindsay（1973）认为蓝色套膜是本病组织病理变化的特征之一。但正常迷路包囊的骨膜骨层和内生骨层的血管周围有生理性骨质吸收和骨质沉积时，亦可形成薄层蓝色套膜。因此，只有出现病灶骨内或与病灶有联系的血管周围的蓝色套膜，才有诊断意义。

病灶侵及前庭窗环韧带和镫骨足板时，镫骨固定，妨碍传音，导致传导性聋。病灶侵及耳蜗包囊周围，甚至侵入腔内引起感音性聋，称耳蜗型耳硬化症（cochlear otosclerosis)。耳蜗型耳硬化症约占35%，主要病变发生在螺旋韧带，细胞结构破坏，病灶周围偶尔有一层胶原纤维沉积。病灶不侵及上述两区者可无症状，称组织学耳硬化症（histologic otosclerosis)。组织学耳硬化症约占 10%；有症状者称临床耳硬化症（clinical otosclerosis)；耳聋发展迅速者称恶性耳硬化症（malignant otosccclerosis)。

一、耳硬化症的病理分型

耳硬化症的病理分型众说纷纭。Henner 等（1960）检查了120个底板病变，将其分成最不活动型、局灶型、广泛型及活动型等 4 级。Derlacki Anson（1968）检查 56 个完整切下的镫骨，按病理改变分成4类：①正常底板易碎型；②局灶型；③广泛型；④无耳硬化症病变。Friedmann（1974）将病变分成 3 期：①活动期；②中间期；③终末或非活动期。凡具有上述 3 期病变者称混合型病变（mixed type)。Schuknecht（1974）将病变的发展分成 4 期。Linthicam（1974）将病变简单地分成活动型和非活动型。Ludman（1962）研究手术切下的50个底板碎片，将其分成弥漫型、活动型及静止型。Saunders（1877）用电子显微镜及X射线检查了32个镫骨后，将病变分成耳硬化症前期（preotosclerotic)、海绵化期（spongiotic）及硬化期（sclerotic）等。Scott Brown（1979）将 510 例底板病变分成 4 型：局灶型、薄板型、厚板型和封闭型。

姜泗长认为较理想的病理诊断是将病变范围和病变活动情况联系起来，并提出以下意见供讨论参考（1983，1992)：

在手术显微镜下有详细病变记录并进行病理切片检查的 157 例中，以静止型病变较多，计66耳，占42.6%。其中又以局灶薄板静止型居多，计35耳，占53.03%。混合型病变最少，只 11 耳，占 7.01%，其中无一例系局灶薄板。

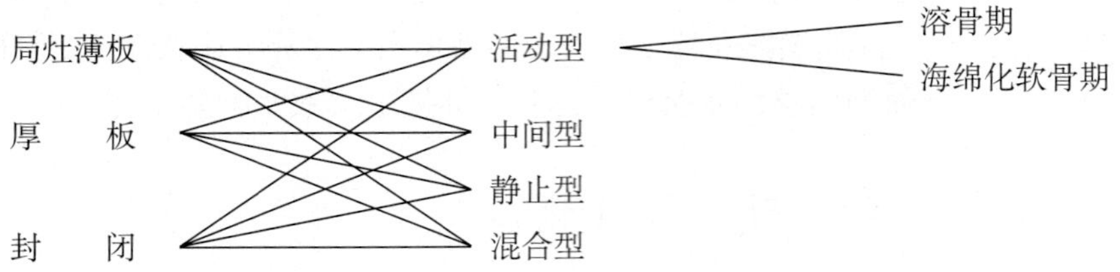

二、耳硬化症的组织病理学特征

众所周知，耳硬化症的发生与种族、遗传、内分泌等多方面的原因有关。Chavence（1970）用电子显微镜观察镫骨病变，认为骨的海绵化可能主要是细胞内微粒体水解酶作用的结果，而病变的骨细胞或组织细胞内含有许多水解的溶菌酵素。此外，公认破骨细胞起破骨作用。经过学者多年的研究，虽然发病机制尚不清楚，但对病理改变的发展规律已基本清楚。

姜泗长将耳硬化症分成 4 型，现叙述如下：

1. 活动型（active type） 占19.2%。其组织病理学的基本特点是：起病之初，骨迷路的软骨内生骨层有骨质吸收破坏，形成一些空隙，即骨间隙，或称病理性骨髓腔。其内有活动的纤维组织、成骨细胞、破骨细胞及充血的血管等。具有这些病理改变的骨质称为海绵化骨，是活动型病变的主要特征。破骨细胞具有40～60个核，距破坏的骨缘有一小段距离（图6-11、6-12）。

骨间隙内活跃的成纤维细胞，可以转变为成骨细胞。成骨细胞呈内皮状排列在骨间隙的边缘，参与基质、骨胶纤维的形成和骨盐的沉着。基质、骨细胞和骨胶纤维组织成类骨质，待骨盐沉着后即成骨质，有新骨形成的底板增厚。类骨质和新骨的基质内均有较丰富的黏多糖，故呈 PAS 阳性反应而红染；若用 HE 染色则呈蓝染，即所谓嗜碱性基质。Friedmann（1974）指出这是耳硬化症新生骨的特征之一。有时可见病变骨和正常骨之间因蓝染的深浅不同而有明显的分界线。

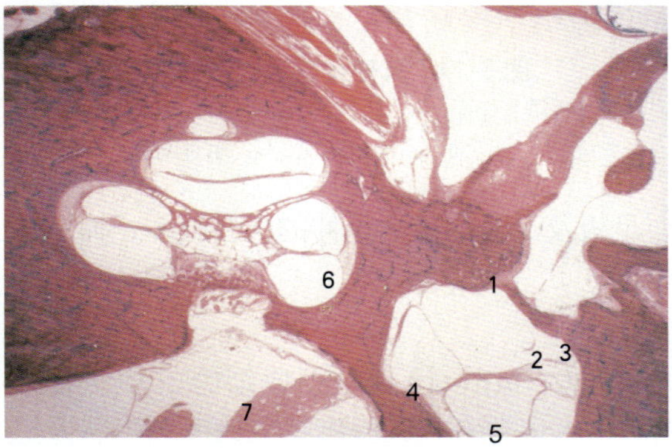

图 6-11　耳硬化症活动型病变

镫骨底板前方窗前裂部有活动型病灶

1：硬化灶；2：镫骨底板；3：环韧带；4：球囊斑；5：椭圆囊斑；6：耳蜗；7：内听道　HE × 4

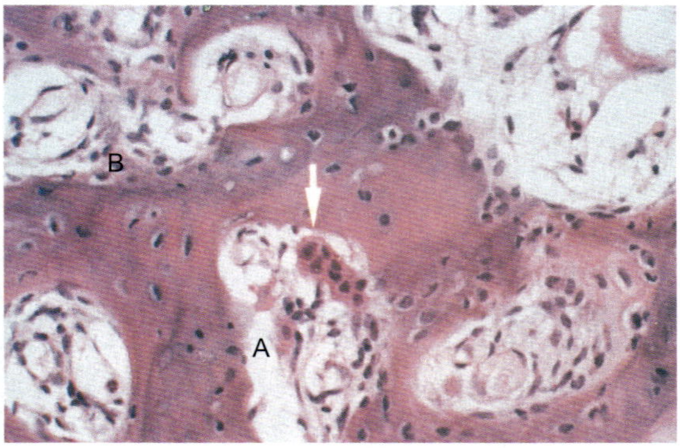

图 6-12　耳硬化症活动型病变

A：示多核的破骨细胞↓，距骨质吸收破坏区尚有小段距离；B：示成骨细胞　HE × 210

2. 中间型（intermadiate type）　占16.4%。其特点是骨间隙逐渐因新骨生成而缩小或完全闭塞，血管逐渐稀少。有细胞核的骨细胞占71%～90%左右，破骨细胞罕见，成骨现象较活跃（图 6-13B）。

3. 静止型（inactive type）　占 56.2%（占 4 型病变总和146耳的58.2%）。其病变的特点是（图6-13A）：大多数或全部骨间隙已被新骨所取代，若有少数骨间隙残留，其中多为纤维结缔组织，血管稀少，偶见其成为脂肪骨髓腔。骨间隙周围或骨间隙闭塞处的新骨因有较多的黏多糖，用 HE 可染成深蓝色，称为蓝色套膜。静止型病变在经过新骨形成又反复改造重建的过程中，可出现蓝色套膜互相交错重叠而呈镶嵌（mosaic）样外观。

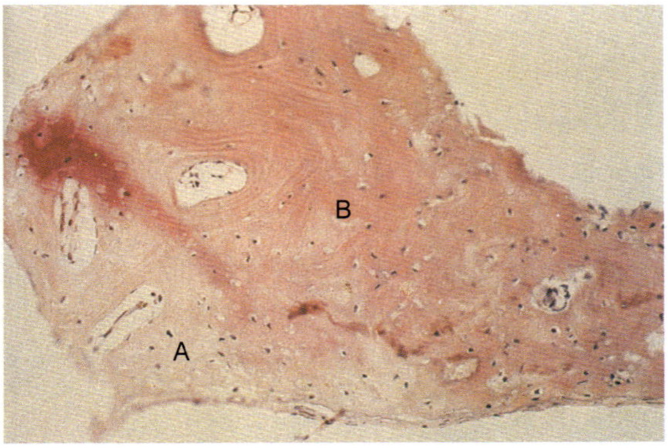

图 6-13　耳硬化症的中间型病变和静止型病变

底板垂直切面，底板增厚，其前庭侧及近环韧带处的软骨基本被破坏，由新生骨所取代；A：静止型病变，其上有哈氏系统；B：中间型病变　HE × 105

静止型耳硬化症病变的有核骨细胞占 50% ～ 70%。随着骨质逐渐成熟，骨基质亦逐渐由 HE 蓝染变红染。静止型病变骨经过再吸收、再改造过程之后，可由编织骨变为板层状骨，此时可以出现底板的增厚、固定，环韧带的骨化、钙化，底板周边及其前庭面软骨的不同程度的破坏，并被钙化、骨化组织所取代等病理改变。

4. 混合型病变（mixed type）　占8.2%。表现为不同活动类型的病灶同时存在（图 6-14）。

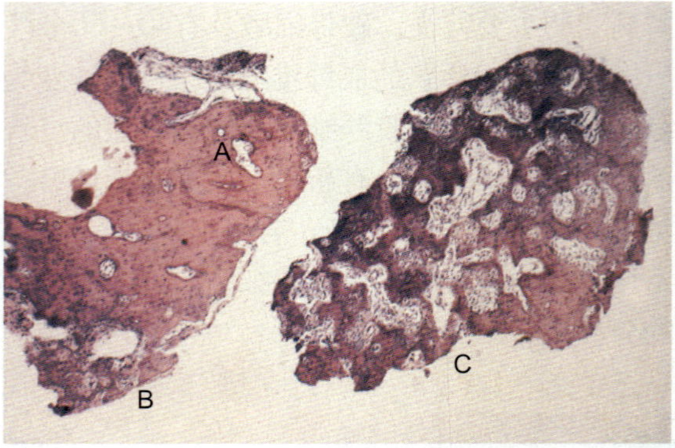

图 6-14　耳硬化症混合型病变

左图为底板垂直切面，A：示静止型病变；B：示中间型病变；右图为底板水平切面示活动型病变，C：示骨间隙　HE × 40

三、耳硬化症病变活动类型和年龄、病程的关系

根据病例分析，年龄在 20 岁以下及 50 岁以上病例均少见，发病高峰年龄在 31 ~ 40 岁之间。病程长短与病变活动类型似无明显关系。病变类型以静止型病变为多，占55%。病程在 5 ~ 10 年之间者较多。

四、镫骨足弓病变

镫骨足弓包括镫骨头、颈及足弓。耳硬化症可累及镫骨的上述所有部位。病变由前庭窗龛向足板及足弓的下端延伸的机会较多；而镫骨头、颈部发生耳硬化症的机会则少。

五、耳硬化症中波形蛋白 9 的表现及其意义

镫骨是由第二鳃弓的间质分化而来。波形蛋白（vimentin）是间质细胞的细胞骨架（cytoskeleton）成分之一。近来细胞生物学研究表明，大多数有核细胞维持或改变其形状及进行细胞内、外的重要的生命活动，均有赖于细胞骨架的功能。

间质来源的细胞可被波形蛋白抗体（Anti-V9）识别，Anti-V9 可识别成纤维细胞、内皮细胞、淋巴细胞及黑色素细胞。

耳硬化症镫骨病灶在光镜下虽有多种多样的病理表现，但其中不变的是骨质吸收、破坏及骨质增生、再建的过程，用 Anti-V9 免疫组织化学染色，观察到在病变活动期的早期，镫骨底板中见许多溶骨间隙，其中很少细胞成分呈 Anti-V9 阳性反应，此为溶骨期。随着病变发展，溶骨间隙逐渐充满成纤维细胞、淋巴细胞、巨噬细胞或少数破骨细胞及充血的血管，此时则成为海绵软骨化期。在溶骨间隙中，大部分细胞包括血管内皮细胞、淋巴细胞均出现较强的 Anti-V9 阳性反应，在软骨样基质及其中的细胞则极少见到 Anti-V9 阳性反应的细胞（图 6-15）。

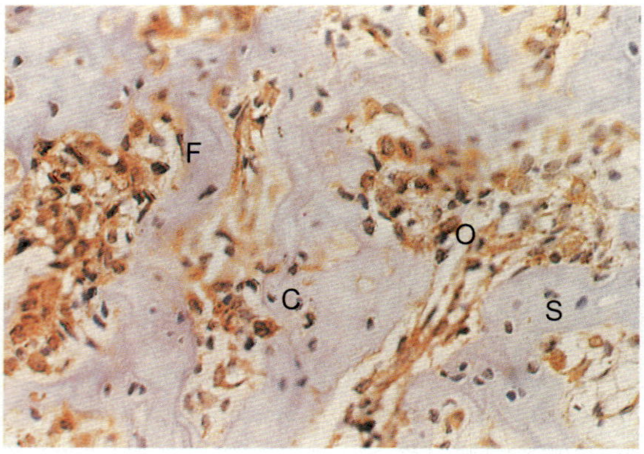

图 6-15　耳硬化症活动型病变海绵软骨化期

O：溶骨间隙 Anti-V9 反应阳性细胞；S：软骨样基质；C：软骨样细胞 Anti-V9 阴性反应；F：成纤维细胞 Anti-V9 阳性反应　× 132

中间型病变病灶中成骨现象活跃，软骨样组织逐渐转变成骨组织，在少数缩小而未完全闭塞的溶骨间隙中，尚可见某些成纤维细胞呈 Anti-V9 阳性反应，而其他细胞未见阳性反应。

静止型病变病灶中骨间隙减少，骨质变为编织骨或板层状骨，很少见到Anti-V9阳性细胞。

混合型病变镫骨底板中有不同类型的病灶同时存在，因此，在不同的病变部位可出现不同程度的 Anti-V9 阳性细胞。

在耳硬化症镫骨底板病灶的发展过程中，由溶骨期到海绵软骨化期，溶骨间隙中逐渐出现

大量Anti-V9阳性细胞，说明有大量的成纤维细胞增生活跃。在耳硬化症镫骨中，溶骨间隙中活跃的成纤维细胞可以转变成为骨细胞，或经过软骨内化骨而形成新骨。成纤维细胞转变为成骨细胞后，其原有的特性消失，因此，在新骨生成区域的骨基质的骨细胞极少见到Anti-V9阳性反应。在中间型和静止型病变中，除在少数骨间隙中存在阳性细胞外，病灶其他部位均未见阳性细胞，此结果表明，当病变趋向成骨过程或病变趋向稳定时，成纤维细胞明显减少或消失。以上所述活动型病变的成骨阶段，成纤维细胞无疑地也参与了成骨过程，所以，作为成纤维细胞特殊标记的Anti-V9，可以作为观察耳硬化症镫骨病变过程的一个可靠的客观指标。

Niedemery (2002) 报道，持续性麻疹病毒感染可能是耳硬化症的病因，因为经检测，大多数临床耳硬化症中存在麻疹病毒 RNA。

最近的遗传学分析，已提供了3种耳硬化症基因的证据。Tomek（1998）认为耳硬化症基因定位于常染色体15q25-q26。Bogaet等（2001）发现了另一个基因，位于染色体7q34-36。最令人感兴趣的基因是聚集蛋白聚糖（aggrecan）基因，它是内耳形成的重要成分。耳硬化症的第3 种基因最近才被发现，更详细情况尚在研究中。有学者报道胶原基因突变与耳硬化症的第3 种基因有一定关系。

内耳基因转导的研究不断进展，基因治疗有可能为该病的治疗带来新的希望。

通常认为耳硬化症所致的传导性耳聋与镫骨底板病变程度有关。Schuknecht 曾对耳硬化症镫骨底板固定与传导性耳聋的关系进行研究，认为听力损失程度取决于镫骨底板病变分期。第1 期为底板纤维性固定，听力损失≤ 30dB；第 2 期底部前部局限性骨性固定，听力损失 30 ~ 40dB；第 3 期融合性骨质性关节强直，累及整个环韧带，听力损失在 40dB 以上，上述观点得到 Goodhill 支持。

Cherukupally（1998）报道了耳硬化症的镫骨病理学改变与传导性耳聋的相关性进行分析。耳硬化组与对照组相比，存在不同程度的环韧带变窄，结缔组织增厚，底板内侧与外侧移位，环韧带骨质形成镫骨前庭骨性边缘耳硬化灶，骨性融合，骨质脱失等病理变化，对照组除 3 例存在骨质脱失外，无上述病理改变。耳硬化组 250 ~ 2 000 Hz 频率范围的传导性聋与环韧带变窄和消失（尤其在镫骨前庭关节后部）有高度显著相关性，气、骨导差大小主要取决于环韧带病变的范围和程度。气、骨导差＞ 30dB 与镫骨底板骨融合密切相关，但气骨导差更大并不表明骨性融合程度更严重，在某些气骨导差达 65dB 的病例，并无严重的骨融合，提示气骨导差的大小，不能可靠预测镫骨底板关节强直的程度和范围，即使在气骨导差很大时，仍存在镫骨底板活动的可能性。

第八节　老年性耳聋

随着年龄的增长，身体各部位的组织、器官都要经历不同程度的老化过程，听器官老化而出现的听力减退，称老年性耳聋（presbycusis），其中绝大多数为感音神经性聋，混合性聋极少。听力减退多从高频开始，逐渐向低频扩展，涉及主要语言频率后引起听话不便。一般而论，年龄越大，老化越快，但有明显个体差异。目前认为可加速与影响老化的因素有：环境噪声、血液循环因素、代谢紊乱、饮食营养、生活条件、劳动强度、遗传因素、螺旋孔骨质增生以及内耳道底锌浓度的增加，气候变化和精神紧张等。

一、老年性耳聋的病理变化

老年性耳聋的病理变化发生在包括外耳、中耳、内耳、蜗神经及其中枢传导径路和皮层的整个听觉系统。

外耳的耳廓和外耳道皮肤，软骨等均可出现老年性改变，但对听力无明显影响。

关于中耳的老化，Etkolm和Bedal（1974）对从儿童到96岁高龄者的175个颞骨病理学检查发现以听骨为中心老化；也有报道老年人镫骨周围环状韧带的弹性减退，可影响足板活动，甚至固定而导致传导性聋；Belal（1975）报道中耳听骨、关节、肌肉、韧带及内听道骨质增生也对老年人听功能有一定影响；Goodhill（1969）报道老人的外侧听骨固定，可出现高频听力下降。

老年性聋病理改变主要在耳蜗及蜗后，临床表现高频听力下降，言语识别率不良，脑干诱发电位的潜伏期延长，波峰变低或消失。Growe 等发现，高频听力陡降者，系耳蜗底转螺旋神经节萎缩所致，而高频听力渐降者，系耳蜗底转部分神经萎缩所造成。Ficant 与 Saren 观察 33 个 50 岁以上颞骨标本，提出听器老化分类：一是始于底转螺旋神经节萎缩，二是继发于动脉粥样硬化的耳蜗上皮退变。Goodhill（1969）报道老人的外侧听骨固定可出现高频听力下降。Martin和Ruckley（1988）研究了36例双侧老年性聋患者，论证老年性聋病理基础在耳蜗及蜗后，病变不仅限于耳蜗的毛细胞与螺旋神经节，而且包括耳蜗以外的外耳、中耳、蜗后的神经、脑干与听觉中枢都有退行性改变。切熊一郎和 Hensen 报道老人听觉中枢经路中许多核，如耳蜗前后腹侧核、背侧核、上橄榄核、外侧丘系、下丘、内侧膝状体和听皮质内的脑组织有萎缩和退变，这些病变可降低神经纤维信息的传递能力，影响听觉器官的感音分析功能。Ohtsuka（1996）研究了 58 名老年聋患者的脑干听觉反应，发现纯音测听的 1 000Hz, 2 000Hz, 4 000Hz 的阈值与脑干听觉反应的Ⅰ、Ⅱ、Ⅳ的潜伏期相关，纯音阈值上升，潜伏期则延长。总之，老化累及听觉中枢与神经径路者，即出现复合音识别率显著下降和纯音定向能力消失。

（一）老年性耳聋的病理分型

Schuknecht 将老年性聋病理分为 4 型：

1. 感音性老年性聋　耳蜗上皮萎缩，底转 Corti 器毛细胞损失及其相关的神经萎缩。螺旋器为原发性，神经退变为继发性。常自中年开始，进展缓慢。听力图为陡降型高频听力下降。言语识别率尚佳。

2. 神经性老年性聋　主要以螺旋神经节和听神经纤维病变为主。纯音测听与言语听力不能对称，言语识别率差。多在晚年出现症状。

3. 血管纹萎缩性老年性聋　亦称代谢性老年聋。耳蜗血管纹萎缩，内淋巴的生化性质改变。纯音测听曲线呈平坦型，言语识别率尚好。常在年迈时出现缓慢进行性耳聋。

4. 以基底膜的弹性减退为特征的机械性（传导性）老年性聋　听力图呈斜坡型下降。耳聋始于中年，进展缓慢。

Schuknecht 的老年性耳聋分型奠定了老年性耳聋的组织病理学的研究基础，他认为老年性聋听力曲线与病变部位之间有明显的联系。而 Suga（1976）的研究结果认为听力曲线与病变定位常无恒定的关系。Ramadan 认为老化致基底膜顺应性降低引起斜坡型听力曲线。Belal（1987）提出新的临床分型：①属于生物老化在耳部表现为单纯型老年性聋；②除老化外，还有其他原因（饮食、噪声、遗传等）共同造成听力下降的加速型老年性聋；③由老化伴随的一些疾病（如耳硬化症、梅尼埃病等）造成听力下降为特点的疾病型老年性聋。该分型对临床诊治老年性聋提供了有意义的参考标准。

解放军总医院耳鼻咽喉科研究所在姜泗长院士领导下，在1990～1996年间对老年性聋病理进行了系列研究。

（二）老年性耳聋的组织病理学观察

老年性耳聋机制复杂，病理改变和临床表现有很大的个体差异。作者进行了人的颞骨切片及动物实验，并将其组织病理学观察特点归纳如下：

1. 自中年开始，耳蜗基底转螺旋器和蜗神经纤维萎缩，逐渐向顶转发展。图6-16为正常青年人Corti器血管纹及螺旋韧带。老年早期Corti器变性、变平，继之支持细胞和感觉细胞丧失，晚期耳蜗基底转Corti器可以消失（图6-17）。

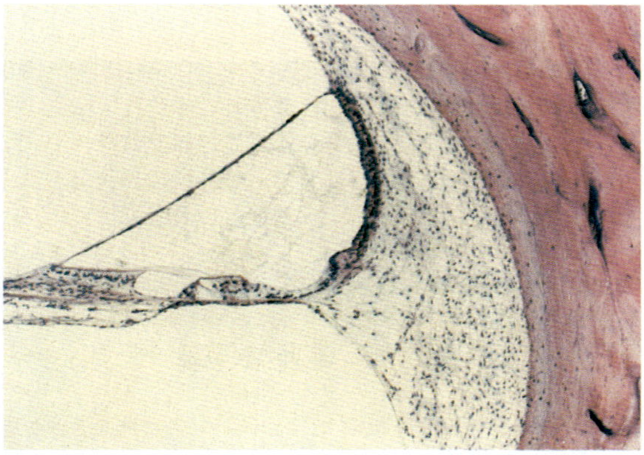

图6-16 正常青年人的Corti器、血管纹及螺旋韧带
HE × 150

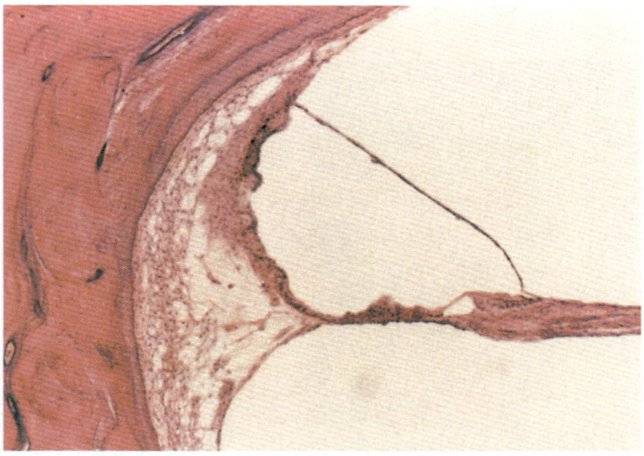

图6-17 老年人的Corti器、血管纹及螺旋韧带
血管纹、螺旋韧带萎缩，Corti器变性，支持细胞和感觉细胞轮廓不清 HE × 150

2. 螺旋神经节细胞数目随增龄而减少，但螺旋神经节内脂褐素随着增龄而逐渐增多。方耀云（1998）报道不同年龄组人的螺旋神经节形态变化及定量的研究：颞骨火棉胶切片，HE染色光镜观察，蜗轴为一圆锥体，与蜗螺旋管相接处有许多小孔，为耳蜗神经纤维通达螺旋神经节的通道。耳蜗的底转和中转的神经纤维较蜗顶丰富，老年人骨质增生，可使耳蜗神经纤维通过的骨性小管或小孔狭窄或闭锁，致使相应神经纤维螺旋神经节萎缩，神经细胞减少。中、青年组螺旋神经节细胞密集，形态大体一致，核居中，胞质丰富（图6-18）；而随年龄增长，螺旋神经节细胞逐渐减少（图6-19），在蜗轴内呈不同程度稀疏分布，老化者细胞变小，胞核浓缩或淡染，胞核多偏移，耳蜗神经纤维较中、青年组减少而胶质细胞反而增生。Schuknecht（1974）认为老年人螺旋神经节细胞可减少75%，Offe（1978）认为可减少50%。

作者观察60岁以上老人，螺旋神经节细胞减少46.5%～57%。脱火棉胶切片观察耳蜗螺旋神经节细胞的脂褐素自发荧光，发现8岁以下儿童的螺旋神经节细胞排列致密，均匀一致，呈淡绿色，无脂褐素颗粒（图6-20），而随着年龄增长，可见螺旋神经节细胞逐渐减少，排列稀疏，但在胞核周围可见淡黄色大小不等的颗粒，是为脂褐素沉积（图6-21）。脂褐素沉积随着年龄增长逐渐增多，老年人耳蜗螺旋神经节细胞内含有脂褐素，在耳蜗前基底转的细胞中量最多，前基底转比后基底转多，其次为二转，顶转少。

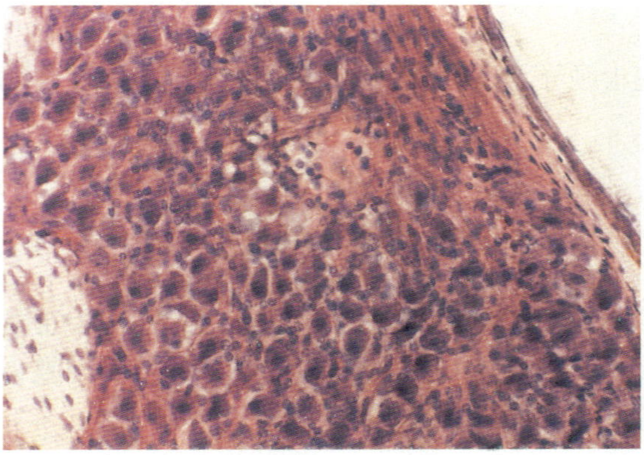

图 6-18 青年人螺旋神经节细胞密集 HE × 198

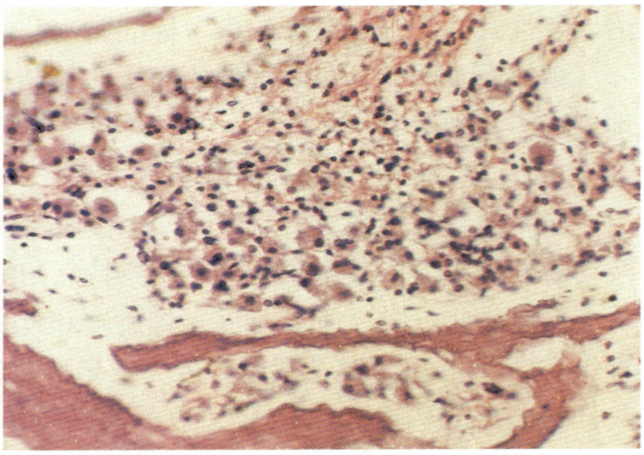

图 6-19 老年人螺旋神经节细胞减少 HE × 198

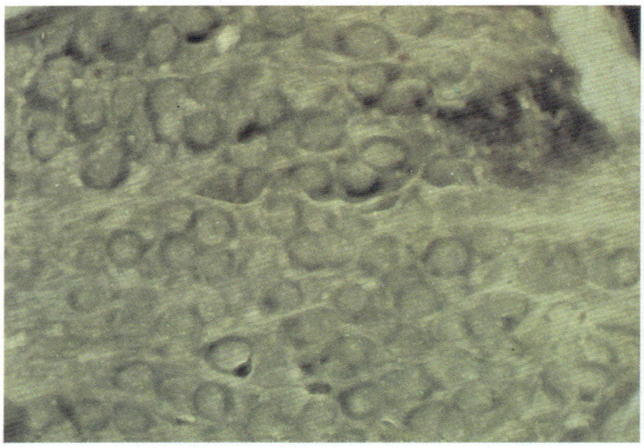

图 6-20 8 岁男孩的螺旋神经节细胞
细胞核周围无脂褐素颗粒 × 198

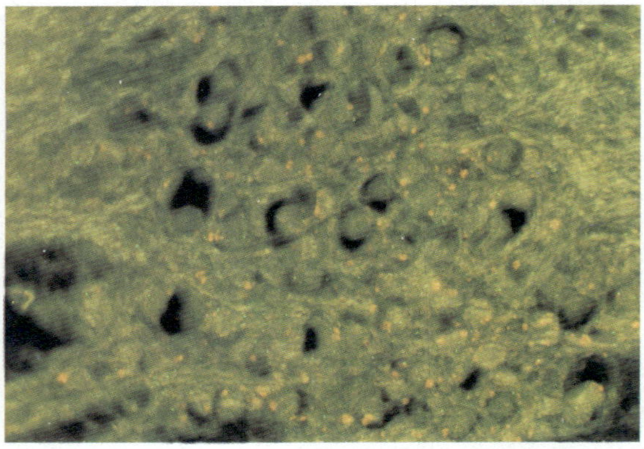

图 6-21 85 岁老年男性的螺旋神经节细胞
细胞核周围有丰富的脂褐素颗粒 × 198

老化者除螺旋神经节细胞减少外，前庭神经节细胞亦减少。两种神经节细胞内的脂褐素均随年龄增长而增加。还可能见螺旋韧带，部分血管纹细胞及 Corti 器的变性。

作者通过荧光显微镜观察动物螺旋神经节 PAS组化反应时发现，脂褐素在内耳主要沉积于螺旋神经节细胞核旁，血管纹内仅见少量，螺旋韧带内、外毛细胞的胞质内也有少量沉积。作者认为螺旋神经节内有大量脂褐素沉积，反映了细胞受损的程度，也显示衰老神经元特征，可导致亚细胞功能障碍，最后引起胞质中RNA和蛋白质持续减少，终至不能维持代谢需要，使细胞萎缩或死亡，这是导致螺旋神经节细胞减少的原因，也是导致老年性耳聋的主要原因之一。

3. 早期耳蜗底转血管纹的毛细血管有阻塞现象，随着增龄，血管纹的血供阻断逐渐累及耳蜗顶转。血管纹的变化影响内耳感音功能。

4. 关于老年期高血压、动脉硬化内耳血管的病理研究报道较多，但有关内耳血管图像分析尚未见报道。方耀云（1990）应用图像进行内耳血管测量，结果显示：内耳迷路动脉、耳蜗固有动脉、神经滋养小血管管腔面积与截面积的比值，血管最大径和最小径与内、外径的比值，均较对照组小，并与年龄增长呈负相关趋势；老年期较老年前期，病变组较对照组的外膜面积与截面积的比值均明显增大，可看出与年龄增长呈上升趋势，与年龄呈正相关。老年人神经滋养血管管腔明显狭窄，管壁增厚以外膜为主（图6-22）。总之，老年期高血压、动脉硬化使内耳血管管腔变小、狭窄，外膜纤维变性增厚，对照组与病变组有显著性差异（$P<0.05$）。内耳血管腔变窄必然导致血管纹收缩和舒张的功能障碍，内耳血管为终末血管，又无侧支循环可代偿，必然导致内耳组织缺血、缺氧。高血压、动脉硬化可促进老年性耳聋的发展。可见，为延缓老年人听力减退的速度，积极预防和治疗高血压，动脉硬化和老年常见病的伴发病是非常重要的。

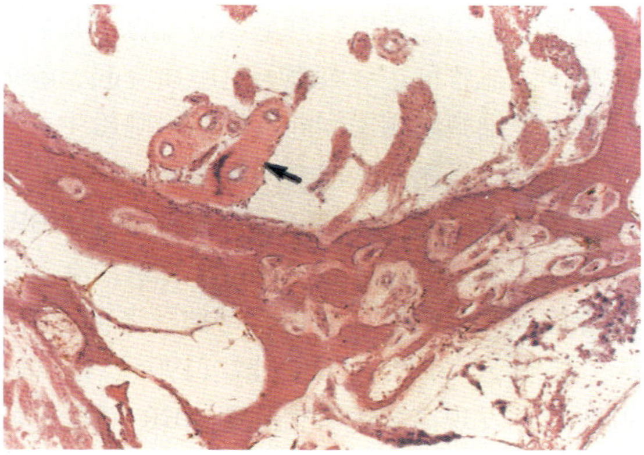

图 6-22　老年动脉硬化的内耳血管

神经滋养血管管腔明显狭窄，管壁增厚以外膜为主（↑）

HE × 150

Fisch 等（1972）报道内耳道血管变性是老年性耳聋患者听力损失的主要原因之一。Kitamura等（1983）认为迷路动脉栓塞可致耳蜗、前庭神经严重性退性变，重者可致组织破坏。血管壁病理变化可影响耳蜗营养物质交换与有害物质清除，也能加快内耳退变。

张秋航（1988）观察在患有高脂血症的老年患者中伴老年性聋的发病率为 28.5%，明显高于血脂正常组 13.5%。高血脂促进老年性聋，除因脂质沉积，使外毛细胞和血管纹变性，血小板聚积及红细胞淤滞导致的微循环障碍外，还可能与过氧化脂质对听器细胞及亚细胞器的直接损害有关。

关于骨质变化，Krmpotic-Neumatic 等指出，随着年龄增长，内耳道底的筛孔状骨板出现钙质沉积和增生，使骨孔减少和缩小。这些改变无疑会压迫蜗神经束，造成蜗神经萎缩和细胞减少。

Johnssen等用四氧化锇（OsO_4）染色法对胎儿、新生儿、成人和老人尸体内耳血管结构的研究表明，胎儿血管最密集，新生儿、婴儿次之，出生后的密集度随年龄增大而减低。老年聋患者的毛细血管明显减少，小动脉管壁增厚，螺旋韧带与血管纹萎缩，底转螺旋血管壁增厚最明显，可造成血管阻塞，管道消失，血管成为无血的槽道或残留的线条。

Ueda（1998）报道不同类型老年性聋有不同的分子基础，所以，并非所有老年性聋患者都出现 mtDNA 缺失，mtDNA 缺失可能与感音血管纹性老年性聋更有关。

Bern-Stein（1996）报道在14例血管纹型老年性聋患者中发现有组织相容性复合体B8/DR3的患者百分比增加，尤其是 A1/B8/DR 单倍体更多见，提示在血管纹型老年聋患者中为B8/DR3抗原发生率明显增加，同时发现 *C4A* 基因在同一组中与Ⅱ型胶原的内耳组织结构相联系的患者中发生缺失。作者指出，B8位点和DR3位点本身都不引起疾病，然而当两基因密切联系时，则增加对老年性聋易感性，所以，老年性聋与基因异常及 mtDNA 突变密切相关。

解放军总医院耳鼻咽喉科研究所对老年性聋进行了相关的动物实验：

胡博华（1993）在国内首先进行老年大鼠耳蜗微循环观察，提示有血管的萎缩、闭合、退变，表明老年大鼠的耳蜗改变是以微血管的退行性改变为主。老年性耳聋的发生可能与耳蜗血管数量减少引起的内耳氧和其他营养物质的交换不足有关。方耀云（1996）对老化豚鼠听性脑干反应及内耳形态学观察，发现老化豚鼠ABR阈值较青年组明显提高，Ⅰ、Ⅱ波潜伏期延长，Ⅱ波延长主要由Ⅰ波延长所造成。内耳毛细胞损失率以外毛细胞为主，内毛细胞损失轻微。电镜下可见老年组豚鼠内、外毛细胞皮板下有数量、大小不等的高密度脂褐素颗粒沉积，线粒体数量减少。血管纹边缘细胞可见胞质突起，除可见脂褐素沉积外，有时尚可见髓样退变。螺旋神经节Ⅰ型细胞髓鞘呈间断性中断，胞质中可见脂褐素，脂褐素中尚可见空泡。有髓神经纤维、髓板疏松，呈团絮状改变。翟所强（1997）报道老年大鼠听力变化与耳蜗组化实验观察：实验结果提示28个月龄大鼠确实有老年聋，ABR阈值明显升高。听觉系统老化主要发生在耳蜗及其神经即末梢感觉器官，是由于耳蜗内有氧化代谢酶——琥珀酸脱氢酶（SDH）活性下降，造成螺旋神经节细胞内脂褐素增加。还可见到耳蜗神经纤维排列稀疏，髓鞘变性等病理变化。

方耀云（1993）、胡金麟（1994）和单毅（1995）报道高胆固醇血症对家兔内耳损伤的机制研究，发现高胆固醇血症组ABR阈值升高。高胆固血症早期可导致自由基损伤，血清中过氧化脂质升高及红细胞变形能力降低，均可影响内耳微循环和耳蜗内SDH与AChE的活性。以上诸因素可导致内耳动脉缺血、缺氧、内耳毛细胞损伤、螺旋神经节细胞减少和血管纹退变，造成听功能障碍。血中胆固醇水平愈高，冠心病发病率愈高，听力愈差。Pyykko（1988）报道高水平的低密度脂蛋白胆固醇（LDL-C）是感音神经性聋发病的危险因素。Axelssen（1985）报道高脂血症增加耳蜗对噪音的敏感性，导致高频性感音性聋。

随着年龄增长，感音神经性耳聋逐渐增加。老年性聋组织病理改变除以耳蜗为主外，中枢听觉通路神经元及其递质受体也有变化。耳蜗核为哺乳动物第一级听觉中枢，位于延脑上部，包括前、后、腹侧核和背侧核，同侧传入的听神经全部终止于此。它接受耳蜗的所有信息，并与更高中枢及其他核团密切联系。其中后腹侧核以信息传导为主，前腹侧核对声音产生原发反应，并有初步整合加工效应，背侧核对声刺激产生抑制效应，来自蜗底的高频纤维止于的亚核背侧区，而来自蜗顶的低频纤维止于3个亚核腹侧区。耳蜗核神经细胞存在兴奋性神经递质如谷氨酸、乙酰胆碱和天门冬氨酸的受体，以及抑制性神经递质γ-氨基丁酸受体。中枢听觉核团神经元变化和免疫组化显示神经递质合成酶和递质含量减少，以及耳蜗核钾离子通道功能下降，均与老年性聋的发生有关。

解放军耳鼻咽喉科研究所对老年性耳聋除了耳蜗形态学的研究外，还做了蜗核方面的研究。方耀云等（1996）对不同年龄组大鼠进行了听性脑干反应及耳蜗核的组织形态学观察，结果显示：老化大鼠ABR阈值较幼年、成年组明显提高40 ~ 80dB，平均较幼年及成年组高出22 ~ 75dB SPL（$P<0.01$），Ⅰ、Ⅱ波潜伏期延长，Ⅰ、Ⅲ波间期缩短（$P<0.01$），此结果提示老年大鼠听力下降不仅存在周围性病变，中枢听路亦存在病变。组织病理学观察发现，老化大鼠耳蜗核神经元缺血样改变，脂褐素沉积、空泡形成、尼氏体减少，胞核内异染色质聚集，神经元髓鞘变性，胶质细胞增生及毛细血管增多，内皮细胞增生、肥大，管壁增厚等。谷氨酸免疫组化染色定量分析，发现老年组耳蜗核内谷氨酸含量较其他两组高，各组腹侧核中的含量较背侧核高。方耀云（1997）等报道不同年龄组大鼠耳蜗核细胞定量观察，发现老龄大鼠腹侧核的球形细胞及多角细胞明显减少；背侧核梭形细胞虽有减少，但无统计学意义，而胶质细胞极明显增多，平均增多48.5%（$P<0.01$），老化组三个亚核中有代表性的神经元均有核仁体积缩小（$P<0.01$），显示出耳蜗核神经元质量下降。以上观察说明，老年性耳聋的病理变化不仅在耳蜗，还存在中枢听觉通路病变。

杨卫平（1996，1997）报道不同年龄大鼠耳蜗核天冬氨酸（aspartate, ASP）及胆碱乙酰化酶（choline acetyl transferase，ChAT）的研究，耳蜗核中天冬氨酸含量的降低与老年性聋的发病具有一定的相关性，腹侧核的变化在发病机制中可能起重要的作用。

成年与老年大鼠耳蜗核ChAT免疫组织化学研究表明，老年大鼠耳蜗背侧核中ChAT阳性细胞数少于成年组（P<0.01），与老年大鼠耳蜗核组织退行性变化趋势相一致，因此可以推论，由于老化增龄性基因调节失调而产生的分化障碍导致神经元变性、坏死，相应地发生神经递质合成酶和递质合成量的减少。结合老年人对声音传导和初步加工整合功能下降，ABR阈值升高及对声刺激的抑制能力减弱，在噪声环境中听力下降的现象，推测耳蜗核ChAT免疫反应的变化在老年性聋的发病机制中可能起一定作用。

杨卫平（1998）研究了老年大鼠耳蜗核钾离子通道在爪蟾卵母细胞中的表达，结论为：老年组ABR阈值较青年组增高，差异有极显著性（*P*<0.01）。移植的老年大鼠耳蜗核钾离子通道电流最大幅度（278 ± 37mA）明显小于青年组（364 ± 42mA）（P<0.01），显示老年耳蜗核钾离子通道功能的下降与老年性耳聋发病有关。可能由于老年大鼠增龄化基因调控障碍，使通道蛋白发生基因转录水平的变化，导致听觉中枢电信号传递和整合效应下降。

综上所述，耳蜗核存在多种神经递质受体，它们在中枢神经系统中起着重要作用，应用受体移植方法观察老年性聋神经递质受体反应性变化，并分析其原因，可以为临床诊治提供理论基础。同时，受体移植模型便于体外观察神经递质、药物对受体和离子通道的直接作用，为发现有效治疗的新药开辟了一条新的研究途径，具有广阔的应用前景。

吴海燕（2002）等报道老年聋大鼠耳蜗线粒体基因缺失及表达异常研究：在老年性聋大鼠耳蜗中线粒体的大片段缺失出现率为100%，青年对照组无缺失存在。老年聋大鼠耳蜗组织细胞色素氧化酶亚单位（cytochrome oxidase subunit 1, Cox1）mRNA表达比对照组低，说明Cox1活性降低。Seidman（2000）的实验，应用抗氧化剂喂食老年大鼠，使线粒体DNA大片段缺失率下降，有效地延缓老龄大鼠听力下降，个别实验组动物的听力还得到改善，这为老年性聋提供了有效的预防和治疗途径。目前已证明，长期使用含有可以阻断和清除氧自由基的复合物，可以延缓老年性聋的进展。

第九节 梅尼埃病

梅尼埃（Ménière）病或称膜迷路积水，1861年由Ménière首先报告。本病为内耳的一种非炎性疾病，主要症状是反复发作性眩晕、波动性听力减退或感音神经性听力下降、耳鸣和耳闷，纯音测听、气骨导曲线可表现为平、升、降等几种类型，其中以平型和升型多见。这两型反映膜迷路积水的特点，有一定的临床诊断价值。

梅尼埃病颞骨组织病理变化为内淋巴积水，主要累及蜗管和球囊，椭圆囊和 3 个半规管一般无改变，或改变轻微。其病变可归纳如下：①蜗管严重积水扩张（图6-23），早期仅见于蜗顶，反复发作可以波及中转和底转，前庭膜膨隆凸出和前庭阶的壁接触；②球囊和诸壶腹膨胀，严重时前庭膜、球囊、椭圆囊自发性破裂，形成膜迷路瘘，以前庭膜破裂最常见（图6-24）；在蜗顶部，前庭膜膨胀经蜗孔而疝入鼓阶可达二转，严重时前庭膜向前庭阶突出与前庭阶骨壁粘连，引起内淋巴腔阻塞。球囊膨胀，其体积可扩大 4 ～ 5 倍，充满前庭和前庭的壁或 / 和镫骨足板接触，也可能塌陷到耳石膜上，有时球囊膨胀迫使椭圆囊向上、内移位，使椭圆囊膨胀，可突向一个或数个半规管的外淋巴腔内；③壶腹嵴有时膨大、扭曲或破裂、半规管端很少膨大或破裂；④蜗小管端很少变化；⑤蜗管基底膜主要改变有萎缩、纤维化和破裂；⑥耳蜗各转毛细胞和前庭感觉器一般无损伤，严重者耳蜗外毛细胞呈散在性丧失，部分外毛细胞的纤毛大量脱落；支持细胞退变，盖膜扭曲；⑦耳蜗中转或底转血管纹早期可水肿，继而可有散在性萎缩；⑧前庭神经节细胞无损害，耳蜗神经元在底转可丧失 50%，中转变化轻或无变化，而顶转几乎全部丧失；⑨内淋巴管或囊的上皮可出现变性，由立方或柱状上皮变为扁平上皮，表面微绒毛减少。正常人内淋巴囊的黏膜皱褶较多，腔不扩张（图6-25）；但患者内淋巴腔扩张，皱褶减少（图 6-26），纤维化，严重时萎缩，甚至丧失及囊腔消失。

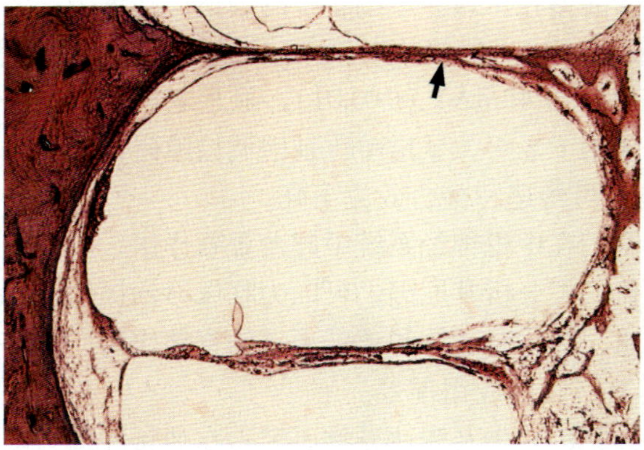

图 6-23 梅尼埃病蜗管积水扩张

中转蜗管明显水肿扩张已充满前庭阶（↑） HE×42（Hawke 赠）

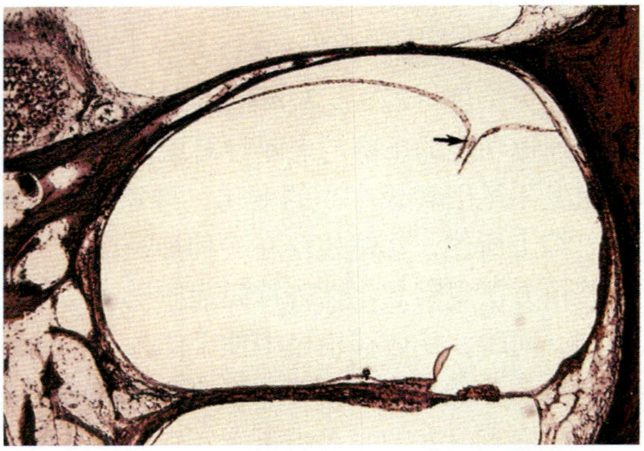

图 6-24 梅尼埃病前庭膜破裂

前庭膜破裂（↑），其边缘已愈合 HE × 42 （Hawke 赠）

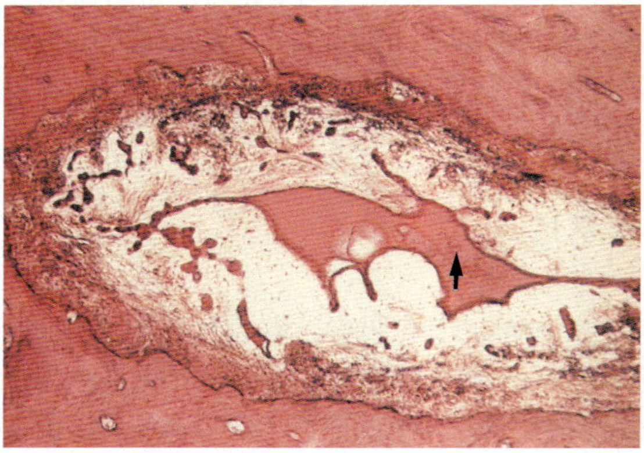

图 6-25 正常人的内淋巴囊

黏膜皱褶，腔不扩张（↑） HE × 42 （Hawke 赠）

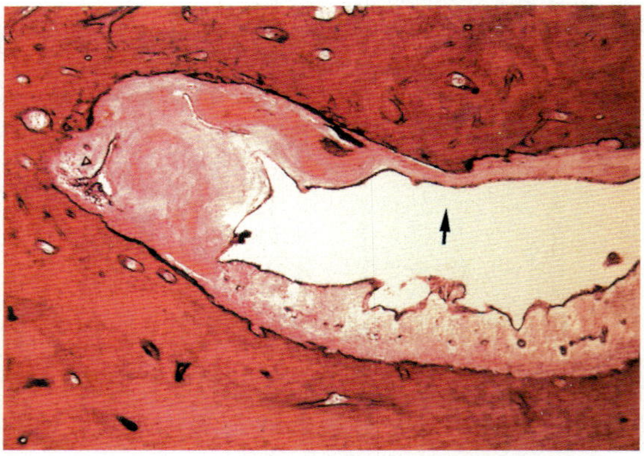

图 6-26 梅尼埃病的内淋巴囊

囊腔扩张（↑），囊腔纤维化可见毛细血管（△） HE × 42（Hawke 赠）

第十节 白血病

根据Anderson（1966）意见，白血病（leukemia）可分为髓性白血病（myeloid leukemia）、淋巴细胞性白血病（lymphogenous leukemia）和单核细胞性白血病（monocytic leukemia）3类。按病程进展可分成急性、亚急性及慢性3类。白血病有耳部症状者并非少见。Druss于1945年报告 148 例白血病，其中 16.8%（25 例）有听力损失，6%（9 例）有感音神经聋。白血病患者一旦出现耳聋或鼻衄症状，多表示该器官内有出血，病情已至晚期。

Zechner、Altmanm、Schuknecht 和作者对白血病患者的颞骨病理观察，发现主要是各种组织有广泛的白血病细胞浸润或出血，上鼓室、鼓室、乳突气房内、岩尖骨髓腔及内听道内均有出血。鼓岬黏膜增厚呈息肉状，是为白血病细胞浸润所致（图6-27）。耳蜗的前庭阶和鼓阶内有大量嗜酸性沉淀物，耳蜗基底转鼓阶内有血块（图6-28）。两个囊斑、两个囊及半规管的膜迷路内有大量嗜伊红沉淀物及出血，岩尖骨髓腔内有白血病细胞浸润。对白血病患者的颞骨病理学观察结果，提示内耳变化是由于大量出血而导致耳聋，小量出血对听力并无严重影响。

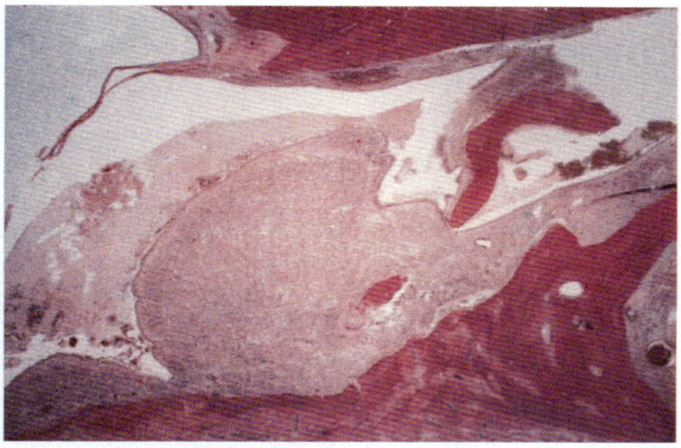

图6-27　白血病细胞浸润致鼓岬黏膜增厚呈息肉状　HE × 40

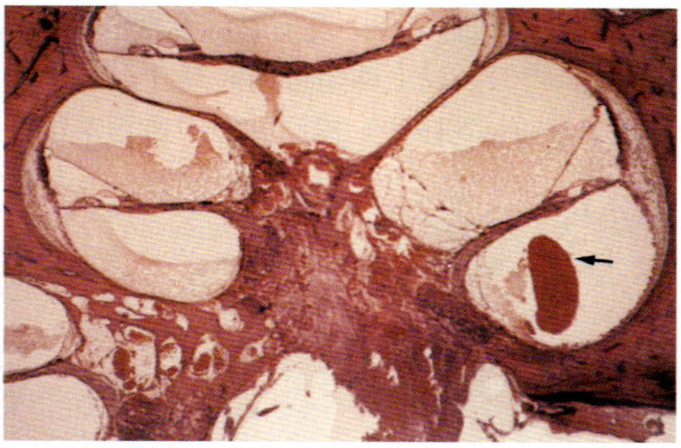

图6-28　耳蜗及鼓阶内出血及血块（↑）　HE × 15

第十一节　听神经瘤

一、听神经鞘瘤的组织病理学观察

听神经鞘瘤（acoustic neurioma）在颅内的发病率仅次于神经胶质瘤和脑膜瘤，是第3种常见的肿瘤，占全部颅内肿瘤的8%～10%，占脑桥小脑角肿瘤的78%。听神经瘤恶性变者很少，Schuknecht（1974）报告一例9岁女孩听神经瘤恶性变。

听神经鞘瘤发病率很高，但小的肿瘤临床表现不很明显，易被忽视，甚至在尸体解剖时才能发现。Hardy（1963）在250例的颞骨切片中偶然发现6例听神经鞘瘤，占2.5%；Leonard和Talbot（1970）报告490例尸检中有4例，占0.82%；Stewart和Schuknecht（1975）在517例893个颞骨切片中发现5例由前庭神经生长的施万鞘瘤，占0.9%；方耀云（1990）报道于231例颞骨火棉胶切片中发现1例听神经鞘瘤，占0.43%。Kurland（1972）和Brooks（1972）统计，有症状的听神经鞘瘤仅占0.01%～0.02%，而无症状者称隐性听神经瘤，较有症状者发病率高。

听神经鞘瘤好发部位：发源于内耳道者较多见，原发于颅内段和岩骨内段者次之；好发于第Ⅷ脑神经前庭支、耳蜗支者较少，原发于内耳末梢感受器者更少。Schuknecht（1974）提到听神经瘤常致耳蜗基底转病变较重，耳蜗感受器较前庭感受器易破坏；Gasson（1971）报告蜗轴内听神经鞘瘤的病例；Jorgenson（1962）报告隐性听神经瘤来源于耳蜗基底转；Johnsson（1982）报告1例鼓阶内直径1.5 mm的听神经瘤，可能来自远端的耳蜗神经；Thomsen和Jorgensen（1973）报告1例耳蜗内神经瘤，来自螺旋神经节。方耀云报告1例听神经鞘瘤位于内耳道底耳蜗基底转近钩端处，致耳蜗神经和前庭下神经单孔支部分受压，神经纤维部分变细，螺旋神经节少数有变性现象，但Corti器、两个囊斑及壶腹嵴感觉上皮均正常。

听神经鞘瘤的病理分型：听神经鞘瘤是来源于施万细胞的良性肿瘤，可以发生在身体任何具有施万细胞的周围神经、脑神经和交感神经。颅内神经鞘瘤多发生在第Ⅷ脑神经，称为听神经鞘瘤。因听神经位于小脑脑桥角，故又称小脑脑桥角肿瘤。多为单侧性；若为多发性，则称 Recklinghauson 病。

肉眼观察：肿瘤大小不一，有被膜，质硬，切面为灰白或灰黄色，可有黏液性变或囊性变。光镜检查：神经鞘瘤可分两型：一型为束状型（Antoni A 型），肿瘤由梭形细胞构成，细胞互相交织，紧密排列呈栅栏状或呈不完全漩涡状（图 6-29）；另一型为网状型（Antoni B 型），质稍软，瘤细胞稀少，易有黏液变性，细胞间有较多的液体，在细胞间质内有黏液和酸性黏多糖（图 6-30）。以上两型可同时存在于同一肿瘤中，其间亦可有过渡形式，但多数以一型结构为主。House（1979）提到肿瘤中血管丰富，血管中等大小，血管壁有玻璃样变。

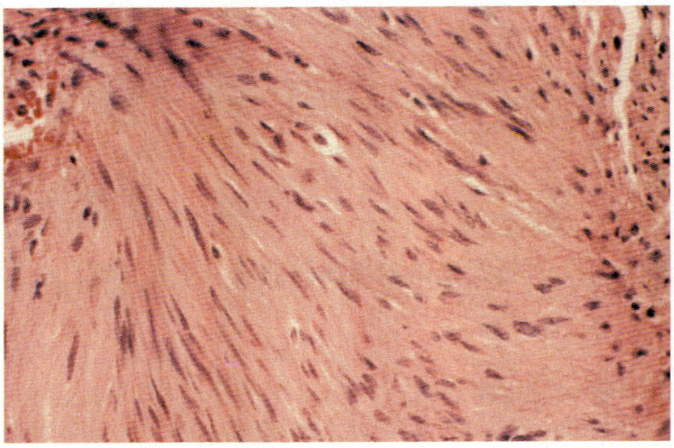

图 6-29　听神经鞘瘤 Antoni A 型　HE × 500

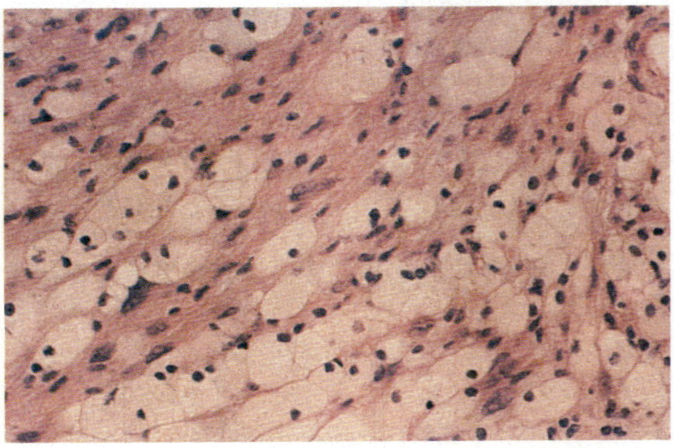

图 6-30　听神经鞘瘤 Antoni B 型　HE × 500

患者王××，男，73 岁。1973 年开始原因不明的左耳听力突然下降，未经治疗，至 1979 年加重始来医院就诊。既往有高血压及脑栓塞史。1943 年从悬崖上摔下，昏迷 7 天，右耳全聋。耳鼻喉检查：鼻咽部阴性，两侧鼓膜内陷，活动度好。电测听，左耳为感音神经性耳聋，右耳全聋（图 6-31）。

颞骨病理：左耳听神经鞘瘤来源于耳蜗神经，位于内耳道底耳蜗基底转近钩端部（图 6-32）。

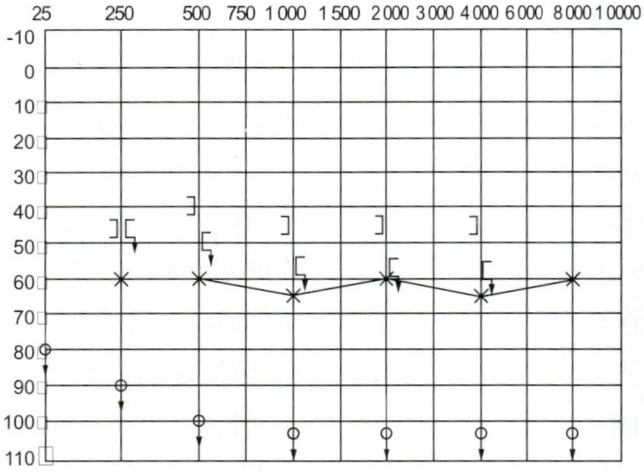

图 6-31　王××听力表

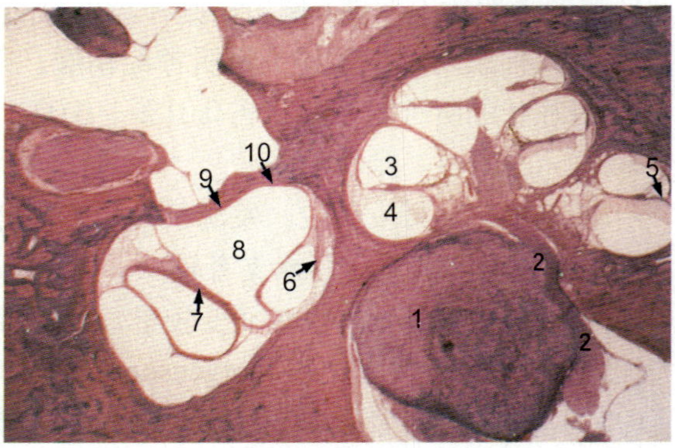

图 6-32　听神经鞘瘤

1：听神经鞘瘤位于内耳道底，耳蜗底回近钩端部；2：耳蜗神经部分受压；3：前庭阶；4：鼓阶；5：中阶，3 个阶内均有絮状物和颗粒；6：球囊斑；7：椭圆囊斑；8：前庭池；9：镫骨底板；10：环韧带　HE × 7.5

肿瘤约 5 mm × 6 mm，侵及骨壁。由于肿瘤在内耳道内膨胀式生长，内耳道部分骨质受压破坏。单孔有瘤细胞浸润，但单孔内神经纤维正常，耳蜗神经部分受压。螺旋神经节细胞大小不等，染色深浅不一，神经纤维部分减少，显示有轻度变性。蜗管、前庭阶与鼓阶内有大量粉染絮状物和颗粒，此与听神经瘤患者的外淋巴液内蛋白增加有关，鼓阶内絮状物和颗粒最多。螺旋韧带细胞减少，血管纹萎缩。内听道血管和血管纹血管管壁增厚，管腔狭窄。Corti 器、球囊斑、椭圆囊斑、壶腹嵴等结构均正常。

肿瘤切片检查所见：瘤细胞为密集并互相交织的纤维细胞，排列成栅栏或呈不完全漩涡状，为 Antoni A 型，瘤组织中可见血管。

右耳除血管纹有小疱样结构和螺旋韧带轻度退变，螺旋神经节细胞减少，内耳道血管硬化外，其他无异常。

二、听神经鞘瘤的电镜观察

听神经鞘瘤的超微结构国外报道极少，国内尚未见报道。作者（1989）对 10 例听神经鞘瘤手术标本及 1 例颞骨标本中发现的隐性听神经鞘瘤进行了超微结构观察，报告如下：

（一）电镜观察结果

听神经鞘瘤透射电镜观察的主要特征是：①胞质形成许多很细的指突，彼此紧密接触，或与邻近的细胞指突相互接触；②所有的瘤细胞和它的突起都有基膜包绕（图 6-33）；③肿瘤致密区的细胞外间隙呈纺锤形，其间有间隔相等的纤维带，称为 Luse 小体（图 6-34）；④瘤细胞核呈横断面，细长突起呈漩涡状；⑤ Luse 小体在细胞质中远离胞核；⑥在疏松型细胞外间隙有大量脂滴和少量胶原纤维（图 6-35）；⑦瘤细胞周围血管丰富，血管内有红细胞、白细胞、血小板和淋巴细胞；⑧胞质丰富，胞质内可见很多微丝，有时与典型的

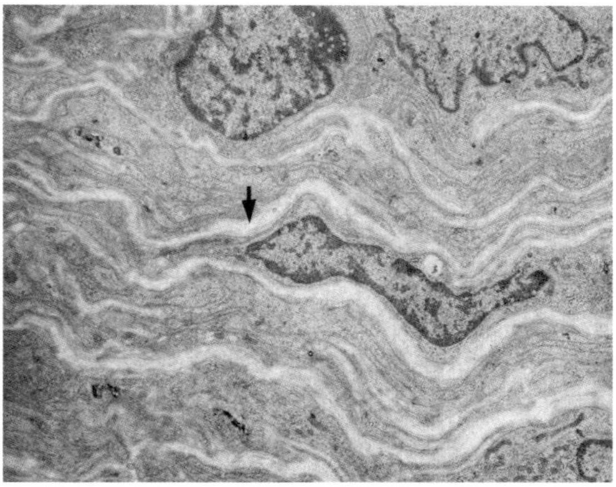

图6-33　听神经鞘瘤的胞质指突丰富，瘤细胞及指突被基膜包绕（↑）　HE×4 000

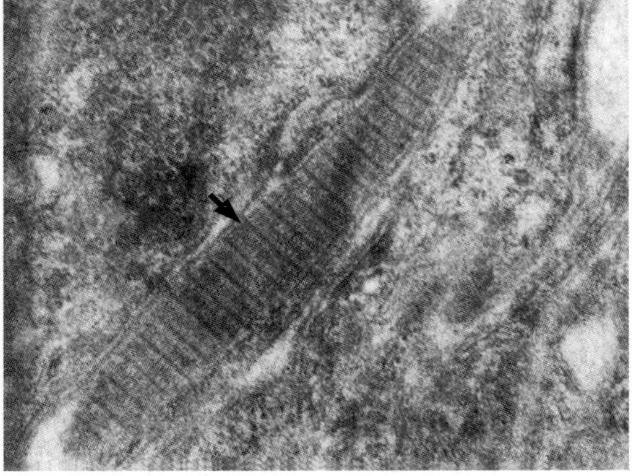

图 6-34　听神经鞘瘤的细胞外间隙

呈纺锤形间隔相等纤维带（↑）　Luse小体　×2 500

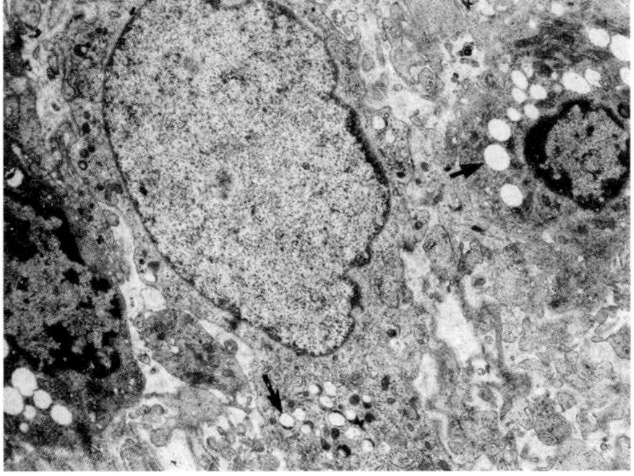

图 6-35　听神经鞘瘤

Antoni B 型细胞外间隙有大量脂滴（↑）和少量胶原纤维 × 4 000

Luse 小体交错存在（图 6-36）；⑨在少数瘤组织中发现完全髓鞘化或部分髓鞘化的神经细胞。

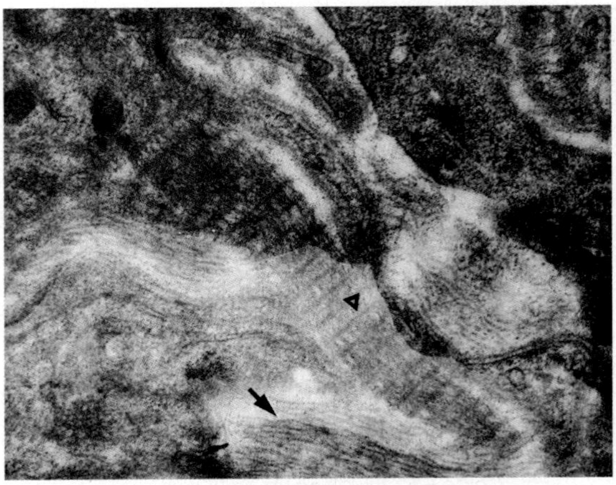

图 6-36 瘤细胞胞质内可见微丝（↑）有时与 Luse 小体（△）交替存在 ×2 500

（二）听神经鞘瘤来源

Gussen 概述了肿瘤细胞来源的两派学说，即施万细胞学说（神经外胚层学说）和成纤维细胞学说（中胚层学说），但大多数学者同意来源于施万细胞。方耀云（1989）报道11例透射电镜观察结果，认为肿瘤细胞来源于施万细胞。Cravito比较了胎儿的周围神经和瘤组织后，认为听神经鞘瘤大部分由施万细胞形成，不过也不能除外周围神经细胞是发生听神经鞘瘤的次要细胞来源。Manolidis 等研究了听神经鞘瘤的病理变化，发现除具有施万细胞的特征外，也可见到少量成纤维细胞。武忠弼提到施万细胞和神经束膜细胞，电镜观察或用组织化学及组织培养方法观察，均未发现两者有任何区别，很可能这两种细胞实际上是处于不同部位的同一种细胞，但施万瘤与神经纤维瘤往往在发生部位及组织化学结构上有一定差别。

Komatsuzaki（2001 年）报道，共施行 380 例听神经鞘瘤，其中 0.7% 来自面神经，99.3% 来自前庭神经，其中来自前庭下神经 84.8%，前庭上神经 8.9%，无法确定前庭上或前庭下的 5.6%。关于听神经鞘瘤的起源报道较少且差异较大，Clemis等认为前庭施万细胞瘤来源于前庭上神经，Cohen 报道 70 例来自前庭上神经，58 例来自前庭下神经，Slattery 等发现来源于前庭下和前庭上神经的分别为 48.3% 和 43.9%。Frommeld 等发现 67% 的听神经鞘瘤来源于前庭下神经，因此，应寻找针对前庭下神经的功能检查方法，对听神经鞘瘤进行筛查，早期诊断均有重要意义。

（三）听神经鞘瘤病理分型

听神经鞘瘤光镜下病理分为两型：一型为束状型，即 Antoni A 型；另一型为网状型，即 Antoni B型。以上两型可同时存在于同一肿瘤中，其间有过渡形式，但多数以其中一型为主。

作者（1991）对听神经鞘瘤透射电镜的观察结果，与Friedmann、Cravito、House、Manolidis 报告的基本一致。肿瘤分为致密型和疏松两种，其特征是胞质形成许多细长突起，彼此紧密相接。胞质丰富，细胞间隙含有微丝和糖原。在致密区的细胞外间隙，有呈纺锤形纤维带，称 Luse小体。所有细胞和突起均被覆有基膜，在疏松型瘤细胞外间隙内有束状胶原纤维，其横断面有微细颗粒和微丝，疏松区细胞较致密区少，细胞质内可见小泡。Manolidis 等在少数瘤组织中发现髓鞘化和部分髓鞘化的神经纤维及肥大的施万细胞。在有些瘤组织中，还发现触觉体样排列的细胞。作者在瘤组织中亦发现有部分髓鞘化的神经纤维。

Palmer 认为施万细胞能转变成吞噬细胞，但作者观察未发现此种情况。Cravito 用组织培养方法比较正常神经组织和听神经瘤组织，也未见到正常或异常的施万细胞转变成吞噬细胞。

（四）关于听力问题

本文所举隐性听神经瘤患者右耳全聋的病例与脑外伤有明显关系，但内耳切片观察仅见内耳组织结构有轻度变性，因此，对于引起全聋的原因尚难解释。

左耳神经鞘瘤的纯音测听为感音神经性耳聋；颞骨切片所见，肿瘤仅压迫部分耳蜗神经，尚有部分耳蜗神经纤维完整，螺旋神经节细胞亦仅部分变性，螺旋韧带和血管纹部分萎缩，但Corti氏器、两个囊斑和壶腹嵴感觉上皮完整，所以未致全聋。Schuknecht（1974）报告75%耳蜗神经纤维破坏的病例，但只要有25%神经纤维存在，纯音听力可不受影响。本例1979年纯音测听与1981、1984年结果一致，足以证明肿瘤生长极其缓慢。因为肿瘤生长慢，所以患者常无自觉症状；若肿瘤压迫影响内耳血液供应，则有症状；若肿瘤内出血，或囊性变或水肿则生长增快，可导致突聋，我科曾遇两例，术后效果良好。

方耀云（1997）报道为了避免听神经瘤的误诊、误治，对1986～1995年间收治的104例听神经鞘瘤中的23例（24耳）首发症状表现为突聋（占23%）的病例进行分析。听力学检测：纯音听阈>71dB HL者13耳，占54.2%；听性脑干反应（ABR）检测耳未引出者占45.8%，其余12耳均异常，耳蜗电图－SP/AP检测9耳中7耳>0.4，占77.8%；声反射检测11耳均消失，眼震电图检测18例，17例异常占94.4%。影像学检查CT阳性率88.8%，阴性者行CT气脑造影或磁共振（MRI）检查确诊，提示对突发性听力减退患者应常规检查ABR。若异常应行颞骨CT，必要时行MRI影像学检查。

本文报告的这例隐性听神经鞘瘤，生前未被及时发现，而被误认为是一般的感音性聋，其主要原因是：①因脑外伤致右侧全聋，对患者有听力的耳发生听力缓慢减退的变化，未引起注意；②肿瘤仅5 mm × 6 mm大小，临床症状不明显；类似这种情况的隐性听神经瘤往往在死后颞骨切片才证实，亦有学者报道；③医生对此病认识不足，纯音听力显示一般感音神经性耳聋，而当时客观条件有限，未进行ABR及颞骨CT、MRI等进一步检查，以致漏诊，应引以为戒。

第十二节　面神经瘤的电镜观察

面神经鞘膜瘤可见于面神经的脑桥起始部及茎乳孔和腮腺段之间的任何一处，但易发于膝状神经节。发现缓慢的面神经麻痹多为肿瘤。

周围性面瘫的患者有80%被诊断为特发性，即习称的Bell麻痹，而其中只有5%系由面神经本身肿物或受邻近肿瘤侵犯所致。自1930年Schmidt首次报告以来，Lipkin（1987）复习文献有235例报告。国内的病例报道，至1990年已达33例。以上文献均侧重于临床病例分析和手术方法探讨，未见有关面神经肿瘤的透射电镜报告。作者（1990）对面神经肿瘤进行了电镜观察。

（一）病例观察

例1，女，32岁。右耳听力下降1年，右侧面瘫进行性加重半年。检查：右侧外耳道无肿物，鼓膜呈乳白色增厚，不膨隆，标志不清，右侧周围性面瘫。听力检查：右耳言语区气导平均60～70dB，骨导正常。声导抗为B型曲线。乳突X线摄片；右侧中耳腔可见密度增高阴影，鼓室盖部分破坏，面神经显示不清。肌电图见右侧面神经受损。术前诊断为胆脂瘤型中耳炎伴面瘫，行鼓室探查术。术中见中耳腔充满红色的弹性肿物，无被膜，冰冻切片为面神经纤维瘤，终止手术。术后两周行右耳乳突根治术及颅中窝联合径路肿瘤切除术，发现肿瘤来源于膝状神经节近端、面神经水平段、锥段及垂直段上2/3，将肿瘤彻底去除。因面神经颅内近端未能发现，术中未进行神经移植术。

病理检查：光镜下见神经纤维瘤无被膜，瘤细胞排列疏松，细胞呈梭形，漩涡状排列，黏液样物质多，胶原束丰富。透射电镜下见瘤细胞由纤维母细胞及神经鞘细胞组成，有较多胶原纤维和无鞘神经纤维；纤维母细胞核细长，细胞两端有细长突起，细胞外基底膜包绕不连续或不显（图6-37）；纤维母细胞核位于细胞中央，胞质内粗面内质网丰富（图6-38），且扩张呈管状、囊状，囊泡化并有脱颗粒（图6-39）。

例2，女，41岁。右侧面瘫进行性加重3年，听力下降半年。检查：右侧外耳道后壁可见圆形红色隆起的肿物，质软，压痛明显；鼓膜标志不清；右侧周围性不完全性面瘫；泪腺试验两侧相等。味觉试验：右侧消失。肌电图：

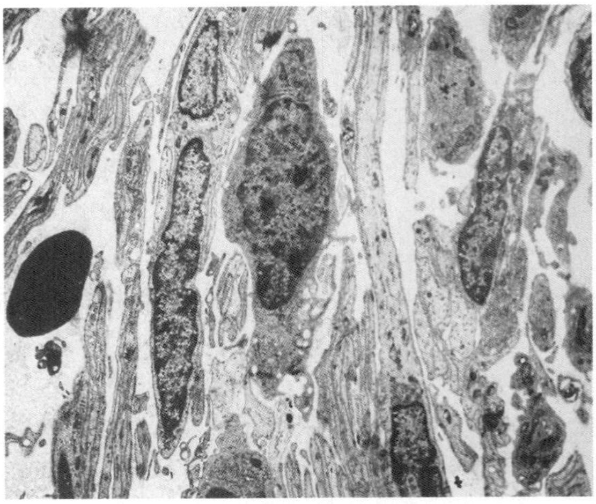

图 6-37 面神经纤维瘤

肿瘤细胞核呈细长形，基膜不显或不连续 ×3 500

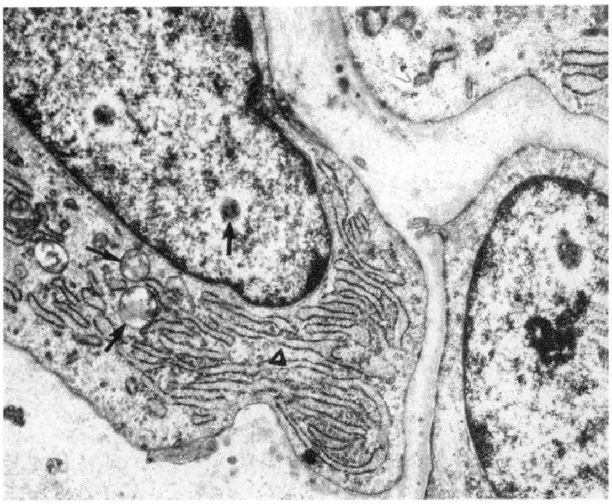

图 6-38 面神经纤维瘤

纤维母细胞核内染色质分布均匀，在核模下较密集，细胞质内粗面内质网丰富，粗面内质网呈中度扩张（△），线粒体变性（↑） ×1 000

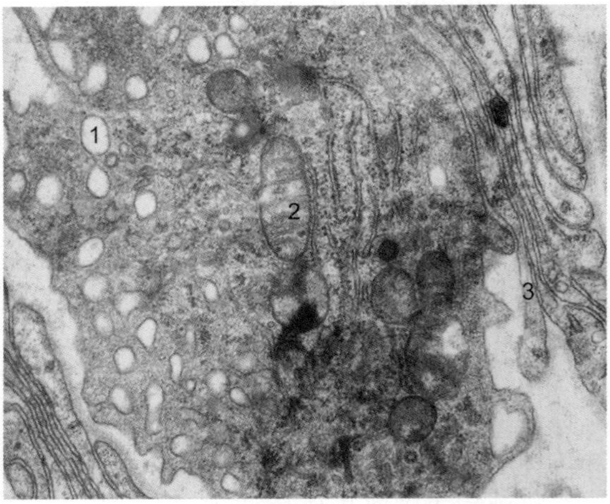

图 6-39 面神经纤维瘤

纤维母细胞浆内质网扩张呈囊泡化，并有脱颗粒（1），线粒体嵴模糊（2），有指突（3） ×20 000

右侧面神经受损。纯音测听：右耳言语区气导平均40～50dB，骨导15～20dB，为传音性聋；声导抗右耳为B型曲线，左耳正常。CT见右侧外耳道及乳突可见密度增高阴影，中、上鼓室结构无破坏。施行面神经肿瘤切除术，肿瘤有被膜，位于水平半规管隆凸以下至乳突尖端，乳突气房内充满类似鱼肉样组织，并侵及圆窗龛、乳突尖内侧、胸锁乳突肌附着部、二腹肌后腹之间与腮腺深叶后部。肿瘤彻底清除后行耳大神经移植及面神经吻合术。

病理检查：光镜检查见瘤组织结构疏松，细胞稀少，呈不规则形，细胞间有黏液和酸性黏多糖。本例属 Antioni B 型（网状型）神经鞘瘤。透射电镜观察其主要特征为：①瘤细胞呈不规则形，所有瘤细胞及其突起均有连续的基底膜包绕（图6-40）；②细胞外间隙有少量胶原纤维，胞质内有大量脂滴（图6-41）；③胞质内溶酶体丰富，有微丝（图6-42）。

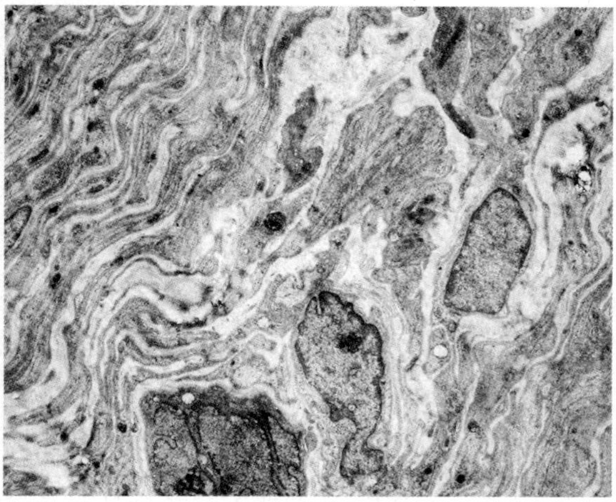

图 6-40 面神经鞘瘤
瘤细胞呈不规则形，瘤细胞及细胞突起，有连续的基底膜包绕 ×3 500

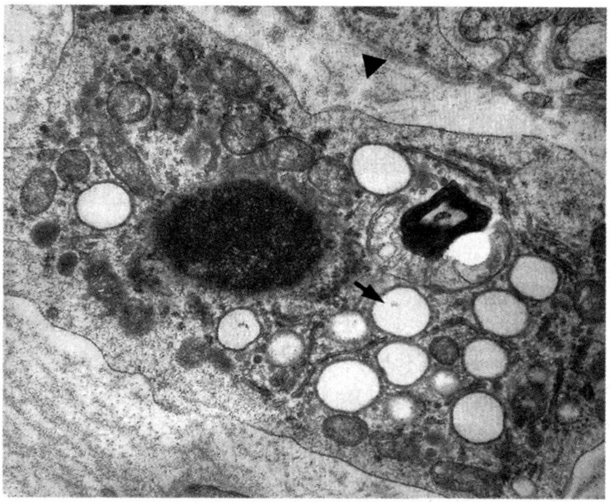

图 6-41 面神经鞘瘤
细胞质内可见较多的脂滴（↑），细胞周围有少量胶原纤维（▲） ×20 000

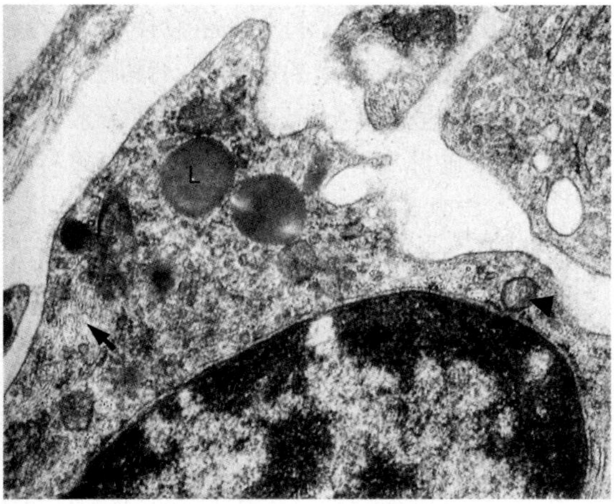

图 6-42 面神经鞘瘤
细胞质内溶酶体丰富（L），少量微丝（↑），线粒体嵴模糊（▲） ×25 000

（二）面神经鞘瘤和面神经纤维瘤的主要病理特征

神经鞘瘤（neurilemmoma）又称为神经纤维瘤。神经鞘瘤和神经纤维瘤常被混为一谈，但其来源与结构均有一定区别的。神经鞘瘤来源于外胚层的施万细胞，肿瘤与周围分界明显，有完整包膜，一般较软或稍硬，分Antoni A型和B型。例1是神经纤维瘤，它来源于中胚层的神经内膜、神经束膜或神经外膜。肿瘤无被膜，神经纤维常穿过瘤组织，瘤细胞呈栅栏状排列不明显，常可在瘤组织内见到施万细胞，多数人认为，神经纤维瘤的大部分由神经内膜或外膜及纤维母细胞组成。透射电镜见神经鞘瘤分致密型和疏松型。例2属神经鞘瘤的疏松型，瘤细胞呈多边形，胞核相对较小，细胞外基膜明显，细胞质内可见较多脂滴、空泡及溶酶体，细胞周围可见微丝。神经纤维瘤由纤维母细胞及神经鞘细胞组成，有较多胶原纤维，纤维细胞核呈梭形，位于细胞中央，胞质内粗面内质网丰富并扩张呈管状，有细长细胞突起，基底膜不明显，或虽有基底膜但窄而不连续。若是Antoni A型神经鞘瘤，细胞质内可见Luse小体。神经鞘瘤A和B型可同时存在于同一种瘤中，其间有过渡形式，但多数以其中一型为主。电镜初步观察证实，神经鞘瘤和神经纤维瘤是有区别的。

第十三节 颞骨转移癌

颞骨转移癌的转移途径：①血源性转移；②颞骨邻近区肿瘤，沿着阻力小的部位侵入，如鼻咽癌经破裂孔向岩尖和颅内扩散；③沿着自然通道侵入，如咽鼓管、颈内动脉管和内耳道及两窗等。通常多见血源性扩散。Schuknetch（1968）复习文献，颞骨的转移癌中，乳腺癌最多达30%，其次为肾、肾上腺癌达19%和肺支气管癌达13%。Rubinotein（1972）认为，颞骨转移癌来源于支气管者占60%，乳腺癌者占30%，其他部位者有从肾、结肠、甲状腺、前列腺和睾丸转移而来。转移性肿瘤比原发肿瘤的恶性程度更高。颞骨转移癌的发生率，实际上要比文献记载者为多，这是由于身体其他部位的原发病变常掩盖了耳部的转移症状，以及缺乏癌病者的颞骨病理检查资料所致。

颞骨转移癌，视肿瘤生长部位和大小不同而出现不同症状。若肿瘤侵及外耳道、中耳、乳突或咽鼓管，可出现传导性耳聋和耳痛；若肿瘤侵及内耳道和岩骨，可出现感音神经性耳聋、眩晕和面瘫，还可伴有其他脑神经受累的症状。内耳道是肿瘤好发部位。颞骨转移癌的显微镜下所见，可类似原发肿瘤，但因为常常较原发肿瘤分化差，所以难以辨认转移癌的来源（分化好的转移癌例外）。其病理变化常有骨质破坏，如溶骨、破骨或因刺激而生成新骨，肿瘤可破坏颅中窝、岩骨和横窦。若中耳腔广泛受侵，则黏膜增厚，黏膜下瘤细胞浸润，听骨链、鼓岬及乳突气房骨质破坏，耳蜗骨性包囊也破坏。Nager等（1979）曾报告1例支气管癌转移到内耳道，使迷路包囊受到严重破坏。肿瘤侵犯岩上缘、面神经管和圆窗，破坏Corti器，外淋巴间隙内有出血，内淋巴有渗出液。方耀云（1985）报道1例支气管未分化癌转移到颞骨，瘤细胞仅局限于中耳、乳突及岩尖；中耳黏膜下和岩尖骨髓腔内有成团的瘤细胞；锤砧关节周围有较大块瘤组织（图6-43）；瘤细胞大、小不等，核深染，呈散在分布；也可见到条索或小片状癌巢，形态符合未分化癌；鼓岬部有瘤细胞浸润，骨质破坏有死骨；岩尖骨髓腔内除有散在瘤细胞浸润及出血外，骨质有吸收，骨细胞坏死，乳突气房黏膜明显增厚，有瘤细胞浸润（图6-44）；但骨迷路与膜迷路未见侵犯；咽鼓管内有炎性细胞浸润。

本例生前未主诉有耳部症状。死后颞骨切片发现中耳腔有转移癌，病变主要在上鼓室、锤、砧骨周围及中耳腔黏膜下，病灶局限在听骨链轴以上，尚未影响其运动或影响很少，故无听力减退。亦可能由于主病严重，掩盖了耳部症状。

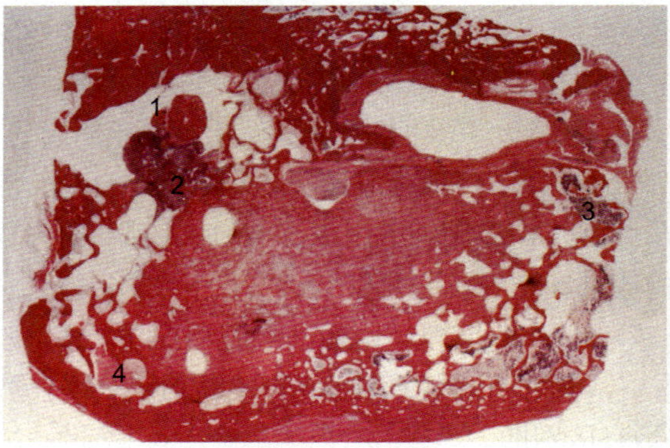

图6-43 颞骨转移癌

1：锤砧关节周围；2：鼓岬黏膜下及；3：岩尖均有癌细胞浸润；4：乳突气房 HE × 5

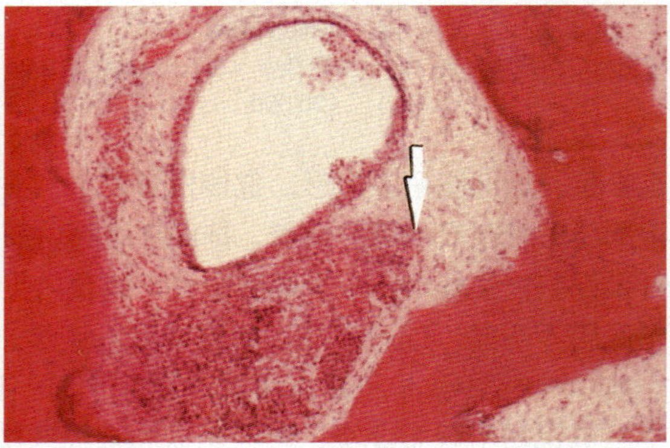

图6-44 颞骨转移癌

乳突气房黏膜增厚，有癌细胞浸润（↑） HE × 33

第十四节 人工耳蜗植入的病理变化

一、颞骨组织三维重建可减少耳蜗损伤

颞骨组织连续切片的计算机三维重建，具有形象逼真、准确等特点，可减少人工耳蜗植入时对耳蜗的损伤。耳蜗三维重建对电子耳蜗的研制和植入提供了许多理论依据。耳蜗电极植入对耳蜗有机械损伤，耳蜗内植入电极过长，对耳蜗内结构损伤更加严重。Arigasa（1989）根据三维重建耳蜗，发现电极的最适极限长度取决于从螺旋器到螺旋神经纤维的长度，提出耳蜗内电极植入部分不应超过 20 ～ 25mm。

Takcahcshi（1995）对圆窗三维重建，发现在大多数情况下圆窗准确地位于镫骨底板下缘中份的下方，在鼓岬上钻孔到基底转的鼓阶底的最佳位置距离镫骨底板下缘中点下3 mm处约1.5 mm 的前方或前外侧下方，经外耳道和面神经隐窝联合径路可直达鼓阶，并证明这对圆窗闭锁患者的圆窗定位及鼓阶电极植入具有重要的指导作用。

Jutiannm（1996）对 20 例正常颞骨三维重建，测得在耳蜗 1、2 及顶转鼓阶、前庭阶 - 中阶平均截面积，发现前庭阶为前庭阶径路耳蜗电极植入提供了足够的空间，可以对鼓阶内纤维骨组织增生以及耳蜗电极不能从鼓阶植入者，采用经前庭阶耳蜗电极植入的途径。

电子耳蜗植入是双侧极重感音神经性聋患者听力恢复的治疗手段，其应用越来越广泛。然而，作为一种侵袭性外科手术，电子耳蜗植入可引起内耳解剖和功能的显著改变，如纤维化、骨化、螺旋韧带和残余螺旋器的损伤，因此，操作时应该尽量减少损伤，使患者获得最佳的效果。

二、鼓阶电极极阵研究进展

多通道程控耳蜗在各方面取得了许多进展，蜗轴旁电极也在不断改进中。近年来的研究试图寻找安全，有效的方法，使鼓阶内电极能够对蜗轴形成良好环抱，以降低刺激电流，提高电刺激的选择性，提高响度和语言识别率。

特定频率的声音主要由特定的神经纤维传导，传导语言频率的神经纤维分布于耳蜗的中转和顶转，电极接点贴近蜗顶结构的位置，可刺激较低的频率。因此，电极的设计应该提高电刺激的选择性，且易于插入更深的部位。1993年Xu等使用弯曲的电极序列插入耳蜗，能够更靠近蜗轴，使之兴奋更多的不同组别的神经纤维。刺激不同神经元可以产生不同的心理学的感觉。电极远离耳蜗的外侧壁，可以避免对面神经产生刺激。电极极阵靠近蜗轴，可以减少电极间的干扰，增加电极产生电场的选择性，改善刺激效果。

螺旋神经节神经元是植入耳蜗刺激的主要对象，电极靠近蜗轴可以产生更高效的刺激，螺旋神经节细胞在蜗的顶转比底转往往存活得更多。

三、人工耳蜗植入的病理变化

有关人工耳蜗植入后的螺旋器、神经纤维和螺旋神经节颞骨组织病理学改变，国外报道较少，国内尚无报道。

重度和极重度聋的发生与耳蜗内感觉上皮和神经纤维的一系列病理变化有关。在国外文献报道中，神经元残存的数量范围不一，大约为正常值 10% ～ 70%。重度和极重度聋的患者神经元缺失的程度和分布受多种因素影响。Otte 和 Schuknecht（1998）的研究表明，20 岁以下听力正常人的听神经干中的神经纤维数目略高于35 000。方耀云（1998）报告中国人螺旋神经

节 0 ~ 9 岁组为 39 293 个，10 ~ 19 岁组为 37 433 个。无论是人还是动物，螺旋神经节细胞的数量均随年龄增长而减少。螺旋神经节中95%以上的神经纤维负责将信息从耳蜗的内毛细胞传至脑组织。Schuknecht（1988）的研究表明，Corti 器内的支持细胞的损伤程度与神经纤维缺失的数目之间有直接关系。耳蜗的神经变性过程独具特色，常见神经元的树突缺失，但神经元的胞体和轴突保留完好，这提示神经元的细胞体部分可以不依赖分布于耳蜗内树突而存活。保留下来的神经元胞体可以替代树突接受刺激，这是人工耳蜗植入必要的生理学基础。

在大多数极重度感音神经性聋患者的颞骨中，发现有相当数量的螺旋神经节细胞残留，虽然残留的数量可因病因不同而有差异。显微镜下的研究发现，残留的细胞数量大约为正常的 10% ~ 70%，(正常人的螺旋神经节细胞约为 35 000 ~ 40 000)，广泛分布于在耳蜗的大部分区域。Nadol 的研究发现，在重度高频听力障碍患者、耳蜗基底转仅有少量神经元残留。在耳毒性药物聋患者的耳蜗，残留神经元的数目最多；感染性耳聋，残留神经元的数目最少。Nadol（1989）报道极重度聋与年龄增长，耳聋持续时间长呈正相关，与残留神经元数目呈负相关。

Ylikoski 和 Savolainen（1984）对有效编码语言所必需的残留神经元数目进行研究，提示有效社交性言语识别大约需要神经元总数的 1/3 ~ 1/6。Otte 认为重度感音神经性聋的患者至少需要有 10 000 个螺旋神经节细胞（耳蜗顶转 10mm 内有 3 000 个以上的细胞），才能保留言语识别能力。Linthicum（1991）报道理解言语所需要的神经元数量可能相当少。在植入人工耳蜗的颞骨组织学研究发现，即使仅有少量神经元残留（<正常值10%），患者也可以理解语言。

Kennedy（1987）在尸体解剖中发现，植入人工耳蜗的颞骨电极位于鼓阶，但电极顶端经常撕裂螺旋韧带和基底膜，可能与插入电极有关。Gstoethner（1997）将电极植入的距离超过 30mm 与标准的 20mm 相比，二者的损伤程度无差异。但如继续插入电极，遇到阻力时强行通过，电极可进一步损伤 Corti 器和发自骨性螺旋板的树突，严重者造成骨性螺旋板断裂，从而影响蜗轴内的螺旋神经节细胞存活。

Nadol（1994）对 1 例庆大霉素致聋的患者进行研究，该患者人工耳蜗植入 10 周后死于其他原因，比较植入侧和非植入侧的颞骨螺旋神经节细胞，数量无显著差异。此病例仅能说明人工耳蜗植入对神经节细胞数量无急性影响，但是否有远期影响未知。Zappia（1991）报道则相反，他发现植入侧基底转螺旋神经节数量减少，基底转相对应的 Corti 器数目减少，并认为这与电极插入时造成的损伤或导致耳聋的潜在病理变化有关。

Nakai（1997）报道 1 例 66 岁全聋患者耳蜗移植的颞骨病理。患者接受 22 声道电子耳蜗移植，电极从圆窗插入，以筋膜，明胶海绵及纤维蛋白胶封闭圆窗。术后伤口愈合良好，听力恢复满意。术后眩晕 3 个月，经药物治疗消失。患者术后 27 个月死于肺癌。死后 12 小时取出颞骨，发现乳突气房完整，只有少数纤维组织，固定用绦带大部分被吸收，部分残留物嵌入纤维组织，鼓室腔及插电极的圆窗未发现炎症，鼓阶电极插入部位充满纤维组织，中阶塌陷，螺旋器血管纹变性，骨螺旋束及螺旋神经节细胞减少。

研究表明，如果人工耳蜗植入电极良好，不会引起炎性反应，虽然螺旋神经节细胞减少，但残留神经细胞及神经纤维对听觉刺激仍可获得明显的反应，而螺旋神经节细胞数量与听力的关系目前尚不清楚。

Nadol（2001）报道人类耳蜗植入的病理组织学。耳蜗植入时插入的电极可对内耳造成直接损害，晚期还可引起影响神经元兴奋的其他改变。为了进一步了解耳蜗植入产生的长期影响，该文对8例进行多导耳蜗植入患者的颞骨进行了病理组织学研究。患者年龄65～84岁。耳聋原因：1例链霉素中毒；2例为头外伤；3例为细菌性脑膜炎；2例原因不明。耳蜗植入至死亡相隔1～18年。接受2次植入者2例，其中同一耳植入2次者1例；对侧植入1例。植入时间1～8年，其中5年以上者4耳。颞骨火棉胶切片进行光镜观察，并与生前临床资料对照的结果发现：电极位于前庭阶3耳；位于鼓阶2耳；另3耳于前庭阶与鼓阶间。除耳蜗造口处有植入造成的直接损伤外，螺旋韧带及血管纹也普遍存在直接损伤，部分骨性螺旋板发生扭曲或骨折。6例植入前无新骨形成者的组织学观察到迷路炎性骨化及新骨形成，常见部位在耳蜗基底转，而不在耳蜗造口处。4例植入侧颞骨与对侧未植入侧颞骨比较；3例植入侧的螺旋神经节细胞数与未植入侧无明显差别；1例植入侧较未植入侧明显减少；8例螺旋神经节细胞计数3 910～17 418个，其中残存4 000个以上者6例，所有患者残存螺旋神经节细胞数与其生前进行单音节词识别所得测的听力呈明显的负相关。该研究表明，除耳蜗植入者螺旋神经节细胞减少外，中枢听觉通路的异常也是一个重要原因。

Tien（2002）报道电子耳蜗植入后前庭的组织病理学改变，对电子耳蜗植入后患者的颞骨标本进行了光镜分析。11例患者中发现6例（54.5%）有前庭终器的明显病理损害，主要包括前庭纤维化、球囊膜变形，新骨形成及反应性神经瘤。耳蜗底转骨螺旋板或基底膜损伤所致前庭阶受累，与前庭损害有高度相关性，其中75%伴有前庭终器的改变。3例植入在鼓阶患者，无1例出现前庭器官损害。3例术后出现平衡障碍，但前庭的改变与术后平衡障碍似乎无关。尽管电子耳蜗植入后平衡障碍的临床发病率不高，但该组患者前庭器损伤的发生率高达54.5%，高于以前文献中基于病史和/或功能检查做出的估计，说明部分前庭受损患者可能不出现前庭症状，前庭功能障碍可能是由于术前原发疾病所致。但是前庭损害也可能由于电极插入导致的直接损害，并发感染，内淋巴系统受干扰，出血或血管改变而产生。在前庭系统中，球囊为最常见受损部位，其次为椭圆囊和半规管。电极穿破基底膜或骨螺旋板、甚至插入前庭阶，可能致前庭损害的发生率更高。因此，使电极保持在鼓阶中可减少前庭损害。

参考文献

1. 姜泗长, 方耀云, 王荣光. 耳解剖学与颞骨组织病理学. 北京:人民军医出版社, 1995
2. 戴朴, 姜泗长, 杨伟炎, 等. 人类颞骨火棉胶切片中线粒体DNA的扩增及重组测序. 中华耳鼻咽喉科杂志, 1998, 33: 207-209
3. 戴朴, 姜泗长, 杨伟炎, 等. 缺血、线粒体 DNA 缺失与老年聋的关系探讨. 中华医学杂志, 2000, 80: 897-899
4. 戴朴. 颞骨内疱疹病毒感染与老年性聋关系的研究. 临床耳鼻咽喉科杂志, 2003, 17: 385-387
5. 袁慧君, 姜泗长, 杨伟炎, 等. 氨基糖苷类抗生素致聋家系线粒体 DNA1555G 点突变分析. 中华耳鼻咽喉科杂志, 1998, 33: 67-70
6. 王秋菊, 曹菊阳, 李宁, 等. KCNQ4基因突变对常染色体显性遗传性聋家系的影响. 中华耳鼻咽喉科杂志, 2002, 37: 343-347
7. 柯肖枚, 洛远, 刘玉和, 等. Connexin 26基因突变与国人遗传性无综合征耳耳聋的相关性分析. 中华耳鼻咽喉科杂志, 2001, 36: 163-165
8. 孔维佳, 王琼, 郑晓敏, 等. 线粒体突变与非综合征感音神经性耳聋. 中华耳鼻咽喉科杂志, 2002, 37: 338-

341
9. 李为民, 韩东一, 袁慧君, 等. 12 个非综合征型遗传性耳聋家系 mtDNA12S rRNA, tRNAleu(UUR), tRNA sex(UCN)及 16S rRNA 基因序列分析. 中华医学遗传学杂志, 2001, 18: 415-420
10. 王政敏. 虚拟耳外科研究进展. 见: 中华医学会全国耳鼻咽喉科学术会议汇编, 2003
11. 马兆鑫. 颞骨组织连续切片三维重建的临床意义. 国外医学耳鼻咽喉科学分册, 1998, 3: 130-132
12. 杨伟炎, 方耀云, 杨仕明, 等. Mondini 内耳畸形的诊断与治疗. 中华耳鼻咽喉科杂志, 1997, 32: 8-10
13. 姜泗长, 方耀云, 郭玉德, 等. 慢性中耳炎突炎合并化脓性迷路炎的病理组织变化. 中华耳鼻咽喉科杂志, 1984; 19: 19-20
14. 姜泗长, 易自翔, 方耀云, 等. 耳硬化症镫骨组织病理学变化研讨. 中华耳鼻咽喉科杂志, 1983, 18: 142-145
15. 王沛英, 姜泗长, 叶胜难, 等. 耳硬化症镫骨底板波形蛋白 -9 的表现及其意义. 中华耳鼻咽喉科杂志, 1993, 28: 6-7
16. 方耀云. 有关耳硬化症病因、病理及临床特征及手术问题. 见: 张小伯, 刘永发主编. 耳鼻咽喉－头颈外科主治医生 500 问. 现代主治医生提高丛书. 北京:中国协和医科大学出版社, 2000, 222-238
17. 方耀云, 姜泗长, 王沛英, 等. 脑血管意外颞骨组织病理学观察. 中华耳鼻咽喉科杂志, 1986, 21: 241-245
18. 张程. 老年聋病因分子水平研究进展. 国外医学耳鼻咽喉科学分册, 2001, 24: 210-213
19. 方耀云, 孙建和, 王沛英, 等. 内耳道动脉图像计算机分析. 中国临床解剖杂志, 1992, 10: 281-283
20. 方耀云, 姜泗长, 顾瑞, 等. 老年性聋听力检查、机制和防治研究. 实现健康老龄化. 北京: 中国劳动出版社, 1995
21. 方耀云, 孙建和, 王沛英, 等. 老年前期和老年期内耳血管图像计算机分析. 中华耳鼻咽喉科杂志, 1993, 28: 91-93
22. 方耀云, 姜泗长, 李玉, 等. 老年人螺旋神经节形态变化及定量研究. 中华老年医学杂志, 1998, 17: 297-299
23. 吴海燕, 杜宝东, 王苹, 等. 老年聋大鼠耳蜗线粒体基因缺失及表达异常研究. 中华耳鼻咽喉科杂志, 2002, 37: 191-192
24. 方耀云, 翟所强, 田亚平, 等. 高胆固醇血症对家兔内耳损伤的机理研究. 中华老年医学杂志, 1993, 12: 131-133
25. 方耀云, 姚行齐, 姜泗长, 等. 老化豚鼠耳蜗毛细胞和螺旋神经节细胞定量研究. 中国体视及图像分析, 1996, 1-2: 65-67
26. 方耀云, 杨旭春, 姜泗长, 等. 不同年龄大鼠耳蜗核细胞的定量观察. 临床耳鼻咽喉科杂志, 1997, 11: 99-102
27. 杨旭春, 方耀云. 老年大鼠耳蜗核谷氨酸免疫组织化学研究. 中华老年医学杂志, 1996, 15: 396-398
28. 杨卫平, 武文明, 方耀云, 等. 不同年龄大鼠耳蜗核天门冬氨酸免疫反应的变化. 中国学术期刊文摘(科技快报), 1997, 3: 492-493
29. 杨卫平, 武文明, 方耀云, 等. 老年大鼠耳蜗核γ-氨基丁酸免疫反应的变化. 中华医学杂志, 1998, 28: 30-32
30. 杨卫平, 姜泗长, 杨伟炎, 等. 老年大鼠耳蜗核钾离子通道在瓜蟾卵母细胞中表达. 中华老年医学杂志, 1998, 17: 370-372
31. 姚行齐, 方耀云, 姜泗长, 等. 白血病颞骨组织病理学观察. 临床耳鼻咽喉科杂志, 1994, 8: 42-45
32. 方耀云, 姜泗长, 王沛英, 等. 隐性听神经鞘瘤及文献复习. 中华耳鼻咽喉科杂志, 1990, 25: 28-29
33. 方耀云, 姜泗长, 孙建和, 等. 听神经鞘瘤电镜观察. 中华耳鼻咽喉科杂志, 1989, 24: 207-208

34. 方耀云，杨伟炎，姜泗长，等. 听神经瘤引起突发性听力减退. 中华耳鼻咽喉科杂志，1997, 32: 277-279
35. 方耀云，孙建和，杨伟炎，等. 两例良性面神经鞘瘤电镜观察. 中华耳鼻咽喉科杂志，1992, 27: 276-277
36. 方耀云，姜泗长，王沛英，等. 颞骨转移癌的病理组织学变化. 中华耳鼻咽喉科杂志，1985, 20: 46-47
37. Mhoon EE, Lanzl EF. Ralston Lindsay MD 1898-1981. Ann Otol Rhinol Laryngol, 1983, 92(Suppl 102): 1-36
38. Schuknecht HF. Pathology of the Ear. 2nd ed. Philadelphia: Led & Febiger, 1993
39. Wackym PA. Prespective on the future of temporal bone research. Am J Otol, 1997, 18: 793-696
40. Mckenna MJ, Mills BG. Ultrastructural and immunohistochemical evidence of measles virus in active otosclerosis. Acta Otolaryngol (Stockh), 1990, 470(Supple): 130-140
41. Mckenna Mj, Kristiansen AG, Hains J. Polymerase chain reaction amplifieation of a measles virus sequence from human temproal bone sections with active otosclerasis. Am J Otol, 1996, 17: 827-830
42. Cherukupally SR, Merchant SN, Roswski JJ. Correlations between pathology changes in the stapes and conductive hering loss in otosclerosis. Ann of Otol Rhinol Laryngol, 1998, 107: 319-326
43. Tomak MS, Brown R, Mani SR, et al. Localization of a gene for otoselerosis to chromosome 15q25-q26. Hum Molec Gent, 1998, 7: 285-290
44. Van Den Bogaert K, Govaerts PJ, Schattenan I, et al. A second gene for otsclerosis, OTSC2, map to chromosome 7q34-36. Am J Hum Genet, 2001, 68: 495-500
45. Niedermeyer HP, Arnold W. Etipathogenesis of otosclerosis. ORL, 2002, 64: 114-119
46. Seidman MD, Khon MJ, Bai U, et al. Biologic activity of mitochondrial metabolites on aging and age-related hering loss. Am J Otol, 2000, 21: 161-166
47. Otte, J, Schuknecht HF, Kerr AG. Ganglion cell populations in normal and pathological human cochlear implications for cochler implantation. The Laryngoscope, 1978, 88: 1231-1246
48. Wang QJ, Gu Ri, Han DY, et al. Familial auditory neuropathy. Laryngoscope, 2003, 113: 1623-1629
49. House WF, Hitselberger WE. Twenty-year report of the first auditory brain stem nucleus implant. Ann Otol Rhinol Laryngol, 2001, 110: 103-104
50. Linthicm FH, Fagad J, Otto SR, et al. Cochlear implant histopathology. Am J Otol, 1991, 12: 245-311
51. Nadol JB, Ketten DR, Burgess BJ. Otopathology in a case of multiclannel cochlear impalantation. Laryngoscope, 1994, 104: 299-303
52. Nadol JB, Shiao JY, Burgess BJ, et al. Histopathology of cochlear implants in humans. Ann Otol Rhinol Laryngol, 2001, 110: 883-891
53. Fayad J, Linthicum FH, Otta SR, et al. Cochlear implants: Histopathologic findings related to performance in human temporal bone. Ann Otol Rhinol Laryngol, 1991, 100: 807-811
54. Balkany TJ, Hodges AV, Eshraghi AA, et al. Cochler impants in children-a review. Acta Otolaryngol, 2002, 122: 356-362
55. Nakai F. Cochlear implant histopathology of the temporal bone. ORL, 1997; 59: 230-234
56. Zappia JJ, Niparko JK, Oviatt DL, et al. Evaluation of the temporal bone of a multichannel cochlear implant patient. Ann Otol Rhinol Laryngol, 1991, 100: 914-921
57. Tien HC, Linthicum FH. Histopathologic changes in the vestibule after cochlear implantation. Otolaryngology Head and Neck Surgery, 2002, 10: 262-264

第七章

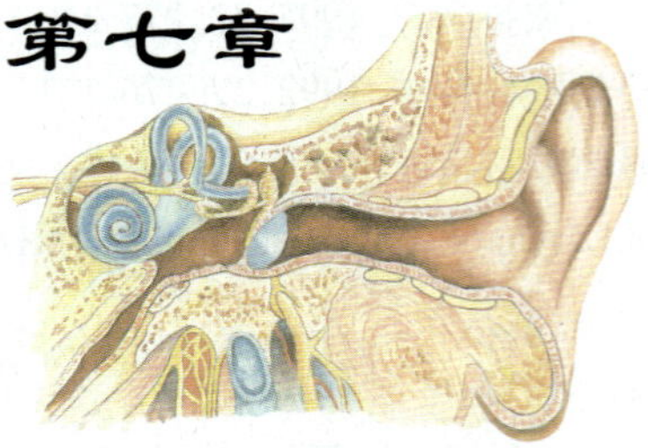

神经耳科学相关免疫学

龚树生

第一节　免疫学的基本概念、原理和研究方法

一、概论

免疫学是研究机体免疫系统的组织结构和生理功能的科学。免疫（immunity）是指机体对“自己”和“非己”抗原的识别、应答过程中所产生的综合生物学效应，正常情况下是维持内环境稳定的一种生理功能。在免疫功能正常的条件下，免疫系统对“非己”抗原产生排异效应，发挥免疫保护作用；但在免疫功能失调的情况下，免疫应答可造成机体组织损伤，产生过敏性疾病，如打破对自身抗原的耐受，则可对自身抗原产生免疫应答，出现自身免疫现象或造成组织损伤，就发生了自身免疫病。因此免疫系统以它识别和区分“自己”和“非己”抗原分子的能力，起着排异和维持自身耐受的作用。

免疫系统由中枢免疫器官（骨髓、胸腺）和外周免疫器官（脾脏、淋巴结和黏膜免疫系统）组成。免疫器官中具体执行免疫功能的主要是各类免疫细胞，如淋巴细胞（包括T淋巴细胞、B淋巴细胞、自然杀伤细胞等）、抗原递呈细胞（包括树突状细胞、单核-吞噬细胞等）、粒细胞（包括中性粒细胞、嗜酸粒细胞和嗜碱粒细胞）及其他参与免疫应答和效应的细胞（如肥大细胞、红细胞、血小板等）。其中，T、B淋巴细胞是参与特异性免疫应答的关键细胞，分别发挥细胞免疫和体液免疫效应。免疫系统是机体的一个重要的功能系统，担负着免疫防御、免疫监视与免疫自稳的功能。

二、抗原

抗原（antigen，Ag）是指可被T、B淋巴细胞识别，并启动特异性免疫应答的物质。具体而言，抗原可作用于T、B淋巴细胞的抗原识别受体，促使其增殖、分化，产生免疫效应物质（抗体或致敏淋巴细胞），并与之结合，从而发挥免疫效应。

抗原具有两个重要特性：①免疫原性（immunogenicity）是指抗原分子能够刺激机体产生抗体或致敏淋巴细胞的能力；②抗原性（antigenicity）是指抗原分子能够与其诱生的抗体或致敏淋巴细胞发生特异结合的能力，又称为免疫反应性（immunoreactivity）。

抗原特异性（specificity）指抗原诱导机体产生应答及与应答产物发生反应所显示的专一性。特定抗原只能刺激机体产生特异性抗体或致敏淋巴细胞，且仅能与该特异性抗体或淋巴细胞结合并相互作用。决定抗原特异性的基本结构或化学基团称为表位（epitope），亦称为抗原决定簇（antigenic determinant）。

在实践中已发现，某些特定抗原不仅可与其诱导产生的抗体（或致敏淋巴细胞）结合或相互作用，还可与其他抗原诱生的抗体（或致敏淋巴细胞）发生反应。这种抗原被称为交叉抗原

(cross antigen)，它与其他抗原所诱生的抗体（致敏淋巴细胞）结合或相互作用被称为交叉反应（cross reaction)。共同表位的存在是交叉反应的物质基础。不同种属间，如人、动物和微生物可存在交叉抗原。

三、免疫球蛋白

抗体（antibody，Ab）是B细胞接受抗原刺激后增殖、分化为浆细胞所产生的糖蛋白，是介导体液免疫的重要效应分子。在免疫血清的电泳中，大部分抗体活性存在于α到γ球蛋白区，但主要存在于γ区。因此，将具有抗体活性或化学结构与抗体相似的球蛋白统称为免疫球蛋白(immunoglobulin，Ig)。免疫球蛋白和抗体在结构和功能上完全一致，可认为二者的概念等同。

免疫球蛋白是体液免疫应答中发挥免疫功能最主要的免疫分子，能够特异性地与相应的抗原结合、活化补体、结合Fc受体（介导I型变态反应、调理吞噬作用、发挥抗体依赖的细胞介导的细胞毒作用)。

四、补体系统

补体（complement，C）是由30余种广泛存在于血清、组织液和细胞膜表面的蛋白质组成的具有精密调控机制的蛋白质反应系统，其活化过程表现为一系列丝氨酸蛋白酶的级联酶解反应。血浆中非活化的补体成分无生物学功能，仅当补体级联酶促反应被激活后，才产生具有生物学活性的产物。多种外源性或内源性物质可通过3条途径激活补体：①从C1q-C1r2-C1s2开始的经典途径，抗原-抗体复合物为主要激活物；②从C3开始的旁路途径，它不依赖于抗体；③通过甘露聚糖结合凝集素（MBL）的激活途径。补体活化产物具有调理吞噬、杀伤细菌、溶解病毒、介导炎症、调节免疫应答和溶解清除免疫复合物等多种生物学功能。

五、细胞因子

细胞因子（cytokine）是由机体的免疫细胞和非免疫细胞合成和分泌的小分子（分子量约8～80kD）多肽类因子，目前已知白细胞介素（interleukin，IL)、干扰素（interferon，IFN)、集落刺激因子（colony stimulating factor，CSF)、肿瘤坏死因子（tumor necrosis factor，TNF)、转化生长因子β（transforming growth foctor，TGF-β）等均是免疫细胞产生的细胞因子。细胞因子具有非常广泛的生物学活性，包括促进靶细胞的增殖和分化，增强抗感染和细胞杀伤效应，促进或抑制其他细胞因子和膜表面分子的表达，促进炎症过程，影响细胞代谢等。

六、免疫细胞膜分子

免疫细胞间或介质与细胞间相互识别的物质基础是免疫细胞膜分子，包括细胞表面的多种抗原，受体和其他分子，细胞膜分子通常也称为细胞表面标记（cell surface marker)。免疫细胞分子的种类繁多，主要有T细胞抗原识别受体（TCR)、B细胞抗原识别受体（BCR)、主要组织相容性抗原、白细胞分化抗原（CD1 ～ CD130)、黏附分子（adhesion molecule，AM)、促分裂素受体、细胞因子受体、免疫球蛋Fc段受体以及其他受体和分子。

黏附分子是指介导细胞与细胞间或细胞与基质间相互接触和结合的一类分子，大都为糖蛋白，分布于细胞表面或细胞外基质（extracellular matrix，ECM）中，参与细胞的信号传导与活化、细胞的伸展和移动、细胞的生长及分化、肿瘤转移、创伤愈合等一系列重要生理和病理过程。黏附分子分为整合素超家族的黏附分子、免疫球蛋白超家族的黏附分子、选择凝集素家族黏附分子、钙离子依赖的细胞黏附素家族黏附分子及其他未归类的黏附分子。

主要组织相容性复合体（major histocompatibility complex，MHC）即编码主要组织相容性抗原的一组紧密连锁的基因群，定位于动物与人类某对染色体的特定区域，呈高度多态性。

MHC的编码产物即MHC分子或MHC抗原，表达于不同细胞表面，主要功能是参与抗原递呈、制约细胞间相互识别及诱导免疫应答。在人类，称为人白细胞抗原（human leucocyte antigen，HLA），位于第6号染色体的短臂上，目前已鉴定出100余个基因座位，可分为3类：①HLA-Ⅰ类基因包括*HLA-A*、*HLA-B*和*HLA-C*等，参与递呈内源性抗原；②HLA-Ⅱ类基因包括*HLA-DR*、*HLA-DP*和*HLA-DQ*，参与递呈外源性抗原；③HLA-Ⅲ类基因位于Ⅰ类和Ⅱ类基因之间，包括编码补体C4a、C4b、C2、Bf的基因以及编码炎症相关分子、TNF、I-κB以及热休克蛋白70（heat shock protein 70，HSP 70）等产物基因。

七、免疫细胞

免疫细胞泛指所有参与免疫应答或与免疫应答有关的细胞及其前体，包括造血干细胞、淋巴细胞、专职抗原递呈细胞（树突状细胞、单核-吞噬细胞）及其他抗原递呈细胞、粒细胞、肥大细胞和红细胞等。

（一）T淋巴细胞

T淋巴细胞（T lymphocyte）简称T细胞，介导细胞免疫应答，并在机体针对TD抗原的体液免疫应答中发挥重要的辅助作用。T细胞的表面标志有：

1. T细胞受体（T-cell receptor，TCR） TCR是T细胞识别蛋白抗原的特异性受体，由α、β或γ、δ两条糖蛋白以二硫键连接组成的异二聚体，具有两种形式：①TCRαβ 大多数成熟T细胞（约占95%）的TCR分子是由α和β两条异二聚体肽链组成，TCR只能识别细胞膜上的MHC分子与抗原分子，这是与B细胞识别抗原的主要不同特性；②TCRγδ 由γ和δ链组成，在人周围血成熟T细胞中所占的比例甚少，约为1%～10%。可识别高度保守的抗原，如结核杆菌、肠毒素和热休克蛋白等抗原。

2. CD3分子 表达于所有成熟T细胞表面，与TCR分子以非共价结合形成一个TCR-CD3复合受体分子，是T细胞识别抗原的主要识别单位。

3. CD4和CD8分子 同时表达于胸腺内早期胸腺细胞，称为双阳性胸腺细胞（$CD4^+$、$CD8^+DP$）。而在成熟T细胞这两种分子是互相排斥的，只能表达一种分子，故可将成熟T细胞分为两类，即$CD4^+$细胞和$CD8^+$细胞。在外周淋巴组织中$CD4^+$ T细胞约占65%，$CD8^+$ T细胞约占35%。CD4分子是MHC Ⅱ类分子的受体，它可与MHC Ⅱ类分子的非多态区结合。CD8分子可与MHC Ⅰ类分子的非多态区结合。因此这两种分子具有增强TCR与抗原递呈细胞或靶细胞的亲和性，并有助于激活信号的传递。

4. CD28分子 表达于全部$CD4^+$ T细胞及50%的$CD8^+$ T细胞，与协同刺激信号产生有关。

5. CD2分子 CD2分子是细胞间黏附分子，可与羊红细胞上白细胞功能相关抗原-3（LFA-3）结合形成花环，称为E-花环，可用于鉴定和分离人T细胞。

6. CD44及CD45分子 CD44分子可视为一种归巢受体（homing receptor，HR）。CD45分子亦称白细胞共同抗原（leukocyte common antigen）。

7. 细胞因子受体 T细胞表面可有多种细胞因子受体，包括IL-2R、IL-4R、IL-6R及IL-7R等。

8. 丝裂原受体 刀豆素A（ConA）、植物血凝素（PHA）和美洲商陆（PWN）等可诱导T细胞增殖。在体外检测细胞免疫功能时，可应用PHA等刺激人外周血T细胞，以观察T细胞增殖程度，称淋巴细胞转化试验（lymphocyte transforming test）

（二）B淋巴细胞

B淋巴细胞是体内惟一能产生抗体（免疫球蛋白分子）的细胞。体内含有识别抗原特异性不同的抗体分子，其多样性是来自千百万种不同的B细胞克隆。外周血中的B细胞约占淋巴细胞总数的10%～15%。B细胞膜主要表面分子有：

1. B细胞受体（B cell receptor，BCR）　BCR是嵌入细胞膜类脂分子中的膜表面免疫球蛋白(mIg)，B细胞经BCR对抗原的摄取、加工和递呈作用，通过信号传导可引起胞质内一系列生化变化及核内基因的活化，细胞的增殖、分化，应答反应或诱导细胞程序性死亡。

2. Fc受体　多数B细胞表达IgG Fc受体Ⅱ（FcTRⅡ），可与免疫复合物中的IgGFc段结合，有利于B细胞捕获和结合抗原，并促进B细胞活化和抗体产生。

3. 补体受体（CR）　大多数B细胞表面有能与C3b和C3d结合的受体，分别称为CRⅠ和CRⅡ（即CD35和CD21）。CRⅠ主要见于成熟B细胞。CR可与抗原和抗体及补体形成的免疫复合物结合，促进B细胞的活化。CRⅡ也是EB病毒的受体。

4. 细胞因子受体（CKR）　活化B细胞可表达多种细胞因子受体，如IL-1、IL-2、IL-4、IL-5以及IFN-γ等的受体，与相应因子结合可促进B细胞的增殖和分化。

5. 丝裂原受体　如用美洲商陆或脂多糖与外周血淋巴组织共同培养时，B细胞相应受体可与之结合而被激活，并增殖、分化为淋巴母细胞，称为B细胞有丝分裂原反应，也称淋巴细胞转化试验，可用于对B细胞的功能检测。

6. 主要组织相容性抗原　B细胞可表达MHC-Ⅰ类和MHC-Ⅱ类抗原。MHC-Ⅱ类分子能增强B和T细胞间的黏附作用，并参与抗原递呈和B细胞活化。

7. B细胞分化抗原（CD分子）　这些抗原可表达于B细胞分化的不同阶段：

（1）CDl9和CD20：CDl9是所有B细胞共有的表面标志，B细胞活化后亦不消失。CD20在B细胞活化后逐渐消失。

（2）CD21：主要表达于成熟B细胞。

（3）CD40：是B细胞表面最重要的共刺激分子受体，能与T细胞表面CD40L结合，对激活T细胞依赖性B细胞以及阻止B细胞凋亡具有重要意义。

（4）CD80（BT-1）/CD86（BT-2）：表达在活化B细胞及其他抗原递呈细胞表面，是CD28和CTLA4的配体，属重要的共刺激分子。

（三）自然杀伤细胞

当IgG与靶细胞结合并与自然杀伤细胞（NK细胞）的CD16结合时，即可引起NK细胞对靶细胞的杀伤作用，这种作用称为抗体依赖的细胞介导的细胞毒性作用（ADCC）。NK细胞可以杀伤某些病毒感染细胞，但对正常未感染细胞无杀伤作用。NK细胞可杀伤某些肿瘤细胞株，特别是对造血细胞来源的肿瘤细胞更为敏感，但不是对所有肿瘤细胞均有作用。

（四）抗原递呈细胞

抗原递呈细胞（antigen-presenting cell，APC）是能摄取、加工处理抗原，并将抗原递呈给淋巴细胞的一类免疫细胞。此类细胞能辅助和调节T细胞、B细胞识别抗原并对抗原产生应答，故又称为辅佐细胞（accessory cell）。根据其细胞表面膜分子表达情况和功能的差异，可分为专职和非专职两类：前者表达MHC-Ⅱ类抗原和其他参与T细胞活化的共刺激分子，包括单核吞噬细胞系统（mononuclear phagocyte system，MPS）、树突状细胞、B细胞等；后者包括内皮细胞、成纤维细胞、上皮细胞等，它们通常情况下并不表达MHC-Ⅱ类分子，但在炎症过程中或受到IFN-γ诱导，即可表达MHC-Ⅱ类分子并处理和递呈抗原。

八、免疫应答

免疫应答（immune response）是指机体受抗原刺激后，体内抗原特异性淋巴细胞识别抗原，发生活化、增殖、分化或失能、凋亡，进而表现出一定生物学效应的全过程。免疫应答最基本的生物学意义是识别“自己”与“非己”，从而清除“非己”的抗原性物质，保护机体免受异己抗原的侵袭。

根据参与免疫应答和介导免疫效应的组分和细胞种类的不同，特异性免疫应答可分为T细胞介导的细胞免疫（cellular immunity）和B细胞介导的体液免疫（humoral immunity）。

（一）T细胞介导的细胞免疫应答

外源性抗原可在局部或通过淋巴液和血液转运至淋巴组织，被该部位的抗原递呈细胞（APC）摄取、加工、处理，以抗原肽-MHC-Ⅱ类分子复合物的形式表达于APC表面，供特异性$CD4^+$ Th细胞识别。$CD4^+$ T被激活、增殖，并分化为Th_0细胞。IL-12可促进Th_0细胞定向分化为Th_1细胞；IL-4可促进Th_0细胞分化为Th_2细胞；Th_0细胞的分化方向是决定机体免疫应答类型的重要因素：Th_1细胞主要介导细胞免疫应答，具有抗感染、抗肿瘤效应，亦可介导免疫损伤；Th_2细胞主要介导体液免疫应答。

内源性抗原被宿主细胞加工处理，以抗原肽-MHC-Ⅰ类分子复合物的形式表达于细胞表面，供特异性$CD8^+$ T细胞识别。$CD8^+$ T细胞在外周淋巴组织内增殖、分化为效应细胞毒性T淋巴细胞（cytotoxic T lymphocyte，CTL），在趋化因子作用下离开淋巴组织向感染灶集聚。通过穿孔素／颗粒酶途径致靶细胞崩解，通过TNF与FasL途径介导靶细胞凋亡。效应CTL可再次杀伤其他表达相同特异性抗原的靶细胞。

T细胞的活化有赖于TCR与CD28两条信号转导途径及IL-1、IL-2、IL-6、IL-12等多种细胞因子的作用。

（二）B细胞介导的体液免疫应答

在B细胞应答中，由浆细胞所产生的抗体存在于体液中，是主要的效应分子，故称为体液免疫应答。细菌多糖、多聚鞭毛蛋白、脂多糖等属胸腺非依赖性抗原（TI），能直接激活初始B细胞，主要是$CD5^+$ B1细胞，产生IgM抗体。B细胞针对胸腺依赖性抗原（TD）的应答依赖于抗原特异性T细胞辅助（通常为Th_1细胞），也需要BCR和CD40L双信号途径及巨噬细胞分泌的IL-2和Th_2细胞分泌的IL-4等细胞因子的参与。B细胞经历克隆增殖、抗体可变区的体细胞高突变、受体编辑、抗体类别转换、抗体亲和力成熟等过程，最终分化为：①抗体亲和力成熟的浆细胞，可高效合成、分泌抗体；②长寿命记忆性B细胞，参与淋巴再循环。当再次遭遇同一特异性抗原即迅速活化、增殖、分化，产生大量高亲和力的特异性抗体。

九、免疫学检测

免疫学检测是借助免疫学、细胞生物学和分子生物学技术，对抗原、抗体、免疫细胞及其分泌的细胞因子等进行定性或定量检测。

（一）抗原-抗体反应

抗原-抗体反应（antigen-antibody reaction）是指抗原与相应抗体在体内或体外发生的特异性结合反应。抗原与抗体的特异结合，主要是基于抗原和抗体分子结构及立体构型的互补，以及由多种因素造成二者分子之间应力参与下发生的可逆性免疫化学反应。

1. 凝集反应（agglutination）　细菌和红细胞等颗粒性抗原，当与相应抗体特异结合后，在适量电解质存在的条件下可逐渐聚集，出现肉眼可见的凝集现象，称为凝集反应。

（1）直接凝集：细菌或红细胞与相应抗体直接反应，可出现细菌或红细胞凝集现象。其方法为：①已知抗体与相应抗原在玻片上反应，用于抗原的定性检测，如血型鉴定、细菌鉴定；②在试管中连续稀释待检血清，加入已知颗粒性抗原，以出现明显的颗粒状或絮片状凝集现象的待检血清最高稀释度作为抗体的效价，常用于抗体的定量检测如诊断伤寒病的肥达试验（Widal test）。

（2）间接凝集：将可溶性抗原（或抗体）吸附在一种与免疫无关的惰性载体颗粒表面，使其成为致敏载体，然后与相应抗体（或抗原）结合，在电解质存在的条件下，载体颗粒被动的发生凝集，因此称为间接凝集反应或被动凝集反应。常用载体有绵羊红细胞或人 O 型血红细胞、聚苯乙烯乳胶颗粒、活性炭颗粒等。

（3）间接凝集抑制试验：将待测抗原（或抗体）与特异性抗体（或抗原）先行混合并作用一定时间，再加入相应致敏载体悬液，若待测抗原与抗体对应，即发生中和，随后加入的相应致敏载体颗粒不再被凝集，使本应出现的凝集现象被抑制。此试验灵敏度高于一般间接凝集试验，可用于检测抗原或抗体。

2. 沉淀反应（precipitation）　可溶性抗原（血清蛋白质、细胞裂解液或组织浸液、各种微生物蛋白分子等）与相应抗体结合后，形成的免疫复合物受电介质的影响出现肉眼可见的沉淀，称为沉淀反应。该反应多用半固体琼脂凝胶作为介质进行琼脂扩散或免疫扩散，即可溶性抗原与抗体在凝胶中扩散，在比例合适处相遇即形成可见的白色沉淀。

（1）单向免疫扩散（single immunodiffusion）：是一种定量试验。将一定量已知抗体混于琼脂糖凝胶中制成琼脂板，在适当位置打孔并加入抗原。抗原在扩散过程中与凝胶中的抗体相遇，形成以抗原孔为中心的沉淀环，环的直径与抗原含量呈正相关。取已知量抗原绘制标准曲线，可根据所形成沉淀环的直径，从标准曲线中查出待检标本的抗原含量。

（2）双向免疫扩散（double immunodiffusion）：是一种定性试验。将抗原和抗体分别加入琼脂糖凝胶的小孔中，使二者互相扩散，在比例适当处形成沉淀线。若反应体系中含两种以上抗原-抗体系统，则小孔间可出现两条以上沉淀线。根据沉淀线的位置、数量、形状以及对比关系，用于抗原或抗体的定性检测、组成和两种抗原的相关性分析。

（3）免疫电泳（immunoelectrophoresis，IEP）：是将区带电泳与双向免疫扩散相结合的一种免疫化学分析技术。先将待检抗原进行琼脂糖凝胶电泳，使不同抗原成分因所带的电荷、分子量及构型不同，电泳迁移率不同而分为不同区带，然后在与电泳方向平行的琼脂糖槽内加入相应抗体，与已分成区带的抗原成分做双向免疫扩散，在二者比例合适处形成肉眼可见的沉淀弧。对照正常血清所形成沉淀弧的数量、位置和形态，可分析标本中所含抗原成分的性质和含量。该法常用于分析血清蛋白种类，以观察 Ig 异常增多或缺失。

（4）免疫比浊（immunonephelometry）：在一定量抗体中分别加入递增量的抗原，经一定时间形成免疫复合物，液体混浊。用浊度计测量反应体系的浊度，可绘制标准曲线并依据浊度推算样品中抗原含量。

3. 补体结合反应（complement fixation reaction）　应用抗体与红细胞表面抗原结合，激活反应体系中的补体成分，根据溶血现象判定试验结果。补体结合试验和溶血空斑试验均属此类反应。补体结合试验曾用于检测多种细菌、病毒的抗原或抗体，因易受多种试验条件影响，已渐被其他方法取代。此外，补体依赖的微量细胞毒实验曾用于HLA的血清学分型，方法是：将标准分型血清与待检淋巴细胞反应，再加入兔补体，若细胞表面表达相应HLA抗原，则被溶解。溶解细胞可被台盼蓝或伊红染料着色，而活细胞不着色，借此判定结果。

4. 中和试验（neutralization） 中和试验是免疫学和病毒学中常用的一种抗原-抗体反应，用以测定抗体中和病毒感染性或细菌毒素的生物学效应。凡能与病毒结合，使其失去感染力的抗体又称中和抗体；能与细菌外毒素结合，中和其毒性作用的抗体称为抗毒素。中和试验可以在敏感动物体内（鸡胚），体外组织（细胞）培养或试管内进行，观察特异性抗体能否保护易感的实验动物免于死亡；能否抑制病毒的细胞病变效应（cytopathic effect，CPE）或中和毒素对细胞的毒性作用；以及测定抗体的其他生物学效应。抗链球菌溶血毒素“O”试验及流感病毒血凝抑制试验等，也属于中和试验范畴。

5. 免疫标记技术（immunolabelling technique） 是用荧光素、酶、放射性核素或化学发光物质等标记抗体或抗原，进行抗原-抗体反应的检测，是目前应用最为广泛的免疫学检测技术。标记物与抗体或抗原连接后，并不改变抗原或抗体的免疫特性。该法具有灵敏度高、快速、可定性、定量、定位等优点。

（1）免疫荧光（immunofluorescence，IF）测定：荧光素与抗体连接成荧光素标记抗体，再与待检标本中抗原反应，置荧光显微镜下观察。抗原-抗体复合物散发荧光，借此对抗原进行定性或定位。①直接荧光法：荧光素直接标记抗体，对标本进行检测。该法优点是特异性强，缺点是检查任一抗原均需制备相应荧光素标记抗体；②间接荧光法：用第一抗体与标本中抗原结合，再用荧光素标记的第二抗体进行检测。该法优点是敏感度比直接法高，制备一种荧光素标记的第二抗体即可用于多种抗原的检测，但非特异性反应亦增强。

免疫荧光法可用于检测多种病原体的抗原、抗体，或鉴定免疫细胞膜抗原。

（2）酶免疫测定（enzyme immunoassay，EIA）：此法将抗原-抗体反应的特异性与酶催化作用的高效性相结合，借助酶作用于底物的显色反应判定结果。应用酶标测定仪测定光密度（OD）值可反映抗原含量，灵敏度达ng/ml甚至pg/ml水平。常用的方法如下：

①酶联免疫吸附试验（enzyme linked immunosorbent assay，ELISA）：是酶免疫测定中应用最广的技术，用于测定可溶性抗原或抗体。其基本方法是：将已知抗原或抗体吸附在固相载体（聚苯乙烯微量反应板）表面，使抗原-抗体反应在固相表面进行。通过洗涤将固相上的抗原-抗体复合物与液相中的游离成分分离。双抗体夹心法：用于检测特异性抗原。将已知抗体包被固相载体，加入的待检标本若含有相应抗原，即与固相表面的抗体结合，洗涤去除未结合成分，加入该抗原特异的酶标记抗体，洗去未结合的酶标记抗体，加底物后显色。若标本中无相应抗原，固相表面无抗原结合，加入的酶标记抗体不能结合于固相并可被洗涤去除，加入底物则无显色反应。该试验所用的包被抗体与酶标抗体应分别针对不同抗原表位，或其中之一用多克隆抗体，且相互间应无交叉反应。间接法：用于检测特异性抗体。用已知抗原包被固相，加入待检血清标本，再加酶标记的第二抗体，加底物观察显色反应。酶联免疫斑点试验（ELISPOT）：将抗细胞因子抗体包被固相载体，加入不同来源的细胞，细胞分泌的细胞因子与包被抗体结合，在细胞周围形成抗体-抗原（细胞因子）复合物。然后加入相应酶标记的抗细胞因子抗体，通过底物显色反应测定结合在固相载体上的细胞因子量，并可在光镜下观察分泌细胞因子的细胞。所用的包被抗体与酶标抗体应分别针对细胞因子的不同抗原表位。亦可将细胞因子结合到蛋白质膜上，用免疫化学法测定结合到蛋白质膜上的细胞因子。该法可用于检

测效应细胞所分泌的单一细胞因子，从而避免生物活性测定法中多种具有相同生物学活性的细胞因子的干扰。若用已知抗原包被固相，也可测定分泌特异性抗体的 B 细胞的频率。BAS-ELISA：生物素（biotin）是广泛分布于动、植物体内的一种生长因子，又称辅酶 R 或维生素 H。亲和素（avidin）是卵白及某些微生物中的一种蛋白质，由 4 个亚单位组成，生物素与亲和素间具有高度亲和力，且均能耦联抗体、抗原和辣根过氧化物酶而不影响其生物学活性。在生物素 - 亲和素系统（biotin avidin system，BAS）中，借助所形成的亲和素 - 生物素 - 酶复合物，追踪生物素标记的抗原或抗体，通过酶催化底物显色，可检出相应抗体或抗原。由于抗原或抗体分子可耦联多个生物素，且1个亲和素分子可结合4个生物素分子，从而具有放大效应，有助于提高检测灵敏度。例如：用此法检测特异性抗原，可先用已知抗体包被固相，依次加入待检样品、生物素标记的特异抗体、亲和素及酶标记的生物素，最后加底物显色。生物素也可结合核苷酸，故还可用于检测 DNA 和 RNA。

②免疫组化技术（immunohitochemistry techenique）：应用标记的抗体与组织或细胞抗原发生反应，结合形态学观察，对组织或细胞表面抗原进行定性、定量、定位。常用技术包括酶免疫组化（辣根过氧化物酶标记）、免疫金组化（胶体金颗粒标记）、免疫电镜技术（铁蛋白、胶体金、过氧化物酶标记）等。

（3）放射免疫测定法（radioimmunoassay，RIA）：是用放射性核素标记抗原或抗体进行免疫学检测。该法兼有放射性核素的高灵敏度和抗原 - 抗体反应的特异性，检测灵敏度达 pg 水平。常用于标记的放射性核素为^{125}I和^{131}I，分为液相和固相两种方法。该法常用于测定微量物质，如胰岛素、生长激素、甲状腺素、孕酮等激素，吗啡、地高辛、IgE 等。

（4）化学发光免疫分析：将发光物质（如吖啶酯、鲁米诺等）标记抗原或抗体，发光物质在反应剂（如过氧化阴离子）激发下生成激发态中间体，当回复至稳定的基态时发射光子，通过自动发光分析仪测定光子产量，可反映待检样品中抗体或抗原含量。该法灵敏度高，常用于检测血清超微量活性物质（如甲状腺素等激素）。

（5）蛋白质免疫印迹法（immunoblotting）：又称Western 印迹法，其结合凝胶电泳与固相免疫技术，将借助电泳所区分的蛋白质转移至固相载体，再应用酶免疫、放射免疫等技术进行检测。该法能对分子大小不同的蛋白质进行分离并确定其相对分子质量，常用于检测多种病毒抗体或抗原。

（二）淋巴细胞检测

1. 淋巴细胞亚群的检测　根据单克隆抗体（McAb）针对T细胞表面的分化抗原和功能不同，可将 T 细胞分为 4 个主要的亚群：即杀伤性 T 细胞（CTL 或 Tc）、抑制性 T 细胞（Ts）、迟发型超敏反应性 T 细胞（TDTH）、诱导 - 辅助性 T 细胞（T1 或 Th）。其中，Th（CD4$^+$）和 Ts（CD8$^+$）细胞在免疫应答过程中起着十分重要的调节作用。临床上检测患者外周血中 T 细胞亚群或 Th/Ts 比值，有助于了解机体的免疫状态和某些疾病的辅助诊断或发病机制。目前检测T细胞亚群的方法主要有免疫荧光技术及流式细胞术、细胞毒试验、花环试验及免疫酶染色技术等。

（1）免疫荧光技术：利用荧光素标记的抗人 T 细胞亚群的 McAb 直接与人淋巴细胞反应；或用标记有荧光素的羊（或兔）抗鼠 IgG 作为第二抗体，再借助 McAb 的介导与人淋巴细胞结合。在荧光显微镜下，结合有荧光素标记抗体的细胞在黑暗背景下发出荧光，凡是呈现特异性荧光的细胞即为阳性细胞，计数阳性细胞，从而确定 T 细胞各亚群的百分率。上述方法分别称为直接免疫荧光法和间接免疫荧光法。

（2）流式细胞术（flowcytometry，FCM）：是借助荧光活化细胞分类仪（fluorescence-activated cell sorter，FACS）对细胞进行快速鉴定和分类、多参数定量测定和综合分析的技术。样品与经多种荧光素标记的抗体反应，因荧光素发射光谱的波长不同，信号能同时被接收，故能同时分析细胞表面多个膜分子的表达及其水平。该法可检测各类免疫细胞、细胞亚类及其比例。此外，借助光电效应，微滴通过电场时出现不同偏向，可分类收集所需细胞。

2. 淋巴细胞增殖试验　是检测细胞免疫功能的常用技术。刺激淋巴细胞增殖的物质可分为两类：①非特异性刺激物：如各种丝裂原（PHA、ConA、PWM、LPS 等）、抗 CD2、CD3 等细胞表面标志的抗体以及某些细胞因子等；②特异性刺激物：主要是特异性可溶性抗原和细胞表面抗原。不同刺激物可刺激不同淋巴细胞分化、增殖，从而反映不同淋巴细胞亚群的功能状态。淋巴细胞增殖反应的测定可采用放射性核素标记的胸腺嘧啶核苷（^{3}H-TdR）掺入法、MTT 比色法、荧光素标记法和形态学等方法。

3.细胞凋亡检查法　效应细胞介导靶细胞凋亡时，内源性核酸水解酶将靶细胞 DNA 在核小体单位之间被切断，产生 180 ~ 200bp（核小体单位长度）及其整倍数的寡核苷酸片段，在琼脂糖电泳中呈现阶梯状 DNA 区带图谱，借此可反映细胞凋亡。如需测定凋亡细胞数目及细胞类型，可在细胞培养物中加入脱氧核糖核酸末端转移酶（terminal deoxyribonucleotidyl transferase，TdT）和生物素标记的核苷酸，TdT 能在凋亡细胞游离的 DNA 3’-OH- 端缺口连接标记的核苷酸，利用亲和素 - 生物素 - 酶放大系统，在 DNA 断裂处显色，从而指示凋亡细胞。该法称 TUNEL 法（terminal-deoxynucleotidy transferase mediated nick end labelling）。

（三）免疫分子的检测

1. 免疫球蛋白的测定　免疫球蛋白的测定有两类方法：①在体外用已知抗原检测相应抗体；②用已知抗体对各类免疫球蛋白做定性、定量测定。检测血清含量高的 IgG、IgA、IgM 时，可用免疫比浊法；检测 IgD、IgE 可选用 ELISA、RIA 等灵敏度高的方法。

2. 补体测定　测定血清补体含量与活性有助于了解体内补体激活状况，辅助有关疾病的诊断。对血清含量高的 C3、C4、B因子等，可用免疫比浊法，其他含量低的成分则借助 ELISA、RIA 等方法。血清总补体活性测定常采用 50% 补体溶血法（CH50）：用绵羊红细胞（SRBC）和抗 SRBC 作为抗原 - 抗体复合物，通过经典途径激活待检血清中的补体，导致 SRBC 溶解。若待检血清补体含量减少或成分缺失，则影响溶血结果。以溶血百分率为纵坐标，相应的血清量为横坐标绘图，在 50% 溶血附近补体的量与溶血程度呈直线关系，通常以 50% 溶血所需的最小补体量表示总补体活性。

3. 免疫复合物（immunecomplex，IC）　免疫复合物或抗原 - 抗体复合物是抗原与其对应抗体相结合的产物。在正常情况下，机体内的游离抗原与相应抗体结合形成 IC，可被机体的防御系统清除，作为清除异物抗原的一种方式，对机体有利。但抗原量稍过剩时，形成中等大小的可溶性 IC（8.8～19S），它既不被吞噬细胞清除，又不能通过肾小球滤孔排出，可较长时间游离于血液和其他体液中，又称循环免疫复合物（circulating immunocomplex，CIC），CIC 可在局部沉积，通过激活补体，并在血小板、中性粒细胞等参与下，引起一系列连锁反应而导致组织损伤，出现临床症状，称为免疫复合物病（immunocomplex disease，ICD）。常用的 CIC 检测方法有聚乙二醇（PEG）沉淀试验、抗补体试验及金黄色葡萄球菌晨 A 蛋白（SPA）夹心 ELISA 试验等方法。

4. 细胞因子免疫学测定法 以细胞因子作为抗原，用相应抗体进行定量或半定量检测。①分泌性细胞因子检测：常用方法为双抗体夹心法、ELISA、免疫斑点法、放射免疫法（RIA）、ELISPOT、免疫印迹法等；某些细胞因子含量甚微的样品可用免疫聚合酶链反应（immuno-PCR）；②胞内细胞因子检测：采用FCM免疫荧光技术可从单细胞水平检测不同细胞亚群中的细胞因子，用两种不同的荧光素分别标记抗不同细胞因子的抗体，可在同一细胞内同时检测两种不同的细胞因子，也可用多参数流式细胞术对胞内多种细胞因子进行检测。

第二节 自身免疫性内耳病相关免疫学

一、自身免疫与自身免疫病

正常情况下，机体将自身组织成分识别为“自我”，一般不对其产生免疫应答，或仅产生微弱的免疫应答，称为自身耐受（self-tolerance）。1959年Burnet提出的细胞克隆清除学说认为：胚胎期由于体细胞的高度突变而产生了大量特异性不同的细胞克隆，它们均具有与相应抗原决定簇起反应的特异受体，如果在胚胎期某细胞克隆与特异抗原接触，则该克隆不是产生应答，而是被清除或抑制，出生后再遇到此抗原时，即表现为免疫耐受。克隆清除过程包括阳性选择和阴性选择两个过程，以T细胞发育过程为例：①阳性过程：T细胞发育过程中的$CD4^+$ $CD8^+$ DP细胞的TCR（T cell receptor）能与胸腺皮质的基质细胞表面MHC -Ⅰ或MHC-Ⅱ类分子高亲和力结合，即可被选择而继续发育，否则即发生凋亡。也就是说，T细胞必须表达可识别自身MHC的TCR，否则将被排除；②阴性过程：经历阳性选择的胸腺细胞如能识别自身抗原肽-MHC复合物，即被激活而发生凋亡，而不能识别该复合物的胸腺细胞则能继续发育。至此，T细胞获得了对自身抗原的耐受性。

机体免疫系统针对自身成分产生免疫应答，产生自身抗体（autoantibody）或自身反应性T淋巴细胞（autoreactive T lymphocyte），称为自身免疫（autoimmunity）。自身免疫属于正常生理现象。健康个体的体内，存在一定量自身抗体和自身反应性T细胞，它们在维持免疫系统自稳状态中发挥作用。大多数自身抗体由于效价低，不足以引起自身组织的破坏，但却可以协助清除衰老蜕变的自身成分，故亦称为生理性自身抗体。

若自身耐受遭到破坏，自身免疫达到一定强度，自身抗体和自身反应性淋巴细胞可攻击并破坏自身组织细胞，机体出现病理改变并引起相应临床症状时，就称为自身免疫病（autoimmune disease，AID）。所有AID患者体内均存在针对自身抗原的自身抗体和（或）自身反应性T淋巴细胞。某些自身抗体（如抗血小板抗体、抗甲状腺球蛋白抗体、抗乙酰胆碱受体抗体等）可直接导致疾病的发生，称病理性自身抗体；另一些自身抗体（如抗DNA、核蛋白的抗体等）通过免疫复合物而导致组织损伤。能引起AID的所谓自身攻击性T细胞（autoaggressive T lymphocyte），应满足以下3个条件：①在特异性AID组织能分离出自身反应性T细胞；②将这种淋巴细胞转输给健康受者，可引起相应AID；③从受者病变器官也可获得同样的自身反应性T细胞。

根据自身免疫应答所针对的靶抗原分布及受累组织器官的不同，自身免疫病可分为两类：一类为器官特异性AID（或称局限性AID），这类疾病的自身抗原是某一些器官的特定成分，病损严格局限于该器官，如桥本甲状腺炎；另一类为非器官特异性AID（或系统性AID），这类AID的自身抗原是细胞的成分如细胞核、线粒体等，病变可波及全身多个器官或系统，如系统性红斑狼疮，类风湿性关节炎等。

二、内耳免疫与自身免疫性内耳病

大量研究表明，内耳并非免疫豁免（immunoprivileged）器官，它具有免疫应答、免疫防御和免疫调节能力。在某些病理情况下，内耳组织可成为自身抗原，激发内耳免疫反应，导致内耳损害。对引起自身免疫性内耳病的内耳免疫学的基础和临床所进行的深入探讨，已为进一步研究某些不明原因的内耳病开辟了新的途径。

1958 年，Lehnhardt 首先对双侧突聋提出了免疫反应病因学说，但当时没有提出有关的证据。1979 年，McCabe 基于对 18 例进行性感音神经性聋（SNHL）患者的临床观察和实验室检查，首次提出了自身免疫性感音神经性聋（AISNHL）这一新的病种。由于自身免疫性损害不仅累及耳蜗，亦可波及前庭，故 McCabe 认为将其称为自身免疫性内耳病（autoimmune inner ear disease，AIED）更确切。此外，有学者认为这种损害还可波及第Ⅷ脑神经。

（一）内耳免疫

1. 内耳具有免疫防御系统所需要的解剖学组成　耳蜗毛细血管是无孔毛细血管，内淋巴囊（endolymphatic sac, ES）的毛细血管是有孔毛细血管，可能有滤过功能，体循环中的抗体可循此途径进入内耳。内耳外淋巴液中含有以 IgG 为主的免疫球蛋白及其他血液蛋白，淋巴囊内含有大量的单核细胞、淋巴细胞、巨噬细胞及其他免疫活性细胞，内淋巴囊周围有淋巴管结构及肥大细胞，故认为内淋巴囊是内耳处理抗原、产生局部免疫反应的潜在部位。

2. 内淋巴囊是接受抗原刺激并产生免疫应答的有效部位并在内耳免疫中起重要作用　Mogi 等用卵蛋白免疫动物，结果发现其外淋巴液中抗体水平是脑脊液的2～5倍，提示内耳存在独立的免疫系统，或是内耳有较脑脊液更有效的浓缩蛋白质的能力。随后，Harris 用钥孔戚血蓝蛋白（KLH）免疫内耳，发现在未致敏的动物内耳接种 KLH 4 周后，血清抗 KLH 抗体水平显著升高，内耳抗 KLH 抗体水平的升高，较人们想象的血清免疫球蛋白通过血 - 迷路屏障被动转移至内耳要高得多；在继发性免疫反应的动物（即全身致敏和内耳局部接种抗原激发），其外淋巴液中抗体水平升高较原发性反应高得多，且比脑脊液相应抗体的水平亦高得多。这些结果表明：内耳有对抗原刺激起反应的能力，不是免疫豁免地；内耳可作为免疫反应的有效场所；外淋巴液抗体的升高不是脑脊液免疫的结果，而是内耳本身局部免疫反应所致。

随着对内耳免疫研究的不断深入，人们逐渐认识到内淋巴囊在内耳免疫防御和AIED的发病中起重要作用。当 KLH 刺激内淋巴囊后，外淋巴液中抗体水平明显升高，IL-2 水平一过性升高，内淋巴囊周围聚集许多浆细胞和淋巴细胞。如手术切除内淋巴囊后，再用 KLH 刺激内耳，内耳炎症反应减轻，血清及外淋巴液抗体水平明显低于内淋巴囊末切除组，说明内淋巴囊是内耳处理抗原和产生全身及内耳局部免疫反应的主要部位。Tomiyama 等在一些动物中堵塞内淋巴囊，再进行抗原激发，结果发现堵塞耳内耳抗体水平明显低下，伴随抗原激发产生的炎性细胞浸润也明显减轻，说明了内淋巴囊在内耳免疫应答中的重要作用。

内淋巴囊上皮间及上皮下具有全套的免疫活性细胞，囊周组织有丰富的小淋巴管、毛细血管及小静脉网，并可分泌SIgA，而被认为是黏膜相关淋巴系统（MALT）的一部分。Gloddek 等发现 ES 可从另一 MALT 器官——鼻咽部淋巴组织接受抗原信息。Takahashi 等证明 ES 可准确捕捉并清除抗原。他很早就发现手术切除ES可显著降低内耳免疫应答强度及Corti器损伤程度。Iwai 等在移植物抗宿主反应的动物模型上，通过采用5-溴-2′-脱氧尿嘧啶核苷（5-bromo-2'-deoxyuridine，BrdU）标记结合免疫组化的方法发现，系统循环中的T细胞可越过血-迷路屏障进入ES并在其中增殖，说明ES是内耳的主要免疫活性部位，在免疫应答调控中起重要作用。

3. 蜗轴螺旋静脉（spiral modiolar vein，SMV）和集合静脉（collecting venules，CV）在内耳免疫应答中起重要作用　接受抗原刺激后，在释放的炎症介质如IL-2，IL-6等作用下，SMV及CV具有表达细胞间黏附分子-1（ICAM-1）及血管细胞黏附分子-1，VCAM-1）并转化为高上皮静脉（high endothelial venules，HEV）的特征，促使炎性细胞从血管中溢出并向炎性部位聚集，最先到达的是多形核细胞（PMNs），包括巨噬细胞，继之以T细胞及B细胞，NK细胞可能也参与了内耳免疫应答。

（二）自身免疫性内耳病

内耳自身免疫性损害可能是一种器官特异性AID，或者是全身AID在内耳的表现。

1. 器官特异性自身免疫性内耳病　确诊器官特异性自身免疫病，必须有针对特定自身组织抗原的细胞及体液免疫应答的存在。因此，只有找到针对内耳抗原的自身抗体及致敏淋巴细胞，才可诊断内耳自身免疫病。McCabe提出自身免疫性感音神经性聋是惟一可望治愈的感音神经性聋，引起了耳科学者的广泛关注。许多实验室检测方法被用以诊断自身免疫性感音神经性聋，包括淋巴细胞移动抑制试验、淋巴细胞转化试验及内耳自身抗体（抗核抗体、抗平滑肌抗体、抗内质网抗体等）检测。

淋巴细胞移动抑制试验曾因被认为是极有价值的检测方法，而用于显示针对内耳抗原的器官特异性自身免疫。然而，淋巴细胞转化试验及Western印迹试验的灵敏度和特异性都有待于进一步提高，使其检测结果具有重要的诊断价值。有学者采用Western印迹试验检测了138例进行性感音神经性聋患者，发现特异性抗耳蜗抗体阳性者有46例（33%），且在免疫抑制剂治疗后听力改善。研究者对内耳抗原的分析显示，其相对分子质量为$62 \times 10^3 \sim 68 \times 10^3$，与动物实验结果一致。由于已从某些快速进行性感音神经性聋患者的血清中检测出了抗内耳特异性抗原决定簇的自身抗体，因而进一步证实了器官特异性自身免疫性内耳病——自身免疫性感音神经性聋的存在。

2. 非器官特异性自身免疫性内耳病

（1）结节性多动脉炎：结节性多动脉炎是一种影响全身中、小动脉的系统性自身免疫病，有时可累及内耳。结节性多动脉炎患者的内耳组织病理表现为内听动脉炎伴广泛的耳蜗前庭缺血性改变、新骨形成和纤维化、螺旋器消失、血管纹萎缩及前庭膜塌陷等。所有这些组织病理变化都可以通过免疫刺激内耳或阻断耳蜗血供而产生。因此，脉管炎所致的内耳缺血、缺氧肯定是某些重度耳聋的病因之一。

（2）Cogan综合征：Cogan综合征以非梅毒性角膜基质炎及耳蜗前庭功能障碍为特征。临床表现为畏光、流泪、眼痛、突发性眩晕、耳鸣、听力下降等，发病1～3个月后听力丧失。内耳病理变化包括内淋巴积水、螺旋神经节细胞及螺旋器变性、血管纹囊性变等。研究发现，患者有针对内耳和角膜抗原的致敏淋巴细胞（淋巴细胞转化试验）及自身抗体，这可能意味着此病为针对眼、耳的器官特异性自身免疫病。本病的治疗效果取决于诊断前疾病活动期的长短。显然，对晚期患者，由于其内耳已形成不可逆病变，因而难以取得满意的疗效。及时、正确的诊断将有助于取得良好的预后。

（3）复发性多软骨炎：复发性多软骨炎以复发性多软骨结构炎性坏死致软骨所在结构变形为特征，可累及多器官软骨，部分患者可有感音神经性聋。由于已在本病患者检出抗软骨及Ⅱ、Ⅳ型胶原的自身抗体，以及针对软骨的致敏淋巴细胞，因而考虑本病为自身免疫病。内耳

Ⅱ型胶原组织可受到这些自身抗体或致敏淋巴细胞的攻击，从而导致内耳功能障碍。这可能是复发性多软骨炎患者出现感音神经性聋的原因。本病的治疗以应用抗炎药效果较好。

（4）系统性红斑狼疮：系统性红斑狼疮是一种多器官系统受累的全身性疾病，主要表现为全身性血管炎。患者的听觉及前庭系统受侵犯后可出现慢性中耳炎、感音神经性聋及平衡障碍。

三、自身免疫性内耳病的致病原因

1. 抗原方面的因素　①分子模拟（molecular mimicry）：感染是诱发自身免疫异常的重要因素。许多病原微生物具有与宿主细胞外基质相似的抗原表位，宿主针对病原体产生的免疫应答产物能与被模拟的宿主自身成分发生交叉反应，引发炎症和组织破坏。有研究报告指出，PO蛋白的氨基酸序列与Ⅰ型单纯疱疹病毒、水痘病毒、EB病毒、HIV-1的表达序列有相似性，疑有自身免疫性内耳病患者的PO抗体可能由于机体应答这些外来抗原或抗原相似结构所产生，交叉反应可能对自身免疫性内耳病的发展起作用；②隐蔽抗原的释放：因为在胚胎期这些抗原未与免疫系统接触故不被认识，使相应免疫细胞未被消灭或抑制。已知眼外伤和手术致眼内容物释放，可刺激机体产生自身抗体，通过攻击健侧眼而引发自身免疫性交感性眼炎。国内学者认为，对侧迟发性膜迷路积水患者针对内耳组织抗原的特异性免疫反应阳性以及免疫抑制剂治疗有效的结果，非常类似于交感性眼炎的病理损伤机制，提示可能为类似于交感性眼炎的交感性迷路炎，即手术、感染和外伤可破坏血-迷路屏障，使内耳的隐蔽抗原暴露并与免疫细胞接触；③自身抗原改变：生物、物理、化学等因素均可改变自身抗原性质，激发机体免疫反应。变性的自身IgG可刺激机体产生IgG或IgM抗体，称为类风湿因子（RF）。抗层粘连蛋白抗体与鼠层粘连蛋白反应在感音神经性聋（68%）、耳鸣（60%）、突聋（46%）、梅尼埃病（14%）、正常人（8%）检测到，在慢性感染性疾病的出现率与感音神经性聋几乎相同。其抗原抗体反应性与鼠层粘连蛋白Gal alpha 1-3 Gal肽段氨基端的寡聚糖有关，而人层粘连蛋白并无Gal alpha 1-3 Gal肽段，提示可能由于持久感染刺激导致糖链结构改变而生成抗糖链结构抗体。

2. 免疫应答及免疫调节的异常　Yoo等检测到自身免疫性内耳病患者辅助性T淋巴细胞/抑制性T淋巴细胞（Th/Ts）比值升高，可能是由于通过Th细胞旁路活化途径产生自身免疫应答，或可由于抑制性T淋巴细胞减少，难以对B淋巴细胞产生的抗体和其他T淋巴细胞亚群起到有效的抑制作用而导致免疫反应过高。

3. 个体遗传因素　近年发现，器官特异性自身免疫病的靶器官或组织普遍存在主要组织相容性复合体MHC-Ⅱ类抗原的异常表达，自身反应特异性T细胞受体和B细胞受体表达也与遗传背景有关。某些型别的HLA分子更适合递呈特定自身抗原肽，易患相应自身免疫病，如携带*HLA-DR3*者易患重症肌无力、SLE；携带*HLA-DR4*者易患类风湿性关节炎。国外研究MD患者有*HLA-DR2*亚型*HLA-DRB1 * 1620*出现率显著增加，*HLA-Cw4*呈中度增加。Melchiorri（2002）等发现MD患者*HLA-Cw * 07*明显增高，认为可能*HLA-Cw * 07*分子直接参与了MD的致病过程，或者存在一个与*HLA-Cw * 07*位点紧密连锁的，尚未被发现的MD致病基因。

四、自身免疫性内耳病内耳自身抗原和抗体的研究

在自身免疫性内耳病（autoimmune inner ear disease, AIED）患者血清中可检测到抗内耳成分的抗体，但尚未确定免疫系统攻击的内耳特异性抗原。部分内耳疾病患者的血清中存在抗人内耳成分的自身抗体，Atlas发现75%和80%的MD患者中有分别针对42～45kD和68kD内

耳蛋白的抗体。Kosaka等也发现SNHL中主要存在33～35kD，42kD和68kD内耳蛋白抗体，在195例伴或不伴有眩晕SNHL中的比例分别为25.8%、26.8%和26.8%。Veldman也在65%和73%的突聋及SNHL中分别发现有抗27，45，50及68kD蛋白的抗体。Yamanobe和Harris等用Western印迹法检测SNHL患者血清同牛内耳组织的反应，发现主要结合带为32、33～35、58、60和220 kD。Gersdorff等在27%的SNHL和MD中发现主要抗体条带为30和68kD。随后，Cao等也发现37.5%的SNHL、MD突聋及耳硬化症中均存在30kD、58kD蛋白的抗体。Boulassel在对110例快速进行性SNHL、MD患者的检测中发现，主要自身抗体阳性率及分子量依次为27%（30kD），19%（42kD），9%（68kD）及6%（35kD）。分析它们的氨基酸序列，认为30kD为P0蛋白，42kD为β-肌动蛋白，内耳疾病患者中抗30kD蛋白为主要自身抗体，其次则为42，68，35和58kD。Gong等以粗制内耳抗原的3种亚组分（31、42～45kD和60kD蛋白）作为抗原，分别免疫动物，结果发现31kD和60kD亚组分均能独立诱发自身免疫性内耳病，31kD蛋白具有很高的组织特异性，可能作为一种标志性蛋白用于自身免疫性内耳病的临床诊断。综合上述研究结果，分子量为28～30kD，42～45kD以及68～70kD的内耳抗原出现稳定，不同研究中内耳抗原分子量的差异可能在于所用动物的种系差异。

五、自身免疫性内耳病的实验研究

AIED是目前少数几种经恰当的治疗可获得较好疗效的内耳疾病之一。目前，由于人类内耳疾病不能通过活检来验证，其发病机制尚不清楚，故建立该疾病的动物模型对于揭示该病的实质具有重要的实际意义。

（一）AIED动物模型

目前通常是以同种或异种动物粗制内耳膜迷路提取液作为抗原，免疫动物来建立动物模型。如以牛或猪的粗制内耳抗原免疫豚鼠或小鼠，建立了自身免疫性内耳病损的动物模型，听力学检查发现该模型动物单耳或双耳有不同程度的听力下降。为进一步确实AIED的特异性自身抗体或抗原，一些学者采用纯化的可疑抗原或单克隆抗体进行了全身或局部免疫来建立功能动物模型。例如国内学者用HSP70来免疫豚鼠；谭长强等分别以基底膜（basilar membrane，BM）、螺旋韧带（spiral ligament，SL）、螺旋神经节（spiral ganglion，SG）组织分别来免疫豚鼠，均发生自身免疫性SNHL，且不同内耳组织抗原免疫后有特定的听力学改变和病理损伤。

Matsuoka等用牛P0蛋白免疫DAB小鼠，成功地建立起一种新的自身免疫性听力下降的动物模型。但后来Boulassel等以猪坐骨神经纯化的P0蛋白来免疫豚鼠，试图也建立一种新的AIED模型，但未诱导出听力下降。另外，通过致敏T淋巴细胞的传递诱发受体动物SNHL的模型也取得成功，如将MRL/lpr鼠脾细胞注入先天性T和B细胞联合免疫缺陷动物SCID小鼠腹腔后，SCID小鼠表现出只在MRL/lpr鼠中出现的SNHL及耳蜗血管纹水肿，毛细胞内皮细胞增殖等病理变化，证实SNHL和耳蜗的病理改变被转移给SCID小鼠。Gloddek等用猪内耳组织免疫Lewis大鼠，对其淋巴细胞原代培养后，静脉注入受体鼠中诱导产生了迷路炎。国内谭长强等也在此方面进行了探索，他们采取ASHL模型动物的血清和T淋巴细胞进行转移免疫，发现体液和细胞转移免疫后，部分被动免疫动物出现不同程度的听觉损伤和内耳病理改变。以上实验研究均可作为转移免疫介导的AIED动物模型。

（二）AIED动物模型的比较

目前众多动物模型有如下共同点：①均表现出不同强度的SNHL；②内耳存在不同部位及不同程度的病损，均有炎性细胞的浸润；③血清中均可检测到抗内耳组织的自身抗体。以粗制内耳抗原免疫后动物模型中出现范围较广且程度较严重的内耳病损，如：膜迷路积水，螺旋神经节细胞变性、数目减少，血管纹及蜗轴中小血管出现血管炎改变，鼓阶或内淋巴囊有炎性渗出和细胞浸润，以及毛细胞变性和血管纹萎缩等。听力学改变一般为ABR阈值升高，但潜伏期一般无明显延长，CAP及CM阈值升高，振幅降低。以纯化的内耳特异性抗原免疫后动物，出现特定部位的内耳病损，如HSP70免疫后可见HSP70在螺旋神经节细胞和血管纹、螺旋韧带合成增加。以髓磷脂P0蛋白免疫后可见内耳主要以蜗神经节内炎性细胞浸润，螺旋神经节细胞数量减少等外周神经炎改变，而Corti器及血管纹等无明显损伤。Yoo等以Ⅱ型胶原免疫后动物的组织病理学的主要发现是耳蜗动脉炎和螺旋神经节变性，免疫后一个月，HE染色和免疫荧光染色切片中的Corti器、血管纹、耳蜗神经都是正常的。听力学的改变与上述特征性病理损伤相符，如P0免疫后动物出现ABR阈值升高，Ⅰ、Ⅲ波潜伏期及Ⅰ～Ⅲ波间期明显延长。

（三）动物模型与人类AIED的比较

目前的动物模型与AIED的临床表现都有一定的相似性，如部分动物出现单耳或双耳的SNHL，并有随免疫时间延长而加重的趋势；部分动物血清IgG、C3循环免疫复合物水平升高；在血清或外淋巴中可检测出抗内耳组织自身抗体等。然而，国内、外各实验室所建立的动物模型与AIED的临床表现比较，尚存在以下不足：①实验性动物模型的SNHL发生率较低，约30%左右，低发生率的原因尚不清楚；②听力下降的程度多数在10～25dB之间，与AIED临床所见听力损失达40～70 dB，甚至重度或极重度聋有明显差别，是否与实验模型观察时间短有关尚不能肯定；③在寻找内耳特异性自动抗原等方面尚无明显突破。因此，部分学者认为，严格意义上的AIED动物模型尚未完全建立。有关AIED的实验研究似乎较长时间停滞不前，如感染、环境等更多相关因素也应同时开展研究探索。

第三节 梅尼埃病相关免疫学

法国人Mèniére于1861年首次报道1例突发耳鸣、耳聋和持续性恶心、呕吐、眩晕，后经尸体解剖发现有内耳出血的病例，从此在耳科领域引入了梅尼埃病（Mèniére's disease，MD）这一疾病概念，临床上特指不明原因的具有发作性眩晕、波动性听力障碍和耳鸣三联征者。百余年来，耳科学家一直致力于梅尼埃病病因、病理的研讨及其诊断标准的确立。该病的基本病理改变为内耳膜迷路积水，但发病原因至今不明。已有许多文章报道了可能的原因，其中是关于免疫学的因素越来越受到重视，已有越来越多的实验及临床研究表明梅尼埃病与免疫有关。

一、梅尼埃病作为自身免疫病

梅尼埃病被推测是免疫介导的甚或是自身免疫疾病，支持这一设想的实验证据有：

1. 内淋巴囊是内耳免疫应答部位　内淋巴囊的两种特性使它成为免疫损伤的一个重要反应部位：①内淋巴囊的毛细血管是有孔的；有孔毛细血管常见于一些与液体吸收有关的器官，较易渗透，易被免疫复合物沉积；②动物的内淋巴囊具有相对较高的渗透性，这可能在囊周围的血管结构中增加免疫复合物的局部浓聚，促成免疫复合物沉积。Dornhoffer从接受分流手术的梅尼埃病患者中收集到的内淋巴囊标本，发现40%有IgG的沉积。从梅尼埃病患者内淋巴囊的形态学检查中发现上皮下纤维化、缺少血管、上皮变薄和断裂等现象，提示在内淋巴囊发生过损伤性的免疫反应。

2. 自身抗体的出现 Garrigues 等人检测 49 例已确诊为梅尼埃病的患者的自身抗体，研究期间均无症状，亦无系统性红斑狼疮或慢性肝脏疾病等自身免疫性疾病，结果在 49 例患者中 15 例（34%）检测出循环自身抗体，而在 78 例正常对照者中只有 2 例抗核抗体阳性，但滴定度不超过1∶10，因而认为部分梅尼埃病患者在无症状期出现循环自身抗体，提示自身免疫性是梅尼埃病的致病原因。Alleman 等人取 30 例梅尼埃病患者的血清，与无耳部疾病和自身免疫性疾病的新鲜尸体的内淋巴囊组织标本进行免疫组化研究，并用 10 例正常人血清作对照，发现 30 例患者中 3 例标本（10%）免疫组化呈阳性反应，而正常人对照组无阳性反应，因此认为少数梅尼埃病患者血清中存在直接针对人内淋巴囊组织的自身抗体，支持其发病与自身免疫有关。目前，在梅尼埃患者血清中抗内耳抗原主要有Ⅱ型、Ⅳ型、Ⅴ型胶原，30kD蛋白，c-Raf 蛋白，β-微管蛋白和 68kD 蛋白等。

3. 实验性膜迷路积水的产生 Yoo 等报道Ⅱ型胶原诱导的自身免疫内耳病动物在组织病理与免疫学方面与人相似。动物表现为螺旋神经节细胞减少、Corti 器萎缩、蜗轴及血管纹血管炎症、内淋巴积水及内淋巴导管上皮萎缩等。Matsuoka（2000）直接向耳蜗灌注抗Ⅱ型胶原 CB11 肽段的单克隆抗体同样产生了内淋巴囊积水，动物耳损伤达80%以上。谭长强报道体液和细胞免疫均可诱发被动免疫性自身免疫性梅尼埃病，动物出现膜迷路积水、前庭功能障碍。

4. 该病与一定 DR 基因座位相联系 HLA 的主要功能是参与自我识别，调节免疫反应和对异体移植的排斥作用。迄今为止，已发现70多种疾病与HLA多态性相关联，其中大多数自身免疫性疾病与 HLA-Ⅱ类基因有关。Koyama（1993）等研究发现 MD 患者组携带 *HLA-DR2* 亚型 *DRBI ＊ 1602* 基因者明显增多，Cw4 抗原亦增高，而且是否携带 *HLA-DRB1 ＊ 1602* 基因与 MD 患者的发病年龄、疾病的严重程度无明显相关性；认为 DR2，尤其是 *DRB1 ＊ 1602*，以及 Cw4 相关基因可能是 MD 的易感相关基因。Bernstein（1996）等对 32 例 MD 患者进行 HLA-Ⅰ、Ⅱ类基因-A、-B、-C、-DR和-DQ分型及分析研究与补体有关的HLA-Ⅲ类基因C4A和C4B的多态性时发现，DR2 与 MD 呈明显的负相关，认为 DR2 可能是 MD 的保护基因；有的 MD 患者，特别是处于MD发作期的患者携带有HLA的一个扩展单体型：*DQw2-DR3-C4BSf-C4A0-Gll*：*15-Bf*：*0.4C2a-HSP70*：*7.5-TNFa5-B8-Cw7-A1*，认为这个扩展单体型有可能作为 MD发作期的标志。Melchiorri（2002）等发现 MD 患者 *HLA-Cw ＊ 07* 明显增高，认为可能 *HLA-Cw* 07* 分子直接参与了 MD 的致病过程，或者存在一个与 *HLA-Cw ＊ 07* 位点紧密连锁、尚未被发现的 MD 致病基因。

二、Ⅰ型变态反应与梅尼埃病

梅尼埃病的某些临床特点，如症状突然发作，消失得也较快等，符合Ⅰ型变态反应的发病规律。梅尼埃病的基本病理变化为内淋巴积水，又称内淋巴水肿，也是 IgE 介导的Ⅰ型变态反应的主要病理学改变之一。Ⅰ型变态反应为 IgE 介导的免疫反应，为吸入物和食物过敏反应。70年前Duck 报道1例由于食物致敏的梅尼埃病；Clemis 认为约30%的梅尼埃病与Ⅰ型变态反应有关；Pluec 报道有14%的患者由过敏所致，据称来自食物的过敏原占多数，其次为进入呼吸道的花粉蛋白，此类患者发病可有明显的季节性，同时伴有哮喘等其他过敏症状。Unok等发现将抗原注入到接受了 DNP 的 IgE 抗体的豚鼠的面神经管内，30min 后在3/4的动物中观察到肥大细胞脱颗粒，嗜酸细胞浸润，并且出现梅尼埃病发作的表现，即出现眼震和膜迷路积水。变态反应发生于内耳时，血管纹处出现大量组胺及5-羟色胺，高浓度的组胺可致血管纹血管扩张，在5-羟色胺的协同作用下，毛细血管壁受损，通透性增加，液体由血管进入内淋巴腔。

同样，内淋巴囊的肥大细胞所释放的化学物质亦可引起组织发生过敏性反应。但Moffat等对50例患者作皮内过敏试验，发现其阳性率与对照组无明显差异。Stahle 检查了梅尼埃病患者血清IgE 水平，发现总 IgE 水平并无增高；用放射过敏原吸附试验检查患者血清中 6 种常见过敏原（牛奶、蛋清、榛果、鱼、室尘、尘螨）的特异性 IgE，结果全为阴性。Seymour 认为，血管纹局部组胺浓度升高，可引起小动脉及小静脉扩张，毛细血管吸入水分，有利于内淋巴脱水。用组胺脱敏治疗此病，也无肯定的疗效，因而认为临床常见的特异性过敏（即 I 型速发型变态反应）与本病关系不大。

三、梅尼埃病作为自身免疫病的组织损伤机制

自身免疫病理损伤是由自身免疫应答的产物包括自身抗体和（或）自身反应性 T 淋巴细胞攻击破坏自身细胞和组织所致。自身免疫病中自身组织损伤的机制类似于Ⅱ型、Ⅲ型、Ⅳ型变态反应。

（一）Ⅱ型变态反应与梅尼埃病

Ⅱ型变态反应为细胞毒型，抗原为细胞或器官的一部分，也可能为外源性抗原，如病毒或药物等。当抗原与特异性免疫球蛋白（IgG或IgM）作用并激活补体，则产生免疫损害。如前述梅尼埃患者血清中各种自身抗体的出现，同种异体Ⅱ型胶原免疫动物模型的成功，均提示自身抗体介导的Ⅱ型变态反应导致的内耳组织损伤是梅尼埃病的发病机制之一。

（二）Ⅲ型变态反应与梅尼埃病

实验研究方面，Harada 等用家兔的血管纹组织免疫豚鼠制成了膜迷路积水的动物模型，并且在内淋巴液中检测出了 IgG 型抗体和补体，由此推测内淋巴液中可能形成免疫复合物并导致内淋巴积水。临床方面，Derebery 分析 30 位梅尼埃患者血清，发现 95% 的患者血清中循环免疫复合物明显升高；Brookes 发现所观察的梅尼埃病患者，有 55% 的患者血清中循环免疫复合物升高，而对照组中仅有 3% 呈阳性；Evans 也发现梅尼埃病患者的循环免疫复合物明显升高；Dornhoffer等用免疫组化技术证实了部分梅尼埃病患者的内淋巴囊有免疫复合物沉积。这些都进一步支持循环免疫复合物介导的Ⅲ型变态反应是梅尼埃病病因之一的观点。

随着对梅尼埃病的研究深入，越来越多的人认识到免疫复合物在梅尼埃病发病中的作用。目前关于免疫复合物在内耳中的沉积部位及其免疫病理作用，大致有以下几种看法：其一是免疫复合物沉积于血管纹：Harada 等用兔血管纹免疫豚鼠的实验，观察到血管纹上有 IgG Fc 受体，淋巴液中存在有 IgG 和补体，由此他认为免疫复合物沉积于内耳血管纹，引起内淋巴液的分泌及吸收功能发生障碍，最终导致膜迷路积水的发生。Derebery 认为免疫复合物沉积于血管纹，使得血管通透性增高，而引起正常的血-迷路屏障破坏。其二是免疫复合物沉积在内淋巴囊：Dornhoffer 等提出梅尼埃病患者血清中的免疫复合物易于沉积在内淋巴囊，他认为其理由有：①内淋巴囊处的毛细血管是有孔毛细血管，有较高的通透性，免疫复合物易于沉积；②与血清相比，内淋巴有较高的渗透性，这就增加了囊周血管处免疫复合物的局部聚集；免疫复合物的沉积引起血管损伤，将导致局部缺血、上皮损伤以及上皮下区域的纤维逐渐变性，这些对内淋巴囊的损伤将妨碍淋巴液的运输，最终导致膜迷路积水；③免疫复合物既沉积于血管纹又沉积于内淋巴囊。

（三）Ⅳ型变态反应与梅尼埃病

Ⅳ型变态反应（即迟发型变态反应）的特点能够通过免疫细胞转移给健康个体：Iwai 将MRL/IPR 鼠（20 周龄时可发生具有耳蜗病理改变的感音神经性聋）的脾细胞注入 SCID 鼠体

内，可使其发生免疫介导的感音神经性聋和耳蜗病理改变。Gloddek将自身反应性内耳特异性T辅助细胞转移给健康小鼠后可诱导出迷路炎，且免疫组化发现耳蜗内存在T辅助细胞。Ikezono将接受膜迷路组织致敏的小鼠的单核细胞（来自淋巴结、脾、血中）注入健康小鼠中，结果发现可使42%的小鼠发生膜迷路积水。对临床梅尼埃病患者，常以淋巴细胞移动抑制试验、淋巴细胞转化试验来检测患者体内是否存在被自身内耳组织致敏的T细胞。谭长强等检测了34例梅尼埃病患者，发现眩晕发作期淋巴细胞转化刺激指数（SI）值明显高于缓解期和健康对照组。一些梅尼埃病患者血液中 $CD4^+/CD8^+$ 亚群比值升高，$CD8^+$阳性细胞减少，淋巴细胞转化试验阳性，提示细胞免疫参与了发病过程。

第四节　特发性突聋相关免疫学

特发性突聋（idiopathic sudden hearing loss）是指突然发生的、原因不明的感音神经性听力损失，患者的听力一般在数分钟或数小时内从轻度听力减退发展至严重的耳聋，少数患者可在3天以内；可伴有耳鸣及眩晕；除第Ⅷ脑神经外、无其他脑神经症状。其致病原因不清，可能与内耳微循环障碍、病毒感染、变态反应、听神经炎、自身免疫、代谢紊乱及内耳压力突变有关。

一、自身免疫

自身免疫是突聋较新的致病机制，AIED可表现在某些自身免疫性疾病如Cogan综合征、颞骨动脉炎、系统性红斑狼疮、Wegener肉芽肿、结节性多动脉炎和血栓闭塞性脉管炎，流行病学研究提示这些疾病均与突聋有关。早在1958年，Kehnhardt就在突聋患者血清中检出了自身抗体。Veldman（1993）用免疫印迹技术检测到31例突聋患者血清中存在抗27、45、50、68kD蛋白质抗体。Toubi（1997）研究了30例患者，其中11例突聋，临床与血清学均证实与自身免疫相关，并提示突发性感音性聋患者出现抗心肌磷脂抗体可能在该病发病机制中起重要作用。Naumann（2001）检测到突聋患者血清与内耳30、40、50、60kD及220kD的抗原起反应。Callejo（2003）报道51例特发性突聋患者的免疫印迹检测结果，有31%患者血清与牛内耳抗原呈阳性反应，其中68kD条带出现率最高，其他有33、35、220kD条带，且这些患者对激素疗效好。对68kD蛋白是否为热休克蛋白70（HSP70）存在争议。Ottaviani和Cadoni（2002）等用免疫荧光技术检测到突聋患者抗内皮细胞自身抗体，且随访发现抗内皮细胞抗体阳性患者听力无改善，提示免疫介导的血管炎对突聋的致病作用。Nordang发现急性期突聋患者补体C3的激活产物C3b和C3c显著性升高，因此认为突聋发生机制可能为循环免疫复合物在内耳血管的内皮细胞或基底膜上沉积并激活补体，还可对血小板、嗜碱性粒细胞、中性粒细胞起一定作用而引起血管基底膜的病变，血管纹内皮细胞紧密连接崩解，血-迷路屏障破坏，终致内耳损害。

Berrocal研究提示突聋患者存在免疫缺陷紊乱，以3色荧光标记探针的流式细胞术检测到突聋患者淋巴细胞 $CD4^+$、$CD8^+$亚群及 $CD4^+/CD8^+$比例异常，$CD4^+$ T辅助细胞及 $CD8^+$细胞毒性细胞数量减少；同样，初始淋巴细胞数（$CD4^+$ $CD45RA^+$和 $CD8^+$ $CD45RA^+$）减少。比较治疗前后，激素疗效佳的患者，这些淋巴细胞亚群数目趋向正常；而激素疗效差者，记忆T淋巴细胞（$CD4^+$ $CD45RO^+$）增多，而初始T细胞（$CD8^+$ $CD45RA^+$）计数减少。T细胞在这些患者的异常机制仍不清楚，可能与自身免疫或免疫介导有关。

二、变态反应

Bolognesi认为内耳的急性变态反应是突聋的原因，这类疾病和梅尼埃病的病因有密切关系，并和血管神经性水肿同属“血管运动性神经炎”类型，他指出过敏性听神经炎可以导致神经性聋。

药物注射所引起的过敏反应可发生突聋。此类突聋也可发生于血清病患者中，注射破伤风抗毒素与白喉联合疫苗、狂犬病抗毒血清或接种乙肝疫苗，均有引起突聋的报道，也被认为与过敏反应有关。

国内有报道，花粉高峰期114耳突聋病例中有17耳伴有季节性变态反应性鼻炎，约占突聋的15%，表明本病可能与变态反应性疾患相关，与花粉高峰期相关。从治疗效果看，114耳中对照组的有效率为83.3%，治疗组的有效率为95.24%，组间有显著性差异，因此认为变态反应是突聋诸多因素之一。变态反应可导致全身疾病，也可以影响听觉系统导致内耳渗出，使耳蜗血流循环障碍，导致本病的发生。

第五节　听神经病相关免疫学

听神经病是由于第Ⅷ脑神经受损引起的一种临床表现特殊的感音神经性聋，是一组ABR引不出或严重异常、耳蜗微音器电位正常、耳声发射正常、镫骨肌声反射消失、耳声发射对侧抑制消失的症候群。听神经病既可表现为一独立的疾病，也可并发于多种神经系统疾病；年轻时发病，以女性为多，无使用耳毒性药物史、噪音接触史，少数有家族史；新生儿高胆红素血症、新生儿严重疾病，遗传病、代谢、中毒性、自身免疫、感染等病因所致的一些疾患可以引起这一组症状的发病、关于听神经病的发病部位及发病机制还需进一步探讨。

听神经病症候群的发生，目前主要考虑为听觉径路外周神经冲动发放不同步而出现的听功能障碍。由于缺乏相应部位的活检的证据，故对听神经病的病理改变知之甚少。一些作者提出听神经病可能是听神经脱髓鞘的结果。听神经脱髓鞘可导致神经冲动发放不同步，某些以脱髓鞘为主要病理表现的外周神经病累及听神经可出现听神经病的表现。自身免疫性脱髓鞘性神经病如格林-巴利综合征可累及听神经，ABR Ⅰ～Ⅲ波间期延长，发生率各家报道不一。Matsuoka用髓鞘P0蛋白诱导鼠产生自身免疫性神经炎，为周围神经脱髓鞘病变，听力学检查发现动物出现听阈提高，ABR Ⅰ、Ⅲ、Ⅴ波潜伏期和Ⅰ～Ⅲ、Ⅲ～Ⅴ波间期延长。组织学发现蜗神经区炎细胞浸润，螺旋神经节细胞数目减少，因此认为是发生在听神经和螺旋神经的免疫反应导致听力异常。目前已知，P0蛋白特异性地表达于周围神经的Schwann细胞，对维持髓鞘的致密性起重要作用，其基因突变可导致Charcot-Marie -Tooth病。用P0蛋白诱导的动物自身免疫性耳聋模型极其类似于听神经病。

顾瑞等报道的中枢性低频听力减退病例，其中部分病例抗膜迷路蛋白抗体检查阳性，类固醇类药物治疗可取得一定疗效，因此认为这类疾病可能是自身免疫性疾病。国内报道对6例无激素禁忌证的听神经病患者采用皮质类固醇试验性治疗，有2例听力基本恢复到正常水平，言语识别率也同步提高。徐进（2001）对28例听神经病患者做内耳抗体检测，发现17例（60.71%）患者IgM抗体阳性，IgM通常沉积在髓鞘上或与髓鞘相关糖蛋白起反应。以上研究提示，部分听神经病患者的听力损失有可能是听觉系统神经传导径路的免疫性损伤，致使听神经放电的同步性下降。

参考文献

1. 龚非力主编. 医学免疫学. 北京：科学出版社, 2003

2. 金伯泉主编. 分子与细胞免疫学. 北京：科学出版社, 2001

3. Abbas Ak, et al. Cellular and Molecular Immunology. 4th ed. Philadelphia: WB Saunders, 2000

4. Roitt IM, Brostoff J, Male DK. Immunology. 5th ed. St Louis: Mosby, 2001

5. 沈关心, 周汝麟主编. 现代免疫学实验技术. 第 2 版. 武汉：湖北科学技术出版社, 2002

6. 王正敏, 陆书昌主编. 现代耳鼻咽喉科学. 北京：人民军医出版社, 2001

7. 龚树生. 内耳免疫与自身免疫性内耳病. 见：黄选兆, 汪吉宝主编. 实用耳鼻咽喉科学. 北京：人民卫生出版社, 1998, 1005-1008

8. Ichimiya I, Kurono Y, Hirano T, et al. Changes in immunostaining of inner ears after antigen challenge into the scala tympani. Laryngoscope, 1998, 108: 585-591

9. Gloddek B, Arnold W. The endolymphatic sac receives antigenetic information from the organs of the mucosa-associated lymphatic system. Acta Otolaryngol (Stockh), 1998, 118: 333-336

10. Iwai H, Tomoda K, Sugiura K, et al. T cells infiltrating from the systemic circulation proliferate in the endolymphatic sac. Ann Otol Rhinol Laryngol, 1999, 108: 1146-1150

11. 杨蓓蓓, 张雷, 凌玲. 耳鼻咽喉科疾病与免疫. 见：邵传森, 朱圣禾主编. 临床疾病与免疫. 北京：科学出版社, 2002, 305-317

12. 龚帆, 谭长强. 交感性迷路炎?——临床迟发性膜迷路积水的免疫因素研究. 东南大学学报, 2002, 21: 65-68

13. Yoo TJ, Du X, Kwon SS, et al. Molecular mechanism of autoimmune hearing loss. Acta Otolaryngol, 2002, Suppl 548: 3-9

14. Melchiorri L, Martini A, Rizzo R, et al. Human leukocyte antigen-A, -B, -C and -DR alleles and soluble human leukocyte antigen class I serum level in Meniere's disease. Acta Otolaryngol, 2002, Suppl 548: 26-29

15. Atlas MD, Chai F, Boscato L. Meniere's disease: evidence of an immune process. Am J Otol, 1998, 19:628-631

16. Kasaka k, Yamanobe S, Tomiyama S, et al. Inner ear autoantibodies in patients with sensorineural hearing loss. Acta Otolaryngol, 1995, 519: 176-177

17. Veldman JE, Hanada T, Meeuwsen F. Diagnostic and therapeutic dilemmas in rapidly progressive sensorineural hearing loss and sudden deafness. A reappraisal of immune reactivity in inner ear disorders.Acta Otolaryngol, 1993, 113: 303-306

18. Yamanobe S, Harris JP. Inner ear-specific autoantibodies. Laryngoscope, 1993, 103: 319-325

19. Gersdorff M, Cao MY, Tomasi JP, et al. Autoimmune diseases of the ear: study of anticochlear auto-antibodies. Preliminary Report. Rev Laryngol, 1994, 115: 163-167

20. Boulassel MR, Deggouj N, Tomasi JP, et al. Inner ear autoantibodies and their targets in patients with autoimmune inner ear diseases.Acta Otolaryngol, 2001, 121: 28-34

21. Gong SS, Yu DZ, Wang JB. et al. Relationship between three inner ear antigens with different molecular weights and autoimmune inner ear disease. Acta Otolaryngol, 2002, 122: 5-9

22. Suzuki M, Cheng KC, Matsuoka H, et al. The cochlear protein antigens 28 kD and 30 kD, and their antibodies in Mènière's disease. Ann N Y Acad Sci, 1997, 830: 211-220

23. Cheng KC, Matsuoka H, Lee KM, et al. Proto-oncogene Raf-1 as an autoantigen in Meniere’s disease. Ann Otol Rhinol Laryngol, 2000, 109: 1093-1098
24. Cao MY, Dupriez VJ, Rider MH, et al. Myelin protein P0 as a potential autoantigen in autoimmune inner ear disease. FASEB J, 1996, 10: 1635-1640
25. Matsuoka H, Cheng KC, Krug MS, et al. Murine model of autoimmune hearing loss induced by myelin protein P0. Ann Otol Rhinol Laryngol, 1999, 108: 255-264
26. Bloch DB, San Martin JE, Rauch SD, et al. Serum antibodies to heat shock protein 70 in sensorineural hearing loss. Arch Otolaryngol Head Neck Surg, 1995, 121: 1167-1171
27. Disher MJ, Ramakrishnan A, Nair TS, et al. Human autoantibodies and monoclonal antibody KHRI-3 bind to a phylogenetically conserved inner-ear-supporting cell antigen. Ann N Y Acad Sci, 1997, 830: 253-265
28. 严臻, 龚树生, 黄小林, 等. 实验性自身免疫性内耳病耳蜗热休克蛋白 70 的表达. 中华耳鼻咽喉科杂志, 2000, 35: 109-122
29. 王鹏举, 吴展元, 肖波奎, 等. 热休克蛋白 70 及其抗体与实验性自身免疫性内耳病. 中华耳鼻咽喉科杂志, 2000, 35: 10-13
30. 谭长强, 曹银成, 刘桦, 等. 不同内耳组织抗原免疫致自身免疫性感音神经性聋的研究. 临床耳鼻咽喉科杂志, 1998, 12: 370-373
31. Uchino Y, Ikegami H, Sasaki M, et al. Monosynaptic and disynaptic connections in the utriculo-ocular reflex arc of the cat. J Neurophysiol, 1994, 71: 950-958
32. Gloddek B, Gloddek J, Arnold W. A rat T-cell line that mediates autoimmune disease of the inner ear in the Lewis rat. ORL J Otorhinolaryngol relat Sepec, 1999, 61: 181-187
33. 谭长强, 胡平, 曹银成, 等. 自身免疫性感音神经性聋体液与细胞转移免疫研究. 听力学及言语疾病杂志, 1998, 6: 122-125
34. 汪吉宝. 自身免疫性内耳病的研究现状. 中华耳鼻咽喉科杂志, 1995, 30: 60-62
35. 龚树生, 汪吉宝. 自身免疫性内耳病动物模型的建立. 临床耳鼻咽喉科杂志, 1995, 9: 15-17
36. 姜泗长, 顾瑞, 王正敏主编. 耳科学. 第 2 版. 上海：上海科学技术出版社, 2002
37. 龚帆. 梅尼埃病的相关免疫因素研究进展. 微生物学免疫学进展, 2003, 31: 71-74
38. Dornhoffer JL, Waner M, Arenberg IK, et al. Immunoperoxidase study of the endolymphatic sac in Meniere's disease. Laryngoscope, 1993, 103: 1027-1034
39. Perez Garrigues H, Carmona E, Morera C, et al. Circulating auto-antibodies in Meniere's disease. Ann Otolaryngol Chir Cervicofac, 1995, 112: 225-228
40. Alleman AM, Dornhoffer JL, Arenberg IK, et al. Demonstration of autoantibodies to the endolymphatic sac in Meniere’s disease. Laryngoscope, 1997, 107: 211-215
41. 孙燕. 梅尼埃病的基因学研究进展. 国外医学耳鼻咽喉科分册, 2003, 27: 201-205
42. Bernstein JM, Shanahan TC, Schaffer FM. Further observations on the role of the MHC genes and certain hearing disorders. Acta Otolaryngol, 1996, 116: 666-671
43. 孟曦曦, 廉能静, 杨泽, 等. 梅尼埃病患者与组织相容性抗原- Ⅱ类基因关联的研究. 中华耳鼻喉科杂志, 2001, 36: 25-27
44. Derebery MJ. The role of allergy in Mèniére’s disease. Otolaryngol Clin North Am, 1997, 30: 1007-1016
45. 顾之燕. 内耳免疫性疾病. 见：姜泗长, 张素珍, 杨伟炎主编. 耳鼻咽喉与全身系统疾病. 北京：科学出版

社, 2003: 84-90

46. Gloddek B, Rogowski M, Reiss G, et al. Adoptive transfer of an autoimmunological labyrinthitis in the guinea pig; animal model for a sympathetic cochleolabyrinthitis. Clin Exp Immunol, 1994, 97: 133-137
47. Ikezono T, Tomiyama S, Pawankar R, et al. Passive transfer of experimental autoimmune labyrinthitis. Audiol Neurootol, 2000, 5: 292-299
48. Garcia Callejo FJ, Marco Algarra J, Martinez Beneyto MP, et al. Autoimmune identification of sudden hearing loss. Acta Otolaryngol, 2003, 123: 168-171
49. Cadoni G, Fetoni AR, Agostino S, et al. Autoimmunity in sudden sensorineural hearing loss: possible role of anti-endothelial cell autoantibodies. Acta Otolaryngol Suppl, 2002, 548: 30-33
50. Naumann A, Hempel JM, Schorn K. Detection of humoral immune response to inner ear proteins in patients with sensorineural hearing loss. Laryngorhinootologie, 2001, 80: 237-244
51. Ottaviani F, Cadoni G, Marinelli L, et al. Anti-endothelial autoantibodies in patients with sudden hearing loss. Laryngoscope, 1999, 109 (7 Pt 1): 1084-1087
52. Cadoni G, Agostino S, Manna R, et al. Clinical associations of serum antiendothelial cell antibodies in patients with sudden sensorineural hearing loss. Laryngoscope, 2003, 113: 797-801
53. Nordang L, Laurent C, Mollnes TE. Complement activation in sudden deafness. Arch Otolaryngol Head Neck Surg, 1998, 124: 633-636
54. Berrocal JR, Ramirez-Camacho R. Sudden sensorineural hearing loss: supporting the immunologic theory. Ann Otol Rhinol Laryngol, 2002, 111: 989-997
55. Starr A, Picton TW, Sininger Y, et al. Auditory neuropathy. Brain, 1996, 119 (Pt 3): 741-753
56. Rance G, Beer DE, Cone-Wesson B, et al. Clinical findings for a group of infants and young children with auditory neuropathy. Ear Hear, 1999, 20: 238-252
57. Kraus N, Bradlow AR, Cheatham MA, et al. Consequences of neural asynchrony: a case of auditory neuropathy. J Assoc Res Otolaryngol, 2000, 1: 33-45
58. 顾瑞, 郑杰夫, 于黎明. 中枢性低频听力减退的听力学分析. 中华耳鼻咽喉科杂志, 2000, 35: 441-445
59. 刑光前, 刘志勇, 王登元, 等. 听神经病的皮质类固醇试验性治疗. 中华耳鼻咽喉科杂志, 2002, 37: 256-258
60. 徐进, 刘铤, 廉能静, 等. 听神经病神经损害的病理机制探讨. 耳鼻咽喉-头颈外科杂志, 2001, 8: 195-198

第八章

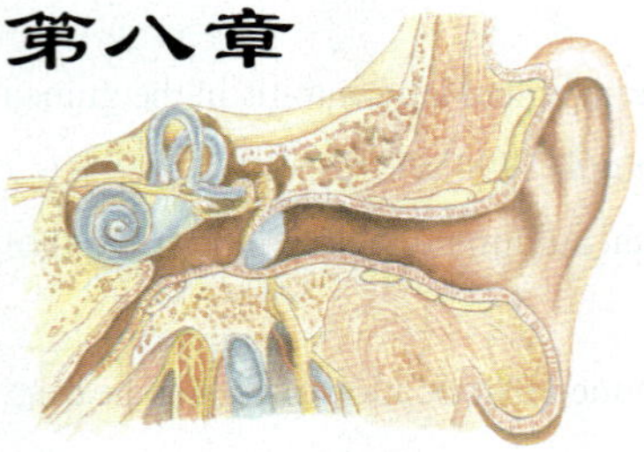

神经耳科学相关分子生物学

冯　永　贺楚峰　贺定华

第一节　分子生物学的基本概念

一、核酸

核酸是生物体内的高分子化合物，包括脱氧核糖核酸（DNA）和核糖核酸（RNA）两大类。核酸经水解可得到很多核苷酸，核苷酸可被水解产生核苷和磷酸，核苷还可再进一步水解，产生戊糖和含氮碱基。因此，核苷酸是核酸的基本单位。核酸就是由很多单核苷酸聚合形成的多聚核苷酸。

核酸中的戊糖有核糖（ribose）和脱氧核糖（deoxyribose）两种。在DNA中为脱氧核糖，在 RNA 为核糖。

核苷酸中的碱基均为含氮杂环化合物，它们分别属于嘌呤衍生物和嘧啶衍生物。核苷酸中的嘌呤碱（purine）主要是鸟嘌呤（guanine，G）和腺嘌呤（adenine，A）；嘧啶碱（pyrimidine）主要是胞嘧啶（cytosine，C）、尿嘧啶（uracil，U）和胸腺嘧啶（thymine，T）。DNA 和 RNA 都含有鸟嘌呤（G）、腺嘌呤（A）和胞嘧啶（C）；胸腺嘧啶（T）一般而言只存在于DNA中，不存在于 RNA 中；而尿嘧啶（U）只存在于 RNA 中，不存在于 DNA 中。戊糖与嘧啶或嘌呤碱以糖苷键连接成为核苷。核苷中戊糖的羟基与磷酸通过3′, 5′ 磷酸二酯键连接而成为核苷酸。

二、DNA

DNA是染色体的主要化学成分，是一条由磷酸盐和糖组成的分子链，呈双螺旋形，即两条互相缠绕的螺旋形分子，中间以碱基的氢键相连。除了孪生子女外，每个人的DNA都是独一无二的。1953 年 2 月 28 日，Watson 和 Crick 确立了 DNA 双螺旋结构理论，奠定了分子生物学的基础，标志着现代遗传学的开始。

三、DNA 复制

基因的复制是以DNA复制为基础的。生物体的遗传特征表现为特定的核苷酸顺序，并以密码子的形式编码在DNA分子上。在细胞分裂过程中，通过DNA准确地自体复制，把遗传信息从亲代传给子代，这样，DNA 就能真正完成其作为遗传信息载体的使命，保证遗传物质的连续性和相对的稳定性。

半保留复制：DNA分子两条链的碱基是互补的，一条链上的核苷酸排列顺序可以由另一条链上的核苷酸排列顺序决定。DNA复制过程中，首先碱基间氢键断裂，双螺旋解旋并松开，然后每条多核苷酸链各以自己为模板，吸收周围游离的核苷酸，按碱基互补原则，在一些聚合酶作用下，合成新的互补链，再与原来的模板单链并列盘旋在一起，形成了稳定的双螺旋结构。这样新形成的 2 个 DNA 分子与原来 DNA 分子的碱基顺序完全一样。每个子代 DNA 分子的一条链来自亲代DNA，另一条链则是新合成的，这种复制方式称为半保留复制。

四、基因的定义

现代遗传学家认为，生命的遗传物质是DNA，基因是DNA分子上具有遗传效应的特定核苷酸序列的总称，是由DNA组成的决定遗传信息的结构单位。基因通过复制把遗传信息传递给下一代，使后代表现出与亲代相似的性状。人类细胞的基因组，大约有5万～10万个基因。人类基因组计划是美国科学家于1985年率先提出的，旨在阐明人类基因组30亿个碱基对的序列，发现所有人类基因并搞清其在染色体上的位置，破译人类全部遗传信息，使人类第一次在分子水平上全面地认识自我。下面介绍有关基因的一些基本知识。

（一）基因基本特性

1. 基因可自体复制。

2. 基因决定性状，即基因通过转录和翻译，决定多肽链的氨基酸顺序，从而决定某种酶或蛋白质的性质，而最终表达为某一性状。

3. 基因可突变，即基因虽很稳定，但也会发生突变。一般来说，新的突变的等位基因一旦形成，就可通过自体复制，在随后的细胞分裂中保留下来。

（二）基因的分类

1. 结构基因　是指某些能决定某种多肽链（蛋白质）或酶分子结构的基因。结构基因的突变可导致特定蛋白质（或酶）一级结构的改变或影响蛋白质（或酶）量的改变。人类结构基因有4个区域：编码区，包括外显子与内含子；前导区，位于编码区上游，相当于RNA5′末端非编码区（非翻译区）；尾部区，位于编码区下游，相当于RNA3′末端非编码区（非翻译区）；调控区，包括启动子和增强子等。基因编码区的两侧称为侧翼顺序。

2. 调控基因　是指某些可调节、控制结构基因表达的基因。调控基因的突变可以影响一个或多个结构基因的功能，或导致一个或多个蛋白质（或酶）的改变。

五、基因表达

基因表达（gene expression）是指细胞在生命过程中，把储存在DNA顺序中的遗传信息经过转录和翻译，生成具有生物活性的蛋白质分子。生物体内的各种功能蛋白质和酶都是由相应的结构基因编码的。

六、基因突变

基因突变是癌基因激活、抗癌基因失活及遗传病发生的根本原因。从广义的角度上来看，基因突变包括点突变，染色体突变和基因组突变三种形式。它们所涉及的范围不同，后两种基因突变涉及的基因较多，可通过光学显微镜分析细胞有丝分裂中期的染色体而检出，亦可在间期用标记探针检出。点突变通常涉及的范围较小，是肿瘤和遗传病发生的主要分子改变，因此，它是基因分析的主要研究内容。

一个或几个核苷酸的改变称为点突变。点突变包括碱基替换、插入和缺失。

1. 碱基替换　单个碱基被另一个碱基替代，是最常见的突变。碱基替换可以发生在基因组DNA序列中的任何部位，因此可产生不同的突变效应。分为同义突变、错义突变和无义突变。①同义突变：指碱基替换后，一个密码子变成另一个密码子，但是所编码的氨基酸没有改变，这是由于遗传密码的简并性造成的；②错义突变：指基因结构中某个碱基为另一种碱基取代，导致蛋白质分子相应位置氨基酸的改变。如果点突变发生在相当于终止密码处，可使合成的多态链不能在正确的地方终止，而合成了比正常肽链长几十个氨基酸的肽链，引起严重的后果；

③无义突变：指基因编码区发生点突变后形成了终止密码，使翻译过程提前终止，导致合成的肽链变短，这种点突变往往产生严重的后果。

2. 缺失和插入　缺失指DNA链上一个或一段核苷酸的消失。插入指一个或一段核苷酸插入到DNA链中。在蛋白质编码的序列中如缺失及插入的核苷酸数不是3的整倍数，则发生读框移动，使其后所译读的氨基酸序列全部混乱，称为移码突变。

突变对生物可能产生4种后果：①致死性；②丧失某些功能；③改变基因型而不改变表型；④发生了有利于物种生存的结果，使生物进化。

七、单核苷酸多态性

单核苷酸多态性（single nucleotide polymorphisms，SNP）是指DNA序列中单个核苷酸的差异，它们丰富地存在于基因组中。比较任意两条同源染色体的碱基序列，平均每千个核苷酸就有一个以上的SNP，在人类基因组中共有300万以上的SNPs，其中约有20万个存在于编码区，称为编码SNP（coding SNP，cSNP），全部属先天性遗传变异。由于基因组多态性广泛存在，可以除了同卵双生子外，没有两个个体的基因组序列是相同的。正是这种基因多态性（gene polymorphism）造成人类在身材、体形、肤色、疾病易感性、疾病表型和对药物治疗反应等方面的显著差异。基因组序列上的变异是否产生功能变化呢？答案是：有的基因组序列存在变异，但不带来该特定基因功能上的变化和表型上的差异，特别是在非编码区的单个变异不一定存在表型差异。但是，某一位点SNP可以与其他位点的SNP相互连锁，产生功能影响。

八、蛋白质

蛋白质分子的基本单位是氨基酸。构成天然蛋白质的氨基酸共20种，这些氨基酸为L-α-氨基酸。蛋白质的元素组成为碳、氢、氧、氮，除此之外还有硫。有的蛋白质含有磷、碘；少数含铁、铜、锌、锰、钴、钼等金属元素。各种蛋白质的含氮量很接近，平均为16%。由于体内组织的主要含氮物是蛋白质，因此，只要测定生物样品中的氮含量，就可以推算出蛋白质大致含量。

组成蛋白质的氨基酸按其α-碳原子上侧链R的结构分为20种，20种氨基酸按R的结构和极性的不同有以下两种分类方法。

（一）根据侧链R的结构分类

1. 脂肪族氨基酸；

2. 芳香族氨基酸；

3. 杂环族氨基酸；

4. 杂环亚氨基酸。

（二）根据侧链R的极性不同分类

1. 氨基酸的R基团不带电荷或极性极微弱的属于非极性中性氨基酸　如甘氨酸、丙氨酸、缬氨酸、亮氨酸、异亮氨酸、蛋氨酸、苯丙氨酸、色氨酸、脯氨酸。它们的R基团具有疏水性。

2. 氨基酸的R基团带电荷或有极性的属于极性氨基酸　它们又可分为：

（1）极性中性氨基酸：R基团有极性，但不解离，或仅极弱地解离，它们的R基团有亲水性。如丝氨酸、苏氨酸、半胱氨酸、酪氨酸、谷氨酰胺、天门冬酰胺。

（2）酸性氨基酸：R基团有极性，且解离，在中性溶液中显酸性，亲水性强。如天门冬氨酸、谷氨酸。

（3）碱性氨基酸：R基团有极性，且解离，在中性溶液中显碱性，亲水性强。如组氨酸、赖氨酸、精氨酸。

这 20 种氨基酸都有各自的遗传密码，它们是生物合成蛋白质的构件，无种属特异性。体内的一些特殊蛋白质分子中还含有其他氨基酸，如甲状腺球蛋白中碘代酪氨酸，胶原蛋白中的羟脯氨酸及羟赖氨酸，某些蛋白质分子中的胱氨酸等，它们都是在蛋白质生物合成之后（或合成过程中），相应的氨基酸残基被修饰形成的；还有的是在物质代谢过程中产生的，如鸟氨酸就是由精氨酸转变来的。这些氨基酸在生物体内没有相应的遗传密码。

第二节　常用分子生物学技术

一、基本分子实验技术

1. DNA 凝胶电泳　分为琼脂糖凝胶电泳和聚丙烯酰胺凝胶电泳两种。

琼脂糖凝胶电泳：适合于200～50kb大小的DNA片段，可区分相差100bp的DNA片段。聚丙烯酰胺凝胶电泳：非变性胶用于双链 DNA，变性胶用于单链 DNA 的分离、纯化。

2. 聚合酶链反应（polymerase chain reaction，PCR）简称PCR技术，是近年发展起来的一种选择性体外扩增DNA或RNA片段的方法。利用核酸探针及Southern印迹杂交技术进行基因突变分析时，由于诸多限制难以满足这些工作的需要。自从 PCR 技术问世以来，建立于 PCR 技术基础上的突变基因检测技术发展迅速，它不仅能在短时间内检出发生突变的基因，而且即使获得极微量的组织，亦可经 PCR 扩增而进行检测，加上 PCR 技术与探针杂交技术，核酸限制性片段长度多态性（restriction fragment length polymorphism，RFLP）技术及 PCR 直接测序的结合，使诸多改良方法得以迅速发展和推广，大大促进了遗传病及肿瘤有关的基因的研究。

3. 限制性内切酶技术　PCR产物的酶解分析，主要用于检测可引起酶切位点改变，包括所增加的酶切位点及原有的酶切点消失的置换性点突变。当某一点突变引起 DNA 片段中酶切位点发生改变时，则可用酶切位点两侧的引物扩增出含该切点的 DNA 片段，然后用相应的内切酶进行处理，电泳检测，与正常的无改变的片段进行对比分析，即可确定有无酶切位点的改变。该方法检测突变具有快速、简便的优点。

4. 核酸杂交　核酸杂交是从核酸分子混合液中检测特定大小的核酸分子的传统方法。其原理是核酸变性和复性理论，即双链的核酸分子在某些理化因素作用下解开双链，而在条件恢复后又可依碱基配对规律形成双链结构。杂交通常在支持膜上进行，因此又称为核酸印迹杂交。根据检测样品的不同，分为 DNA 印迹杂交（Southern blot hybridization）和 RNA 印迹杂交（Northern blot hybridization）。

5. 酵母双杂交系统　是在真核模式生物酵母中进行的研究活细胞内蛋白质相互作用的技术。它对蛋白质之间微弱的、瞬间的作用也能够通过报告基因的表达产物敏感地检测到，是一种具有很高灵敏度的技术。大量的研究文献表明，酵母双杂交技术既可以用来研究哺乳动物基因组编码的蛋白质之间的相互作用，也可以用来研究高等植物基因组编码的蛋白质之间的相互作用。因此，它在许多的研究领域中有着广泛的应用。

二、基因突变研究策略

（一）DNA 直接测序法

一条引物可测序300～500bp。该方法简便、准确，但费用较昂贵。

1. 原理　DNA 的一级结构决定了基因的功能。要解释基因的生物学含义，必须首先知道其DNA顺序。核酸的核苷酸序列测定方法经过近20年的发展，使测序的具体方法五花八门、种类繁多，但是究其所依据的基本原理，不外乎Sanger的核酸链合成终止法及Maxam和Gilbert的化学降解法两大类。虽然原理不同，但这两种方法都生成互相独立的若干组带放射性标记的寡核苷酸，每组寡核苷酸都有固定的起点，但却随机终止于特定的一种或多种碱基。由于DNA链上每一个碱基出现在可变终止端的机会均等，因而上述每一组产物都是一些寡核苷酸的混合物，这些寡核苷酸的长度由某一种特定碱基在原DNA片段上的位置所决定。然后在可以区分长度仅相差一个核苷酸的不同DNA分子的条件下，对各组寡核苷酸进行电泳分析，只要把几组寡核苷酸加样于测序凝胶中若干个相邻的泳道之上，即可从凝胶的放射自显影片上直接读出DNA上的核苷酸顺序。

（1）双脱氧链终止法：DNA的合成总是从5′端向3′端进行的。DNA的合成需要模板以及相应的引导链。DNA的合成过程中，在合成的DNA链的3′末端，依据碱基配对的原则，通过生成新的3′，5′-磷酸二酯键，使DNA链合成终止，产生短的DNA链。具体测序工作中，平行进行4组反应，每组反应均使用相同的模板，相同的引物以及4种脱氧核苷酸；并在4组反应中各加入适量的四种之一的双脱氧核苷酸，使其随机地接入DNA链中，使链合成终止，产生相应的4组具有特定长度的、不同长短的DNA链。这4组DNA链再经过聚丙烯酸胺凝胶电泳按链的长短分离开，经过放射自显影显示区带，就可以直接读出被测DNA的核苷酸序列。

（2）DNA化学降解法：这一方法的基本步骤为：①将DNA的末端之一进行标记（通常用放射性核素^{32}P；②在多组互相独立的化学反应中分别进行特定碱基的化学修饰；③在修饰碱基位置用化学法断开DNA链；④聚丙烯酰胺凝胶电泳将DNA链按长短分开；⑤根据放射自显影显示区带，直接读出DNA的核苷酸序列。

2. 方法流程　被检血标本或其他组织标本－抽提基因组DNA（gDNA）－设计引物－PCR扩增目的基因－聚丙烯酰胺凝胶电泳－回收纯化PCR产物－用测序引物在DNA自动测序仪上测序－分析测序结果。

（二）聚合酶链反应-单链构象多态性分析

聚合酶链反应-单链构象多态性（PCR-SSCP）分析可有效检测约200～300bp。由于方法较简便、经济，使人们对突变基因的检测和筛查态度大为改观。该方法为检测基因的单个碱基置换和某一片段DNA突变位点的筛查提供了有效而快速的手段，现已广泛应用于遗传病及恶性肿瘤基因突变的分析及大量标本的筛查。该法的缺点是有一定的假阴性和假阳性，不能直接发现突变的位置和突变的类型，SSCP分析的阳性结果还需进一步用DNA直接测序验证，以及检测突变的具体位点和突变的类型。

1. 原理：该方法的原理是基于序列不同的DNA单链片段，其空间构象亦有所不同，当其在非变性聚丙烯酰胺凝胶中泳动时，表现为不同序列单链的电泳迁移率的差异，从而可以判断有无突变存在。对于一段DNA来说，其单链具有特定的空间构象，这种空间构象的形成与该段DNA的碱基序列有关，当这段DNA发生突变，其碱基序列亦发生相应的变化，空间构象亦随之改变。研究发现，不同空间构象的DNA单链在中性聚丙烯酰胺凝胶电泳时的迁移率有所不同。对于同一段单链DNA来说，这种空间构象的变化及电泳迁移的改变即能说明它有突变的发生。因此，可用经PCR扩增的DNA片段，变性成单链后在中性胶中电泳，即可检出有无突变。

2. 方法流程：被检血标本或其他组织标本－抽提 gDNA －设计引物（扩增长度<300bp）－PCR扩增目的DNA－非变性聚丙烯酰胺凝胶电泳分离（恒温）－有异常构象带－PCR扩增目的DNA －聚丙烯酰胺凝胶电泳－回收纯化 PCR 产物－用测序引物在 DNA 自动测序仪上测序－分析测序结果。

3. PCR-SSCP 方法的改进：包括 RNA 单链构象多态分析 （PCR-rSSCP）、双脱氧测序单链构象多态分析 （PCR-ddF）和限制性内切酶指纹技术 （PCR-REF）。

（三）基因芯片

基因芯片是生物芯片研究中最先实现商品化的产品。其原理是利用现代探针固相原位合成技术、照相平版印刷技术、高分子合成技术等微电子技术把大量分子生物学技术（包括探针杂交技术、PCR等）具体而微小地固定在一定狭小的空间内，以实现高速度、高通量、集约化和低成本的分析技术。它利用核酸双链的互补碱基之间的氢键作用，形成稳定的双链结构，通过检测目的单链上的荧光信号，达到一次试验同时检测多种疾病或分析多种生物样品的目的。目前，比较成熟的产品有检测基因突变的芯片和检测细胞基因表达水平的表达基因芯片。

（1）原理：在芯片的基片上利用微点阵技术产生不同的DNA探针阵列。所谓探针，是指人工合成或筛选出的已知顺序的碱基序列。在基因芯片工作过程中，在固定位点使用不同分子生物学技术和碱基互补配对原则，与待测基因片段杂交，并通过自动阅读设备分析杂交结果，达到定性、定量分析。如果应用适当的技术还能进行结构分析，如对不同的碱基标记不同的荧光 PCR 体系，扩增产物与芯片探针杂交，可直接读出碱基序列。同一基因芯片可以同时集成不同的分子生物学技术如 PCR、酶切等，以达到能同时检测分析多种基因的目的。

（2）应用：①临床疾病诊断，基因芯片在感染性疾病、遗传性疾病和肿瘤等疾病的临床诊断方面具有独特的优势；与传统检测方法相比，它可以在一张芯片上同时对多个患者进行多种疾病的检测；无需机体免疫应答反应；能及早诊断；待测样品用量小，能检测病原微生物的耐药性，病原微生物的亚型；极高的灵敏度和可靠性；检测成本低，自动化程度高，利于大规模推广应用；这些特点使得医务人员在短时间内，可以掌握大量的疾病诊断信息，有助于医生在短时间内找到正确的治疗措施，同时为将来实现真正意义上的网络诊断提供了有效手段；②药物筛选和新药开发，芯片技术具有高通量、大规模、平行性等特点，可以进行新药的筛选，尤其对我国传统的中药有效成分进行筛选；③基因功能研究，在基因组学和后基因组学研究中，基因芯片也起到重要的作用，应用基因芯片可以开展DNA 测序、基因表达检测、基因突变检测、基因功能研究、寻找新基因、SNP 测定等研究，与传统的 RNA 印迹杂交或点杂交方法相比，基因芯片技术具有大规模平行处理的能力；④环境保护，基因芯片一方面可以快速检测污染微生物或有机化合物对环境、人体、动植物的污染和危害，另一方面能够通过大规模的筛选寻找保护基因，制备防治危害的基因工程药品、或能够治理污染源的基因产品；⑤农业和畜牧业，利用基因芯片技术筛选农作物的基因突变，寻找高产量、抗病虫、抗干旱、抗冷冻的相关基因，以开发高技术含量、高附加值的新产品；可利用基因芯片技术筛选、开发高效低毒的生物农药；⑥军事和司法，我国上海的司法部司法鉴定科学技术研究所第一个罪犯DNA 数据库在 1999 年 9 月 7 日通过了专家鉴定，利用 DNA 破案将成为一种重要的破案手段；另外，基因芯片还可做亲子鉴定等方面的工作。

（四）变性梯度凝胶电泳

可检测范围 500 ～ 1 000bp。是一种快速易行常规检测小片段的突变检测方法。

（五）毛细管电泳

能分析长达数千碱基的片段，可同时高速处理多个样本，样本需求量很少。

（六）PCR－酶切法

只能用于已知突变位点和突变类型的检测，而且这些野生型或突变型在突变点要有酶切位点，或能够引入某种酶切位点。

（七）其他方法

包括双链构象多态分析，酶错配裂解法，变性高效液相色谱分析，碱基切割序列扫描，等位基因特异性寡核苷酸杂交，特异性等位基因扩增等。

三、疾病基因定位

（一）连锁分析

就细胞中每一对染色体而言，其中一条来自母亲，一条来自父亲。细胞分裂时这两条染色体的一部分有可能相互交换，称为重组。如果决定两种性能的两个基因在染色体上的位置靠得很近，那么被重组的可能性就比较小，因而可留在同一条染色体上，遗传到下一代。连锁分析就是通过家系调查来估计两个性能－两个基因的重组率，从而进行基因定位的方法。常用的方法是Lods法：若Lods值>1，表明存在连锁；若>3，肯定连锁；若<－2，则否定连锁。两个基因连锁，表明它们在一条染色体上，而且靠得很近，这样就可以从一个基因做出另一个基因在哪一条染色体哪一个位点的定位。

（二）全基因组扫描

人类基因组中存在大量DNA顺序多态区域，其中以核心单位为1～4bp的可变数量的高度串联重复多态性即微卫星DNA标记最引人注目。微卫星DNA具有种类多、分布广、呈高度多态性和杂合度、易用PCR扩增等特点，已成为最常用的遗传标记。目前，多色荧光标记微卫星引物已经商品化，采用这些引物进行PCR扩增，能够将扩增产物在测序仪上进行聚丙烯酰胺凝胶电泳，对结果进行图像及数据处理，计算等位基因大小和频率。用300多对覆盖整个基因组的微卫星引物，选择大样本的家系或同胞对，对EH进行连锁分析，有可能将EH相关基因位点定位到某一染色体区域内，分辨率可达10cM。进一步用区域内多态标记进行精细定位，如能将范围缩小到1cM以内，可直接大规模DNA测序，分离并克隆出相关基因。全基因组扫描的应用，为多基因遗传病基因定位带来了希望。但是，它也存在着工作量大、费用昂贵等问题。

四、基因表达

1. DNA印迹杂交　是分子生物学的经典实验方法。其基本原理是将待检测的DNA样品固定在固相载体上，与标记的核酸探针进行杂交，在与探针有同源序列的固相DNA的位置上显示出杂交信号。通过杂交可以判断被检测的DNA样品中是否有与探针同源的片段以及该片段的长度。该项技术广泛被应用在遗传病检测、DNA指纹分析和PCR产物判断等研究中。

2. 原位杂交　是将分子杂交与组织化学相结合的一种技术。它是利用标记的已知核酸探针，在组织、细胞及染色体上检测特异的DNA或RNA序列的核酸杂交技术。已被广泛用于基因定位和绘制基因图谱、病毒学、神经科学、病理学、免疫学、发育生物学等各个领域。

五、基因功能

1. 基因敲除（gene knockout）　指对一个结构已知但功能未知的基因，从分子水平上设计实验，将该基因去除，或用其他序列相近的基因取代，然后从整体观察实验动物，推测该基因的功能。这与早期生理学研究中常用的切除部分－观察整体－推测功能的三部曲思想相似。

基因敲除的技术路线如下：

（1）构建重组基因载体；

（2）用电穿孔、显微注射等方法把重组 DNA 转入受体细胞核内；

（3）用选择培养基筛选已击中的细胞；

（4）将击中细胞转入胚胎使其生长，成为转基因动物，对转基因动物进行形态观察及分子生物学检测。

基因敲除的应用领域主要有：

（1）建立人类疾病的转基因动物模型，为医学研究提供研究材料；

（2）改造动物基因型，鉴定新基因和 / 或其新功能，用于研究发育生物学；

（3）治疗遗传病；

（4）改造生物、培育新的生物品种。

2. 蛋白质组学　是对机体、组织或细胞的全部蛋白质的表达和功能模式进行研究。基因总要表达为相应的蛋白质才能发挥生物功能。一般情况下，基因组只表达一部分基因，其表达类型与表达程度因受到生存环境及内在状态变化的影响而有较大差异。

六、基因治疗

1. 定义　基因治疗（gene therapy）就是用正常或野生型基因矫正或置换致病基因的一种治疗方法。在这种治疗方法中，目的基因被导入到靶细胞内，它们或与宿主细胞染色体整合成为宿主遗传物质的一部分，或不与染色体整合而位于染色体外，但都能在细胞中得到表达，起到治疗疾病的作用。

2. 治疗的策略　大致可分为以下几种：

（1）基因置换（gene replacement）：基因置换就是用正常的基因原位替换病变细胞内的致病基因，使细胞内的 DNA 完全恢复正常状态。这种治疗方法最为理想，但目前由于技术原因尚难达到。

（2）基因修复（gene correction）：基因修复是指将致病基因的突变碱基序列纠正，而正常部分予以保留。这种基因治疗方式最后也能使致病基因得到完全恢复，但操作上要求高，实践中有一定难度。

（3）基因修饰（gene augmentation）：又称基因增补，是将目的基因导入病变细胞或其他细胞，目的基因的表达产物能修饰缺陷细胞的功能或使原有的某些功能得以加强。在这种治疗方法中，缺陷基因仍然存在于细胞内。目前基因治疗多采用这种方式。如将组织型纤溶酶原激活剂的基因导入血管内皮细胞并得以表达，可以防止经皮冠状动脉成形术诱发的血栓形成。

（4）基因失活（gene inactivation）：利用反义技术能特异地封闭某个基因，抑制其表达，从而达到治疗疾病的目的。如利用反义RNA、核酶或肽核酸等抑制一些癌基因的表达，从而抑制肿瘤细胞的增殖，或诱导肿瘤细胞的分化。用此技术还可封闭肿瘤细胞的耐药基因的表达，增加化疗效果。

（5）免疫调节（immune adjustment）：将抗体、抗原或细胞因子的基因导入患者体内，改变患者免疫状态，达到预防和治疗疾病的目的。如将白细胞介素 2（IL-2）导入肿瘤患者体内，提高患者 IL-2 的水平，激活体内免疫系统的抗肿瘤活性，达到防治肿瘤复发的目的。

第三节 遗传性耳聋分子生物学研究进展

导致神经性耳聋的原因有多种，其中一部分原因是显而易见的，如中毒性耳聋、感染性耳聋、老年性耳聋等；但还有相当一部分原因是不清楚的。随着分子生物学技术的发展和研究的深入，许多不明原因的神经性耳聋的致病原因逐渐为我们所知，其中相当大一部分是由于基因突变所致。近年来，仅人类非综合征型遗传性耳聋已定位98型，克隆43型（涉及33个基因）。随着分子生物学技术的发展和科学家的不懈努力，在分子水平上揭示神经性耳聋的发病机制并进行治疗的一天将指日可待。

根据不同的标准，神经性耳聋有多种分类方法，但总的来说，可以分为两大类：根据耳聋是否与遗传因素有关，可分为遗传性耳聋和非遗传性耳聋。遗传性耳聋又可进一步分类，根据听力损失的发生与语言形成的前后时间关系可分为语前聋和语后聋；根据听力损失的同时是否伴有其他器官系统的异常又可分为综合征型耳聋（伴其他器官系统的异常）和非综合征型耳聋（仅表现为听力损失）；根据其遗传方式可分为常染色体显性遗传、常染色体隐性遗传、X连锁遗传或线粒体遗传等几类。非遗传性耳聋则可根据产生耳聋的原因进一步分为：中毒性耳聋、感染性耳聋、老年性耳聋、爆震性耳聋及噪声性耳聋等。本文将从遗传性耳聋和非遗传性耳聋在分子生物学方面的研究进展方面分别予以阐述。

一、遗传性耳聋基因的分子生物学研究

在遗传性耳聋的研究中，最早得到定位和确认的基因是综合征型耳聋基因。到1994年止，有 3 个非综合征型耳聋相关基因位点被定位。综合征型耳聋基因可以在其伴随的症候群的基础上归于相同的类别，便于进行连锁分析，其定位与克隆相对容易；而非综合征型耳聋基因的定位与克隆相对来说较困难，因为它要求在相关耳聋家系中进行连锁分析。不过，由于非综合征型耳聋的高发病率，目前已发现了很多适于连锁分析的家系。

（一）非综合征型耳聋

近来，通过连锁分析，全球的科学家已经将很多非综合征型耳聋基因定位于不同的染色体上。不同的非综合征型耳聋的基因位点的命名以 DFN 来表示，并按基因发现的时间顺序来编号。常染色体显性遗传位点以 DFNA 表示，常染色体隐性遗传位点以 DFNB 表示，X 连锁遗传隐性位点以 DFN 表示。目前已定位了 98 个耳聋基因位点。其中 51 个常染色体显性遗传位点、39 个常染色体隐性遗传位点、8 个 X 连锁遗传位点。总共克隆出 33 个耳聋致病基因：其中 17 个为常染色体显性遗传、18 个为常染色体隐性遗传、1 个为 X 连锁遗传，2 个为线粒体遗传。在这些基因中，有 5 个基因—— *GJB2*（*CX26*）、*GJB6*（*CX30*）、*TECTA*、*MYO7A* 及 *MYO6*既可以引起显性遗传性耳聋，又可导致隐性遗传性耳聋。目前发现非综合征型耳聋中发病率最高的是 *DFNB1* 的基因，即 *CX26* 基因突变导致的遗传性耳聋，它大约导致了 50% 的常染色体隐性语前性遗传性耳聋。*DFNA9*（*COCH* 基因）可能是常染色体显性语后性遗传性耳聋中最常见的基因，*DFN3*（*POU3F4* 基因）可能是最常见的 X 连锁遗传性耳聋基因，线粒体小核糖体RNA基因（12S rRNA）的突变是线粒体遗传性耳聋最常见的形式，其他的位点只在一个或少数几个家系中发现。

长期以来，人们认为非综合征型耳聋的基因仅在耳蜗中有表达，其临床表现仅限于耳聋，甚至有人认为这些基因与内耳的独特功能有关。但最新的研究成果表明事实并非如此，大部分

非综合征型耳聋的基因被发现并不仅仅限于耳蜗。内耳对细胞功能的破坏非常敏感，这在几种与离子动态平衡、细胞骨架和毛细胞结构有关的耳聋基因中得到证实。其他的一些与细胞间相互作用有关的基因和转录因子相关基因，以及一些功能目前不明的基因也被证实可以引起非综合征型耳聋。以下根据这些基因相关的功能归类分别叙述：

1. 动态平衡相关基因　连接蛋白基因家族、离子通道基因家族、*CLDN14* 基因、*OTOF* 基因以及 *PDS* 基因都属于动态平衡相关基因类别。

（1）连接蛋白基因　4 种连接蛋白已被证实与非综合征型耳聋有关，即：连接蛋白 26（*CX26* 或 *GJB2*）、连接蛋白 31（*CX31* 或 *GJB3*）、连接蛋白 30（*CX30* 或 *GJB6*）和连接蛋白 43（*CX43* 或 *GJA1*）。

连接蛋白的基因突变可引起多种遗传性耳聋，包括在非综合征型耳聋家系中的 *CX26* 基因和 *CX31* 基因的突变，而 *CX32* 基因的突变可引起 X 连锁 Charcot-Marie-Tooth 综合征型耳聋。连接蛋白属于间隙连接蛋白家族，与细胞间离子、代谢物的转运有关，可充当第二信使。通过动物来研究连接蛋白在耳蜗中作用的试验目前还只在研究中使用。在老鼠中，免疫组化试验表明CX26在感觉毛细胞受刺激后的离子再循环回耳蜗管的内淋巴的过程中起作用。连接蛋白是一种细胞膜上的离子通道蛋白。6个连接亚单位构造成一个半通道，它与其相邻细胞上的对应的半通道进行对接，组装成一个细胞间的通道（图8-1）。一束此类通道构成了一个间隙连接蛋白，它可以允许细胞之间进行小分子的交换，并在细胞通讯中起到重要的作用。在耳内纤维细胞和表皮支持细胞中的连接蛋白通道网络允许将在毛细胞的机械电转换过程中进入到纤毛内的钾离子再流通到血管纹的细胞中。*CX26*基因也被称为间隙连接蛋白β_2（*GJB2*）基因，在内耳血管纹、基底膜、角膜缘、人类耳蜗的螺旋缘表达。在1997年，*CX26*基因被证实与DFNB1有关，是第一个被发现与非综合征型耳聋有关的基因，该基因的突变可以引起两种不同类型的非综合征型遗传性耳聋。一种是 DFNB1，是非综合征型遗传性耳聋中最常见的类型，*CX26*基因导致的耳聋超过了隐性遗传性耳聋的 50%，它可以引起大约 20% 的语前聋。这种耳聋表现为先天性耳聋，临床表现为听力缓慢或急剧下降。全频听力都可受累，耳聋程度可从中度到重度耳聋不等。这种可变性提示可能环境因素或基因的改变都对听力的下降发生作用。人们一直认为 *CX26* 基因的突变主要导致语前性耳聋，但 Gurtler 等人在瑞士耳聋人群中发现 *CX26* 基因

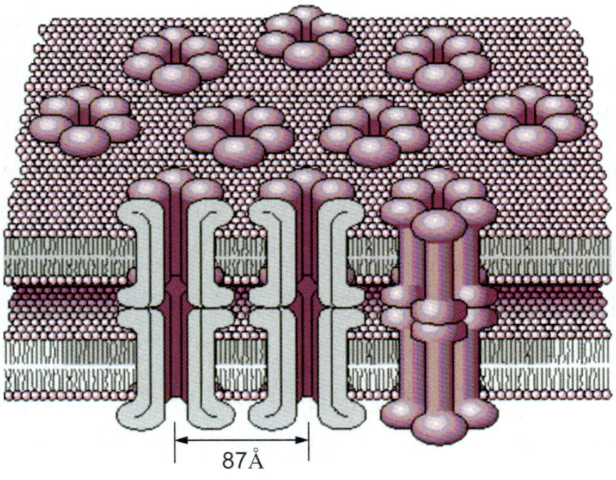

图 8-1　连接蛋白结构示意图

（引自 http://www. chemistry. emory. edu/justice/seminar）

突变在语后聋患者中也有很高的发病率。人群调查显示，在不同种族中 *CX26* 的突变的流行病学区别很大。在 *CX26* 基因已经发现了超过 50 种突变类型。其中一种 *CX26* 基因的突变，即 30 位（或 35 位）的鸟嘌呤（G）的缺失（30delG/35delG），发病率为 30%～70%，在全球大部分与 DFNB1 相关的耳聋家系的患者中都有发现，大约 1% ～ 3% 的白种人中都有此种突变的发生。如此高的发病率的原因还不得而知，但是单体型分析的证据提示可能是由于共同的祖先导致的。其他的 *CX26* 基因突变，如 167 位的胸腺嘧啶（T）的缺失（167delT），在德裔犹太人中特别多见，携带率约为 4%；而 235delC 突变，则是日本人群发病率较高的基因；另外一个有趣的突变 M34T，在显性和隐性遗传性耳聋中都有部分外显。因此，对 *CX26* 基因的分子扫描成为诊断遗传性语前性耳聋的重要方法之一。

CX31 基因是另一种连接蛋白基因，其突变可以导致一种常染色体显性非综合征型高频性耳聋。*CX31* 基因的其他突变，可以引起一种红斑性皮肤角化病，这是一种常染色体显性皮肤病，伴有皮肤角化过度和一过性的红斑反应，但这种皮肤患者的听力是正常的。我国夏家辉院士领导的科研小组于 1998 年克隆了该基因，*CX31* 基因位于第一对染色体上，从两个高频耳聋家系中分离出该基因的突变（图 8-2）。

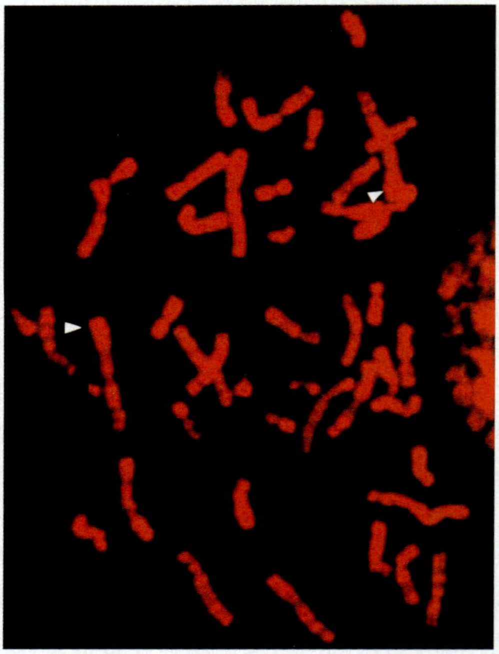

图 8-2 *GJB3*（*CX31*）基因的 FISH 定位图

CX30 基因突变可引起常染色体隐性遗传性耳聋 DFNB1，与 *CX26* 基因引起同一种遗传性耳聋，它的功能研究显示，在一个中/高频耳聋家系中的突变 T5M 表现为一种显性负性效应。

Claudin14（*CLDN14*）基因编码一种紧密连接蛋白，将上皮细胞或内皮细胞连接在一起，因此将内淋巴与外淋巴隔离开来，这与其在 Corti 器的感觉上皮中的表达是一致的。CLDN14 基因的突变可以导致常染色体隐性非综合征型耳聋 DFNB29。

（2）离子通道基因：*KCNQ4* 基因：该基因突变导致 DFNA2，基因定位于染色体 1p34，其家系来源于多个不同种族，其最初表现为高频听力下降的一种非综合征型进行性耳聋。至少有 2 个，甚至 3 个基因定位于该区域。*CX31* 基因在一些家系中发现突变，而 *KCNQ4* 基因突变在另一些家系中发生。*KCNQ4* 基因是一个编码钾离子通道的一大基因家族的一员。这个家族成员还包括 *KCNQ1* 和 *KCNE1* 基因，这两个基因的突变可引起 Jervell-Lange-Nielsen 综合征型耳聋。这 3 个基因对耳蜗内钾离子的动态平衡有重要的作用，它可以调节毛细胞的复极化以及恢复毛细胞内的静态电位。

钾离子的再循环通路，由钾离子从外毛细胞的流出开始，*KCNQ4* 基因的产物可能是形成毛细胞基底部的钾离子通道，允许钾离子从毛细胞流向支持细胞。钾离子然后通过支持细胞之间的连接蛋白通道再流回血管纹，然后再分泌到内淋巴，这可能是通过由 *KCNQ1* 和 *KCNE1* 基因编码的钾离子通道进行。这些蛋白也与心脏的钾离子动态平衡有关，所以有 *KCNQ1* 和

KCNE1 基因突变的患者可能出现长 Q-T 综合征，既可以是单独存在，如 Romano-Ward 综合征，也可合并耳聋存在，如 Jervell-Lange-Nielsen 综合征。与连接蛋白相似，*KCNQ4* 之间的杂合多聚体通道的形成可以解释该型突变导致的相应的DFNA2 耳聋病例为何在数年后才表现出耳聋症状。也可能是如 Kharkovets 等报道的，*KCNQ4* 在脑内表达，所以 DFNA2 家系的耳聋发病机制中包括中枢病变的成分。

Pendrin 基因：*Pendrin* 基因又称 *PDS* 基因，该基因编码 Pendrin 蛋白，定位于 7q21-34，*Pendrin* 基因的突变可引起 Pendrin 综合征，这是一种常染色体隐性综合征型耳聋，伴有内耳结构的异常以及甲状腺肿。在很多患者中，上述变化使得耳蜗融合在一起（即 Mondini畸形），并有前庭导水管和内淋巴囊扩大（大前庭导水管综合征）。在大多数患者中，甲状腺肿在 20 多岁时发病，主要表现为甲状腺的碘化作用减弱，但仍然有许多患者甲状腺机能正常。有部分发生 *Pendrin* 基因突变的患者没有甲状腺疾病，但有耳聋及扩大的前庭导水管。*Pendrin* 基因的突变也可以引起非综合征型语前性耳聋（DFNB4）。*Pendrin* 基因的突变因此可使Pendrin 综合征的一系列症状既可以单独发生，也可以共同发生。虽然已有很多关于 *Pendrin* 基因的突变被发现，但多数患者的突变是 4 种常见突变中的一种。

Pendrin 基因的功能可能是作为一种阴离子转运蛋白，其产物最初被认为是与转运硫酸盐有关，但现在看来更可能是转运碘化物和氯离子。转运有缺陷的碘化物可以解释为什么在这些患者中出现甲状腺的不正常，而转运有缺陷的氯化物可以解释耳蜗的发育异常和耳聋的发生。氯化物转运的削弱可以导致耳蜗内容物不正常的流出，导致大的前庭导水管和耳聋。研究人员发现，这些基因在小鼠中编码钠 - 钾 - 氯协同运输蛋白，它可以转运氯离子，在那些伴有目标基因失活的小鼠中可以出现不正常的流体通量，并降低内淋巴的分泌引起耳聋。这些钠-钾-氯协同转运蛋白定位于血管纹。与钾通道蛋白 KCNQ1 和 KCNE1 在一起，它们与内淋巴的钾离子的分泌有关。

Otoferlin 基因：DFNB9 的基因定位于常染色体 2p22-23，被称为 *Otoferlin* 基因，即 *OTOF* 基因，它编码 Otoferlin 蛋白，因为它的产物与 Dysferlin 蛋白相同，Dysferlin 是一种在某些肌病中有缺陷的蛋白。一个单独的突变在 4 个先天性耳聋黎巴嫩家系中发现，这些家系表现为重度至极重度语前性聋。*Otoferlin* 基因在内耳毛细胞和球囊等囊管中表达。它可能与转运小囊至质膜有关。

2. 毛细胞结构基因　*Myosin* 基因是一个很大的超级基因家族的一个成员，它编码的肌球蛋白组成了一个大的肌动蛋白依赖性分子运动单元家族，该家族再分为常规和非常规肌球蛋白。其结构基本相同，但是其功能各异。非常规肌球蛋白发挥机械作用，肌球蛋白是由肌动蛋白细丝包绕的分子运动单元，它可沿肌动蛋白纤维移动大分子，它们有很多的功能，包括传送细胞内的细胞器、噬菌作用、分泌、肌肉收缩及细胞运动等。而常规肌球蛋白不在肌肉中形成双极性细丝。肌球蛋白在耳内可沿肌动蛋白的细丝来运送毛细胞中的囊泡类结构。肌球蛋白在纤毛表达，纤毛处充满了肌动蛋白，在表皮板内，此处有丰富的肌动蛋白。因此，它们可能提供了肌动蛋白在毛细胞和其纤毛内的锚定点，它不仅与纤毛的顶端连接的张力和运动有关，而且还与整个毛细胞的细胞骨架结构有关，它们对保持纤毛结构的完整性非常重要。那些有任何一个肌球蛋白基因突变的小鼠都有不正常的纤毛，同时伴有耳聋。

MYO6、MYO7A 和 MYO15 都是典型的非常规肌球蛋白。有趣的是，在这 3 个基因中，当在耳聋家系通过连锁分析确定其位点后，都建立了相应的老鼠模型，这些动物模型对各个基因的鉴定起到了很大的帮助。有几种 *MYO7A* 的突变被证实在常染色体隐性语前性遗传性耳聋家系中发现，其被定位于染色体 11q13.5（即 DFNB2 的位点）。在 DFNB2 中，家系调查显示在耳聋之外伴有程度不等的前庭功能紊乱。同样是这个基因，在一个进行性语后性遗传性耳聋家系被发现（即 DFNA11 的位点），并在一种名为 shake-1 的耳聋小鼠家系中被发现。这个基因同时也与 Usher1 B 型综合征型耳聋有关。该综合征除耳聋外，伴有色素性视网膜炎和前庭异常。这种突变可能导致正常蛋白的浓度降低。而 *MYO15* 基因，作为肌球蛋白家族一个广泛表达的成员，在人类耳聋家系中有突变表达（即 DFNB3 的位点），同时也在名为 shake-2 型耳聋小鼠的家系中有表达。另外一个肌球蛋白家系的成员，*MYO6*基因，被证实与非综合征型耳聋 DFNB37 和 DFNA22 有关，在一个名为 Snell's waltzer 的耳聋小鼠家系中也被发现有基因突变。最近发现的一种肌球蛋白基因是 *MYH9*，它可以导致 DFNA17。*MYH9* 是惟一的与遗传性耳聋有关的常规肌球蛋白基因，其生物学作用正在研究中。

CDH23 基因是钙黏素基因家族的一员，现在已经在 5 个 DFNB12 型遗传性耳聋家系中发现了该基因的 6 种错义突变。该基因的无义突变和移码突变可引起 Usher 1D 型耳聋。钙黏素在细胞的成型和细胞的再排列过程中起中介作用。对Waltzer小鼠的免疫组化分析中，Usher1D动物模型的研究显示在纤毛早期发育阶段出现纤毛瓦解，提示耳钙黏素蛋白是毛细胞束结构的关键成分。最近发现的毛细胞结构基因家族的耳聋基因是 *STRC*，即 stereocilin 基因，可导致 DFNB16。该基因仅在感觉毛细胞中表达，与纤毛功能有关。

3. 转录因子基因　该组基因包括 *EYA4*、*POU4F3* 和 *POU3F4* 基因。转录因子在其他基因的表达中起着重要的调节作用。*EYA4* 可引起 DFNA10 型耳聋，EYA4 蛋白在调节胚胎发育和保持 Corti 器的成熟器官的后续功能中起到双重作用。

POU3F4 基因位于 Xq21.1，它或其周围结构的突变可以导致 DFN3，这是一种 X 连锁非综合征型进行性耳聋伴有镫骨足板的固定。它还可以引起 Stapesgusher综合征。另外一个*POU*基因，*POU4F3* 基因位于常染色体 5q31，可以导致 DFNA15，这是一种常染色体显性进行性遗传性耳聋。

POU3F4 和 *POU4F3* 基因同属 *POU* 基因家族，编码转录因子。*POU3F4* 基因在内耳和中耳的间质细胞中表达，该种细胞与骨的成熟有关。*POU3F4*失活的突变小鼠的骨迷路及中耳的听小骨均发育不正常。*POU4F3* 基因仅在毛细胞内表达，在那里它负责调节目标基因的转录，这对 Corti 器中毛细胞的存活很重要。

4. 其他功能的耳聋基因　最早发现的遗传性耳聋基因之一，也是第一个与低频听力下降有关的基因（导致DFNA1）称为透明蛋白基因 *DIAPH1*。目前所知的与DFNA1有关的家系仅有哥斯达黎加的一个大的耳聋家系，它首先以低调耳聋起病，然后进行性听力下降。这个基因在人类编码与果蝇透明蛋白类似的蛋白，这种蛋白是 formin 家族中的一员。这些蛋白可能通过与肌动蛋白的相互作用与细胞移动和细胞极性的形成有关。透明蛋白基因在很多细胞中都有表达，在耳内，该基因在人的耳蜗表达，它可能通过补充 profilin 至细胞膜与保持毛细胞的肌动蛋白骨架有关。Profilin 是一种肌动蛋白粘合蛋白，它可以使得肌动蛋白聚集并调节肌动蛋白的动力学。

TECTA 基因位于 11q22-24 染色体上。*TECTA* 基因的突变可以在常染色体显性遗传性耳聋 DFNA8、DFNA12 家系中找到，也可在常染色体隐性遗传性语前性耳聋 DFNB21 家系中检测到。*α-tectorin* 基因编码一种耳蜗特有的蛋白，这种蛋白是盖膜中的一种非胶原成分，与 βtectorin 蛋白相互作用。这两种蛋白组成了 Corti 器中盖膜的大约 50% 的蛋白。*α-tectorin* 基因仅在耳蜗的盖膜和前庭的感觉上皮中表达。盖膜是 Corti 器在发挥其机械电转换器的作用中所必需的，因为它在声音刺激时与Corti器上的结构作相反方向的运动，因此导致纤毛顶端弯曲。*tectorin* 基因突变可能限制了盖膜作为共振器的功能。

5. 不明功能基因　最近以来，*WFS* 被证实为表现为低频耳聋的 DFNA6 和 DFNA14 的致病基因。除了引起显性耳聋外，该基因的突变可以导致大约 90% 的 Wolfram 综合征，该综合征是一种隐性遗传性疾病，表现为糖尿病、尿崩症、视萎缩和耳聋。

TMPRSS3 基因于 2001 年发现，即跨膜蛋白酶丝氨酸 3 基因，它的突变可以导致 DFNB8 和 DFNB10。其功能可能是编码蛋白酶分离蛋白质中的肽链，引起器官的功能异常。

胶原蛋白与细胞外基质有关。作为该家族的一员，*COL11A2* 基因被证实可以导致 DFNA13 型耳聋。该基因的突变也可引起 Stickler 综合征。

ICERE-1 基因：导致 DFNA5 的同名基因极可能就是 *ICERE-1* 同一基因，该基因定位于7p15染色体，被证实与一个荷兰的常染色体显性感音神经性耳聋家系有关，特别是高调的耳聋尤为明显。这个基因的定位克隆揭示它与雌激素受体表达有相反的关系，是雌激素受体上游的负性调节基因。该基因在雌激素受体中过表达，可以预防乳腺癌。该基因的功能目前不太清楚。

COCH 基因：Robertson 等人从一个胎儿的耳蜗文库中将 *COCH* 基因分离出来，并将其定位于常染色体 14q12-13。*COCH* 基因看来是一个超级基因家族的一员，该基因家族的基因有一个 A 型区域，它包括各种功能的蛋白，如止血、补体系统、免疫系统和细胞外基质系统。该基因与常染色体显性非综合征型耳聋DFNA9有关，特点是可导致语后性进行性耳聋，从高频开始下降，并可能有前庭受累，出现包括眩晕和类似梅尼埃综合征的症状。在这型耳聋患者的耳蜗和前庭器官发现了酸性黏多糖的沉积。*COCH* 基因的功能目前还不是很清楚，但是DNA扫描和组织学定位提示它可能是一种细胞外基质蛋白。

6. 线粒体基因　与核基因组相比，线粒体基因组较小，但其缺陷同样也可引起耳聋。线粒体基因组一个16 569bp的子1编码13个线粒体蛋白，22种转运RNA（tRNA），2种核糖体RNA（rRNA）的 DNA 的突变，可以导致许多临床异常，包括几种形式的神经病、肌病和心肌症、视网膜恶化、糖尿病以及耳聋。线粒体不仅对细胞能量的产生很重要，而且在细胞的凋亡中也起着很重要的作用。因此，线粒体可以通过几种机制导致耳聋。进行性听力下降可以发生在许多伴有典型线粒体疾病的患者中，比如MERRF（myoclonic epilepsy and ragged-red fiber）综合征，MELAS（mitochondrial encephalopathy with lactic acidosis and stroke-like episodes）综合征及Kearns-Sayre 综合征等。

在一些家系中，线粒体疾病仅表现为耳聋，提示正常听力的维持对线粒体的功能依赖性很强。然而，线粒体基因突变引起的非综合征型耳聋是很少见的。两种线粒体基因，$tRNA^{ser}$基因和12S rRNA基因，被证实与非综合征型耳聋有关。一种丝氨酸RNA（$tRNA^{ser}$）基因中的突变A7445G（7445位的腺嘌呤被鸟嘌呤代替）可引起非综合征型遗传性耳聋，虽然大多数患者伴有手足角化病。这种 A7445G 可导致丝氨酸 tRNA 稳定状态水平的下降，但是为什么会导致如此改变现在还不得而知。在这个基因上的另一种突变，在7472位点上插入胞嘧啶（7472insC），也可引起非综合征型遗传性耳聋，少数这种突变的患者同时也有共济失调和肌阵挛。该基因的第三种突变，在7551位点由胞嘧啶取代胸腺嘧啶（T7551C），也可导致非综合征型耳聋。但是这种可单独引起耳聋的基因也与神经变性及皮肤疾病有关。这是一个典型的既可引起综合征型耳聋，又可引起非综合征型耳聋的线粒体基因。

第二种与遗传性耳聋相关的线粒体基因是12S rRNA。其突变A1 555G常在氨基糖苷类耳毒性药物中毒的非综合征型耳聋患者中发现。但是没有该种药物用药史而具有该型突变的患者也出现耳聋，在西班牙就发现了这样的患者。这种突变可能使得人类的线粒体rRNA的结构变得与细菌rRNA结构更相似，而细菌的rRNA则是氨基糖苷类药物作用的标靶。这种基因第二种致病的突变是在961位置上缺失胸腺嘧啶（961delT），这种突变使得患者易于氨基糖苷类药物中毒而引致耳聋。

（二）综合征型耳聋

综合征型耳聋除听力缺陷外还伴有其他器官组织的功能障碍，其表型变化多样，遗传背景复杂。目前已报道的涉及听力受损的综合征超过了400多种，比较常见的有Usher综合征、Pendred综合征、Waardenburg综合征、Alport综合征、Branchio-0to-Renal综合征以及Jervell-Lange-Nielsen综合征等。下面分别予以叙述。

1. Pendred综合征　是最常见的综合征型耳聋，综合征型耳聋中10%的患者都是Pendred综合征患者，表现为甲状腺肿和感音神经性耳聋。通常甲状腺肿在青春期前就已经十分明显了，但也有报道是成年后发病的。患者通常甲状腺功能正常，但也可表现为甲状腺功能低下。高氯酸钾释放试验的肯定性结果有助于确认它的有机化的缺陷，即甲状腺的碘化功能的缺陷。但是这种试验的特异性和灵敏性还不是很清楚。促甲状腺素释放的增加提示代偿性的甲状腺功能减退。

该型综合征的耳聋常常表现为先天性、双侧性、中度至极重度耳聋，高频听力下降明显。在很多报道中都提到了前庭功能的紊乱。Phelps认为前庭导水管的扩大（EVA）是Pendred综合征的表现之一。Mondini畸形也被与Pendred综合征联系起来。也有报道只发生EVA，而没有甲状腺疾病的发生。

Everett等在1997年利用定位克隆策略证实了位于常染色体7q31的*PDS*基因的突变可在Pendred综合征中检测到。这个基因的突变同样可以在非综合征型隐性遗传性耳聋DFNB4中发现，也可在伴有EVA的患者中发现。目前推测这个基因起到阴离子转运的作用。在小鼠中，该基因的表达遍及内淋巴囊管，在球囊和椭圆囊的明确位置在耳蜗外沟回，这与其可能与内淋巴液的重吸收的功能有关的研究是一致的。近来，已经成功建立了*PDS*敲除小鼠模型。这种小鼠表现为完全性耳聋及前庭功能紊乱。

2. Waardenburg综合征　包括以下临床表现：眼角异常、毛发、虹膜和皮肤色素异常、感音神经性耳聋。这一综合征又被细分为4个亚型：Ⅰ型伴有眼角的异常；Ⅱ型没有眼角异常；Ⅲ型（Klein-Waardenburg综合征）与Ⅰ型相类似，并伴有上肢异常；Ⅳ型（Waardenburg-Shah综合征）是在Ⅱ型的基础上伴有先天性巨结肠。目前已经确认了位于5个不同染色体上的5种不同的基因与该综合征有关。一个偶然的关于染色体倒置的报道导致了*PAX3*基因的克隆。之后两个研究小组报告了在Ⅰ型中发现了该基因的突变。*PAX3*的基因突变还可以引起Ⅲ型Waardenburg综合征。*PAX3*是一种DNA聚合蛋白，它在神经系统的发育过程中对神经节细胞的命运起着重要的决定性作用。与Ⅰ型相似，Ⅱ型也表现为显性遗传，是由转录因子的突变导致的。

在Ⅳ型Waardenburg综合征中，已发现3种不同的基因，即*EDN3*、*EDNRB*及*SOX10*与该型有关。*EDN3*的体外研究表明，它可以刺激神经节细胞的增殖和黑色素生成。该观点也被来自相应的纯合位点的致死性小鼠的实验结果所证实。目前认为 *EDNRB* 基因在两种神经节源性细胞家族及表皮黑色素、肠神经细胞的正常发育中起到很重要的作用。*SOX10* 基因与 *PAX3* 和 *MITF* 基因相似，都属于转录因子基因家族，它们可以聚合 DNA 并调节 DNA 的转录过程。目前有体外试验支持这 3 种基因的相互作用。Bondurand 等显示 *SOX10* 基因在 *PAX3* 基因的协同作用下，可激活 *MITF* 基因在转染试验中的表达活性，而 *SOX10* 基因与 *PAX3* 基因的突变，使得它们不能激活该表达促进者。Waardenburg 综合征的遗传学特点特别提示我们，一种表型的综合征也可以是由一个以上的基因的突变引起的。

3. Usher 综合征　表现为耳聋和色素性视网膜炎。临床上可以分为 3 型：Ⅰ型与Ⅱ型相比Ⅰ型的前庭功能紊乱。总的来说，Usher 综合征的表现非常复杂。Usher 综合征的分子研究可以定位 10 个不同的耳聋或盲眼基因位点。在这些基因中，有 6 个基因已经得到了确认。在这些基因中最让人感兴趣的是 *MYO7A* 基因，它属于非常规肌球蛋白基因家族。*MYO7A* 是毛细胞的一个特殊的分子运动单位。在 Shake-1 型突变小鼠模型研究中发现，该基因的突变可导致纤毛束的结构瓦解，削弱了毛细胞的功能。对 Usher 综合征其他基因的功能及表达，目前还知之不多。

4. Alport 综合征　特点是耳聋伴有肾功能紊乱。症状包括进行性肾功能衰竭引起的血尿症、初始于高调的感音神经性耳聋以及眼部异常，包括晶状体及视网膜斑点的形成。此种综合征型耳聋在先天性耳聋中的发病率至少达 1%。6 种 Alport 综合征可以通过Ⅳ型胶原蛋白的缺陷导致的基底膜的异常而区别开来。有报道发生在 3 种不同的Ⅳ型胶原蛋白基因（*COL4A3*、*COL4A4*和*COL4A5*）的突变，说明Alport综合征具有遗传异质性。这些疾病中的大部分（80%）都是通过 X 连锁方式遗传的。在 X 连锁遗传的犬科动物模型中，Zheng 等人和 Thorner 等人发现 *COL4A3*、*COL4A4*、*COL4A5* 在肾内的表达减少，特别是 *COL4A5* 减少了大约 90%。这一发现提示这3个基底膜蛋白的表达有着相同的机制。通过对小鼠的免疫组化分析发现胶原蛋白系列 COL4A3、COL4A4、COL4A5 分布于耳蜗螺旋韧带的外沟、内沟、基底膜以及 2 型纤维细胞区域。4A5型胶原蛋白的抗体在血管纹有深染。在Alport综合征敲除小鼠模型的膜迷路中，发现缺乏COL4A3和COL4A4。除了血管纹外，在其他的所有耳蜗基底膜中都缺乏COL4A5。

5. Branchio-Oto-Renal 综合征　表现为常染色体显性遗传，主要临床症状表现为鳃源性畸形（包括先天性裂、囊肿及瘘管）、耳科畸形（包括耳廓畸形、耳前瘘管和耳聋）以及肾脏畸形。该综合征在患病儿童中的患病率是2%。引起该疾病的基因 *EYA1* 于 1997 年被发现。从这种基因的表达方式中可知它在内耳和肾脏的发育过程中起到了很重要的作用，这也被 *EYA1* 基因敲除纯合小鼠模型的研究所证实。这种小鼠缺乏耳及肾脏，因为其器官原基发生了凋亡、衰退。有趣的是，仅有 60% 的 BOR 综合征的零星病例是由 *EYA1* 的突变所导致的。另有证据证明还有其他的基因与BOR综合征有关。对一个典型BOR综合征的家系的定位研究显示，在第 8 对染色体存在一个LOD值为-2 的区域，该区域定位为*EYA1*基因，因此就排除导致该家系疾病的基因是*EYA1*基因的可能性。因此，新的关于BOR综合征的致病基因的克隆只是一个时间问题。

6. Norrie综合征　是一种X连锁遗传性疾病，表现为先天性失明、智力发育延迟和耳聋。两个研究小组利用定位克隆法分离出了一个新的名为 *NDP* 的基因，并在几个患者中报道了微量缺失。序列检索及三维模型显示 *NDP* 基因属于生长因子家族，因为其显示与典型生长因子相似的三级结构。其编码蛋白Norrin，显示了一个与黏液素有关的富于二硫化物的C端。至于C 端的功能紊乱如何导致耳聋还有待进一步的研究。

7. Ⅱ型 Neurofibromatosis（NF Ⅱ） 主要表现为双侧听神经瘤，或伴有以下病症之一：脑膜瘤、神经鞘瘤、神经胶质瘤或青少年囊下白内障。大约4% 的耳神经鞘瘤的患者都伴有Ⅱ型 Neurofibromatosis 病。我们可以采用增强技术的 MR 检查来协助诊断该病。*NF2* 基因定位于第22号染色体，是一种肿瘤抑制基因。对零星病例的分子诊断很困难，因为该基因的突变很大一部分表现为嵌合体，*NF2* 基因的错义突变，即替代 Merlin 蛋白的一个不正常的氨基酸，与无义突变和导致蛋白链过早终止或蛋白链缩短的碱基缺失相比，可导致该病的另一种表型。

8. Jervell-Lange-Nielsen 综合征（JLNS） 的患者表现为感音神经性耳聋伴有长 Q-T 间期引起的晕厥。如果没有及时治疗，可以在很早期，甚至在儿童期发生死亡。在明显的先天性耳聋患者中，该病的发病率约为0.25%。Neyroud 等将 JLNS 基因定位于 11p15.5，该处还定位了*KCLQT1*（即*KCNQ1*）基因。他们在两个家系的3个患病儿童中发现了一种纯合突变。有趣的是，该基因的纯合突变引起 JLNS，而该基因的杂合突变则导致长 Q-T 间隙综合征，而不表现耳聋。*KVLQT1*的原位杂交揭示其在老鼠内耳的血管纹有表达。虽然大部分该病的家系表现为*KVLQT1*的基因突变，但在一个小型英国家系中发现了另一个致病基因*KCNE1*，这再次证明了遗传性耳聋的遗传异质性。关于这些基因的功能现在知道的还不多，在动物模型中，比如*KCNE1*缺陷小鼠，我们现在主要研究其在心脏中的复极化作用。KCNE1和KVLQT1的亚单位组成了钾离子通道，与内淋巴的转运有关。

9. Treacher Collins 综合征 主要表现为耳聋及颅面部异常。Treacher Collins 综合征的基因*TCOF1*，于1996年被Treacher Collins综合征协作小组克隆。据检测，该基因的突变率约为60%，它的突变主要是导致终止密码子提前，从而过早地终止了蛋白产物。该基因在胚胎发育过程中的表达峰值水平位于形态学发育临界期的神经嵴和鳃弓。其蛋白产物可能与细胞质和核仁之间的转运有关。

10. Stickler综合征 表现为眼睛异常、关节疾病、腭裂及耳聋。目前已经证实其3种缺陷基因可引起3种表型。虽然定位于3个不同的染色体，但3个基因都属于胶原蛋白家族。利用电子显微镜研究小鼠的耳蜗，发现*COL11A2*的破坏提示其可导致耳蜗内Corti器的盖膜的胶原蛋白纤维的解体。

二、非遗传性耳聋的分子生物学研究

自 1979 年 McCabe 描述了自身免疫性耳聋后，自身免疫性耳聋逐渐被人们所认识。最近的研究表明，免疫反应可以在动物和人体引起感音神经性耳聋。其抗原在内耳中的作用部位有很多，这也导致了特有的自身免疫性内耳损伤。目前，在自身免疫性耳聋的研究中发现，自小牛内耳中取出的 68kD 蛋白与 HSP70 实际上是同一物质，HSP70 家族与自身免疫性耳聋有密切关系。在患者中观察到抗 HSP70 的抗体水平升高，此抗体与治疗的敏感性有关。多数研究者认为，抗外界 HSP70 抗体能识别宿主内耳的 HSP70，并能通过自身免疫反应造成宿主耳蜗功能损害，该抗体在外界微生物，尤其是中耳微生物攻击宿主后产生。

在对老年性聋的研究中，有研究者认为老年性聋与线粒体DNA的缺失具有一定的关联，因为线粒体DNA的缺失对衰老的进程具有影响作用。在人体的研究中已经发现部分老年性聋患者体内有 10.4kb 的线粒体 DNA 缺失。人类组织中特有的线粒体 DNA 缺失位于 4 997bp 区域，位于 ATP 酶与 ND5 基因之间，并且随年龄的增加而不断积累。动物研究发现 4 834bp 的线粒体 DNA 缺失与年龄相关并伴有不断加重的听力损失。在鼠类中这种 4 834 线粒体 DNA 缺失与人类的 4 997bp 的线粒体 DNA 缺失相似。

另外，对内耳细胞的凋亡研究对感音神经性耳聋发病机制也有很重要的贡献。由于耳蜗结构复杂，取材困难，样本量少，内耳细胞凋亡的研究受到了一定的限制，目前主要采用电子显微镜观察，结合原位缺口末端标记法、DNA琼脂糖凝胶电泳及流式细胞仪对内耳细胞凋亡进行研究。研究表明，细胞凋亡参与了内耳损伤后听神经元、毛细胞的选择性清除，这种清除对于维持内耳结构和功能的完整至关重要，可能与内耳感觉上皮损伤后的再生修复过程相关联。在声损伤后对毛细胞的研究中发现，噪声暴露后 6 小时，雏鸡基底乳头毛细胞 DNA 凝集，这种变性毛细胞散在分布于上皮层内，证实了声损伤过程中的细胞凋亡现象。

第四节　临床应用

一、分子诊断

传统诊断方法有经验型判断的方法如问、望、听、触；传统化验/检验方法；影像学诊断方法如 X 线、B 超、CT、核磁共振、内窥镜等；特殊检查如肌电/脑电/心电图、骨密度、原子吸收光谱等。随着技术水平的发展，这些诊断方法也在不断地提高和完善，在医学实践中发挥着巨大的作用，并还将有更先进的方法问世。随着分子生物学和分子遗传学的发展，越来越多的证据表明，绝大多数疾病的发生和发展都与遗传物质结构和功能改变有关，使遗传物质的检查显得越来越必要。在医学进入分子生物学时代后，人们发展出一种新型的诊断方法——分子诊断。分子诊断是以 DNA 或 RNA 为诊断材料，用分子生物学技术，通过检测基因的存在、缺陷或表达异常，从而对人体状态和疾病做出诊断，其基本原理是检测 DNA 或 RNA 的结构变化与否、量的多少及表达功能是否异常，以确定受检者有无基因水平的异常变化，并以此作为确认疾病的依据。分子诊断不仅能早期对疾病做出确切的诊断，也能确定个体对疾病的易感性，判别致病基因携带者并对疾病的分期、分型、疗效监测和预后做出判断。分子诊断不仅可以用于遗传性疾病的诊断，而且可广泛用于感染性疾病和肿瘤的诊断。

目前国际上较为成熟的仪器和技术主要有 Roch 公司的 COBAS AMPLICOR™ 检测系统和荧光定量 PCR 技术。前者的检测原理基于 PCR-ELISA，即用生物素标记扩增所需的引物，使扩增产物带有生物素标记。只要在反应系统中加入一个已知拷贝数的定量标准品，该系统便可对标本进行定量检测。荧光定量 PCR 技术是另一种可对核酸进行定量检测的技术。荧光 PCR 的原理是用不同的荧光染料分别标记在不同的寡核苷酸引物上，同时扩增多个 DNA 区段，反应完毕后，利用分子筛除去延伸的引物，利用紫外线照射扩增产物，就能显示某一种或几种荧光染料颜色的组合，如果某一 DNA 区段缺失，则会缺乏相应的颜色，据此可以很快诊断是否某种基因缺失，或是发现某些感染的病毒等。荧光定量 PCR 仪是一类带有激发光源和荧光信号检测系统的热循环仪，通过荧光染料或荧光标记的特异性探针，对 PCR 过程中的产物量进行实时监控。根据在反应系统中加入已知浓度的标准品绘制标准曲线，可推算出被检样本的初始模板浓度。

二、遗传性耳聋的基因诊断

应用分子生物学方法检测患者体内遗传物质的结构和功能变化而做出的或辅助临床诊断的

技术，称为基因诊断。自从1976年利用液相DNA分子杂交技术在世界上首次完成了对α-地中海贫血的基因诊断后，基因诊断技术得到了迅速的发展。基因诊断具有灵敏度高、特异性强等优点，它还能对遗传性耳聋做出预先诊断。

遗传病的发生不仅与基因结构的变异有关，而且与转录和翻译水平上的变异有关。因此，基因诊断可分为DNA诊断和RNA诊断两部分：前者分析静态的基因结构，后者分析动态的基因表达。在遗传性耳聋的基因诊断中，目前研究和应用得最多的是对DNA的诊断。

在DNA的诊断中，核酸分子杂交和聚合酶链反应是检测核酸的两大基本技术。分子杂交是用放射性核素标记DNA以检测微量核酸分子的存在，PCR则通过把DNA分子扩增以检测之。它们的理论基础都是核酸的变性和复性。具体的DNA诊断方法有聚合酶链反应法、限制性片段长度多态性连锁分析法、扩增片段长度多态性连锁分析法、等位基因特异寡核苷酸探针诊断法、单链构象多态性诊断法、DNA测序法等。

（一）PCR技术

应用PCR技术可以使特定的基因或DNA片段在短短的2～3h内在体外扩增数十万至百万倍。扩增的片段可以直接通过电泳观察，也可用于进一步的分析。这样，原先需要1～2周才能做出的诊断可以缩短至数小时。

（二）RFLP连锁分析法

由于碱基的变异可能导致酶切点的消失或新的切点出现，从而引起不同个体在用同一限制酶切时，DNA片段长度出现差异，这种由于内切酶切点变化所导致的DNA片段长度的差异，称为RFLP。RFLP反映了常见的个体间DNA核苷酸的可遗传性变异，它按照孟德尔方式遗传。限制性酶切图分析技术可以用来检测RFLP。

（三）扩增片段长度多态性连锁分析法

小卫星DNA和微卫星DNA的长度多态性可以通过PCR扩增后电泳来检出，并用于致病基因的连锁分析，这种诊断方法称为扩增片段长度多态性（amplified fragment length polymorphism，AFLP）连锁分析法。PCR扩增后，产物即等位片段之间的差别有时只有几个核苷酸，故需用聚丙烯酰胺凝胶电泳分离鉴定。此法多用于突变性质不明的连锁分析。

（四）等位基因特异寡核苷酸探针诊断法

当基因的突变部位和性质已完全明了时，可以合成等位基因特异的寡核苷酸探针（allele-specific oligonucleotide，ASO）用放射性校素或非放射性校素标记进行诊断。探针通常为长20bp左右的核苷酸链。用于探测点突变时需要合成两种或两种以上的探针，一种与正常基因序列完全一致，能与之稳定地杂交，但不能与突变基因序列杂交；另一种与突变基因序列一致，能与突变基因序列稳定杂交，但不能与正常基因序列稳定杂交，这样，就可以把只有一个碱基发生了突变的基因区别开来。PCR可结合ASO，即PCR-ASO技术，即先将含有突变点的基因有关片段进行体外扩增，然后再与ASO探针作点杂交，这样大大简化了方法，节约了时间，而且只要极少量的基因组DNA就可进行。

（五）单链构象多态性诊断法

单链构象多态性（SSCP）诊断法是指单链DNA由于碱基序列的不同可引起构象差异，这种差异将造成相同或相近长度的单链DNA电泳迁移率不同，从而可用于DNA中单个碱基的替代、微小缺失的检测。用SSCP法检查基因突变时，通常在疑有突变的DNA片段附近设计一对引物进行PCR扩增，然后将扩增物用甲酰胺等变性，并在聚丙烯酰胺凝胶中电泳，突变所引起的 DNA 构象差异将表现为电泳带位置的差异，从而做出诊断。

（六）DNA 测序法

DNA序列测定是诊断已知和未知突变基因最直接可靠的方法，上述各种方法的诊断结果都可以用测序来进一步验证。测序的基本方法有酶法和化学法两种，现在采用较多的是酶法。

遗传性耳聋的基因诊断可分为直接诊断和间接诊断两类：

1. 直接诊断 是进行突变分析，即鉴定是否存在致病突变。它的目的是明确受检者的特定基因是否存在缺陷。它需要明确某一基因是某种疾病的疾病基因，且已知致病突变。多取血标本或其他组织标本（包括石蜡切片）。不需家系资料及标本，遗传异质性的影响对它影响不大，DNA重组亦无影响。这是目前最具临床实用性的遗传性耳聋的基因诊断策略。突变分析的最常用方法是 PCR-SSCP- 直接测序法。在我国，中南大学湘雅医院与医学遗传学国家重点实验室已利用该方法在临床上开展了遗传性耳聋的基因诊断。

2. 间接诊断 指连锁分析法或称染色体单体型分析。它的目的是明确受检者是否存在从亲代遗传的致病基因。它需要明确疾病基因的精确定位信息，知道与该疾病基因有紧密连锁关系的遗传标志。标本为血标本或其他组织标本（包括石蜡切片），还需要亲代及先证者的DNA标本，遗传异质性对它的影响较大，DNA重组也有一定的影响。连锁分析是基于紧密连锁的基因或遗传标记通常一起传给子代，因而考察相邻DNA是否传递给了子代，可以间接地判断致病基因是否传递给子代。连锁分析多使用基因组中广泛存在的各种DNA多态性位点，特别是基因突变部位或紧邻的多态性位点作为标记。RFLP、SSCP、AFLP等技术均可用于连锁分析。该种方法多在进行遗传性耳聋致病基因的定位与克隆中采用。

由于遗传性耳聋具有很高的遗传异质性，而且还有很多遗传性耳聋的基因还没有被克隆，因此目前所能进行的遗传性耳聋的基因诊断仅局限于已知的致病基因，其应用还有一定的局限性。随着遗传性耳聋基因定位与克隆的不断进展，遗传性耳聋的基因诊断技术将不断完善，并最终应用于临床。

三、遗传性耳聋的产前诊断

产前诊断是指在出生前对有遗传病风险的胎儿在宫内进行遗传学诊断。传统的产前基因诊断主要依赖于以探针为基础的 DNA 印迹杂交及 RFLP，以诊断缺失型突变及个别的点突变，但由于其操作的复杂性及仪器设备的限制，耗时长，准确性不高，尚需放射性核素标记，因而大大的限制了其应用。20世纪80年末，PCR 技术开始应用于产前基因诊断，随着该技术的发展，愈来愈受到人们的重视和欢迎。就目前来看，它已成为遗传病产前基因诊断的最常用技术。以此技术为基础的各种突变基因检测方法已成为遗传病基因诊断的主要手段。

目前的产前诊断可通过以下途径实现：绒毛吸取术，羊膜腔穿刺术，胎血检查，孕妇外周血分离胎儿细胞等。

从孕妇外周血分离胎儿细胞是一种无创伤的产前诊断方法，关键技术在于胎儿细胞的富集，结果存在一定的假阳性和假阴性。目前，该技术的推广使用还有一定的困难，因为还有很多问题诸如妊娠期间何时才是获取胎儿细胞的最佳时期，胎儿细胞在妊娠早期的外周血中是否存在，母体胎儿血型潜在不合的副作用是什么等，都需进一步解决，而且该项技术设备要求高，操作复杂，费用昂贵，但如果上述问题能得到解决，这种非常有潜力的无创伤性产前诊断新方法，最终可能代替传统的羊膜腔穿刺和绒毛吸取术。

胎血检查主要是通过孕18～24周时经脐静脉穿刺直接取胎儿血。该检查应用范围广泛，但操作较羊膜腔穿刺术困难，且存在胎儿夭亡、失血、感染等危险，另外，采集到的胎血中常混有母体血，可直接影响到胎血检查结果的准确性。因此目前该项技术应用仍局限在少数有相当经验的医疗中心和专科医院。

绒毛吸取术可用于孕早期诊断，其最佳取样时间为停经后7～9周，比常规的羊膜腔穿刺术要提前 8 周左右，这是它最大的优点，但该项技术容易导致胚胎流产，而且由于目前采用高度灵敏的 PCR 技术，使绒毛吸取术的误诊问题越来越突出，这常常是因为绒毛细胞中混有母体组织和外源性 DNA 导致的。

羊膜腔穿刺术是目前最常采用的遗传性疾病产前诊断的取材技术，具有操作简单、安全，并发症少的优点，其胎儿丢失率远低于自然流产率，因此也是目前条件下最为推荐的取材技术。根据临床观察，妊娠 16 周时羊膜腔才占据整个宫腔，羊水量也较多，因此一般认为，在孕16～20周进行羊膜腔穿刺术羊水细胞培养成功率高。目前主要采用经腹穿刺，每次抽取羊水 20ml 左右，如需更多的羊水，应隔 10 ～ 14 天后再抽。目前多采用在 B 超引导下进行羊膜腔穿刺，可避免穿刺时刺伤胎盘和胎体，使得该项技术的安全性得到了更有效的保障。但对于妊娠不足 16 周或大于 24 周，先兆流产或稽留流产的孕妇，则是羊膜腔穿刺术的禁忌者。

遗传性耳聋的产前诊断目前多用于已通过基因诊断确诊的遗传性耳聋家系成员。当其妊娠时，通过上述途经提取胎儿 DNA，然后在根据遗传性耳聋的基因诊断方法对其做出产前诊断，根据产前诊断的结果可以进行早期干预，避免新的遗传性耳聋患儿的出生。

四、基因治疗

当法兰奇 · 安德森在 1966 年提出以病毒携带基因进入细胞的构想时，被当时的人们认为是遥不可及的事情。但时至今日，基因治疗却成为医学史上新的里程碑、人类疾病治疗的新希望，目前全球约有 3 000 多人接受基因治疗的试验。1990 年，美国用 ADA（腺苷酸脱氨酶）基因治疗了一位因 ADA 基因缺陷导致严重免疫缺损的 4 岁女孩，致使世界各国都掀起了基因治疗的研究热潮，经过十几年的发展，基因治疗已取得初步的临床疗效，如 2000 年法国巴黎内克尔儿童医院利用基因治疗使 11 名有免疫缺陷的婴儿恢复了正常的免疫功能。目前每年用于基因治疗上的总投资在 10 亿美元左右。到 2001 年年底全世界已批准了 600 个基因治疗临床试验方案，癌症居首位，共 378 个方案，占总数的 63.1%，其次是单基因疾病、心血管病、传染性疾病（主要是 HIV）和其他疾病。

目前，全球的基因治疗还处于实验室研究和临床试验阶段，还没有基因治疗产品上市，预计重组腺病毒将可能作为世界上第一个癌症基因治疗产品进入市场。

人类基因治疗的临床实验已经开始。进行基因治疗必须具备下列条件：①选择适当的疾病，并了解其发病机制及相应基因的结构和功能；②纠正该病的基因已被克隆，并了解该基因表达与调控的机制与条件；③该基因具有适宜的受体细胞并能在体外有效表达；④具有安全有效的转移载体和方法，以及可供利用的动物模型。在临床试验之前，必须在动物研究中达到 3 项基本要求：①外源的基因能导入靶细胞并维持长期有效；②该基因要以足够的水平在细胞中表达；③该基因应对细胞无害。

基因治疗的基本过程包括以下主要方面：①目的基因的选择和制备：可用于基因治疗的基因还需满足：在体内仅有少量的表达就可显著改善症状；过高表达不会对机体造成危害；②基因的转运：目前已有多种基因转运的方式将外源基因运到细胞内。已使用的有病毒载体和非病毒载体两大类。病毒载体可分为RNA病毒载体和DNA病毒载体。前者因其仅能感染分裂复制细胞，故未见其在内耳基因治疗中应用的报道；后者包括腺病毒、单纯疱疹病毒、腺病毒相关病毒等载体。非病毒载体包括脂质体以及一些具有受体功能的载体等；③靶细胞的选择：从理论上讲，无论何种细胞均具有接受外源DNA的能力，但在目前基因治疗中禁止使用生殖细胞作为靶细胞，而只能使用体细胞；用于转基因的体细胞必须取材方便，来源充足，容易培养，寿命较长。可选择的细胞有淋巴细胞、造血细胞、上皮细胞、角质细胞、内皮细胞、成纤维细胞、肝细胞、肌肉细胞和肿瘤细胞等；④细胞转染：将目的基因导入靶细胞的方法很多，大致可分为物理学方法、化学方法、融合法和病毒感染法4类。目前较多使用的是脂质体法；⑤外源基因的表达及检测：常用方法有原位杂交，Northern杂交，RNA打点杂交，免疫组织化学染色等，前几项是检测外源基因转录出的mRNA，后者则是检测外源基因翻译出的蛋白质。流式细胞仪是一种较为客观、准确的仪器，可定量分析外源基因的表达状况。

1996 年 Raphael 等应用重组腺病毒为载体，将 *LacZ* 基因经圆窗接种到豚鼠的外淋巴中，并以出现蓝色胞核者为感染细胞，结果发现从底周到顶周的所有耳蜗组织都出现蓝核细胞。该实验还提示这种重组腺病毒并未对耳蜗感觉上皮及螺旋神经节造成致命的毒性损伤。目前对内耳前庭神经上皮基因治疗研究的报道较少，Lalwani等应用重组腺辅助病毒（AVV）载体（离子微泵作为辅助）将 β- 半乳糖苷酶基因转染前庭器官，在壶腹嵴和囊斑的感觉毛细胞及支持细胞中，均有转基因产物的表达，并且其表达可持续 2 ～ 4 周。在接种路径上，Yamasoba 等发现经内林巴囊接种可有效的转染经鼓阶不易到达的某些细胞，认为该路径可能具有较特殊的应用价值。新近研究表明，将脑源性神经生长因子（BDNF）或神经营养素（NT-3）转导鼠螺旋神经节的神经元细胞，能取代毛细胞的神经营养作用，阻止神经元的变性。还有研究通过腺病毒载体将白介素-1（IL-1）受体拮抗剂接种到豚鼠外淋巴中，IL-1受体拮抗剂能加速因耳毒性药物所致毛细胞缺失后的螺旋神经节细胞的变性及数量减少，间接提示IL-1参与了内耳对耳毒性药物损伤后的反应。通过转基因方法使IL-1过度表达可能有助于保护耳蜗去神经支配的螺旋神经节细胞。

目前，对神经性耳聋基因治疗的研究较少，尚未见临床应用的报道，但现有的研究表明，基因治疗在神经性耳聋，特别是遗传性耳聋的治疗方面有很大的潜在应用价值。目前基因治疗的研究与实践中存在着导入基因的稳定高效表达及导入基因的安全性等若干重要问题。为使基因治疗变得更有效、更安全，需要各学科共同努力：病毒学家应再研发更安全、有效的载体系统，而细胞生物学家应再努力研究如何培养干细胞作为基因治疗标的细胞，以减少患者治疗的次数，免疫学家可再探讨这么多类的病毒载体对人类的免疫作用究竟如何，以增加治疗的成功机会，遗传分子学家应再探索基因与疾病之间的关系等。我们相信，终有一天，基因治疗将成为人们治疗疾病的最有力的武器之一。

参考文献

1. Liu XZ, Xia XJ, Adams J, et al. Mutations in GJA1 (Connexin 43) are associated with non-syndromic autosomal recessive deafness. Hum Mol Genet, 2001, 10: 2945-2951

2. Liu XZ, Ouyang XM, et al. Prestin, a cochlear motor protein, is defective in non-syndromic hearing loss. Hum Mol Genet, 2003, 12: 1155-1162

3. Kelsell DP, Dunlop J, Stevens HP, et al. Connexin 26 mutations in hereditary non-syndromic sensorineural deafness. Nature, 1997, 387: 80-83
4. del Castillo I, Villamar M, Moreno-Pelayo MA, et al. A deletion involving the connexin 30 gene in nonsyndromic hearing impairment. N Engl J Med, 2002, 346: 243-249
5. Liu XZ, Walsh J, Mburu P, et al. Mutations in the myosin VIIA gene cause non-syndromic recessive deafness. Nat Genet, 1997, 16: 188-190
6. Wang A, Liang Y, Fridell RA, et al. Association of unconventional myosin MYO15 mutations with human nonsyndromic deafness DFNB3. Science, 1998, 280: 1447-1451
7. Li XC, Everett LA, Lalwani AK, Desmukh D, et al. A mutation in PDS causes non-syndromic recessive deafness. Nat Genet, 1998, 18: 215-217
8. Naz S, Giguere CM, Kohrman DC, et al. Mutations in a novel gene, TMIE, are associated with hearing loss linked to the DFNB6 locus. Am J Hum Genet, 2002, 71: 632-636
9. Kurima K, Peters LM, Yang Y, et al. Dominant and recessive deafness caused by mutations of a novel gene, TMC1, required for cochlear hair-cell function. Nat Genet, 2002, 30: 277-284
10. Scott HS, Kudoh J, Wattenhofer M, et al. Insertion of beta-satellite repeats identifies a transmembrane protease causing both congenital and childhood onset autosomal recessive deafness. Nat Genet, 2001, 27:59-63
11. Yasunaga S, Grati M, Cohen-Salmon M, et al. A mutation in OTOF, encoding otoferlin, a FER-1-like protein, causes DFNB9, a nonsyndromic form of deafness. Nat Genet, 1999, 21: 363-369
12. Bork JM, Peters LM, Riazuddin S, et al. Usher syndrome 1D and nonsyndromic autosomal recessive deafness DFNB12 are caused by allelic mutations of the novel cadherin-like gene CDH23. Am J Hum Genet, 2001, 68: 26-37
13. Verpy E, Masmoudi S, Zwaenepoel I, et al. Mutations in a new gene encoding a protein of the hair bundle cause non-syndromic deafness at the DFNB16 locus. Nat Genet, 2001, 29: 345-349
14. Ouyang XM, Xia XJ, Verpy E, et al. Mutations in the alternatively spliced exons of USH1C cause non-syndromic recessive deafness. Hum Genet, 2002, 111: 26-30
15. Mustapha M, Weil D, Chardenoux S, et al. An alpha-tectorin gene defect causes a newly identified autosomal recessive form of sensorineural pre-lingual non-syndromic deafness, DFNB21. Hum Mol Genet, 1999, 8: 409-412
16. Zwaenepoel I, Mustapha M, Leibovici M, et al. Otoancorin, an inner ear protein restricted to the interface between the apical surface of sensory epithelia and their overlying acellular gels, is defective in autosomal recessive deafness DFNB22. Proc Natl Acad Sci U S A, 2002, 99: 6240-6245
17. Ahmed ZM, Riazuddin S, Ahmad J, et al. PCDH15 is expressed in the neurosensory epithelium of the eye and ear and mutant alleles are responsible for both USH1F and DFNB23. Hum Mol Genet, 2003, 12: 3215-3223
18. Wilcox ER, Burton QL, Naz S, et al. Mutations in the gene encoding tight junction claudin-14 cause autosomal recessive deafness DFNB29. Cell, 2001, 104: 165-172
19. Walsh T, Walsh V, Vreugde S, et al. From flies' eyes to our ears: mutations in a human class III myosin cause progressive nonsyndromic hearing loss DFNB30. Proc Natl Acad Sci U S A, 2002, 99: 7518-7523
20. Mburu P, Mustapha M, Varela A, et al. Defects in whirlin, a PDZ domain molecule involved in stereocilia

elongation, cause deafness in the whirler mouse and families with DFNB31. Nat Genet, 2003, 34: 421-428

21. Schulze-Bahr E, Wang Q, Wedekind H, et al. KCNE1 mutations cause jervell and Lange-Nielsen syndrome. Nat Genet, 1997, 17: 267-268
22. 于子龙. 感音神经性聋的基因治疗研究进展. 耳鼻咽喉－头颈外科, 2001, 8: 185-188
23. Follenzi A, Ailles LE, Bakovic S, et al. Gene transfer by lentiviral vectors is limited by nuclear translocation and rescued by HIV-1 pol sequences. Nat. Genet, 2000, 25: 217-222
24. Cavazzana-Calvo M, Hacein-Bey S, de Saint Basile, G., et al. Gene therapy of human severe combined immunodeficiency (SCID)-X1 disease. Science, 2000, 17: 669-672

第二篇　诊断学

第九章

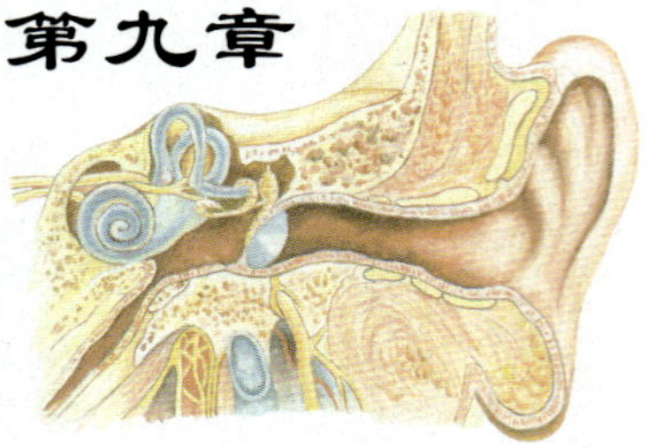

神经耳科学检查

李学佩

神经耳科学疾病的诊断依靠耳神经的全面、详细的检查，包括病史的询问、全身体格检查特别是神经系统检查，特殊检查特别是听和前庭功能检查、影像学检查、化验检查及病理检查等。通过全面检查，经过综合分析，可以对疾病进行定性、定位及其病变范围和周围侵犯情况做出初步结论。病史询问和检查常常是最重要的第一步。正确和详尽的病史常可指示诊断的方向。

第一节　病　史

一、目的

不能单纯依靠简单病史或实验室资料对眩晕和平衡障碍患者做出诊断，但详尽、全面的病史常为诊断和鉴别诊断提供可能，甚至从中得出一般结论。病史检查的目的在于首先要区别眩晕和头晕、头昏目眩、位置不稳、跌倒，然后确定引起这些症状的病变部位是在迷路、中枢、抑或全身性的？要按系统询问全身症状，可能会获得比前庭系统症状本身更多的线索。现在常用一组试验，模拟或诱导患者描述症状，以客观印证主观症状。

二、模拟

患者可以生动地描绘他的步态，说明姿势的不稳定。我们已知内耳性姿势不稳定影响粗大运动，而不影响精细、迅速的运动。为模拟姿势不稳定，让患者自身旋转2周，然后沿直线行走，这样可以显示姿势不稳定的程度、运动失调或向一侧摔倒的情况。睁眼或闭眼时做Romberg或跟趾试验，在去掉视输入冲动后常常加重前庭紊乱，使姿势不稳定加重。小脑性步态同时影响粗大和精细运动，做跟趾试验时步态呈共济失调。帕金森病时姿势反射异常并伴有慢运动和震颤。

心血管疾病的姿势性步态不稳定的典型表现，是头昏目眩、轻飘飘、几欲晕倒，可伴有高血压或体位性低血压，这是由心血管功能不全或降压药副作用引起的。坐位或站立测量血压可发现体位性低血压，如坐位和站位的收缩压相差>50mmHg可诊断。锁骨下盗血综合征双臂血压可相差 20mmHg 或以上。

引起姿势不稳定疾病的另一特点是要跌倒，这些病例一经诱发，不能控制就要跌倒。真性迷路性眩晕患者常想抓着一样东西以免跌倒。梅尼埃病发作即可跌倒，但无意识丧失。突然跌倒、腿脚活动失灵，但无意识丧失，可能是脑桥底部缺血引起一过性功能障碍（面部麻木、构语障碍、复视和耳症状）。而心律失常、脑血管栓塞、冠状动脉疾病引起的心源性晕厥发作均可引起意识丧失。

这里要强调两点：第一，模拟引出的患者感觉，要确定其性质是眩晕还是头晕、头昏目眩、不稳定感。眩晕这一名词有特殊意义，是指患者感觉自身旋转或物景旋转或位移感，对患者影响大，伴恶心、呕吐等自主神经系统症状。眩晕可由迷路病变、前庭眼反射的中枢部分紊乱引起，并都有头、肢体、躯干的姿势不稳。结合病史和模拟试验常能指示病变原发部位。第二，临床医师要熟悉可能引起眩晕发作的所有疾病的临床特点。例如发作性眩晕有梅尼埃病、偏头痛、脱髓鞘疾病或大脑颞叶疾病。要在眩晕基础上结合伴随症状做出初步诊断，即梅尼埃病（内淋巴积水）、偏头痛（血管性头痛、阳性家族史）、癫痫(暂时性记忆丧失)、脱髓鞘疾病（其他脑干症状），然后再做特殊检查。

三、按系统询问病史

按系统询问病史可提供病理过程的线索，减少误诊、漏诊可能。如既往有头外伤，特别是有意识丧失或颅底骨折，提示前庭器官可能有损伤或有慢性硬脑膜下血肿。寒颤、发热、夜间盗汗提示感染是病因。糖尿病可产生视力损害及周围神经病。低血糖发作和血管病都可以是姿势不稳定的因素。

颈关节炎可引起头旋转时椎动脉受压，或颈椎压迫引起颈交感神经的反射作用。严重颈椎骨关节炎、椎动脉受压、颈动脉窦反射敏感性增高的患者，做颈扭转试验可诱发症状。

按系统询问病史并非检查的全部，而是作为引导，以提供重要线索，还要结合实验室检查资料才能做出精确的诊断。

第二节 耳神经疾病的主要症状

一、眩晕

眩晕的病因有周围性和中枢性。为了进行眩晕的分类，需要明确眩晕的性质、持续时间、诱发因素，伴随症状等。

眩晕的性质可能是旋转性或不稳感。旋转性常提示前庭疾病如梅尼埃病，而不稳感可能更多地提示中枢神经系统紊乱。眩晕持续时间很重要。短暂发作（1～2s）常见于功能性障碍和脑血管痉挛；发作30～60s，见于位置变化时的良性阵发性位置性眩晕；颈椎关节炎、椎动脉受压也可出现与头运动相联系的短暂的眩晕发作；旋转性眩晕，复发性发作，持续 20 分钟至几小时，有时发病程度很剧烈，可能是梅尼埃病。梅尼埃病眩晕发作伴有患耳波动性听力减退、耳鸣、耳阻塞、胀满或压迫感。突然发作的眩晕，持续几天或几周后逐渐减退、可能是前庭神经元炎，由病毒感染引起。与以上类型不同的眩晕发作可以是中枢性、功能性或血管性疾病。老年患者有轻或中度眩晕发作，常与动脉硬化症有关。

外耳道压力突然变化或强噪声引起的眩晕是内耳疾病。每一例胆脂瘤都要用气压耳镜或 Politzer 球做瘘管试验，看有无自发性眩晕和眼震。外耳道压力迅速增加，出现旋转性眩晕并伴有眼震是谓阳性，是由胆脂瘤腐蚀骨迷路后造成的迷路瘘管传到内耳引起。Hennebert 征是在无中耳炎的患者外耳道增压后出现眩晕和眼震，可能的病因是梅毒。梅毒性迷路炎也可引起 Tullio 现象，即在强声刺激后引起强的眩晕和眼震。

二、听力减退

听力减退分为传导性、感觉神经性或混合性。纯音传导性听力减退常无耳神经问题，而感觉神经性听力减退常有耳神经问题。

听力减退的性质很重要，典型的末梢器官疾病引起的耳蜗性听力减退如梅尼埃病常有重振现象，对大的声音耐受性很差。波动性听力减退也指示末梢器官病变，多为梅尼埃病，有时见于梅毒性迷路炎。蜗后或中枢性听力减退患者有轻度脑血管功能不全、脑出血、感染等。

听力减退的持续时间很重要。先天性耳聋出生时即聋；从儿童或青春期开始的进行性听力减退，逐渐加重或完全耳聋，常为遗传性的；老年出现的听力减退或有长期噪声暴露史，可能是老年性耳聋或噪声性耳聋；Cogan 综合征是全身性免疫性疾病，伴听力减退、强烈眩晕和非梅毒性间质性角膜炎；脑桥小脑角肿瘤除听力减退外尚有中度眩晕、耳鸣或头痛及三叉神经等神经受侵犯的症状；有多数外周神经或脑神经症状的听力减退患者，可能是多发性硬化。

三、耳鸣

3 个因素有助耳鸣病因的评价，即性质、病程和伴随症状。

耳鸣分成两型。客观性耳鸣能被患者和检查者听到。主观性耳鸣仅被患者自身听到。主观性耳鸣远比客观性多见。客观性耳鸣有搏动性和持续性，常是邻近颞骨血管畸形如动静脉瘘、动脉瘤、血管狭窄或血管肿瘤引起，用听诊器在上颈部或颞骨区听诊可听到嘶嘶声。低调搏动性嗡嗡声伴有听力减退，常是颈静脉球体瘤或中耳颞骨周围的化学感受器瘤的早期症状。耳镜检查在鼓膜后可见浅红棕色的肿块，气压耳镜压鼓膜向内时可引起肿块搏动。晚期病例，浅红棕色肿物向外耳道突出，因该肿瘤富于血管，故清理外耳道要小心，以免大出血。影像学检查可确定病变范围。颞颌关节病如 Costen 综合征可引起病侧低调非搏动性耳鸣，机制不明。咔嗒声可由腭咽肌或镫骨肌、鼓膜张肌痉挛引起。

主观性耳鸣可由外、中耳，也可由内耳、听神经甚至中枢神经系统病变引起。外耳道和中耳病变引起的耳鸣常为持续性，轻或中度、低频。外耳道耵聍栓塞、咽鼓管功能障碍及中耳腔阻塞如晚期渗出性中耳炎可产生这类耳鸣，耳硬化症也可见这类耳鸣。经适当治疗耳鸣减轻或消失。

耳鸣几乎是所有内耳或听神经疾病的伴随症状。耳鸣发生的频率和耳蜗损害的定位之间有些联系。第Ⅷ脑神经病变引起恒定的轻或中度耳鸣，中枢神经系统病变引起双耳耳鸣，定性困难，常合并脑血管病变，多见于老年患者。

四、耳痛

多数患者耳痛是因为中耳炎症。中耳或颞骨病变引起的耳痛称为原发性耳痛，其他部位病变引起的耳痛称为继发性耳痛。因颞骨神经支配复杂，因此邻近或远隔部位的病变均可致耳痛。整个头和颈区的很多情况都可引起疼痛，传入感觉神经来自第Ⅴ、Ⅶ、Ⅸ脑神经及颈丛。临床检查应首先检查外耳和中耳，因为多数耳痛源于此处。慢性化脓性中耳炎一般不引起耳痛，如有耳痛常由并发症所致，如骨糜烂引起骨膜下脓肿、颅内侵犯或乳突炎气房急性炎症。岩部炎可表现为 Gradenigo 综合征，出现三叉神经痛、展神经麻痹，少数情况下由于第Ⅶ和Ⅸ脑神经感觉支刺激而引起鼓室神经痛。外耳上方跳痛常系颞动脉炎，压迫动脉时疼痛增加，诊断依靠颞动脉活检。

口腔或咽部病变可引起反射性耳痛。后鼻腔癌可引起 Trotter 三联征：痛侧浆液性中耳炎和听力减退、软腭麻痹、后鼻腔或颞骨区深部锐痛。脑神经感觉支引起的疼痛为尖锐的间歇性疼痛，运动或某些操作能激发疼痛称为扳机带。三叉神经痛表现最为典型，舌咽神经痛也可由吞咽引起咽部锐痛并反射到耳。蝶腭神经节或 Sluder 综合征的特点是耳、鼻和口周疼痛。其他还有上段食管炎症或恶性肿瘤，喉炎、溃疡和肿瘤也可引起同侧耳反射性痛。少见的有心绞痛或心肌梗死引起颈或颞区反射性痛。

五、耳漏

最常见原因是外耳和中耳感染。外耳炎有少量或中量分泌物及耳痛，耳镜检查有耳道红肿和触痛。慢性化脓性中耳炎的主要症状是中量的或大量黏液脓性分泌物，检查有鼓膜穿孔，黏膜有炎症，但很少触痛。

耳漏常是慢性中耳炎急性发作的体征，持续耳漏要注意并发症。头外伤患者有清亮水样液体，指示脑脊液漏。如无外伤史，脑脊液漏也可自发发生。漏出液葡萄糖检查有助诊断。脑脊液漏患者要彻底检查，因为瘘可作为感染的通道引起继发性脑膜炎和脑炎。颞骨CT可发现骨折或瘘口。腰穿注入放射性核素有助确定瘘的来源。

血性耳漏或外耳道出血常见于颞颌关节或颞骨骨折，是严重的体征。由于患者常有意识障碍及全身状况不佳，因此很难检查面神经和内耳损伤情况，但这种检查又很重要，因为治疗效果常取决于症状出现到开始治疗的时间。

六、振动幻觉

振动幻觉（oscillopsia）是一种对外界物景运动的错觉。有4种形式：①伴有获得性抖跳性眼震，外界物景移动方向与眼震慢相相反；②伴有摆动性眼震，振动幻觉呈往返运动；③伴有上斜肌肌纤维颤搐，振动幻觉呈跳动性颤动；④伴有双侧迷路功能失调，振动幻觉呈连续性外界物景的运动。振动幻觉在头部运动时（如行走）时加重，因为前庭系统可稳定视网膜上的影像，因此振动幻觉与前庭系统损害有关；垂直性振动幻觉可由于双侧内侧纵束损害引起。某些疾病在头部静止状态下也可出现振动幻觉，包括摆动性眼震、眼外肌轻瘫和癫痫。

七、其他症状

头痛有各种不同形式，可通过病史和全身检查除外严重病变引起的头痛。面瘫是一客观体征，要做全面耳神经检查，特别是中枢性面瘫，因为上部面神经在脑干交叉，前额功能保存表示中枢疾病，此时要做神经生理学包括肌电图和神经电图检查。最常见的周围性面瘫是特发性面瘫或Bell面瘫，病毒如单纯疱疹病毒在发病中起作用。面瘫合并耳痛、外耳道皮肤有疱疹是Remsay-Hunt 综合征或耳带状疱疹，水痘病毒抗体滴定度升高有助于诊断。

吞咽困难和言语障碍要注意除外消化道肿物或狭窄引起的吞咽困难。下咽和食管放射学检查可提供诊断。言语障碍有器质性或精神性原因，常见于中枢神经系统疾病如颞叶病变引起的失语症。神经疾病常出现运动障碍、视觉改变和蝶鞍变化。既往精神稳定的患者出现精神改变，常不是精神性的，可能是中枢神经系统或其他部位的躯体性疾病。有些内分泌疾病如甲状腺功能亢进症、甲状腺功能低下症也可能引起患者精神改变，此时应请内科医师详细检查。

第三节　体格检查

首先是全面的耳、鼻、喉检查。要做详细的耳镜检查，必要时用耳显微镜检查耳道、鼓膜和中耳。然后检查鼻腔、口腔、鼻咽、下咽及喉部。全身检查包括各系统，特别是神经系统检查。

一、脑神经检查

1.嗅神经　简易的检查法是让患者闻各种不同的气味，进行主观检查。但要注意有些物质如醋酸、氨水、酒精、薄荷、福尔马林等同时刺激三叉神经末梢，故不能用于嗅觉试验。

2. 视神经　视神经检查主要包括视力、色觉、视野和眼底检查。视力分近视力和远视力，分别检查两眼视力。色觉检查用色盲检查图。视野检查是让患者注视检查者的鼻时所能看到的检查者手指运动的范围。粗试结果可疑或阳性，应请神经科或眼科医师详细检查，此时应用视野计检查。眼底检查非常重要。一般在不散瞳的情况下进行，观察视乳头的形态、大小、色泽、隆起、边缘等；血管如动、静脉粗细及交叉处的情况和视网膜的水肿、出血、渗出等以及黄斑中心凹的情况。

3. 动眼、滑车、展神经　三条神经都支配眼球运动，加上颈交感神经，一起支配眼球、上睑和瞳孔的运动和反射。因此放在一起进行检查。检查包括眼睑、眼球突出、瞳孔、瞳孔反射、眼球位置、眼球运动和不自主的眼球运动等。眼睑要注意睑裂大小和对称。眼球可因不同原因引起不同方位的突出或下陷。瞳孔大小、形状、对称性及对光反射以及调节和会聚反射。特别要检查眼球位置、运动时有无个别眼肌瘫痪，表现为一个眼球向某一方向动作的缺失或受限。神经耳科检查特别要注意眼球反射包括前庭眼反射、注视反射等，还要注意眼球震颤包括自发性和诱发性眼震。

4. 三叉神经　三叉神经检查可分为运动、感觉、反射3部分。感觉支检查是检查3个分支分布区皮肤触、痛、温度觉。运动支支配嚼肌。让患者咬阻咬器，试双侧嚼肌力量。如一侧功能障碍，张口时下颌运动不对称，并有病侧嚼肌不同程度萎缩。反射主要是角膜反射检查，用棉絮丝触角膜引起眨眼，两侧对比。

5. 面神经　面神经运动支检查：让患者抬额、闭眼、皱眉、鼓腮、吹哨、噘嘴、微笑和增加颈阔肌张力，双侧对比。镫骨肌反射可用声导抗测听仪检查声反射。面神经感觉支——鼓索神经支配舌前 2/3 味觉，用不同味素如甜、咸、酸、苦味进行试验。

面神经自主神经分支的节前副交感神经纤维到泪腺、颌下腺、舌下腺。流泪试验和唾液腺流量试验可检查这部分功能是否正常。Schirmer 试验用滤纸片悬挂在双眼结膜囊，对比双侧泪液分泌情况，双侧滤纸被泪液浸湿，有明显差异为阳性。颌下腺流量试验是轻轻扩张双侧颌下腺导管开口，插入细导管，对比收集的唾液量，两侧相差 40% 以上为阳性。

6. 耳蜗 - 前庭神经　第 Ⅷ 脑神经的耳蜗神经检查有很多方法，有主观测听和客观测听。前者包括音叉试验、纯音或言语测听及各种阈上功能检查；后者则有导抗测听、脑干听诱发电位以及耳声发射等，这些检查在专门章节中叙述。

前庭神经系统的检查可戴 Frenzel 眼镜或在眼震电图描记下检查自发性、位置性以及各种诱发性眼震。Frenzel 眼镜是一高度凸透镜，内有一小灯泡照明，易于检查眼运动。眼震有前庭性、眼性和中枢性。前庭性眼震有快、慢相，通常为水平眼震，能被注视抑制。眼性眼震常为先天性。中枢性眼震很少有规律性，可变换，向不同方向注视时，眼震方向改变。

位置性眼震系头处于一定位置时出现的眼震，变换位置时眼震消失，头的变位要慢。另一型是阵发性位置性眼震或叫变位性眼震，出现在头位迅速变换时，这一眼震主要是因急剧的头的运动而不是由于最终的位置，因此在头运动结束后短时间内眼震即消失。

最常用的前庭检查法是温度试验，Hallpike 双耳双温试验是用37℃ ±7℃的水灌注外耳道，在一定潜伏期后出现眼震，观察眼震性质和持续时间。检查时患者的头放在水平面上、头低 30°，此时外半规管处于垂直位，是温度刺激最适宜位置。此法可分别检查两侧迷路，也容易判断反应结果。

7. 舌咽神经　舌咽神经的运动功能常与迷走神经一起检查。运动支检查是观察静止和运动时软腭的对称性。感觉支支配舌后1/3味觉和触觉，不易检查，但压舌基底部时，咽反射减弱或消失是舌咽神经障碍。腭反射也取决于舌咽神经感觉支。触悬雍垂、软腭后部和扁桃体时反应消失也反映感觉支功能丧失。

8. 迷走神经　迷走神经具有广泛的功能，但却没有很好的客观检查方法。运动支支配软腭、咽喉运动。声带运动主要由迷走神经的分支——喉上神经和喉返神经支配，迷走神经损害引起声带运动减弱或丧失。声带短缩可能是喉上神经损害。迷走神经阻滞使声带处于旁正中位，无自动或被动运动。运动支损害也可引起软腭麻痹，使软腭偏向健侧。感觉支和自主神经部分，在临床上常不检查。

9. 副神经　副神经是单纯运动神经，支配胸锁乳突肌和斜方肌。胸锁乳突肌功能检查是在头部分别向两侧旋转时施加阻力，同时注意在收缩中肌肉的轮廓和坚硬度。斜方肌检查是在耸肩或头部向一侧后仰时加以阻力，并请患者将臂部高举。斜方肌瘫痪时该侧上臂不能举过水平位。

10. 舌下神经　舌下神经功能障碍引起同侧舌半侧运动丧失，伸舌时舌偏向患侧；患侧舌萎缩和舌自发性收缩。

二、中枢神经系统功能检查

Romberg试验是检查平衡功能最简单、有用的方法。正常人能长时间闭眼双足站立，而有平衡感觉障碍的患者则不能维持平衡。患前庭末梢器官疾病的患者向患侧倾倒，中枢神经损害的患者可向各方向倾倒。步态试验：患者沿直线走，先睁眼后闭眼，患者可能沿直线行走，也可能共济失调或行走不稳。指鼻试验：患者闭眼，用手指依次指检查者的手指和自己的鼻，阳性为小脑半球病变。轮替试验：让患者伸直双手，掌上掌下迅速轮换，阳性示小脑共济失调。

影像学检查很有价值。包括颞骨或颅底X线照相，断层摄影、CT和磁共振。CT可以提供颞骨骨结构和有关软组织的有价值的情况。怀疑小脑脑桥角肿瘤，需做对比剂增强或空气对比，CT可以显示病变范围。血管病变或颈静脉球体瘤可做血管造影。磁共振及钆增强MRI能够大大提高颞骨和脑桥小脑角病变诊断的准确性。

化验检查常需做全血检查，包括糖尿病和甲状腺功能的血液检查。心血管检查包括心电图、血压、听诊颈和颞骨区有、无杂音，以诊断动静脉瘘及其他心血管异常。

参考文献

1. 李学佩编著. 神经耳科学. 贵阳: 贵州科学技术出版社, 1991
2. Busis SN, Busis NA. The neurotologic examination. In: Jackler RK and Brackmann DE, eds. Neurotology, St Louis, Mosby, 1994, 179-200
3. House JW. Otologic and neurotology history and physical examination. In: ChummingsCW, Fredrickson JM, Harker LA, et al, eds.Otolaryngology-Head and neck surgery. 2ed. St Louis: Mosby, 1993, 2643-2651

第十章

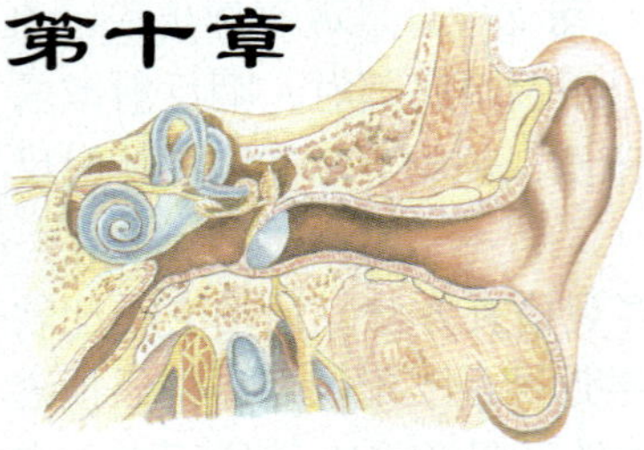

纯音测听与言语测听

郑溶华

纯音是一个声学名词，指仅有一种振动频率的声音。它是一种简单的正弦式声波，有缓慢的上升和下降时间（不短于20ms）及一定的持续时间（不短于200ms）。以纯音为声信号来测试听力、了解听功能的方法称纯音测听，它包括纯音听阈测定和阈上听力测定。纯音测听是一种主观测听法，目前以纯音听阈测定在临床应用最多，是临床听力学中最基本的技术。纯音测听需通过标准的测听仪器——听力计来完成。听力计是测试听觉功能的医用电声仪器，需要由通过培训的专门的技术人员来操作，才能保证测试准确、结果可靠并具有临床价值。

第一节　纯音听阈测定

一、纯音听阈测定的目的

1. 了解听敏度　对耳聋患者进行纯音听阈测定，可以了解受试耳的听觉敏感度，即可知该耳恰能听到最小的声信号的能力。

2. 耳聋的定性与定量　对纯音测听的结果进行分析，即可对听力损失的性质和程度进行评估，也就是耳聋的定性和定量分析，这对临床诊断有重要意义，这也是纯音听阈测定在耳科临床上应用最多及最广泛的原因。

二、几个基本概念

1. 听阈　引起听觉的最小声音强度，即受试耳对某一频率纯音能感知的最小声压级。

2. 听敏度　听觉神经末梢对声音感受的能力，实质为听力。应该明确听阈、听力和听敏度三者之间的关系。听阈提高表示听敏度降低，即听力减退。反之，听阈降低说明对声音更敏感，即听敏度提高，也就是听力改善了。

3. 分贝（dB）　表示声音强度的单位。dB 是一种比值，必须说明以什么为基准得出的比值，否则意义不完整。有两种与纯音听阈测定有关的 dB 表示法：

（1）分贝声压级（sound pressure level，SPL）：声音强度的纯粹物理量，是声学计量所用的单位，在校准听力计时应了解各频率相应的等效值。常用于噪音和助听器增益的表示。

（2）分贝听力级（hearing level，HL）：以正常青年人的平均听阈为基准，校准听力计的标准参考零级（0dB HL 为正常青年人的平均听阈），即规定从听力计耳机发出的 0dB 应相当于多少 dB SPL，这是耳科领域听力损失的单位，用于听力图或临床听力损失的表示，是耳科临床所熟知的表示方法，是耳聋的定量单位（表 10-1）。

表 10-1　听力图上各频率 0dB HL 的等效 SPL 数值（纯音气导）

kHz	0.125	0.25	0.5	1	2	4	8
dB SPL	45.0	25.5	11.5	7.0	9.0	9.5	13.0

4. 声波的传导　声波是物体振动使毗邻的空气产生的疏密波。声波传入内耳有两种途径：一是通过空气传导，即气导途径，声波通过振动鼓膜、听骨链、传入内耳而被感知，这是声波传入的主要途径；另一途径为骨传导，即声波直接作用于颅骨，使颅骨整体振动，这种振动传至耳蜗而感受声音。颅骨振动也可影响外耳道气柱，经鼓膜、听骨链传入内耳。正常情况下，骨导机制在听觉过程中并不占优势，但对于气导听力减退的耳聋患者，骨导听力就很重要，另外，骨导听力对耳聋的鉴别诊断很有意义。

三、纯音测听的基本要求

1. 听力计　一般临床常用的诊断听力计应包括：可供选择的测试信号及频率、能被调节的给声强度、受试者反应的指示装置、检查者与受试者之间的对讲装置等。根据测试要求，听力计应能发出连续纯音或脉冲音，并有调幅设置。其测试频率范围为 0.125 ～ 8 kHz（高级者可达10k Hz）。气导及骨导的最大输出频率不一，一般气导为100dB（扩大声强后可达110 dB），骨导为60 ～70 dB。还应有白噪声及窄带噪声为掩蔽时使用。听力计是一种法定的计量仪器，应按国家标准进行检测后方可使用，并在使用中定期校准。

2. 隔音室　为保证听力测试的准确性，测听应在隔音室内进行。隔音室的建造有独特的要求，必须有规范化的设计，应尽量远离或避开外界噪声源。一般隔音室为双房结构，内室为受试者接受测试的地方，应有达标的隔音效果；外室为检查者的操作间，设有测听装置。内、外室之间的墙壁上有孔洞，仪器连线由此通过。两房之间还有一观察窗，检查者可通过此窗了解受检者的表情或反应。隔音室要定时通风，保持一定的温、湿度，一般室温应为 18 ～ 25℃，相对湿度为 40% ～ 70%。

3. 对受试者的要求　测听前必须先行耳科检查，要除外耳道堵塞情况（炎症、耵聍等）。受试者要保持安静，了解检查者所交代的检查要求，积极配合，尽量将主观感受到的最小声音及时地反映出来（举手或按指示灯）。如为儿童或不能配合的患者，应由家属伴随入室帮助其作出反应。

4. 对检查者的要求　每天使用仪器前应检查各连线及插头连接情况，测试前应先预热仪器10分钟，可行主要频率的自我测试以了解仪器工作是否正常（假如检查者为听力正常者时）。测试前须向受试者说清测试要求及表示方法，然后给受试者戴好耳机，注意不要压瘪耳道，耳机中央的膜片要对准耳道口。检查者此前应阅读病史，了解患者的要求及医生检查的目的。测试时应从观察窗观察患者的表现，看反应是否准确、真实，如果觉得测试结果不可靠，可重新检查耳机的摆放及再次说明注意事项并重复测试。

四、纯音听阈测定的方法及应注意的问题

1. 纯音气导听阈测定

（1）测试时为使受试者熟悉测试信号，一般先给予 40dB HL 的 1kHz 测试音，如无反应，则以 10dB 一档增加声强再测试，直至受检者听到声音为止。然后将此试验音完全衰减后，重新增加强度，至发生反应。经熟悉训练后，即可正式测试，测试音频率顺序为1、2、4、8kHz，至 8kHz 后再测 1kHz，如与初试结果差 10dB 以上时，应重查。然后查 0.5、0.25kHz。先健耳

后患耳。

（2）测听方法有多种，有上升法、下降法和括号法。研究表明用升、降的方法上、下逼近听阈，所得结果较为准确：可先给以较强的声音，在受试者作出反应后即用退 10 进 5 的方法，降 10dB 让受试者再听，如还能听到，再降 10dB，如不能听到，则以 5dB 一档增加声强，直至受试者做出反应，如在同一听力级做出 3 次反应，该听力级是为其听阈。

（3）应注意的是给声速度不要太快，给声时间不应少于 1 ～ 2s，间隔 1s，应该不规则给音，以避免受试者形成条件反射。如相邻倍频程听力损失 >20dB 时，应查半倍频程（0.75、1.5、3、6kHz。）的听阈。检查时应通过观察窗查看患者的表现，如反应迟缓或动作犹豫的，应重复检查，以获最准确的反应。

2. 纯音骨导听阈测定

（1）应先取下头部及耳部饰物、眼镜等。将骨导耳机的弹簧头带固定好，骨导振荡器放最佳位置，一般放在乳突稍上方，即骨性外耳道口后上方处，相当于鼓窦的投影位置，该处骨皮质较薄，对骨传导的阈值测定最合适。弹簧头带要有足够弹性，如固定合适，骨导振荡器对颅骨应有一定压力，其加压力量约 5.4N（1N=102g）。骨导一般只进行 0.25 ～ 4kHz 之间的各倍频程声音的测试，各频率骨导的最大输出也不一样，一般为 60 ～ 70 dB。

（2）先测气导听力较佳耳的骨导，再测听力较差耳。骨导测试时，非测试耳应予掩蔽，一般将气导耳机置于非测试耳，再给予掩蔽噪声。

（3）应注意的是：①经气放射：测试声从骨导耳机漏出，由外耳道经中耳传入而被听到。多见于 2kHz 以上的刺激声，结果得到较实际骨导阈值低的假骨导阈，做出假性气骨导间距的判断。应重新放好骨导耳机并可堵住该外耳道来防止这种误差；②堵耳效应：正常耳及感音神经性聋耳测骨导阈值时，如该耳廓被遮或耳道被堵，则其低频骨导阈可降低，是为堵耳效应。常见于掩蔽对侧耳时，气导耳机在骨导测试侧放置不当引起。应重放受试耳侧的气导耳机，最好放在受试侧的额颞部，切勿触及耳屏或耳廓，以免引起堵耳效应而影响测试结果；③低频振动感（触觉骨导）：重度和极度聋耳，因听力损失重，骨导振荡器的振动尚未被听器感受之前，已被触觉所感知，可产生 0.25kHz−40dB，0.5kHz−60dB，1kHz−70dB 的假骨导阈，易被误诊为传导性聋。可通过测声反射阈来除外。

3. 掩蔽

（1）什么是掩蔽（masking）？听觉系统对声音的感受能力因有其他声音存在而降低的现象称为掩蔽，即人耳对某一特定声音的听阈常因另一声音的存在而提高。在纯音测听时，如单耳听力损失较重或双耳听力损失相差较多时，给患耳或听力较差耳的测试音尚未达到测试耳听阈时已传至对侧，先被对侧耳所感知，则测出一个与对侧耳听力相似的曲线，这并不是测试耳的真正听力，而是非测试耳的反应，被称为影子听力（shadow hearing），该曲线是为影子曲线。

（2）为什么要掩蔽？为防止影子听力产生，避免临床误诊，在测听时必须给健耳或听力较佳耳以掩蔽噪声，使其听阈提高，而不能“偷听”到给测试耳的声信号，以测出测试耳的真正听阈。

（3）耳间衰减（interaural attenuation）：气导或骨导耳机的声信号可经颅或绕颅传至对侧耳的耳蜗而被感知，在此传递过程中时，声能将有损失，强度会减弱，此为耳间衰减，其中气导的耳间衰减为 40 ～ 80dB，骨导的耳间衰减为 0 ～ 5dB。

（4）何时掩蔽？影子听力之产生，取决于非测试耳的耳蜗的骨导阈，测气导时，如患耳气导阈较对侧骨导阈差40dB以上时，对侧耳需掩蔽。测骨导时，对侧耳常规加掩蔽，如测试耳气导与骨导阈一致，可不掩蔽，如有10dB以上差距，凡有差距处均需掩蔽。

（5）如何掩蔽？一般纯音听力计可提供白噪声和窄带噪声作为掩蔽，白噪声即宽带噪声，是在全部声频中，各频率所包含的声能强度几近相等，尤其在6 kHz以下的频谱范围内，其掩蔽作用较差。而窄带噪声为白噪声经过选择性滤波后所产生的噪声，其中心频率与测试的纯音信号频率一致，在掩蔽作用上有明显的优越性，因而在气骨导听阈的测试中多采用窄带噪声作掩蔽。

（6）临床常用方法：① Hood氏法（平台法或听阈稳定法）：先测双耳气导无掩蔽的阈值，然后非测试耳用相当气导阈上10dB强度的噪声进行掩蔽，此时再测受试耳听阈，如无变化，则为测试耳真正听阈。如加掩蔽后，受试耳阈值提高，则掩蔽声以10dB一挡增加，直至再增加噪声级而测试耳听阈不再继续变化为止，即达到“平台”阶段。平台范围内的最小噪声级即为所应加给非测试耳的掩蔽声级；②临床测试中，为省时及方便，当一耳听力正常，测患耳气导及骨导时，健耳加30～40dB窄带噪声，足以掩蔽；③双耳听力不一致时，测听力较佳耳气导及骨导，可不掩蔽。测较差耳时，对侧耳加与其气导阈值一致的窄带噪声来掩蔽；④最小有效掩蔽级测定是保证有效掩蔽的方法，最小有效掩蔽级＝测试耳气导阈－耳间衰减－非测试耳骨导阈；⑤为减少掩蔽误差，可用插入式耳机加掩蔽，因其耳间衰减值较大，低频的堵耳效应却较小。

五、纯音测听结果分析

1. 正确的听力图标志　应采用标准的国际通用符号制作听力图，一般右耳用红色，左耳用蓝色表示。作图符号为：右耳气导未掩蔽时用○、掩蔽后用△；左耳气导用×、掩蔽后用□。右骨导未掩蔽时用＜、掩蔽后用［；左耳与其相反，未掩蔽者用＞、掩蔽后用］。如用最大声输出刺激无反应时，要在上述符号下方画一向下的箭头（↓）表示。

2. 耳聋的定量　听力损失分级，以言语频率0.5～2kHz气导听阈平均值表示（表10-2）。

表10-2　听力损失的分级以及和言语的关系

听力损失程度 (dBHL)	分级	与言语关系	困难程度
<25	正常	－	－
26～40	轻度听力损失	轻声或吵闹环境，听困难	听轻声或远处说话困难
41～55	中度听力损失	1m处才能听清	1～1.5m处交流困难
56～70	中重度听力损失	1m处大声才能听见	大声说话才能听懂
71～90	重度听力损失	30cm处大声	耳边大声说话可听到
>90	极度听力损失	无法听见	不能听懂大声说话

3. 耳聋的定性　根据各频率气导阈值、骨导有无损失、有无气骨导间距，分析气导与骨导曲线的关系，从而了解耳聋的性质。

（1）传导性聋：骨导听阈正常，气导阈值提高，但不超过60～65dB。气、骨导间距可达10～60dB，低频阈值提高＞高频，即低频听力损失>高频，听阈曲线呈上升型或较平坦。

（2）感音神经性聋：气导与骨导阈值一致提高,气导损失可大于60dB，高频阈值提高＞低频，即高频听力损失>低频，听阈曲线呈下降型或可骤升骤降。重度聋者，曲线呈岛状或全聋。

（3）混合性聋：气导与骨导听阈均提高，但气导阈值提高比骨导阈值更甚，有一定的气骨导间距，多在 10dB 以上，高频阈值提高常＞低频，即高频听力损失>低频。

4. 听力图分型 听力损失的分级是以言语频率的平均值表示，这对言语交流有重要意义，听力损失在 30dB 以内常不表现言语交往障碍。但有时言语频率听阈正常，而其他频率听阈异常，患者也有听力障碍，比如低、中频听力正常而高频听力明显下降的曲线，患者常有能听到声音但分辨不清的听力障碍表现。因此了解听力图的类型对解释患者的各种听力障碍有意义。听力图的表现各式各样，其分型也无统一标准。现在大致分为 8 型：

（1）平坦型：每倍频程波动<5dB；

（2）缓降型：每倍频程阈值增加 5 ～ 10dB；

（3）显降型：每倍频程阈值增加 10 ～ 20dB；

（4）陡降型：低中频处为平坦或缓降，其后每倍频阈值突然增加 25dB 或更多；

（5）上升型：低频区每倍频减少 5dB；

（6）谷型：中频区比两端频率阈值大 20dB 或更大；

（7）切迹型：单一频率处阈值明显增加，其相邻频率迅速恢复正常或近于正常；

（8）山型：中频区比两端频率阈值小 20dB 或更小。

5. 分析纯音测听结果的注意事项

（1）言语频率（0.5、1 、2 kHz）听阈平均值对言语交往有重要意义，30dB以内的听力损失常不表现言语交流障碍，但在背景噪音较大的环境中，有分辨力不佳的听力障碍表现。

（2）50 岁以上要注意年龄、性别与听力的关系：一般认为 60 岁以后，每岁增加 0.5dB 损失（参考国家标准局 1987 年 3 月发布“耳科正常人的气导听阈与年龄和性别的关系”）。

（3）小儿听力更灵敏，轻度听力损失就会影响言语发育，故其言语频率听阈正常界限约为 15dB HL，超过此值应注意。

（4）不同的仪器，可有 5 ～ 10dB 误差，同一仪器二次测试结果差 10dB 以上才有意义。

（5）正常人气导与骨导曲线重合，骨、气导间距可反映耳聋的性质。但气导及骨导阈值允许有 10dB 误差，故气骨导间距 <20dB 并非一定有传导性聋。骨导曲线一般在气导曲线上方，如骨导曲线在气导曲线下方超过 15dB，要检查有无技术错误。骨、气导间距在 20 ～ 30dB 为轻度传导性聋，最大 60dB。

（6）单纯传导性聋者听力损失多以低频为主，故其听力曲线理应为上升型，但在纯传导性聋患者的听力图中，可能有高频听阈提高的情况，常见于分泌性中耳炎时，这是因中耳积液使质量增加影响了高频传导所致，应与混合性聋鉴别。

（7）在纯感音神经性聋患者的听力图中，也可能有低频听阈提高的情况，如早期梅尼埃病时，可有低频感音神经性聋的听力曲线，这是因为膜迷路积水使基底膜劲度增加，弹性减少，影响了低频传导所致。

（8）骨导由耳蜗感受，代表感音性听力，但可受外耳、中耳的影响，堵耳后骨导听力改善，是因骨鼓式骨导中，外耳道活动如高通滤波器，部分声能从耳道逸出，堵耳后声能不能逸出，鼓膜接受的声压增加，到耳蜗的声能也增强，这时骨导听力的改善并不代表耳蜗听敏度提高。因此查骨导时先要除外耳道耵聍栓塞或分泌物阻塞，检查时要确保耳廓和耳道不受压。

第二节 高频测听

高频测听（high frequency audiometry）是测人耳 10 ～ 20kHz 的听阈。普通听力计是测 0.25～8kHz 的听阈，对听器早期损伤的检测有局限性，高频测听可反映耳蜗的早期病变，10～20kHz 听力可反映 8kHz 以下频率听力正常耳的潜在听力损害，高频测听是对 10 ～ 20kHz 听阈早期变化的真实反应，能较全面了解听功能状态，尤其对噪声性听力损害的早期监测有肯定的价值，对药物性聋、老年性聋、梅尼埃病的早期诊断也有意义。目前利用扩展高频测听设备可测试 8、9、10、11.2、12.5、14、16 和 20kHz 等频率的纯音听阈。

第三节 言语测听

用言语作为测听信号，通过测听计测定受试者的言语听阈及对言语的识别能力的方法称言语测听。

一、基本概念

1. 语言（language） 是沟通信息用的符号系统，是一种支配交流的规则，也是人类所特有的用以表达和交流思想的工具。它包括有声文字、词汇、词条、词序、词组、语法规则及聋人手语等。是人们进行交流和沟通时不可或缺的手段。

2. 言语（speech） 特指语言的发声形式，即由发音器官将语言变为声音的过程。是人们进行交流的最直接和最重要的方法。言语虽然只是语言的形式之一，但却比语言更为复杂，不同的国家有不同的语言。同一个国家的同一民族，虽有一样的文字表达形式，其不同的地域也可有不同的言语，比如中国汉族有通用的汉字，却有数不清的方言种类。这种言语差异在言语测听时应加以考虑。

二、言语测听的目的

言语是人类在相互交流中最重要的手段之一，它是日常生活中接触最多的声音，能听懂言语是听觉器官最重要的功能。纯音测听反映听敏度，不能完全反映交流有无困难，在实际生活中，能否听清及听懂言语是耳聋与否的重要标志。临床上常见一些患者，纯音听力不算坏，但言语听力却很差，二者呈分离表现，这类患者存在明显的交流困难。所以用言语来检查听力更符合实际，是评价听功能的最实用的指标。

三、言语测听的设备

1. 言语听力计 纯音测听计上附加言语电路，输入端为话筒、录音机或 CD 机，还有音量表（VU表）可监视言语信号的强弱。言语测听之前，先调节输入声强，使音量表的指针指向零，以此来校准输出的语声强度。

2. 言语检查材料 常用口语声及特殊录制的测听词表。使用口语声的检查者，事先应作一定的训练，利用音量表来监控语声强度，其检查结果不如用录制材料的结果可靠，多用于儿童。录制的言语材料可通过唱片、录音带及光盘等形式输出，以数字录制录音的光盘质量最好。目前言语测听常用“音素平衡检查表”（PB 检查表），汉语测听材料有双字词、单字词、数字、短句词表等。以标准发音的普通话、在规定信噪比的录音间中录制。

3. 双房隔音室 检查室的环境要求安静，环境噪声级应该低于言语信号的声级，即不应掩蔽言语信号。患者与检查者应分别坐在隔开的房间内。

四、测试项目

（一）言语识别阈

受试者能听懂50%言语信号的最低言语级（用声压级dB SPL表示），即言语识别阈（speech recognition threshold，SRT）级。一般常用双音词检查表，6个双音词一组，每组递降4dB。

1. 检查方法　先查纯音听阈，继以言语频率0.5、1和2kHz平均听阈上20dB（即20dB感觉级）的声强输入双音词汇，令患者复诵，如复诵正确，降言语声级，至患者能复诵双音词一组的50%词汇时止，记录该声级，即为其言语识别阀。先健耳后患耳。

2. 测试意义　①是言语测听的第一步；②复查纯音听阈是否正确：一般言语识别阈要比纯音言语频率平均听阈高约10dB，如纯音听阈明显高于言语识别阈时，要复查纯音听力，以消除误差或伪聋表现。

（二）言语识别率

言语识别率（speech recognition score，SRS）是检查言语听懂能力的方法，也是了解言语理解力的重要的主观测听法。

1. 检查方法　以受试耳的纯音听力中言语频率平均听阈级上40dB开始，或以言语舒适阈给检查表的50个单字，令受试者复诵，计算正确复诵之字数，每字2分，总字数×2×%，即为识别率。

2. 结果　SRS 90%～100%（5%～10%是文化、方言影响范围）为正常。SRS 70%～90%为轻度困难。SRS 60%～70%为中度困难。SRS 50%～60%时进行普通谈话困难。SRS 50%以下，跟随连续言语困难，即无法听懂一连串说话，在实际生活中常见的“打岔”现象，就是因为言语识别率差，听不清真正的语义而猜测所致。

3. 言语识别率曲线（也称言语清晰度曲线）　以言语信号强度作为一函数，通过给予受试者不同强度言语刺激信号，可测得不同的言语识别率。如以言语信号强度（dB）为横坐标，以言语正确识别率为纵坐标，可绘制成一曲线，即为言语识别率曲线。听力正常者，曲线呈S形，曲线中央斜度较陡，两端平坦，最后呈现一个平台，平台起始处即言语最大识别率。

4. 意义

（1）帮助耳聋病变定性、定位：正常人及传导性聋者，言语识别率可达90%以上，二者的识别率曲线平行。传导性聋者曲线根据听力损失程度右移。感音神经性聋者的言语识别率比传导性聋者低，因耳聋及重振程度加重而递减，一般听力损失达30dB以上时开始表现为识别率下降。尤其是蜗后病变时对言语识别影响更大，其识别率明显下降，常与纯音听力损失不成比例，其言语识别曲线有明显的回跌现象，即当刺激声强度增加识别率加大，至一定百分率时，如继续加大强度，SRS反而下降。言语识别曲线回跌，常是蜗后病变的象征。

（2）检查中枢听功能：言语识别率低是中枢听功能受损的重要表现之一。

（3）选择听力重建手术：SRS>75%者适合手术；55%～70%者可考虑手术；<55%时不宜手术，因为手术成功可以提高听力，但却不易改变言语识别率，术后患者能听到声音而仍然分辨不清说的是什么，手术效果不好。

（4）评价耳聋治疗及康复的效果：即评定听力手术、听力训练、唇读之疗效，进行听力康复的最终目的是要患者能听清声音并听懂言语。做言语识别率检查可以明确判断结果，对评定疗效有重要意义。

（5）选配和评价助听器：选配助听器前一定要做言语识别率检查，SRS 太差者，配助听器效果也差。用助听器后扩大了音量，声音的强度提高，如果 SRS 能相应提高，则宜配。若 SRS 在 50% 以下，则选配效果差，应事先向患者交待清楚。因为影响言语识别率的因素很多，除了与听力好坏密切相关外，还与年龄、认知能力、文化水平、方言差异等有关。

（6）鉴别伪聋：比较纯音听阈和言语识别阈，二者之差约为 10dB。如果纯音测听时，言语频率平均听阈很差，但言语测听中，言语识别阈低于纯音听阈而且言语识别率高，SRS 50%～70%以上，则纯音听阈不真实。伪聋者在做纯音测听时，佯装听不见，使听阈提高，但言语测听时，不易伪装。

（7）小儿测听：对小儿做言语识别率测定比纯音测听准确而迅速。测试材料可用图片，令小儿指出测试者所讲的相应图片，以了解受试者的听力。应根据小儿的年龄、智力发育及所熟悉事物的不同，采用不同的测试材料。

（三）其他言语测听试验

为增加言语测试的敏感度，提高对听通路病变的定位诊断价值，常需采用加大检查材料难度的方式来测试。如采用畸变言语、通过滤波言语控制频率、改变言语速度或时间、增加噪声、使用交错言语或竞争言语等。所用的检查有单耳竞争试验（背景噪声言语试验）、交错扬扬格词试验（扬扬格词是两个重音相等的双音节词）、合成句试验、竞争句试验等。这些检查对听觉中枢系统损害者有用。

（四）舒适响度级

舒适响度级（most comfortable loudness level，MCL）也称言语舒适阈，即能使受试者较长时间倾听而无不适，或感到声音最清晰和悦耳的强度。正常人为 40 ～ 55dB（感觉级）。

（五）不舒适响度级

不舒适响度级（uncomfortable loudness level，UCL）也称言语不适阈，由于声信号过强，使受试者感到刺耳，或时间较长即感到不能忍受的强度。正常人为 80 ～ 90dB（感觉级）。

（六）舒适响度范围

舒适响度范围（range of comfortable loudness，RCL）也称听阈距。指言语识别阈与不适响度级间之动态范围。正常为 70 ～ 90dB 或 100dB。蜗性聋者<35dB。

（七）舒适域

指舒适响度级与不舒适响度级之间的差距，正常耳和传导性聋者为45～65dB，感音神经性聋者为 35 ～ 55dB，其中蜗性聋更窄，仅 10 ～ 20dB。

五、影响言语识别的因素分析

人耳的听觉感受范围是 20 ～ 20 000Hz，人的语声频率范围是 80 ～ 8 000 Hz，而人耳最敏感的频率范围是 1 000 ～ 4 000 Hz，通常耳科领域所熟知的言语频率为 500 ～ 2 000 Hz。言语由元音和辅音（即汉语的韵母和声母）构成，其中，元音的发声频率多在 1 000 Hz 以下，是组成言语的重要成分，占言语能量的比例可高达95%，但对言语可懂度的影响很小，约影响可懂度的 5%，即光有元音不能构成有意义的字、词；而辅音的发声频率较高，常在 1 000 Hz 以上，有的可达 4 000 ～ 6 000 Hz，如 j、q、x、z、c、s、zh、ch、sh 等，其占言语能量的比例很少，约为 5% 左右，即不是构成字词的基本成分，但辅音却是影响言语可懂度的重要因素，约可影响言语可懂度的 95%。正常人的语声在频率和强度方面均有一定范围，在听力图中显示出一个香蕉形的正常人听觉言语区域（会话声谱图），大概位置是频率在500～2 000Hz、声强约40～65dB的范围。如果听力无任何损失，就能听到这个区域内的正常语声并听懂其意义。

1. 关于言语识别障碍，目前有几种观点：

（1）耳蜗损害假说：耳蜗病变可引起声音衰减和畸变，使听阈提高及言语辨别困难。

（2）听中枢功能障碍假说：多见于老年人，有脑血管疾病、脑软化、脑萎缩的老人常有听功能障碍。

（3）认知功能缺陷假说：认知能力系指学习、记忆、综合分析和推理的能力。随着人的发育成长，认知能力逐渐提高，在20岁左右达到高峰，之后因年龄增加，脑功能逐渐衰退，认知能力也渐减退，在老年人尤其明显。

2. 影响言语识别的有关因素

（1）受试者的状态：精神不集中，情绪不稳定，病重或小儿等，不易配合测试。

（2）受试者的文化程度：有一定文化水平者，能听懂测试要求配合检查，反之，不能很好合作。

（3）年龄：小儿或年迈、体弱者，常无法准确测试。老年人又因听力下降及脑功能减退，影响认知能力，使言语识别更差。

（4）方言：测试材料系按标准普通话录制，但我国是一个多民族国家，不同民族不同地区又有各自不同的方言，并不是所有的中国人都能听懂及会说普通话，因此，测试时如听不懂常影响辨别，或受试者发音不准又影响检查者评定测试结果，测试中应考虑这种情况。

（5）纯音听阈：前已述及人耳的听觉范围、对语声的敏感频率及言语构成等特点。听力正常者对日常语声能听见并能理解其意义。纯音听阈提高首先引起听力减退，听不见言语声。如有高频听力损失时，可表现为能听到低频区的元音而听不到高频区的辅音，则会出现“只闻其声，不明其义”的言语识别能力减退的现象，常见于感音神经性聋之高频听力受损者。在老年性聋及蜗后病变时更多见。当然也有纯音听力仅低频呈轻或中度损失而言语识别率很差的情况，如年轻人患听神经病时。相同的听力曲线，也可有明显的言语识别差异，这又和个人的年龄，认知等多种因素相关。

（6）环境：人耳在安静环境下的言语辨别能力明显优于有背景噪声时。即噪声环境不仅使听阈提高，也降低了言语识别的敏感度。有研究表明，信噪比有1dB的改变，可致言语辨别率有6%～8%的波动。不同频谱噪声对正常人言语清晰度曲线的影响不一，言语识别阈越高，清晰度曲线斜度越陡的，对言语识别的掩蔽越大。

参考文献

1. 刘领波，王树峰. 言语识别及其影响因素. 国外医学耳鼻咽喉科学分册，1998，22：350

2. 钟乃川. 听力损失图形分型. 见：黄选兆，汪吉宝主编. 实用耳鼻咽喉科学. 北京：人民卫生出版社，1998 717

第十一章

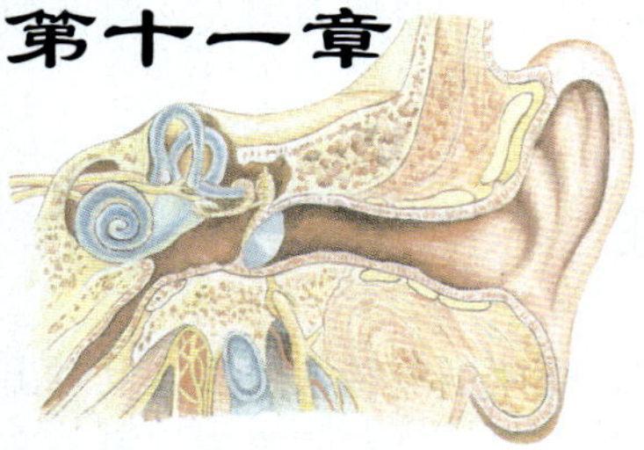

声导抗测听

郑溶华

声导抗测听是现代听力学领域中的一种重要的客观测试方法，是测试人耳对声能的传递状态，它可以证实或补充其他测听方法的不足。对一般行为测听不能配合的患者，可用声导抗测听进一步检查，它是临床整套测听方法的重要组成部分。

第一节　基本概念

1. 声阻抗　阻抗是介质对能量传递的阻尼和抵抗作用。声阻抗（acoustic impedance）是声波在介质中传播时所遇到的阻尼和抵抗的一面，单位是声欧姆。当声压为 1 达因 / 厘米^2(dyn/cm^2）时，引起每秒 1 毫升（ml）介质位移所遇到的阻力即为 1 声欧姆。声阻抗分为声阻和声抗。

2. 声导纳　声导纳（admittance）是声波在介质中传播时所传导和被接纳的一面，是声阻抗的倒数，分为声导和声纳。

3. 声导抗　声导抗（immittance）是声阻抗和声导纳的合称，用以说明声能的传递状态。

4. 声顺　用单一低频探测音测试时，质量因素影响极小，正常中耳为劲度所控制，测得的声导抗值相当于声导纳的声纳值，即为声顺。它是劲度声抗的倒数，代表中耳的活动度，单位是 ml。

第二节　影响声波在中耳传导的三个因素

1. 质量（mass）　是物体所含物质的多少，为物体本身的一种特性。对人耳而言，质量与鼓膜、听骨链及内淋巴液重量有关。质量效应随频率的增加而增加，即频率越高，质量对声阻抗的作用越大。质量影响高频音的传导，比如鼓室积液可使质量增加，即可引起高频听力减退。据作者统计，分泌性中耳炎对听力的影响，以 4kHz 最著，1 ～ 2kHz 次之，造成的高频听力损失平均约 20dB，最高可达 50dB。这就是质量对声波在中耳传导的影响。

2. 劲度（stiffness）　又称僵硬度，与中耳的关节、韧带、鼓膜及肌肉张力、中耳腔气压、基底膜及圆窗的张力、内耳淋巴液弹性等有关。劲度效应随频率的降低而增加，即频率越低，劲度对声阻抗的作用越大。劲度影响低频音的传导，比如梅尼埃病早期，膜迷路积水时因基底膜及圆窗张力增加。劲度增大，使低频传导受影响，导致低频听力减退。

3. 摩擦力（friction） 与中耳肌肉及整个传音结构间的黏滞性有关。摩擦力增大，对低频及高频传导均有影响。

第三节 声导抗测听原理

声波在中耳的传导中，如中耳组织结构的劲度小，则声顺大，表明声能传入的多、反射出来的少。反之，劲度大，则声顺小，表明声能传入少、反射多。根据等效容积的原理，将一定强度的声音输送至两个容积不等的密闭腔中，在较小的腔中测得的声压级要比在较大的腔中所测的声压级大。将标准频率和强度的声音（一般用 220Hz，85dB 探测音）发送至标准的密闭腔（一般为2ml）中，测其声压级，以此作为基准。测试时将外耳道密闭后，利用密闭外耳道腔中的声压级的增、减幅度与标准腔的声压级比较，来判断探测音在外耳道密闭腔的声压级的变化，从反射声能的多少，即可计算出声阻抗大小，以此判断中耳系统的声导抗，从而得知中耳传音功能的状态。声导抗仪即据此原理而设计。人耳在正常的功能状态下，有一定的声导抗值，任何中耳传音结构的病变，均可致其改变，人们由此了解传音功能有无障碍，这就是声导抗测试的理论基础。

第四节 声导抗仪的基本构造

1. 探头 是仪器的主要部件，用以连接和密闭外耳道，由不同功能的 3 个小管构成。

（1）扬声器：可发出不同频率的探测音，可有0.226（或0.22）、0.66、1 kHz 等。常用者为 0.226kHz，85dB。

（2）传声器：收集反射回来的声能。

（3）气泵出气口：与气压系统相连，通过压力变化，动态观察声导抗变化。

2. 气压系统 由探头气泵出气口小管与气泵及压力计相连构成。可改变密闭外耳道内的气压，由 +200 ～ −400daPa。

3. 声导抗测量系统 是声导抗分析系统，可将扬声器和传声器之间的电压值转换为导抗值。

4. 声刺激信号系统 可产生不同频率的纯音及噪音，输入探头或耳机，做声反射检查用。

5. 记录装置 可有 X-Y 记录仪、示波器、计算机及打印机等。

第五节 临床应用

一、静态导抗测试

是在外耳道气压与外界大气压相等，中耳肌处于舒张状态，鼓膜内外压力相等时所测得的声导纳，代表鼓膜平面的静态导纳值。

1. 正常静态导纳值 各家报告不一，一般用 0.226kHz 的探测音测试时，可用静态声顺值来表示，约为 0.3 ～ 1.70ml 之间，多在 0.55 ～ 0.66ml 左右。

2. 临床意义 静态导纳值高表示低阻抗病，如鼓膜萎缩或松弛、愈合性穿孔、听骨链中断、咽鼓管异常开放等。静态导纳值低表示高阻抗病，如耳硬化症、粘连性中耳炎、分泌性中耳炎、鼓室硬化、咽鼓管阻塞、中耳肿瘤、听骨链固定等。

3. 结果分析注意：

（1）只有鼓膜正常时，静态导抗测试对中耳病变诊断才有意义。

（2）传导性聋而鼓膜完整时，静态导纳值高低可鉴别是听骨链中断或固定。

（3）中耳兼有鼓膜及听骨病变时，以鼓膜病变对静态导纳值的影响更大。

（4）由于静态导纳值个体差异大，正常值分布范围广，与多种中耳疾病重叠，故临床应用有局限性。

二、鼓室导抗测试

鼓室导抗测试（tympanometry），有多种称谓，如称鼓压导抗测试、鼓室导纳测试或鼓压声顺测定，至今尚不统一。它是声导抗测试中的重要部分。鼓室导抗测试是在外耳道压力变化过程中，动态测量中耳系统的活动度或声导抗值的相应变化，其所绘的图形即为鼓室导抗图，表示外耳道压力与声导纳变化的函数曲线，又称鼓压声顺图或简称鼓室压图。

1. 曲线分型　以单频率、单成分的低频探测音测试时，通常按 Liden/Jerger 法分型

（1）A型（正常型）：曲线呈高峰，峰压点在 ± 50daPa范围，静态导纳值在正常范围，表示中耳有正常气腔，见于正常耳。

（2）As型（低峰型，浅A型）：曲线呈低峰，峰压点在正常范围，静态导纳值低，见于听骨链固定、鼓室硬化等。

（3）Ad型（超限型，深A型）：峰压点仍在正常范围，曲线振幅高或超过极限呈开放型，静态导纳值高，见于鼓膜松弛、愈合性穿孔、听骨链中断等。

（4）B型（平坦型）：当外耳道压力改变时，声导抗无明显变化，曲线平坦无峰，见于鼓室积液、鼓膜粘连、鼓室内巨大肿物等。

（5）C型（负压型）：峰压点左移在−100daPa以外或更大的负压处，常见于咽鼓管功能障碍时。

（6）D 型（切迹型）：峰处可见小而陡的 V 形切迹，见于鼓膜松弛，运动过度时。

此外，还可见上述诸型不能完全包括的各种鼓室导抗图，如双峰型、圆顶馒头状、峰处宽而平滑的 V 形切迹等图形。另外，还有 Paradise 和 Feldman 分类法，但与 Liden/Jerger 分类相似，在此不再赘述。

2. 分析曲线注意

（1）峰压点位置：正常成人 95% 在 ± 50daPa 范围，如超过 −100daPa 则有意义，也有认为超过 −150daPa 有病理意义，−200daPa 的持续负压，可能是鼓膜松弛部内陷、粘连性中耳炎、鼓室积液的表现，但鼓室负压大小与鼓室积液的关系，尚未被明确。作者在临床曾遇负压达 −340daPa而鼓室穿刺未抽出液体的病例。如曲线平坦无峰，表示中耳气腔消失，传音系统僵硬、固定。

（2）振幅：即曲线峰的高度。振幅大表示传音系统顺应性好，为低阻抗型病变。振幅小表示传音系统劲度大，为高阻抗型病变。

（3）曲线光滑度：正常者曲线光滑对称。不同病变者可有双切迹、双峰或波动曲线。听链中断或鼓膜萎缩时，用高频探测音可出现双切迹 W 型鼓室压图。颈静脉球体瘤时可见波动性曲线。咽鼓管异常开放时也可测得与呼吸同步的波动性曲线。

（4）坡度：以峰压点两侧 ± 50daPa 处的垂直线向上交于峰两侧曲线，其切割处之高度与峰压点处全高度之比，即为曲线坡度。正常坡度平均为 40%，如比值>80%（见于深 A 型）或<15%（见于浅 A、或馒头样曲线）时均为异常。

3. 鼓室导抗图的意义　可显示鼓室压力，判断咽鼓管功能，快速估计中耳功能，对幼儿听力筛选、判断中耳疾病、拟定中耳手术方案和术后观察均有重要意义，是声导抗测试中的核心指标。

三、镫骨肌声反射

1. 反射弧　当声刺激信号到达耳蜗后，耳蜗毛细胞兴奋产生的神经冲动经听神经传至同侧耳蜗核，其中大部分冲动经斜方体传至对侧内上橄榄核，在继续向上传导至脑干听系统诸核的行程中，有部分冲动不上行而至面神经运动核内侧部，再经面神经的镫骨肌支至镫骨肌，这是交叉声反射的传导径路，由 4 级神经元链组成。另有一部分神经冲动由耳蜗核直接到同侧面神经核，再经由面神经支配的镫骨肌支至同侧镫骨肌，这是不交叉声反射，即同侧声反射的传导径路，由 3 级神经元链组成。镫骨肌声反射弧的中枢只到达脑桥。

2. 检查原理　正常情况下，强声刺激可引起双侧镫骨肌反射性收缩，牵拉镫骨小头向后，使镫骨足板以其后缘为支点，前缘向外、向后下翘起，减少了内耳淋巴液的运动，限制了强声对内耳的刺激，这是皮层下不随意的反射运动，是人耳的一种保护机制。镫骨肌收缩所引起的镫骨足板的振动，可逆向引起听骨链的运动，使中耳结构的导抗改变，致声能传递发生变化，表现为鼓膜平面的声导纳出现变化，这就是有了声反射，测试时为声反射（+）。反射弧传入部分可检查该侧的感音功能，是为声反射；其传出部分可检查中耳传音系统或面神经功能，是为肌反射。

3. 检查方法　因强声刺激可引起双侧镫骨肌反射性收缩，故应做交叉声反射和不交叉声反射检查。做交叉声反射时，戴耳机的耳接受声刺激，是为刺激耳（或给声耳），另侧置入探头耳，可显示声导抗的变化是为指示耳（或监测耳）。做不交叉声反射时，探头本身既可给声又可显示导抗变化（可由仪器控制）。也有人认为做交叉声反射和不交叉声反射时，给声耳相同，监测耳不同；而如果检查一耳的同侧声反射和对侧声反射时，其监测耳相同，给声耳不同。至于用何侧耳作为刺激耳或指示耳，应根据检查目的而定：要想检查一耳的感音功能时，应以该侧为刺激耳，即通过耳机给声，声音传入该耳，由交叉反射的传导径路来了解声反射传入部分的功能。如欲检查一耳的中耳或面神经功能时，应将探头置该耳作为指示耳，则可了解该耳反射弧传出部分的功能。做同侧声反射或不交叉声反射时，探头耳既是刺激耳又是指示耳。检查时应用不同频率和不同强度的声刺激信号做交叉和不交叉声反射。

4. 检查内容

（1）声反射阈：指能重复引出镫骨肌反射的最小声刺激强度。正常声反射阈约为纯音听阈上 70 ~ 95dB。同侧（不交叉）较对侧（交叉）声反射阈约低 3 ~ 12dB。白噪声反射阈较纯音反射阈约低 20 ~ 25 dB。不同频率的刺激声所引出的反射阈值不一。

（2）声反射潜伏期：以 1 000Hz 和 2 000Hz 纯音，声反射阈上 10dB 的声强作刺激信号，从声刺激开始至基线出现偏移之间的时程，就是声刺激引起声反射致声导抗变化的潜伏期。正常为 90 ~ 129ms，平均值为 106ms。耳间潜伏期差，2 000Hz 刺激声为 14.68ms。1 000Hz 为 11.40ms。蜗性病变伴重振阳性者，潜伏期可能缩短。服用巴比妥类药、重症肌无力及蜗后病变时，潜伏期延长。如潜伏期超过 140ms，两耳间差值大于 40ms 时应考虑有蜗后病变可能。

（3）声反射衰减：以 500Hz 和 1 000Hz 纯音，声反射阈上 10dB 的声强连续刺激 10s，正常人的镫骨肌可持续收缩，即反射可稳定在同一水平，无衰减表现，是为衰减（－）。如镫骨肌不能持续收缩，反射幅度减少50%者，为衰减（＋）。一般以衰减到原始幅度的50%所需的时间为半衰期，如半衰期短于 5s 者，可疑蜗后病变。之所以用 500 和 1 000Hz 的刺激声，是因为约 10% ～ 12% 的正常耳对 2 000Hz 和 4 000Hz 的刺激声有衰减表现。

5. 检查意义

（1）可作为鼓室功能正常的指标：如一耳的同侧和对侧声反射能引出（以该耳为指示耳），说明该耳的鼓膜和听骨链功能正常，该耳有正常听力。同时也说明刺激耳的中枢反射弧正常。

（2）鉴别传导性聋与感音神经性聋：对鼓膜完整的听力减退者，要鉴别是传导性聋或是感音神经性聋，综合分析两耳交叉与不交叉声反射存在与否，就可做出诊断。尤其应看该耳作为指示耳时，对侧声刺激和同侧声刺激均引不出传出反射时，说明该耳为传导性聋，中耳有传导性病变。如果患耳气骨导间距达 5dB，镫骨肌反射就可能有 50% 引不出。如气骨导间距超过 30dB 则镫骨肌反射多消失。而感音性聋耳因中耳正常，如以该耳作为指示耳，对侧声刺激肯定能引出传出的镫骨肌反射。如果耳聋程度不重，不交叉声刺激也能引出同侧声反射。

（3）响度重振的客观测试：前已述及正常声反射阈约为纯音听阈上70 ～ 95dB。如某频率声反射阈与纯音听阈之差＜60dB，是为该频率重振（＋），也叫Metz试验（＋）。这是耳蜗病变的指征，因耳蜗病变时，有响度异常增长现象，对引起声反射的强声刺激必然非常敏感，则声反射阈的感觉级肯定得降低，因此二者的阈差就小了。如声刺激耳有感音神经性听力减退（不超过 80dB），却能引出交叉和不交叉声反射时，可以说明该耳有蜗性病变。

（4）感音神经性聋和病变定位：感音神经性聋的病变可以发生在耳蜗、蜗后、听神经、脑干、听中枢等部位。利用双耳交叉与不交叉声反射是否能引出，可以有不同的排列组合，从而可以推断病变部位。比如：设右耳为患耳，左耳为正常时，如病变在右耳耳蜗，耳聋程度＜80dB者，因有重振影响，声反射阈降低，使双耳的交叉与不交叉声反射均能引出。如耳聋程度＞80dB时，则右耳的交叉与不交叉声反射不能引出，而左耳的交叉与不交叉声反射可以引出。如病变在右耳蜗后，纯音听阈尚正常的就可有30%声反射不能引出。如听力损失达 30dB 时，70%者交叉与不交叉声反射均不能引出。如病变在脑干中线，则双耳的交叉声反射不能引出，而双耳的不交叉声反射均存在。如双耳为严重的感音神经性聋时，则双侧交叉与不交叉反射均不能引出。听神经瘤和桥小脑角肿瘤在声反射衰减试验时很快出现声反射疲劳，即衰减试验阳性；另外，这类患者的声反射潜伏期可明显延长。

（5）面瘫定位和预后估计：以右侧面瘫为例，如病变部位在镫骨肌支分出处以上（近端），则右耳声反射有传出障碍，其不交叉声反射和左耳的交叉声反射消失。因左耳正常，故右耳的交叉与左耳的不交叉声反射仍然存在。如病变部位在镫骨肌支分出处以下（远端），即常见的垂直段损伤时，右耳声反射无传出障碍，则双耳的交叉与不交叉声反射均可引出。在面瘫的治疗和观察过程中也可利用声反射的出现与否来判断疗效和恢复情况。另外，声反射再出现或反射阈降低可在面肌恢复之前就已出现。

（6）对重症肌无力症诊疗的作用：镫骨肌是全身最小的肌肉，在重症肌无力症时，它也受影响而无力收缩，使双耳的交叉与不交叉声反射消失。在治疗过程中可利用声反射的出现与否来评定疗效和协助用药。

（7）听阈估计：正常耳白噪声反射阈比纯音反射阈约低 20 ～ 25 dB，二者的差距随听力损失的加重而逐渐缩小。利用这一现象，有人提出听阈预估公式，即听阈＝言语频率声反射阈－2.5（言语频率声反射阈－白噪声反射阈）。预估听阈的准确率约在60%左右，对不能合作的患者、可疑非器质性聋者及小儿等的听阈估计有一定意义。

四、咽鼓管功能测定

利用鼓室曲线，结合吞咽动作，观察峰压点变化，可以了解咽鼓管调节鼓室压力的机能。在作出鼓室导抗图后，令受试者捏鼻鼓气，如咽鼓管通畅，则中耳可能形成正压，再做鼓室导抗图时，可见峰压点移向正压侧。如继续令受试者做连续的吞咽动作后，再画鼓室导抗图时，可见峰压点又迅速回到原始压力处。正常时，峰顶偏15～20daPa之间；咽鼓管功能不良时，峰顶偏5daPa之内；异常开放时，则偏25～30daPa。

五、外耳道容积

用低频探测音对外耳道加压或减压使鼓膜固定，则探头与鼓膜间的空气容积即为外耳道容积，一般认为给－400daPa的压力时误差最小。儿童外耳道容积为0.5～1.5ml，平均1.3 ml，成人为0.6～2.0ml。如鼓室图为B型时，儿童超过2.0ml或成人超过2.5ml，提示有鼓膜穿孔。如果双耳外耳道容积差值，儿童＞0.5ml，成人＞1.0ml时，也提示有鼓膜穿孔。而临床检查有鼓膜穿孔，外耳道容积却＜2.0ml时，应考虑鼓室内有肉芽或瘢痕组织形成，或为乳突气化不良表现。

第六节 声导抗测试的新进展

一、多频率鼓室导抗测试

仅以1～2个频率的探测音做鼓室导抗测试不能全面反映中耳传音功能。常用的低频单成分探测音，主要反映中耳以劲度为主的病变，而对以质量为主的病变不够敏感，摩擦力的影响也很小，其鼓室图为单峰型，对听骨链的各种病变鉴别有一定难度。用250～2 000Hz多频率探测音时，可对劲度和质量因素进行综合判断，较多地了解中耳系统的声导纳情况。随探测音频率增加，鼓室图出现较多的W型曲线，峰压变化不大。据统计，正常耳用226Hz的探测音时，鼓室图均为A型；用678Hz探测音时，A型图占93%、W型占7%；用1 000Hz探测音时，W型图可占37%。因此，当用较高频率的探测音时，劲度不再是主要的影响因素，而其他影响中耳传导的因素对中耳功能的作用可得到展现，故用多频率探测音做鼓室导抗测试，可提供更多的诊断信息。

二、多频率扫频鼓室导抗测试

将250～2 000Hz探测音以50Hz一挡自动扫频测试，可了解中耳不同病变时的共振频率。正常中耳有一定的共振频率，当中耳有病理变化时，其声学特性即发生变化，则中耳共振频率亦随之改变。当中耳病变以劲度因素影响为主如听骨链固定时，其共振频率升高，共振频率点向高频移位。如病变以质量因素影响为主如听骨链中断及鼓室积液时，中耳共振频率降低，共振频率点移低频侧。因此，测定中耳共振频率可对鼓膜完整的中耳病变进行鉴别，是诊断听骨链固定或中断的较特异的方法，还可提高分泌性中耳炎的诊断率。

三、多频率声反射测试

用220～2 000Hz的探测音做声反射测试时，600Hz以上的探测音所测的声反射图形方向逆转，以1 800Hz测试时，方向又返回。不同频率探测音做声反射测试，出现不同的声反射图形，有利于中耳病变的判断。

四、声反射平均技术

主要用于振幅、潜伏期及反射阈的测定。对正确评价声反射形态学及其变异，并取得准确的参数，进行病变定位诊断有意义。

五、声反射敏化作用

在一定条件下的声刺激，可增加神经系统的敏感性，使声反射阈降低的现象即为声反射的敏化作用，即在检测某一频率的声反射阈时，同时给予另一频率的阈下 2 ～ 5 dB 声刺激，则可使前一频率的声反射阈降低。正常人均可引出声反射敏化作用。正常耳敏化值10～20 dB。用单耳双声、双耳双声、高频对低频及低频对高频的声刺激法均可引起声反射敏化现象。敏化作用的实质是突触递质的释放量增加，引起兴奋性突触后电位的增加。敏化作用的机制可能与脑桥尤其是上橄榄复合体神经元的活动及耳蜗神经纤维激活的数目有关。感音性聋者，不论病因及听力损失情况，均可引起敏化作用减弱。其敏化值比正常耳明显降低（约7dB），是因耳蜗损害使响度的整合作用降低，引起神经纤维活动所需的强度增加，而同一强度引起的神经纤维活动的数目减少，使敏化作用下降。

第七节　声导抗测试结果分析注意事项

1. 声导抗测听具有客观、多功能、灵敏度高之特点。其操作简单，无创伤，可对耳聋做定性、定位诊断，对了解婴幼儿中耳功能及听力筛选也很有临床价值。

2. 声导抗测试结果不是惟一的诊断根据，需结合病史，物理检查，纯音测听等综合分析后再做结论，不要仅凭单项异常结果轻易下诊断。

3. 相同的鼓室导抗图可有不同的中耳病变，如 B 型图可以是积液，也可以是鼓膜肥厚粘连的表现，要结合其他临床资料进行分析。

4. 相同的病变可有不同的图形，分泌性中耳炎可有B或C型图。耳硬化症可有As或A型图。

5. 如中耳的鼓膜和听骨链均有病变时，鼓室导抗图主要反映鼓膜的病变，如耳硬化症时理应是 As 型图，但如鼓膜萎缩变薄或运动过度，也可出现 A 型图。

6. 鼓室导抗图与听力不一定成比例关系，正常的 A 型图反映中耳正常，而重度感音神经性聋者也可有 A 型图，因其中耳正常。而听力正常者，可因鼓膜或咽鼓管原因表现为 A、As、Ad 或 C 型图。

7. 影响声反射引出与否的因素较多，如声刺激未达到反射阈强度、反射弧不完整（如有面神经麻痹）等均可影响反射的引出，故要结合具体情况判断，如听力正常、鼓室图正常，又无面神经麻痹者，声反射的有无，其临床意义不大。

参考文献

1. 钟乃川. 声导抗测量法. 见: 黄选兆, 汪吉宝主编. 实用耳鼻咽喉科学. 北京: 人民卫生出版社, 1998

2. 陈新. 声导抗测试. 见: 姜泗长, 顾瑞主编. 临床听力学. 北京: 北京医科大学中国协和医科大学联合出版社, 1999. 219

3. 华清泉, 王勤瑛, 郭红梅. 声反射的高频敏化作用. 听力学及言语疾病杂志, 2003, 11: 99-101

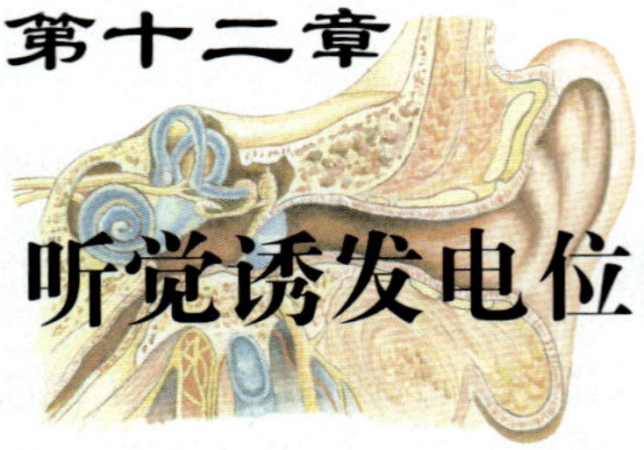

第十二章 听觉诱发电位的神经生物学基础及临床应用

李兴启　卢云云

第一节　听觉诱发电位的发展概况

一、发展史

1924 年，Berger 发现声刺激后脑电波被抑制；

1927 年，Forber 用短声刺激诱发出听神经冲动反应；

1932 年，Davis 记录电极植入脑后，通过耳机可监听到不清楚语词；

1937 ~ 1939 年，Davis PA 发现 K 复合波为给声和撤声反应，并以此来综合评价听力；

1950 年，Davis 发现总和电位（SP）；

1950 年，Bekesy 发现蜗内直流电位（EP）；

1950 ~ 1954 年，Dawsor 研制平均叠加仪；

1958 年，Geisler 用电子计算机记录到人的听觉诱发电位；

1962 ~ 1963 年，Williams Davis 用数字计算机观察到睡眠中的声诱发电位波形；

1964 年，Walter 诱发出偶发负变异（CNV）和 P_{300} 迟发反应；

1967 年，Yoshie 和 d Aran 用平均叠加仪在人记录到耳蜗电图（ECochG）；

1969 年，成立了国际电反应测听学会（IERASG）

1971 年，Tewett 用听觉脑干反应（ABR）评价婴幼儿听力；

1974 年，电反应测听（ERA）仪商品化并上市；

1978 年，电反应测听（ERA）仪引入中国。

二、发展现状

听觉诱发电位虽然是一种客观反应，但在判断阈值时，仍有主观因素和经验积累的问题。所以，在测量过程中，要注意每个环节，使诱发电位波形分化清晰。

要使波形分化好，关键在于神经冲动同步化要好。实践证明，短声（click）诱发可达到此目的，然而短声是一宽频带噪声（能量主要集中在3 ~ 4kHz），频率特异性差，不可能反映耳蜗各频率段的功能，所以听力学家们从如下两个方面做了努力，一是选择既能诱发神经冲动、同步化好，又有较好频率特异性的声刺激，如过滤短声（filtered click），短音（tone pip）和短纯音（tone burst）；二是探索出其他电位，可以用纯音，甚至语言刺激可诱发出来的电位，如40Hz相关电位、SN_{10}（慢负波）、SVR（颅顶慢反应）、P_{300}（认知波，对认知功能检查有用），其缺点是受清醒状态的影响，受试者必须配合。

近几年，多频稳态反应问世，一定程度上可弥补 ABR 的不足。对于客观反应，仅依靠主观判断有误判的问题，可望通过计算机编拟一定软件来解决。

第二节 电反应测听的基本原理

一、神经细胞的电现象、膜电位及离子学说

生物电现象：早在公元前300多年，Aristohe发现了电龟的放电现象，这是一种“震击”作用。到了17世纪，发现电龟的电震现象是因为有肌电板（如同蓄电池的电板），每个肌电板产生0.14V电压。18世纪，伽尔佛尼首先进行神经－肌肉放电现象的经典研究（图12-1），当刺激乙神经－肌肉标本的神经时，有神经与乙标本的肌肉相接触的甲标本的肌肉也会产生收缩。直到示波器的问世，人们方能真正看到动作电位（神经冲动）的波形。

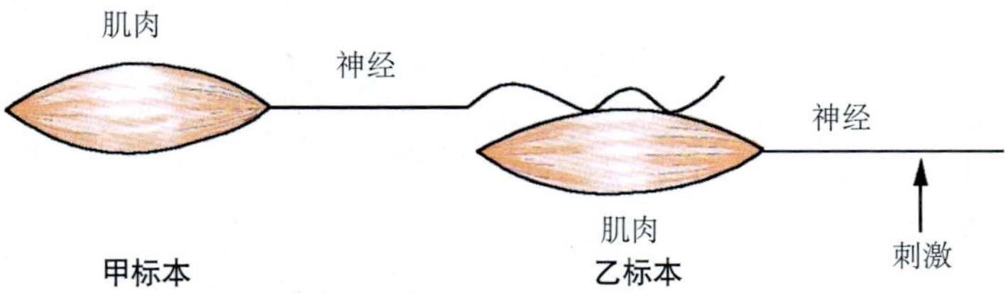

图12-1 经典的神经-肌肉放电现象

神经冲动就是活动区与静息区出现电位差而产生局部电流，向周围扩散传播形成“冲动”(图12-2)，但这只能检测到整个细胞或神经元的全部电活动的总和。

西德Neher等创造的膜片钳单通道记录技术，为从分子水平了解生物膜离子通道的开放与关闭、动力学、选择性和通透性等膜信息提供了直接手段。

离子通道与神经，肌肉和突触电信号密切相关，通道的多样性，其开关过程与产生电信号的神经系统反应相一致，这些微弱电流由神经系统综合、加工、放大后，形成神经冲动，使生物体做出相应反应。

容积导体及偶极子(dipole)，远场记录与近场记录：

颅内的大脑和其他组织是一容积导体（含有溶解状态的电解质，导电性能相当好，且分布均匀），在大脑任何一点的电位大小与电源发生的电场强度E成正比，与该点到偶极子连线中点距离（r）成反比，与其夹角（θ）的余弦成正比(图12-3)。

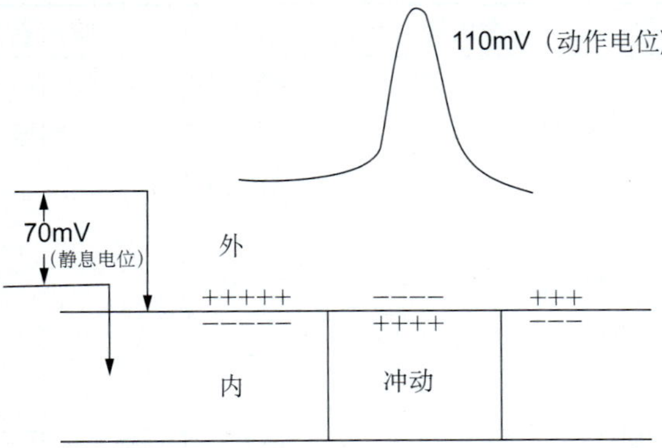

图12-2 膜电位及离子学说

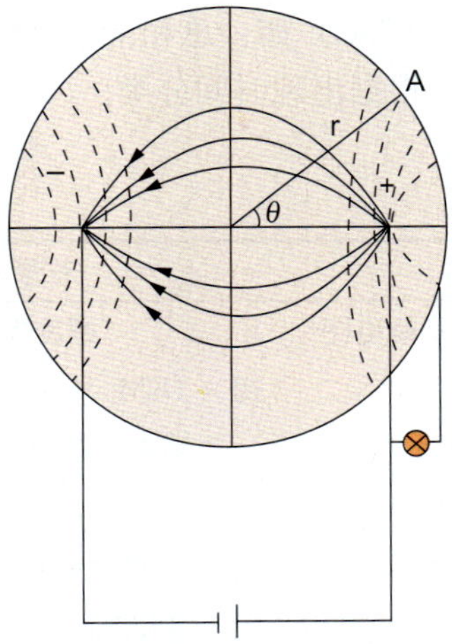

$$V=\frac{E\cdot\cos\theta}{r^2}$$

图12-3 容积导体及偶极子，远场记录与近场记录

远场记录：记录电极未直接与兴奋性组织接触，而是置于颅外，称为容积导体的远场记录。

近场记录：耳蜗鼓岬电极或鼓膜电极等，可通过组织液及圆窗膜和外淋巴有效地接触，可谓近场记录。

由容积导体的概念，可引伸两个值得注意的问题：①任何一个电源发生器的电位在头颅不同位置均能记录到，只是其电位幅度、相位不同；②头颅某点的电位绝不是代表单一的电源发生器，而是多个发生器电位的代表，但不是简单的串联或并联。

二、诱发电位的基本概念

诱发电位是相对于自发电位而言，人为地刺激感受器或传入神经引起中枢神经系统的电活动称为诱发电位（图 12-4）。

诱发电位具有 4 个特征：

（1）反应在受刺激后经一定潜伏期出现；

（2）呈现特定的波形；

（3）反应在一瞬间出现（自发脑电是长时间、周期性地出现）；

（4）有相应的电位分布区，其分布位置与面积取决于有关组织的结构特征。

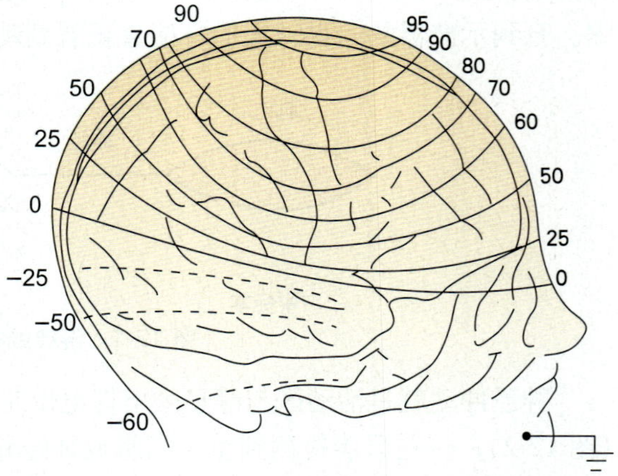

图 12-4 听觉诱发电位的等电位图

第三节 听觉诱发电位及发生机制

一、分类

根据记录电极位置分为头顶电位和耳蜗电图（表 12-1）。

根据生理特点分类：交流电位（AC）如：微音电位（CM）、频率跟随反应（FFR）；直流电位（DC）如：总和电位（SP）、颅顶慢电位（SVR）、偶发负变异（CNV）。

根据出现时间分类。

表 12-1 听诱发电位

		来源	波形	潜伏期（ms）	最佳反应	临床意义
耳蜗电图		螺旋器		0	SP（DC）	有
	初	（CM: 外毛细胞）	快 (100 ~ 3 000Hz)	1 ~ 4	CM（AC）	明显
		第Ⅷ脑神经			AP（N_1）	
头顶电位						
	快	第Ⅷ脑神经，脑干	快 (100 ~ 2 000Hz)	2 ~ 12	P_6	有
	中	神经源性皮层Ⅰ	快 (5 ~ 100Hz)	12 ~ 50	P_{35}	有
		肌源性“声动”				
	慢	皮层Ⅱ（清醒）	慢 (2 ~ 10Hz)	30 ~ 50	N_{80}-P_{180}-N_{250}	有

续表

	来源	波形	潜伏期（ms）	最佳反应	临床意义
	皮层Ⅲ（睡眠）				
			200 ~ 800	持续电位（直流）	可疑
				P_{200}-N_{300} : N_{600}→P	有
迟	皮层Ⅳ 预期波	慢	250 ~ 600	P_{300}	可疑
	CNV	直流	DC 变移	CNV	
	300^{+}				

二、发生机制

（一）CM（微音电位）

主要来源于外毛细胞（OHC），其次来源于内毛细胞（IHC）。有实验证明，当动物死后仍可记录到小幅度的CM，提示与盖膜的压电效应有关。有人认为这实际上是在静息膜电位基础上因声波振动引起的一种电位波动。Davis 提出了机－电转换学说，当毛细胞的纤毛与盖膜之间产生相对运动时，受到剪力的作用而产生机械阻力的变化，调制耳蜗的静息电位而形成（图 12-5、12-6）。新近研究表明，在静纤毛上存在非选择性阳离子换能通道，当纤毛受刺激后，换能通道打开，Ca^{2+}、K^{+} 等正离子内流产生的去极化使毛细胞兴奋。

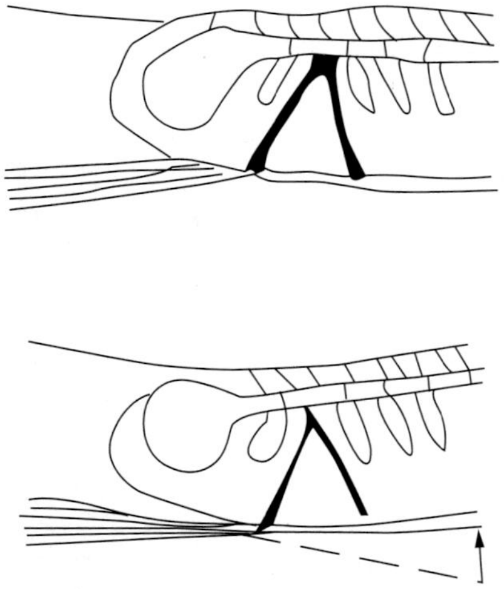

图12-5　螺旋器及盖膜的运动

毛细胞的纤毛受剪力而弯曲

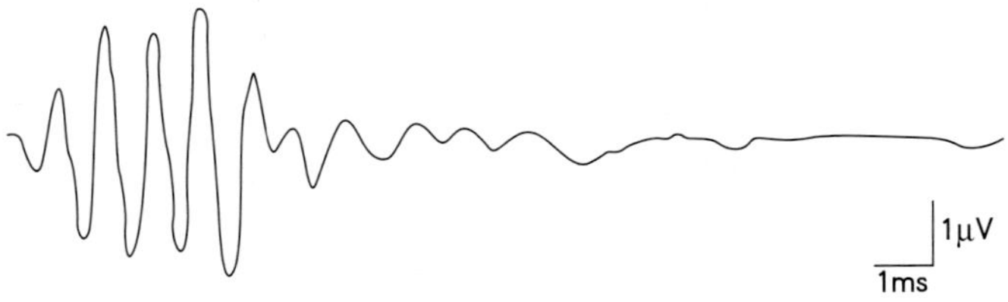

图 12-6　刺激声为 1 000Hz 短纯音产生的耳蜗微音电位

特点：

忠实复制刺激声的声学波形、无真正的阈值、无潜伏期和不应期、无适应性、非“全或无”、在正常情况下输入 / 输出函数曲线（I/O 函数曲线）为非线性。

（二）SP（总和电位）

来源于蜗内不同非线性机制的多成分反应。通常认为主要产生于基底膜的非线性振动，当迷路积水，可使基底膜振动不对称，从而产生优势－SP。

不少生理病理实验证明，＋SP 主要来源于 OHC，－SP 主要来源于 IHC，因为在 IHC 内记录到的是正电位，推测在IHC膜外应是负电位，因此有作者认为，在中阶记录的SP=＋SP－SP，即＋SP和－SP之代数和。尽管Davis为SP下了上述定义为多成分反应，但考虑为OHC和IHC电位的总和更为近似些，因为只有这样才能解释临床上突聋患者出现优势－SP，听力恢复后，－SP会消失或减小这一可逆的动态变化进程。实验证明，当OHC损伤时，＋SP消失或减小，而－SP增大，随恢复时间的延长，当＋SP恢复后，－SP又消失了（图12-7）。另外，噪声性聋和一些老年性聋同样会出现优势－SP，也无法用基底膜振动不对称来解释。

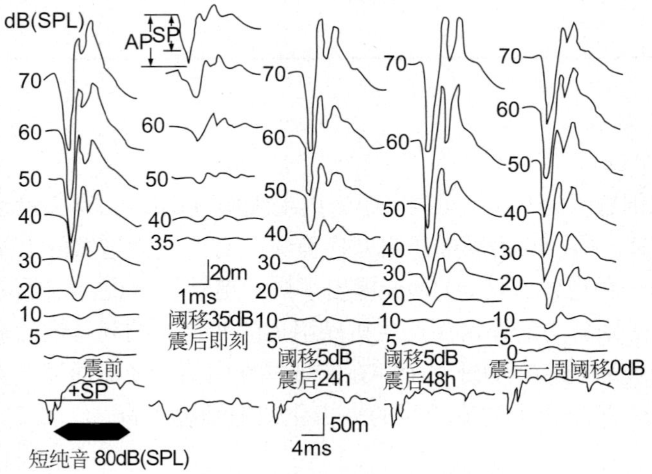

图 12-7　＋SP 和－SP 的相互关系

当 CAP 阈移>30dB 时，＋SP 振幅下降，－SP 振幅提高；当 CAP 阈移≤ 5dB 时，＋SP 逐渐恢复增大，而－SP 消失

特点：无不应期、疲劳现象及潜伏期。

刺激声越大，SP 幅度越大，但仍有非线性特点。

无真正阈值，一般在声强度较高时，才能诱发出来（图 12-8），但各频率的短纯音均能诱发出SP（图12-9，12-10），无复制声学波形的特点。

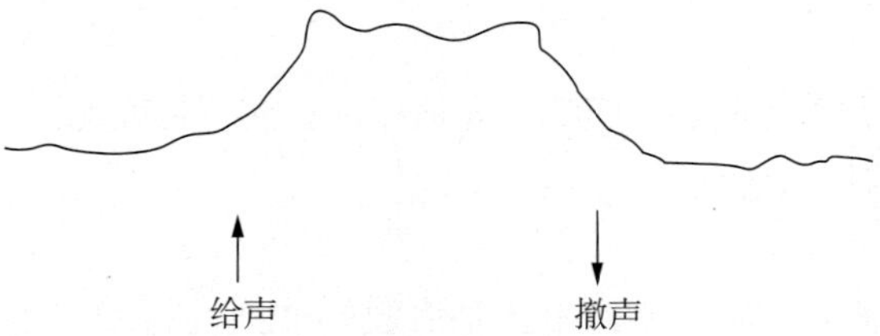

图 12-8　用 1kHz 短纯音 90dB SL 相位交替声刺激使 CM 抵消，记录出－SP

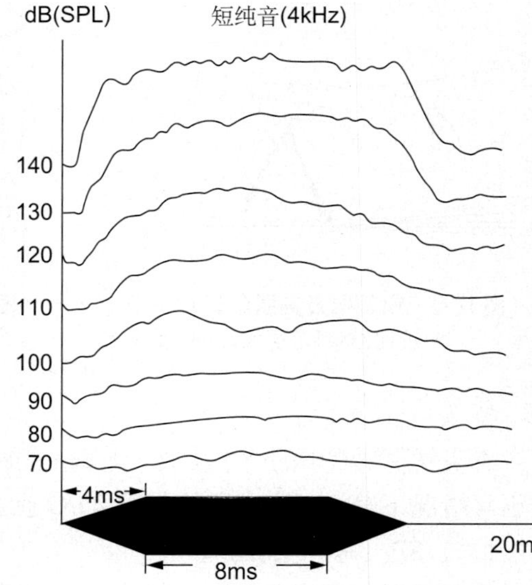

图 12-9　在人耳外道鼓环处用短纯音记录到的 4kHz 的−SP

（上升 / 下降时间为 4ms，持续时间为 8ms）

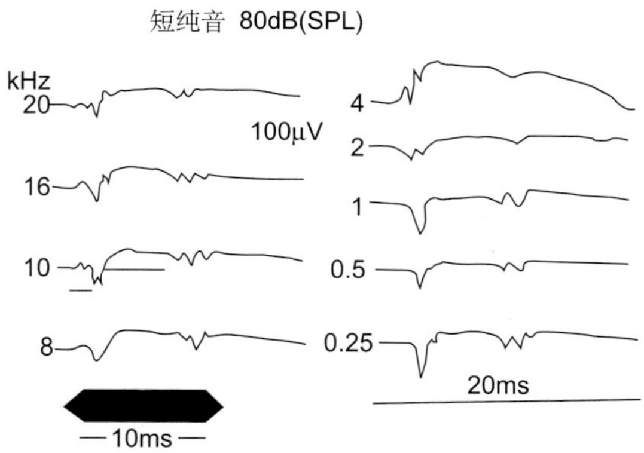

图 12-10　在豚鼠圆窗处用短纯音记录到的各频率（0.25 ~ 20kHz）的＋ SP
（上升 / 下降时间为 2ms，持续时间 10ms）

（三）CAP（复合动物电位）

来源：当耳蜗毛细胞受机械刺激兴奋后产生 CM 的同时，传入神经递质谷氨酸释放入突触，与谷氨酸受体结合，使突触后膜去极化产生 AP，CAP 实际上是数以千计的单个听神经放电 AP 的总和。

N_1指有髓鞘听神经、N_2、N_3指传导速度慢的无髓鞘纤维放电。听神经复合动作电位(CAP)在人体 ECochG 记录中常呈潜伏期为 1.5ms 左右的一组电位，包括N_1、N_2、N_3。在高强度刺激时，N_2、N_3比较明显，N_2潜伏期比N_1延迟 1ms，N_3再延长 1ms 左右出现。图 12-11 示N_1、N_2、N_3随刺激强度变化情况。因为 AP 实际上是数以千计的单个听神经元放电的总和。因此，有的作者对短声引出的来自基底膜全长的神经活动电位称为“全神经动作电位”(whole-nerve AP，WNAP)，而对用具有频率特性的刺激引出的称为复合电位 (CAP)。观察行波过程，行波从蜗底传至蜗顶约需 2ms 的时间延迟(图 12-12)。

在 ECochG 中，AP 的潜伏期随刺激强度增加而渐缩短（图 12-13）。在反应阈处潜伏期约 4ms，至 90dB SL 时缩短到约 1.5ms。AP 的振幅则随声刺激强度增加而加大。在声强增加到 40 ~ 50dB SL 时振幅达到一稳定平面，而继续增加至 60dB SL 时，振幅又突然急剧加大。AP 的潜伏期及振幅和刺激声强度之间的函数关系可用图 12-13 表示。振幅 - 强度函数曲线可分为 H (高) 和 L (低) 两段。

在高强度时 AP 以 N_1 为主；在 65dB SL 时，AP 呈 W 形，N_1 和 N_2 的振幅相等；在低强度时则以 N_2 为主(图 12-14)。

AP 的波形和 AP 输入 - 输出函数曲线分为两段，可以用两群不同的感觉单位的反应来解释。内毛细胞主要由放射纤维支配，位于基底膜的边缘，距最大振动处远，弱刺激不足以兴奋内毛细胞，强刺激才能激活内毛细胞。而放射纤维与螺旋纤维的比是 20∶1，因此可以认为高强度时主要是由内毛细胞和相连的神经纤维发出的 N_1，也就是说，H 段反映了这一群神经单位的活动。N_2 则为外毛细胞及与之相连的神经纤维产生的，是 L 段的基础。换句话说，OHC 反应阈值强度（灵敏），而 IHC 对高强度刺激反应。由于神经冲动沿螺旋纤维的非髓鞘树突行进比沿放射纤维行进的时间长，所以 N_2 的潜伏期比 N_1 的长。链霉素、卡那霉素中毒使外毛细胞损害时，L 段消失而 H 段不受影响。

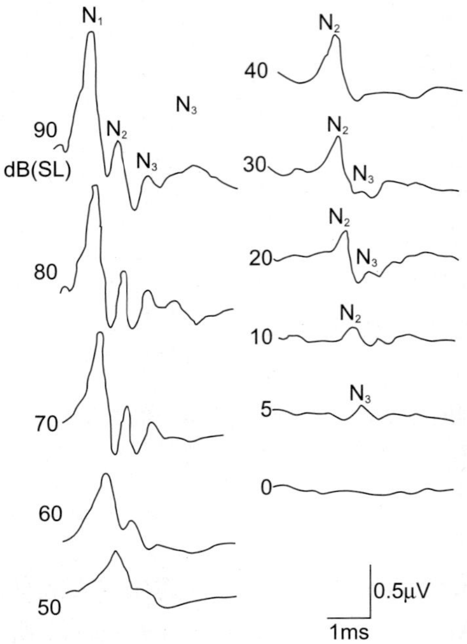

图 12-11 人 ECochG 记录的 AP

示 N_1、N_2、N_3 随刺激强度减弱而变化过程，40 dB 时 N_2 代替 N1，5dB 时 N_3 代替 N_2

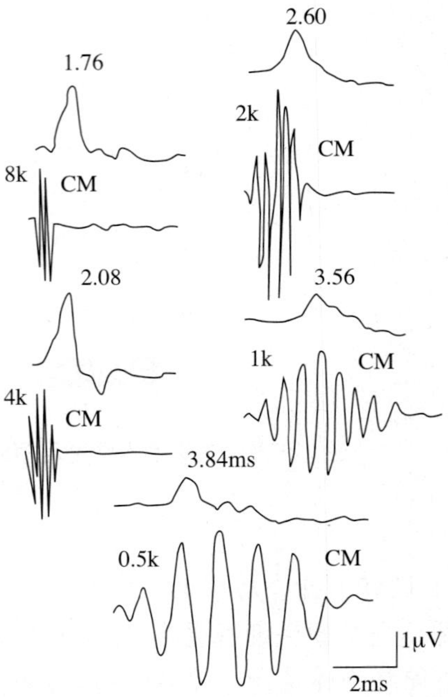

图 12-12 用短音 8、4、2、1、0.5kHz 刺激引导 AP AP 的潜伏期从 8kHz 的 1.76ms 逐渐延迟到 0.5kHz 时的 3.84ms，整个行波延迟 2.08ms（刺激强度均为 115dB SPL）

近年来，Dallos 和 Russell 成功地做了在体的毛细胞内记录，使人们真正认识了耳蜗毛细胞的生理特性。实验证明，IHC 比 OHC 敏感，但它必须依赖于外毛细胞的完整。OHC 损伤则 IHC 灵敏度下降，CAP阈值升高，且耳蜗功能表现出被动的非线性特征。Kemp 发现的耳声发射，以及对 OHC 能动性和胞内肌动蛋白的研究，则进一步证明 OHC 的主动机制及与 IHC 之间的关系，从而补充和修正了上述两群不同感觉单位的假说。

图 12-11 示耳蜗电图（AP）在不同声强级的波形，AP 的极性始终为负性，它不随刺激的相位交替而改变，有不应期，符合“全或无”规则，有疲劳现象，具有真正的阈值和潜伏期。

综上所述，当同时记录 CM 和 AP 时，可清楚看出二者的特性及相互关系；用分离方法将 CM 与 SP-AP 复合波分离后，可看出 CM 、SP 和 AP 三者的关系（图 12-12）。另一种说法：N_2 可能包括耳蜗核的成分，N_3 可能包括上橄榄核的成分（图 12-11）。

特点：

符合“全或无”定律，即阈下刺激时不引起反应，阈上刺激无论强度大小，总产生一定的动作电位，CAP 的幅度，潜伏期与刺激强度成特定的非线性关系，有不应期（图 12-13）。

CAP 具有真正的阈值，为耳蜗功能重要的指标，也是临床和科研实验中常用的指标（图12-14）。

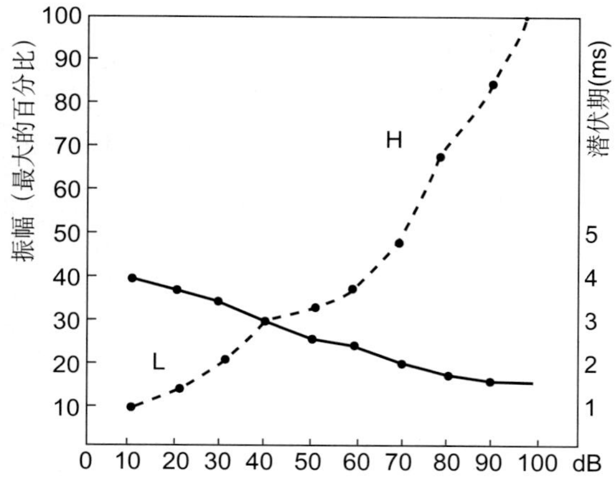

图 12-13 20只正常耳AP振幅/强度（I/O）及潜伏期/强度（I/O）函数关系（4kHz短纯音引导）

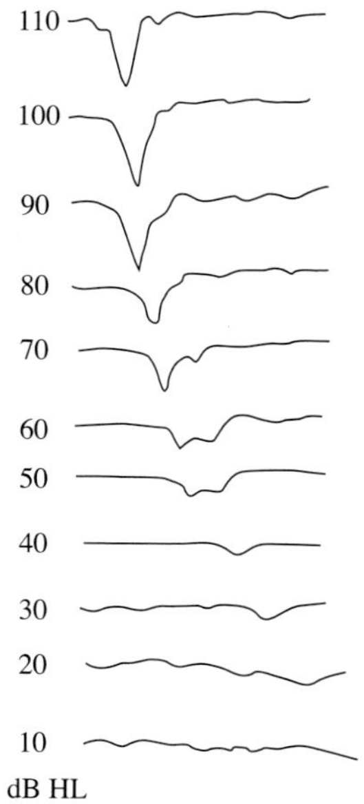

图 12-14 不同声强级的CAP波形 可见20dB HL仍有反应波形，10dB HL则无反应，可较清楚地看出反应阈值时的波形

（四）ABR（听性脑干反应）

1. 许多病理、生理实验及CT和手术提供的依据表明，波Ⅰ来源于耳蜗，波Ⅱ来源于耳蜗核，波Ⅲ来源于上橄榄核，波Ⅳ来源于斜方体，波Ⅴ来源于下丘，波Ⅵ来源于内膝体，波Ⅶ来源于听放射（图12-15）。

但新近研究认为，波Ⅰ来源于蜗神经近蜗端，波Ⅱ来源于蜗神经近脑端，波Ⅲ来源于耳蜗核，波Ⅳ来源于上橄榄核，波Ⅴ来源于斜方体。

特点：具有真正的阈值，不受被测人员是否处于清醒、安静等的影响，如果防止了肌电的干扰，ABR分化更为清楚。通过各波潜伏期的变化可了解神经冲动传导是否受各种病理因素的影响而引起神经传导阻滞。新近研究表明，ABR各波均为突触后电位。

2. 中期反应 Woods等(1987)复习23例脑病变患者的听性中期反应(audi-tory middle latency，AMLR)，发现在Na～Pa振幅和一级听皮层（或辅助听皮层）的损伤之间没有任何关系，因而认为Pa来源不在听皮层。Deiser等认为头皮中线记录的AMLR的发生器是丘脑，可能有双侧半球

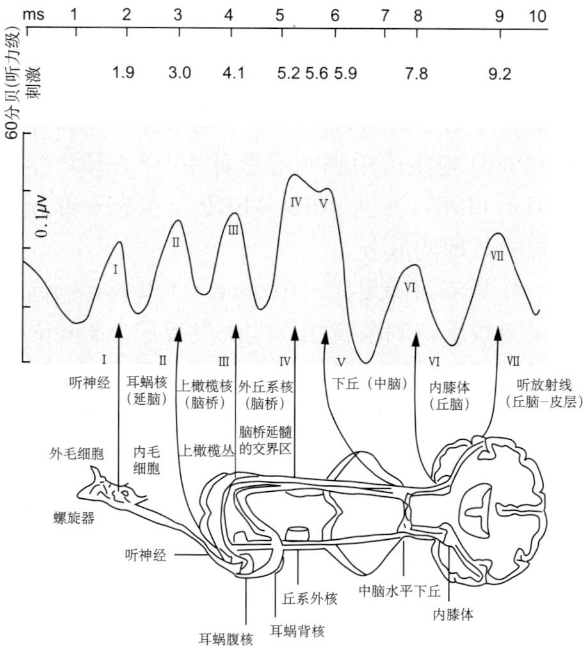

图 12-15 ABR各波来源示意图

的参与。Parving等在一例双侧颞叶梗死的患者记录到正常的AMLR，也证实了这一观点。Na可能来源于内膝体。

Mast认为从头顶记录的中期反应含有肌源性和神经源性两种成分。神经源性中期反应起源于一级听皮层和邻近的二级听投射区，很可能还有丘脑（内膝体）的脑干上部之反应参与其中。肌源性中期反应（声动反应）主要与颈肌、耳后肌有关。因为耳后肌的支配神经也是面神经的一个分支，所以耳后声动反应（postsonomotor response）的神经传导径路可能是：耳蜗腹核、上橄榄核群、上橄榄核群的二级突触、外侧丘系、网状结构或下丘、面神经核（图12-16）。豚鼠等动物可引出中潜伏期的皮层原发反应。

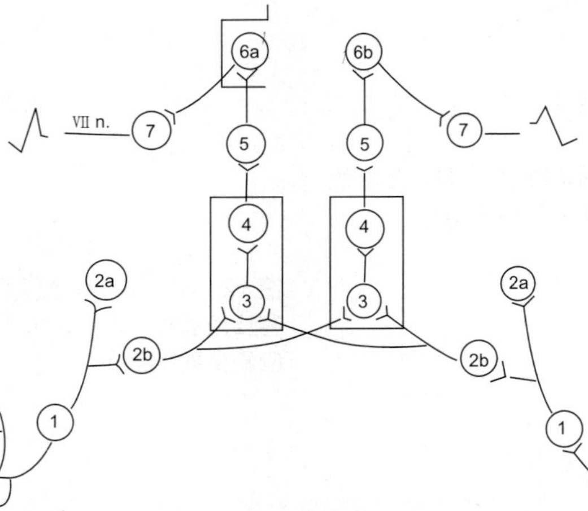

图 12-16 耳后声动反应的神经传导通路（仿自 Gibson，1974）

1：螺旋神经节；2a：蜗背核；2b：蜗膜核；3、4：上橄榄核群；5：外侧丘系核；6a：网状结构；6b：腹下丘；7：面神经

3. 40Hz 听相关电位（40Hz AERP） 40Hz AERP的起源仍不清楚，Spydell等(1985)报告中脑病变的患者40Hz AERP的幅度异常减低，而颞叶病变的患者40Hz AERP的幅度正常。顾瑞(1988)也报告中脑病变患者40Hz AERP异常，颞叶病变患者的40Hz AERP正常。Makela及Hari(1987)报告40Hz AERP至少有一部分来源于听皮层。成晋川等人认为40Hz AERP有来源于耳蜗的成分。

4. 频率跟随反应（frequency following response，FFR） 连续给低频纯音刺激，可在头皮记录到频率与刺激音相同的诱发反应。Sohmer等认为FFR发生器在脑干上部，但Yamada等在只有ABR波Ⅰ和波Ⅱ的脑损伤儿童也记录到FFR，对是否下丘的活动成分也参与了频率跟随反应则有不同意见。Yamads等（1980）认为CM也参与了头皮记录的FFR。脑干频率跟随反应对低频刺激的振幅较大，对1 000Hz以上的刺激反应则急剧减小。在70dB nHL对250或500Hz纯音的反应常为0.4mV左右，在阈上40～50dB反应振幅不到0.1mV而不能辨认（图12-17）。

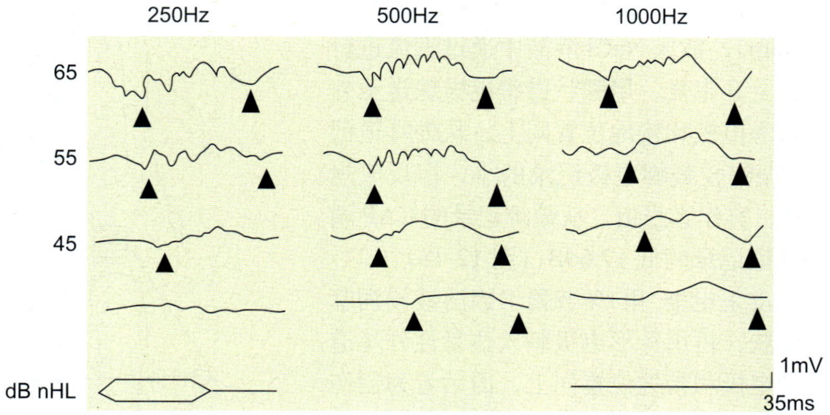

图 12-17　频率跟随反应

第四节　听觉诱发电位的临床应用

一、耳蜗电图临床应用

在给声刺激时，从耳蜗可以记录出多种电位变化，统称耳蜗电位。其中主要的成分有微音电位（cochlear microphonics, CM）、总和电位（summating potential，SP）及听神经复合动作电位 (compound action potential, CAP)。在静息时还可记录出蜗内直流电位 (endocochlcar potential, EP)。在临床应用中，通常把前 3 种耳蜗电位称为耳蜗电图 (electro cochleograms，ECochG)。

（一）耳蜗电图的记录技术

1. 常用刺激声

（1）短声（click）：通常用来引导 CAP。短声是以 100μs 宽度的窄方波输入耳机，冲击耳机产生一种宽频带噪声，但一般能量主要集中在 3 ～ 4kHz。由于短声上升时间快，所以是引起神经冲动同步最佳的信号，可得出最清晰的反应波形。短声的缺点是不能像纯音那样具有频率特异性。

（2）滤波短声（filtered click）：将 100μs 的方波电脉冲通过 1/3 倍频程滤波器，输出即为含一系列的准正弦波（6 ～ 7 个）的滤波短声，其正弦波的频率决定于滤波器的滤波带的中心频率，这种短声的时相（从上升到下降至消失）随频率的不同而不同。高频时的滤波短声具有一定的频率特异性，低频时（0.25、0.5、 1kHz）频率特异性较差。

（3）短音（tone pip）：短音的声学波形与滤波短声的波形甚为相似，频谱的外形与滤波短声的外形基本相仿。

2. 电极及其位置

（1）鼓岬电极：用一长约 6cm 的细于 22 号皮下注射针头或针灸针，除针夹和尾端外均涂以绝缘材料（如聚四氟乙烯、六氟六烯），国外有市售的 ECochG 专用针电极，经 75% 酒精浸泡或高压消毒后备用。电极经鼓膜后下象限刺入鼓室直抵鼓岬，参考电极置同侧耳垂，额部接地。合作的成人可在局麻下放置电极，儿童则需氯胺酮全麻。从鼓岬记录的 CAP 反应振幅较外耳道电极记录的大，可在主观听阈 10dB 以内检出 CAP 反应阈。怀疑听神经瘤的患者，当外耳道电极记录不出 AP 时，则需行鼓岬电极记录。

（2）外耳道电极：用一绝缘银丝，末端烧成小珠状（直径约0.5mm），放入NaCl溶液中通过直流进行泛极化处理，涂上导电膏，用膝状镊将电极珠送至外耳道鼓环处，参考电极和接地位置同上。从外耳道记录的CAP反应振幅较鼓岬电极记录的小，但反应规律二者基本一样。有作者报道，从鼓岬记录的CAP阈值平均比从外耳道记录的低17.6dB（图12-18）。

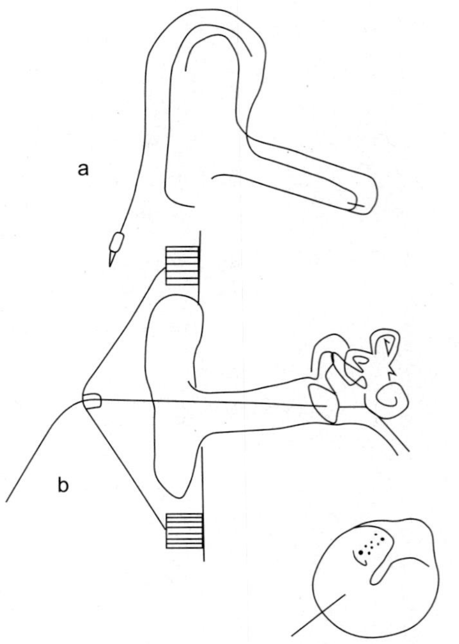

图12-18　电极放置示意图

a. 银珠外耳道电极；b. 经鼓膜电极放置

（3）外耳道皮下电极　用1%普鲁卡因溶液浸润麻醉外耳道局部皮肤，再用针形电极刺入达骨性外耳道外缘附近，参考电极和接地位置同上，因后者为创伤性法，故不常用。

3. ECochG引导程序

（1）CM引导：动物实验研究常用CM作为指标，记录电极一般放在圆窗，故电位振幅较大，通常在示波器上直观测试。在人身上记录CM。近年来，上海生理研究所梁之安报道了全频CM图、多频CM图和单频CM图的记录方法。前两者需要频谱分析仪或计算机处理，一般实验室条件达不到；用单频纯音作为刺激，只要用一个简单的正弦波同步信号发生器，使平均器的扫描与纯音正弦波的周期同步，分析时间为10ms，则10s内即可叠加1 000次。从耳垂处记录电极时，CM振幅虽小，但波形清晰，快速易行（图12-18）。

（2）SP引导：通常临床应用短声引导CAP。在耳蜗病变时，往往可见－SP，形成AP-SP的复合波。用短纯音引导时，其上升、下降时间和持续时间各家应用有异。用上升下降时间为2ms，持续时间为10ms的短纯音，在豚鼠圆窗记录时可获得AP和正性SP的复合波。观察－SP振幅的变化对判断耳蜗病变是有意义的。给人用外耳道电极，上升下降时间为4ms，持续时间为8ms，则可记录到－SP而不见AP。放大器滤波带宽0（或0.5）Hz至某一高频，例如用1kHz的短纯音，高通截止频率为1kHz，以消除伪迹。以此类推，或者不做任何滤波处理也可。声刺激

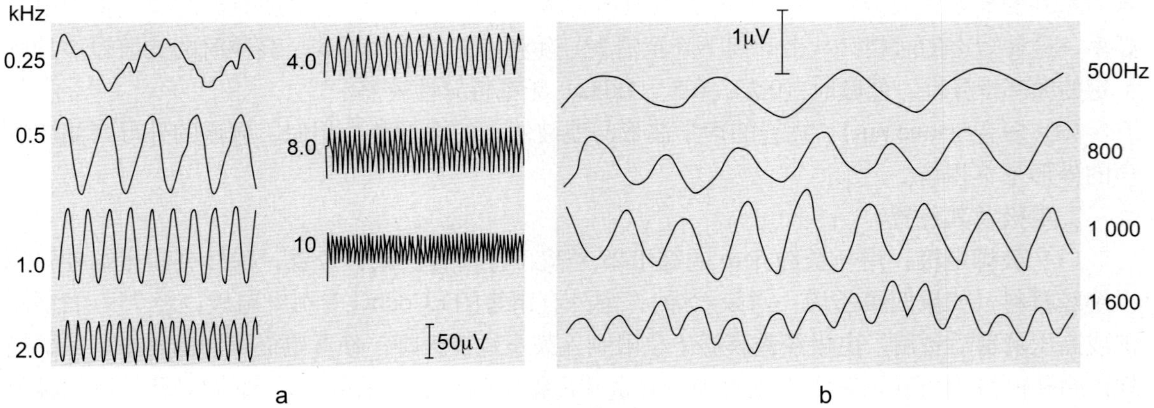

图12-19　单频CM图

（引自梁之安）

a. 从豚鼠圆窗处记录；b. 从人耳垂处记录

重复率一般用30次/秒。扫描时间：20ms，灵敏度：50μV或100μV，平均次数：256～512次。

（3）CAP引导：刺激声常用短声或滤波短声。后者为进一步了解耳蜗各部功能而用，刺激重复率10次/秒，一般不得超过30次/秒。放大器滤波带宽：0.08（或0.1）～1.5（或3）kHz；扫描时间：10或20ms；灵敏度：50μV或100μV；平均次数：256～512次。

常规必须做出阈值反应，在阈值附近时，需重复几次测试，以期获得确切的反应波形。

（二）耳蜗电图的特点

1. CM　突出特点是严格地复制刺激声的声学波形，响应速度极快，无潜伏期和后效应，不遵循全或无定律；在中等强度刺激时，CM的振幅可和声音保持良好的线性关系，不受刺激重复率的影响；CM产生于毛细胞声－电转换的环节，准确反映此环节功能状态及在此之前的声学过程，因此对中耳、蜗前及蜗后病变都能提供有用的信息。实验研究中通常通过实验前后CM的振幅比较来判断耳蜗损伤情况（图12-20）。

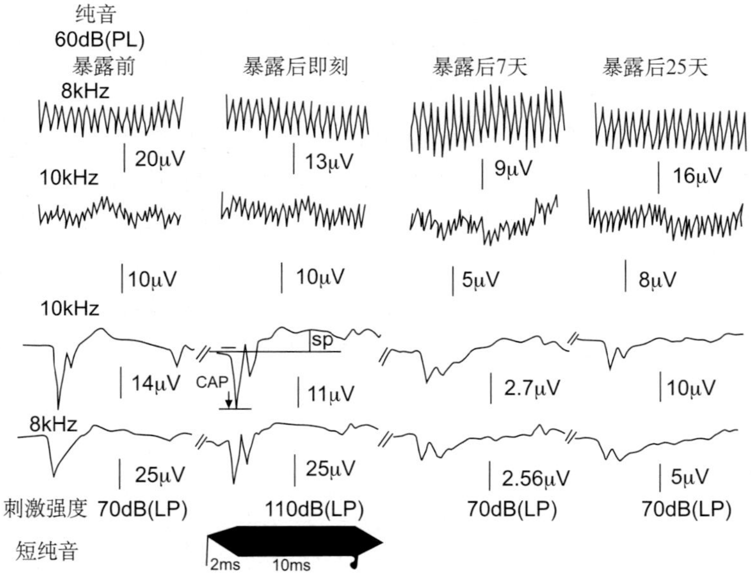

图12-20　噪声暴露前、后8、10kHz CM电位振幅变化比较

2. SP　是耳蜗电位中的一种直流成分。相对阈值较高，刺激声强达60dB以上时才出现，无不应期、疲劳现象和潜伏期，不遵循全或无定律，在一定强度内，SP的振幅与刺激声强保持良好的线性关系，高强度时则出现饱和，不受刺激重复率的影响，用相位随机、刺激重复快的短纯音作刺激并将电位进行叠加，可部分地消去CM和AP，而较清楚地显示SP。在圆窗记录为＋SP（豚鼠），在人外耳道记录为－SP。在多数耳蜗不正常的情况下，用短声刺激可引出AP-SP复合波，－SP和AP幅度量取方法如图12-21。通常认为当迷路积水时由于基底膜振动不对称引起－SP。

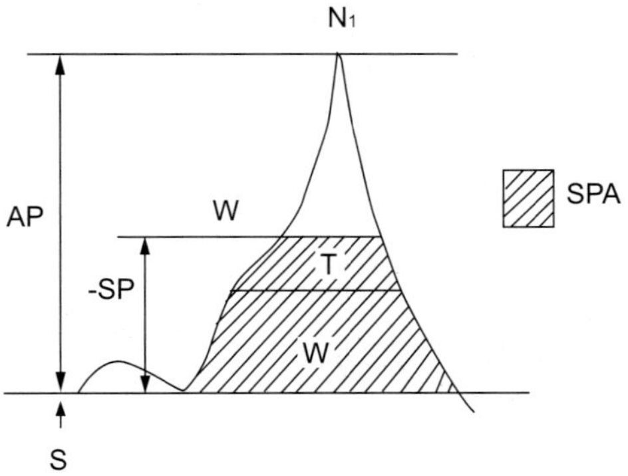

图12-21　AP-SP复合波，－SP/AP、T/W和SP的积分面积（SPA）的量取方法

总和电位（summating potential, SP）是耳蜗处理过程伴发的多种非线性的总和所表现的多成分反应（Davis 等，1972）。SP 基本与刺激声的包络相仿（即随刺激声而开始和终止，不像 CM 那样波形和声刺激波形一致）。直流偏移的极性的正或负取决于刺激的频率、强度和电极的位置。在耳道用非创伤性电极记录的 SP 一般表现为基线的负偏移。基线偏移持续时间和声刺激的时程一致。在低刺激强度不能记录到SP。记录 SP和 AP常用极性交替的短声为声刺激。刺激强度增大时，AP 振幅明显增大而潜伏期仅稍缩短；刺激速率增加时 AP 振幅减小而 SP 的振幅不改变。

记录电极的位置越接近圆窗 AP 的振幅越大，SP 和 AP 的振幅比也随电极与圆窗龛的距离而改变。用耳垂电极记录的患梅尼埃病成人的 SP 和 AP 的振幅比，与正常人的没有明显差异。用外耳道电极记录的 SP/AP 比只有用鼓岬电极记录的 38% 左右。SP/AP 振幅比决定于 AP 振幅的绝对值，AP 振幅加大则 SP/AP 减小。

耳蜗病变有感音性听力损失者，特别是在 1kHz 以上听力损失耳，常记录到 SP 增大（与 AP 相对而言）。在梅尼埃患耳，常有 SP/AP 振幅比增大。然而在耳蜗神经病变时，若 AP 振幅减小，也可记录到 SP/AP 增大。

3. CAP　听神经复合动作电位实际上是包括N_1、N_2、N_3的一组波形，不过在高强度时N_2、N_3 才明显，各波间间隔约 1ms。CAP 的极性始终是负性，它随刺激声强度成特定的非线性关系，即在强度 - 振幅函数曲线中，低强度时呈低段（L），中等强度（50 ~ 60dB）时呈平台，高强度时呈高段（H），所以用途颇大。刺激声种类对AP波形分化影响较大，临床上多采用短声和滤波短声，低频滤波短声引导的AP波形分化欠佳，在判断阈值反应时有困难。实际上无论用什么声音，CAP 的振幅及其分化好坏主要决定于刺激声的上升时间，上升时间越短，CAP 波形分化得越好，振幅越大（图 12-22）。

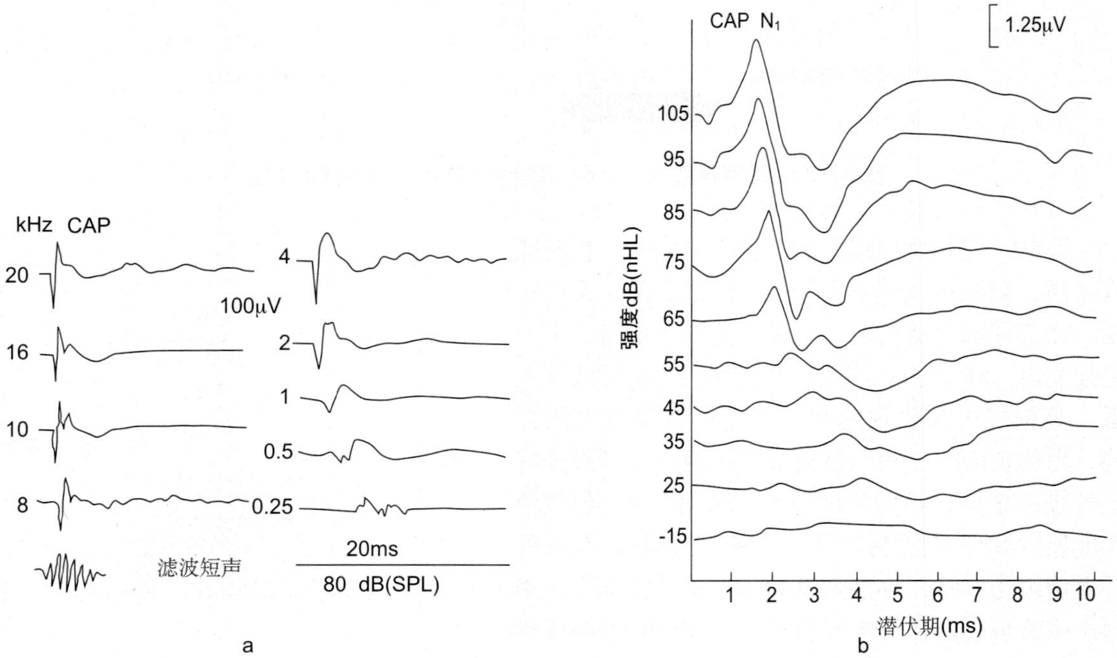

图 12-22　听神经复合动作电位

a. 在豚鼠圆窗处用滤波短声引导的 CAP；b. 在人外耳道鼓环处引导的 CAP

（三）临床应用

1. 梅尼埃病　用ECochG检查梅尼埃病和监测膜迷路积水变化情况是临床最常用的技术之一。

一般认为由于膜迷路积水，内淋巴量的增加使基底膜的力学特性改变，基底膜振动的不对称是SP产生的基础。当膜迷路积水时，加强了这种不对称，使SP加大（Gibson等，1977）。这种认识是在Durrent及Dallos (1974) 有关基底膜向鼓阶偏移时SP的幅度增大的观点基础上引申出来的。临床用甘油等脱水后SP随之减小，也支持上述看法（Moffat等，1978；Coats及Alford，1981）。

AP的幅度－声强度的输入/输出函数曲线：其L和平台段均消失只剩下H段（图12-23）。

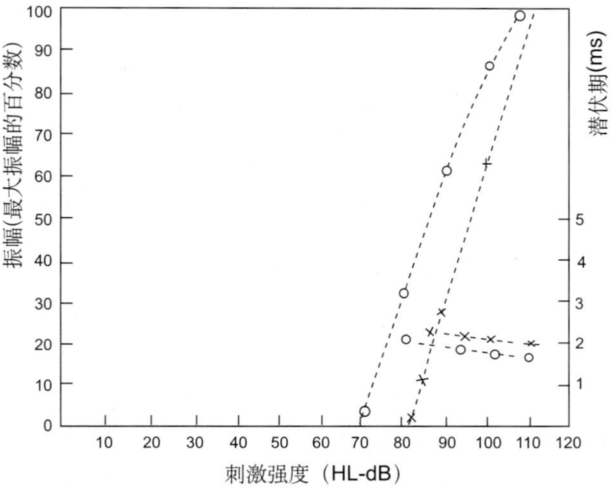

图12-23　双耳梅尼埃病的AP输入-输出函数曲线

AP和SP的绝对振幅有很大的个体差异。SP和AP的振幅比则较恒定。一般将SP/AP≥0.45（或≥0.4）视为异常。然而Coats(1986)报告在正常人，当AP振幅由1μV增加到4μV时，SP/AP比则由0.4减至0.25。因此，只简单地用SP/AP单项来判断是否正常是不够的。Coats提出用“AP－修正SP”振幅比来弥补其不足之处。图12-24中的两线之间为正常SP－AP振幅关系的95%置信区间，任何高于此区间的都为异常（即在此界限上方的都视为SP/AP振幅比大于正常）。Goin等（1982）也有类似的报告。在具体分析时，还应考虑作ECochG检查时电极位置、声刺激的参量等对SP、AP记录的影响。

AP成分或SP/AP复合波的宽度：约2/3的梅尼埃病患耳的SP-AP复合波宽度增宽。正常人SP的平均时程为0.957ms，单侧梅尼埃病的健耳为1.158ms，患耳的为1.327ms，约58%的梅尼埃病患者的ECochG时程延长（图12-25）。

梅尼埃病SP的极性：当非反相（noninverting）电极接近耳蜗，反相（inverting）电极离耳蜗较远（如对侧耳垂）时，SP与AP的极性一致，均为负；当非反相电极放置在头顶或额部而反相电极放在耳道、耳垂或鼓岬上时，SP和AP都为正。然而，有时在正常人或梅尼埃病的患者，SP极性可与AP相反，即AP为正，SP为负（或AP为负，SP为正）。这种情况见于用4kHz或8kHz高频短纯音作声刺激时。在梅尼埃患者，

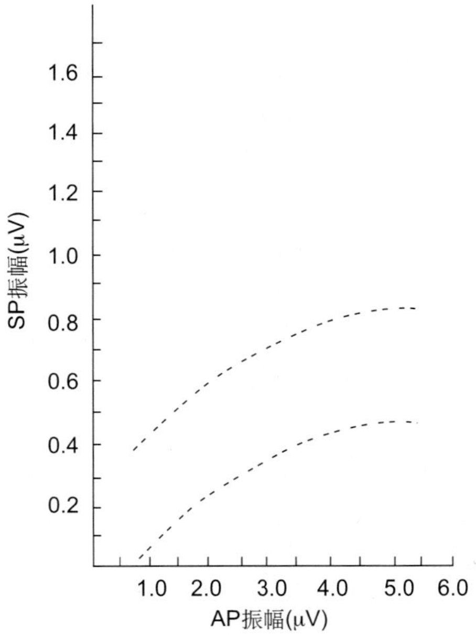

图12-24　“AP-修正SP”振幅正常关系的95%的置信区间

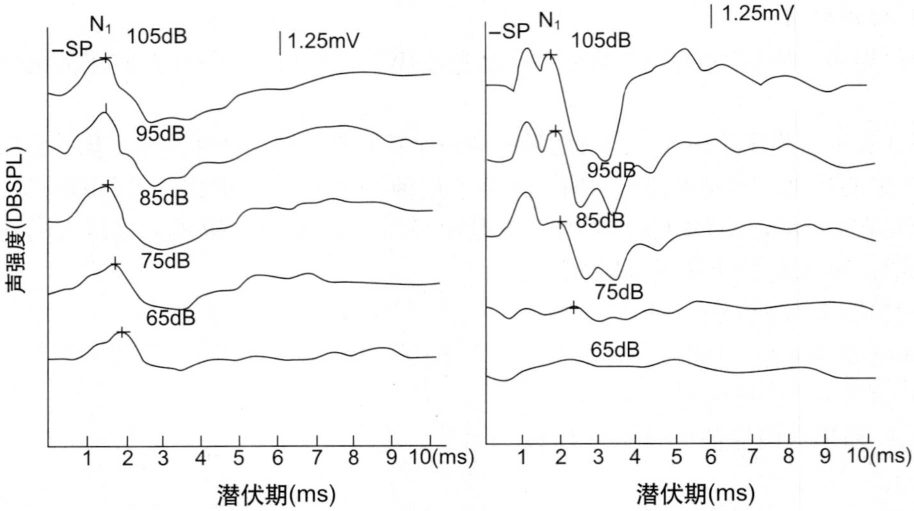

图 12-25 梅尼埃病患者短声诱发的 AP–SP 复合波，示优势 –SP

Danmann 等（1988）报告 8kHz 短纯音引出的为＋ SP，与短声和低频短纯音引出的为－ SP 相反。Kansaki 等（1982）报告 42 例梅尼埃病中 38% 的 8kHz 短纯音诱发的 SP 为正。此外电极放在中耳腔内常记录出＋ SP。

2. 感音神经性听力损失　在重度感音神经性听力损失时做 ABR，波 I 不能清晰分辨（或在 ABR 中未记录到波 I ）时，可用 AP 代替波 I 计算 ABR 的 I ～ V 间期。

在其他非梅尼埃病的感音神经性听力损失，Coats（1981）按“AP- 修正 SP”振幅正常关系分析，绝大多数都在95%置信区间。有些关于非梅尼埃病的感音神经性听力损失耳的SP/AP的振幅比≥ 0.4 的报告，未进行“AP-SP”振幅关系的修正，在计算 SP/AP 振幅比时，未考虑听力损失的程度和听力图形，与 Coats 等的结果不一致。

在听神经瘤和脑桥小脑角肿瘤，AP 的形态和肿瘤大小有关。Shanon等（1981）报告小或中等大的肿瘤 AP 可正常或振幅稍增大；有的纯音测听示重度听力损失者 CM 仍可检出。在较大的肿瘤，AP振幅减小，波形变宽，进一步长大时，AP 不再能检出。

对于感音神经性聋，首先应考虑在3个环节病变：毛细胞、突触及传入神经纤维。有研究证明，当噪声暴露后，CM、SP 随时间的延长，可恢复，但 CAP 阈值仍较高，提示传入突触或传入纤维受到损伤。

3. 突发性聋　往往出现 CAP 高反应，或出现优势－ SP，可用优势－ SP 作为指标来了解突聋的预后，有报道提出治疗前出现优势－ SP 的病例，预后较好。

4. 中枢性聋　一般不影响 ECochG（图 12-26），但听神经瘤压迫内听动脉时，使内耳受损，可表现为优势－ SP。

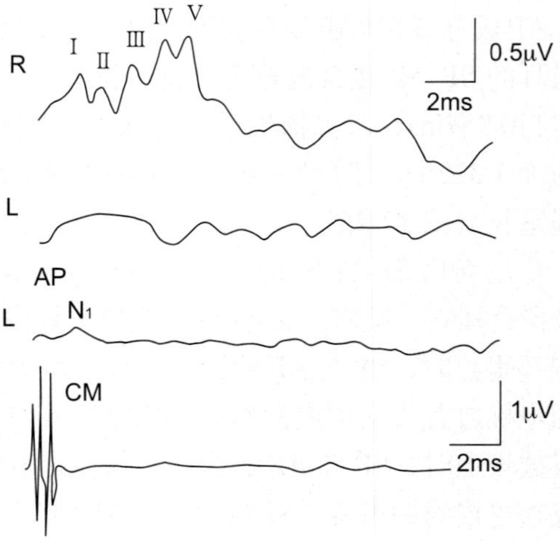

图12-26　张××，ABR右侧（上图）正常，左侧（下图）未引出，用 4kHz 短音可引出 AP 和 CM

二、听性脑干反应临床应用

脑干听觉诱发反应 (brainstem audipory evoked response, BAER)的异常表现于 1974 年由 Sohmer 等，1975 年由 Robinson、Starr 等报告。现在，BAER 已被用作客观检查听神经和脑干功能障碍的方法。BAER 常称为听性脑干反应 (audipory brainstem response, ABR 或 BSR)。

听性脑干反应不受受试者意识状态（清醒、睡眠、昏迷、镇静剂或麻醉等）的影响，检查过程无损伤，不产生痛苦，所以不需要对受试者使用镇静剂或麻醉，可让其处于较舒适的卧位、半卧位或坐位。在试验过程中，受试者可以入睡。此项检查可以在电屏蔽隔声室内进行，也可以在普通的较安静的房间内完成。近年来，这项技术已在耳科及神经科临床得到广泛应用。

听性脑干反应为 1 ~ 10ms 潜伏期内出现的一系列反应波，依次用罗马数字来表示，即波Ⅰ，Ⅱ，Ⅲ，Ⅳ，Ⅴ，Ⅵ，Ⅶ。其中波Ⅰ、Ⅲ及波Ⅴ最明显。

正常人的脑干听觉诱发电位见图 12-27。

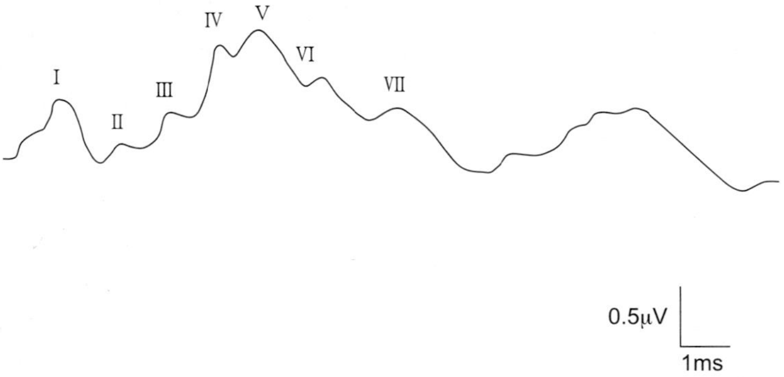

图 12-27　正常听力者的 ABR 波形

（一）脑干反应测听的操作技术

在进行 ABR 测试之前，应先了解病史。通过询问病史，了解测试的目的、听力减退的病史，有无头部外伤、饮酒、用药史，有无内科或神经科疾患。

传音性和感音神经性听力减退可影响脑干反应的潜伏期和峰间潜伏期，特别是高频听力减退的患者，可使脑干反应难以分析。因此测试 ABR 之前应先做纯音测听，如不能测听则应通过询问病史估计有无高频听力损失。

1. ABR 引导程序

脱脂：用酒精棉球脱脂，极间电阻应＜4kΩ。

电极位置：作用电极放置在颅顶，参考电极放置在同侧耳垂内侧，额部接地，一般用银盘电极加导电膏。

刺激声类型：一般用短声或高频短音，刺激声相位交替，刺激间隔时间为 75ms，耳机给声。

同侧刺激同测记录，以及同侧刺激对侧记录。

Stockard 等指出，耳周电极的位置最为重要，微小的变动即可引起波峰振幅和波形的明显改变。耳垂内侧位是得出最大波 I 振幅和最少刺激伪迹的位置，且易于重复。

应检查电极以避免 50Hz 伪迹，保证记录系统不会因为电极不好而从地线记录。如从地线记录，就会得出畸形的反应而做出异常反应的报告。

用两个导联——颅顶至同侧耳和颅顶至对侧耳同时记录同侧和对侧对刺激的反应，并比较两侧的波峰振幅、潜伏期。这有利于提高波峰辨认的阳性率，特别在异常反应时更有帮助。

放大器增益应在 10 000 倍左右。增益应尽可能大，直至受试者休息时电信号能通过伪迹排斥线路（在 ± 10μV）以及紧张时能将噪声信号排斥。

滤波带宽很要紧。如低截止频率低于100Hz则肌和脑电活动可污染反应，高于100Hz，反应的较慢成分会失真，特别是波Ⅴ后的负波。会使波的振幅比改变并使波Ⅴ难于辨认。高截止频率＜ 3kHz，峰潜伏期可有相位变动和振幅改变，＞ 30kHz 不会增加解决问题的信息而只会使高频噪声变明显。

刺激重复率越慢，波越清晰，但测试需时越长。加快重复率振幅变小，潜伏期和峰间潜伏期延长，测试时间缩短。现在一般用 11.1 次 / 秒的重复率。用 30 ～ 50 次 / 秒的重复率只适于查听力而不适于神经检查，因为只有波Ⅴ清楚而波间潜伏期难以判断。

每次叠加 2 048 次，并于每个刺激强度重复 1 次，必要时重复 4 ～ 8 次，直到得出波Ⅰ、Ⅲ及Ⅴ（或肯定它们消失之后），重复得出现的潜伏期相差不应在0.1 ~ 0.2ms以上，最好振幅在 5% 的变异范围之内（但在紧张的患者不易如此）。当振幅小或波形失真时，只有再叠加一些反应才能证实波峰的存在。单次不能重复的反应，可由于将肌肉活动的反应误认为脑干反应而得出错误结论。波形变异的最常见原因是肌伪迹，而不是脑干异常。

在能清晰认波Ⅰ、Ⅲ、Ⅴ时，或证实对每耳刺激都引不出时，检查才可结束。

2. 阈值的判定　用每秒 70 ～ 80 次的短声刺激，在 95% 以上的正常成分，对 30dB nHL 以下的强度，平均4 000次，可记录到＞ 0.1μV 的可辨认的脑干反应波Ⅴ。在成人对每秒10次的短声，可于短声行为听阈上 6dB 得出可辨认的脑干反应。正常婴儿对 3kHz 正弦波短声的脑干反应阈为：出生时 30dB nHL，1 岁时 20dB nHL，5 岁时 10dB nHL 左右。Ryerson 及 Beagley 报告，在 2 ～ 3 岁的幼儿，经鼓膜的耳蜗电图得出的阈值平均比脑干反应的低 12dB；从外耳道记录的 ECochG 阈值与脑干反应的相同或较前者稍高。

由于重振性感音性听力减退患者阈上反应的振幅增长很快，所以其阈值比正常人的较易精确地得出。另一方面也应考虑很多感音神经性听力减退的时间累积（temporal integration）减低的影响。

对短声刺激，脑干反应阈和 2 ～ 4kHz 的纯音行为听阈最接近，在高频听力损失明显的患者，脑干反应也可通过较低频率的反应区引出。

对纯音刺激，脑干反应阈平均在行为听阈之上10 ~ 20dB，高频的反应阈较接近行为听阈。

脑干反应并不能全面反映听觉系统各部分的活动情况。可能某些疾病会侵犯脑干反应的神经径路，却不影响听觉的传导径路。正常的脑干反应可能是由“与时间感觉有关的”听觉（如声定向等）系统所发生的，而与单纯的听敏度感觉关系较少。

3. 振幅及潜伏期的量取　ABR 的振幅，有人计算颅顶正峰到后面的颅顶负谷间的振幅，在波Ⅴ计算从较高的Ⅳ或Ⅴ峰到后面波谷的最低点，不管这一最低谷在波Ⅵ的前面或后面。也有人采用对波Ⅰ和波Ⅴ计算正峰到负谷的振幅，波Ⅱ、Ⅲ及Ⅳ计算负谷到正峰的振幅的量取方法。

无论哪一种量取方法均以各波的波峰为参考点，归结起来不外乎两种方法：①从峰顶到前一个或接下去的波谷；②从峰顶到基线。图12-28为两种方法的示意图。潜伏期的量取其起点一般是从电脉冲给予转换器的时间算起，作为研究性的工作则从声音到达鼓膜的时间算起。但

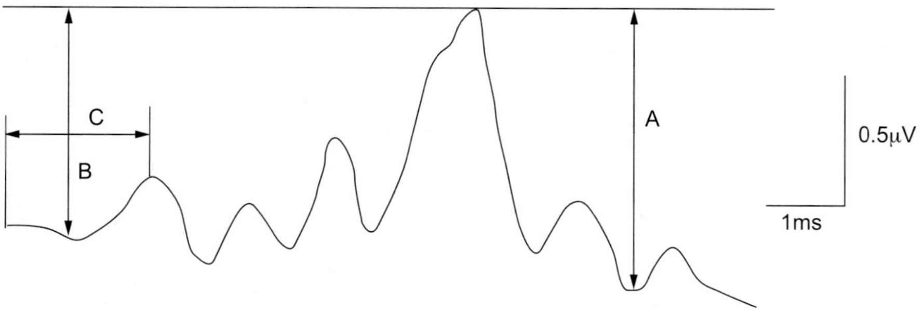

图 12-28　ABR 各波振幅和潜伏期量取方法

A：从峰顶到下一个波的波谷　B：从峰顶到基线　C：从刺激声到波的峰尖

大部分以波峰作为参考点，也有的选用斜坡的起点。如果波峰不能重复时，则取两个峰的均值，如果波峰是宽的或平滑的，则用延伸线的方法，取其两根斜线的交点。

4. 波的辨别　一般依靠潜伏期和某一波的前面或后面有几个波来辨认脑干反应的波形，波Ⅴ随后往往是一个大的“切迹”。

从估计听阈来说波Ⅴ最重要，对神经耳科检查来说，波Ⅰ、Ⅲ、Ⅴ最重要。

波Ⅰ：波Ⅰ是计算其他各波的基准，因此辨认波Ⅰ尤为重要。波Ⅰ应与CM及刺激伪迹相鉴别。在高频听力损失，特别是在老年，波I的振幅低或波Ⅰ缺失。增加刺激强度，减慢刺激重复率或从外耳道中记录，可使波Ⅰ振幅加大。减小刺激强度，使波Ⅰ潜伏期延长，可与潜伏期不变的CM相区别。改变刺激极性或用交替变换极性的刺激可使CM的极性改变或将CM排斥，对波Ⅰ则无影响。从对侧记录到的波Ⅰ的振幅低得多，但波Ⅰ后的负波一般较明显。对则和同侧记录间的差可指示波Ⅰ峰的位置。

波Ⅲ：波Ⅲ振幅一般高于波Ⅰ，最好是比较同侧和对侧记录来辨认波Ⅲ。对侧记录中波Ⅲ振幅较低，潜伏期较短，与波Ⅱ较接近。波Ⅲ偶可为分叉型，这时难以肯定用那个峰来计算。如果对侧记录中只有一个峰或改变刺激极性时只剩下一个峰，则可用这个峰。

波Ⅴ：波Ⅴ常是最高的一个峰，而且后面继之以一明显的颅顶负波。改变给声重复率和降低声强，对波Ⅴ出现率影响较少，在其他波消失后波Ⅴ还可继续存在。波Ⅴ和Ⅳ合成一个“Ⅳ/Ⅴ”复合波。在波Ⅴ或波Ⅳ/Ⅴ下降段中仅呈一细小的曲折点时，可导致混淆。有时在较低的刺激强度时可将两个波分开。而从对侧记录中波Ⅴ几乎总是和波Ⅳ分开的。对侧记录波Ⅳ比同侧记录常迟 0.1 ~ 0.2ms 出现。另一种可错认的模式是波Ⅴ发生在波Ⅳ的负波尚未达到谷底之前，这从对侧记录中只有波Ⅴ而Ⅳ多已衰减可资辨认。一般情况，Ⅳ ~ Ⅴ复合波有6种变化(图12-29)。

5. 波形　ABR 的波形有很大的个体差异。约有 5% 的正常人波Ⅰ峰分叉（双峰）。波Ⅲ为双峰的也占 5% 左右。双峰在较高声强级时出现。波Ⅳ ~ Ⅴ有 6 种形状（图 12-29），15% Ⅳ ~ Ⅴ合为一峰，45% 波Ⅳ小于波Ⅴ，30% 波Ⅴ振幅低于波Ⅳ，10% 波Ⅳ和波Ⅴ相等（Picton 等 1981）。约有 1/3 的人两耳的波Ⅳ ~ Ⅴ形状不相同。

6. ABR 的一些正常值

（1）ABR各波的出现率（表12-2）：ABR各波的正常值与所用仪器、操作技术的不同等有关。我们对30耳的测试结果显示各波出现率分别为：波Ⅰ、Ⅲ及Ⅴ均为100%；波Ⅱ为80%；

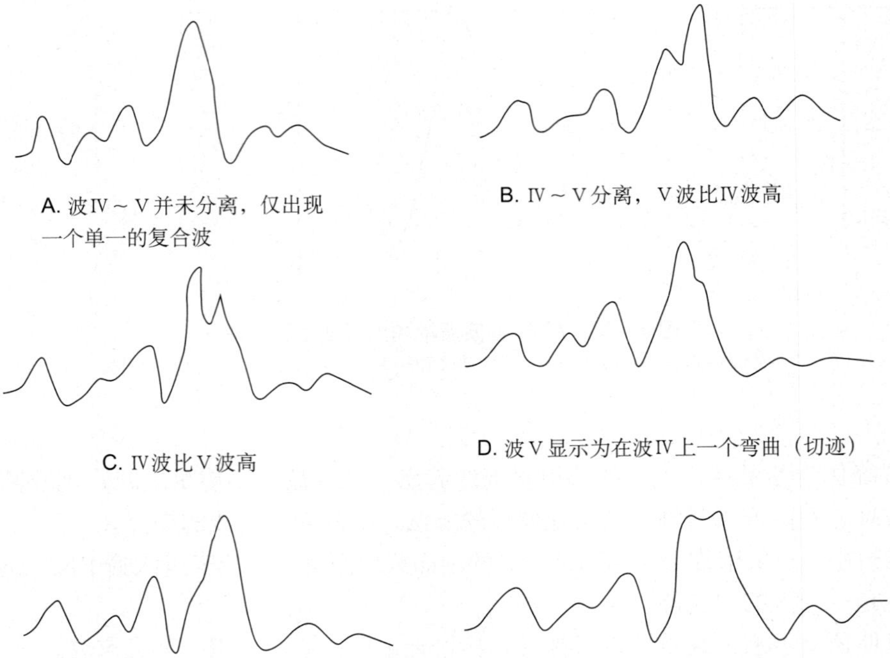

A. 波Ⅳ～Ⅴ并未分离，仅出现一个单一的复合波
B. Ⅳ～Ⅴ分离，Ⅴ波比Ⅳ波高
C. Ⅳ波比Ⅴ波高
D. 波Ⅴ显示为在波Ⅳ上一个弯曲（切迹）
E. 波Ⅳ显示为在波Ⅴ上一个弯曲
F. 波Ⅳ和波Ⅴ显示为相同的高度

图 12-29　ABR 波Ⅴ的六种正常变化波形

波Ⅳ为 47%；波Ⅵ为 63%；波Ⅶ为 50%。国内各单位报告的 ABR 波Ⅰ、Ⅲ及Ⅴ出现率或辨认率也都是 100%，或接近 100%。

表 12-2　ABR 各波的出现率或辨认率（%）

报告者	短声声波	波Ⅴ	波Ⅲ	波Ⅰ	波Ⅵ	波Ⅱ	波Ⅳ	波Ⅶ
胡　岢等	70dB（SL）	100	100	100	95.4	93.0	60.5	37.2
	0 dB（SL）	30.2	7.0	23.3	…	2.3	…	…
戚以胜等	80dB（HL）	100	96.7	100	76.7	90	76.7	50
	30dB（HL）	90	43.3	43.3	23.3	20	10	6.7
李兴启等	75 dB（SL）	100	100	100	63	80	47	50
赵纪余等	75 dB（SL）	100	100	96	90	80	85	45
	15 dB（SL）	95	15	7	10	…	…	…
江　敏等	75 dB（SL）	100	100	100	…	98.7	87.5	…
魏保龄等	70 ～ 80 dB（SL）	100	100	99	83	80	93	64

（2）ABR 各波的潜伏期的正常值：见表 12-3、12-4。

表 12-3　国人 ABR 各波潜伏期的正常值（ms）

报告者	声级(dB)	波Ⅰ	波Ⅱ	波Ⅲ	波Ⅳ	波Ⅴ	波Ⅵ	波Ⅶ
胡　肯等	70 (SL) *	1.69 ± 0.17	2.82 ± 0.17	3.94 ± 0.19	5.13 ± 0.20	5.80 ± 0.22	7.44 ± 0.28	8.56 ± 0.34
戚以胜等	90 (HL)**	1.91 ± 0.27	3.07 ± 0.36	4.16 ± 0.30	5.35 ± 0.45	5.35 ± 0.45	7.32 ± 0.38	8.57 ± 0.50
李兴启等	75 (SL)	1.63 ± 0.14	2.84 ± 0.17	3.91 ± 0.17	5.01 ± 0.15	5.74 ± 0.20	7.34 ± 0.27	8.93 ± 0.49
赵纪余等	75 (SL)	1.74 ± 0.10	2.75 ± 0.16	3.82 ± 0.16	5.00 ± 0.15	5.64 ± 0.21	7.16 ± 0.26	8.75 ± 0.59
江　敏等	75 (SL)	1.33 ± 0.17	2.53 ± 0.22	3.65 ± 0.25	4.90 ± 0.25	5.58 ± 0.26	…	…
陈玉琰	80 (SL)	1.3	…	…	…	5.5	…	…
		(1.0 ~ 1.70)				(5.3 ~ 5.7)		
魏保龄等	80 (SL)	1.5 ± 0.1	2.6 ± 0.1	3.8 ± 0.3	5.00 ± 0.3	5.7 ± 0.3	7.1 ± 0.4	8.8 ± 0.4
徐丽蓉等	80 (SL)	1.76 ± 0.18	2.75 ± 0.24	3.84 ± 0.27	5.09 ± 0.34	5.77 ± 0.28	…	…
陈瑞文等	80 (SL)	…	…	…	…	5.78	…	…
						(5.28 ~ 6.01)		

*：由耳机发出刺激短声

**：由扬声器发出刺激短声

表 12-4　国外作者报道的 ABR 各波潜伏期的正常值（ms）

报告者	短声强度（dB）	波Ⅰ	波Ⅱ	波Ⅲ	波Ⅳ	波Ⅴ	波Ⅵ	波Ⅶ
Jewett 等	65 ~ 75（SL）	1.5	2.6	3.5	4.3	5.1	6.5	…
Starr	75（SL）	1.4	2.6	3.7	4.6	5.4	6.9	8.7
Picton	60（SL）	1.5	2.5	3.4	5.0	5.8	7.4	…
加我等	85（SL）	1.93	2.37	3.60	4.89	5.42	6.89	8.48
大西	70（SL）	1.55	2.59	3.67	4.80	5.48	6.81	8.40
堀内	80（SL）	1.5	2.8	3.6	5.5	6.2	7.0	…
市川	…	2	3	4.1	5.0	6.5	7.2	8.3

（3）ABR 的各波之间的峰间潜伏期　见表 12-5。

表 12-5　国人 ABR 的峰间潜伏期（ms）

报告者	声级(dB)	Ⅰ ~ Ⅲ	Ⅲ ~ Ⅴ	Ⅰ ~ Ⅴ
胡　肯等	90 ~ 10(SL)	2.25 ± 0.17	1.86 ± 0.15	4.11 ± 0.21
		(2.4 ~ 2.08)	(2.01 ~ 1.71)	(4.32 ~ 3.90)
戚以胜等	100 ~ 30(HL)	2.28 ± 0.15	1.83 ± 0.19	4.11 ± 0.17
		(2.41 ~ 2.01)	(2.11 ~ 1.62)	(4.41 ~ 3.88)
李兴启等	75 ~ 10(SL)	(2.68 ~ 1.92)	(2.12 ~ 1.40)	(4.38 ~ 3.62)
	75 ~ 35(SL)	…	…	3.89 ± 0.21(4.10 ~ 3.68)至 3.70 ± 0.27(3.97 ~ 3.43)
江　敏等	75(SL)	2.33 ± 0.23	1.92 ± 0.24	4.24 ± 0.27

续表

报告者	声级(dB)	Ⅰ～Ⅲ	Ⅲ～Ⅴ	Ⅰ～Ⅴ
		(2.5 ～ 2.09)	(2.16 ～ 1.68)	(4.51 ～ 3.98)
徐丽蓉等	80(SL)	2.09 ± 0.03	1.92 ± 0.04	4.00 ± 0.08
		(2.12 ～ 2.06)	(1.96 ～ 1.88)	(4.08 ～ 3.92)

（4）两耳间波Ⅴ潜伏期差见表 12-6。

表 12-6 两耳间波Ⅴ潜伏期差值 （ms）

报告者	高声级时	低声级时
李兴启等	75 dB（SL）	…
	0.089 ± 0.086	
赵纪余等	75 dB（SL）	35dB（SL）
	0.094 ± 0.098	0.137 ± 0.128
江 敏等	75 dB（SL）	…
	平均 0.09，最大不超过 0.4	
陈瑞文等	85dB（HL）	…
	平均 0.21（0 ～ 0.26）	

（二）ABR 在耳科临床的应用

1. 新生儿及婴幼儿听力筛选　在20世纪70年代以前，还没有一种非常理想的婴幼儿客观听力检查技术，而脑干反应测听的发展为婴幼儿听力的客观检查提供了可靠方法，使早期听力筛选成为可能。1974 年以来，Galambos 等先后在这方面做了大量工作。他通过 600 余例新生儿及婴幼儿的测试结果认为，ABR 阈值平均比成人高 10dB，并提出正常反应阈为 30 ～ 40dB 为轻度聋的开始。他们进一步研究了正常新生儿和经监护病房（intensive care unit, ICU）成活的新生儿的脑干反应测听及其听力普查结果。他们在每一年约有 3 000 名新生儿出生的产科病房中，随机检查了生后 7 ～ 12 小时的正常健康足月新生儿 220 名。受检查的新生儿总数约相当于同期出生的全部新生儿的 1/4。检查在一间安静房间内进行，新生儿在哺乳后处于自然睡眠状态。检查结果没有发现有听觉障碍的新生儿。他们同时对 ICU 中 1 ～ 4 周的婴儿 75 名进行了脑干反应测听，发现其中 4 名婴儿有严重耳聋。对另外 325 名 1 岁以上曾经 ICU 处理的婴幼儿进行了追踪检查，又发现 4 名幼儿有严重听力损失。因此在平均约 50 名经 ICU 处理的婴幼儿中，可能有 1 名患有严重耳聋。作者认为，对全部新生儿进行脑干反应测听既不可能也不必要。但对ICU处理的婴儿进行常规脑干反应测听却是有价值的。我等报告婴幼儿月龄越小反应阈越高。生后1个月为30dB，6个月为20dB，12个月为16dB，两岁为12dB，5岁为8dB。

若发现阈值升高，最可能的原因是脑干发育尚未成熟。岩田认为早产儿的 ABR 潜伏期显著延长，如妊娠达 39 ～ 40 周者，波Ⅴ潜伏期为 7.16ms（70dBSL），而 35 ～ 36 周的则长至 7.88ms。Starr等报告妊娠期仅26周的早产儿波Ⅴ潜伏期为9.9ms。Montandon等强调了脑干反应测听对新生儿、学龄前儿童的应用价值，认为新生儿及 1 个月至 5 岁儿童常规测听不合作的儿童及伴有昏迷和中枢神经系统严重缺陷的患儿，做 ABR 测试尤有必要。

2. 器质性聋和功能性聋的测定 Kavanagh和Beardsley认为，根据以下两点可以诊断功能性聋：①正常人或器质性聋者其短声主观听阈均较脑干反应阈值低，而功能性聋者却相反，其脑干反应阈较其短声主观听阈低；②功能性聋者在阈强度短声刺激时脑干反应正常，波V潜伏期无明显改变；而器质性聋（包括感音神经性、混合性和传导性聋者）均使波V潜伏期延长；有轻度高频听力损失者其潜伏期明显增加。

由于做ABR测试使用的是含高频为主的短声刺激，所以测试结果主要是反映高频的听力。Jerger及Mauldin（1978）曾对患感音神经性听力损失的275耳进行分析，通过ABR阈乘以0.6，可以估测1、2及4kHz的平均纯音听阈，但估测的标准差大（±15dB）。Vander Drift等（1987）在209耳用短声诱发ABR阈估测0.2 ~ 4 kHz听阈，相关系数为0.93（Jerger为0.48），估测标准差为11dB。Gorga等（1985）也报告ABR阈与2 ~ 4 kHz听阈很接近，与1kHz和8 kHz相关性差。多数作者同意这一观点。

对传导性聋患者用骨导进行ABR测试结果不满意。因为骨导输出能量很小，加之其波形变异大，振幅小，易受伪迹干扰，故在临床上用途有限。然而，对于先天性外耳道闭锁，利用气导和骨导做ABR能较早的预测婴幼儿的听力，如耳蜗发育正常，则气导电反应阈提高或消失，而骨导结果接近正常。此外，用80dB气导刺激，耳蜗性聋的波V潜伏期均在6.5ms之内，而传导性聋有半数可达到6.5 ~ 8ms，有利于鉴别这两类不同性质的耳聋。

Mendelson等曾为2 ~ 12岁的23例正常儿童和40例有中耳炎的儿童做ABR测试，发现急性化脓性中耳炎患儿脑干反应波I的潜伏期延长者占81.25%；分泌性中耳炎患儿的波I潜伏期延长者为62.50%。这些儿童在中耳炎治疗后波I潜伏期分别有86.21%及93.31%恢复正常。脑干反应测听对鼓膜正常而有潜在中耳炎的儿童特别有意义。Jansen等将ABR用于鼓室成形手术中，作为中耳、内耳机能状态的客观指标，曾做了三方面工作：在术前、术中及术后记录ABR，潜伏期短说明移植物位置好；用一声探子发出短声可直接刺激听骨，做动态观察，不必凭主观判断，而能客观地评价听骨链的活动情况；预先按常规位置安放电极，用以随时监视镫骨切除或底板开窗时的内耳功能，以避免对内耳的潜在损伤。

（三）ABR在耳神经学上的应用

为达到耳神经学诊断的目的分析ABR时应注意：①波的振幅是否存在或消失；②各波的潜伏期；③峰间潜伏期，特别是波I ~ V，波I ~ Ⅲ，波Ⅲ ~ V的峰间潜伏期；④两耳I ~ V峰间潜伏期的对比；⑤波形的可重复性。

由于ABR波潜伏期有一些个体差异，所以在分析时对单侧病变患者可对比以两耳波I ~ V的峰间潜伏期，或对比双耳的波V潜伏期，有时还对比波I ~ Ⅲ、波Ⅲ ~ V的峰间潜伏期。

波I ~ V峰间潜伏期延长：肿瘤等病变引起听觉径路的神经活动同步不良时，波I ~ V的峰间潜伏期可延长（Stockard等，1978）。一种计算波间潜伏期的方法是当波I未检出时对比耳间波V潜伏期差（interaural latency difference, ILD）。正常人的ILD5为零，受肿瘤压迫时则ILD5＞0。由于刺激声的强度会影响波V潜伏期，所以计算波ILD5时应作相应的校正。Hydc等用图12-30所示的校正法对传音性聋耳加以校正。如实际声强为85dB，传音性听力损失在1、2和4kHz平均为30dB，则有效刺激声强为55dB。两条虚线之间相差0.4ms，这个0.4ms即为校正值。从测得的波V潜伏期中减去这一校正值，即得校正的波V潜伏期（两耳都用85dB nHL测试ABR）。

对感音神经性听力减退的波V潜伏期校正则较复杂。Selters及Brackmann以纯音4 kHz的听阈为基础，当损失超过50dB时，每多10dB，从波Ⅴ潜伏期中减去0.1ms。Hyde等修正为55dB以上，每5dB减去0.1ms，如校正后的ILD超过0.3ms，即为阳性。Prosser及Arslan（1987）提出鉴别耳蜗与蜗后病变的“诊断指数”（diagnostic index）：

ΔV=SPL（90）$-Ln$（90−X）

其中，SPL（90）为较差耳90dBHL的波Ⅴ潜伏期。

Ln（90−X）是患耳2～4 kHz的纯音平均听阈，*Ln*（90−X）是正常的“90dBHL−X”刺激级的波Ⅴ潜伏期。

$\Delta V > 0$为阳性（蜗后病变）；$\Delta V < 0$为耳蜗病变。

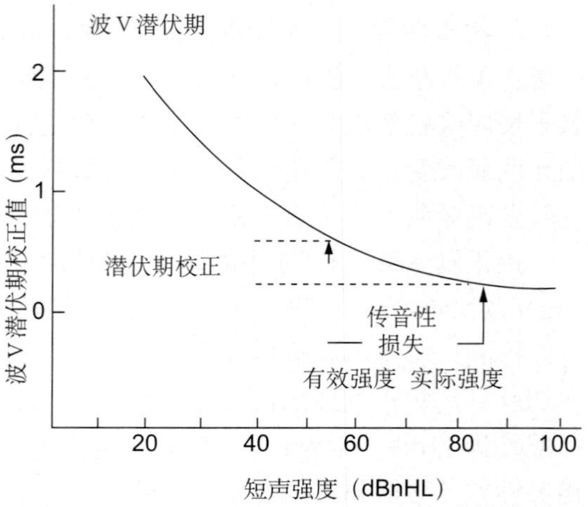

图12-30 对传音性听力减退波Ⅴ潜伏期的校正（仿自Hyde等，1981）

另一种耳间波Ⅴ潜伏期差的计算法是在两耳都能检出清晰的波Ⅰ和波Ⅴ时，比较两耳的波Ⅰ～Ⅴ峰间潜伏期。这是对比两耳相同感觉级的脑干反应的波Ⅰ～Ⅴ峰间潜伏期。如相差0.4ms以上，则为异常。Eggermont等将正常波Ⅰ～Ⅴ峰间潜伏期的平均值为标准，如波Ⅰ～Ⅴ IPL＞平均数加2ms则可能有听神经瘤；＞平均加3ms则为肯定异常的指征。Maurer等将超过2.5ms的认为是异常的。在未记录到波Ⅰ时，可用ECochG的AP-N_1代替波Ⅰ来计算波Ⅰ～Ⅴ潜伏期。

1. 听神经瘤及脑桥小脑角肿物的诊断 听神经瘤或其他脑桥小脑角肿物在ABR上主要表现为波Ⅴ潜伏期延长（图12-31）和波Ⅴ消失（图12-32）。一般认为两耳波Ⅴ潜伏期差（ILD）≥0.4ms，Ⅰ～Ⅴ间期＞4.5ms即为蜗后病变的阳性指征。我们积累的22例脑桥小脑角肿瘤患者中，波Ⅴ潜伏期延长者10例；仅有波Ⅰ，而波Ⅱ～Ⅴ消失者12例（表12-7）。

表12-7 脑干疾患ABR的主要表现

病变类型	Ⅴ潜伏期延长 ILD超过0.4ms	Ⅴ潜伏期延长 Ⅰ～Ⅴ超过4.45ms	仅有Ⅰ（或AP），Ⅱ～Ⅴ消失	Ⅰ能重复，Ⅱ～Ⅴ不能重复	仅有Ⅰ、Ⅱ、Ⅲ，Ⅳ～Ⅴ消失	仅有Ⅰ、Ⅱ，Ⅲ～Ⅴ消失	Ⅴ振幅小于Ⅰ	合计
脑桥小脑角肿瘤	（9）	10	12	--	--	--	--	22
脑干肿瘤	--	--	--	--	--	1	--	1
脱髓鞘	（2）	3	1	2	1	1	1	9
脑外伤	（1）	1	3	--	--	--	--	4
脑血管	（2）	2	--	--	--	--	--	2
小计	14	16	2	1	2	1	38	

从表12-7中可见，波Ⅰ～Ⅴ间期较波Ⅴ潜伏期似乎更有意义。Clemis等指出，若ABR出现，波Ⅴ潜伏期与正常平均值差异较大；双耳间差＞0.3ms（听力损失＞65dB时0.4ms）；阈上90dB刺激情况下仍无电反应时，结合临床症状可诊断为听神经瘤。Glasscock等将ABR测听结果与其他检查结果比较，表明除后颅窝脊髓造影外，ABR测听是诊断听神经瘤最有效的办

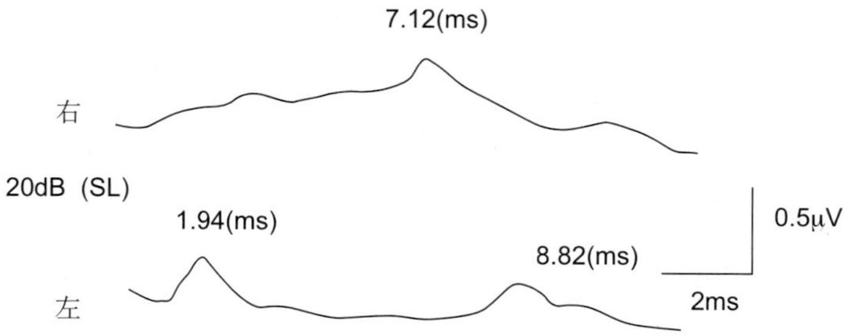

图 12-31　患者男，45 岁，术前左耳听力下降，左 ABR I ~ V=6.88ms，与健耳（右）比较，ILD=1.70ms，手术证实为直径 3 cm 的听神经瘤

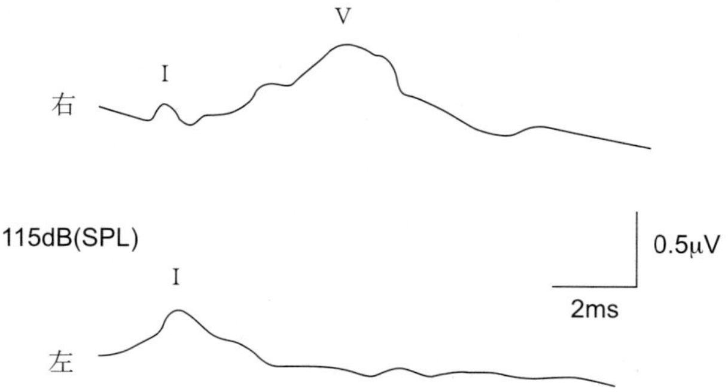

图12-32　患者女，48岁，术前左耳听力下降，ABR右侧正常，左侧只能引出波 I，波 V 消失，手术证实直径 4cm 听神经瘤

法（表 12-8），特别是对早期诊断更有价值。我们曾观察一患者，头晕、共济失调，第一次检查时，双耳听力正常，CT阴性，但ABR ILD=0.52ms，Ⅰ～Ⅴ= 4.56ms，提示左侧蜗后病变。5 个月后做第二次检查，左耳全频听力重度下降，未引出 ABR，只引出高振幅的 CM 和低幅度的 AP-N_1，明确提示蜗后病变，再行 CT 证实为小脑蚓部肿物（图 12-33）。此例病情发展过程及ABR变化过程证明，早期病变也许听力无障碍，但ABR已有异常改变。在早期诊断方面似乎 ABR 测听比 CT 还敏感。

表 12-8　内听道或脑桥小脑角肿瘤患者各项检查结果

项目	音衰试验	短增敏感指数试验	镫骨肌反射衰减试验	ERA	岩锥 X 线照相	CT	后颅窝脊髓造影
检查例数	48	48	48	49	41	40	38
正常（%）	37.5	29.2	18.8	2	22	50	0
异常（%）	62.5	70.8	81.2	98	78	50	100

从部分资料统计情况看，ABR 测听判断听神经瘤的准确率是比较高的，均在 90% 以上（表 12-9）。

听神经瘤的位置和大小与ABR的关系：ABR波形和肿瘤的位置、大小有密切的关系，在较大的肿瘤常记录不出 ABR。一般将肿瘤的直径＞ 1.5cm 者认为是较大的肿瘤。Bergenous 等 (1983) 报告 10 例肿瘤直径＞ 1.5 ～ 1.7cm 的患者中，7 例检不出 ABR，12 例＜ 1.5cm 的患者中

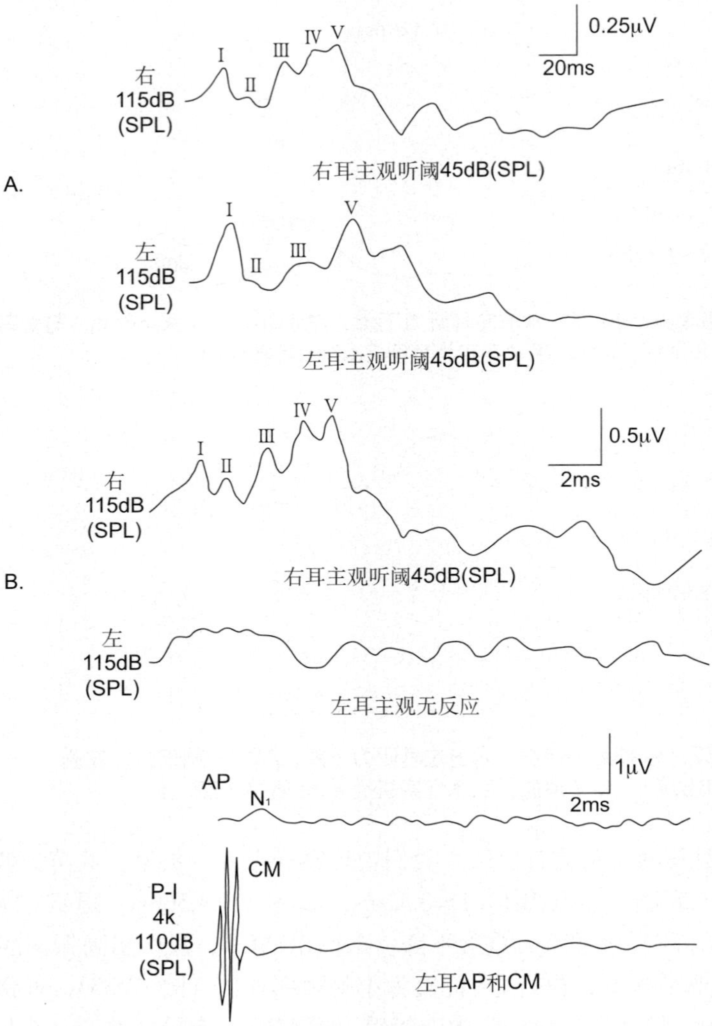

图 12-33 患者女，52 岁

A. 1982 年 5 月 ABR 波形，左耳 I ～ V=4.56ms，ILD=0.52ms, CT 阴性；

B. 1992 年 10 月 ABR 波形，可引出 AP-N_1 和 CM，CT 显示小脑蚓部肿瘤

2 例检不出 ABR；Eggerment 等 (1980) 报告 28 例肿瘤直径 1.5 ～ 1.7cm 的患者中，11 例检不出ABR，43例＜1.5cm的患者中4例检不出ABR。在小肿瘤中ABR可正常（Legatt等，1988）（图 12-34 ～ 12-37）。

表 12-9 听神经瘤患者脑干反应测听结果比较

年代	作者	检查例数	假阴性（例）	阳性率（%）
1977	Selters&Brackmann	46	0	100
1977	Brackmann	20	0	100
1979	Glsaacock, et al	49	1	98
1979	Clemis & McGee	27	2	93
1979	House & Brackmann	146	3	98

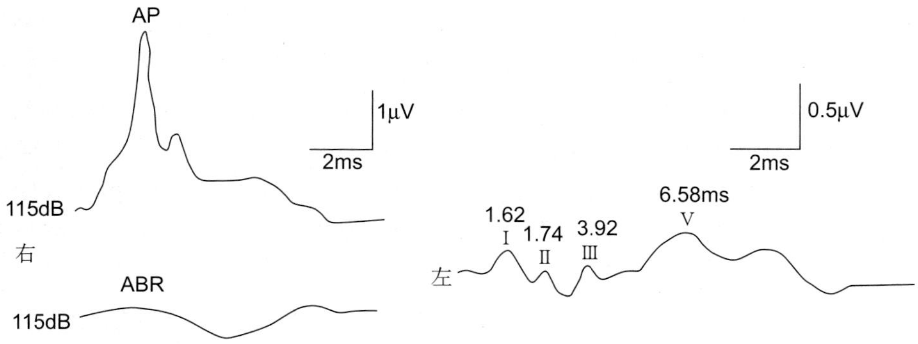

图 12-34　患者男，27 岁

右耳可引出 AP，未引出 ABR；左耳 ABR Ⅰ～Ⅴ=4.88ms，Ⅲ～Ⅴ=2.66ms；手术病理证实为小脑星形细胞瘤

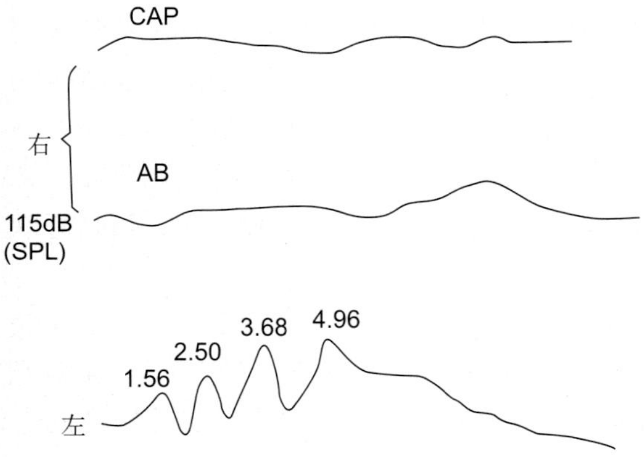

图 12-35　患者男，28 岁

右耳未引出 AP 和 ABR；左耳 ABR 的 V 波消失

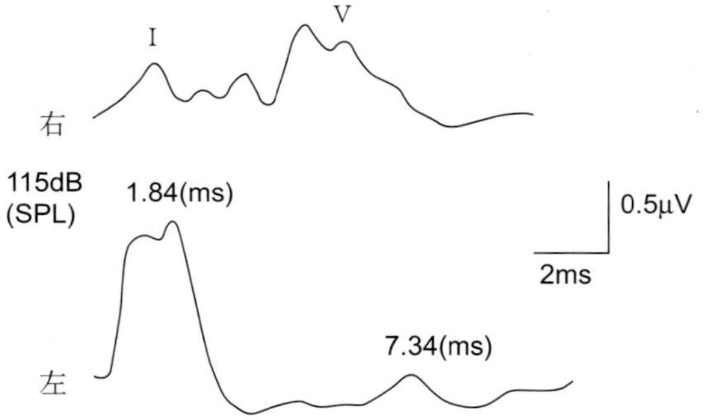

图 12-36　患者男，40 岁

左耳听力下降，ABR 延迟；右耳正常，左耳Ⅰ～Ⅴ=5.50ms，ILD=0.04ms，手术证实为直径 0.9cm 的听神经瘤

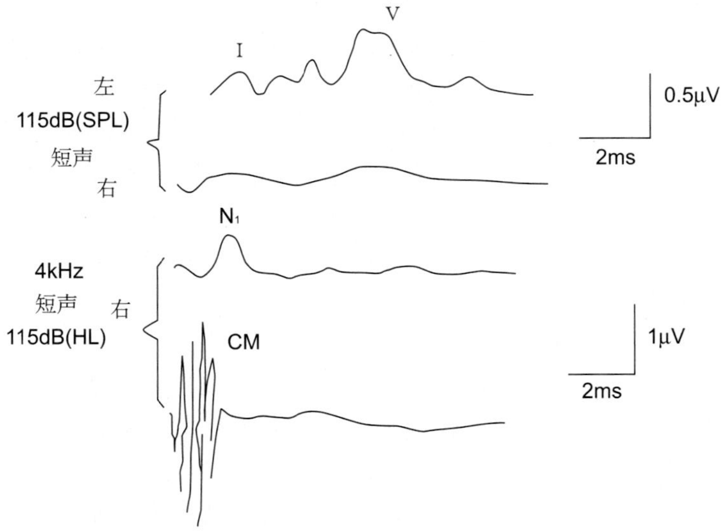

图 12-37　患者男，49 岁

右耳听力严重下降，内听道直径 1 cm 的听神经瘤

Feblot 及 Uziel（1982）报告肿瘤大小与Ⅰ～Ⅴ间期明显相关，但 Musiek 等（1986）认为这种关系很差。多数作者都同意大肿瘤的 ABR 潜伏期多异常的看法，但这并不等于潜伏期的延长和肿瘤的增大之间有一定的函数关系。肿瘤大小和 ABR 异常的关系虽不密切相关，但肿瘤的位置、硬度，是否压迫供血等则对 ABR 异常起一定的作用。在内听道中的小肿瘤可引起很明显的同侧 ABR 异常，而在脑桥小脑角的肿瘤则影响较小。在脑桥小脑角的大肿瘤可引起 ABR某些成分的不可捉摸的改变（有时纯音听阈、言语识别率并无明显异常）。可能肿瘤增长速度在引起 ABR 异常的方面起一定的作用。

脑桥小脑角肿瘤对对侧ABR的影响：许多文献报告了一侧脑桥小脑角肿瘤对对侧ABR的影响。局限于内听道的和＜2cm 的肿瘤不会对对侧耳给声所引起的 ABR 有什么影响。如果对侧耳给声引出异常的 ABR（同侧耳给声也引出异常的 ABR）则很可能是颅后窝中＞2～3cm 的肿瘤的表现。对侧 ABR 的异常表现可为Ⅰ～Ⅲ间期正常而Ⅲ～Ⅴ间期延长，或Ⅰ～Ⅲ间期延长而Ⅲ～Ⅴ间期正常，或Ⅰ～Ⅲ和Ⅲ～Ⅴ间期都延长，或检不出波Ⅴ而Ⅰ～Ⅲ间期正常或延长。Maurer等（1982），Moller（1983）报告有对侧 ABR 异常的占全部听神经瘤患者中的20%～35%。Musiek 及 Kibbe（1983）报告 70% 以上的大肿瘤（＞3cm）显示对侧 ABR 异常。

听神经瘤对侧ABR异常应与其他原因致的双侧ABR异常相区别，例如双侧听神经瘤，又如双侧Ⅰ或Ⅲ波不能辨认的重度听力损失。对侧 ABR 异常也有助于判断肿瘤大小，而且可以预计在术后对侧听力的改善。

肿瘤影响 ECochG 及 ABR 的机制可能有以下两种：①对第Ⅷ脑神经牵扯或压迫，使神经传导速度改变或使第Ⅷ脑神经纤维去同步化（desynchronization）；②机械性能干扰第Ⅷ脑神经和耳蜗的供血，而对对侧 ABR 的影响则可能是肿瘤使脑干移位，从而使对侧脑干听区间受压。Musiek及Kibbe（1986）还认为同侧外侧丘系核受压可使由脑桥下部处的交叉纤维去同步化，从而影响对侧波Ⅴ，压近对侧的同时也可有脑室系统受压，引起颅内压增高。

Costs 和 Jerger 均认为 ABR 的波Ⅰ和波Ⅴ潜伏期变化均与听力图有关，陡降型听力下降（蜗性）者，Ⅰ～Ⅴ反而较健耳缩短，因此作者们提出，可以用Ⅰ～Ⅴ间期来鉴别中枢性损害还是周边性损害。我们观察了 60 例单侧平坦型听力下降（伴响度重振现象）患者（其中48例梅尼埃病，12 例突发性聋），用同一感觉级（SL）强度刺激，分别引导两耳的 ABR，发现患耳的波Ⅴ潜伏期反而比健耳的短（称作负ILD），而且 ILD 的负值与dB (SL) 高度相关（图12-38），于是对于纯音测听确定为感音神经性聋患者，可用图 12-38 来区分蜗后病变、高频听力陡然下降，以及平坦型听力下降（伴响度重振）患者。蜗后患者分布在图的右上部分，陡降型听力下降者分布在右下部分，平坦型听力下降者（伴响度重振）则分布在图的左面。可见，用ABR测听不仅可鉴别耳蜗性还是蜗后病变，还可区分耳蜗性聋的不同类型，但不能区分梅尼埃病还是突发性聋（图 12-39）。

2. 听觉中枢系统疾患的诊断

（1）多发性硬化症：是一种脱髓鞘疾病，只影响中枢神经系统，故波Ⅰ多正常。Robinson 和 Rudge 的研究表明，经临床证实有脑损害的多发性硬化症的患者，51% 可见到波Ⅴ异常。Shanon 等则观察到多发性硬化患者的 ABR 波Ⅰ～Ⅴ间期延长，波Ⅱ～Ⅵ明显减小或消失，同时波Ⅴ变得较宽大。Glasscock 等也发现多发性硬化患者的脑干反应显示中枢传导时间异常。他们认为脑干传导时间延长与脱髓鞘过程有关。作者等观察了 20 余例多发性硬化等脱髓鞘病变患者的 ABR，有近半数病例结果可疑异常或不正常。

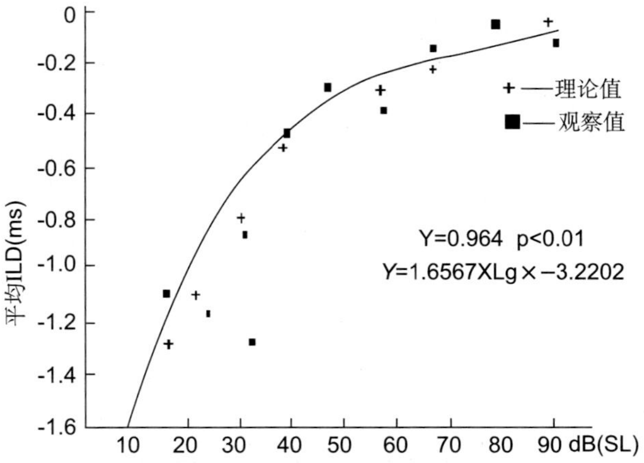

图 12-38　单耳平坦型听力下降伴响度重振者

ILD（ms）与 dB SL 的关系曲线

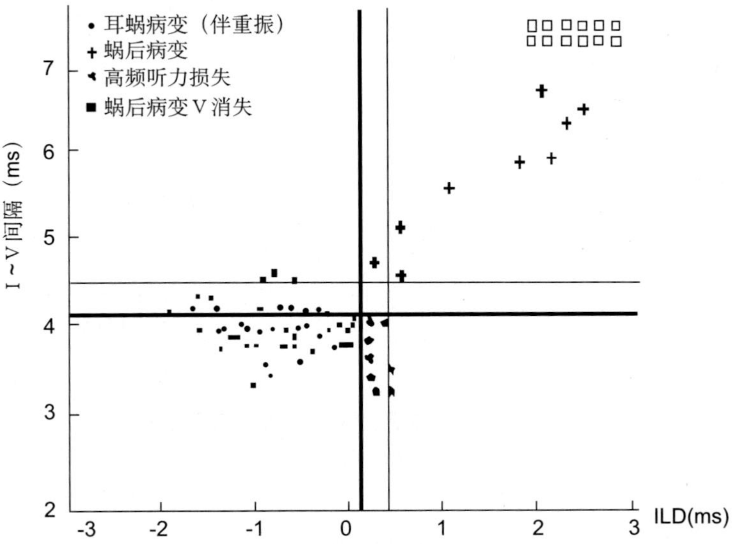

图 12-39　耳蜗性和蜗后病变患者 ILD 与Ⅰ～Ⅴ间期分布示意图

（粗线示正常人平均值，细线示蜗后病变的界线）

我们观察到 9 例脱髓鞘病，除 3 例表现为 ABR 波Ⅴ延长外，其余 5 例主要表现为波Ⅱ～Ⅴ，或Ⅲ～Ⅴ，或Ⅳ～Ⅴ消失和Ⅱ～Ⅴ不能重复出现，波Ⅴ幅度＞波Ⅰ幅度。图12-40为脱髓鞘病患者 ABR 变异波形，Ⅰ、Ⅱ、Ⅲ能重复，Ⅳ～Ⅴ波消失。

（2）脑干胶质瘤：多见于儿童。当波及脑干和改变原正常结构的外生成分时，会发生精神紊乱。Nodar 等报道 7 例患儿（2 岁半～13 岁）所测 ABR 结果，其中 4 例潜伏期延长，5 例波的时程异常，4 例间期改变，3 例电反应稳定性异常，5 例振幅异常，5 例波形异常和 5 例波形消失。全部 7 例中有 6 例 4 项指标阳性，1 例两项阳性。作者们认为，如测潜伏期 - 强度函数曲线和波Ⅰ～Ⅴ间期，可无假阳性。这些病例经 CT 及手术所见与 ABR 所测病变部位完全相符。

图 12-41 是我们观察到的由 CT 证实为脑干肿瘤的成人患者的 ABR 波形，已侵犯到双侧听觉通路，使双侧 ABR 均有异常改变。

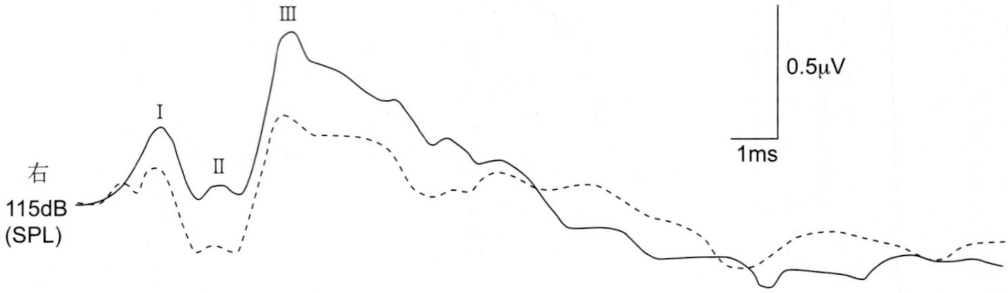

图 12-40 患者男，54 岁，脱髓鞘病

右耳Ⅰ、Ⅱ、Ⅲ能重复出现，Ⅳ～Ⅴ消失

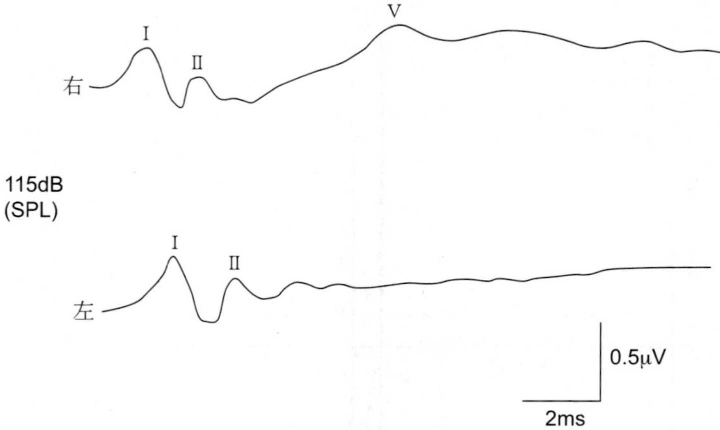

图 12-41 患者男，36 岁，脑干胶质瘤

右耳波Ⅲ消失，波Ⅴ潜伏期延长；左耳波Ⅲ、Ⅳ、Ⅴ消失（与 CT 结果相符）

（3）脑白质营养不良：Ochs 等报告 10 例 ABR 测试结果，其中 7 例为家族性脑中叶硬化，2 例肾上腺素性脑白质营养不良，1 例为其他脑白质营养不良。全部患者 ABR 中仅见波Ⅰ，偶见微弱的波Ⅱ，其他各波均消失。这种方法能尽早发现无神经症状的早期患者，若结合 EEG，有助于确定患者的原发部位和病变范围。

（4）脑外伤：Seales 等曾对 17 例颅脑钝性外伤做 ABR 测试（60dB）。有 3 例脑死亡者无电反应，2 例早期异常，但持续不变，终至死亡；追踪观察的 12 例 ABR 结果，不论最初是异常（3 例）还是正常（9 例）的都恢复正常。作者们认为，早期（创伤后 31h 内）ABR 异常提示脑损害为可逆性，追踪（创伤后 3 ～ 6 天）行 ABR 测试能判定患者的预后，并有助于判断脑干损害的程度和治疗效果。Makino 等研究伴有听觉障碍的头颅部损伤患者，凡表现有神经系统障碍者，ABR 波Ⅰ～Ⅴ间期及波Ⅳ、Ⅴ振幅与正常人相比有明显异常。

我们观察到 4 例脑外伤患者，均伴听力障碍，3 例单侧听力全频重度下降，1 例双侧低频听力下降，除 1 例有视力减退外，余无其他明显的脑神经症状。ABR 均出现异常变化，其中 3

例仅出现波Ⅰ（或 AP-N_1）而波Ⅱ～Ⅴ消失，1 例波 Ⅲ～Ⅴ间期为 3.54ms，显著延长（图 12-42），提示病变部位在上橄榄核以上。

（5）其他：不少作者认为对于昏迷患者、颅内压增高与脑疝、脑死亡、脑麻痹、脑核黄疸、幼儿惊厥等神经系统疾患，ABR测试可以提供极为有价值的资料，为病变诊断及正确治疗提供可靠的依据。

脑干反应测听法确实对某些用常规神经耳科学检查方法不能确定，甚至经检查表明无蜗后或脑干病变可疑的患者，能有力地提示蜗后或脑干部位病变的存在。这项测试方法现已越来越受到耳科学家，听力学家以及神经耳科学家的重视，并仍在继续发展。

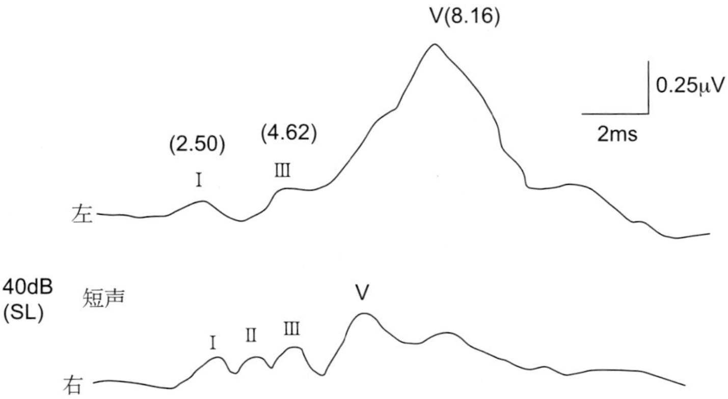

图12-42　患者男，22岁，1981年7月因头部外伤后左耳听力下降，左耳ABR Ⅰ～Ⅲ=2.12ms（**正常**），Ⅲ～Ⅴ=3.54ms，**大大超过正常范围**（1.83 ± 0.19），**右耳正常刺激强度** 100dB SPL

三、中期反应及其临床应用

听性中潜伏期反应（auditory middle latency response，AMLR）是 1958 年 Geisler 等首先用头皮电极记录到短声引出的潜伏期为 8～30ms 的电反应，他认为这是神经源性的。1963 年 Bickford 等报告为后来一些学者所确认的从耳后电极记录到的潜伏期为 8 ～ 40ms 的电反应为肌源性的。然而至少有些从顶区头皮记录到的潜伏期为 8 ～ 60ms 的反应是神经源性的。Mast（1963、1965）认为从顶骨区（parietal）及颅顶电极记录到的反应含有肌源性和神经源性两成分，这种看法已得到不少作者的支持。Davis (1976) 认为这两种成分有时相位不同，而肌源性反应可抵消神经源性反应。

（一）中期肌源性（声动）反应及临床应用

耳后肌（postauricular muscle，PAM）反应是声动（肌源性）反应中的一种（Davis，1965）。前几年，一些作者对 PAM 反应做了大量的研究，并曾用于临床估计儿童听阈和诊断脑干病变（多发性硬化）。听诱发 PAM 反应曾被称为中期肌反应或肌源性中期反应，为一出现在 13 ～ 30ms 的三相波（图 12-43），单耳给声刺激可引出双侧反应。

Robinson及Rudge (1977) 报告在正常人刺激同侧时，10%的受试者引不出PAM反应，40%双侧都引不出反应，PAM 反应的振幅有较大的差异（5 ～ 15μV）。PAM 反应受受试者紧张、低头或仰头的影响（图 12-44）。

1. 测试方法　刺激信号为短声（方波，波宽为90μs）每秒10 次，耳机给声，刺激强度可调范围 0～ 115dB(SPL)，放大器滤波范围为 0.08～ 1.5kHz，叠加次数一般用 256～ 1 024次。

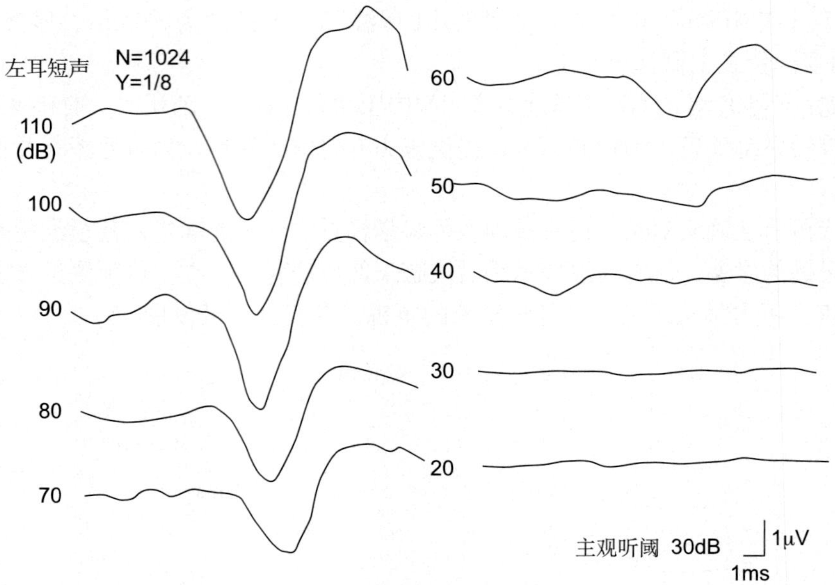

图 12-43 听力正常者声动反应波形

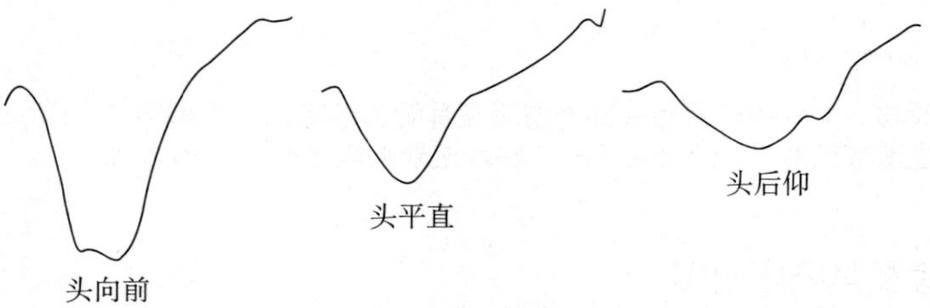

图 12-44 肌张力对声动反应的影响

受试者男，54 岁，重复记录能获得稳定的波形

受试者平躺于床上，头向前倾，亦可将头偏向刺激耳对侧，使之保持一定的肌紧张状态。受试者必须配合，注意倾听。刺激一耳，做同侧或对侧记录。

2. 电极位置　记录电极放在耳后肌处，参考电极放在耳垂，前额接地，可获得比较大振幅的耳后肌声动反应；将记录电极放在耳后肌处，参考电极放在颅顶，同样记录到和上述波形相似、出现时间基本一致的反应。

3. 特征　①肌张力增大时，反应增大；②双侧性；③阈值较高，如图12-43反应阈为 60dB SPL；④潜伏期在 12ms 左右。

4. 临床应用　因为耳后肌收缩反应其反射弧同镫肌收缩的反射弧，所以可用来诊断此通路上的病变。

（1）面瘫诊断：图12-45是一位左侧面瘫的患者，从右侧记录均能有声动反应的波形，从左侧则未能记录到。

（2）听神经瘤：图 12-46 所示左侧听神经瘤，刺激右侧时，左、右耳后肌均能显示反应（箭头所示），刺激左侧时，左、右耳后肌均无反应。

（3）多发性硬化症。

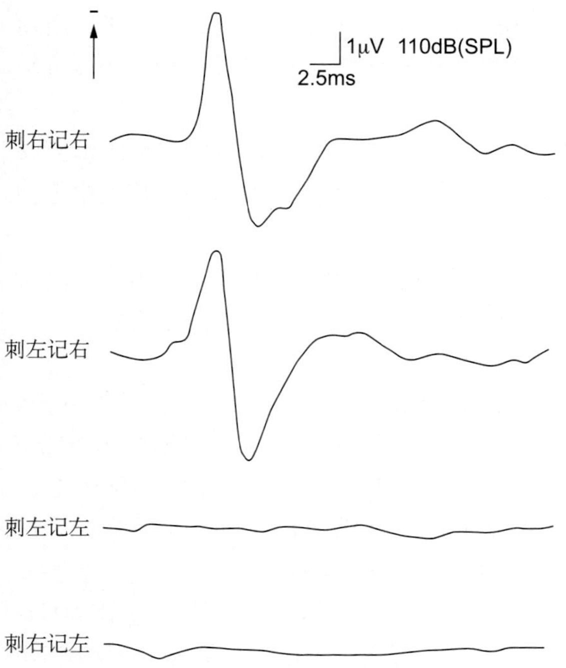

图12-45　患者男，53岁，双耳听力正常，左侧面瘫

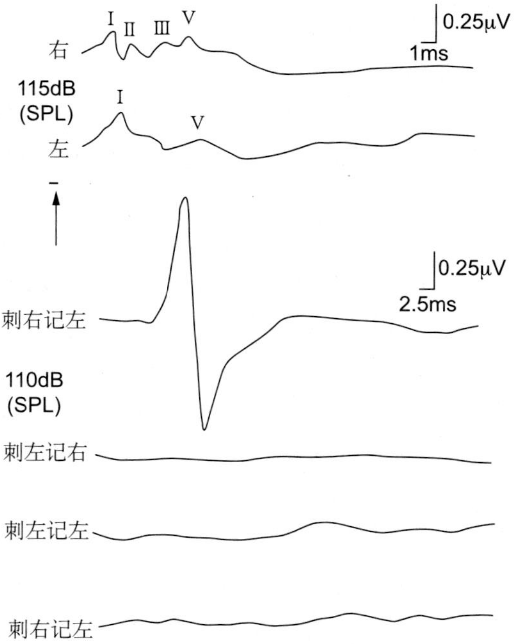

图 12-46　患者男，43 岁，左侧桥小脑角胆脂瘤（6cm × 3cm × 3cm），示 ABR 与声动反应波形

（二）中期神经源性反应主要由2个正峰，3个负峰（头顶正，乳突负）组成，分别标为No、Po、Na、Nb、Pa 和 Pb（图 12-47）

因所用放大器带通的不同，而各峰的潜伏期分别为：No 8～10ms，Po 10～13ms，Na 16～30ms，Pa 30 ～ 45ms，Nb 40 ～ 60ms 以及 Pb 55 ～ 80ms。同一人的潜伏期相当稳定，Pa 是最稳定的一个峰，Nb 的振幅最大。各峰的峰－峰振幅在 0.7 ～ 0.3μV 间。No 可能与脑干反应的波 V 相当。

操作方法：

电极：颅顶电极为引导电极，参考电极置于乳突或耳屏，地线接于额部。受试者平躺于测试台上，放松，安静。深睡除使反应振幅稍减小外，对潜伏期无影响。儿童可在镇静剂催眠下进行测试。

测试参数：滤波频带：32～300 Hz，扫频时间：50ms，校准电压：0.5μV，灵敏度：50μV 或 100μV，叠加次数：1 024 ～ 2 048 次。

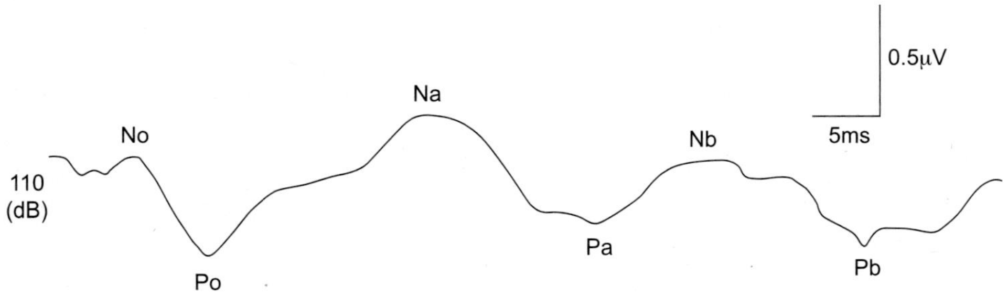

图 12-47　中期（神经源）反应波形

刺激声：要求上升时间快，持续时间在1.5～4.0ms间。刺激重复率每秒6～10次。用短声引出的反应振幅较大。也有用短音为刺激声的。刺激声相位交替，刺激间隔75ms，耳机给声，同侧刺激，同侧记录。

中期神经源反应可用于估计0.5～1 kHz的听阈。Musick等报告中期反应阈比脑干反应阈更接近主观听阈，可以准确地反映听阈。Davis（1981）认为中期反应在将来有可能成为中枢神经系统定位诊断的测试方法之一。

因脑干听径路神经同步差而引不出ABR的患者，却可引出MLR。当用短声刺激，滤波带宽为0.08～1.5kHz时，可同时记录出ABR和中期神经源性反应，而且也是双侧特性。

四、40Hz AERP及临床应用

40 Hz听觉事件相关电位（40 Hz auditory event related potentials, 40 Hz AERP），又称40 Hz稳态诱发电位（40 Hz steady-state evoked potentials, 40 Hz SSEP）。顾名思义，是指给予40次/秒的声刺激诱发的由4个间隔25ms的准正弦波成分构成的一组电位（扫描时间为100ms）。

40 Hz AERP的起源至今无统一的认识。不少作者认为，40 Hz AERP实际上是短纯音按40次/秒诱发的中潜伏期反应，与MLR一样产生于大脑皮层。但临床病理报告证明，经影像学或手术证实的中枢病变患者40 Hz AERP受影响，而颞叶病变者对其不影响，故提出40 Hz AERP来自中枢或丘脑；破坏颞叶的动物模型证明，对MLR振幅影响很大，但对40 Hz AERP影响则不大；而当损伤下丘后，40 Hz AERP及MLR均消失。该结果进一步提示，40 Hz AERP和MLR一样，下丘参与了40 Hz AERP的形成，但下丘并非是惟一的来源。

一般认为40 Hz AERP的形成机制有两种假说：第一种认为在适宜的周期性刺激输入的情况下对神经系统及其网络的固有节律产生谐振（tuned oscillator），40 Hz AERP是该谐振器在不同激活状态下的输出；第二种假设认为40 Hz AERP是40Hz的稳态刺激过程中，由单个短声诱发的MLR的线性相加。

（一）40 Hz AERP的特征

1. 40 Hz AERP最主要的特点是具有频率选择性，但受年龄、睡眠、安眠镇静药及全麻药的影响（图12-48、12-49）。

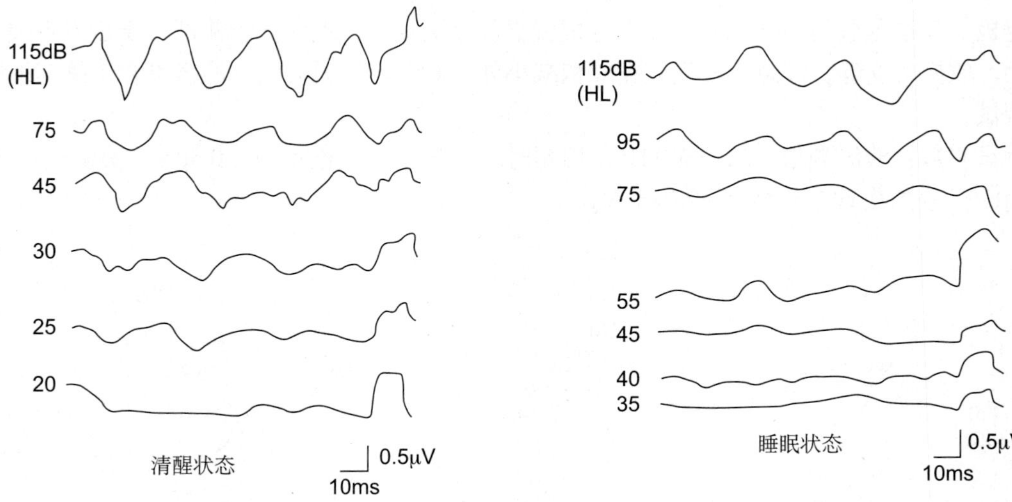

图12-48 同一受试者清醒与睡眠状态40Hz AERP的比较（1kHz短音）

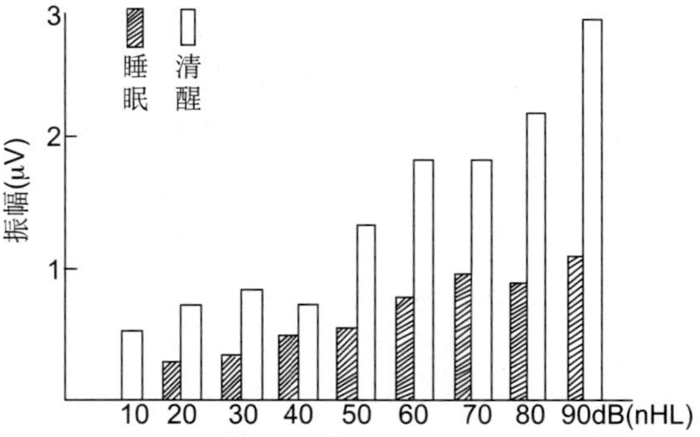

图 12-49　不同强度睡眠与清醒状态 40Hz AERP 振幅的比较

2. 40 Hz AERP 波形稳定，重复性好，幅度大，易于辨认，能判断阈值。由于可用频率特异性较好的短纯音或短声诱发，故反应阈值非常接近实际纯音阈水平。有报道，0.5kHz 短纯音诱发的 40 Hz AERP 反应阈与行为听力相差－10 ~ 30dB，1 kHz 诱发者为±20dB。因此可弥补 ABR 在反映低频听力时之不足。在客观评价婴幼儿的听力和选配助听器时，40 Hz AERP 更显示其独特的优越性（图 12-50）。

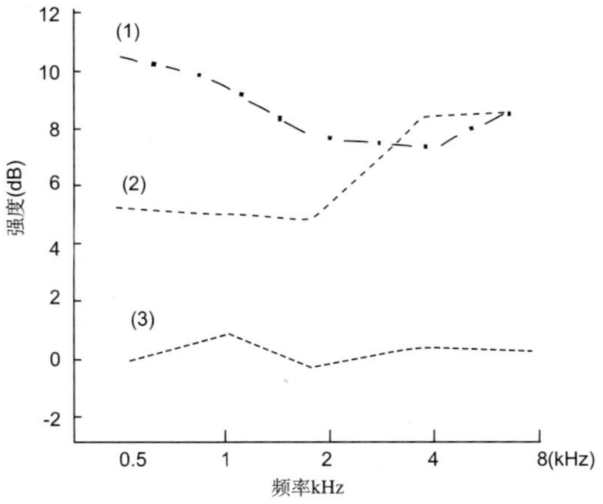

图 12-50　40Hz AERP 阈值（2）与纯音听阈（1）、短音听阈（3）的比较

（二）临床应用

1. 了解聋哑患儿的残余听力　有助于选配助听器及其进行早期语言训练（图 12-51）。

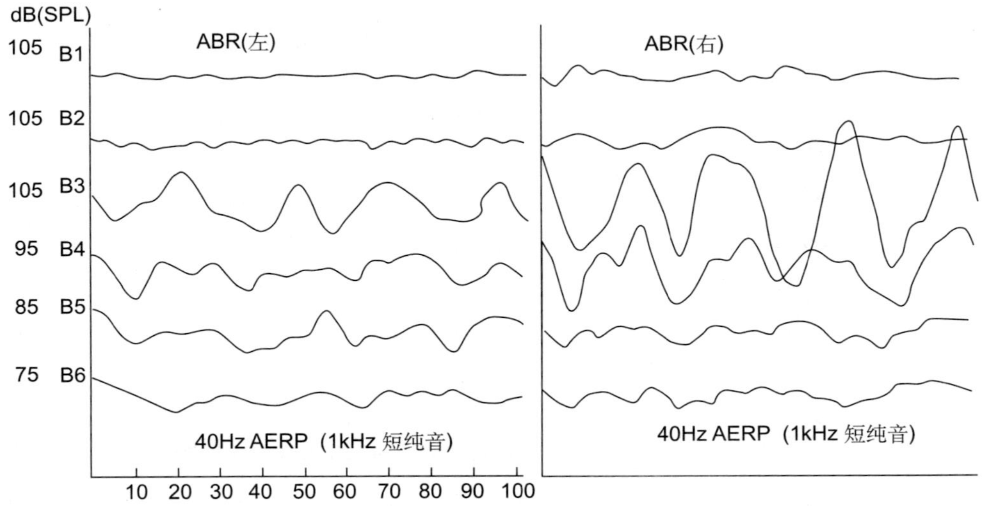

图12-51　患者，16岁，聋哑（全聋），ABR未引出，40Hz AERP（1kHz tone pip），阈值双侧均为85dB SPL

2. 对未引出ABR的感音神经性聋患者听力估价　一般纯音高频听力下降者ABR很可能引不出，但往往40 Hz AERP阈值在低频（0.5、1、2kHz）接近主观听阈。尤其对药物中毒和噪声性聋患者，用40 Hz AERP评价其听力较ABR更有优越性。

3. 鉴别诊断脑干病变　多发性硬化症、脑干上部病变患者，其ABR正常，40 Hz AERP异常。和ABR、CAP检测相结合可诊断低频中枢性感音神经性聋。图12-52示一例低频中枢性感音神经性聋，纯音低频听力下降。ABR未引出，但CAP正常（a）在90dBSPL的短纯音刺

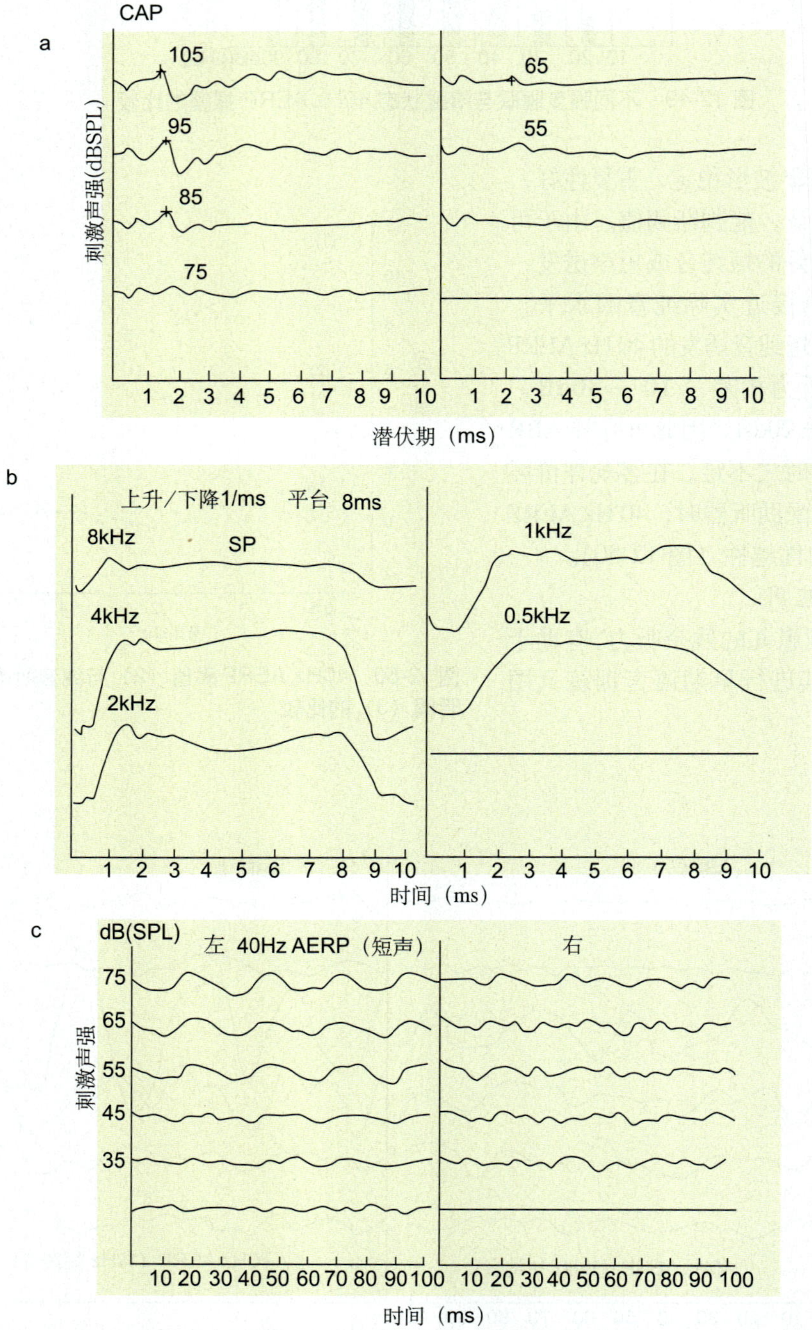

图12-52　患者男，23岁，低频中枢性感音神经性聋，CT示脑轻度萎缩，ABR未引出，但CAP和SP仍可引出（a, b）40Hz AERP阈值，（c） 左35dB SPL，右45dB SPL，纯音听力低频下降（a），PBmax全部听不清

激时，音频率的 SP 正常（b），右侧 40Hz AERP 阈值较高，且波形显示较左侧差。

五、皮层电反应及伴随负变异

皮层电反应测听（cortical electric response audiometry, CERA），曾作为主要的客观测听法，至今仍是可测得整个言语频率范围内的一种电反应测听。现在临床中逐渐被 ECochG、ABR和40Hz 相关电位所取代或超过。

CERA 的优点是可用纯音刺激；缺点是受试者要心算，保持清醒。

（一）皮层电反应特性

典型的成人皮层电位（或颅顶慢电位）包括在 50～75ms 处有时出现的一个小正峰（P_1），在约 100～150ms 处的一个大负峰（N_1），175～200ms处一个大正峰（P_2），以及后面在200～250ms 处出现一个低负峰（N_2）和 300ms 左右处的正峰（P_3）（图 12-53）。

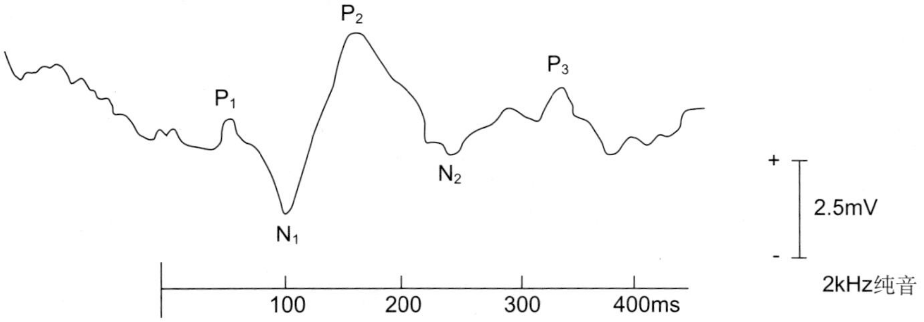

图 12-53 典型的成人听诱发皮层电位

按峰的正、负极性和潜伏期分别标为：P_{50}、N_{100}、P_{200}、N_{250}及P_{300}。Davis将颅顶慢皮层反应分为醒觉的（N_{90}-P_{180}-N_{250}）和睡眠的（P_{200}-N_{300}：N_{600}→P）两种。他认为醒觉慢反应主要来自一级皮层投射区。

滤波：由于慢反应主要集中在4～6Hz的频率范围内，因此可用很窄的滤波带宽来排斥电源干扰（50 Hz）及肌源性伪迹等。临床用 1.6 Hz 高通至 13.6 Hz（或 16 Hz）的低通滤波。

声信号：①频率：用相同感觉级的纯音，250、500及1 000 Hz引出的反应振幅基本相等，1 000Hz 以上每提高一倍频程振幅约减小 20%；②强度：Autinoro 等（1969）得出在低频和中频时刺激强度（dB）和反应振幅（μV）之间的线性关系，用这一关系可估计听阈。很多作者报告刺激强度增加时，谷峰振幅加大，而潜伏期缩短，但Rapin等（1965）报告用短声反应的潜伏期受刺激强度变化的影响很小；③刺激时限：多数作者同意慢反应是一种给声反应（起始效应），用25～50ms的刺激时限即足以辨别频率并无明显的振幅减弱；④刺激上升时间：Onishi 及 Davis（1968）和 Skinner 及 Jones（1968）分别报告对慢反应来说刺激的上升时间不应长过30ms，用25～30ms的上升时间既可防止咔嗒（click）伪迹又可保留足够的突发性以引出清晰的反应；⑤刺激重复率：Davis等（1968）报告在每次刺激后慢反应需 10s 左右才能恢复，Keidel 及 Spreng（1965）则发现，如长到 30s 左右反应振幅还会稍有增加；重复率太快就会使 N_{100}、P_{200} 振幅减小。慢反应至少要平均 32 次刺激的反应（Davis 等，1966；其他作者多主张平均 50 次以上），这样如用 10s 的重复率，就要用较长的时间。所以临床一般用每 1～2s 给声 1 次的刺激重复率；⑥双耳给声刺激：双耳同时给相同的刺激会使 N_{90}-P_{180} 增大 20% 左右；⑦对侧加掩蔽：如单侧耳聋，测试慢反应用短纯音时传至对侧的可能性和一般纯音测听相同。然而，对于儿童等难以了解其听力情况的受试者，加噪声掩蔽更为困难；⑧不规则地重复给声：随机地不规则地重复给声，反应振幅大，有利于平均器排斥规则的干扰（如EEG的α节律等），并有助于改善受试者的注意力。

（二）测试步骤

成人易于合作，可舒适地坐于椅中，以枕垫头使颈放松。在测试过程中不活动。进行心算以保持清醒。必要时对侧耳加掩蔽。

从估计听阈以上的声强开始，以后每20dB一档地下降，直至反应引出。如欲得出较精确的听阈，可在最后以5 ~ 10dB一档测试。为节省时间，可只测500、1 000及2 000Hz。作单耳测试时必须用耳机。如为了了解有无听力，则可用扬声器测试幼儿。

（三）皮层电反应测听的临床应用

1. 对儿童，“癔病”或“非器质性”听力减退者测试听阈，单靠CERA不能区别是听感觉障碍还是听辩觉能力障碍。

2. 为法医、医疗、劳保等做鉴定。

3. 在耳蜗病变有响度重振者，CERA也有响度重振的表现。但CERA在耳神经学的定位诊断方面没有肯定的价值，至少没有可作为鉴别诊断的肯定依据的报告。

CERA 不适合于：①癫痫；②肌肉阵挛、抽搐；③具有大振幅的慢EEG的脑创伤者；④幼儿患者（因不宜使用镇静剂）。

幼儿诱发电位可不典型，年纪越小反应越有变异。到7、8岁以后才和成人的相同。

Salmivalli 同时记录来自两侧听皮层的颅顶电位，比较其振幅，病变侧的反应振幅和波形都有意义（表12-10）。

表12-10 两侧皮层反应振幅差的临床意义

	例数（个）	平均年龄（岁）	平均振幅差	标准差	差异性
正常	31	38	1.16	0.14	–
多发性硬化	5	30	1.45	0.65	$P < 0.05$
偏侧综合征	3	37	1.33	0.18	$P < 0.05$
肿瘤	4	43	1.77	0.84	$P < 0.01$
血管病	11	54	1.28	0.34	$P > 0.05$
弥漫性脑病	26	35	1.28	0.30	$P < 0.05$
脑干病	4	27	1.33	0.16	$P < 0.05$
癫痫	4	30	1.16	0.11	0
小儿智能差	9	13	1.39	0.40	$P < 0.01$
Periferic 病	5	14	1.28	0.27	$P > 0.05$

（四）颅顶慢反应的引导程度及参数选择

1. 电极位置及极间电阻　要求同ABR引导方法。

2. 测试参数　滤波低频截止频率为0.8Hz；高频截止频率为30Hz或80Hz；扫描时间为500或1 000ms；校准电压0.5μV；灵敏度50μV；叠加次数32 ~ 128次；耳机给声。

3. 刺激声类型　一般用短纯音，持续时间可采用32ms或90ms，刺激间隔1 525ms，刺激声相位交替。

4. 受试者平躺于床上　注意力要集中，保持清醒状态。

（五）事件相关电位

在给予和脑的辨别、综合和注意功能有关的刺激后50ms以上出现的诱发电位主要反映丘脑和皮层的活动，刺激后潜伏期在70～500ms之间的听诱发电位常用N_1、P_2、N_2等表示。P_1认为是MLR的一个成分（P_b）或是长潜伏期的一个成分。

在醒觉的受试者，出现在约100ms的负波N_1，可由不同的过程产生，有些成分主要受刺激的物理和时间方面的特性和受试者的全身状态所决定，而另一些成分则决定于辨别、记忆和认知。

在颅顶中线记录的N_{1b}的潜伏期为100ms左右。而在颞叶记录的N_{1c}则在100ms处呈一正峰，继之以在150ms处为一负谷。它们对刺激的物理和时间特性做出反应。在1984年，Perrant及Picton认为，McCallum及Curry（1979）报告的N_{1a}成分是大脑同一活动过程的反映。此外，还有随刺激起止的持续电位（基线负向偏移），可能是对刺激时限作出反应的听皮层神经元的活动。

1. 负失配（mismatch negativity, MMN）　N_1可被一串重复的相同刺激串所引出，如果在这一串相同刺激中插入一个在物理属性（频率或强度）方面不同的刺激，N_1仍可引出，但出现一个更加负的偏移，这个更加负的偏移即MMN。MMN为对声刺激微小变化的中枢处理（central processing）活动。在标准刺激和插入刺激之间相差8Hz或5dB即可引出，甚至在刺激差接近心理物理听阈处也可引出。MMN可用在频率、强度、时限、空间（方位）和音素（phoneme）改变引出，是神经元对各种声刺激辨别的反映。MMN是被动引出的，不需要加以注意或做出行为反应即可记录到。在儿童或成人睡眠状态下也能记录到。在动物睡眠或用巴比妥类药物麻醉时也可记录到MMN。MMN可作为交流（communication）困难者或语言、学习障碍儿童的客观检查方法，还可用于检查耳蜗植入者、失语症或精神分裂症的成人。MMN可在约235ms处见到对插入刺激的反应，用标准刺激的反应和插入刺激的反应相减法可记录出MMN。

2. P_{300}　P_{300}反应是对刺激声的注意和刺激声差异的识别所引起的。在一系列预期的刺激中出现一些非预期的信号编成“怪异的刺激串”（oddball paradigm），让受试者计算那些出现较少的非预期信号（靶刺激），这样在300ms左右会出现一个正波。听诱发P_{300}（或称为P_3）只需平均20～30次，靶刺激可记录到一个大的正波。P_{300}还可分为P_{3a}和P_{3b}两个波。P_{3a}在刺激有大的差异时出现（不论受试者是否做出反应），P_{3b}则只出现在受试者作出主动辨别两类刺激时出现。P_{300}在颅顶中心区记录得最清楚。

注意、听觉辨别、记忆和语义的预期的过程在产生P_{300}波中起一定的作用。P_{300}可能与那些和序列性信息的处理、短期记忆或决断等的神经活动有关。

下面对P_{300}做较详细的介绍。P_{300}波是英国人Sutton于1965年首先发现并使用的。事件相关电位P_{300}是脑诱发电位（BEP）的晚成分，是一个事件相关电位的正相波，又称认知诱发电位（cognitive evoked potential），因该波通常于刺激后300ms左右而被命名，简称P_{300}。

P_{300}可通过任何种刺激引出，通常有视觉、听觉和体感3种。听觉可有多种选择，但多以高频的滤过短声为靶刺激，以高频音诱发的听觉P_{300}最稳定。

（1）P_{300}的来源：多数认为P_{300}部分甚至全部产生于皮层下结构。因为研究发现头顶部记录到的P_{300}活动最大，额部较小；有的采用双侧深部埋藏电极检查，结果发现海马和杏仁核的P_{300}波幅明显大于头皮电极记录。但也有人认为P_{300}与识别、发现和感知环境变化相联系，还需记忆系统参与，而颞叶与记忆的再现及比较有关，故推测其来源与颞叶有关。Sutton 认为P_{300}是内源性成分；Donohin 认为P_{300}是当人遇到意外事件并修改他原来所预见情况这一心理过程的表现；更多的人认为P_{300}是联合皮层活动的结果，与复杂的多层次心理活动（认知过程）有关，是感觉、知觉、记忆、理解、学习、判断、推理及智能等心理过程的电位变化反映。现已作为判断大脑高级功能的一种客观指标。

（2）诱发P_{300}的条件

环境：隔声、屏蔽室。

对受试者要求：全身肌肉放松，闭目，并始终保持头脑清醒及集中注意力。

向受试者指出有两种不同音调的短音，令其选听高音调的短音，并用心计算出现的总次数（高音调短音为不规则随机出现）。

电极位置：参照国际脑电图学会10/20标准，记录电极分别置于P_2、C_2和F_2点。如果要比较半球P_{300}及地形图观察，则增加P_3、P_4、C_3、F_3、F_4等部位。双耳R_1和P_1为参考电极，F_P接地，电极间阻抗小于2kΩ，通过平均器对两种信号进行叠加平均，除去伪迹和其他噪声，用鼠标自动测量和计算各指标，通过打印机打印输出。

刺激声：用两种音调（一种高频，一种低频）的正弦脉冲滤过短声输至立体声耳机，双耳给声，刺激频率0.7次/秒，刺激持续时间10ms，灵敏度5μV，带通滤波1～40Hz，扫描时间600ms，叠加200次。非认知波即非靶刺激（no target，NT）强度为60dB（SPL），是规律的、经常出现的，占80%。认知波即靶刺激（target，T）强度为95dB（SPL），随机出现且穿插在非靶刺激中，仅占20%。

采用两套触发系统，两套刺激系统，两种信号由叠加仪分别处理，两个独立的分析时间窗口。

（3）正常人P_{300}基本波形：P_{300}基本波形包括刺激后负相的认识波（P_{300}），非认知波及认知波前后的若干成分（图12-54）。

P_{300}的特征：P_{300}相对稳定，（前后相隔约7天）测试结果无明显差异，观察指标主要为靶指标的N_1、P_2、N_2、P_3；非靶指标N_1和P_2。左、右半球P_{300}的潜伏期和波幅均接近。

性别比较：有人报道，非靶N_1潜伏期男性长于女性，靶P_2波幅女性高于男性，其余指标

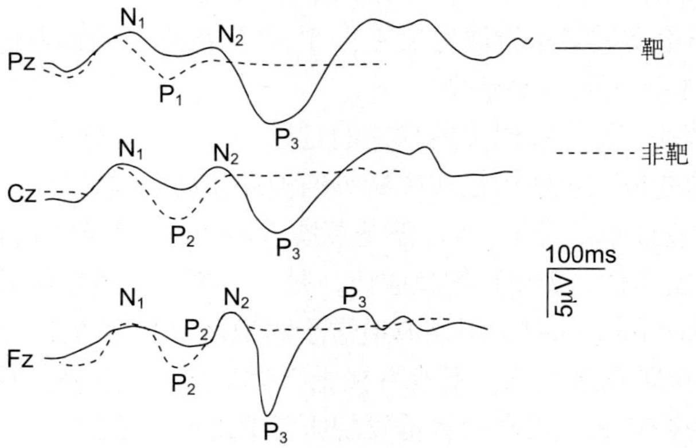

图12-54 正常人的P_{300}基本波形

无差异。

年龄比较：有作者报道，年龄在20～30岁，P_{300}各指标除靶N_2和非靶N_1、P_2外，其他指标均在一定的正常范围内。

有关临床应用及其价值有待进一步积累临床资料。

3. N_{400}　N_{400}是反映对语言的语义处理的内源性电位。N_{400}和P_{300}相同，也可以由不同感觉道（听觉、视觉和符号语言刺激）引出。诱发N_{400}的刺激时，用语义不协调的刺激，如“我喝咖啡加牛奶和狗”（如用“我喝咖啡加牛奶和糖”就不会引出N_{400}，而会引出一慢的正反应）。刺激越复杂、越出乎意料，N_{400}反应应该越大。

（六）偶发负变异

当受试者听到一个声信号，等待另一种预期的信号，并要求对第二个信号必须做出行为反应时，发出的脑电图基线的慢直流电变化称偶发负变异（contingent negative variation，CNV）。

CNV 的形成过程如图 12-55 所示，CNV 的幅度决定于受试者的注意力和期待程度。

CNV 的波形如图 12-56 所示

国内医疗机构在 ERA 基础上，附加听力计和声-光控制器，已经初步建立了CNV测听法。

优点：可用纯音或语言作为刺激，CNV 反应阈与主观纯音听阈接近，如图 12-57、12-58 所示。

缺点：受试者必须配合，精神病患者无 CNV。

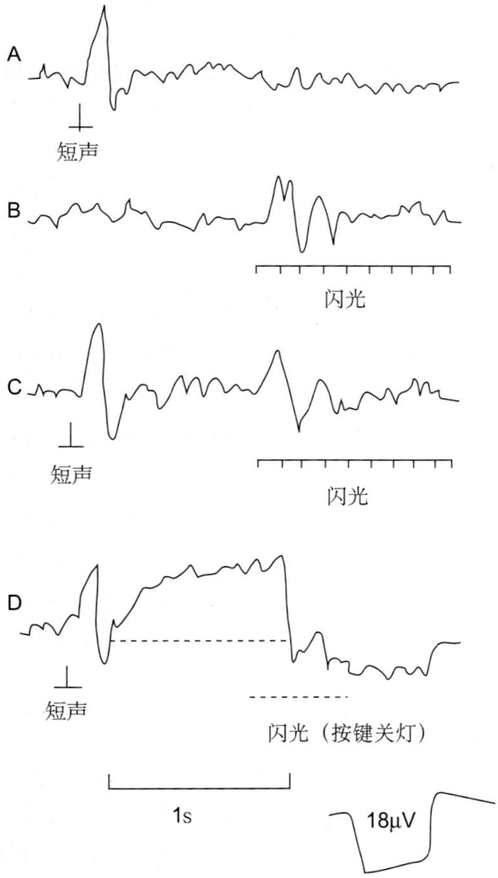

图 12-55　CNV 的形成过程
（不同类别波形）

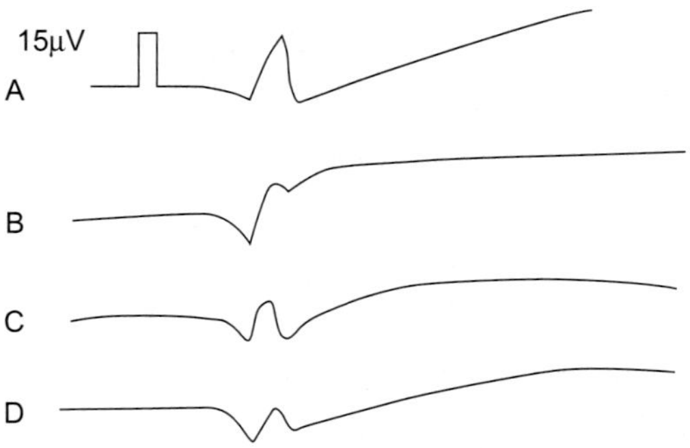

图 12-56　CNV 的常见波形
（不同类别波形）

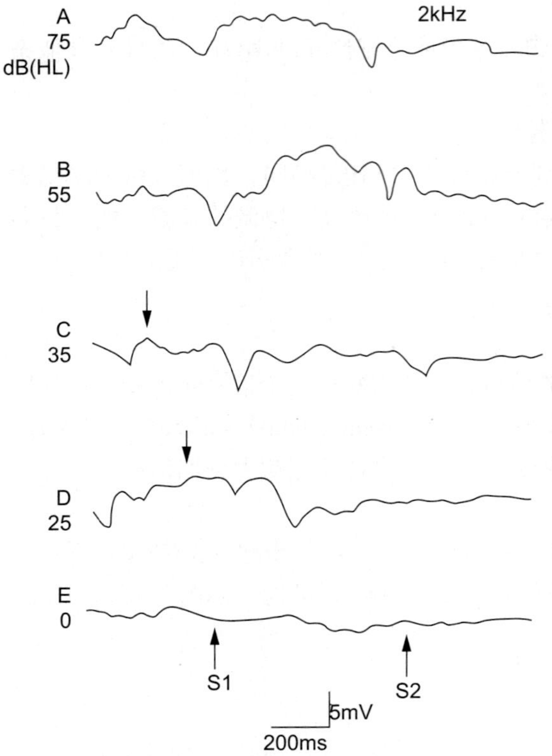

图12-57 患者男，49岁，2kHz的纯音主观听阈25dB
B的CNV振幅高于A的CNV振幅，C和D出现早期负相波（箭头所示）S_1和S_2分别代表声和光刺激

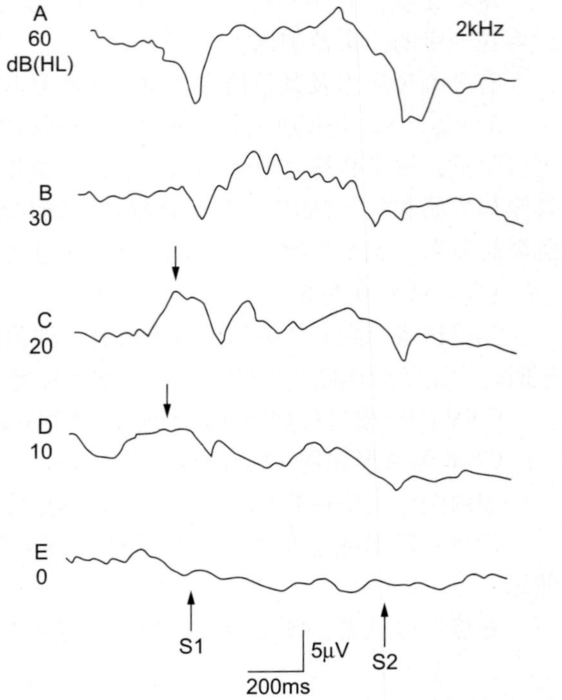

图12-58 患者男，34岁，2kHz的纯音主观听阈15dB
C和D示早期负相波（箭头所示），S_1和S_2分别代表声和光刺激

（李兴启）

六、多频稳态反应及临床应用

多频稳态反应（multiple steady state responses, MSSR），也称多频稳态电位（multi-frequency steady state potential, MFSSP）或调幅跟随反应（amplitude modulation following response，AMFR），是由多个频率持续的或者说是稳态的声音刺激信号刺激下产生的反应。如果由单一频率刺激信号引发的反应则应称为听觉稳态反应（auditory steady state responses，ASSR）。最初的ASSR是Galambos等首先记录到的，采用的是30～50次/秒变化的短纯音或短声，即40Hz AERP。这种电位虽然具有良好的频率特性，波形易于辨认，但易受睡眠、麻醉等因素的影响，且难以在婴幼儿记录到良好的波形。此后有研究者发现，这种稳态反应在相当大的频率范围内均存在，且当调制频率大于70Hz时，睡眠、麻醉等因素对反应几乎无影响，可应用于婴幼儿乃至新生儿。因该检测快速、无创、客观、具有频率特性、可应用于婴幼儿等，目前应用日益广泛。

（一）MSSR的发生原理

1. MSSR的发生　MSSR所采用的刺激信号为调制波（振幅调制、频率调制和混合调制），当调制信号等于或高出听阈时，耳蜗中相对于载波频率区域的毛细胞及由于调制频率造成的上下相当窄的区域毛细胞被兴奋，冲动沿着听神经向听觉中枢传递，这种兴奋的发放频率的起伏变化与刺激信号的调制频率一致，于是脑电图（electroencephalogram，EEG）将在原来基础上出现与调制频率同步或跟随的反应。这种与调制频率同步或跟随变化的脑电图活动（图12-59）即锁相现象（phase lock）或者锁时现象（time lock），构成了MSSR的基础。如果在脑电图基础上能检测到与调制频率一致的这种反应，即说明引出了相应的稳态反应。

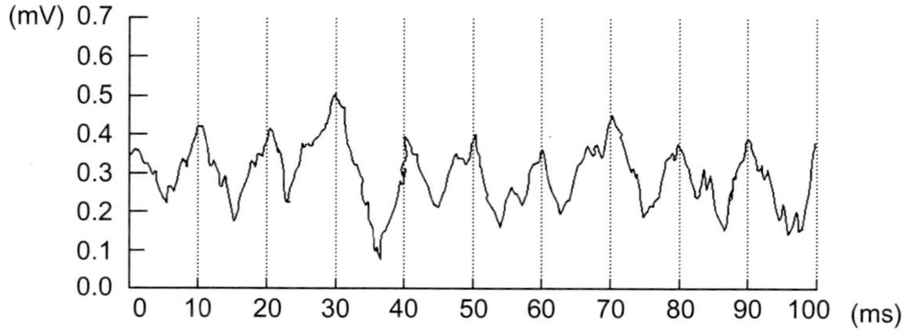

图 12-59　给予阈上调制声信号后脑电图出现了与调制频率（100Hz）一致的频率跟随变化

目前对稳态电位的发生源并不十分清楚，一般认为是多起源的。1988年顾瑞等报道，脑干上部损伤将导致异常，故推测40Hz AERP来源于中脑。但同年Johnson等通过21通道定位研究证明，给予调制频率为40Hz的短纯音时主要反应位于颞区，故认为40Hz AERP可能产生于听皮层和丘脑皮层回路（thalamocortical circuit）。调制频率在70～110Hz间的调制频率所诱发的反应发生源可能在下丘脑而不是皮层，Kiren等将猫的双侧听皮层破坏，并不影响80Hz诱发的反应。Herdman等则进一步证实，较高调制频率时脑电反应主要来源于脑干，而较低频率时则主要来源于皮层，但无论高频还是低频都有来源于上述两处的成分。目前，尽管存在着多种争议，但大多数研究表明，听觉稳态反应是多起源的。

2. MSSR的检测原理　MSSR的刺激信号为调制声，即将某频率的纯音进行频率调制或/和振幅调制后形成的声信号。图12-60示一调幅声，其中a为频率1kHz的持续刺激信号，如果将它的振幅按照b所示的0.1kHz（Fm）进行调制，即在1s内Fc的振幅发生100次由0到100%的周期性变化，所得刺激信号则包含了Fc的基本频率特性和Fm的包络形状，如c所示。这里1kHz的基本频率为载波频率（carrier frequency），0.1kHz的频率为振幅调制频率。在一固定的载波上可以进行不同振幅和不同频率的调制，分别称为振幅调制（AM）和频率调制（FM）。

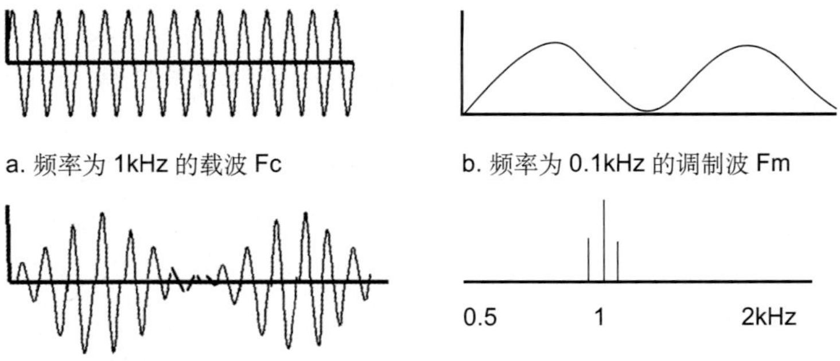

a. 频率为1kHz的载波Fc　b. 频率为0.1kHz的调制波Fm

c. 1kHz载波Fc经0.1kHz调制波Fm调制后的波形　d. 调制后的波形频谱图

图 12-60　载波、调制波、及振幅调制后的波形及频谱图

应用调幅加调频的混合调制信号因反应振幅明显增大，信噪比高，优于单独使用调频或调幅信号，故目前常用。

由于载波 Fc 加载了调制正弦波 Fm，其声能将扩散至 Fc-Fm ~ Fc+Fm 的频率范围，上例中即9～1.1kHz，调制后的声音能量分布在载波频率上下这一相当小的范围内，如图12-60d所示。调频调制音也与之相似。可认为调制对载波频率特性的影响很小，类似于连续的短纯音系列，故具有一定的频率特性。MSSR 的波形参数是反应幅度和相位，用矢量视图（vector view）或者称极坐标的方法表示，图 12-61 是一矢量视图的模式图。所谓矢量即以每一个脑电图（EEG）样本的线段长短代表 EEG 电位的大小或振幅，其角度代表 EEG 的相位(即与所给调制信号间的时间延迟)。如果不给测试者测试信号或给低于其听阈的信号，计算机得到的 EEG 信号反映在图中线段分布是随机的，即图中线段的长度和方向分布均匀，如图12-61a；如果给出一高于听阈的一特定频率稳态刺激信号，图中将出现“成簇”的矢量线段，即线段相对集中于某一区域而表现出锁相现象，如图12-61b。有锁相现象存在说明测试信号引发出了相应的稳态反应的反应。有无听觉稳态反应的判定是通过计算机自动进行的，计算机对若干次扫描所得到的 EEG 结果先按照叠加原理进行叠加，然后将结果进行相位相关性统计学分析，在给定的统计水平上判定有无反应存在。

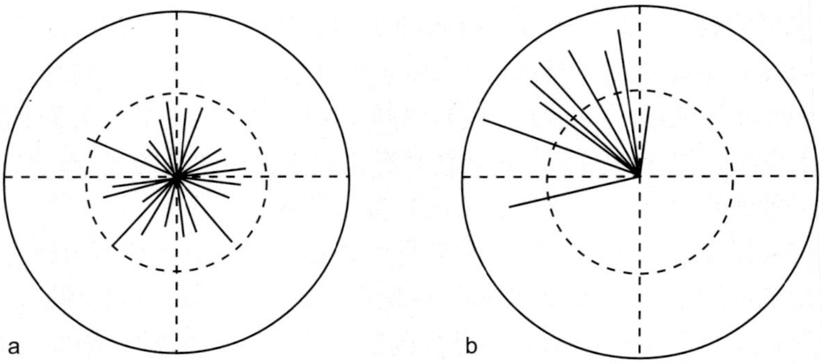

图 12-61　示稳态诱发电位矢量线段视图

a. 示 EEG 样本无测试信号或信号低于听阈时得到的矢量线段；矢量线段长短不等，相位随机分布；b. 调制信号诱发产生了稳态诱位电位，矢量线段成簇出现，存在着锁相现象

MSSR 同时测定多个频率的听觉稳态反应。该测定方法是建立在快速傅立叶变换原理（fast Flourier' transformation）上的，即任何一个复杂的波都可分解成多个单一的波形。当多个频率的刺激声同时给出并高于听阈时，只要每一个刺激信号用不同的调制频率，那么反应在频谱图上，每一个刺激信号所产生的反应都会出现在与该刺激调制频率相对应的频率上，即如果用不同的调制频率即使载波频率相同，其诱发的反应信号也是可以通过其特征性调制频率而区分的，如图 12-62。

当多个频率同时给声时，相邻频率的声刺激对所测频率的反应振幅有一定影响。载频之间间隔越小，相互影响越大，当载频间隔小于1/2倍频程时将相互产生明显的干扰；但实验证明当载波频率间大于一个倍频程（octave），调制频率在 75 ~ 110Hz 间，调制频率相隔 3Hz 以上时，这种影响是很小的。

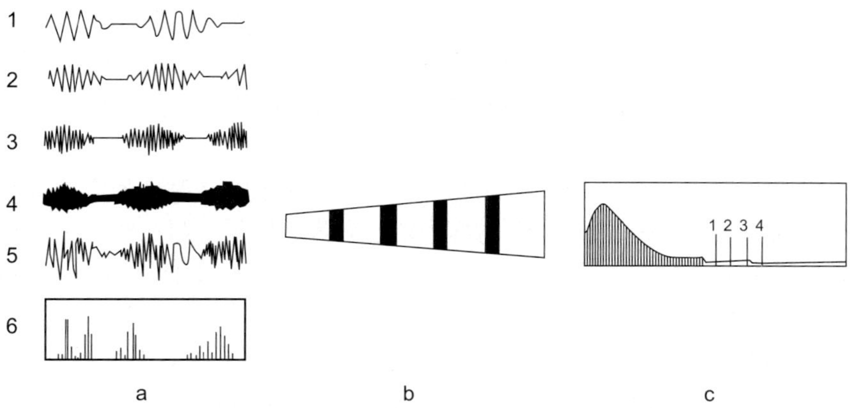

图 12-62　a1、2、3、4. 分别为 500(75)、1 000(80)、2 000(85)及 4 000(90) Hz 声音信号（括号内为调制频率），a5. 合成后的声学波形，a6. 合成后的频谱；b. 合成声波在耳蜗基底膜上兴奋的相应部位；c. 大脑皮层记录到的多频稳态反应

同时给出不同载频的刺激信号时，高频对低频的反应有抑制作用而使低频听阈升高，尤以500Hz为明显。也有实验表明多频测定时低频对高频也有抑制作用，使得4 000Hz处听阈提高。为此有人主张测定 500Hz 及 4 000 Hz 时主张提高一定的刺激强度以期加以校正。实际测试中如有必要，可单独检测这些频率的阈值。

3. MSSR 的检测方法　测试中通常同时测定双耳，每侧耳 4 个不同的测试频率，即总共 8 个特征性测试频率。当所采集的样本经计算机自动统计处理得出的阳性结果且样本数大于一定数量如（60个样本）后，计算机自动停止继续给声刺激，并给出结果；如果给出相当多的样本数量（如256个样本）后仍无阳性结果，计算机也自动停止给声并给出阴性结果，即无MSSR 出现。这种测试过程使得 MSSR 的测试快速、简便。测定中把能引出 MSSR 的最低刺激信号强度定为阈值。用这种方法可以得出各个频率的阈值，常用的为250 Hz、 500Hz、1 000Hz、2 000Hz、4 000Hz 等，并可以像纯音测听一样绘出如图 12-63 的 MSSR 听阈图。

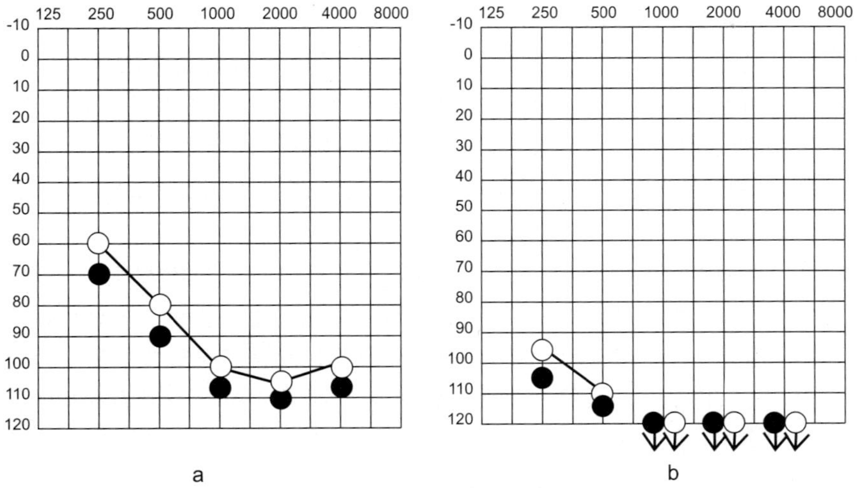

图 12-63　行为测听听阈和多频稳态反应听阈图

○: 行为测听听阈；●: MSSR 听阈；

a.中、重听力损失患者的行为听阈与 MSSR 听阈；b. 极重度听力损失患者的行为听阈与 MSSR 听阈

（1）MSSR 常用的调制频率：MSSR 常用的调制频率为 75 ～ 110Hz，因为在这种调制频率下不易受睡眠、麻醉等因素的影响，并且可在儿童乃至新生儿得到可靠的结果。虽然有研究者在160～190Hz较高频率上记录到了这种听觉稳态反应，但目前应用少见。实际应用中载波频率为通常 250、500、1 000、2 000、4 000Hz。

（2）电极安放方法及参数选择：测试MSSR时电极的安放位置同ABR，带通通常为10～300Hz，6dB/倍程。当振幅超过±40μV时作为伪迹剔除。极间电阻在幼儿应＜5k Ω，成人应＜2 k Ω。通常每次记录1 024个调制周期，8个频率共计8 192个样本（date points），将之分为16个部分（section），每个部分512个样本。每一部分扫描时间为754ms，总计扫描时间为12.064s。最后计算机将16 ～ 64次扫描结果的波形叠加后取平均值，按照F检验或T检验等统计学方法给出有无 MSSR 的判断，通常测定需要 3.2 ～ 12.8min。

（二）MSSR 的特点

1. 客观性　因为MSSR的检测是利用计算机程序自动进行，并根据统计学方法给出判断结果的，故避免了听觉脑干反应（ABR）及其他瞬态听觉诱发电位的“客观指标，主观判断”的不足，具有客观指标，客观判断的特点。

2. 具有频率特性　MSSR所用的调制信号是持续的，可避免由短声刺激所导致的频率失真，故能较准确地反应相应载波频率的特性，从而可得出相应频率的听阈，并可用于声场测试。与之相比，ABR则通常采用的是短声，存在明显的频率失真而无频率特性，难以对局限于某一频率的听力损失做出准确的诊断。虽然近来发展的短纯音 ABR 具备一定的频率特性，但波形变异较大（波形的振幅、潜伏期等受年龄、刺激强度、刺激频率等因素影响大），难以辨认。

3. 最大声输出高　通常 MSSR 测试信号可给出 120HL 的声刺激，这对于重度听力损失患者测定残余听力十分必要。而通常 ABR 所给出的短声时程很短，只有 100μm，其最大输出约为 130dB SPL（peak），通常只能测试 100dB nHL 及以下的听阈水平，高于 100dB nHL 的重度听力损失者的听阈不能测出。同样的缺陷也存在于耳声发射测试中，当被测试者听阈在 35dB HL（TOAEs）和 50dB HL(DPOAEs)以上时即不能引出反应。对于这部分患者可采用 MSSR 测定残余听力。Rance 等对 108 例ABR检测无反应的婴儿进行 MSSR 检测，发现250～4 000Hz间各频率均有约 1/4 能通过 MSSR 检测出残余听力，其听阈与行为测听结果很接近。

4. 不受睡眠和镇静药物的影响　MSSR 是叠加在 EEG 波上的很小的诱发电位，因为睡眠时EEG波形稳定，可增加信噪比，使得MSSR容易检出。实验证明当调制频率大于70Hz时，麻醉、昏迷等不影响检查结果。Aoyagi 等证明在不同年龄的儿童包括新生儿用 MSSR 进行听力检测都可得到可靠的结果。这使得 MSSR 能很好地应用于不能配合的婴幼儿和智力障碍患者的听力检查。

5. 快速简便　MSSR 测定仪通常可以同时测定双耳 250 ～ 4 000Hz 的多个频率，并自动打印听阈图，而且由于测试是自动给声并经计算机自动进行统计处理的，一旦结果满足统计学检验水准则自动停止给声，或人为停止给声。所以 MSSR 的测定通常比 ABR 和纯音测听更快速。对于检测难以配合的婴幼儿及智力发育障碍的患者通常一次给予镇静麻醉药物即可完成听阈的测试，而在 ARR 的测试中常因患儿醒来难以一次完成测试，尤其是有较重听力损失时，因这时波形及其潜伏期常不易辨认，需反复测试。

（三）MSSR 的临床应用

目前MSSR主要应用于两个方面：一是对婴幼儿、智力发育障碍者等不能或/和不愿配合行为测听的对象进行详细的分频率的听力评估，并可作为普遍新生儿听力筛查的后续测试；二是对婴幼儿和有智力发育障碍的患儿进行客观的分频率的听力测试，为验配助听器并评定助听效果提供听力学依据。另外，随着对 MSSR 进一步的研究，可能对某些神经性听功能障碍的测定及其发生机理的研究有所帮助。

1. 听力评估　实验证明无论正常人还是听力损失患者，从 MSSR 测试所得到的预测听力图与行为测听有良好的可比性，由裸耳得到的 MSSR 听阈与行为测听听阈相关系数介于0.72～0.98 之间。通常由 MSSR 得出的听阈比纯音行为测听听阈高，其差值在 10 ～ 20 dB 之间，听力损失越重 MSSR 与纯音听阈的差值越小，用 MSSR 估计纯音听阈的准确性越高。在听力正常和轻度听力损失者，纯音测听和 MSSR 所测听阈的阈值差在 20dB 以内；对于中度听力损失者，二者之差在 10dB 以内；而对于重度到极重度听力损失者，二者所测的阈值差异小于 5dB。其原因可能为与听力正常人相比，接近听阈时的声刺激能使有听力损失患者的反应振幅快速升高（重振现象），但该解释只适合于耳蜗病变的患者。在婴幼儿 MSSR 的反应波形幅度小，故得出的听阈较成人为高。

MSSR 的阈值与行为测听阈值间的差异与频率有关，即随频率增高而缩小。低频处阈值差异较大的原因可能有以下几个：

（1）环境噪声多为低频，故低频处阈值受环境噪声的影响较大。

（2）同时给声时高频对低频的反应有抑制作用而使低频听阈升高，尤以 500Hz 为明显。

（3）调制信号在低频处与纯音的可比性相对较差，如4 000Hz 加载 100Hz 的调制频率其频率特性的变化在 ± 2.5% 的范围内，而 500Hz 载波经 100Hz 频率调制后频率变化在 ± 20% 范围内，相对来说旁带的带宽要大得多。

（4）低频信号引出的神经反应同步性差，产生的反应振幅小。

2. 验配助听器及其助听效果评估　近年来，国外许多研究者将 MSSR 应用于婴幼儿验配助听器及其助听效果的评估中，发现其具有诸多优越性，表现在以下几方面：

（1）MSSR 具有的客观、快速、有频率特性、声能量输出高等特点，且试验证明 MSSR 与行为听阈有着良好的可比性，可通过前者预测婴幼儿的行为听阈，因此是目前评估婴幼儿听觉功能的较好的方法。

（2）利用 MSSR 可对助听器助听效果进行评估　首先，MSSR 可用于佩戴助听器后的自由声场测试，可较准确地估计助听后听阈。其次，MSSR 可在一定程度上反映助听后言语识别能力。言语识别的基础之一是对言语的分辨。言语分辨包括听到声音、声音的辨别（即声音的频率、强度等物理特性的辨别）和声音的理解三个步骤，它与听觉系统的三个不同水平上的功能状态，即耳（听到声音）、脑干（辨别声音）有关、和大脑皮层（理解声音）有关。MSSR采用了不同的调幅或/和调频声，在一定程度上反映了强度分辨力（intensity-discrimination）、频率分辨力（frequency-discrimination）和听觉系统的时阈分辨力（temporal resolution of the auditory system），而这些正是声音的辨别的基础。目前已有研究利用独立调频、调幅 MSSR 的方法(independent amplitude and frequency modulation, IAFM)进行助听后频率分辨力及强度分辨力测定，并与言语分辨力进行了比较，其相关系数为 0.55，得出了满意的效果。

据以上的研究我们可以设想通过 MSSR 测定助听后的振幅和频率分辨力，对尚不能进行行为测试的助听后婴幼儿行初步的助听效果评定。

3. 阈上听觉障碍的研究　阈上声音信号的快速频率分辨力和强度的分辨力是影响听觉功能

的一重要指标。听神经病患者常出现的症状是能听到声音但言语分辨力很差，临床上表现为实际言语听力与纯音听力有着较大的差距，可能的病理机制为听神经对声音的时域编码功能（temporal coding ）或时域调制转导功能（temporal modulation transfer function）下降。MSSR可通过不同的频率调制和振幅调制反映出听觉神经通路对声音频率和强度的辨别能力，更接近语频的较高的调制频率引发的 MSSR 可为相关的研究提供良好的试验依据。

4. 目前应用中存在的问题　尽管MSSR有着上述诸多优越性，但目前临床应用为时较短，有许多特点尚未被认识。

首先，MSSR 所采用的刺激信号毕竟是调制音，与纯音有着明显的不同，用前者的阈值估计纯音听阈原则上应加以校正，加之 MSSR 的发生部位和机理目前仍有争议，故临床应用中对一些特殊结果的解释应持慎重态度。

有关用MSSR预测婴幼儿听力及助听效果的研究尚处于初期阶段。1岁内婴幼儿 MSSR 的振幅、阈值和可探测性仍在发育、变化。不同载频的发育速度不同，高频发育快。另外，诸如测试条件、影响因素以及某些结果的解释尚待更多的研究和探索。总之，影响婴幼儿 MSSR 的因素很多。目前尚缺乏新生儿 MSSR 阈值数据，此外，对痛阈的估计尚无能为力。

因此，目前阶段ABR、OAE、纯音测听、行为测听等任何一项检查都不能被其他项目完全取代，临床上要综合运用，取长补短。

小结：ERA 的主要应用范围

1. 器质性耳聋与功能性耳聋的鉴别诊断，耳蜗电图、脑干诱发电位与慢顶电位均可采用，对伪聋的鉴别也比较容易。

2. 耳蜗病变与蜗后病变的鉴别诊断，例如梅尼埃病与听神经瘤等，主要根据耳蜗电图与脑干听觉反应。

3. 对突发性耳聋的病因分析与预后的估计，主要根据耳蜗电图，必要时配合脑干听觉诱发电位。

4. 婴幼儿、智力障碍者及其他不合作的儿童与成人的客观听力评定，可使用清醒状态下的慢顶电位及其他诱发电位方法。

5. 神经科脑干病变的定位诊断，主要用脑干电反应测听。

6. 听觉病变及脑干病变治疗效果的观察指标。

7. 鼓室成形型手术与听神经瘤手术中可用 ERA 作为监测手段，可指导手术的进行。

8. 听觉生理学与心理声学领域的研究工作，可在无创的条件下观察人的听觉特征。

9. 在人工听觉研究工作中作为测试指标。

10. 昏迷的鉴别与预后估计，甲状腺功能低下等内分泌疾患的辅助诊断，婴儿神经系统发育完整性的评价等。

11. 判断大脑认知功能等。

（卢云云　李兴启）

参考文献

1. Davis H. Principles of electric response audiometry. Ann. Otol. Rhinol. Laryngol, 1976, 85:1-95
2. Katz J. Handbook of clinical audiolory. 4th ed. Baltimore: Willians & Wilkins, 1994, 317-423
3. Hall Ⅲ JW. Handbook of audiotory evoked response. Boston:Allyn & Bacon, 1992
4. Gorga MP, Thorton AR. The choice of stimuli for ABR measurement. Ear Hear, 1989, 10:217-230
5. Coats AC. The summating potential and Meniere's disease Arch Otolaryngol, 1981, 107:199-208
6. Thomason JE, et al. Acoustic neuroma and non-tumor retrocochlear patients:audiologic features. Scand Audiol, 1993, 22: 19-23
7. Hecox KE. Role of auditory brainstem response in the selection of hearing aids. Ear Hear, 1983, 4:51-55
8. Kileny PR, et al. Effects of cortical lesions on middle latency auditory evoked responses(MLR). Electroencephalgraph Clin Neurophysiol, 1987, 66:108-120
9. Gu R, Fu BT. Diagnostic significance of the staggered spondaic word test and 40-Hz Auditory event-related potentials. Audiology, 1988, 27:8-16
10. 李兴启，等.动作电位和电位复合波相对波宽对Meniere氏病诊断价值的探讨. 中华医学杂志, 1986, 66: 81-82
11. 李兴启，等.脑干和其他中枢病变时 ABR 和 ECochG 的变化. 中华医学杂志, 1992, 18:35
12. 李兴启，等.中期声动反应的特征及临床应用. 中华耳鼻咽喉科杂志, 1982, 3
13. 李兴启，等.CNV 测听法及其改进. 心理学报, 1986, 4:413-416
14. 顾瑞, 等.聋儿听性脑干反应和 40Hz 听相关电位测试. 中华耳鼻咽喉科杂志, 1989, 24:130
15. 李兴启. 脑干反应的测试方法及正常值. 军医进修学院学报, 1982, 3
16. 李兴启. 耳蜗电图在临床上的诊断价值及耳蜗毛细胞生理机能的观察. 军医进修学院学报, 1982, 3
17. 纪维刚, 顾瑞, 李兴启. 豚鼠中耳局部应用红霉素的电生理及病理观察. 中华耳鼻咽喉科杂志, 1985, 20: 157-159
18. 李兴启. 脑干病变时听性脑干反应变化的分析. 中华医学杂志, 1985, 65
19. 李兴启. 耳蜗性感音神经性聋脑干反应的观察和分析. 中华耳鼻咽喉科杂志, 1985, 2:65
20. 杨伟炎, 姜泗长, 李兴启. 经迷路后听神经瘤切除术. 中华耳鼻咽喉科杂志, 1986, 21:1-4
21. 李兴启. 耳蜗电图与突聋预后的关系. 中华耳鼻咽喉科杂志，1987, 22
22. 李兴启. 记录豚鼠耳蜗电位的外耳道慢性电极植入法. 生理学报，1987, 39
23. 李兴启. 滤波短声诱发的 AP 和短纯音诱发的 AP-AP 复合波之比较. 听力学及言语疾病杂志，1993, 1: 15
24. 李兴启. 脉冲声暴露后豚鼠耳蜗电位及毛细胞形态学变化的实验观察. 中华耳鼻咽喉科杂志，1991, 24
25. 于黎明，顾瑞，李兴启. 听诱发电位的时变滤波. 第五届全国语言图像通讯信号处理学术会议，1991. 10
26. 李兴启. 突聋临床听力学表现及疗效的关系. 中华耳鼻咽喉科杂志, 1992
27. 孙建和，李兴启. 豚鼠耳蜗外毛细胞传出神经末梢分布 Ach 酶的研究. 中华耳鼻咽喉科, 1993, 28: 239
28. 孙建和，李兴启. 豚鼠耳蜗传出神经末梢及乙酰胆碱酶活性量变的关系. 中华耳鼻咽喉科杂志, 1993, 28: 239
29. 李兴启. 脉冲声暴露后豚鼠耳蜗 SP+、SP- 的变化. 声学学报，1993: 18 35

30. 李兴启. AP-SP 复合波 -SP 积分面积对美尼尔氏病诊断价值的探讨. 临床耳鼻咽喉科杂志，1992
31. 李兴启. 脉冲声暴露后豚鼠耳蜗传出神经和 AchE 变化的定量分析. 中华耳鼻咽喉科杂志，1992, 28 (增刊): 35
32. 李兴启. 豚鼠畸变产物耳声发射（DPOAE）和耳蜗微音电位（CM）. 声学学报，1995, 20
33. 孙伟，李兴启. 白噪声暴露对耳蜗末梢细胞胞内电位变化. 军医进修学院学报，1997, 18
34. 孙伟，李兴启. 用同一微电极在中阶同时记录 EP、SP 和 CAP. 解放军军医进修学院学报，1994, 1
35. 李兴启，孙建和. 响度重振现象机理的探讨. 听力学及言语疾病杂志，1994, 2 : 190-193
36. 于黎明，李兴启，仇春燕. 耳声发射在耳蜗病变早期诊断中的应用. 听力学及言语疾病杂志，1996, 4: 128-129
37. 李兴启，孙伟，孙建和. 响度重振与耳蜗电位幅度“重振”. 中国学术期刊文摘，1997, 3: 250
38. 李兴启，叶胜难. 101 例桥小脑角占位病变的听力学表现. 头颈耳鼻咽喉科杂志，1997, 3: 1-3
39. 李兴启，孙建和. 豚鼠耳蜗电位幅度“重振”现象的实验观察. 声学学报，1998, 23: 327-332
40. 郭维，张素珍，李兴启. 瞬态耳声发射的主频对梅尼尔氏病的诊断价值. 听力学及言语疾病杂志，1998, 10: 171-176
41. 周娜，于黎明，李兴启. 畸变产物耳声发射正常值及探测音强度差对其影响. 临床耳鼻咽喉杂志，1999, 13: 305-306
42. 谭祖林，李兴启. 噪声暴露对耳蜗传入途径的影响. 声学学报，2001, 26
43. 于宁，李兴启. 外源性谷氨酸灌流对耳蜗电位 CM、CAP 的影响. 解放军医学，2001,26
44. 于黎明，李兴启. AP-N1 或 ABR 波 I 潜伏期判断响度重振现象. 听力学及言语疾病杂志，2001, 9
45. 孙伟，丁大连，李兴启. 豚鼠耳蜗螺旋神经细胞电压依赖性离子通道的研究. 中华耳鼻咽喉科杂志，2001, 26
46. 李兴启，孙伟. 不同频率短纯音（tone burst）在中阶记录 sp 的特点. 听力学及言语疾病杂志，1995, 2
47. 李兴启，孙建和，孙伟. 缺氧豚鼠耳蜗总和电位（sp）和毛细胞形态学实验观察. 中华耳鼻咽喉科杂志，1994, 29: 74

第十三章

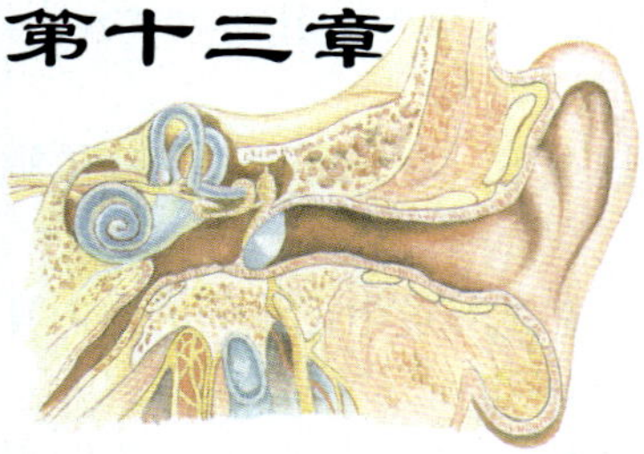

耳声发射

徐 进

19 世纪末期，继声导抗测试和听性脑干诱发反应之后，人们又发现了一种新的客观听觉测试方法即耳声发射。耳声发射现象的发现不仅使我们有了能精确而客观地评价耳蜗功能的方法；而且证实了耳蜗内存在着主动的释能活动，此过程为生物电能向机械能量（声能）的转换，证明了耳蜗具有“双向换能器”的作用，从而使人们对耳蜗功能的认识发生了根本的变化，为听觉生理研究提供了全新的概念和研究方向，因此，耳声发射的发现被认为是听觉生理学和听力学近 20 年来最重要的进展之一。诊断听力学已从纯音测听包括响度重振、音衰减试验和言语测听等主观测听法，发展到导抗测试、听性脑干反应和耳声发射检查等客观测听法，正确选用这些方法，对听觉障碍的诊断和听觉生理、病理的研究将会有更大的促进。耳声发射自1978年Kemp报告以来，正迅速地被用于实验研究和临床，现已成为听力筛选、听力障碍诊断和听传出系统功能检查的方法，进入到临床验证和应用阶段，在近年中已积累了大量的经验。耳声发射目前的研究工作已不再限于对耳声发射机理和临床应用的研究，而是进一步以耳声发射为观察耳蜗后结构及听觉中枢的生理活动的研究手段，并试图通过对耳声发射的观察，了解有关结构的病理机制，为临床诊治有关疾病提供依据。

第一节 耳声发射的基本概念

一、耳声发射的定义

Kemp（1986）对耳声发射做了如下定义：耳声发射是一种产生于耳蜗、经听骨链及鼓膜传导释放入外耳道的音频能量。顾名思义，耳声发射就是耳内发出的声音，其实质就是内耳发出的声音或耳蜗内能量经声音传入内耳的逆过程，以空气振动（声能）的形式释放出来。由于这一振动的频率属于声频范围（20 ~ 20 000Hz），因而称之为耳声发射（otoacoustic emission，OAE）。

耳声发射来源于耳蜗，代表了耳蜗内主动机械活动，并可以反映听觉传出系统的活动情况。对耳声发射的研究是对听觉生理及病理机制研究的一部分。目前，耳声发射不仅为听生理研究提供了新的手段，而且已逐渐应用于临床听力学检查，用来客观评价耳蜗功能。

二、耳声发射的分类

按是否由外界刺激所诱发，一般把耳声发射分为自发性耳声发射（spontaneous otoacoustic emission，SOAE）和诱发性耳声发射（evoked otoacoustic emission，EOAE）两大类。后者又依据刺激条件的种类进一步分为瞬态诱发性耳声发射（transiently evoked otoacoustic emission，TEOAE）、畸变产物耳声发射（distortion production otoacoustic emission，DPOAE）、刺激频率

耳声发射（stimulus frequency otoacoustic emission，SFOAE）和电诱发耳声发射（electrically evoked otoacoustic emission，EEOAE）等。

自发性耳声发射（SOAE）是指在耳蜗没有任何外界刺激的情况下，在外耳道中用高灵敏度的麦克风检测到的窄带声信号。

诱发性耳声发射（EOAE）是指在外界声或电刺激的情况下，在外耳道中记录到的由内耳发出的声能。

目前应用于临床的主要是瞬态诱发性耳声发射（TEOAE）和畸变产物耳声发射(DPOAE)。

TEOAE系指耳蜗受到外界短暂脉冲声刺激后经过一定潜伏期，以一定形式释放出的音频能量，其形式由刺激声的特点决定。由于这种形式的耳声发射有一定的潜伏期，故又称为延迟性诱发耳声发射（delayed evoked otoacoustic emission，DEOAE），又由于它能重复刺激声的内容，类似回声，又是最早报道的耳声发射形式，所以也称为Kemp回声（Kemp's echo）。

DPOAE是用两个具有一定频比关系的初始纯音同时刺激耳蜗，使之产生一系列调制声，并经听骨链及鼓膜传导于外耳道内记录出的音频能量。反应出现于与两个刺激音有关的固定频率上，遵循 $f1 + n(f1 - f2)$，$f2 - n(f1 - f2)$（n为整数）的公式，其中以 $2f1 - f2$ 处的反应幅值最大。

刺激频率耳声发射（SFOAE）是指耳蜗受到一个连续纯音刺激时，在外耳道记录到的一种与刺激音完全相同的声频能量。由于这种耳声发射的频率与刺激频率完全相同，故称之为刺激频率耳声发射。

三、耳声发射的特点

1. 非线性　诱发性耳声发射的振幅在低强度刺激下可随刺激声强度增加而呈近乎线性地增长，当刺激强度增加到40～60dB SPL时，耳声发射强度增长减慢并趋向于饱和。这一特点反映了耳声发射来源的生物学属性，也是对其进行确认的一个重要特征。

2. 锁相性　耳声发射的相位取决于声刺激信号的相位，并跟随其变化而发生固定的相位变化。根据这一特点，相位也可用来作为分析声诱发耳声发射的参数之一。

3. 可重复性和稳定性　尽管正常人的耳声发射记录存在着明显的个体间差异，但在个体自身则具有良好的可重复性和稳定性。

第二节　耳声发射的产生机制

一、耳声发射的来源

目前普遍认为耳声发射来源于耳蜗的外毛细胞。过去，耳蜗一直被认为是一种机械/生物电换能器，仅能被动地对外界声刺激发生反应，将来自外、中耳的声刺激振动能量转换为生物电能，进而形成神经冲动并沿听觉传导径路向中枢传导，投射到颞叶听皮层，引起听觉。然而靠这种简单的被动机制很难解释人耳听觉的较高灵敏度、精细的分辨力和感受如此巨大的动态范围（20～20 000Hz），这些以及对耳蜗内机械活动的研究一直是听觉生理学研究的重要课题。早在1948年Gold就首次提出“耳蜗内可能存在一个耗能的主动生理机械过程”；1960年Bekesy提出了耳蜗基底膜振动的行波学说，使人们认识到耳蜗内的生理活动不仅仅是一个简单的被动换能过程，而是在机械运动的水平上了对听觉信号的加工和干预；1971年Rhode报告了基底膜运动的非线性特点，表明在基底膜活动中有被动机制以外的其他机制的参与；直到1978 年 Kemp 首次在人外耳道记录到由短声刺激诱发的声发射信号，随后又在无任何刺激的自然状态下记录到这种声信号，并有大量实验证据证明这种声信号是来源于耳蜗的神经前活动，才证实了耳蜗内存在着主动的释能活动，此过程为生物电能向机械能量（声频）的转换，从而证实了耳蜗有双向换能器的作用。现在就把这种在耳蜗中产生并可以在外耳道通过特殊方法记录的声能称为耳声发射。

二、耳声发射的意义

耳声发射代表着耳蜗内耗能的主动性机械活动，这种主动活动机制被认为是正常耳蜗功能的一个极其主要部分。听觉传出系统对外毛细胞有调节作用，并由此改变耳蜗结构的活动状态，从而对传入的听觉信号产生影响。听觉系统借助耳蜗主动机制及其神经反馈调节系统，不仅可以使高级神经系统对耳蜗功能状态进行调节，而且在高声强环境中对耳蜗具有一定保护作用。最近的研究还提示，耳蜗主动机制在传出神经的作用下，还可能参与双耳听觉的空间定位过程。

耳蜗主动机制和耳声发射的发现，补充了20世纪60年代Bekesy关于听觉行波理论中基底膜调谐原理的不足，证实了耳蜗具有双向换能器的作用，从而使人们对耳蜗功能的认识发生了根本的变化，为听觉生理研究提供了全新的概念和研究方向，也使临床上无创且客观地评估耳蜗功能成为可能。

三、耳声发射的产生机制

耳声发射的产生机制目前尚未完全清楚，有待于进一步研究。早期研究认为，耳蜗内基底膜由于解剖或功能上的各种原因，导致其机械阻抗在某些部位“不均匀”，当行波通过时，部分能量可由该处反折，逆向传导至镫骨底板，经听骨链、鼓膜传入外耳道，形成耳声发射。后来研究认为，耳蜗外毛细胞存在一种主动机械活动，能够利用新陈代谢产生微小振动，增强声刺激引起的耳蜗相应结构的振动，从而提高了听觉的灵敏度和频率分辨率；同时还有一部分能量逆向传导至镫骨底板，经听骨链、鼓膜传入外耳道，形成耳声发射。还有的研究认为，OAE是外毛细胞的非线性生物机构放大过程的一种能量泄露。外毛细胞有大量的传出神经支配，对外毛细胞施加一个音频的刺激电位，会引起其长度的变化，增强了声刺激引发的基底膜运动，因而也增强了声音对内毛细胞的刺激。外毛细胞的这种活动似乎对低强度的刺激声有更大的影响。因此，外毛细胞被认为是一种生物力学的放大器，极大地提高了听觉的动态范围。

目前，对耳声发射产生机制的研究还处于探索阶段，但基本上一致认为，OAE 是由耳蜗外毛细胞产生的，直接反映了耳蜗外毛细胞的功能状态。至于 OAE 的内耳产生过程以及受神经支配的情况尚不明确，但已有大量实验证实了 OAE 的耳蜗源性而排除了其神经源性和中耳的肌源性。随着对 OAE 产生机制的进一步揭示，必然会推动 OAE 临床应用的发展。

第三节　耳声发射的记录和分析

目前临床上一般采用的是英国Otodynamics公司生产的 ILO88 和ILO92 系统及分析软件，分别记录和分析 SOAE、TEOAE 和DPOAE。操作技术及要求：在标准隔音室测试；受试者取舒适坐位，安静；探头与外耳道耦合密封正对鼓膜，定标合格（频响曲线平坦）后方可记录。

测试可按SOAE、TEOAE、DPOAE顺序，双耳交替进行。值得注意的是探头的放置，如密封不良或方向不标准，可直接影响测试结果的准确性，有时可出现假阳性的DPOAE图形。

一、自发性耳声发射

自发性耳声发射（SOAE）是仅使用一个麦克风探头在外耳道记录耳蜗在无刺激情况下自发产生的窄带声信号。

（一）SOAE信号的检测

SOAE的检测依赖于所用的硬件和软件。硬件系统主要包括：①低噪声、高灵敏度的麦克风（通常使用ER-10），频带范围应在300Hz ～ 10kHz；②数字信号处理板，带通滤波器的带宽应在300 Hz ～ 10 kHz；③计算机，为降低噪声和提高信噪比，常采取数字滤波、设置拒绝阈、3dB判据、峰值拾取法、谱平均等方法。

（二）数据采集和分析

在目前的测试条件下，OAE的有无一般均以大于本底噪声3dB为判据。将频域中大于本底噪声水平至少3 dB的谱峰判定为SOAE信号，这就是3dB准则。从高于0.5 kHz的频率起，根据3dB准则确定SOAE信号。SOAE频谱分析可选取各窄带峰谱的频率、最大峰的幅值，峰谱个数、起使点频率、终点频率等作为参考指标。

（三）SOAE的信号特点

SOAE在正常人耳的检出率为25% ～ 60%，每个耳朵发出的平均个数大概是4，幅度通常在－10 ～ 20 dB SPL，最大不超过20 dB SPL。SOAE的信号频带一般分布在0.5 ～ 6kHz，多集中在1～2kHz，而噪音的分布范围比较广，在高频段，噪声主要由仪器的固有噪声引起，如麦克风、放大器等；在低频段，噪声主要由周围环境引起，如被测试者的呼吸、身体的移动等。一般认为SOAE具有类似纯音的性质，频带窄、振幅小，不同的人有不同的频率成分和振幅。每个人的SOAE相对稳定，但外界刺激可引起其变化，如药物（如阿司匹林）、声刺激、温度、疲劳等，且与年龄相关，正常成年人的阳性检出率约35%左右，婴儿可达70%，50岁以后则显著下降。对侧声刺激对SOAE的影响目前尚不确定。全身麻醉时，SOAE并不消失。

二、瞬态诱发性耳声发射

瞬态诱发性耳声发射（TEOAE）是指耳蜗受到外界短暂脉冲声刺激后，经过一定潜伏期，以一定形式释放出的音频能量，其形式由刺激声的特点决定。

（一）TEOAE的记录及分析

记录TEOAE的探头应含有记录外耳道声场变化的微音器和用于给声刺激的微型耳机。声刺激器应能输出短声、短音及短纯音。目前临床记录一般使用标准短声（click）非线性模式。click非线性模式是指刺激声4次一组，前3次为正波，强度相同，后1次为负波，强度大于前3次的3倍，此种刺激声组合的优点是能去除线性噪音成分和EOAE的线性增长成分。而click线性模式不能区分机械回声（外耳道壁和鼓膜）与主动（外毛细胞）回声，仅用于需要提高记录质量时，其强度低于非线性刺激声10dB。刺激声强度80 dB SPL上下，叠加260次，分析时窗0.5 ～ 20ms。TEOAE取经FFT转换后的反应幅值。

判定TEOAE反应的有无仍遵循3dB准则，一般要求信号接受数不应<60次、波形的稳定性>70%以上、波形反应的重复性>50%、至少有两个频率带的重复性>65%。此外TEOAE反应还应有：①非线性变化；②良好的可重复性；③波形的潜伏期和相位随刺激强度的高低而改变等特点。

（二）TEOAE的信号特点

正常人TEOAE的强度多在－5～20 dB SPL，最大不超过20dB SPL。TEOAE在60岁以下正常人群的出现率为100%，＞60岁则出现率下降。婴幼儿TEOAE的强度大于成年人。其反应阈多在－5dB SPL左右，90%以上正常人的双耳反应阈差＜10dB SPL。无明显性别差异。TEOAE的频率在0.5～5kHz范围内，多集中在1～3kHz之间，这种频率分布可能与外耳、中耳结构的传导特性有关。TEOAE在一定频率范围内可基本反映刺激信号的频率内容。TEOAE的频域分析特点为：正常人短声诱发的TEOAE频谱可分为宽阔连续谱形和多峰状谱形。FFT反应频谱主要位于1～3kHz，被称为TEOAE的主频，主频可为宽基之幅度增高的峰，也可为1～5个不相连续的峰谱。多数正常人TEOAE反应的频谱中都存在一个1.0～1.8kHz的主频谱峰，也称为第一主频。TEOAE主频一般不随刺激强度变化而改变。目前研究表明TEOAE主频的变化在诊断梅尼埃病中有重要意义。

（三）对侧声刺激对TEOAE的影响

对侧声刺激可以对同侧TEOAE产生影响，主要表现为TEOAE幅值的下降和波形潜伏期（相位）的提前。这种现象被认为是由听觉传出系统中交叉的内侧橄榄耳蜗系统（medial olivocochlear system，MOCS）介导的神经调控活动。目前对这种反馈调节机制及意义尚未完全了解，临床上已初步利用这种反馈调节机制来检测内侧橄榄耳蜗系统功能。

三、畸变产物耳声发射

DPOAE是用两个具有一定频比关系的初始纯音同时刺激耳蜗，使之产生一系列调制声，并经听骨链及鼓膜传导于外耳道内记录出的音频能量。反应出现于与两个刺激音有关的固定频率上，遵循f1＋n（f1－f2），f2－n（f1－f2）（n为整数）的公式，其中以2f1－f2处的反应幅值最大。目前认为使用低于60 dB SPL的原始音诱发DPOAE更能代表生理状态下的耳蜗主动机制；而采用f2/f1=1.20～1.25范围的比率和当f1的强度L1高于f2的强度L2约5～10dB时，可以获得最大幅度的DPOAE。反应范围在0.5～6kHz之间，反应幅值比初始音低50～60dB。

DPOAE信号的判定通常以高于本底噪声3 dB为标准。目前临床测试多采用等强初始音L1=L2=70dB，频率比f2/f1=1.22，叠加至图形稳定为止。

（一）DPOAE的记录和分析

由于DPOAE有良好的频率特性，所以可制作出DPOAE听力图（DPOAE audiogram，DPgram），还可以制出其输入/输出函数图（即I/O曲线）和掩蔽调谐曲线等。

1. DPOAE听力图

制作某一原始音强度下的DPOAE听力图时，采用固定的频比（如f2/f1=1.22），将F2 8个不同频率（0.7、1、1.5、2、3、4、5、6kHz）下的DPOAE幅值记录并连接起来，就得到DPOAE听力图。DPOAE听力图可完整地显示耳蜗全频听功能状态。

2. DPOAE输入/输出函数图（I/O曲线）

制作某一频率上的输入/输出函数图时，使用固定的频比，逐渐增加原始音的强度（标记为图的横坐标），将不同原始音强度下的DPOAE幅值记录并连接起来，就得到输入/输出函数图。输入/输出函数图可较好地反映DPOAE的非线性。

（二）DPOAE特征

研究发现绝大多数正常耳均可引出DPOAE，并可以用与纯音听力图频率相对应的频率进行测试，得出的DPOAE听力图与常规听力图也有一定的对应关系。因此，DPOAE作为一种评价外周听觉通路的方法，可精确地反映耳蜗毛细胞在相关频率上的功能变化。DPOAE听力图有两个反应高峰和一个低谷，峰分别位于1kHz和6kHz处，谷位于3kHz处；DPOAE幅值随刺激强度的增强而升高，但幅值有明显的个体差异。

第四节 影响耳声发射临床测试和分析的重要因素

自1978年Kemp首先报告从人耳记录到耳声发射（OAE）以来，人们对耳声发射进行了多方面的研究，发现能够影响耳声发射的因素较多，下面描述的是影响耳声发射临床测试和分析的几种重要因素。

一、外耳和中耳的状况

在听觉测试中，诱发性耳声发射是惟一依靠刺激能量的向内传播和反应能量的外向传播的测试方法。其测试第一步是置入外耳道合适的声探子，第一用来给予刺激，第二用来检测OAE。因此，影响EOAE记录的最基本问题是：外耳道内被耵聍碎片及新生儿生后的胎脂（干酪样物）阻塞和能引起外耳道狭窄或闭塞的病理干扰（如小耳畸形）。至于中耳状况，虽然还没有中耳病理对OAE影响的详细资料，但目前研究表明，中耳传播的频率特性、中耳鼓室压力以及中耳病理均对OAE记录产生影响。有人认为，中耳传递功能的病理改变会改变SOAE的频率，SOAE、TEOAE在1～2kHz间最易引出，可能与该频区的最有效传递有关。一般说来，EOAE应当能从听阈≤30dBHL的中耳疾病中记录到，但这类患者的EOAE资料能为描述中耳功能状态增加其他听力学发现，包括内、外科治疗的影响。因此，认为EOAE的研究需要：①测试前耳镜检查，清除外耳道堵塞物；②大量中耳病理TEOAE和DPOAE的详细描述及有关OAE发现与其他听力发现的关系（如各种中耳炎、鼓膜穿孔和瘢痕、耳硬化症、听骨链中断等）；③中耳功能障碍对TEOAE和DPOAE的影响有什么不同；④不能单纯因为中耳病理有其他耳科和听力学依据而排除其对OAE的影响。

二、测试参数

（一）TEOAE

①由于仪器设备的限制，使得许多研究在刺激参数和反应指标上具有一致性，但欠缺的刺激参数和分析指标更加阻碍了测试参数对TEOAE临床结果影响的研究。因为不同刺激参数的TEOAE可能会在不同临床类型患者中得到有效评价；②普遍接受的标准或至少是解释TEOAE数据资料的规则缺乏。主要是由于可观察分析的反应参数受限，只有可重复性和幅值能被典型分析；其次是临床上没有正常值数据库，而它们又受个体特征和测试环境的影响。

（二）DPOAE

①测试需要f1、f2两个刺激频率，因此，DPOAE测试参数的变化比TEOAE更为复杂。根据研究目的不同，首先要选择的是记录Dp听力图（Dpgram ）还是I/O曲线（growth functions）。对于Dpgram，必须选择测试的频率范围（0.5～0.8kHz）和倍频程；对于I/O，必须决定刺激强度的范围（如40～80dB）和间隔（如2dB、5dB等）；②和TEOAE相比，还没有分析DPOAE的普遍接受标准。DPOAE幅值可以在Dpgram的每一频率上计算，也可在I/O曲线的每一强度水平上算出，通常以大于本底噪声3 dB SPL为判据。因此，一旦DPOAE的正常资料被发展，就能对临床患者的反应作出迅速分析。

研究需要：①完善仪器设备，设计出合理的分析软件，以期解决刺激参数和反应观察指标的欠缺；②系统地研究 TEOAE 和 DPOAE 测试参数改变对正常人及患者的影响，集中参考数据标准；③进一步探讨 TEOAE 和 DPOAE 与纯音听阈之间的关系，以便在临床上发挥它们的最大潜能（特异频率的听力敏感性估计）；④纯音听阈与产生 TEOAE（30 ~ 40dB）、DPOAE（40～60dB）的最低强度水平之间存在巨大个体差异，这种个体差异是否具有诊断意义还不清楚；⑤亚临床听力功能障碍的存在有时会导致听力正常耳的EOAE缺失，因此EOAE的普遍存在还没有被大量听力正常人所定义。

三、环境噪音

ABR记录中的信噪比（SNR）的概念同样适用于OAE记录。但信号是声（外耳道的OAE），噪音也是声（背景或周围的声音）。定义 OAE 是否存在还没有特异的标准。当记录低频 OAE 能量时更易被环境噪音干扰，而欠缺的记录设备又不考虑 SNR 的变化。无论如何，低强度刺激和患者耳聋，SNR 将减小，因此减少噪音污染的一个可能措施是选择测试环境（隔音室）。当信号较小或环境噪音较大时，适当调节时间均数（增加刺激数）将获得可接受的 SNR。

四、个体特征

个体特征主要是指测试对象的年龄和性别。年龄和性别实际上影响着听功能的每一个测试。性别能影响 OAE，但至今不能解释这种性别差异。年龄对OAE的影响在新生儿和部分老年人身上已得到初步观察，但还远远不够。因此，应广泛研究个体特征对TEOAE和DPOAE的影响，产生一种理想的数据库，并对整个年龄期（从新生儿、儿童、成人到老人）的 OAE 给予有意义的临床解释。另外，其他个体因素（如体位等）对OAE的影响也需进一步观察。

第五节　耳声发射的临床应用

耳声发射（OAE）能反映耳蜗的功能变化，为了解内耳功能状态提供信息。如测试时对侧耳给声，根据有无对侧声抑制（CAS），可判断内侧橄榄耳蜗传出系统的功能状态。OAE 作为一种新的检查手段，是临床听力检查的一个重要补充，目前已被应用于听力筛选、听力诊断和鉴别诊断、动态监测及耳蜗传出功能检测等。但由于 OAE 受外耳、中耳的影响，进行“阈上”检查受到一定限制，因此其临床应用亦有一定的局限性，不能用 OAE 代替其他听力学检查。正确地评价耳声发射的含义，对内耳生理的研究及临床应用都十分有益。

一、新生儿听力筛选及婴幼儿听力评估

新生儿听力筛选在许多国家已形成制度。筛选的意义是对一个特定群体通过简单、快捷的测定方法，并根据特定指标来区分或发现其中有高度可疑病态的个体或亚群，并需要进一步确定诊断或追踪观察。根据研究，20%～30%小儿听力减退出现在婴幼儿期，而婴幼儿早期又是学习语言的关键时期，在此时期发生听觉功能障碍将导致小儿心理和行为上的缺陷。因此，早期确定有无听力损失，从而进行处理或听力言语康复，可最大限度减少因听力问题造成的残疾。聋儿的早期发现已广泛受到重视，定期追踪，特别是对听力高危儿的评估更不容忽视。如何尽早和准确地对小儿听功能进行评估和测试，仍是耳科学家和听力工作者的重要研究课题。

随着测听技术的进展，通过客观听功能测试已能早期而准确地对小儿听功能进行筛选和评估。过去，有条件的医院常采用听觉脑干诱发反应作为检查新生及婴幼儿听力的方法，但这种方法测试时间长、费用高、新生及婴幼儿需要麻醉，因此尚未普及。目前，耳声发射由于具有快速、简便、无创、灵敏及准确等优点，已普遍被用于新生儿听力初步筛选。其特点为：①正

常耳EOAE的检出率为100%；②听力损失至40 dB HL时，EOAE即不能检出，因此能在早期发现轻、中度耳聋；③大多数的先天性和后天性的耳聋都有外毛细胞的发育异常或外部因素所致的损害，EOAE适宜于筛选；④测试简单、迅速、无创伤，10分钟即可完成，可应用于大量筛选。由于在检查听功能方面，TEOAE比DPOAE更为敏感，再加上TEOAE检测出现的假阳性极少，所以，目前认为TEOAE是一种可靠且敏感的听力筛选方法。当EOAE不能引出时，应先行声导抗测试，以除外外、中耳疾患，并进一步行ABR测试。值得注意的是，靠OAE筛选，有两种听力障碍患儿可能被忽视，一种是听神经病，其EOAE检测阳性，可加做ABR测试来弥补；另一种是皮层性聋，其EOAE和ABR测试均正常，尚需其他临床技术手段来协助诊断。

目前认为，新生儿听力筛选及婴幼儿听力评估是耳声发射最重要的一项临床应用。

二、动态监测耳蜗的功能变化

EOAE可准确而客观地评价内耳外毛细胞的功能，且对缺血、缺氧及噪音等一些损伤因素极为敏感，甚至可以检测出在主观听阈发生改变之前的轻微损害。故此，对一些内耳疾患如梅尼埃病、噪声性暂时性阈移、老年性聋、药物中毒性耳聋和突发性聋等，EOAE不仅可作为长期定时监测耳蜗功能变化的手段，且可作为早期发现耳蜗功能变化的指标。

三、耳蜗性听功能障碍的检出及耳蜗功能损失程度的评估

在正常耳，EOAE几乎100%能引出！对于耳蜗性听力损害，当纯音听阈＞30 dB HL时，TEOAE就不能检出；当纯音听阈＞40～50 dB HL时，DPOAE不能检出。由于OAE对各种损伤因素较为敏感，因此有可能在主观听阈尚无明显变化之前发现潜在的耳蜗病变。在听力损害来源于耳蜗的前提条件下，EOAE检测出的强度与纯音听阈呈正性相关。因此，根据EOAE是否能引出及其强度，可判定耳蜗性听功能障碍是否存在，以及耳蜗功能损失的大体程度。

大量研究和观察表明，病因不同，听阈对EOAE的影响也不同。如梅尼埃病，当听阈＞40 dB HL时，仍可检测出EOAE。此外，梅尼埃病的OAE检测还具有如下特点：①正常耳TEOAE主频集中在1～1.8kHz，梅尼埃病的主频前移，集中在0.8～1.1kHz之间，且服用甘油后，主频由低频转为高频，未引出OAE耳可引出OAE；②典型梅尼埃病的DPOAE听力图呈上升型曲线，增强初始诱发声强度后，未引出OAE耳可引出OAE。目前认为，TEOAE主频对梅尼埃病具有一定的诊断价值。梅尼埃病病理特点对EOAE产生机制的影响有待于进一步探讨。

四、区分感音和神经性聋，鉴别蜗性和蜗后性病变

在OAE未发现以前，现有的听力学知识和检查技术使我们对耳聋的诊断被限制在传导性耳聋和感音神经性耳聋水平，因为没有方法能把耳聋的感音和神经性成分区分开来。OAE的发现，是继纯音测听、言语测听、声导抗测听及脑干诱发反应测听之后具有里程碑意义的重要发现，使人们对听觉生理特别是耳蜗生理有了一个全新的认识，特别是为客观评估耳蜗功能提供了直接视窗，使人们在靠听力学手段鉴别蜗性和蜗后性病变方面迈出了新的一步，从而也重新认识了听觉系统一些复杂的听觉障碍现象和新的疾病实体，如听神经瘤“离断耳”、听神经病等。

依据EOAE和纯音听阈的关系，可大概推测听力损失的来源。如上所述，当EOAE检测出的强度与纯音听阈呈正性相关时，一般考虑为耳蜗源性的听力损失；如在EOAE阈上（超过能检出EOAE相对应的纯音听阈数值）能检测出EOAE，绝大多数为蜗后性的听力损失，反之，并不是所有的蜗后性聋都能检测出EOAE；如为来源于耳蜗-蜗后性的混合性听力损失（如侵及耳蜗的听神经瘤），则情况比较复杂，拟在后面听神经瘤的章节里详细叙述。

在这一点上，最值得我们应用OAE作为初步筛选的是那些应用ABR不能检出的重度和极

重度的感音神经性聋（> 80dB HL）病例，如能检测到OAE，则可迅速、简捷地判定其蜗后源性病变的可能性。

五、蜗后病变的间接诊断

理论上OAE产生于耳蜗，反映耳蜗的功能状态。至于蜗后病变与OAE的关系，目前虽无定论，但临床上已有大量的病例观察。据文献和作者的观察，可根据OAE的如下特点来间接诊断蜗后病变：① EOAE的检出不依赖于纯音听力的损失程度，如不侵及耳蜗，大多数能引出幅度强于正常或至少正常的EOAE；②大多数能引出幅度增强、频数增多或至少类似于正常的SOAE；③大多数伴有MOCS功能障碍，即表现为当对侧耳给声时，同侧耳的EOAE幅度不被抑制。

第六节 耳声发射的对侧声抑制与内侧橄榄耳蜗系统功能评价

耳声发射（OAE）的发现加速了对侧声刺激（contralateral acoustic stimulation，CAS）应用于人耳的研究。CAS能使OAE的幅值下降，为揭示人类耳蜗传出神经系统的功能提供了新途径。

一、理论意义

耳蜗内存在着主动机制及脑和耳蜗之间存在着两条听传出通路——内侧橄榄耳蜗系统（medial olivocochlear system，MOCS）和外侧橄榄耳蜗系统（LOCS），这是近几十年来听觉系统研究中最令人兴奋的两大发现。耳声发射被认为是耳蜗主动机制的副产物，反映了大致相当外毛细胞水平的耳蜗机械功能状态。有实验证明：一侧耳蜗的声刺激能使另一侧耳蜗的听活动发生改变，实质上就是由MOCS介导的神经传出调控，可表现为具有频率特异性的耳声发射幅值下降，使无创性地研究人类MOCS的功能活动成为可能。如果把MOCS设想为耳蜗主动机制的起源，那么外毛细胞的MOCS支配形式有可能成为耳蜗成熟过程中最重要的一个环节。虽然MOCS在听功能中的角色尚处于探讨和争议中，但已有研究确实表明，MOCS靠调节耳蜗的主动机制提高在噪音背景中对声信号的提取和辨别。

MOCS可被电刺激、声刺激及高级中枢活动激活或兴奋，产生对听觉有意义的功能活动。MOCS可被声刺激，包括双侧刺激声（bilateral acoustic stimulation，BAS）、同侧刺激声（ipsilateral acoustic stimulation，IAS）和对侧刺激声（CAS）激活，调节耳蜗主动微机制活动，表现为OAE幅值下降、相位提前及EOAE变异性减小。实验发现，BAS抑制效应最强，其次为IAS，CAS最弱。大多数学者认为MOCS在听觉调控中起重要作用，主要表现为：①抑制OHC的主动微机械活动，即人们已普遍接受的传出抑制；②稳定OHC的活动，Maison（1997）发现MOCS被CAS激活后EOAE变异性减小，并证明与EOAE抑制本身无关，认为是MOCS使OHC活动稳定的结果；③MOCS的活动具有频率特异性，其结构基础是从上橄榄复合体到耳蜗的传出神经纤维是按音位排列的，并直接与OHC形成突触联系，参与OHC的特殊运动。有大量实验报告CAS对各种类型OAE频率的影响，结论一致认为，MOCS对耳蜗机制的影响在中低频区域明显。OAE的对侧声抑制效应作为耳蜗传出神经功能的检测手段正迅速地应用于临床，用来评价蜗后病变、听神经病、神经性耳鸣及听觉过敏等一些复杂的听觉现象。应该看到，听觉功能传出方面的研究添补了听觉外周活动的一页空白，随着对其研究的不断深入，将为听觉病理的探讨带来新的活力。

二、实验测试

TEOAE和DPOAE分别在有CAS和无CAS两种条件下测试。CAS取自纯音听力计的宽带白噪声60dBSPL（或30dBSL），经耳机连续给声，也可选用窄带噪声或纯音，但抑制效应不如宽带白噪声明显。测试按SOAE、TEOAE（无CAS）、TEOAE（有CAS）、DPOAE（无CAS）、DPOAE（有CAS）的顺序，双耳交替进行。把EOAE在有CAS条件下的反应幅值减去无CAS条件下的反应幅值之差作为传出抑制的指标，以1.0dBSPL作为有无传出抑制障碍的判据。目前临床上多采用TEOAE的传出抑制效应来评价MOCS功能，幅值衰减量<1.0dBSPL，判定有MOCS功能障碍。但也有学者认为，以CAS对TEOAE的作用能评价橄榄耳蜗传出系统的整体有效性，而以DPOAE能评价橄榄耳蜗传出系统对耳蜗局部片段的有效性。

三、耳蜗传出系统功能障碍性病变的发现

从理论上讲，凡是影响从上橄榄复合体到耳蜗的传出通路上的任何中枢或外周疾病均会导致MOCS功能障碍。除了过去人们传统认识领域内的蜗后病变，包括：①脑干外源性损伤如听神经瘤、脑膜瘤、皮样囊肿、软骨肉瘤等；②脑干内源性损伤如脑干脱髓鞘、脑干梗死、脊髓空洞症、橄榄体脑桥小脑萎缩等，绝大多数伴有MOCS功能障碍。自耳声发射发现后，我们又认识了一些新的疾病实体如听神经病，并重新解释了一些复杂的（用以往听力学知识不能解释）的听觉障碍现象，包括：①部分听力正常或合并不明原因的感音神经性聋的耳鸣患者；②一部分听觉过敏患者；③噪音诱导的耳鸣，在这些疾病中也都存在MOCS功能障碍。本文作者在研究中还发现，在已往诊断为“功能性聋”的病例也曾发现存有MOCS功能障碍现象，但由于观察到的例数尚少，还不能得出明确的结论，但仍可以认为，MOCS功能障碍已成为听觉障碍的一个重要环节。用ABR和传出听反射（中耳肌反射和橄榄耳蜗反射）来客观评价听神经通路，大大提高了对蜗后疾病（如听神经病）的识别，并且能重新认识一些听觉系统的复杂病理现象（如耳鸣、听觉过敏、孤独症等）和新的领域。

第七节　听神经瘤的耳声发射特点及其听觉障碍机制分析

听神经瘤既是耳科一种较常见的蜗后病变，又是一种有代表性的脑桥小脑角肿瘤。多年来，听力学家和神经外科医师对其诊治都十分关注，但其致聋机制仍众说纷纭，观点不一。耳声发射的发现为客观检测听神经瘤患者的耳蜗功能状态提供了手段。正确地评估听神经瘤患者的耳蜗功能，不仅有利于分析其听觉障碍机制，还有助于外科手术入径和保听术式的选择。

笔者曾用EOAE及ABR结合PST对听神经瘤的耳蜗功能状态及其蜗后神经功能进行分析，试图对听神经瘤的OAE特点及其听觉障碍机制做进一步探讨。用EOAE来评价听神经瘤的耳蜗功能状态时发现，大部分（约87.5%）患耳的耳蜗功能受到损害；少数（约12.5%）属于离断耳现象，即患耳的耳蜗功能完全正常。16耳中有4耳能引出TEOAE和DPOAE，其中2耳TEOAE和DPOAE均正常，且幅值与纯音听阈不相关；1耳TEOAE和DPOAE均可引出，但幅值下降与纯音听阈相关；1耳TEOAE和DPOAE均可引出，低频幅值正常与纯音听阈不相关而高频幅值下降与纯音听阈相关。听神经瘤患耳EOAE的有无与肿瘤大小、听力损失程度及年龄、性别无直接相关性，而与肿瘤的位置相关：愈偏近内听道，EOAE引出的可能性愈小，愈偏近脑桥小脑角，EOAE引出的可能性愈大。用TEOAE的对侧抑制效应来评价耳蜗传出神经系统的功能发现，能引出EOAE的患耳均伴有传出功能障碍。从16耳听经瘤的研究结果发

现，在听神经瘤患耳中，12.5%听力损失源于神经性损害；37.5%听力损失源于耳蜗性损害；50%听力损失源于耳蜗-神经性损害，25%的患耳能引出EOAE且均伴有传出功能障碍。由此得出，听神经瘤的听觉病理可同时或单独发生于听外周的耳蜗水平、第VIII脑神经（传入神经）水平和橄榄耳蜗传出神经水平。

听神经瘤（或其他脑桥小脑角肿瘤）引起耳聋的机制还不清楚。尽管耳声发射的应用已能把听力损失中的感音和神经成分区分开来，但众多学者对听神经瘤致聋机制的观察还是观点不一。Bonfils和Uziel 1988年分析了28例听神经瘤和22例脑干（或中枢）病变患者，得出结论为：听神经瘤引起的听力损失是纯耳蜗性的听力损失。Prasher 1995 年用耳声发射来研究 26 例听神经瘤的听力损失机制，发现EOAE只能在听力好于42dB的患耳引出，无一例听阈大于42dB的患耳可记录到正常EOAE，认为离断耳（即耳蜗与中枢分离）现象极为少见。但也有不少文献报告了EOAE在诊断重度或极重度感音神经性聋中（包括听神经瘤）的潜能，典型的报告见于1995年，Telischi对44例听神经瘤的DPOAE进行了分型：耳蜗型、非耳蜗型及二者混合型。在 Telischi 分型中，DPOAE 可否引出及幅值高低与纯音听阈呈相关性的属耳蜗型；无相关性的属非耳蜗型；低频无相关性而高频呈相关性的属混合型。按这种分型，非耳蜗型意味着听力损失是神经源性损害；混合型代表着耳蜗-神经混合性损害；但耳蜗型却不能把蜗源型和耳蜗 - 神经混合型损害分开，因此认为 Telischi 对听神经瘤的 DPOAE 分型尚不能完全说明其听力损失的病理生理机制。

在作者观察的 14 例（16 耳）听神经瘤中，有 4 例单发病例（25%）可引出 EOAE，其中 2 例听力已有相当程度的损失（1例>110dB；1例>55dB）但却可记录到完全正常的EOAE，完全符合离断耳现象（图 13-1 ~ 13-16），余下的 12 耳，EOAE 未引出,可肯定均存在蜗性损害。由此也可以看出：涉及耳蜗损害的病例大约占87.5%，而这一组患者的听力水平大多数都有相当程度的损失（>70dB），仅有1例听力损失在45 ~ 55dB以下（平均阈值30dB），这可以合理解释仅有少部分听神经瘤患者能引出而大多数不能引出 EOAE 的原因。

先前的大量研究及作者的观察表明，听神经瘤听力损害的病理生理机制至少包括以下几个方面：①蜗神经直接受侵或受压而至功能和 / 或结构的破坏；②耳蜗末梢血供受阻（内听动脉受压）而至局部缺血；③内耳淋巴液的生化改变（如肿瘤位置沿神经排列的高蛋白聚积）；④耳蜗因传出调控被肿瘤干扰或破坏而致其主动微机制异常。

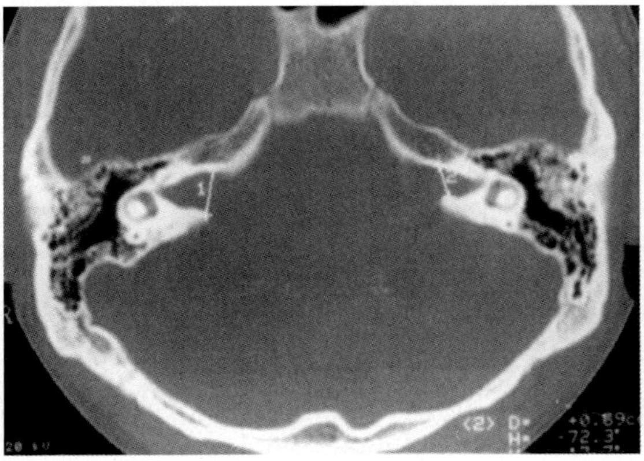

图 13-1 听神经瘤离断耳的横断面 CT

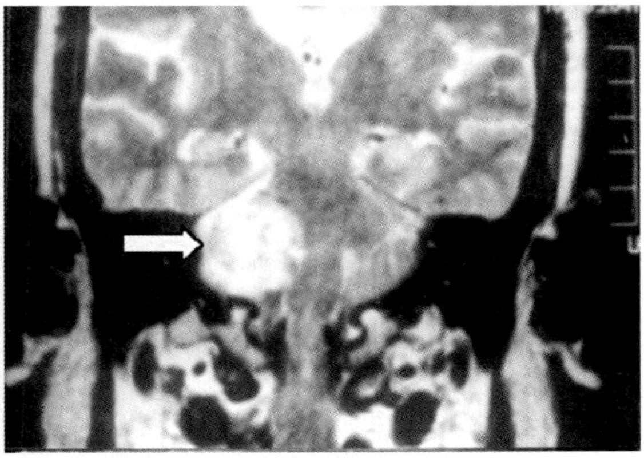

图 13-2 冠状面 MRI/T1WI 增强扫描

显示右内听道前后径扩大肿瘤位于脑桥小脑角区，脑干受压移位，肿瘤直径 4.5cm，听力损失>110dB，DPOAE 为“非耳蜗型”

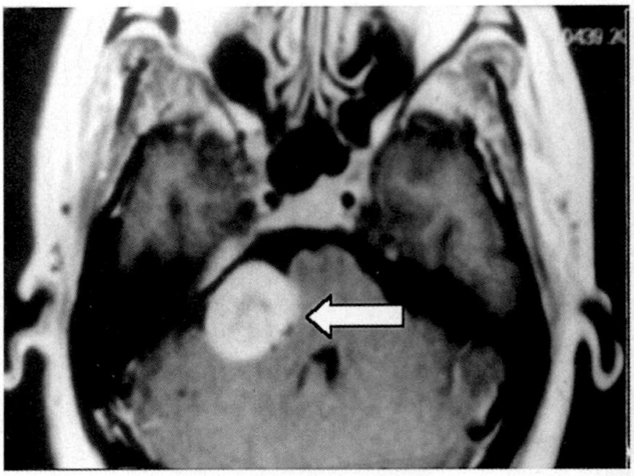

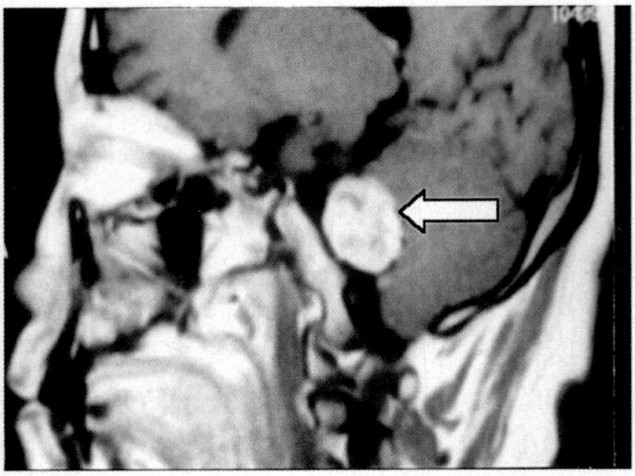

图 13-3 听神经瘤离断耳的 MRI 横断面 图 13-4 矢状面 /T1WI/ 增强扫描

肿瘤直径 2.5cm，听力损失平均 55dB，DPOAE 为“非耳蜗型”

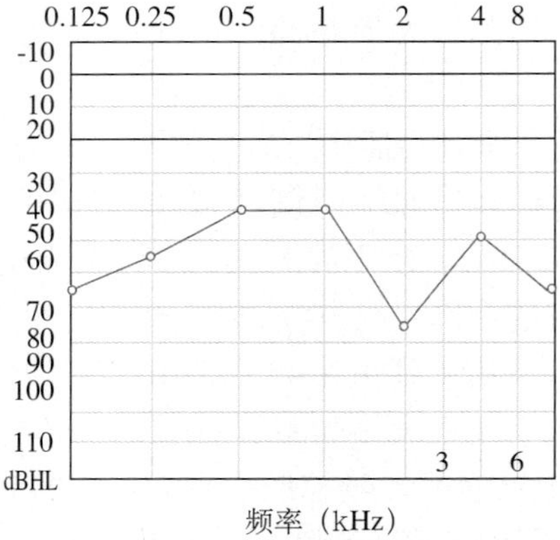

图 13-5 听神经瘤离断耳的纯音气导听力曲线图

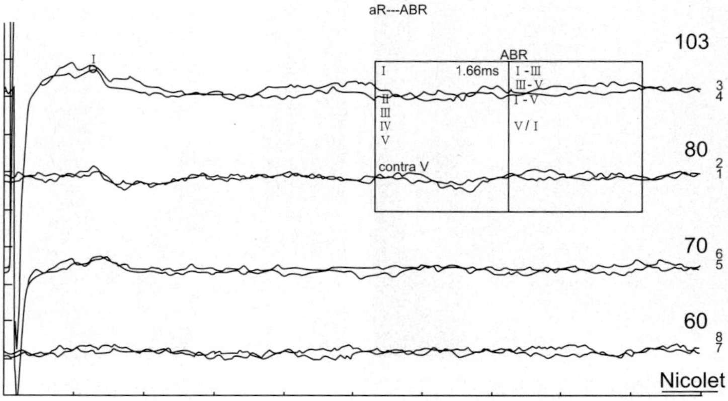

图 13-6 听神经瘤离断耳的 ABR 图形（仅能引出 I 波，III、V 波消失）

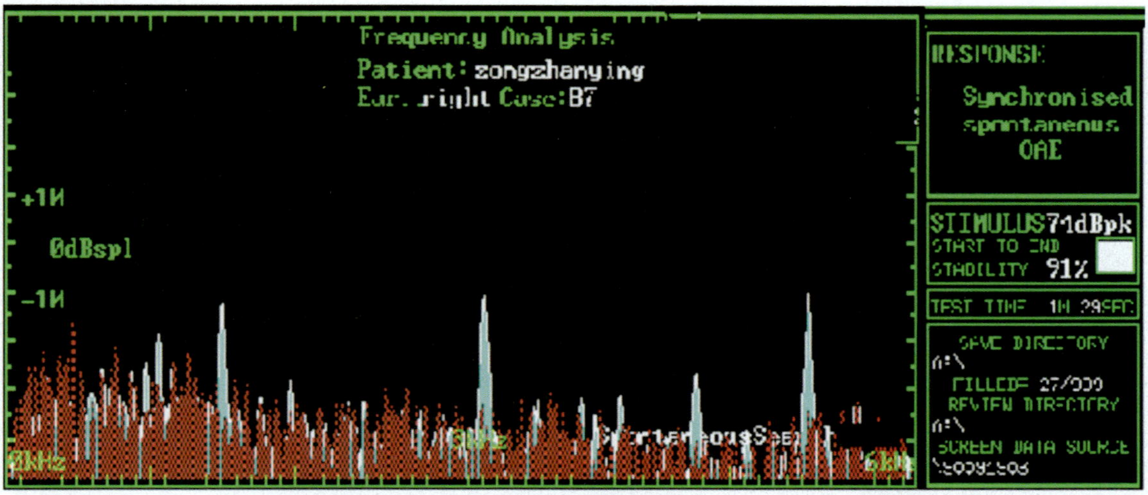

图 13-7　听神经瘤离断耳的 SOAE

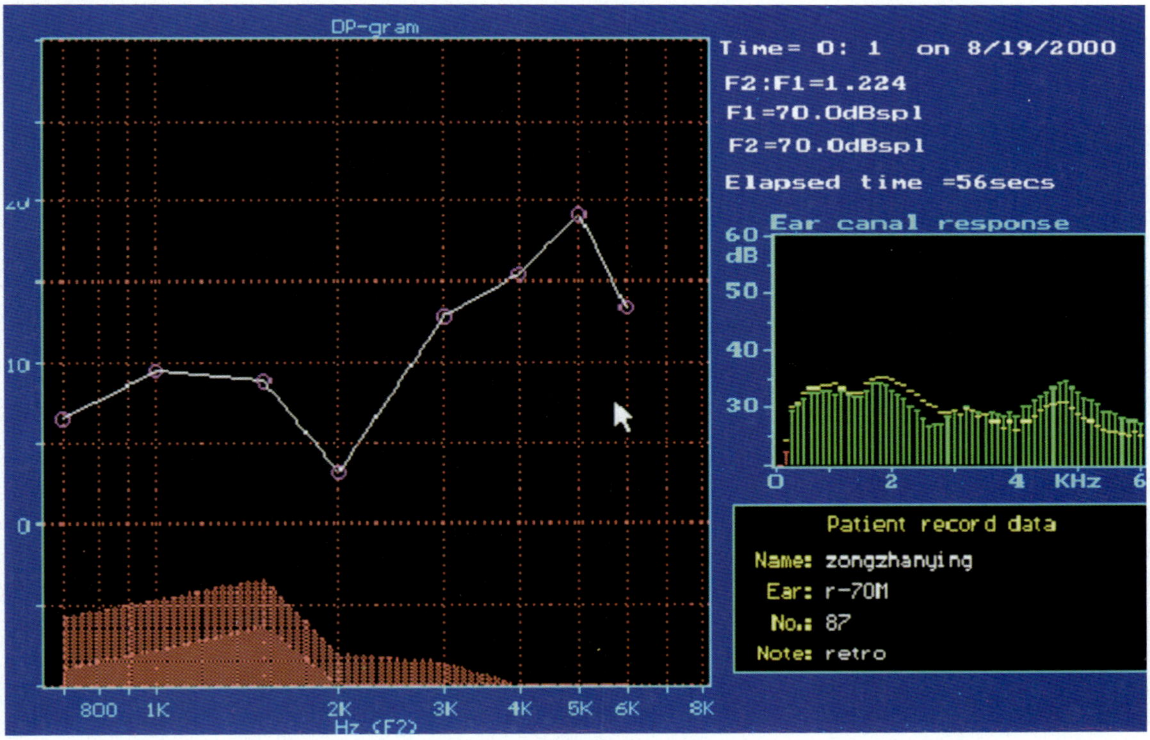

图 13-8　听神经瘤离断耳的 DPOAE

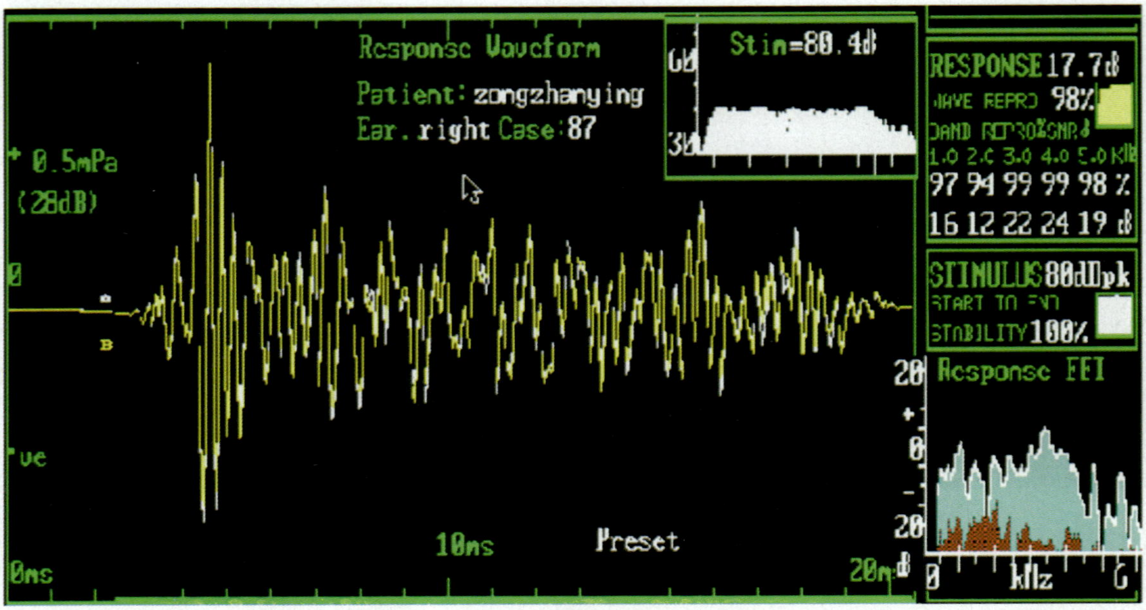

图 13-9　听神经瘤离断耳的 TEOAE

幅值 17.7dBSPL

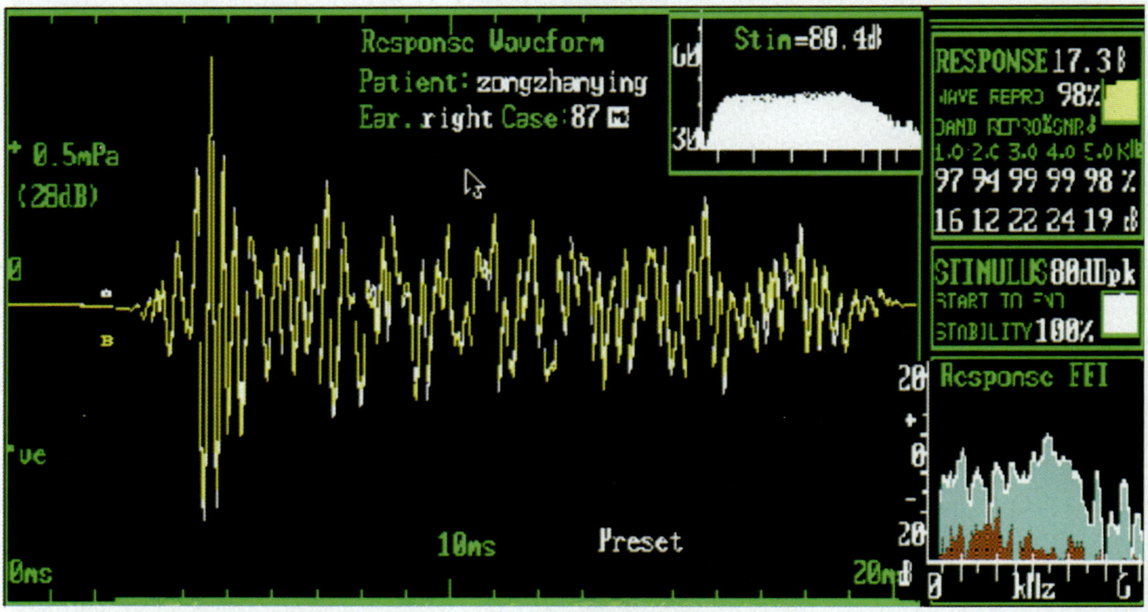

图 13-10　听神经瘤离断耳的 TEOAE+CAS

幅值 17.3dBSPL

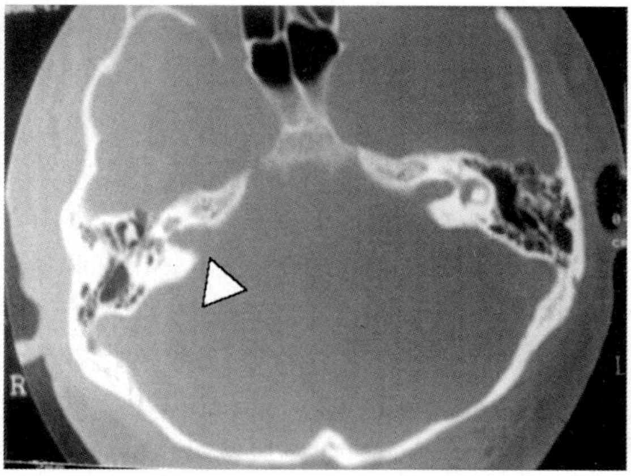

图 13-11　听神经瘤的 CT 横断面
右内听道扩大，肿瘤直径0.8cm，DPOAE为混合型

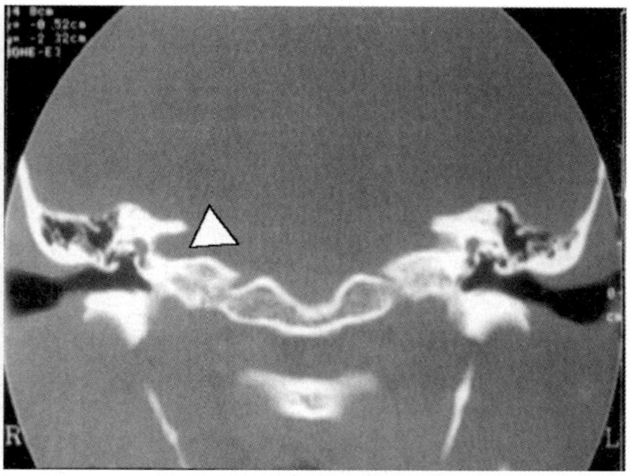

图 13-12　听神经瘤 CT 冠状面
右内听道扩大，肿瘤直径0.8cm，DPOAE为混合型

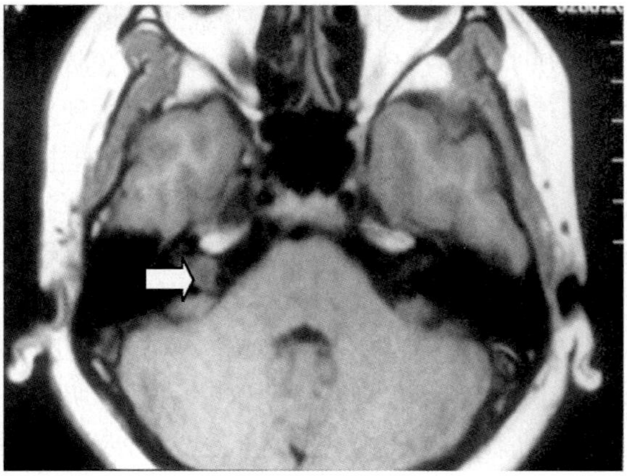

图 13-13　听神经瘤 MRI 横断面 T1WI（平扫）
右内听道扩大，肿瘤直径 0.8cm，DPOAE 为混合型

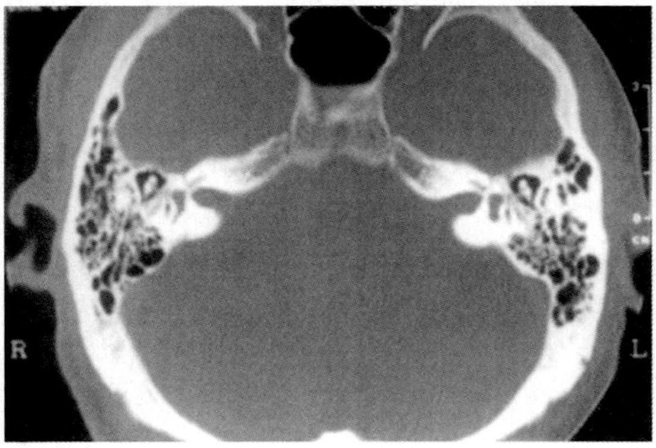

图 13-14　听神经瘤的 CT 横断面（内听道未见明显异常）

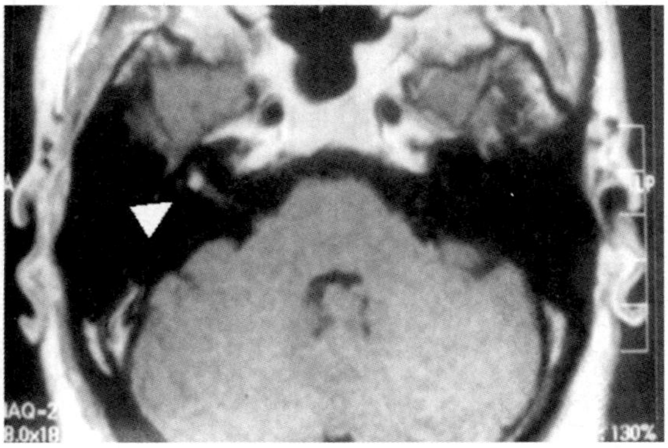

图 13-15　MRI 横断面 T1W1 增强扫描
肿瘤直径 3mm，DPOAE 为耳蜗型

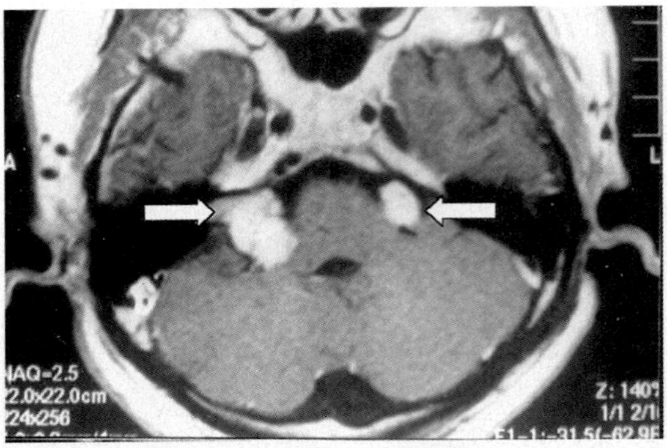

图13-16 双侧听神经瘤的MRI 横断面T1WI/增强扫描
右侧肿瘤直径 1.8cm，左侧肿瘤直径 0.9cm，DPOAE 双耳均为耳蜗型

值得一提的是，1 例 ABR 波形及中枢传导时间均为正常的耳亦有传出障碍，这说明听神经瘤在未引起传入神经功能障碍之前就已侵及到传出神经。尽管 12 例单侧发病患者的对侧正常耳都能引出接近正常的EOAE，但由于大多数瘤耳听力损失太重，使其传出抑制观察受到限制，在仅能观察的 2 耳中，1 耳传出被抑制，1耳不被抑制。这一项观察的例数较少，还很难得出结论性的观点。听神经瘤患者传入、传出功能之间的关系以及对侧正常耳的抑制效应，还有待于进一步观察。

第八节　听神经病的耳声发射特点及其研究现状

自从临床上应用耳声发射客观评价耳蜗功能以来，人们又重新认识了听神经病。近几年，有关听神经病的研究愈来愈引起人们的关注。主、客观听阈不一致；言语分辨力与纯音听阈不成比例下降；耳声发射正常而ABR、镫骨肌反射及耳声发射对侧抑制异常，这三组矛盾现象是此类疾病的主要特征。在其命名、发病部位等方面，众家观点不一，此类疾病曾以“中枢性低频听力减退”、“听觉初级 I 型神经元病”等为病名进行过文献报道。1996 年 Starr 首次命名为听神经病（auditory neuropathy），倾向于把病损部位定位于听神经，此后的相关研究多采纳Starr的这种命名。

笔者曾对 65 例听神经病做过全面观察和研究，结合文献对其听功能状态及病损部位有如下认识：听神经病的低频听力损失源于蜗后的传入、传出神经及听性脑干受损，表现为听传出反射消失、ABR 异常及诱发性耳声发射 EOAE 与纯音听阈呈不平行关系，与之相对应，低频区的外毛细胞处于失抑制的超常活动状态，表现为低频区 SOAE 增强、TEOAE 反应幅值及 DPOAE 幅值升高。听神经病的高频听力损失源于耳蜗的外毛细胞损害，表现为高频区 DPOAE 幅值下降与纯音听阈升高呈一致性。听神经病的中频听力损失最轻或接近正常，表现为 2kHz 附近的纯音听阈和DPOAE幅值均接近于正常。听神经病的传入、传出系统及耳蜗水平均有不同程度的功能障碍，其病损部位主要在耳蜗传入、传出神经，向上可侵及脑干，向下可侵及耳蜗。听神经病的神经病损具有缓慢进展性。

一、一般临床特征

听神经病在青少年耳聋患者中越来越常见，患者多来自于农村山区，无性别差异，发病年龄一般在 6～29 岁之间，亦有婴幼儿的病例报告。起病隐匿，缓慢进展，多以双耳听力下降、辨音不清为主诉就诊，约半数患者一侧或双侧伴有间断性或持续性耳鸣，音调不等，个别患者病情呈波动性，少数患者有明显家族遗传史，还发现伴有单侧小耳廓畸形、视神经萎缩及发生于高危妊娠分娩后的个例。CT 或 MRI 均无阳性发现。

二、纯音听力曲线特征

双耳对称性低频（125 ～ 1 000Hz）听力下降是本病的最基本特征，低频端以 250Hz 损失最重。详细研究发现，大部分病例中、高频亦有轻度受累。由于高频损害频率不同而形成不同类型的听力曲线，按听力曲线形状大致可归纳为4种类型（图13-17）：①“勺”型（36.15%），高频端（2～8kHz）受累较轻或正常，2、4、8kHz阈值相近或随频率升高阈值下降；②倒“S”型（41.54%），高频端受累以8 kHz为最重，亦即随频率2、4、8 kHz升高阈值下降；③非对称“W”型（18.46%），高频端受累以4 kHz为最重，2 、8 kHz阈值均低于4 kHz；④“线”型（3.85%），接近于平坦型，全频听力损失较重或较轻，较少，见于发病初期病情较轻或晚期较重的患者。前3种类型低频段（125 ～ 2 000Hz）形状相同，以250Hz处听力损失最重，高频段（2 000 ～ 8 000Hz）形状各异，大部分患者高频区也有轻度受损，以2 000Hz处受累最轻。除晚期少见的平坦类型外，2kHz是本病受累最轻的部位。

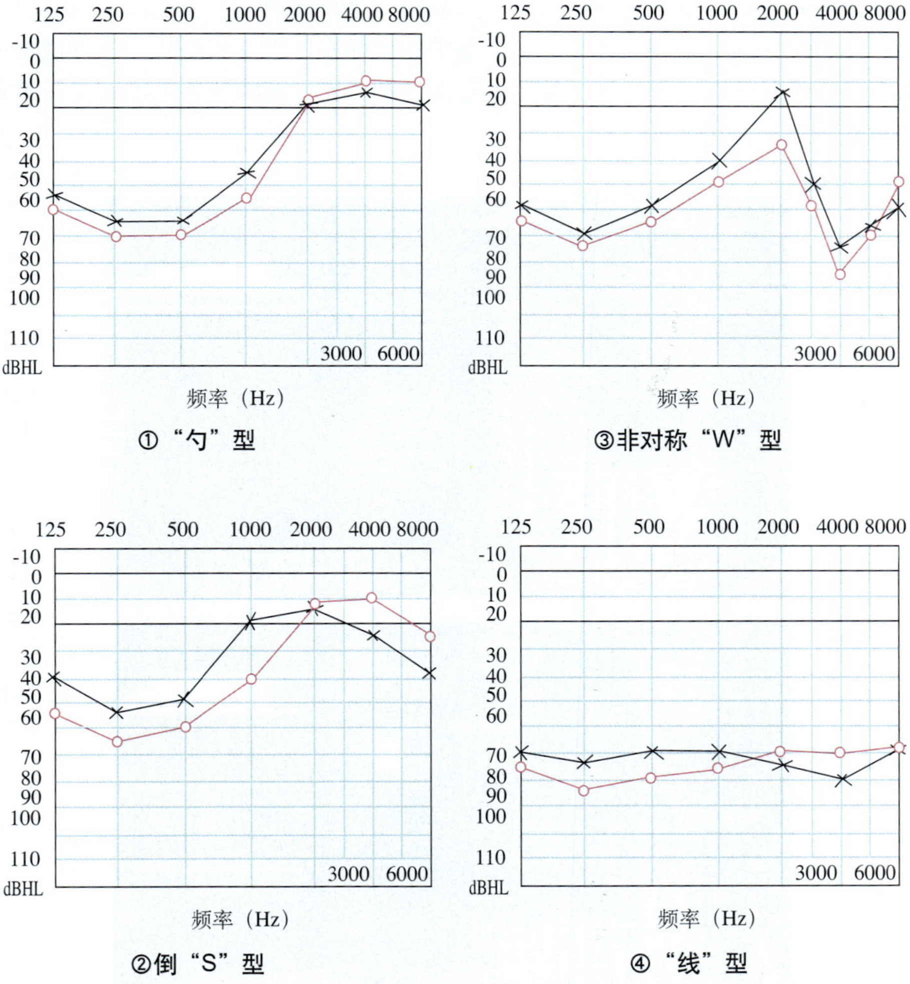

图 13-17 听神经病的4种典型纯音听力图

三、耳蜗功能状态分析（耳声发射特点）

研究表明，无论是自发性还是诱发性耳声发射均能客观地反映耳蜗的功能状态。以往的研究报告大多认为听神经病患者的耳蜗功能正常，原因是这类患者都能引出正常的耳声发射和耳蜗微音器电位。耳声发射正常的标准是什么？这是一个值得深入探讨的问题。听神经病患者的耳蜗功能状态是否完全正常，需要根据此类患者的耳声发射特点加以分析。笔者的研究表明，听神经病患耳 81.54% 能记录到较正常人增强的 SOAE（图 13-18、13-19）；TEOAE 反应幅值高于正常；DPOAE 低频幅值高于正常、中频接近正常、高频低于正常（图 13-20）。用 SOAE 与耳蜗传出调控的相关理论来解释：听神经病传出神经系统功能障碍，导致其对耳蜗的低频调控作用减弱或消失，使低频区耳蜗外毛细胞失抑制，表现为 SOAE 增强，也导致 TEOAE 反应幅值和DPOAE低频幅值超常，这种低频区耳声发射反应幅值与纯音听阈不相符的现象正符合蜗后神经病变的特征；中频幅值接近正常与 2kHz 纯音听阈相符；高频幅值降低与 4 、8 kHz 纯音听阈升高相符，说明高频区轻度受累，属于蜗性损害。因此我们认为听神经病患者的耳蜗功能状态为：低频区外毛细胞处于失抑制的超常活动状态，高频区外毛细胞可正常也可受病变侵及而致功能受损，程度不一。

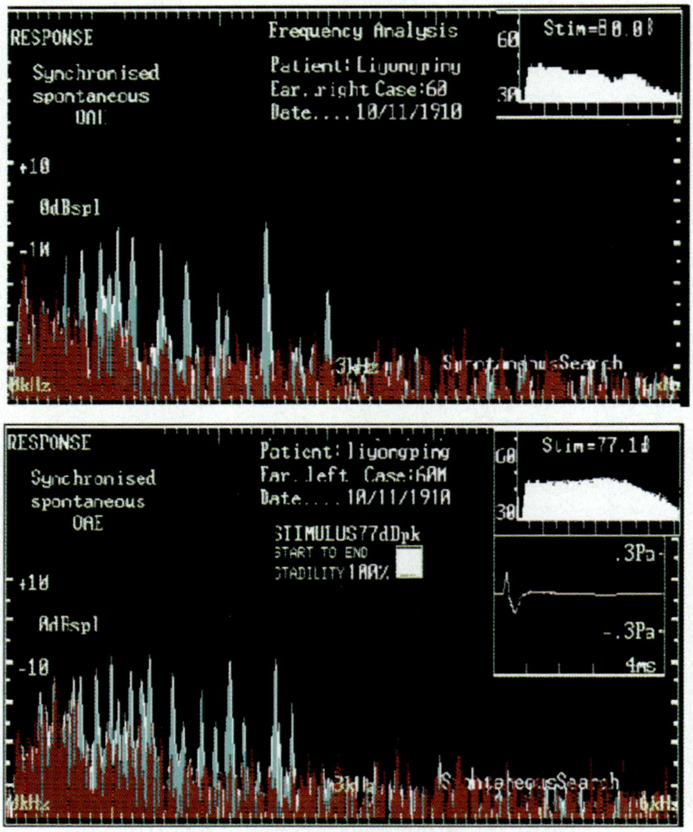

图 13-18 典型听神经病双耳的 SOAE

SOAE 信号分布于 1 ~ 3kHz

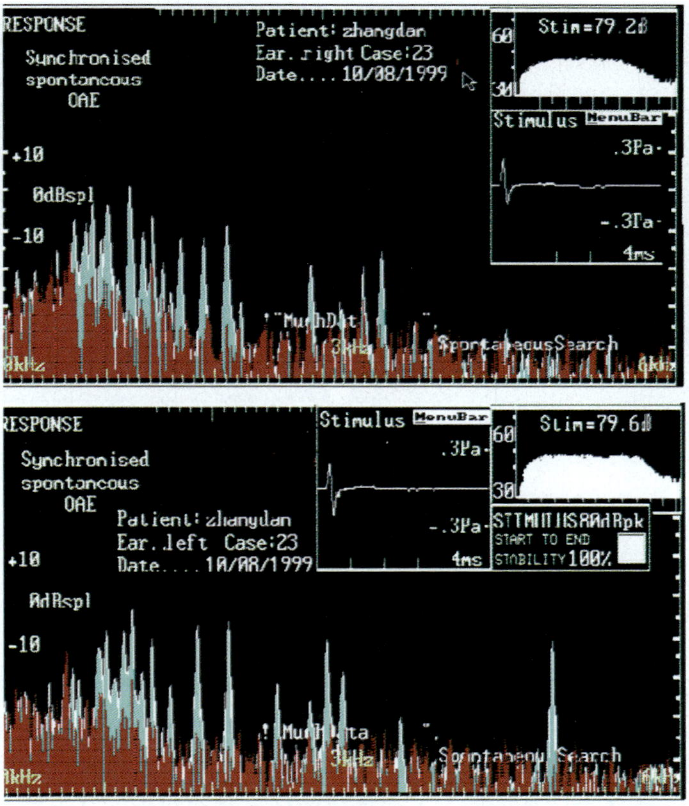

图 13-19　听神经病双耳的 SOAE 图形

高频区有少许零星分布的 SOAE 信号

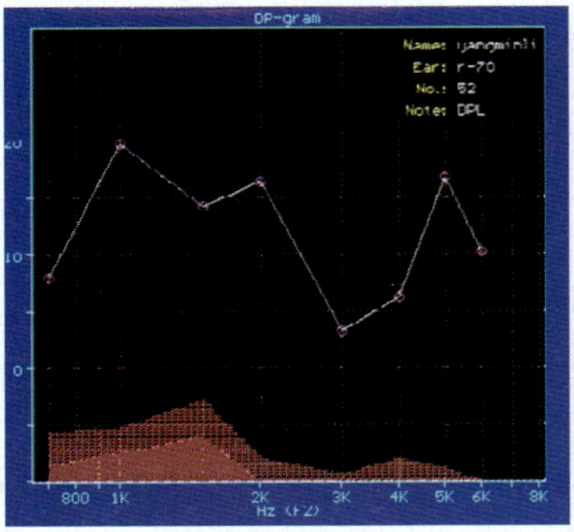

①“勺”型

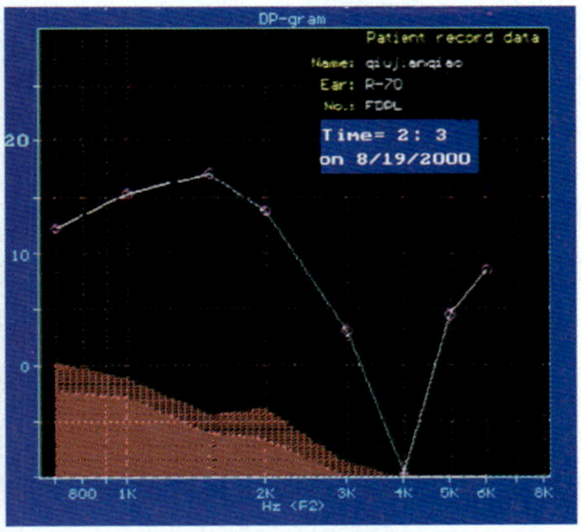

②非对称“W”型

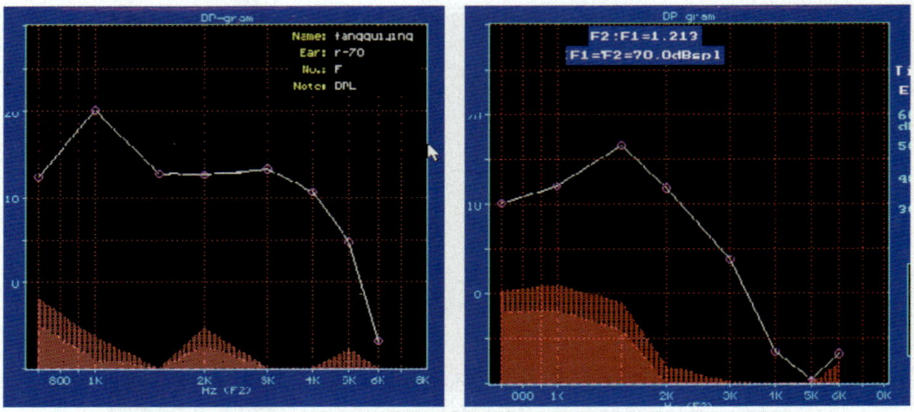

③倒“S”型　　　　④“线”型

图 13-20　听神经病的 DPOAE 图

耳蜗电图发现有 CAP 复合波增宽或 − SP/AP > 0.44，类似于其他同类研究报道。

四、听外周功能偏侧性的病理发现

听神经病给人的印象是一种双侧对称性疾病，可是在对大量听神经病患者的观察过程中却发现这样一种趋势：右耳的听力损失稍重于左耳（表 13-1），且总能在右耳观察到较强的自发性耳声发射。为了正确认识这种疾病，必须弄清这种偏侧现象究竟是来源于疾病实体还是听系统本身的固有属性。

表 13-1　65 例听神经病患者左、右耳听阈均值比较（$\bar{X} \pm S$，dBHL）

耳别	125	250	500	1 000	2 000	4 000	8 000 (Hz)
左	45.85±15.35	53.92±16.67	51.85±14.70	37.31±16.93	24.46±16.37	24.49±17.66	28.08±17.85
右	48.23±17.97	56.46±15.48	54.77±14.24	42.77±17.37	27.62±15.76	27.54±16.70	31.00±19.49
P	0.149	1.161	0.085	0.004	0.061	0.050	0.129

先前已有实验表明，听外周系统存在着左、右非对称性，研究表明：①右耳的听敏感（即绝对听阈）好于左耳；②右耳 SOAE 的出现率高于左耳；③右耳 TEOAE 幅值大于左耳；④右耳的传出抑制功能强于左耳；⑤从耳蜗到原始听皮层的听诱发电位表现出左、右非对称性。笔者应用耳声发射及其对侧抑制效应，从耳蜗和其传出调控（传出神经）两个水平研究听外周生理和蜗后病理条件下的偏侧性发现，在人类正常（成熟）耳蜗传出调控的生理模式下，SOAE 的记录阳性率右耳高于左耳，TEOAE 的幅值右耳大于左耳（图13-21、13-22），MOCS的功能右耳强于左耳；在双侧同时有传出神经系统障碍（单独发生或同时合并传入神经系统障碍）的病例条件下，SOAE 的记录阳性率右耳高于左耳，SOAE 的最高幅值右耳大于左耳，SOAE 的峰谱数右耳多于左耳，TEOAE 的幅值右耳大于左耳，各频率的平均纯音听阈右耳高于左耳。听觉外周系统功能在耳蜗主动机制和传出神经调控水平均具有右侧偏向优势。在双侧相同的蜗后病理条件下，听活动较强的一侧病理损害则较重，听活动较弱的一侧病理损害则较轻。听神

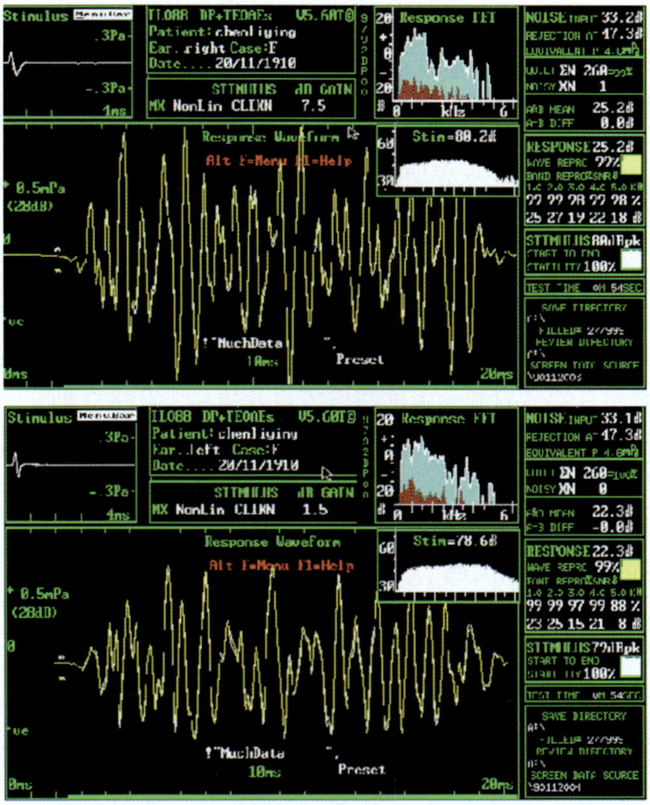

图 13-21　典型听神经病双耳的 TEOAE 图形

右耳幅值 25.2，大于左耳 22.3dBSPL

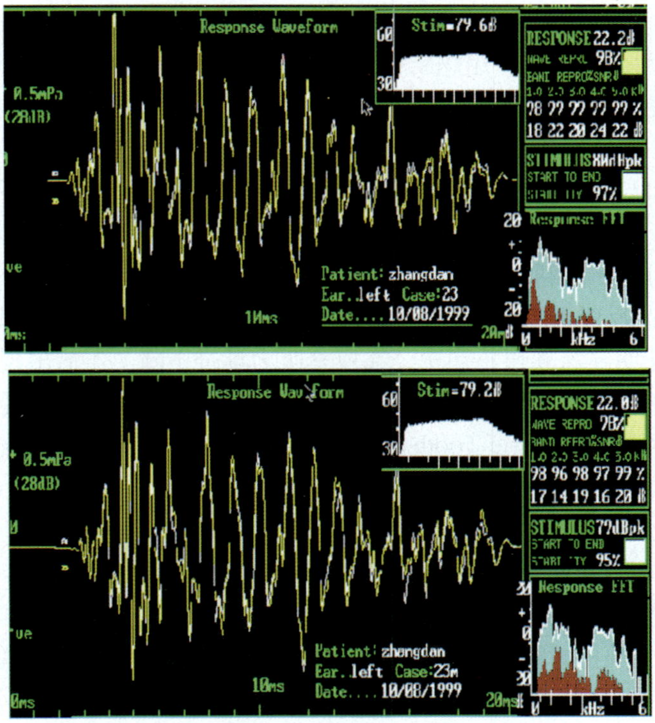

图 13-22　听神经病耳伴发 MOCS 功能障碍

上图无 CAS，幅值 22.2 dBSPL；下图有 CAS，幅值 22.0dBSPL

经病患者的听敏感性下降右耳稍大于左耳，可能来源于听外周系统本身的固有属性。

五、听传入传出神经系统功能状态分析

研究表明：听神经病既存在传入神经系统功能异常又存在传出神经系统功能障碍。从ABR异常表现类型分析：①Ⅰ、Ⅲ、Ⅴ波均可引出，仅波形分化或重复性差；传导时间各波潜伏期均延长，但波间期仅Ⅰ～Ⅲ延长，提示病变在听神经，多为病变初期或病变较轻耳；②Ⅰ波缺失，但能引出Ⅲ、Ⅴ波，提示病变在听神经已达到一定程度；③Ⅰ、Ⅲ波缺失、仅引出Ⅴ波，提示病变已侵及到耳蜗核或上橄榄体；④未引出反应，提示病变已侵及到整个脑干通路。行40Hz AERP检测的患者，均能引出正常波形，仅阈值较主观听阈提高，说明脑干（下丘）以上中枢部位正常。因此认为听神经病的病理损害以听神经干末梢（远端）最为明显。从解剖联系上看，传出神经即橄榄耳蜗束发源于上延髓橄榄复合体后，几乎立即交叉，并接受少量同侧纤维沿第Ⅷ脑神经进入耳蜗内，对耳蜗进行传出调控，传出神经末梢不仅包绕外毛细胞的底、侧壁，也包绕传入神经末梢。传入神经和上橄榄体发生病变势必导致传出神经功能异常，这足以解释听神经病镫骨肌反射和传出抑制的异常及蜗后病变大多伴有耳蜗传出功能障碍。

六、并发的其他周围神经损害

研究中还发现，听神经病类似于周围神经疾病中的多发性神经病，其他周围神经（颅内和颅外）如前庭神经和肢体神经也出现了不同程度的损害。就其神经损害方面，有人提出“听神经病可以单发也可以作为周围神经病的一部分”的观点。经过系统的前庭功能试验和肢体末梢神经运动、感觉传导速度检查发现，听神经病患者中有78.57%外周前庭功能受损，其中90.90%为双侧、个别病例为单侧受损，前庭损害的特点为无明显的临床症状和体征；有39.29%肢体末梢神经受损，其中36.36%为运动、感觉均异常，36.36%为单独运动异常，27.27%为单独感觉异常，仅个别患者曾出现过四肢末端感觉异常。因此认为，影响听神经的病理过程也可以影响其他颅内或颅外的周围神经，听神经病既可以单发也可以并发多种周围神经病。

前庭神经是一种感觉神经，组织结构上类似于其他周围感觉神经，影响其他周围感觉神经的病理生理过程也能影响前庭神经，因此，前庭功能障碍可以是听神经病病理损害的一部分。值得注意的是：约78.57%的听神经病患者虽有单侧或双侧前庭功能减弱或丧失但却无明显的前庭损害症状，所以在临床上很容易被忽视。在我们观察的听神经病病例中，仅发现1例患者有明显家族遗传史（其母幼时聋哑，其兄现年34岁，青少年时发病，双耳渐进性聋，4年前开始出现共济失调）并有四肢末端感觉丧失。详细的肌电图检查示上、下肢周围神经感觉、运动受损，临床检查肌反射下降，肌力V°，神经科诊断为“感觉性共济失调”。又有一例病史长达10年的患者，无明显家族遗传病史，在双耳听力渐进下降7年后出现四肢末端感觉丧失和肌肉萎缩。这两例患者类似于遗传性周围神经病中的遗传性运动感觉神经病（HMSN Ⅰ、Ⅱ型）即腓骨肌萎缩症（Charcot-Marie-Tooth disease，CMT）。对此病的基因分子生物学研究可望有助于探讨听神经病的病因及发病机制，扩展防治的视野。

七、发病机制探讨

有关听神经病病因和发病机制，尚无统一认识，更缺少系统的研究。学者们从各自不同的角度推测有以下几种可能：①高胆红素血症和核黄疸；②神经脱髓鞘；③内耳自身免疫；④基因突变。从神经电生理检测结果分析：听神经病的神经病理改变可能为脱髓鞘。原因有二：①某些以脱髓鞘为主要病理改变的外周性神经病（如格林-巴利综合征）、遗传性神经疾病（如CMT征）及中枢性原发性脱髓鞘疾病（如多发性硬化），均可累及听神经，出现听神经病的表

现；②用脱髓鞘可以解释听神经病患者在神经电生理方面出现的异常，如听性脑干诱发电位的异常（表现为波重复性差、传导时间延迟、部分或完全阻滞等）及肢体末梢神经的感觉神经传导速度减慢、波幅降低及运动神经的改变。一般认为：神经传导速度与髓鞘的关系密切，而波幅更多地代表着轴索的损害。传导速度的减慢在疾病早期即可出现，并可持续到疾病恢复之后。然而，这些仅仅是神经电生理上的支持，却不能作为诊断的依据。有实验证明：髓鞘碱蛋白（MBP）是一种隐蔽的自身抗原，与脱髓鞘疾病有关，由于其特异地位于中枢神经系统的白质髓鞘，所以可反应中枢神经有无髓鞘脱失和损害，MBP只在髓鞘上表达，所以具有其他蛋白和酶类无法比拟的特异性。因此针对有、无髓鞘脱失，MBP是一项可靠、敏感的生化指标。肿瘤坏死因子α（TNF -α）及白介素2（IL-2），是由巨噬细胞和抗原激活的T淋巴细胞分泌的细胞因子，参与细胞免疫，被认为是引起炎症和自身免疫性组织损伤包括选择性损害周围神经髓鞘的介质。TNF -α是有复合功能的细胞毒多肽，在体外能诱导髓鞘损害和寡突神经胶质细胞坏死。动物实验观察到：豚鼠玻璃体腔注射TNF-α，可诱发视神经脱髓鞘；大鼠坐骨神经内注射TNF -α，坐骨神经产生炎症性脱髓鞘。IL-2不仅能促进T细胞的生长，而且能刺激活化的T细胞合成更多的IL-2及干扰素、TNF-α、淋巴毒素等其他细胞因子。

为探讨听神经病患者有无中枢神经系统脱髓鞘和外周神经系统的炎症性脱髓鞘以及自身免疫反应是否参与听神经病的形成，检测听神经病患者血清中的MBP、IL-2和TNF -α及内耳抗体（AEA）发现，听神经病患者血清中的MBP、IL-2及TNF- α均在正常范围内。未检测到听神经病的病理改变有中枢神经系统脱髓鞘以及外周神经系统的炎症性脱髓鞘。听神经病患者血清中的AEA，IgM和IgG 71.43%检测阳性，主要是抗内耳IgM抗体（60.71%），其次是IgG抗体。荧光抗体显示的部位主要有蜗神经、内耳神经纤维及螺旋神经节，其次在内耳血管内皮、血管纹及毛细胞也偶尔可见。由于IgM通常沉积在髓鞘上或与髓鞘相关糖蛋白起反应，因此推测自身免疫反应可能参与听神经病神经损害的病理过程。McCabe（1979）报告了自身免疫性感音神经性耳聋，其病例特点就有双侧听力减退、言语识别率下降、定位检查表明为末梢器官病变。顾瑞（1992，2000）两次报道中枢性低频听力减退，有部分病例抗膜迷路蛋白抗体检查阳性且用类固醇类药物治疗取得一定疗效，认为这类病例有可能就是自身免疫性疾病。在听神经病患者血清中未检测到TNF -α及IL-2的存在，只能说明听神经病无炎症性脱髓鞘，尚不能排除周围神经髓鞘这种病理改变。原因在于：TNF -α及IL-2有可能只参与炎症性脱髓鞘，而不是所有周围神经髓鞘的特异性因子。因此，听神经病患者有无周围神经髓鞘这种病理损害，还需进一步实验证实。

第九节　自发性耳声发射与耳蜗传出调控

SOAE作为EOAE的辅助检查技术，是一种研究耳蜗内微机械活动的可靠手段，然而其真正的病理、生理意义却尚未被揭晓。

在OAE发现的初期，人们普遍认为，SOAE是耳蜗的一种正常生理现象，代表耳蜗功能正常。在耳蜗出现病理改变时，SOAE常常消失。由于SOAE仅在大约1/3正常耳检测阳性，使其临床应用受到限制，一般仅作为正常耳测试的补充检查。但目前一致认为，SOAE代表耳蜗内声能的自发性机械活动，对听觉机制的研究有重要的意义。初步研究表明，SOAE虽与耳鸣没有明确的关系，但在一些听力损失耳或听力损失严重的病例中能记录到SOAE，且其强度往往高于正常，由此认为SOAE可能与耳蜗病理及耳蜗传出调控有关。SOAE 的真实含义及其与耳蜗病理、传出神经支配之间的关系仍在研究之中。

有关SOAE的研究表明：SOAE有年龄、性别及左、右耳间的差异，并对EOAE有影响。这提示我们，SOAE 比 EOAE 蕴藏着更多的信息，SOAE 更接近耳蜗微机械活动的真实面目。以对 SOAE 的研究为基础，提出了一些耳蜗生理活动的理论和模式。OAE 产生于外毛细胞的主动非线性机械活动，而这种活动又与其传出神经系统有直接联系，当通过对侧耳给声时，可见到同侧 OAE 幅度的变化，以抑制为主。这些现象证明了耳蜗机械活动受到传出神经冲动的调节，构成双侧交叉的反馈通路。目前认为这种反馈机制对听觉生理有重要意义。用 OAE 研究耳蜗传出神经系统功能的临床实验结果表明：传出神经系统（MOCS）功能障碍是听觉障碍的环节之一。

笔者曾以能记录到 SOAE 的健康青年耳为生理模型，以具有听觉系统病变的 MOCS 功能障碍耳为病理模型，通过对正常生理及蜗后病理条件下听觉传出系统与OAE关系的系列研究，对蜗后病变的听觉障碍机制以及耳蜗的神经调控模式（SOAE与MOCS之间的关系）、SOAE的生理病理意义以及 SOAE 与 EOAE 之间的关系做过初步探讨。研究病例 95 例（184 耳），临床诊断包括：听神经病 65 例（130 耳），听神经瘤 2 例（2 耳），听觉过敏（图 13-23、13-24）2 例（4 耳），原因不明的听力正常伴耳鸣 26 例（48 耳）。研究发现，MOCS 功能障碍耳 SOAE 的检出率为86.3%，明显高于正常人。MOCS功能障碍耳无论其主观听力水平如何，大多都伴有SOAE增强。正常的健康青年耳SOAE可引出亦可引不出（大部分引不出），而MOC功能障碍耳却绝大多数能引出 SOAE 且伴有 SOAE 增强。由此得出结论，SOAE 可能具有双重含义：① SOAE 的存在，意味着“耳蜗功能正常”这层生理意义；② SOAE的增强，更意味着“耳蜗传出调控障碍”这层病理含义。SOAE 可作为诊断蜗后病变和（或）MOCS 功能障碍（包括一些复杂的听觉现象，如耳鸣、听觉过敏等）的参考指标。明显增强的 SOAE 具有病理性的临床意义。可以认为，在人类耳蜗传出调控的生理模式下（正常成熟），SOAE 较微弱，约 34.3% 的健康耳能记录到，其存在意味着耳蜗微机制正常；在有传出神经系统障碍（单独发生或同时合并传入

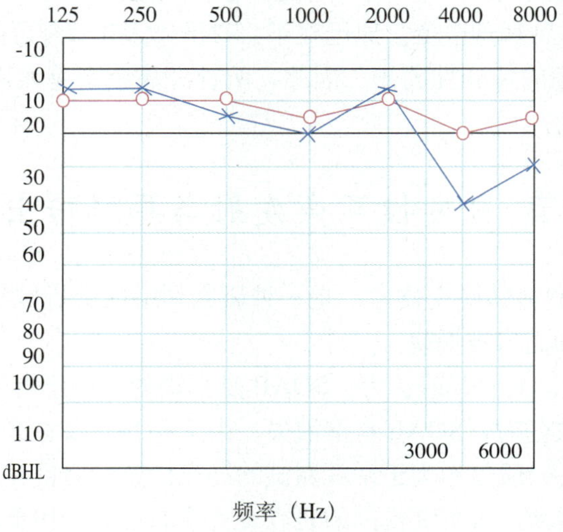

图 13-23 听觉过敏的纯音气导听力曲线图

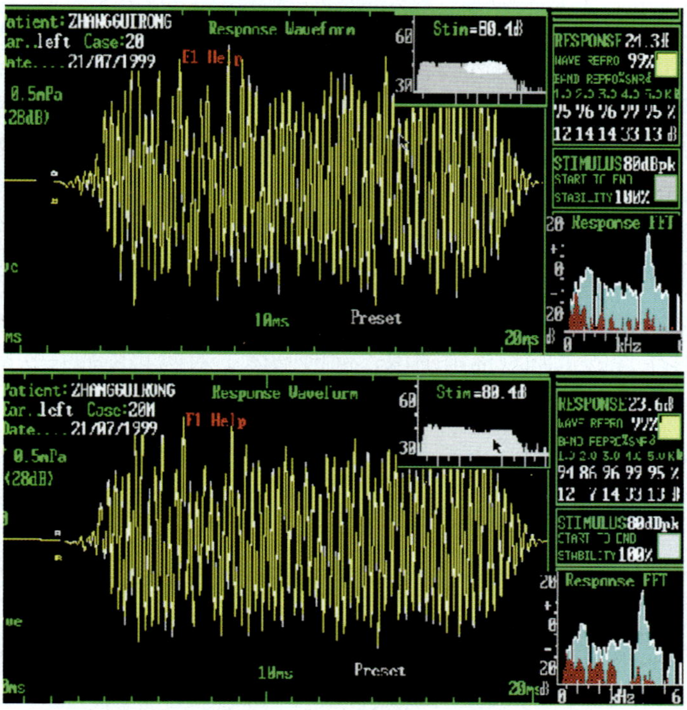

图 13-24 听觉过敏左耳 TEOAE、TEOAE+CAS 图形

神经系统障碍）的病理条件下，SOAE多增强（86.3%），说明耳蜗微机制的调控出现了异常。正常 MOCS 对耳蜗的调控频率主要在 0.7 ~ 3kHz，与 MOCS 功能障碍耳记录到的 SOAE 主要频率范围 0.693 ~ 3.055kHz 基本一致。SOAE 与耳蜗的传出调控具有明显相关性。SOAE 测试可作为检测 MOCS 有无功能障碍的参考指标。

充分认识到SOAE具有病理性临床意义以及SOAE与耳蜗传出调控有明显的相关性，不仅有助于观察和理解蜗后病理条件下的听觉机制，更有助于更好地理解正常人 OAE 的特性；也为研究 SOAE 与 EOAE 之间的关系提供一个新的视角。

第十节 耳声发射的研究及应用前景

耳声发射自 1978 年被发现以来，正迅速地发展成为一种新的听力学研究和检测手段。因其具有客观、敏感及无创的特点，目前已被广泛用于临床听力筛选、婴幼儿测听、耳蜗功能动态监测、听觉疾病诊断、橄榄耳蜗传出系统功能测试及听觉机制的研究。将 OAE 作为观察蜗后结构及听觉中枢生理活动的研究手段，并通过对 OAE 及其神经调控的观察来了解有关结构的病理机制，这是目前将 OAE 应用于临床研究中的最新热点。

以往一直忽视耳蜗（特别是外毛细胞）传出支配方面的研究。外毛细胞接受初始传出神经支配已明确多年，但几乎没有技术手段来研究传出影响。仅仅从发现 OAE 幅值可被对侧声降低后才有大量研究集中于传出系统。对侧声抑制提示是 MOCS 介导的传出活动，这说明有一种负反馈影响听觉过程，不过，已知的传出系统的支配形式提示还应当有同侧反馈通路。我们对外周听觉系统的非线性主动过程了解才刚刚开始，OAE 对此研究提供了有力和敏感的工具。

任何一项检查技术的问世都有其产生、发展以至于成熟的过程，期间要经过大量的潜心钻研、反复探索并在临床应用中得到验证。耳声发射的研究还处于开始阶段，对它的起源、产生过程、与神经支配之间的关系以及各种 OAE 之间的相互关系和区别等都刚刚起步；对它的各种特点及其在听觉机制中的生理、病理意义尚不完全清楚，尤其是它与感音神经性听力损失之间的关系，还有大量的观察和研究工作有待进行。各种诱发声参数与其诊断感音神经性聋的特异性及敏感性之间的关系；SOAE 的生理、病理意义及其 SOAE 与耳蜗传出调控之间的关系等，都是对了解耳蜗生理及听觉障碍机制具有重要意义的课题。此外，OAE与其他研究结果的相关性也应引起关注。总之，目前对 OAE 的研究工作仍在不断取得进展，随着 OAE 研究的深入，人们对内耳生理的了解将逐渐加深，同时临床上对听觉障碍性疾病的认识也将获得补充和发展。

参考文献

1. Kemp DT. Stimulated acoustic emissions from within the human auditory system. J Acoust Soc Am, 1978,64: 1386-1391
2. Bonfils P, Avan P, Francois M, et al. Clinical significance of otoacoustic emissions: A perspective. Ear Hear, 1990, 11: 144-154
3. Berlin CI, Hood IJ, Hurley A. Contralateral suppression of otoacoustic emissions: an index of the function of the medial olivocochlear system. Otolaryngol Head Neck Surg, 1994, 110: 3-21
4. Micheyl C, Collet L. Involvement of the olivocochlea bundle in the detection of tones in niose. J Acoust Soc Am, 1996, 99: 1605-1609
5. Maison S, Micheyl C, Chays A. Medial olivocochlear system stabilizes active cochlear micromechanical properties in humans. Hear Res, 1997, 113: 89-98
6. Collet L, Kemp DT, Veuillet E, et al. Effect of contralateral auditory stimuli on active cochlear micro-mechanical properties in human subjects. Hear Res, 1990, 43: 251-262
7. Collet L, Veuillet E, Bene J. Effects of contralateral white noise on click-evoked emission in normal and sensorineural ears: towards an exploration of the medial olivochlear system. Audiology, 1992, 31: 1-7
8. Cane MA, Lutman ME. Transiently evoked otoacoustic emissions in patients with cerebellopontine angle tumors. Am J Otol, 1994, 15: 207-216
9. Doyle KL, Sininger Y, Starr A. Auditory Neuropathy in Childhood. Laryngoscope, 1998, 108: 1374-1377
10. Filipo R, Delfini R, Fabiani M, et al. Role of transient-evoked otoacoustic emissions for hearing preservation in acoustic neuroma surgery. Am J Otol, 1997, 18: 746-749
11. Ferber VC, colleaux B, Aoust L. Is the presence of transient evoked otoacoustic emmissions in ears with acoustic neuroma significant? Laryngoscope. 1998, 108: 605-609
12. Giraud AL, Collet L, Chery-croze S. Evidence of a medial olivocochlear involvement in contralateral suppressin of otoacoustic emissions in humans. Brain Res, 1995, 705: 15-23
13. Khalfa S, Collet L. Functional asymmetry of medial olivo-cochlear system in humans. Neuroreport, 1996, 7: 993-996
14. Willims DM, Brown AM. The effect of contralateral broad-band noise on acoustic distortion products from the

human ear. Hear Res, 1997, 104: 127-146

15. Veuillet E, Khalfa S, Collet L. Clinical relevance of medial efferent auditory pathways. Scand Audiol, 1999, 28 suppl, 51: 53-62
16. 郑杰夫, 姜泗长, 顾瑞. 内侧橄榄耳蜗系统功能障碍及其听力学检查. 中华耳鼻咽喉科杂志, 1996, 31: 78-81
17. Khalfa S, Morlet T, Micheyl C, et al. Evidence of peripheral hearing asymmety in humans: clinical implications. Acta Otolaryngol (stockh), 1997, 117: 192-196
18. Khalfa S, Micheyl C, Veuillet E, et al. Peripheral auditory lateralization assessment using TEOAEs. Hear Res, 1998, 121: 29-34
19. 徐进, 刘铤. 听外周偏侧性的病理发现. 听力学及言语疾病杂志, 2002, 10: 3-5
20. Telischi FF, Roth MJ, Stagner BB. Patterns of evoked otoacoustic emissions associated with acoustic neuromas. Laryngoscope, 1995, 105: 675-682
21. Prasher DK, Ryan S and Luxon L. Contralateral suppression of transiently evoked otoacoustic emissions and neuro-otology. Br J Audiol, 1994, 28: 247-254
22. Prasher Dk, Tun T and Brooks GB. Mechanisms of hearing loss in Acoustic Neuroma: An otoacoustic emission study. Acta Otolaryngol (stockh), 1995, 115: 375-381
23. O-uchi T, Kanzaki J and Ogata A. Pohophysiology of hearing impairment in acoustic neuroma with profound deafness: Analysis by evoked otoacoustic emission and promontory stimulation test. Acta Otolaryngol(stockh) 1994, suppl5 14: 95-100
24. Bonfils P and Uziel A. Evoked otoacoustic emissions in patients with acoustic neuroma. Am J Otol, 1988, 9: 412-417
25. 徐进,刘铤, 陈秀伍. 听神经瘤致聋机理—— 14 例听神经瘤患者听力测试结果分析. 耳鼻咽喉 - 头颈外科, 2001, 8: 7-10
26. 顾瑞, 于黎明. 中枢性低频感音神经性听力减退.中华耳鼻咽喉科杂志, 1992, 27: 27-29
27. Berlin CI, Hood LJ, and Cecola P. Does type I afferent neuron dysfunction reveal itself through lack of efferent suppression? Hear Res, 1993, 65: 40-50
28. Starr A, Picton TW, Sininger Y et al. Auditory neuropathy. Brain, 1996, 119: 741-743
29. 梁凤和, 刘铤, 刘博. 听神经病. 中华耳鼻咽喉科杂志, 1999, 34: 350-352
30. Miyamto RT, Kirk KI and Renshaw J et al. Cochlear Implantion in Auditory Neuropathy. Laryngoscope,1999, 109: 181-185
31. 徐进, 刘铤, 郭连生,等.自发性耳声发射与耳蜗传出调控的关系探讨. 中华耳鼻咽喉科杂志, 2001, 36: 436-440
32. Morlet T, Goforth L, Hood LJ, et al. Development of human cochlear active mechanism asymmetry: involvement of the medial olivocochlear system? Hear Res, 1999, 134: 153 -162
33. Archelos JJ, Roggenbuck K, Scheider-Schaulies J. Production and characteristic of monoclonal antibodies to the extracellular domain of P0. J Neurosci Res, 1993, 35: 46-53
34. Jenkins HG, Ikeda H. Tumour necrosis factor causes an increase in axonal transport of protein and demyelination in the mouse optic nerve. J Neurol Sci, 1992, 108: 99-104
35. 徐进, 刘铤, 刘博,等. 听神经病并发的前庭及肢体神经损害.耳鼻咽喉 - 头颈外科, 2001, 8: 67-70

36. 徐进, 刘鋋,等. 听神经病神经损害的病理机制探讨. 耳鼻咽喉 - 头颈外科, 2001, 8: 195-198
37. Park MS and Lee JH. Diagnostic Potential of distortion product otoacoustic emissions in severe or profound sensorineural hearing loss. Acta Otolarygol (stockh), 1998, 118: 496-500
38. Samaba M, Katsarkas A. Vestibular impairment in peripheral sensoryneuropathies. The Journal Otolaryngology, 2000, 29: 299-301
39. 倪道凤, 李奉荣, 张志勇,等. 听神经病病损部位分析. 临床耳鼻咽喉科杂志, 2000, 14: 293-295
40. 徐进, 刘鋋, 廉能静,等. 听神经病的听功能状态分析. 临床耳鼻咽喉科杂志, 2002, 16: 9-12

第十四章

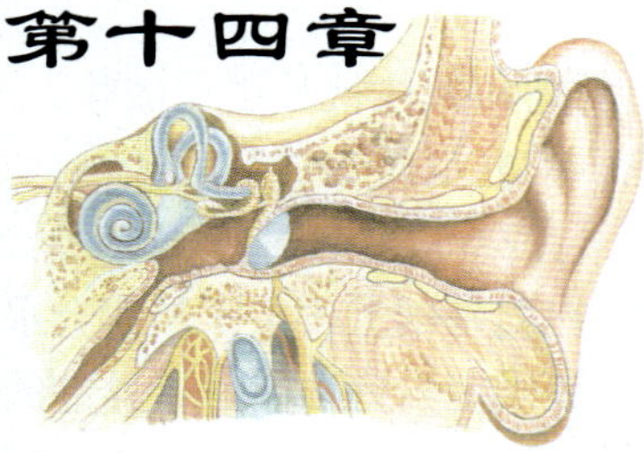

眼震电图及前庭功能检查

于立身

所谓前庭功能检查是检查前庭神经系统的功能。1992 年以 Gierke 为首的前庭功能试验评估小组对各国所采用的前庭功能检查方法做了评估，并把前庭功能检查分为3类。第一类：基本前庭功能检查（basic vestibular function test battery），包括眼动电图定标（EOG calibration）、扫视试验（saccade test）、自发眼震和凝视诱发试验（spontaneous and gaze-evoked nystagmus test）、视跟踪试验（ocular pursuit test）、变位和位置试验（positioning and positional test）、温度试验（caloric test）。第二类：某些医院用的较新的试验，包括绕垂直轴旋转试验（rotation about the vertical axis）、姿态稳定性试验（postual stability test）和视前庭相互作用试验（visual-vestibular interaction test）。第三类：研究用的试验，包括偏旋转轴反应（reactions of off-axis rotation）、直线运动反应（responses to linear motion）、电流刺激（galvanic stimulation）、前庭诱发反应（vestibular-evoked responses）和视、本体、听觉试验（visual，somatosensory and auditory tests）。从那以后，前庭功能检查方法和技术有了很大发展。主要标志为：①视频眼震电图仪（VNG）、动态平衡仪和计算机技术广泛在临床上应用，并取得非常快的进展；②垂直半规管功能和耳石器管功能的检查方法和技术相继问世并得到临床应用；③前庭功能检查方法和技术逐步得到规范化和统一。

所有上述前庭功能检查项目在一名患者身上全部检查，不仅费时、费事，患者接受不了，实际上也没有必要。作者根据经验提出了一组结果明确、临床容易实现和患者可以接受的前庭功能检查组合。本文除了介绍前庭功能相关检查的方法和技术外，着重介绍这种前庭功能的检查组合。

第一节　前庭功能检查项目及要求

做好前庭功能检查并非易事。首先，要明确受检者是否是前庭功能检查适应证；第二，要做哪些项目检查以及是否还需要做别的检查；第三，前庭功能检查易受种种因素影响而造成检查结果严重失真，为控制影响因素，对检查者和受检者都应当有相应的要求。

一、前庭功能检查分类

（一）总体分类

1. 自发性前庭功能检查　包括自发眼震、位置试验、变位试验和转颈试验；

2. 视眼动系统功能检查　包括凝视试验、扫视试验、跟踪试验、视动性眼震和视动后眼震；

3. 前庭眼动系统功能检查　包括绕垂直轴旋转试验（包括谐波旋转试验）、偏垂直轴旋转试验、摆动试验、直线运动加速度试验、双耳变温温度试验、电流刺激试验；

4. 前庭脊髓系统功能检查　包括人体重心静态与动态平衡试验；

5. 前庭自主神经功能检查　包括科里奥利加速度耐力检查、两柱和四柱秋千摆动试验；

6. 前庭皮层功能检查　包括前庭诱发脑电图、前庭诱发电位、前庭空间知觉反应。

二、临床实用的前庭功能检查组合

前庭功能检查首先应当能确定前庭神经系统功能是否有异常，在此基础上再考察是哪个水平的异常和哪一侧异常。临床实践表明，经过相应项目的检查，能够确定前庭功能是否异常的概率在 90% 以上，而确定在哪个水平上异常的概率，目前只能达到 70% 左右，对异常的定侧检查，只要方法得当和影响因素得到控制，几乎都可以确定。对前庭功能是什么病理性质的异常，就是病因性确定，用目前的前庭功能检查方法，除了少数病症如良性阵发性位置性眩晕（耳石症）以外，基本做不到。

根据临床上的条件可有两种前庭功能检查组合选择。

（一）第一种组合

这一组合检查，必须配备电动转椅系统。包括的项目有；

1. 自发性眼震检查

2. 视眼动功能检查扫视、跟踪和视动眼震，是判别前庭功能异常是属于中枢性的，还是外周性的必不可缺少的项目。

3. 视前庭功能相互功能作用检查，包括：①前庭眼动反射（VOR）检查；②前庭眼动反射固视试验（VOR-Fix）；③视眼动反射（OKN）检查（已包括在视眼动功能检查项内）；④视前庭相互作用（VVOR）检查。

以上所有检查项目，用 20min 就可以完成，结合临床表现，这一组合的检查结果可以达到上面所提的确定概率。

（二）第二种组合

包括的项目有：

1. 自发性眼震检查

2. 视眼动功能检查　扫视、跟踪和视动性眼震；

3. 温度性试验　可以只做左、右耳灌注温度为 30℃的冷水试验，但一定要同时做视觉固视试验。

这一组合效果不如第一种组合，但非常适合无电动转椅的医院或门诊采用。

这两组前庭功能检查组合，不论是哪一组合，在分析结果时都要紧密结合受检者临床表现，根据检查结果确定是否需要复查，或进一步做其他项目检查。需要确定是哪一侧异常时，要做双耳变温试验，即左、右耳分别灌注 33℃和 44℃水各一次。

三、控制影响前庭功能检查的因素

为了准确、有效地实施前庭功能检查，必须对可能影响检查结果的影响因素加以严格控制。有人认为前庭功能检查结果不准和价值不大，一是因为所用的检查方法不对，二是因为对检查结果没有进行综合性分析，三是因为没有控制住影响因素，造成检查结果严重失真。

我们反复强调前庭功能检查是对前庭神经系统功能的检查，因此，在做前庭功能检查时，必须考虑对中枢神经系统功能状态可能造成影响的各种因素。

临床实践表明，这些影响因素大致有三类。

（一）药物作用

任何兴奋或抑制中枢神经系统的药物都可影响前庭功能状态，特别是 barbitarates、antihistamines、transquillizer、anticonvulsant、酒精等。饮用低度酒、啤酒，甚至像可口可乐类的饮料对检查结果都有影响。吸烟，特别是在检查前半小时内吸烟，或检查过程中（休息间期）吸烟对检查结果有明显影响。

用眼震电图（ENG）记录眼震时，要注意控制影响视网膜功能和供血的药物。这是因为眼震电图是依据角膜与网膜电位差变化实现的。

（二）受检者的心身状态

过度疲劳、精神过度紧张、处于昏睡状态都可严重影响前庭功能检查结果，甚至所得结果可造成严重误判。如受检者在检查过程中处于嗜睡状态，即大脑皮层醒觉水平低时，前庭刺激可以诱发不出前庭反应，或出现类正弦样的眼动反应，而在明室，或有光线的条件下检查出现前庭反应，由此可错判为前庭中枢性异常。

受检者是否配合对检查影响很大，特别是那些需要集中注意力和主动性的检查，如扫视、跟踪、视动眼震、位置和变位试验等。

（三）前庭适应和前庭反应累加效应

前庭神经系统从其感受器到各级中枢都具有适应功能。如反复给予同样的前庭刺激，会使前庭反应逐渐减弱，即出现适应。所以，在不是专门做前庭适应检查和训练时，应避免在检查后立即重复检查，以防系统发生适应，而掩盖真实的功能状态。

与适应相反的现象是前庭累加效应。尤其是给予较强的前庭刺激时，前庭系统以及与其相关联的系统，特别是垂体-肾上腺皮质系统可发生一系列神经内分泌变化。这种变化一般需要 7 天时间才能恢复到原来水平。所以，做整套前庭功能检查，特别是强刺激的前庭功能检查，如 Coriolis 加速度耐力检查，要经过 7 天后再做复查。

前庭刺激对视动系统反应会有一定影响，所以，在做前庭功能检查时，要先做视眼动系统的功能检查，如扫视、跟踪和视动眼震检查，然后再做前庭功能检查。

上述两种前庭功能检查组合中，每个检查项目要有固定的检查顺序，以防相互影响造成误差。

四、前庭功能检查对受检者和检查者的要求

（一）对受检者的要求

1. 检查前 48 小时禁服任何中枢兴奋性或抑制性药物，包括中草药、中成药，影响视网膜的药物，不饮用任何酒精性饮料，眩晕患者应暂时停药；

2. 检查前不应做重体力劳动，长跑类体育活动，不做有负荷的身体检查，如平板试验、二阶梯试验，不做介入治疗等；

3. 检查前夜要保证良好的睡眠；

4. 检查前排尽大小便，不要空、饱腹；

5. 检查中注意理解检查者的讲解，集中注意力以配合检查和遵守检查的各种要求；

6. 检查中要严格保持要求的头位，改变头位会严重影响检查结果。

（二）对检查者的要求

1. 要了解检查目的、临床病史、主诉和相关检查结果（如血压、听力以及必要时了解X线片或 CT 拍摄的内听道情况等）；

2. 了解受检者是否符合前庭功能检查适应证；

3. 询问受检者是否做到了检查要求；

4. 检查前应用一般神经科检查方法，检查受检者眼动、外耳道、鼓膜、颈椎等情况；并保证受检者在进行检查前在检查室内休息 30min；

5. 检查应在暗室睁眼，或半暗室睁眼戴眼罩条件下进行；据作者经验，闭眼条件下，由于出现Bell现象（眼球外上翻），大约使20%～30%的受检者不出现规律性的眼震，从而造成对检查结果误判；

6. 如果需要贴电极做眼震电图，应在贴完电极后在暗室内适应 3 ～ 5min 后再进行定标，因为不同光照条件对定标值影响很大；做视频眼震电图同样需要定标；

7. 检查后不要让受检者立即离开检查室，应至少观察 30min 后再允许其离开；

8. 做两次以上的重复检查（如治疗过程或治疗前后）应尽量安排在一天的相同时间进行，因早晨做的眼震电图可比晚上做的眼震电图在眼震波幅上高 21% ～ 51%；

9. 前庭功能检查组合项目要按顺序进行，要先做自发眼震、扫视、跟踪、视动眼震，以及位置、变位试验，然后做前庭刺激诱发试验；

10. 属于视眼动系统功能的检查当日可以复查，而属于前庭诱发试验检查，特别是强刺激量的前庭刺激检查不能在当日进行，最好安排在 7 天后进行，至少要间隔 1 ～ 2 天。

五、 前庭功能检查的适应证和禁忌证

总体上讲，凡是有头晕、听觉障碍和平衡功能障碍的患者都应当接受前庭功能检查。特殊职业人员选拔和他们的定期体检也应做前庭功能检查。为了提高前庭功能检查的评定效果，提出如下适应证和禁忌证。

（一）前庭功能检查适应证

1. 任何原因所致的眩晕病症；

2. 有听力损伤者，特别是低频听力损伤者；

3. 有空间定向障碍者（包括飞行人员发生严重飞行错觉者）；

4. 有小脑疾病或功能障碍可疑者；

5. 老年经常摔倒者；

6. 有颅骨外伤后头晕者；

7. 有脑供血不全，特别是椎－基底动脉供血不全者；

8. 有中枢神经系统功能障碍或有可疑占位病变者；

9. 有自主神经功能紊乱者；

10. 有运动病（晕车、晕船、晕机）者；

11. 有眼动系统功能异常或可疑者。

（二）前庭功能检查禁忌证

1. 癫痫；

2. 颅内压增高；

3. 眩晕急性发作期禁止做诱发试验，但可做自发性试验；

4. 脑血管意外急性期；

5. 中枢性疾病卧床不起者禁止做诱发试验，但可做自发性试验；

6. 严重精神病患者；

7. 外耳道炎和鼓膜穿孔禁止做温度试验；
8. 盲人禁止做以眼动反应为定量观察指标的试验；
9. 昏迷患者禁止做诱发试验，但可观察眼动反应；
10. 服中枢兴奋或抑制药物者 48h 内不做前庭功能检查。

第二节　眼震电图

眼震电图（electronystagmography，ENG）是目前观察眼震方法中应用最广泛、量化水平最高、效果最佳的一种手段。近几年有视频眼震电图（videonystagmography，VNG）问世，并得到临床应用。眼震电图是视频眼震电图的基础。

一、眼震电图在前庭功能试验中的应用

眼震电图作为客观量化的方法，已经广泛应用在临床上观察各种自发性与诱发性的前庭性眼震及视眼动系统的眼动和眼震反应。

用眼震电图作为指标进行前庭系统和视眼动系统功能检查的有：

1. 自发性眼震（spontaneus nystagmus）；
2. 凝视试验（gaze test）；
3. 扫视试验（saccade test）；
4. 跟踪试验（pursuit test）；
5. 视动性眼震试验（optokinetic test，OKN）；
6. 视动后眼震试验（after-optokinetic test OKNA）；
7. 位置试验（positional test）；
8. 变位试验（positioning test）；
9. 温度试验（caloric test）；
10. 旋转试验（rotational test）；
11. 视前庭功能相互作用试验（visuo-vestibular interaction test）；
12. 科里奥利加速度试验（Coriolis test）等。

以上各种试验不是在眼震电图问世后才有的，只是用眼震电图后实现了这些试验的量化测量和提高了其评定效果。

二、眼震电图基本原理

眼球是一个双极性的球体。角膜相对于视网膜呈正电位，视网膜相对于角膜呈负电位，两者构成一电位差轴，该轴与光轴一致（图 14-1）。

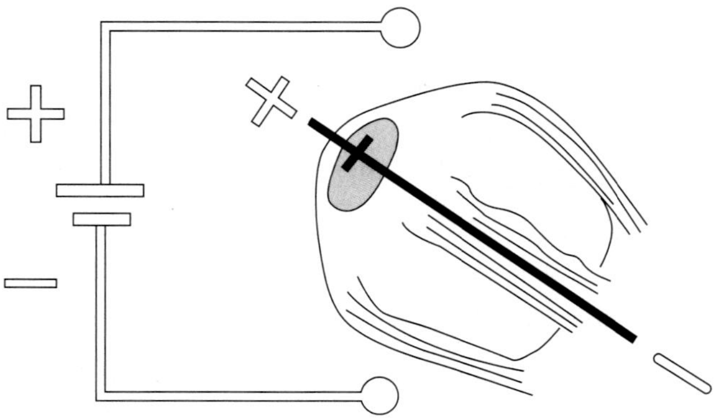

图 14-1　角膜 - 视网膜电位差

角膜－视网膜电位，当眼球处于正视位时约为1μV，并在头面部投射形成一电场（图14-2）。该电场在眼动时发生空间相位改变。在眼球两侧皮肤处各放置一电极，在两电极间可引出一电压值，经电子放大器放大并经记录器记录下来，或经计算机A/D卡采集处理，即为眼震电图。

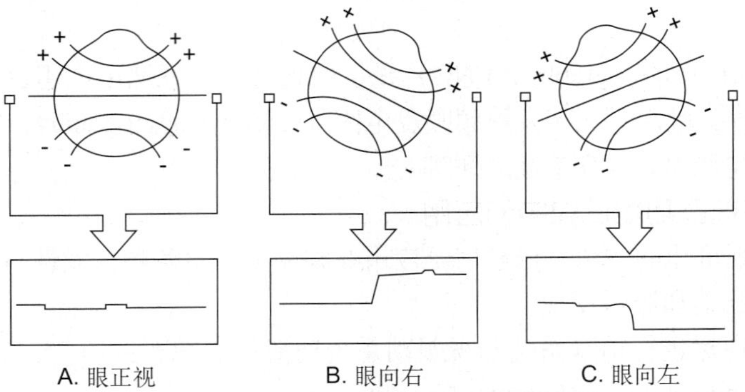

图 14-2　角膜－网膜电位差空间相位变化

角膜－视网膜电位差在眼动时的变化特点：

1. 随眼球运动而发生变化，并投射到眼球周围的电场也发生相应变化；

2. 眼球运动发生的角膜－视网膜电位差变化值约为20μV/°；

3. 眼球在30°内发生运动位移时，角膜－视网膜电位差变化值与眼球角位移值几乎呈线性函数关系；

4. 角膜－视网膜电位差受视网膜功能状态影响。同一值的眼球位移角度在不同的视网膜功能状态下可产生不同的角膜－视网膜电位差，因此由眼动产生的角膜－视网膜电位差的个体差异很大，就是同一个人在不同时间内、在不同光照环境内也都有很大差异；

5. 眼球做旋转运动时，因不发生电位差变化，在两电极之间引不出电位差，所以记录不出旋转性眼震。

三、眼震电图记录技术

记录好一份眼震电图并非易事。只有掌握了眼震电图的基本原理、熟悉眼震电图记录设备、做好受检者准备工作和有熟练的操作技术才能做好。

眼震电图是记录前庭功能检查客观指标如眼震的工具，要记录好眼震电图还必须掌握前庭功能检查的程序和方法。

（一）准备工作

1. 调试、启动记录设备

2. 受检者准备　①讲解检查要求；②教会如何做心算（通常做一整数连续减7，如300连续减7，以此提高受检者的大脑皮层醒觉水平，这对检查结果有严重影响，图14-3）；③处理贴电极处的皮肤和按记录导程（图14-4）贴好电极；④在检查室暗环境下先适应3～5min，以稳定角膜－视网膜电位差。

眼震导程分为水平导程和垂直导程，水平导程又分为单眼水平导程和双眼水平导程。

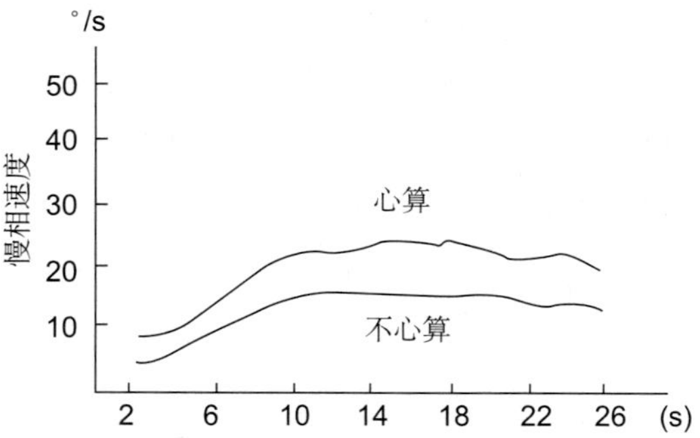

图 14-3　心算对温度性眼震慢相速度的影响

（引自 K.K.Gillingham，1969）

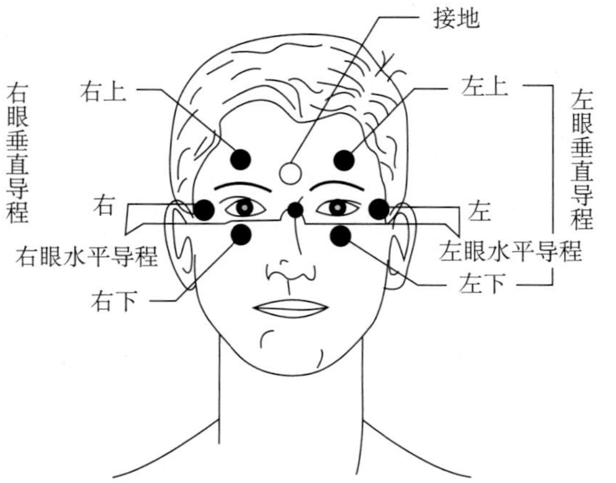

图 14-4　眼震记录导程

3. 眼动幅度定标　按眼震电图记录设备的要求进行定标。做眼震记录前做眼动幅度定标，如同做心电图和脑电图打标准电压一样，只是眼震电图是以眼动幅度作为测量眼震各种参数的标准而已。因此，用视频眼震电图仪（VNG）也同样要做眼动幅度定标。眼动幅度的计算如图 14-5。

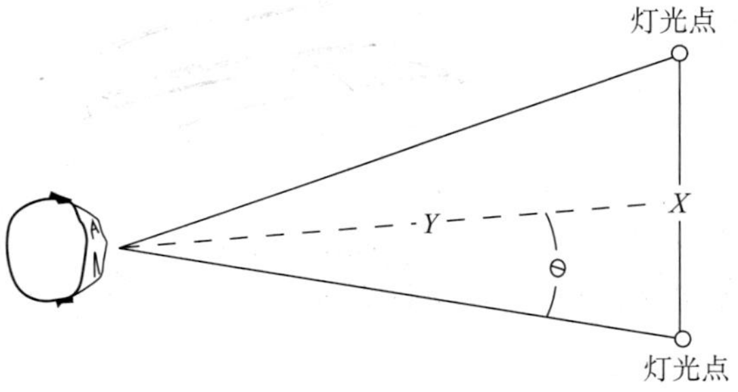

图 14-5　眼动幅度定标

眼动幅度定标用的定标灯通常由5个发光二极管组成。一个在中央，在中央灯的两侧各有一个与中央灯等距的灯，在中央灯上下方各有一与中央灯等距的灯。眼动角度（2θ）根据中央灯两侧，或上、下两个灯的距离（X）与眼至中央灯的距离（Y）确定。

$$tg\theta = X/2Y$$

其中 θ：视半角（°）；X：两灯光点之间的距离（cm）；Y：视距（cm）

举例：已确定 θ =10°，tg10° = 0.1763，Y = 100cm

按上式可得出两灯光点之间的距离（X）为2(100cm)(0.1763)=35.26cm，

由中央灯光点分别至两侧灯光点的距离为 35.26/2 =17.63cm。

（二）眼震电图记录过程中对伪差的识别

判定眼震波记录的是否正确，必须掌握对伪差的识别。下面是一些在记录眼震电图过程中常见的伪差波。

1. 电极造成的记录伪差（图 14-6）
2. 头动引起的伪差（图 14-7）
3. 眨眼、挤眼干扰引起的伪差（图 14-8）

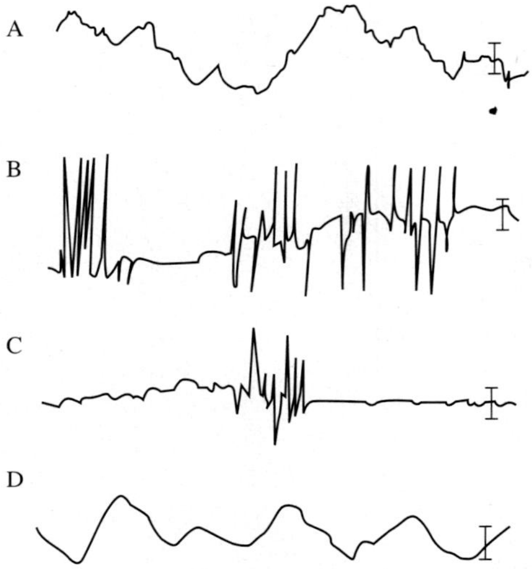

图 14-6 眼震电极引起的伪差

A.电极接触不良造成的基线不稳；B.电极导线断损；C.电极移动；D.电极导线移动

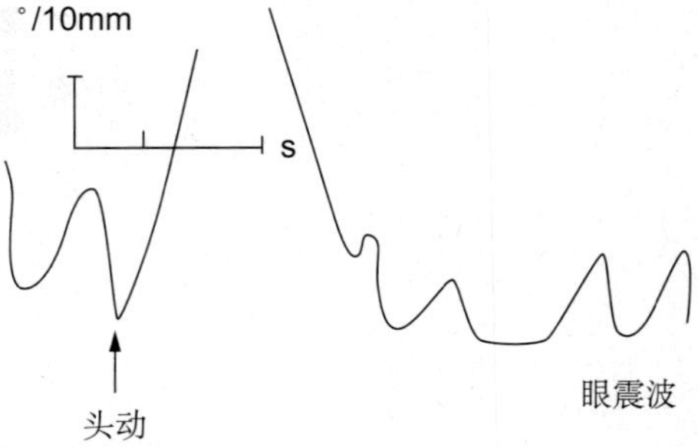

图 14-7 受检者动头干扰引起的伪差

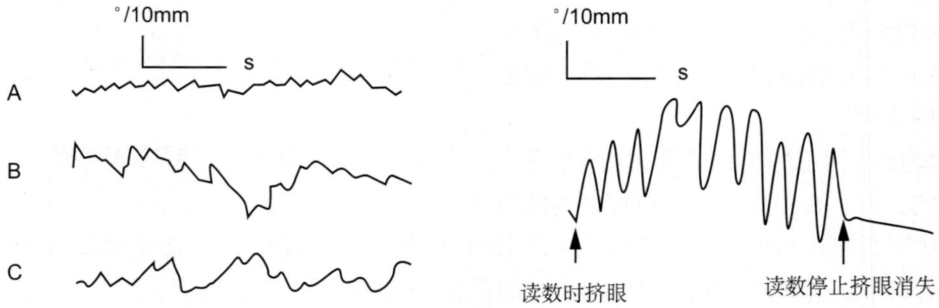

图 14-8 眨眼波（左图）和挤眼波（右图）干扰引起的伪差

A.没有加任何诱发刺激下记录的眨眼波；B.右耳灌注 30℃ 水诱发的温度性眼震，受到眨眼波的干扰；C.消除眨眼波后右耳灌注 30℃ 水诱发的左向温度性眼震

（三）眼震电图基本特点

要正确分析各种以眼震为指标的前庭功能检查结果，首先应当了解眼震电图的基本特点。

1. 眼动和眼震波的方向规定　眼球可绕三个轴向运动，但记录的眼动是在二维平面上。因此，对记录的眼动波方向要有一个公认的眼震（眼动）波方向的规定。

眼震方向按其快动相方向确定，如快动相向右为右向眼震，快动相向左为左向眼震；快动相向上为上向眼震，快动相向下为下向眼震。快动相方向在平面上的确定：

（1）水平眼震：快相由记录基线向上，确定为右向；快相由基线向下，确定为左向；

（2）垂直眼震：快相由记录基线向上，确定为上向；快相由基线向下，确定为下向；

（3）斜向眼震的确定（表 14-1）。

表 14-1　斜向眼震方向的确定

斜向眼震方向	水平导程眼震快相方向	垂直导程眼震快相方向
右上	右	上
右下	右	下
左上	左	上
左下	左	下

2. 眼震波形元素参数的界定　眼震波的基本成分如图 14-9。

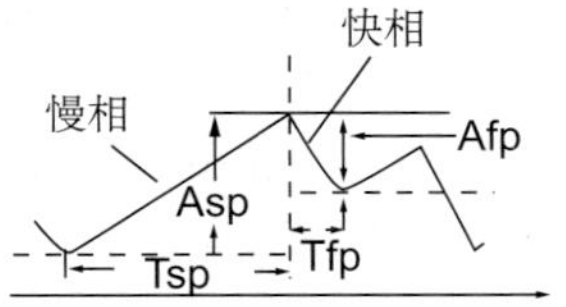

Asp:慢相幅度　Tsp:慢相时间
Afp:快相幅度　Tfp:快相时间

图 14-9　眼震波基本成分

（1）慢相波幅　眼震慢动相中的眼位移角度（°）；

（2）慢相时间　眼震慢动相经过的时间（s、ms）；

（3）快相幅度　眼震快动相中的眼位移角度（°）；

（4）快相时间　眼震快动相经过的时间（s、ms）。

3. 眼震快、慢相速度的界定　眼震慢动相期间眼球单位时间内位移的角度为眼震慢相速度（°/s）；眼震快动相期间眼球单位时间内位移的角度为眼震快相速度（°/s）。

眼震快、慢相速度的计算法：

眼震慢相速度（Spv）= 慢相幅度（°）/ 慢相时间（s）；

眼震快相速度（Fpv）= 快相幅度（°）/ 快相时间（s）。

4. 常用的眼震电图基本参数

不同的前庭功能试验，除了有其特有参数外，还有以下较常用的参数。

（1）潜伏期：任何刺激给予后，都要经过一时间过程才出现反应，只是长短不同而已。从给予刺激到出现眼震反应所经过的时间为潜伏期，以s为单位。前庭试验中的温度性试验有时用潜伏期这一参数。连续出现 3 个眼震波为出现眼震。

（2）眼震持续时间：又称眼震时程，是指从出现眼震到眼震消失之间的时间过程，以s为单位。判断眼震消失有时会有困难。通常以连续 10s 不再出现眼震波为眼震消失。

温度试验、旋转后眼震试验、自发性眼震等用眼震持续时间这一参数。

（3）眼震总次数：是指从眼震出现到眼震消失整个时间过程内的眼震次数，单位为次数。

在温度性试验和旋转后眼震试验有时用此参数。

（4）眼震频率：是 1s 内的眼震次数，单位为次 / 秒。几乎所有试验都用此参数。

（5）慢相速度：如前所述，慢相速度是眼震慢动相幅度与慢动相时间比值，以°/s为单位，这一参数是各种试验分析眼震必用的参数，也是反映前庭功能状态最为重要的参数。

（6）两侧或两个方向的不对称参数：前庭系统整个系统各部分都是由两侧组成。两侧的功能反应是否对称是反映前庭系统功能状态的重要标志。用以上各参数都可以计算出两侧不对称性。

两个常用的不对称参数是：UW（unilateral weakness）或CP（canal paralysis）和DP（directional preponderance）。UW 和 CP 都是两侧不对称性参数。CP 的原意是半规管麻痹，实际上是一侧前庭器官功能减弱或丧失造成的前庭功能两侧不对称。近几年文献上多改用UW表示两侧不对称，但临床医生还习惯沿用 CP，只是赋予了两侧不对称含义。CP 或 UW 的计算方法是：

$$UW=（R-L/R+L）\times \%$$

DP 是以眼震快相方向计算，称为优势偏向。计算方法是：

$$（L\text{向}-R\text{向}/L\text{向}+R\text{向}）\times \%$$

第三节　自发性前庭反应

自发性前庭反应，是指不加任何诱发条件时自身存在的前庭反应。前庭反应一般认为是眼震反应。严格意义上的自发性眼震，是指身体在直立位不动状态下，眼球处于正视位时，不加任何诱发条件下自发出现的眼震。一般都主张用广义的自发眼震，即把改变眼位、头位引起的眼震也都归属于自发眼震。本节中将自发性眼震试验与凝视、位置、变位和转颈试验放在一起讨论。

一、自发性眼震

正常人在自然条件下，眼始终有不自主性运动，也就是自发性眼动。我们要观察自发性眼震就首先要会识别正常人在自然条件下的自发性眼动。

正常的自发性眼动有（图 14-10）：漂移（图 14-10 C、D）、颤抖（图 14-10 B）、微小不随意扫视（图14-10 E、F）。醒觉水平高时，有人出现扫视性方波（图 14-11 A）；醒觉水平低如困倦时，可出现类正弦样眼动波（图14-11 B）。这种自发眼动波对诱发性眼震影响很大，可完全抑制诱发性眼震；正常人有时可以出现，特别是在暗环境中易出现。因此，要注意识别生理性的、功能障碍性的或病理性的自发眼震。

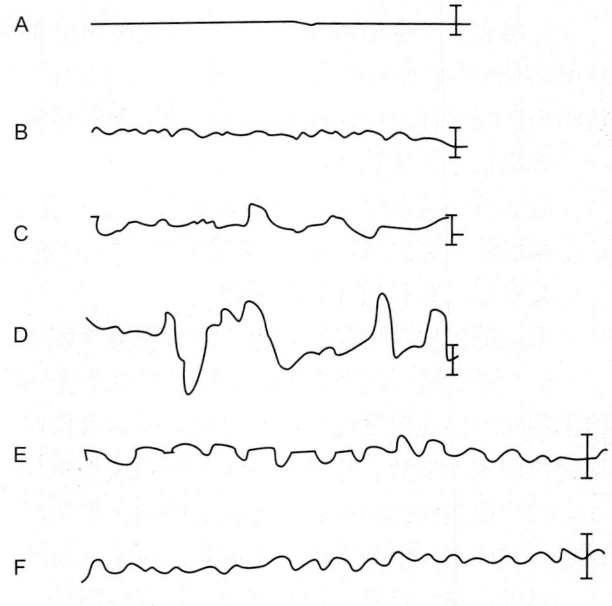

图 14-10　自发性眼动

我们专门做了一组 94 名健康人的试

验观察，发现在明室睁眼条件下无自发眼震，在暗室闭眼条件下有14.9%（14/94）的人出现自发眼震，但眼震慢相速度都不超过6°/s。在半暗室睁眼戴眼罩条件下有38.3%（36/94）的人出现自发眼震，眼震慢相速度也没有超过6°/s。试验说明1/3的健康人在一定条件下可以出现自发眼震，其特点是反映眼震强度的慢相速度都不超过6°/s。在这组试验观察中还看到，在闭眼或暗室睁眼条件下，有6%的人出现下向自发性眼震和有1.1%的人出现周期交替性自发性眼震，但其强度、慢相速度全都没有超过6°/s。文献中曾有人认为，一旦发现这两种自发性眼震就可以确定为病理性的，但我们的观察不支持这种看法。我们认为，自发性眼震的强度和持续时间很重要，更重要的要结合临床观察，才能作出判断。总体上看，如果自发性眼震的强度，慢相速度超过6°/s，应考虑病理性的可能性。

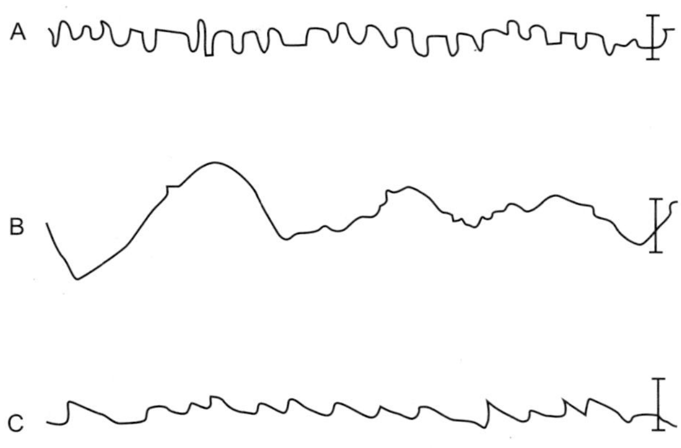

图14-11　正常人出现的自发性眼动

自发性眼震的一般机制是：前庭眼动系统和视眼动系统在其不同水平上产生的兴奋性不对称，使两侧对应的眼外肌兴奋性不对称，或两侧眼外肌本身的紧张性不对称所致。

要着重指出的是，做任何前庭功能检查时，都要先观察有无自发性眼震，除了判断是否为病理性的外，对生理性的也要考虑自发性眼震对诱发性眼震的影响，这点在后面还要提到。

二、凝视性眼震的检查方法

（一）概念

在眼原位和在水平、垂直方向，眼球偏离原位后正视前方时出现的眼震。

（二）检测方法

在暗室，受检者取头直端坐位，睁眼进行检查。做完眼动幅度定标后，令受检者正视前方中央灯光点，观察20s，有凝视性眼震时持续观察60s；然后令受检者按下列顺序注视光点：向右→中央→向左→中央→向上→中央→向下→中央。每处凝视20s，有眼震时观察60s。

如有可疑为先天性自发眼震时，要加做闭眼条件下的凝视试验。方法同上，只是按想象的光点去凝视。

凝视试验要注意3点，一是头不能动，二是眼球移到注视点后要凝视不动，三是在眼球或由左、或由右、或由上、或由下回到中央位时，要特别注意眼震方向有无改变。

（三）异常凝视性眼震

1. 双向凝视性眼震（图14-12）　向右凝视时出现右向眼震，向左凝视时出现左向眼震，闭眼后消失。

2. 单向凝视眼震（图14-13）　向右凝视时出现右向眼震，向左凝视时无眼震。

3. 方向变换性凝视眼震（图14-14）　自发地周期地改变眼震方向。后天性的多为脑干下部病损的表现。

4. Brun凝视眼震（图14-15）　一种典型的异常凝视眼震。向一侧凝视（如图14-15A向左凝视），出现高幅低频眼震（所谓粗大眼震），接着向另一侧凝视（图14-15B向右凝视）出现

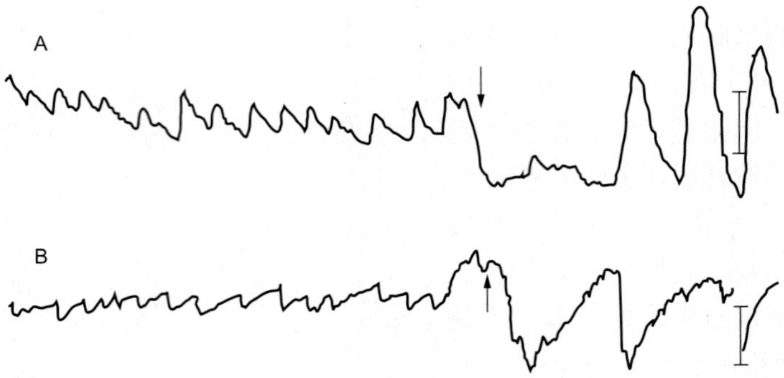

图 14-12 双向性凝视性眼震

（引自 Barber HO and Stockwell CW，1980）

A. 向右凝视；B. 向左凝视 箭头左是睁眼，箭头右是闭眼

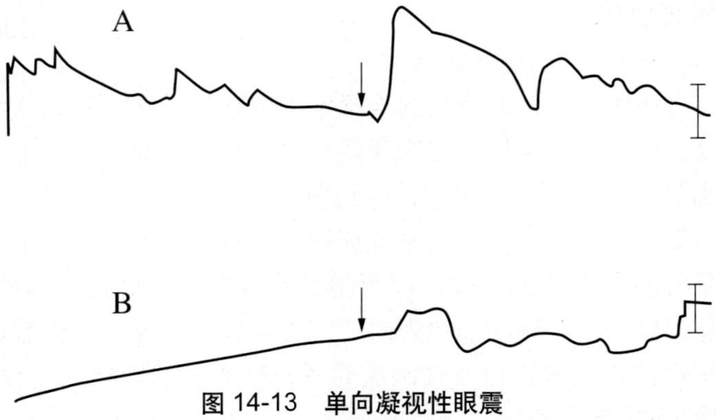

图 14-13 单向凝视性眼震

（引自 Barber HO and Stockwell CW，1980）

A. 向右凝视；B. 向左凝视 箭头左是睁眼，箭头右是闭眼

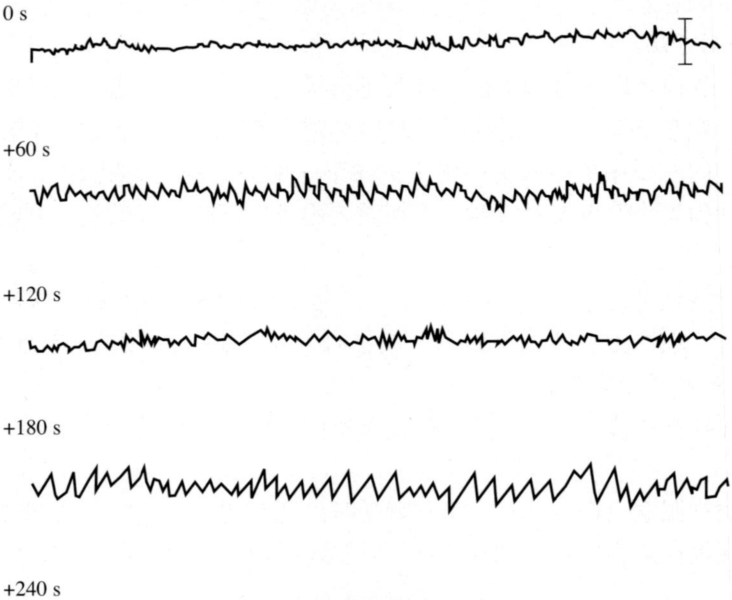

图 14-14 方向变换性凝视眼震

（引自 Barber HO and Stockwell CW，1980）

睁眼、原位凝视、双导程，0 ~ 60s之间：未见凝视眼震；60 ~ 120s：明显的右向眼震；120 ~ 180s：又不见眼震；180 ~ 240s：可见明显的左向眼震；240s 之后不见眼震

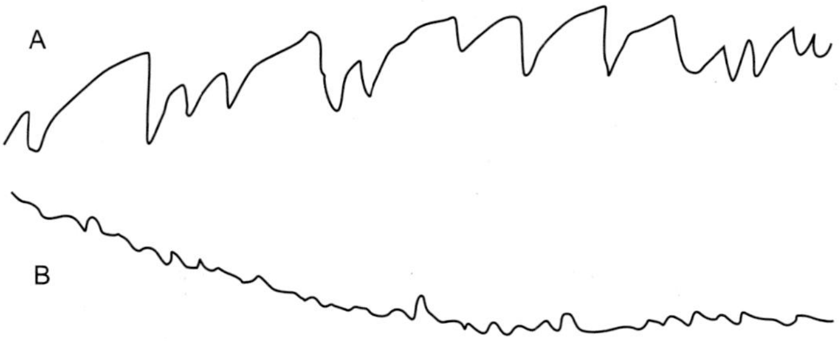

图 14-15 Brun 眼震（左侧大听神经瘤）

A. 向左凝视，出现高幅慢频眼震；B. 向右凝视

低幅高频眼震。Brun 凝视眼震是听神经瘤的典型表现。

5. 反跳性凝视眼震（图 14-16） 眼向一侧凝视（图 14-16A 和图 14-16B 前半段），出现凝视性眼震，当眼回到眼原位时，出现与前相反方向的眼震（图 14-16A 和图 14-16B 后半段）。反跳性眼震（rebound nystagmus）为小脑病损表现。

6. 上向凝视眼震（图 14-17）

7. 下向凝视眼震（图 14-18）

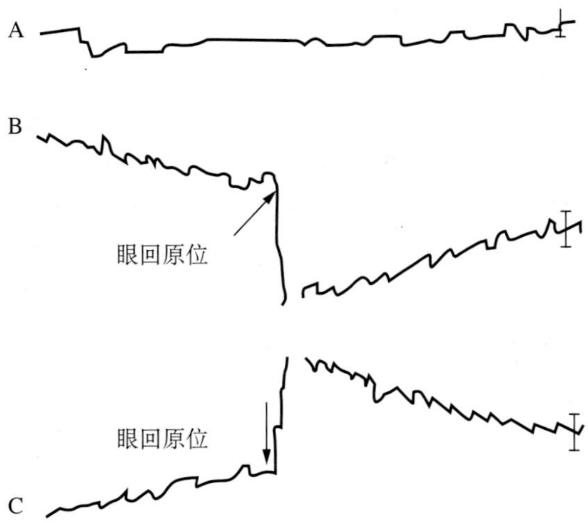

图 14-16 反跳性凝视眼震

A. 眼在原位时的眼动，无眼震；B. 眼先向右凝视出现右向眼震，回原位时出现左向眼震；C. 眼先向左凝视出现左向眼震，眼回原位时出现右向眼震

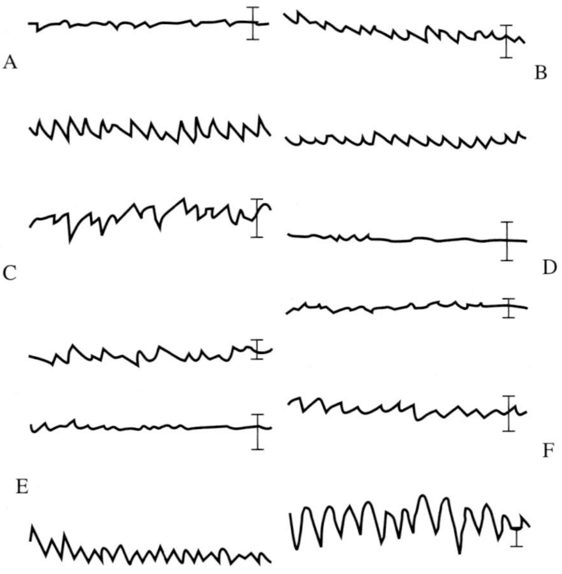

图 14-17 上向凝视性眼震

（引自 Barber HO and Stockwell CW，1980）

A. 眼原位凝视；B. 右向凝视；C. 左向凝视；D. 向上凝视；E. 向下凝视；A ~ E. 静眼；F. 向下凝视、闭眼；每个眼位的第一条线是水平导程，第二条线是垂直导程

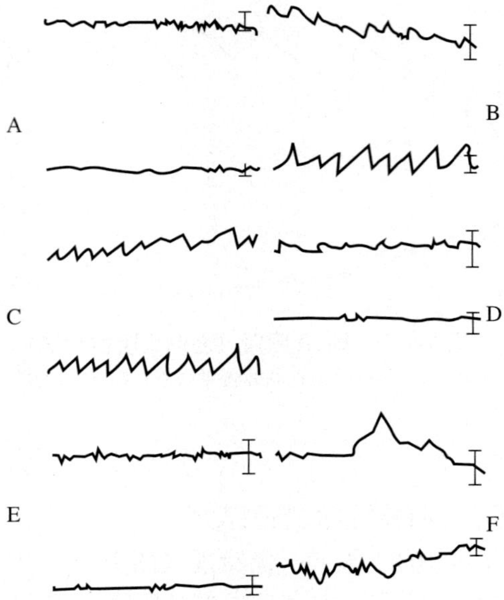

图 14-18　下向凝视性眼震

（引自 Barber HO & Stockwell CW，1980）

A. 原位眼位凝视；B. 右向凝视；C. 左向凝视；D. 向上凝视；E. 向下凝视；A ~ E. 睁眼；F. 闭眼，侧向凝视；上面曲线是水平导程;下面曲线是垂直导程

（四）凝视性眼震的发生机制

凝视与脑干中的旁正中脑桥网状结构的功能以及小脑对其整合的功能密切相关。这些结构的功能障碍或病理过程可使两侧动眼神经核的兴奋性不一致，从而发生凝视性眼震。

三、位置试验

在暗室睁眼条件下做位置试验。先做眼动幅度定标，然后观察有无自发性眼震。做位置性眼震的顺序是：仰卧位→左侧卧位→右侧卧位→头下悬位→端坐位。

做位置试验要注意：①变换头体为要慢，不能快于1s；②头与躯体一起变换；③在变换到一体位时，令受检者两眼直视前方；④每种体位至少观察 20s，有眼震时要持续观察 60s；⑤出现眼震的体位，要重复检查 1～2次，以观察有无疲劳性；⑥要求受检者做心算（如300连续减7）。

我们的观察表明，在健康人群中，78.7%的人有位置性眼震。其中50%（33/66）的人坐位有眼震；50%（33/66）的人仰卧位有眼震；28.8%（19/66）的人右侧卧位有眼震；40.9%（27/66）的人左侧卧位有眼震；40.9%（27/66）的人头下悬位有眼震。

正常人的位置性眼震的特征：

1. 多数人只在两种体位下出现位置性眼震（占 75%），没有人在 4 种体位下都出现位置性眼震；
2. 多数人是水平性眼震（75%）；
3. 多数人是间歇性的，或只有几个眼震波（68%）；
4. 多数人的眼震方向固定不变（71.2%）；
5. 眼震慢相速度不超过 5°/s；
6. 有位置性眼震但不伴眩晕主诉。

观察位置性眼震时，要注意眼震的方向和方向是否变化；注意眼震形态：水平、垂直、斜向、旋转；注意潜伏期和持续时间，以及有无疲劳性。

四、变位试验

变位试验与位置试验的不同在于：①做变位试验时头体位变换要快，要在1s之内完成；②在变换头体位过程中观察有无眼震，因为变位性眼震出现在变位过程中。

变位试验的做法：先做眼动定标，然后取头直位端坐在检查床上，检查者一手扶着受检者的头，令受检者快速地将头、肩、体一起仰卧下→坐起→头、肩、体左侧卧位→坐起→头、肩、体右侧卧位→坐起→平卧同时头下垂→坐起→平卧同时头悬右侧转→坐起→平卧同时头悬左侧转→坐起。每种头位至少观察20s。诱发出变位性眼震的体位，要重复一次至多次。在任何体位下受检者两眼都应平视前方。

为诱发后垂直半规管所致的良性阵发性位置性眩晕眼震而设计的Hallpike操作法是：受检者端坐在检查床靠近床头处（当受检者平卧后头可以悬到床头下），检查者在受检者背后，把受检者的头向一侧（或向左或向右）转45°，观察有无眼震（如果有即为转颈眼震，待眼震消失后再继续试验），无眼震后抱住受检者的头快速后仰，使受检者平卧在检查床上，并让其头悬在检查床头外面，观察有无眼震；然后恢复到端坐位，把受检者头向另侧转45°，按同样的操作步骤再做一次。

变位试验是确定良性阵发性位置性眩晕眼震的有效方法。用眼震电图做变位试验，因可消除光线造成的固视作用而可更敏感地检测出变位性眼震。但因在变位时眼震电极和导线易受到牵动所以常常造成干扰，无法正确判断眼震的存在。现在用视频眼震电图（VNG）仪，特别是用无线的VNG仪，可以消除这种干扰，VNG已经成为检测良性阵发性位置性眩晕患者眼震和对其进行康复手法治疗的常规工具。

良性阵发性位置性眩晕眼震的特点：

1. 有几秒钟的潜伏期（从受检者的头进入下悬位到出现眼震）；

2. 旋转性的眼震出现在患耳在下方时；如果一侧垂直半规管严重受累，在健侧耳向下时有时也可观察到眼震，但其强度明显弱于前者的眼震强度；

3. 眼震一出现，很快达到最强，然后缓慢减弱至消失，眼震持续时间为 10 ～ 15s；

4. 如果两侧后垂直半规管都受累，两种头转下悬位都可以诱发出眼震；

5. 重复 Hallpike 操作时眼震强度减弱。

我们在健康人群中没有发现变位性眼震。

五、转颈试验

做位置、变位试验，转动头颈有时可诱发出颈性眼震而影响位置性和变位性眼震的判断。因此，一般在做完位置试验和变位试验后，加做转颈试验，以排除颈性眼震。

在暗室内进行。受检者取头直端坐位。令受检者快速向左转颈→头直位→向右转颈→头直位。在每一头颈位观察 10 ～ 15s，看有无眼震出现，有眼震时观察记录 30s。

健康人在转颈时，有时可以出现 2 ～ 3 个眼震波。

第四节　视眼动系统功能检查

把视眼动系统的功能检查包括在前庭功能检查中曾引起非议。实际上，从动眼神经通路、前庭动眼神经通路和视前庭相互作用神经通路中可以清楚地了解到，它们不仅在神经结构上密切联系，如有共同的通路——动眼神经核、眼外肌通路，而且在功能上也密切联系。无论是来自前庭感受器的信息，还是来自视觉的信息，都汇集到前庭神经核，然后再到动眼神经核。正因为如此，从视眼动系统和前庭系统的相互作用中，不仅可以了解到前庭功能状态，而且可以区别前庭神经系统功能异常是属于外周性的，还是中枢性的，这对临床上前庭功能评定与前庭系统的病理过程的判断都有重要意义。

视眼动系统功能检查项目有：扫视眼动试验、跟踪眼动试验和视动性眼震试验。

一、扫视试验

（一）概念

扫视是一种为获取感兴趣目标影像而快速改变眼轴方向的眼动。扫视试验（saccade test）又称视测距障碍试验。

（二）检测方法

头直立位，双眼平视正前方，注视前方以一定频率出现在左、右，或上、下交替闪亮的灯光点。通常检测 5 个扫视波。刺激方式分为以固定频率和伪随机频率呈现的两种。常用0.5Hz的固定频率。

（三）正常扫视特征

1. 多种形式（表 14-2）

表 14-2 扫视眼动形态

扫视类型	表现	自主性／反射
快相	眼震的快相	完全反射性
反射性扫视	对新，异刺激扫视	反射性，但可为自主抑制
认读性扫视	认读时再固视眼动	自主控制，但部分半自动
改变固视	对视野内的新区重新固视	自主性
记忆性扫视	对视野内的部位回忆	自主性
预测性扫视	对可预测的刺激部位	自主性
反扫视	向刺激方向反方向扫视	自主性，同时抑制反射性扫视

2. 速度快，可超过 600°/s；

3. 扫视运动完成后可有小的 100 ～ 150ms 的矫正性扫视；

4. 扫视速度随扫视幅度增大而增快；

5. 扫视时视网膜影像快速移动，而因有扫视抑制不出现运动模糊感觉。

（四）正常扫视波形（图 14-19）

（五）异常扫视波形

异常扫视主要表现为过冲、不足和慢化。常常在扫视过程中叠加有自发眼震，需要加以鉴别。

1. 过冲扫视波（图 14-20）

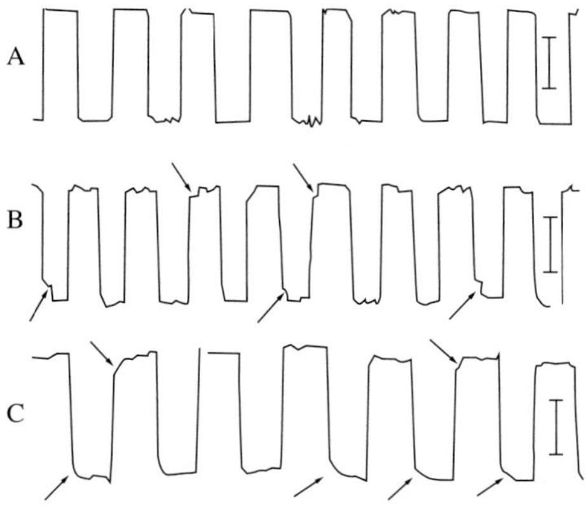

图 14-19　正常扫视波
（引自 Barber HO & Stockwell CW，1980）

2. 扫视不足波（图14-21）　多见于脑干和小脑病变。

3. 扫视慢化波（图14-22）　正常人扫视20°，眼动速度在200°/s左右。扫视慢化的眼动速度显著减低，见于大脑神经节疾病。

4. 核间性眼肌麻痹扫视波（图14-23）　从双眼扫视波上看到，向右扫视时有斜坡（图14-23C 小箭头）。这时分别做左（图 14-23 B）、右眼（图 14-23 A）单独的扫视，可以进一步看到右眼可以迅速达到注视点（箭头线1），而左眼滞后700ms（箭头线2）才达到注视点，说明左眼不能做完全性内收。由此，可以判断双眼扫视的斜坡是由于眼内收肌滞后所引起。仔细观察可以发现右眼内收也有轻微滞后，所以是双眼核间眼肌麻痹。

5. 扫视中出现眼球摆动和扫视不能（图 14-24）

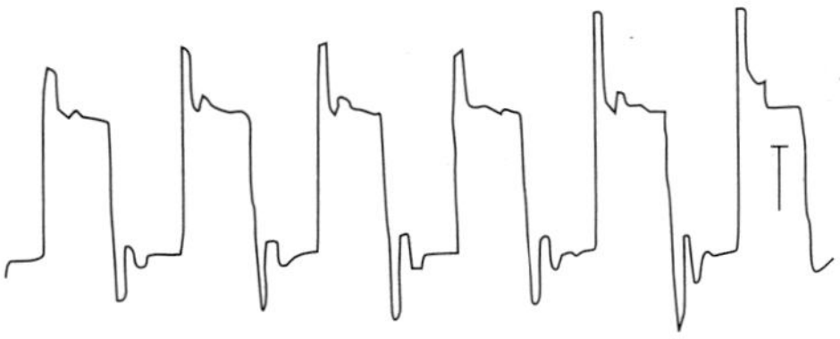

图 14-20　过冲扫视波
（引自 Barber HO & Stockwell CW，1980）

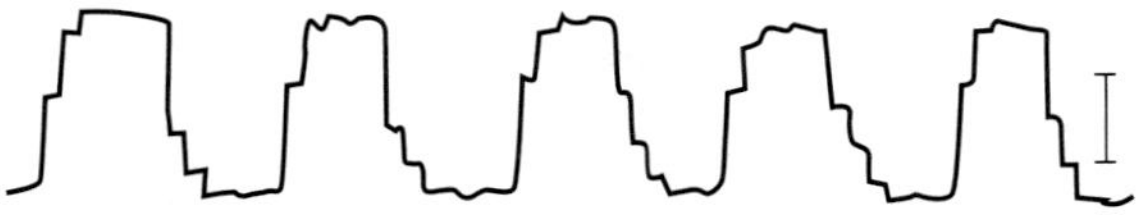

图 14-21　扫视不足波
（引自 Barber HO & Stockwell CW，1980）

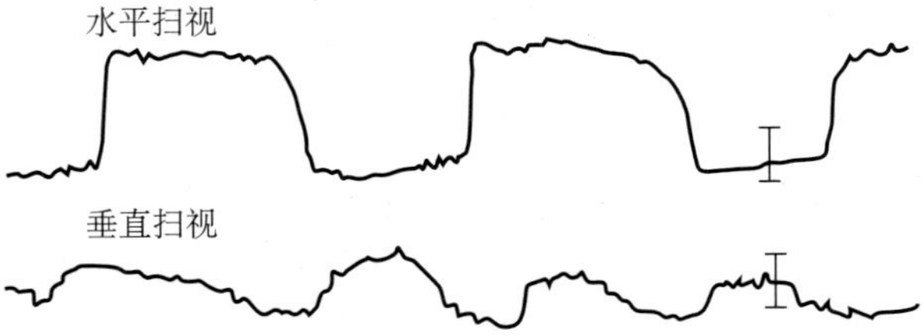

图 14-22　扫视慢化波
（引自 Barber HO & Stockwell CW，1980）

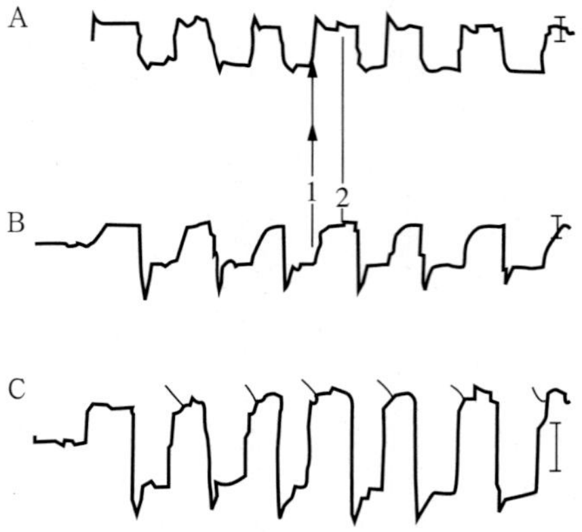

图 14-23 核间眼肌麻痹扫视波

（引自 Barber HO & Stockwell CW，1980）

A. 右眼扫视波；B. 左眼扫视波；C. 双眼扫视波

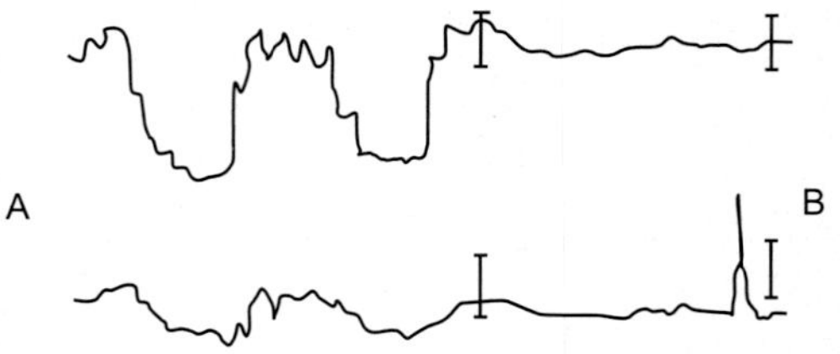

图 14-24 眼球摆动和扫视不足波

A. 水平扫视不足，同时，在注视时出现眼球摆动；B. 垂直扫视不能

（六）影响扫视的因素

很多因素可以影响扫视眼动。在判断扫视是否正常时要对可能影响扫视的因素加以识别。最常见的因素是受检者注意力不集中，造成扫视波好像是异常的。扫视时受检者动头也可以使扫视波发生变异。常有各种眼动可以叠加在扫视波上，最常见的有：凝视眼震、先天性眼震、眨眼波等。

掌握了正常扫视和异常扫视的特点，对以上的干扰不难识别。

（七）扫视控制中枢

了解扫视的控制中枢可以帮助我们对异常扫视产生的原因进行分析。水平扫视和垂直扫视有各自的控制中枢。

1. 水平扫视控制中枢　视网膜→外膝体→枕皮层→额叶额中脑下通路（内囊、苍白球、下丘脑）→在动眼神经核水平交叉至对侧下降至 PPRF →动眼神经核→眼外肌。

2. 垂直扫视控制中枢　视网膜→外膝体→枕皮层→双侧额叶→前四叠体垂直凝视中心（VGC）不交叉→动眼神经核→眼外肌。

二、跟踪试验

（一）概念

使视轴追随目标运动而发生的连续低速眼球运动，使视轴运动与目标运动相一致，保证运动目标在视网膜中心凹上清晰成像，以获取清晰视觉。

（二）检测方法

头直位，双眼跟随正前方以一定频率呈正弦样摆动运动的目标。

跟踪试验（eye tracking test，ETT）分为水平和垂直跟踪。常用的目标为摆动频率为 0.05Hz 的水平跟踪方式。

（三）正常跟踪波形（图 14-25）

（四）异常跟踪波形

异常跟踪主要有：扫视型跟踪、失常型跟踪、失常失共轭型跟踪。

1. 扫视型跟踪（图 14-26）　在跟踪的同时有扫视，是跟踪功能不足的表现。

2. 失常型跟踪（图 14-27）。

3. 严重失常失共轭型跟踪（图 14-28）。

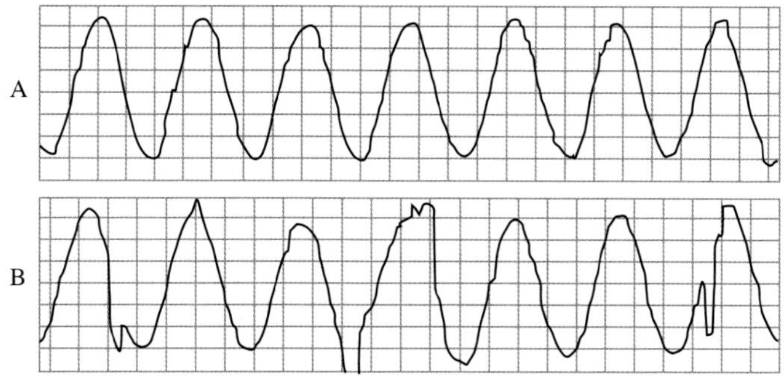

图 14-25　正常跟踪波形

（引自 Barber HO & Stockwell CW，1980）

A. 典型的跟踪波形；B. 有些杂波，但仍属正常

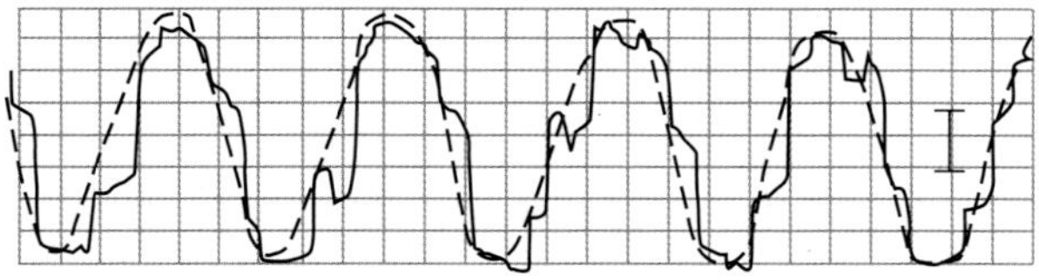

图 14-26　扫视型跟踪

（引自 Barber HO & Stockwell CW，1980）

图中的虚线是跟踪目标的运动轨迹

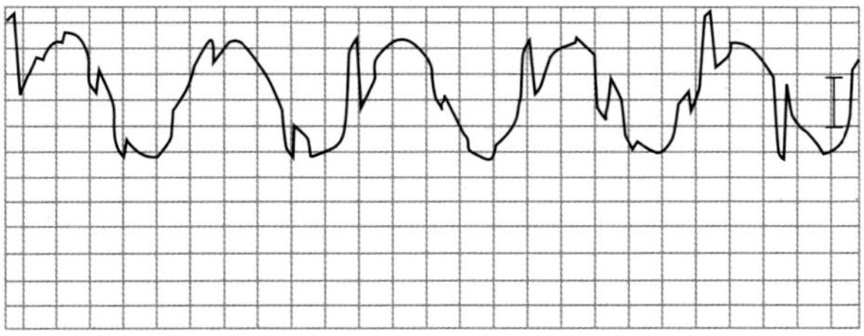

图 14-27　失常型跟踪

（引自 Barber HO & Stockwell CW, 1980）

上条曲线是水平导程；下条曲线是垂直导程

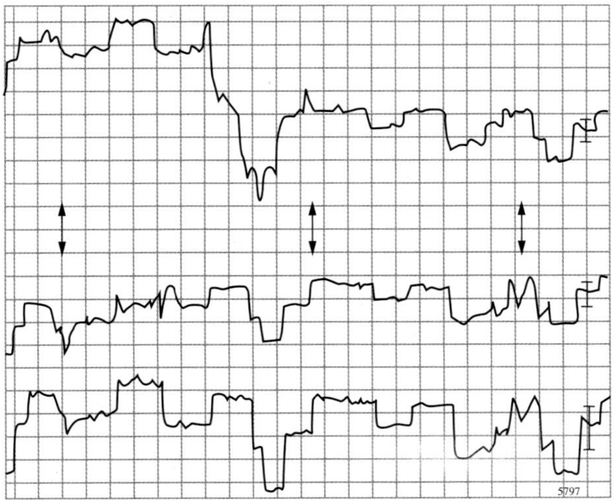

图 14-28　严重失常失共轭型跟踪

（引自 Barber HO & Stockwell CW，1980）

上条曲线是右眼水平导程；中间曲线是左眼水平导程；下条曲线是双眼水平导程

（五）影响跟踪试验的因素

如同扫视试验一样，受检者注意力不集中、动头可严重干扰正常跟踪。在跟踪波上可叠加有自发性眼震、凝视眼震、眨眼波、先天性自发眼震，有时50Hz电磁波也可叠加在跟踪波上。

（六）跟踪控制中枢

水平跟踪与垂直跟踪有各自的控制中枢。

1. 水平跟踪的控制中枢　视网膜→外膝体→一侧枕皮层→内矢状层→视丘后结节→下降至眼动神经核水平面处交叉→ PPRF →动眼神经核→眼外肌。

2. 垂直跟踪的控制中枢　视网膜→外膝体→双侧枕皮层→内矢状层→视丘后结节→下降至PPRF →动眼神经核→眼外肌。

三、视动性眼震试验

（一）概念

通过视野的视景运动诱发出的一种非意识性、共轭，以稳定视网膜影像的往返眼动，即视动性眼震。

（二）检测方法

全视野，或大视野的垂直、水平、斜向和旋转光条分别诱发水平、垂直、斜向和旋转性视动眼震。

视动刺激方式多种多样，大致可分为恒角速度连续刺激式、恒角速度方向交替式、角加、减速度运行式和正弦摆动式。

恒角速度连续式：视动刺激光条以恒定角速度向一个方向移动，通常从10°/s开始，运行20s或30s后，改换另一个方向，以同样的角速度恒速运行20s或30s，然后增加角速度、以同样方式进行，一直使角速度达到150°/s。此法的优点是可以观察视动眼震随视动刺激强度增加发生的动态变化，缺点是费事，易造成受检者疲劳，甚至干扰诱发的视动眼震，使之难以判别。

恒角速度交替式：鉴于恒角速度连续式的不足，作者研究并提出这种视动刺激方式。检查程序：视动光条以20°/s的角速度向左运行20s → 20°/s向右运行20s → 40°/s向右运行20s → 40°/s向左运行20s → 60°/s向左运行20s → 60°/s向右运行20s → 80°/s向右运行20s → 80°/s向左运行20s。此法的优点是可以观察随着视动刺激强度增加视动眼震的变化，较省时和受检者不易疲劳，诱发出的视动眼震清晰。

正弦摆动式：视动光条以一定频率和峰速做正弦摆动。据作者观察，此种诱发视动眼震方式的最佳刺激参数为：频率为0.05Hz；峰速为60°/s；运行周期为5周。此法优点是在一个摆动周期内可以观察到两个方向的视动眼震，做5个周期才用时100s，省时，不引起受检者疲劳，诱发的视动眼震清晰。但此种方式不能观察视动性眼震随视动刺激强度增加的变化。所以，临床上常把正弦摆动式与交替式配合进行。

综合多种检查模式，作者认为，采用正弦摆动式方法较好。这种方法可以与正弦摆动前庭刺激模式组成视前庭相互作用的检查组合。

无论采用哪种刺激模式做视动眼震检查，都要求做到：

1. 先做眼动幅度定标；

2. 受检者取头直端坐位，在暗室中适应60s，观察有无自发眼震；

3. 指导语：睁眼注视看正前方移动的光条，并尽力数经过你眼前的光条数，不要盯着一点看，眼不要跟着光条走；

4. 检查者要不断提醒受检者集中精力看前方光条，并数光条数（因为注意力是否集中，对能否清晰地诱发出视动眼震影响非常大）。

（三）正常视动眼震波形和相关参数

1. 正常视动眼震的特点：

（1）眼震的快动相方向与视动刺激方向相反，即左向视动刺激诱发出右向视动眼震，右向视动刺激诱发出左向视动眼震；上向视动刺激诱发出下向视动眼震，下向视动刺激诱发出上向视动眼震；

（2）左、右向，或上、下向视动眼震强度对称；

（3）眼震强度在一定视动刺激强度范围内随着视动刺激强度的增加而增强；

（4）在20°/s角速度的视动刺激下，视动眼震慢相速度大致也为20°/s。然而视动刺激强度再增加，视动眼震的强度虽然是随着视动刺激强度增加而增强，但其慢相速度低于刺激角速度。在刺激速度超过60°/s后，大多数人的视动眼震的强度随着视动刺激强度增加，其慢相速度降低。

2. 正常视动眼震波形（图 14-29）

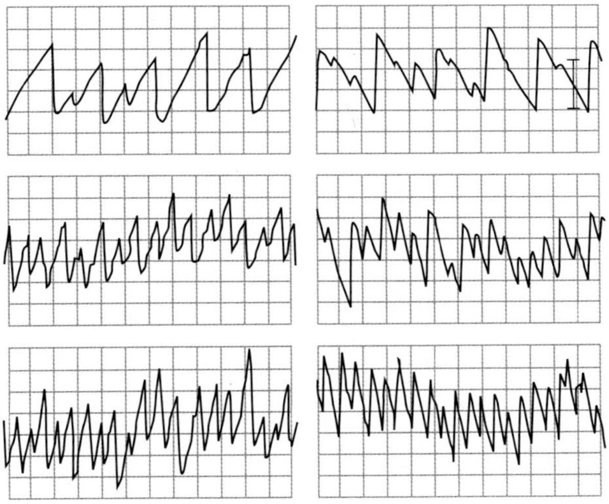

图 14-29 正常视动眼震

（引自 Barber HO & Stockwell，1980）

A. 视动刺激量为 20°/s；B. 视动刺激量为 60°/s；C. 视动刺激量为 100°/s，图左侧为右向视动刺激，右侧为左向视动刺激

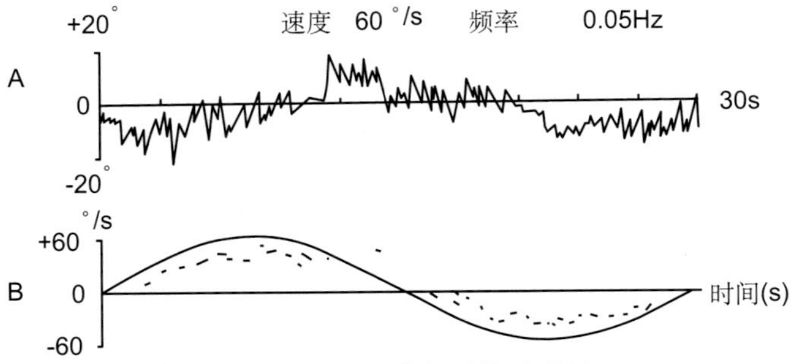

图 14-30 正常摆动视动眼震

（引自于立身，2001）

A. 眼震波形；B. 眼震慢相速度拟合曲线

3. 视动眼震正常参数

（1）交替式视动眼震正常参数值（表 14-3）。

表 14-3 交替式视动眼震正常参数（$\bar{X}$+SD，n=73）

视动刺激 (°/s)	频率 (次 /5 秒)	速度 (°/s)	
		慢相	快相
左 20	13.6 ± 2.6	25.3 ± 3.6	183.5 ± 30.3
右 20	13.7 ± 2.5	24.9 ± 3.4	174.4 ± 32.7
左 40	15.1 ± 2.6	36.0 ± 7.4	217.5 ± 48.4
右 40	15.4 ± 2.3	38.8 ± 6.2	219.7 ± 46.3
左 60	14.1 ± 2.8	38.1 ± 9.8	226.5 ± 52.7
右 60	15.0 ± 2.4	40.2 ± 8.2	217.7 ± 50.2
左 80	12.6 ± 3.4	33.9 ± 11.4	209.5 ± 49.4
右 80	13.1 ± 3.1	36.8 ± 13.0	211.9 ± 48.4
DP (%)	2.7 ± 2.0	3.6 ± 2.7	2.4 ± 2.0

（2）正弦摆动视动眼震正常参数（表 14-4）

表 14-4 正弦摆动视动眼震正常参数（$\bar{X}$ ± SD，n=31）

眼震方向	眼震次数 (次数)	最大慢相速度 (°/s)	增益	DP (%)
左	22.0 ± 4.3	48.2 ± 7.1	0.80 ± 0.12	3.8 ± 3.1
右	21.4 ± 3.9	46.6 ± 6.2	0.78 ± 0.10	

（四）异常视动性眼震

异常视动眼震表现主要有两个特点：第一，一个方向的视动眼震强度或减弱，或消失造成两个方向的视动眼震不对称（图14-31）；第二，一个方向或两个方向的视动眼震强度不是随着视动刺激强度增大而增强，而是随着视动刺激强度的增大，视动眼震强度或不变或减弱（图14-32）。对两个方向的视动眼震强度都减弱或都增强，在确定其是否异常时要特别小心，对引不出视动眼震时也不要轻易地结论为无视动眼震。要排除各种干扰情况，并结合临床表现作出判断。

（五）影响视动性眼震检查的因素

受检者的注意力集中水平和醒觉水平对视动性眼震影响极大。我们检查的是反射性视动眼震，如果受检者视线跟着视动光条移动，就会出现主动性视动眼震（波幅大、频率低）。视动性眼震受自发眼震，特别是先天性自发眼震的影响，易造成识别错误。

（六）视动眼震控制中枢

视动眼震有两个控制中枢（图 14-33），即皮层控制中枢与皮层下控制中枢。

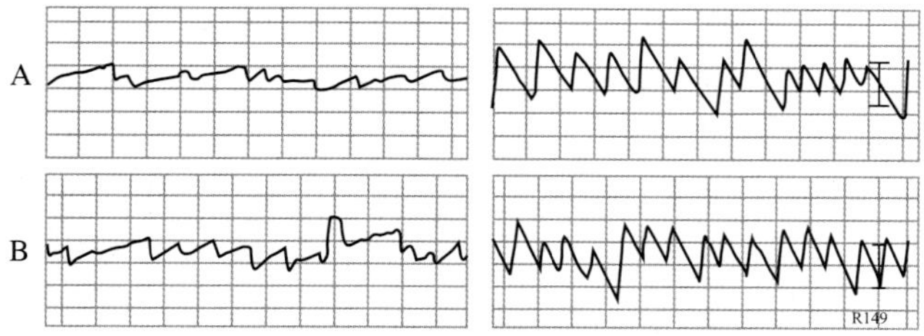

图 14-31　视动眼震两侧不对称
（引自 Barber HO & Stockwell CW，1980）
A. 视动刺激角速度为 20°/s；B. 视动角速度为 60°/s，左侧为右向视动刺激，右侧为左向视动刺激，示左向视动眼震强度弱

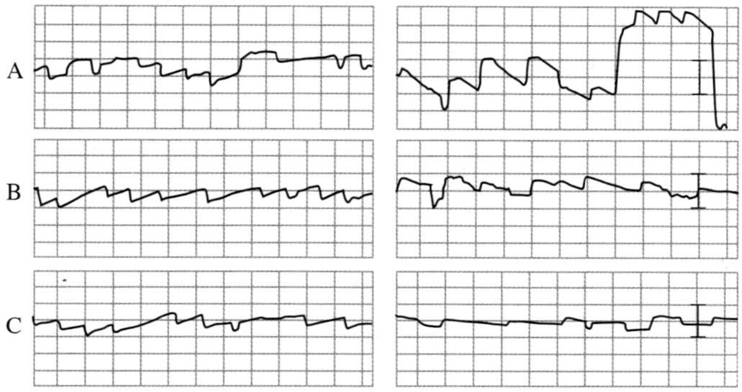

图 14-32　视动刺激强度增加时视动眼震强度不变
（引自 Barber HO & Stockwell CW，1980）
A. 20°/s；B. － 60°/s；C. 100°/s，左侧为右向视动刺激，右侧为左向视动刺激

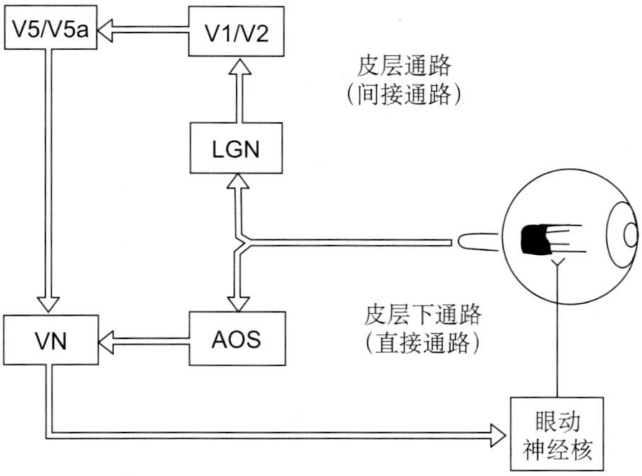

图 14-33　视动眼震控制中枢
（引自 Flitcroft DI，1998）
V5/V5a：颞中皮层区/颞中上皮层区；V1/V2：初级与二级视觉皮层区；LGN：外膝体核；VN：前庭神经核；AOS：副视觉系统

第五节　前庭眼动系统功能检查

前庭眼动通路是前庭神经系统6条通路中非常重要的一条。通过前庭眼动通路产生的前庭眼动反射，可以用眼震电图或视频眼震电图进行量化观察。所以，目前临床上和前庭学研究中

都用眼震电图观察前庭眼动反射，以检测前庭神经系统的功能状态。

有关前庭眼动反射的检查方法可以说多种多样。一般，分为两类：适宜刺激法和非适宜刺激法。适宜刺激是指符合前庭感受器接受的信息特性的刺激，如半规管壶腹嵴胶顶内淋巴液系统的适宜刺激是角加减速度和复合角加减速度；囊斑耳石内淋巴液系统的适宜刺激是重力及其变化，直线加、减速度。非适宜刺激是指不符合前庭感受器接受的信息特性的刺激，但能引起半规管壶腹嵴胶顶内淋巴液系统和囊斑耳石内淋巴液系统的功能活动，如温度刺激、电流刺激和一定频率的声波刺激（诱发球状囊的诱发电位）。

时至今日，很多临床医生仍认为旋转试验因同时刺激两侧前庭感受器而没有什么价值。事实证明，这是一个误解。旋转确是同时刺激双侧，但不是双侧同时兴奋，而是一侧兴奋，另侧抑制。双侧受到有相互作用的刺激，是接近人正常活动的刺激。有人认为温度性试验可以确定哪侧有病变，所以有价值，这也是一种误解。温度性试验可以对前庭感受器病变定侧，但也不是百分之百，要看病变处于什么阶段。旋转试验也不是像有人说的那样不能定侧，这也要视病变处于什么阶段。用旋转试验不仅可以检查水平半规管的功能状态，而且可以检查垂直半规管的功能状态，像温度试验一样，可以做视觉固视抑制试验，而且阳性率高，还可以检查前庭代偿功能状态和视前庭相互作用检查，这两点是温度试验所做不到的。

旋转实验种类很多，如脉冲式旋转、梯形旋转、三角式旋转、正弦摆动式等。临床上最常用的有脉冲式旋转试验中的旋转急停试验（又称旋转后眼震试验）和正弦摆动试验。下面仅介绍这两种常用的旋转试验。

一、旋转急停试验

1. 目的　检查前庭半规管系统的功能状态和一侧半规管功能受损后前庭半规管系统功能代偿程度。

2. 检查方法　在暗室内进行，受检者贴好眼震电图电极或戴好视频眼震电图眼镜，取端坐位坐在电动转椅上、头前倾 30°，睁眼。

（1）做眼动幅度定标；

（2）转椅以0.5°/s^2角加速度或1°/s^2角加速度加速向一个方向旋转，达到90°/s角速度后，以此角速度恒速旋转；

（3）在恒角速度旋转中后像眼震消失后（恒速时间约为60s）立即停动，同时让受检者心算（300 连续减 7），并记录旋转后眼震；

（4）待眼震消失后休息3分钟，按（2）、（3）项做向另一个方向的旋转和做该方向的旋转后眼震记录。

3. 正常旋转后眼震电图特点

（1）眼震方向与旋转方向相反，即向右旋转引发出的旋转后眼震快相向左，向左旋转引发出的旋转后眼震快相向右（图 14-34）；

（2）旋转后眼震慢相速度强度，随时间呈指数衰减形态（图 14-35，36）；

（3）旋转角速度在 90°/s 以内时，旋转后眼震各种参数都随旋转角速度的增加呈线性增加，旋转角速度超过 90°/s 后，只有慢相速度仍呈线性增强，其余参数都不再呈线性变化（图14-37）；

4. 旋转后眼震正常参数（表 14-5）

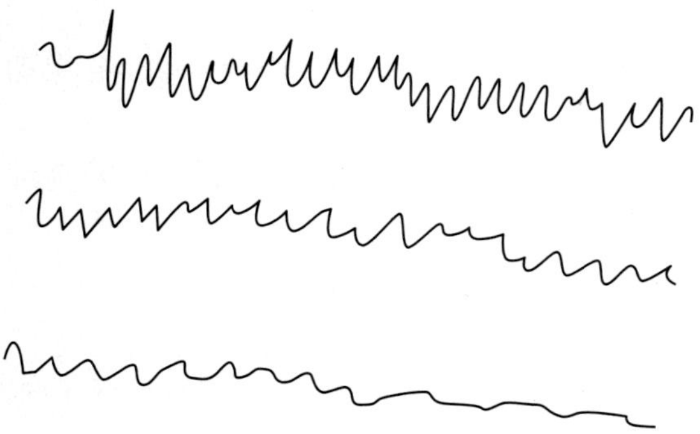

图 14-34　旋转后眼震电图

（引自于立身，1994）

旋转角速度：90°/s；旋转方向：向右；旋转后眼震方向：向左

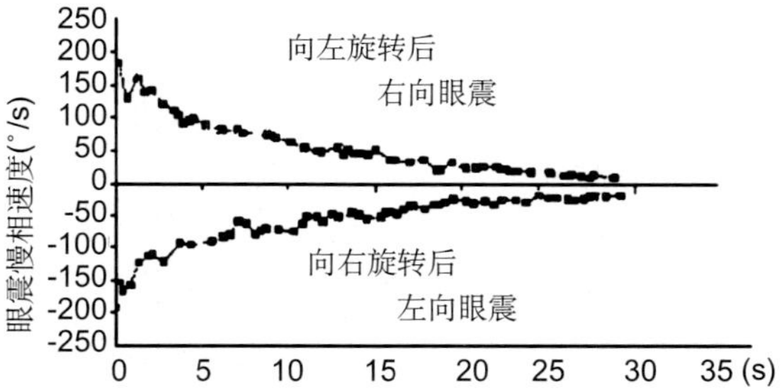

图 14-35　旋转后眼震慢相速度曲线

（引自 Minor LB & Zee DS，2000）

旋转后眼震慢相速度随时间呈指数衰减

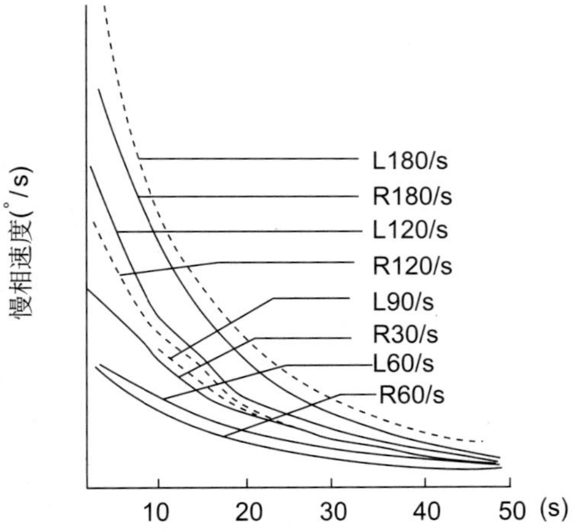

图 14-36　不同旋转角速度旋转后眼震慢相速度曲线

（引自于立身，1994）

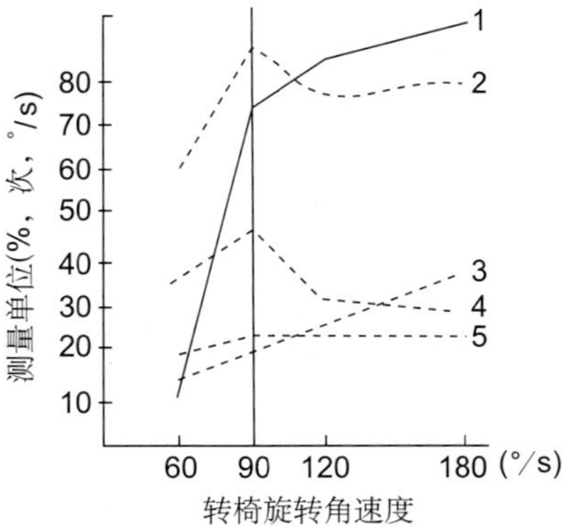

图 14-37　不同旋转角速度旋转后眼震各种参数变化

（引自于立身，1994）

1. 后像眼震（%）；2. 3 ~ 12s 内的眼震次数（次）；3. 慢相速度（°/s）；4. 眼震持续时间（s）；5. 眼震总次数（次）；

表 14-5　旋转后眼震正常参数（$\bar{X} \pm SD$，n=36）

旋转方向和旋转角速度（°/s）	眼震总次数（次）	眼震持续时间（s）	3 ± 12s 期间眼震平均慢相速度	时间常数（s）
向左旋转 90	74 ± 29	43.5 ± 9.8	53.2 ± 16.8	18.3 ± 5.3
向右旋转 90	73 ± 21	42.8 ± 8.4	51.3 ± 16.9	19.5 ± 5.2
DP（%）	10.7 ± 8.7	6.8 ± 5.3	7.6 ± 7.2	6.6 ± 1.0

二、正弦摆动试验

1. 检测水平半规管的功能状态；

2. 检查方法

（1）在暗室内进行；

（2）受检者贴好眼震电图电极或戴好视频眼震电图眼镜，头前倾30°，睁眼，端坐在电动转椅上；

（3）转椅以0.05Hz的频率和峰速为60°/s的运行参数运行，同时让受检者心算（300连续减7），并记录眼震；

（4）转椅正弦摆动5周后停止转动。

3. 正弦摆动眼震电图的特点（图14-38）

（1）向左摆动（半个周期）诱发的是左向眼震；向右摆动（另半个周期）诱发的是右向眼震。

（2）在每半个周期中，眼震由弱到强再到弱，然后进入另半周期，眼震换向。

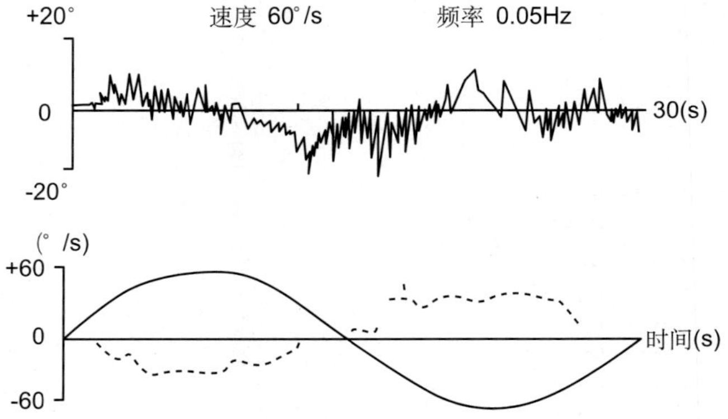

图14-38　正常正弦摆动眼震电图

（引自于立身，2001）

上图.眼震波形，下图.眼震慢相速度（点线）和转椅运行曲线（实线）

（3）眼震慢相速度曲线与转椅正弦摆动曲线一样呈正弦形态，只是相位相反。

4. 正弦摆动眼震电图的正常参数（表14-6）

表14-6　正弦摆动眼震电图正常参数（$\bar{X}$=SD，n=31）

转椅摆动方向	眼震总次数(次)	最大慢相速度(°/s)	平均慢相速度(°/s)	增益
左向	16.1 ± 3.2	39.9 ± 9.2	25.9 ± 6.2	0.67 ± 0.15
右向	17.1 ± 3.9	41.6 ± 10.5	27.2 ± 6.8	0.69 ± 0.18
DP（%）				7.81 ± 6.05

三、前庭眼动反射视觉固视抑制试验

这是视前庭相互作用检查方法中的一种。以前都用温度试验做前庭眼动反射视觉固视抑制试验（VOR-Fix），主要用于鉴别前庭系统功能异常是中枢性的还是外周性的。用旋转试验同样可以做视觉固视抑制，而且阳性检出率高。

1. 检查方法 通常在做完扫视、跟踪、正弦摆动视动眼震试验和正弦摆动前庭试验后再做此试验。

（1）受检者贴好眼震电图电极或戴好视频眼震电图仪眼镜，头前倾30°，端坐在暗室内的电动转椅上；

（2）转椅旋转中受检者睁眼，并心算；

（3）当受检者前方与转椅一起同步转动的灯亮时，受检者要集中注意力注视该灯；

（4）转椅以频率为 0.05Hz 和峰速为 60°/s 做正弦摆动运行，摆动 2 周后转椅上的灯自动亮，运行 1 周后灯灭，再运行 1 周转移停动；

（5）在转椅按上述运行过程中，记录受检者的眼震反应。

2. VOR-Fix 的正常图形（图 14-39）

3. 正常人 VOR-Fix 参数

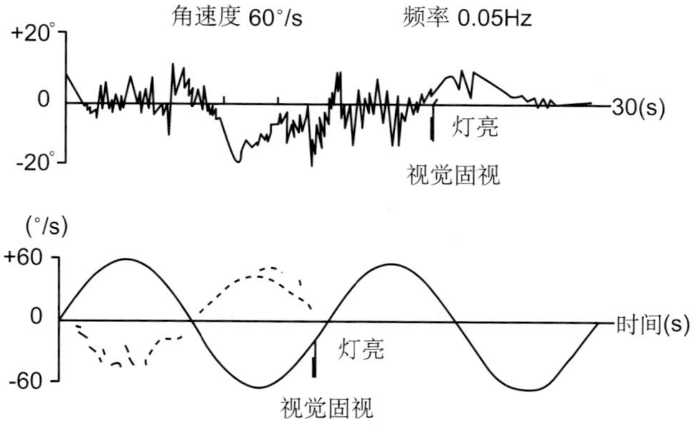

图 14-39 VOR-Fix 图形

（引自于立身，2001）

上图.眼震图形，可以看到灯亮后受检者注视灯时眼震消失；下图.转椅运行曲线（实线）和眼震慢相速度曲线（点线）

（1）眼震增益（眼震慢相速度 / 转椅峰速）：< 0.05；

（2）增益系数（FI）：< 0.5 （FI= 视觉固视后眼震慢相速度 / 视觉固视前眼震慢相速度）

四、视前庭功能相互作用试验

VOR-Fix试验是为观察视觉对前庭反应抑制或控制的程度而做的检查，实质上也是视前庭功能相互作用（VVOR）试验。在这里介绍视觉与前庭觉相互协同、强化作用所做的检查。在第四章前庭系统生理中介绍了视前庭相互作用。实验证明：视前庭相互增强作用的结果不是1+1，而是和的60%。也就是说，视觉传入的信息与前庭感受器传入的信息经过了各级中枢整合。所以，VVOR检查反映了视前庭系统中枢的整合功能状态。这个试验对鉴别、区分前庭系统功能异常或病理部位有重要价值。

1. 检查方法 试验在有视动投射光条圆屋筒和电动转椅条件下进行。试验通常在视动眼震试验、前庭眼动反射试验和视觉固视试验后进行。

（1）受检者贴好眼震电图电极或戴好视频眼震电图眼镜后，头前倾30°，端坐在暗室内的电动转椅上；

（2）转椅旋转时受检者睁眼，看前方在圆屋筒壁上的视动投射光条，并计数通过眼前的光条数；

(3) 视动光条投射在圆屋筒壁上，但光条自身不动，转椅以频率为0.05Hz和峰速为60°/s做正弦摆动运行，共运行5周（光条自身不动，但转椅运行时光条做相对运动）；

(4) 在转椅运行全过程中记录受检者的眼震反应。

2. 视前庭功能相互作用眼震反应的正常图形（图14-40）

3. VVOR的正常参数（表14-7）

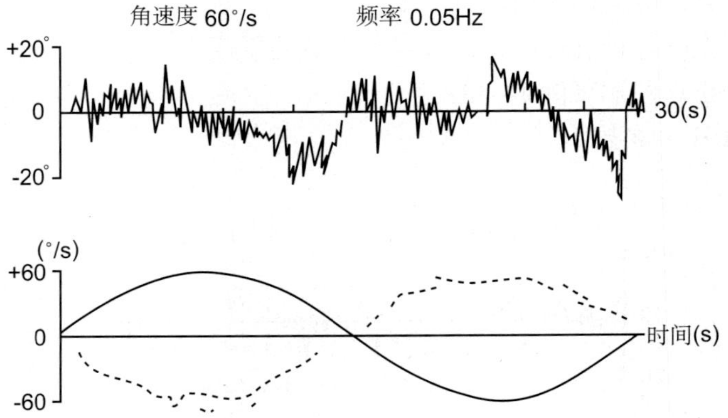

图 14-40 正常人视前庭功能相互作用眼震反应图形

（引自于立身，2001）

上图是眼震波形；下图是转椅运行曲线（实线）和眼震慢相速度曲线（点线）

表 14-7 VVOR 的正常参数（$\bar{X}$ + SD，n=31）

转椅摆动方向	眼震总数(次)	最大慢相速度(°/s)	平均慢相速度(°/s)	增益
左向	22.1 ± 3.4	53.4 ± 6.4	36.5 ± 4.8	0.89 ± 0.11
右向	22.3 ± 3.6	53.6 ± 5.9	36.6 ± 4.1	0.89 ± 0.10
DP (%)				2.05 ± 1.46

前庭相互作用增强的眼震反应的特点如下：

1. 转椅向右摆动时光条向左相对运动，转椅向左摆动时光条向右相对运动；

2. 转椅向右摆动时诱发出快相向右的前庭性眼震，此时光条向左做相对运动可诱发出快相向右的视动性眼震，两种眼震的快相方向都是向右，相互叠加而增强；

3. 转椅向左摆动时诱发出快相向左的前庭性眼震，此时光条向右作相对运动可诱发出快相向左的视动性眼震，两种眼震的快相方向都是向左，相互叠加而增强。

五、前庭功能检查组合和其图形

我们建议在临床上采用简化的前庭功能检查组合。在前面，我们已经分别介绍了各种检查方法，下面对前庭功能检查组合做一归纳。

1. 前庭功能检查组合项目

(1) 自发眼震检查；

（2）扫视试验；

（3）跟踪试验；

（4）正弦摆动视动眼震试验（OKN）；

（5）正弦摆动前庭眼震试验（VOR）；

（6）正弦摆动前庭眼震视觉固视试验（VOR-Fix）；

（7）正弦摆动视前庭相互作用试验（VVOR）。

做完这一套试验后，如果发现问题，或认为某些检查结果可疑，可以进一步做其他种检查，如温度试验，其他种形式的视动眼震试验（如交替形式、单速形式等）和前庭眼震反射试验（如急停试验、梯形试验等）进行验证或明确。

2. 前庭功能检查组合项目的正常图形（图 14-41）

（1）扫视图形

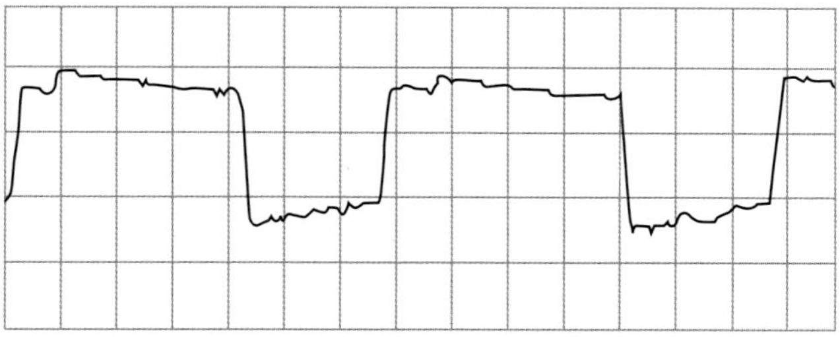

（2）跟踪图形

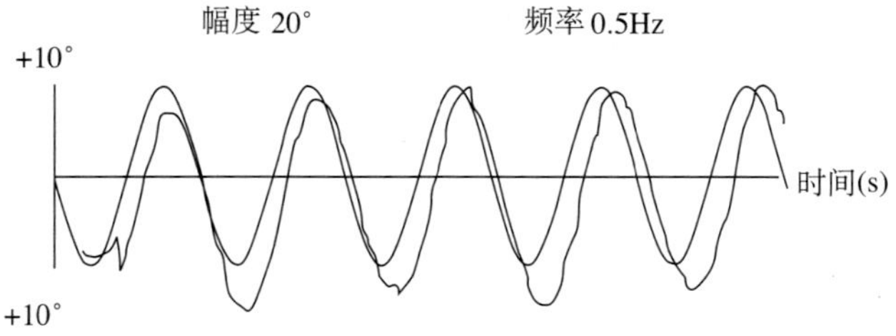

（3）视动性眼震

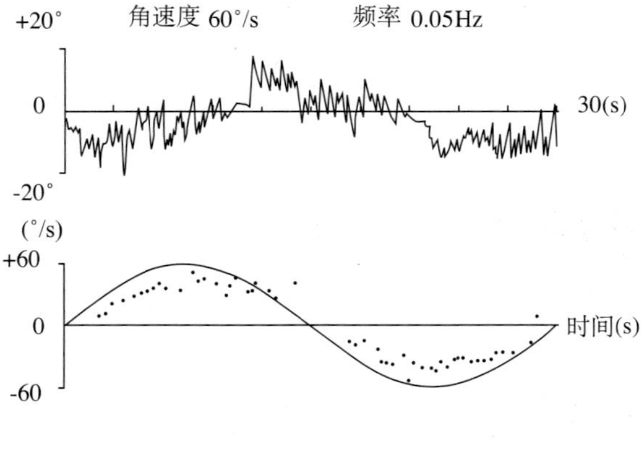

（4）前庭性眼震

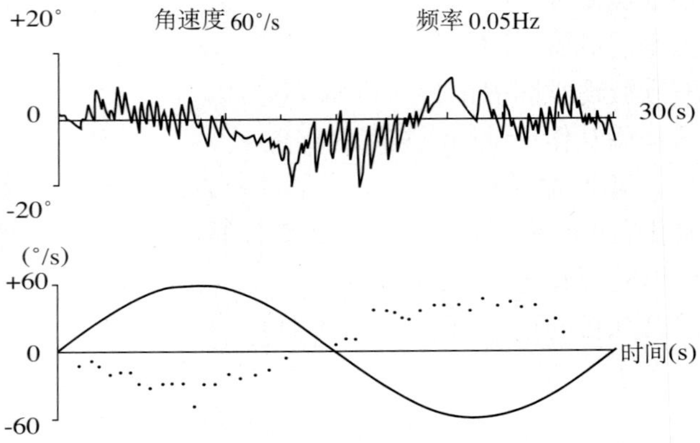

（5）视觉固视

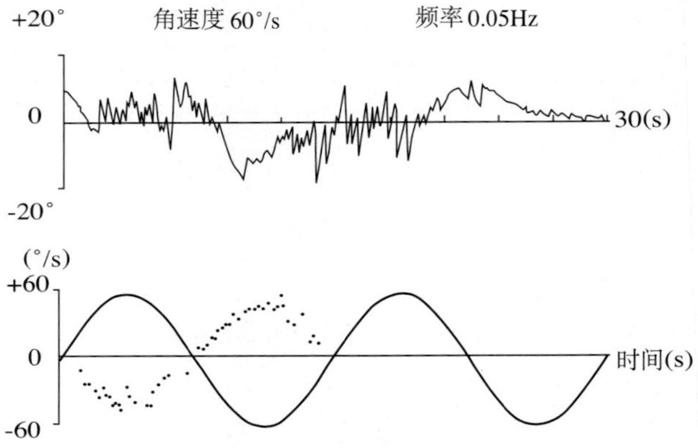

（6）视前庭相互作用

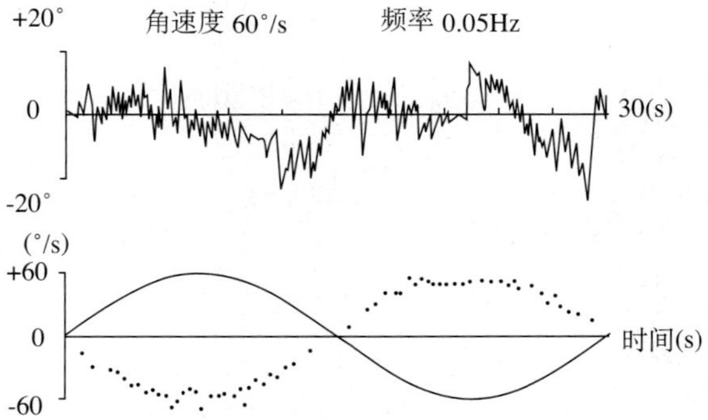

图 14-41　前庭功能检查组合项目的正常图形
（引自于立身，2001）

（六）温度性眼震试验

温度性眼震试验（caloric testing）是用非适宜性刺激引发的前庭眼动反射试验。是临床上判断迷路功能有价值的方法，也是独立观察一侧前庭功能的方法。温度试验常用作最后定侧的方法。

1. 试验方法　温度试验方法多种多样。Henning E. Von Girke 等人推荐的双耳变温试验法如表 14-8 所示。

表 14-8　温度试验标准刺激量

参量	灌水形式	
	开环灌水	闭环灌水
水流速率（ml/min）	350 ± 35	200 ± 20
灌水时间（s）	40 ± 1.0	40 ± 1.0
灌水头处热水温度（℃）	44 ± 0.5	44 ± 0.5
灌水头处冷水温度（℃）	30 ± 0.5	28 ± 0.5

温度试验刺激有3个可控制因素：灌水量、灌水时间和灌水温度。这3个可控因素中关键因素是温度。

温度试验的具体做法：

（1）受检者贴好电极或戴好 VNG 眼镜，在暗室睁眼取平仰卧位，同时头向前下低 30°，使水平半规管处于垂直位（外耳道口中心与眼外眦连线呈垂直）；

（2）做眼动幅度定标；

（3）灌水前在灌水头位观察有无自发性眼震，并记录；

（4）灌水顺序：右耳热水、左耳热水、右耳冷水、左耳冷水；

（5）从开始灌水起到 100 秒时令受检者注视其眼水平线处的灯光点（视觉 1°）10 秒，观察固视抑制作用。

做温度试验应注意的几个问题：

（1）保证有效的刺激：灌水前检查外耳道和鼓膜，并清除耵聍；在暗室睁眼；保证水平半规管处于垂直的头位；灌水头放进外耳道内，灌水头口对向外耳道后上壁；

（2）使受检者大脑保持在醒觉水平，从灌水前15s开始到眼震消失，一直让受检者做心算（300 连续减 7）；

（3）眼震电极要贴好、贴对，在定标前让受检者在暗室停留 3 ~ 5min，使之暗适应；

（4）两次灌水之间（自上次灌水眼震消失到这次灌水开始之间的时间）要休息 5min；

（5）按规定的时间做固视抑制试验。

作者在1974 ~ 1975年按上述标准方法做健康人的温度试验时发现，该试验会引起不舒服的自主神经反应。为得到清晰的眼震电图和减轻自主神经反应。我们提出的改进的方法是：

（1）灌水温度：30℃ ± 0.5℃和 44℃ ± 0.5℃，必要时做 20℃ ± 0.5℃ ；

（2）灌水量：50ml/20s，灌水头放进外耳道内，灌水头口对向外耳道后上壁，灌水速度要均匀；

（3）灌水顺序：先左耳后右耳，先冷水后热水（我们发现，先灌热水使外耳道壁黏膜和鼓膜充血，且消除的慢，可影响冷水的水温保持，先灌冷水则可避免这个问题）；

（4）两次灌水的间隔时间为5min；

（5）其他要求同标准法。

2. 温度性眼震电图正常图形（图14-42）

3. 正常温度性眼震电图特征

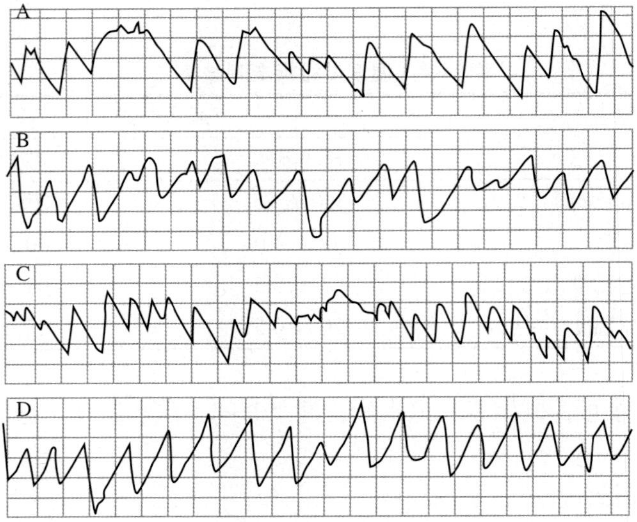

图14-42 正常温度性眼震电图

（引自Stockwell CW，1983）

A. 右耳热水；B. 右耳冷水；C. 左耳热水；D. 左耳冷水

（1）眼震快相方向取决于温度：“热同、冷对”，即哪只耳灌的热水，诱发出的温度性眼震快相方向就向那只耳，如右耳灌注热水眼震快相向右，左耳灌注热水眼震快相向左；哪只耳灌注冷水，诱发出的温度性眼震快相方向向对侧耳，如右耳灌注冷水眼震快相向左，左耳灌注冷水眼震快相向右；

（2）温度性眼震慢相速度是由弱到强再到弱直至消失（图14-43）；

（3）固视可使温度性眼震抑制（图14-44）；

（4）温度性眼震参数个体变异大。

4. 正常温度性眼震参数

（1）水温为30℃和44℃的温度性眼震参数（表14-9）

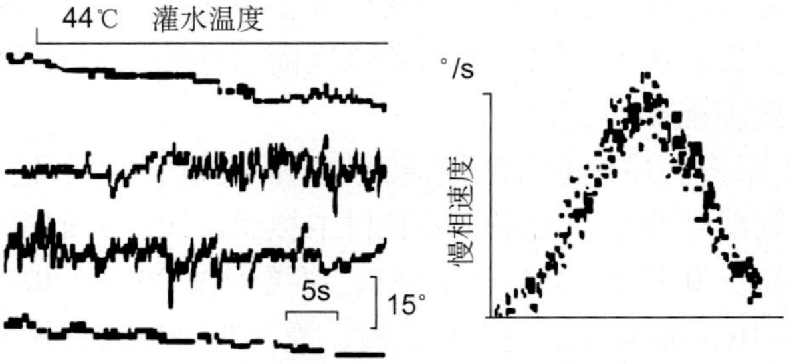

图14-43 温度性眼震慢相速度曲线

（引自Herdman SJ，2000）

左图是温度性眼震全过程；右图是该眼震慢相速度动态变化，呈由弱到强再到弱的过程

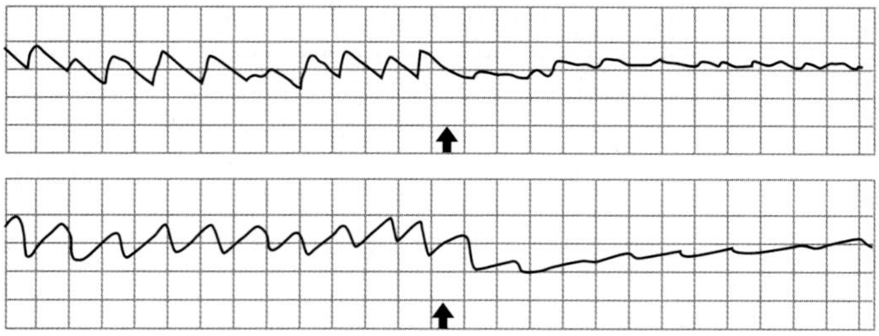

图 14-44 温度性眼震固视抑制

（引自 Stockwell CW，1983）

上图是右耳44℃；下图是左耳44℃； 箭头示开始注视固视灯

表 14-9 正常温度性眼震参数（$\overline{X} \pm SD$，n=227，年龄 21 ～ 49 岁）

参数	耳	30℃	44℃	CP(%)	DP(%)
潜伏期(s)	左	24.0 ± 7.1	24.0 ± 5.4		
		(9 ～ 38)	(13 ～ 35)		
	右	22.0 ± 6.1	24.0 ± 5.9	6.8 ± 5.3	9.5 ± 7.7
		(10 ～ 34)	(12 ～ 36)	(17.4)	(24.9)
持续时间(s)	左	148.0 ± 28.6	139.0 ± 28.4		
		(91 ～ 205)	(81 ～ 195)		
	右	158.0 ± 29.0	142.0 ± 35.2	5.4 ± 3.8	8.4 ± 6.4
		(100 ～ 216)	(71 ～ 212)	(13.0)	(21.2)
频率(次 /10 秒)	左	23.0 ± 5.5	22.0 ± 5.0		
		(12 ～ 34)	(12 ～ 32)		
	右	23.0 ± 5.0	23.0 ± 5.4	4.6 ± 3.3	8.4 ± 6.4
		(13 ～ 33)	(12 ～ 34)	(11.2)	(14.8)
慢相速度(° /s)	左	26.1 ± 5.4	22.2 ± 5.0		
		(13.5 ～ 36.8)	(12.3 ～ 32.1)		
	右	27.8 ± 5.2	21.8 ± 5.0	10.1 ± 6.7	9.1 ± 7.8
		(17.4 ～ 38.3)	(11.9 ～ 31.7)	(23.5)	(24.7)

注：括弧内的数字是平均值 ± 2 倍标准差的数值，作为正常参考范围

（2）20℃水温温度性眼震参数（表 14-10）

表 14-10 20°C温度性眼震正常参数（X ± SD，n=90，年龄 21 ~ 49 岁）

参数	耳	$\overline{X}$ ± SD	$\overline{X}$ ± 2SD
潜伏期（s）	左	20.0 ± 5.8	8 ~ 31
	右	19.0 ± 5.9	7 ~ 30
持续时间（s）	左	181.0 ± 35.7	106 ~ 256
	右	179.0 ± 35.5	108 ~ 250
频率（次 /10 秒）	左	27.0 ± 5.8	16 ~ 39
	右	28.0 ± 5.6	16 ~ 39
慢相速度（°/s）	左	46.8 ± 15.3	16.2 ~ 77.4
	右	54.0 ± 17.2	19.6 ~ 88.5

（3）正常视觉固视抑制指数（表 14-11）

表 14-11 正常固视抑制指数（n=85）

耳和灌水温度（℃）	$\overline{X}$+SD	$\overline{X}$ ± 2SD
左 30	50.3 ± 18.8	87.9
右 30	48.4 ± 18.9	86.6
左 44	51.6 ± 18.0	87.6
右 44	57.3 ± 17.5	92.3

（4）两侧不对称比（CP）、优势偏向（DP）和视觉固视抑制指数（FI）的界定

CP 的计算：

$$CP = \frac{(RW+RC) - (LW+LC)}{RW+RC+LW+LC} \times 100$$

式中 RW：右耳 44℃ ；RC：右耳 30℃ ；LW：左耳 44℃；LC：左耳 30℃

DP 的计算：

$$DP = \frac{(RW+LC) - (LW+RC)}{RW+LC+LW+RC} \times 100$$

FI=（暗室睁眼注视灯光点时的慢相速度 / 暗室睁眼眼震慢相速度）× 100

FI的计算：

$$FI = \frac{Spv\ (Eo)}{Spv\ (Ec)} \times 100$$

式中 Spv（Eo）：睁眼注视灯光点时的眼震慢相速度；Spv（Ec）：暗室睁眼眼震慢相速度

5. 异常温度性眼震电图图形

异常温度性眼震电图主要表现为，一侧功能降低或丧失、两侧功能降低或丧失、失节律、优势偏向和固视抑制失败。

（1）一侧功能降低造成的两侧功能不对称（图 14-45）

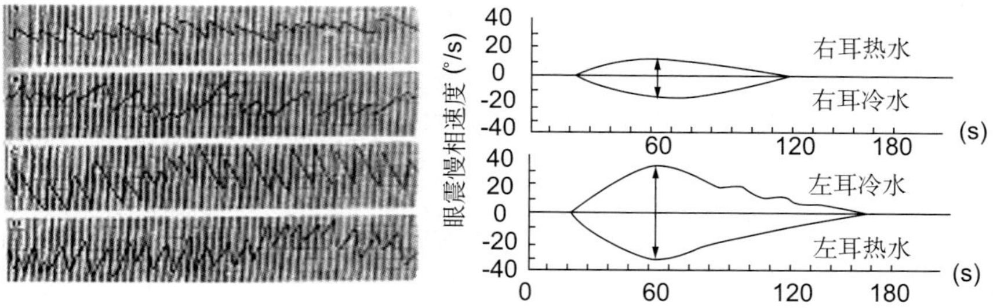

图 14-45　右侧温度性眼震减弱造成的两侧不对称

(引自 Stockwell CW，1983)

左图是眼震电图，右耳热水、右耳冷水、左耳热水、左耳冷水；右图是温度性眼震慢相速度曲线，上方是右耳，下方是左耳；右耳的温度性眼震反应较左耳的温度性眼震弱，由此形成两侧不对称，CP 为 46%

(2) 优势偏向温度性眼震电图（图 14-46）

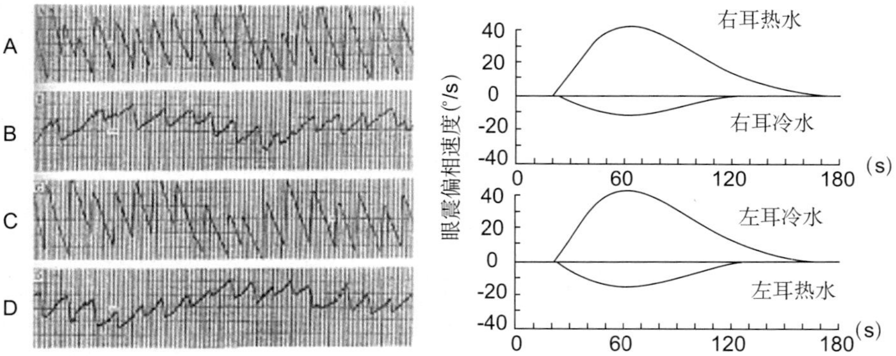

图 14-46　优势偏向温度性眼震电图

(引自 Stockwell CW，1983)

左图是温度性眼震电图，右耳热水(A)、右耳冷水(B)、左耳冷水(C)、左耳热水(D)；右图是温度性眼震电慢相速度曲线，看出右耳热水引发出右向眼震，左耳冷水引发出右向眼震较右耳引发出的左向眼震和左耳热水引发出的左向眼震强，由此形成右向优势偏向，DP 为 55%

(3) 两侧不对称同时有优势偏向温度性眼震电图（图 14-47）

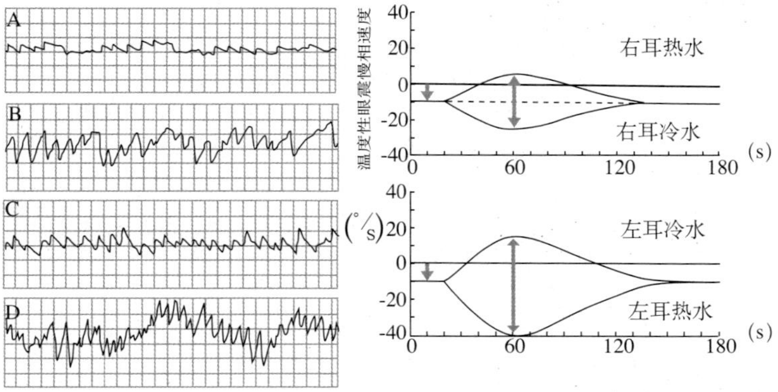

图 14-47　右侧减弱同时有左向优势偏向温度性眼震电图

(引自 Stockwell CW，1983)

左图是温度性眼震电图，右耳热水(A)、右耳冷水(B)、左耳热水(C)、左耳冷水(D)；右图是温度性眼震慢相速度曲线，右侧上图示温度性眼震强度减弱，CP 为 27%，右耳冷水引发的左向眼震和左耳热水引发的左向眼震强度强，DP 为 55%；该检查者有左向自发眼震

（4）双侧温度性眼震消失（图14-48）

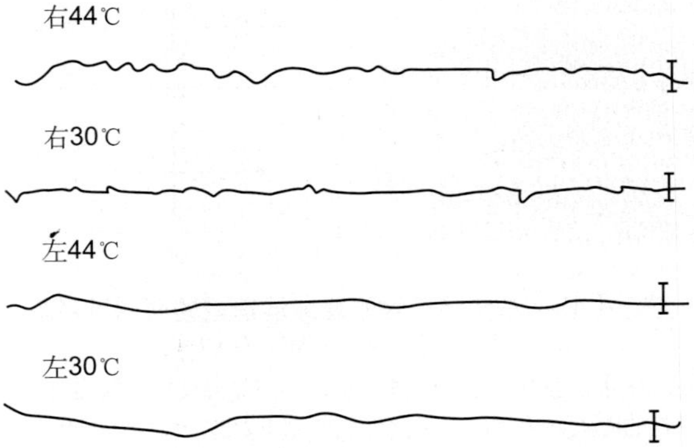

图 14-48 链霉素中毒者双侧耳无诱发温度性眼震

（5）失节律温度性眼震电图（图 14-49）

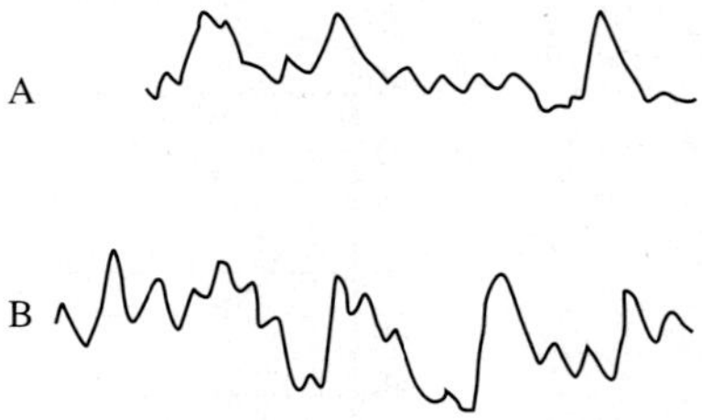

图 14-49 失节律温度性眼震电图

（引自 Riesco DS，1964）

A. 小脑蚓部星形细胞瘤；B. 后颅凹病变

（6）温度性眼震视觉固视抑制失败（图 14-50）

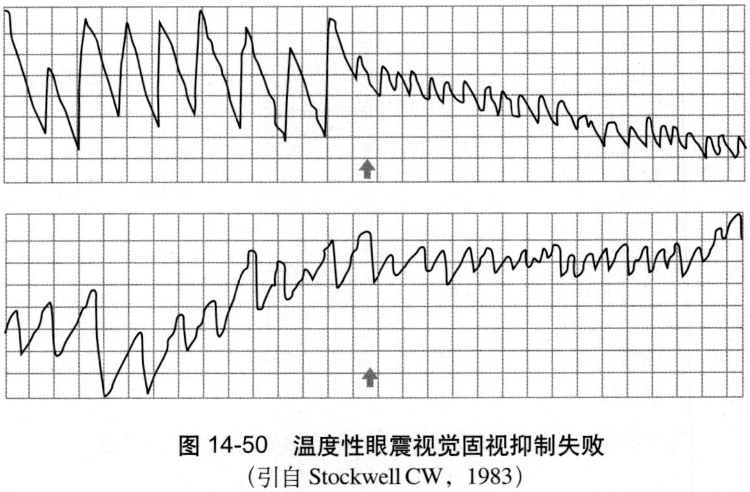

图 14-50 温度性眼震视觉固视抑制失败

（引自 Stockwell CW，1983）

上图是右向温度性眼震；下图是左向温度性眼震箭头示开始注视灯光点；右向温度性眼震的视觉固视抑制指数 FI=94%，左向温度性眼震的视觉固视抑制指数 FI=82%

6. 干扰、影响温度性眼震引发的因素

(1) 水灌注量过少 (图 14-51)

(2) 外耳道内耵聍 (图 14-52)

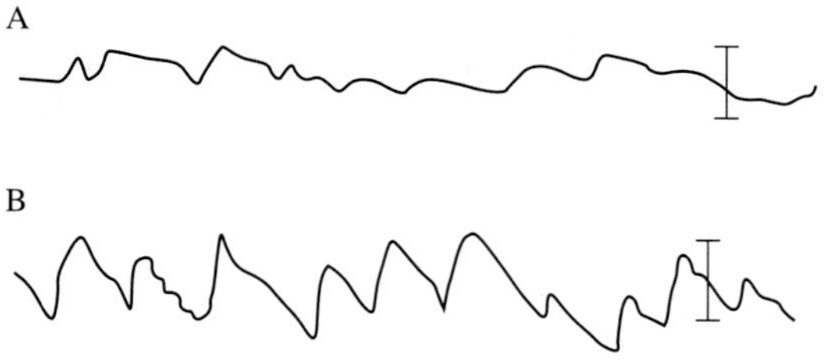

图 14-51 水灌注量过少

(引自于立身，1994)

A. 水基本上没有灌注进外耳道内，引发出的眼震很弱；B. 同一受检者，重新灌注后引发出明显的右向眼震

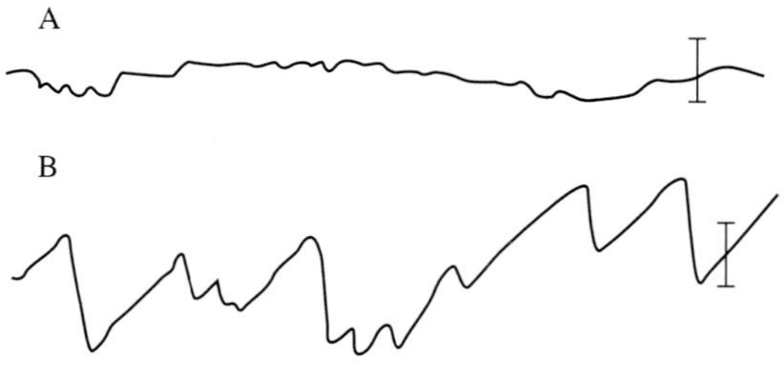

图 14-52 外耳道内耵聍影响引发温度性眼震

(引自于立身，1994)

A. 外耳道内有大量耵聍，灌水后无引发的温度性眼震；B. 同一受检者，清除耵聍后灌水引发出清晰的左向眼震

(3) 服中枢抑制性药物和饮酒后的温度性眼震：服中枢抑制性药物或酒后可出现视觉固视抑制失败。

(4) 大脑醒觉水平低对温度性眼震的影响 (图15-53)

(5) Bell 麻痹对温度性眼震的影响 (图 14-54)

7. 温度性眼震产生的原理　温度试验之所以能诱发出眼震，主要决定于温度这一物理因子。在 1g 重力作用下处于垂直位的半规管内淋巴液发生对流运动，使半规管壶腹嵴胶顶偏移而诱发眼震。往外耳道内灌注不同于体温的水或气体，其温度经热传导使外耳道上皮黏膜、黏膜下组织、颞骨、半规管壁温度发生改

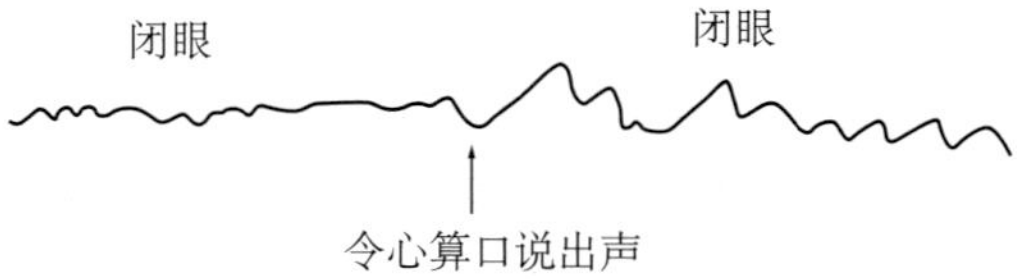

图 14-53 大脑醒觉水平低对温度性眼震的影响

(引自于立身，1994)

当受检者心算，并口说出声后出现明显的左向眼震

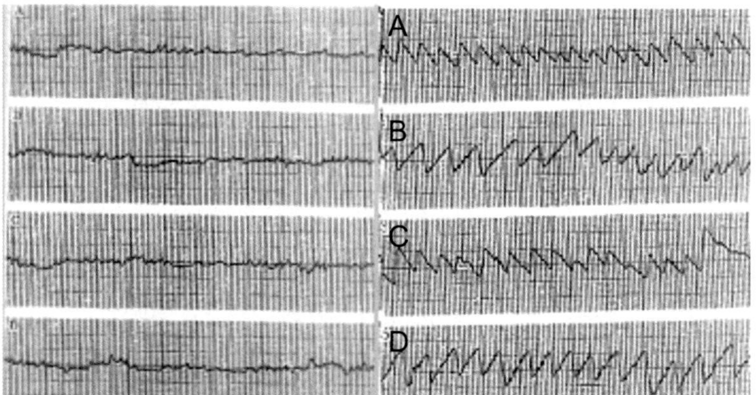

图 14-54 Bell 麻痹对温度性眼震的影响

(引自 Stockwell CW，1983)

左图是受检者因 Bell 麻痹眼球向外上翻时记录的温度性眼震；右图是同一位受检者，当纠正了其眼球外上翻后记录出清晰的温度性眼震

变，进而使半规管内淋巴液的局部发生温度变化。局部内淋巴液温度升高（如灌注44℃热水），该处的内淋巴液密度降低；局部内淋巴液温度降低（如灌注 30℃、20℃，甚至 4℃或 0℃冷水），该处的内淋巴液密度增高，半规管最先受热传导作用处的内淋巴液温度发生改变，或升高或降低，使内淋巴液的密度或降低或增高，由此造成半规管相对应的两点处的内淋巴液密度不同。如果半规管这一对应点与重力作用方向垂直，或至少偏一个角度，则产生密度低的内淋巴液向上移动，密度高的内淋巴液向下移动，由此形成内淋巴液对流，造成壶腹嵴胶顶两侧有一压力差，使壶腹嵴胶顶偏移，产生神经冲动，经前庭动眼w神经通路引发眼动反应，即眼震。

上述温度性眼震发生的机制要点：

（1）半规管内淋巴液两对应点要形成一个温度差 ΔT，也就是形成一密度差；

（2）半规管内淋巴液密度差平面要与重力垂直线相垂直。

Cowthorne 等人（1954）和 D.Kldeinfelat 等人（1974）报告，水平半规管内淋巴液相对应点差达 0.03℃时就可以引起反应。

Kldeinfelat 等人还在人体身上测量了灌注不同温度的水，水平半规管内淋巴液相对应点的温度差，如表 14-12 所示。该表说明，灌注的水温与体温差的越大，半规管内淋巴液相对应点的温度差也越大，由此引起的反应会越强。从表中还可以看到，内淋巴液对应点的温度差呈由小到大再到小的变化过程。Proctor（1975）测出了水平半规管内淋巴液对应点的温度变化过程（图 14-55）。

水平半规管内淋巴液温度差随时间的动态变化过程与图 14-41 温度性眼震慢相速度的随时间变化形态一样。说明温度性眼震的动态变化是由灌水温度在半规管对应点构成的温度差决定的。从表 14-12 中看到，直到灌水后 5min，除了 44℃外，在其他灌水温度下其内淋巴液对应点的温度差还没有降到不能引起反应的 0.03℃水平。这就是为什么在第二次灌水之前，需要在第一次灌水的眼震消失后再让受检者休息 5min 的原因。

表 14-12 不同灌水温度下水平半规管内淋巴液温度差（ΔT）

时间(min)	灌水温度（℃）				
	0	10	20	30	44
0.00	0	0	0	0	0
0.10	0.03	0.04	0.01	0.05	0.01
0.20	0.07	0.13	0.05	0.06	0.01
0.40	0.23	0.23	0.14	0.06	0.03
1.00	0.44	0.30	0.21	0.07	0.05
1.30	0.55	0.33	0.26	0.08	0.06
2.00	0.53	0.33	0.27	0.07	0.06
3.00	0.44	0.26	0.26	0.05	0.05
4.00	0.34	0.20	0.21	0.03	0.03
4.30	0.31	0.17	0.19	0.03	0.03
5.00	–	0.13	0.15	0.03	0.02

从Baloh 和Honrubia（1990）提出的半规管内淋巴液对流图（图14-56），可以更清楚地理解以上所述的温度试验的机制。在航天飞行中，在微重力环境下往外耳道灌水仍然能引发出眼震的现象，使人们对内淋巴液对流的理论提出了异议。经过大量研究工作，还是肯定了内淋巴液在温度差作用下的对流理论，只是提出了对这个理论的补充，就是除了内淋巴液对流外，还有非对流的因素在起作用。属于非对流的因素有：温度直接作用于毛细胞，以及温度使膜迷路管腔膨胀等。

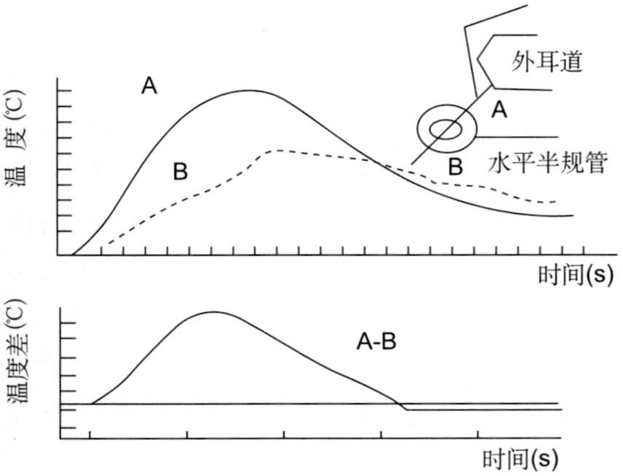

图14-55　水平半规管内淋巴液对应点A、B的温度差变化，下图是温度差的动态变化

（引自 LR Proctor，1975）

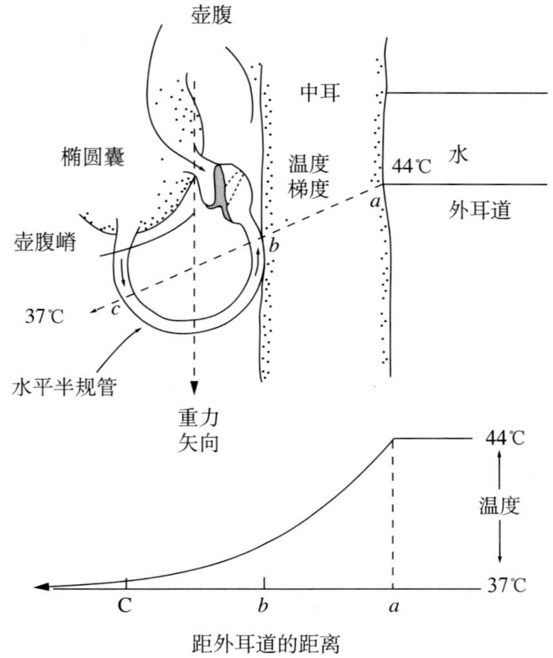

图 14-56　温度试验中内淋巴液对应点温度差造成的内淋巴液对流机制

（引自 Baloh RW & Honrubia V，1990）

（七）两种新的检查方法

在最近的文献上可以经常看到两种前庭功能检查方法的报告，即动态视力检查（dynamic visual acuity test，DVA）和前庭自动旋转试验（vestibular autorotation test，VAT）。这些方法已经有了相应的检查仪器。

动态视力检查是指在头摇动（频率为0.5～6.0Hz）下让受检者看Sneellan视力表，正常人的视力仅下降一行，而前庭功能丧失的患者视力可下降 5 行。该方法可用于前庭功能初检和康复训练，以及康复训练效果评定。

前庭自动旋转试验是指在头以 0.5 ～ 6.0Hz 频率摇动时记录受检者的眼动反射（如图 14-57）。摇头眼动反射是一种正弦摆动，用 3 个参数表述，即增益、相位和不对称性。减弱侧为受损侧。

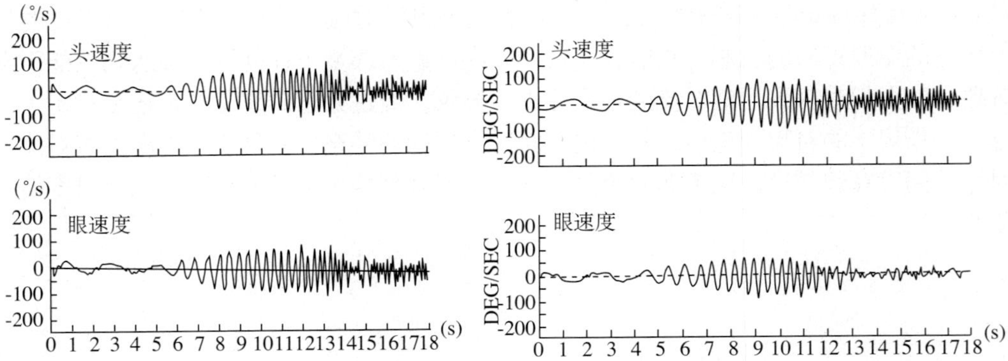

图 14-57　前庭自动旋转眼动反射

（引自 Fineberg 等，1987）

左图为正常反应，右图为异常反应

第六节　姿态稳定性检查

姿态控制是一个非常复杂的神经活动过程，是由中枢神经系统对来自前庭、视觉、躯体等感觉系统的有关头、体运动、位置的信息进行整合而实现的。单纯依靠来自一种感觉系统的信息不能调整姿态和保持姿态的稳定。前庭系统在姿态调整和保持中起着重要作用。前庭系统功能障碍将严重影响姿态的调整和稳定性的保持，但只要其他感觉系统功能正常和结构完好，经过一定时间，姿态可以得到代偿性的恢复。但在一定条件下还可以发生失代偿，重新出现姿态失常和不稳。所以，从临床角度，需要在前庭系统功能障碍或丧失后的治疗康复过程中，以及发生失代偿时做姿态稳定性的检测。

姿态稳定性检测大体分为静态与动态两类，有多种测试方法，其优、缺点如表14-13所示。

表 14-13　临床各种姿态稳定性测试方法的优、缺点比较（引自 Keshner 2000）

	测试方法	优点	缺点
静态	Romberg 试验	临床上容易做	定性；不能检测适应性反应
	静态平台试验	定量；可以控制感觉输入	需要配备力平台；身体各部分移动影响结果；不能做适应性反应测试
动态	踏步试验	临床上容易做；定量	不能做适应性检测和可靠性差
	倾斜板试验	临床上容易做；要求对外力适应	定性；力的大小和应用不能控制
	动态平衡仪	定量；要求对外力适应；	需要配备动态平衡仪控制感觉输入

下面着重介绍一种静态平台测试和一种动态平台测试。两类平台都是以人体重心移动（COG）变化为观察指标。

一、静态平台测试

国、内外静态平台有多种。就其性能和作用范围，属美国NeuroCom公司产的Balance Master System 长条形静态平台为好。

（一） Balance Master System长条形静态平台

外形和构成如图 14-58。

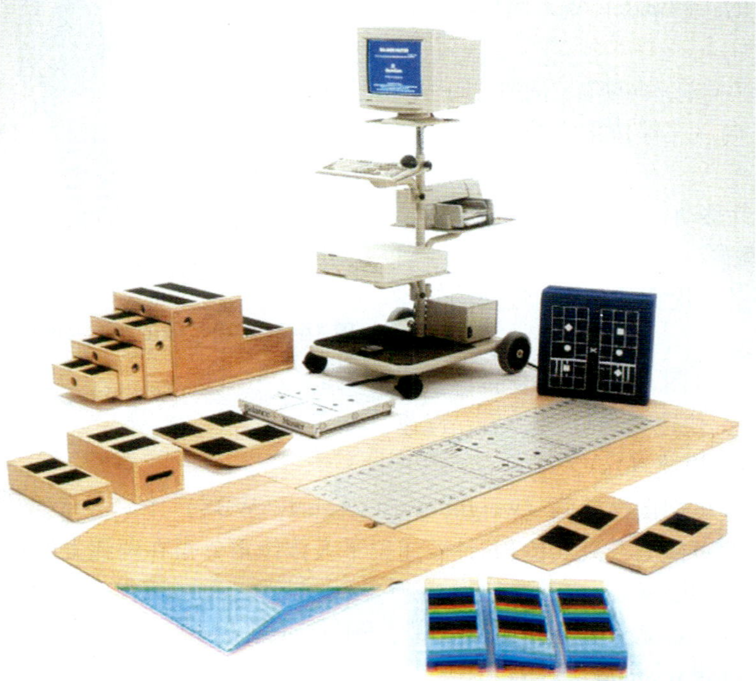

图 14-58　长条静态平台 NeuroCom 公司提供，2002）

（二）检测项目

1. 临床平衡测试改良法（modified clinical test of sensory interaction on balance, mCTSIB）

（1）检测目的：检查“消除”视觉或减弱本体感觉作用时的重心稳定性。

（2）检测内容：睁眼、固定平面；闭眼、固定平面；睁眼、泡沫垫平面和闭眼、泡沫垫平面（图 15-59）。

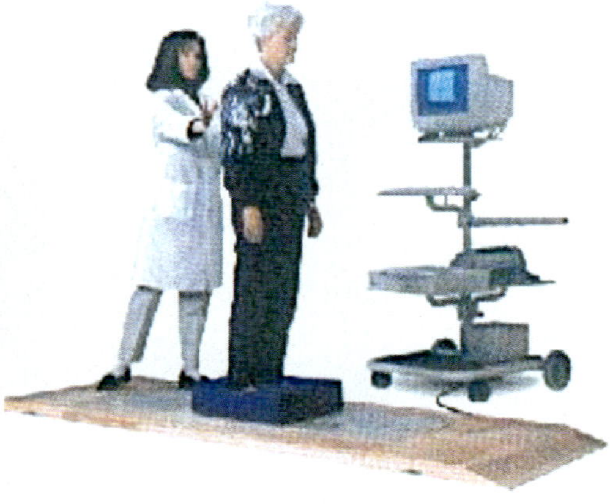

图 14-59　临床平衡测试改良法（NeuroCom 公司提供，2002）

图示受检者站在泡沫垫上；右图上方示每种检测 3 次测试的重心摆动轨迹

2. 稳定限度测试（limits of stability，LOS）

（1）检测目的：测试人体各方向移动重心的限度。

(2) 检测内容:向前、向前右、向右、向后、向后左、向左、向后左保持重心稳定（图 14-60）。

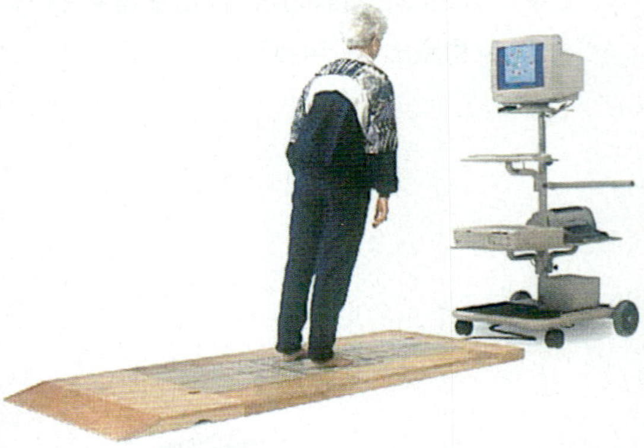

图 14-60 稳定限度测试（NeuroCom 公司提供，2002）

图示受检者按显示器提示分别向 8 个方向移动重心

3. 重心节律性移动（rhythmic weight shift，RWS）

（1）检测目的：检查重心节律性移动的控制能力。

（2）检测内容（图 14-61）：左/右：慢速（3s）、中速（2s）、快速（1s）；前/后：慢速（3s）、中速（2s）、快速（1s）。

4. 两腿承受重量均衡性检测（weight bearing/squat，WBS）

（1）检测目的：检测在直立位和3种膝屈位下人体体重分布在两腿上的百分比，以了解下肢骨骼肌肉组织的功能状态。

（2）检测内容：直立位和膝屈 30°、60°、90°位（图 14-61）。

5. 由坐站起（sit to stand，STS）

（1）检测目的：检测由坐站起的能力，观察身体重心由座上方的初始位转为双脚支撑面上方的移动过程。

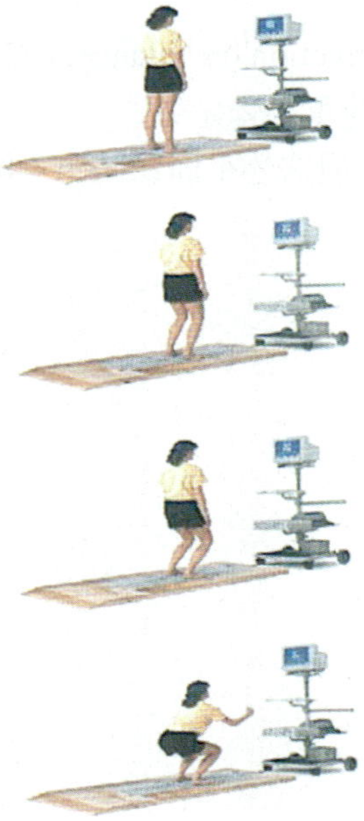

图 14-61 两腿承受重量均衡性检测（NeuroCom 公司提供，2002）

图示受检者检测时的姿态

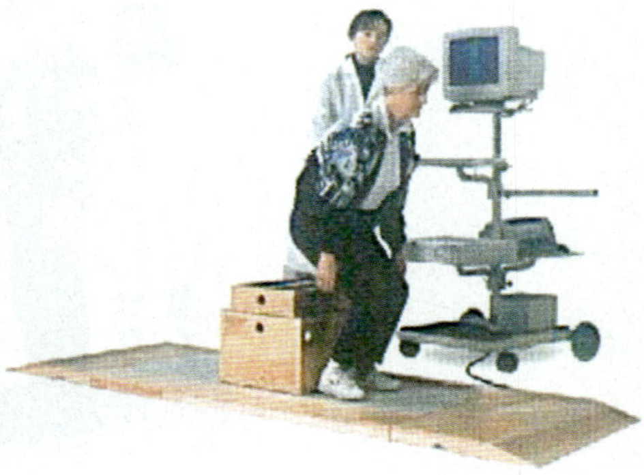

图 14-62 由坐站起（NeuroCom 公司提供，2002）

图示受检者动作

（2）检测内容：同一动作连续测 3 次（图 14-62）。

6. 单脚站立（unilateral stand，US）

（1）检测目的：检测单脚站立的能力。此测试很敏感，但没有特异性。单脚站立受诸如下肢力量、体重分布控制、感觉平衡控制，以及实际练习等的影响。

（2）检测内容：睁眼、闭眼左脚站立和睁眼、闭眼右脚站立（图 14-63）。

7. 徒步走（walk acros，WA）

（1）检测目的：定量检测步态特征。

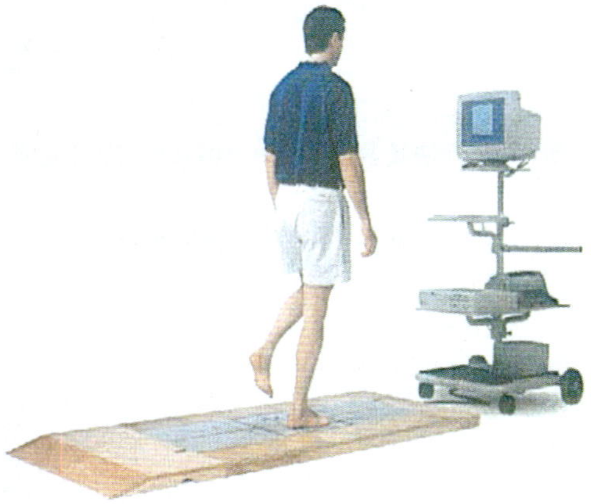

图 14-63　单脚站立（NeuroCom 公司提供，2002）
图示受检者检测动作

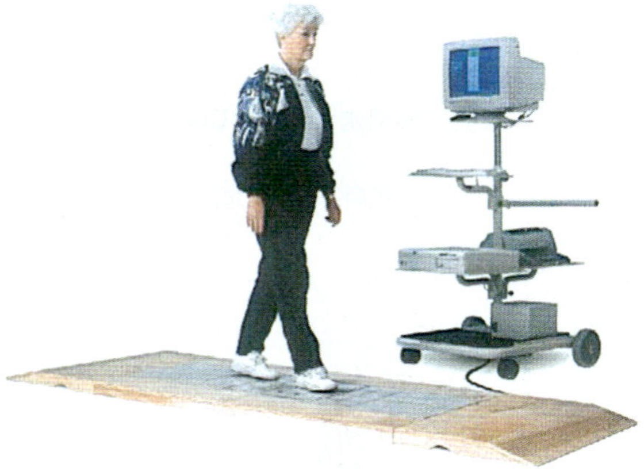

图 14-64　徒步走（NeuroCom 公司提供，2002）
图示受检者徒步走姿态

（2）检测内容：同样徒步走测试 3 次（图 14-64）。

8. 脚尖对脚跟走（tandem walk，TW）

（1）检测目的：检测脚尖对脚跟走时步态稳定性特征。

（2）检测内容：同样走法走 3 次（图 14-65）。

9. 步行快转身走（step-quick-turn，SQT）

（1）检测目的：定量检测步行快速转身走的重心稳定性。

（2）检内容（图 14-66）：左脚先迈第一步，走 2 步后快速转身走回始点和右脚先迈第一步。

10. 登、跨凳走（step up and over，SUO）

（1）检测目的：检测一脚踏凳、跨凳走时的运动控制。

（2）检测内容：一脚踏上凳，身体直着越过凳，另只脚跨过凳，然后身体往下迈凳，腿着平台板。分为左脚先踏凳与右脚先踏凳两种检测（图 14-67）。

11. 向前跨步（forward lunge，FL）

（1）检测目的：检测一腿跨步和回腿站立位的运动特征。

（2）检测内容：分左腿向前跨与右腿向前跨（图 14-68）。

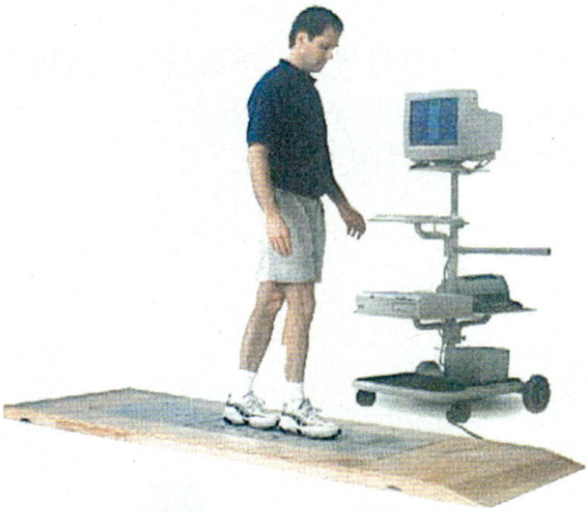

图 14-65 **脚尖对脚跟走**（NeuroCom 公司提供，2002）

图示受检者脚尖对脚跟走步态

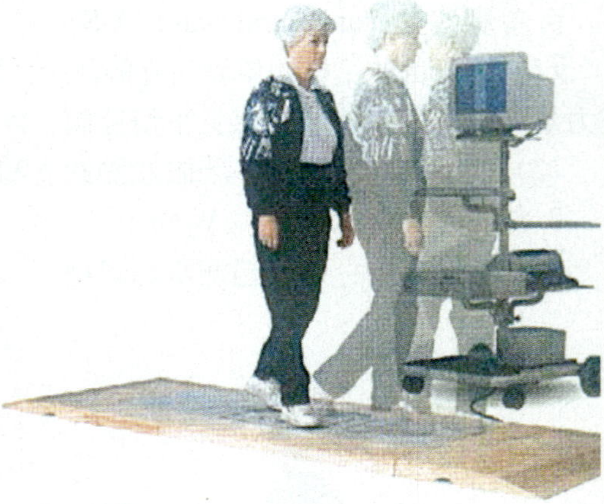

图 14-66 **步行快转身走**（NeuroCom 公司提供，2002）

左图示受检者步行快转身走的姿态

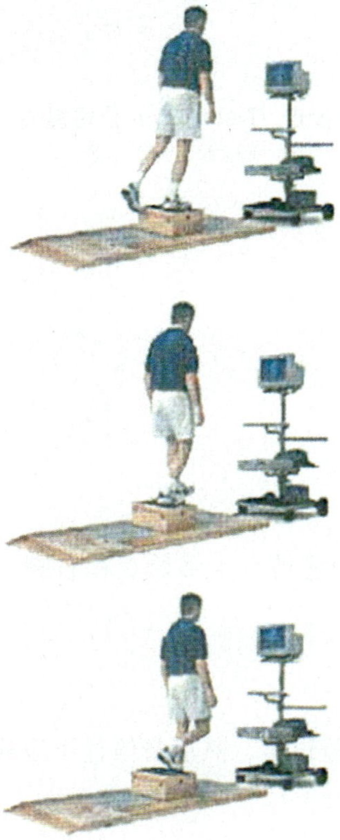

图14-67 **登、跨凳走**（NeuroCom 公司提供，2002）

图示受检者踏、跨凳的姿态

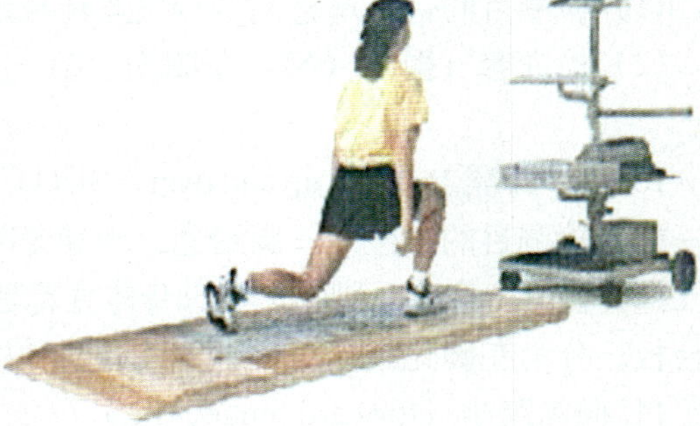

图 14-68 **向前跨步**（NeuroCom 公司提供，2002）

图示受检者向前跨步的姿态

二、动态平台测试

无论是在静态下还是在动态下的各种姿态的稳定性控制，都是靠来自视觉、前庭觉、躯体觉的感觉信息经中枢神经系统整合实现。静态下3种感觉信息在各种姿态控制中的特征用静态平台检测，已在前面叙述。人体姿态稳定性的和控制不仅需要在静态的视觉和本体觉环境中进行，而且在日常生活和从事各种工作时人们经常要在动态变化的视觉和本体觉下保持姿态的稳定。因此，了解人体动态姿态平衡的特征，对于诊疗、康复平衡障碍有非常重要的实际价值。

观察人体动态姿态平衡特征必须用能不断改变视觉和本体觉环境的动态平台才能实现。目前美国NeuroCom公司产的EquiTest和Smart EquiTest动态平台可以初步实现动态姿态特征的检测。在这两种动态平台上，除了前面介绍的徒步走、脚尖对脚跟走、步行快转身走、登跨凳走和向前跨步等5项外，其他6项在静态平台上做的检测，在动态平台上也可以做。

主要有3种具有动态姿态特征的检测方法，即感觉结构测试（sensory organization test，SOT）、运动控制测试（motor control test，MCT）和适应测试（adaptation test，ADT）。

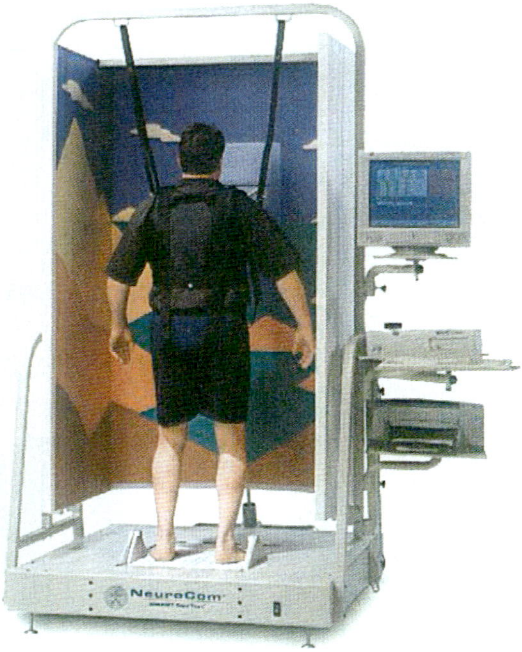

图14-69　EquiTest动态平台（NeuroCom 公司提供，2002）

1. EquiTest 动态平台结构

EquiTest动态平台主要由一可前、后移动和俯、仰移动的力平台和可前、后移动的大野视屏幕组成。Smart EquiTest 动态平台与EquiTest 动态平台的区别是可以连接长条平台，公用一台微机和一个软件控制，方便用户使用。（图14-69）

2. 感觉结构测试（sensory organization test，SOT）

（1）测试目的：检测视觉、本体觉和前庭觉3个感觉系统在姿态控制中的作用和确定姿态不稳或障碍主要是由于哪一个感觉系统所致。

（2）检测内容：检测6种状态下的姿态稳定性（图14-70）：

状态1：力平台和视屏不动，睁眼站立；

状态2：力平台和视屏不动，闭眼站立；

状态3：力平台不动和视屏动，睁眼站立；

状态4：力平台动和视屏不动，睁眼站立；

状态5：力平台动和视屏不动，闭眼站立；

状态6：力平台和视屏都动，睁眼站立。

力平台和视屏是随人体重心的摆动而动，重心摆动幅度大，它们动的幅度也随之增大。所有检测都是用人体重心移动变化为指标。

（3）主要测试参数：平衡分（equilibrium score）：6种状态，每种状态做3次，示出每次测试的重心（center of gravity，COG）摆动量化值（图14-71）。

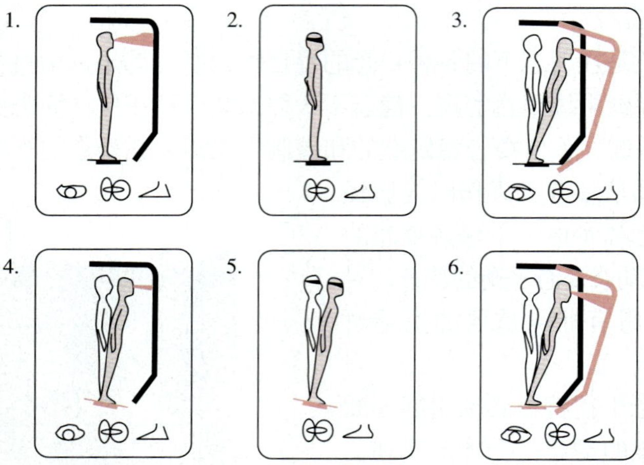

图 14-70 感觉结构测试的 6 种测试状态（NeuroCom 公司提供，2002）

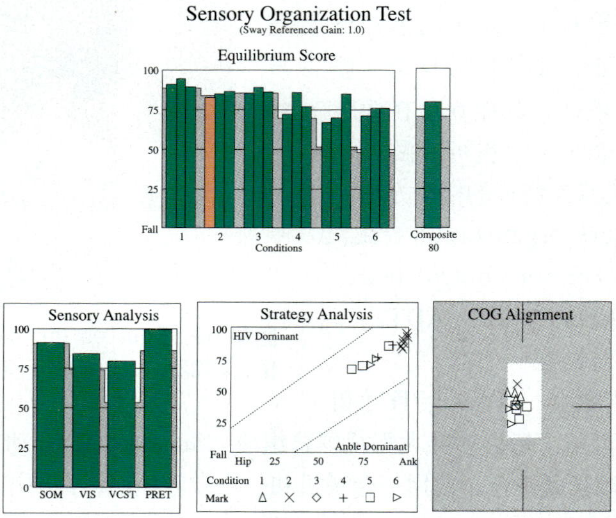

图 14-71 感觉结构测试的主要测试参数（NeuroCom 公司提供，2002）

（4）结果分析：感觉分析（sensory analysis）：按表14-14分别给出各个感觉系统在姿态平衡中的作用，用于识别是哪个感觉系统造成了障碍。

表 14-14 感觉分析

感觉通道	比较	相关功能
躯体感觉(SOM)	状态 1 / 状态 2	用躯体感觉系统信息保持平衡的能力
视觉 (VIS)	状态 4 / 状态 1	用视觉信息保持平衡的能力
前庭觉 (VES)	状态 5 / 状态 1	用前庭系统信息保持平衡的能力
优势（PREF）	状态 3+6 / 状态 2+5	依赖视觉信息（甚至视觉信息不正确时）保持平衡的程度

策略分析（strategy analysis）：检测在每种测试中，受检者以哪一关节动作来保持姿态稳定。分踝关节策略（ankle stratege）和髋关节策略（hip stratege）两种。正常人主要是采用踝关节活动去保持平衡（踝关节策略），当平衡不稳时髋关节移动（髋关节策略）。

重心位置（COG alignment）：检测在每种测试时受检者的重心在支撑面中心的分布。正常人在支撑面中心附近。

3. 运动控制测试（motor control test，MCT）

（1）测试目的：检测自动运动系统在受到没有预料到的外界干扰后快速恢复正常姿态的能力。

（2）测试内容：分力平台突然向前移动和突然向后移动，每类移动又分低幅、中幅和大幅移动（图 14-72）。

（3）主要测试参数：

体重分布对称性（weight symmetry）：力平台移动前，体重在每只腿上的相对分布；

潜伏期（latency，msec）：力平台开始移动与受检者开始反应之间的时间；

反应幅度（amplitude scaling）：两腿反应的力度。

4. 适应性测试（adaptation test）

（1）测试目的：检测受检者在支撑面不规则地或突然发生改变时，保持最少摆动的能力。

（2）测试内容：分为力平台使受检者脚尖上仰和使脚尖下俯。每种连续做 5 次，以观察自动运动反应适应能力（图 14-73）。

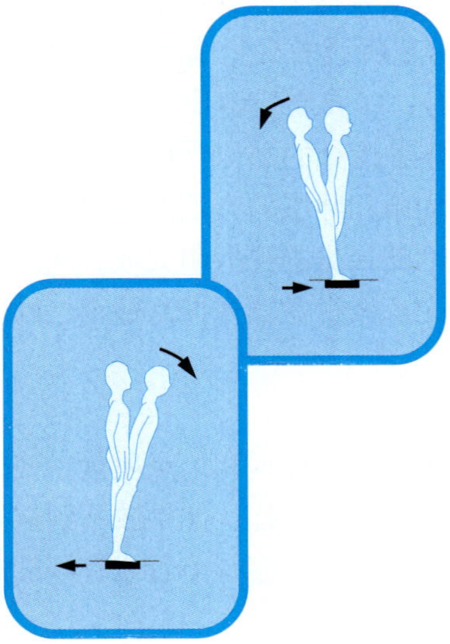

图 14-72 运动控制测试（NeuroCom 公司提供，2002）

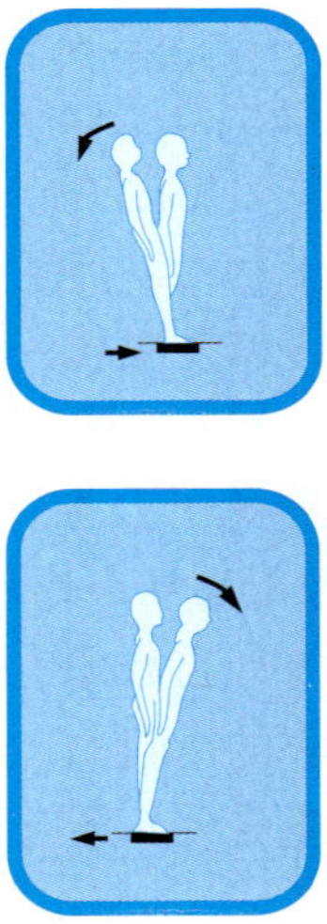

图 14-73 适应性测试（NeuroCom 公司提供，2002）

第七节 前庭功能检查结果的评定

时至今日，还没有一种公认的、统一的前庭功能评定方法。总体来说，获得公认的是通过系统的前庭功能检查，可以有把握地确定前庭系统功能是否异常或是否有病理过程；也可以明确前庭系统功能异常或病理过程是在中枢还是在外周；可以检测前庭系统功能异常或病理过程是在哪一侧，也就是定侧，但对前庭系统功能异常或病理过程的性质，或者说其病因，除对少数前庭系统疾病（如良性阵发性位置性眩晕或称耳石移位症）可以确定外，现有的检查方法还做不到。

前庭系统结构和功能非常复杂，而且，前庭功能检查易受各种因素的影响，前庭系统的真实状态或受掩盖或受歪曲，因此，就是上述能做到的也常常并不那么容易做到，医生面对种种检查结果常常一筹莫展，不知所措，有时还可能因判断错误，贻误治疗时机。

通过检查对前庭系统功能状态作出真实、正确的评定，既要重视每项检查结果，更要重视各项检查结果间的关系和综合评定；既要对检查结果本身进行综合评定，更要重视结合临床进行评定，切忌武断、想当然地对待前庭功能的评定。

一、评定前庭功能检查结果时应注意的问题

（一）结合病史和临床观察评定

前庭功能检查与临床上的其他检查，如ECG、EEG、CT、各种生理、生化检查一样，只是医生对疾病进行诊断的参照依据之一。如做眼震电图检查，作者就曾经犯过错误。众所周知，眼震电图检查一旦发现“视觉固视抑制失败”，就可以明确地报告“中枢性异常”。因为视觉固视抑制失败是中枢系统功能异常的重要和关键体征。作者检查的那位受检者，没有任何中枢神经系统其他主、客观征兆。至少有5种情况可以出现所谓的视觉固视抑制失败：①中枢系统疾病；②药物中毒（或服用中枢抑制性药物或饮酒）；③物质代谢作用；④皮层醒觉水平低（困倦）；⑤有人闭眼时眼球外上翻，或Bell麻痹。作者检查的那位受检者是属于第5种情况。闭眼眼球外上翻可以抑制诱发性前庭眼震，当采用闭眼和睁眼的方法做视觉固视抑制时就可能出现，闭眼无诱发眼震，睁眼出现眼震，由此错误判断视觉固视抑制失败。从这以后，作者把检查方法改为暗室睁眼做眼震检查，用睁眼注视灯光点做视觉固视抑制检查，同时结合临床观察进行，就避免了上述错误。

（二）严格控制检查条件和详细审查检查记录结果

主管医师最好亲自参加前庭功能检查，这样可以了解检查全过程和记录质量，使分析和评定建立在资料可靠的基础上，以防止各种伪差对检查结果评定的干扰。如果做不到这点，主管医师除了看检查报告外，还应阅读记录，尤其当检查结果与临床观察有矛盾或有怀疑时更应当如此。

主持前庭功能检查的技术人员要遵守各项检查规定，排除各种干扰因素。在对材料进行分析之前，首先确定记录的材料质量。有下述情况的材料不能进行分析，就是计算机程序分析出的结果也不能采用。

1. 有50Hz干扰；
2. 有大量眨眼波、肌电、眼动波干扰；
3. 基线漂移；

4. 发现眼震电极贴错，或视频眼震电图仪眼镜佩戴的不合适；

5. 检查过程中受检者出现明显的自主神经反应；

6. 有明确迹象说明受检者不配合；

7. 受检者在 24h 内服用过中枢神经系统兴奋或抑制性药物，或饮酒；

8. 受检者刚做过其他负荷性检查；

9. 受检者前夜睡眠不好或没有睡觉；

10. 记录不全或没有按要求完成检查。

（三）检查结果可疑或难以确定或与临床表现严重不符时复查

前庭功能检查临床实践表明，对前庭功能的正确评定，主要取决于两点。一是多项检查；二是重复检查。凡发现有可疑，应当在一定时间内复查，两次检查结果一致者，方可做明确评定。当然，复查要考虑病程的发展。

（四）采用动态、综合分析的方法进行评定

不要只依据一种方法或一项指标就作出最后的评定。眼震电图与心电图、脑电图不同，不能靠一个或几个波评定。因为前庭功能反应在整个眼震动态变化过程之中，反应于眼震快、慢相两个系统之中。

前庭神经系统至少有 6 条神经通路，我们只检测了其中一条前庭眼动通路，不言而喻，是难以全面反映前庭神经系统的功能状态的。所以，要从视眼动系统、前庭眼动系统、前庭脊髓系统、前庭自主神经系统等多面进行观察、检查，并对所收集到的结果进行相互比较、印证，而且要密切结合临床观察和患者临床主诉及其主诉变化进行评定。作为前庭功能检查技术人员可能做不到这些，但作为医师应当做到。

（五）检查项目的选择和检查顺序

检查什么，不检查什么，应当有个规矩。根据国、内外大量临床前庭功能检查者的长期经验得到一个共识，依目前技术水平,前庭功能检查应分为基本检查项目和进一步需要的检查项目。基本检查项目有：

1. 自发眼震；

2. 视眼动系统检查：扫视、跟踪和视动眼震（正弦摆动）；

3. 前庭眼动系统检查：正弦摆动前庭眼震、视觉固视抑制、视前庭相互作用；

4. 听力。

检查顺序：听力→自发眼震→扫视→跟踪→视前庭相互作用（正弦摆动视动眼震→正弦摆动前庭性眼震→视觉固视抑制→视、前庭相互作用眼震）。

当发现基本检查项目中或有可疑，或有必要验证，或与临床表现不符，可进一步选择的检查项目有：

1. 温度试验　做全套温度试验需要 1 个多小时，而且温度试验的绝大部分结果（如前庭功能是否受损，视觉固视抑制等）用上述基本项目检查可以完成，所以没有安排在基本项目中。当需要定侧时应安排此项检查。

2. 位置试验、变位试验　临床上可疑有位置性或良性阵发性位置性眩晕或头外伤后遗症等时做这两项检查。

3. 凝视眼震检查　当发现有自发性眼震，或主诉眼向某方向看时重影或头晕时，或可疑有中枢性异常时要做这项检查。

4. 其他视眼动系统检查　在用正弦摆动式视动眼震检查发现有可疑或做得不好时，可选择其他视动眼震检查法，如单速检查法、左右交替法等。

5. 其他前庭眼震检查法　在用正弦摆动前庭眼震检查发现可疑或需要验证、或需要用专门的指标等可选用，如急停旋转后眼震电图，这项检查可提供旋转后眼震时间常数这一重要指标。

二、各项检查结果的单项评定

我们说对前庭功能检查结果要做综合评定，并不是说不要对每项检查结果作出评定，而是对受检者的前庭功能状态要做全面、动态评定时，不要只靠某一项检查或某一项指标。实际上，综合评定是在评定各项检查结果的基础上才能进行。所以一定要把各方面的材料收集好，并做归纳。

1. 病史　应当有一个统一的眩晕或需要做前庭功能检查的病史询问表。

2. 各项检查结果登记、分析　不论是用手工分析方法或是计算机程序分析，都要一一作出分析，哪些指标明确异常，哪些可疑。

3. 对各项检查结果做相互对照分析　如发现扫视异常，就要对照看视动眼震是否也异常，前庭性眼震快相是否异常等；如正弦摆动视觉固视抑制试验发现固视失败，应对照观察跟踪、扫视，以及前庭性眼震的节律是否有异常，这对判定小脑是否有功能异常或病理过程非常重要。当用正弦摆动前庭眼震试验，发现两侧增益或慢相速度值不对称或可疑不对称，又做了温度试验，看是否可以确定一侧前庭功能下降。单凭CP超过20%，并不能判断为一侧前庭功能下降，因多种情况可以使CP超过正常范围。如两侧的眼震增益或慢相速度都在正常范围内，但一侧强一些，或一侧弱一些；或两侧都强，而一侧更强；或两侧都弱、一侧更弱等都可以使CP超过20%正常范围。就是确定了一侧前庭功能受损而减弱，甚至丧失，分析工作也没有结束，还应确定该受检者的前庭功能受损或丧失后是否产生了代偿。如果正弦摆动前庭眼震两侧强度减弱和基本对称说明产生了代偿，如果两侧不对称，达到异常范围，说明还没有产生代偿等。以上所举例子仅仅是为说明问题而已。

三、前庭功能检查结果综合评定

完成了上述工作后，进入综合评定。这是评定前庭功能关键的一步，也是最为困难的一步。

（一）逐项分析各项检查结果并，进行检查项目的分类评定

1. 自发眼震　或眼震方向周期性变换或持续不消或慢相速度超过6°/s，特别是伴有眩晕、站立不稳等主诉时,判断为异常。

2. 凝视、位置、变位和转颈试验　因发现有自发性眼震或因临床表现而做了这些检查后，如果有阳性发现，就要确定在哪些眼位、体位、头位出现的眼震。分析眼震性质、强度、持续性和疲劳性，在出现眼震时是否伴有头晕（如伴有头晕，说明该受检者的病损还没有得到代偿）。

3. 视眼动系统功能状态　扫视有、无，或过冲,或不足,或慢化，跟踪有、无，或扫视跟踪,或失常跟踪,或失常失共轭性跟踪；视动性眼震有、无，或不对称,或一侧消失,或随着视动刺激强度增加而减弱等。

4. 前庭眼动功能状态　主要依据视前庭功能相互作用全组试验结果评定。如果做了温度试验和旋转后眼震电图检查，应一并相互对照分析和评定。分析的内容有：

（1）前庭性眼震强度。

（2）前庭性眼震强度两侧对称性：所有参数都在正常范围之内，或各项参数普遍低的情况下，对出现的超过正常范围的CP不要轻易下某侧前庭功能减弱或消失的判断。

（3）视觉固视抑制：在受检者注视灯光点之前有眼震，而注视灯光点仍有眼震，并且其强度与注视灯光点前的眼震强度或相同或减弱，但程度不及前者50%或比前者更强时，判断为视觉固视抑制或失败或不足。

（4）代偿状况：如果确定一侧前庭功能减弱或消失时，应对前庭功能是否产生了代偿作出判断，具体判定方法已在前面叙述过。

（5）眼震节律：对各种眼震都要对其节律作出是否有失节律的判断。失节律是指眼震频率快慢和幅度高低在不断变化；如果眼震慢相速度强度大，就是眼震反应强的同时又有失节律则是中枢性异常可能性非常大。

（6）自主神经反应：做所列举的各种试验时，一般情况下不会出现明显的自主神经反应，如恶心、头晕、出汗、甚至呕吐，一旦出现这些反应，说明该受检者前庭自主神经反应敏感，或前庭病损还没有产生代偿。

（二）总体上判断前庭功能是否异常

根据上述分类评定可以得出前庭系统功能是否异常。

（三）判定前庭功能异常是中枢性的还是外周性的

1. 中枢性前庭功能异常的特征

（1）有不疲劳的自发性眼震，或眼震方向周期变化的自发眼震。

（2）有反向凝视性眼震，或下向凝视眼震，或反跳性凝视眼震，或翘板性凝视眼震，或眼震方向变化的凝视性眼震。

（3）扫视过冲，或不足，或慢化。

（4）扫视性跟踪，或失常性跟踪，或失常、失共轭性跟踪。

（5）视动性眼震不对称，特别是随视动刺激强度增强，视动眼震强度减弱。

（6）前庭性眼震强度亢进，特别是亢进同时伴有失节律。

（7）视觉固视抑制不全或完全失败。

2. 外周性前庭功能异常的特征

（1）一侧前庭功能减弱或消失。

（2）两侧前庭功能减弱或消失（两侧功能减弱，在判断上要特别小心，因前庭试验结果个体差异特别大，一定反复用不同方法检查，而且要结合临床表现）。

（3）视眼动系统功能正常（但在前庭外周疾病急性期时可以见到异常表现，根据临床表现和复查可以确定）。

参考文献

1. 于立身. 前庭功能检查技术. 北京：人民军医出版社，1994, 40-143

2. 于立身等. 温度性眼震电图中国人常值. 中华医学杂志. 1983, 60: 543-545

3. 于立身等. 旋转后眼震电图特性和常值. 解放军医学杂志, 1984, 9: 1894-1896

4. 于立身等. 前庭功能系列化检查评定系统. 中华航空医学杂志, 1990, 1: 66-69

5. 曾建海等. 正常人视前庭功能相互作用眼震电图参数. 中华航空医学杂志, 1992, 3: 86-88

6. Working roup on evoluation of tests for vestibular function. Aviation Space & Environmetal Medicine. Supplement, 1992, 63: A5-29

7. Курашвили АЕ, Бабияк ВИ Физиоло-гические фукции вестибулярной си-стемы. Ленинград “МЕДИЦИНА”

8. Barber HO & Stockwell CW. Manual of Electronystagmography. 2nd. ed. St Louis: Mosby, 1980

9. Stockwell CW. ENG Workbook. Baltimore University Park Press, 1983

10. Minor LB & Zee DS In:Cummings CW et al, eds. Otolarybgology Head & Neck Surgery. 3rd. ed. St Louis: Mosby, 2004: 2623-2971

11. Brandt T. Vertigo Its Multisensory Syndromes. 2nd ed. London: Sprimger, 1999

第十五章

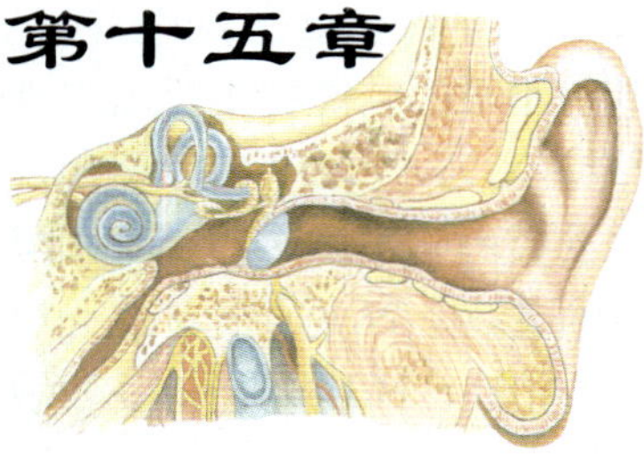

前庭诱发电位

张连山

不同形式的刺激作用于人体感觉器官产生的神经冲动，可沿着特定的通路向中枢传递，直到大脑皮层。神经冲动在感觉通路的不同节段上，经过不同级别的组合、分析及反应，最后在大脑皮层对这些神经冲动传递的信息进行复杂的综合处理。神经冲动在不同节段传导的过程中，有关的神经元都会产生自身的电位活动，称为诱发电位。若在头皮或身体其他部位安放电极，通过计算叠加技术和记录仪，诱发电位可被记录下来，作为临床上判断神经传导通路不同节段状况的客观指标。听觉、视觉、体感觉诱发电位已成为耳科、眼科及神经科常规检查方法，这些诱发电位对周围感觉系统和中枢神经系统疾病的诊断和鉴别诊断有重要的价值。

前庭诱发电位（vestibular evoked potentials，VsEPs）研究滞后于听觉、视觉和体感觉诱发电位，主要由于生理性前庭刺激如加速度，还不能在临床应用于诱发前庭电位。尽管 Elidan（1991）为一系列动物实验，设计出了一套特殊装置，并用角加速度成功记录到人短潜伏期前庭诱发电位，但可惜未能推广应用。VsEPs可因角加速度或直线加速度刺激起源于半规管或耳石器官而发生，过去的研究多见于起源于半规管的VsEPs。殷善开（1996）报告脉冲角加速能刺激诱发豚鼠短潜伏期和中长潜伏期电位。国外近年来有关起源于耳石器官的前庭诱发肌源性电位（vestibular evoked myogenic potentials，VEMPs）已有不少的报道，并初步应用于前庭系统疾病的诊断和鉴别诊断，有临床应用前景。北京协和医院张左华、张连山（1999）在国内首次报告了VEMPs的检查方法、正常人及前庭末梢病变、感音神经性耳聋患者VEMPs的结果和临床意义。电刺激诱发前庭电位的研究较少，北京协和医院蒋子栋、张连山（2000）在国内首次报告电刺激诱发豚鼠前庭电位的结果。根据VsEPs潜伏期等的不同，VsEPs可分为感受器总和电位、短潜伏期（0 ~ 10ms）、中潜伏期（11 ~ 50ms）和长潜伏期（> 50ms）4 类。

第一节　电刺激前庭诱发电位

当记录电极非常靠近诱发电位的神经发生源时，记录下来的诱发电位称为近场电位。这种距离在人可能只有3 ~ 4cm。当电极与诱发电位发生源之间的距离超过此数值时，根据容积导体机制，所记录的诱发电位称为远场电位。许多学者通过远场、近场记录方式，对电刺激诱发的前庭电位进行研究。

一、电刺激诱发前庭电位的特点及记录方法

（一）近场记录电刺激诱发前庭电位

Precht 和 Shimazu（1965）从猫鼓室径路切除部分蜗底，将刺激电极置于水平半规管前庭神经分支，无关电极置于蜗底表面近前庭神经处，记录电极置于同侧前庭神经核，用强度

1.0V，时程0.1ms的电流直接刺激同侧前庭神经，记录到分化较好的3个波，分别为P、N_1、N_2。P波为一正-负波，潜伏期为0.66 ± 0.14ms，对苯巴比妥类药物不敏感，随着电极沿着神经干向脑干处接近，电位振幅渐大，说明兴奋主要来自前庭神经纤维。N_1为一负波，波形突出，在某些记录中波幅超过1mV，潜伏期为1.06 ± 1.22ms，对苯巴比妥类药物不敏感，随着麻醉加深，N_1峰电位渐消失，被一低幅、慢波取代，此波受刺激电流时程影响。N_1是前庭神经元单突触成分兴奋的结果。N_2为一负波，潜伏期为2.46 ± 2.26ms，与N_1相比，N_2对苯巴比妥较敏感，易受迷路自然刺激如旋转刺激的影响。N_2是前庭神经元多突触成分兴奋的结果。Precht和Shimazu认为P波来自前庭神经，N_1、N_2来自前庭神经核，是潜伏期不同的前庭神经元兴奋的结果。Goldberg等人将刺激电极经鼓岬上圆窗与卵圆窗之间置入恒河猴前庭外淋巴间隙，距前庭神经末梢2mm，在电流强度10mA，时程为50μs的刺激后，在同侧前庭神经核和神经根处可记录到生物电反应，证实电刺激诱发前庭电位机理是电刺激直接作用于前庭神经传入大脑皮层结果。总之，电刺激诱发前庭电位近场记录的研究，为前庭电位特点、起源、机制提供了基本证据。

（二）远场记录电刺激诱发前庭电位

根据头颅容积导体原理，各种刺激诱发的动作电位，经计算机叠加处理，可通过头皮电极引出并记录下来。近几十年来，人们分别选择外耳道、鼓岬窗及前庭神经作为电刺激部位，研究远场记录前庭电位特点。

1. 经外耳道记录　Schmidt（1979）将刺激电极置于猫外耳道，用强度2mA，电压8V，时程1ms，频率0.5Hz的电流刺激后，于头皮电极记录到2个负波和许多小正电位，负波分别为N_1、N_2，潜伏期分别为1ms、3ms，它们不受麻醉影响，易受缺氧影响。当前庭神经切除后，N_1，N_2皆消失。Molimari（1974）将电极置于人外耳道周围3～4cm范围内，无关电极置于刺激耳对侧颈外侧区，参考电极前在对侧侧乳突或耳屏周围区，用强度10mA，时程1～6ms的电流刺激后，从头皮记录到一组正、负波。潜伏期约30ms或60～80ms，持续时间400～500ms，此电位不受睁眼或闭眼影响，巴比妥类药不影响正波，可使其后电位波幅减低；安定作用则相反。迷路切除后或第Ⅷ脑神经切除后此电位消失，前庭功能丧失后，即使增大刺激电流的强度，也引不出此电位。耳蜗病变而保存前庭功能者，使用肌松剂的患者能引出此电位。总之，电刺激外耳道诱发前庭电位，实质为电刺激兴奋迷路的结果，由于距离神经末梢较远，刺激较为弥散，故记录电位波形分化较差，各波起源难以确定，具体机制仍在探索之中。

2. 经鼓岬及蜗窗记录　Honert和Stypulkowski（1986）等用时程50μs（400～900mA）电流刺激猫蜗窗，记录到含听觉成分的前庭电位N_1。随着电流度增强，电位波形由一个负波N_1，渐变为N_1后两正波M_1、M_2，与经蜗窗电刺激诱听觉诱发电位成分5个波相比，N_1与1波不同，M_1和M_2与其2波和3波相对应。N_1的潜伏期为1ms左右，在人工耳蜗埋植的患者记录到一负-正波，其后为高大正肌电干扰波，此负-正波潜伏期分别为2.1ms和2.7ms，考虑为前庭源的。倪道凤等人在用猫所做的蜗外电刺激研究中，用0.1～0.2mA，时程100μs的电流刺激蜗窗，记录电诱发听性脑干电反应，发现短潜伏期部分是由前庭系统产生的，因其随着前庭神经选择性切断后消失。1989年，Bordure等人应用电刺激豚鼠蜗窗记录前庭电位取得一定成果。运用皮肤电极，平均技术远场记录到短潜伏期的前庭诱发电位，实验中分别选用20ms和50ms(25～30μA)电流刺激蜗窗，20ms电流刺激结果是听觉源的；50ms电流刺激后记录由CV_1、CV_2、CV_3、CV_4、CV_5等5个波组成的电位，同侧耳同时给予110dB SPL白噪声掩蔽下记录3个波组成的电位波，即 V_1、V_2、V_3，潜伏期分别为 0.89 ± 0.04ms，1.46 ± 0.07ms，2.46 ± 0.09ms。此 3 个波不受白噪声掩蔽和切除面神经的影响，记录过程中无面肌抽搐表现，前庭神经选择切除后及动物死亡后消失，推测 V_1、V_2、V_3 分别来自前庭神经和前庭神经核。鼓岬电刺激研究已用于耳蜗埋植患者筛选，评价聋耳内是否存在足够的能对电刺激反应的听神经成分，其刺激方式与耳蜗电图记录方式相似，刺激电极经鼓膜穿刺置于鼓岬然后固定于耳部支架，在实验中，患者出现晕眩、失平衡现象，前庭反应部分被作为刺激干扰或伪迹研究。

蒋子栋、张连山(2000)利用电刺激豚鼠圆窗，成功诱发前庭电位。40 只豚鼠全麻后在屏蔽室内进行实验。采用丹麦 Dantic 公司的 Eviution 诱发电位仪记录。刺激电极为尖端暴露 1mm 的绝缘银-铂丝线电极，经豚鼠听泡置于圆窗，正极端连接于头顶皮下，参考电极置于同侧耳上鼓室，连接于颈部皮下，地线接耳廓。由诱发电位仪发出时程 0.05ms、强度为 0.75 ～ 1.0mA、刺激频率为 1.5Hz 的电流刺激内耳。带通滤波 0.03～10kHz,叠加 500 次，可在 10ms 内记录到潜伏期分别为 0.973 ± 0.086ms、1.618 ± 1.76ms、2.416 ± 0.274ms 的 3 个反应波，分别标记为 V_1、V_2 和 V_3。40 只豚鼠双侧耳均可记录到前庭诱发电位。这一组电位在切断蜗神经、面神经后仍可引出，切断一侧前庭神经后，该侧记录不到诱发电位，而健侧耳仍能引出。处死豚鼠后无电位出现。

3. 经前庭神经记录　Honert 和 Stypulkowski 直接电刺激猫的前庭神经，远场记录前庭电位。经后颅凹进路，于内听道处将第Ⅷ脑神经暴露，用同步双极电极产生的双相脉冲，时程 50μs（150～500μA）的电流刺激前神经，从头皮记录到一负波，潜伏期为 1ms，波幅 5μV，和刺激同侧前庭神经后，于前庭神经核记录到的 P 波潜伏期及波形相似，后者潜伏期为 0.66 ± 0.14ms。Hausler 等在 9 名梅尼埃病患者经乙状窦后径路行前庭神经切断术中，用时程 100μs（0.75～1mA）的电流刺激前庭神经，从头皮记录到一负波为主的动作电位波，潜伏期为 2ms，波幅 0.5μV。在刺激处完全切断前庭神经后，此负波消失，没有完全切断时，此波存在，波幅不受白噪声掩蔽影响，记录过程中同时用肌电图监测未见面神经兴奋，患者无面肌抽搐表现，说明此电位是前庭源性的，其来源的具体位置不清，与 Precht 和 Shimazu 直接电刺激猫前庭神经，于内侧前庭神经核记录前庭电位主波 N 的潜伏期 1.06 ± 1.22ms 相似。后者亦为一负波，推测为前庭神经核兴奋的结果。

二、电刺激诱发前庭电位的机制及起源

用直流电直接刺激前庭神时经时，远场、近场记录到的前庭电位是由于电刺激直接引起前庭神经纤维兴奋，并沿前庭神经通路向颅内传导，各节段神经元兴奋的结果。外耳道，耳蜗电刺激诱发的前庭电位的机制目前还不十分清楚，Goldberg 等认为是电流直接刺激前庭器内传入神经末梢的峰电位触发点所致。Elidan 等用角加速度刺激迷路，记录动物和人短潜伏期前庭诱发电位，由刺激后 10ms 内包括 5 ～ 8 个波的一组分化好的波组成，其中 P_1、P_2 最稳定。潜伏期分别为 2.0 ～ 2.5ms、3.0 ～ 3.5ms，恰好与 Shimazu 和 Precht 利用角加速度刺激动物迷路后，分别于前庭神经根和前庭神经核记录的电位主波潜伏期相似，P_1、P_2 分别来自前庭神经和前庭神经核。1995 年，Elidan 确定 P_2 来自上、中前庭神经核，而 Bordure 电刺激豚鼠圆窗同侧耳白噪声掩蔽下记录的前庭电位 V_1、V_2、V_3 波潜伏期分别与 P_1、P_2 相比，潜伏期相差 0.5 ～ 1.0ms，此数值正是中枢突触延迟的时间。这种比较结果支持电刺激外耳道或蜗窗兴奋迷路，绕过前庭终器直接作用于前庭神经末梢，缺少毛细胞机械换能过程的理论推测。电刺激蜗外远场记录前庭电位各波起源尚未确定，Honert 和 Stypulkowski 电刺激猫蜗窗，头皮记录到潜伏期为 1ms 的负波，与他

们直接电刺激同侧前庭神经后，在头皮记录的负波波形潜伏期相同。Bordure（1989）电刺激豚鼠圆窗记录的前庭电位 V_1、V_2、V_3 与 Precht 和 Shimazu 直接刺激猫前庭神经与前庭神经核记录电位P、N_1、N_2相比，V_1与P波潜伏期基本相似，差别可能来自刺激条件不同和记录仪器的差别。V_3与N_2潜伏期基本相同，而且同样对巴比妥类药敏感，故推测潜伏期为1ms的电位波可能来自前庭神经，其后的波可能来自前庭神经核。由于前庭传导径路相当复杂，以上仅是理论推测。Bordure认为，为了明确前庭电位各波来源，在前庭神经根、前庭神经核处分别同时近场记录，并将各主波潜伏期进行统计分析。

蒋子栋等在用电刺激诱发豚鼠 VsEPs 同时，利用胞外记录技术，在前庭神经、前庭神经核分别记录到前庭神经元反应。在电刺激豚鼠圆窗同侧的前庭神经可记录到单单位脉冲放电，平均潜伏期为 0.92 ± 0.062ms，与电刺激诱发的 VsEPs V_1 波潜伏期大致相似；而在前庭神经核记录到的单单位脉冲放电，平均潜伏期为 1.47 ± 2.876ms，与 VsEPs 的 V_2、V_3 波潜伏期大致相等。因此，认为 V_1 波可能源于前庭神经，V_2、V_3 可能来自前庭神经核。

三、电刺激诱发前庭电位的干扰因素

（一）电刺激参数对诱发电位的影响

1. 强度　测试诱发电位应使用最小刺激强度。能诱发出电位所需的最小强度称为刺激阈。阈上刺激一般随着刺激强度的增加，电位的波幅渐增高，潜伏期渐缩短，波幅变化呈非线性，按刺激强度的对数或平方根增加。波幅增长并非无限的，刺激达到一定强度后，波幅就不再随刺激强度增加而增高，而是不变或轻度降低。潜伏期的变化到一定阈值时也不再继续变化。

2. 时程　刺激的时程是指每一个刺激所持续的时间。时程的变化对诱发电位的影响和刺激强度的影响相似，表现为波幅增高，潜伏期缩短。当刺激到达一定程度后，即成为长时程刺激后，刺激“给”和“撤”可诱发出不同的电位。在进行实验数据分析时，应考虑这些参数影响，在同样条件下进行统计学分析才有意义。

（二）刺激伪迹及其他干扰

1. 刺激伪迹　电极伪迹是指从电极皮肤接触面产生电位，由电极本身或它与皮肤接触不良造成，电极伪迹多为陡大的电位波。刺激伪迹是指刺激器和伴随刺激产生的伪迹。可由平均技术处理消除。生理性伪迹包括眼、心和骨骼肌，其中骨骼肌肌电影响最常见，最棘手，主要来自额、颊、耳后、枕及颈部肌肉的收缩。检查时患者放松，体位舒适时，这些伪迹可能减少。

2. 面神经和蜗神经影响　由于密切的解剖关系，电刺激颅骨兴奋前庭神经时，可能同时兴奋面神经和蜗神经。面神经兴奋时伴有面肌抽搐，其电位潜伏期长，波形陡大。蜗神经的部分成分与前庭神经成分相重叠，但可用白噪声掩蔽消除。总之，面神经、蜗神经、前庭神经元的兴奋阈值，对刺激敏感度的差别，正是我们能够诱发并记录纯前庭源电位的理论基础。选择性神经切断术是证实其正来源的有效手段。

四、电刺激诱发前庭电位的临床意义

电刺激诱发前庭电位的研究起步较早，但进展缓慢。为数不多的研究仅限于动物实验，还不能应用于临床。如何寻找一个患者能接受的适宜的电刺激，并能排除听神经、面神经的干扰，还需要做很多工作。这种检查方法一旦应用于临床，将具有重要的价值。

1. 前庭疾病的诊断与鉴别诊断　目前记录听觉、视觉、本体感觉诱发电位已应用于临床，前庭疾病的诊断尚缺客观和可靠的指标。眼震电图等检查不能确定病变是来自前庭神经、神经核，还是核上。Bordure认为，电刺激诱发前庭电位，由于绕过末梢终器，直接兴奋前庭神经，故对疾病的外周、中枢损伤提供证据。随着前庭诱发电位各波起源与解剖的对应关系确定，将具有同 ABR 一样的临床价值。

2. 术中监测　在颅底术中，不仅要注意肿瘤是否完全切除，还要判定术中是否损伤前庭神经。听神经瘤多发生于前庭神经。术中、术后行电刺激诱发前庭电位，是避免手术损伤前庭神经，对术后并发症原因进行判断的依据，即分析术后眩晕是由于手术损伤前庭神经引起的，还是由于肿瘤没有切净，还是由于其他非手术原因引起的。

3. 手术效果评估　前庭神经切断术已成为治疗顽固性梅尼埃病的手段之一，但不少患者术后仍有眩晕症状，这种情况是由于手术本身无效，术中前庭神经未完全切断，还是非手术原因造成的，一直困扰着耳科工作者。前庭诱发电位的应用，无疑是解决这个问题的有效手段。

4. 耳毒性药物副作用评定及监测　Elidan 等用同时记录猫 VsEPs 和 ABR 的方法，比较袢利尿剂，利尿酸及速尿的前庭毒性与耳蜗毒性，确定其耳毒性主要在耳蜗。同样，庆大霉素实验所记录的 VsEPs，可成为评估药物及其他因素对前庭损害的有效手段。利用其耳毒性，用 VsEPs和ABR作为监测手段，就有可能将其副作用局限于前庭，尽可能减少耳蜗损害。VsEPs 的变化与 ABR 变化时间上的差异及间隔，提供用药治疗的可能性和安全性范围。由于电刺激诱发前庭电位反映单耳前庭功能，Bordure 认为它比旋转刺激诱发的前庭电位更有临床价值。蒋子栋(2000)报告用电刺激诱发前庭电位监测豚鼠的庆大霉素耳毒性，观察到 VsEPs 和 ABR 均可用于监测庆大霉素耳毒性，庆大霉素鼓室滴入组 VsEPs 的消失早于 ABR 的消失 5 天，而肌注庆大霉素组 VsEPs 的消失早于 ABR 的消失 15 天。

第二节　前庭诱发肌源性电位

前庭诱发肌源性电位（vestibular evoked myogenic potentials，VEMPs）是用高强度短声刺激一耳后，在双侧颈部屈肌（胸锁乳突肌）记录到的一组肌源（颈肌）性动作电位。该电位能间接地反映前庭系统的功能状态。诱发电位具有特异性，其出现与受试者听阈无关。诱发电位具有单侧性，可对前庭系统病变进行病侧定位。VEMPs检查法操作简单、易行，近年来在临床应用的报告逐渐增多，是一种的有应用前景的评价前庭丘脑通路完整性的方法。

一、VEMPs 的研究现状

Bickford(1964)和Cody(1969)在研究中发现，高强度的短声可以刺激人的前庭球囊并在颈肌记录到肌源性电位。

Reginald(1964)等首先对30名正常人(3～52岁)及4名前庭或耳蜗病变的患者给予短声刺激并记录其枕后诱发电位。被检查者取坐位，头屈曲向前，单耳或双耳短声刺激，强度120dB SPL，脉宽 0.5ms，重复频率 7.5Hz，叠加 150 次。在枕后可记录到 5 个正、负波。第一个正波的潜伏期为 8ms，第一个负波的潜伏期为 20ms，以后各波潜伏期依次为 25、35 和 42 ms。颈部向前屈曲的幅度加大可使电位振幅增加。振幅的增加与肌肉屈曲的紧张度增强有关。将电极放在斜方肌和枕后引出的电位很相似，且这些波的潜伏期与末梢运动神经传导时间相吻合，提示电位是肌源性的。双侧刺激记录到的电位波形与单耳一样，只是幅度降低了20%～40%。随着短声强度降低，电位振幅也降低，潜伏期延长；随着肌肉完全松弛，电位完全消失。一患者一侧全聋，双侧内耳变温试验正常，双侧均可记录到正常的VEMPs；另一患者一侧迷路功能完全丧失而对侧迷路正常，短声刺激患侧无反应而健侧有正常反应。以上结果提示电位的起源是前庭而不是耳蜗。

1989 年，Didier 等证实了短声刺激可兴奋豚鼠前庭球囊。

1992年，Colebatch采用如下方法成功地记录到人的VEMPs：被检查者取仰卧位，头抬高离开床，使双侧颈部屈肌充分收缩。记录电极对称地置于双侧胸锁乳突肌的上半部，参考电极置于胸骨上部，前额接地，短声强度 145dB SPL，脉宽 0.1ms。一位梅尼埃病患者前庭神经选择性切断前、后显示出不同的短声刺激诱发的颈肌电位。术前短声刺激颈肌可记录到 5 个正、负波，头两个波为p13、n23 电位。选择性前庭神经切断术后p13、n23 波消失，而后面的波未受影响。认为短声刺激兴奋了球囊传入纤维，神经兴奋通过短潜伏期的前庭脊髓束反射到颈肌，而后面的波可能源于耳蜗，提出 VEMPs 的中枢传导径路与变温试验传导径路不同。

Colebatch（1994）报道10名正常人(29～63岁)取坐位，头向前屈曲，额部抵在带垫的横杠上，使颈部屈肌充分收缩，表面记录电极对称地置于双侧胸锁突肌的上半部。短声刺激的重复数率是 3Hz、脉宽 0.1ms、强度 145dB SPL、平均叠加 512 次。正常人的 VEMPs 电位具有 5 个正波及 5 个负波，其平均潜伏期为 8.2ms，最早出现的是一个双向的正-负波（p13、n23），刺激一侧耳仅在同侧胸锁乳突肌记录到该正-负波。正常人出现率为100%。在大多数人可出现后面的电位（n34，p44），且单耳刺激后双侧颈肌均可记录到。记录过程中波幅的高低受颈肌兴奋程度的影响。前庭神经切断的患者 p13、n23 电位消失，但在重度感音神经性聋的患者此电位依然存在。

1995 年，Donald 等采用 Colebatch 的方法，对 7 例正常人和 20 例患有一侧末梢性前庭功能损害的患者进行了前庭诱发肌源性电位的研究。当短声刺激正常人一侧耳时，在双侧胸锁乳突肌均可记录到5个波（p14、n21、p28、n33、p44），潜伏期双侧无差别，只是对侧波幅略低一些，统计学上无显著性意义。严重的感音神经性聋的患者 p14、n21 依然存在。前庭功能障碍或前庭功能丧失者p14、n21 消失。p14、n21 波和被称为金标准的冷热试验之间具有很高的相关性。认为 VEMPs 可能源于球囊，反映前庭丘脑通路的功能状态。

de Waele（1999）用 VEMPs 评价梅尼埃病患者球囊功能状态，发现 54% 患者患侧球囊功能丧失。

Murofushi（2001）用短声诱发 VEMPs，发现 51% 梅尼埃病患者 VEMPs 下降或消失，但无潜伏期延长。p13 潜伏期延长多见于听神经瘤和多发性硬化，因此，p13 潜伏期延长提示蜗后病变，特别是前庭脊髓束病变。同年，该作者又报告甘油 VEMPs 试验结果，认为单侧梅尼埃患者的 VEMPs 异常由膜迷路积水引起。

Shijaku(2001)报告，甘油VEMPs在梅尼埃病患者的阳性率为53%，如果结合耳蜗电图，则阳性率可提高到 67%。

据 Seo(2003)报告，速脲 VEMPs 诊断阳性率为 40%，与耳蜗电图、甘油试验及速尿试验阳性率相似。

二、VEMPs 的实验方法

北京协和医院张左华、张连山(1999)等对 27 例正常人、25 例前庭末梢病变和 15 例重度感音神经性聋患者的VEMPs进行了研究。在正常人记录到的短潜伏期颈肌电位为正、负5个波，在同侧和对侧颈肌分别记录时，各波的峰潜伏期无明显差别，而波幅有明显差异，即同侧记录时波幅明显高于对侧。pⅠ-nⅡ电位与冷热试验有很高的相关性。认为 pⅠ-nⅡ电位可能源于球囊，并存在一个快速的双突触的传导通路。电位的潜伏期为兴奋的感受器传到脑干，再从脑干传递至胸锁乳突肌运动神经元的中枢传导，以及从运动神经元到肌肉的末梢传导的总和。

该实验用 DANTEC 公司生产的 Evolution 多导电生理记录仪记录 VEMPs。该仪器有 4 个平均电位声道，受试者仰卧、去枕、头抬高离床 15cm，该体位可使颈部屈肌强直收缩产生兴奋。记录电极分别置于双侧胸锁乳突肌中点对称的位置上，参考电极置于胸骨上部，前额电极接地。通过标定耳机分别给双耳短声刺激，刺激短声强度 132dB SPL，脉宽 0.1ms。重复频率 3Hz，叠加100次，两耳分别给予声刺激。一耳受刺激时，在同侧和对侧颈肌分别记录肌电图。带通滤波是5～10kHz，每个声道的平均样本采集率是10.24kHz。记录时间是给声前20ms至给声后 50ms。

三、VEMPs 的特点

1. 正常 VEMPs　当正常人颈部屈肌处于强直性收缩状态时，短声刺激可诱发短潜伏期颈肌电位。该组电位共有 5 个正、负波。采用峰平均潜伏期值来命名各正、负波（p、n 波），即 p13、n21、p28、n33 及 p43。为了表达方便，简称为 pⅠ、pⅡ、pⅢ、pⅣ、pⅤ。共有 4 个可测量的峰 - 峰间波幅，命名为 pⅠ - nⅡ、nⅡ - pⅢ、pⅢ - nⅣ和 nⅣ - pⅤ。试验完成后，每人可记录到 4 条曲线。即分别刺激左、右耳时在同侧颈部记录到的两条 VEMPs 曲线，以及分别刺激左、右耳时，在对侧颈部记录到的两条 VEMPs 曲线（图 15-1）。

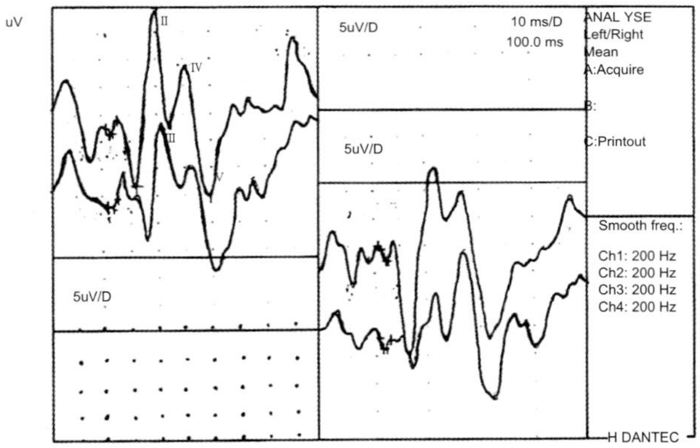

图 15-1　正常 VEMPs

2. 为证实该实验方法的准确、可靠，可令受试者取平卧位，但不抬高头部，使颈肌部不出现收缩，在同样的刺激、记录条件下，无论同侧和对侧颈肌均无 VEMPs 引出，说明颈肌收缩是产生 VEMPs 的必要条件之一。

受试者仅抬高头部，但不给声刺激，在相同的记录条件下，同侧和对侧也均无 VEMPs 出现，证实声刺激也是产生 VEMPs 必要条件之一。

3. 正常VEMPs同侧峰潜伏期与对侧峰潜伏期比较　无统计学上差异（$P>0.05$）。而同侧与对侧峰－峰间波幅比较，pⅠ - nⅡ 和nⅡ - pⅢ有显著差异，而 pⅢ - nⅣ和 nⅣ - pⅤ无显著差异。刺激侧波幅明显高于对侧。张左华等测试 27 例正常人，共记录出 108 条 VEMPs 曲线（每人 4 条），97% 可记录到 pⅠ、nⅡ 电位，99.5% 记录出 nⅣ、pⅤ电位。

4. 与变温试验的相关性　冷热气变温试验异常与 VEMPs 的异常 AR 值有明显的相关性，在pⅠ - nⅡ是 96%； 在nⅡ - pⅢ是 88%； 在pⅢ - nⅣ是 80%；在nⅣ - pⅤ是 76%。在4个电位中，pⅠ - nⅡ与冷热气变温试验具有最密切的相关性。

5. 与患侧的相关性 一侧前庭功能异常患者，短声刺激患侧，于双侧分别记录VEMPs曲线，结果显示pⅠ-nⅡ电位的出现率是76%，后面的几个电位出现率约为70%。计算其AR值显示与前庭功能患侧的符合率是100%。

6. 与感音神经性聋的相关性 变温试验正常的重度感音性聋患者，双侧均可引出正常（左右两侧相等）的4个p-n电位。患耳从250Hz ~ 8 kHz频率范围内的骨、气导阈值与p-n电位的波幅大小之间无相关性。结果提示p-n电位中尤其是pⅠ-nⅡ电位与听功能无关。

四、VEMPs的临床意义

VEMPs可判定前庭功能状态及病侧定位。采用类似于变温试验不对称率（AR）计算公式，计算左、右侧每一个峰-峰间波幅的差别，以判断左、右侧反应是否对称。以pⅠ-nⅡ为例：

$$\text{不对称率}=\frac{(\text{L同pⅠ}-\text{nⅡ}+\text{L对pⅠ}-\text{nⅡ})-(\text{R同pⅠ}-\text{nⅡ}+\text{R对pⅠ}-\text{nⅡ})}{(\text{L同pⅠ}-\text{nⅡ}+\text{L对pⅠ}-\text{nⅡ})+(\text{R同pⅠ}-\text{nⅡ}+\text{R对pⅠ}-\text{nⅡ})}\times 100\%$$

正常不对称率值范围：pⅠ-nⅡ为0.2 ± 0.16；nⅡ-pⅢ为0.31 ± 0.25；

pⅢ-nⅣ为0.26 ± 0.19；nⅣ-pⅤ为0.15 ± 0.11。

不对称率有以下几种情况：

1. L=R时，表示双侧前庭功能无差别（正常或双侧一致性低下）。

2. 不对称率为负值时，表示左侧VEMPs低于右侧（L < R），说明左侧前庭功能低下。

3. 不对称率为正值时，表示右侧VEMPs低于左侧（L > R），说明右侧前庭功能低下。

4. 不能计算不对称率（双侧均无明显的波形引出），见于双侧前庭功能均消失者。

五、VEMPs的起源

早在1929年，Tullio就发现高强度的声刺激可引起前庭兴奋，产生眩晕、眼震、恶心、呕吐等症状、体征。这种现象的出现取决于前庭迷路功能的正常与否。摘除动物的耳蜗后，仍可出现上述现象。

Hunter-duvar(1976)等报告一例5岁儿童颞骨组织学检查结果，发现其双侧耳蜗均无毛细胞，即无产生听觉的基本条件，但其生前语频平均听力为100dB nHL，高频区4 kHz为90dB nHL，8 kHz为80 dB nHL，推测引起这种听觉的原因是由高强度的声音兴奋了前庭所致。

Cazals（1979）等给豚鼠肌注丁胺卡那和颅内注射利尿酸，使其耳蜗完全破坏后，仍能从脑干和听皮层记录到诱发电位。这些诱发电位不同于正常豚鼠通过听觉系统记录到的诱发电位，而类似于刺激前庭神经诱发的电位。部分或完全破坏前庭功能后，诱发电位改变或消失，说明此电位源于前庭。术后测试右耳听力无改变，前庭功能消失，VEMPs仍正常。故认为VEMPs起源于球囊。

Mucue(1994)等对支配猫球囊的前庭下神经单个纤维进行了研究。纤维可分成两类，即对密波短声反应的Push纤维和对疏波短声反应的Pull纤维。结果证实，哺乳类动物球囊可对正常人听阈范围的声音作出反应，提示这些纤维的听觉作用在猫的日常活动中可能起了很大的作用，即与耳蜗系统共同完成听觉功能。

Murofushi等首次证实了豚鼠前庭上神经的后支及前庭下神经单个神经元可对高强度短声刺激发生反应，称其为短声敏感神经元。在豚鼠颅骨钻入一个大螺丝钉，然后牢固地将豚鼠固定于旋转台定向性框架上，使动物可倾斜也可旋转，以便监测其静态和动态时的倾斜反应。外耳道插入一个短管，其另一端连接耳机，用ABR阈上60～70dB SPL的短声刺激一侧耳，在同侧前庭神经元细胞外记录。13只动物在上前庭神经的后支和下前庭神经共有102个神经元产生了兴奋活动，其动作电位的潜伏期很短（平均0.9ms）。动物倾斜和旋转时，发现这些短声敏感的神经元仅对静态倾斜发生反应，对旋转刺激无反应，说明这些神经元与半规管无关，而与前庭的球囊有关。

Cacek(1969)证实猫前庭上神经的后支和前庭下神经属于球囊的传入神经。Halmaghi(1995)等对正常人及28例患者的VEMPs进行了研究，其中6例是前庭神经切断术后的患者，22例是急性前庭神经元炎的患者。采用的短声条件是：强度100dB NHL（0dB nHL=45dB SPL），脉宽0.1ms，重复频率5Hz，叠加128次。在正常人胸锁乳突肌处于等长收缩状态时，高强度的短声可诱发出一个大的短潜伏期正－负肌源性电位，单耳刺激仅在同侧可记录到。重度感音神经性聋即听不到短声刺激的人，其电位依然存在，这一点表明它不是耳蜗源性。22例急性前庭神经元炎的患者在发病1周～1年的时间内检查，所有患者患耳对30℃、44℃和0℃的冷热刺激均无反应，而其中6人VEMPs正常，5人pⅠ-nⅡ电位低于健侧的1/3，11人缺乏VEMPs。作者指出VEMPs，具有前庭源性，但不可能具有外半规管起源，很可能源于球囊。理由如下：①球囊恰好位于镫骨底板之下，这是一个可被高强度短声刺激的理想位置；②球囊初级传入纤维可对高强度声音发生反应；③球囊神经纤维在同侧颈肌运动神经元受刺激时，可产生双突触后电位，通过外侧前庭脊髓束传到同侧的颈部屈肌运动神经元。Michael(1995)等用微电极在猫前庭下神经单个传入纤维细胞内记录，发现一些纤维可对声刺激作出反应。这些纤维具有不规律的放电活动，并支配着球囊，其胞体在螺旋神经节，可反射到前庭神经核。对声刺激作出反应的前庭传入纤维，其潜伏期比耳蜗传入纤维要短，阈值要高（>90dB SPL），且仅对0.1～3.0kHz的声音作出反应。目前认为，很多种脊椎动物的前庭传入纤维具有听觉功能，起到辅助正常听觉通路，并放大高强度的声音的作用。例如颈肌反射、眼周肌肉反射以及中耳的肌肉反射等。

Colebatch(1994)发现高强度短声刺激正常人一侧耳，在同侧颈肌可记录到pⅠ、nⅡ电位，而其后的nⅣ、pⅤ电位双侧均可记录到。选择性切断前庭神经后，pⅠ、nⅡ电位消失，但在重度感音神经性聋的人依然存在。作者认为pⅠ、nⅡ电位的产生很可能是来自球囊的兴奋，相反，nⅣ、pⅤ电位并不取决于前庭神经的完整性，可能源于耳蜗。

Magliulo(2003)通过一例右侧前庭上神经施万细胞瘤（直径1.3cm），手术前后VEMPs测试结果，探讨VEMPs的来源。术前右耳轻度感音神经性耳聋，前庭功能轻度下降，VEMPs正常。术中切除上半规管，保留面神经、蜗神经和下半规管神经。

六、VEMPs的传导途径

从球囊到颈肌运动神经元之间的连接属于短潜伏期通路，其研究的结果与通过水平或垂直方向直线加速度诱发出的反应结果一致。由耳石器的活动而引出的反射活动以及前庭到脊髓感受器官感受的各种信息均被传到颈肌运动神经元。Bolton等指出，前庭丘脑反射的作用是对不可预料位移也能保持头在空间的位置。Wilson等提出，绝大多数前庭丘脑神经元是单突触性的，可由同侧径路使其兴奋。前庭丘脑反射(VCR)最基本的通路是3个神经元的反射弧，即初级的前庭传入、前庭丘脑神经元及颈部运动神经元。前庭丘脑通路中两个主要的成分是内侧前庭脊髓束(MVST)和外侧前庭脊髓束(LVST)。MVST起源于Deiter核，通过双侧的内侧纵束下行。Shinoda等指出，许多MVST神经元具有分支发出侧突到达颈部，并在颈部扩展到很大的区域。Shinoda等指出，MVST和LVST均与颈部运动神经元具有直接的联系。另外，通过脊髓的其他神经与颈部神经元间只有间接的联系。Isa 等报道，前庭核神经元还发出分支到达网状结构的广泛区域，这些区域可接受前庭传入并投射到颈髓，与颈部运动神经元具有直接的联系，因此，脑干网状结构脊髓通路对 VCR 也可产生影响。

七、影响 VEMPs 的因素及临床应用中存在的问题

Lee 等报道，影响 VEMPs 电位波幅大小的因素主要是短声刺激的强度和颈前部屈肌（胸锁乳突肌）的肌电位水平。对10个正常人采用85、90、95dB nHL的短声刺激，分别记录左、右耳刺激时的颈肌电位，发现每增加 5dB 的强度，诱发出的电位波幅均值具有极大的相关性（$P<0.00\ 001$），即增加屈肌的兴奋程度可使电位的振幅增加。VEMPs的峰潜伏期在3种不同的短声强度下是稳定一致的。峰的潜伏期和给声前颈肌电位之间无相关性。短声的强度和给声前颈肌电位的大小均对VEMPs的波幅产生影响。因此，临床研究需要控制短声的强度和刺激颈前肌电位的水平。为使VEMPs成为一种临床检查前庭丘脑通路的方法，最根本的问题是需要证明初级前庭传入可对短声刺激发生反应，其强度相当于在人的实验中所需的强度。

目前，VEMPs 尚未应用于临床，因为：① Reginald 等报道，光刺激所产生的电位中含有一种肌源性成分，主要出现在头颈部肌肉，也可广泛地传播到躯干和四肢，肌肉的张力对电位有很大的影响。因此，诱发的颈肌电位成分中声和光刺激并不是孤立的，在肘部电刺激尺神经时也可诱发出颈肌电位和枕后电位，电位的潜伏期为45ms，颈肌放松时电位消失。其结果表明具有一个多感觉通路通入颈肌束；②用超强短声固然可诱发 VEMPs，但首先诱发的是听觉反应；在非双耳全聋患者，VEMPs很难单独分离出。超强短声，特别是低频次声，可刺激听和前庭以外的其他感觉，通过后者引起运动反应；也不能排除经骨导有效地刺激对侧前庭结构的可能性；总之，短声刺激诱发的颈肌电位中有许多其他的刺激因素影响电位；③目前记录的VEMPs曲线明显缺乏特异性，不能查出隐匿的病变和提出诊断。关于电位各波的起源、振幅大小、各波出现的频率，目前尚无统一定论，其起源和传导通路还需要在动物模型上得到证实。

人的VEMPs有明显的优点，它能提供一种客观测量末梢前庭功能的数据，反映的前庭功能与前庭眼动系统和体感诱发电位不同，并具有可测性。目前，在电位的起源和波型来源分析上虽然存在着很多尚未解决的困难，但许多研究者仍在动物和人的实验中进行探索。动物试验已证明，单个初级前庭传入确实可对高强度短声作出反应，这一事实为VEMPs的检查奠定了理论基础，使VEMPs可望成为检查和诊断耳科和神经科诸多平衡失调及眩晕疾病的很有用的指标。

第三节　脉冲角加速度刺激前庭诱发电位

一、短潜伏期前庭诱发电位

利用特制的旋转装置产生脉冲角加速度，刺激豚鼠记录短潜伏期前庭诱发电位(short time VsEPs, ST-VsEPs)，是报告最多的研究起源于半规管的VsEPs的方法。以色列Elidan（1982～1991）在该领域做了大量开创性工作，并首次在临床试用，但未能推广。

Elidan 设计的旋转装置，可重复产生顺、逆时针双向脉冲角加速度，峰角加速度1 000～30 000°/s^2，上升时间 1.5～3.0ms，刺激数毫秒。刺激开始后 10ms 内，ST-VsEPs 由 5～8 个正波组成。首波潜伏期约为2ms。幅度约为5ms。以P_1、P_2波最为恒定。猫的阈刺激强度为1 000～1 500°/s^2。人的 ST-VsEPs10ms 内也有几个波，P_1潜伏期约 3.5ms，其后负波约 6ms，P_2约 8.4ms，各波波幅＜ 1μV。记录和重复性好。动物 ST-VsEPs 中P_1起源于前庭神经，P_2和P_3

产生于前庭神经核。有关人的ST-VsEPs的起源，目前尚无定论。

殷善开（1997）以脉冲角加速度刺激豚鼠，记录短潜伏期前庭诱发电位，该电位出现在刺激开始后10ms之内，由5～7各波组成。Ⅰ波潜伏期约为2.5ms。系列实验结果表明，该组电位确系前庭诱发电位。

二、中潜伏期前庭诱发电位

Elidan在动物和人体均记录到用旋转刺激诱发的中潜伏期前庭诱发电位。动物麻醉后电位消失，人体则不受白噪声影响，迷路功能丧失后该电位消失，因此，认为该电位是前庭受刺激后引起的肌源性反应。Bohmer从猴枕部记录到用旋转刺激诱发的2个负电位，其潜伏期分别为14ms和53ms。经迷路和半规管切除实验证实前者起源于前庭，而后者为非前庭来源。

殷善开（1996）实验结果表明，旋转刺激诱发的豚鼠中潜伏期电位发生于刺激开始后9～24ms，由三相波组成，最大振幅均值为28μV，并认为该电位起源于前庭末梢器官。

三、长潜伏期前庭诱发电位

殷善开在上述实验中，长潜伏期诱发电位出现在刺激开始后30～130ms，该三相波起源较为广泛。

国外文献报告均为人体实验结果，由于采用的刺激方式和方法不同，结果差异很大，其来源和和意义也存在争论。

第四节　感受器总和电位

Coal（1989）利用液压脉冲波直接刺激猫的一侧半规管，从乳突表面记录到与刺激波形相似、相位关系一致的诱发电位。该电位在乳突表面最明显，与刺激强度呈正相关，听神经切断后不消失，在听神经上可记录到幅度更大的倒置电位。根据这些特征，他认为这一电位是起源于前庭末梢感受器的总和电位（summed potential，SP）。

第五节　机械性刺激前庭诱发电位

郭毓卿（1999）根据瘘管试验诱发眩晕和眼震的原理，在豚鼠外半规管开窗后，用特制的瘘管刺激探针装置直接机械性刺激上半规管壶腹嵴，记录到一组由3～4个正波组成的诱发电位波，依次称P_1、P_2、P_3和P_4。其振幅为数微伏～十几微伏。潜伏期分别为14.69 ± 0.21ms、2.67 ± 0.23ms、3.42 ± 0.31ms和4.33 ± 0.19ms。

瘘管刺激探针装置由同步电路、动力装置、刺激探针及稳压电源系统组成。探针直径为0.5mm，尖端直径0.1mm，呈半球形。记录时将刺激探针置于上半规管膜壶腹上方，距膜壁0.5mm，针尖位移量0.6mm。每次探针移动时仅接触膜壁，对上壶腹嵴形成机械性刺激。

将刺激探针悬于豚鼠头皮上方，叠加记录时，仅能记录到一条直线，说明记录到的几个正波非电场改变所致。处死豚鼠后该电位消失，颈髓高位截断、眶内容物剜除和面神经切断后，该电位波形无改变，说明电位与眼球和面神经无关。庆大霉素损害内耳后，该电位消失。切断上壶腹嵴神经后电位也消失，说明该电位起源于前庭。机械刺激诱发前庭电位，建立了一种新的动物实验方法，但不能应用于临床。

参考文献

1. 张连山主编. 高级医师案头丛书耳鼻咽喉科学. 北京: 中国协和医科大学出版社, 2001, 330-340
2. 蒋子栋, 张连山. 电刺激诱发前庭电位. 中国医学科学院学报, 1999, 21: 203-207
3. 蒋子栋, 张连山. 白噪声影响前庭诱发电位的实验研究. 中华医学杂志, 2000, 80: 320- 321
4. 殷善开等. 脉冲角加刺激诱发豚鼠短潜伏期前庭诱发电位. 耳鼻咽喉 - 头颈外科, 1997, 4: 42- 46
5. 张左华, 张连山. 前庭诱发肌源性电位. 听力学及言语疾病杂志, 1998, 6: 92- 95
6. 张左华, 张连山. 前庭诱发肌源性电位. 听力学及言语疾病杂志, 1999, 7: 126- 129
7. Magliulo G, Gagliardi M, et al. Preservation of the saccular nerve and of the vestibular evoked myogenic potential during vestibular schwannoma surgery. Otol Neurotol, 2003, 24:308- 311
8. Seo T, Node M et al. Furosemide loading vestibular evoked myogenic potential for unilaterial Meniers disease. Otol Neurotol, 2003, 24:283- 288
9. Ohki M, Matsuzaki M et al. Vestibular evoked myogenic potentials in ipsilateral delayd endolymphitc hydrops. ORL J Otorhinolaryngol Relat Spec, 2002, 64:424- 428
10. Nong DX, Ura M et al. Saccular origing of acoustically evoked short latency negative response. Otol Neurotol. 2002, 23:953- 957
11. Versino M, Colnaghi S et al. Vestibular evoked myogenic pontentials in multiple sclerosis patients. Clinic Neurophysiol, 2002, 113:1464-1469
12. YoungYH, Wu CC et al. Augmentation of vestibular evoked myogenic potentials:an indication for distend sacuula hydrops. Laryngoscope ,2002, 112; 509- 512
13. 郭毓卿等. 实验性瘘管刺激前庭诱发电位的研究. 临床耳鼻咽喉科杂志, 1999, 13: 170-172

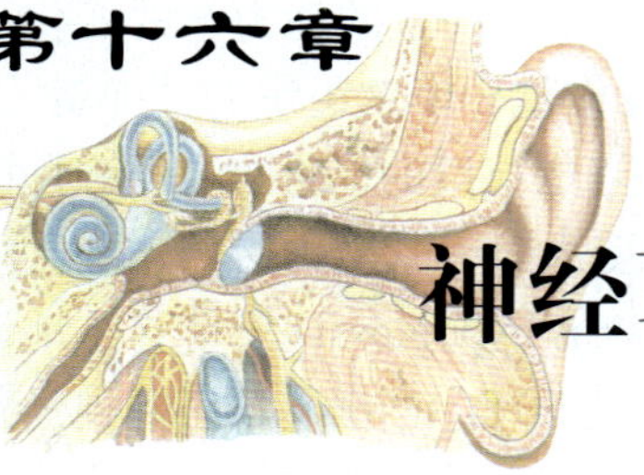

第十六章 神经耳科学疾病的神经眼科学表现

李学佩

第一节 概述

一、概述

外周前庭器半规管和耳石器受刺激，把兴奋传到前庭神经核，通过交叉和非交叉性纤维，经对侧或同侧的内侧纵束，传到眼动神经核。因此，刺激半规管和耳石器都可引起眼球运动。任何影响前庭器及其连接的因素，都会直接或间接地影响眼球运动的方向和能力。前庭病理变化产生复视和视力模糊，通过眼运动检查可以诊断。前庭眼连接是种族发生上最古老的眼运动系统，具有重要的意义。Erasmus Darvin(1796)最先注意到身体旋转引起眼运动。Flourens(1824)认识到半规管的生理功能。直至 20 世纪，才描述中枢前庭连接，并报告各种前庭功能检查方法。

通过检查 5 个主要的眼运动系统，可以很好地了解眼运动的发生。为什么眼需要运动，基本上有 3 个理由：首先是保持我们周围世界的稳定的影像。影像在视网膜上可以延迟 3 ~ 5 °/s，之后影像明显衰减，丧失视觉敏锐度。头运动时，前庭系统保持在空间的眼的稳定。视动系统通过适当的眼运动，使其与周围环境的运动相匹配。第二个理由是基于黄斑中心凹的发育，黄斑是具有最大空间分辨率的特殊区域。扫视系统把注视的目标迅速调准到黄斑；而跟踪系统利用持续的视反馈，使运动的视标能调准到黄斑。第三个理由是眼向前移动造成视野部分重叠的结果。当视标靠拢和分开时，为保持两视轴能调准到黄斑上，需要眼的运动，这就是会聚系统。

前庭系统主要功能是协调头旋转和直线运动时眼的运动，以维持视网膜上稳定的影像。视跟踪依靠比较慢的眼球运动（大概75ms），使外界的视标在视网膜上成像，因此，不能维持头在以 0.5 ~ 5.0°/s 频率旋转时影像的稳定。相反，半规管能对 16ms 以下的眼速（实际上是头速）发生反应，但是在对侧。对头直线运动的代偿性眼运动是由耳石器产生的，其潜伏期不到 35ms。

二、眼的稳定系统

最终的眼运动是整个眼运动系统作用的综合结果，因此，完整的运动系统中的一或几个常可代偿受损的前庭系统。评价整个眼运动系统，而不仅仅是评价前庭系统这一点非常重要。眼的稳定需要多个伴有前庭眼反射，包括视动、平稳跟踪和扫视系统在内的视觉系统。跟踪系统特别能代偿前庭系统异常和不对称，因此，能防止局部前庭损害时出现症状和明显的病理表现。通过动头去跟踪一个运动的物体，需要附加的神经机制，即需要联合跟踪和前庭信号的神经机制。显然，稳定系统需要视觉的输入，因此，不能有严重的视觉损害。

维持偏心的凝视需要保持凝视的神经整合机制。除了眼的位置所产生的动力学的变化以外，眼眶内静态的“弹性回复力”使眼回复到原位。可以把它看作是一个软组织的“弹簧”，当眼向比较偏心的方向移动，就像弹簧的拉力增加。为了提供适当的持续的信号去克服弹性回复力，就要向眼外肌输入，以增加“紧张力”。显然，当偏心度变大时，紧张力必然增加。神经整合器位于前庭内侧核附近的舌下神经前置核（nucleus propositus hypoglossi),它能自主地调节紧张性的信号，使与动力学的冲动相匹配，这就需要移动偏心的眼球。当出现损害到神经整合器的病理时，就会引起脉冲-阶跃（pulse-step）错误匹配。脉冲产生眼适当的扫视（快速）共轭运动，使眼移到特殊的偏心位置上，而继后的不适当的阶跃，又使眼球漂移，退回原位。当弹性回复力随偏心度的增加而增加时，眼球后退至固定状态，引起呈指数的减低慢速。这种特征性的波形有助于鉴别眼运动的各种异常。

三、前庭眼反射

前庭系统解剖已有专章叙述。半规管刺激引起与前庭神经节、前庭神经核和眼动神经核有关的3个神经反射弧的兴奋。反射弧及其相应神经元间的投射，引起与半规管平面相平行的眼运动。因此，理论上讲，判断病变的半规管，从眼震的方向就很容易确定。特定的半规管的刺激，引起相应眼外肌运动。电刺激水平半规管神经纤维，引起双眼向对侧的共轭偏移。这种眼运动与兴奋性通路（对侧展神经核 / 外直肌及同侧动眼神经核 / 内直肌）和与抑制性通路（对侧动眼神经核 / 内直肌及同侧展神经核 / 外直肌）二者有关，通过位于脑桥背盖的展神经核内的水平凝视中枢进行协调。主要刺激的输入是前庭内侧核。

垂直半规管也产生兴奋和抑制两种信号的综合反应。当兴奋性信号通过对侧中脑，同侧还保持抑制性信息。电刺激前半规管神经纤维引起向上和扭转运动，且每一眼的上极向对侧。垂直眼运动同侧较强。同侧上直肌和对侧下斜肌是兴奋的，而同侧下直肌和对侧上斜肌是抑制的。这是由穿过 rostral medulla 的纤维经内侧纵束上行到动眼神经核，在那儿，上直肌和下斜肌亚核受刺激。当上直肌亚核神经支配对侧上直肌时，双眼上抬。

电刺激后半规管神经纤维，产生眼向下的共轭偏移及向对侧的扭转性眼运动。向下眼运动对侧较强，眼旋转运动同侧眼较明显。同侧上斜和对侧下直肌受刺激，而它们的拮抗肌——同侧下斜肌和对侧上直肌则松弛。从后半规管来的投射也行经内侧纵束，神经支配眼动复合体内的对侧的滑车神经核和下直肌亚核。除此以外，从垂直半规管来的副通路穿过桥延髓连接，上行到结合臂。前半规管通路与来自后半规管的通路在解剖上是分开的，这就使它们对病理不是同等的敏感。对选择性的损害，从前或后半规管来的通路导致双眼垂直向的移位，上跳或下跳性眼震。

从左、右椭圆囊发出的均衡的输入也会影响眼位。椭圆囊纤维投射到同侧内直肌、对侧的上斜肌、上直肌、下斜肌、下直肌和外直肌。椭圆囊神经受刺激，导致眼向对侧扭转，而同侧眼上升，对侧眼下降。

第二节　症状

一、视力障碍

前庭系统受的损害多种多样，但患者陈述的症状却不多。患者偶可诉说有视力障碍。当影像滑过视网膜，而速度不能控制在3～5°/s时，患者会感到视力模糊，偏向凝视或在一特殊位置时加重，表明视稳定异常时，视力模糊会加重。通常是双眼的，也可是单眼的，实际上是不对称。

二、复视

与前庭病理有关的主要的眼症状有复视和振动幻视。复视是两视轴错误调准所致。可以是水平和垂直偏斜，并伴前庭异常。展神经或内侧纵束部分受累可引起水平错误调准。展神经及其核位于桥延髓连接区前庭核的背侧。小脑脑桥角肿瘤常损害外展功能，偶为双侧。

内侧纵束受累时，向对侧凝视时，出现水平复视。因为内侧纵束还附加传送垂直的神经传入信息，因此，在有广泛损害、特别是双侧病变时，就可在垂直凝视时出现垂直复视。这就是常见的垂直凝视轻瘫和斜向的偏斜。

视轴在相对垂直方向分离，出现垂直双视。中脑背部的脑干内的滑车神经受累是常见原因。如果未出现这一典型的滑车神经麻痹的表现，最可能的中枢性垂直复视是斜向的偏斜，是垂直的核前输入不均衡的侵犯所引起的。垂直双视也可以是眼眶病变如眼眶外伤(击出性骨折)、甲状腺眼眶病或眼眶炎症引起的眼外肌绷紧有关。比较少见的是肿瘤损害肌肉。局部病理还有眼球突出、麻木或眼球移位。

三、振动幻视

振动幻视(oscillopsia)是一种见于前庭功能失调的最有启示性的主诉，是一种静止的物体好像是在运动的异常感觉。与眩晕的区别是，眩晕是整个外周世界旋转的主观感觉，而振动幻视很少与眼运动异常同时发生。事实上，也很少发生在先天性眼震的患者。一条或几条眼外肌原发性的过分活跃，如上斜肌阵挛，是另一种振动幻视的少见的原因。此病由于第Ⅳ脑神经重复的放电，引起眼的微小扭转的垂直摆动，并伴有单侧外物跳动的感觉。

振动幻视在双侧周围性前庭病变时发病率很高。这种患者常诉说在行走时，不能阅读招牌，而停下来就能看清。前庭眼反射增益，在中枢异常时也可导致严重的由运动引起的振动幻视。振动幻视在有后天摆动性眼震时，即使在休息的情况下也可发生。

四、疼痛

神经耳科疾病伴有疼痛，同时又有眼科症状，Gradenigo 综合征是其中之一。Gradenigo 综合征通常是由中耳炎并发岩部炎引起，由于三叉神经硬脑膜返支受刺激引起疼痛。继发的复视是由于展神经在 Dorello 管穿过岩尖受侵犯所致。更常见的是由于在海绵窦处侵犯颅底，而出现疼痛性的复视。在这里第Ⅴ脑神经同时又有 Ⅲ、Ⅳ、Ⅵ 脑神经的受累，引起眼调准的障碍。老年人由于鼻咽癌侵犯颅底，出现假性 Gradenigo 综合征也不少见。

第三节 眼球震颤

神经眼科学的体征，分别由传入和传出视系统的损害引起。传入视系统连接眼和视皮层，负责视感觉。传出视系统负责眼运动、双眼调准及眼的稳定。神经耳科学病理最常影响传出视系统，特别是前庭传入及其连接。

眼震是一种眼球不自主的有节律的往返运动。眼震可以是自发的或诱发产生的。临床上习惯以快相作为眼震的方向。根据眼震的节拍形式分为急跳型和摆动型。根据眼震的运动平面，分为水平性、垂直性、旋转性和混合性眼震，例如水平旋转性、垂直旋转性、斜动性等。根据产生眼震的病变部位分为前庭性、中枢性、先天性等。眼震分为Ⅰ、Ⅱ、Ⅲ度。Ⅰ度是向快相注视时出现异常的眼运动，Ⅱ度是原位注视时出现眼震，Ⅲ度是向慢相注视时出现眼震。旁中桥脑网状结构和前庭神经核是调节维持眼球位置和运动的中枢结构，该部位病变引起前庭性眼震或凝视不全麻痹性眼震。

前庭性眼震是一种急跳性眼震，它是脑干两侧前庭神经核不平衡造成的。由于前庭核产生眼的慢运动，因此前庭核病变基本表现在慢相。凝视不全麻痹在眼震电图表现形式上和前庭性眼震不同，它的特点是眼偏离凝视侧(慢相)，随后有一校正的扫视运动(快相，基本的异常表现是不能保持凝视)。它可以是中枢神经源性的，据认为是旁中脑桥脑网状结构病变；也可以是周围眼动源性的，如周围神经、肌肉－神经连接或肌肉病变如重症肌无力。

前庭性眼震通常是由前庭或神经整合结构病变引起的。刺激从前庭核不对称地传入，或继发于前庭周围器官功能失调，引起眼球的移位。周围前庭系统病变很少只损害一个半规管，而是损害一侧整个迷路或前庭神经，所造成的神经活动的不平衡，达到中枢前庭系统引起眼运动，这种眼运动是各半规管综合作用的结果。因此，眼震常为垂直旋转性，从前或后半规管来的垂直性眼运动互相抵消。这是因为在水平半规管的情况下，紧张性的传入在对侧。一侧前庭系统病变，产生眼向病侧的偏移。原因是紧张性冲动传入到对侧水平凝视中枢丧失，而对侧前庭系统传入的同侧凝视中枢未受损害，这样，眼球将向病变侧偏移，亦即快相离病变侧。

几乎所有的前庭病变都会失去部分前庭系统的信号，导致眼球偏移。惟一的例外是良性阵发性位置性眩晕。既往认为只是后半规管病变，现在已发现有水平半规管和全部半规管的病变。当患者处于激发位置时，可诱发眼震，更证实以上说法。病理性的眼运动是垂直(对侧眼向病变半规管较强)和旋转性(同侧眼向病变半规管较强)的。由于眼震电图不能记录旋转性眼震，因此，主要的眼运动是垂直性的。

第四节　自发性眼震

一、自发性水平性前庭性眼震

所谓自发性水平性眼震，是患者直视时出现的水平面的眼震，最简单的检查方法是让患者注视35cm外检查者的手指，手指由正中向两侧呈30°移动。眼震有两个时相，快相和慢相。快相明显，以此作为眼震方向，即眼震向左，是指眼震快相向左；眼震向右，是指快相向右。每一个快相和慢相构成眼震的锯齿状轨迹，称急跳性眼震。快相是扫视运动，峰速100～500°/s。慢相是前庭性运动，最大速度为40～50°/s，振幅从0度到几十度。眼震慢相是脑干对侧前庭神经核发生的。眼向右侧偏斜是左侧前庭核的活动，而眼向左侧偏斜是右侧前庭核的活动。脑桥旁正中网状结构是快相的发生者，它产生向同侧的运动。由此可见，慢的前庭相和快的校正相发生的组织结构都是在脑干的同侧。

一般情况下，如为前庭性眼震，当眼向快相移动时，眼震增强；眼向慢相移动，眼震减弱。这就是定律。用破坏性病变最容易解释。此时，向病变对侧注视时眼震最大，向病变侧注视时眼震小。眼震大小按眼的位置分成Ⅰ、Ⅱ、Ⅲ度。Ⅰ度眼震是眼向快相方向偏斜时明显，Ⅱ度是正视位出现眼震，Ⅲ度是向慢相方向偏斜时出现眼震。很多疾病可以产生自发性眼震，观察注视对眼震的影响，对精确的病变部位定位有很大帮助。

(一) 周围前庭性疾病

单侧水平半规管病变引起脑干两侧不平衡。如是破坏性病变，对侧前庭器的活动占优势，眼的慢相向病侧，继之有一向正常侧的扫视运动，这样形成了眼震。因此，眼震方向是离病变侧的。

周围前庭性疾病引起的眼震有两个特点：①眼震肯定是一侧的，方向向着正常侧；②闭眼、戴 Frenzel 眼镜或在暗室中消除注视作用，眼震增强，眼向损害的迷路侧明显偏斜。暗室的作用在某些病例比闭眼作用大，但绝不可能发生眼震的反向运动。需要强调的是，亮光下没有自发性眼震并不意味着周围前庭性系统是完整的，因为周围前庭性疾病随着病程可以代偿，因此，某些患者只在黑暗中才有眼震。至于眼震的方向只能指示病变的侧别。刺激性和破坏性病变引起的眼震方向正好相反。

（二）前庭神经核水平的病变

前庭神经核水平的病变很像周围前庭性破坏性病变，但这只是部分病例。左侧前庭核破坏性病变引起脑干两侧不平衡，眼震向右。在注视时，由于右侧前庭核把眼推向左侧，引起眼向病侧的偏斜，而快相向正常侧。这和周围性病变很相像，但消除注视后，情况就明显不同。闭眼使眼震消失，如进入暗室，慢相速度减慢，振幅增大。

（三）高位脑干病变

对眼动的影响很复杂。与周围性和单侧前庭核病变明显相反，眼震是双侧的，闭眼和在暗室中，眼震受抑制。

（四）低位脑干病变

偶尔有延髓外侧综合征引起的自发性水平性眼震，眼震向病变的相反侧（健侧），闭眼使眼震方向逆转。如为双侧眼震，则不对称，向对侧注视时眼震消失。病变可能在第Ⅸ、Ⅹ脑神经根进入的部位，较多的是第Ⅸ脑神经施万旺瘤。

（五）小脑病变

小脑单侧病变引起向病变侧的眼震，与前庭性眼震不同，小脑病变引出的眼震，其慢相轨迹呈指数形状。闭眼或在暗室中消除注视影响时眼震强度不变。有的增强或减弱，推测小脑对控制眼位置的脑桥旁正中网状结构起作用。小脑有损害，脑桥旁正中网状结构失去控制，眼就会以指数形式向凝视的方向偏离。另一解释是小脑单侧病变产生的眼震是由于小脑失去了对同侧前庭核的抑制作用，扰乱了脑干两侧之间的平衡，从而使病变侧前庭核活动增强，使眼（慢相）离开病变侧，快相向病变侧，即眼震向小脑病变侧。小脑病变多为弥漫性，或分布在到脑干的传出径路上，眼震常为双向和对称性。

（六）颞叶病变

自发性眼震很少作为颞叶病变的体征，但如有眼震则向病变侧。消除注视的影响，眼震抑制，偶尔在暗室中出现反向的眼震。

综上所述，自发性眼震是指示病变部位的有用体征。黑暗对眼震有很明显的影响。周围病变，眼震增强；前庭核病变，眼震变慢；高位脑干病，眼震抑制；颞叶病变，眼震方向逆转；而双向眼震，常表示中枢神经系统病变。

二、自发性垂直性前庭性眼震

自发性垂直性眼震常发生在有水平性眼震的患者，虽然理论上认为垂直半规管病变可引起垂直眼震，但一般认为，垂直眼震肯定是中枢神经系统病变。在有水平眼震的患者，向上眼震比向下眼震多。核间型眼肌麻痹患者常见向上眼震。单纯的垂直眼震偶见，但意义很大。

三、几种主要的自发性眼震

（一）上跳性眼震

指眼球原位时出现的快相向上的垂直性眼震。一般分先天性和后天性。后天性眼震分三型：①原位大振幅的上跳性眼震：向上凝视时眼震增强，向下凝视时减弱，常由小脑前蚓部和延髓病变引起；②原位小振幅上跳性眼震：与上一型相反，上视时眼震减弱，下视时增强，常由延髓病变引起；③原位上跳性眼震：其振幅先大后小，故称中间型，常见于脑病。由于上跳性眼震均同时有向上平稳跟踪运动的缺陷，故属于跟踪缺陷性眼震范围。

（二）下跳性眼震

指眼球原位时出现的快相向下的垂直性眼震。常伴振动幻觉，频率2～3次/秒，快相振幅约10° 。向上或向下看时，向下的眼震减弱。眼震可以是纯粹垂直的，也可以是旋转或斜向的。垂直跟踪、向下跟踪受到破坏，而向上跟踪正常。位置试验常使眼震增强。几乎所有下跳眼震的患者都有振动幻觉。当头向上移动时，眼向下移动，而前庭眼反射正常。但在相反的方向，前庭眼反射受到扰乱，增益>1。

下跳性眼震发生的机制不清楚。Zee认为是使眼向上运动的前庭核之间的不平衡，与尾侧中线小脑结构损害有关。

引起下跳性眼震的神经科疾病，约1/3是Arnoid-Chiari畸形，其中部分合并脊髓空洞症，另1/3有遗传性小脑萎缩，也有后天性的。剩下的1/3虽有小脑体征，但不能确诊。要做影像学检查，以除外枕骨大孔病变。

（三）凝视麻痹性眼震

凝视麻痹性眼震是一种同向跳动的节律性眼震，一般见于轻度凝视麻痹。多为水平性，偶为垂直性。快相指向凝视麻痹侧，眼越向麻痹侧偏斜，眼震越明显。轻度的凝视麻痹常能向麻痹侧充分凝视，但很难保持偏心性凝视眼位，很快飘回原位，是为眼震慢相。随后又产生一个改正性急动，构成眼震的快相。如此往返不已，形成跳动性眼震，故凝视麻痹是凝视麻痹性眼震的基础，只有眼球返回原位，眼震才会停止。脑干、小脑特别是绒球和副绒球病变，中枢神经系统病变如多发性硬化、小脑萎缩等可以引起。大的小脑脑桥角肿瘤，压迫脑干和小脑，引起不对称的凝视性麻痹（Brun眼震）。Brun眼震是一种向同侧凝视时出现的低频大振幅眼震，向对侧凝视时出现高频小振幅眼震。

（四）反跳性眼震

最初报告的慢性小脑疾病出现反跳性眼震的特点，是当眼从中央向一侧偏30°时出现急跳眼震，10～30s后疲劳，振幅和慢相速度减小，眼急速回到中央；然后向对侧方向发生急跳性眼震，眼震减弱直到停止。这样，当眼向左偏斜时，快相向左的眼震变慢，减弱，然后回到正中，再转向右。一般反跳性眼震的时间比开始的眼震时间短。有时，当眼还处在偏斜位置时，就发生反向的运动。其他的病例，当眼回到正中自发性的发生反向的运动，及反跳眼震的反跳。偶尔，前庭传入冲动如常规的温度刺激试验可以诱发反跳眼震。反跳性眼震常为双侧的，也有单侧，此时，病变常在反跳的一侧。

反跳性眼震发生在长期小脑疾病，病理为小脑萎缩、肿瘤、枕骨大孔疾病、多发性硬化、药物中毒和血管疾病。如为药物中毒引起，则药物代谢后，反跳性眼震停止。有些脑干病变也可引起，但非特征性。

反跳性眼震发生的机制不清楚。有一种解释是抑制后促进的结果，认为反跳性眼震和保持向一侧凝视的脑桥旁正中网状结构被抑制有关。当向对侧凝视时，眼可能回到中央，以前被抑制后促进的抑制侧反被兴奋。正常时其他的抑制机制如从小脑的抑制径路抑制这种兴奋，但在某些小脑病变，由于损伤了抑制纤维，因此不能阻止反跳的促进，从相对意义来讲，这样的眼震也就是反跳性眼震。不管机制如何，反跳性眼震在神经科诊断中有很大的意义，它是小脑病变的明证。

（五）先天性眼震

先天性眼震是出生时即有的眼震，但出生时不一定知道。它有一些特点，即使没有适当的病史，也可做回顾性诊断。本病原因不明，有的有遗传家族史。Netteship(1911)报告一些家族几代人都有眼震。有一个家族可能有常染色体显性遗传，另一家族有X性连锁遗传。先天性眼震主要为水平性，少数为垂直性，可单独存在，也可合并遗传性色素异常如白化病。

Cogan(1967)把先天性眼震分成4型：感觉缺损、运动缺损、隐性和周期交替性。后两型在后面叙述。感觉缺损型的特点是视觉障碍，常系黄斑病变引起。白化病和色盲以及明显的眼局部异常常合并这型眼震。正视位时眼震为水平性、摆动性，两眼同时受累。水平的位移引起急跳，而聚合使运动减弱。运动缺损型是急跳性眼震，在最小眼震位置即零点时，视力不受影响，最小眼震位置在正视位时也可在零点位左右各10°，男性比女性易受损害。

先天性眼震还有一些其他特点：摆动频率波动在2～4Hz，振幅10°以下。一般为水平性，双眼同等受累。运动是双向的，但一侧比较粗大。无眼震的位置叫零点。在那些不对称的病例，眼震在中线的一侧。随着眼震增强，视觉的敏锐程度降低。患者的头向零点移动，可减轻眼震。闭眼可使眼震消失，表面上似乎是闭眼消除了固视，而使眼震消失；但事实则不然，如让患者进入暗室，有些患者眼震反而增强。Shibasaki(1978)进行了对比研究，证实闭眼使眼震消失，但在暗室或戴Frenzel眼镜消除固视作用，对多数人没有作用。因此，固视并不起重要作用。另外，主动闭眼对眼震有明显作用，而被动闭眼无作用。

先天性眼震另一特点是视动性眼震异常。一般在垂直面视动性眼震正常，而在水平面则常常反向。快相在视鼓旋转的方向，这在后天性眼震是很少见的。Hood(1974)推测当旋转的视鼓与做钟摆样摆动的眼运动方向相同时，视鼓诱发的慢相和自发性眼震成代数和，表现为快运动；相反，当自发性眼的钟摆样运动与视鼓旋转方向相反，这两个相反的运动的代数和表现为慢相。这种解释虽不满意，但在先天性眼震诊断中很有意义。

（六）周期交替性眼震

一种持续的自发性水平跳动性眼震。表现为凝视前方时两眼向一侧跳动，起初幅度大，随后停止短时间（称空档相或零期），继之出现性质相同、方向相反的眼震，然后逐渐衰减而停止，构成周期性交替性眼震。一个周期包括左、右两个方向的跳动相和一个空档相。同一患者的每个周期的时间可稍有不同，不同患者的周期亦有差异但基本特点不变。周期交替性眼震的特点是有明显规律性的水平急跳性眼震，在零点眼球从一侧到另一侧，每一周期是4s，这样，眼震在一个方向摆动大概是1.5～2s，停止摆动，然后向另一侧摆动1.5～2s。静止期后，眼震的振幅和慢相速度增至最高峰，然后逐渐减慢，进到下一个静止期。每个周期一半向左，一半向右，这两半个周期的长度在正视位时，大致相等。眼震最强时出现视力减退。

眼位置的变化可改变周期交替性眼震，眼向慢相方向运动时，周期交替性眼震消失。在靠近零点时，可诱发视动性眼震。而在其他位置，自发性眼震占优势，引起明显反向的视动性眼震。前庭刺激，无论是温度刺激诱发的单侧的前庭反应，还是旋转刺激诱发的双侧的前庭反应，都是综合了自发性眼震的代数和。病变部位不清楚。小脑病变在发病中起重要作用。很多周期交替性眼震患者有小脑病变的体征，包括共济失调、反跳性眼震和在亮光下温度反应增强。发病原因不清楚。多数患者有脑外伤、椎-基底动脉供血障碍、脑炎、梅毒、多发性硬化、脊髓小脑变性、小脑病变和颅内肿瘤。

（七）隐性眼震

睁眼时不出现，遮盖一眼可以诱发水平眼震，方向离遮盖眼。患者一般自幼一眼或双眼视力不好。眼震为双向，当分别遮盖右或左眼时，引起向对侧方向的眼震。Van Vliet出色地阐述了隐性眼震的发病机制。有段时间认为，隐性眼震取决于视网膜的传入冲动，这一说法似乎很有道理，但多数隐性眼震在黑暗中明显，如让患者在暗室中注视某处发出声音的方向，可出现隐性眼震，这和视网膜传入的机制不符。Van Vliet让患者在镜子里注视视标，然后遮盖一个视标，这时患者以为是遮盖了他的左眼，在用右眼注视，但事实正好相反。这实验说明，用指定的眼注视，这眼就是眼震方向。如患者认为他用左眼注视，事实上他是用右眼做注视，而眼震方向向右侧，这和视网膜传入的理论不一致。

隐性眼震患者的视动性眼震异常。眼震快相由自发性隐性眼震决定。与先天性眼震一样，常常引起反向的视动性眼震。单眼注视或不注视时记录眼震电图，如显示双侧眼震，易误认为中枢性病变，因此，要结合临床检查进行全面的诊断。

（八）跷板性眼震

典型表现为一眼上抬，向内扭转，另一眼向下，向外扭转；然后，一眼向下，向外扭转，另眼向上，向内扭转。每一患者整个眼震周期基本恒定，但频率不同，从每分钟 60 ~ 200 次不等。

跷板性眼震的多数患者有双侧颞侧偏盲和视力减退，病变常在第三脑室前端。颅咽管瘤、垂体瘤和原发性视交叉肿瘤常见，但也有头外伤合并视交叉损伤或原因不明的病例。血管疾病累及基底动脉，也可引起跷板性眼震，其中部分患者有视野缺损。

本病机制不清楚，但肯定不是单纯眼源性的，因为有的患者视力和视野正常。少数患者合并斜视，其病变显然在脑干，说明原发损害在较低级的前庭中枢。

（九）聚合退缩性眼震

让患者双眼聚合，向上凝视或企图产生垂直性视动性眼震时，可以引出聚合退缩性眼震。但有时是自发性的，即使在睡眠中仍有眼震。这种眼震有聚合和退缩两个相，但也可聚合或退缩单独出现。

聚合一般不受影响。除向上凝视受限外，其他方向的凝视，特别是向下凝视不受影响。眼睑受累表现为睑裂增宽。诱发眼震最有效的方法是用视鼓在垂直面向下旋转。引出的是快相向上的眼震，如有聚合退缩性眼震则可引出。退缩性眼震从一旁很容易看到，但眼震电图却很难记录，而聚合眼震则能用眼震电图记录，表现为双眼不能共轭性向内运动，一眼先于另眼几毫秒。同一患者也无恒定形式，一眼先动一二节拍，然后另眼再动。本病机制不清。Ochs 等认为聚合性眼震实际上是一种向内扫视过冲的结果。

临床神经科医师根据本眼震可精确地诊断病变在顶盖板前区，特别是松果体和丘脑的肿瘤，还有多发性硬化、血管疾病包括动静脉畸形和脑炎。第四脑室包囊虫病也有这种眼震。临床症状改善，眼震可以消失。

（十）分离性眼震

两眼摆动的方向或节律不同。方向有时相同，有时不同，即使方向相同，振幅或节律也不一致。两眼亦可分别做旋转、垂直或水平运动，即一眼垂直摆动，另一眼水平和旋转。因此，振动幻觉的发生率较高。节律也可不同，但有时两眼同步。单眼眼震是它的一种简单类型，见于小脑和小脑联合纤维同时受损的病例，如肿瘤、脱髓鞘疾病和血管病变等。亦可见于核间性眼肌麻痹，病理机制不清。

（十一）后天摆动性眼震

摆动性眼震无快、慢相，常见于先天性眼震和后天的多发性硬化。Aschoff 复习了大量多发性硬化患者的资料后指出：4% 有摆动性眼震，其中 80% 两眼摆动性眼震基本相同，呈频率为 4Hz 的正弦运动，约 1/4 患者运动是垂直面的，其余是水平面运动。临床上看到的这种眼震，眼动呈椭圆形，长轴和短轴运动差别很大，但眼震电图显示不出来。几乎所有振动幻觉的患者都有视力减退，如两眼间的眼震运动差别较大，运动大的眼视力较差。

后天摆动性眼震与先天性眼震的区别在于先天性眼震很少是真正的正弦运动，除了一种显性遗传的先天性眼震外，均不发生在垂直平面。先天性眼震两眼常相等，常合并反向的视动性眼震。

引起这一眼震的病变性质不清楚，推测是小脑运动神经核损害，因为共济失调和眼震之间有密切的相关性。刺激人的小脑运动神经核，可产生同样的眼运动。但以上推测均不令人信服，因为病变可能在脑干，也可能有一个以上的病变。

（十二）随意性眼震

不少见。常见于20岁以内，男性多于女性。眼震呈摆动性，高频(常为16Hz左右)，振幅变动在平均 5° 左右，持续时间不长，约 25s 左右，注视的影响很小。眼震开始时，需要让眼处于原位和稍内聚位，但眼运动一旦开始，就能在其他位置出现眼动。病因不明，有人认为很少有家族史，但Keyes指出有显性遗传家族史，Zhan认为有遗传家族史者不少于80%，但遗传方式不清。

第五节　眼震样运动

很多眼运动，表面上很像眼震，但实际上不是，称作眼震样运动，包括扫视性摆动、与腭肌阵挛同时发生的眼舂动等。

一、摆动运动

眼的摆动运动（oscillatory movement of the eyes）很复杂。根据在连续运动期间有无正常的扫视间期分类。

（一）有正常扫视结构的摆动

1. 微小扫视性方波急跳（micro-saccadic square wave jerks） 是一种正常现象，也可见于小脑病变或焦虑患者。这些运动在注视时出现，形成离开和向着注视点的眼运动。振幅 2～7°，平均峰速190°/s，适合扫视的大小。这一运动后常有一个向注视点的小振幅的慢运动，振幅常在3° 以下，峰速不超过40°/s。在200ms后接着产生向对侧的快运动，被认为是正常微小扫视急跳的增大。

2. 巨大扫视摆动（macrosaccadic oscillations） 比上述的要大，只发生于小脑病变，通常是急性损害如广泛到深部神经核的出血、广泛脱髓鞘和大肿瘤。巨大扫视摆动是共轭性水平性大振幅扫视，振幅0～50°，振幅增至最大后减小。典型的频率是2Hz，消除注视作用后频率减小。这些摆动的特点是在连续的扫视之间有100～200ms 的正常间期。眼震电图可以记录。微小和巨大扫视摆动都是小脑功能紊乱的典型表现，但巨大扫视摆动只出现于小脑病变。

（二）无正常扫视结构的摆动

1. 扑动样或闪电样眼运动（fluter-like lightning eye movement） Cogen认为是一种水平面的迅速的摆动运动，频率10Hz，持续3～4个周期以上。振幅只有几度。改变注视点或跟踪可以引发，提示小脑病变，其他还可见于血管病变、扁桃体炎和中枢神经系统病毒感染。有人认为不是小脑病变而是顶盖板病变。Zee 等推测基本缺陷是脑桥的中止细胞反应迟缓而导致。

2. 眼阵挛（opsoclonus） 是发生在各平面的大振幅的混乱的无秩序的眼运动，突然发生。出现于脑炎或广泛脑干病变的患者，特别是儿童，常伴有全身震颤和共济失调。Zee 等推测是细胞缺陷导致生的。

3. 眼球辨距障碍（ocular dysmetria） 眼球从一目标转向另一目标注视时，所发生的急跳过度或不足，以致眼球出现注视不准的急跳往返运动。多发生在急动终末期和两眼获得最后注视之前，震荡方向与眼运动平面一致，一次震荡期持续1～2s，振幅递减，最终停止震荡而稳定地注视目标。多见于小脑和脑干病变。

二、上斜肌阵挛

上斜肌阵挛（superior oblique myokymia）是极少见的振动幻觉的原因，特点是一眼迅速震颤，需用裂隙灯才能检查。见于各年龄组患者，持续几十年。一般是良性，不伴其他神经症状。肌电图显示上斜肌快相运动，而无拮抗肌的抑制。卡马西平（carbamazepine）可以抑制阵挛。

三、眼舂动

Fisher描述了一种眼动，重复的急剧的向下偏斜，然后慢慢向上移动至自然位，他称之为眼舂动（ocular bobbling）。临床不少见，分为3型。

（一）典型的眼舂动

两眼垂直同向偏斜，合并水平凝视麻痹，速率可以变化，不规则。温度试验很少增加眼上、下跳动率，眼一般也不跳回到水平以上。

（二）单眼舂动

与眼外肌麻痹同时存在。

（三）非典型眼舂动

与典型的眼舂动不同的是不合并水平凝视麻痹。

很多眼舂动患者有昏睡。多数患者有脑桥血管性病变。典型眼舂动也可发生在小脑出血、脑桥胶质瘤和外伤患者。非典型眼舂动见于阻塞性脑水肿、代谢障碍和多发性硬化。眼舂动很少恢复，多数死于脑桥出血和脑梗死。

（四）腭肌阵挛

特点是持续性非自主性节律性腭肌运动，一般为单侧，阵挛频率变动在每分钟100～200次，严重的可达400次甚至600次。有些患者仅限于腭肌，但多数同时侵犯其他肌肉，特别是鳃源性肌肉。故喉、面肌和横膈常受侵犯。舌、颈和肢体肌肉很少受累。眼外肌也有异常。与其他肌肉不同，眼肌对巴比妥类药物和睡眠敏感，二者都可使眼动消失。所有肌群的挛缩频率相同，而眼肌频率较低。

腭肌阵挛常无症状，患者常因脑干病变求治于神经科医师时无意中发现。偶尔患者主诉有耳听到嗒嗒声，检查者也可听到。这种噪声是咽鼓管口周期性关闭引起，也可能是镫骨肌收缩所致。喉肌运动常使发声改变。

Guillain最早报告本病的病变部位在脑干和小脑，特别是齿核、红核和下橄榄核。Nathanson认为最重要的是齿核病变。腭肌阵挛最重要的原因是血管意外，但肿瘤、脑炎、外伤、多发性硬化也可引起。

腭肌阵挛一旦发生常持续存在，除非病变好转才会停止。无有效治疗。手术治疗可进行有关脑神经切断或产生耳噪声的肌肉切断。

参考文献

1. 李学佩编著. 神经耳科学. 贵阳: 贵州科学技术出版社, 1991
2. 宰春和主编. 神经眼科学. 北京: 人民卫生出版社, 1987
3. 王纪佐主编. 神经系统临床诊断学. 北京: 人民军医出版社, 2002
4. 安得仲编著. 适用神经眼科学概论. 北京: 人民卫生出版社, 1998
5. Neuman SA, Lambert PR. Neuro-Ophthalmic manifestations of Neurotologic Disease. In: Jackler RK, Brackmann DE, eds. Neurotology. St Louis: Mosby, 1994:201-217

第十七章

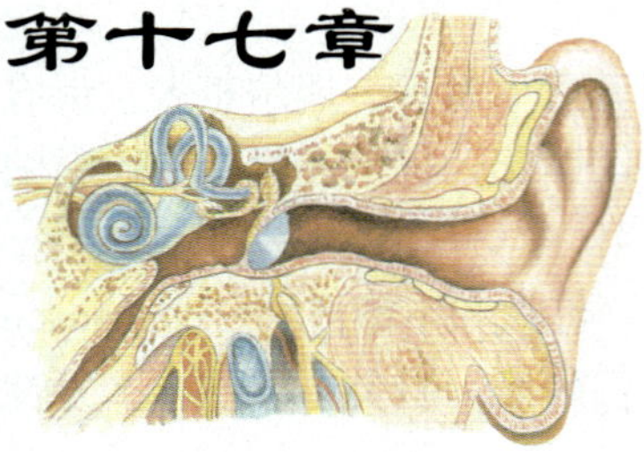

影像诊断学

唐光健　李学佩

第一节　耳及颞骨的影像学检查方法与正常影像解剖

耳及相关颞骨结构复杂、细小，大部分为骨组织，在CT、MRI等断层影像技术出现前，影像诊断主要依据各种体位平片及多轨迹体层摄影。平片影像重叠，不能清楚地显示耳的所有结构；多轨迹体层摄影对耳的结构显示好于平片，但X线曝光剂量大，且细微结构仍不能显示清楚。随着CT广泛应用于临床，特别是随着CT及MRI设备性能的不断提高，中耳、内耳及颞骨的解剖显示越加清晰，已逐渐取代了传统的X线平片及多轨迹体层摄影。近10年来，MRI技术进展迅速，除扫描速度和空间分辨率不断提高外，一些新的成像技术也不断应用于临床，如弥散张量成像可直接观察神经传导束的解剖，为神经耳科学开辟了广阔的基础研究与临床应用前景。

一、X线平片

为了尽量避免影像的重叠，常采用不同体位观察不同结构。常用的投照体位有乳突侧位、侧斜位、轴位以及颅底位等。

1. 乳突侧位（Schüller位）　在投照时X中心线向头侧倾斜30°，以避开对侧结构的干扰。可显示乳突气化情况与鼓室盖、乙状窦前壁骨质有否破坏（图17-1）。

2. 乳突侧斜位（Runström位）　可避开对侧乳突结构的重叠，但结构的投影有一定程度的变形。可观察外耳道、上鼓室、听骨、鼓窦及其入口及乙状窦前壁。

3. 乳突经眶位　主要用于观察内耳道，前庭及半规管（图17-2）。

4. 岩骨后前斜位（Stenver位）　主要用于观察骨迷路与内耳道的异常。

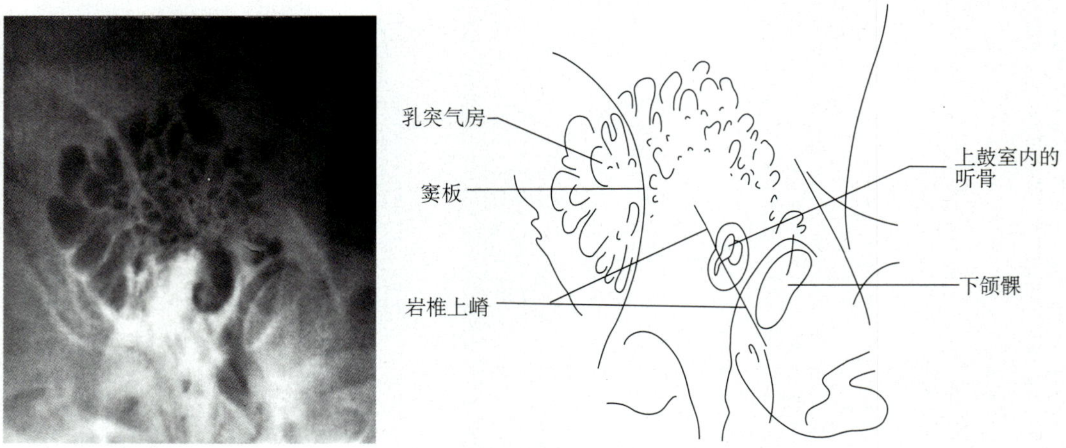

图17-1　乳突侧位（Schüller位）

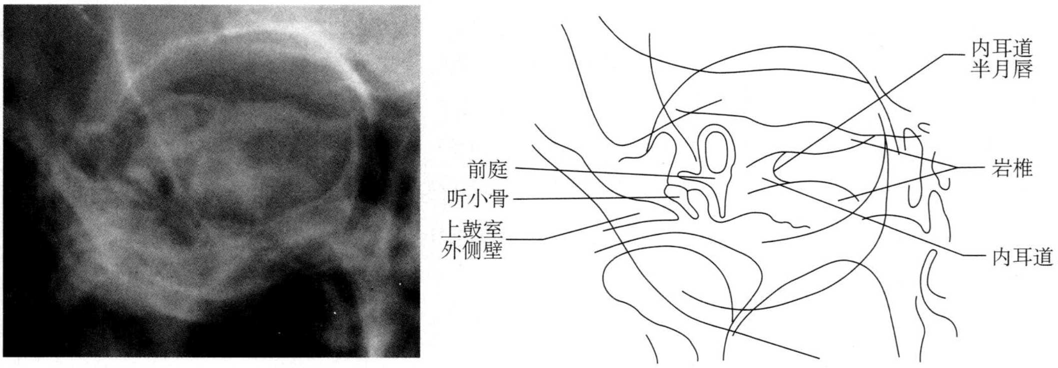

图 17-2　乳突经眶位

5. 颅底位　可显示骨性外耳道、中耳、咽鼓管及卵圆孔等结构。

其他用于颞骨的 X 线投照体位还有额枕位、颈静脉孔位等。

二、CT

（一）原理

与传统体层摄影不同，CT 是完全的断层影像。由于没有影像重叠，非常有利于复杂细微解剖结构的显示，特别是对骨的细微结构的显示尤其清晰。CT 的基本原理很简单：将所要显示的解剖层假想为是由 n 行乘以 m 列个大小相同的小立方体构成（通常 n=m），称为像体，其底面边长为显示层直径除 n，高等于层厚，由这些像体构成的行 × 列显示层称为矩阵（扫描矩阵）。测量所有方向上穿过矩阵 X 线的总衰减，就可以计算出 X 线通过时每一个像体对 X 线的衰减，即该像体的X线密度。将每一个像体的X线衰减值转换成相应灰度，并按该像体按其在体层矩阵上的坐标显示在荧光屏的相应部位，形成一个不同灰度的点，称为像素。所有扫描矩阵上体素的相应像素按扫描矩阵相同的坐标显示在荧光屏上，就形成了我们所见到的灰度断层影像，此时的矩阵称为显示矩阵。显然，像素越小，影像的空间分辨率越高。目前CT设备的像素大小可达 $0.25mm^2$。

注意：尽管像体内的物质（组织）可能不止一种，但在CT的测量与计算中，是将像体的质地看做是均匀的（图 17-3），所以在实际应用上会造成密度值的误差，这种现象称之为部分

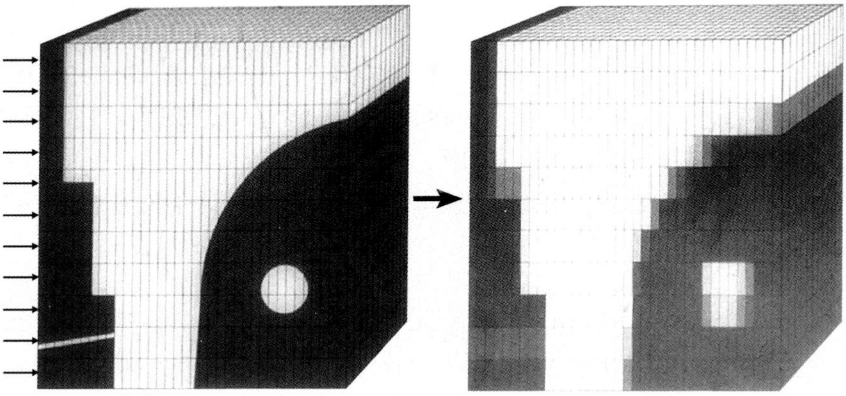

图 17-3　部分容积效应

左图中每一小长方体为一像体，像体内所包括物质不均匀时，计算机作为整体计算其 X 线衰减值（CT）或 MR 信号强度，获得的是平均值，形成右图所示的误差

容积效应或平均效应。这种效应使小于像体高度或扫描层厚的结构或器官的弧形边缘显示不清，密度值不正确。显而易见，像体的高度越小，即测量层厚越薄，其包含多种组织的机会就越小。因此，中耳、内耳CT检查时多采用薄层扫描。

另外，为了描述方便及易于理解，CT用"CT值"来描述像体对X线的衰减。CT值为一相对值，反映相对于水的X线衰减值。规定水对X线的衰减为0，骨皮质的X线衰减为+1 000，空气X线衰减为－1 000，每一个单位称为一个Hounsfield单位，记作1HU（图17-4）。

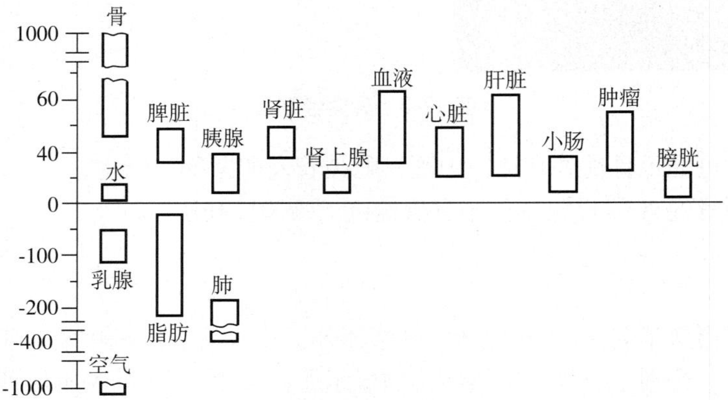

图17-4 不同组织或器官CT值的大概范围

（二）检查方法

由于中耳、内耳及相关颞骨的结构细小，因此应采用薄层高分辨率CT（HRCT）。扫描层厚为1～1.5mm。选择骨算法重建使骨与空气或软组织间高密度差的分界更锐利。

检查前患者无特殊准备。常用横轴位与冠状位扫描。横轴位扫描多采用上眶耳线为基线扫描（又称30°线扫描），以避免晶状体接受过多X线辐射。横轴位CT易显示颈静脉孔及其周围结构，颈内动脉管，外耳道，听小骨，上中下鼓室，椎隆起，面隐窝与鼓隐窝，圆窗与圆窗龛，卵圆窗龛，咽鼓管骨部，乳突窦及其入口，骨迷路各结构，内听道与面神经管的迷路段，水平段及膝状神经节部等结构。冠状位扫描患者仰卧，头过伸，扫描平面与颅底大致垂直（105°线扫描）。冠状位CT可很好地显示外耳道上棘，鼓室盖，卵圆窗，面神经管水平段骨壁，面神经管垂直部及内耳道底等结构。

耳及颞骨占位或血管异常时，可做增强CT。以60%泛影葡胺或300mg/ml的非离子碘对比剂经静脉注射，注射开始后30～60s扫描，观察病变的增强，以帮助鉴别血管结构与肿瘤以及观察病变的血液灌注，用于肿瘤的定性诊断。

影像的后处理技术，如鼓室的表面阴影显示（SSD）与内耳道的仿真内镜显示，对影像的理解与诊断也有一定帮助。

（三）正常解剖与变异

1. 外耳道与鼓室　由于成人外耳道呈略向外下的S形，横轴位CT上在下鼓室及其以下层面显示，外耳道骨部皮肤菲薄，CT不能显示（图17-5）。冠状位可显示外耳道全长，外耳道上棘显示为外耳道底上壁的小三角形骨性突起（图17-6）。

鼓室各壁的不同结构多数于横轴位可很好地显示，部分可结合冠状位扫描以更清楚显示其解剖结构。

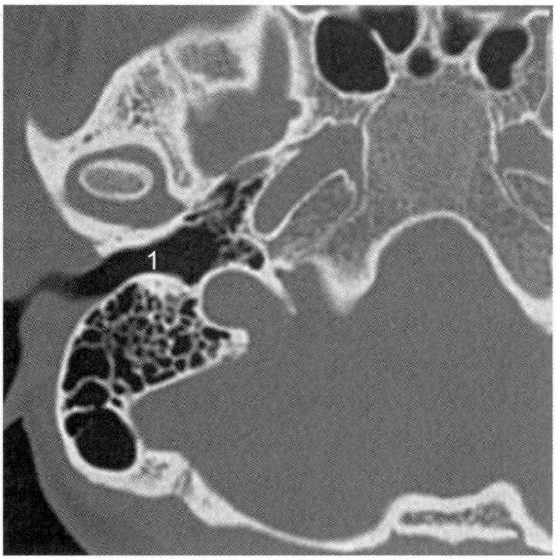

图 17-5　轴位 CT，右耳下鼓室水平

外耳道，外侧为软骨部，内侧为骨部（1），不能显示表面皮肤

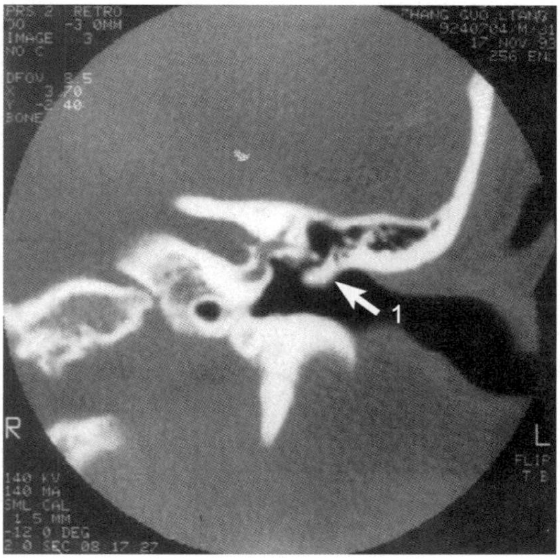

图 17-6　冠状 CT，左耳卵圆窗水平，

外耳道上棘（盾板）（1）

（1）横轴位

下鼓室层（图 17-7）：鼓室略呈三角形，前侧为咽鼓管骨部开口；外侧为外耳道。

中鼓室下层（图 17-8）：前侧为鼓膜张肌半管与咽鼓管骨部间的骨嵴凸，内侧可见膨隆的鼓室内侧壁（壁内为耳蜗的末转），其下方是鼓岬，外侧为指向鼓岬的锤骨柄，呈细棒状，鼓膜通常不能显影。

中鼓室上层（图 17-9）：前侧可见略窄的鼓膜张肌半管及其内软组织密度的鼓膜张肌，外侧为锤骨柄的斜断面，内侧鼓岬的后侧可见指向内前的圆窗龛。

上鼓室下层（图 17-10）：鼓室呈前后较长的不规则形，仍可见内壁隆起，后侧可见位于圆窗龛内的圆窗。外侧可见外耳道上棘将外耳道上部与鼓室分隔。

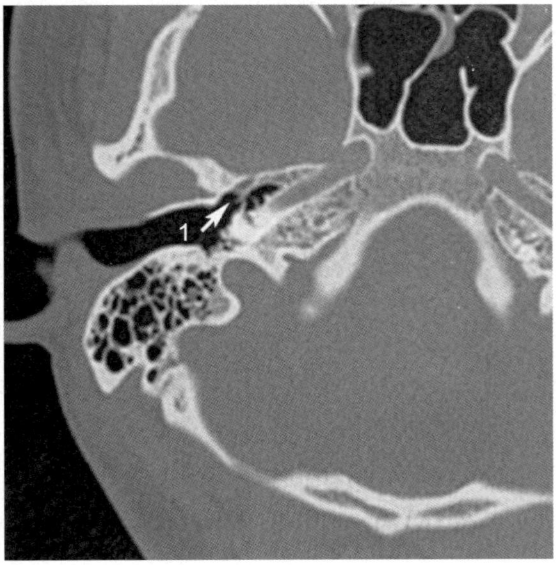

图 17-7　轴位 CT，右耳下鼓室层

咽鼓管开口（1）

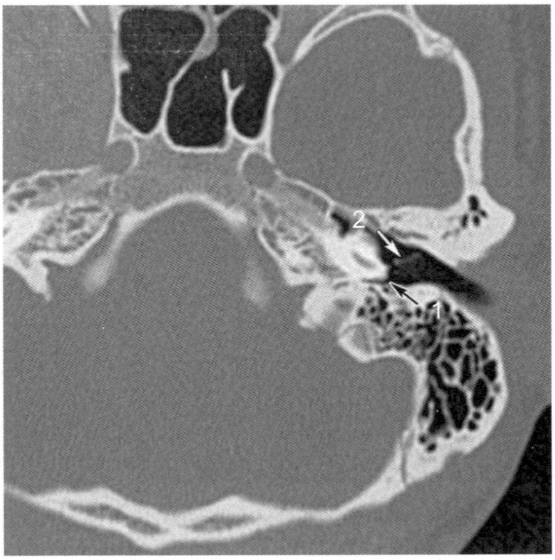

图 17-8　轴位 CT，左耳中鼓室下层

隆起的鼓室内壁内为耳蜗末转鼓岬（1）；锤骨柄（2）

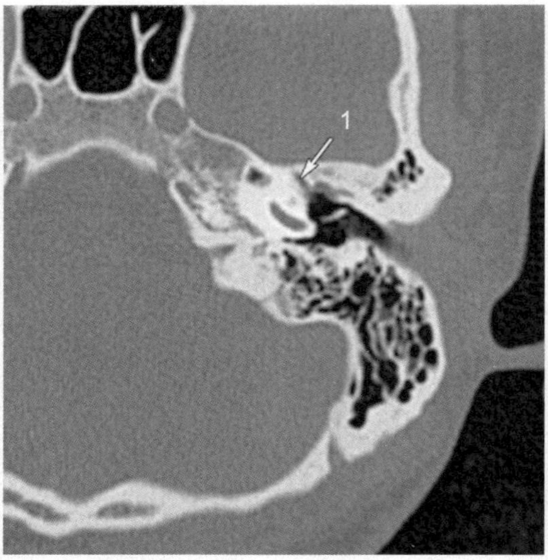

图 17-9 轴位 CT，左耳中鼓室上层

鼓膜张肌半管（1）

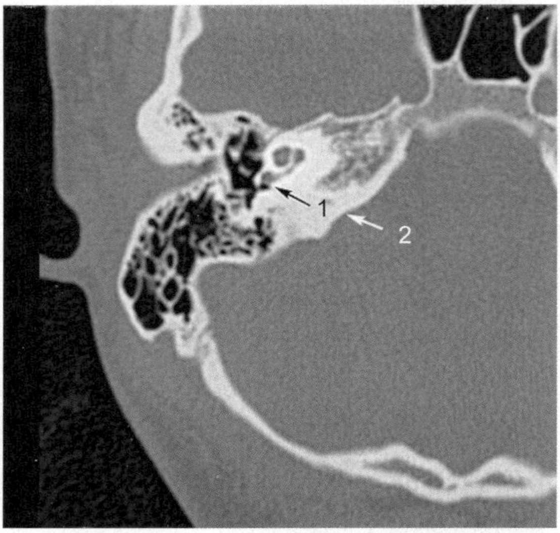

图 17-10 轴位 CT，右耳上鼓室下层

内侧象牙骨质内可见低密度螺旋状的耳蜗圆窗（1），蜗水管（2）

上鼓室中层（图17-11）：鼓室内侧壁的凹陷代表卵圆窗龛，后壁可见向前凸起的锥隆起，及其内、外侧形成的鼓隐窝与面隐窝。鼓室内的骨结构为砧骨体的部分及锤骨柄的近侧斜断面。

上鼓室上层（图17-12）：鼓室略呈圆形，鼓室内的锤骨头与砧骨构成蛋卷冰激凌状，砧骨长脚指向内壁卵圆窗龛底部的卵圆窗。卵圆窗外侧可见前后走行的面神经水平部横跨卵圆窗龛。

乳突窦入口层（图 17-12）：上鼓室内已看不到听骨，与后侧的乳突窦形成一呈 8 字形的间隙，中部的狭窄即为乳突窦入口。同一水平岩骨后缘可见向后外走行的前庭水管的开口。

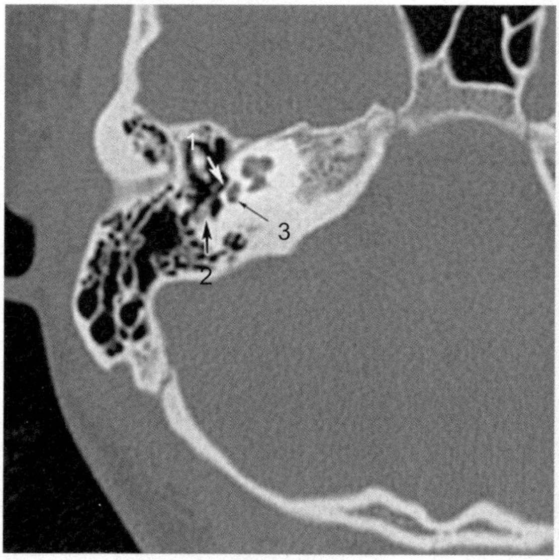

图 17-11 轴位 CT，右耳上鼓室中层

鼓室内可见砧骨体与砧骨长脚，卵圆窗龛（1）；椎隆起（2），其内、外侧的凹陷分别为鼓隐窝与面隐窝；前庭（3），其前方的耳蜗内可见高密度的蜗轴

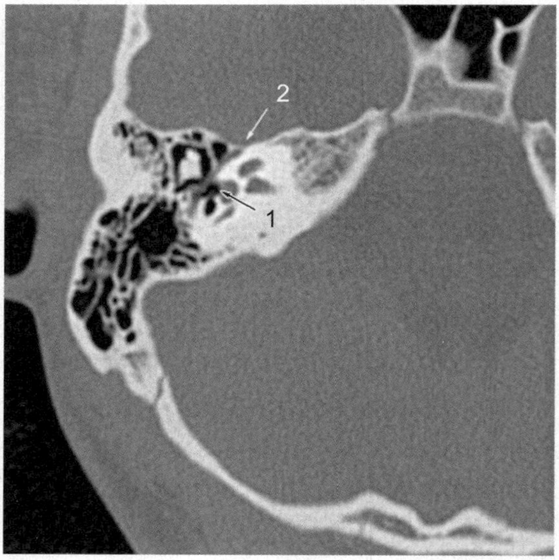

图 17-12 轴位 CT，右耳上鼓室上层

鼓室内锤砧关节呈典型的蛋卷冰激淋状，内侧为卵圆窗（1）；面神经管膝状神经节（2），向后为面神经管水平部，隐约可见其跨越卵圆窗龛

（2）冠状位

最重要的冠状位层面是经过锤骨与卵圆窗的层面（图17-14，17-15），可清楚地显示外耳道上棘与Prussak囊的位置，锤骨与砧骨，下、中、上鼓室及鼓室盖，卵圆窗的形态。高质量的影像可以显示镫骨与鼓膜。

2. 内耳　内耳的耳蜗-前庭-半规管所在平面与颅底平面间的交角向足侧倾角约30°，所以在以下眶耳线为基线的CT影像上，自足侧向头侧依次显示耳蜗、前庭与半规管的不同结构（图7-13）。

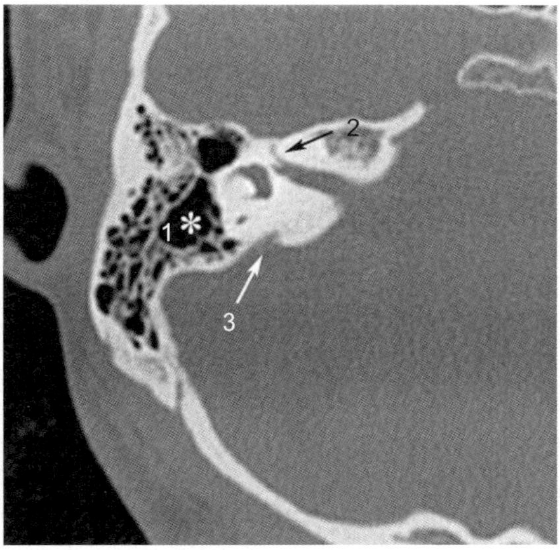

图17-13　轴位CT，右耳乳突窦入口层

乳突窦（1），前侧的狭窄部为入口，内侧象牙骨质内可见环形的外半规管与后侧小圆形低密度的后半规后脚；面神经管的迷路部（2），自内耳道底向前呈90°弧形，前庭导水管（3）

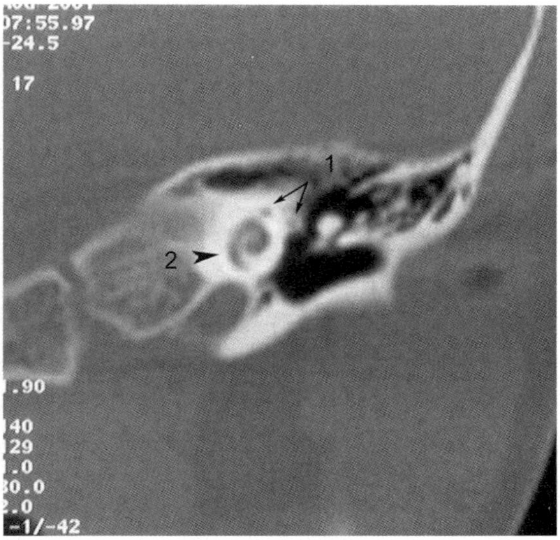

图17-14　冠状CT，左耳耳蜗水平

面神经管（1），内侧为迷路部，外侧为水平部，可见其外侧骨壳；耳蜗（2）

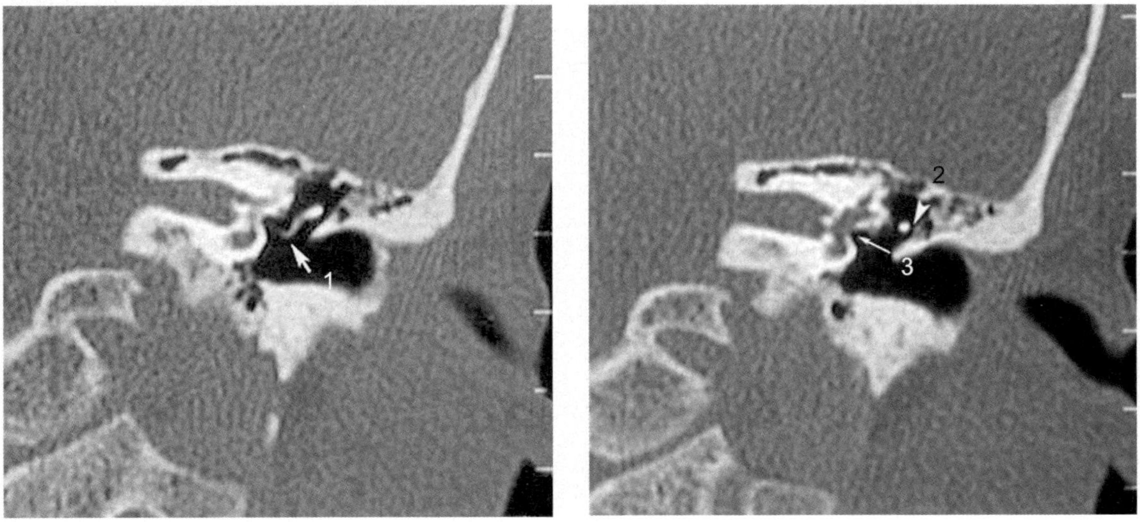

图17-15　冠状CT，左耳卵圆窗水平

砧镫关节（1）；卵圆窗（2）Prussak囊的位置（3）

耳蜗呈三层浅弧形的管状结构，顶转最小，位于前外侧，底转最大，位于后内侧，末端可见圆窗形成的壁“缺损”（图 17-10）。质量好的影像可显示耳蜗中转与顶转间的骨隔。在卵圆窗水平可见较高密度的蜗轴与内耳道底相连（图17-16）。耳蜗末转水平的横轴位像岩骨内侧的蜗导水管显示为于颈静脉孔前向内后侧的窄喇叭样结构（图 17-9）。前庭位于前庭窗龛深部的象牙骨质内，呈长圆形低密度结构，外侧为卵圆窗（图17-12），镫骨底板不能显示。各半规管的空间位置不同，横轴位CT影像上的形态亦不相同。外半规与扫描平面大致平行，显示为半环形的低密度管道与较宽的前庭相连，而前半规、后半规与其总脚只显示为三个小圆形低密度的横断面，在其弓顶才可见小管状结构（图17-17）。外半规水平岩骨内侧可见略呈喇叭口形的内耳道。有时内耳道底可显示略高的纵形骨隔（图17-13）。双侧内耳道开口宽相差不超过3mm，与平片内耳道的测量相同。冠状位上，内耳道位于前庭内侧，内耳道底的横嵴清晰可见（图17-15），与鼓室外侧较低的外耳道遥相呼应。

在下眶耳线为基线的CT横轴位影像上，内耳骨迷路的三个主要部分可在同一层面显示（图17-18）。

3. 面神经管　面神经管在HRCT上表现为粗细均匀的管状结构。横轴位像上，乳突窦入口水平可见面神经管迷路段起自内耳道底前部，呈短弧状向前弯曲（图17-13），至岩椎前缘向后折返 360°，向后走行于卵圆窗上方，是为水平部（图 17-12），高质量的CT影像可显示面神经管的薄骨壳。面神经管的折返处是膝状神经节。部分人群的膝状神经节位于骨膜下，CT影像上表现为面神经管迷路段前端岩骨外缘不连续。锥隆起深部可见面神经管的椎部（图 17-11），向下延续为垂直段，在横轴位像上表现为乳突内气房群前内侧不含气的小圆形低密度的骨“缺损”，多层连续观察可见面神经管垂直段直达茎突 - 乳突孔（图 17-7）。

冠状位上，面神经管的迷路段与水平段前部在同一层面显示，接近膝状神经节的水平表现为小的长圆形，低密度（图17-19），向后一点的冠状层面则显示为耳蜗外上的横8字形低密度结构，外侧为面神经管水平段（图17-20），卵圆窗水平层面显示面神经管水平段的骨壁，但未

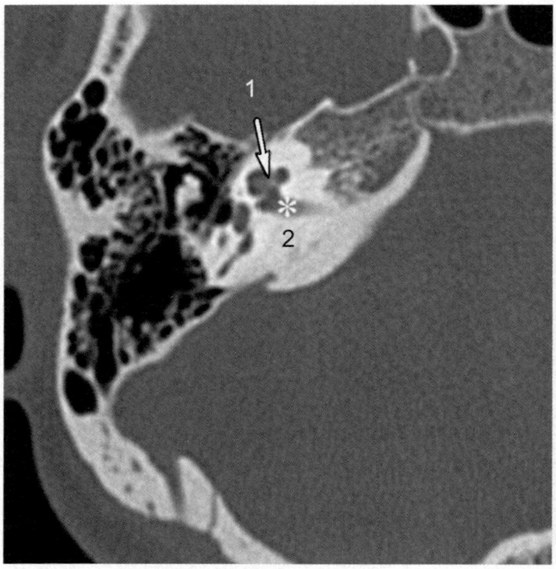

图 17-16　轴位 CT

蜗轴（1）与内耳道底（2）相连

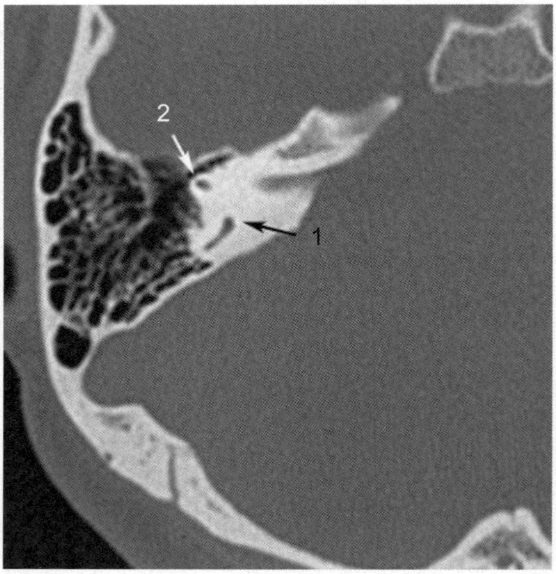

图 17-17　右耳轴位 CT

半规管前、后半规的总脚（1）；前半规的前脚（2）

显示骨壁时并不一定代表骨壁发育不全。冠状CT可显示面神经管垂直段的全长（图17-21）。面神经管垂直段前移、分叉等变异，横轴位HRCT观察最理想。

（四）颞骨底部及相邻结构

在上眶耳线为基线颈内动脉入口水平的横轴位CT影像上（图17-22），颞骨略呈三角形，岩骨尖位于前内，后外侧可见类圆形低密度的颈内动脉入口与后方的颈内静脉窝与其前内侧的岩小窝，呈一向内的“3”字形，中间为颈静脉嵴。颈静脉窝与内侧的颈内静脉孔及弯向后外

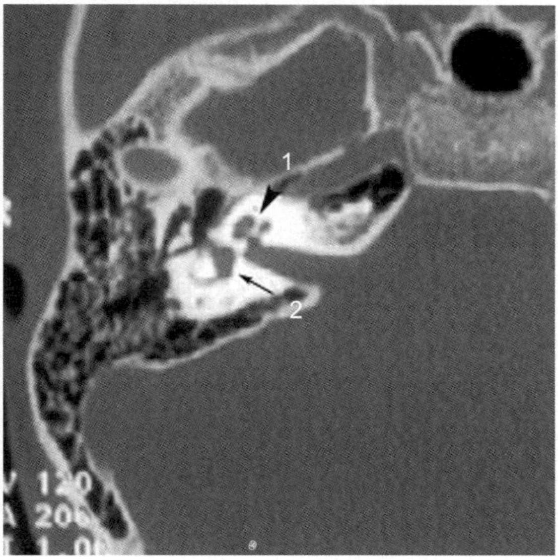

图 17-18 下眶耳线为基线轴位 CT

可见耳蜗（1）、前庭（2）与半规管在同一层面上显示

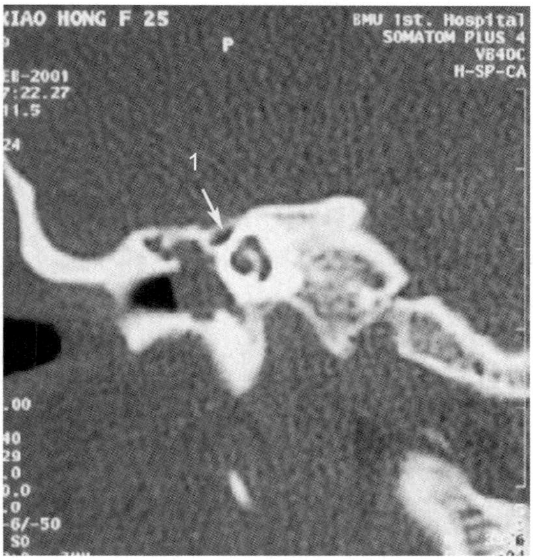

图 17-19 右耳冠状 CT

耳蜗水平，面神经膝状神经节（1）

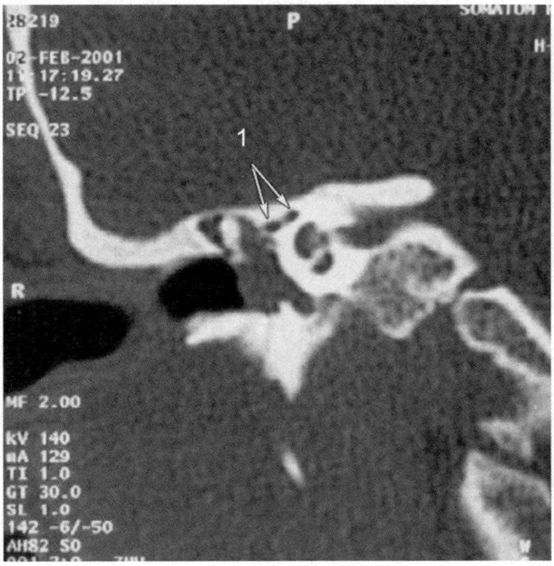

图 17-20 冠状 CT，右耳外耳道水平

面神经管迷路段内侧与水平部外侧（1）呈水平8字形

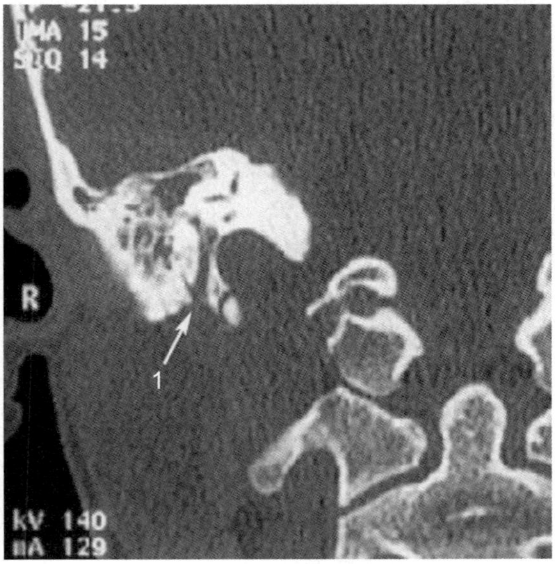

图 17-21 右耳冠状 CT

乳突前水平，面神经乳突段垂直段（1）

的乙状窦相延续，约80%的人群右侧的颈内静脉窝大于左侧。岩骨前外侧为颞颌关节，前方可见卵圆孔与棘孔位于蝶骨大翼底。内侧的枕骨斜坡与枕大孔前半部呈“人”字形，“人”字后端是左右舌下神经管。

颈内动脉管于下鼓室层显示最清楚，表现为向前内侧的管状结构（图 17-7），前端的破裂孔由岩椎与蝶骨体组成。

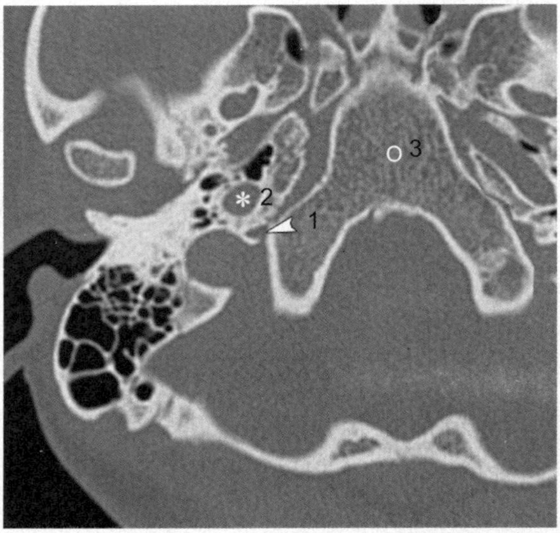

图 17-22 轴位 CT，右耳颅低层
岩小窝（1）；颈内动脉入口（2），后侧为颈静脉窝；枕骨斜坡（3）

三、MRI

MRI 对于中耳与内耳的诊断意义仍有争论。由于致密骨与空气在T_1WI与T_2WI上均无信号，因此 MRI 对中耳的观察帮助不大，多不作为耳的常规影像检查方法。但随着高分辨率 MRI 的应用，内耳的 MRI 诊断将更加重要。对于耳部肿瘤或颅并发症，如耳源性颅内脓肿或静脉窦血栓的诊断，MRI为重要的诊断方法。

因内耳与内听道内充满液体，利用耳的表面线圈，MRI 的 T_2WI可形成内耳与内听道的影像，表现为高信号的结构（图17-23）。T_2加权水成像可更清楚地显示内耳与内听道的不同结构（图 17-24）。

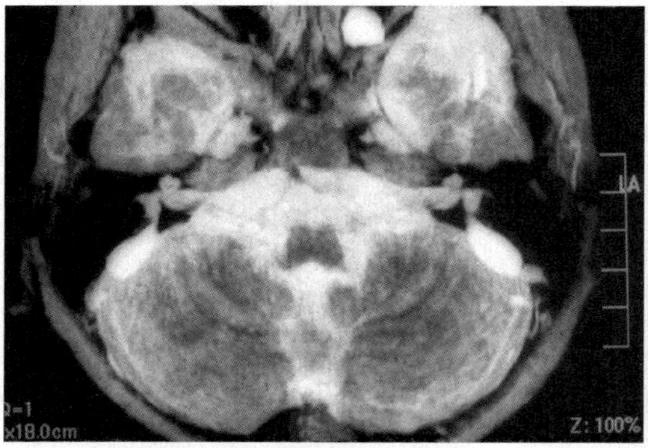

图 17-23 轴位 MRI
T_2WI 示高信号的内耳道与内耳结构

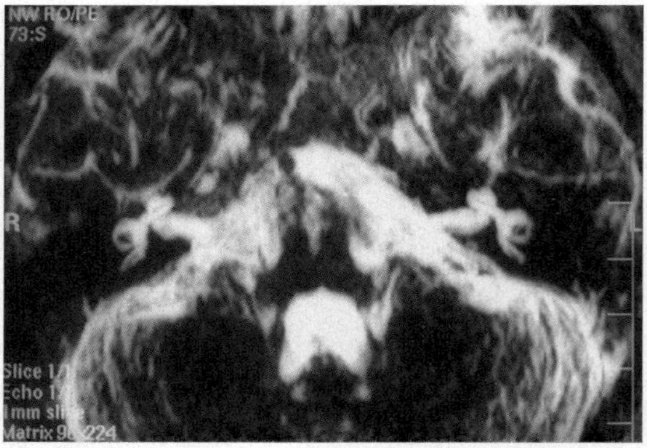
图 17-24 内耳的 MRI 水成像

第二节 耳部病变的影像学表现

一、先天性畸形

骨结构的异常是颞骨与耳的先天畸形的主要组成部分。薄层高分辨率 CT 显示好。X 线摄影骨结构重叠。MRI 骨结构无信号，较少用于耳畸形的诊断。

二、先天性外耳道闭锁

CT不但可清楚地区分膜性外耳道闭锁（图17-24）与骨性外耳道闭锁（图17-26），而且还可测量骨性外耳道闭锁的骨板厚度，观察鼓室及听骨的发育以及内耳有无并发畸形，观察乙状窦及面神经管椎部与垂直部有无前移，为外耳道重建手术适应证的选择与手术方案的确定提供充分、准确的参考（图17-27、17-28）。

垂直外耳道冠状位CT显示最好，表现为自鼓室向下的骨性管道，向下走行至颞骨下缘（图17-29）。CT可显示其内有否软组织填充。

三、鼓室畸形

鼓室畸形包括鼓室裂畸形与听小骨等鼓室内容物的畸形。CT可显示鼓室狭窄畸形的程度，冠状位显示更好（图17-30）。

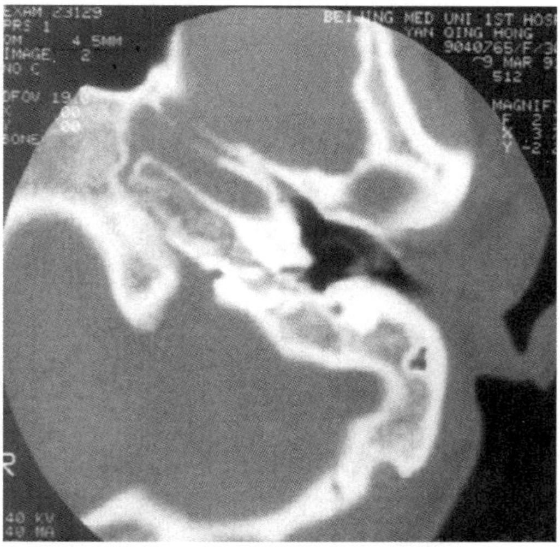

图17-25 膜性外耳道闭锁，左耳CT轴位

示外耳道软骨部闭锁

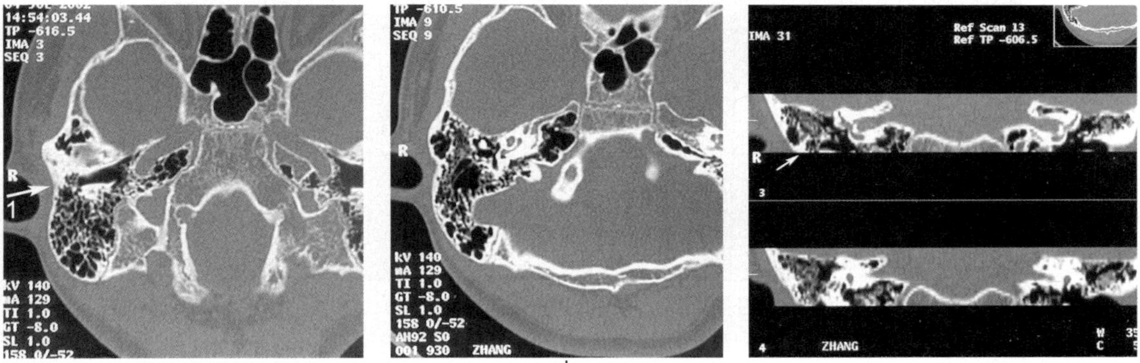

a b c

图17-26 右耳骨性外耳道闭锁

CT轴位（a、b）与冠状多层重组（MPR，c）示外耳道骨部闭锁，闭锁骨板内可见气房（1），鼓室发育尚好

CT可显示颈内动脉管或颈内静脉窝与下鼓室间的骨隔发育不良（图17-31）。伴发颈内动脉或颈内静脉凸入鼓室时，增强CT可明确诊断，表现为与相应血管相延续，同样增强的血管结构，易与鼓室内肿瘤鉴别。

听骨畸形可伴发于鼓室异常，也可单独发生。锤、砧骨畸形CT可基本显示，如砧骨长脚缺如，锤砧关节融合，听骨与上鼓室骨壁不分离等（图17-30、17-32）。镫骨细小，CT难于显示，但可通过砧骨与镫骨正常“L”状形态的改变推测镫骨的异常。

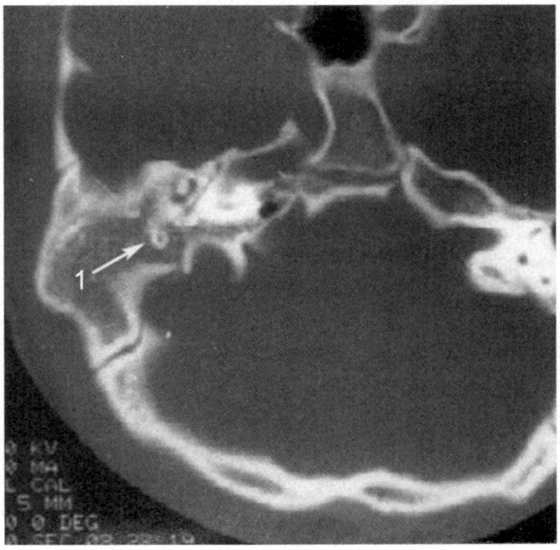

图17-27 右耳骨性外耳道闭锁，CT轴位

示闭锁骨板厚，板障型，鼓室狭小，面神经管锥体部位置前移（1）

a

b

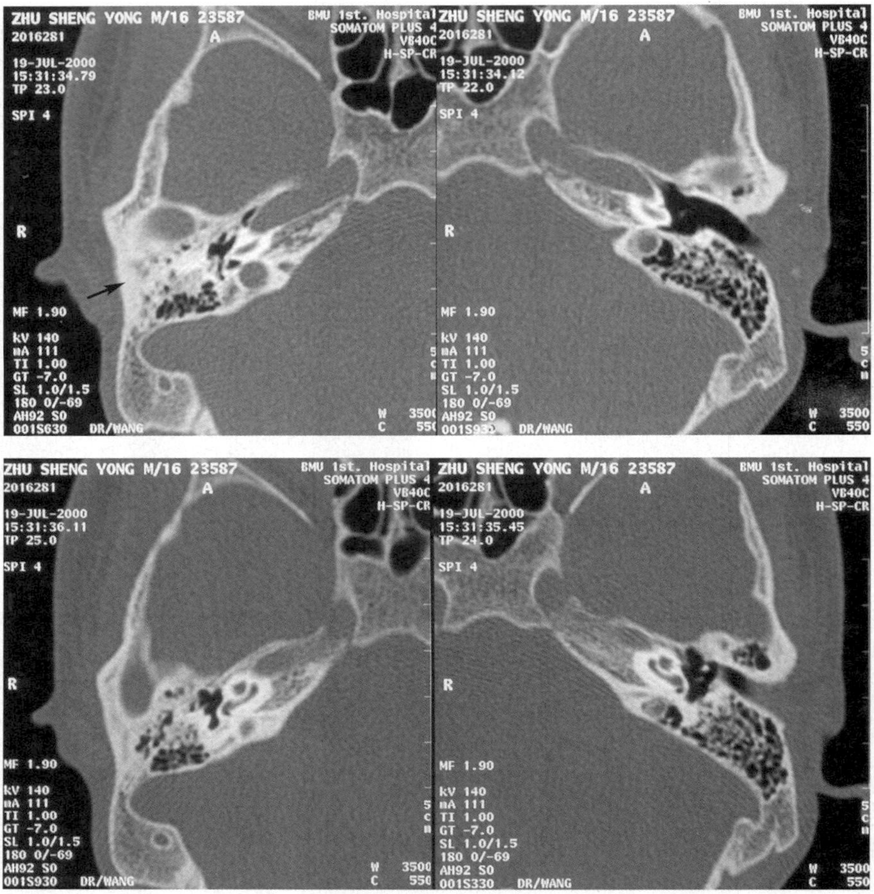

图 17-28 右侧骨性外耳道闭锁

鼓室狭小，但内耳发育正常（a、b），左侧图为正常发育的外耳道

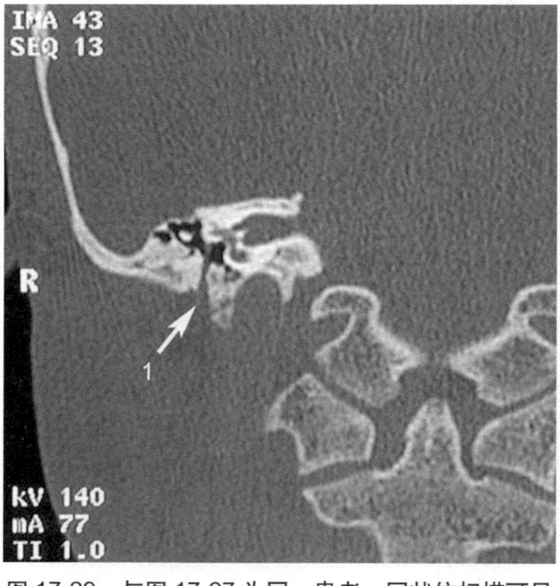

图 17-29 与图 17-27 为同一患者，冠状位扫描可见右侧垂直外耳道（1）

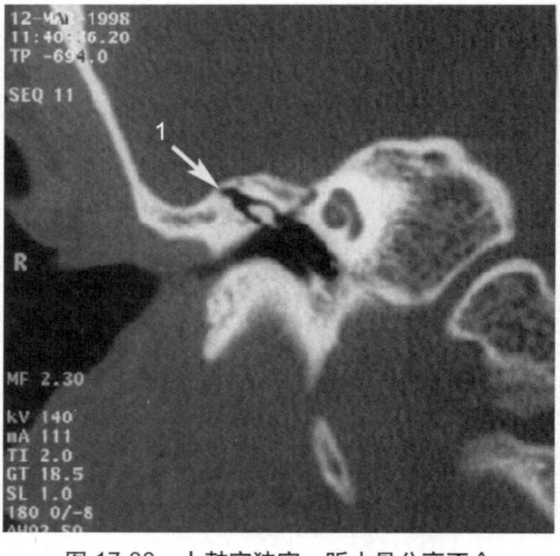

图 17-30 上鼓室狭窄，听小骨分离不全

冠状位扫描，耳蜗水平，右耳，示上鼓室窄隙状（1），锤砧骨成单一骨块，无正常形态特点

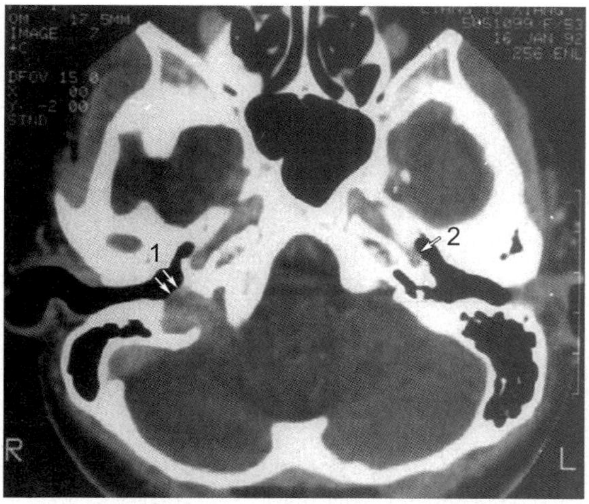

图 17-31 颈内动脉、颈内静脉骨隔发育不良
轴位增强 CT，下鼓室层，示右侧颈内静脉窝与下鼓室之间（1）与左侧颈内动脉管后部与左下鼓室之间（2）无高密度骨隔

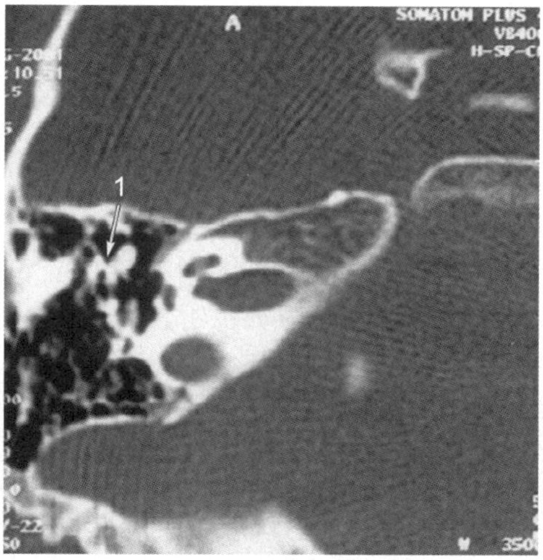

图 17-32 听骨－上鼓室分离不良，右耳轴位 CT
示砧骨体与上鼓室外侧壁间无分离（1）

鼓室内肌肉、韧带等软组织结构的异常影像显示困难。

四、内耳畸形

常见：①内耳发育畸形（Michel 畸形）：CT 表现为象牙骨内原始囊状结构，正常内耳各结构缺如（图 17-33）；②耳蜗畸形：CT 可显示畸形的耳蜗的形态，如 Mondini 畸形的耳蜗不足 2 周，仅有单个骨隔；呈提琴状的与前庭共腔的耳蜗等；③前庭水管扩大：CT 示前庭导水管管径大于1.5mm和/或与前庭或总脚相通（图17-34）；④内耳道狭窄：CT测量内耳道宽<3mm（图 17-35）。

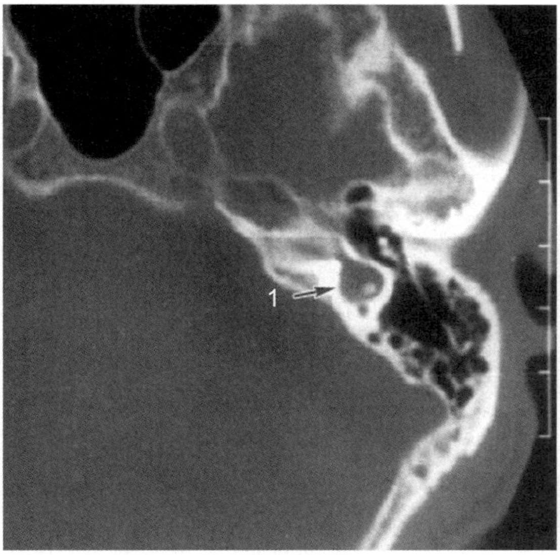

图 17-33 内耳不育畸形，左耳轴位 CT
上鼓室中层，象牙骨质内无正常骨迷路形态，而是单一囊状结构（1）

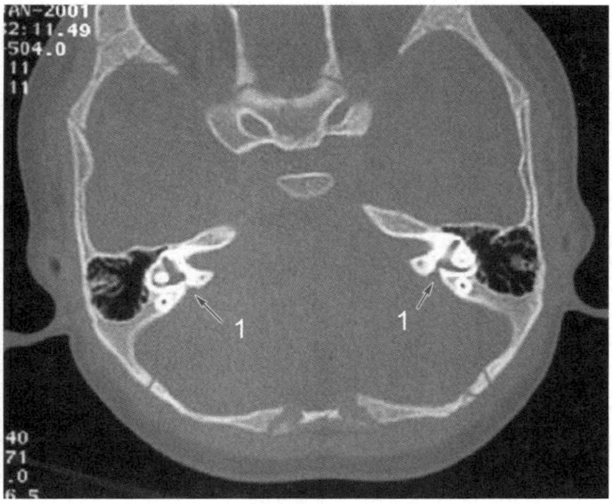

图 17-34 前庭水管扩大，轴位 CT 乳突窦入口层
示双侧前庭水管呈三角形（1），前端与总脚相通

五、外伤

与X线颅底位平片相比，CT检查体位为平卧，患者易于接受，而且影像无重叠，颞骨骨折线与耳各部分及面神经受累情况显示清晰，因此是主要的影像检查方法。

颞骨纵型骨折CT显示骨折线经鼓室盖与外耳道，与岩椎长轴大致平行，鼓室与乳突气房内液体密度影，含气消失代表出血（图17-36）。骨折线多不累及内耳结构与面神经管。高质量的影像可显示伴发的听小骨骨折或脱位（图17-37），多层螺旋CT薄层扫描影像后处理表面阴影显示（SSD）可更好显示听骨的损伤。

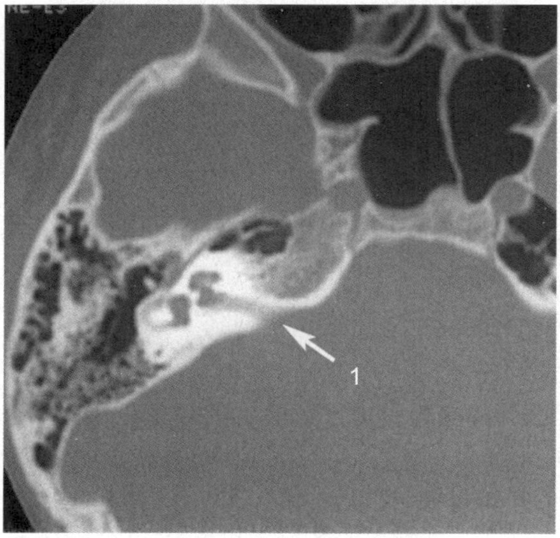

图17-35 内耳道狭窄，右耳下眶耳线轴位CT，乳突窦入口层

示内耳道狭窄（1）

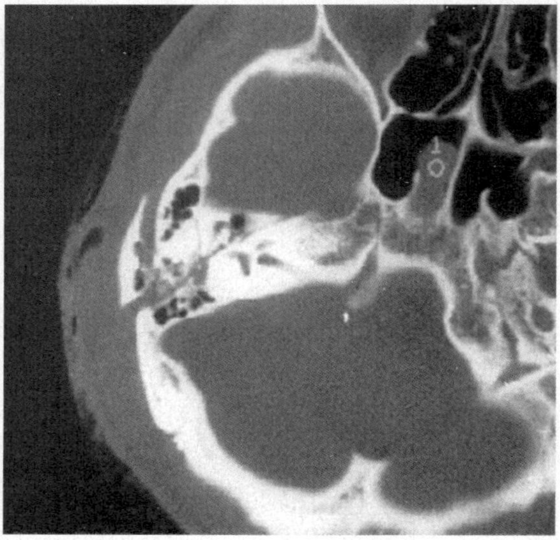

图 17-36 岩骨纵形骨折，右耳轴位 CT

上鼓室上层，示骨折线自鼓室内侧通过，鼓室、部分乳突气房内软组织密度充填，含气消失

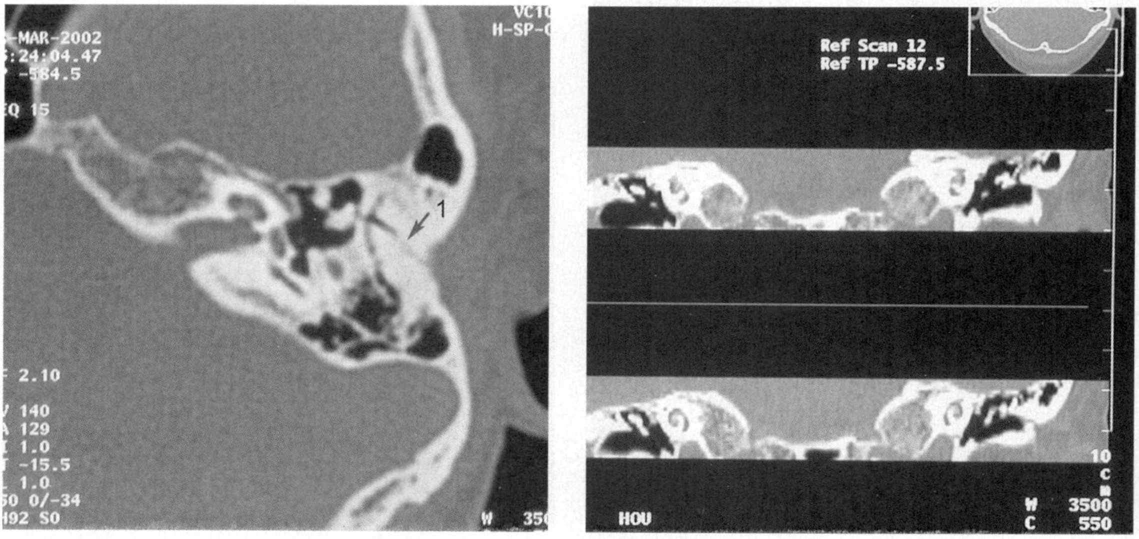

图 17-37 外伤性听小骨脱位

左图：左耳轴位CT上鼓室上层示岩骨纵形骨折，骨折线（1）通过上鼓室，锤骨头与砧骨体分离；右图：冠状位多层面重组（MPR）像，示锤砧脱位

颞骨横行骨折CT可见骨折线多不累及中耳，鼓室与乳突气房含气多无改变，骨折线累及面神经管时，结合临床症状可判断面神经损伤（图17-38）。一组25例外伤后出现面瘫的患者CT显示，面神经管受累位于迷路段6例，鼓室段14例，乳突段11例。

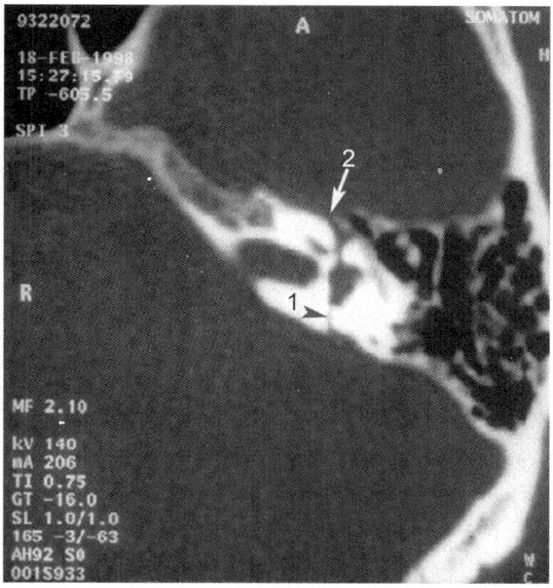

图17-38 左侧岩骨横行骨折

左耳轴位CT，上鼓室上层，可见骨折线（1）经过面神经管膝状神经节部位（2），鼓室内含气正常，患者外伤后左侧面瘫

CT还可显示血肿，脑挫伤等颅内的并发改变。

六、炎症

耳的炎症一般不用影像诊断，影像检查的目的多为确定病变是否对耳结构形成破坏以及颅内并发症的诊断。大多数病例CT可作出诊断，合并颅内病变时MRI有助于进一步明确病变的性质与范围。

七、恶性外耳道炎

又称为坏死性外耳道炎，常合并有外耳道胆脂瘤。CT显示患侧外耳道内软组织填充，相邻外耳道骨壁侵蚀破坏，多数患者破坏范围不大，但也可见破坏范围达乳突，甚至颞颌关节，此时需与恶性肿瘤鉴别。鼓室与乳突气房常有受累，CT表现为鼓室与乳突气房内较高密度影填充，含气消失。诊断需结合临床。

八、中耳炎

浆液性中耳炎时，CT可见鼓室、乳突气房内液体密度或较高密度弥漫性填充，含气消失，但听骨等骨结构完整无破坏（图17-39）。

化脓性中耳炎伴有骨髓炎时，CT可显示骨破坏的范围，表现为听骨或乳突骨碎屑状破坏，但多无鼓室或乳突窦的扩大，与胆脂瘤引起的改变有所不同。

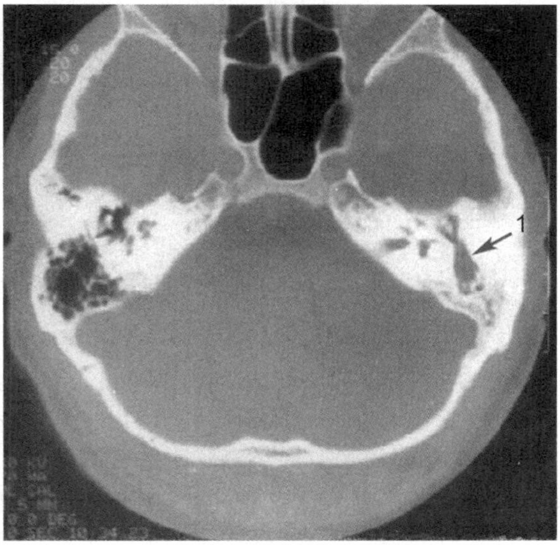

图17-39 浆液性中耳炎，左耳轴位CT

示鼓室、乳突窦内含气消失（1），软组织密度充填，无听骨及骨结构的侵蚀破坏

结核性中耳炎少见。影像表现与化脓性中耳炎表现相似，但患侧中耳骨的密度常有降低，骨破坏区内可见到细小的死骨，结合患者发病年龄较小，可作出诊断。

九、中耳胆脂瘤与颅内并发症

1. 中耳胆脂瘤　原发性中耳胆脂瘤最早发生于锤骨头旁的Prussak囊，CT可显示外耳道上棘（鼓室盾板）破坏消失，冠状位显示清晰（图17-40）。病变可表现为脂肪密度，但多为软组织密度，可能与继发感染有关。胆脂瘤可侵蚀中耳的骨结构，CT可见听骨变小消失，鼓室，特别是上鼓室、乳突窦扩大，内为软组

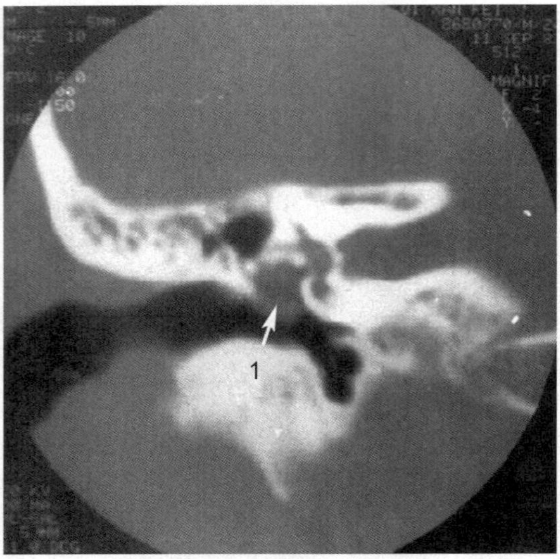

图17-40 上鼓室原发性胆脂瘤，右耳冠状位CT，卵圆窗水平

示上鼓室Prussak囊部位低密度结节（1），外耳道盾板变短

织密度。鼓室盖破坏时，CT显示其骨质不连续(图17-41)。CT与MRI均可很好显示胆脂瘤的破坏部位与范围，为手术治疗提供充分的依据。增强CT病变无强化，这一点可与肿瘤鉴别。骨结构破坏不明显时，CT与胆固醇肉芽肿不能鉴别。胆脂瘤MRI的T_1信号与脑灰质大致相等或略低，T_2WI呈中等信号强度。静脉注射对比剂后无增强，可与肿瘤鉴别。

2. 颅内并发症

（1）颅内感染：见于化脓性中耳炎或中耳胆脂瘤破坏骨结构侵犯颅内。限局性脑膜炎及少量硬膜下脓肿MRI表现为岩骨旁脑膜增厚，T_2WI高信号改变，静脉注射钆对比剂后有增强；而CT不敏感，常为阴性表现。

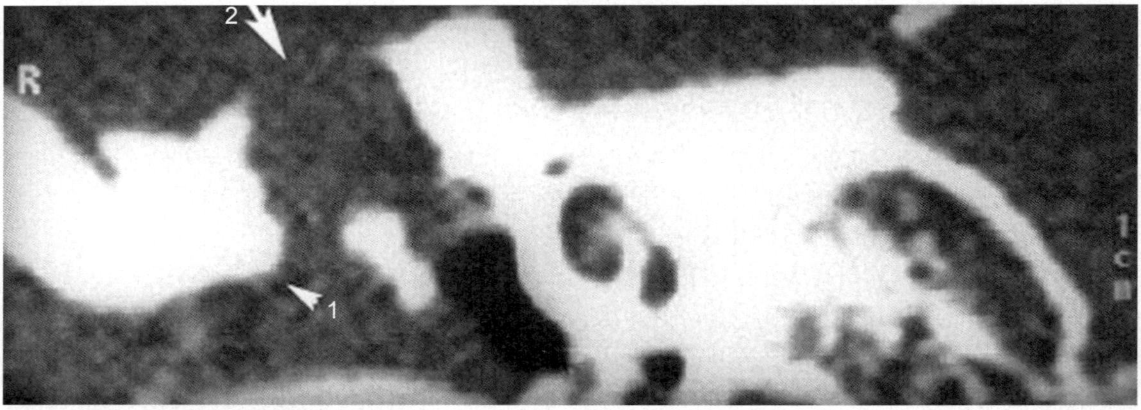

图 17-41 鼓室原发性胆脂瘤，右耳冠状位多层面重组像，耳蜗水平

可见中上鼓室内软组织密度，上鼓室扩大，外耳道盾板消失（1），部分鼓室盖骨质破坏消失（2）

感染波及颅内时可形成耳源性脑脓肿，与一般脑脓肿影像表现类似。CT显示为中颅凹或后颅凹脑内低密度占位，相邻脑白质低密度水肿，范围常较大。静脉注射碘对比剂后可见环形增强，中心低密度脓腔无增强，结合相邻颞骨化脓性中耳炎或胆脂瘤骨破坏表现，诊断不难（图17-42）。脑脓肿的MRI表现与CT类似，为T_1WI较低信号，T_2高信号的环形占位，中心脓腔为T_1更低信号，T_2与脓肿壁相等或更高信号。周围白质内为低T_1高T_2信号的水肿。静脉注射钆对比剂后T_1WI脓肿的壁可见明显增强，脓腔无增强。

（2）侧窦血栓：中耳炎症蔓延到侧窦或胆脂瘤压迫侧窦可继发侧窦血栓。增强CT可见受累侧窦内的增强缺损（图17-43）。MRI显示为受累侧窦内流空消失，为T_1略高信号，T_2高信号的软组织填充。病史较长的患者，血栓周围还可见和T_2极低信号的含铁血黄素的沉积。

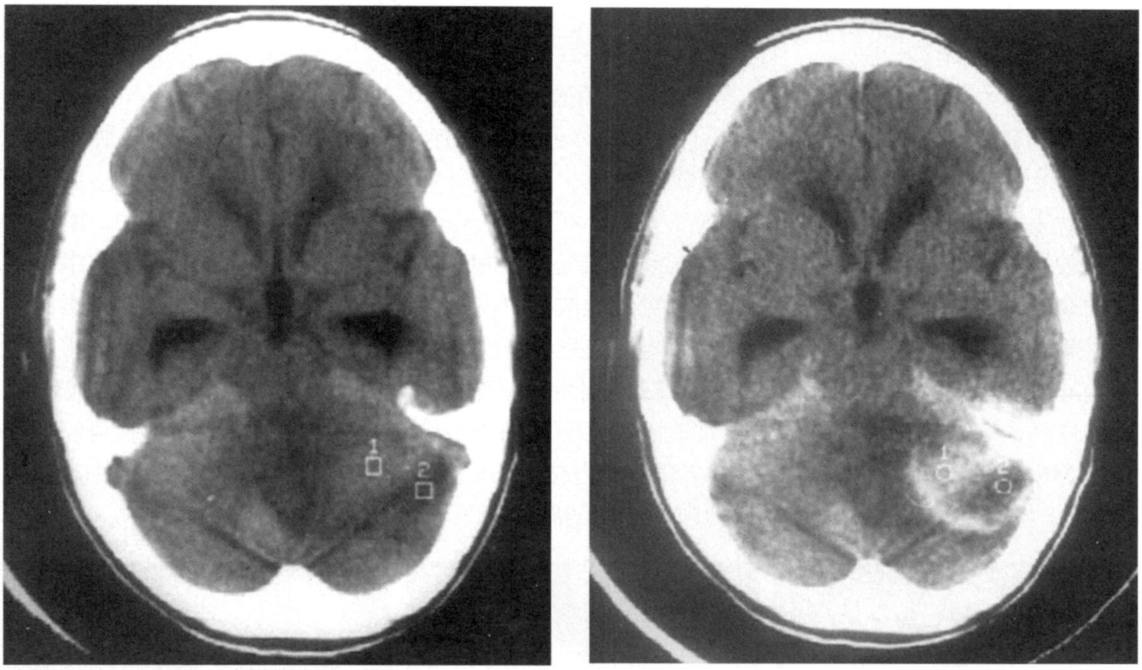

图 17-42　耳源性脑脓肿

左图：CT平扫；右图：增强CT，示左侧后颅凹低密度占位，有环形增强，相邻白质水肿，第四脑室受压狭窄，第三脑室双侧脑室积水扩大

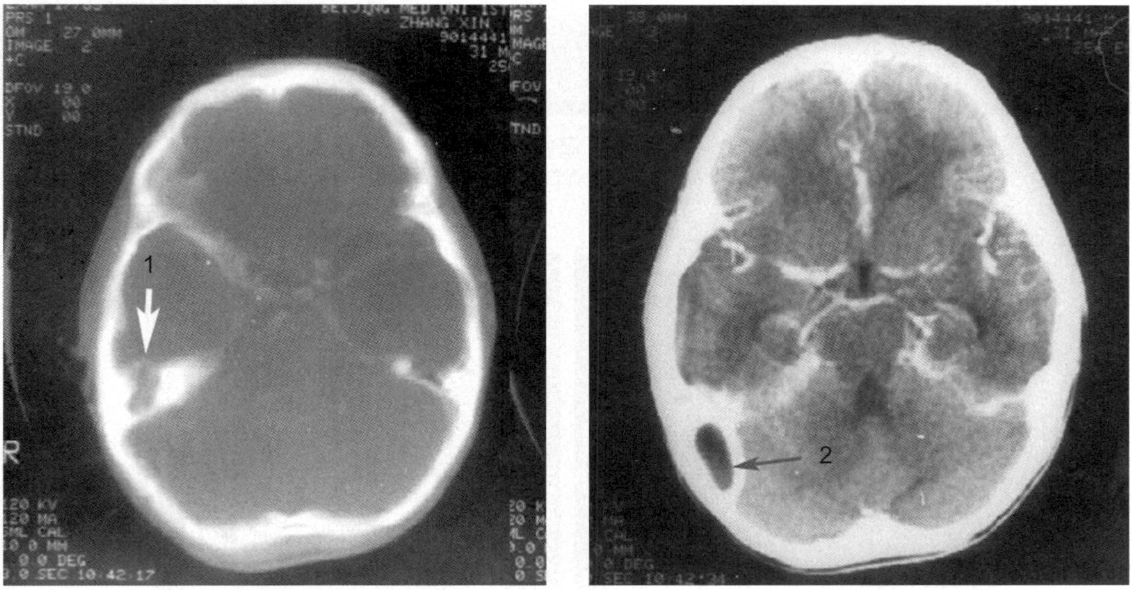

图 17-43　右侧侧窦感染性血栓

左图：轴位 CT 骨窗，示右侧上鼓室扩大（1）；右图：增强 CT，可见右侧侧窦内增强缺损（2）

第三节 颅底肿瘤的影像学

一、神经鞘瘤

有听神经瘤、面神经鞘瘤及其他脑神经鞘瘤。

1. 听神经瘤 听神经瘤多发生于位于内耳道底前庭神经或蜗神经，占桥小脑角肿瘤的近80%，绝大部分为神经鞘瘤，神经纤维瘤少见。约75%～90%的肿瘤引起内耳道扩大。X线平片诊断主要依靠内耳道的改变，敏感性较低。CT不但可见到肿瘤引起的内耳道扩大，而且可显示肿瘤本身。较大肿瘤自内耳道内长出，凸于桥小脑角，CT可见桥小脑角增宽与软组织密度肿块影。肿瘤有增强，较大肿瘤多可见囊性改变（图17-44）。由于肿瘤的占位效应，影像上可见第四脑室受压变窄，严重时可有梗阻性脑室积水。但肿瘤引起的相邻脑白质低密度水肿多不明显，可能与肿瘤生长缓慢有关。CT对位于内耳道内的小肿瘤敏感性差，而MRI增强T_1WI敏感性高，表现为无信号的岩骨内耳道内增强明显的小结节（图17-45）。位于桥小脑角的听神经瘤MRI表现为T_1WI低信号，T_2WI高信号占位，Gd增强T_1WI无相邻脑膜增厚表现（脑膜尾征），与发生于桥小脑角及少见的内耳道内的脑膜瘤不同，但多不易鉴别。

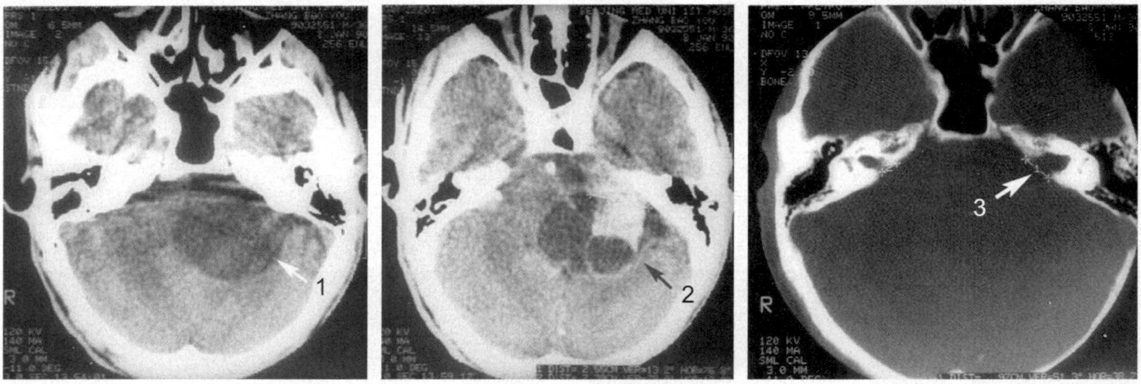

图 17-44 左侧听神经瘤

左图：CT平扫，左侧桥小脑角低密度占位（1）；中图：增强扫描可见肿瘤囊性变，左侧实性部分有增强（2）；右图：骨窗示左侧内耳道增宽（3）

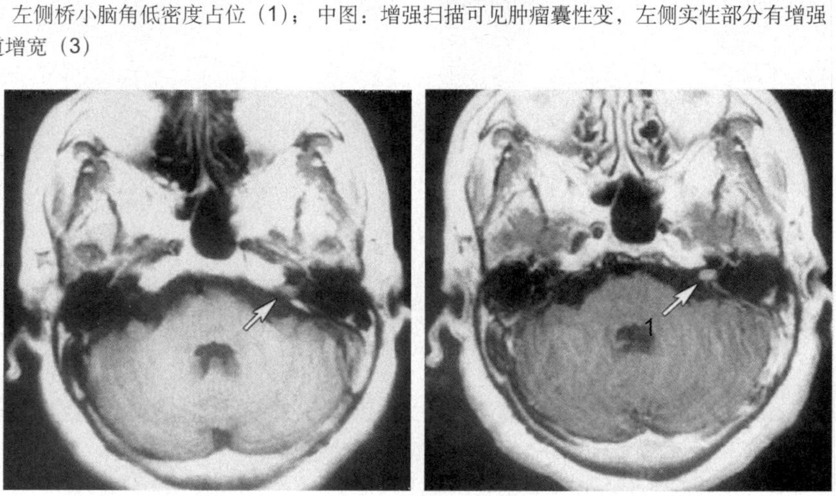

图 17-45 左侧小听神经瘤

左图：MRI T_1WI；右图：钆增强T_1WI，左侧内耳道内可见软组织信号小结节（1），中度增强

2. 面神经鞘膜瘤　面神经肿瘤，常见发生于面神经的膝部与垂直部。影像可见面神经增粗，部分可形成瘤结节，一组 10 例面神经神经鞘瘤，CT 可见 9 例面神经管扩大，鼓室内软组织影 7 例，听小骨破坏 5 例，乳突气房内软组织结节 4 例。MRI 显示肿瘤与面神经等信号或T_1WI略低，T_2WI略高信号，增强扫描有强化。发生于膝状神经节的肿瘤CT可见膝状窝的骨质侵蚀。发生于乳突内的肿瘤可凸出于外耳道内，影像检查易于与胆脂瘤鉴别（图17-45、17-46）。

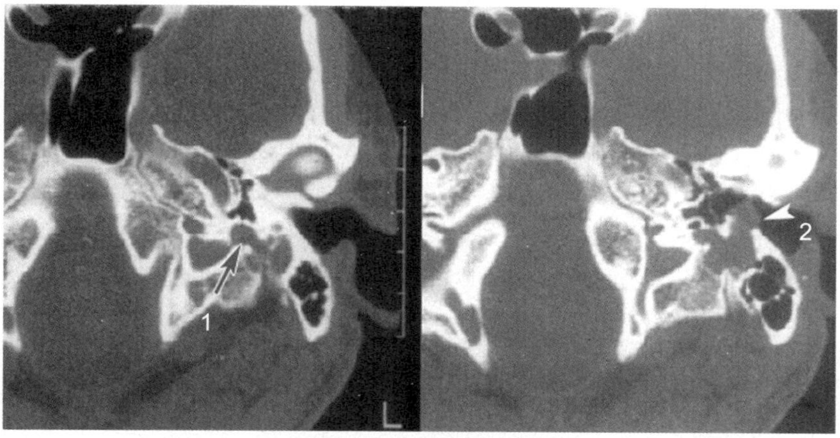

图 17-46　面神经乳突段神经鞘膜瘤，轴位 CT

示左侧面神经乳突段增粗（左图 1），肿瘤向外耳道后壁凸向外耳道内（右图 2）

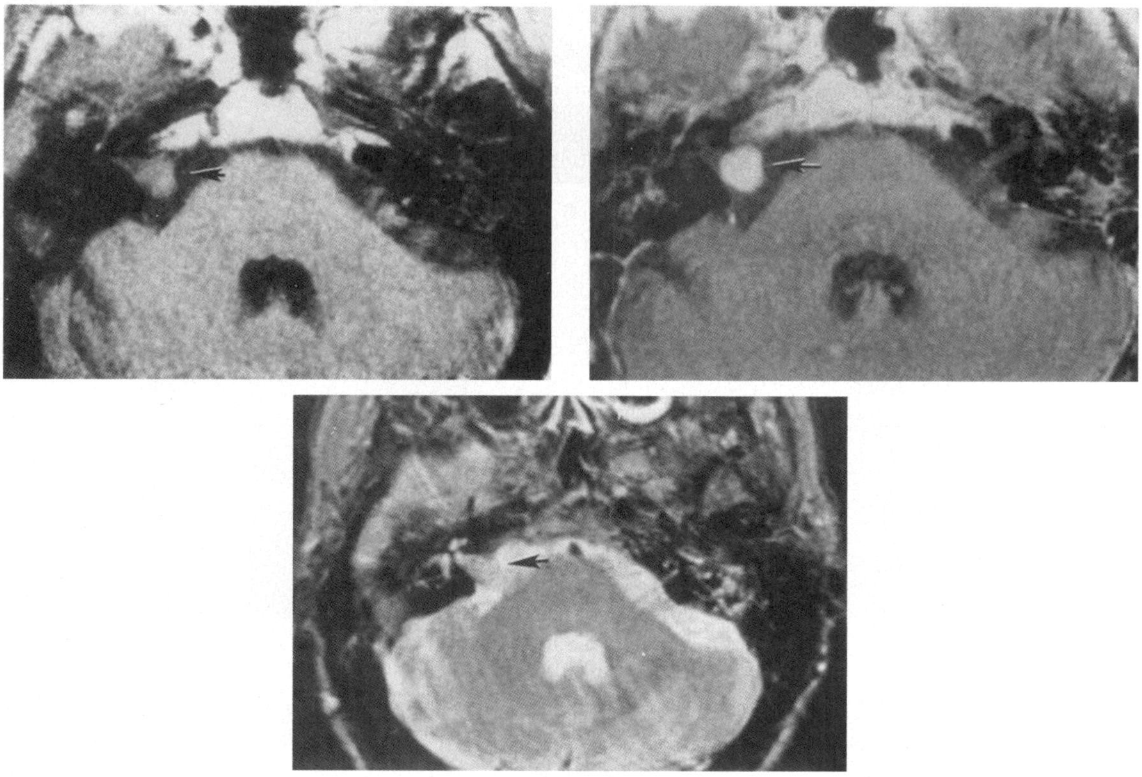

图 17-47　面神经鞘膜瘤 MRI 轴位

左上图：T_1WI，未用对比剂，肿瘤与脑对比呈异质性和高强度；右上图：用钆对比剂后，肿瘤呈增强
下图：T_2WI，与脑对比，肿瘤呈高强度

颞骨的其他神经发生的肿瘤少见。影像表现相似，除可显示肿瘤的软组织结节外，主要表现为相关骨结构的侵蚀，如舌下神经瘤引起的舌下神经管的扩大，舌咽或迷走神经肿瘤引起的颈内静脉孔的扩大等。CT显示颅底骨的改变更为清楚，而MRI可更好显示肿瘤的范围，提供充分的解剖信息。

二、脑膜瘤

占小脑脑桥角肿瘤第二位。与神经鞘瘤不同，它很少向内听道扩展。由于它是沿着岩骨生长的广基的良性肿瘤，因此，通常距内听道有些距离。绝大多数良性脑膜瘤具有典型的CT和MRI表现。在CT平扫时表现为一圆形或卵圆形的密度稍高或等密度影（图17-48），增强扫描出现明显增强，瘤周多伴有水肿，肿瘤以广基与硬脑膜相连，多伴有附着处颅骨的增生性改变。在MRI图像上，肿瘤信号与脑灰质相似，在T_1WI上为低到等信号，在T_2WI上为相等或高信号。肿瘤边缘清楚，常可见到包膜和引流静脉，亦可见颅骨变化。根据以上表现，一般可以明确诊断。但是，脑膜瘤有时也可呈不典型表现，如囊性脑膜瘤、扁平型脑膜瘤等。这时应注意上述CT密度和MRI信号强度特征，以及脑外生长的表现加以鉴别。

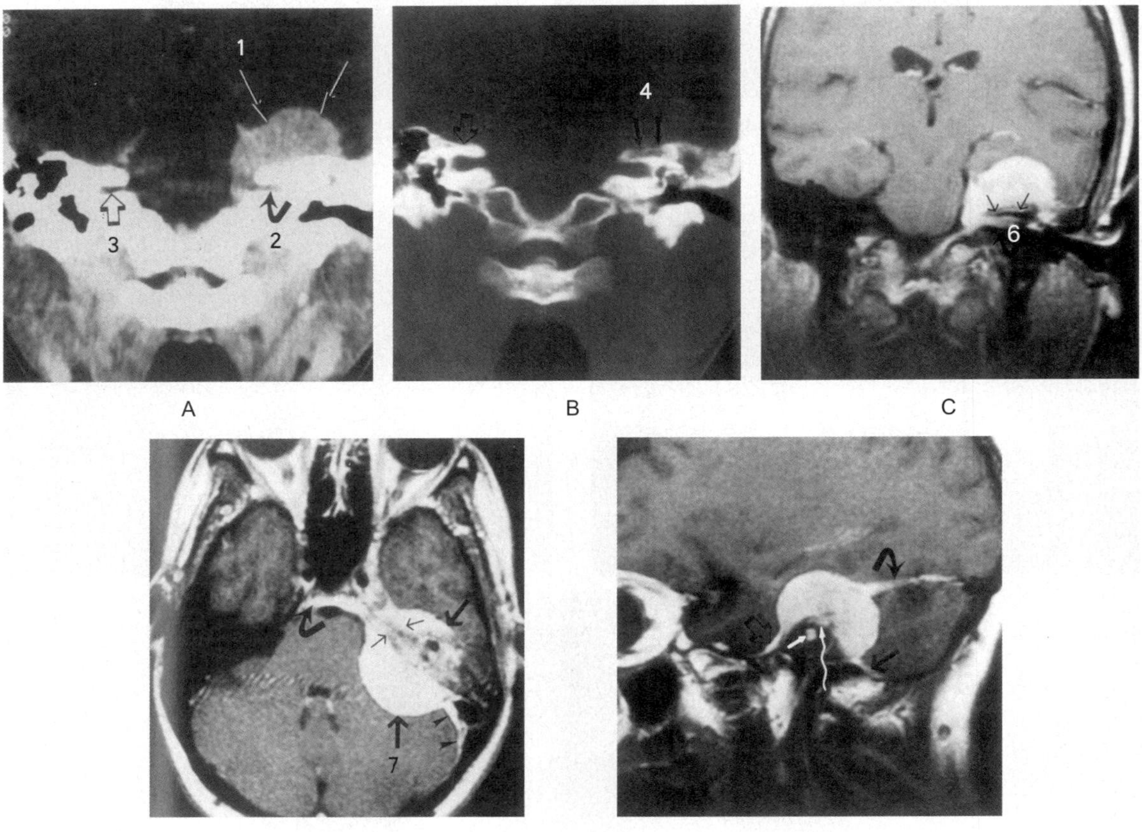

图17-48　侵及岩尖的脑膜瘤

A．冠状位CT增强，显示沿着左岩尖（1）有一增强的病变，并有强化的组织向左内听道扩展（2）与正常侧内听道（3）比较，后者含有低密度脑脊液；B．与A为同一层面，骨窗，显示岩尖上面骨质有轻度的不规则（4），宽箭头示正常侧；C．MRI增强后左内听道有异常增强（5），强化一直深达岩嵴皮质，证明侵蚀已深达骨髓腔（6）；D．MRI轴位增强显示肿瘤在岩骨前后两面（7）、岩尖内有增强（小直箭头）、有一条肿瘤尾沿左横窦壁扩展（箭头）但未阻塞窦腔、E．MRI矢状位增强后显示内听道内有增强的组织（直白箭头），在此平面有深达岩嵴皮质的异常增强（弯曲白箭头），“硬脑膜尾”是肿瘤侵蚀后颅窝（直黑箭头）和脑幕（直黑箭头）

三、蛛网膜囊肿

是脑脊液被包裹在蛛网膜下腔内所形成的袋状结构，是一种蛛网膜-软脑膜之间的良性占位性病变。有先天性和后天性两种。先天性居多，系蛛网膜发育异常所致。其囊肿与蛛网膜下腔完全隔开，又称真性蛛网膜囊肿。发生在侧裂池者常伴颞叶发育不全。后天性多系外伤、感染及蛛网膜下腔出血等引起蛛网膜下腔广泛粘连所致，多数与蛛网膜下腔之间形成狭窄的通道，故又称假性蛛网膜囊肿。

CT：平扫为局部脑池、脑裂扩大，呈与脑脊液一致的低密度灶，病灶呈圆形或椭圆形，边界清楚，无瘤周水肿。局部脑组织可受压移位。骨窗可见较大囊肿引起的颅骨变薄、膨隆。增强后扫描无增强征象。增强前、后扫描均无法显示囊壁。但CT可勾画出囊肿轮廓，也可判断蛛网膜囊肿与蛛网膜下腔是否相通及通畅程度，有重大的临床意义。一般较通畅的蛛网膜囊肿，腰穿注射造影剂后15～30min做CT，可见部分造影剂进入囊肿，6～9h后囊肿内充满造影剂，CT密度与正常蛛网膜下腔造影剂密度一致。不通畅的囊肿，腰穿6～9h后才可见部分造影剂进入囊肿。

MRI：典型囊肿 T_1WI 呈低信号，T_2WI 呈高信号，与脑脊液信号完全一致（图17-49）。当蛛网膜囊肿伴发囊内出血时，T_1WI和 T_2WI常为高信号；囊肿伴感染时，囊内蛋白质含量较高，T_1WI 和 T_2WI 信号可略高于脑脊液。另外，有1/3的先天性侧裂池蛛网膜囊肿伴有硬脑膜下血肿，根据出血时间不同，而呈不同的MRI信号。增强后MRI无强化现象。

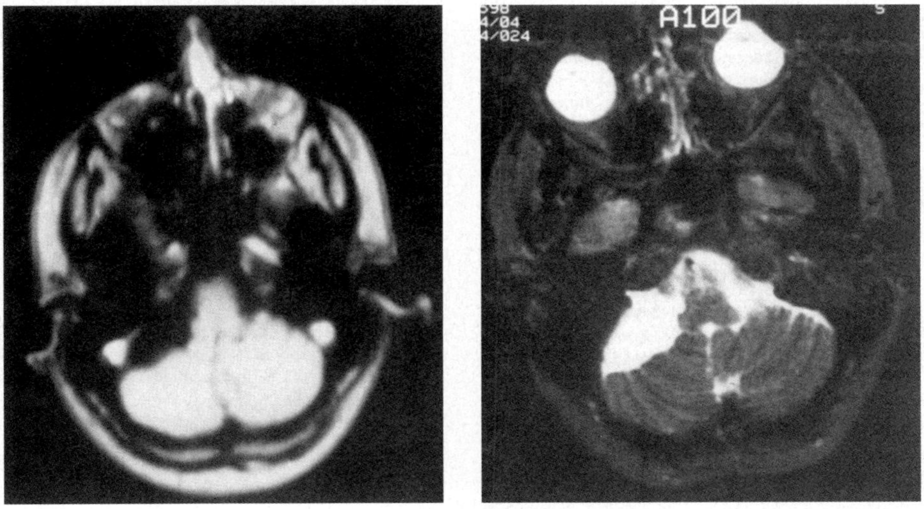

图17-49　右小脑脑桥角蛛网膜囊肿

左图：MRI T_1WI；右图：T_2WI 显示与脑脊液等密度的蛛网膜囊肿的典型表现；对右侧小脑半球有肿瘤压迫效应

四、化学感受器瘤

多见于颈总动脉分叉部的颈动脉体与颈内静脉球部，发生于鼓室的化学感受器瘤罕见。影像表现为鼓室下部软组织结节，常伴有鼓室积液，使肿瘤显示不清。相邻骨壁少有压迫吸收，静脉注射对比剂后CT或同MRI可见明显增强（图17-50），MRI有时可见瘤结节内流空无信号的血管结构，呈点状高信号与点线状无信号的流空的“盐和胡椒征”。血管造影可见肿瘤染色。

颈内静脉球部的肿瘤相对多见，影像可见颈静脉窝血管部扩大，边缘模糊。肿瘤较大时可突入鼓室。静脉注射对比剂后肿瘤增强明显，可与神经鞘的肿瘤鉴别。CT与MRI可准确显示肿瘤的范围与对周围结构的破坏（图17-50）。

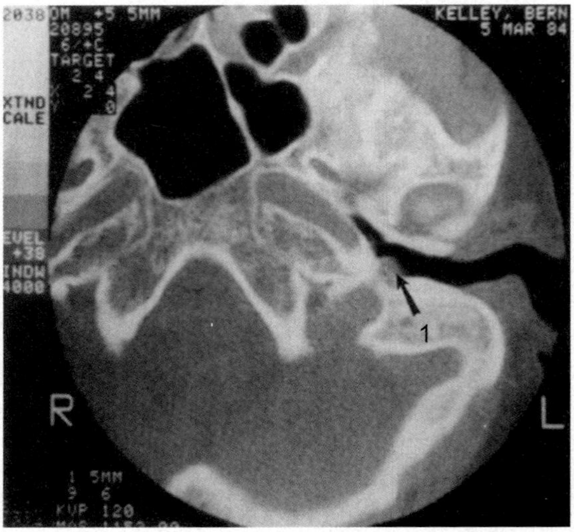

图 17-50　鼓室球体瘤，CT 轴位，骨窗

左侧中耳鼓岬部有一异常的软组织肿块（1）

五、表皮样囊肿

发生于岩骨旁的表皮样囊肿，也有人称之为先天性胆脂瘤。影像表现为颅内的囊性占位，CT显示病变内密度较水略高，相邻颅内容可受压变薄。静脉注射对比剂后病变无强化，但由于骨壁侵蚀与乳突气房相通，出现感染后可见病变周围局部增强（图17-51、17-52）。表皮样囊肿的MRI T_1WI多为中等信号强度，T_2WI为高信号，未发生感染时病变无强化。

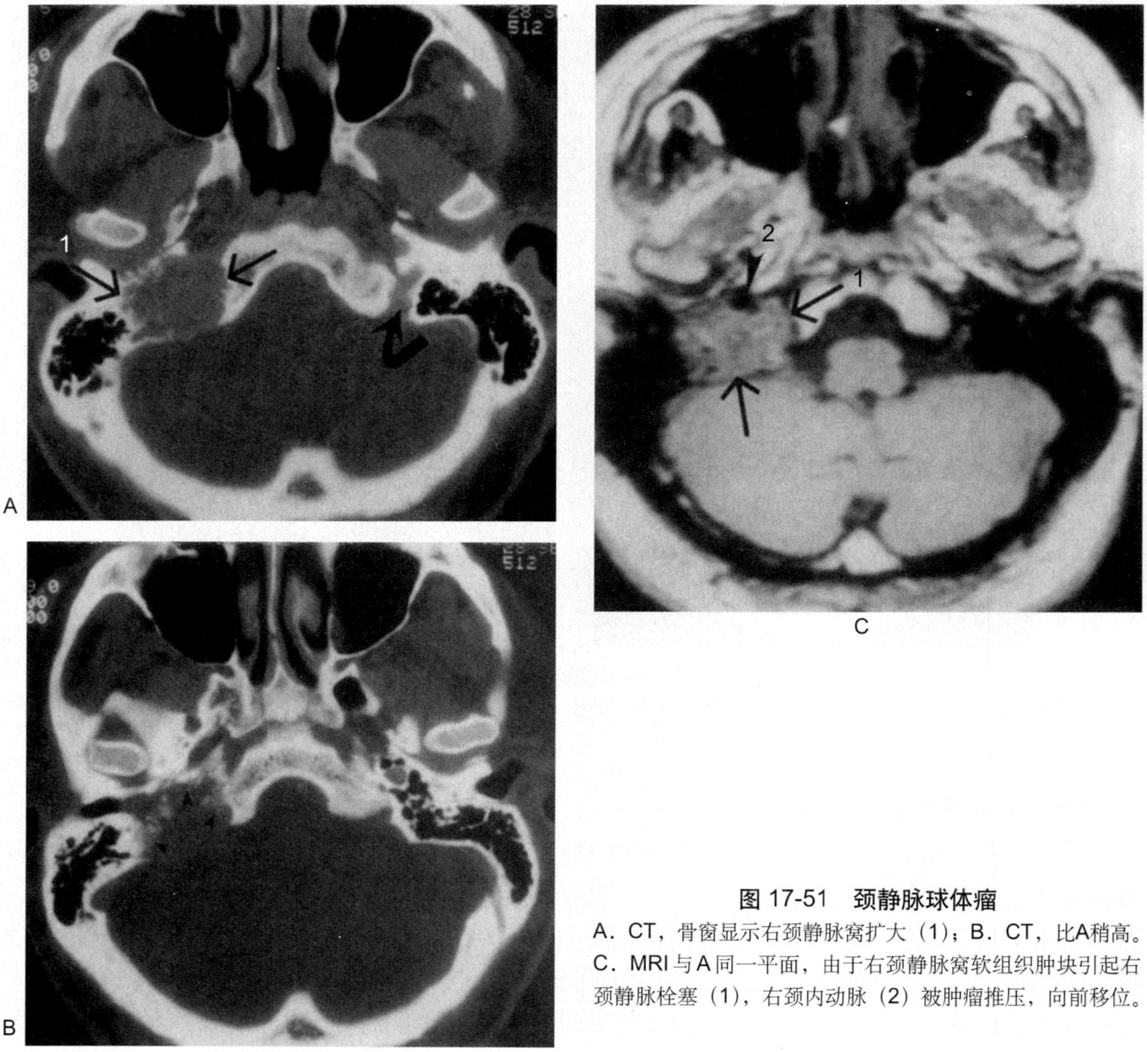

图 17-51　颈静脉球体瘤

A．CT，骨窗显示右颈静脉窝扩大（1）；B．CT，比A稍高。C．MRI与A同一平面，由于右颈静脉窝软组织肿块引起右颈静脉栓塞（1），右颈内动脉（2）被肿瘤推压，向前移位。

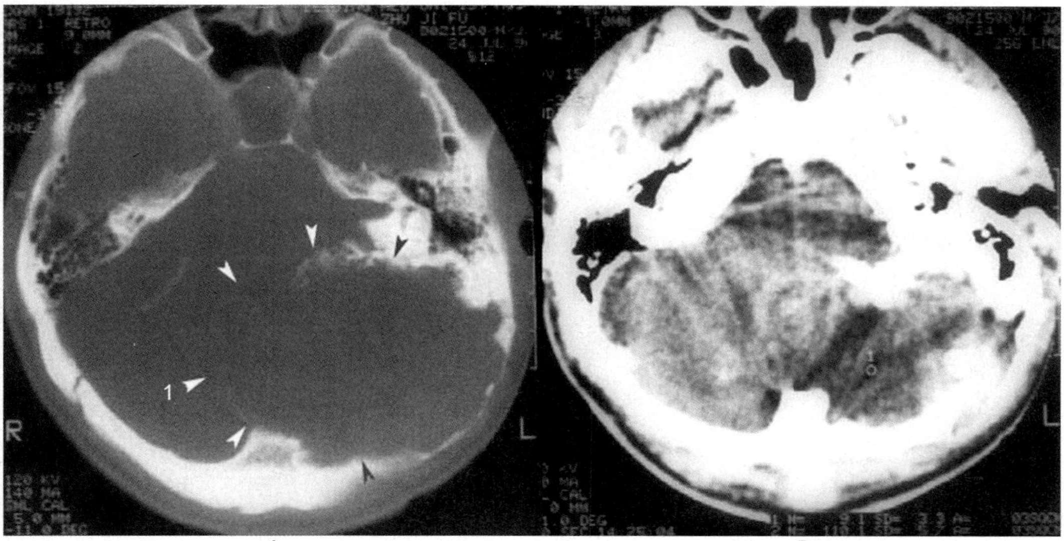

A　　　　　　　　　　　　　　　B

图 17-52　后颅凹左侧巨大表皮样囊肿

A．CT平扫，左图骨窗，右图脑组织窗；后颅凹左侧低密度占位（1），相邻枕骨内板与岩骨后缘骨质侵蚀；B．增强CT，示病变周边不均匀增强

六、恶性肿瘤

1. 鼻咽癌向颅底侵犯　鼻咽癌及颞下窝恶性肿瘤常可向侧颅底侵犯。岩斜坡裂和岩蝶裂与咽隐窝紧密相邻，因此，鼻咽癌易于向这些部位扩展（图17-53、17-54）。继续发展可以侵及海绵窦。在大多数病例，CT 或 MRI 足以诊断。CT 可显示皮质骨的破坏（图17-53）和海绵窦的侵犯。MRI 可以看到骨内的癌侵犯及海绵窦侵犯（图 17-54）。

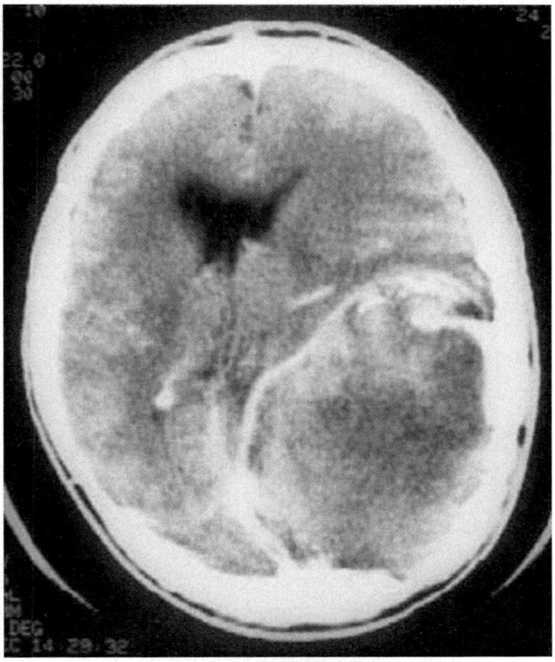

图 17-53　后颅凹左侧巨大表皮样囊肿，增强 CT

示病变周边不均匀增强

2. 外耳道恶性肿瘤　外耳道恶性肿瘤主要依靠活检病理诊断，但影像学有助于确定病变的范围。鳞状细胞癌最常见，但基底细胞癌、小涎腺肿瘤（如腺样囊性癌）、腮腺恶性肿瘤转移癌也时有发生。CT 最好显示对骨性外耳道的侵袭破坏（图17-55、17-56、17-57）。外耳道肿瘤扩展途径中很少受到阻碍，它们向内侵及中耳，向外发展到外耳道软骨部，向前到腮腺，向下侵及颅底。这些软组织的侵犯，可以用 CT 或 MRI 进行诊断。特别对茎乳孔部位，如果应用薄层CT 或MRI，由于肿瘤引起的茎乳孔下脂肪的移位，因此，很容易看清楚该部的病变。一般首先用 CT，因为它对骨侵蚀的显示较好，如果扩展到颅底显示较差时，可加做 MRI。如肿瘤向中耳侵犯，应注意观察骨迷路、颈动脉管外侧壁和颈静脉窝，以便设计手术方案。

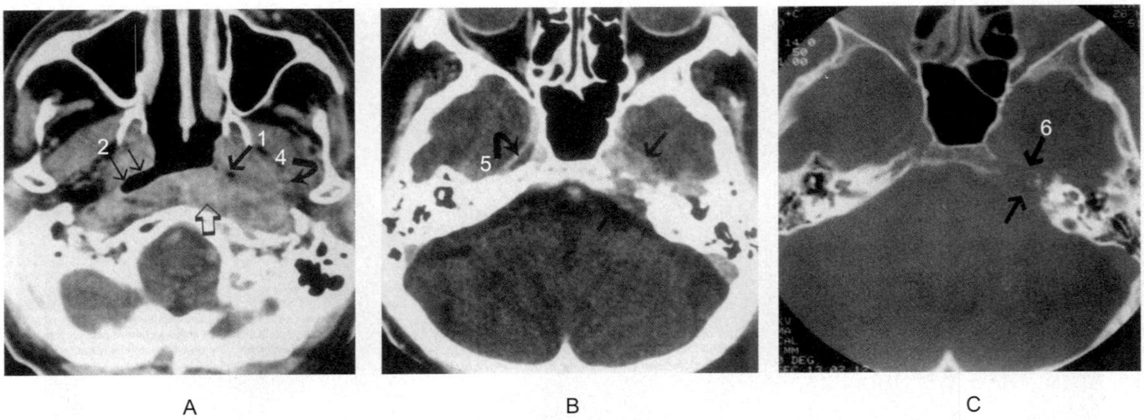

图 17-54 鼻咽癌侵犯颅底

A．轴位CT 显示左咽隐窝肿瘤（1），右为正常咽隐窝（2），左椎前间隙扩大增厚（3），左咽旁间隙闭塞（4）；B．在较上层面沿岩尖和左海绵窦（5）后面有异常增强；C．与 B 同一层面，骨窗，显示骨皮质和骨髓腔的破坏（6）

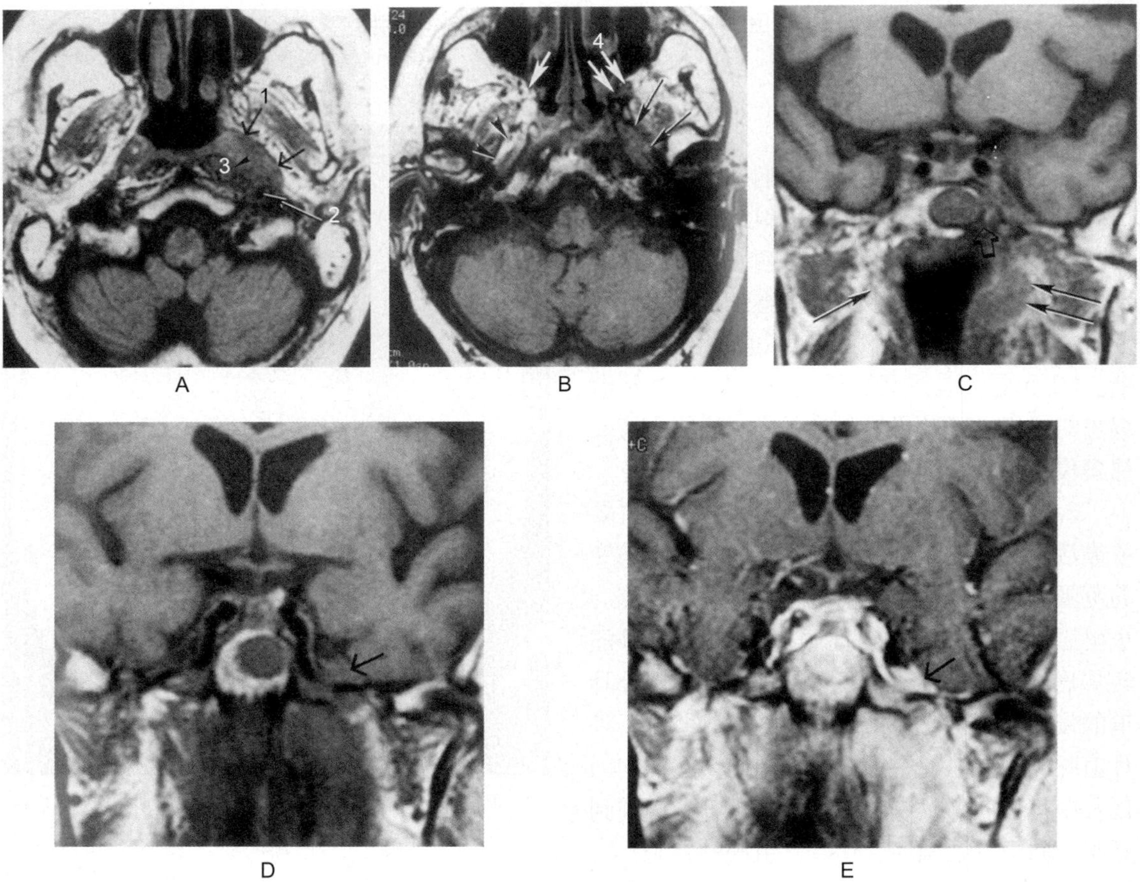

图 17-55 鼻咽癌侵犯颅底

A．MRI轴位T_1WⅠ平扫，左咽隐窝肿块（1），后及颈内动脉入颅底部（2），也侵犯左头长肌（3）；B．显示左翼腭窝脂肪被肿瘤取代（4），单白箭头示正常右侧翼腭窝脂肪；在卵圆孔正下方，脂肪影不对称，短黑箭头示正常侧，有白边的长黑箭头示脂肪为肿瘤所替代；C．冠状位T_1WⅠ平扫，肿瘤侵蚀左侧咽旁间隙脂肪（双白边长箭头）；右为正常咽旁间隙脂肪（单有白边长箭头）；肿瘤侵犯了蝶骨骨髓腔（宽箭头）；D．较C稍后的冠状位切面，注意左Meckel腔有异常软组织影（箭头）；E．同一平面增强后，显示异常组织增强影（箭头）

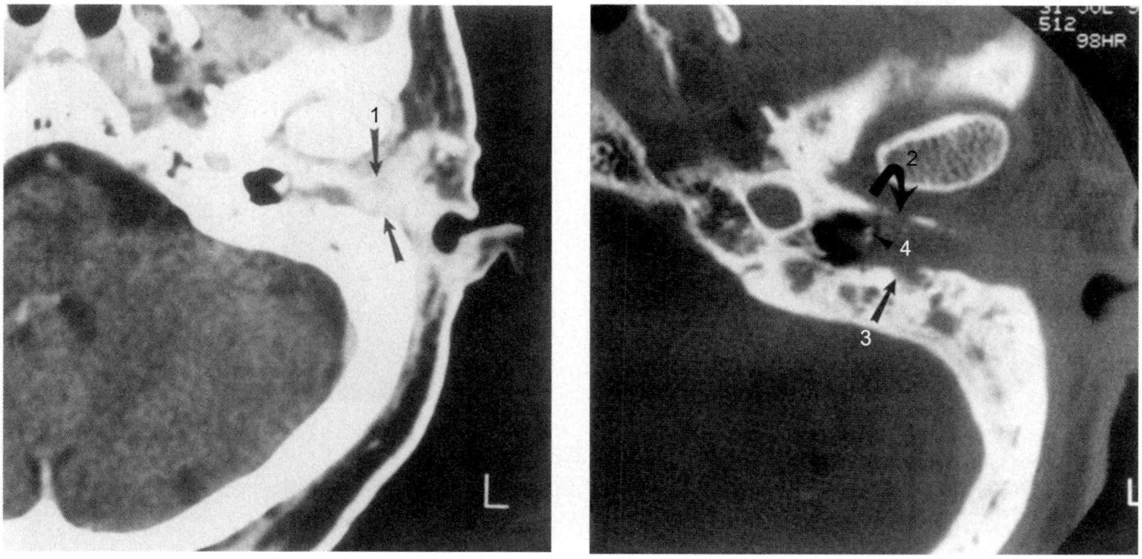

A　　　　　　　　　　　　　　　　B

图 17-56　外耳道基底细胞癌

A．CT 增强显示左外耳道内软组织（1）；B．与 A 同层骨窗显示外耳道前壁（2）和后壁（3）骨质侵蚀；肿瘤已通过鼓膜向中耳侵蚀。注意锤骨柄和砧骨（4）

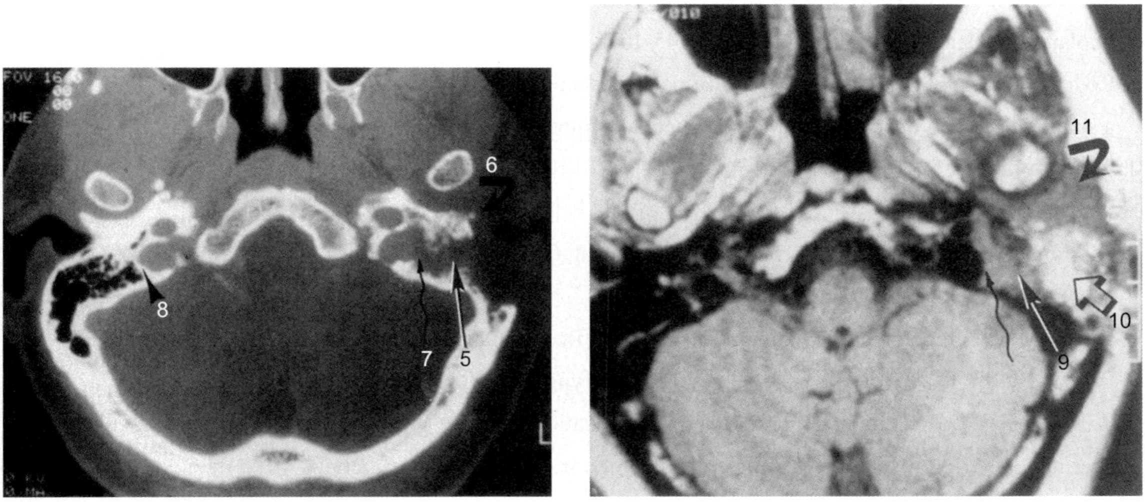

A　　　　　　　　　　　　　　　　B

图 17-57　外耳道鳞状细胞癌

A．轴位骨窗外耳道癌已广泛侵蚀中耳和乳突（5），左颞颌关节窝后壁浸润（6），左颈静脉窝侧壁也有破坏（7）。注意正常侧颈静脉窝侧壁表现（8）；B．与 A 大致相同平面的 MRI，有两相：肿瘤（9）与阻塞的分泌物（10），后者比前者呈高信号；注意肿瘤已侵蚀进入左颞颌关节窝（11）

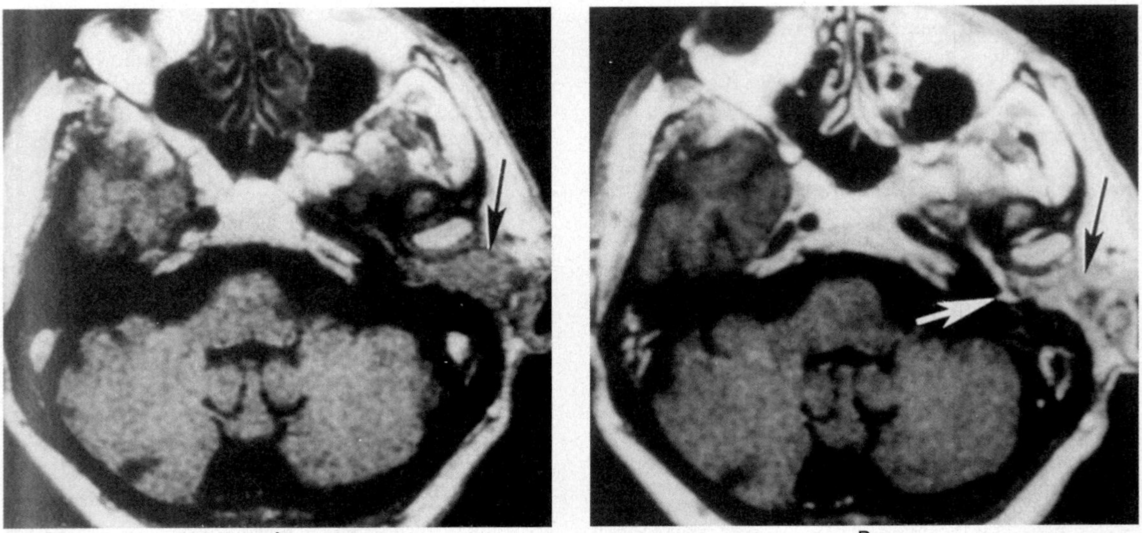

图 17-58 外耳道鳞状细胞癌

A. MRI T_1WI显示左颞骨异常肿块（箭头）；B. 与A同一平面的MRI增强后，中耳腔黏膜明显增强（白箭头）黑箭头示肿瘤增强

参考文献

1. Davidson HC. Imaging of the temporal bone. Magn Reson Imaging Clin North Am, 2002, 10: 573-613
2. Vrabec JT, Briggs RD, Rodriguez SC, et al. Evaluation of the internal auditory canal with virtual endoscopy. Otolaryngol Head Neck Surg, 2002, 127: 145-152
3. Rodt T, Bartling S, Schmidt AM, et al. Virtual endoscopy of the middle ear: experimental and clinical results of a standardised approach using multi-slice helical computed tomography. Eur Radiol, 2002, 12: 1684-1692
4. 刘中林, 兰宝森, 任江坤, 等. 正常颞骨斜矢状面CT扫描的解剖学表现. 中华放射学杂志, 2001, 35: 181-184
5. 李松年, 唐光健主编. 现代全身 CT 诊断学. 北京: 中国医药出版社, 1999, 280-286
6. Glastonbury CM, Fischbein NJ, Harnsberger HR, et al. Congenital bifurcation of the intratemporal facial nerve. AJNR Am J Neuroradiol, 2003, 24: 1334-1337
7. Davidson HC. Imaging of the temporal bone. Magn Reson Imaging Clin North Am, 2002, 10: 573-613
8. Pappas DG Jr, Cure JK. Diagnostic imaging. Otolaryngol Clin North Am, 2002, 35: 1317-1363
9. R. Klingebiel, U.Bockmühl, M.Werbs, et al. Visualization of inner ear dysplasias in patients with sensorineural hearing loss -High-resolution MR imaging and volume-rendered reconstructions Acta Radiologica, 2001, 42: 574-576
10. 孔祥泉, 刘定西, 徐海波, 等. 国人内听道及内耳膜迷路的正常MR解剖研究. 临床放射学杂志, 1999, 18: 11-13
11. 邹昕, 李强, 王振常, 等. 333 例先天性外、中耳畸形的 CT 分析. 中华放射学杂志, 1997, 31: 400-402
12. Swartz JD, Faerber EN. Congenital malformation of the external and middle ear: high resolesion CT findings of surgical import. Am. J. Roentgenol, 1985, 144: 501-503
13. Romo LV, Curtin HD. Anomalous facial nerve canal with cochlear malformations. AJNR Am J Neuroradiol, 2001

May, 22: 838-844

14. 刘中林, 兰宝森, 廉能静, 等. 前庭导水管扩大的 CT 研究. 中华放射学杂志, 1998, 32: 268-270
15. 王学淳, 刘洋, 吴新彦等. CT 冠状面与轴位扫描对颅底骨折诊断的比较研究. 中华放射学杂志, 1999, 33: 125-127
16. 龚洪轮, 平石美久子, 楢林勇. 螺旋 CT 三维成像在颞部及颜面部的应用. 中华放射学杂志, 1998, 32: 765-767
17. 兰宝森, 李歌明. 面神经管骨折的 CT 诊断. 中华放射学杂志, 1997, 31: 762-764
18. 王翔, 杨岷, 艾道蕴等. 慢性中耳炎的 HRCT 诊断. 临床放射学杂志, 1998, 17: 267-269
19. Quaranta N, Chang P, Moffat DA. Unusual MRI appearance of an intracranial cholesteatoma extension: the 'billiard pocket sign'. Ear Nose Throat J, 2002, 81: 645-647
20. 韩萍, 邱光维. 胆脂瘤型中耳炎的 CT 诊断. 临床放射学杂志, 1995, 14: 11-13
21. 傅元芳, 陈金城, 钟兴, 等. 对头颅轴位薄层 CT 扫描内听道形态的再认识. 中国医学影像技术, 2001, 17: 629-631
22. Asaoka K, Barrs DM, Sampson JH, et al. Intracanalicular meningioma mimicking vestibular schwannoma. AJNR Am J Neuroradiol, 2002, 23: 1493-6
23. Montague ML, Kishore A, Hadley DM, et al. MR findings in intralabyrinthine schwannomas. Clin Radiol, 2002, 57: 355-8
24. 鲜军舫, 王振常, 郑军, 等. 面神经瘤的影像学研究. 中华放射学杂志, 2001, 35: 487-491
25. 张骥, 罗道天, 面神经瘤的 CT 和 MRI 诊断. 中华放射学杂志, 2001, 35: 491-493
26. 宦怡, 彭勇, 姚倩东, 等. 面神经瘤的 CT 和 MRI 诊断. 中华放射学杂志, 2001, 35: 185-188
27. 余永强, 李松年, 刘赓年. MRI 诊断化学感受器瘤. 临床放射学杂志, 1996, 15: 14-16
28. Waldron MN, Flood LM, Clifford K. A primary glomus tumour of the facial nerve canal. J Laryngol Otol, 2002,116: 156-158.
29. Shibosawa E, Tsutsumi K, Ihara Y, et al. A case of carcinoid tumor of the middle ear. Auris Nasus Larynx, 2003, 30 Suppl: S99-102
30. Ayache S, Braccini F, Fernandes M, et al. Adenoma of the middle ear: a rare and misleading lesion. Otol Neurotol, 2002, 23: 988-991
31. 耿道颖, 冯晓源主编. 脑和脊髓肿瘤影像学. 北京: 人民卫生出版社, 2004
32. Chummings CW, Fredrickson JM, Harker LA, et al, eds. Otolaryngology-Head and Neck Surgery. 2nd ed. St Louis: Mosby, 1993
33. Jackler RK & Brackmann DE, eds. Neurotology. St Louis: Mosby, 1994

第 三 篇　听觉系统疾病

第十八章

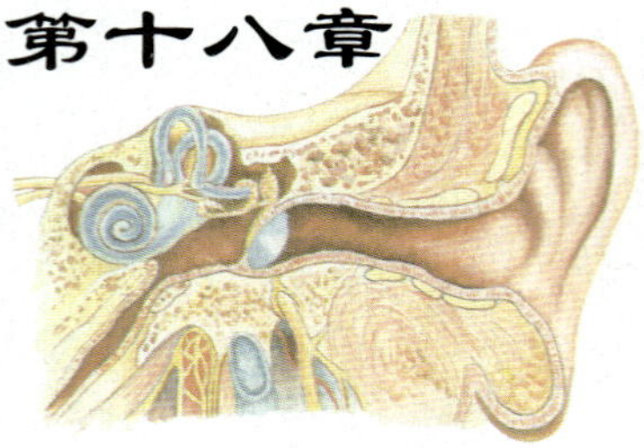

耳聋概述

李学佩

一、耳聋的基本概念

听觉系统中传音、感音及其后的听神经和各级中枢发生病变，引起听功能障碍，产生不同程度的听力下降，称为耳聋。耳聋是世界范围内的多发病。据统计，我国听力言语残疾人约为 2 057 万。耳聋患者的增多带来众多的社会问题，为此，研究耳聋的诊疗、预防和康复是医学和社会发展过程中必须重视的课题。耳聋的病因复杂，有先天性，也有后天各种因素引起的，其中化脓性中耳炎是传导性聋中最主要的致聋疾病。近年致聋的疾病谱有所变化，分泌性中耳炎的发病率增高，其中部分人遗有明显的听力障碍，成为致聋的重要原因，特别是儿童致聋的病因。感音神经性听力减退的病因由解放初期的传染病性聋占首位转变为现在的药物性聋占首位，先天性和老年性聋居重要地位，突发性聋、噪声性聋、感染性聋等也有很高的发病率。

二、耳聋的分类

1. 按病变性质　分为功能性聋和器质性聋，后天性聋中少数属于功能性。在先天性和后天性听力减退中，绝大多数是器质性的。器质性听力减退又分为传导性、感音神经性和混合性 3 类。传导性听力减退系病变影响声波传导径路所致。感音神经性听力减退是病变直接损害末梢感受器、听神经或听中枢所引起。混合性听力减退则兼有上述传导性和感音神经性聋两种情况。

2. 按病变部位　分为传导性、感音性、神经性、中枢性听力减退。感音性听力减退是由耳蜗病变引起，又称耳蜗性听力减退。耳蜗以后病变引起统称蜗后性听力减退。

三、耳聋分级

听力损失的分级标准各国并不一致，现在多倾向于国际标准化组织（ISO）1964年标准和世界卫生组织（WHO）1980 年标准。该标准按言语频率 500、1 000、2 000Hz 的平均听阈计算，以25dB为听力损失阈的开始，将耳聋分为5级：轻度：平均听阈26 ~ 40dB；中度：41 ~ 55dB；重度：56 ~ 70dB；严重：71 ~ 90dB；极度：91dB 以上。

四、传导性听力减退

声波经外耳、鼓膜、听骨链、到前庭窗，镫骨底板振动耳淋巴液使其流动并振动基底膜，导致其上螺旋器的毛细胞受刺激而感音。由外耳至内耳淋巴为声音的传导部分，传导结构病变所致的听力减退称为传导性听力减退。

（一）病因

1. 先天性　包括先天性外耳道闭锁、中耳畸形等。

2. 后天性　包括外耳道耵聍栓塞、异物、骨疣及肿瘤、咽鼓管功能障碍、化脓性或非化脓性中耳炎、外伤。

3. 耳硬化 病因不清楚，但有明显的遗传倾向，与常染色体显性遗传有关。

（二）诊断

1. 耳科检查 可发现外耳、鼓膜、中耳有异常，如畸形、外伤、异物、炎症、肿瘤，鼓膜穿孔、鼓室积液等表现。鼻、咽及咽鼓管功能检查以及颞骨影像学检查，均有助于外、中耳和乳突炎症、畸形及耳硬化等的诊断。

2. 听力学诊断 音叉检查为骨导>气导、骨导延长、Weber 试验偏患侧。纯音测听呈气导下降、一般不超过 60dB，骨导正常、有骨、气导间距。言语辨别率高，没有响度重振或明显的音衰减，自描听力曲线呈 I 型。除鼓膜穿孔外，导抗测听检查的鼓室曲线呈B型、C型、A_s型、A_D型不等，且有时可引不出镫骨肌反射。

3. 治疗 根据不同的致聋原因治疗。首先去除病因如异物、炎症、肿瘤，修复外伤。对先天性外、中耳畸形和各类中耳炎，在确定咽鼓管和及耳蜗功能正常时，可做听力重建手术，如鼓室成形术。耳硬化症患者可行镫骨切除术。不适手术者，建议配戴助听器。

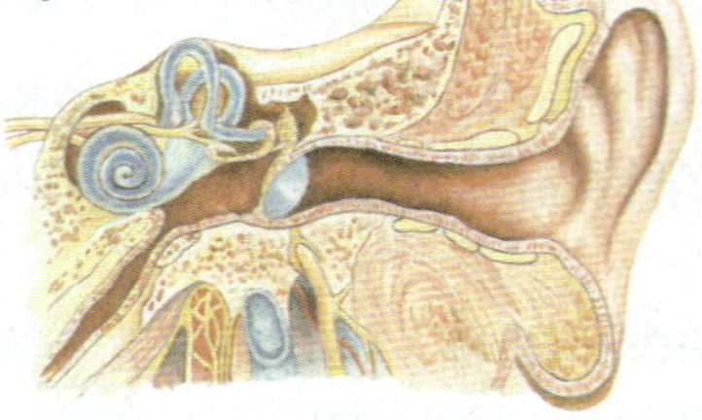

第十九章 先天性聋

谢鼎华　肖自安

耳聋是导致交流障碍最常见的疾病。估计全世界约有7亿人口听力损失至少达55dB。听力下降达25dB及以上者，在青年人中约占1%，60岁人群中约占10%，75岁时上升到50%。按耳聋发病时间分类，以出生前、后分为先天性聋和后天性聋，以语言功能发育程度划分为语前聋和语后聋；按病变部位分为传导性聋、感音神经性聋和混合性聋；按病因分为遗传性聋和非遗传性聋。新生儿重度以上的先天性耳聋发病率约为1/1000，一半是遗传因素所致（图19-1），另一半的耳聋主要由感染、中毒、辐射等非遗传因素导致。对于先天性聋，除耳聋症状外，还根据是否伴有全身其他症状、体征或畸形，分为非综合征性耳聋（nonsyndromic hearing impairment，NSHI）和综合征性耳聋（syndromic hearing impairment，SHI）。需要注意的是，先天性聋与遗传性聋是两个不同的概念，先天性聋只有约一半是遗传性聋，遗传性聋有一部分在幼年直至成年才开始表现听力下降。

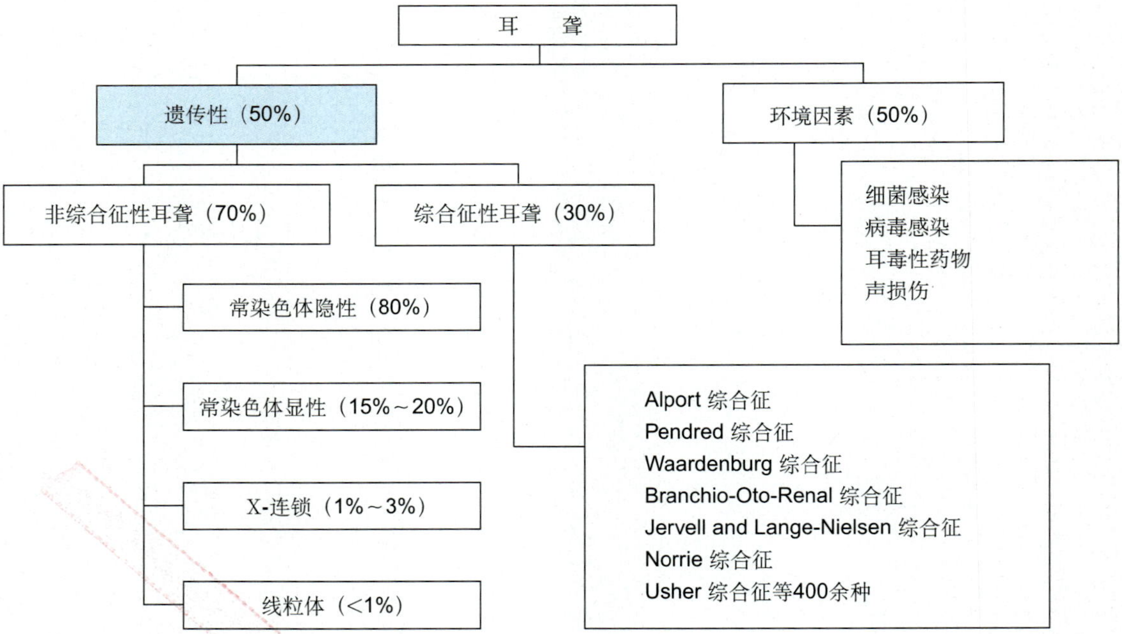

图 19-1　耳聋病因学分类

第一节　遗传性先天性聋

一、遗传性内耳畸形

内耳畸形多由遗传因素所致，分为单纯内耳畸形和复合性内耳畸形，后者常为全身综合征在内耳的表现，临床多归纳于综合征性耳聋。

1. 米歇尔（Michel）型　常染色体显性遗传。内耳完全不发育，为未分化的胚胎始基，或一单纯圆腔，内含感觉结构的痕迹。可单耳或双耳。CT 有助于诊断。

2. 蒙底尼（Mondini）型　常染色体显性遗传。耳蜗前庭发育不全，耳蜗为一单曲小管或卷曲成一周半或二周。螺旋器和螺旋神经节发育不全，内淋巴管球囊扩大，内淋巴束变位，耳蜗导水管不通，前庭结构发育不全。单耳患病，可有残余听力，前庭功能正常。

3. 蒙底尼 - 亚历山大（Mondini-Alexander）型　常染色体显性遗传。骨迷路和膜迷路均有障碍，蜗管发育不全，基底周螺旋器和神经节细胞病变最明显。高频听力损失，前庭功能正常。

4. 西伯（Scheibe）型　多为常染色体隐性遗传，少数为性连锁遗传。最常见的内耳畸形，蜗管球囊发育不全，球囊和蜗管呈未分化的细胞团，内阶萎陷，前庭膜覆盖在未分化的细胞团和血管纹上，血管纹和螺旋器呈结缔组织的纤维状，球囊壁扁平，倒塌在原始的感觉上皮和耳石膜上，耳蜗神经纤维和神经节细胞减少。骨迷路发育正常，球、圆囊和膜性半规管充分发育。

二、非综合征性耳聋

1. 常染色体显性遗传（DFNA）　约占先天性聋的7.5%。绝大部分患者表现为后天性聋，只有数个基因位点的常染色体显性遗传在临床上表现为先天性聋（表 19-1）。

表 19-1　DFNA 的先天性聋

常染色体显性遗传	表型	定位	基因
DFNA8	先天性聋，非进行性，中 / 全频聋	11q22-24	*TECTA*
DFNA12	先天性聋，非进行性，中 / 全频聋	11q22-24	*TECTA*
DFNA13	先天性聋，非进行性，中 / 全频聋	6p21	*COL11A2*
DFNA19	先天性聋，非进行性，高频聋	10（pericentr）	
DFNA23	先天性聋，非进行性聋，低频轻 - 中度，高频中 - 深度聋	14q21-q22	
DFNA24	先天性聋，非进行性，低 / 中频聋	4q	

2. 常染色体隐性遗传（DFNB）　约占先天性聋的40%。在家系中呈隔代遗传。除DFNB8、DFNB13等少数几型外，绝大部分表现为先天性聋。常重度以上或全聋（表19-2）。DFNB患者中约有 40% 是 *GJB2* 基因突变的 DFNB1 型，约 10% 是 *SLC26A4* 突变的 DFNB4 型。

表 19-2 DFNB 的先天性聋

常染色体隐性遗传	表 型	定 位	基 因
DFNB1	先天性聋，非进行性，全频聋	13q12	*GJB2*
DFNB2	先天性聋，非进行性，全频聋	11q13.5	*MYO7A*
DFNB3	先天性聋，非进行性，全频聋	17p11.2	*MYO15*
DFNB4	先天性聋，非进行性，全频聋，部分患者前庭水管扩大	7q31	*SLC26A4*
DFNB5	先天性聋，非进行性，全频聋	14q12	
DFNB6	先天性聋，非进行性，全频聋	3p14-p21	*TMIE*
DFNB7	先天性聋，非进行性，全频聋	9q13-q21	*TMC1*
DFNB9	先天性聋，非进行性，全频聋	2p22-p23	*OTOF*
DFNB10	先天性聋，非进行性，全频聋	21q22.3	*TMPRSS3*
DFNB11	先天性聋，非进行性，全频聋	9q13-q21	*TMC1*
DFNB12	先天性聋，非进行性，全频聋	10q21-q22	*CDH23*
DFNB14	先天性聋，非进行性，全频聋	7q31	
DFNB15	先天性聋，非进行性，全频聋	3q21-25/1or 9p13	
DFNB16	先天性聋，非进行性，全频聋	15q21-q22	*STRC*
DFNB17	先天性聋，非进行性，全频聋	7q31	
DFNB18	先天性聋，非进行性，全频聋	11p14-15.1	*USH1C*
DFNB19	先天性聋，非进行性，全频聋	18p11	
DFNB20	先天性聋，非进行性，全频聋	11q25-qter	
DFNB21	先天性聋，非进行性，全频聋	11q	*TECTA*
DFNB22	先天性聋，非进行性，全频聋	16p12.2	*OTOA*
DFNB23	先天性聋，非进行性，全频聋	10p11.2-q21	
DFNB24	先天性聋，非进行性，全频聋	11q23	
DFNB25	先天性聋，非进行性，全频聋	4p15.3-q12	
DFNB26	先天性聋，非进行性，全频聋	4q31	
DFNB27	先天性聋，非进行性，全频聋	2q23-q31	
DFNB28	先天性聋，非进行性，全频聋	22q13	
DFNB29	先天性聋，非进行性，全频聋	21q22	*CLDN14*
DFNB30	先天性聋，非进行性，全频聋	10p	*MYO3A*
DFNB31	先天性聋，非进行性，全频聋	9q32-q34	*WHRN*
DFNB32	先天性聋，非进行性，全频聋	1p13.3-22.1	
DFNB33	先天性聋，非进行性，全频聋	9q34.3	
DFNB35	先天性聋，非进行性，全频聋	14q24.1-24.3	
DFNB37	先天性聋，非进行性，全频聋	6q13	*MYO6A*
DFNB38	先天性聋，非进行性，全频聋	6q26-q27	
DFNB39	先天性聋，非进行性，全频聋	7q11.22-21.12	
	先天性聋，非进行性，全频聋	6q21-q23.2	*GJA1*
	先天性聋，非进行性，全频聋	Chr.7	*PRES*

3. X-连锁遗传（DFN） 发病率较低。女性携带者不发病，男性携带者发病并能将疾病遗传给女儿。其中DFN1型是在1960年首先报道的一个挪威家庭，当时只有耳聋症状，但在后来的回访中，发现患者相继出现了视觉障碍、肌张力障碍、骨折和智力缺陷。因此，DFN1型实际属于综合征性耳聋。DFN3型表现为混合性聋，其中感音神经性聋可呈进行性，该型可能误诊为耳硬化症，如行镫骨撼动术，则可能导致外淋巴瘘，出现全聋（表19-3）。

表 19-3 DFN 的先天性聋

X- 连锁遗传	表型	定位	基因
DFN1	学语后，进行性，高频聋，低龄开始耳聋，逐渐出现进行性肌张力障碍、痉挛、吞咽困难、智力退化、偏执、皮质盲	Xq2	*ddp*
DFN2	先天性聋，非进行性，全频聋	Xq22	
DFN3	先天性聋，非进行性，全频混合性聋，镫骨手术时有“镫井喷”	Xq21.1	*pou3f4*
DFN4	先天性聋，非进行性，全频聋	Xp21.2	

4. 线粒体基因突变 发病率较低，呈母系遗传。线粒体12S rRNA基因1555 A → G突变最常见的表现为氨基糖苷类抗生素耳毒性聋，极少数也可呈先天性聋，tRNASer $^{(UCN)}$ 突变呈先天性聋（表19-4）。

表 19-4 线粒体基因突变所致耳聋

基因	突变位点	表型	部分伴有症状
12S rRNA	1555 A → G	氨基糖苷类抗生素耳毒性聋，或先天性聋	无
tRNASer $^{(UCN)}$	7445 A → G	先天性聋，累及频率可不一致	掌趾角化症
	7472 插入 C	先天性聋	共济失调、构音障碍、肌阵挛等神经系统功能障碍
	7511 T → C	先天性聋	细胞色素氧化酶活性降低

三、综合征性耳聋

综合征性耳聋同样具有各种不同的遗传方式。因综合征的变化多样性，综合征性耳聋的遗传背景更为复杂，迄今已报道涉及听力受损的综合征超过了400个，本文仅归纳总结比较常见和重要的综合征。有些综合征因临床表型的差异分为不同的亚型，而不同亚型是由不同的基因致病。因此，从病因学的角度来看，每个亚型实质上是不同的疾病。

根据合并病变的不同，可以将综合征性耳聋分为3大类：

1. 合并皮肤病变的综合征性耳聋 包括白化病-耳聋综合征、Allgrove综合征、心-面-皮肤综合征、心肌着色斑病、Cockayne综合征、先天性角化不良综合征、Forney综合征、KID综合征、雀斑综合征、Tietz综合征、荨麻疹-耳聋和淀粉样变性综合征、先天性耳聋-角化厚皮病及指（趾）痉挛、Waardenburg综合征、着色性干皮病等。

2. 合并骨骼病变的综合征性耳聋 软骨发育不全、Apert综合征、Baller-Gerold综合征、肢弯曲综合征、锁骨-颅骨发育不良、Coffin-Lowry综合征、颅-骨干发育不良、颅-干骺端发育不良、Crouzon综合征、骨弯曲变形发育不良、DOOR综合征、骨硬化不良、Engelmann综合征、进行性骨化纤维发育不良、Fountain综合征、高磷酸盐血症、遗传性低磷酸盐血症、Keutel

综合征、Klippel-Feil 综合征、Klippel-Feil 畸形 - 传导性聋 - 阴道缺如综合征、Kniest 综合征、Madelung 综合征、Marfan 综合征、Mohr-Tranebjaerg 综合征、Nance-Sweeney 综合征、成骨不全综合征、纹状骨病伴颅骨硬化、骨硬化病、耳-面-颈综合征、Paget病、Pirre-Robin综合征、指近端关节粘连和耳聋、骨硬化狭窄、Smith-Magenis综合征、Stickler综合征、Treacher-Collins 综合征、Van Buchem 综合征，等。

3. 合并其他畸形或病变的综合征性耳聋 Alport 综合征、Alstrom 综合征、共济失调 - 耳聋 - 智力迟钝综合征、Bardet-Biedl 综合征、腮 - 耳 - 肾综合征、腮 - 耳综合征、白内障 - 共济失调综合征、颈 - 眼 - 听综合征、角膜萎缩和感音神经性聋综合征、Cowchock 综合征、颅面 - 聋 - 手综合征、先天性克汀病、de Lange 综合征、MIDD 综合征、DiGeorge 综合征、Duane 综合征、Fanconi贫血综合征、FG综合征、Friedreich共济失调、牙龈纤维瘤病和感音神经性听力聋、生长迟缓 - 耳聋 - 股骨骺端发育不良及鼻泪管阻塞综合征、Gustavson 综合征、HDR 综合征、组织细胞增多症-关节挛缩和感音神经性聋综合征、Hunter综合征、Hurler综合征、Jervell-Lange-Nielsen 综合征、Job 综合征、Juberg-Marsidi 综合征、Kearns-Sayre 综合征、泪 - 耳 - 牙 - 指综合征、Laurence-Moon综合征、MELAS综合征、MERRF综合征、N综合征、Noonan综合征、Norrie综合征、Pallister-Hall综合征、Pendred综合征、Refsum综合征、肾小管酸中毒伴进行性感音神经性聋综合征、视网膜色素变性耳聋综合征、Usher 综合征、Wolfram 综合征等。

临床常见的和发病率相对较高的综合征性耳聋包括：

1. Alport 综合征　又称肾病和耳聋综合征（nephropathy and deafness syndrome），因 1921 年由 Alport 首先对此症进行描述而得名。

遗传特征：有常染色体显性、常染色体隐性和X连锁遗传，致病基因分别为位于2q36-q37 的 *COL4A4*、*COL4A3* 和位于 Xq22 的 *COL4A5* 基因。

临床表型：血尿，肾炎，肾病综合征，进行性肾衰；高频感音神经性耳聋，发生率约为 30% ～ 50%。常染色体显性遗传型还可伴有晶状体异常、前极性白内障、近视等眼异常；X连锁遗传型除眼异常外，还可伴有鱼鳞病、高血压、甲状腺功能减退、血小板减少、多发性平滑肌瘤。

实验室检查：血尿，蛋白尿，低磷酸血症，氮质血症，肾钙质沉着症，肾小球基底膜超微结构改变，抗甲状腺抗体。

治疗：助听器。

2. Branchio-Oto-Renal 综合征　又称鳃 - 耳 - 肾综合征，由 Melnick 首先将该名称用于描述有鳃裂及耳部异常的综合征。

遗传特征：常染色体显性遗传，致病基因为位于 8q13.3 的 *EYA1* 基因，人 *EYA 1* 基因是果蝇“缺眼（eye absent）基因”的同源基因。

临床表型：75% ～ 90% 的有耳聋，可为传导性、感音性或混合性聋。耳蜗异常，Mondini 内耳畸形，镫骨固定；耳前凹陷（80%），耳廓畸形（35%），骨性外耳道狭窄（30%）；支气管瘘；鳃裂瘘管或囊肿（60%）；肾异常（65%），包括先天发育不全或先天萎缩、多囊肾，肾回收系统异常等；其他异常尚有：脸型细长，泪道发育不全，腭骨高拱，腭裂等。

治疗：根据耳部异常或畸形，酌情行听骨链或外耳道手术。

3. Jervell & Lange- Nielsen 综合征　又称聋哑 - 心脏综合征（surdo-cardiac syndrome），患者有先天性耳聋及功能性心脏病（deafness congenital and functional heart disease）。

遗传特征：常染色体隐性遗传，致病基因是位于 11p11.5 的 *KVLQT1* 基因和 21q22.1-q22.2

的 *KCNE1*（*Isk*）基因。

临床表型：感音神经性聋，高频损失较重；晕厥，心脏病，可急性发作致死。

实验室检查：心电图 Q-T 间期延长。

治疗：助听器。

4. Norrie 综合征　又称假性神经胶质瘤（pseudolioma）。

遗传特征：X 染色体连锁遗传，致病基因为位于 Xp11.3 的 *Norrin* 基因。

临床表型：进行性耳聋（发病较晚）；视网膜假性瘤，虹膜萎缩，视网膜病，先天性失明；隐睾，性腺机能减退；小头畸形；智力障碍。

治疗：对症治疗。

5. Pendred 综合征　又称甲状腺肿耳聋综合征（goiter-deafness syndrome）。是最常见的综合征性耳聋，1896 年由 Vaughan Pendred 首先描述该综合征的临床特征。

遗传特征：常染色体隐性遗传，致病基因为位于 7q31 的 *SLC26A4* 基因。

临床表型：先天性感音神经性聋（100%），前庭功能障碍，耳蜗Mondini畸形；甲状腺肿（80%），甲状腺功能正常或代偿性减退（40%）；好发甲状腺癌、智力障碍。

实验室检查：高氯化物分泌实验阳性，甲状腺激素合成障碍，颞骨CT示前庭导水管扩大（85%）。

治疗：助听器，甲状腺手术。

6. Stickler 综合征　因 Stickler 在 1965 和 1967 年对此征的详细描述而得名。

遗传特征：常染色体显性遗传，有3个致病基因，分别为位于12q13.11-q13.2的*COL2A1*、6p21.3 的 *COL11A2*、1p21 的 *COL11A1*，不同的疾病基因在表型上也稍有不同，临床分别分为Ⅰ、Ⅱ、Ⅲ型。

临床特征：①Ⅰ型：耳聋（偶为传导性聋）；眼病（近视，视网膜脱落，青光眼，失明）；腭裂；漏斗胸，二尖瓣脱垂；脊柱侧弯，驼背，关节病，蜘蛛壮指（趾）；②Ⅱ型：玻璃体病，视网膜病，余同Ⅰ型；③Ⅲ型：耳聋；腭裂，小颌，舌下垂；漏斗胸；关节病，第4、5跖骨短。

治疗：对症、手术治疗。

7. Treacher Collins综合征　又称下颌-面骨发育不全（mandibulofacial dysplasia），最先由 Treacher Collins 发现。

遗传特征：常染色体显性遗传，致病基因为位于 5q32-q33.1 的 *TCOF1* 基因。

临床特征：外耳小、耳廓畸形，耳部小附属物，双侧耳聋[传导性聋（55%），常伴高频聋]；面部外形独特，对称性颞骨发育不全，面部较窄，低颧骨；睑裂下斜，下眼睑缺损。

治疗：对症、听骨链和外耳畸形的手术治疗。

8. Usher 综合征(USH)　因英国眼科医生 Charles Usher 最先强调此征的遗传特性而得名。分为 3 型，其中Ⅰ型又分为 A ～ F 亚型，Ⅱ型分为 A ～ C 亚型。

遗传特征：常染色体隐性遗传。①Ⅰ型：USH1A的致病基因位于14q32，未克隆；USH1B 的致病基因为位于 11q13.5 的 *MYO7A* 基因；USH1C 的致病基因为位于 11p15.1 的 *USH1C* 基因；USH1D 的致病基因为位于 10q 的 *CDH23* 基因；USH1E 的致病基因位于 21q，未克隆；USH1F的致病基因为位于10q21-22的*PCDH15*基因；②Ⅱ型：USH2A 的致病基因为位于1q41 的 *USH2A* 基因；USH2B 的致病基因位于 3p23-24.2，未克隆；USH2C 的致病基因位于 5q14.3-q21.3，未克隆；③Ⅲ型：USH3 的致病基因为位于 3q21-q25 的 *USH3* 基因。

临床表型：① Ⅰ型：重-深度先天性聋，前庭功能异常（迷路缺陷），儿童期出现症状的色素视网膜炎，白内障，视力下降，智力迟滞，精神障碍，共济失调；② Ⅱ型：中-重度耳聋，前庭功能正常，10岁后开始发病的色素视网膜炎，视力下降；③ Ⅲ型：进行性聋，前庭功能减退，色素视网膜炎发病年龄是变化的，白内障，视力下降，智力迟滞，精神障碍，共济失调。

治疗：助听器，对症治疗。

9. Waardenburg 综合征　又称先天性耳聋 - 眼病 - 额部白发综合征。

遗传特征：常染色体显性遗传，有 3 个致病基因，分别是位于 2q35 的 *PAX3* 基因、3p14.1-p12.3 的 *MITF* 基因、2p35 的 *PAX3* 基因，临床上相应分为Ⅰ、Ⅱ、Ⅲ型。

临床表型：① Ⅰ型：耳聋（双侧20%，单侧15%，眼眦异位（100%），高/宽鼻根（90%），彩色虹膜（35%），白额发（30%），提早毛发灰白（20%）；② Ⅱ型：无眼眦异位，余同Ⅰ型；③ Ⅲ型（Klein-Waardenburg））：屈曲指和上肢其他缺陷，余同 Ⅰ型。

治疗：助听器。

10. MELAS综合征　MELAS的字母分别代表线粒体RNA肌病（mitochondrial myopathy），脑病（encephalopathy），乳酸酸中毒（lactic acidosis），中风样发作（stroke-like episodes）。

遗传特征：线粒体DNA遗传（母系遗传），致病基因为tRNA*Leu*（UUR）基因（3243A→G）。

临床表型：进行性感音神经性聋；白内障，偏盲，大脑皮质损害性失明；间歇性突发性头痛、偏头痛，脑病，中风样发作，癫痫大发作，痴呆；肌肉瘦弱，肌病；乳酸酸中毒；间歇性呕吐。

实验室：血清乳酸浓度高，运动时更高；肌肉病检可见不规则红色纤维；电镜下可见多种形态的线粒体。

治疗：对症治疗。

11. MERRF 综合征　又称肌阵挛性癫痫伴肌纤维断裂（myoclonic epilepsy and ragged red fibers，MERRF）。

遗传特征：线粒体DNA遗传（母系遗传），致病基因为tRNA*Lys*基因（8344A→G、8356T→C）。

临床表型：感音神经性聋；肌阵挛性癫痫，共济失调，肌痉挛；肌病，肌肉瘦弱；

实验室：肌纤维断裂，血清丙酮酸和乳酸浓度增高。

治疗：对症治疗。

第二节　感染性先天性聋

感染性聋（infectious deafness）系指病毒、细菌、真菌、衣原体、支原体等病原微生物感染后，直接或间接引起内耳病理性损害，导致双耳或单耳感音神经性聋和（或）前庭功能受损，又称为传染病源性聋（deafness due to infective disease）。其中以细菌和病毒感染性聋较常见。对听功能损害严重的传染病有流行性脑脊髓膜炎、猩红热、白喉、伤寒、布鲁杆菌病、风疹、流行性感冒、腮腺炎、水痘、带状疱疹、回归热、疟疾、梅毒和艾滋病等。这些病原微生物或其毒素通过母亲的脐带进入胎儿内耳，破坏不同部位的组织结构，导致先天性感音神经性聋。细菌感染性聋主要是通过细菌性脑膜炎或化脓性中耳炎、颞骨骨髓炎等引起化脓性迷路炎或浆液性迷路炎所致。

一、细菌感染性聋

在胎儿期，母体的严重细菌感染主要是通过毒血症导致胎儿先天性聋。除先天性感音神经性聋外，还可出现前庭功能障碍、脑积水、智力下降、癫痫、言语障碍、视力下降、认知能力低下等。主要病理学表现为外淋巴液中炎性细胞浸润、浆液纤维素渗出、螺旋器和螺旋神经节变性萎缩；重者迷路骨壁增生、半规管和蜗管完全闭塞，失去其固有的组织学形态；听神经干的神经组织遭破坏，或被瘢痕组织包绕压迫而失去功能。

治疗：配合助听器或人工耳蜗埋植，进行听觉和言语训练。

二、病毒感染性聋

许多病毒都可导致先天性或后天性感染性聋，如风疹、麻疹、腮腺炎、流感和副流感、带状疱疹、肝炎、脊髓灰质炎、水痘等病毒，及腺病毒、柯萨奇病毒、巨细胞病毒、Epstein-Barr病毒等。先天性聋的10%以上是由病毒感染引起的。在我国，流行性脑膜炎、流行性乙脑等曾是后天性聋的重要原因，随着卫生防预的普遍开展和卫生条件的改善，许多感染性疾病已消灭或基本控制，由此引起的感染性聋大大减少。

（一）麻疹

麻疹（measles, morbillis）可引起严重的感音神经性聋，并早为人们所注意。母体在孕期感染麻疹，可致胎儿先天性聋，据国内20世纪70年代的统计资料，麻疹遗留的感音神经性聋约占先天性聋的10%。随着麻疹疫苗的广泛使用，麻疹发病率和致聋人数已明显下降。

1. 病理　麻疹病毒循血行，或经内耳道的血管神经间隙，或从蛛网膜下腔经蜗水管进入内耳，也可继发于中耳乳突炎。麻疹病毒所致的病理损害，一类主要限于内淋巴系统的膜迷路、螺旋器、血管纹及盖膜，表现为炎性退行性变，如听毛细胞缺损、盖膜分离、血管纹萎缩、螺旋器收缩；另一类主要以螺旋神经纤维和神经元缺失为主，早期没有或少有血管纹和螺旋器的改变。

2. 临床表现　通常为双侧感音神经性聋，典型的听力曲线为双侧不对称性感音神经性聋，高频听力下降为主。可伴耳鸣和前庭功能减退。

3. 防治　关键在于预防。治疗按感音神经性聋的原则处理。视听力损失的程度，选择适当的助听器或其他听力辅助装置。

（二）风疹

风疹（rubella）引起的先天畸形高达50%～60%以上。此病在国外发病率较高，且颇受重视。Goodhill（1950）报道，至少有20%的耳聋是由风疹所致，Jankson等（1958）对英国的调查表明，母体在妊娠最初16周感染过风疹后所生的小儿，约在4岁时检查听力，30.4%的儿童有不同程度的耳聋，估计先天性耳聋中的10%是由风疹感染所引起。在我国此病较为少见。

1. 病理　妊娠最初的2～3个月内感染风疹导致耳聋的危险性最大。病理改变主要是血管纹、盖膜、螺旋器等退变，球囊壁塌陷和囊斑变性，致耳蜗球囊发育不全，偶见中耳畸形。

2. 临床表现　一般经上呼吸道传染，潜伏期14～21天。典型的先天性风疹多有以下表现：耳聋、角膜浑浊、脉络膜视网膜炎、白内障、智力迟缓、动脉导管未闭、室间隔缺损、肺动脉狭窄、肝、脾肿大等，还可伴有血小板减少性紫癜、间质性肺炎，极少部分为死胎。后天性风疹：全身乏力，发热，头痛，一周后出现皮疹，开始于前额和面部，向躯干和四肢扩散，72h内消退，发疹期有关节肿胀疼痛，可伴紫癜、皮下出血、耳后和枕下淋巴结肿大。风疹性聋的听力学特征是感音神经性聋，听力曲线多呈平坦型，少数为高频缓降型。

3. 诊断　根据病史、临床表现，结合风疹病毒学检查确诊，必要时可行羊水的病毒学检测。

4.防治　孕前数月和孕期不能接种风疹疫苗，孕妇在妊娠的最初3～4个月感染风疹应考虑堕胎。治疗上主要是借助助听器或行人工耳蜗埋植，并进行听力和语言康复训练。

（三）流感

流感（flu）病毒可经脐带血侵入胎儿内耳，引起胎儿病毒性迷路炎，造成内耳和听神经充血、出血及炎性渗出，导致先天性感音神经性聋。耳聋程度轻重不等，可伴耳鸣、眩晕，大部分能恢复，但也有遗留长期重度耳聋者。治疗上主要是借助助听器或行人工耳蜗埋植，并进行听力和语言康复训练。

（四）传染性单核细胞增多症

传染性单核细胞增多症（infectious mononucleosis）是由Epstein-Barr病毒引起的急性传染病。病变可侵犯多个系统，如呼吸、循环、泌尿、神经系统等。在神经系统可并发多发性神经炎、脑脊髓膜炎、小脑共济失调等。母体感染的极个别病例可以导致胎儿病毒性迷路炎，胎儿发生先天性聋。

三、梅毒螺旋体感染性聋

先天性梅毒（syphilis）是胎儿在母体宫内感染梅毒螺旋体（treponema pallidum），出生时出现症状，称为先天性早期梅毒；出生后至50岁左右方显现症状，称为先天性晚期梅毒。先天性早期梅毒可引起先天性感音神经性聋。近年来，该病发病率有上升趋势。

1. 病理　耳蜗和螺旋神经节的单核细胞、淋巴细胞、浆细胞及巨噬细胞浸润；内耳闭塞性动脉内膜炎；增生性骨炎和骨髓炎，致内、外淋巴间隙纤维化和骨化；内淋巴积水；晚期发生螺旋器、螺旋神经节细胞变性萎缩，听神经萎缩；镫骨尤其是底板出现骨性畸形。

2. 临床表现　先天性早期梅毒多为先天性聋哑，耳聋可为其惟一症状。

3. 诊断　根据家族史、梅毒接触史和典型的临床表现，及梅毒血清学检查，诊断一般不难确定。目前所用的梅毒特异性抗体试验有荧光螺旋抗体吸附试验（florescent treponema antibody absorption, FTA-ABS）和梅毒螺旋体抗体微量血凝试验（microhemagglutination assay for treponema pollidum, MHA-TP）等。

4. 治疗　选择适当的助听器或其他听力辅助装置。

参考文献

1. Morton NE. Genetic epidemiology of hearing impairment. Ann N Y Acad Sci, 1991, 630: 16-31
2. Guy Van Camp, Willems PJ, Smith RJH. Nonsyndromic hearing impairment: unparalleled heterogeneity. Am J Hum Genet, 1997, 60: 758-764
3. Friedman RA, Bykhovskaya Y, Sue CM, et al. Maternally inherited nonsyndromic hearing loss. Am J Med Genet 1999, 84: 369-372
4. Bussoli TJ, Steel KP. The molecular genetics of inherited deafness-current and future applications. J Laryngol Otol, 1998, 112: 523-530
5. Petit C, Levilliers J, Hardelin JP. Molecular genetics of hearing loss. Ann Rev Genet. 2001, 35:589-646
6. Xiao ZA, Xie DH. Deafness genes for nonsyndromic hearing loss and current studies in China. Chin Med J, 2002，115: 1078-1081

7. Forge A, Wright T. The molecular architecture of the inner ear. Br Med Bull. 2002; 63:5-24
8. Friedman TB, Griffith AJ. Human nonsyndromic sensorineural deafness. Ann Rev Geno Hum Genet, 2003, 4: 341-402
9. Fischel-Ghodsian N. Mitochondrial deafness. Ear Hear, 2003, 24: 303-313
10. 肖自安，冯永，潘乾，等. 非综合征性耳聋患者连接蛋白26基因突变的研究. 中华耳鼻咽喉科学杂志，2000, 35: 188-191
11. 谢鼎华, 肖自安, 何胜难. 遗传性聋分子病因研究进展. 中华耳鼻咽喉科学杂志, 2000, 35: 155-158
12. 肖自安, 谢鼎华. 遗传性聋基因研究——进展和未来应用. 听力学和言语疾病杂志, 2004, 12: 124-131
13. 谢鼎华主编. 耳鼻咽喉临床遗传学. 长沙: 湖南科学技术出版社, 2002
14. Xiao ZA, Xie DH. GJB_2(Cx26) gene mutations in Chinese patients with congenital sensorineural deafness and a report of one novel mutation. Chin Med J, 2004, 117: 1797-1801
15. 黄选兆, 汪吉宝主编. 实用耳鼻咽喉科学. 北京: 人民卫生出版社, 1998. 898-910
16. Kaplan SL, et al. Ataxia and deafness in children due to bacterial menigitis. Prediatrics, 1981, 68: 812
17. Abad Vc, et al. Hearing loss as an initial symptom of meningococoal menigitis. Arch Neurol, 1983, 40: 451-453
18. Lindsey JR, et al. Inner ear pathology in deafness due to mumps. Ann Otol Rhino Laryngol, 1960, 69: 918-922
19. Parving A, et al. Congenital hearing loss and rubella infection. Acta Otolaryngol, 1980, 90: 262-265
20. Karmedy CS, et al. Deafness-congenital syphilis. Arch Otolaryngol, 1966, 83: 18-20
21. Dobbin JM, et al. Otosyphilis and hearing loss: Response to penicillin and steroid therapy. Laryngoscope, 1983, 93: 1540-1542
22. Erzurum S, et al. Acute cerebellar ataxia and hearing loss as initial symptoms of infectious mononucleosis. Arch Neurol, 1983, 40: 760-762
23. Lawn JE, et al. Unseen blindness, unheard deafness, and unrecorded death and disability: congenital rubella in Kumasi, Ghana. Am J Public Health, 2000, 90: 1555-1558
24. Sullivan EM, et al. The epidemiology of rubella and congenital rubella in Australia, 1992 to 1997. Commun Dis Intell, 1999, 23: 209-211
25. Galazka AM, et al. Mumps and mumps vaccine: a global review. Bull World Health Organ, 1999, 77: 3-7
26. McKenna MJ. Measles, mumps, and sensorineural hearing loss. Ann N Y Acad Sci, 1997, 830: 291-295
27. Fuse T, et al. Bilateral hearing loss due to viral infection. ORL J Otorhinolaryngol Relat Spec, 1996, 58: 175
28. Real R, er al. Sudden hearing loss and acquired immunodeficiency syndrome. Otolaryngol Head Neck Surg, 1987, 97:409-411
29. Hart CW, et al. Neurotologic findings of a patient with acquired immune deficiency syndrome. Ear Hear, 1989, 10: 68-72
30. Christensen LA, et al. Antiviral therapy in a child with pediatric human immunodeficiency virus (HIV): case study of audiologic findings. J Am Acad Audiol, 1998, 9: 292-295
31. Madriz JJ, et al. Human immunodeficiency virus and acquired immune deficiency syndrome AIDS-related hearing disorders. J Am Acad Audiol, 1995, 6: 358-361
32. Igarashi M, et al. Temporal bone findings in cryptococcal meningitis. Arch Otolaryngol, 1975, 101: 577-579
33. Chan YM, et al. Syphilitic labyrinthitis--an update. J Laryngol Otol, 1995 , 109: 719-722
34. Nagasaki T, et al. Electrocochleography in syphilitic hearing loss. Acta Otolaryngol, 1993, 504: 68-71

第二十章

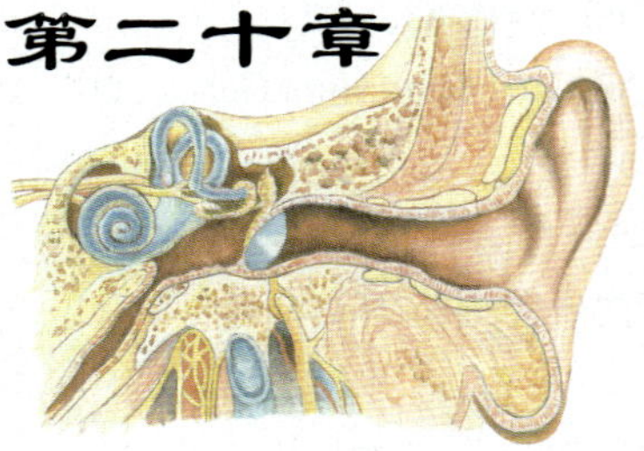

药物性聋

沙素华　姜鸿彦　伍伟景　Jochen Schacht　谢鼎华

药物中毒性聋是指临床上应用某些药物治疗后或治疗过程中所产生的第Ⅷ脑神经的终末器官即耳蜗和前庭损伤，导致感音神经性聋和（或）前庭功能障碍，亦称耳中毒（ototoxicity），简称药物性聋（drug-induced deafness）。

据文献报道，具有耳毒性的药物已有百余种。一些临床上常用的耳毒性药物如庆大霉素、链霉素等已为人们所警惕，使用时比较慎重，但由于面临的新的耳毒性药物不断增加，药物性聋仍在不断出现。药物性聋是耳科基础和临床研究工作者面临的一个非常有趣而富有挑战的课题，耳中毒的基础和临床研究也是一个非常活跃的研究领域。

第一节　概　况

一、药物中毒性聋的发病率

自从 1944 年 Selman Waksman 发现链霉素以来，随着氨基糖苷类抗生素（aminoglycoside antibiotics，AmAn）及其他化学药物的广泛应用，药物中毒性聋随之而生，且有逐渐增加的趋势。1987年全国残疾人抽样调查表明，我国有听力言语残疾者2 070万人，聋哑人约有600万，其中70%与耳毒性药物有关。药物性聋是儿童感音神经性聋最重要的病因之一。某些耳毒性药物由母体通过胎盘进入胎儿体内，造成先天性聋，儿童尤其是婴幼儿期药物中毒性聋将影响其听觉和言语发育，导致聋哑残疾。据北京市耳鼻咽喉科研究所的调查，链霉素致聋在 1954 年前仅占0.2%，1971 年增至4.1%。1984 年上海某区的调查，药物致聋占 59.7%。另据对 307 例药物中毒性聋患者的调查，氨基糖苷类抗生素中毒所致者占86.3%，其他药物引起者占13.6%。1987年的调查统计表明，在聋哑儿童中，氨基糖苷类抗生素药物中毒所致者占66%。孙红、王正敏等的统计表明，在 1995 ～ 1996 年间经听性脑干反应测试听阈>65 dB HL 的 1 251 例13岁以下耳聋儿童中，因药物中毒而致聋的占47.7%。陈振声等1997年对来自我国大城市、城镇和农村的812例聋儿的调查表明，产后致聋占47.29%，均不同程度地使用了药物。在致聋药物中，庆大霉素占50.88%，其余依次为小诺霉素、链霉素和卡那霉素，其他非氨基糖苷类药物只占 15.21%。2001 年朱丽雅等对 100 名 9 ～ 16 岁聋校学生调查分析，其中 79 例与耳毒性药物有关，以庆大霉素和卡那霉素为主。以上调查结果表明，氨基糖苷类抗生素仍是我国最常见的药物致聋原因，因此，如何预防其毒性作用一直是医学研究领域的一项重要课题。耳聋致残在我国残疾人中居第一位，对我国人口素质及社会经济影响极大，因此，提高对药物中毒性聋的认识，加强多方面预防措施，降低其发生率，对于减少耳聋致残具有十分重要的意义。

二、耳毒性药物的分类

已知耳毒性药物有近100种，其中抗生素致聋药物26种，非抗生素药物70余种，临床上常见的耳毒性药物如下。

（一）抗生素类

1. 氨基糖苷类　临床上应用的氨基糖苷类抗生素主要包括：硫酸链霉素、卡那霉素、阿米卡星（丁胺卡那霉素）、卡那霉素B（卡那多霉素，kanendomycin）、异帕米星（isepamicin）、福提米星（fortimicin）、妥布霉素、小诺霉素、庆大霉素、西梭霉素（sisomicin）、奈替米星（netilmicin）、新霉素、巴龙霉素、核糖霉素（ribostamycin）等；

2. 多肽类　万古霉素、多黏菌素B、多黏菌素E、卷曲霉素；

3. 复烯类　两性霉素B；

4. 四环素类　米诺霉素（minocycline）、强力霉素（多西环素）；

5. 酰胺醇类　氯霉素；

6. 大环内酯类　红霉素；

7. 环肽类　紫霉素。

（二）非抗生素类

1. 利尿药　包括襻利尿剂如依他尼酸（利尿酸）、呋塞米（速尿）、布美他尼（bumetanide，丁苯氧酸）、吡洛他尼（piretanide）以及其他利尿药如乙酰唑胺、醋氮酰胺、利尿灵等；

2. 解热镇痛药　包括水杨酸类如阿司匹林（乙酰水杨酸）、水杨酸钠等，丙酸衍生物如布洛芬、萘普生等，吲哚衍生物如吲哚美辛（消炎痛）、吡罗昔康（炎痛喜康）等，吡唑酮类如保泰松以及灭酸类如氟芬那酸（氟灭酸）、甲芬那酸（甲灭酸）等；

3. 抗真菌药　酮康唑、伊曲康唑等；

4. 合成抗菌药　复方磺胺甲噁唑（复方新诺明）、甲硝唑、呋喃唑酮（痢特灵）、萘啶酸等；

5. 抗肿瘤药　顺铂（顺氯氨铂）、卡铂、环硫铂、氮芥、长春新碱、放射菌素D、争光霉素、环磷酰胺、氟尿嘧啶、甲氨蝶呤等；

6. 抗结核药物　乙胺丁醇、异烟肼、对氨基水杨酸钠、利福平、氨硫脲等；

7. 抗疟疾、寄生虫药　氯喹、伯氨喹啉、奎宁、阿的平、乙胺嘧啶、土荆芥油、噻苯唑（thiabendazole）等；

8. 抗溃疡病药　西米替丁、雷尼替丁、法莫替丁、奥美拉唑（洛赛克）等；

9. 抗抑郁药　丙米嗪、苯丙胺、去甲替林等；

10. 抗癫痫药　苯妥英钠、卡马西平等；

11. 抗组胺药　茶苯海明；

12. 镇静安眠药　巴比妥类、芬太尼、氟哌利多、反应停（沙利度胺，thalidomide）、溴隐亭等；

13. 内分泌药物　氟米龙（fluorometholone）、避孕药、丙基硫氧嘧啶等；

14. 心、脑血管药物　洋地黄、地高辛、普萘洛尔（心得安）、美托洛尔（倍他乐克）、奎尼丁、硝苯地平、吡硫醇（脑复新）、Chromonan等；

15. 免疫调节剂　干扰素、环孢菌素、雷公藤总苷；

16. 生物制剂　一些疫苗、菌苗和抗毒素等；

17. 局部麻醉药　丁卡因、可卡因、利多卡因、普鲁卡因等；

18. 局部消毒剂　洗必泰、洁尔灭、碘伏等；

19. 药物附加成分　丙二醇、二甲亚砜、吸收性明胶海绵。

（三）其他化学物质

1. 重金属类　铅（含铅化妆品）、汞、镉、砷、钴等；

2. 吸入性有害气体和其他化学毒物　一氧化碳、硫化氢、二硫化碳、苯胺、氨基苯、硝基苯、三氯乙烷、苯、烟碱、烟草、酒精等。

一般认为中（成）药比较安全，但一些中药成分中可能含有上述化学物质成分，可能为致聋因素之一，使用时应注意。如草乌系一种含有毒性生物碱的药物，服后可发生神经性聋。

由于药物毒性作用的大小、中毒机制及机体的敏感性等方面的差异，上述耳毒性药物中毒导致耳聋的程度和后果也有差异。一些药物导致永久性感音神经性聋，如氨基糖苷类抗生素、抗肿瘤药物等，有些药物出现中毒性症状后如立即停药，听力大多可恢复，如利尿药和水杨酸盐类等。

第二节　氨基糖苷类抗生素耳毒性聋

氨基糖苷类抗生素问世的半个多世纪以来，已成为临床上抗革兰氏阴性细菌最有效的广谱抗生素之一，其中的链霉素挽救了成千上万的结核病患者的生命。但同时，也使许多患者丧失了听力和平衡功能，还可以造成肾功能的损害。

所有的氨基糖苷类抗生素均对耳蜗和前庭具有毒性作用，有些以耳蜗毒性为主，有些以前庭毒性为主。虽然近年出现的一些氨基糖苷类抗生素毒性较小，但在大剂量和疗程较长时，耳毒性同样难以避免。

由于氨基糖苷类抗生素具有性质稳定、抗菌谱广、杀菌力强、使用简便、不需做过敏试验和价格便宜等优点，它们仍为目前临床治疗严重感染的主要抗菌药物之一，特别是肺囊性纤维性变及腹膜透析的患者需要经常使用。

随着结核病发病率在世界范围内的回升及结核杆菌耐药性的不断增强，世界卫生组织推荐氨基糖苷类抗生素为抗结核病联合用药之一。在广大发展中国家，氨基糖苷类抗生素一直作为一线抗生素而广泛使用。

氨基糖苷类抗生素由不同种类的土壤放线菌产生，分子量为300～600 D，所有自然或半合成的氨基糖苷类抗生素都具有一个相似的三环形的氨基环多醇结构。由于它含有氨基和羟基，因此具有高度水溶性。其氨基带有的正极阻碍了膜通透性，使得仅有1%的口服剂量被吸收到血液中，故常规用药途径为静脉滴注、肌内注射、腹膜灌洗及局部用药。据初步统计，在接受氨基糖苷类抗生素治疗的病例中，6%～16%的患者出现耳蜗毒性，9%～15%的患者前庭功能受累，上述数据可能是保守的估计。因为氨基糖苷类抗生素造成的听力损害从高频区域开始，患者难以觉察，因此用高频听力计（12～16 kHz）进行听力检查将有助于早期发现耳中毒的病例。曾有报道指出，在使用链霉素治疗结核患者的过程中，耳毒性发生率超过80%。

一、耳毒性的易感因素

氨基糖苷类抗生素耳中毒的产生与药物本身的特性、用药剂量、给药途径及患者个体因素如年龄、全身情况、个体特异性等有密切关系。

（一）药物因素

1. 药物特性　新霉素、卡那霉素等对耳蜗有较强的亲和力，易导致耳聋，而硫酸链霉素、庆大霉素等药物对前庭的毒性较大，一般首先出现前庭中毒症状。

2. 药物剂量　除耳毒性有一定的个体差异外，一般来说，药物的毒性作用与剂量和疗程成正比，使用药物剂量越大，血浆中的药物浓度越高，对耳蜗的毒性作用越强。

3. 药物的使用方法　无论是口服或注射途径，药物都可通过血液进入内耳淋巴液。经椎管、腹腔、静脉内注射及静脉快速注射给药，耳毒性的发生率均比口服药物要高。研究表明，内耳对氨基糖苷类抗生素的排泄速度比较慢，药物在内耳的峰浓度比在血液中多维持数小时，说明氨基糖苷类抗生素在内耳有一定的蓄积作用，如果血管纹的再吸收功能受到影响，耳毒性药物在内淋巴中的浓度更高，更易引起耳蜗的损害。椎管内注射药物，药物可经脑脊液及外淋巴直接进入内耳，可显著增加毒性反应。鼓室内直接注入庆大霉毒、链霉素等耳毒药物，可经蜗窗膜或血管、神经间隙直接进入内耳，毒性反应的速度可大大加快。药物还可通过胎盘屏障造成胎儿内耳损害。一些特殊给药途径如囊性纤维化等肺部疾病者气管内吸入或腹膜透析腹腔内应用氨基糖苷类抗生素药物，均可能导致耳中毒的发生。

4. 药物协同作用　联合应用几种耳毒性药物，对耳蜗可产生协同性损害，如卡那霉素和抗疟药物、襻利尿药合用，或顺铂与氨基糖苷类抗生素同时使用，均对耳蜗产生协同致聋作用。实验证明，补充铁剂时对氨基糖苷类抗生素耳毒性具有高风险。另外，高强度噪声与振动与氨基糖苷类抗生素共同作用，可加重对内耳的损害，噪声还可通过增加血-迷路屏障的通透性，增加内耳的药物浓度，更易发生耳中毒。

（二）个体因素

1. 年龄　婴幼儿和老年人对耳毒性药物更为敏感，年龄愈小，耳中毒症状愈严重；老年患者由于解毒功能不良，易发生内耳中毒反应。

2. 全身情况　合并存在慢性全身疾病者，耳药物中毒的风险较高。肾功能不全的患者，可加重耳中毒反应。氨基糖苷类抗生素均由尿中排泄，肾功能不全时影响其从体内清除，可使其血浆浓度升高，导致内耳功能损害。既往有耳中毒、耳硬化症及其他感音神经性聋病史者，或合并存在其他内耳疾病者，使用耳毒性药物后也容易发生耳中毒反应。糖尿病、营养不良、高热、脱水等患者对氨基糖苷类抗生素均有较高敏感性。

3. 遗传因素　有药物中毒性聋家族史者，更易发生药物性耳中毒。有些高度敏感的个体，即使应用很小剂量的氨基糖苷类抗生素也可导致严重听力下降，表明氨基糖苷类抗生素耳中毒有一定的遗传易感性。近年的研究证明，线粒体DNA突变（12rRNA1555A→G）与氨基糖苷类抗生素中毒性聋有关。

4. 局部病变影响　中耳腔存在炎症时，由于中耳黏膜充血和血管壁通透性增加，局部应用耳毒药物可经扩张的血管吸收进入内耳，造成内耳损伤。

二、组织病理学

耳毒药物大多对耳蜗和前庭同时产生损害，但有的偏重于耳蜗的损害，有的则偏重于前庭或中枢的损害，其组织病理学方面的改变与耳中毒的程度密切相关。

1. 急性耳中毒　形态改变不显著，主要是螺旋器离子通道改变，耳蜗机械运动和听觉传导功能改变。

2. 慢性耳中毒　氨基糖苷类抗生素慢性中毒所致内耳损害已取得较多的病理学证据。首先损伤耳蜗外毛细胞，从底周开始，进行性地向蜗顶发展，在动物实验中常见累及内毛细胞、支持细胞、耳蜗血管纹甚至螺旋神经节细胞，但在人体中并不常见。在前庭系统，主要为壶腹嵴顶部的Ⅰ型毛细胞损害。听觉中枢神经通路一般不受影响。氨基糖苷类抗生素耳中毒最早发生的形态学改变为外毛细胞的纤毛重组及外毛细胞表皮板下溶酶体样小体增加，这种形态学改变并不造成功能的损伤。随后，可发生外毛细胞的静纤毛倒伏、紊乱、变形或融合，表皮板软化、变形、塌陷，核上区线粒体肿胀、空泡变性，胞质水肿，进一步损害可见纤毛脱落，细胞膜破裂，整个细胞崩溃以至消失，只留下塌陷的外形或指状瘢痕（phalangeal scar）。在3排外毛细胞中，第1排受损最重，第2、3排依次较轻。随着毒害作用的加重，内毛细胞亦受损。病变严重者，支持细胞亦可出现损害。由于氨基糖苷类抗生素进入内淋巴后不易排泄，蓄积于内淋巴液中，可导致血管纹受损，影响血管纹重吸收功能，或导致血管纹退行性变和萎缩。近年的研究表明，庆大霉素慢性耳中毒可导致听觉传出神经受损，累及部位以底周最明显，表现为传出神经纤维和末梢消失。氨基糖苷类抗生素所致前庭损害表现为感觉细胞核皱缩，线粒体改变，胞质肿胀及空泡形成。壶腹嵴的感觉上皮明显退行性变，并影响椭圆囊斑及球囊斑，前庭上皮的静纤毛有融合现象。总之，各类细胞对氨基糖苷类抗生素的敏感性不同，一般情况下，感觉细胞较支持细胞敏感，外毛细胞较内毛细胞敏感，耳蜗基底周的外毛细胞较耳蜗顶周的外毛细胞敏感，神经细胞退化发生在毛细胞损害之后。这种内耳各类细胞对药物不同的敏感性可能是由于不同类型的细胞对自由基的敏感性不同所致，最近的研究发现，耳蜗底周和顶周的外毛细胞对自由基损伤易感性有显著差异。

三、致聋机制

氨基糖苷类抗生素中毒的致聋机制尚不完全清楚，国内外学者为此进行了大量研究。一般认为，氨基糖苷类抗生素急性中毒主要是由于药物导致K^+/Ca^{2+}离子通道的改变，从而影响了耳蜗机械特性和听觉神经传导。慢性中毒涉及的机制较为复杂，曾经有过许多推论，如：①膜功能受损，许多作者认为氨基糖苷类抗生素损害了膜的功能，干扰了膜的多磷酸肌醇的代谢；②药物积蓄，早期曾认为药物在内耳的高浓度是导致耳聋的主要原因，但被后来的实验研究所否定；③内环境稳定机制破坏，在正常情况下，黏多糖、K^+-Na^+-ATP酶是维持内外淋巴液离子平衡的重要条件，也是维持正常细胞功能的重要条件，一旦此种机制破坏，则导致细胞功能损害或丧失。耳毒药物可抑制ATP酶的活性，使内、外淋巴液中K^+、Ca^{2+}离子浓度倒置，继而引起毛细胞的损害；④细胞代谢抑制，如能量和蛋白质代谢受抑制而损害耳蜗功能。上述推断大多来源于动物试验中观察到的现象，并不能完全解释耳毒性机制。近年来，自由基学说得到广泛认同，该学说认为自由基损伤是导致氨基糖苷类抗生素耳毒性的始发因素。早在20世纪50年代，一些预防药物耳毒性的试验就提示氧自由基的作用机制是导致氨基糖苷类抗生素毒性的原因之一。近10年来，氧自由基损伤的理论得到了进一步发展，例如在肾脏线粒体及内耳的外植体内均观察到氨基糖苷类抗生素诱发自由基的产生。自由基的产生需要电子供体协助和金属离子如Fe^{2+}的催化。庆大霉素催化自由基的产生与其和磷酸肌醇 的结合有关，该种结合提供了自由基形成所需要的电子供体。在一系列有可能作为电子供体的不饱和脂肪酸中，花生四烯酸是一种高活性的电子供体，而磷酸肌醇含有不饱和脂肪酸，是花生四烯酸的主要来源。氨基糖苷类抗生素和磷酸肌醇复合物在金属离子如Fe^{2+}的作用下，催化氧化还原反应，产生自由基。目前离体实验已经证明，庆大霉素可以和磷酸肌醇、Fe^{2+}形成复合物，催化自由基生成。动物实验证明，氨基糖苷类抗生素可以和磷酸肌醇在细胞膜上结合，但其催化自由基是否需要Fe^{2+}还有待证明。另外，氨基糖苷类抗生素和磷酸肌醇结合可以影响磷脂代谢，导致与第二信使相关的信号转导紊乱。氧自由基作为一个高反应的复合物家族，利用其不配对的电子氧化不同的靶分子，包括脂质、蛋白质和DNA，是造成组织细胞损伤的主要生物因子。临床上许多疾病，例如感染、缺血再灌注损伤及神经退变均与自由基的过度产生有关。在组织或机体的循环中，存在着不同的有酶和无酶的自由基清除剂，包括脂溶性维生素E、水溶性维生素C、过氧化物歧化酶、谷胱甘肽及其酶如谷胱甘肽过氧化酶等，一旦机体自由基的平衡被打破，造成一连串的酶反应包括钙内流和蛋白激酶的活性改变，影响细胞的信号传导径路，从而调节细胞存活或死亡的基因，导致毛细胞发生凋亡或坏死。

实验证明，在卡那霉素中毒的耳蜗组织中，氧自由基代谢产物丙二醛的含量增高，导致细胞膜结构和功能障碍。1996年Song等研究发现，庆大霉素可以和Fe^{2+}结合形成复合物，催化自由基形成。动物体内试验证明，铁螯合剂去铁胺和其他自由基清除剂可以减轻氨基糖苷类抗生素的耳毒性，补充铁剂则加重庆大霉素对耳蜗的损害。这些结果均证明自由基损伤可能在氨基糖苷类抗生素耳毒性中起重要作用。

另一种受到普遍关注的理论是神经兴奋性毒性学说。该假说是基于在内毛细胞与传入神经突触内存在谷氨酸NMDA受体及氨基糖苷类抗生素具有聚胺的某些特性，例如聚胺在抑制耳蜗对氨基糖苷类抗生素摄取的同时也与氨基糖苷类抗生素竞争对耳蜗鸟氨酸脱羧酶的抑制，聚胺能激活NMDA受体，引起细胞内Ca^{2+}浓度增高，导致一系列细胞内反应，从而引起细胞死亡。但到目前为止，该假说始终存在一些不能解释的问题，例如在外毛细胞没有发现NMDA受体的存在，NMDA受体激活在内耳引起的刺激毒性仅引起突触的水肿而并不损伤外毛细胞。在NMDA受体拮抗剂预防氨基糖苷类抗生素耳毒性的豚鼠体内试验中，两种被认为可减轻氨基糖苷类抗生素耳毒性的NMDA受体拮抗剂dizocilpine（MK-801）和ifenprodil均分别含有顺丁烯二酸（maleic acid）和2, 3二羟基丁二酸（tartanc acid）作为药物载体，它们均有螯合金属离子的特性，而且NMDA受体拮抗剂用亚磺酰双甲烷（DMSO）作为溶剂，该有机溶剂本身为自由基清除剂。该研究中对照组动物仅注射生理盐水，没有使用具有自由基清除剂性能的顺丁烯二酸、2, 3二羟基丁二酸和DMSO。实验证明，顺丁烯二酸、2, 3二羟基丁二酸和DMSO均能减轻庆大霉素所致豚鼠听力损害。

近年研究表明，氨基糖苷类抗生素耳中毒与内侧橄榄耳蜗传出神经损害有关。Capps等发现，切断交叉的橄榄耳蜗束后，卡那霉素对耳蜗外毛细胞的损害作用减轻。Hiel等在慢性实验中发现，庆大霉素在外毛细胞中的积聚部位和浓度与传出神经末梢的分布一致，Dulon等在外毛细胞的传出神经末梢中发现有荧光素标记的庆大霉素。1999年Yoshida等发现，庆大霉素对橄榄耳蜗束的快相和慢相反应均有阻断作用。谢鼎华等研究发现，庆大霉素慢性耳中毒时内侧橄榄耳蜗传出神经与外毛细胞的形态和功能损害有关，均以底周受损最早而明显，逐渐向蜗顶发展，随时间进行性加重；而且庆大霉素慢性耳中毒时内侧橄榄耳蜗传出神经功能受损。以上研究结果均提示，听觉传出神经可能在氨基糖苷类抗生素耳中毒时对毛细胞的损害中起重要作用。

四、临床表现

氨基糖苷类抗生素耳毒性的主要临床表现为耳聋、耳鸣、眩晕及平衡障碍，还可出现食欲减退、面部及手足麻木等症状。耳鸣往往出现于耳聋之前，多为双侧性，多呈高音调，早期为间歇性，后发展为持续性。耳聋可发生于连续用药的过程中，也可能在停药后出现，甚至可能在停药1年后继续恶化。由于最早损害的是高频听力，患者往往不易觉察出耳聋的存在。待病情加重累及言语频率听力时，耳聋往往已较为严重。耳聋多为双侧对称性，听力学检查具有耳蜗性聋的特点，有重振现象。

氨基糖苷类抗生素的种类不同，中毒后临床表现也有差异。

1. 链霉素　包括硫酸链霉素和双氢链霉素两种，双氢链霉素有严重的耳蜗毒性，现已禁用。硫酸链霉素虽然对前庭的损害较大，但对耳蜗亦同样有害，特别是儿童耳蜗中毒更为明显。链霉素耳中毒的程度与个体对药物的易感性有关。但一般说来，剂量越大，疗程越长，中毒反应越快，越严重。耳聋多在用药1～3个月后出现，最早可于数日内出现症状，最晚者可达1年以上。听力损害从高频开始，如8 kHz出现听力下降，逐渐进展到4 kHz和2 kHz。由于中毒早期对言语频率影响不大，患者常难以发觉，待损害进展到一定程度和范围时，才发现耳聋。如能早期发现，及时停药，听力可望部分恢复。后期由于耳蜗毛细胞严重受损，为不可逆性聋。少数病变发展迅速时可突然出现耳聋。除听阈提高外，常有重振现象，患者觉得“小声音听不见，大声音受不了”，且言语分辨率较差。因此，戴助听器往往效果不佳。大多数在耳聋之前有高音调耳鸣。在停药后耳聋和耳鸣仍可继续发展，甚至在停药后1～4年听力继续下降。因此，在链霉素治疗期间和停药后均应定期检查听力，以观察听力有无继续减退趋势。

2. 新霉素　其化学结构与链霉素极相似，毒性较链霉素、双氢链霉素和卡那霉素均大。主要损害肾脏和耳蜗，但对前庭的损害不大。用药后耳聋发生率可达10%，且不易恢复。妊娠期使用可导致母体和胎儿均中毒，老年人、长期使用或肾功能不全者中毒发生率更高。不仅口服和注射可引起耳聋，局部应用如伤口灌洗、皮肤湿敷、雾化吸入及耳内滴入等均可导致耳中毒，甚至发生永久性聋。个体易感性与链霉素类似，对耳蜗的损害主要表现为耳聋和耳鸣，一般在开始用药后1～6周内出现，半数以上不超过15天，发展较快，甚至在数日内即可成为双侧全聋，停药后亦难恢复，可能在停药后数月耳聋继续加重。中毒早期听力图显示为双耳4～8kHz听力明显下降，后期为仅少数频率残留的“岛形”听力图或全聋。多伴有持续性高频耳鸣。前庭损害较轻，多无明显前庭症状。由于新霉素的毒性作用大，现已禁用于全身注射，但口服或局部应用时仍可能耳中毒，应慎重使用。

3. 卡那霉素　耳毒性与用药总量有关，而与给药途径无关，对内耳的损害与用药疗程的长短、血清中药物浓度及个体易感性有关。耳中毒的发生率可达57%。主要损害耳蜗和肾，毒性仅次于新霉素，较链霉素重，前庭损害不多见。卡那霉素耳中毒的主要表现为耳鸣与耳聋，耳鸣较早发生，可为耳蜗中毒的先兆，耳聋多在治疗过程中发生，迅速达到高峰，并可在停药数月后不同时间发生，因药物在内耳中有一定蓄积作用，治疗结束后数周至数月仍有进行性听力减退的危险。一旦发生耳聋，几乎不可能恢复。但卡那霉素引起的耳聋并不一定是双侧性，对婴幼儿的听力损害较成人为轻。听力减退以高频为主，并逐渐影响其他频率，最后呈全聋。除耳蜗受损外，卡那霉素还损害耳蜗传入神经末梢，长期使用者还可阻滞对侧橄榄耳蜗束的兴奋性，故临床上卡那霉素中毒后不仅表现为耳蜗性聋，还可呈蜗后性聋。一般无重振现象，可能与内、外毛细胞严重受损有关。

4. 庆大霉素　对内耳的毒性作用较链霉素大，内耳损害的发生率为2%～2.5%，同时损害前庭和耳蜗，但前庭中毒症状较耳蜗中毒症状发生率高且严重。但据临床观察，庆大霉素所致耳聋为数甚多，出现全聋者亦不罕见。庆大霉素耳中毒的临床表现主要是耳鸣、耳聋和眩晕，早期耳聋表现不严重时，患者多首先出现眩晕、走路不稳等前庭症状，但前庭和耳蜗等中毒症状亦可同时出现，可能与全身情况及中毒程度有关。耳聋首先是高频下降，双耳可同时发生，亦有单侧发生者，多为不可逆性。庆大霉素耳毒性的出现与其血清药物浓度密切相关，用药时，血清浓度不应超过10～16μg/ml。因此，在使用庆大霉素的过程中，应进行详细观察，严格掌握适应证，尽量缩短疗程，在开始出现前庭反应等中毒症状时立即停药，以免发生严重耳聋。此外，局部应用庆大霉素，亦可引起耳蜗及前庭的毒性反应，破坏程度随浓度和用药时间延长而增加。庆大霉素与襻利尿药或其他氨基糖苷类抗生素同时应用时，毒性作用增加。

5. 其他　阿米卡星（丁胺卡那霉素）耳毒性的发生率平均为13.9%。主要损害耳蜗毛细胞，对前庭影响较少。耳毒性的发生与耳内药物浓度与用药疗程和剂量有关。用药后可发生耳鸣、高频听力减退、耳胀满感，严重者发生不可逆性感音神经性聋。妥布霉素对前庭损害较耳蜗为多，据研究观察，系通过干扰耳蜗毛细胞糖原代谢而致耳中毒。肌内注射后在30～60min内血清中药物浓度达到峰值，血清中半衰期为2～3h，新生儿则长达4.5～8.7h，外淋巴中的半衰期为11h，胎儿血药浓度约为母体的20%。小诺霉素抗菌作用类似于庆大霉素，而耳毒性副作用较轻，约为庆大霉素的1/4，中毒后导致不可逆性感音神经性聋、耳鸣和眩晕。

五、诊断及鉴别诊断

根据用药史、临床表现、体格检查、听力及前庭功能检查，诊断多不困难。对于用药期间出现的先兆症状或前期症状应当给予足够重视，尽量做到早期发现，及时停药。

1. 病史　详细询问用药的名称、剂量和疗程等。临床症状因药物的种类、剂量、年龄、个体易感性而异，症状多发生于长期慢性用药过程中，也可发生于单次用药之后，出现时间可以速发或迟发。

2. 临床表现　早期症状为耳鸣，可有手足和口角麻木，此时多有高频听力减退，因未影响言语频率，容易忽视。典型症状为耳聋和前庭功能障碍。在用药期间或治疗后出现上述症状，应高度怀疑耳中毒。

3. 听力学检查　成人可用纯音测听进行听力监测，婴幼儿可行诱发反应测听。表现为双侧（或单侧）高频听力减退为主，听力损害程度因药物和个体敏感性而异。早期听力监测是预防耳中毒的重要手段。有学者认为，耳声发射可监测外毛细胞功能，可作为早期诊断氨基糖苷类抗生素耳毒性的手段。应注意与其他感音神经性聋相鉴别，如感染性聋、突发性聋、膜迷路积水性聋、代谢性聋、老年性聋、噪声性聋、创伤性聋、电离辐射性聋等。这些耳聋都有各自的致病因素和临床表现特点，仔细研究病史、临床表现及相关检查，应不难鉴别。

六、预防

氨基糖苷类抗生素耳中毒所致听力损害一般为不可逆性，一旦发生后很难恢复，加之耳中毒的发生具有一定的易感性，因此，在用药过程中预防或早期发现耳毒性的发生十分重要，对下列各项应高度重视。

1. 严格掌握氨基糖苷类抗生素的用药指征，除非绝对必要，不应轻易使用这类抗生素，更不能作为预防性用药。在欧美发达国家，这类药物的应用已得到严格控制，一般仅用于治疗结核感染，或在肺囊性纤维化时作为气管内吸入、腹膜透析时腹腔灌洗等局部应用。在我国，氨基糖苷类抗生素的耳毒性副作用也已逐渐得到重视，但在基层单位还在广泛应用，应加强有关预防药物致聋的宣传和指导。

2. 由于抗感染需要而必须使用氨基糖苷类抗生素时，应尽量选用耳毒性低的药物，并采用最小的有效剂量，疗程不宜太长，一般不超过2周。现认为按日剂量一次给药杀菌力更强，可减轻药物对耳和肾的毒性。应注意不宜与其他耳毒性药物合用。必要时可在前庭毒性与耳蜗毒性反应之间进行选择，选择耳蜗毒性较低的药物，因为前庭损害较易早期发现，后果相对较耳蜗损害轻，早期中毒反应一般通过一段时间代偿作用可以消除，而耳蜗损害所致耳聋一般不可能恢复。

3. 对于合并有肝肾功能不全、营养不良、糖尿病、感音神经性聋、噪声性聋者，应慎用氨基糖苷类抗生素。65岁以上的老人、孕妇、6岁以下幼儿以及有药物中毒性聋家族史者，均忌用此类药物。

4. 用药前应告知患者此药的耳毒性作用及其中毒症状，以便及时发现耳中毒反应。用药期间应严密观察，注意有无耳鸣、耳胀满感、食欲减退、恶心、手足或口角麻木、耳聋、眩晕、平衡失调等症状，并尽可能进行听力学和前庭功能监测。一旦出现上述耳中毒先兆症状，应立即停药。

5. 治疗前应对患者的全身情况进行全面检查，如肾功能、基础听力。最好在用药前或用药后3天内做听力基线测定，治疗过程中每周复测听力1次，出现高频听力障碍时，应立即采取防范措施或果断停药。由于耳中毒有一定潜伏期，停药后仍可发生耳聋或继续加重，治疗结束后数周至数月仍应定期进行听力监测。用药前和用药过程中，还应监测肾功能，有肾功能损害者不应使用此类药物或立即停药。

6. 有条件者，用药过程中应监测血清药物浓度，以控制用药剂量，延长用药时间，减少中毒危险。

7. 出现某种氨基糖苷类抗生素耳中毒反应时，不要用另一种氨基糖苷类抗生素药物替换，亦不可轮换使用两种氨基糖苷类抗生素药物。

8. 动物实验证明，抗氧化剂或自由基清除剂如二羟苯甲酸、阿司匹林、D-甲硫氨酸、α-硫辛酸、多聚天门冬酸、谷胱甘肽、中药丹参、绿茶提取物以及吲哚美辛、催产素、甲状腺素等均可减轻氨基糖苷类抗生素耳毒性。上述药物均只有在与氨基糖苷类抗生素同时应用时才对耳毒性产生拮抗作用，对已经发生的耳聋不具治疗作用。有意思的是，实验研究中一些对氨基糖苷类抗生素具有拮抗作用的药物，本身具有耳毒性，如去铁胺、阿司匹林等。最近的临床研究发现，在庆大霉素治疗过程中，同时应用阿司匹林者耳毒性发生率为3.4%，应用安慰剂的对照组为14%。因此抗氧化剂治疗可能有望成为预防氨基糖苷类抗生素耳毒性的一项重要措施。

七、治疗

对氨基糖苷类抗生素引起的中毒性聋目前尚无满意的治疗方法。对于在用药期间早期发现的病例，在立即停药的同时，应用下列治疗，可能有助于使病情停止发展，防止继续恶化。

1. 神经营养药　可促进损伤细胞生长，对毛细胞可能有一定保护作用，如：①维生素 B1 100mg，肌内注射，1 次 / 天；②维生素 A 胶囊 2.5 万 U，口服，1 次 / 天；③泛酸钙 20 ~ 40 mg 口服，3 次 / 天。

2. 能量制剂　参与细胞能量代谢和DNA合成，可加速受损细胞修复，阻止细胞进一步受损，如：①三磷酸腺苷（ATP）40mg，肌内注射或静脉滴注，1次/天；②三磷酸腺苷40 mg，辅酶 A100U，加入 5% 葡萄糖（或右旋糖酐）500 mL 中静滴，1 次 / 天。

3. 血管扩张剂　可增加内耳微循环和脑组织的血液供应，如：①尼莫地平（nimodipin），30～60 mg口服，3次/天；②氟桂利嗪（flunarizine，商品名称西比灵，sibelium）5～10 mg，口服，1次/天；③脑益嗪（cinnarizine）25～50mg，饭后口服，3次/天；④倍他司汀（betahistine）4 ~ 8 mg，饭后口服，3 ~ 4 次 / 天；⑤复方丹参片 3 片，口服，3 次 / 天；亦可用丹参注射液 16 ~ 20 ml 加于 5% ~ 10% 葡萄糖液 500 ml 中静脉滴注，1 次 / 天。⑥川芎嗪 40 ~ 80 mg，加于 5% 葡萄糖液 500 ml 中，静脉滴注，1 次 / 天。

4. 脑代谢促进剂　可改善机体氧饱和度，增加血氧分压，从而增加对神经细胞的供氧，保护神经细胞，并有扩张周围血管的作用，如都可喜（duxil）40 mg，口服，2 次 / 天。

5. 其他　高压氧等措施对保护内耳细胞可能有一定作用。

第三节　其他耳毒性药物所致耳聋

一、抗肿瘤药

1. 顺铂（cisplatin）　是顺氯氨铂（cis-diamminedichloroplatinum）的简称，属于金属铂络合物类抗癌化学药物，为细胞周期非特异性药物，主要用于治疗头颈部鳞癌、卵巢癌、睾丸癌及各种儿童恶性肿瘤。在所有抗肿瘤药物中，顺铂的耳毒性最大。据统计，顺铂耳毒性的发生率为62%～69%，儿童耳毒性发生率较成人更高，发展更迅速，有报道顺铂治疗儿童恶性肿瘤，当累积剂量达到 60 ～ 100 mg/ml 时，其耳毒性发生率可达 84%～100%。与氨基糖苷类抗生素相似，顺铂也具有肾毒性。耳中毒的易感性具有明显的个体差异，治疗剂量下耳毒性的发生与给药方式、化疗方案、药物总剂量、肾功能、家族耳聋史及是否同时应用其他耳毒性药物（氨基糖苷类抗生素或襻利尿药）有关。

顺铂对听觉功能的损害和病理学改变与氨基糖苷类相似。其耳毒作用主要损害螺旋器，对前庭的损害较轻，但亦有耳蜗和前庭同时损害的报道。对耳蜗的损害首先破坏外毛细胞，在3排外毛细胞中以第1排受损最重，病变从底周向蜗顶发展。剂量增大时，内毛细胞、支持细胞、血管纹、螺旋神经节及耳蜗神经均可受损，但出现较晚。电镜观察表现为毛细胞水肿变形，细胞内空泡形成，线粒体变性、破坏，听毛排列紊乱。

近年研究表明，顺铂的致聋机制可能类似于氨基糖苷类抗生素。实验发现，自由基损伤可能也是导致顺铂耳毒性的主要原因之一。顺铂增加组织中脂质过氧化及肾脏线粒体谷胱甘肽的消耗，并可增加内耳外植体的自由基生成，抗氧化剂如硫辛酸、二乙基二硫代氨基甲酸盐，以及诱导型一氧化氮合酶抑制剂aminoguanidine可减轻顺铂对大鼠的耳毒性。亦有观点认为，顺铂耳毒性可能与耳蜗内药物的高浓度蓄积、干扰螺旋神经节细胞的核酸代谢、损害螺旋韧带和血管纹结构而导致淋巴液代谢紊乱等因素有关。

顺铂耳中毒的临床表现为首先出现高频听力减退，逐渐累及中频和低频区，多伴有耳鸣，亦可有眩晕和平衡障碍。耳鸣常为暂时性，停药后多可恢复。听力损失多为双侧对称性下降，以 4 ～ 8kHz 下降最明显，可向低频发展而出现永久性耳聋。由于顺氯胺铂的耳毒作用为蓄积性，故典型的耳中毒一般为渐进性，但也可出现突发性聋。顺铂耳中毒程度与药物浓度、进入体内的速度及累积剂量有关。一次大剂量注射可导致高频听力完全丧失。顺铂与庆大霉素联合应用可增加耳毒性。噪声与顺铂耳毒性有协同作用，用药期间应避免噪声接触。

据报道，磷霉素、硫代硫酸钠、amifostine 对顺铂耳中毒有保护作用。

2. 卡铂（carboplatin）　是另一种铂类抗癌药物，其化学性质、作用机制与顺铂相似，亦具耳蜗和前庭毒性，但耳、肾毒性较顺铂低。卡铂耳毒性的发生率约为32%。近年研究发现，卡铂可选择性破坏灰鼠的内毛细胞，表明其耳毒性可能首先从损伤内毛细胞开始。有研究结果支持卡铂耳毒性与自由基损伤有关，当耳蜗中注入胱氨酸/半胱氨酸合成酶抑制剂导致谷胱甘肽水平降低时，内毛细胞损伤明显加重。2003 年 Husain 等研究发现，卡铂诱导的大鼠听力损伤与下丘听觉中枢的氧化损伤有关。

3. 氮芥　为烷化剂，对肿瘤细胞和非增殖细胞均有杀伤作用，主要用于治疗恶性淋巴瘤和头颈部肿瘤，是一种有神经毒性的抗肿瘤药物，对脑神经有特殊的亲和性，大剂量时可引起耳蜗中毒。组织病理学研究发现耳蜗毛细胞结构破坏，前庭膜、盖膜、螺旋器上皮萎缩变性。有人认为氮芥的耳毒性主要由于其神经毒性作用所致。临床表现为双耳中、重度感音神经性聋，多为永久性，纯音测听检查0.5 kHz以上频率听力普遍下降，亦可致重度耳聋。可出现高音调耳鸣、眩晕、乏力、恶心、呕吐、脱发等症状。

4. 其他　长春新碱有导致耳聋的报道，但发生率不高，动物实验发现可致螺旋神经节和耳蜗神经纤维退行性变。环磷酰胺对耳蜗的损害与氨基糖苷类抗生素相似，但常规剂量引起耳聋者少见。

二、利尿药

1. 襻利尿药（loop diuretics）　是作用于肾脏髓襻中髓质的利尿药物，包括依他尼酸（利尿酸）、呋塞米（速尿）和布美他尼、吡咯他尼等。此类强效、速效利尿药虽然化学结构不同，但都作用于肾Henle襻，抑制钠的重吸收。可产生严重耳毒性反应，以耳蜗功能损害最明显，对前庭功能的损害较少见。耳毒作用的发生率为7‰，其中依他尼酸的耳毒性较大。过去认为应用此类药物所造成的耳中毒是可逆的，听力损失可在数小时内恢复，但据近年的报道，大剂量静脉注射、短时间内重复用药，可发生永久性耳聋，特别是肾功能不全或与氨基甙类抗生素同时应用时危险性更大。

襻利尿药的耳毒性机制尚不清楚。有人认为襻利尿药可直接抑制耳蜗毛细胞和听神经的能量代谢，阻止耳蜗血管纹的Na^+-K^+-ATP酶、腺苷酸环化酶活性，使血管纹受损，导致内耳营养障碍；或与Na^+-K^+-Cl^-转运通道障碍有关。也有人认为依他尼酸致聋是由于其利尿作用而引起血管纹微循环障碍，使淋巴液中Na^+、K^+比例倒置，引起毛细胞损害。呋塞米可引起蜗管外侧壁血流减少，使血管纹缺血、缺氧而导致耳中毒。

组织病理学改变为血管纹、外毛细胞损伤，可见血管纹水肿、增厚、囊性变，外毛细胞超微结构改变，如线粒体肿胀、内质网扩张，细胞间的紧密连接受损。静脉注射依他尼酸后，内、外淋巴液之间的K^+、Na^+、Cl^-正常浓度梯度消失，耳蜗电位和微音电位受抑制，一般6～8h后可恢复。严重者导致外毛细胞损伤，病变成为不可逆性。其他襻利尿药所致内耳病理改变与依他尼酸类似。临床表现主要为耳鸣和耳聋，耳鸣常发生于耳聋之前，偶有眩晕等前庭症状。耳聋为两耳对称性感音神经性，为暂时性或永久性，听力曲线为平坦型或斜坡下降型。常规剂量给药后0.5～2h内出现耳聋者，一般可以恢复。如合并肾功能不良，同时使用其他耳毒性药物，剂量过大，或长期用药导致体内蓄积量过多，可为永久性聋。

主要预防措施为减缓静脉给药速度，对肾功能不全者减少用药剂量，避免与其他耳毒性药物合用。一旦出现耳聋，应立即停药。

2. 碳酸酐酶抑制剂　碳酸酐酶存在于耳蜗血管纹、螺旋韧带和螺旋缘，参与淋巴液的生成。碳酸酐酶抑制剂乙酰唑胺（acetazolamide diamox）可影响耳蜗电位的产生，使动作电位幅度下降。

三、水杨酸盐

水杨酸盐及其复合制剂均具有耳毒性，临床常用者为阿司匹林，即乙酰水杨酸(acetylsalicylic acid)。水杨酸盐类致聋的发生率约为1%，其机制不清。动物实验表明，水杨酸盐急性中毒可致一过性听力下降。内耳组织学和超微结构无明显改变，有人认为可能是影响外毛细胞和耳蜗神经的K^+、Ca^{2+}、Cl^-而导致耳蜗机械-电转换功能异常及神经冲动传递障碍，影响耳蜗神经对信息的传入，故其听力损害常为可逆性。慢性中毒可致耳蜗血管纹、毛细胞和螺旋神经元的酶活性下降。

临床表现为大剂量应用时发生双侧对称性平坦型的感音性神经性聋，伴有耳鸣，可出现眩晕、平衡失调、眼球震颤等症状，需与梅尼埃病鉴别。听力下降可达30～40 dB，语言识别率轻度下降。一般在停药后24～72h耳聋和耳鸣可完全恢复，偶有永久性聋的报道。儿童，尤其是发热脱水者较为敏感。

四、抗疟疾类药物

主要有奎宁和氯喹。奎宁的致聋作用早有报道。动物实验证明，大剂量奎宁可导致螺旋器、螺旋神经元、血管纹退变。耳蜗的损伤以底周为重，严重者全部螺旋器损毁。氯喹在分子结构上与奎宁有些类似，不论短期或长期应用均可能导致耳蜗损害。两者均可通过胎盘屏障，导致胎儿听力损害。妊娠期服用，可能在母体尚未产生中毒症状时，胎儿已发生中毒，导致先天性聋。致聋机制可能与氨基糖苷类抗生素耳中毒有类似特点，可导致永久性感音神经性聋。临床表现以耳鸣和耳聋为主，可有眩晕、呕吐、视力模糊。

五、非氨基糖苷类抗生素

除了氨基糖苷类抗生素外，还有其他一些抗生素可能导致耳中毒，以万古霉素、红霉素、氯霉素、多黏菌素等较多见。万古霉素的主要耳毒性反应为耳蜗中毒，有肾功能不全者、老年患者尤易发生。耳毒性的发生与血药浓度和剂量有关。临床表现为听力减退、耳鸣或耳胀，可有头晕和眩晕症状。与其他耳毒性药物有协同中毒作用。出现耳中毒性症状者，及时停药，部分患者听力可能改善，部分则继续发展成为永久性聋。红霉素所致耳中毒反应与剂量有关，可致耳鸣和耳聋，平衡障碍少见。致聋机制可能与水杨酸类相似。与其他耳毒药物合用可增加其耳毒性。出现耳毒性表现及时停药后，6～14天听力可逐渐恢复，也有恢复较慢者，极少数发展为永久性聋。

六、其他药物

1. 神经系统药物　一些作用于神经系统的药物具有耳毒性如抗抑郁药丙米嗪、去甲替林，抗癫痫药苯妥英钠、卡马西平等，在长期或超量使用时可引起耳鸣、耳聋及眩晕等症状，及时停药，多可恢复。

2. 激素类避孕药　口服激素类避孕药期间，可以发生一侧或双耳感音神经性聋，甚至为永久性聋。多伴有耳鸣，偶有眩晕。可能是由于动脉血栓栓塞所致。

3. 局部用药　使用新霉素气管内雾化吸入和灌肠均有致聋的报道，腹膜透析时腹腔内灌注氨基糖苷类抗生素也可引起耳聋。

中耳局部用药时发生耳中毒者并不少见，如中耳内应用局麻药的卡因、利多卡因，消毒剂洗必泰、洁尔灭等进入中耳腔均有导致耳蜗性聋的报道。值得注意的是，许多药物全身应用时并无耳毒性，局部应用于中耳却导致听觉损害。药物进入内耳的途径是经鼓室通过蜗窗膜或前庭窗环韧带或镫骨前庭关节进入外淋巴，并经前庭阶透过前庭膜和血管纹进入内淋巴，到达螺旋器；也可经骨螺旋板下方的微孔，沿神经纤维旁的间隙进入螺旋器。耳蜗的损害始于基底周，逐渐向蜗顶发展。因此，中耳局部用药应忌用耳毒性药物，特别是氨基糖苷类抗生素。因慢性中耳炎长期使用耳内滴药者，应定期监测听力，以免将药物导致的感音神经性聋误认为炎症引起的听力减退。对未能明确有否耳毒性作用的药物，不要在中耳局部贸然使用。另外，中耳腔内应避免使用高浓度药物和粉剂，特别是疑有迷路瘘管者，更应慎重。

4. 其他化学物质　长期接触铅、镉、汞等重金属及砷等非金属物质，可产生听觉及前庭功能损害。动物实验证实，在铅的长期作用下，耳蜗螺旋神经节、第Ⅷ脑神经及平衡中枢均可发生退行性变，而螺旋器无明显损害。临床观察发现，长期接触铅的工人，感音神经性聋和平衡障碍的发生率较高，耳聋多为不可逆性蜗后性聋，其病损程度与其他器官铅中毒的程度无关。砷中毒时，可出现高频听力损害。动物实验表明，砷中毒时前庭阶和鼓阶内有血性浆液纤维素性沉积物，毛细胞和血管纹退变，内淋巴液中K^+浓度下降而外淋巴液中K^+浓度上升。镉和汞引起听力下降的病损部位可能在中枢。某些有害化学气体或物质亦可能导致内耳或听觉中枢损害，如氨基苯、硝基苯、甲醇、二硫化碳、二氧化硫、四氯化碳、一氧化碳、甲醛等。硫化物可对听觉终器造成损害，而一氧化碳的毒性作用则主要在中枢听觉传导通路。这些有毒物质导致耳中毒后均可产生听力减退，通常伴耳鸣和平衡障碍，早期可恢复，慢性中毒则为永久性聋。上述各种药物或化学物质所致的感音神经性聋，其预防和治疗原则与氨基糖苷类抗生素耳中毒类似。尽管这些药物的耳毒性强弱不同，机体对其敏感程度也各异，但大多数药物均可导致永久性听力丧失，因此应重点做好预防工作。1997年，卫生部组织专家制定了《常用耳毒性药物临床使用规范》，在全国贯彻实施，对于防止或减少药物性聋有重要意义。

参考文献

1. 谢鼎华, 杨伟炎主编. 耳聋的基础与临床. 长沙: 湖南科学技术出版社, 2004
2. 姜泗长, 顾瑞, 王正敏主编. 耳科学. 上海: 上海科学技术出版社, 2002
3. 沙素华, 高起学, 李兴启, 等. 氨基甙类抗生素的耳毒性机理及其预防的新进展. 听力学及言语疾病杂志, 2001, 9:180-182
4. 朱丽雅, 董明敏, 魏育今. 100 例耳聋学生的听力情况调查. 中国民政医学杂志, 2001, 13: 215-216
5. 郭运凯, 谢鼎华, 伍伟景, 等. 庆大霉素慢性耳中毒对听觉和传出神经功能的影响. 临床耳鼻咽喉科杂志, 2000, 14:26-28
6. 伍伟景, 谢鼎华. 毒蕈碱和烟碱受体阻断剂对沙鼠耳蜗复合动作电位的影响. 湖南医科大学学报, 1999, 24:407-410
7. 谢鼎华, 郭运凯, 伍伟景, 等. 庆大霉素对内侧橄榄耳蜗传出神经毒性作用的形态观察. 中华耳鼻咽喉科杂志, 1999, 34:157-159
8. 中华人民共和国卫生部医政司. 常用耳毒性药物临床使用规范. 北京: 华夏出版社, 1999
9. 黄选兆, 汪吉宝. 实用耳鼻咽喉科学. 北京: 人民卫生出版社, 1998
10. 谢鼎华, 伍伟景. 庆大霉素对豚鼠耳蜗复合动作电位的影响: 传出神经系统的作用. 中国耳鼻咽喉-颅底外科杂志, 1997, 3:132-136
11. 陈振声, 高成华, 李炬, 等. 小儿感觉神经性耳聋的病因分析. 中国康复, 1997, 12: 51-53
12. Xie DH, Liu GH, Zhu GH, Wu WJ, Ge S-L. Epigallocatechin-3-gallate Protects Cultured Spiral Ganglion Cells from H_2O_2-induced Oxidizing Damage. Acta Otolaryngol, 2004, 124: 464-470
13. Rybak LP, Kelly T. Ototoxicity: bioprotective mechanisms. Curr Opin Otolaryngol Head Neck Surg, 2003, 11: 328-333
14. Wang AM, Sha SH, Lesniak W, et al. Tanshinone (Salviae miltiorrhizae extract) preparations attenuate aminoglycoside-induced free radical formation in vitro andototoxicity in vivo. Antimicro Agents Chemother,

2003, 47:1836-1841

15. Husain K, Whitworth C, Hazelrigg S, et al. Carboplatin-induced oxidativeinjury in rat inferior colliculus. Int J Toxicol, 2003, 22:335-342
16. Wu WJ, Sha SH, Schacht J. Recent advances in understanding aminoglycosideototoxicity and its prevention. Audiol Neuro-Otol, 2002, 7:171-174
17. Sha SH, Taylor R, Forge A, et al. Differential vulnerability of basal andapical hair cells is based on intrinsic susceptibility to free radicals. Hear Res, 2001, 155:1-8
18. Wu WJ, Sha SH, McLaren JD, et al. Aminoglycoside ototoxicity in adult CBA,C57BL and BALB mice and the Sprague-Dawley rat. Hear Res, 2001, 158:165-178
19. Usami S, Abe S, Akita J, et al. Prevalence of mitochondrial gene mutationsamong hearing impaired patients. J Med Genet, 2000, 37:38-40
20. Forge A, Schacht J. Aminoglycoside antibiotics. Audiol Neuro-Otol, 2000, 5:3-22
21. Sha SH, Schacht J. Salicylate attenuates gentamicin-induced ototoxicity. Lab Invest, 1999, 79:807-813
22. Sha SH, Schacht J. Formation of reactive oxygen species followingbioactivation of gentamicin. Free Radical Biol Med, 1999, 26:341-347
23. Rybak LP, Somani S. Ototoxicity: Amelioration by protective agents. Ann N Y Acad Sci, 1999, 884: 195-202
24. Ding DL, Wang J, Salvi R, et al. Selective loss of inner hair cells and type-Iganglion neurons in carboplatin-treated chinchillas. Mechanisms of damage andprotection. Ann N Y Acad Sci, 1999, 884:152-170
25. Yoshida N, Liberman MC, Brown MC, et al. Gentamicin blocks both fast and sloweffects of olivocochlear activation in anesthetized guinea pigs. J Neurophysiol, 1999, 82:3168-3174
26. Conlon BJ, Smith DW. Supplemental iron exacerbates aminoglycoside ototoxicityin vivo. Hear Res, 1998, 115: 1-5
27. Priuska EM, Clark K, Pecoraro V, et al. NMR spectra of iron-gentamicincomplexes and the implications for aminoglycoside toxicity. Inorg Chim Acta, 1998, 273: 85-91
28. Sha SH, Schacht J. Are aminoglycoside antibiotics excitotoxic? Neuro Report, 1998, 9:3893-3895
29. Song BB, Sha S-H, Schacht J. Iron chelators protect from aminoglycoside-induced cochleo- and vestibulotoxicity in guinea pig. Free Radical Biol Med, 1998, 25:189-195
30. Song BB, Anderson DJ, Schacht J. Protection from gentamicin ototoxicity byiron chelators in guinea pig in vivo. J Pharmacol Exp Ther, 1997, 282:369-377
31. Clerici WJ, Hensley K, DiMartino DL, et al. Direct detection of ototoxicant-induced reactive oxygen species generation in cochlear explants. Hear Res, 1996, 98:116-124
32. Basile AS, Huang JM, Xie C, et al. N-methyl-D-aspartate antagonists limitaminoglycoside antibiotic-induced hearing loss. Nature Med, 1996, 12:1338-1343
33. Song BB, Schacht J. Variable efficacy of radical scavengers and ironchelators to attenuate gentamicin ototoxicity in guinea pig in vivo. Hear Res, 1996, 94:87-93
34. Priuska EM, Schacht J. Formation of free radicals by gentamicin and iron andevidence for an iron/gentamicin complex. Biochem Pharmacol, 1995, 50:1749- 1752
35. Garetz SL, Rhee DJ, Schacht J. Sulfhydryl compounds and antioxidants inhibitcytotoxicity to outer hair cells of a gentamicin metabolite in vitro. Hear Res, 1994, 77:75-80

第二十一章

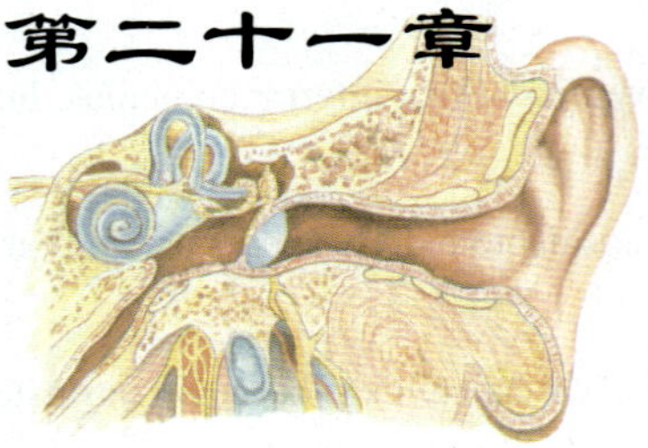

感染性聋

李学佩

感染性听力减退包括传染病源性聋和耳源性迷路炎聋。后者系由中耳乳突炎并发迷路炎所致，如发展到化脓性迷路炎，则致全聋。传染病源性聋系指由各种急、慢性传染病产生或并发的感音神经性听力减退。建国前和建国初曾居致聋病因的首位，现已逐渐减少。对听功能损害严重的传染病有流行性脑脊髓膜炎、流行性腮腺炎、麻疹、风疹、水痘、带状疱疹、流感、梅毒与艾滋病等，多为后天传染。风疹致聋主要是母体在妊娠16周内感染风疹病毒所致的先天性聋。后天传染的病原微生物或其毒素通过血液循环，或循内听道内血管神经周围间隙，或从蛛网膜下腔经耳蜗水管等途径进入内耳，也可继发于化脓性中耳炎或迷路炎之后。流行性腮腺炎等病毒则具有较强的嗜神经性，对内、外淋巴也有较大亲和力，进入内耳后引起内淋巴性迷路炎。梅毒性聋由先天性早、晚期及后天性二、三期梅毒侵犯内耳、中耳及听神经，发生脑膜-神经迷路炎、神经迷路炎或中耳迷路炎所引起。AIDS患者的免疫缺陷病毒可侵犯外、中和内耳，表现为卡波西肉瘤（Kaposis sarcoma）及Carinii肺囊虫感染。AIDS患者常可患感音神经性听力减退，可能由于急性中枢神经系统感染和原发性脑神经病变波及听神经，或病毒直接亲和听神经而产生听力减退。

感染特别是病毒和细菌感染是内耳疾病的直接或间接的原因，每年有成千出生的聋儿或听力减退婴儿，至少18%证明是先天性病毒感染，还有很大百分数疑为感染所致。每年还有4 000例以上所谓的突发性聋的患者，其实很大一部分也是感染所致。细菌性脑膜炎中约有10%引起细菌性迷路炎而导致极度聋。伴有严重眩晕的前庭神经元炎也是感染引起的。

虽然感染已被认为是迷路疾病的重要原因，但很多被认为是偶然性的。理由有：耳科学检查显示为内耳功能性缺陷，但没有证据；影像学检查可见骨迷路影，但很少能提供膜迷路的情况；血清学检查可以发现有病毒或细菌感染，但不能证明这一感染是迷路炎的病因；从鼻咽或除迷路以外组织分离出来的感染因子，也不能证明是内耳病的病因。其他病毒如entrocytopathogenic human orphan virus和coxsackievirus也能从人的咽喉或粪便中分离出来，特别是在病毒流行的时候。虽然死后颞骨病理经常可提供很多有价值的信息，但死后自溶常影响对Corti器和前庭感觉细胞的正确评价。因此，确切判断感染因子是否是耳聋或眩晕的病因是很困难的。

确定迷路感染的病因要符合3个标准：①怀疑是感染因子，合并特殊的耳聋或眩晕的临床综合征；②从病变迷路组织能分离或证实为感染因子；③感染因子在实验动物引起同样疾病的可能性。证明内耳病毒的几种方法：手术和尸体解剖时从外淋巴液、内淋巴液或内耳组织中分离出病毒；内耳组织中能证明有病毒抗原或病毒核酸；免疫组化法能检测出病毒抗原；原位杂交或多聚酶链反应能检测出病毒的核酸；某些感染因子如内耳中的细菌和真菌能通过光镜和电镜发现。病毒引起的细胞变化偶尔可以在内耳发现。病毒包涵体和多核巨细胞是最常见的病毒所致的特征性的细胞学改变。

至今，只有很少的感染因子从人迷路组织中得以证实。巨细胞病毒和腮腺炎病毒已从外淋巴中分离出来。巨细胞病毒抗原经免疫组化法从内耳组织发现。迷路内感染因子如细菌、真菌和梅毒螺旋体形态的鉴定也已完成。多核巨细胞、典型的麻疹病毒感染在前庭阶也已发现。

虽然流行病学的调查发现风疹病毒与先天性耳聋密切相关，并且已从先天性聋婴儿的很多部位分离出病毒，但还未从内耳组织中分离，或从内耳组织中证实病毒抗原。颞骨组织病理学也无风疹病毒感染的特异性变化。

一般认为，在正常情况下，膜迷路或邻近神经节不存在感染因子。因此，如果从内耳分离出感染因子有很大的病理意义。然而，上述观点并非建立在细菌学和病毒学综合研究的基础上。事实上，在健康豚鼠的螺旋神经节已发现有潜在的病毒。因此，建立适用的动物模型十分重要。

从产前和产期新生儿被感染，大概占全部活婴的10%。大多数情况下，这些感染无症状或呈非特异性表现。新的诊断技术包括胎儿超声、子宫羊水穿刺进行染色体检查以及 PCR 技术，有可能获得先天性疾病的资料。

有一些病毒被认为与先天或后天性听力减退有关。巨细胞病毒已从人的迷路液中分离出来。病毒学研究已经证实，迷路炎与风疹、麻疹、流行性腮腺炎、流感、水痘-带状疱疹、Epstein-Barr、脊髓灰质炎、腺病毒和副流感病毒等有关。在有效的疫苗出现之前，流行性腮腺炎仍是儿童单侧重度感应神经性听力减退的常见原因。对于风疹、麻疹和流行性腮腺炎，自开展免疫预防以来，发达国家儿童的发病率已显著减少。但在第三世界国家，这些感染仍然占据重要地位。从曾患过产前风疹，流行性腮腺炎、麻疹或巨细胞病毒感染的患者的颞骨组织病理学研究中，已发现内淋巴迷路炎的证据。病理变化主要在蜗管、球囊和椭圆囊。这些变化与感染经血管纹的血行扩散是一致的。麻疹、流腮和巨细胞病毒也可存在于脑膜脑炎，它们沿着脑膜和神经结构进入外淋巴腔，以后发展为纤维化。

第一节　巨细胞病毒感染

一、巨细胞病毒

巨细胞病毒是疱疹病毒家族的成员，在发达国家和发展中国家都广为流行。巨细胞病毒感染有种属特异性，迄今未发现有传播媒介。巨细胞病毒存在于人的唾液、尿液、宫颈及阴道分泌物、精液、泪液、血液中，通过密切的个人接触、接吻及性交而水平传播；还可以垂直（从母亲到孩子）传播。孕妇由于内分泌及免疫状态改变，易发生巨细胞病毒感染。既往受过感染的孕妇，体内潜伏的病毒也易活化而复发感染。孕妇感染的巨细胞病毒可经胎盘、产道或母乳传播给胎儿及新生儿。在人群中只有极少数人终生不感染。感染年龄随地理环境和社会经济条件而不同。在社会经济情况较好的人群，约 55% 育龄期的妇女对巨细胞病毒有免疫力，其余 45% 对巨细胞病毒敏感；而在社会经济情况较差的人群，85% 的妇女具有免疫力。

先天性巨细胞病毒感染与风疹和弓形体感染不同，病毒能通过原发性的母体感染或免疫妇女体内潜在的病毒活化而传入子宫。这样，她的孩子患先天性巨细胞病毒感染只相当于其有复发性感染的母亲的 1/9。大概 1% ～ 4% 易感妇女在妊娠期间感染巨细胞病毒，胎儿感染率约为 40%。社会经济情况较好、有巨细胞病毒免疫的妇女，其妊娠分娩的婴儿有先天感染的为0.15%；而在社会经济情况差的妇女，在其有免疫的新生儿中，先天感染率为0.5%～10%。近年研究证明，先天性巨细胞病毒感染比先天性风疹病毒感染对社会造成的危害性大。虽然知道胎儿在子宫内的年龄是决定先天性感染程度和长期后果的最重要的因素，但对巨细胞病毒最敏感的时间还不清楚。巨细胞病毒感染在托儿中心有地方流行性。在这儿感染的小儿，把感染传给妊娠母亲，在流行病学上很重要。

大多数巨细胞病毒感染的新生儿在出生时可无临床症状，呈亚临床感染，少数在出生时发生严重的巨细胞包涵体病或不典型的临床表现。有症状的新生儿病死率高，存活者常有智力障碍。10%～15%无早期临床表现的先天性感染婴儿最终也产生精神发育迟缓、精神运动阻滞和听力减退等远期后遗症。后者是感音神经性聋，表现为轻度到极度的听力减退，是先天性巨细胞病毒感染最常见和不可逆的后果。其发病率在有症状的病例是30%～50%，在无症状病例是10%～15%。大约50%为双侧性。听力损失变动在50～100dB，大约25%的病例生后1年加重，因此，在学龄前应进行定期听力检查。由于应用疫苗，先天性风疹发病率下降，因此，先天性巨细胞病毒感染成为发达国家非遗传性感音神经性聋中最常见的原因。风疹常见于流行季节，而巨细胞病毒感染在新生儿中则常年都有发生。因此，研制有效的疫苗成为当务之急。

二、组织病理学

关于巨细胞病毒包涵体疾病的颞骨组织病理学研究发现，在血管纹、前庭膜、螺旋凸、球囊、椭圆囊和半规管的表层细胞有典型的包涵体。虽然在Corti器，壶腹嵴和神经节未见有带包涵体的细胞，但确实在每一蜗管的一部分有内淋巴积水。

三、发病机制

现已证实病毒经胎盘由母体传给胎儿。孕妇患原发性感染时发生病毒血症，病毒在各器官广泛播散，可能使胎盘感染，有些则通过胎盘感染胎儿。已从宫颈和子宫内膜分离出病毒，因此不能排除复发感染的孕妇有可能从这些部位把病毒传给胎儿。

先天性巨细胞病毒感染的母亲所产生的抗体，不足以保护胎儿不受感染，但是这种较低效价的母体巨细胞病毒抗体也通过胎盘，并与胎儿中新合成的巨细胞病毒相互作用，对病毒产生抑制。因此孕妇复发感染很少引起新生儿临床显性先天性巨细胞病毒感染。

四、临床表现

（一）孕妇感染

孕妇发生巨细胞病毒原发感染或复发感染，多数为亚临床型的非显性感染，少数出现临床症状。主要表现为单核细胞增多症和一般宫颈炎症状，或类似病毒性肝炎症状。孕妇感染后，可长时间带病毒，由唾液、尿液、宫颈及阴道分泌物排毒。孕妇原发感染引起胎儿先天性疾病发病率比复发感染高、病情严重。

（二）先天性感染

一般认为在出生后1～2周内分离出巨细胞病毒为宫内感染。先天性感染可致流产、早产或死胎。临床显性先天性感染可使多脏器受累，但主要症状在造血系统、肝脾和中枢神经系统，也有耳聋等症状。严重感染的新生儿生后48h和2周内即可出现显性症状，病死率达10%～20%。可于数天数周内死亡。存活者出现后遗症，包括耳聋。

（三）出生时或出生后感染

主要发生在胎儿通过感染的产道娩出，或生后经吮乳、输血受感染。

五、病原学诊断

病毒分离是巨细胞病毒感染最敏感和特异的诊断方法。用杂交瘤技术制备的巨细胞病毒单克隆抗体作为探针，能非常敏感和特异地识别巨细胞病毒抗原。酶联免疫吸附试验（ELISA法）检测尿液中巨细胞病毒特异性抗原是新技术，假阳性率20%。血清学试验：脐血和新生儿血清中巨细胞病毒的IgM抗体有助于先天性感染的诊断。巨细胞病毒IgG抗体检测可用于可疑病儿抗体水平的追踪。如病儿血清中巨细胞病毒的IgG抗体高于母亲，并在出生后3～4个月持续上升，表明是宫内或围产期感染。

第二节　风疹病毒感染

一、风疹病毒

风疹病毒是披膜病毒科（togaviridae）风疹病毒属（rubivirus）中的惟一成员，人是该病毒的惟一自然宿主。在灵长类动物及各种小实验动物中都能产生实验性感染，但除表现复制和排毒外，不出现临床疾病或先天性传播感染。

1941年澳大利亚风疹流行，眼科医师Gregg最早认识了产前母体感染导致胎儿畸形的可能性；1943年Swan等首次把耳聋作为风疹三联征（先天性白内障、心脏缺陷和耳聋）的症状之一。在妊娠期的前3个月感染风疹，胎儿受损害的范围在16%～59%。1962年分离出黏液病毒（myxovirus）后，临床应用血清学和病毒分离技术来证实感染变得比较容易。通过实验室研究可以证实预期感染过风疹的母亲为亚临床感染，而对于未表现出全部典型的风疹综合征的婴儿为先天性风疹感染。1963～1965年风疹在美国流行，通过各种试验证明已经感染风疹以及感染的时间，从而加深了对与风疹相关疾病的认识。除了耳聋、白内障、先天性心脏病三联征外，还有小头、精神和运动发育迟缓、新生儿肝脾肿大、血小板减少症、间质性肺炎、脑炎和出生时的体重过低。从妊娠妇女取两份血样进行前瞻性研究以确定母体风疹感染的确切时间。在一个165例的实验室研究报告中，证明母体风疹感染后49%有明显临床症状，51%为亚临床型。母体风疹感染在妊娠前3个月，对胎儿的影响最大，在第二个3个月影响较小，但也部分导致胎儿耳聋、小头、白内障和精神运动发育迟缓。有一个或两个风疹三联征中症状的婴儿，可以肯定是先天性风疹感染。

在实验室证明的先天性风疹感染的人群中，听力减退是最常见的缺陷，约占22%。能分离出风疹病毒的婴儿，57%有听力减退；而在有血清学证明的婴儿中，听力减退的为41.5%。实验室证实处于亚临床感染母亲所生的婴儿，大约30%有听力减退，性质为典型的感音神经性，损害的严重程度在各患者之间不同，但同一患者两耳间差别很小。听力减退的类型，有些患者所有频率均无反应，但最常见的是月牙形曲线，即有中频500～2 000Hz损失最大。连续听力检查发现有25%患者听力呈进行性下降。

在很多不能健康成长的婴儿中，长期有病毒播散，这些婴儿多数是妊娠头3个月感染风疹的母亲的后代，其排毒对于风疹敏感的健康人和与感染婴儿密切接触的儿童保健人员都有害处。尸体解剖时发现风疹感染的胎儿和婴儿的器官呈现小型化，组织病理学检查发现细胞构成低下。高度分化的细胞如眼晶状体纤维细胞对细胞内病毒感染特别敏感，结果逐渐进展为生后所见的白内障。

风疹感染的婴儿颞骨组织病理学表现包括Scheibe型的耳蜗球囊变化，但椭圆囊、半规管和螺旋神经节不受影响。部分病例前庭膜萎陷，与血管纹粘连，一部分病例可见Corti器。在某些切片可见盖膜卷曲在内沟处。一些颞骨组织学检查证明球囊萎陷伴有新近急性感染时，整个

Corti器除血管纹比正常小，前庭膜与螺旋韧带连接处可见囊性扩张，其他部位相对受影响较少。

在有效的风疹疫苗使用之前，多数发达国家每6～9年风疹流行一次。高达60%新增聋儿归因于流行年份的产前风疹感染，而在非流行年份仅为1%以下。儿童和育龄母亲接种疫苗，已明显降低了风疹的发病率。在第三世界国家中，产前风疹感染仍威胁着人们的听力，在致聋原因中占有重要地位。

二、流行病学

先天性风疹感染发生率取决于育龄妇女免疫状况和风疹流行的情况。国外育龄妇女风疹易感率为0～30%，美国非流行年为0.1%～0.2%。我国1964年流行年为3.6%。先天性风疹发生率与感染时的孕龄密切相关。母亲在妊娠第1个月感染风疹，胎儿感染的危险性在30%～50%。妊娠5～8周，危险性为25%。妊娠9～12周，危险性为8%。一般说来，孕妇在妊娠头3个月感染风疹，20%的出生婴儿有先天畸形，妊娠13～16周以后感染风疹，危险性下降。

三、发病机制

孕妇感染风疹病毒后，出现的显性或非显性原发感染都会引起病毒血症，病毒通过胎盘并侵袭胎儿。风疹病毒对血管内皮细胞的损害是严重先天性器官缺损发生的重要原因。风疹病毒感染后可在各种器官中长期存在，呈持续性病毒感染，这可解释一些患儿出生时症状不显著，但发生迟发性疾病，例如内耳、晶状体及脑持续性的感染，使患者在出生后某个时期出现听力丧失或减退、白内障和进行性全脑炎。遗传易感性和内分泌因素与先天性风疹综合征的发病有一定关系。

四、组织病理学

听觉系统在颞骨未见明显解剖缺陷，但内耳有局灶性损害。主要发生在间质血管、前庭膜及盖膜。间质血管内出现炎性细胞、小的出血损害及耳蜗上皮坏死。Corti器变性和炎症病变使患者耳聋、炎症反应呈进行性发展，因此有些患儿于儿童期才出现迟发性聋。耳聋另一原因是脑损伤所致的中枢听觉缺失。

五、病原学诊断

1. 病毒分离　从鼻咽、尿、脑脊液、内脏器官、腺体等可以分离得到。

2. 血清学　检测主动获得的风疹病毒特异性IgG抗体和被动获得的母体IgM抗体。

第三节　腮腺炎病毒感染

腮腺炎病毒属副黏病毒科副黏病毒属，是儿童和青少年腮腺炎的病原体，有时还可导致脑膜炎、睾丸炎、卵巢炎等，也是引起听力损害的主要病毒之一。

腮腺炎病毒与副流感病毒一样，含有血凝素-神经氨酸酶表面糖蛋白，这种糖蛋白诱导保护性抗体，该抗体出现的时间较迟（发病后2～3周），在3～4周到达峰值，但持续时间较长。核衣壳抗原的抗体出现于感染一周内，高滴度在临床症状开始后2周内，因此，这两种抗体的血清学检测可用于诊断。

人是腮腺炎病毒的天然宿主，还可感染猴和鸡胚的羊膜腔和卵黄囊，对鸡胚不产生病理性损伤；可感染豚鼠、乳鼠、地鼠和大白鼠。

妊娠妇女是腮腺炎易感人群，孕妇感染腮腺炎是否引起胎儿先天畸形尚无一致意见。但在妊娠头3个月感染腮腺炎，胎儿死亡率高；在妊娠中、末期感染则影响不大。妊娠期腮腺炎可以从胎盘和胎儿组织中分离出病毒，亦可从母体血和尿中分离出病毒证实宫内感染存在。血清学检查证实中和抗体效价在感染后增高。

腮腺炎病毒通过飞沫和呼吸道分泌物传播，潜伏期一般为16～18天。一般认为病毒直接进入Stensen管，在管内和腮腺内增殖；也可通过血流感染唾液腺。腮腺炎症状发生前几天，病毒血症便已经开始了。腮腺炎病毒特别容易侵犯腺体组织如腮腺、睾丸、卵巢、胰腺，同时侵犯中枢神经系统。腮腺炎病毒引起耳聋有两种发病的机制：一种是不伴有脑膜脑炎的感音神经性聋，一般认为是病毒循血流经血管纹进入内耳，血管纹及上皮内毛细血管网血流缓慢，诱发这些部位的炎症，随后出现变性和瘢痕形成。这种与内淋巴有关的结构的变化，必然导致血管纹、Corti器、盖膜和从耳蜗底转到顶转周围神经元的继发性变性，而外淋巴系统、前庭感觉器官和内听道内结构不受影响。这些组织病理变化与产前出现的风疹病毒引起的感音神经性聋的变化一致。另一种是伴有脑膜脑炎的感音神经性聋，其颞骨组织病理变化与脑膜炎源性的细菌性迷路炎的表现相似。其传播的途径是病毒性炎症沿内听道的神经和血管进入内耳。病理表现为蜗轴内的神经结构损害较重，而蜗管内的神经结构损害较轻。从一些急性脑膜脑炎死亡婴儿颞骨解剖发现，沿内听道神经血管有淋巴细胞浸润，但无相应的血管纹的变化。急性病变幸存患者的外淋巴腔内可见迷路内纤维化和新骨形成。腮腺炎病毒引起的耳聋多为单侧性，与一般血源性感染不同；临床上，聋耳侧常是腮腺炎程度较重的一侧，这些均支持病毒直接侵入内耳的推论。由于内听道内的神经干先受损害，所以聋的程度多很严重，而且累及双耳。

腮腺炎病毒引起的耳聋是一种比较多见的病毒性聋，且多发生于幼儿时期，有的可无明显的病毒感染的症状，但一般先有明显的腮腺炎症状，耳聋多在临床症状达高潮后1周内发生，有的耳聋与腮腺炎同时发生。也有一部分患儿在感染腮腺炎病毒后，无明显的病毒感染的症状，而先发生内耳症状。由于腮腺炎病毒感染引起的耳聋多为单侧性，因此，不易被父母发现。

第四节　细菌性脑膜炎

抗生素发明之前，儿童细菌性脑膜炎死亡率高达90%～100%。到1986年，经适当治疗的儿童细菌性脑膜炎死亡率为2%～3%。大肠杆菌和乙型溶血性链球菌是新生儿脑膜炎最常见的致病菌，而6～9个月儿童的致病菌是嗜血性流感杆菌、奈瑟脑膜炎双球菌和肺炎链球菌。死亡率的降低并未使该病所致的并发症相应的减少。除感音神经性聋外，还有精神发育迟缓、脑水肿、癫痫发作、运动功能异常（偏瘫、双瘫、脑瘫）、前庭功能障碍及视觉减退等。中枢神经系统CT发现脑梗死、动脉阻塞和脑或脊髓的坏死。

脑膜炎并发的感音神经性聋的发生率约为15%～20%，大多数脑膜炎后感音神经性聋为持续性、双侧、重度～极重度的感音神经性聋，但也有单侧的。经观察发现少数病例症状有改善，但多数还是波动和进展。中耳炎感染由中耳到迷路直接传播，通过以下途径产生听力障碍：①细菌和毒素沿蜗水管或内听道穿透，导致化脓性迷路炎；②浆液性或中毒性迷路炎构成无菌性炎症反应；③败血性血栓性静脉炎或迷路小血管栓塞；④低氧损害第Ⅷ脑神经或听中枢。

第五节　梅毒感染

先天性梅毒是致病性梅毒螺旋体经胎盘传播到妊娠第4个月的胎儿，生后可出现症状，也可迟到生后50岁左右才出现症状。最新报告表明，先天和后天性梅毒有迅速增加的趋势。如后天梅毒合并艾滋病，则会早期进展到神经梅毒，青霉素治疗的效果差。先天性梅毒的典型症状包括耳聋、间质性角膜炎、Hutchinson牙和鼻中隔穿孔。先天性梅毒引起的听力减退约占3%～38%。大约37%病例出现在0岁前，51%出现在25～35岁，12%到晚年才变得明显。在有些病例中，感音神经性聋是惟一的症状，其听力曲线呈双侧、平坦型的感音神经性听力减退，也可在儿童表现为突发性极度聋，通常不伴眩晕。晚期先天梅毒，听力减退可是突发的，不对称，波动性或进行性，有些病例伴有耳鸣和眩晕。言语辨别计分比纯音听力差，响度重振严重，温度试验减退以致丧失。Hennebert征阳性，Tullio现象阳性（对大的音响出现不平衡）。

有人试图直接进行外淋巴液暗视野检查梅毒螺旋体，结果造成意外的听力损害。因此，耳梅毒最好的检查方法是血清学检查。梅毒螺旋体感染引起非特异性反应素抗体和抗螺旋体抗体增高。非特异性试验用于低发病率人群，筛选出可疑的耳梅毒患者，然后再进行螺旋体的特殊试验。荧光螺旋体抗体吸附试验（FTA-ABS）对梅毒有高度的敏感性和较低假阳性。特异性接近98%。假阳性病例常有自身免疫性疾病或药物引起的胶原疾病如系统性红斑狼疮。其他特异性试验，是对梅毒螺旋体的微量血细胞凝集试验和抑制试验。这是一种复杂的、昂贵的但有高度特异性的检查方法。现在推荐应用蛋白免疫印迹实验以确定抗螺旋体抗体是否同型，以及感染是否保持活动性。如为活动性感染，抗螺旋体IgM和IgG抗体阳性。经成功治疗后，只保留IgG抗体。

先天性耳梅毒颞骨组织病理特点是：阻塞性动脉内膜炎、单核细胞浸润、耳囊骨炎和不同程度的坏死。早期先天性梅毒可侵犯迷路和第Ⅷ脑神经，也可表现为脑膜迷路炎。晚期先天性梅毒可见颞骨骨炎及继发性膜迷路侵犯。还可见Corti器萎缩及血管纹、螺旋神经节及第Ⅷ脑神经受累。在所有耳骨，也包括听骨，都可见树胶肿样的改变，因此，在原有感音神经性聋的基础上，又加上了传导性的因素，更加重了听力障碍。

梅毒的治疗包括：

1. 抗生素治疗　对诊断为耳梅毒患者，应首选大剂量青霉素治疗。考虑到青霉素透过血-脑脊液和血-外淋巴屏障较差，因此应提高青霉素的剂量。现在发现在晚期先天性梅毒病例，梅毒螺旋体在两次复制间有长达90天的休眠，这就决定了应用青霉素治疗的疗程比以前使用的要长。

2. 肾上腺皮质激素治疗　在应用抗生素的同时，应用肾上腺皮质激素能有效的稳定和改善50%左右耳梅毒患者的听力。尤其能明显改善言语辨别率。其作用可能主要是减轻非特异性血管炎，抑制螺旋体抗原的免疫反应，或促进青霉素渗透到外淋巴。类固醇激素治疗的疗程为4～8周，如听力没有改善，应该停药；如果有效，可用维持量，以保持改善的听力。

参考文献

1. Axelsson A, Sigroth K,Vertes D: Hearing in diabetics. Atca Otolayngol (Stockh) 1981, 91:399-401
2. Gulya AJ. Sensorineual hearing losses of adulthood . In: Chummings CW, Fredrickson JM, Harker LA, et al,eds. Otolaryngology-Head and Neck Surgery. 2nd ed. St Louis: Mosby, 1993, 3113-3126
3. Bergstrom LV et al. Hearing loss in renal disease: clinical and pathological studies. Ann Otol Rhinol Laryngol 1973, 82:555-557

第二十二章

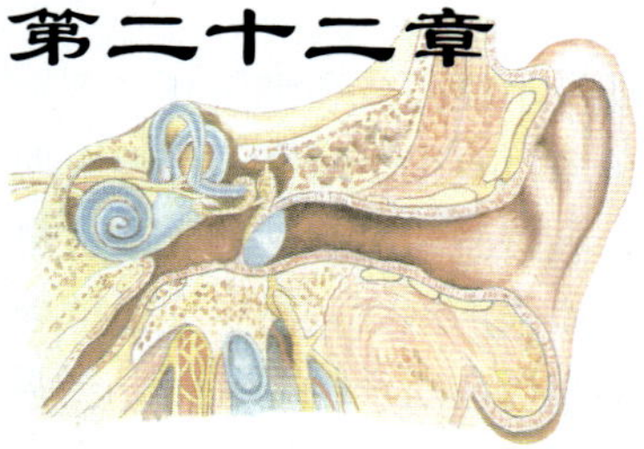

噪声性聋

李学佩

随着物质文明的进步，工业、交通和生活的现代化，各种噪声的污染日趋严重。据统计，噪声为七大公害之首。我国有上千万人暴露在可致听觉损伤的噪声环境中工作，有上亿人受噪声严重干扰。军事噪声对指战员的危害也是很严重的，武器发射和爆炸产生的冲击波和高强度的脉冲噪声，短时间和几次暴露即可造成听觉损伤。噪声对听觉的影响很早就引起人们的注意。火药发明以后，就有爆震型聋的记载。Wittma在1907年首先对内耳损伤进行了动物实验。戴复华在 1959 年于国内首先进行了耳蜗损伤的病理研究。近几十年来，国内、外对声损伤的研究取得了很大的进展，对阐明损伤的机制、规律及防治措施提供了很多有价值的依据。

噪声性聋是因噪声长期、反复刺激耳蜗所致的听力损伤，以慢性声损伤多见。偶见接触一次噪声即引起的是急性声损伤。

第一节　听觉声损伤的机制

高强度、稳态噪声对耳蜗的损伤可以归纳为机械性、血管性和代谢性三种机制。三者互相联系、互相影响。

一、机械学说

迷路内液体的强烈波动，会在蜗管内形成涡流，冲击耳蜗螺旋器，以致出现不同程度的机械性损伤，如可造成毛细胞静纤毛的损伤、前庭膜的破裂、网状层穿孔、毛细血管出血，严重时螺旋器可从基底膜上剥离。机械性损伤的结果又可加重和继发生化代谢的改变。

二、血管学说

认为强噪声损害了耳蜗微循环，导致耳蜗缺血和缺氧，造成毛细胞及螺旋器的退行性病变。Hawkins（1971）发现经过长时间强噪声暴露的动物，耳蜗血管收缩、血管内皮细胞肿胀、管腔变窄、血管中缺乏红细胞，遂认为噪声可以引起耳蜗血流降低。其后，又证明了窄带噪声、高强度脉冲噪声可使动物发生耳蜗血管管腔变窄、管径不规则的数目增加、红细胞与管壁间隙变小等多种血管参数改变。耳蜗侧壁血管损伤比螺旋器血管损伤要严重。Mass（1978）、Throne（1987）、Ukamoto（1990）等利用氢清除法、激光多普勒血流计测量，分别观察到高、中频纯音或噪声都可引起耳蜗血流降低。杨志华（1992）用氢清除法观察到暴露在 1kHz 115dB 和 125dBSPL 纯音 30min 的豚鼠耳蜗血流明显减少，125dB 比 115dB 声暴露引起的下降程度更严重，在血流下降的同时，伴有听力减退，并证明交感神经对耳蜗血流有一定的调节作用。但也有噪声暴露不引起耳蜗血流降低的报告，如胡博华（1991）用活体耳蜗显微直视法观察到声暴露后局部耳蜗血流增加，这可能与试验方法和动物状态有关。

三、代谢学说

强调毛细胞、支持细胞酶系统严重紊乱导致氧化代谢障碍，能量不能生成和细胞死亡。声损伤与氧代谢障碍有密切关系。耳蜗氧化酶活性变化与声损伤的关系已有很多研究。强声可使耳蜗组织尤其是毛细胞的琥珀酸脱氢酶、苹果酸脱氢酶活性下降，乳酸脱氢酶活性和乳酸含量升高，表明细胞内缺氧、代谢趋向无氧酵解过程、能量生成不足。如强声继续刺激，无氧酵解也降低，乳酸脱氢酶活性下降。毛细胞功能在相当程度上取决于细胞代谢所消耗的氧量，当强声刺激使毛细胞氧耗量急剧增加时，如不及时供给足够的氧，氧化酶类的活性下降，氧化磷酸化发生障碍，能量生成不足，导致细胞结构损伤及一系列病理生理改变，甚至导致细胞死亡，从而使毛细胞的声-电转换功能障碍。毛细胞和螺旋器缺氧，一方面是由于强声刺激时，毛细胞和螺旋器代谢增强；另一方面强声刺激造成血管纹血流减少、耳蜗淋巴PO_2降低。有人认为琥珀酸脱氢酶活性平行于外淋巴PO_2，而琥珀酸脱氢酶活性与有害声剂量（强度与作用时间）成反比，与听力损失成正比。

血管纹K^+-Na^+-ATP酶对维持内淋巴阳离子浓度梯度及蜗内电位等起重要作用。噪声可直接损伤血管纹，引起局部微循环障碍、组织水肿、血氧减少、血管纹K^+-Na^+-ATP酶活性下降。有学者认为血管纹萎缩和功能障碍是神经性耳聋的原因之一。

声损伤与耳蜗离子的关系：Ca^{2+}与毛细胞功能的维持即声-电转换、内耳频率选择、基底膜振动的非对称性和非线性响应、传出神经对内耳的调控等都有密切的关系，即Ca^{2+}在毛细胞的功能实现与调节中发挥重要作用。现已发现，毛细胞存在多种离子通道。在毛细胞的声-电转换过程中，Ca^{2+}首先调节毛细胞侧膜上K^+通道的通透性并直接参与跨毛细胞的振荡电流的形成，Ca^{2+}还参与外毛细胞的主动运动。耳蜗传出、传入神经支配及递质释放亦与Ca^{2+}有关。噪声性损伤时，内淋巴中Ca^{2+}浓度明显增高，盖膜和纤毛处有较多的Ca^{2+}聚集，是造成毛细胞纤毛肿胀、粘连的原因。强声暴露时，K^+聚集在毛细胞周围，毛细胞去极化时伴有与外淋巴中Ca^{2+}相关的K^+通透性下降。毛细胞去极化导致过量的Ca^{2+}进入细胞内，从而造成细胞结构的损害，这就是声导致毛细胞损害的离子基础。

已经证明橄榄耳蜗束的传出递质是乙酰胆碱，具有抑制听神经动作电位和改变耳蜗生物力学特性，并通过外毛细胞影响内毛细胞的电活动、调节听觉冲动向中枢传递的作用。爆震引起动物听阈升高，耳蜗AChE活性下降。当切断橄榄耳蜗束的动物受到同样声剂量暴露，听力损失比未切断对照组重，说明橄榄耳蜗束对听力有保护作用。

第二节 听觉声损伤的病理

听觉声损伤的病理改变主要发生在耳蜗螺旋器。McGill 等报道一例生前 4 000Hz 听力下降的患者，耳蜗组织病理学检查发现，毛细胞病变发生在距基底膜末端（前庭窗）9 ～ 13mm 处。大量动物实验显示，以不同频率的噪声和纯音刺激，毛细胞损伤的好发部位大都集中在距基底膜末端 8 ～ 12mm 处，也就是在耳蜗基底转和第二转，少数损伤到第三转和蜗顶。

耳蜗螺旋器噪声首先损伤外毛细胞，一般认为三排毛细胞中的第三排毛细胞最先受累，其次是第二排。在外毛细胞受累的基础上，Deiters 细胞和 Hensen 细胞相继受累，最后波及内毛细胞。内毛细胞较外毛细胞耐受能量高出约 20dB。内毛细胞损伤较外毛细胞少，可能是因其位置靠近骨螺旋板，振动幅度小，且听毛不被盖膜牵拉。当内毛细胞变性坏死或螺旋器塌陷消失时，螺旋神经节细胞及其纤维减少，缺损螺旋器的基底膜被矮立方上皮所覆盖。整个病变过程约需 1 ～ 2 个月。

耳蜗声损伤的显微与超微病理所见：毛细胞顶部的静纤毛在强声刺激后的改变先于细胞体的改变，是声音直接造成的。主要表现在失去正常“W”型和“一”字形排列，立体毛劲度改变，出现松散、倒伏、融合、折断、消失及纤毛表面浆膜出现空泡。听毛改变证明与毛束中的肌动蛋白丝解聚及纤毛间相互连接的横桥和其位于小皮板的纤毛根部肌动蛋白丝断裂有关。

毛细胞体的变化：声刺激早期即损伤早期，可有细胞膜的弯曲、膨出，细胞器的位移，继而有网状结构增多、囊泡和空泡形成，线粒体肿胀、混浊、嵴减少和结构不清，溶酶体增多，护膜板软化或消失，核移位、肿胀或固缩，胞体肿胀、胞质逸出，细胞变性而死亡。

一般认为内质网与线粒体的改变是代谢障碍引起的。线粒体损伤影响细胞氧化代谢和能量生成，内质网由于缺氧可能使其蛋白质生物合成和离子转运的主要酶系统发生紊乱，膜通透性发生改变，引起离子平衡破坏，pH下降，细胞内环境紊乱，溶酶体增多且膜不稳定。溶酶体膜破裂时，水解酶逸出，消化细胞本身，导致毛细胞死亡。当损伤只限于外毛细胞时，消亡的毛细胞网状膜面积常被Deiters细胞的指状突占据，并形成瘢痕，这有利于阻止或减轻因毛细胞缺失的内淋巴浸入 Corti 器内，对螺旋器局部细胞产生的毒性作用。

Deiters细胞等支持细胞的损伤形态基本同毛细胞的改变。高强度噪声的长期暴露可造成血管纹损伤，表现为毛细血管内皮细胞肿胀、管腔狭窄、血管间隙增宽等。

第三节 听觉声损伤的临床表现

一、全身症状

主要有头痛、头晕、耳鸣、心悸、紧张、烦躁、失眠、多梦、记忆减退、注意力不集中等神经衰弱症状。血压升高、心率加快、心电图检查可见 ST 段、T 波改变等心血管系统症状。食欲不振、恶心、消瘦和血糖增加、月经失调等消化和内分泌系统症状。视力减退、视物模糊、视野改变和辨色能力减退等视觉系统症状。

二、听觉障碍

噪声引起的听力改变称为听力阈移或听力损失，听力阈移又分为暂时性和永久性两种。听力阈移达 15 ～ 30dB，经数小时乃至几天或更长时间恢复者称为听力疲劳或暂时性阈移。有人将噪声停止后 2min 至 16h 以内听力恢复的称作短暂时性阈移，阈移超过 16h 恢复的为长暂时性阈移。影响暂时性阈移的因素有暴露噪声的强度、频率谱、作用时间及个体的敏感性。

永久性听力阈移是指噪声导致听阈升高，不能恢复到原有的水平。一次或几次暴露在很高强度噪声中，如爆炸声等造成的永久性听力阈移称为急性声损伤，由噪声引起的暂时性听力阈移发展而来的永久性听力阈移称为慢性声损伤。这个发展过程常以年计。

主要表现为双侧进行性听力损失，多伴有耳鸣。早期听力损失为暂时性阈移，首先是3～4kHz受累，以后可向高频发展，如继续发展，则低频也受累。经一段时间休息可以恢复。随着听力下降加重，言语频率受累致语言交谈困难，晚期听力下降则变为永久性阈移，难以恢复。此时，听力下降主要发生在 4 ～ 6kHz ，尤其是 6kHz 感音频率段，形成高频听谷，即所谓的 4kHz 听谷。长期的噪声、尤其加上振动，可以引起前庭功能障碍，表现为眩晕和平衡障碍。听力损失的程度与下列因素有关：噪声暴露时间越长、强度越大，听力损伤越重。强度相同时，窄带噪声和纯音对听力的损害较宽带噪声为大，高强度、低频噪声更能造成高频听力损害，且恢复比高频噪声引起的慢得多。脉冲噪声较稳态噪声危害大；次声和低频稳态噪声的联合作用比单纯稳态噪声危害大；持续暴露比间歇暴露损伤重。噪声损伤有较大的个体易感性，年龄大易受损伤。耳部疾病也会影响噪声作用，如中耳传音机构疾病可减少传入内耳的声能，从而减轻内耳声损伤。多数内耳病，尤其耳蜗性聋，因有重振，故对噪声较为敏感，会加重内耳声损伤。

第四节 听觉声损伤的诊断

明确的噪声接触史，纯音测听为感音神经性听力减退，早期典型的曲线为4kHz处呈“V”型下降，之后周围频率2k～6kHz也下降，最后所有频率均下降。高频纯音测听对早期诊断有帮助。言语测听其言语接受阈和言语辨别率（SDS）变化，说明对语言交流的影响。竞争噪声言语测听法可发现早期无自觉听力障碍、PTA有高频听阈升高的患者，其SDS随噪声增加而变小，与正常组有明显差别。声导抗测听声反射试验、耳蜗电图和 ABR 均有助于诊断。耳声发射（OAE）可灵敏反映耳蜗毛细胞功能，可用于早期监测噪声性耳聋。

第五节 听觉声损伤的预防

噪声性耳聋应重在预防。进行噪声环境的调查，定期进行听力监测，早期发现、早期处理；制定和严格执行噪声卫生标准是预防的关键，我国噪声卫生标准是85～90dB；控制噪声源；加强个人防护；经常进行噪声防护的卫生教育。

参考文献

1. 尹嘉才. 噪声对听觉系统的影响. 见: 王簃兰, 刚葆琪主编. 现代劳动卫生学. 北京: 人民卫生出版社,1994
2. Lonshury-Martin BL, Martin GK. Auditory Dysfunction from Excessive Sound Stimulation. In: Chummings CW, Fredrickson JM, Harker LA, et al, eds. Otolaryngology-Head and Neck Surgery. 2nd ed. St Louis; Mosby, 1993, 2885-2900
3. Shih L. Cochlear Hearing Loss. In: Jackler RK and Brackmann DE, eds. Neurotology. St Louis: Mosby, 1994, 619-628
4. Lim DJ. Effects of noise and ototoxic durgs at the cellular level in the cochlea: a review. Am J Otol, 1986, 7: 73-98

第二十三章

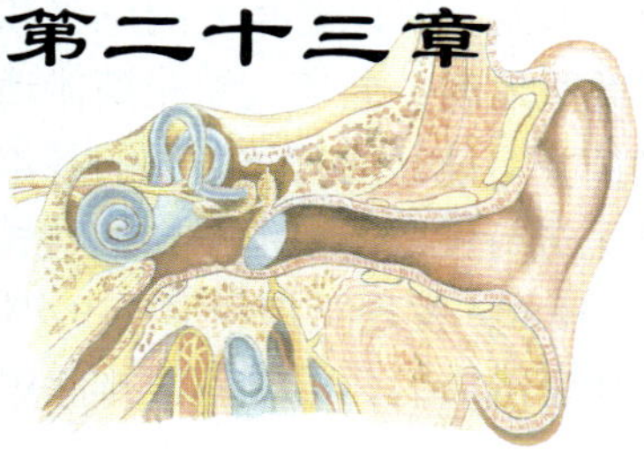

老年性聋

李学佩

第一节　定义与分型

1899 年 Zwaardemaker 首次报告了一例与年龄增加相关的高频听力下降为老年性聋。以后，这一概念便被沿袭下来。目前，老年聋多被认为是因为年龄增加，听觉器官及身体其他组织与器官共同发生的进行性老化过程，并出现听力减退的生理现象。机体老化的症状和体征个体差异大，年龄并不是反映人体老化的一个良好指标。老年聋的听力曲线可呈高频感音神经性聋，亦可呈平坦型听力减退，可见，依据听力曲线并不能确定老年聋。Pearlman提出一个老年聋的临床定义：①双侧对称性感音神经性听力减退；②无重振或呈不全重振；③无噪声接触史；④言语辨别率与纯音听力不成比例（音素衰退 phonemic regression）。Pearlman 的定义为临床医师的诊断提供了较为实用的依据。

为进一步研究老年聋，需依据病因、病理及临床表现的不同进行分类，Saxen 将老年聋分成螺旋神经节退变及内耳血管硬化性退变两型。Schuknecht对老年聋的临床和组织病理做了详细研究，将其分成4型：①感觉型：病变为耳蜗底周末端螺旋器感觉上皮及其相关神经的萎缩，螺旋器退变为原发性，神经退变为继发性；中年发病，缓慢进行性高频听力下降，言语辨别率好；②神经型：为螺旋神经节细胞的减少及耳蜗神经萎缩，症状出现较晚，言语辨别率差；③代谢型：血管纹变性、萎缩，耳蜗感受器的能量产生与利用发生障碍，听力下降出现晚，呈平坦型听力曲线，言语辨别率较好；④机械型：因基底膜钙化而变得僵硬、弹性减退，听力下降始于中年，进展缓慢，呈陡降型听力曲线。

上述分类主要依据外周听器的病理变化，对听觉中枢的变化及影响老年人听力的一些重要因素如环境、营养、老年性疾病等因素未予考虑。Belal根据对美国洛杉矶House耳科研究所65岁以上 91 人的 151 块颞骨及这些病例的病史和组织特征进行研究，提出了一个新的临床病理分型：①老年聋：属生物学性耳老化，特征是纯音听力 2kHz 以内听阈低于 15dB，而 2kHz 以上高于25dB；言语辨别率良好（92%～100%）；耳蜗组织学检查示底转感觉神经结构退变；作者认为年龄是产生听觉系统器质性变化的生物学特征，正如年龄在身体其他器官系统中产生的生物学体征改变一样，任何有机体都有此变化，只是程度有所不同；②加速型老年聋：听力减退主要由年龄性老化加上其他未知因素影响所造成，这些未知因素可能是遗传、饮食等；各个频率听阈均高于25dB，言语辨别率好坏不等；组织学改变似老年聋，但有两点不同：一是退行性变较老年聋严重，二是病理改变局限于耳蜗的一个形态学结构层，最多见于血管纹；Belal认为Schuknecht所分4型都符合加速型老年聋；③疾病性聋：由特殊疾病如梅尼埃病、耳硬化症、中耳炎等所致的听力减退。Politzer（1926）指出，老年人听力减退部分由于经常性慢性、潜伏性中耳炎症引起。Rosenwasser 指出，老年人很多身体功能受抑制，所以老年人的感染和耳聋发病率很高。Farrior 报告老年人易患耳硬化症。House 也有类似发现。老年人糖尿病伴动脉硬化性耳聋的高发病率增加了血管病变的机会。闭塞性血管内膜炎可能是血管纹萎缩的基本机制。老年人对耳毒性药物可能更敏感。如伴有耳鸣和眩晕，严重进行性眩晕可能是梅尼埃病或听神经瘤。Harrison 等报告 17.3% 梅尼埃病发生在 60 岁以上。House 发现听神经瘤中 9.4% 发生在 65 ~ 76 岁之间。老年人大多数听觉不良是由于耳蜗退行性变造成的，但并不能排除中耳和内耳的其他病变导致发病。

首先要认识到并非所有老年人的耳聋皆是生物学老化。在加速型老年聋中，周围环境作用可以预防，而由生物学老化所致的听力丧失（老年聋）是难以治愈的。其次，老年人听力减退不都是老化所致，可能伴有特殊的耳病（疾病性聋），如感染、耳硬化症、梅尼埃病或听神经瘤。

第二节　病因学

一、年龄因素

Rosen研究了苏丹边远地区生活在安静环境中的马巴恩人（Mabaans）的听力。马巴恩人衰老缓慢，很少有高血压及动脉硬化等疾患，日常生活平静，因此，可以认为他们老年时所发生的听力变化纯粹是由于年龄因素所致。研究结果显示，马巴恩人高频听力下降很少，明显低于生活在心血管病等老年疾病发病率较高的现代喧闹城市纽约、开罗等地的同龄居民，可见单纯由年龄因素引起的高频听力下降是很少的，生活在普通环境下的老年聋主要由于血管变化、代谢营养等各种附加因素所致，噪声影响更大。

二、高血压、动脉硬化和冠心病

Rosen在对马巴恩人的听力研究中发现，动脉粥样硬化与老年聋有明显关系。当马巴恩人中某些人移居城市后，由于起居、饮食有很大改变，患冠心病和动脉硬化的机会增多，因此，他们的听力也趋于下降，尤其是高频听力下降更为突出。在老年人动脉粥样硬化中，听阈≥25dB者占60.5%，无动脉粥样硬化者仅25.4%。而在老年聋患者中，有动脉粥样硬化的高达70%以上，没有的仅 14%。

关于高血压、冠心病与老年聋的关系，刘达根证明高血压、冠心病患者的纯音听阈明显高于健康老人，而言语辨别率则低于健康老人。方耀云、Makishima 等认为高血压造成全身小动脉粥样硬化、管腔狭窄，而内听动脉是全身细小动脉之一，又无侧支循环，因此，Fisch指出，到内耳的终末动脉如迷路动脉及其分支前庭动脉、耳蜗动脉的外膜增厚、变性，这种变化可能影响到血管对脑血流减少时的反应——血管扩张的能力，从而造成缺氧，以致发生老年人神经变性。Johnsson用人耳蜗显微解剖、耳蜗铺片、锇酸染色等方法，能特异性地显示螺旋韧带和血管纹毛细血管床，发现其显著特点是有血管周围腔，因而易于判断血管内的有形成分。严重老年聋患者螺旋韧带明显萎缩，致使血管周围腔及血管内有形成分难以判断。Johnsson未能在老年颞骨发现典型的小动脉硬化，但发现基底转外螺旋静脉有大的血管周围腔，其内充满玻璃样物质，毛细血管腔在基底部阻塞，形成独特的无血管带，推测这种变化引起缺氧、内耳液中离子堆积并导致老年内耳的神经、血管纹和膜迷路变化。Kappelman 发现高血压鼠血管纹的毛细血管网的密度下降，认为这可减少血管纹毛细血管与内淋巴的接触面积，使营养物质的渗透受到限制。Pauler 研究证明血管纹萎缩范围与听力损失程度有相关关系。但也有试验研究认为高血压对耳蜗形态及功能影响轻微。

三、高脂血症

高脂血症与感觉神经性聋发病的关系越来越引起重视。Rosen曾对苏丹、美国和前苏联进行过流行病学调查，发现听力好的苏丹马巴恩人血清胆固醇平均值比美国人低，前苏联动脉硬化和冠心病发病率低的高加索居民比莫斯科居民听力好，认为这是内耳动脉阻塞性疾病所致。饮食成分是预防冠心病和耳聋的重要因素。Spencer 报告 300 例耳聋患者，42% 有肯定的高脂血症，8.7%可疑高脂血症；当控制饮食和体重、纠正高脂血症后，患者听力改善。动物实验证实高脂血症造成的耳蜗病理改变有：血管纹萎缩、螺旋神经节细胞减少、螺旋器表面实质性或空泡性突起，内、外毛细胞亦有损伤。高脂血症引起感觉神经性聋有3个机制：①脂质代谢障碍：脂质颗粒多见于内、外毛细胞、边缘细胞及血管纹分泌细胞内，高血脂引起这些部位脂质代谢障碍，脂质沉积、血管纹和外毛细胞变性、最终导致听觉功能障碍；②血液黏度增加：动物实验和临床研究均表明，高脂血症老年人血黏度增高，故极易导致内耳微循环障碍，使内耳缺血、缺氧，造成血管纹萎缩和毛细胞损伤；③血小板聚集功能亢进，可引起内耳血流明显减少、甚至停滞，形成微血栓，加之高脂血症时血黏度增高，更易导致内耳缺血。

四、糖尿病

以往各家报道糖尿病患者听力学的结果相差悬殊（听力减退率 0 ~ 80%），可见关于糖尿病致聋的观点分歧。一般认为，青少年糖尿病患者无听力障碍，老年患者多有双侧进行性高频下降的感觉神经性聋，类似老年聋，且耳聋发生比非糖尿病者早。根据各年龄组糖尿病患者的听力调查显示，与老年聋相同的随着增龄的听阈增高、高频受损更重，脑干听诱发电位结果同样显示各波潜伏期随增龄延长。可见，糖尿病是致聋的病因，也是加重老年聋的因素。其致聋原因主要是由于糖尿病引起耳蜗广泛的血管病变所导致神经病变。

五、噪声

Henry 等观察动物对声损伤的敏感性时发现，生后 20、60、180 ~ 360 天的 CBA/J 小鼠听力损伤最大阈值的频率分别为16、32、64kHz，提示随年龄增长，最大阈值的频率也增加。噪声导致内耳损伤最初的“临界期”是有频率特性的，但这方面的临床观察结果不一致。Kup观察到噪声所致听力损伤，老年比青年敏感，而 Lutovats 则报告暴露在相同噪声刺激下，3 年后青年组噪声性聋发病率是老年组的近3倍。由于噪声性聋受许多因素包括家庭和环境影响，所以究竟是青年人还是老年人易受损伤尚难定论。目前，公认噪声引起内耳损伤的机制有三：①与膜通透性及膜内离子转运系统变化有关的代谢衰竭；②供血变化：高强度噪声可发生血流改变或缺血；③离子损伤：因细胞和神经纤维肿胀断裂，造成网状层和内淋巴流入Corti器裂口，感觉细胞变性。

关于噪声与高血压、高脂血症对耳蜗的协同作用，Pillsbury 用遗传性高血压鼠喂高脂饮食，能提高对噪声刺激的敏感性。实验表明，饮食本身不引起人类听力下降，饮食对人类听力的影响，主要表现在饮食的结构的变化使现代化社会中老年人高血压、高血脂患病率随年龄增多，从而提高了耳蜗对长期噪声的敏感性，因此，应重视老年人对噪声的预防。

六、耳毒性药物

高龄会增加内耳对耳毒性抗生素造成损伤的敏感性。耳毒性的氨基糖苷类抗生素通常损伤Corti器底回毛细胞和影响最内排外毛细胞，造成高频听力下降。电镜显示的早期变化为外毛细胞核的组成成分崩解和囊泡化，并出现与毛细胞破坏相应的听力减退，随着耳毒性损伤的进展，最终引起低频听力损失。

七、过氧化脂质

近年研究表明，血清和组织内的过氧化脂质随年龄增长而增多，而机体老化与过氧化脂质有关。过氧化脂质造成老化的机制有3种：①细胞内形成的过氧化脂质可破坏细胞膜，使酶蛋白变质，在局部组织造成急性损伤；②由细胞释放出的大量过氧化脂质使血清过氧化脂质浓度增高，过氧化脂质血症可通过对生物膜及亚细胞器的损伤，在末梢组织造成广泛损害；③促使血小板聚集和血管痉挛。上述作用均可导致内耳损伤。

八、其他

Shambaugh 报告缺锌引起嗅、味和听觉功能减退。在感音神经性聋患者，至少有 1/3 轻度锌缺乏，并有缺锌症状。作者对诊断为老年聋且血清检验和症状都证明缺锌的患者，每天供给缺锌量的 6 ~ 10 倍，3 ~ 6 个月后 25% 耳鸣减轻，20% 以上纯音听力提高，言语辨别率肯定改善。山崎勤发现原因不明的老年聋中的53.6%有骨代谢异常。维生素D和钙代谢异常、血清碱性磷酸酶值与纯音听力水平明显相关，提示维生素D和钙代谢异常是老年聋原因之一。给予活性型维生素 D，听力改善率为 52.9%。

第三节　组织病理学

虽然老年人因听骨链僵硬度增加而影响到骨、气导阈，但大多数研究者认为，老年聋主要由内耳变化引起的。与老化相关的内耳组织病理改变有以下几种。

一、毛细胞的变化

20 世纪 60 年代末 Bredberg 等报告，随着年龄增长，人内耳 Corti 器毛细胞从底转起始部开始变性，逐渐向顶转进展，并伴随支持细胞和神经纤维减少。至 70 岁左右，外毛细胞平均消失率为 55%，内毛细胞平均消失率为 35%。Souceks 也报告相似结果，老年人耳蜗底转内、外毛细胞明显减少或完全消失，而其他部位外毛细胞减少明显，内毛细胞仅轻度减少。毛细胞损失以蜗顶最重，且外毛细胞比内毛细胞损失要重。在大鼠实验中也发现，鼠龄 23 ~ 24 个月后外毛细胞逐渐消失，顶转消失率最高为 7% ~ 47%，底转次之为 20%，而中转毛细胞保存较好。与年龄相关的蜗顶毛细胞损失并不引起可测知的听力损害，而基底转毛细胞即使损失轻微，也会产生高频听力下降。

二、螺旋神经节细胞变化

螺旋神经节细胞随年龄增长而萎缩、消失。骨性螺旋板内的神经纤维也有同样变化。以这种变化为主的老年聋的特点之一就是纯音听力好而言语辨别率差，被称为神经型老年聋。Schuknecht 报告螺旋神经节细胞消失程度可达 75%。佐藤洋子在动物实验中发现大鼠从 12 个月龄、小鼠从 9 个月龄开始，随年龄增长，螺旋神经节减少。

三、血管性变化

Johnsson 等发现，老年聋患者螺旋韧带的毛细血管及放射状小动脉明显减少，其他小动脉壁增厚，血管纹退变，螺旋血管在底转退变明显。Hansen 等研究显示，内听动脉壁增厚及严重硬化性改变。内听动脉阻塞可造成毛细胞和螺旋神经节的退行性变，而且内听动脉变窄、螺旋神经节退变与听力损失呈正相关。血管纹变化表现为变性和萎缩，由此引起的老年聋称为代谢型老年聋，其特点是听力曲线呈平坦型，言语辨别率好。60 ~ 70 岁也不会发生高度耳聋，最适合配带助听器。大塚一男等观察 ICR 小鼠15个月龄血管纹轻微变化，18个月后底转血管纹萎缩、扁平化。佐藤洋子报告大鼠从 12 个月龄、小鼠从 9 月龄开始，顶转血管纹发生轻度或中度萎缩。

老年聋的原发损害在耳蜗毛细胞。许多临床组织病理学研究发现，老年聋变化不仅在耳蜗，还存在中枢听觉通路神经元的退变，蜗神经核、上橄榄核、下丘核及膝状体均有此种变化，中枢听觉通路神经元退变亦在老年聋发生中起重要作用。

第四节　电生理研究

耳蜗电图和脑干听诱发电位技术在临床的广泛应用，为老年聋的诊断提供了新的手段和方法。老年人脑干听诱发电位波形不如年轻人清晰，振幅亦较小。波Ⅰ、Ⅲ、Ⅴ潜伏期明显延长。Thomsen 、Jerger 等人报告，Ⅴ波峰潜伏期随年龄增加，每 10 年大约延长 0.2ms。Rowe 研究显示Ⅰ~Ⅲ波间期随年龄增加而轻度延长。张守智、潘映辐等发现，老年人脑干诱发电位反应阈提高，各潜伏期、波间期随年龄增加而明显延长，波形分化程度亦随年龄增加而变差，并认为这反映了老年聋病变部位不仅在耳蜗，而且中枢听觉通路也存在退行性改变。但也有一些研究未发现各波间期随年龄延长。性别对听力有显著影响。许多研究显示，老年聋脑干诱发电位 AP（N1）阈值增高、潜伏期延长、波幅减小，耳蜗微音电位（CM）波幅随年龄增加而降低，并认为听觉系统老化的转折点在 50 岁左右。

第五节　临床表现

老年聋听力变异很大，无特异的鉴别特征。

一、一般表现

1. 60 岁以上老年人出现原因不明的双侧进展缓慢的听力减退，最初为高频下降型听力减退，以后发展到语频区。有时先为一侧性，随后发展为双侧。进展缓慢，波动少，需经年累月后才能被患者发现或注意。有时在生理过度应激后发生大幅度听力减退，如在重病或全麻后。偶在双侧进行性听力减退基础上有一耳突然发生极重度听力减退，可能是螺旋韧带萎缩所致基底膜断裂。

2. 纯音听力下降不如言语听力下降严重，出现言语听力与纯音听力显著不相称，称语声音素退化，这是由于听觉中枢通路上的神经核团细胞变性加重所致。由于音素退化，可严重影响社交活动。由于误解别人意思而沮丧，对说话内容猜测错误导致交谈失误，经常请别人重复谈话内容而遭奚落，这些挫折使患者孤独，发生心理变态如偏执情感、怀疑别人背后议论，甚至惧怕受陷害等。

3. 常有重振，以致患者低音听不到，大声受不了。

4. 高频性耳鸣约有60%，开始为间歇性，以后渐呈持续性。耳鸣始于30 ~ 40岁，出现率随年龄渐增，到 60 岁达顶点，此后即迅速减少。

5. 偶有眩晕或平衡障碍。

二、听力检查

1. 纯音测听　纯音气导、骨导听力同等程度减退。

2. 语言测听　言语辨别率差，显示言语听力减退程度比纯音听力减退严重。

3. 音衰试验　神经老年聋最突出。

4. Bekesy 自描曲线　显示多种成分的听力损害，表示耳蜗及蜗后有细胞变性。

5. 重振试验　常阳性。

6. 声反射测试　55% 有一个或多个甚至所有音频声反射消失，提示脑干病损。

7. 语声音素退化测试　音素退化是中枢型老年聋突出特征，主要表现为高音限下移，频率识别率减退，听觉瞬间识别率损害，声定向能力差，听觉感受判断能力下降，听觉注意力不集中，中度畸变的言语理解障碍及长句注意力减退等。对中枢性听功能测定方法包括双耳两分测定法、双耳融合试验等。

第六节　诊断

一般老年聋诊断并不困难，凡 60 岁以上、无其他原因的双侧进行性感音神经性聋均可诊断为老年聋。但实际并非如此，因老年聋不具备特异性鉴别特征，发生在 40 岁的老年聋易被误诊为原因不明的感音性聋，因此，单凭年龄诊断老年聋是不够的，有人甚至认为即使 70 ～ 80岁老人耳聋也只能在排除其他致聋原因后才能确诊为老年聋。诊断老年聋常须同时分析并存的老化体征。

鉴别诊断：老年人的耳聋也可由其他病变引起，如中耳炎、耳硬化症、鼓室粘连、听骨链固定、肿瘤、耳毒性药物中毒、梅毒、血管性病变、前庭膜或蜗窗膜破裂等。诊断时不能单凭年龄，应全面考虑并加以鉴别。例如，梅尼埃病的听力减退可和老年聋相似，但前者听力常有波动，因此，在确诊老年聋前应反复测听，观察听力有无波动。又如耳蜗性耳硬化症，有时易误诊为老年聋，声导抗测听有助鉴别，CT 可显示耳蜗骨囊的硬化灶。

第七节　防治

一、预防

老年聋是人体自然发展规律的一种表现，目前尚无防治方法，但应尽量减少已知的激发因素，如降低或避免噪声干扰，节制脂类食物，特别是含非饱和脂肪酸较高的动物脂肪，戒除烟、酒等均可延迟或减缓其发生、发展。此外，消除潜伏病灶、劳逸结合、清心寡欲、适当体育活动、避免应用或慎用耳毒性药物等，也有助于降低发病率。

二、治疗

维生素 A 及大剂量维生素 E 有一定疗效。据报道，类生物脱氢黄酮（bioflavonoid）与性激素有效。总体来看，药物疗效很差，因此，多主张应用助听器来改善老年聋患者的听力。由于老年聋患者言语接受阈和听觉的最高舒适阈之间的幅度很窄，要舒适、清晰地听到语言，语音强度必须在听阈以上，但又不能超出最高舒适阈，这种功能上的缺陷，以往认为用助听器是不能补偿的。随着助听器技术的发展，现在认为，选配合适助听器对典型老年聋有帮助。据统计，70 岁得益于助听器者，男性为 12%，女性为 9%，75 岁则分别为 25% 和 35%。一般讲，增益切勿过大，有重振的老年聋难以耐受过度放大的声音，应选择自动增益控制（最好选择有对数线性压缩放大线路者）并有削峰装置的助听器。双耳听力损失大致平衡者宜戴双耳立体助听器，可补偿 10 ～ 12dB 听力损失，提供信噪比 4dB，并使言语辨别率增加 20% ～ 40%。配戴耳级助听器，要根据听力检查的各项资料制作合适的耳模。如采用开放型对侧声路助听器，可提供较好的言语辨别率。

参考文献

1. Babin RW. Effects of Aging on the Auditory and Vestibular systems. In: Chummings CW, Fredrickson JM, Harker LA, et al, eds. Otolaryngology-Head and Neck Surgery. 2nd ed. St Louis: Mosby, 1993, 3020-3030
2. Shih L. Cochlear Hearing Loss. 619-628. In: Jackler RK & Brackmann DE, eds. Neurotology, St Louis: Mosby, 1994
3. Dayal VS and Bhattacharya TK: Comparative study of age-related cochlear hair cell loss. Ann Otol Laryngol 1986, 95:510-513
4. Gates G et al. Presbycusis, invitational geriatric otorhinolaryngology workshop. Otol Head Neck Surg 1989, 100: 266-271

第二十四章

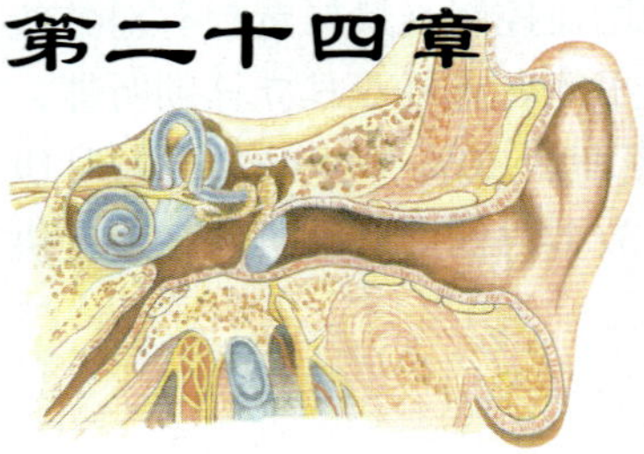

代谢性聋

李学佩

第一节 肾脏疾病与听力减退

1924 年 Grahe 首次报道了听力损害与肾脏疾病有关。1927 年 Alport 发现一种家族遗传性肾炎与感音神经性聋有关，并命名为 Alport 综合征。以后又发现肾衰患者感音神经性聋的发生率高，而且透析及肾移植似对听力也有影响。对肾脏疾病与听力障碍的关系以及其机制一直有不同的观点。

一、Alport 综合征

Alport综合征是一个典型的肾与内耳相关联的疾病，是一种家族遗传性肾炎，男性好发，多于 10 岁后起病。临床上以血尿、蛋白尿及慢性进行性肾功能衰竭为特点。30% ～ 50% 伴有高频感音神经性聋。10%～20%伴眼部病变如近视等。病理改变主要是肾小球基底膜的广泛变厚、劈裂并常与变薄的肾小球基底膜并存。其颞骨病理检查显示有血管纹和螺旋韧带的萎缩、退变，耳蜗神经元的缺失及血管纹上非特异性碱性物质沉积。本病听力障碍常在 10 岁左右发生，以后逐渐加重。早期轻症需做纯音测听才能发现，听力减退的程度与肾功能受损程度相平行，从耳聋程度可以大致估测肾功能损害的程度，但也有人认为耳聋轻重与肾功能损害之间无明显关系。Alport综合征的耳聋多为双侧，也有单侧，多与肾炎并存，但也有单独存在的。Alport 综合征发生的病因：①肾、耳、眼多器官病变系由同一多效致病基因引起，因基因表现度不同而使疾病呈多样性表现；②系复合性遗传缺陷病。

二、肾脏疾病、肾功能衰竭与听力减退

慢性肾小球肾炎患者的耳聋发生率为 69%，主要为高频听力减退并随病情加重向中、低频发展。慢性肾炎患者的听力减退主要与尿蛋白呈正相关，与血清白蛋白呈负相关。大量蛋白尿和血清白蛋白的下降，导致血浆胶体渗透压降低，使血浆中的盐和水分漏进组织间隙，产生水盐代谢的紊乱及渗透压平衡失调，而致听力改变。这种听力改变随着肾脏病变的加剧而加重。肾衰时，耳聋的发生率可达 0 ～ 80% 左右。其原因有：

1. 耳聋程度与肾功能障碍程度相关　随着肾功能下降，代谢产物蓄积，肌酐、尿素、尿素氮水平升高，对内耳的毒性作用加大，并可抑制中枢神经功能和体内酶（如 Na^+-K^+-ATP 酶和 Mg^{2+}-ATP 酶等）的活性而影响听力，但也有持相反意见者。

2. 与贫血有关　对多数肾脏病患者来说，肾性贫血愈重，耳聋愈重。内耳感觉上皮细胞高度分化，代谢旺盛，对缺血、缺氧非常敏感。贫血时内耳缺氧，引起内耳细胞线粒体肿胀、变性，内质网扩张，毛细胞气球样变，导致内耳内环境及耳蜗电位异常而引起听力下降。

3. 与水盐代谢紊乱和酸碱失衡有关 内淋巴液的电解质及酸碱平衡对维持内耳内环境及内淋巴液电位的稳定具有重要作用。尿毒症时，低血钠可引起内耳液体渗透压改变，导致体液转移，液体进入到内耳黏多糖成分中而引起内耳耳蜗-前庭病变。尿毒症时钙、磷代谢紊乱、继发性甲状腺功能亢进症、低血钙、转移性钙化及骨质增生、酸中毒等均可影响到听力。

4. 代谢紊乱 尿毒症时存在糖、脂肪、蛋白质等代谢紊乱。动物实验证明，耳蜗微音电位与血管纹代谢密切相关。血管纹是内耳活性最强的组织，最易受到机体内环境变化的影响。脂代谢障碍可使血中过氧化脂质升高，直接损害内耳神经细胞，另一方面，可使内耳血管发生动脉粥样硬化，促进血栓形成，使内耳血供减少，影响内耳微循环。糖代谢障碍时，可引起微血管病变和动脉粥样硬化，使内耳能源供应异常，从而影响内耳主动转运系统功能的维持。糖代谢紊乱也可使营养失衡，第Ⅷ脑神经脱髓鞘，神经纤维束松散而影响神经冲动的传导。

5. 药物 耳毒性药物损害耳蜗血管纹，使内耳超微结构的生物化学和组织化学发生变化。如使用大剂量作用于肾小管离子交换功能的襻利尿剂时，可使内耳血管纹钠泵失活，导致低钾、高钠，降低内淋巴电位，引起广泛的内耳细胞内、外水肿和细胞器的组织学改变，导致暂时性或永久性耳聋。氨基糖苷类抗生素则可损害血管纹，引起内耳超微结构的改变。非甾体抗炎药也能降低 Na^+-K^+-ATP 酶活性，改变耳蜗生化功能而致听力下降。药物的耳毒性作用除直接作用外，还与肾衰时肾功能下降、药物半衰期延长，蛋白结合率下降，使药物在体内及内耳液中蓄积有关，这时，即使微量药物也可表现出较强的毒性作用。

6. 综合因素 肾脏病听力下降不是某单一因素、而是综合因素的结果。肾衰本身就可引起听力减退，这是因为尿毒症毒素、电解质紊乱及内分泌异常等综合因素起作用的结果。另外，也与患者的年龄、噪声暴露、耳毒性药物的应用等因素有关。

三、肾透析与肾移植

1964 年 Beaney 首次报道慢性肾功能衰竭的血透析患者可以发生听力和前庭功能障碍。此后相继有所报道。Bergstrom 观察到 40% ～ 47% 的血透析患者有感音神经性聋。Oda 等发现，血透析次数与听力损伤的发生有关，但也有相反的意见。肾透析患者发生听力障碍的原因有：①血透析可致内耳血管阻塞，电解质、渗透压改变及纤维蛋白渗出，耳蜗、神经结构退行性变及骨质增生；②长程血透可影响钙、磷代谢，加速动脉粥样硬化、肾性肾病及软组织和血管纹的转移性钙化。血透患者颞骨标本中发现血管纹和螺旋韧带的钙质沉积支持此说；③快速血透时，随着毒素的清除，可使血浆渗透压下降，引起毛细胞和血管纹细胞水肿，使听毛细胞功能下降；④血透与肾移植患者的听损伤与血肌酐浓度有关。成功的肾移植后，血循环恢复正常，听力损害可明显改善。这一方面证实尿毒症毒素是听损伤的原因，另一方面表明内源性尿毒症的积蓄不能通过透析完全清除，从而影响毛细胞功能并致耳聋，只有通过肾移植才能彻底清除尿毒症毒素的影响。

第二节 糖尿病与听力减退

糖尿病是一个包括各年龄人群、涉及多个医学学科、重者可累及人体各器官的复杂的慢性疾病，是一个可能在不同程度上影响人类生活、工作甚至威胁生命的终生疾病。糖尿病分为胰岛素依赖型（Ⅰ型）、非胰岛素依赖型（Ⅱ型）、其他特殊类型糖尿病和妊娠糖尿病 4 型，发病机制尚不十分清楚。糖尿病可并发全身多系统病变，如血管病变、神经病变与肾脏病变等。

自1857年Jordao首次报道糖尿病并发耳聋以后，关于糖尿病与耳聋相关的听力学与组织病理学的研究报告很多，对于听力学的结果及糖尿病是否致聋，各家意见分歧。但国内外多数报道表明糖尿病与听力减退相关，而且耳聋的发生率和患者年龄、糖尿病的控制情况等因素有关。

一、糖尿病听力减退的发生率

文献报道差异很大，有的认为听力减退与糖尿病没有相关性，在糖尿病患者没有发现听力减退；也有报道说听力减退发生率高达80%，甚至100%。多数研究结果显示糖尿病患者听力减退与年龄呈正相关，表现在儿童、青少年患者中听力损失者较少，而中、老年患者听力损失者较多。中、老年糖尿病患者的听阈多高于非糖尿病患者，出现耳聋的年龄也早于非糖尿病患者。Sieger等（1983）对8～21岁的I型糖尿病患者进行听力测试，未发现有统计学意义的听功能障碍。Mehra等（1985）调查102例伴有周围神经疾病的糖尿病患者，26例有轻度耳聋，根据年龄校正后，24例有轻度耳聋。Kurien等（1989）纯音测试15～50岁糖尿病患者，与同龄对照组的平均听阈比较，糖尿病组高频听阈明显高于对照组。Cullen等（1993）对平均年龄为46.9岁的糖尿病患者与同龄对照组的平均听阈比较，结果从低频到高频7个频率的听阈，糖尿病组均高于对照组，在高频听阈差异更明显。Virtanizmi等（1994）报道了53例胰岛素依赖型糖尿病，并随机选择42例非糖尿病患者作为对照，发现糖尿病组有听力减退的倾向。Fangchao等（1998）纯音测试1740例20～74岁糖尿病患者的听阈，经年龄、性别校正后，语频500Hz的平均听阈，糖尿病组高于非糖尿病组，有统计学意义。在糖尿病患者中，不使用胰岛素组的高频听阈非常显著地高于胰岛素使用组。黄夜明等（1990）对43例14～62岁（平均42.4岁）的糖尿病患者测试结果，听力减退发生率在糖尿病组为48%，对照组为10%。李南华等（1986）对30～60岁糖尿病患者进行测试，结果糖尿病组听力减退为78%，对照组为33.3%。孙莹等（1993）对63例33～68岁糖尿病患者进行听力测试，糖尿病组听力减退为33%，对照组为4%。王淑云等（1992）测试老年60～97岁糖尿病患者听力，结果：语频听力减退，糖尿病60岁组为40%，70岁组为60%，80岁组为86.6%，对照组依次为20%、35%、60%。高频听力减退：糖尿病组60岁组、70岁组、80岁组分别为53.3%、80%和100%；对照组各组分别为26%、55%和90%，糖尿病组与对照组有显著性差异。综上所述，说明糖尿病与听力减退有相关性，而且听力减退与年龄呈正相关，尽管各家报告的发生率有差异，但糖尿病组高于非糖尿病组的结果则是一致的。

二、发病机制

多数人主张血管病变学说，认为血管病，变尤其是内耳微血管病变是糖尿病并发耳聋的主要原因，根据是组织病理学显示的内耳明显的微血管病理变化及其继发的神经病变。最近认为，线粒体基因突变亦为糖尿病的发病机制之一。

三、病理

1.血管病变　颞骨和动物实验的组织病理学研究认为，糖尿病并发感音神经性聋病变部位主要在内耳，病因主要是血管病变。血管病变部位包括中、小动脉、毛细血管及静脉。毛细血管病变包括耳蜗血管纹、蜗轴、螺旋韧带、基底膜、内淋巴囊部位的毛细血管，中小血管累及内听道小动脉与内听动脉。组织形态学表现微血管基底膜增厚、内皮细胞增生、糖原沉积与脂质沉积、血管壁增厚、管腔狭窄，其中以血管纹毛细血管病变最明显。根据组织病理学所见与听力减退的对比观察发现，有内耳微血管病变如耳蜗基底膜和内淋巴囊微血管病变者，其听力减退率显著高于无微血管病变者。因此，糖尿病患者听力减退是由于微血管病变累及耳蜗基底膜或内淋巴囊部位的微血管。耳蜗基底膜血管受损，可见毛细胞数减少，听力减退。内淋巴部位微血管管壁增厚，内淋巴液中的毒性物质蓄积，损害毛细胞功能，导致听力减退。

2. 神经病变　糖尿病颞骨与动物实验研究发现耳蜗毛细胞损伤、螺旋神经节萎缩、螺旋板中神经纤维减少、听神经脱髓鞘以及神经束膜纤维变性等。还可见前庭神经节细胞退行性变与前庭神经纤维变性。其他如耳蜗神经核、上橄榄核与下丘神经节细胞退行性变与糖尿病的关系尚难判断。神经损害的发生机制可能与糖代谢、脂代谢障碍有关，也可能是继发于微血管的病变。

四、临床表现

双耳听力减退，开始较轻，进展缓慢，先听不清高频声，以后听不清别人讲话，与人交谈困难。由于有重振现象，表现为对高强度的声音不能耐受。多伴有耳鸣，以高频较多。一般不伴眩晕，但可见以突发性聋出现的急性听力减退，或供应前庭系统的主要血管阻塞，也可突发严重眩晕。

检查：除有糖尿病特征性的化验检查异常外，耳鼻咽喉常规检查正常。听功能检查表现为感音神经性聋，重振阳性。前庭功能：伴有眩晕和平衡障碍者，前庭功能可显示功能减退。

五、诊断与鉴别诊断

（一）诊断

糖尿病患者出现双耳进行性感音神经性聋，排除其他致聋原因后，可确立诊断。

（二）鉴别诊断

1. 老年性聋　老年性聋耳聋的症状及性质与糖尿病性耳聋极为相似，只是在发病年龄上略有不同。除个体差异外，一般糖尿病性耳聋发病年龄较早。但要注意老年合并糖尿病时，则同时具有两者的特点，即不仅具有糖尿病的血管病变与神经病变，也有听觉器官老化的因素存在。因此，老年糖尿病患者的听力提早老化，耳聋的发病年龄比非糖尿病老人要早，而且程度重，进展快。

2. 噪声性聋　噪声性聋的特点是有噪声暴露史，表现为双耳感音神经性聋，常伴有耳鸣。听力曲线呈典型的4、6kHz 处的谷形切迹。因此，典型病例不难诊断。但要注意，有糖尿病的患者，对噪声敏感，更容易造成噪声性聋。

3. 耳毒性聋　多有明确使用耳毒性抗生素或接触某些化学制剂的病史，临床表现可因使用的耳毒性物质不同而表现为前庭或耳蜗系统的症状。典型病例诊断不难，但也要注意二者合并的可能性。

参考文献

1. 王淑云. 糖尿病与耳聋. 见: 张惠芬. 迟家敏. 王瑞萍主编. 实用糖尿病学. 第 2 版. 北京: 人民卫生出版社, 2001, 383-388
2. Gulya AJ. Sensorineural hearing losses of adulthood. In: Chummings CW, Fredrickson JM, Harker LA, et al, eds. Otolaryngology-Head and Neck Surgery. 2nd ed. St Louis: Mosby, 1993, 3113-3126
3. Kurien M, Thomas K, and Bhan TS: Hearing threshold in patients with diabetes mellitus. J Laryngol Otol, 1989, 103: 164-168
4. Liston S, Meyerhoff WL. Metabolic hearing loss. In: English G, eds., Otolaryngology, Hagerstown Md:Hqrper and Row,1991
5. Oda M, et al. Labyrinthine pathology of chronic renal failure patients treated with hemodialysis and kidney transplantation. Laryngoscope, 1974, 84: 1489-1974

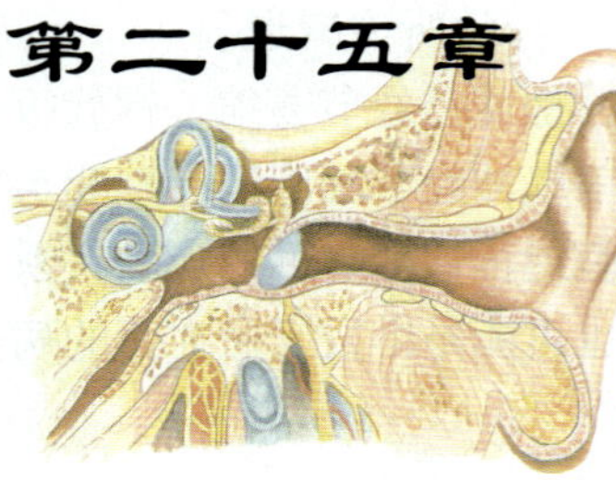

第二十五章

突发性聋

李学佩

突发性聋通常指一种突然发生的感音神经性听力减退，其发展过程为瞬息之间、几小时、乃至几天。突发性听力减退患者中，有些原因是清楚的，约 10% 为听神经瘤，10% 为梅尼埃病，3% 为多发性硬化，另外还有自身免疫性疾病如 Cogen 综合征；高凝状态疾病如血栓闭塞性脉管炎、巨球蛋白血症、白血病、镰状细胞病等；梅毒、细菌性感染、病毒性腮腺炎、耳毒性药物、颞骨转移瘤等。只有排除已知病因后的突发性听力减退才是特发性听力减退。根据中华耳鼻咽喉科学会和中华耳鼻咽喉科杂志编委会召开的全国梅尼埃病和突发性听力减退诊断标准及疗效评定标准会议制定的定义，突发性感音神经性听力减退是突然发生的、原因不明的感音神经性聋。

第一节　病　因

一、病毒感染

通过血清学和病毒分离已证实，引起突发性聋的病毒有巨细胞病毒、腮腺炎、麻疹、风疹、水痘、带状疱疹、腺病毒等。约 25% ～ 30% 患者在病前有上呼吸道感染史，故不能排除病毒存在的可能性。突发性感音神经性听力减退颞骨组织病理学在 Corti 器、血管纹、盖膜、蜗神经、前庭器等呈现类似于病毒性迷路炎的变化特点。磁共振成像（MRI）也支持突发性感音神经性听力减退的炎症过程，MRI 表现为耳蜗长 T2 像增强。对于免疫抑制治疗反应良好也支持病毒学说。

二、血管因素

血管痉挛、血栓、耳蜗微循环障碍是突发性感音神经性听力减退的重要原因。临床上患者情绪紧张、激动，可引起自主神经功能紊乱而诱发内耳血管痉挛，使内耳供血不全，造成突发性感音神经性听力减退。高血压、低血压、动脉硬化、血脂过高及糖尿病等易诱发突发性感音神经性听力减退。有报告认为突发性感音神经性听力减退患者有血液流变学的变化，血液黏稠度增加、血小板聚集性及黏附性增强、纤维蛋白原含量增加、纤溶酶活性降低、红细胞变形能力下降。由于内耳小动脉有迂曲、盘绕行走的特点，在正常情况下，此处血流速度比较缓慢，若有血液黏稠度增加等血液流变学的变化，则易发生血小板沉积、黏附、聚集，甚至血栓形成。在正常生理状态下，血液中的前列环素（PGI_2）和血栓素（TXA_2）的浓度处于相对平衡状态，维持内环境的稳定。突发性感音神经性听力减退时，血小板释放 TXA_2，其代谢产物 TXB_2 随之增加；由于血管内皮细胞受损，由其合成和释放的 PGI_2 减少，其代谢产物 6-keto-$PGF_{1\alpha}$ 也随之减少，从而扰乱了 TXA_2-PGI_2 的动态平衡，促进了血栓形成。另外，病毒感染也可通过影响局部微循环而损害内耳。

三、膜破裂学说

目前尚无一致认识，但报告不少，且经手术证实。窗膜破裂包括蜗窗膜、前庭窗膜、前庭膜，以及内淋巴囊等的破裂，其中以蜗窗膜破裂为多见。发生原因有：①中耳压力突然改变，压力向内，直接作用于蜗窗或通过听骨链作用于前庭窗，如用力擤涕、喷嚏、呕吐、潜水、飞行等；②脑脊液压力过高，压力向外沿蜗水管或内听道底部筛孔传至内耳，引起窗膜破裂。由于窗膜破裂，内、外淋巴液混合，使其中的离子平衡紊乱，导致突发性感音神经性听力减退。

第二节　临床表现

一、临床症状

本病多见于中年人，男、女两性发病率相仿。病前可有受凉、感冒、紧张、劳累、焦虑、激动史。

1. 听力减退　突然发生，数分钟或数小时内降至最低点，发作缓慢者可逐渐加重，数日后停止发展。多数为中、重度感音神经性听力减退。单耳多见，约1/3患者可自行恢复，但恢复时间不一，有的发作后不久即恢复，有的持续数日、数周后恢复。一般认为听力损失较重、伴眩晕及病程在一周以上者不易恢复。

2. 耳鸣　多数伴耳鸣，发病前数小时出现，低频或高频，如圆窗膜破裂，可呈轰鸣声，持续时间可达一月，也有听力恢复后耳鸣仍持续存在。

3. 眩晕　约40%患者有不同程度眩晕，轻度多见，重度占10%，伴恶心、呕吐，一般4～7天内消失。前庭功能有不同程度减退，后期可恢复。

二、检查

1. 全身体格检查　特别是心血管系统、血液系统、内分泌系统和眼底检查，包括脑电图、心电图。耳鼻喉科检查以除外其他耳源性聋。

2. 听力检查　纯音测听应为感音神经性听力减退，大多为中、重度聋，高频下降、平坦型及全聋型为多，重振试验阳性，自描听力图Ⅱ或Ⅲ型，声导抗测听声反射正常，耳蜗电图和ABR及前庭功能可能正常或减退。

3. 化验检查　包括血常规、血液流变学、血糖、血脂以及血清梅毒反应，病毒分离和血清学检查等。

4. 影像学检查　CT对颞骨先天畸形诊断有价值，并可除外内听道和小脑脑桥角肿瘤如听神经瘤，MRI钆增强发现迷路增强。提示突发性感音神经性听力减退源于炎症。

第三节　鉴别诊断

1. 听神经瘤　10%首发症状表现为突发性感音神经性听力减退。听脑干诱发电位和CT、MRI有助于鉴别。

2. 梅尼埃病　突发性感音神经性听力减退有反复发作史，波动性听力减退，初起时听力以低频减退为主，双侧病变，由一耳最终发展为双耳。

3. Modini畸形伴大前庭水管综合征　可表现为突发性聋，在10～30岁听力突然减退的患者应考虑此病，确诊的方法是颞骨CT。

4. 神经系统疾病如多发性硬化、偏头痛及小脑前下动脉病变所致的卒中，可合并突发性感音神经性听力减退，这些疾病有其特征性的神经症状。

5. 精神性聋　包括伪聋，如为单侧突发可误诊为突发性感音神经性听力减退，但反复纯音测听结果不一致，声导抗测听声反射、ABR 和耳声发射可资鉴别。

第四节　治　疗

一、药物治疗

血管扩张剂如低分子右旋糖酐、盐酸罂粟碱（papaverine）、前列腺素 E、己酮可可碱（pentoxifylline）等。抗凝溶栓药有蝮蛇抗栓酶、尿激酶、东菱精纯克栓酶、金纳多等。泛影葡胺（diatrizoate meglumine）静脉注射，其作用机制可能是恢复被破坏的血-耳蜗屏障，以及能弥补被破坏的膜孔，恢复 Na^+-K^+-ATP 酶的活性，以恢复正常耳蜗电位的功能。考虑到病毒感染的病因作用，应用抗病毒药物阿昔洛韦（acycloyir）在部分患者有效。干扰素α（interferon α）用于治疗突发性感音神经性听力减退尚有争议。鉴于药物治疗的效果均未超过本病的自然恢复率，因此，惟一证明有效的治疗是尽可能早地应用类固醇激素，特别适用于听力下降到 40～80dB 者，80dB 以上无效。强的松开始剂量为60～80mg，逐渐减量，维持几周。中药治疗主要是活血化瘀、补气理气，主要有葛根、丹参、川芎、红花、赤芍，黄芪、党参等，成方有川芎嗪、补阳还五汤。

二、高压氧吸入

高压氧或Carbogen（$5\%CO_2$+$95\%O_2$）吸入可提高血氧分压，改善耳蜗缺氧。CO_2有扩张脑血管和耳蜗血管的作用。

三、手术治疗

疑为窗膜破裂者应卧床休息，头抬高30°，避免剧烈咳嗽、擤鼻或屏气，以防颅压和中心静脉压升高。经短期观察或药物治疗无效，应考虑手术探查，窗膜破裂处用筋膜或脂肪修补。

第五节　预　后

本病约有2/3患者可以自然恢复或部分恢复，但恢复与下列因素有关：年龄越大预后越差，听力损失越重恢复越难，全聋、高频下降型恢复不理想，伴有眩晕、高血压、动脉硬化和糖尿病者以及治疗开始时间超过 2 周者预后不良。

参考文献

1. Wilson WR, Gulya AJ. Sudden Sensorineural Hearing Loss. In: Chummings CW, Fredrickson JM, Harker LA, et al, eds.Otolaryngology-Head and Neck Surgery. 2nd ed. St Louis: Mosby, 1993, 3103-3112
2. Tucci DL, Rubel EW. Central Auditory System Development and Disorders. In: Jackler RK and Brackmann DE, (eds.) Neurotology. St Louis: Mosby, 1994, 567-618
3. Shih L. Cochlear Hearing Loss. In: Jackler RK and Brackmann DE, eds. Neurotology. St Louis: Mosby, 1994, 619-628
4. Hulcrantz E. Sudden Deafness. In: Gates G, eds. Current Therapy in Otolaryngology Head and Neck Surgery. St. Louis: Mosby, 1990
5. Ikeda K, et al. Pathophysiology and prognosis of sudden deafness with special attention to the N1 latency. Orl J Otorhinolaryngol Relat Spec, 1987, 48: 23-27

第二十六章

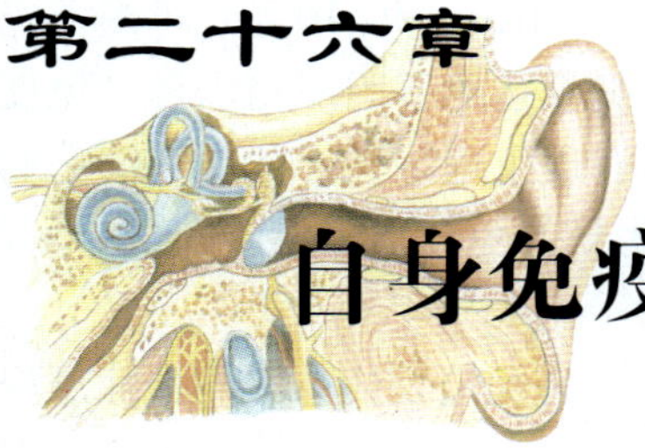

自身免疫性感音神经性听力减退

龚树生

一、概述

自身免疫性感音神经性听力减退（autoimmune sensorineural hearing loss，ASNHL）是侵犯耳蜗及蜗后的自身免疫性疾病，是由于机体产生了抗内耳组织抗体，造成耳蜗感觉及神经结构的变化而导致的感音神经性聋。

1979 年，McCabe 首先描述了 ASNHL。该病不同于以往人们发现的其他类型的耳聋，特点为青年人发病，病程长达几周或几个月，耳聋呈进行性加重，有波动性。由于该病可以波及前庭，McCabe 又将其改称为自身免疫性内耳病（autoimmune inner ear disease，AIED），因该病不仅损伤耳蜗，而且损伤蜗后，我们认为若该病以耳聋为主，仍应称为自身免疫性感音神经性听力减退为好。

自身免疫性感音神经性听力减退可为器官特异性，也可为系统性自身免疫性疾病在内耳的表现。内耳病变有时可以是系统性自身免疫性疾病的首发症状。Arnold分析了伴有耳部病变的多种系统性自身免疫性疾病，认为累及内耳最常见的系统性自身免疫性疾病是结节性多动脉炎和Cogan 综合征，其次是复发性多软骨炎、巨细胞动脉炎、超敏性血管炎、肉瘤样变、系统性红斑狼疮等。

随着我们对细胞免疫和分子遗传认识的加深，运用新的分子生物学技术对自身免疫性感音神经性听力减退的患者能进行抗 HSP70 抗体的检测。这个蛋白的基因部位是在第 6 号染色体的短臂，紧靠在HLA的编码部位旁。部分实验室的研究表明，特异性HLA分型和自身免疫性感音神经性听力减退发病危险性密切相关。许多炎性介质，如HSP70、TNFα和淋巴毒素TNFβ，也由第6号染色体编码，这说明HLA可能和促进ASNHL发病的多种炎性介质有关。针对这些炎性介质的自身抗体是临床上确认患者对免疫抑制疗法是否有效的重要标志物。目前，运用蛋白免疫印迹技术检测抗耳蜗抗原，是 ASNHL 最特异和最精确的诊断实验。

ASNHL的治疗最经典的方法是免疫抑制疗法。大剂量冲击和逐渐减量的皮质激素疗法常常是治疗ASNHL最初的选择。对于对皮质激素无效的病例，适当运用辅助药物可能会有效。系统性自身免疫疾病导致的 ASNHL 和重度自身免疫性感音神经性聋是安装人工耳蜗的适应证。

二、自身免疫性感音神经性聋的相关基础研究

自身抗原对 T 辅助淋巴细胞的慢性激活在加重自身免疫反应的发展过程起着重要作用。实验性动物模型已经广泛用于探索ASNHL的发病机制和治疗方法。ASNHL的动物模型常使用下列抗原：Ⅱ型胶原、P0 蛋白和 β 微管蛋白等。在这些动物模型中，使用反转录病毒系统来鉴别疾病的发展过程中的极少数抗原特异性滤过 T 细胞至关重要。总的来说，Th1型细胞因子

(IFN-γ，IL-2）加重自身免疫反应的炎性反应，而Th2型细胞因子（IL-4，IL-10等）可提供控制炎性反应的途径。通过反转录病毒转导技术可研究$CD4^+$ T细胞表达的基因产物诱导“免疫豁免区域”的免疫反应。只有理解了ASNHL的这些基因产物的病理生理特性，才能弄清它们在免疫疗法的诱导下在维持免疫耐受中的潜在作用，也许会产生新的免疫治疗措施。

（一）内耳与免疫

内耳发生免疫反应是保护内耳抵抗感染的重要因素。然而，当与免疫反应有关的炎症过程损害了精细的细胞结构时，便可导致耳聋和平衡障碍。免疫反应和炎症过程起初都是由进入内耳的细胞介导的，这些细胞是耳蜗蜗轴、螺旋静脉受到激活后产生的。激活淋巴细胞是滤过白细胞的重要组成部分，它们和抗原的相互作用介导了内耳免疫过程。

内耳和大脑一样，都是受到免疫监视和能够产生免疫反应的。低水平的循环抗体和循环淋巴细胞可以渗入血-迷路屏障。在动物模型中，将抗原注入内耳可导致全身免疫反应。如果用一种抗原对动物全身致敏后再进行同种抗原内耳激发，就会产生强烈的二次反应，在内耳产生实质性的炎性反应过程。内耳免疫反应既有保护作用又有损害作用。迷路的免疫反应可能是为了保护内耳结构免受感染，用病毒抗原进行全身免疫后可使内耳免受后来病毒的感染。由于内耳细胞易于受损的特性及其有限的修复和再生能力，免疫反应常常局限于内耳并进行精密调节。当处于实验控制或疾病状态下，免疫反应超出了这种调节的范围，与免疫反应有关的炎症反应就会导致实质性损害。

在内耳免疫反应过程中进入内耳的滤过白细胞可以导致耳蜗的纤维化甚至新骨形成。Ryan等观察到内耳出现大部分的滤过白细胞是在局部发生免疫反应不久。白细胞进入内耳是在SMV内皮细胞表达受体的介导下完成的。Gloddek和Gong等用被动转移^{51}Cr标记细胞来检测内耳滤过淋巴细胞。当抗原激发已致敏动物的耳蜗后，在耳蜗的鼓阶中可发现大部分标记的淋巴细胞，在前庭阶只有少量标记细胞，有趣的是，在内淋巴囊没有发现标记淋巴细胞，注射了盐水的对侧耳，只在鼓阶和内淋巴囊观察到很少的淋巴细胞，这说明内耳在抗原刺激下产生免疫反应受外周循环系统的免疫监控。

进入内耳的淋巴细胞的调控机制至今还不很清楚，但是有证据表明，内淋巴囊在内耳免疫过程中起重要作用。去除内淋巴囊或内淋巴管可以减轻耳蜗的免疫反应，说明内淋巴囊在迷路的免疫信号传导中起重要作用。内淋巴囊是淋巴细胞在内耳的居住地，外淋巴液中的蛋白质可影响内淋巴囊内的巨噬细胞和淋巴细胞，内淋巴囊的淋巴细胞对抗原产生的最初反应是释放一种可以扩散的介质，可能是白细胞介素，它能激活内耳的小静脉募集淋巴细胞。当致敏淋巴细胞进入内耳接触到致敏抗原，它们就能在局部增殖并产生更多的活化免疫细胞。

（二）内耳抗原

近年来大量的基础研究工作都是围绕鉴别内耳特异性循环抗体和纯化内耳抗原，下面逐一介绍。

1. Raf-1　Cheng等发现MD患者血清可与豚鼠内耳膜组织中28kD蛋白发生反应，将这种28kD蛋白进行微量测序分析，得到一个19个氨基酸的肽段，这和人Raf-1蛋白的氨基酸序列的41～60位的氨基酸相同。并且59%的MD患者血清可与纯化的重组谷胱甘肽-S-转移酶-Raf-1蛋白发生反应，由此推测Raf-1蛋白就是28kD蛋白，同时也是部分ASNHL患者的自身抗原。

Raf-1蛋白是Raf蛋白家族3个成员（Raf-1、A-Raf和B-Raf）之一。Raf蛋白是丝氨酸-苏氨酸蛋白激酶，在细胞膜与细胞核间进行信号转导。Raf蛋白在物种间高度保守。Raf蛋白家族具有同源性，有3个保守区域（CR），N端的CR1和CR2在调节Raf-1的活性上起关键作用，CR3主要是蛋白激酶所在区域，C端主要发挥催化作用。Raf-1蛋白是一种非特异性蛋白，在激酶链条中起重要作用，可以调节细胞的增生、分化和生长。

Cheng等发现28kD蛋白只出现在内耳的膜性部分（基底膜、Corti器、血管纹、螺旋韧带和前庭上皮细胞），而不出现在内耳的神经部分（螺旋神经节、蜗轴中的耳蜗神经和前庭神经）以及面神经和脑组织中。Suzuki等的研究显示28kD蛋白有很高的组织特异性，只在内耳的膜性成分检出，在神经部分未检出。有报道MD和部分ASNHL患者血清中有抗Raf-1蛋白的抗体，但还不清楚MD患者血清中抗Raf-1蛋白的抗体水平高于其他类型ASNHL的原因。

2. 髓鞘零蛋白 (myelin protein zero，P0)　有许多实验室发现ASNHL、MD和SD患者血清与内耳组织中30kD蛋白发生反应。Gong等发现粗制内耳抗原31kD蛋白具有很高的组织特异性，但是没有解释这种蛋白与30kD蛋白是否是同一种蛋白。1996年Cao等将30kD蛋白进行Edman降解，得到9个与P0蛋白相一致的肽段，而且患者血清还可与抗P0蛋白单克隆抗体发生反应，综合其研究结果，证明30kD蛋白就是P0。

P0表达于哺乳动物的外周神经系统的施万细胞，但不存在于中枢神经系统，它在内耳中主要位于Corti器和螺旋神经节。P0占外周髓鞘蛋白的50%～60%，它具有嗜同种抗体的特性，在髓鞘的紧密联结中起重要作用。P0是一种超基因家族的细胞黏附性免疫球蛋白分子，其氨基酸序列很少有种间变异。P0基因突变位于1q21-23位点上，可导致Charcot-Marie-Tooth病1B型。有报道称Charcot-Marie-Tooth病报道与耳聋有关。

Matsuoka用P0诱导免疫鼠发现：大约25%的P0免疫小鼠出现耳聋。ABRI、III、V波潜伏期和I～III波间期延长，听阈提高；病理组织学发现损伤部位在蜗神经和螺旋神经节，蜗神经区域炎细胞浸润，螺旋神经节细胞数目减少。但Boulassel等用纯化的猪P0免疫豚鼠，并没有引起其听力学的变化，故考虑抗P0抗体在ASNHL的发病中并不起主要作用，可能还与遗传因素、环境因素和感染因素有关。

3. β-肌动蛋白 (β-actin)　Boulassel等报道42～43kD蛋白可以与相当数量ASNHL患者的血清发生反应。该蛋白质通过经典的Edman降解得到2个肽段，第一段有15个氨基酸，与β-actin的氨基酸序列148～162相一致；第二段有10个氨基酸，与β-actin的氨基酸序列197～206相一致。而且患者血清可与非肌肉组织actin的单克隆抗体发生反应，从而证实42～43kD蛋白是β-actin。

β-actin是一种具有高度保守性的细胞骨架蛋白，它由一条包含有约375个氨基酸的多肽链组成，分子量约为42kD。它是构成非肌肉细胞的细胞骨架蛋白中含量最多的一种，非肌肉细胞主要包括两种不同的胞质同源的肌动蛋白，即β-actin和γ-actin。在内耳，β-actin位于支持细胞、血管纹、螺旋神经节和感觉细胞。感觉细胞可将机械能转换为电化学信号，通过神经纤维传导到大脑。毛细胞顶上静纤毛的偏移可将接收的刺激进行机械和电的转换。由于β-actin纤维构成静纤毛的主要成分，因此β-actin可改变毛细胞受体器官的微机械特性，从而导致细胞受损，最终导致耳聋。

ASNHL和MD患者血清中的抗β-actin的循环抗体会引起内耳病变，而且抗β-actin抗体和其他自身抗体一起改变机体的免疫反应，增加患者听力受损的危险性。但现在还不清楚这些抗体是否会引起耳蜗前庭功能紊乱。我们知道，所有真核生物和原核生物细胞都有β-actin，而且β-actin在人类和病原体中高度保守，因此，机体为了抵抗感染细菌的β-actin而形成的抗体可以识别人类的β-actin而导致自身免疫反应。这些抗β-actin抗体能够识别身体内其他非肌肉细胞的β-actin，可显著影响耳蜗细胞，导致其退化。患者的免疫反应不会针对整个β-actin分子，而是针对存在于β-actin的一个或多个抗原决定簇上的一些其他未知的人类蛋白或致病因子。

研究表明，细胞质actin的异常表达与人类成胶原细胞的肿瘤分化有关。动物中的Waltzing鼠显示有遗传性内耳疾病。这种遗传缺陷与β-actin肌丝和毛细胞尖端细胞骨架连接的病理变化有关。有遗传性内耳疾病的Shaker-2小鼠会有耳聋和华尔兹样的摇摆行为。这种遗传缺陷是由于肌动蛋白静纤毛的融合所致。这些结果说明，β-actin的异常表达破坏了毛细胞的完整性，使它们不能将机械刺激转化为电化学信号而导致耳聋。在小鼠和豚鼠的实验中证实了β-actin肌丝与耳聋有关，可损伤Corti器，人类抗β-actin抗体引起耳聋的机制可能与此类似。

4. β-微管蛋白　从豚鼠内耳膜迷路和内耳组织的神经部分中提取的52kD蛋白，经微序列分析证实是β-微管蛋白。用豚鼠的cDNA库和梅尼埃病患者血清筛选cDNA库得出一段β-微管蛋白的DNA序列。用ELISA检测67/113（59%）梅尼埃病患者血清中抗微管蛋白抗体水平升高。另外，慢性脱髓鞘多发性神经病综合征患者血清中抗微管蛋白抗体水平也升高。

β-微管蛋白是内耳Corti器中感觉和支持细胞的重要组分，是微管中的一种主要细胞蛋白。根据其他类型细胞的研究，微管的功能包括细胞器的移动，形成细胞极性，保持细胞形状，提供结构支持。决定细胞极性、形状、保持细胞结构和细胞的动力学特性相关。动力学特性由微管蛋白的生物化学成分决定。

Du等用组化方法检测正常豚鼠和β-微管蛋白免疫豚鼠中β-微管蛋白的表达情况，发现β-微管蛋白分布在豚鼠内耳的大部分结构中，如血管纹、螺旋神经节神经元、耳蜗神经纤维、螺旋韧带、半规管、内淋巴囊和内淋巴管等。用β-微管蛋白激发内耳，可以改变β-微管蛋白在内耳的分布，而且还能使螺旋神经节退化。这些结论都支持β-微管蛋白是ASNHL的一个自身抗原。

5. COCH5B2　Boulassel等用蛋白质免疫印迹法检测ASNHL中有10%与58kD内耳蛋白反应。于是他们将这种58kD蛋白行Edman降解得到3个肽段，第一段14个氨基酸与COCH5B2蛋白氨基酸序列526～539相一致；第二段11个氨基酸与COCH5B2蛋白氨基酸序列417～427相一致；第三段10个氨基酸与COCH5B2蛋白氨基酸序列396～405相一致。从而证实58kD蛋白是COCH5B2蛋白。

COCH5B2蛋白是一种在人类耳蜗和前庭高度特异性表达的蛋白。这个蛋白包括近552个氨基酸，在物种间高度保守。它表达于螺旋韧带、螺旋板前庭缘和血管纹。Robertson等证实，人类*COCH*基因的转录高表达于耳蜗和前庭，而在其他组织中仅大脑和眼部有低水平表达。与人类不同的是，鼠的*COCH*基因在不同组织中均有中度到高度表达。人类和鼠的*COCH*基因表达差异，显示了此基因在两个物种中的作用不同。因此，这些发现也可解释58kD蛋白并不是内耳特异性蛋白，它在豚鼠和牛的各种组织中都有发现，包括脑、肺、肝和肾。

近来有报道，人类位于第14号染色体的*COCH*基因突变，会导致ASNHL和MD。Fransen等报道3个患MD的家族中均有*COCH*基因突变，这些患者的听力下降发生于30岁，首先高频受损并逐渐加重，随后出现中、低频的损害。这些都说明*COCH*基因是MD的遗传因素之一，有MD症状的患者要考虑*COCH*基因突变的可能性。Dekok等认为，*COCH*基因发生了51位的脯氨酸由丝氨酸替代（Pro51Ser）突变与伴有前庭功能紊乱的迟发性常染色体显性遗传性SNHL有关，这个突变干扰了COCH5B2蛋白的折叠以及它与ECM的相互作用。这些结果证实，COCH5B2蛋白的不正常表达破坏了耳蜗和前庭细胞的完整性，因而可进一步导致耳蜗-前庭功能紊乱。

6. 68kD 蛋白、热休克蛋白 70（HSP70）和 KHRI-3 蛋白　1990 年，Harris 等发现在快速进行性 ASNHL 患者和 ASNHL 动物模型的血清中，有一些抗体成分能与牛内耳组织提取物中 68kD 的抗原特异性结合，提示 68kD 的内耳抗原在 ASNHL 可能起重要作用。1995 年，Bloch 等将牛肾提取物纯化得到68kD蛋白，并用高压液相层析初步分析了68kD蛋白的多肽片段，发现其中一个包含 22 个氨基酸的多肽片段序列与人类 HSP70 从氨基酸序列的 424 ~ 445 是一致的。他们还用蛋白质免疫印迹方法发现抗HSP70单克隆抗体能与已纯化的68kD蛋白发生免疫反应。以上研究结果提示68kD蛋白是HSP70。这个与许多自身免疫疾病有关的热休克蛋白引起了人们极大的兴趣。然而，至今还不清楚抗HSP70抗体在ASNHL的发病中是主要的病因还是一种从属的因子。HSP70 和 ASNHL 的确切关系还有待阐明。

Disher 研究表明，68kD 蛋白不是 HSP70。68kD 蛋白和 Corti 器上支持细胞紧密结合而内耳的任何部位都没有发现HSP70。当患者血清与牛HSP70最大限度反应后，还可以与68kD蛋白反应。Boulassel 等提出 68kD 蛋白不是 HSP70 的观点，原因有四：一是 68kD 蛋白不能与抗 HSP70 单克隆抗体（MAb）反应；和 68kD 蛋白反应阳性的患者血清不能与抗 HSP70 MAb 反应；二是 68kD 蛋白进行多肽序列分析，找不到能与 HSP70 的序列相配的部分；三是 KHRI-3 MAb 可与豚鼠 68kD 蛋白产生强烈反应，但它不能和抗 HSP70 抗体发生反应；四是 Trune 等报道用小牛HSP70接种实验组小鼠后，与对照组相比，实验组小鼠产生了明显升高的抗HSP70抗体，但这种抗HSP70抗体没有造成听觉系统损害或免疫异常。有研究发现，HSP70不是KHRI-3 靶向目标，KHRI-3 是可与豚鼠内耳膜迷路提取的68kD蛋白发生反应的一种抗体，用蛋白质免疫印迹方法分离内耳组织提取蛋白可以与KHRI-3发生沉淀反应，但是和抗HSP70抗体不会发生任何免疫沉淀反应。

用豚鼠内耳组织作为抗原底物，对ASNHL听力减退患者血清进行内耳抗体的检测。用蛋白质免疫印迹方法技术检测 73 份患者血清，用免疫荧光（IF）技术检测 36 份患者血清，结果 37/73（51%）患者有抗68 ~ 70kD蛋白的抗体。IF检测的阳性血清使支持细胞着色和用KHRI-3MAb的结果相似。两种方法检测的36例中，29/31（94%）例都是阳性，有3例都是阴性。将人内耳组织与患者血清混合去除抗体反应后仍可使豚鼠支持细胞着色，说明与自身抗体反应的抗原也存在于人的内耳结构上。两种方法检测都是阳性的3份血清与68 ~ 70kD蛋白反应，而 68 ~ 70kD 蛋白可与 KHRI-3MAb 发生免疫沉淀反应，说明这种单克隆抗体与人的抗体识别的是同一种抗原。这些结果支持这样一个假说：ASNHL 患者体内对内耳支持细胞抗原产生的自身抗体在种系发生中是很保守的，可以被鼠 KHRI-3MAb 所识别。将 KHRI-3 注射到内耳可诱导耳聋的原因，可能是对同一抗原产生自身抗体导致人体发病。正常对照组和ASNHL患者血清中抗 HSP70 抗体水平没有差别。

7. 磺酸葡萄糖苷酰基糖脂（sulfoglucuronosyl glycolipids，SGGLs）　近来的研究表明，糖脂在神经系统的某些自身免疫性疾病的发病中作为自身抗原发挥作用，如格林-巴利综合征、感觉运动神经病和慢性感觉运动神经病。在许多病理条件下，可以发现针对细胞特异性糖脂抗原的循环抗体。这些观察启发了Yamawaki等对ASNHL患者进行血清中抗糖脂抗体水平的检测。他们检测到有 50% 的 ASNHL 患者血清中抗磺酸葡萄糖苷酰基乳糖氨基副红细胞糖苷脂（sulfoglucuronosyl lactosaminyl paragloboside，SGLPG）抗体滴度显著增高，定位研究显示，SGLPG特异性存在于内耳和第Ⅷ对脑神经上，从而证明SGLPG是ASNHL有潜力的抗原之一。

糖脂是神经细胞表面的重要组成部分，它是许多免疫介导的神经疾病的目的抗原，如脱髓鞘神经病、副球蛋白血症和格林-巴利综合征等。具有一个或多个唾液酸残基的糖鞘脂，包括神经节苷脂，在神经组织中含量特别丰富，它们在这些细胞的生物功能中发挥重要作用。Yamawaki等用两种不同的方法（TLC-免疫印迹法和ELISA）都发现有50%的可疑ASNHL血清中抗SGLPG抗体阳性。与健康对照组相比，ASNHL患者抗SGLPG抗体水平显著增高，说明此抗体有高度特异性。

在下列疾病患者血清中都有抗SGGLs的抗体，如多发性神经病、副球蛋白血症、格林-巴利综合征以及多病灶运动神经病。这些患者的血清常常与磺酸葡萄糖苷酰基副红细胞糖苷脂（sulfoglucuronosyl paragloboside，SGPG）和SGLPG都发生强烈反应，但ASNHL患者血清只与SGLPG发生强烈反应而不与SGPG发生反应。我们知道，ASNHL患者通常有自身免疫性脱髓鞘的临床特征，因此，抗SGGLs抗体和多发性神经病以及ASNHL的发病机制有关。SGLPG和SGPG拥有共同的磺酸葡萄糖苷酰基半乳糖基决定簇，它们的结构仅仅只是在碳水化合物单位的数量上有差别（7个和5个），这说明ASNHL的自身抗体可能识别带有一个不同结构域的HNK-1抗原决定簇，这个结构域仅仅只存在于SGLPG而不在SGPG上。另一种可能是SGLPG更多地暴露于内耳和第Ⅷ脑神经的细胞膜表面，由于有更长的碳水化合物链，因此更容易受到抗体的攻击。目前，用免疫组化的方法研究自身免疫性ASNHL的基本病损部位并且进行了量化分析，结果显示，SGGLs在第Ⅷ脑神经中比在感觉终器中有更高水平的表达。另外，免疫学研究也显示ASNHL患者的自身抗体可以直接攻击耳蜗神经。由于SGGLs在神经组织中广泛分布，在许多情况下抗SGGLs抗体都会升高。现在还不知道在什么因素影响下患者会出现不同的临床症状，但毫无疑问，检测血清中抗SGGLs抗体对诊断ASNHL是一个有用的试验。

8. 钙黏蛋白S-100　钙是一种分子量为21kD的酸性蛋白，它包括2个亚型，S-100α和S-100β。S-100在大脑的星形细胞、视网膜的苗勒氏细胞以及内耳的许多部位（血管纹、螺旋神经节细胞、壶腹嵴和Corti器）中均有表达。

S-100在实验性脑脊髓炎模型中被认为是一种中枢神经系统特异性自身抗原。Gloddek等将S-100β特异性的T淋巴细胞被动转移到Lewis鼠体内成功地建立了EAE模型，动物内耳出现了严重的迷路炎。除此之外，实验动物还出现了色素层视网膜炎和脑膜炎，而且内耳迷路炎的组织病理学变化和听力损失的电生理学变化相一致。因此，S-100β可能是ASNHL和中枢神经系统特异性自身免疫疾病共有的自身抗原。

S-100β主要位于内耳的前庭部分（前庭阶和神经纤维），而S-100α主要位于感觉上皮。这种分布可以解释淋巴细胞特异性滤过到前庭阶而不是鼓阶。Berger等也发现了同样的现象。S-100β会造成内耳、眼和脑的炎症反应，但除此以外的其他器官都不会产生炎症反应，这说明S-100β能诱导外周耐受。Gloddek等发现在ASNHL模型中，抗原激活的淋巴细胞可通过血-迷路屏障进入内耳而诱导免疫反应。

S-100β诱导的模型动物出现的表现和伏格特-小柳-原田（Vogt-Koyanagi-Harada，VKH）病很类似。VKH病常伴有耳蜗-前庭功能紊乱，眼科学者对VKH病的研究更多一些。他们发现，表达MHC-II类抗原的黑素细胞是S-100β的主要攻击对象，黑素细胞参入钙的代谢而且在其细胞表面有S-100β表达，当黑素细胞受到攻击时可以损害其耳蜗-前庭功能。因此，S-100β可能是ASNHL的又一个自身抗原。

9. 胶原　Yoo第一个报告耳硬化症患者5/12例血清中抗牛Ⅱ型胶原抗体滴度升高。在以后的研究中，其他学者证明Ⅱ型胶原和其他内耳疾病相关。包括MD、耳硬化症、特发性感音神经性突聋。Joliat发现Ⅱ型胶原存在于12/21（57%）患者中，而抗Ⅳ型胶原抗体存在13/21（62%）患者中。

动物实验也说明胶原特异性抗体在许多内耳疾病发病中起重要作用。Yoo和他的同行们报告，Ⅱ型胶原诱导的动物自身免疫性内耳病有着和人类ASNHL相似的组织学和免疫学改变。这些实验动物存在螺旋神经节细胞减少，Corti 器萎缩，耳蜗和血管纹的动脉炎以及内淋巴囊水肿和内淋巴管的上皮萎缩。另外，许多动物的外耳道、球囊和椭圆囊显示有海绵样改变。在许多实验动物中同时存在着耳聋和前庭功能障碍。很多学者做了一些相似的实验，证实在许多物种都可诱导感音神经性聋和前庭功能紊乱。将抗CB11肽的单克隆直接注射到耳蜗可产生内淋巴囊水肿，说明内淋巴囊水肿的发生和CB11单克隆抗体诱导耳蜗的免疫反应有关，同样，向内耳注射CB11 MAb产物也能提高动物听阈。但是，目前关于Ⅱ型胶原在ASNHL损伤中所起作用仍存在争议。Harris等对耳硬化症患者进行了检查，并未发现血清抗Ⅱ型胶原抗体水平显著升高。

10. 层粘连蛋白（laminin）　采用ELISA检测413例内耳疾病患者血清对鼠laminin的反应。在感音神经性聋（68%）、耳鸣（60%）、突聋（46%）、梅尼埃病（14%）和正常对照（8%）组中均存在抗laminin抗体的反应。抗Laminin抗体的反应强度在慢性感染性疾病和感音神经性聋患者中几乎一样。免疫组化研究显示，laminin 抗体是和存在于鼠 laminin N 端寡聚糖的 Gal-α 的 1-3Gal 抗原决定簇反应。虽然 laminin 广泛分布于内耳的各个部位，如螺旋神经节和神经纤维周围，血管纹的毛细管和内淋巴囊（ES）上皮下的区域，但这些患者血清和人 laminin 不起反应，因为人 laminin 缺乏 Gal-α 的 1-3Gal 抗原决定簇。这些发现说明，此抗体针对的是长期存在炎症反应的碳水化合物结构，因此，相应的内耳疾病可能存在一个慢性感染过程。

内耳是一种非常复杂的器官，存在着成千上万的抗原，而且许多抗原与听功能和前庭功能紧密相连。尽管到目前为止发现了许多内耳抗原，但还没有发现哪一种抗原是内耳自身特异性抗原，这些抗原中还没有一种能用于鉴别所有疑似ASNHL的患者，这也许就是将来的研究方向。

（三）组织病理学研究

Hoistad 等对 1 例 ASNHL 患者颞骨进行组织病理学研究发现：①前庭导水管和内淋巴囊发生纤维化；②内淋巴囊、外球囊区、耳蜗静脉分支和 Rosenthal 管有淋巴细胞；③耳蜗底转的一侧鼓阶、后半规管和 Cotugno 管发生纤维化和新骨形成；④底转、中转和顶转内淋巴囊以及球囊、椭圆囊水肿；⑤耳蜗的每一转都有 Corti 器减少或缺如；⑥螺旋神经节细胞和滤过淋巴细胞减少。这例患者颞骨的组织病理学发现说明，自身免疫因素除了可以导致耳聋外，还可以导致前庭功能障碍。

三、临床诊断

ASNHL的诊断主要依靠病史，结合听力学检查及实验室检查。由于临床医师对ASNHL还缺乏足够的认识，且本病与一些原因不明的ASNHL难以鉴别，加之缺乏高度特异性和灵敏性的实验室检查方法，使得诊断较为困难。严格来说，确诊应有病理结果，内耳的不可活检性增加了本病诊断的困难性。

（一）临床表现

该病的临床表现主要为进行性、波动性的听力减退，可以是蜗性也可以是蜗后性，可以为双耳也可以为单耳，双耳可同时或先、后发病，一半以上伴有耳鸣，少数可出现面瘫，可伴有眩晕，间歇期仍有共济失调。病程较长，可持续数周、数月或数年。常伴有其他自身免疫性疾病。

（二）实验室检查

1. 一般检查项目 包括血沉、血清免疫球蛋白、补体、C 反应蛋白、类风湿因子、循环免疫复合物等。

2. 组织非特异性抗体 包括抗核抗体、抗线粒体抗体、抗血管内皮抗体、抗平滑肌抗体、抗内质网抗体、抗中性粒细胞抗体等。

3. 内耳特异性自身抗体

（1）免疫印迹：目前认为用蛋白质免疫印迹技术检测血清中抗HSP70抗体是预测ASNHL对类固醇激素反应性的最好实验，有重要的诊断及预后指导意义。蛋白质免疫印迹技术被认为是目前应用的最广泛的诊断 ASNHL 的方法。Hirose 等用牛 HSP70（bHSP）来检测 ASNHL 患者对皮质激素的反应性。他们发现最好的检测指标就是 bHSP，尽管这个试验的敏感性低，只有 42%，但特异性为 90%，阳性预测率为 91%。Bloch 等用重组 bHSP70 和重组 HHSP70 行蛋白质免疫印迹技术检测，在 52 例 ASNHL 和 MD 患者中，有 40 例患者血清和 bHSP70 发生反应，而与 HHSP70 反应的只有 12 例。

（2）免疫细胞化学：和其他检查相比，蛋白质免疫印迹技术检测ASNHL抗体的敏感性低，因此有学者用免疫细胞化学技术来判断鼠、豚鼠和人耳蜗组织和患者血清是否发生特异性抗原抗体反应。特异性抗体附着于耳蜗 Corti 器支持细胞区域，少量附着于外毛细胞。患者中免疫细胞化学反应强的对激素治疗反应也更有效，这和 Disher 等的研究结果类似。

4. 细胞免疫 以膜迷路组织提取物作为抗原，进行淋巴细胞转化试验和白细胞移动抑制试验，有部分 ASNHL 患者可为阳性。

5. 治疗反应 一些学者仍认为 ASNHL 的诊断很大程度上是建立在对治疗反应的基础上。对类固醇激素及环磷酰胺诊断性治疗为阳性反应者，通常可以考虑诊断。但是，并不是所有对激素有反应的内耳病患者都患有 ASNHL。一部分应用激素治疗的患者即使不经治疗，也可能会有自发性的听力改善，试验性治疗有可能将这部分患者不必要地暴露于类固醇激素治疗的风险下。

ASNHL 的诊断至今仍然存在问题。没有一个可被普遍接受的诊断标准和诊断试验。识别 ASNHL 的症状还存在一定困难，许多客观检查都被用于诊断，并取得了不同程度的效果。蛋白质免疫印迹法检测结果阴性也不能排除 ASNHL 的诊断。Mathews 等认为，免疫细胞化学技术是对诊断有用的检查方法，但目前该方法只用于科研。总的来说，对患者外周血中抗内耳成分特异性自身抗体的检测仍是确诊的重要工具。ASNHL 特异性抗原到底有哪些，如何制备特异性抗体检测患者血清将是今后工作的方向。

四、治疗

（一）药物治疗

1. 全身用药

（1）临床用药：一旦ASNHL的诊断成立或高度怀疑ASNHL，首选应用大剂量的强的松进行治疗，用强的松每日60mg，连续治疗近4周。如果使用时间短或是使用剂量小，要么无效，要么会增加复发的风险。如果观察到对治疗有效，就应逐渐减少激素用量。如果在减药期间耳聋突然加重，应对大剂量的强的松疗法进行重新评估。一个预测复发相当敏感的指标就是单耳或双耳出现中到重度耳鸣。如果一个患者对激素治疗有效但停药后复发，那么就应考虑加用细胞毒性药物。运用最广泛的是甲氨蝶呤（methotrexate，MTX）和环磷酰胺。前者毒性较小，长期使用对造血系统影响也较小。MTX 要和叶酸一起口服，每周剂量 7.5 ~ 20mg，在用药期间要密切监测药物毒性，要定期做整套检查，包括血细胞计数、血小板计数，检查血尿素氮和肌酐水平，肝功能检查和尿液分析。强的松减量期间使用MTX，达到治疗效果需要1 ~ 2个月时间，MTX达到治疗效果后，强的松方能停药。值得注意的是，如果大剂量强的松治疗对耳聋没有任何效果，那么MTX也不会有任何作用。目前要进行多中心的临床评估来比较同时使用强的松和 MTX 治疗 ASNHL 以及单独使用强的松治疗 ASNHL 的疗效。

对于患有重度耳聋和对强的松或MTX治疗无效的病例，可以考虑使用环磷酰胺，它的口服剂量是每日1 ~ 2mg，早上服用，同时要大量饮水，这样可以将出血性膀胱炎和药物对膀胱的损害减少到最低程度，同时也要检查外周血细胞计数。长期使用环磷酰胺有不育的可能，因此对儿童不应使用环磷酰胺。在临床上，医生往往根据经验来选择使用细胞毒性药物和判断药物的毒性反应。

（2）实验用药：随着新理论的不断涌现，针对自身免疫性疾病发病机制的治疗药物不断被开发出来，如Sang 等给实验性ASNHL小鼠使用睾丸激素，起到防止ASNHL的发病和早期治疗的作用；Wang等将TNFα的阻断剂etanercept用于实验性迷路炎的治疗，可以明显减轻炎性反应和改善耳聋；龚树生等研究发现内耳免疫反应时，细胞黏附分子-1（CAM-1）在炎性细胞进入内耳的过程中发挥重要作用。静脉内注射抗ICAM-1抗体可以显著减少进入鼓阶的募集白细胞，能够有效减少患者耳蜗溢出的白细胞。虽然上述药物在实验中取得了一定疗效，但用于临床还有一段距离。

2. 局部用药　由于免疫抑制药物有副作用，因此局部用药可以增加药物在局部的免疫抑制疗效，并且减少全身性副作用。在动物实验中，Parnes等发现中耳局部应用皮质激素比全身用药外淋巴液中药物浓度更高、更持久。然而 Yang 等发现通过微渗透泵经圆窗膜应用一些免疫抑制药物并不能减轻动物模型中耳聋以及炎症反应程度。这些药物包括地塞米松、强的松、环孢霉素、FK5以及抗类风湿药物氟尿嘧啶，局部运用这些药物没有一种能改善免疫介导的感音神经性聋。可以解释以上完全不同的发现的一种理由是，动物模型中的免疫反应太强以致很难治疗，而患者经历的是一种慢性的炎症过程，免疫反应轻一些，治疗相对也容易一些。

（二）血浆置换

血浆置换疗法只是一种替代治疗，对去除患者血循环中的自身抗体有暂时效果，但是存在着费用昂贵和复发的问题。Luetje 建议难治性患者使用血浆置换疗法，他认为血浆置换疗法是有用的辅助疗法。

（三）人工耳蜗

严重 ASNHL 和系统性自身免疫疾病导致的 ASNHL 患者是安装人工耳蜗的适应证。Quaranta 等回顾了10例植入人工耳蜗的ASNHL患者，没有 ASNHL 患者出现并发症，而且术后均获得很好的言语识别率。

参考文献

1. McCabe B. Autoimmune sensorineural hearing loss. Ann Otol Rhinol Laryngol, 1979, 88:585-589

2. Arnold W. Systemic autoimmune diseases associated with hearing loss. Ann N Y Acad Sci, 1997, 803:187-190

3. Costa GL, Benson JM, Seroogy CM, et al. Targeting rare populations of murine antigen-specific T lymphocytes by retroviral transduction for potential application in gene therapy for autoimmune disease. J Immunol, 2000, 164:3581-3590
4. Yoo TJ, Xianxi GE, Sener O, et al. Presence of autoantibodies in the sera of Meniere's disease. Ann Otol Rhinol Laryngol, 2001, 110:425-429
5. Ryan AF, Harris JP, Keithley EM. Immune-mediated hearing loss: basic mechanisms and options for therapy. Acta Otolaryngol Suppl, 2002, 548:38-43.
6. Gloddek B, Ryan AF, Harris JP, et al. Homing of lymphocytes to the inner ear. Acta Otolaryngol (Stockh), 1991, 111:1051-1059
7. 王正敏, 陆书昌主编. 现代耳鼻咽喉科学. 北京: 人民军医出版社, 2001. 380-383
8. Gong SS, Yu DZ, Yan Z, et al. Discernment of the sensitized inner ear by peripheral immunocompetent lymphocytes. Chin Med J, 1999, 112:728-730
9. Cheng KC, Matsuoka H, Lee KM, et al. Proto-oncogene raf-1 as an autoantigen in Meniere's disease. Ann Otol Rhinol Laryngol, 2000, 109:1093-1098
10. Suzuki M, Krug MS, Cheng KC, et al. Antibodies against inner ear proteins in the sera of patients with inner-ear diseases. ORL J Otorhinolaryngol Relat Spec, 1997, 59:10-17
11. Cao MY, Dupriez VJ, Rider MH, et al. Myelin protein P0 as a potentail autoantigen in autoimmune inner ear disease. FASEB J, 1996, 10:1635-1640
12. Matsuoka H, Cheng KC, Krug MS, et al. Murine model of autoimmune hearing loss induced by myelin protein P0. Ann Otol Rhinol Laryngol, 1999, 108:255-264
13. Gong SS, Yu DZ, Wang JB. Relationship between three inner ear antigens with different molecular weights and autoimmune inner ear disease. Acta Otolaryngol, 2002, 122:5-9
14. Boulassel MR, Guerit JM, Denison S, et al. No evidence of auditory dysfunction in guinea pigs immunized with myelin P0 protein. Hear Res, 2001, 152:10-16
15. Boulassel MR, T omasi JP, Deggouj N, et al. Identification of beta-actin as a candidate autoimmune inner ear disease. Clin Otolaryngol, 2000, 25:535-541
16. Du X, Yoo T, Mora R. Distribution of beta-tubulin in guinea pig inner ear. ORL J Otorhinolaryngol Relat Spec, 2003, 65:7-16.
17. Boulassel MR, Tomasi JP, Deggouj N, et al. COCH5B2 is a target antigen of anti-inner ear antibodies in autoimmune inner ear diseases. Otol Neurotol, 2001, 22:614-618
18. Fransen E, Verstreken M, Verhagen WI, et al. High prevalence of symptoms of Meniere's disease in three families with a mutation in the COCH gene. Hum Mol Genet, 1999, 8:1425-1429
19. Dekok YJ, Bom Sj, Brunt TM, et al. A Pro51Ser mutation in the COCH gene is associated with late onset autosomal dominant progressive sensorineural hearing loss with vestibular defects. Hum Mol Genet, 1999, 8: 361-366
20. Bloch DB, Sanmartin JE, Rauch SD, et al. Serum antibodies to heat shock protein 70 in sensorineural hearing loss. Arch Otolaryngol Head Neck Surg, 1995, 121:1167-1171
21. Billings PB, Keithley EM, Harris JP. Evidence linking the 68-kilodolton antigen identified in progressive sensorineural hearing loss patient sera with heat shock protein 70. Ann Otol Rhinol Laryngol, 1995, 104:

181-188

22. Gong SS, Yan Z. Expression of heat shock protein 70 in the cochlea in experimental autoimmune inner ear disease. Ann Otol Rhinol Laryngol, 2002, 111:275-280.
23. Disher M, Ramakrishnan A, Nair TS, et al. Human autoantibodies and monoclonal antibody KHRI-3 bind to a phylogenetically conserved inner-ear supporting cell antigen. Ann N Y Acad Sci, 1998, 830: 253-265
24. Boulassel MR, Deggouj N, Tomasi JP, et al. Inner ear autoantibodies and their targets in patients with autoimmune inner eart diseases. Acta Otolaryngol, 2001, 121:28-34
25. 孔海云主编. 现代自身免疫病学. 北京: 人民军医出版社, 2001. 529-535
26. Trune DR, Kempton JB, Mitchell CR, et al. Failure of elevated heat shock protein 70 antibodies to alter cochlear function in mice. Hear Res, 1998, 116:65-70
27. Yamawaki M, Ariga T, Gao Y, et al. Sulfoglucuronosyl glycolipids as putative antigens for autoimmune inner ear disease. J Neuroimmunol, 1998, 84:111-116
28. Gloddek B, Lassmann S, Gloddek J, et al. Role of S-100β as potential autoantigen in an autoimmune disease of the inner ear. J Neuroimmunol, 1999, 101:39-46
29. Kojima K, Reindl M, Lassmann H, et al. The thymus and self-tolerance:co-existence of encephalitogenic s-100βspecific T cells and their nominal autoantigen in the normal adult rat thymus. Int Immunol, 1997, 9:897-904
30. Connolly AM. Serum IgM monoclonal antibody binding to the 301 to 304 amino acid epitope of beta tubulin: clinical association with slowly progressive demyeliating polyneuropathy. Neurology, 1997, 48:243-248
31. Mathews J, Rao S, Kumar BN. Autoimmune sensorineural hearing loss: is it still a clinical diagnosis? J Laryngol Otol, 2003, 117:212-214.
32. Mathews J, Kumar BN, Furness DN. Putative cellular targets in autoimmune inner ear disease caused by ulcerative colitis. Int J Audiol, 2002, 41:238-242
33. Yoo TJ, Du X, Kwon SS. Molecular mechanism of autoimmune hearing loss. Acta Otolaryngol Suppl, 2002, 548:3-9
34. Parnes LS, Sun AH, Freeman DJ. Corticosteroid pharmacokinetics in the inner ear fluids:an animal study followed by clinical application. Laryngoscope, 1999, 109:1-17
35. Yang GL, Song H, Keithley EM, et al. Intratympanic immunosuppressives for prevention of immunemediated sensorineural hearing loss. Am J Otol, 2000, 21:499-504
36. Quaranta N, Bartoli R, Giagnotti F, et al. Cochlear implants in systemic autoimmune vasculitis syndromes. Acta Otolaryngol Suppl, 2002, 548:44-48
37. 董民声主编. 内耳疾病研究进展. 郑州：河南医科大学出版社, 1999, 189-208
38. Yeo SW, Chang KH, Park SN, et al. Effects of testosterone in the treatment of immune-mediated sensorineural hearing loss. Eur Arch Otorhinolaryngol, 2003, 260:316-319.
39. 龚树生, 曾新力, 汪吉宝, 等. 细胞黏附分子-1在内耳免疫反应中的表达. 中华耳鼻咽喉科杂志, 1998, 33: 158-160
40. Wang X, Truong T, Billings PB, et al. Blockage of immune-mediated inner ear damage by etanercept. Otol Neurotol, 2003, 24:52-57
41. 柴亮, 倪道凤, 顾之燕. 自身免疫性内耳病的临床诊断与诊断. 听力学及言语疾病杂志, 2003, 11: 64-66

第二十七章

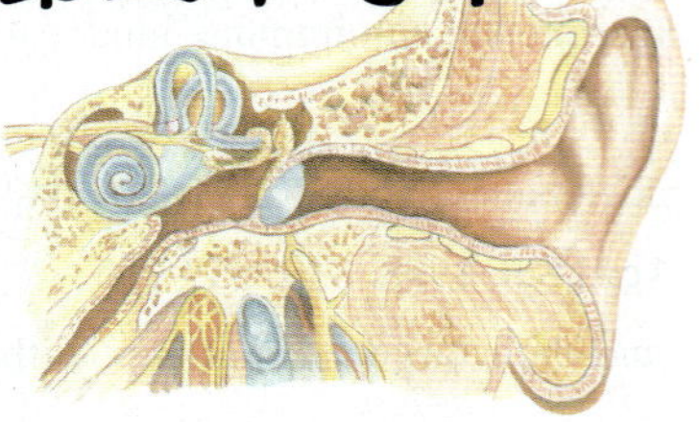

听神经病

王锦玲

听神经病（auditory neuropathy）是1996年由Starr首次提出并予以命名，定义为第Ⅷ脑神经的听支受损引起的一种临床表现特殊的感音神经性聋。其特征为：听性脑干反应（auditory brainstem response，ABR）缺失或严重异常，而诱发性耳声发射（evoked otoacoustic emission，EOAE）正常，言语分辨率不成比例地明显差于纯音听阈，听力图多以双侧、低频听阈升高为主，镫骨肌声反射消失或阈值升高和EOAE对侧抑制消失等一组听功能障碍症状群。这一组不同于一般的感音神经性聋的听功能障碍，近几年来已引起人们越来越多的关注。

早在1980年已有听阈损失不甚严重，而ABR缺失或严重异常之间相矛盾的报道。限于当时未能进行耳声发射（otoacoustic emission，OAE）的检测，不能对这种现象做出合理的解释。随着OAE的临床应用，使人们对这种主、客观矛盾现象有了新的认识。1992年顾瑞等报道16例不能用耳蜗病变解释的以低频听力减退为主的感音神经性聋病例，部分检查了瞬态声诱发耳声发射（transiently evoked otoacoustic emission, TEOAE），提出“中枢性低频感音神经性听力减退”的概念。2000年顾瑞等再次分析101例原因不明的双侧感音神经性低频听力减退患者的听功能状态，其共同特点是：言语听力不成比例地差于纯音听力，引不出镫骨肌反射，ABR异常，EOAE正常，且不受对侧声抑制的影响，－SP/AP振幅比大于0.44。认为其病变部位主要在脑干听觉神经径路，可部分伴有耳蜗或传入神经功能障碍，建议用“中枢性低频听力减退”的名称。国、内外学者多根据造成听功能障碍的主要病损部位而命名该病，如听神经同步发放疾病（neural synchrony disorder）、I型传入神经元病、中枢性低频听力减退等。由于听神经病可能同时伴有前庭神经病变，Sheykholeslami（2000）建议对只有第Ⅷ脑神经听支受损的病例称为耳蜗神经病（cochlear neuropathy）。由于迄今对本病病因、发病机制及病变部位仍不明确，故对命名的见解不完全一致。目前对明确具有第Ⅷ脑神经听支功能障碍的病例，听神经病的诊断多被国内、外学者所采用。

听神经病的病因可各不相同，临床上除听功能障碍的特征表现相同外，患者在与神经系统疾病的并存、病变部位与发病年龄等方面可表现诸多不同，表现为不同的症状群（综合征）。因而听神经病可单独发病，亦可表现为不同的症状群（综合征）。如果听神经病同时并发全身遗传代谢性疾病如Charcot- Marie-Tooth综合征、Refsum病、费里德赖希（Friedreich）共济失调等，听功能障碍是其全身疾病临床症状的一部分。因此，对不同病因、不同病变所致的ABR异常、OAE正常的听力损失，需探明其病因，以采取有针对性的防治措施。

近年来，听神经病已逐渐为人们所认识，临床病例有增多的趋势，国内已有40多篇报道。目前，对其病变部位及命名见解不一，病因及发病机制尚不清楚，治疗亦无有效方法，均有待进一步研究和探讨。本章将对听神经病的临床特征、诊断及鉴别诊断、病变部位、病因及发病机制、实验研究以及防治等方面做一综述，以总体加深对听神经病的认识。

一、临床表现及听力学特征

1. 临床表现　听神经病可单独发病，也可以同时并发多种疾病，是其他疾病症候群的一部分。听神经病主要表现为双耳缓慢渐进性听力下降，起病隐匿，辨不清说话声，尤其在嘈杂环境中。单侧听神经病很少见，作者在近年确诊的134例听神经病病例中仅有3例为单侧。青少年多见（约占半数以上），起病多始于幼儿，少数也可见于婴幼儿，有出生后1月就已发病的报道。一般无性别差异，但有报道以女性多发。国内有报道患者大多来自农村或偏僻山区。部分患者可伴耳鸣，少数出现头晕、不稳感、视力减退、下肢活动障碍等症状。听神经病可同时并发其他一种或数种疾病，如伴有神经系统遗传性疾病、视神经萎缩、前庭神经病、下肢周围性神经病等，这类患者除具有共同的听力学特征外，因病因不同，可出现多种多样不同的症候群（综合征）。少数有遗传性耳聋家族史、高胆红素血症史、围产期窒息史，无噪声暴露及耳毒性药物应用史。

2. 听力学特征　本病的诊断主要依靠具有特征的听力学表现。听力学及电生理学测试主要包括：纯音听阈测试、声导抗测试、言语测听、ABR、微音电位（CM）、EOAE包括畸变产物耳声发射（distortion product otoacoustic emission，DPOAE）、瞬态声诱发性耳声发射（TEOAE）以及EOAE对侧声抑制等。

（1）ABR缺失或严重异常，而EOAE（包括DPOAE、TEOAE）和（或）CM正常，是听神经病最重要的特征之一（图27-1、27-2）。ABR波Ⅰ、波Ⅱ主要来源于耳蜗传入神经的远侧和近侧，ABR从波Ⅰ开始就未引出或严重异常，表明耳蜗传入神经纤维存在病变，也可能在螺旋神经节细胞、内毛细胞或两者之间的突触连接，如突触连接结构的损害可使神经元放电丧失时间的锁定（time lock），导致神经冲动排放的非同步化，从而出现ABR异常。听神经病患者无论纯音听阈损失为中度、重度或极重度（图27-3、27-4），EOAE仍然可正常或轻度异常引出（图27-5），表明外毛细胞功能完好或基本完好。CM也多正常。

（2）言语识别率不成比例地差于纯音听

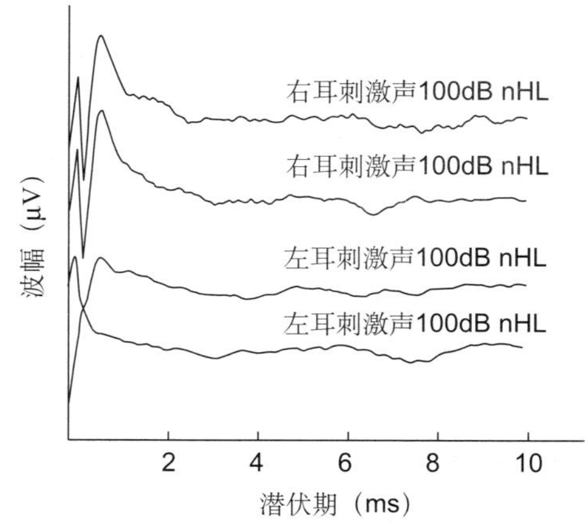

图27-1　ABR未引出

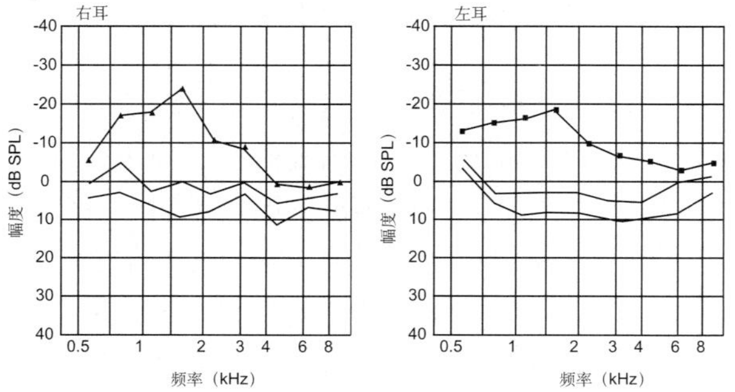

图27-2　DPOAE正常引出

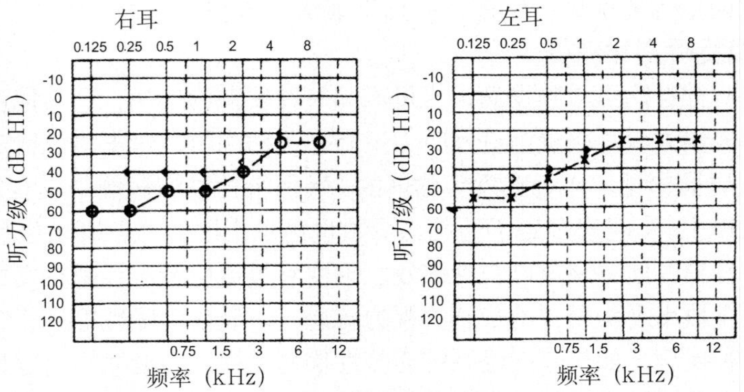

图 27-3 纯音测听低频上升型听力图

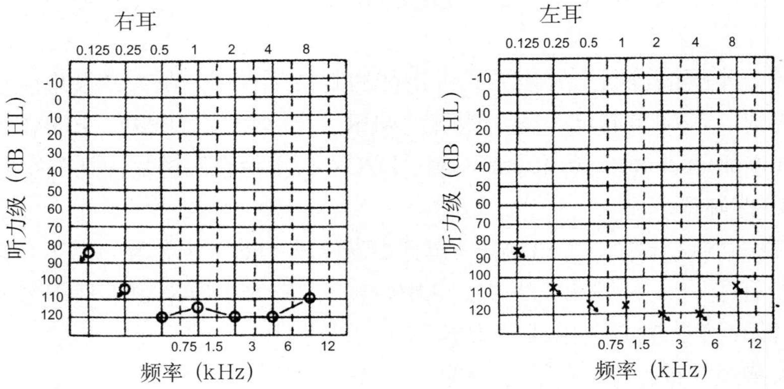

图 27-4 纯音测听双耳极重度聋

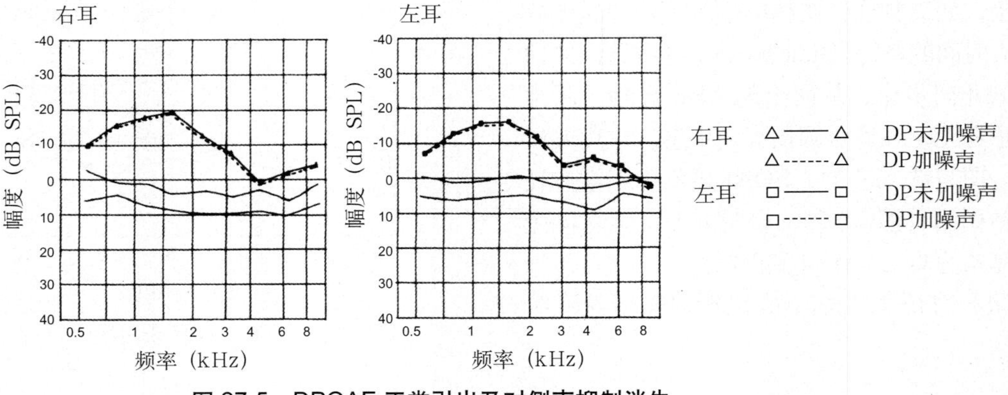

图 27-5 DPOAE 正常引出及对侧声抑制消失

阈，是听神经病的一重要特征，患者均诉听到声音但辨别不清说话内容。Starr 等推测其与听神经冲动的非同步化放电活动有关。因时间机制在言语编码中起作用，快速变化的语言信号包含时间信息，神经同步化放电的改变阻碍对其时间信息的精确编码，在较高水平许多信息的摄取依赖于听神经水平最初编码的精确性，致使识别能力下降。也有学者认为耳蜗机制是忠实维持最初声信号的暂时波动（同步），约10～30个神经元分布到一个毛细胞，而且一个细胞单独以整合反应增加同步精确性。根据内毛细胞下突触复合体的结构和功能，提示耳蜗传入通路（包括内毛细胞、突触、传入神经末梢）除具有频率分析功能，如同听中枢一样，可能还存在较为复杂的言语时间、空间和强度编码的功能。除由于听力下降引起听皮层的言语识别率下降，还需加上耳蜗传入通路病变引起的言语编码功能下降。也有人认为，耳蜗传入通路病变的言语编码及时间同步化的丧失不能完全解释言语识别极差，可能还存在到达更高位中枢的听觉信号发生语音畸变。

（3）镫骨肌声反射消失或阈值升高，EOAE对侧声抑制消失，亦为听神经病的特征之一。听神经病患者的鼓室导抗图一般呈“A”型，表明中耳功能正常，而镫骨肌声反射引不出或阈值升高。影响镫骨肌声反射消失的因素有多方面，镫骨肌声反射常常因刺激耳听力障碍，纯音听阈超过 40dB HL（因重振现象，耳蜗病变除外），或指示耳有中耳传音病变而不能引出。镫骨肌声反射的反射弧为耳蜗毛细胞→螺旋神经节第一级神经元→耳蜗腹核的第二级神经元→经斜方体或内侧上橄榄核至同侧或对侧面神经运动核的镫骨肌运动神经元→沿面神经的镫骨肌支分布至中耳镫骨肌。因此，镫骨肌声反射弧通路上存在的任一病变，都可使镫骨肌声反射异常。正常人的 EOAE 存在对侧声抑制，在测试中给对侧耳加一定强度的白噪声，TEOAE 的振幅一般下降 2 ～ 4 dB。如抑制效应 < 1 dB，为对侧声抑制消失。EOAE 传出抑制反映内侧橄榄耳蜗系统（MOC）功能的传出活动，其抑制消失可因传入通路输入的减少不足以激动内侧橄榄耳蜗系统介导的负反馈通路所致，但也不能排除传出通路本身的病变。

（4）纯音测听大多数为双耳对称或基本对称的低频听力损失为主、呈上升型的听力图（图 27-3），这是听神经病的又一重要特征，耳科医师常常是首先通过低频听力损失的听力图引起注意，得出初步诊断印象，再进一步检查明确诊断，但少数可出现伴高频听力损失的倒S型、不对称 W 型、盆型、覆盆型、平坦型、下降型等听力图（图 27-6 ～ 27-11）。耳聋程度多为轻、中及中重度，但部分听力损失可表现重度或极重度，个别表现纯音测听正常，少数两侧听力损失程度及听力图可不一致，存在个体差异性。

Starr 等（1996）最早报道的 10 例听神经病儿童及青年患者的纯音听力图呈上升型 5 例、平坦型 3 例、下降型 2 例，耳聋为从轻度到中度；8 例中 6 例言语识别率明显差于纯音听阈；9 例 ABR 未引出，1 例严重异常；EOAE 及 CM 均正常引出；镫骨肌声反射、EOAE 的对侧声抑制均消失；此外，随着病情的发展，发现8例患者出现其他神经系统症状，其中3例为遗传性。听神经病可以单独发生，也可以是全身神经系统疾病的局部表现之一。Doyle等（1998）研究了 8 例儿童听神经病，听力损失 5 例为低频上升型，2 例为高频下降型，1 例为平坦型；6 例言语识别率低；DPOAE 和 TEOAE 正常；ABR 缺失或异常；提示外毛细胞功能正常，损伤在第Ⅷ脑神经的听支。Abdala等（2000）在15例正常成人和4例听神经病患者中行DPOAE对侧声抑制，听神经病患者DPOAE表现对侧声抑制消失。王锦玲等(2002)观察54例听神经病患者的听功能状态，纯音听力图低频损失呈上升型70耳（67.3%），覆盆型25耳（24.0%），平坦型5耳，下降型4耳；耳聋以中及中重度多见，少数为轻度、重度或极重度；声导抗鼓室图全部正常，77 耳镫骨肌声反射消失，31 耳镫骨肌声反射阈增高；ABR 全部未引出；即使为极重度聋患者，DPOAE 可正常或基本正常引出，且部分在低、中频幅值高于正常人，对侧声抑制消失；分析部分DPOAE在低、中频幅值反而高于正常人的原因，可能因对侧声抑制消失使低、中频区外毛细胞处于失抑制的超常活动状态而致；16 例言语识别率差与纯音听阈不成比例；显示听神经病的一组听功能障碍特征。此外，54 例听神经病患者中并发周围神经病 10 例，其中双侧腓神经麻痹 1 例、费里德赖希共济失调 1 例、视神经萎缩 4 例、前庭神经病 6 例、下肢周围神经病4例。这些并发的神经病尽管症状多样，但均具有共同的听力学特征，在这些并

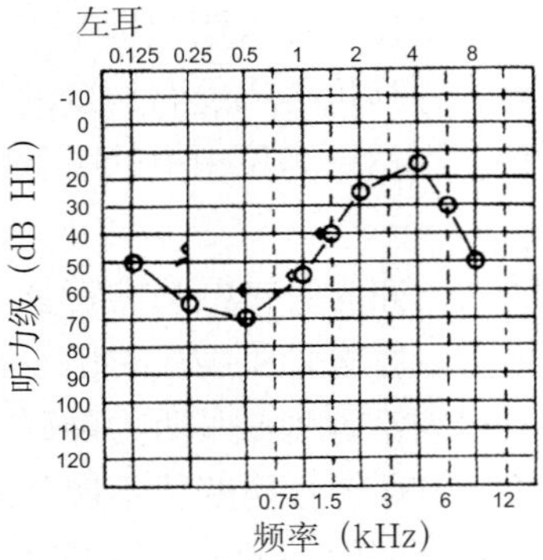

图 27-6 AN 倒 S 型听力图

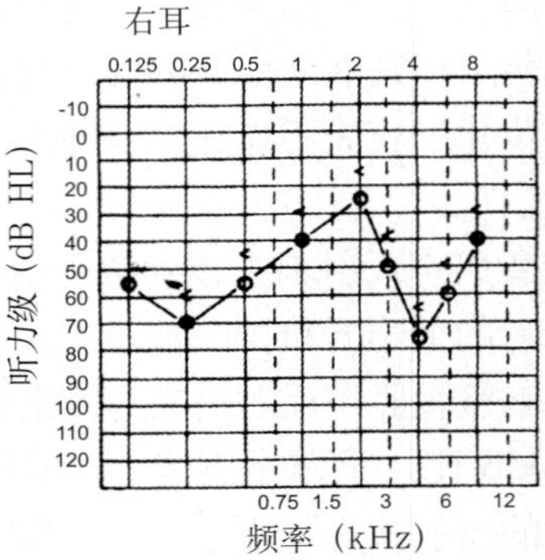

图 27-7 AN 不对称 W 型听力图

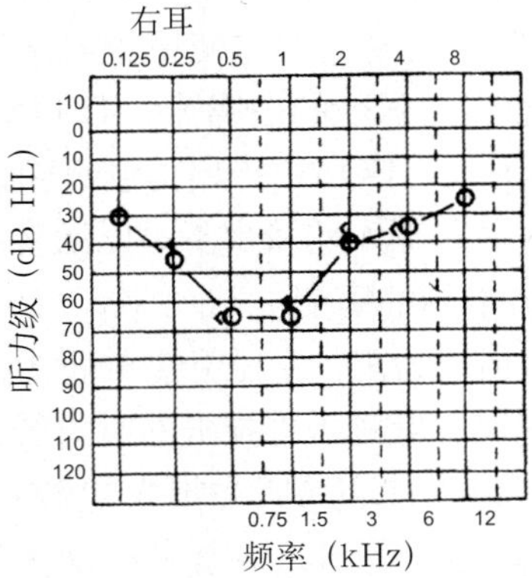

图 27-8 AN 盆型听力图

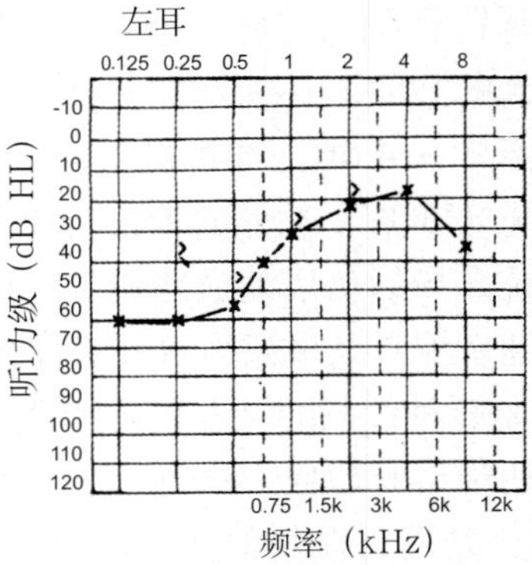

图 27-9 AN 覆盆型听力图

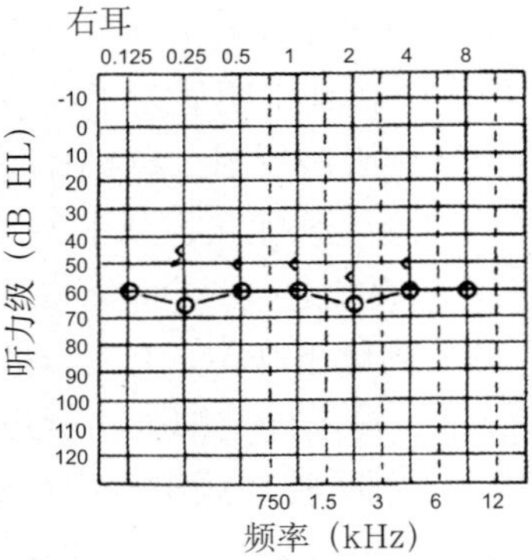

图 27-10 AN 平坦型听力图

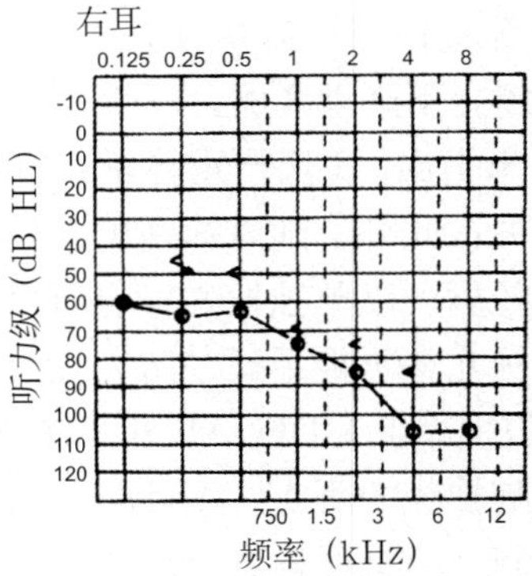

图 27-11 AN 下降型听力图

发病的病程中先后出现听力障碍。由于听力学表现可具有个体差异性、多样性，故应根据各自的听力学表现，全面检测，综合分析后作出判断。

（5）前庭功能检查 听神经与前庭神经走行关系密切。听神经病患者可能部分伴有前庭神经病变。Sheykholeslami（2000）及Fujikawa（2000）称之为前庭神经病（vestibular neuropathy）。由于前庭神经病变发展缓慢，听神经病患者的前庭功能障碍可逐渐由各种代偿机制补偿，多表现为无症状或轻微的头晕。如同时并发神经系统遗传性疾病，则可出现走路不稳等平衡功能紊乱症状。

听神经病并发前庭功能障碍的文献不多。Sheykholeslami 等（2000）随访 3 例伴前庭功能障碍的听神经病患者，其冷热试验异常，视跟踪试验和视动试验均正常。徐进等（2001）复查28例听神经病患者的前庭功能，22例（78.57%）周围前庭功能受损，其中双侧减弱20例，单侧减弱 2 例，但均无前庭受损症状。薛飞等（2002）观察 34 例行冷热试验的听神经病患者，除3例有走路不稳、9例有头晕主诉外，均无典型眩晕发作症状，冷热试验显示双侧半规管麻痹6例（18%），左侧半规管麻痹2例（6%）。由于冷热试验只能评价前庭上神经或水平半规管的初级传入，未评价耳石器功能，尚不能对前庭病变累及的范围作出全面的估计。

前庭诱发肌源性电位（vestibular evoked myogenic potentials, VEMPs）是指给球囊适宜刺激并在紧张的胸锁乳突肌上记录到的肌源性电位。该电位p13-n23 波可提供球囊-前庭下神经-丘脑通路功能的信息（图 27-12）。VEMPs 异常，提示听神经的前庭支及其支配的结构也可能被累及。吴子明对13例听神经病患者检测VEMPs，异常者7例（54%）表现形式有VEMPs消失和振幅低。作者观察32例听神经病患者的VEMPs和眼震电图冷热试验，发现冷热试验示双侧半规管麻痹7例（21.9%），一侧功能减退4例（12.5%）；VEMPs测试双侧未引出反应23例（71.9%），引出的9例中VEMPs表现潜伏期延长、振幅低，而患者多无前庭受损症状，表明听神经病可伴有不同程度前庭下神经损害。前庭上神经受损的几率相对较少，是否随病程发展而均被累及有待随访观察。眼震电图与VEMPs联合应用可对听神经病累及前庭的病变范围作出较全面的评估。

Fujikawa 等（2001）对 14 例无前庭症状的听神经病患者行前庭功能冷热试验，发现 9 例功能异常，平均年龄为 35.6 岁，而前庭功能正常者平均年龄为 17.8 岁，提示前庭症状的出现可能较听神经病症状出现的晚。因此，对无前庭受损症状的听神经病患者应常规行前庭功能检查，并随访观察。

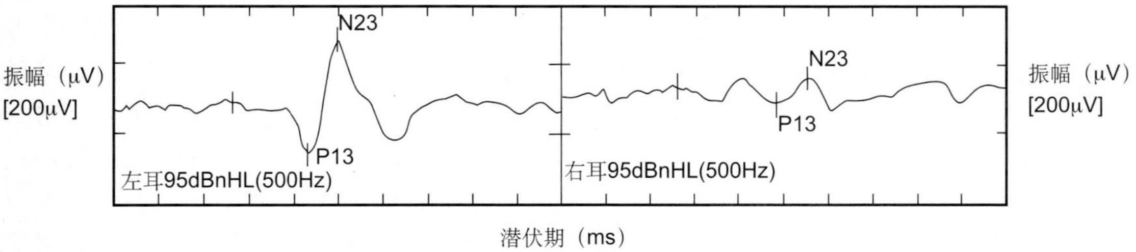

图 27-12 左耳 VEMPs 正常引出，右耳 p13-n23 波潜伏期延长，振幅低

（6）影像学检查 单独发生的听神经病患者的CT和（或）MRI均未见异常。Doyle（1998）报道听神经病患者MRI显示第 Ⅷ 脑神经正常或有增强反应。听神经病伴发其他疾病，则可能有相应的异常，如多发性硬化症显示脱髓鞘病变。

（7）对听神经病并发其他疾病者，需行神经系统全面检查，必要时行肌电图、周围神经运动传导速度、感觉传导速度、视觉诱发电位、免疫学、脑脊液等检查，以寻找病因，明确诊断。

综上所述，听神经病的主要临床特征有：①多以原因不明的双耳听力渐进性减退、辨不清说话，尤其在嘈杂环境中为主诉就诊，自婴幼儿或青少年开始发病；②纯音听力图多以双耳对称性低频听阈升高为主，言语分辨率不成比例地明显差于纯音听阈；③ABR自波Ⅰ起缺失或严重异常；④ EOAE 和（或）CM 正常，对侧声抑制消失；⑤声导抗测听鼓室导抗图呈“A”型曲线，镫骨肌声反射阈值提高或引不出；⑥可同时伴有神经系统遗传性疾病或前庭神经、视神经、周围神经等神经系统病变；⑦CT和（或）MRI未见异常；⑧少数有遗传家族病史，排除耳部疾病和可能影响听力的全身性疾病。

二、诊断与鉴别诊断

根据患者临床症状和具有特征的一组听功能障碍，听神经病的诊断不难。但是，由于听神经病患者早期主要表现为言语分辨率差，而纯音测听显示的听力损失尚不严重，也由于一些基层医院对这一组听功能障碍的症状群认识不足，受听力检测仪器条件所限，未能行EOAE和ABR测试，所以容易发生漏诊。听神经病需注意与一般的感音神经性聋、以低频损失为主的感音神经性聋以及有类似听力学特征的中枢性聋相鉴别。

1.一般的感音神经性聋的纯音测听大多为高频听阈提高，DPOAE亦显示高频区振幅下降与纯音听阈有相关性；如听力损失不严重，ABR各波可引出，仅反应阈提高。

2.以低频损失为主的感音神经性聋常见于梅尼埃病的早期，其纯音听力图呈勺状上升型，但DPOAE低频振幅亦下降；因有重振现象，镫骨肌声反射多可引出；ABR波Ⅰ及动作电位（action potential，AP）可引出，负总和电位（negative summating potential，－SP）与AP之比常大于0.4；患者有典型的三联征，即反复发作性眩晕、耳聋和耳鸣，耳聋和耳鸣可随眩晕发作及间歇期而波动。

3.脑干听觉神经径路病变的ABR异常表现为ABR波Ⅰ和（或）AP波可引出，仅ABR波Ⅰ后几个波异常，特别是Ⅲ、Ⅴ波引不出或不能重复、波间期延长；而听神经病的ABR自波Ⅰ起始即缺失，这是两者的重要鉴别点。但如脑干听觉神经径路病变侵及耳蜗神经及耳蜗毛细胞时，则ABR波Ⅰ和AP缺失，EOAE引不出或异常。例如听神经瘤在肿瘤未侵及耳蜗神经及耳蜗时，可表现EOAE正常，ABR波Ⅰ和（或）AP波可引出，ABR后几个波异常，特别波Ⅲ-Ⅴ波间期延长或消失；若肿瘤累及耳蜗神经、压迫供应耳蜗的血管，导致耳蜗缺血，则ABR波Ⅰ和AP可缺失，EOAE引不出或部分频率异常；听神经瘤患者纯音测听多为单侧高频听力下降；声反射衰减试验阳性；可伴有前庭功能障碍症状，前庭功能检查异常；MRI或CT可显示内听道或小脑脑桥角占位性病变。因此，当听性脑干病变患者伴有耳蜗及耳蜗神经病变时，可表现ABR波Ⅰ亦消失，与听神经病表现类似，这时需结合临床症状、全面的听力学检测、神经系统检查、CT和（或）MRI等，综合分析进一步鉴别诊断。

由于本病多于婴幼儿和青少年期起病，故对高危新生儿及新生儿应进行听力筛选，对婴幼儿和青少年听力减退患者进行听力检测时，对一些听力学检查出现主、客观结果矛盾的感音神经性聋患者，如纯音听阈与言语听力极不一致，以及电生理测试出现的“断离耳（disconnected ear)”表现，应行ABR、EOAE（或CM）、声导抗测试等听力学检查及分析，以免漏诊。此外，需注意CM引出而EOAE引不出的特殊情况，如听神经病合并中耳病变，均可影响EOAE的引出，故对ABR异常的婴幼儿，EOAE未引出时，最好同时行声导抗测试以排除中耳病变。

三、病变部位

迄今对听神经病的病变部位仍意见不一。Starr提出听神经病的病变部位在耳蜗至进入脑干前的第Ⅷ脑神经听支，包括：内毛细胞、内毛细胞与第Ⅷ脑神经纤维间的突触连接、螺旋神经节、耳蜗神经纤维、第Ⅷ脑神经及与上述部位相关的部分，但不包括脑干听觉径路的病变。并提出需要将ABR波Ⅰ异常、EOAE正常的耳蜗神经病变与ABR波Ⅰ正常、ABR后几个波异常的中枢性脑干听觉径路病变相区分。归纳国内，外学者对听神经病病变部位的不同观点主要是：病变主要在周围听觉神经系统——从内毛细胞至耳蜗进入脑干前的耳蜗神经传入径路，还是在中枢听觉神经系统——脑干听觉神经径路。

提出病变主要在耳蜗神经传入径路的依据为：① EOAE 和 CM 正常，因耳声发射的声能量来自于外毛细胞，反映耳蜗外毛细胞功能完好；②ABR波Ⅰ主要来源于耳蜗传入神经，ABR从波Ⅰ就开始缺失或严重异常，AP 引不出，表明第Ⅷ脑神经的听支和（或）内毛细胞与传入神经突触受损，使听神经纤维的神经冲动发放不同步，故有提出“听神经病”、“Ⅰ型传入神经元病”及“听神经同步不良疾病”的命名；由于目前临床上还没有可行的方法检查耳蜗内毛细胞的功能，所以尚不能正确评价内毛细胞与听神经纤维间突触的功能状态；③纯音听阈以低频为主轻至中、中重度升高；可能因低频依赖于放电速率，高频取决于兴奋的纤维部位，低频神经发放的定时性差，而高频好；④听神经病患者言语分辨率差，言语理解困难；听神经同步放电在时间编码声音信号中起重要作用，耳蜗基底膜不同部位的激活反映不同部位声波的特征频率，低频激活基底膜顶回部分，高频激活基底膜底回部分，这样，基底膜不同部位的神经纤维不同分布，可编码区分不同音调的声音刺激，如耳蜗毛细胞病变、听神经冲动不能同步放电，影响其时间、频率编码相应的信号发放，致使各级听觉中枢对听觉信息的分析、处理功能障碍；Lefebvre 等（2002）观察6例突发性感音神经性聋患者在常规疗法失败后采用圆窗膜类固醇灌注治疗，均获得听力改善，同时言语识别率亦显著改善，他对这一效果的解释是，可能该药物与位于螺旋神经节神经元上的糖皮质激素受体的相互作用而使耳蜗神经间段得以恢复；⑤听神经病单独发病者，神经系统检查均正常；听神经病并发其他神经疾病者，主要为遗传性或周围神经系统疾病；而脑干病变很少限于单一核团或传导束；⑥ CT 及 MRI 未显示颅内病变和小脑脑桥角占位病变；⑦有报道部分听神经病患者采用人工耳蜗植入手术有效，术后神经同步放电有一定程度的恢复，言语识别率改善，表明其病变部位可能在耳蜗毛细胞、传入突触及部分传入神经纤维，而且患者仍存在一定比例的正常传入神经末梢。

但同时，不少学者注意到以耳蜗传入神经径路为主的病变，尚有可能向下扩展累及部分耳蜗外毛细胞，向上可能累及脑干听觉神经径路。因部分患者表现 EOAE 高频少数振幅降低与纯音听阈高频升高相关连，说明耳蜗外毛细胞高频区亦受累，程度可轻重不一。另外，镫骨肌声反射、EAOE 的对侧声抑制均通过低位脑干的听觉脑干神经反射弧来完成。听觉传出神经即橄榄耳蜗束起始于上橄榄复合体后，几乎立即交叉，并接受少量同侧纤维沿第Ⅷ脑神经进入耳蜗内，直接与外毛细胞建立突触联系，并可能通过突触前抑制效应间接影响螺旋神经元对信号的采集和处理；同侧和少部分来自对侧的传出神经纤维束终止在内毛细胞下方的螺旋神经元突触树突，因此可能对螺旋神经节具有直接的突触后抑制作用。另外，在听觉传出神经和传入神经之间有着广泛的联系，建立起一套完整的反馈通路，基本模式为：耳蜗→耳蜗核→上橄榄体→耳蜗。这一听觉脑干神经通路在传入神经、低位脑干耳蜗核及传出神经任一部位存在病变，可导致 EOAE 对侧声抑制消失。如双侧传入神经病变可使声刺激不能经Ⅰ型神经元传入而兴奋橄榄耳蜗传出系统。传出神经系统功能障碍，可导致其对耳蜗低频区调控作用减弱或消失，使低频区耳蜗外毛细胞失抑制，临床上表现为 EOAE 增强，TEOAE 反应幅值和 DPOAE 低频振幅增高。

提出病损定位在脑干听觉中枢的依据是：①ABR波Ⅰ和（或）AP可正常引出，ABR后几个波严重异常或消失，特别是Ⅲ～Ⅴ波异常，波间期延长或消失；②耳蜗电图（ECochG）检测大多数可引出增大的－SP，有认为－SP 来源于内毛细胞，+SP 来源于外毛细胞，如－ SP 与内毛细胞相关，－SP/AP大于0.4，提示内毛细胞功能正常；③ ABR从波Ⅰ开始就严重异常，除可能存在第Ⅷ脑神经听支病变外，不能除外同时有脑干听觉径路病变的存在；Starr（1996）曾提出当脑干听觉径路功能异常的患者伴有耳蜗感受器缺陷而无ABR波Ⅰ时，其脑干部位的病变则难以诊断，也就是说，EOAE正常，ABR从波Ⅰ开始就严重异常的一组症状群，可能是第Ⅷ脑神经听支的病变，亦可能是内毛细胞及其传入突触的病变，也需要排除脑干听觉径路病变的存在；④言语听力显著减退，言语分辨能力主要受听觉各级中枢的调控；⑤在纯音听阈损失不严重，有一定听觉传入信号的情况下镫骨肌声反射不能引出，或镫骨肌声反射的衰减试验阳性；以及在有足够声刺激传入的情况下EOAE对侧声抑制消失，提示听觉脑干径路或听觉传出系统可能存在病变。

综上所述，临床表现以EOAE正常，ABR从波Ⅰ开始即缺失或严重异常的一组听功能障碍，其病变可能限于第Ⅷ脑神经听支（耳蜗神经），亦可能在耳蜗内毛细胞及其传入突触，但也需要排除脑干听觉径路病变的存在。以第Ⅷ脑神经听支为主的病变可能累及耳蜗外毛细胞、脑干听觉径路；以脑干听觉径路病变为主的，也可能伴有第Ⅷ脑神经听支病变及耳蜗病变，应进行仔细的鉴别。由于对听神经病一词所涵盖的意义理解上存在一些差异，也由于脑干听觉径路功能异常为主伴有耳蜗神经病变而无ABR波Ⅰ时，其脑干听觉径路病变诊断上的困难，致使将一些中枢听觉神经系统的病例纳入听神经病的范畴，或将仅限于第Ⅷ脑神经听支病变的病例，归于中枢性脑干听觉径路病变。因此，在使用听神经病的病名时，应明确其所指限于第Ⅷ脑神经（听神经）听支的神经病，不是泛指ABR异常（如ABR波Ⅰ正常，ABR后几个波异常）、EOAE正常的听功能障碍。不同的病因，病变的主要部位可不尽相同，需要进行听力学、神经系统及CT、MRI等全面检查，排除中枢性脑干听觉径路病变的存在，全面综合分析后再作出听神经病的诊断。对听神经病病变的精确定位，还要靠对相关部位进行组织学检查。对患者的耳蜗、听神经或脑干的检查存在困难，有待于在尸体解剖上研究的进展，但对一些并发的周围神经病如腓神经麻痹等，可进行局部神经组织学检查，有助于了解其发病机制。

四、病因及发病机制

（一）病因

听神经病的病因尚未确定。迄今国内，外学者报道的相关病因已有多种。根据患者的相关性疾病，可归纳为：

1. 新生儿高胆红素血症　婴儿期高胆红素血症是最常见的高危因素。其次，缺氧、感染及早产也与听神经病有关。过多的胆红素——红细胞代谢的副产物，通常与新生儿期肝脏未成熟有关，对中枢神经系统有毒性作用，能引起核黄疸，甚至短期的高胆红素血症可导致ABR暂时或永久性异常，包括阈值上升和潜伏期延长。周围及中枢听觉系统均对高胆红素侵袭敏感，胆红素可选择性破坏脑干听核、听神经、螺旋神经节。Rance（1999）观察20例听神经病患者，10例胆红素大于350μmol/L。Morant（2000）报道两例听神经病婴儿的诊治，一例男婴患高胆红素血症在听力筛查时发现听力损失，3个月后复查ABR异常，听力中等损失。另一例女婴无耳聋危险因素，DPOAE存在，但ABR不能引出，后发展为重度感音神经性聋，拟行人工耳蜗植入。Shapiro（1994）制作的胆红素毒性动物模型，观察到耳蜗CM正常，ABR Ⅱ、Ⅲ波振幅降低，Ⅰ～Ⅲ波波间期延长，耳蜗核、斜方体的体积和细胞均明显缩小。胆红素对神经细胞的损伤及机制尚不完全清楚，认为可能有：① 游离的未结合胆红素是脂溶性物质，可透过细胞膜和血-脑屏障，进入组织细胞产生毒害作用；②胆红素与神经细胞膜作用时，氢离子使胆红素变成单价阴离子，严格调控氧化磷酸化的氢离子浓度；③生理pH值情况下与膜磷脂结合成复合物，扰乱膜结构，影响线粒体功能，并竞争性地抑制线粒体的苹果酸脱氢酶；④胆红素抑制并改变 N^+-K^+-ATP 酶活性，K^+ 内流受限，使改变神经细胞内外离子浓度，细胞膜电位下降，神经传导兴奋性下降。

2. 神经系统遗传性疾病　①Charcot-Marie-Tooth（CMT）综合征：归于遗传性运动感觉神经病（hereditary motor and sensory neuropathy, HMSN）的范畴，包括两个主要亚型：CMT1/HMSN Ⅰ（脱髓鞘）型和 CMT2/HMSN Ⅱ（轴突）型；其他还有遗传性感觉自主神经障碍、Friedreich 共济失调、Refsum 病等。有报道这些患者听力障碍的发病率可达30%，并同时具有听神经病的听功能障碍特征。Butinar等（2000）报道一吉卜赛家族28名成员的听力损失情况，其中 3 人患与听神经病相关的 HMSN，都有言语理解困难，2 人 CM 存在，无 ABR，周围神经刺激不能引出反应，神经传导速度慢；认为3例典型的HMSN的听力损失是由于严重的听神经病所致；② 线粒体疾病：Corley等（1999）对听神经病和线粒体疾病进行了个案研究，一患儿言语发育迟缓而对声音反应尚可，经检查证实为听神经病，因并发运动功能下降而行遗传学检查，发现为一种线粒体疾病；③温度敏感性神经病：Starr等（1998）研究了温度敏感性的听神经病，3 例患儿表现发热致暂时性耳聋。于发病前后检查听力学、感觉诱发电位和外周神经传导速度。结果显示，未发热时ABR异常，波Ⅰ～Ⅲ缺失，波Ⅳ～Ⅴ波间期明显延长。1例发热时 ABR 引不出，无热和发热时 EOAE 均存在。3 例 CM 均存在。1 例未发热时全频听阈轻度升高，2 例低频听阈升高。言语识别于安静环境时正常，噪声环境下受损。1 例发热时纯音听阈明显提高（80dB），无言语识别能力，声反射于发热和无热时均不存在，无其他外周和中枢神经异常。听力学检测提示这些患儿耳蜗外毛细胞功能正常，而听神经功能异常，出现听神经的传导阻滞。可能为听神经的脱髓鞘病变所致，其中 2 例可能是隐性遗传病。

3. 自身免疫性疾病　如内耳自身免疫性疾病、格林 - 巴利综合征等。

4. 代谢性、中毒性、感染性疾病　如糖尿病、尿毒症、顺铂中毒、流行性腮腺炎、脑膜炎、颞叶癫痫或感染等。

5. 特发性　指原因不明单独发生的听神经病。

（二）发病机制

国、内外学者对听神经病发病机制进行了有关研究，但缺少系统研究，故尚无统一的认识。目前报道的听神经病已知病因有多种，如高胆红素血症、神经系统遗传性疾病，内耳自身免疫性疾病等。听神经病可单独发病，也可同时并发多种神经系统疾病。摆在我们面前的问题是，在众多的致病因素中，为什么会出现共同或相似的听力学特征？这些致病因素之间是否存在共同性？关键性的致病因子是什么？目前学者们从不同的角度推测有以下几种可能：

1. 谷氨酸的神经毒性　谷氨酸（Glutamate，Glu）是中枢神经系统最常见的兴奋性神经递质，对神经系统正常功能的维持起着重要作用。同时，谷氨酸在神经系统内的堆积及类似物质的大量释放又是神经细胞损伤的关键因素。谷氨酸神经毒性作用的确切机制尚未明确，目前认为，谷氨酸及类似物的神经毒性是其神经兴奋作用的直接后果，谷氨酸持续刺激引起的细胞长期去极化，使细胞内离子浓度升高，细胞内高渗，导致水进入细胞，最终导致细胞体积的扩大和能量储备的耗竭，进而细胞死亡。

耳蜗和听觉传入神经的兴奋性毒性损害问题近年来被广泛研究，现已证实，耳蜗和中枢听觉传入突触能利用谷氨酸作为其传入神经递质。谷氨酸受体主要位于各级突触后膜，包括N-甲基-D-天门冬氨酸（NMDA）受体、氨基-3-羟基-5-甲基-4-异戊丙酸（AMPA）受体和红藻氨酸（KA）受体3种主要类型。Nordang（2000）在人的内耳切片上首次用单克隆抗体肯定了L-Glu、NMDAR2B（离子型NMDA受体亚型）和谷氨酸合成酶的存在，其分布与在哺乳类动物一致，且分布在螺旋神经节上，与内外毛细胞相连，并进一步证实谷氨酸为人的耳蜗传入神经递质，介导内毛细胞与螺旋神经节Ⅰ型神经元之间的信息传递。研究肯定，耳蜗毛细胞及传入神经突触释放兴奋性递质谷氨酸过多或回收不充分时出现神经毒作用，可导致以传入神经树突水肿为特征的兴奋性损害并伴有听力损害。

引起谷氨酸过量释放的原因很多，常见的原因如缺血、缺氧、噪声、感染、创伤等。Hakuba等实验发现缺血后可产生快速和连续的谷氨酸水平上升。Li等（2001）研究证实离体内毛细胞在谷氨酸的作用下，胞内钙离子浓度增加，且随谷氨酸浓度增加，内毛细胞水肿、变性。Sawada（2001）发现灰鼠经2h轻度缺氧，ABR的振幅和阈值明显恶化，而DPOAE改变轻微或无改变；在谷氨酸（1～10mmol/L）微量灌注耳蜗过程中，观察到可造成豚鼠耳蜗内毛细胞特异性损伤，并可诱发与听神经病相似的听觉电生理变化，表明谷氨酸神经毒性与听神经病的发病有关。

有报道，应用NMDA受体的拮抗剂可部分阻断谷氨酸的神经毒性作用。而代谢型的谷氨酸受体，如mGlu4则对谷氨酸的神经毒性具有保护作用，提示应用谷氨酸代谢性受体的兴奋剂可以防治谷氨酸的神经毒性。

综上所述，谷氨酸是中枢神经系统最常见的兴奋性神经递质。也是耳蜗传入神经递质，介导内毛细胞与螺旋神经节Ⅰ型神经元之间的信息传递，其代谢失常会导致听觉障碍、内毛细胞与螺旋神经节细胞的水肿、变性。缺氧、高胆红素血症、部分神经系统遗传性疾病等引起的神经毒性均与谷氨酸有关，而临床上这些因素也与听神经病有关。谷氨酸毒性与听神经病的关系仍有很多问题需进一步探讨、研究。

2.脱髓鞘病变　目前有关听神经病相关部位的病理学改变报道很少。Horoupian等（1989）报道1名伴耳聋的Charcot-Marie-Tooth病患者的耳蜗、螺旋神经节和听神经均有病理改变。Hallpike等（1980）描述1名遗传性听力障碍患者的临床表现和尸体解剖结果，该患者后来出现周围神经病表现，纯音测听为中度平坦型，言语理解力较之纯音听力重，有深腱反射消失、感觉减退、共济失调的体征。其病理学检查见耳蜗毛细胞正常，第Ⅷ脑神经和螺旋神经节细胞有变性改变，周围神经也可见神经纤维丢失，但脊神经节的神经元细胞正常存在，提示遗传性神经病患者的听神经和耳蜗也有不同程度的病理改变。Starr等（1996）报道的10例听神经病患者中有3例是腓骨肌萎缩症（Charcot-Marie-Tooth病，CMT）或称遗传性运动感觉性神经病（HMSN）。目前，与听神经病并发的一些神经系统遗传性疾病的病因及发病机制已部分阐明。如CMT Ⅰ型为脱髓鞘型，Ⅱ型为轴突型。Ⅰ型神经纤维呈对称性节段性脱髓鞘，部分髓鞘再生，施万细胞增生与修复，形成“洋葱头”样结构，造成运动和感觉神经传导速度减慢。Ⅱ型为轴突变性，运动和感觉神经传导速度改变不明显，表明CMT的周围神经髓鞘和轴突均受累，远端重于近端。又如Friedreich共济失调，为脊髓后索、脊髓小脑束和皮质脊髓束变性，周围神经脱髓鞘，胶质增生，脑干、小脑和大脑受累较轻。由于听神经病并发的这类周围神经病以脱髓鞘为病理基础，一些中枢性原发性脱髓鞘病如多发性硬化症也可出现听神经病表现，从ABR缺失或严重异常的神经电生理检测结果分析，也由于在这类周围神经病的病程中，先后出现听神经病表现，因此，目前多数学者推测听神经病的神经病理改变可能为脱髓鞘。听神经纤维可能存在不均匀节段性脱髓鞘病变，内毛细胞与Ⅰ型螺旋神经节细胞突触连接间的病变，使内毛细胞合成和释放神经递质的非同步化，可导致神经冲动排放的非同步化。

有实验证明，髓鞘碱蛋白（myelin basic protein，MBP）是一种隐蔽的自身抗原，与脱髓鞘疾病有关，其特异性位于中枢神经系统的白质髓鞘，只在髓鞘上表达，MBP测定可反应中枢神经有无髓鞘脱失和损害。徐进等（2001）检测28例听神经病患者血清中的MBP，发现无异常改变，提示听神经病患者无中枢神经系统的实质性损害。

髓鞘蛋白P0（myelin protein P0）来源于听觉神经和螺旋神经节，表达于周围神经系统的施万细胞，占外周髓鞘蛋白的50%～60%。免疫组化研究显示，髓鞘蛋白P0位于蜗神经的有髓区域，在产生高分化的髓鞘结构和在周围神经系统的髓鞘连接中起重要作用。近年来发现，髓鞘蛋白P0可能参与周围神经系统脱髓鞘的病理过程。Starr（1996）认为周围神经病理直到10岁后才能显示，听觉障碍是神经病理的早期征象，因此，一些成年人的听神经病可能是脱髓鞘的结果，且位于听觉初级Ⅰ型神经元。髓鞘的损害可严重影响听觉神经动作电位的产生，使传导速度下降及传导时间延长，从而可能部分阻滞其活动。目前，尚无肯定的用于听力研究的脱髓鞘动物模型。

3. 内耳自身免疫　McCabe（1979）报告了自身免疫性感音神经性聋，其病例特点为双侧听力减退、言语听力下降，定位检查表明为周围性器官病变。顾瑞等（1992、2000）报道的中枢性低频听力减退病例，部分抗膜迷路蛋白抗体阳性，经用类固醇类药物治疗取得一定疗效，认为部分病例有可能就是自身免疫性疾病。徐进等（2001）对28例听神经病患者进行内耳抗体检测，结果71.43%出现阳性，主要是IgM抗体，其次是IgG抗体。荧光抗体显示的部位主要有蜗神经、内耳神经纤维及螺旋神经节。IgM类抗体的存在，一般反映疾病的早期及活动期，故推测其观察的听神经病患者大多处于疾病的早期和活动期，由于检测方法尚有一定的非特异性，推测自身免疫反应可能参与听神经病神经损害的病理过程。

4. 基因突变　听神经病与并发的遗传性神经系统疾病间可能有着共同的分子遗传学基础。某些基因的突变可能导致某些蛋白的功能异常，最终也可影响听神经的正常听觉信号传递功能。如CMT或HMSN，是遗传性神经系统疾病中最常见的类型。CMT多为常染色体显性遗传，少部分是常染色体隐性遗传、X连锁显性遗传和X连锁隐性遗传。CMT ⅠA型（绝大部分家系）致病基因定位于17p11.2-12，该基因编码周围神经髓鞘蛋白22（PMP22），它的重复突变导致*PMP22*过度表达，使周围髓鞘蛋白增加；另有一小部分患者因周围神经髓鞘蛋白*PMP22*基因的点突变，产生异常的PMP22蛋白而致病。CMT Ⅱ型也是常染色体显性遗传，与其有关的基因至少定位于3个位点: 染色体1p35-36（CMT2A）、3q13-22（CMT2B）、7P14（CMT2D）。Leonardis等（2000）通过对一吉卜赛家族4代19名个体的研究发现，3名确诊为HMSN，其均伴有听力损失，且听力损失均符合听神经病的特征。Sambuughin等通过遗传学研究发现，一种伴耳聋的CMT病的分子机制为PMP22基因的4个氨基酸缺失突变，突变区位于蛋白的跨膜区，结果可能导致了脱髓鞘性神经病变。Hisama等也研究发现一类可能为X染色体相关性遗传的CMT病伴有听力损失，其听力损失也符合听神经病的特征。Friedreich共济失调也称少年型或脊髓型共济失调，近亲结婚发病率可高达5.6%～28%。为常染色体隐性遗传，也有假显性遗传。是由位于9号长臂（9q12.1 ～ 13）的基因缺陷所致，也有伴发听神经病的听功能障碍的报道。Oysu等（2001）报道一例Refsum病患者进行5年随访的情况，患者同时伴有听神经病的听力学改变。Refsum病又名植烷酸贮积病，属于HMSN-Ⅳ型，为常染色体隐性遗传病，脱髓鞘性神经病变是其主要特点，其三大主要临床特征为：视网膜色素变性（夜盲）、多发性周围神经损害、小脑性共济失调。病因是由于α-羟化酶缺乏，体内植烷酸不能代谢而沉积于脂质中。视神经萎缩可为感觉运动混合型遗传性多发性神经病所伴有，Leber视神经萎缩是mtDNA第11778位点突变，由G突变成A。王秋菊等（2003）首次定位了X连锁隐性遗传性听神经病基因座位，并命名为AUNXI基因座，对遗传性听神经病的病因和病理机制的揭示具有意义。近年的研究已阐明了部分遗传性周围神经病的病因和发病机制。尽管他们的临床表现多种多样，但都具有听神经病的共同听力学特征。有报道伴听力障碍的发病率为30%，可能由于基因疾病的表型受其他基因或一些未知因子的影响。对这些遗传性神经系统疾病患者进行ABR及DPOAE的听力学测试，可能提供新的发病率。

五、实验研究与动物模型

有关听神经病的实验研究近年倍受重视，不少学者研究了听神经病的动物模型，以探讨其病因及发病机制。

1. 缺氧　Harrison等观察到灰鼠耳蜗约经3h的轻度缺氧后，内毛细胞肿胀、纤毛紊乱、胞质外溢，外毛细胞显示正常。2001年Sawada等观察长期轻度缺氧和谷氨酸中毒对耳蜗功能特性的影响，他给灰鼠的气管插管造成一死腔来建立缺氧的动物模型，经2h的轻度缺氧后，ABR的阈值明显升高，而EOAE正常或轻微改变，同时发现内毛细胞静纤毛肿胀、排列紊乱，细胞内有空泡形成，而外毛细胞正常。Sawada等用不同浓度（1～10 mmol/L）的谷氨酸灌注灰鼠耳蜗，观察到相似的内、外毛细胞功能分离，即CM和DEOAE无改变，而AP振幅降低。研究证明，内、外毛细胞系统的易损性不同，内毛细胞和（或）耳蜗传入神经对长期轻度缺氧更敏感，提示缺氧可能是耳蜗源性听力损失的病因之一，尤其在高危婴儿中；也说明缺氧、外源性谷氨酸灌流可以引起与听神经病相一致的听功能改变。

2. 自身免疫性疾病　Matsuoka等（1999）用髓鞘蛋白P0诱导的免疫鼠（敏感鼠）发现：ABR Ⅰ、Ⅱ、Ⅲ波潜伏期和Ⅰ～Ⅲ波间期延长，听阈提高；组织学病理发现损伤部位在蜗神经和螺旋神经节。认为是发生在听神经和螺旋神经节的免疫反应导致听力异常，这种用髓鞘蛋白P0诱导的动物自身免疫性耳聋类似听神经病的模型。

3. 卡铂毒性　Harrison等（1998）给灰鼠卡铂（carboplatin），使其产生有广泛散在的内毛细胞缺失而外毛细胞相对完整的动物模型，发现EOAE、CM正常而ABR阈值明显升高，位于下丘的中枢听神经元的反应阈比ABR反应阈明显降低达50 dB。但模型可引出ABR波形，与听神经病不符，而且内毛细胞损伤亦不能完全解释听神经病的表现。

Salvi等（1999）给灰鼠以卡铂，使其选择性破坏内毛细胞和Ⅰ型听神经纤维，阻断其中枢的神经传入。结果AP振幅降低，与内毛细胞的损失成比例，纯音听阈呈轻到中度听力损失，DPOAE和CM正常。尽管感觉传入降低，皮层局部场电位正常或增强，但下丘的局部场电位降低。这些表现同听神经病相关。散在的内毛细胞损伤也可见于耳蜗长期缺氧，提示缺氧可能是人类听神经病的病因之一。显然，卡铂并非是众多致病因素之间的共同致病因子。这种外源性的损伤手段所制备的动物模型并不能准确地反映AN的病理生理变化，仍有很多问题需要解决。

近年来，Schmiedt等（2002）通过向沙鼠圆窗输注毒毛花苷G，发现导致沙鼠耳蜗神经复合动作电位（compound action potential, CAP）消失，而DPOAE和蜗内电位（endocochlear potential, EP）存在，提示耳蜗外毛细胞功能正常。他们认为，毒毛花苷G对螺旋神经节Ⅰ型细胞Na^+-K^+-ATP酶有抑制作用，迅速改变螺旋神经节Ⅰ型细胞膜内外的钾离子浓度，启动细胞凋亡，可作为听神经病的动物模型以研究听神经病的发病机制。

总的来说，目前尚无听神经病理想的动物模型，还没有证据可以认定只破坏内毛细胞不破坏外毛细胞的动物模型就是人类的听神经病的动物模型。

六、治疗、预防与预后

听神经病目前尚缺乏有效的药物治疗，对助听器及人工耳蜗植入是否适用及效果如何存在争议。

对于听神经病并发的疾病，可针对不同的病因及并发疾病，进行相关的治疗。还可应用营养神经、扩张血管及激素等药物，以延缓病情发展。对于药物治疗的效果，有待长期的临床观察研究。

对是否佩戴助听器，各家意见不一。认为不宜佩戴助听器的理由为：听神经病变致神经冲动发放不同步、时间及频率编码的异常，可引起严重的言语识别率下降，扩大音量并不能辨清说话、改善言语理解能力，甚至可能有负面影响。Lee等（2001）认为听神经病患者的耳声发射正常，外毛细胞功能尚好，单纯放大声音，可能导致毛细胞功能受损，提出对听神经病儿童应进行区别于一般听力障碍儿童的听力学帮助和教育，通过唇读训练进行交流。但也有主张积极佩戴助听器的。Deltenre 等（1997）发现 1 例语前聋 EOAE 正常患儿佩戴助听器效果良好，认为助听器对听神经病语前聋幼儿是有益的 。Rance 等在 15 例佩戴助听器 1 年的听神经病患儿中，发现 7 例无效，8 例的言语识别有明显改善，因而推荐听力障碍的周围神经病患儿都应佩戴助听器，言语康复应从早期开始。

由于听神经病的病因及病变部位尚未明确，因此对是否为人工耳蜗植入的适应证及植入效果评价不一。Madden 等（2002）回顾性调查 4 例听神经病患者耳蜗植入术后 5 年的效果，发现植入术后对听力改善有效，认为其病变部位在内毛细胞或内毛细胞与耳蜗神经的突触连接处，对这部分患者行人工耳蜗植入可望改善听力。Mason 等（2003）报道 6 例听神经病患者中 4 例行耳蜗植入，术前鼓岬刺激试验未能重复引出 ABR，术后电刺激可引出听神经同步发放活动。Shepherd 等（1997）观察电刺激有髓鞘缺失的听神经，发现能产生可传导的动作电位，电刺激有髓鞘缺失的听神经纤维，也可引出 ABR。Shallop 等（2001）报道 5 例听神经病儿童行人工耳蜗植入术后听力和交流能力明显改善。Trautwein等（2000）认为对于重度听神经病患者，助听器不能增进听力者，可考虑行人工耳蜗植入。术前不能引出同步发放的神经反应，植入后电刺激能引出明显的听神经动作电位，表明神经同步放电有一定程度的恢复，术后言语识别率明显改善。尽管人工耳蜗植入对于一些患者是可行的，但不推荐所有听神经病患者都行人工耳蜗植入，因为也有植入后效果不明显的报道。Miyamoto等（1999）将听神经病患儿的人工耳蜗植入效果与一般儿童人工耳蜗植入后的效果进行比较，发现前者元音识别只比对照组略低，辅音识别则明显低于对照组，认为听神经病患儿行人工耳蜗植入需慎重。Rance 等报道 1 例听神经病患儿行人工耳蜗植入 1 年后，其言语听力没有任何提高，电刺激未能引出 ABR，认为病变可能在听觉脑干水平，虽然这种情况并不多见。

由于本病多于婴幼儿和青少年期起病，故应对高危新生儿进行听力筛选，对婴幼儿和青少年听力减退患者进行听力学检测，以便早期发现，早期干预，早期康复。

至于听神经病的预后，目前尚缺乏足够时间的随访观察。有人提出听神经病单独发病者发展到一定程度可以静止，但临床上可看到有一些病例就诊时已发展为重度、甚至极重度耳聋；有些就诊患者三、四十岁仍感听力渐进性减退。听神经病发展可能累及耳蜗外毛细胞成为感音神经性聋，且佩戴助听器效果不佳。听神经病同时伴有多种神经系统疾病者，多数为一些罕见的遗传性或代谢性障碍综合征，预后多不良。听神经病的预后有待进一步的随访和临床流行病学调查研究。

综上所述，听神经病作为一种临床表现特殊的感音神经性聋，虽对其听功能障碍表现特征已有比较一致看法，但病因及发病机制尚不清楚，尚无明确的病理检查来证明其病变部位，对其命名见解认识不一，目前治疗也无有效方法，均有待进一步从临床的听力学检测方法、影像学检查、有效的防治措施、流行病学调查及病因等方面来深入探讨，以及进一步从动物模型、神经递质、免疫、基因等各方面来研究听神经病的致病因素和发病机制，这将是我们面临的一个新的课题和巨大挑战。寻找病因，探讨发病机制和病变部位，统一对听神经病命名所涵盖的定义的理解、认识，防患于未然，降低发病率，探索有效的防治措施等，将是医务工作者努力实现的目标之一。

参考文献

1. 顾瑞, 于黎明. 中枢性低频感音神经性听力减退.中华耳鼻咽喉科杂志, 1992, 27: 27-29
2. 顾瑞, 郑杰夫, 于黎明. 中枢性低频听力减退的听力学分析. 中华耳鼻咽喉科杂志, 2000, 35: 441-445
3. 王锦玲, 高磊, 薛飞, 等. 听神经病的临床与听功能特征. 临床耳鼻咽喉科杂志，2002, 16: 518-520
4. 吴子明, 周娜, 张素珍, 等. 听神经病伴发前庭下神经损害.中华耳鼻咽喉科杂志, 2004, 39: 486-488
5. 王秋菊, 顾瑞, 杨伟炎, 等. 非综合征型隐性遗传性听神经病基因学研究新突破. 中华耳科学杂志,2003,2: 73-74
6. 翟所强, 顾瑞."听神经病" 的诊断. 听力学及言语疾病杂志, 2005, 13: 221-222
7. 李兴启, 申卫东, 卢云云, 等. 从内毛细胞下突触复合体结构和功能看听神经病的发病机制及部位——读书心得. 听力学及言语疾病杂志, 2005, 13: 223-225
8. 倪道风. 听神经病临床研究现状. 听力学及言语疾病杂志, 2005, 13: 226-229
9. Starr A, Picton TW, Sininger Y, et al. Auditory neuropathy. Brain, 1996, 119 (Pt 3): 741-753
10. Sheykholeslami K, Kaga K, Murofushi T, et al. Vestibular function in auditory neuropathy. Acta Otolayngol, 2000, 120: 849-854
11. Fujikawa S, Starr A. Vestibular neuropathy accompanying auditory and peripheral neuropathies. Arch Otolaryngol Head Neck Surg, 2000, 126: 1453-1456
12. Lefebvre PP, Staecker H. Steroid perfusion of the inner ear sudden sensorrineural hearing loss after failure of conventional therapy: A pilot study. Acta Otolaryngol, 2002,122: 698-702
13. Rance G, Beer DE, Cone-Wesson B, et al. Clinical findings for a group of infants and young children with auditory neuropathy. Ear Hear, 1999, 20: 238-252
14. Starr A, Sininger YS, Pratt H. The varieties of auditory neuropathy. J Basic Clin Physiol Pharmacol, 2000, 11: 215-230
15. Li XQ, Sun JH, Yu N, et al. Glutamate induced modulation of free $Ca2^+$ in isolated inner hair cells of the guinea pig cochlea. Hear Res, 2001,161: 29-34
16. Sawada S, Mori N, Mount RT, et al. Differential vulnerability of inner and outer hair cell systems to chronic mild hypoxia and glutamate ototoxicity: insights into the cause of auditory neuropathy. J Otolaryngol, 2001,

30: 106-114

17. Harrison RV. An animal model of auditory neuropathy. Ear Hear, 1998, 19: 355-361
18. Salvi RJ, Wang J, Ding D, et al. Auditory deprivation of the central auditory system resulting from selective inner hair cell loss: animal model of auditory neuropathy. Scand Audiol, 1999, 51(Suppl): 1-12
19. Schmiedt RA, Okamura HO, Lang H, et al. Ouabain application to the round window of the gerbil cochlea: a model of auditory neuropathy and apoptosis. J Assoc Res Otolaryngol, 2002, 3: 223-233
20. Mason JC, De Michele A, Steven C, et al.Cochlear implantation in patients with auditory neuropathy of varied etiologies. Laryngoscope, 2003, 113: 45-49

第二十八章

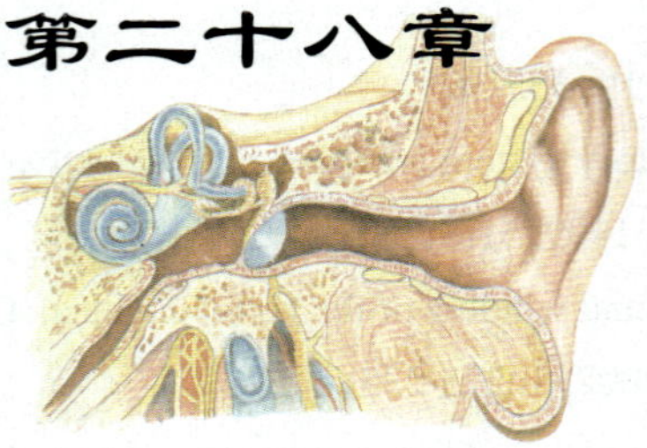

耳　鸣

胡　岢

耳鸣是临床上常见的症状。发病率很高，占人群总数的15.5%～18.6%，估计我国耳鸣患者接近2亿。耳鸣造成严重心烦者占0.4%～2.8%，严重影响正常生活能力者占0.4%～0.5%，而耳鸣造成严重心烦的人数约为2千万。遗憾的是，既往对如此广泛存在的症状，国内持之以恒地进行研究的单位并不多，对与耳鸣有关的专业知识也重视不够，因此，很多耳鸣患者未能得到应有的妥善的治疗或处理，他们常常抱怨说："看过很多医生，都说没有办法！"诚然，由于造成耳鸣的因素十分复杂，目前也的确没有一种特效疗法可以用于各类耳鸣患者，但是简单地回答"没办法"，会导致患者更加严重的失望情绪与抑郁状态，会进一步恶化症状，甚者使其产生轻生的念头。

第一节　耳鸣的定义与分类

一、耳鸣的定义

耳鸣是指不是由同时施加的声刺激所引起的声音感觉。在此定义中，重点强调的是主观上的感觉，而不是任何从客观上可被检查或测试出的现象。显然，不应当用耳鸣这一术语去描述或概括一些客观体征，如从外耳道检测出的耳声发射，用听诊器从耳区及头颈部听到的与患者耳鸣同时出现的血管杂音、肌源性杂音等。由此可见，既往应用的术语中，"客观性耳鸣"或"他觉性耳鸣"与耳鸣的定义有冲突。任何定义均需要严格和清楚地限定条件，耳鸣的定义也是如此。它有两个限定条件：其一是没有外界刺激；其二是主观感觉。

二、耳鸣的分类

由于耳鸣不是一个独立的疾病，仅仅是一种症状，造成耳鸣的病因很复杂，机制不很清楚，因此，耳鸣的分类很难统一。下面介绍几种常用的分类法。

（一）根据病变损害部位分类

1. 外耳；

2. 中耳；

3. 内耳耳蜗螺旋器；

4. 听神经；

5. 脑干或中枢听觉通路；

6. 全身系统性疾患；

7. 局部血管或肌肉，即血管性耳鸣与肌源性耳鸣；

8. 不详。

这种分类法可提供耳鸣的可能发生部位，有助于临床医生确定治疗方案。外耳道炎症或耵聍可引起耳鸣，中耳或内耳的各种病变也可能产生耳鸣。像耳聋、眩晕与耳漏一样，耳鸣是耳疾的常见症状之一。应当指出的是，有时尽管存在着明显的中耳疾患，如耳硬化症或慢性中耳炎等，也难于肯定引起耳鸣的实际病变部位。传导性耳聋经过手术矫治后可使听力得到明显改善，但这并不一定使耳鸣好转或治愈。只有当病变的清除与耳鸣的终止之间有连带关系时，造成耳鸣的病损部位才能被确定。例如在取出耵聍后耳鸣立即消失，即可肯定外耳道的耵聍造成了患者的耳鸣。

（二）根据患者的陈述分类

第一点是按照患者感觉到的鸣响所在位置分类，主要可分为耳鸣与脑鸣两大类，即耳鸣者听到的噪声在耳内；脑鸣者听到的噪声在脑中。这仅仅是症状分类，在本质上不一定有什么不同。耳鸣者发生源可能在耳内，也可能不在耳内；脑鸣不一定意味着发生源在脑中，实际上可能是双侧耳鸣的立体声听觉效应的一种表现形式，这种说法可以从某些脑鸣患者在进行掩蔽试验时可改变脑鸣处距头颅中线位置的现象得到证实。基于这种观点，在下文中不再对脑鸣单独描述，有关耳鸣的论点，一般情况下也适用于脑鸣。第二点是要划分单一耳鸣与复合耳鸣；单一耳鸣者只存在一种声音，复合耳鸣者感觉到有两种或两种以上的响声。第三点是要对单一耳鸣或复合耳鸣中最烦人的响声在性质上做进一步的分类。

1. 响度　可对耳鸣的响度进行主观评级，粗略地可分为 3 级：即轻度、中等响度与非常响；细致地可按 7 个等级分类，其响度分级与含意如下：

（1）0 级，无耳鸣；

（2）1 级，耳鸣响度轻微，似有若无；

（3）2 级，耳鸣响度轻微，但肯定听得到；

（4）3 级，中等响度；

（5）4 级，耳鸣较响；

（6）5 级，耳鸣很响，有吵闹感；

（7）6 级，耳鸣极响，相当于患者体验过的最响环境噪声。

2. 音调　按耳鸣主调的高低、性质与音调的组成可分为 8 类。

（1）低调：定性概念，耳鸣调子偏低；

（2）中调：定性概念，耳鸣音调似乎在中音区；

（3）高调：定性概念，耳鸣音调偏高；

（4）无法识别的音调：如白噪声样；

（5）单一音调：耳鸣声中仅含一种音调，似纯音样；

（6）复合音调：含两个或两个以上音调，似复合声；

（7）稳定音调：音调持续稳定、无波动性变化；

（8）可变音调：音调忽高忽低、有规律或无规律地变化。

3. 时程

（1）长时程耳鸣：又可分为连续性与断续性两种，后者的耳鸣持续时间与暂停时间不同，对同一患者其时间比例关系也是可变的。

（2）短时程耳鸣：可分为稳定的与波动的，后者可呈脉动样或短声（喀哒声）样。

4. 位置

（1）鸣声在耳内；
（2）鸣声在耳边（耳外）；
（3）鸣声在颅内；
（4）鸣声在颅外；
（5）鸣声在单侧；
（6）鸣声在双侧；
（7）鸣声在双侧，两侧对等；
（8）鸣声在双侧，但是有一侧占优势；
（9）鸣声在颅内或颅外，但位置居中；
（10）鸣声位置固定；
（11）鸣声位置不固定，可向边侧或中心移位。

5. 耳鸣致心烦的程度：分为5级。

（1）不致心烦；
（2）致轻度心烦；
（3）致中度心烦；
（4）致重度心烦；
（5）致非常严重的心烦。

6. 环境噪声的影响效应

（1）在噪声环境下听不到耳鸣；
（2）在噪声环境下使耳鸣明显减轻；
（3）在噪声环境下使耳鸣稍减轻；
（4）在噪声环境下对耳鸣无影响；
（5）在噪声环境下使耳鸣加重。

7. 体位影响 无影响或有影响，何种体位使耳鸣加重，何种体位使耳鸣减轻。

（三）根据对耳鸣的测试分类

根据耳鸣患者的纯音听力曲线与对耳鸣的掩蔽阈曲线的关系，把耳鸣分为5型。

Ⅰ型：常为高调耳鸣且伴有高频听力损失，听力曲线与掩蔽阈曲线从低频到高频逐渐靠拢，故称会聚型。患者多属工业噪声性耳聋。约占受检者的22%。

Ⅱ型：比较少见，两条曲线从低频至高频逐渐分开，故称为分离型。约占受检者的2%。

Ⅲ型：听力曲线与掩蔽曲线相互毗邻，近乎重合，故称重叠型。可见于梅尼埃病与耳硬化症患者。约占受检者的53%。

Ⅳ型：当听力曲线与掩蔽曲线的各个频率点相距10dB或>10dB时，两条曲线有一定的间距，这意味着需要用较响的声音才能把耳鸣掩蔽住，故称间距型。不太少见，约占受检者的17%。

Ⅴ型：当任何强度的纯音或噪声均不能掩蔽患者的耳鸣时即属此型，也称阻尼型或不能掩蔽型。这种类型可见于重度感觉神经性聋者，因听力损失严重，即使用很强的掩蔽噪声也只在患耳的听阈附近，甚或根本听不见，因此难于对耳鸣产生掩蔽效应。不仅如此，有部分患者尽管听到的掩蔽声很响，然而耳鸣却依然如故。对双侧耳鸣患者，需双耳同时施加掩蔽声以确定是否属于Ⅴ型。约占受检者的6%。

（四）根据听力学测试结果分类

1. 听力正常；

2. 有听力损失，听力损失的类型和性质，与耳鸣有何联系；

3. 中耳声导抗测试结果是否正常；

4. 有无前庭功能异常；

5. 耳声发射（SOAE、DPOAE、TEOAE）是否正常；

6. 各类听觉诱发电位是否正常。

对一种病因不详或多种原因所造成的症状，进行单一分类法是欠妥当的，容易导致人们忽略其症状性质，而是把耳鸣作为一种疾病对待，因而处理不当。多种分类法有助于人们从各个侧面了解耳鸣这一症状，并且提出较有效的处理方案。

第二节 引起耳鸣与影响耳鸣的因素

引起耳鸣、诱发耳鸣与影响耳鸣的因素非常复杂。在耳科临床工作中，对于这些因素有较为透彻的了解，有利于正确地进行诊断和处理。笔者在耳鸣专科门诊中遇到不少的耳鸣患者曾被某些医生笼统地诊断为“神经性耳鸣”，或认为其耳鸣原因不明。实际上，在经过必要的检查与鉴别诊断之后，应该比较容易地确认其中有些人分别属于耳毒性药物、噪声创伤与梅尼埃病所致耳蜗病变的感音神经性耳鸣、血管性耳鸣、肌源性耳鸣（镫骨肌或鼓膜张肌阵挛以及软腭等局部肌肉阵挛等）、耳蜗机械性耳鸣、咽鼓管功能异常的中耳机械性耳鸣以及听神经瘤的神经性耳鸣等。诚然，还有一部分患者的确病因不详，大约有40%的患者找不到明显原因。对这部分患者，显然是由于我们的知识水平与诊断技术水平所限，未能揭示其病因。

一、引起耳鸣的常见病因

（一）耳毒性药物

引致耳鸣的药物可分为两类，一类药物仅引起耳鸣而不造成任何听力损失，这类药物大部分是在中枢神经系统内影响了与神经递质有关的生物胺代谢过程，造成了听觉中枢神经元的“惊厥”副作用所致，为此，近年来不少学者把耳鸣归类于感觉性癫痫的一种形式；另一组药物是即引起耳鸣又引起听力损失，后者可为暂时性阈移或永久性阈移，甚至极重度聋。极重度聋伴严重耳鸣者在临床上并不少见。这一组药物是我们通常所指的氨基糖苷类耳毒性药物，其耳鸣症状是毛细胞或听神经元受损的表现形式，耳聋可继耳鸣之后出现、也可同时出现，或不出现。在出现耳鸣副作用时，应立即停药并更换其他药物，大部分患者的耳毒性副作用可以减轻或消失，然而笔者也见到过停药后听觉损害继续发展直至极重度聋者，这主要取决于药物的种类及个体对该耳毒性药物的敏感性。一般认为，耳毒性药物以耳蜗损害为主，秦廷权与臧玉诠观察到，耳毒性抗生素使脑干听觉核团中的神经细胞形态产生明显变化。最近的分子水平的研究表明，氨基糖苷类耳毒性抗生素的主要作用部位在毛细胞膜，它与多磷酸肌醇脂分子结合，使毛细胞脂质双层膜的离子通道不能正常进行膜内、外的离子运输，从而使毛细胞失去了正常功能。

1. 可引起耳鸣但不伴听力损失的药物 可列举出几十种此类药物，如抗癌药（甲氨蝶呤）、抗惊厥药（卡马西平、利多卡因）、抗生素与抗寄生虫药（磺胺类抗菌药、氨苯磺胺、复方新诺明、氨苯砜等）、大环内酯类抗生素（克林霉素、四环素、强力霉素、二甲胺四环素、噻苯咪唑等）、抗阿米巴或抗滴虫药（灭滴灵）、利尿剂（环戊丙甲胺）、影响生物胺的药物（抗精神分裂症药物，如氟呱啶醇、维思通；抗躁狂药，如碳酸锂；三环类抗抑郁药，如盐酸丙咪嗪、多塞平、去郁敏、阿米替林、去甲替林、普鲁替林、三甲丙咪嗪等；单胺氧化酶抑制剂类抗抑郁药，如优降宁、反苯环丙胺等）；阻滞H_1受体的抗组织胺类药物，如盐酸苯海拉明、吡甲胺、溴苯吡胺、新止吐嗪、异丙嗪 、异丁嗪等；影响β-肾上腺素能受体的药物，如心得安、心得宁、萘心定等，局部麻醉药物（甲呱卡因、丁呱卡因、利多卡因）；麻醉性镇痛药（如吗啡、镇痛新）、中枢神经系统兴奋药（如氨茶碱、咖啡因）、血管扩张剂（如异搏停、亚硝酸异戊酯）、影响血清胆固醇的药物（如右旋甲状腺素、消胆胺树酯）、固醇类药物（如氢化泼尼松、对氟米松）、有机溶剂（如甲醇、苯）、促惊厥药（如青霉胺），此外还有叶酸、降糖灵、氨基乙酸等药物。

已有足够的证据表明，引致耳鸣但不造成听力损失的大部分药物的作用机制是影响生物胺类神经递质的作用或代谢过程，使致惊副作用扩展至听觉系统。然而少数药物同样具有这两类效应，但并不引致耳鸣，这可能是在与引致耳鸣有密切关系的中枢神经系统听觉核团内对这些药物通透性差的缘故。诚然，这仅仅是推测而已，尚需进行有关实验研究之后才能得出肯定结论。

2. 可引起耳鸣且伴听力损失的药物　可引致耳鸣且伴听力损失的药物可分为两类：一类仅造成暂时性听力损失；另一类可造成永久性阈移。这些药物往往引起耳蜗功能的改变，因此，这些药物引起耳鸣的机制似乎主要在外周，而不是以对中枢神经系统生物胺类神经递质的影响为主。

即可引起耳鸣又可造成暂时性或永久性听力损失的药物，已见于文献报告者有：抗癌药物（氮芥、顺氯氨铂、6-氨基烟酰胺）；抗生素与抗寄生虫药物：氨基糖苷类抗生素（如卡那霉素及其同源药物、丁氨卡那霉素和妥布霉素；庆大霉素及其同源药物；紫苏霉素；新霉素和巴龙霉素；链霉素及其同源药物、双氢链霉素）、环肽类抗生素（结核霉素、紫霉素）、糖肽类抗生素（万古霉素）、复烯类抗生素（两性霉素B）、大环内酯类抗生素（红霉素）、4-羟基喹啉（氯喹、羟基氯喹、氯酚喹啉）、8-羟基喹啉（伯氨喹）、金鸡纳生物碱类（奎宁、奎尼丁）；利尿剂：利尿酸、速尿、丁苯氧酸；抗高血压类利尿剂（二氮嗪）；非麻醉性镇痛药、抗炎药物、解热药物以及促尿酸排泄药物等：如水杨酸盐类（水杨酸、水杨酸钠、水杨酸甲酯、水杨酸胆碱、三水杨酸胆碱镁）；丙酸衍生物（异丁苯丙酸或布洛芬、酮基布洛芬或优布芬等）；吲哚衍生物（消炎痛、甲苯酰吡酸等）；其他非甾体抗炎镇痛药物（氟灭酸、甲灭酸）；其他：麻醉性镇痛药（丙氧吩）；固醇类（6α-甲-17-羟孕酮、口服避孕药）等。

（二）噪声

在引致耳鸣的各种因素中，属强噪声最为常见。在工业噪声造成的职业性噪声性耳聋患者中，多数有过或仍在伴有耳鸣症状。在日常生活中，不少人都体验过强噪声引致的瞬间耳鸣，如离开了吵闹的摇滚乐厅后，觉得耳内嗡嗡作响；一阵鞭炮声过后，耳内鸣响不止等。引致耳鸣的噪声需达到一定的强度，一般来说，超过安全噪声标准（85dBSPL（A））强度的噪声都有可能造成耳鸣及耳聋。对同一强度的噪声，存在着个体敏感性的差异，不一定每个人的内耳都受到伤害，而敏感者受到伤害或受到伤害的程度较重。动物实验也呈现类似的结果，把同样月龄的豚鼠放置在同一个127dBSPL（A）的白噪声环境中 3 h，只有一半动物呈现永久性听力损失；而另一半只表现为暂时性听力损失；个别动物甚至不表现明显的听觉阈移。噪声引致耳鸣的现象在人类临床观察中可以多次重复。目前，国际上常用的第二种耳鸣动物模型就是用暴露噪声法制作的。

如把噪声与某些潜在性耳毒性药物相结合，造成耳蜗损害的结果比单一因素明显得多。比如，单用氯霉素一般不引起任何耳蜗损害，单用红霉素时，耳毒性作用极小；当把强噪声与这些抗生素结合应用时，例如在服药期间暴露于强噪声环境中，构成耳蜗损害的危险性就大大增加。用大鼠做的实验为此结论提供了证据，两种因素综合组比单一因素组显示了更为肯定的功能与形态学改变，如耳蜗微音电位振幅的降低以及扫描电镜观察到的耳蜗毛细胞静纤毛排列紊乱等，而单一因素组并不出现这些变化。

噪声引致耳鸣与耳聋的形态学基础可能是一致的，即首先表现为耳蜗毛细胞静纤毛肌纤蛋白微丝分子结构的改变，进而造成静纤毛自身形态变化、静纤毛的散乱直至毛细胞本身的变化等。然而，在生理机制上表现有所不同，耳鸣主要表现为听神经纤维自发活动的紊乱，而耳聋则主要表现为听神经纤维反应阈值的提高、反应面积的缩小及特性频率的移位等。

噪声引致的耳鸣按病变部位分类属于耳蜗性耳鸣，可伴有耳蜗病变的其他临床表现。

（三）年龄

年龄是引致耳鸣的重要因素之一，随着年龄的增长、特别是在60岁以后，耳鸣的发病率显著增高，在＜40岁的年龄组中，耳鸣的发病率为14.5%，而在＞60岁的年龄组中，耳鸣的发病率高达24.0%。中医典籍中也有“……人于中年之后，每多耳鸣……”的记载。随年龄增长引致耳鸣的主要原理大约与随年龄增长而产生听力损失的机制相当，即由于毛细胞及听觉神经系统的退行性变所致，当然也不能排除其他造成听觉器官损伤因素的累积效应，如噪声及耳毒性药物等。随年龄增长，接触这些有害因素的机会显然就越多。

（四）血管畸形或血液流变学异常

前者可由头部的动脉或静脉畸形、颅底静脉系统异常等所致，临床最常见者为乳突导静脉畸形与高位颈静脉球体瘤等；血液流变学因素常见于严重贫血等造成的血液黏滞度异常。由于这些原因，使流向颅内、耳蜗内的供血血流不规则，或者由颈部、颅腔血管异常或异常交通支的血流所产生的血管性杂音传至耳内从而导致耳鸣。这类耳鸣实际上与听觉系统并无直接关系。血管性杂音常可用听诊器从头颈部听到，通常为低调、脉动性，压迫颈部血管或乳突部血管可使耳鸣立止是重要的诊断依据。如患者就诊时耳鸣处于发作间歇期，可嘱患者在耳鸣发作时自己检查动脉或心脏搏动，如耳鸣的脉动节律与心搏完全一致，血管性耳鸣的诊断即可确立。颈内静脉疾患所致的耳鸣特别重要，因为这类耳鸣可以非常响、干扰睡眠并引起继发性听力损失。病理性动脉口径增加、动脉内膜隆起的斑块等都有可能造成血管性耳鸣，由静脉杂音引起的耳鸣往往不为耳科医生注意，有人认为，血液流经动、静脉有弹性的管道壁时即引起管壁振动，管壁结构正常者在听觉过度敏感时也可出现血管性耳鸣，如咽鼓管异常开放者听到的血管搏动声就可能属于这种情况。

脑脊液压力增高也可造成血管性耳鸣。当脑脊液压力减低至正常水平时，这些患者的脉动样或哨声性耳鸣可立即消失。论及脑脊液压力增高引致血管性耳鸣的机制，很可能是高的脑脊液压力干扰了颈内动脉及颈内静脉的正常血流所致。

异位血管压迫听神经也可造成脉动性耳鸣，Lesinski等（1979）报告说，通过脑血管造影证实了三叉动脉异位走行贴及听神经是一位患者耳鸣的原因，其耳鸣具有脉动性质是不难理解的。

（五）其他耳科疾患

包括外耳道异物、各种急慢性中耳炎、耳硬化症、鼓室硬化症、外耳及中耳畸形、耳蜗发育异常、梅尼埃病、听神经瘤、突发性耳聋、药物中毒性耳聋、老年性耳聋等。

二、影响耳鸣的因素

（一）噪声

噪声不仅可诱发耳鸣，还可使部分患者的耳鸣加重。在对耳鸣患者施行掩蔽疗法之前，经治医师应清醒地意识到这一点。英国耳鸣协会的调查报告提到，有的患者可因某种噪声的出现而使其中等强度的高调耳鸣突变为无法忍受的高调耳鸣，持续一天或更长时间才能逐渐缓解。对这类患者的最好预防办法是觅得安静环境并使用隔声耳塞，因为甚至汽车噪声都可能使其耳鸣加重。不仅如此，噪声还有可能在原有耳鸣声调的背景上，再触发出另一种音调不同的耳鸣声，与原有耳鸣声混合在一起，甚是烦人。

噪声使耳鸣加重的案例只占被调查患者的28%。对其余大部分耳鸣患者来说，环境噪声对耳鸣的影响是良性的，即可减轻、缓解耳鸣，使其从烦人、痛苦的耳鸣骚扰中暂时解脱出来，这就是临床上用噪声或音乐对耳鸣进行掩蔽治疗的依据。掩蔽治疗的理论根据是，外加掩蔽声可使听觉神经元在耳鸣状态下的异常自发放电模式受到干扰，换言之，掩蔽声在听觉系统中诱发出占优势的反应模式，从而部分或完全掩蔽住原有的异常自发放电模式，使患者听不到耳鸣声。当掩蔽声停止时，耳鸣复出的时间因人而异，从即刻出现到数分钟乃至数小时后出现不等，以1～10min为多见，称为掩蔽后效（或残留抑制）时间，显而易见，这个时间愈长，掩蔽疗法的效果愈好。

耳鸣患者常常感到在耳鸣响度较响时可影响其与周围人交谈的理解力。假如患者再伴有不同程度的听力损失，听别人讲话的困难程度就更加严重。遇到这类情况，最好的办法莫过于选配一个合适的助听器，既改善听力又可能抑制耳鸣，即利用其背景噪声对耳鸣产生掩蔽效应。在确定治疗方案前，需审慎收集必要的检查结果，具体患者具体分析，不能一概而论。

（二）心理因素

耳鸣可使患者出现一系列的心理障碍，这些心理障碍又可加重耳鸣，互为因果、恶性循环，显然不利于耳鸣患者的康复。在耳鸣治疗学中，心理咨询是个重要环节，心理学家把有关耳鸣的知识耐心而扼要地向患者讲解，使患者对耳鸣这一症状有正确认识，消除不必要的忧虑和恐惧心理，稳定情绪，面对现实，使紧张的情绪得以松弛和缓解，从而摆脱沉重的心理负担，达到治疗的目的。

（三）体位变化

体位变化影响耳鸣的原理不难理解。首先，体位改变使心脏与内耳间的高度差发生变化，这必然影响到镫骨底板处的液体静压、内耳淋巴的液体静压与内耳血流的压力与流速。这些压力与血流动力学的改变自然可以影响耳鸣的程度与性质，甚至可决定耳鸣的出现与否。对于确因卧位或头低位使耳鸣加重并致严重心烦的患者，可建议在睡眠时适当多垫枕头，常可缓解症状，使其在一定程度上摆脱严重耳鸣骚扰所致的辗转反侧、夜不能寐的状态，虽然尚未从根本上做到高枕无忧，至少可暂缓症状、高枕入眠。

（四）飞行

有的耳鸣患者感到在搭乘飞机的起飞与降落过程中可使耳鸣加重。其原因显然是咽鼓管通气不良所导致。姜泗长教授在1990年曾向笔者讲述了由他诊治的一位耳鸣病例：这位患者自东向西飞行，当飞机穿跃喜马拉雅山地区时耳鸣开始减轻且逐渐消失；不久，这位患者在返程中自西向东飞行，当飞过喜马拉雅山地区时耳鸣又出现了，且逐渐接近原来的程度。大约半年以后，他重复了这一旅行，同样的现象再度出现。我猜测这位患者对飞行和地球磁场的变化特别敏感，地磁成为诱发或影响耳鸣的因素。

（五）月经与妊娠

有些女性患者感到在经期时耳鸣加重，这多是由于在经期过程中内分泌水平的改变造成了体液潴留增加，从而影响了内耳淋巴液的静压水平。个别妇女感到在经期耳鸣变得相当重，还有些患者在经期到来之前几天即感到耳鸣程度加重，成为月经将临的先兆之一。

妊娠对耳鸣的影响似乎不是特别明显，只有少部分人注意到在孕期时耳鸣有些变化，可能是变得稍明显些。

（六）眼周肌群的运动

有的患者因眼球运动与眼睑运动可影响或诱发耳鸣，每眨眼一次耳内就听到一次“冲击样”噪声，这显然是由于在眨眼时面神经镫骨肌支同时兴奋，引致镫骨肌收缩造成的中耳与耳蜗机械性耳鸣。在门诊中因眨眼、面肌或颈肌运动而致耳鸣的患者并不罕见。有位患者在右旋眼球时，可诱发右耳瞬间单音调耳鸣；另一位患者在向左侧旋转眼球时，可使耳鸣响度突然加大，持续5s后逐渐恢复，但眼球运动并不影响耳鸣音调。眼球运动影响耳鸣的机制尚难定论，推测有3种可能性：一为中耳肌肉的共济运动失调，在眼球运动时同时运动，而影响中耳与耳蜗的机械动力学；二为复杂的中枢机制，在眼动神经核或展神经核与听觉脑干核团之间建立了某种侧支功能联系；三为外周或中枢前庭机制的某种介入形式。

（七）其他病理因素

包括甲状腺疾患、糖尿病、颈椎病、多发性硬化、贫血、梅毒、慢性乳突炎、迷路炎、偏头痛、高血压、高血脂、肾功能不全、自身免疫性疾患等。

第三节　耳鸣的可能机制与有关研究工作

在前文有关耳鸣分类中已提到，耳鸣的病因很复杂，机制不清楚，因此，探索并揭示耳鸣机制是听觉研究工作者的重要任务之一。不论耳鸣的外周机制如何，最终在听觉中枢的主要机制是听神经纤维与各级中枢神经元自发放电节律失常，目前对此有3种说法：①自发放电率增加；②自发放电率减低甚或完全被阻抑；③自发放电节律改变为规则模式。迄今，有关耳鸣机制的令人信服的生理学资料还不多，关键问题是很难建立理想的耳鸣动物模型。由于耳鸣是个主观症状，目前还缺乏判定耳鸣是否存在的客观指标，因此对于“如何确定这只实验动物有耳鸣”的棘手问题是难于回答的；但是，耳鸣动物模型对于研究耳鸣机制又是必不可少的，所以本文拟向读者介绍一些有关耳鸣动物模型的研究工作，本领域的大部分专家对这些工作基本上持肯定态度。

一、耳鸣的动物模型

目前对于耳蜗源与中枢源的持续性耳鸣的解释很多，但均属推测性的学说，实际上缺乏相关的生理与病理学实验证据。对于耳蜗源性耳鸣来说，提出的原理有：外淋巴液的异常运动；耳蜗内听神经终末的过度敏感；毛细胞静纤毛所受的静态剪力增加，使通过毛细胞的直流电增高；毛细胞静纤毛顶端与盖膜底面去耦联；盖膜与毛细胞之间的异常耦联；耳蜗内血流的异常等。对于中枢源耳鸣的主要提法是：从听神经至听觉各级核团乃至大脑皮层听区的血流量增加或减少；这些部位神经元的癫痫样放电；听觉中枢上行传入通路与下行传出通路之间形成异常的耦合链，使链中的神经元形成周而复始的过度节律性活动；自发放电的异常等。这些推论大部分尚处于假说阶段，未付诸于实验测试，有些推测实际上目前根本不能用实验去证实。

耳蜗源性耳鸣可能是由于耳蜗神经纤维过度的自发活动，即在没有任何声音刺激的情况下，这些本来应处于静息状态下的神经元在不断地兴奋着；也可能情况恰恰与此相反，在实验性急性与慢性耳蜗功能病理状态下，（耳鸣动物模型）听神经的自发放电处于阻抑状态，这类耳鸣可能是由于耳蜗神经纤维自发活动程度减低所致。Evans 等做了比较系统的研究工作，他主要采用水扬酸盐法来制作耳鸣动物模型，本文重点介绍他的工作。第二种比较常用的耳鸣动物模型是用噪声法制作的，尽管噪声可引致人类的耳蜗性耳鸣，而且发病率很高，然而这个模型与水扬酸盐法模型相比而言，可靠程度稍逊。

（一）水杨酸盐法模型

当应用大剂量的水杨酸盐（如阿司匹林），使血液中的浓度超过 200 ～ 450mg/L 时，就会在听力正常的人引起耳鸣。在正常受试者中，水杨酸盐引起的耳鸣可伴随各测听频率 <40dB 的听力损失。这种耳鸣和听力损失都是可逆的，一般在停服水杨酸盐类药物后 24 ～ 72h 内耳鸣消失，听力恢复正常。在动物实验中，应用水杨酸盐可引起听觉行为阈值及动作电位阈值的提高，停药后不久即恢复正常，一般认为，这可以模拟人体相应血液浓度时出现的听觉反应。按 350mg/kg 的剂量给猫腹腔注射水扬酸钠后，在 20min 内可引起听神经动作电位的阻抑，在注药后 5 ～ 7h，检查血清浓度为 510 ～ 860mg/L，外淋巴液中浓度为 250 ～ 400mg/L。Evens 等采用水杨酸盐快速静脉注射法，使血中浓度迅速达到并超过 300 ～ 400mg/L 的水平，同时观察单个听神经纤维的急性效应。当给药后，较长时间地观察尽可能多的听神经纤维效应。观察时间可长达注射药物后 16 ～ 18h。为减少静脉注射水杨酸盐对血压的影响，400mg/kg 的水杨酸剂量按三等分间隔三次给药，总量在 10 ～ 20min 内给完。定期采取动脉血分析水杨酸盐的浓度，在给药后 10 ～ 15min，其浓度在 580 ～ 638mg/L，在 16h 后不低于 340mg/L。记录听神经单纤维电活动的技术主要采用玻璃微电极。动物经巴比妥类药物麻醉，实验中对动脉血压及呼吸终末的二氧化碳浓度连续监测，借助于人工呼吸机使其保持正常水平，以排除这些因素对结果的影响。在水杨酸静脉注射过程中，为防止呼气终末的二氧化碳浓度超过 4% ～ 5% 的正常标准，在必要时需过度换气。采用闭合声刺激系统，由 1/2 英寸电容扬声器发声，在鼓膜处置一探声管传声器，用以校准声压并监测波形，对声刺激的畸变及时进行电学补偿。用一个直径为 0.28mm 的细管连通中耳腔及大气，以便维持鼓室内的正常气压。用置于圆窗的铂丝电极记录听神经对短声或短音的动作电位，以监测耳蜗的生理条件。根据 A P 的 N_1 波测出各个频率声的反应阈值。听神经纤维峰电位发放的记录，除常用的微电极、高输入阻抗前极放大器系统以外，采用计算机自动控制系统，测定、分析其阈值、特性频率、调谐曲线、反应面积以及相关的直方图等。

以 400mg/kg 体重的剂量静脉注射水杨酸盐时，猫可表现出人类耳鸣的特征。在投药后 30min 内，经测定可知，血中浓度为 300 ～ 600mg/L，此浓度至少可维持 16h。不论听神经纤维的特性频率与对照自发放电模式如何，在用药后均表现出反应阈值提高 20 ～ 60dB。除特性频率高于 35kHz 者外，其余的听神经纤维，其阈值升高的幅度随其特性频率增高而增加，即特性频率愈高的听神经纤维，其“听力”损失愈明显。随着阈值升高，此纤维的调谐锐度及动态范围均减低，这个特点与其他耳蜗伤害性因素引致的病理现象类似。水杨酸盐的血浓度与神经纤维阈值的增加均与人类因此而致耳鸣的情况相符。在静脉注射水扬酸盐后，对于前对照自发放电率超过20次/秒的听神经纤维来说，常产生使自发放电率增加的效应；在此效应前，常有短时期（约 30s）自发放电率减低的抑制效应。对这一现象尚缺乏满意的解释。

不仅如此，在被测试的听神经纤维中，约有一半显示出自发放电活动瞬时模式的改变，即在一个峰电位的绝对不应期后，立即出现第二个峰电位。这种现象在正常纤维对声音刺激的反应中也可以见到，大概是此纤维的一次额外兴奋，类似于心电图中的期前收缩。

这些听神经纤维活动的改变似乎与水杨酸盐在人类引起耳鸣的机制有关。

（二）噪声法模型

基于工业噪声以及其他强噪声所致的噪声性耳聋，多以耳鸣为前驱症状，且在听力损失出现后耳鸣继续伴随的事实，有些听觉研究工作者利用噪声法制作耳鸣动物模型。一般采用较强的、持续时间较长的伤害性声音刺激，可用白噪声、窄带噪声或纯音，刺激强度多在 100 ～ 127dBSPL。持续时间取决于刺激强度，如为 100dB，则需较长的作用时间才可造成暂时性阈移；如为127dB，数分钟即可使部分动物产生暂时性阈移，作用 3 h则可使大部分动物产生永久性阈移，听力损失约在40～60dB不等。对于同样的伤害性噪声刺激，不同动物对噪声损害的敏感性存在着个体差异，人类也存在着类似情况，在同一纺织车间工作的工人，敏感者较容易出现耳鸣及 4 或 6kHz 频率处的听力曲线切迹；不敏感者在持续工作一年以上也不产生耳鸣症状，甚至查不出明显的听力损失。因此，比较而言，噪声所致的耳鸣动物模型之可靠性要比水杨酸法略逊色些。Liberman与江渊声等观察到，在过度噪声刺激后，有些猫的听神经纤维自发放电率增加。这可能与噪声引致的持续性耳鸣的机制有关。

二、耳声发射与耳鸣

在临床医学中，对于疾病的诊断以及症状的判断，不能单凭患者的陈述，而需各种检查方法向医生提供做出诊断与判断的客观依据。近年来，医学诊断学的发展突飞猛进，在各个领域都取得了长足进步，特别是随着微电子学与计算机技术在医学领域的广泛应用，超声波诊断仪、C T与磁共振影像诊断仪、同位素与伽马射线诊断仪、诱发电位诊断仪等先进仪器的问世，使医学诊断学水平跨入了一个新纪元，对于许多既往不能早期诊断的疾病和无法进行客观评价的主观症状，现在都有可能利用这些先进设备进行检查、提供有价值的资料并用于临床诊断。在耳科与听力学界，ABR、DPOAE、多频稳态相关电位、声导抗则听等都为耳聋的早期诊断与鉴别诊断提供了客观依据。对于患者是否存在听力损失，听力损失的性质，是属于传导性的抑或感觉神经性的，通常可凭借这些客观资料做出比较准确的判断。对于耳鸣这一主观症状，耳科与听觉专家多年来一直在寻找客观的检测方法，然而遗憾的是，迄今尚未成功。自从 1978 年英国听觉专家 Kemp 教授揭示了耳声发射现象以来，使耳科学家、耳神经科学家与临床听力学家似乎看到了对耳鸣进行客观诊断的曙光，耳声发射能否作为患者耳鸣客观指标就成为一项热门的研究课题，尽管这个思路与耳鸣的概念之间尚存在着冲突。

耳声发射可以分为两类，其一是自发性耳声发射，即在不给任何声刺激的条件下存在的；其二是诱发性耳声发射，也叫耳蜗回声，它是在给声音刺激后才出现的反应。

（一）耳蜗微力学活动可能是耳鸣的来源之一

在许多正常人与正常动物中，耳蜗内存在着自发性振荡活动，这种振动达到一定强度就可以被听到，这就是此类轻度纯音样耳鸣的机制。把一微型传声器置于外耳道，并与一放大记录系统相连，就能对这些振动进行实验性研究。业已证实，这种振动分为自发性与诱发性两种，分别称为自发性与诱发性耳声发射。振动显然是耳蜗的机械活动，与此有关的耳鸣就属于耳蜗机械性耳鸣。自发性耳声发射是由于耳蜗毛细胞主动活动产生的，耳蜗回声则是由于受到外界声刺激后的正反馈过程导致了耳蜗的强烈共振，这些振动通过听骨链及鼓膜传至外耳道并可测试和记录下来，Kemp等称此为诱发性耳声发射现象。耳蜗内的机械活动属于力学范畴，其运动空间很小，振动幅度极低，所以近年来引入了一个新术语——耳蜗微力学。已经揭示的可影响耳蜗微力学活动的因素很多，如中耳气压的改变、鼓膜与听骨链活动度的改变、外界的声音刺激以及药物等。有些因素可使耳声发射增强，另一些因素则使其减弱。

1. 耳蜗微力学中的主动活动　听觉生理学家们在过去相当长的时间里，一直认为耳蜗内的机械活动是在外界声音刺激作用下产生的一种被动活动，不管声音刺激的强度如何，耳蜗成分的物理性质并不改变，尽管有证据表明，耳蜗螺旋器正常结构的维持有赖于主动的生物化学过程，可是人们仍然固执地认为在耳蜗生理活动中机械物理过程都是被动的。如果这种看法是正确的话，耳蜗对声音刺激的机械反应当是线性的，然而从观察到的实验结果表明，事实并非如此。

Kemp首先提出这一质疑，他观察到听觉机械系统，即鼓膜、听骨链及耳蜗各回在对声音刺激的被动线性反应过程中是有偏移的，换言之，具有非线性特征。这种非线性特征在接近阈值水平时的总体耳蜗力学上表现最明显，在中等刺激强度时线性的偏移程度减小。不仅如此，既然声音诱发耳蜗基底膜产生了振动，那么声音也可能像回声一样从耳内反射出来。自从Kemp发表了他的论著以来，不少研究工作都为他的理论提供了实验证据，有关这一问题，听觉生理学的重要进展之一是观察到内耳毛细胞的主动活动：在体外培养的毛细胞，当改变培养液中离子成分时，毛细胞出现了收缩或舒展性运动。目前认为，毛细胞的主动活动或者是耳蜗螺旋器内其他成分的微力学变化，可以发生听觉频率范围内的振动，这种活动与部分耳鸣有关。

2. 耳蜗回声（诱发性耳声发射）　耳蜗回声是指声刺激引起耳蜗机械活动，再通过中耳传声系统反回外耳道的现象，一般采用短声或短音刺激，在给声后经数毫秒的潜伏期后出现，用微型传声器可从外耳道记录出这个回声。耳蜗回声反应的主要特点是：它与刺激有密切关系，但是呈现一种非线性关系；额外的刺激对它有频率选择性的“掩蔽作用”；对一些致聋因素（如噪声与耳毒性药物）敏感，即在任何致聋因素引起一定程度听力损失的情况下，一般记录不出诱发性耳声发射。为此，近年来人们开展了不少用耳蜗回声检测法来评估听力的研究。它作为客观测听法的一种，与当前常用的电反应测听法相比，更节约时间、更有助于耳聋性质的鉴别诊断。

有关耳蜗回声的来源有两种观点，有人认为源于耳蜗的感觉毛细胞；另一部分学者主张是由于耳蜗基底膜的逆向行波所致。无论哪种观点，耳蜗回声源于耳蜗是没有争议的，即由耳蜗经卵圆窗、听骨链再驱动鼓膜使之振动而产生的。在这个机制中，鼓膜可以视为一个扬声器，一个质量不高的扬声器，至少对于 10kHz 以下的频率范围是如此。例如，向外耳道导入1kHz40dB（SPL）的声刺激，仅使耳蜗基底膜产生0.1nm的振幅。当由耳蜗机械能引起鼓膜同一振幅的运动时，在开放外耳道所监测到的声压级仅有－10dB（SPL），能量转换效率这么差的原因之一是开放的外耳道对于鼓膜振动引致的空气分子位移几乎没有阻力，故形成的压力极小。证实这种说法并不困难，当把外耳道封闭时，测出的声压明显增加。在封闭外耳道中测量自发与诱发耳声发射的声压级值的实验观察揭示，当从外耳道输入一声音信号时，经鼓膜及听骨链传至耳蜗继之又通过听骨链返回外耳道的信号存在衰减，其衰减值与频率有关，在1kHz处衰减最少，即损失最小，约为12dB；在1～3kHz频带中，每增加一个倍频程使衰减值增加大约12dB。不难预料，在封闭外耳道中，频率低于3kHz的耳蜗内机械振动将比较容易地作为回声检测出来。Kemp从4名受试者的5只听力正常耳中记录出明显的耳蜗回声，在给声刺激15ms内，其反应强度达30dB（SPL），继之在40ms处反应衰减5～20dB。频谱分析表明，不同频率成分衰减不同，有些频率成分几乎没有衰减。耳蜗回声中的缓慢衰减成分代表着高度调谐的耳蜗共振频率。纯音样耳鸣特别是在强声后出现者，有可能在这些频率处产生。

（二）耳蜗内的机械反馈

耳蜗回声反应的某些频率成分能维持20ms以上，这意味着在耳蜗内有机械反馈过程，即在对机械刺激的反应中，又产生一个机械振动，它达到耳蜗底端并传至镫骨底板使之振动。经测试，在声音刺激后延迟5～15ms，镫骨底板的振动达到峰值。这个机械反馈过程也可能是外耳道中耳蜗回声的产生机制。此反馈过程始于镫骨底板的振动，然后在耳蜗内形成行波，行波的机械振动又返回到镫骨底板使其产生新的振动，这就成为第一个回声的起源；当形成第一个回声时，对耳蜗又构成了新的刺激，由此又引致第二个回声；可以推论，在产生回声的部位（毛细胞或基底膜）与耳蜗底端之间形成了一个襻，反馈通路机械振动信号在此襻中循环，这一往复振动过程在理论上应是无限持续进行的，但在实际上它迅速达到一个稳态。振动源可以持续地通过反馈通路激励此振动源产生新的振动，这显然是一种潜在性的耳鸣来源，这类耳鸣称作耳蜗机械性耳鸣。

在两个声音刺激引起的回声之间可以产生相互作用，一个短声刺激可抑制另一较弱刺激引起的回声反应，估计是切断了机械振动反馈襻。通过类似实验，可以测出在耳内机械振动反馈襻的循环周期。

（三）耳蜗共振

这里主要讨论耳蜗内的机械反馈共振，而不是基底膜各个部位对外界声刺激的共振，二者的概念不能混淆：前者是耳蜗生理活动中的附带现象，后者则是耳蜗生理中耳蜗内机械振动频率选择特性的基本形式。

对于各种类型与各种强度的声音刺激，在耳蜗内均发生机械振动往复循环或重复振动的现象，这种现象由耳蜗共振所致。耳蜗共振可发生在各个频率处，机械振动反馈襻的循环周期（T）在人类以8ms作为均值，与此间隔对应的频率是125Hz。由于各个声音在耳蜗机械振动中的相互作用时间关系不同，在耳蜗内可产生共振或抗共振。如果设A代表沿耳蜗回声通路循环一次后留下的信号，称为耳蜗机械再循环因数；G代表由共振效应引起的耳蜗机械增益；B代表增益为－3dB（71%）以内的频带宽度时，其关系式为：

(1) $G = 1/(1 - A)$

(2) $B \approx (1 - A)/[\pi\ T(A \times 0.5)]\text{Hz}$

一般认为，在高分辨型听力曲线中所见到的细小波动是由耳蜗共振造成的。在通常的测听阈值中，由于是按一个倍频程的间隔进行测试，所以听力曲线光滑平直。当把测听频率的分隔变细时，测出的听力曲线称高分辨型。在高分辨听阈曲线中显示出细微结构区，是由听敏度增高与减低的交变频带所组成。听敏度一般增加2～12dB，从公式(1)中可见，A将在0.2～0.75之间。用心理物理法观测到，响度增量的平均频率间的间隔与用声学测出的耳蜗回声之T值相符。

业已发现，在增加声刺激的声压级值时，在共振处的相对响度增量减小。这意味着，随刺激强度增加，耳蜗机制再循环因数A值减小，即耳蜗机械振动循环一次后留下的信号值减小。从心理物理学的测试结果可知，因数A与无共振时的等效刺激声压表示的耳蜗内部兴奋P之间呈非线性关系，可用公式表示：

(3) $A = X / P Y$

参数X与Y即与声音刺激频率有关，也与耳蜗自身特性有关。X值在1 ~ 20之间，Y值分布于0.4 ~ 0.8的范围内。

耳蜗共振的事实表明，在回声反应中的机械能量可聚焦于几个频率上并引起耳鸣的感觉。公式(1)、(2)、(3)可概括耳蜗共振活动的数学关系。如X = 5，Y = 8ms时，在再循环因数A的3个值（0.3、0.9、1）处出现共振，其具体关系如下:

$A = 0.3$

从公式(3)可知，当内部兴奋P =23dB（SPL）时，A =0.3, 从公式(1)可知，在此状态下的共振增益是1.4（3dB），因此，在输入声刺激为20dB（SPL）时，在共振频率处即可达到内部兴奋的声压级值。此时，耳蜗共振的带宽是51Hz。

$A = 0.9$

当内部兴奋为4dB （SPL）时，A即等于0.9。在这种条件下，当增益G =10（20dB）时，为维持共振处4dB5（SPL）的内部兴奋所需要的外界声刺激仅为−1.6dB（ SPL)，此时的共振带宽是4.4Hz。

$A = 1$

当内部兴奋为1.9dB（SPL）时，A即等于1。在此条件下的共振增益是无限大，因此，并不再需要任何外界声刺激即可维持此内部兴奋的声压级值。此时的共振带宽为0赫兹。于是耳蜗由非线性关系式(3)所控制的强度自发地振荡着。然而，即使在公式（3）可适用于任何实际情况时，A =1的条件也是不存在的，因为在耳蜗内总是存在着一定水平的内部噪声刺激，这就使耳蜗机械循环因数A永远低于最大值1。

（四）自发性耳蜗机械活动

自发性耳蜗振动可从密封的外耳道中以声音的方式记录下来。在很多听力正常人的密闭外耳道中可记录出近20dB（SPL）的窄带噪声，它重叠在一宽带的背景噪声上。这些窄带噪声是由非常尖锐的耳蜗共振所致，有些类似于纯音性质的耳声发射。对从外耳道记录出的窄带噪声进行声学分析表明，总声压级在5 ~ 14dB（SPL）水平，为尖锐的窄带噪声，在3dB处的带宽只有1.2 ~ 4.7Hz。所用设备频谱分析的分辨率为0.16Hz，属高精度的。

这些非常尖锐的窄带噪声之主频与该耳的耳蜗回声反应之主频一致，而不与强的耳蜗共振峰主频一致，这点支持了前文叙及的耳蜗共振数学模型。这些窄带噪声的主频很稳定，典型者为± 0.5%，可在几年之内保持不变。

由于微型传声器的固有噪声水平较高，因此在实际应用中从外耳道直接测量背景噪声是非常困难的，特别是难于肯定此背景噪声是源于耳蜗内还是身体的其他部位，然而，可以肯定的是，重叠于背景噪声之上的窄带噪声是源于耳蜗共振，共振进一步对此频带内的噪声予以放大，放大过程的最终产物是纯音样的耳声发射，可以看作是由背景噪声调制的耳蜗自身的谐振过程。

（五）耳鸣与自发性耳蜗机械活动

从密闭外耳道可检出自发性窄带噪声的受试者中了解到，有些受试者可听到这些自发性机械振动，性质为柔和的纯音样耳鸣；然而另一些受试者则听不到这类耳鸣。是否听得到这类耳鸣并不取决于在外耳道测出声压级值的大小，即声压级值大的不一定就听得到，声压级值小的也可能被听到。对于是否能听到的影响因素比较复杂，有受试者在此窄带频率区的测听阈值及中耳双向传递的效率等。在中耳病理条件下，耳蜗振动向外耳的传递最少，此时患者可体验到强烈的耳蜗机械性耳鸣。为此，耳蜗机械性耳鸣与外耳道内的测出的耳声发射并不可等同视之。

（六）影响耳蜗机械活动的因素

中耳对机械振动的传导性能、掩蔽效应、耳蜗的适应与疲乏以及药物等都可影响耳蜗的机械活动。

1. 中耳的运动性影响着鼓膜与卵圆窗的声阻抗　对于任何类型的耳蜗机械活动来说，卵圆窗都起着重要作用，它是把耳蜗机械活动再次输回给耳蜗的关键部位，是决定A值的重要因素，并能影响T值。

通过在密闭的外耳道中加正压或负压使声顺减低时，可观察到外耳道记录的自发性窄带噪声出现一些变化，表现为频率的移位、带宽的增加以及振动峰值降低等。

2. 掩蔽　自发与诱发耳蜗机械活动可以很容易地被另一个较强的声刺激所抑制，这种抑制很类似于心理物理学测试的掩蔽现象。

3. 适应　对每秒1～100次的短声刺激引起的耳蜗回声反应没有适应现象，从外耳道记录出的自发窄带噪声的强度也可在数小时内维持恒定，表明也无适应现象。然而，对声压级为70～90dB（SPL）的连续噪声刺激，在噪声暂停时所得到的回声反应却减低了，表明耳蜗机械振动发生源有残留的适应（或疲乏）现象，经过实验分析，此残留适应与中耳的声传递通路无关，而与耳蜗机械活动发生源的变化有关。

4. 疲乏　采用可引起15dB左右暂时性阈移的强噪声刺激［如1kHz，111dB（SPL），持续2min］可使耳蜗回声反应暂时减低。经过15min以后，暂时性阈移与回声反应的减低均恢复至原有正常水平。耳蜗回声强度的减少值一般都是听阈减低值的1/2～1/3，耳蜗回声减小具有频率特性，此频率与引致疲乏的刺激声频率一致，这一点与噪声引致暂时性阈移的频率关系相同。这种暂时性疲乏，与耳蜗机械性耳鸣在临床上存在着残留抑制现象有关。

5. 药物　在用猴做的耳蜗回声实验中观察到，利尿酸与速尿类药物可使耳蜗回声反应显著减小，表明这些药物会缓解耳蜗机械性耳鸣，而不是使其加重。利多卡因注射对人的耳蜗机械活动并未见到明显影响。

（七）耳鸣患者的耳声发射测试

迄今为止，能否把耳声发射作为诊断患者耳鸣的客观指标仍有争议。Zurek 认为，在耳鸣与耳声发射成分之间完全没有关系，他观察了 22 只有耳声发射的耳，无一例有耳鸣；然而，在他的 6 位耳鸣患者中，无一例可测出相关的耳声发射。

第四节　耳鸣的诊断

鉴于耳鸣是很多疾病均可伴随的一种症状，致病与影响因素复杂，因此对耳鸣进行正确的诊断与审慎的鉴别诊断是非常重要的。尽管根据患者的主诉不难在短时间内作出“耳鸣”的印象诊断，然而，这种诊断是很不理想的。

一、耳鸣的诊断格式

建议耳鸣的诊断至少应包括下列5项：

1. 听力水平诊断　如正常听力、不同程度的听力损失如轻度聋、中度聋、重度聋、极重度聋等。

2. 病损部位诊断与性质诊断　如慢性中耳炎、中耳机械性耳鸣、耳蜗病变、耳蜗机械性耳鸣、蜗后病变、小脑脑桥角肿瘤、感觉神经性耳鸣等。

3. 病因诊断或诱因诊断　如噪声性听觉损害、耳毒性药物损害、颅脑外伤后遗症等。

4. 分类诊断或分型诊断　如单侧耳鸣、高调耳鸣、持续性耳鸣、间断性耳鸣、Feldmann氏分型等。

5. 心理素质诊断　性格特征、心理承受能力如稳定型、不稳定型，抑郁状态、焦虑状态等。

这5项诊断的列出，不再是简单的印象诊断，而是层次清楚的系列诊断，显然要基于各种必要的检查结果才能得出有关结论，这对于下一步的治疗安排具有指导意义。在耳科与听力学临床上，“耳鸣”或“神经性耳鸣”这类症状诊断在病历中屡见不鲜，其实患者早知道他有耳鸣，医生作出的诊断应对患者有新的指导意义。

二、病史的采集

在采集耳鸣患者的病史时，除了主诉、现病史、既往史、家族史等常规病历书写格式以外，还有许多关于耳鸣的特殊问题，医生应注意收集。对这些问题是否心中有数，取决于应诊医师对耳鸣知识的熟悉程度。如果对耳鸣的概念、分类、病因、影响因素及机制等知之不深，在采集病史时就有可能遗漏一些关键问题。采集病史应遵循避免暗示性发问的原则，比如对于疑有血管性耳鸣者，不应当问“你的耳鸣是否有搏动感？是否与心跳同步？”，而应当问“你的耳鸣与心跳的节律有什么关系？”等。

病史采集应当包括下述内容：

（一）主诉

主要症状及持续时间，即耳鸣与其他主要伴随症状出现多久了，如耳鸣、波动性听力减退、耳内堵闷感一年余。

（二）现病史

何时开始出现，如何发展变化、诊断治疗过程，直到当前的现状。对耳鸣的描述应包括以下各项：

1. 耳鸣的特征　高调、中调、低调，应描述其性质如似蝉鸣、蜂鸣、某些乐器声、哨音、机器隆隆声、风声、流水声、嘈杂的吵闹声、多种纯音的复合声、拍击声、喀嗒声、心搏声、呼吸声等。除耳鸣的声音性质外，还要描述其为持续性抑或间断性，如为前者，在持续耳鸣期间耳鸣响度、音调及性质有无波动或变化；如为间断性，每次发生与间断的持续时间，这种发作与间隔时间有无规律或变化。

2. 耳鸣的可能原因　噪声、药物、头部摔伤、失眠、过度劳累与紧张等。

3. 使耳鸣加重或缓解的因素　环境噪声水平，在嘈杂环境与安静环境可使其加重还是缓解；体位因素，卧位或立位有何影响；疲劳或繁忙的工作有无影响；心理与情绪有无影响；药物有何影响，是什么药物等。

4. 耳鸣致心烦的程度　不影响情绪、无所谓、令人心烦、心烦影响正常学习与工作，是否影响睡眠等。

5. 耳鸣的响度　似有若无、静时才听得见、中等响度、很响、特别响，最好与环境中不同响度的声进行比拟。

6. 对耳鸣的忧虑程度与是否适应。

7. 自患耳鸣以来的诊治情况　哪些疗法有效，哪些疗法无效。

8. 有无全身系统性疾患　特别是与耳鸣有关的病症如高血压、糖尿病等。

9. 有无听力损失，听力损失的原因、类型与程度，与耳鸣出现的时间顺序为何。

10. 患者有何控制自身耳鸣的方法　如改变体位、听音乐、散步、锻炼身体以及养生气功（指经典的小周天与大周天法）。

（三）既往史

既往有无耳鸣发作的历史，当时发作的可能原因、特点、持续多长时间，是自然缓解还是治愈的，如属后者，采用何种治疗方法。

（四）家族史

家族、亲属中有无耳鸣患者，有无明显的遗传因素；家族中如有类似病症，他们是否有正常听力抑或伴不同程度的听力损失；有无明显病因或诱因，影响其耳鸣的因素为何；其诊断与治疗是如何进行的；什么样的疗法效果最好等等，这些资料可能有重要参考价值。

三、耳科临床一般检查

考虑到外耳与中耳的各种疾病都有可能成为引致耳鸣的原因，耳科临床一般检查对于耳鸣的诊断与鉴别是很必要的。先观察耳廓有无畸形、增厚、充血、肿胀、有无耳廓牵拉痛及耳屏压痛等。耳廓周围有无瘘管和瘢痕。乳突部有无充血、瘘管和瘢痕。下一步是仔细检查外耳道与鼓膜，应注意外耳道有无充血、肿胀、耵聍栓塞、异物、分泌物、后上壁塌陷、肿物、瘘管和外耳道狭窄等。凡发现异物、分泌物和妨碍视线的耵聍，均应清除，以便清楚地观察鼓膜。在异物、分泌物与耵聍贴近鼓膜时有可能引致耳鸣，清除后耳鸣症状可随即消失。在检查鼓膜时，要注意有无充血、肿胀、增厚、穿孔、萎缩、菲薄、瘢痕、钙斑及鼓室积液影等。在透过鼓膜观察锤骨的情况时，如锤骨柄向内倾斜、变短、变横、锤骨短突明显突出，均提示鼓膜内陷，往往是由于慢性渗出性中耳炎、咽鼓管肿胀、狭窄、阻塞、造成鼓室负压所致。要观察光锥是否正常，有无变短、中断、分散、消失。在鼓膜有穿孔时，应注意穿孔的部位及大小，是否有分泌液或脓液从穿孔处流出。在检查外耳道和鼓膜时，可用徒手检查法，然而，目前临床上一般均借助于耳镜，用额镜或其他光源照明。在条件较好的科室，耳科诊台都装配了显微镜，可以观察到肉眼难于分辨的病变。

四、耳鸣的测试

根据耳鸣的定义可知，耳鸣是在无外界声刺激或电刺激时，人体产生耳内或脑内的声音感觉，本身就是一种主观症状、主观感觉。迄今尚缺乏一种客观的方法来分辨耳鸣是否存在。本节所阐述的内容涉及用患者行为反应（主观反应）为指标对耳鸣的主调、响度以及掩蔽效应等作出评价的方法，以期对耳鸣的性质、分类及可能原因提供资料。

（一）耳鸣音调测试法

一般用匹配法测试，目的在于找出耳鸣的主调。耳鸣常呈纯音性质，其频谱成分很窄，具有一定的音调。非纯音性或噪声样耳鸣也不少见，但多数有一个主调。假如在耳鸣的成分中含有几个音调，那么就应当着重测试最令其心烦的耳鸣音调。用纯音听力计向耳鸣的对侧耳发出舒适响度（或与耳鸣响度近似）的纯音，先从1kHz处测，令患者比较此纯音的音调及对侧耳鸣的音调，如测试音调高于耳鸣音调，则减低纯音频率；反之，则增高纯音频率，直至患者感到听力计的纯音音调与对侧耳的耳鸣音调相同或相似，此纯音音调即为患者耳鸣的主调。频率调节尽可能地细一些，听力计频程旋钮有时在耳鸣音调匹配试验中显得粗了一些，然而在对大部分耳鸣患者的测试中可满足需要。在有些研究工作中，采用连续可调的音频振荡器发出匹配纯音。笔者曾在耳鸣侧施加刺激纯音进行音调匹配试验，其结果与对侧刺激者类似。

（二）倍频混淆试验

为准确找出耳鸣的主调而不是其倍频纯音产生的音调，故设计本试验。当已找出耳鸣主调后，用纯音听力计发出比此主调高一个倍频程的纯音，让患者比较此纯音听起来是否与原匹配的耳鸣主调相像，然后用低一个倍频程的纯音重复此测试步骤。假如倍频音听起来与原测主调很相似，则令患者仔细区分，哪一个纯音听起来更像其耳鸣音调。用此法可排除倍频混淆现象造成的测试误差。在音调匹配测试中，仅在个别病例出现倍频混淆现象。耳鸣音调的准确测试有助于提高掩蔽疗法的效果。

（三）耳鸣响度测试

尽管可以用匹配法对耳鸣响度进行测试，然而在实施时，情况比音调匹配测试要复杂，造成这种情况的主要原因是重振和掩蔽效应。应在尽可能短的时程内完成响度测试；同时，在耳鸣音调匹配测试后，最好休息几分钟，以便使耳鸣响度测试结果尽可能如实地反映耳鸣情况。有实际测试经验的听力学家在耳鸣响度的评估中，对操作本身并不感到困难，测试步骤的熟练程度也不容置疑，令其困惑并产生比音调匹配测试复杂的印象，大概是基于对测试结果在机制理解上的难度，不仅如此，测试音对耳鸣的同侧与交叉掩蔽效应，使耳鸣响度与测试音响度达到平衡的过程有时不太顺利，然而在多数情况下，只需几分钟的时间即可完成测试过程。

通常先在对侧耳施加1kHz的纯音，改变其输出dB值，同时令患者比较耳鸣的响度，直至听起来等响或响度平衡时为止。给声的纯音强度需用听力级（HL）和感觉级（SL）两种dB值记录之。听力级是指听力计刻度上的指示所用的dB值，而感觉级是指此受试者测试耳的听阈定为0dB（SL），其听阈如为50dBdB（HL），那么这位具体受试者的0dB（SL）＝50dB（HL）。当在90dB（HL）测试耳达到响度平衡时，就应记录90dB（HL）与40dB（SL）两个参数。在对患者做耳鸣响度评估时，其耳鸣响度感觉级值很小，笔者所见者多在10～15dB之间，有的仅为5dB，因此，最好采用1dB的增量测试。

由于掩蔽效应，当测试音达到一定强度时，患者就听不到耳鸣了，在这种情况下当然无法继续响度平衡测试。此时休息片刻，待患者自觉其耳鸣响度恢复至原有水平时，再从较弱的刺激音强度水平开始测。交叉性掩蔽效应在临床上不难见到，对这部分患者的耳鸣响度平衡匹配测试中会遇到这类问题。当在患耳（耳鸣侧）施加响度匹配测试纯音时比较困难，当患者叙述二者等响时（特别在不用1kHz纯音而用与耳鸣主调一致频率的纯音时），常陈述分别不出哪个是耳鸣音、哪个是测试音，是由于二者听起来一样，抑或是耳鸣已被掩蔽了，的确难以判断，特别是对于那些掩蔽阈较低的纯音样耳鸣更是如此。

标记耳鸣响度用感觉级与听力级两个dB值，其道理在于，如单用感觉级dB值记录患者耳鸣的响度，就有可能大大低估了耳鸣者所感受到的耳鸣响度；如单用听力计上标出的听力级dB值记录患者耳鸣的响度，那么就有可能过分夸大了耳鸣者所感受到的耳鸣响度。特别是伴有中度或重度听力损失的感觉神经性聋者就更为如此。大家知道，在声学领域中，响度的单位是

“宋”，响度级的单位是“方”，各有严格的概念。本节为使更多的读者易于接受，姑且不避概念不清之嫌，使用了 dB 作为单位。

倘若遇到患者耳鸣耳的对侧耳为全聋的情况，不论音调测试或响度测试均无法向对侧耳施加比较纯音。此时，只能在耳鸣侧耳进行此两项匹配试验，如审慎进行，结果仍有价值。

必须强调的是，无论响度测试得到什么结果，不要忘记，即使不太响的耳鸣也可能很烦人、使患者很痛苦；换言之，如耳鸣响度测试得到低响度的匹配值，这并不意味着耳鸣很轻或意义不大，应结合其他资料综合考虑。

（四）耳鸣响度的主观评估

前述耳鸣响度测试需要听力计等测试设备以及测试人员与患者的密切配合，然而结果还得依赖患者自己的陈述。为此，对耳鸣响度不妨让患者自行评估，一般分为 7 级。分级方法已在本章耳鸣分类中介绍过，本节不再赘述。

（五）耳鸣掩蔽听力图

测定刚可掩蔽耳鸣的各频率纯音或窄带噪声的最小强度级，将其dB值记录在听力表并连成曲线，这条曲线称为耳鸣掩蔽听力曲线或耳鸣掩蔽听力图。换言之，曲线上各点示出的dB值为对此受试者的耳鸣掩蔽阈，高于此曲线水平的纯音或窄带噪声强度可有效地掩蔽耳鸣，即患者在接受掩蔽期间已听不到原有的耳鸣声。此测试通常用听力计进行，具有1/3倍频程频带纯音和窄带噪声的听力计可满足测试要求。把耳鸣掩蔽听力图分为5型。即会聚型、分离型、重叠型、间距型及阻尼型或不能掩蔽型。各型的特征及临床意义请参阅本章耳鸣分类的有关内容。

（六）残留抑制或掩蔽后效应测试

在对耳鸣的有效掩蔽声停止后，不少患者的耳鸣减弱或抑制效应还可持续一段时间，这个时程就定义为残留抑制（RI）或掩蔽后效应时间。不同患者的残留抑制时间不同，有的可长达数十分钟，有的短至数秒，还有些患者无残留抑制现象，即当掩蔽声停止后，耳鸣立即出现。掩蔽声性质与患者耳鸣性质决定着残留抑制试验的结果。个别患者甚至出现相反的结果，即在掩蔽声停止后，耳鸣立即出现瞬间响度比平时增加，继之逐渐恢复到原有响度水平。

残留抑制试验的测试步骤是：向患者的耳鸣侧耳施予有效的掩蔽声，根据具体情况可选用不同频率的纯音或窄带噪声，也可选用宽带噪声甚至白噪声，取掩蔽效果最好者。掩蔽声的强度通常在掩蔽阈上10dB，持续时间1min，然后关掉掩蔽器，让患者描述耳鸣程度的变化，检查者则详细记录。记录的参数有两项，即耳鸣响度变化及其时间过程。以掩蔽前的耳鸣响度定为 10，在长柱形图（或竖线）上按等分标以 0、1、2、…… 10 的耳鸣相对响度刻度，作为记录的纵坐标；横坐标为时间，以 10s 为刻度，在长于 5min 的部分，可不标刻度，但留出记录时间的空白。在横坐标的起点，要记录耳鸣前的响度，均为10，然后在横坐标下标出掩蔽声的参数及性质，如“1kHz 窄带噪声、掩蔽阈上 10dB、持续 1min”，停止掩蔽时间应在时间坐标的“0”处，即在 0 的左方横坐标与纵坐标交点间应空出一段距离，以箭头方式标出给予停掩蔽的时间。对响度分级要由患者自己确定，如耳鸣完全被掩蔽，则标为 0；如减弱 1/2，则标为 5；如已恢复至原有耳鸣响度的 8 成，则标为 8；以此类推，这样即可得到一帧耳鸣掩蔽残留抑制曲线。据笔者实践，这一记录方法值得推荐。

残留抑制试验对耳鸣的治疗方案有指导意义，即残留抑制时间愈长、掩蔽愈有效，对此患者选用掩蔽疗法，效果会不错；否则，要试用其他疗法或与其他疗法结合使用。

五、其他听力学测试法与耳科影像学检查法

纯音听阈测试与阈上功能测试、声导抗测听、电反应测听、耳声发射测试、前庭功能检查、颞骨与头颅的CT与MRI检查、多普勒超声或同位素脑造影等，根据患者的具体情况选用，有关这些检查法的详细内容请参阅本书的相应章节。近年来发现，在用同位素进行脑造影时，耳鸣患者的大脑皮层听区颞横回显示一定的活动区，这有可能为耳鸣的诊断提供一种客观方法。

第五节 耳鸣的治疗

耳鸣的治疗比较困难，这是基于导致耳鸣的疾患与因素很复杂，为此要针对不同病情来制定相应的治疗方案。耳鸣的治疗方法很多，但没有特效疗法。建议在耳鸣临床应诊的耳科医生，对耳鸣患者最好不要说“没什么治疗办法”，而不妨说“有很多治疗方法，但缺少特效的”。提出此建议的主要动机是避免对患者造成新的心理障碍，后者有可能使患者的耳鸣加重，形成恶性循环。

一、心理治疗与心理咨询

总的来说，在心情愉快而轻松的状态下，大约有1/3的患者自觉耳鸣减轻；在抑郁的心情下，有半数的患者感到耳鸣加重，觉得耳鸣比以前更响。因此，耳神经科医生、特别是耳鸣专科门诊的医生，在紧张、繁忙的门诊工作条件下，最好多给耳鸣患者（特别是因耳鸣带来极大痛苦的患者）几分钟，耐心解释几句，以减轻或消除他们的心理障碍，将耳鸣与心理障碍的恶性循环链切断。笔者在临床实践中，已把心理治疗及心理咨询列为常规，有时会收到意想不到的效果，有不少因耳鸣极度焦虑与痛苦的患者，在接受心理治疗措施之后，感到“如获重释”，随着心理障碍的消除，有的耳鸣程度明显减轻；有的患者虽耳鸣程度并无明显变化，但对其原来难于忍受的耳鸣已可基本适应了。医学界对心理咨询与治疗的作用愈来愈重视，摆脱了心理障碍是“思想问题”的偏见，例如，在听觉言语康复训练中，就已把心理康复列入计划。

二、生物反馈疗法

生物反馈是指把患者的生物状态或身体状态的某些信息反馈给他本人，生物反馈疗法是让患者根据反馈来的生理变化有意识地调整自身的功能状态，从而达到缓解应激状态、放松全身肌肉张力的目的。这种疗法在国外的耳鸣临床中常被采用，一般用电子监测仪器，有结构比较复杂的，如监测脑电的生物信号；也有便携式监测仪，用来监视局部温度或血流。监测肌电活动以反映肌张力强弱的生物反馈治疗仪比较常用，一般佐以皮肤温度测试信号。通常每周治疗一次，每次持续 1h。常用的做法是，把引导肌电图的电极放在额部，经放大器使肌电图在示波器荧光屏上显示，嘱患者有意识地放松额部肌肉张力，额部肌群的肌电图信息通过患者的视觉反馈给患者本人，当肌电图振幅波动或增高时，提示额肌太紧张，患者需放松额肌张力，以便保持放松状态下的低幅肌电图水平；通过数字式体表温度计，连续监视患者的食指温度，在室温恒定的条件下，患者放松、交感神经系统活动减弱，副交感神经系统活动增强，皮肤血管扩张、末梢循环加快，此时局部皮肤温度稍高，让患者尽量保持稍高的皮肤温度，只有坚持放松才能维持住一定的皮肤温度，一旦皮温下降，就提示患者应再放松。监视手指血流的生物反馈系统道理雷同，患者充分放松时，末梢血液循环比较快，根据反馈回来的血流图信息，患者进行自我调整，以有效地保持放松，包括精神和体力的松弛。总的来说，生物反馈疗法的主要作用是缓解患者的紧张状态和应激状态，对耳鸣的响度本身并无直接影响。

三、松弛练习

松弛练习（松弛疗法）也归类于心理治疗。耳鸣患者伴随的紧张状态以特异性紧张性头痛最易引起患者注意，对同样存在的躯体紧张往往意识不到或尚未察觉。患者对其自身的紧张状态不易认知，除非紧张状态诱发了新的症状。周围的亲友对其紧张表现很容易发现，患者自身却感觉不到。松弛练习需要在医学心理学家指导下进行，基本原则是在意识控制之下松弛全身肌肉，松弛练习一般每次10～20min，一天2次，通常在晨起与睡前进行。松弛疗法的理论依据是，躯体的松弛是神经系统松弛的先决条件。西方医学采用的这种松弛练习，有可能受中国传统医学气功疗法的影响，但二者间的不同点是松弛练习并不刻意追求“入静”及“气”在经脉中运行的那种特殊感受。

四、自助疗法

自助疗法指的是通过患者自身调整或患者之间相互帮助以缓解耳鸣症状的方法。对于初患耳鸣者，不管其心理承受能力如何，都应当劝慰患者在积极治疗的同时，必须减轻心理负担，面对现实、正视现实，对耳鸣的症状要容忍，做好长期共存的思想准备。如果能够做到这一点，有相当多的严重耳鸣患者可带着耳鸣平静地生活，努力地去适应，这个适应过程一般要半年至一年。

五、掩蔽疗法

用外界声音掩蔽耳鸣实际上是很古老的方法，由于它确实对耳鸣有效，故一直沿用至今。掩蔽疗法可对临床上有显著耳鸣的患者取得60%～80%的有效率。实际上，很多患者业已发现或观察到，环境背景噪声的存在可以减低甚至消除其耳鸣；反之，当夜深人静或周围环境很安静的条件下，其耳鸣变得更明显。因此，耳鸣研究工作者、耳鸣专科医生和耳鸣患者都在共同努力以找到适宜的声音来掩蔽或缓解耳鸣。业已证明，对很多严重耳鸣患者来说，掩蔽疗法是缓解与治疗耳鸣有效而最易接受的方法。可能有人会提出质疑，耳鸣听起来是一种声音，掩蔽声听起来也是一种声音，那么为什么患者对耳鸣声不能容忍、对掩蔽声却可接受呢？这个问题在理论上不太容易回答，但在实际应用中，患者本人可以很明确地作出答复，即耳鸣声听起来吵人、不舒服，而掩蔽声听起来不吵人、感到舒服，特别是外界的掩蔽声把烦人的耳鸣完全消除时更为如此。掩蔽声更容易被接受的另一原因是它来自外界，并不意味着自身有什么毛病；此外，环境背景噪声是人们经常体验到的，只要它不过分吵闹，人们习惯了，所以掩蔽声比耳鸣声更容易被忽略，与耳鸣声相比，患者情愿去听掩蔽声。一般来讲，对耳鸣掩蔽治疗的可接受程度与施加有效掩蔽声的响度成反比，有效掩蔽声的感觉级愈低，患者就愈容易接受，缓解耳鸣的几率愈高、效果愈好。为此，在耳鸣临床中，要确定最小掩蔽级，指的是可有效掩蔽声之最低感觉级值。根据不少用掩蔽器治疗耳鸣的病例分析，凡掩蔽治疗成功者，一般具有以下特点：

1. 容易检测出耳鸣主调，耳鸣主调频率可以测准；

2. 在耳鸣主调或靠近耳鸣主调的掩蔽噪声频带，应在低感觉级的强度下即可对耳鸣完全掩蔽；

3. 患者乐于接受掩蔽声，即不太在意它的存在；

4. 最重要的一点是，所给予的掩蔽声使耳鸣患者听起来感觉舒服，喜欢听，甚至使他感到快慰。

掩蔽治疗无效的患者大致可分为3种情况：

1. 听力损失严重，掩蔽声强度达不到其听觉阈值，即使用最强的掩蔽声患者也听不到；

2. 虽然掩蔽声可有效缓解耳鸣，可是掩蔽声响得让患者难于接受；

3. 对某些患者，似乎所能提供的各种声音都不能掩蔽其耳鸣，换句话说，找不到可成功掩蔽的声音刺激。

音乐掩蔽的基本原则是，选患者最爱听的内容并把音量控制在刚可掩蔽住耳鸣时的最低强度。其他掩蔽方式有超声波掩蔽法、振动觉掩蔽法等，根据感觉器官相互作用的基本生理学原理，躯体感觉刺激有可能影响听觉系统的功能状态。

六、药物治疗

在介绍药物之前，先谈一谈安慰效应。由于耳鸣是主观症状，在用药物治疗时就存在着安慰剂效应的可能性。安慰剂常用于评价药物真实药效的人体对照实验，它对疾病或症状并无任何直接治疗作用，常用的安慰剂如淀粉等。当药物的有效率比安慰剂的有效率高，且经过统计学处理有显著性差异时，才可得出药物有效的结论。很多研究工作表明，约有75%的患者在服用安慰剂后会感到耳鸣及相关心理障碍有不同程度好转。对于耳鸣这类缺乏特效药的症状，有人主张索性用安慰剂治疗，因为安慰剂毫无副作用。使用安慰剂并不是欺骗患者，而是暗示疗法的一种。

常用于治疗或缓解耳鸣的药物有血管扩张药、抗心律失常药、抗癫痫药、抗抑郁药、精神安定药、镇静剂、神经营养药、钙离子拮抗剂等。

1. 抗心律失常类药物　众多的实验表明，利多卡因及其衍生物对耳鸣有明显抑制作用。利多卡因的化学结构中含有一亲脂性芳香环，即 2，6 - 二甲苯胺脂，此环通过酰胺基与亲水基二乙枸杞碱相连接，在二乙基枸杞碱中含有叔胺氮，利多卡因分子可以以不带电的叔胺或带电的氨离子形式存在。离子型的利多卡因与细胞脂质双层膜的钠通道阻滞有关，使细胞膜的去极化过程发生障碍，不能产生动作电位，即不能兴奋及传导。这就是利多卡因麻醉、抗心律失常和治疗耳鸣的基本药理机制。

利多卡因可能以外周作用为主，同时也不排除中枢效应。由于它影响了神经细胞脂质双层膜的钠离子通道活动，进而使神经传导速度减慢，这意味着神经元及其纤维减低了快速放电的能力，至少可阻断异常的放电节律，后者是耳鸣的神经机制之一。如在耳蜗性耳鸣，利多卡因有可能直接作用于毛细胞，使毛细胞表面的脂质双层膜钠离子通道活动更趋于稳定，使异常加速的离子流动过程减慢，从而缓解耳鸣。其外周直接作用的可能性已从临床治疗中得到证实：将 1% 利多卡因 0.3 ～ 0.5ml 经鼓膜穿刺针注入中耳腔，对有些耳鸣患者取得显著疗效。利多卡因穿透力很强，在中耳腔完全可经圆窗膜（或蹬骨底板与卵圆窗边缘软组织）渗透至耳蜗外淋巴液，进而穿透底膜作用至毛细胞及听神经终末发挥作用。国内已有医院采用过这一技术，但应在住院条件下进行，因为利多卡因中耳腔注射后可立即诱发眩晕发作，但是此眩晕是一过性的。待眩晕消失时，可问患者其耳鸣有何变化，不少患者陈述其严重耳鸣不复存在。

利多卡因仅在静脉注射时有效，口服无效。利多卡因静脉注射的常规剂量为 1～ 2 mg/kg，国外文献报告的最高剂量可用至5mg/kg。把一定剂量的利多卡因用生理盐水或 5 % 葡萄糖稀释成1% 的浓度，在3 ~ 5min 期间缓慢推入静脉内，每日 1 次， 7 次为一个疗程，休息一周后可再重复一疗程。在决定疗程前，应先进行一次利多卡因试验，按 1 ～ 2 mg/kg 的剂量，用前述溶液稀释成 1 % 的浓度缓慢注射，如无不良反应，可开始第一疗程。尽管利多卡因静注的疗效是短暂的，但仍被列为耳鸣专科门诊的常规治疗方法之一，因为这是迄今最有把握为大部分严重耳鸣患者在一段时间内解除痛苦的药物。用患者的话来说，“让我宁静片刻，就很知足了”。

2. 抗癫痫类药物与抗中枢痛药物　基于把耳鸣视为“感觉性癫痫”的一种形式，常用的药物有卡马西平、苯妥英钠及朴癫酮（麦苏林）等。

3. 谷氨酸钠　谷氨酸钠的剂量与用法是：将60～80ml（浓度为28.75%）谷氨酸钠稀释于1 000ml 的 5% 葡萄糖溶液中，行静脉滴注，以每分钟 4 ～ 6ml 的速度慢滴。谷氨酸口服给药方法简便易行，常用片剂为0.3及0.5g两种，剂量与用法是：成人每服3g，日服3次。小儿按年龄乘 1g 的日总量，分 3 次服用。

4. 血管扩张剂、抗血栓药和神经营养药　一切用于治疗突发性耳聋的药物如能量合剂、川芎嗪、复方丹参注射液、凯时、金纳多、东菱克栓酶等均可试用于耳鸣的治疗，具体剂量请参阅突发性耳聋的有关章节。

5. 钙离子拮抗剂　钙离子拮抗剂的主要药理作用在于，可选择性地阻滞细胞脂质双层膜的钙离子通道，防止细胞外液的钙离子过多地流入细胞内，使细胞内液免受因钙离子浓度过高而带来的损害。实验表明，钙离子拮抗剂对成分与细胞内液类似的耳蜗内淋巴液也有类似作用，所以，可用于因内淋巴囊水肿而造成眩晕的梅尼埃病的治疗，对偏头痛、脑血管病变、外周血液循环障碍、记忆力减退等均有一定疗效。近年来试用于耳鸣症状的缓解，初步印象是可减轻部分患者的耳鸣响度。目前，国内较普遍应用的钙离子拮抗剂是西比灵，常用剂量及方法是日服一次，每次5mg。如长期服用，应定期检查心电图，因近来文献报告，对个别患者可引发心律失常。如出现神情呆滞或锥体外系症状时应停止用药。

七、人工耳蜗植入术

植入人工耳蜗装置，通过电极向听神经施加电刺激而缓解耳鸣的机制不外乎两种可能性：第一种可能机制类似于耳鸣掩蔽器或助听器所产生的听觉与耳鸣间的相互作用。支持这一设想的根据是人工耳蜗电刺激对耳鸣的作用也同样存在残留抑制现象，白天使用人工耳蜗装置以后，当入夜关机停止电刺激时，患者不再感到耳鸣，次晨一觉醒来，耳鸣又随即出现。第二种可能机制是人工耳蜗植入电极发出的电刺激，引起存活的听神经纤维及中枢各级听觉神经核团的兴奋，这个诱发的神经电活动，可影响原有产生耳鸣的自发电活动过程，包括使异常自发放电率增加或减低、使放电节律变得规则或不规则，以及使神经元群电活动同步性变差等效应，从而减弱了形成耳鸣的异常兴奋过程，继而使耳鸣减轻。

八、鼓室神经丛切除术

切除鼓室神经丛可改善或消除某些患者的耳鸣。有些慢性中耳炎患者伴耳鸣的症状，在医生为他们做了乳突根治术后，意外地使其耳鸣得到缓解。这一临床现象提示，部分患者耳鸣的原因，可能是鼓室神经丛及其节细胞受炎症侵袭所致。

九、颈交感神经节（星状神经节）封闭术

用普鲁卡因阻滞星状神经节可缓解部分梅尼埃病引起的耳鸣。其疗效的原理可能是星状神经节封闭后，使小脑下动脉的分支内听道动脉痉挛缓解。从而推论，梅尼埃病的耳鸣可能与内耳缺血有关，动脉痉挛缓解，内耳供血改善，从而使耳鸣减轻。

十、中西医结合疗法

最近的研究报告表明，在缓解突发性耳聋者伴有的耳鸣中，中西医结合治疗组的总有效率为77.7%，单纯西药对照组的总有效率是49.1%，二者有显著差异，P 值 = 0.001。对照组所用

的药物主要是静点凯时和口服都可喜，中西医结合治疗组在应用这些药物的同时合并中药，其方剂的主要组成是黄芪、枣仁、当归、川芎、赤芍、甘草等。

十一、习服疗法

“习服”是指对耳鸣的适应或习惯，其英文原文retraining therapy可直译为重复训练疗法。该疗法的主要内容包括不全掩蔽，放松训练，心理治疗等。由于目前尚无治疗耳鸣的特效药物，患者应该消除对药物的依赖心理，而应以习服训练为主、药物治疗为辅，积极进行习服练习，以尽快适应耳鸣。习服疗法要求耳鸣患者坚持训练 1 ～ 2 年才能达到完全适应或习惯。耳鸣掩蔽疗法，常用的外界噪声发生装置有耳鸣掩蔽器和助听器、随身听、家用音响等，所发出的噪声可以是各种频率成分都有的白噪声，也可以是有中心频率的窄带噪声，后者的掩蔽效果最好。但由于许多人的耳鸣音调难以匹配，所以，耳鸣掩蔽器产生的噪声多为白噪声。不全掩蔽是指用低强度噪声不完全掩蔽耳鸣，噪声强度以刚刚听到为准，不要太大。目的是让患者逐渐习惯和适应与耳鸣相似的外界噪声，并避免噪声加重或造成新的损害。建议每天最少掩蔽6h以上，每次掩蔽时间不超过1h，休息10 ~ 20min后再进行下一次掩蔽。由于噪声强度非常低，所以，工作、学习和其他活动时都可以掩蔽。放松训练的方法是：闭目静坐或平卧，用意念控制神经和肌肉的紧张性，先从头皮、额部、面部肌肉开始放松，逐渐将上、下肢、胸部乃至全身的肌肉放松。心理治疗和心理咨询要求医生除为患者进行必要的检查外，更要进行耐心与细致的解释和指导，如讲解听觉生理和耳鸣发生的可能原因；指导患者对耳鸣的忽略、习惯、遗忘和适应，争取与耳鸣和平共处；消除患者对耳鸣的恐惧心理，树立耳鸣可治愈的信心。转移注意力是非常关键的一步，就是不管何时、何地、何种情况下，一旦想到耳鸣，你能立即把注意力转移到其他事情上，比如听音乐、读书、看电视、看报、晨练等户外活动、游泳等健身运动等，从而分散对耳鸣的注意力，使耳鸣成为患者习惯了的、可以接受的现实。通过心理测试问卷得分的研究表明，习服疗法对缓解耳鸣及其心理障碍效果肯定。

近年来，国内愈来愈多的同道开展了耳鸣的临床与基础研究工作，仅2003年发表在国内专业学术期刊上的有关论文及综述多达20余篇，如赵小燕等报告了200例（262耳）耳鸣患者耳鸣特性的临床观察，他们对耳鸣响度及主调的测试结果与既往文献相符；陈平、黄治物等阐述了水扬酸盐耳鸣动物模型耳蜗基因表达谱的特征；陈勇明、杨红姬对53例老年性耳鸣患者的多普勒超声结果作了分析；刘冰、王槐富报道，用微波治疗耳鸣的有效率高达74%～92%，表明国内耳科学界对耳鸣这一难题已给予足够重视。

参考文献

1. 胡岢主编. 耳鸣. 北京: 北京医科大学中国协和医科大学联合出版社, 1994, 67-273
2. 姜泗长, 顾瑞主编. 临床听力学. 北京: 北京医科大学中国协和医科大学联合出版社, 1999, 431-439
3. 姜泗长主编. 耳鼻咽喉－头颈外科诊断与鉴别诊断. 北京: 中国协和医科大学出版社, 2001, 18-33
4. 王忠植, 张小伯主编. 耳鼻咽喉科治疗学. 北京: 北京医科大学中国协和医科大学联合出版社, 1997, 314-353
5. 罗克强, 胡岢, 张华, 等. 中西医结合治疗突发性聋伴耳鸣、眩晕的疗效观察. 中国中西医结合耳鼻咽喉科杂志, 2004, 12: 66-69
6. 吴红敏, 殷善开, 于栋祯. 白噪声发生器治疗耳鸣的临床观察. 听力学及言语疾病杂志, 2004, 12: 110-114

7. 曹永茂, 银力, 龙墨. 耳鸣掩蔽治疗条件的测定. 听力学及言语疾病杂志, 2000, 8: 143-145
8. 陈翰申, 周重新. 耳鸣治疗的进展. 听力学及言语疾病杂志, 2001, 9: 251-253
9. 刘雅凌, 胡春潮, 宋为明. 单侧颈静脉轰鸣四例报道. 听力学及言语疾病杂志, 2002, 10: 280-282
10. 王洪田, 姜泗长. 用耳鸣动物模型评价药物治疗耳鸣效果. 中华耳鼻咽喉科杂志, 2000, 35: 143-145
11. 施建蓉, 胡寿铭. 耳鸣研究进展. 中华耳鼻咽喉科杂志, 1999, 34: 125-128
12. 余力生, 徐永良, 于德林, 等. 耳鸣的诊断与治疗. 临床耳鼻咽喉科杂志, 1998, 12: 147-149
13. 梁勇, 钟乃川. 水杨酸钠对豚鼠单离外毛细胞外向钾电流和静息电位及膜电容影响. 中华耳鼻咽喉科杂志, 1999, 34: 217-220
14. 蔡青, 李骏, 陶泽璋, 等. 耳鸣患者的心理分析. 临床耳鼻咽喉科杂志, 2004, 18: 219-221
15. Baguley DM, Andersson G, Factor analysis of the tinnitus hadicap inventory. Am J Audiology, 2003, 12: 31-33
16. Sindhusake A, Golding M, Newall P, et al, Risk factors for tinnitus in a population of older adults: the blue mountains hearing study. Ear Hearing, 2003, 24: 501-503
17. Berry JA, Gold SL, Frederick EA, et al, Patient-based outcomes in patients with primary tinnitus undergoing tinnitus retraining therapy. Arch Otolaryngol Head Neck Surg, 2002, 128: 1153-1155
18. Bartnik G, Fabijanska A, Rogowski M, Effects of tinnitus retraining therapy（TRT）for patients with tinnitus and subjective hearing loss versus tinnitus only. Scan Audiol Suppl, 2001, 206-208
19. Markou K, Lalaki P, Barbetakis N. The efficacy of medication on tinnitus due to acute acoustic trauma. Scan Audiol Suppl, 2001, 180-184
20. Reyes SA, Salvi RJ, Burkard RF, et al, Brain imaging of the effects of lidocaine on tinnitus. Hear Res, 2002, 41: 43-47
21. Forte V, et al. Objective tinnitus associated with abnormal mastoid emissary vein. J Otolaryngol. 1989, 18: 232-235
22. Baguly DM, Humphriss RL, Hodgson CA, Convergent validity of the tinnitus handicap inventory and the tinnitus questionnaire. J Laryngol Otol, 2000, 114: 840-844

第 四 篇　周围前庭系统疾病

第二十九章

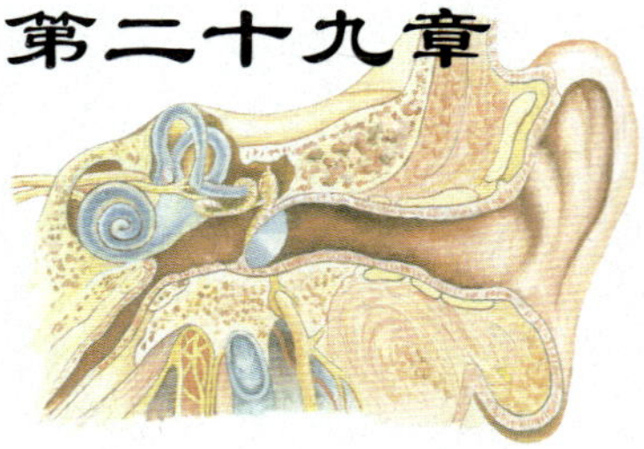

梅尼埃病

张连山

梅尼埃病（Ménières disease，MD）是一种特发的内耳病。基本病理改变为膜迷路积水。临床表现为反复发作的旋转性眩晕、感音神经性听力损失、耳鸣和耳胀满感。

本病发病率不详。多发生于30～50岁，儿童少见。男女发病无明显差别。双耳患病率为10%～50%。

第一节 MD简史

1861年，法国巴黎的一个夜晚，一位年轻的女士乘坐四轮马车去参加一个晚会。突然，她觉得天昏地转，并有剧烈的恶心、呕吐。不久，这位女士不幸去世。尸体解剖时发现她的半规管内充满红色、黏稠的物质。由产科医生改行的，巴黎帝国聋哑研究院主任、著名的耳科医生Proper Ménières敏感地注意到这一现象。他于1861年1月8日在帝国医学研究院宣读了第一篇题为“内耳病变引起的特殊类型的严重耳聋”的论文，指出反复发作的眩晕、耳鸣、耳聋可以因内耳疾病引起，病变部位在半规管。在那个年代，耳科学还相当落后，Ménières的这一观点并未受到重视，但奠定了他在耳科学的历史地位。此后，他又于1861年2月9日、1861年4月13日和1861年6月15日相继发表了3篇耳科论文，进一步阐述了他的观点。此后不久，1862年2月7日，他因流感离开了人世。

后世学者为了纪念这位耳科医生，把以阵发性眩晕伴恶心、呕吐为主，兼有波动性耳聋、耳鸣及耳内胀满感等临床症状的疾病，称为梅尼埃病综合征。

1938年，Hallpike和Cairns发现本病的病理改变为膜迷路积水。以后，陆续有人不断证实这种病理变化，从而确认它为一种独立的疾病。

1972年，在美国眼耳鼻咽喉学会听力及平衡委员会会议上，确定由特发性膜迷路积水引起阵发性眩晕、耳聋、耳鸣的疾病统一采用梅尼埃病的名称，从而与梅尼埃综合征加以区别。

法文Ménières按英文发音，可译为“美尼尔”，因此，许多年来，耳科医生和广大患者都习惯于叫“美尼尔氏病”，并沿用至今。Ménières按法文发音，中文译音为“梅尼埃”。为准确表达其音译，中国自然科学名词审定委员会正式将Ménières Disease译为“MD”，而弃用“美尼尔氏病”、“梅尼埃尔氏病”等译名，并要求在学术期刊上发表文章时必须用“梅尼埃病”。随着时间的推移，广大医务工作者和患者已经逐渐习惯这一命名。

第二节 MD 病因

MD 的病因迄今不明，众说纷纭。根据美国耳鼻咽喉头颈外科学会听力及平衡委员会1995年提出的关于 MD 的诊断及治疗评价标准和我国 1996 年提出的梅尼埃病诊断依据和疗效分级标准，都认为 MD 是一种特发性膜迷路积水。而膜路积水是如何产生的又解释不清。所谓“特发性”就是说原因不明或目前还找不出真正的原因，是一种权宜的、无可奈何的、对一原因不明疾病的提法。

MD 的诱发原因很多。很多患者发病前或有工作紧张、过度疲劳的经历；或有生气、急躁、焦虑不安的病史，或与月经周期等因素有关。随着社会的不断进步，人们的工作和生活节奏越来越快，MD 的发病率有上升的趋势。

有关 MD 的病因，国外学者有如下分类方法：

Paparella 病因分类（1991）：

1. 已知病因 MD　各种感染因素（包括细菌、病毒等）、损伤（包括机械性损伤或声损伤）、耳硬化症、梅毒、遗传因素、过敏、肿瘤、白血病及自身免疫病。Paparella认为，大约有25%的患者可找出病因。

2. 特发 MD　包括典型 MD 和非典型梅尼埃病（前庭型和耳蜗型）。

Schuchnech 病因分类（1983）：

1. 先天性畸形　Mondini 内耳先天畸形等；

2. 继发性　炎症（由病毒、细菌及梅毒螺旋体引起的等）；

3. 特发性　原因不明。

上述分类方法是否合适值得商榷。因为，既然限定MD是特发性膜迷路积水，那么由已知病因引起的膜迷路积水而诱发前庭症状的疾患是否还是MD，需要得到大家的公认。很有可能将来把这些已知因素就公认为是MD的病因。已知因素越多，所谓“特发性”就越少，一直到彻底揭示本病的病因为止。

de Sousa（2002）将由已知原因引起的膜迷路积水，从而产生前庭症状的疾患称梅尼埃综合征。

MD 的病因虽不清楚，但两个基本因素的重要性是清楚的，即原发的生理解剖因素与继发的体质因素。如两者同时存在则相互影响。

一、原发的解剖生理因素

Takeda（1997）应用X线断层摄影发现，正常前庭水管影像为漏斗状和管状，其外径宽度为 6.0mm；而 MD 患者前庭水管变窄，特别是单侧发病的患耳，其外径平均仅为 2.2mm，表现为丝状影像。双侧患者前庭水管也狭窄，但程度较轻。另有X线影像学研究发现，前庭导水管及乳突天盖周围乳突小房气化不良，并伴随较短而直的前庭导水管；前庭导水管骨性闭锁及狭窄；乳突气化不良内淋巴囊周围纤维化；球囊或联合管梗阻等。

Shea（2000）用 CT 三维成像测量前庭水管外径，发现 MD 患耳前庭水管较狭窄，其外径平均为 3.79 ± 2.92mm，而正常对照组平均为 5.35 ± 1.73mm。其外径越小，则 − SP/AP 比值越小。认为前庭水管狭窄或不显示是本病发病的诱因。

Sennaroglu（2001）通过 CT 测量前庭水管直径及静态声顺值测量内耳压力发现，前庭水管是否狭窄与内耳压力无明显关系。

生理因素：由于血管性原因等，致使内淋巴管及内淋巴囊的功能不良，这些因素都与膜迷路积水有关。

二、继发的体质因素

（一）自主神经功能紊乱

内耳小血管（动脉与静脉）痉挛，导致迷路微循环障碍，组织缺氧，新陈代谢紊乱，代谢中间产物潴留在内淋巴中，使内淋巴生化特性改变，渗透压增高，外淋巴及血流中的液体移入内淋巴间隙，最终酿成迷路积水。

（二）机械阻塞与内淋巴吸收障碍

血管纹、囊斑和壶腹嵴周围分泌细胞产生的内淋巴液，经连合管、球囊和椭圆球囊管，汇集到内淋巴管，在抵达内淋巴囊以后被其弥散吸收。在此纵向流程中任何部位的梗阻（特别是狭窄小管处的血细胞及代谢产物淤塞，椭圆囊-内淋巴管瓣膜病，内淋巴管外伤性断裂、先天性狭窄）和内淋巴囊本身发育不良，各种炎症所致的囊壁纤维变性、管壁增厚等所致的吸收功能障碍，均可引起膜迷路全部或部分积水。

（三）变态反应

鉴于本病患者中有些人有对食物等的过敏史而怀疑变态反应可能是致病原因。近年来一些实验研究证实，内耳是抗原-抗体反应的靶器官，可发生变态反应，反应时聚集在血管纹和内淋巴囊周围的免疫活性细胞所释放的组胺、5-羟色胺等可使毛细血管扩张，管壁通透性增加，使液体大量进入内淋巴间隙。另外，出现在内淋巴管和内淋巴囊内侧壁上的抗体沉积物也可能妨碍内淋巴的吸收。

手术、创伤、药物或病毒等作用与自身内耳组织，产生自身抗原，通过B细胞、T细胞、单核细胞和巨噬细胞等引起内耳损伤，释放的炎性介质作用于血管纹、前庭膜、内淋巴囊，引起血管-内淋巴屏障和内、外淋巴屏障的损伤，破坏体液平衡，内淋巴生成过多，形成膜迷路积水。

Derebery（2002）使用牛肾脏提取物检测MD患者热休克蛋白（HSP70）发现，29.1% MD患者 HSP70 升高，50% 双侧 MD 患者 HSP70 升高，15% 单侧患者 HSP70 升高。

Muino（1999）发现MD膜迷路广泛含有Ⅱ型胶原抗原，经ELISA法测定，患者血清中存在Ⅱ型胶原的特异性抗体。

Mamikoglu（2002）发现本病发作时，血液中CD4细胞（T辅助细胞）百分率明显增加至71%，而在静止期和正常对照组分别为59%和58%。

（四）代谢与内分泌功能障碍

糖尿病患者，内耳小血管壁类脂质沉积，内膜增厚，管径缩小，影响内耳供血，组织缺氧，代谢紊乱而致膜迷路积水。低血糖时，血管纹离子泵作用所需的能量供应不足而被削弱，Na^+在内淋巴腔中潴留，引起膜迷路积水。甲状腺功能低下所致的黏液水肿可引起眩晕与听力减退，实验研究也证实内耳组织细胞水肿、盖膜卷曲与毛细胞脱离、基底膜增厚。

另外脑垂体-肾上腺皮质功能减退，对外界刺激的代偿适应能力减低，可能是本病病因的基础。病毒感染、血液理化特性的改变等均可能与本病的发生有关。

（五）精神因素

不少患者存在情绪波动、过度疲劳、焦虑不安、忧郁及较其他患者有较强的强迫观念等。

三、遗传因素

MD 的病因学尚不完全清楚，目前的研究认为其可能为多种因素所致，而其中遗传学因素有着重要意义。据 Paparella 报告，15% 梅尼埃患者有家族史。文献报道提示 MD 的种族性和家族性特点：一组研究选取英国白种人家族中的41个家庭（其每一家庭中至少有一名MD患者）作为研究对象，经过病史复习及全面检查确定诊断，并获取所有家庭成员的全部病史，从有效的成年人及患病儿童中采集血样（共 325 人），提取 DNA 并予储存，以期通过不断研究确定导致MD的某一突变基因的位置。初步的研究结果表明，MD在家族中以常染色体显性方式遗传，并且随着连续传代，其发病年龄提前，在双亲一方患病的家庭中，其基因外显率约为 60%；另一结果显示出家族性的 MD 中女性患者较男性多（70：49）；另一有趣的现象为在41个家族中有14个家族的主要症状为眩晕及耳鸣而无主观听力损失症状，这些具有部分综合征的患者在两年间也发展成为典型患者。在 41 个家族中，典型 MD 患者 89 人。通过对MD患者症状起始年龄与发作程度的记录，显示出同胞关系中起病年龄仅有微小差异，而子、父代比较，其起病年龄随着连续传代而提前，且发作程度更为严重。分析后推理认为，调控内淋巴的细胞群起源于神经外胚层，也就是说，如同其他已明确的可以早期遗传的神经变性疾病一样，MD表现可以解释MD的不全外显性、传代中的不全延续性以及存在的“偶发性”病例等现象。

近年来，随着分子遗传学和基因分析技术的不断进展，Morrison等（2002）认为本病与类风湿关节炎、多发性硬化、偏头痛等其他与遗传因素有关的疾病一样，可能是一种多基因与环境因素共同作用所致的疾病。以下表现说明本病，尤其是家族性 MD 与遗传因素有关：

1. 发病率与种族有关　高加索人发病率高达 1‰ ~ 2‰，而乌干达黑人以及美洲印第安人发病率很低。

2. 常有家族遗传史　有报告可达 50%。

3. 为常染色体显性遗传　外显率约 60%。

4. 有遗传早发现象　即在遗传过程中，子代发病年龄提前，并且病情加重。由 DNA 三核苷酸扩展突变引起。

5. 常伴偏头疼　后者为不全外显的常染色体显性遗传疾病。两者的致病基因可能有连锁关系。

本病基因学研究主要有 *COCH*（coagulation factor C homology）基因、人类白细胞抗原（human leucocyte antigen, HLA）基因和水通道蛋白（aquaporins， AQPs）基因。

1. *COCH* 基因　Fransen（1999）报告，*COCH* 基因是人类发现第一个伴前庭功能障碍的常染色体显性遗传非综合征性耳聋基因，该基因位于染色体 14q12-13。*COCH* 基因突变可致 DFNA9发生。DFNA9是人类发现的第九个常染色体显性遗传非综合征性耳聋疾病，也是目前发现的惟一的伴有前庭症状的常染色体显性遗传非综合征性耳聋疾病。

DFNA9 为家族性发病，发病年龄 20 ~ 56 岁。听力障碍外显率几乎为 100%，部分患者有前庭症状，与听力损失同时出现。表现为眩晕、黑暗中不平衡感、醉酒感以及向一侧倾倒。前庭功能减弱并逐渐消失。个别患者表现典型的 MD 症状。

DFNA9 颞骨病理检查发现，耳蜗、前庭的神经通道和 Corti 器支持结构有嗜酸性黏多醣沉积，神经结构退行性改变。可伴膜迷路积水。Khetarpal（2000）电镜发现耳蜗、前庭外细胞区域充满大量结构紊乱的微纤维丝样结构，大量Ⅱ型胶原纤维消失。

2. *HLA* 基因　*HLA* 基因是人类基因组中目前所知最复杂、最具多形态的遗传体系。*HLA* 基因群包括Ⅰ、Ⅱ和Ⅲ 3类。已发现70多种疾病与*HLA*多态性相关联，其中大多数自身免疫性疾病HLA Ⅱ类基因有关。

Koyama（1993）对20例MD患者研究表明，*HLA-DR2*基因，尤其是*DRB1*1602*以及*Cw4*相关基因可能是本病易感相关基因。

Bernstein（1996）探讨32例本病与HLA的关系，发现*HLA-DR2*与本病有明显的负相关，认为*HLA-DR2*可能是本病的保护基因。发作期可携带*HLA*的一个扩展单体型，尤其是*DQw2-DR3-C4Bf-C4AO-G11*等，可作为发作期的标志。

孟曦曦（2001）对60例本病和85名正常人进行对照研究，发现本病*DRB1*3+5+6+8*基因组集团总数高于正常对照组，而*DRB1*09*则显著下降。认为*DRB1*09*可能是保护基因。

Melchiorri（2002）发现患者*HLA-Cw4*07*明显增高，认为*HLA-Cw4*07*直接参与致病过程，或存在一个与*HLA-Cw4*07*密切相关的未知基因。

Lopez-Escamez（2002）认为*HLA*与本病易感性无关。

3. 水通道蛋白（aquaporotin，AQPs）基因　位于染色体7p14，是一组与水通透有关的细胞膜转运蛋白，是水转运特异通道，共有10个家族成员，即AQP 0 ～ 9。遗传性先天肾性尿崩症与AQP2基因突变有关。青光眼可能与AQPs改变有关。

近年来发现AQP 1 ～ 5、7、9分别在内耳不同组织中表达，并且多集中在与内淋巴液关系密切的部位，如血管纹、内淋巴管及内淋巴囊。说明其与对调节内耳液体平衡、维持听觉和平衡功能有重要作用。

Mehatre（2002）报告，在小鼠和大鼠的前庭膜Corti器有AQP2D的表达。

北京协和医院韩红蕾等（2003）报告，正常豚鼠中AQP 0、1、3、5、7、8在耳蜗均有表达，AQP 0在血管纹和螺旋神经节有较弱表达，AQP 1、3、5、7、8在Corti器、内外螺旋沟、血管纹、螺旋神经节表达较强，认为AQPs在维持膜迷路液体平衡中起着协同作用。

第三节　MD病理改变

1938年，日本人Yamakawa和美国人Hallpike及Cairns同时在MD患者的颞骨切片上发现了该病的主要病理改变。主要表现为膜迷路积水膨大，蜗管和球囊比椭圆囊和壶腹嵴明显，而内淋巴囊和半规管膨大不明显。蜗管积水膨大，前庭膜向前庭阶方向移位，重者可与骨壁相贴。位于蜗管尖端的前庭膜可经蜗孔疝入鼓阶，底端者可直接挤入前庭。球囊膨大，充满前庭，向外抵达镫骨底板内面，可与之接触或粘连；向后上压挤椭圆囊使之扭曲移位。椭圆囊增大亦可使壶腹发生类似改变。

内淋巴压力极高时可使膜迷路的任何部分，首先是前庭膜发生破裂，内淋巴外溢并与外淋巴相混，使二者的生化成分及特性均改变。穿孔小者多可自愈，也可反复破裂。裂孔大者，边缘塌陷粘连于感觉上皮表面，形成永久性瘘道。

内淋巴囊内壁的上皮皱褶因长期受压迫而变浅甚至消失。上皮细胞由柱状或立方形变成扁平状，部分脱落消失。上皮下胶原纤维增生，血管减少。

疾病初期，感觉上皮的变化并不明显。积水持久者，膜迷路反复破裂或瘘孔不愈时，血管纹和盖膜、毛细胞及其周围的支持细胞、螺旋神经纤维甚至螺旋神经节细胞均可发生退变。前庭系统 2 个囊斑和 3 个壶腹嵴的改变多不明显。

Vasama（1999）观察到 MD 晚期永久性听力阈移主要和毛细胞变性有关，与螺旋神经节细胞缺失无关。

Tisuji（2000）通过人颞骨研究发现，MD 患者壶腹嵴和囊斑Ⅱ型毛细胞和前庭神经节细胞选择性缺失。

Spenser（2002）发现，药物治疗无效 MD可能存在前庭神经轴突脱髓鞘改变等蜗后改变。

Flock（2003）利用激光共聚焦显微镜显示荧光染色细胞，发现急性膜迷路水肿引起前庭膜结构微损伤，如上皮层细胞损伤。这些微损伤引起 Corti 器电化学环境改变，导致听力损伤和耳鸣。

第四节 膜迷路积水的机制

一、内淋巴循环

内淋巴循环有纵流和辐流两种学说，目前纵流学说占主导地位。纵流学说认为内淋巴由蜗管血管纹边缘细胞和椭圆囊暗细胞产生，沿耳蜗长轴流动，在内淋巴囊吸收。如果产生过量或吸收障碍，运输管道狭窄或阻塞，均可产生局部或全程的内淋巴积水。当前庭导水管狭窄时，内淋巴不能顺利地经内淋巴管流入内淋巴囊，是为内淋巴积水的机械性因素之一。

目前普遍认为，膜迷路积水由内淋巴分泌与吸收失平衡产生。但更趋向于内淋巴吸收障碍。在现代分子病理学和细胞病理学研究基础上，Gibson（1997）提出的有关内淋巴囊形成膜迷路积水理论。认为内淋巴液纵向流动至内淋巴囊是一个主动的过程，而不是被动的过程。由耳蜗内离子渗透压所形成的容积渗克分子浓度梯度和由内淋巴囊糖蛋白的形成的胶体渗透压，是驱使内淋巴液纵向流动至内淋巴囊的动力。也就是说，内淋巴囊像一块海绵，能吸引内淋巴液流向囊内。那么内淋巴液又如何流向内淋巴囊呢？解释如下：

（一）蜗管内淋巴容积渗克分子浓度梯度是维持内淋巴液纵向流动的主要动力

内淋巴液中 K^+、Cl^- 浓度（mmol/L）及由此产生的容积渗克分子浓度（mOsm/L），使蜗管内电位（mV）从蜗顶到蜗底呈梯度增加。而且 K^+、Cl^- 浓度，容积渗克分子浓度都高于外淋巴液。内淋巴 Na^+ 浓度低于外淋巴液，有梯度趋势但无统计学意义。蜗管内高容积渗克分子浓度保证外淋巴液的液体能及时对内淋巴进行补充，而容积渗克分子浓度梯度则驱使内淋巴从蜗顶向蜗底纵向流动。

（二）内淋巴囊糖蛋白形成的胶体渗透压是保证内淋巴液进入内淋巴囊的主要动力

从内淋巴管到内淋巴囊，容积渗克分子浓度梯度性降低，内淋巴囊的离子渗透压（$Na^+ + K^+ + Cl^- + HCO_3^-$）为220mOsm/L，低于其他部位的内淋巴液和细胞外液。但是内淋巴液的蛋白含量高，约 1 750 ～ 8 500mg%，而蜗管内蛋白含量仅 144 mg%，由此产生的胶体渗透压差弥补了离子容积渗克分子浓度在内淋巴囊的降低，保证了纵向流动的内淋巴液进入内淋巴囊。内淋巴囊的功能细胞主要有亮细胞和暗细胞两大类。内淋巴囊的糖蛋白是由内淋巴囊亮细胞分泌的。MD 的内淋巴囊细胞，有粗面内质网病理性扩张和脱颗粒、多聚核糖解聚、内质网内有核糖体堆积等变化，提示分泌性上皮合成糖蛋白功能障碍，与膜迷路积水形成有关。

如果内淋巴囊没有内淋巴液流入而比较“干燥”，内淋巴囊细胞可分泌一种促尿钠排泄激素 Saccin（natriuretic hormone）。该激素能使内淋巴液的容量增加。内淋巴囊还分泌一种很容易水解的糖蛋白，若附在细胞表面，能吸出细胞内含物。内淋巴囊细胞较其他细胞更能阻止糖蛋白的作用。糖蛋白能促进内淋巴液纵流。

典型的 MD 患耳内淋巴管狭窄，蜗管内产生某些代谢物的碎屑淤塞于狭窄的内淋巴管。阻止了内淋巴液向内淋巴囊。此时，内淋巴囊缺少内淋巴液，致内淋巴囊分泌促尿钠排泄激素，增加内淋巴液容量及分泌糖蛋白吸引内淋巴液流向内淋巴囊。这两者的作用可达到解除内淋巴管梗阻，清洁内淋巴管的作用。当内淋巴管梗阻突然解除时，可出现眩晕的感觉。如果最终又因梗阻不能解除，出现明显的膜迷路积水，此时眩晕消失。

（三）内淋巴内环境稳定是由许多内耳酶调节而维持

内淋巴液离子浓度、蜗管内电位、容积渗克分子浓度梯度的形成及维持有赖于许多内耳酶的调节。目前人们比较了解的有 Na^{+}-K^{+}-ATP 酶、碳酸酐酶和 Ca^{2+}-ATP 酶。

（四）内淋巴流体静态压力与内环境稳定

内淋巴流体静态压力平衡是维持生理功能的一个因素。MD早期前庭膜向前庭阶膨出，不是由于内淋巴液压力增高而是容量增加的结果。内淋巴液压力增高通过外淋巴液传到圆窗、卵圆窗，刺激中耳黏膜感受神经并增加听骨链阻抗而产生耳胀满感。

（五）膜迷路积水和内淋巴内环境失衡的关系

各种致病因素通过以下途径形成膜迷路积水：①血管纹、前庭膜及内淋巴囊通透性增高使离子交换功能紊乱，内淋巴液生成过多；②内淋巴囊受炎症、肉芽、循环免疫复合物沉积的影响而干扰了吸收功能；③内淋巴管或连合管、椭圆囊管和球囊管任何部位的狭窄阻塞，内淋巴分泌糖蛋白功能障碍使内淋巴胶体渗透压下降，都能影响内淋巴液的纵向回流。回流和吸收障碍所致的阻塞性内淋巴液流体力学变化与内淋巴液生成过多所致的变化不同。

MD 的致病因素很多，发病机制复杂。内淋巴分泌过多、回流和吸收障碍不能截然分开。Sakagomi 认为在 MD 早期膜迷路积水成因以生成过多为主，随着病程的进展，则以炎症、纤维化产生的纵流受阻或吸收障碍为主。缺氧亦可能影响内淋巴囊功能，可能是缺氧干扰了碳酸酐酶活性，影响了内耳酸碱平衡和内环境。

调整内淋巴的内环境，有助于减轻膜迷路积水，近年来提倡局部应用氨基糖苷类药物治疗 MD 的理论依据之一，就是利用其对内耳暗细胞的毒性作用，使暗细胞变性、肿胀，分泌 K^{+} 功能受损，从而达到减轻和控制膜迷路积水的目的。

二、膜迷路积水与眩晕和听力改变的关系

长期以来，膜迷路积水如何引起眩晕发作和听力障碍，有不同的说法。

（一）机械性压迫说

MD 初期症状的出现是由于机械性压迫。早期的膜迷路积水，由于前庭膜有弹性，压力即可压向前庭阶，又可压向鼓室阶。由于基底膜的僵硬度较高，尤其在蜗尖部压力较高，故表现为低频听力下降。病变晚期，前庭膜变为松弛，耳蜗受压一致，听力普遍下降。膜迷路的某一部分呈袋状突出，特别是在球囊或壶腹部，可以机械性地刺激前庭感受器而出现眩晕。

（二）膜迷路破裂说

膜迷路积水到一定程度时，膜迷路破裂。膜迷路破裂与症状有关，但对膜迷路破裂作用的解释，有两种截然不同的看法。

Schuknecht（1963）认为当膜迷路破裂时眩晕突然发作。膜迷路破裂后，内、外淋巴液混合，内淋巴液浓度较高的K^{+}进入外淋巴液，对前庭神经有麻痹作用，或由于形成瘘管，壶腹壁

塌陷、变形而影响壶腹嵴帽运动时即可引起突然眩晕。

House（1979）认为，膜迷路破裂时，由于内淋巴液压力缓解，症状突然消失。一旦裂孔愈合，则膜迷路积水重新出现，压力增高又引起症状重新出现。

（三）内淋巴导管碎屑阻塞说

内淋巴导管碎屑阻塞说是 MD 新的病因理论，即内淋巴囊通过两种方式清除淤积在内淋巴管内的代谢产物、耳石、细胞等碎屑。这两种方式包括分泌糖蛋白，将内淋巴液吸引至多细管状构造的内淋巴囊；分泌促尿钠排出激素增加内淋巴液的含量。

内淋巴碎屑理论可以解释不同阶段的 MD 症状，勒莫叶综合征，特马金耳石危象、先天性梅毒、继发性膜迷路积水等出现眩晕的原因；也可解释低压脉冲治疗 MD 的原因；甚至还能说明为什么乳突单纯凿开术这类对照性手术可以改善 MD 的症状。

在 MD 的早期阶段，主要症状为眩晕。而对听力的影响是短暂的。在这一阶段，内淋巴囊的功能尚好，能够彻底清洁内淋巴管。在这一阶段，每次眩晕发作之前，膜迷路积水仅仅是短暂的。而在每次眩晕发作之后，内淋巴管得到完全的清除。由于这种清除作用，内淋巴液突然向内淋巴囊的运动，产生突发性眩晕。

MD 的晚期阶段，由于糖蛋白引起了内淋巴囊功能的损害，使内淋巴囊不能充分吸收过量的内淋巴液，蜗管内出现持久性积水，眩晕不断发作，即使急性内淋巴管梗阻突然解除后，这种吸收障碍也不会消失。在该阶段，内淋巴液梗阻开始被解除时，耳蜗功能改善，听力提高，但眩晕发作，这就解释为什么会出现勒莫叶综合征。从理论上推测，这一现象说明可能存在一个大的前庭导水管。

晚期 MD 内淋巴囊已不能解除内淋巴管的完全梗阻，从而不再产生内淋巴液流动。由于蜗管积水的长期存在，出现不可逆的听力障碍。

特马金耳石危象可能由于高度积水的膜迷路突然破裂所致。

内耳梅毒时，内淋巴管被梅毒螺旋体及炎症反应产生的碎屑阻塞，引起眩晕。

在 MD 的早期，低压脉冲可以缓和地增加内淋巴压力，挤压内淋巴管内的碎屑产生移动，避免出现梗阻而缓解症状。同样，乳突皮层凿开术时，振动也可以帮助解除内淋巴管的梗阻。

Kitano（1999）认为垂体加压素对调节内耳液体压力有重要作用，血浆中垂体加压素增高可引起膜迷路积水。

Matijesen（2001）在动物实验中发现，给予外源性醛固酮时，可诱发膜迷路积水，但 MD 患者血清醛固酮水平与正常对照组无明显差别，单侧和双侧 MD 患者血清醛固酮水平也无显著性差别，血清醛固酮水平和年龄、听力及症状程度和持续时间无关。

Watanabe（2002）在给豚鼠内淋巴囊孔钥血蓝蛋白时，可诱发膜迷路积水。

第五节 MD 临床表现

MD 有 4 个主要的症状：眩晕、耳聋、耳鸣及耳内胀满感。

一、眩晕

多为突然发生的、剧烈的旋转性眩晕。患者感到自身或周围的物体沿一定的方向和一定的平面剧烈旋转，以致必须闭目卧倒才能防止因平衡失调而摔倒，并减轻恐惧心理。有的患者感觉身体左、右摇晃，上、下升降，漂浮。眩晕的同时伴有恶心、呕吐、面色苍白、出冷汗、血压下降甚至或腹疼等自主神经反射症状。

上述症状在睁眼与转头时加重，闭目或静卧时减轻，患者多喜闭目静卧，且头部固定在某一位置。

发病的整个过程中，患者神志清醒，即使个别患者突然摔倒，也保持着清醒状态。

眩晕持续时间较短暂，数十分钟或数小时后自然缓解，症状消失，转入间歇期。间歇期除可有听力障碍外，多无其他症状。间歇期的长短因人而异，由数日到数年。眩晕常反复发作，复发次数越多，持续时间越长，间歇期越短。眩晕程度多较剧烈，但个体差别很大，每次发作亦不会相同。

大约有1/3的患者眩晕发作时有先兆症状。如头昏、烦躁、患耳深处不适、胀满感，出现耳鸣或原有的耳鸣性质改变，低频听力下降等。

有先兆的患者，发作轻微者患者可自已作出保护性反应，如坐下或躺下。发作时患者感觉无法忍受的天旋地转时，常抓住固定物体不放，生怕自已在空间转动、摔倒。

二、耳聋

本病的耳聋属感音神经性耳聋。疾病早期多为低频听力（125 ~ 500Hz）下降，可为波动性。眩晕发作间歇期可恢复正常。眩晕反复发作、病程长者，听力损伤范围逐渐扩大，低频和高频听力（2～8kHz）均可受损，并且不能恢复。听力情况总的趋势是随发作次数的增加而每况愈下。

本病还有一个非常特殊的听力改变现象——复听（diplacusis）现象，即患者听高频强声时刺耳难忍，有时患耳和健耳将同一个声音听成两个不同的声音。

三、耳鸣

初起可表现为持续性低音调吹风声或流水声，久之转高音调的蝉鸣声或汽笛声。眩晕发作前可突然出现或加剧。间歇期耳鸣消失，久病者可持续存在。

四、耳胀满感

眩晕发作期，有的患者有患侧头部或耳内胀满感、沉重、压迫感，有时耳周围灼热或钝痛。根据笔者的经验，这种表现并不常见。

第六节　MD检查

为了正确地诊断MD，病史十分重要，一些检查也是必不可少的。系列化听力检查和前庭功能检查项目很多，要求每一个患者都做是不现实的，因为眩晕发作时非常痛苦，不能耐受长时间的检查。有的检查项目还处于研究阶段，需选择性地的使用。下面所列的检查应该完成。

一、纯音测听

可发现有无听力损害、听力下降的性质和程度。典型的MD早期低频听力下降，属感音神经性耳聋，听力曲线呈上升型。病程越长，听力损失越重，听力曲线可呈平坦型或下降型。纯音测听还可以动态观察患者听力连续改变的情况。

常规的纯音测听技术已经广泛应用于耳科临床，其测试的频率是 0.125～8kHz。近年来，扩展高频测听法（extra-high frenguency audiometry）越来越受到重视。国外对 MD、前庭神经元炎、耳毒性聋、噪声性聋、面瘫和耳硬化症等高频测听的结果和意义有很多报道。超高频测听技术对某些疾病能早期作出诊断，其应用拓宽了听力学的领域，有广泛的应用前景。北京协和医院耳鼻喉科已引进此设备，并已应用于临床。

笔者曾于1995年报告了23例眩晕患者常规和超高频测听的结果。超高频听力下降者16例（69%），其中11例为MD患者。常规和超高频测听听力下降者8例，超高频听力下降者3例。这3例仅有超高频听力下降，似与MD早期低频听力下降的规律不符，有待进一步研究。23例中的另外的12例患者，其中4例耳毒性眩晕、突聋眩晕和供血不足眩晕仅有高频听力下降。上述结果说明高频测听技术可能对某些疾病的早期听力学诊断有所帮助。

二、眼震电图

眼震电图检查大约有30%～50%的患者表现为单侧前庭功能下降。很多患者出现自发性眼震和位置性眼震，但眼震的方向与病侧无明显关系。大约有25%的患者眼震电图检查可无异常。

笔者于1983年总结了42例MD患者的眼震电图检查结果。检查的项目包括：定标试验、自发性眼震试验、位置性眼震试验、变温试验、视动性眼震试验和跟踪试验。42例中正常者为15例（36%），异常者27例（64%）。

眼震电图的检查项目很多。主要针对前庭眼动反射通路、视眼动反射通路及视前庭相互作用反射通路进行检查。检查主要包括：

自发性前庭反应检查：自发性眼震试验、凝视眼震试验。

诱发性眼震检查：位置性眼震试验、变位性眼震试验、温度性眼震试验、旋转性眼震试验、直流电试验、扭颈试验、摇头试验、过度换气试验、氧气试验、通气试验、平稳跟踪试验、视动性眼震试验、视动后眼震试验及科里奥利加速度耐力试验等。

此外，眼动系统功能障碍还可表现出其他眼球运动异常，这些异常改变用肉眼观察是很困难的，而用单眼、双眼、水平式垂直各组电极配合应用，选用不同的时间常数、用ENG记录是较为理想的方法。

这些眼球运动包括：

分离性眼震（dissociated nystagmus）：见于核间性眼肌麻痹及内侧纵束综合征。

反跳性眼震（rebound nystagmus）：见于慢性小脑病变。

退缩性眼震（retractive nystagmus）：松果体肿瘤患者可出现此类眼震。

跷板样眼震（see-saw nystagmus）：见于视交叉病变如垂直瘤、鞍旁肿瘤、颅咽管瘤。

周期交替性眼震：提示脑桥中脑病变。

双向眼震（bruns nystagmus）：见于听神经瘤。

旋转性眼震：见于第四脑室底前庭核病变。

眼球点动（ocular bobbing）：严重的脑桥病变所致。

kipp眼球偏斜或扫视偏斜：为巨形方波，见于小脑病变，脱髓鞘病。

随意性眼震：为皮层通路障碍。

调节阵挛：眼球反复、无节律共轭运动失调。

做一次全套的系列化检查，在临床上是不可能也是没有必要的。根据临床的需要，可按下列简化的方案进行检查，检查一个患者大约需要1.5～2h，检查项目主要包括：自发性眼震检查、温度试验、旋转试验、扫视跟踪和平稳跟踪、视动性眼震检查、固视抑制试验。

其中第3和第4项检查对于鉴别前庭功能异常是中枢性的还是外周性的有重要价值，特别是对小脑功能评定有重要价值。

三、前庭重振

前庭重振（vestubula recruitment）和响度重振试验相似。前庭系统疾病可以出现前庭重振现象。1969 年 Torok 曾对 MD 患者进行研究，发现 10%～20% 患者有前庭重振现象。

前庭器官受刺激时，通常情况下其反应强度随刺激强度变化而增减，即弱刺激产生弱反应，刺激强度增加时反应强度也相应增加，且强弱反应之间有一定的比值关系。某些前庭病变时，当刺激强度增加所产生的反应强度增加的速度超过正常，这种现象称前庭重振。如刺激强度增加时产生的反应强度增加的速度低于正常，这种现象称为前庭减振。

一般认为前庭重振多见于前庭末梢病变，而前庭减振则多见于颅内病变如听神经瘤。笔者1986年报告57例（81耳）前庭末梢病变患者前庭重振的检查结果发现，与对照组及非前庭病变组比较，末梢前庭病变组前庭重振现象明显增高，占25.4%。说明前庭末梢病变前庭重振现象比较突出。

四、姿势描记图

姿势描记图（posturography，PG）是对前庭脊髓反射功能的量化检查。可发现、纪录平衡失调的情况。眼震电图是依赖前庭眼动反射来检查前庭功能，只侧重于检查前庭眼动通路，而且主要是针对水平半规管眼动反射功能的检查，因此有一定局限性。继 Romberg 试验应用以后，人们为将该试验量化进行了各种研究，目前有两类测量姿势稳定性的装置。一类采用固定式平台，称固定式姿势描记图（static posturography，SPG），另一类采用动态平台，称动态姿势描记图（dynamic posturography，DPG）或计算机化动态姿势描记图（computerized dynamicposturography，CDG）。

SPG又称人体重心动摇检查仪、人体重心平衡仪或人体重心平衡台。该仪器利用生物力学原理和临床相结合，将重心平台与计算机联机，记录人体重心在平面连续变化图形及轨迹，然后进行分析。主要的检查项目包括：

面积：检查外周面积、矩形面积和实效值面积。

轨迹长检查：总轨迹长、单位轨迹长和单位面积轨迹长。

力学波谱检查及矢量检查：包括力学波检查、位置矢量检查、速度矢量检查、振幅概率密度检查。

2000年北京协和医院用最新型重心动摇仪对112例正常人、72例周围性眩晕患者及30例中枢性眩晕患者进行检查，包括国内尚未见报道的X、Y、Z轴力学波谱检查。力学波谱检查是采用生物力学和计算机相结合的原理，检查重心动摇是由何种频率、何种强度的波所构成和一种方法。

正常人重心动摇类型分为中心型、弥漫型、前后型、左右型及多中心型 5 型，以中心型主为，占 45.54%；左右型例数最少，仅占 4.46%；其他几型例数居中。

周围性眩晕以左右型多见，占27.78%；多中心型所占比例最小、中心型、前后型及弥漫型比例居中。

中枢型患者以弥漫型所占比例最大，为36.67%；左右型次之，前后型和中心型所占比例相，未见多中心型。

正常组与眩晕组的类型分布有显著性差异。总轨迹长以及外周面积对眩晕患者敏感度较高，有助于眩晕病的诊断及鉴别诊断。Z轴力学波谱分析可能有助于周围性与中枢性眩晕的鉴别。

SPG、DPG 的主要区别在于后者是一个固定不动的平板，而前者是患者站在可以自动控的，沿地面平面移动和绕脚腕关节转动的活动平台上，检查中患者可以在视野罩蓬中不断改变视觉系统的状态，使该项检查更为精确、可靠，并可以定量地描述视觉、前庭和躯体感觉三者对于姿势稳定所起的作用大小。但是这种仪器需要进口，价格昂贵。目前还只是在某些专门的研究机构使用。

五、甘油试验

甘油试验主要用于判断是否有膜迷路积水。检查前空腹，让患者按每公斤体重 1.2 ~ 1.5g 的甘油加等量生理盐水服下。服药前与服药后每小时做纯音测听 1 次，共 4 次。患者服药测听后，如相邻两个频率听力提高 10dB 以上或一个频率提高 15dB，同时上下相邻的两个频率提高 5dB 以上均为阳性，表明可能存在膜迷路积水。该试验 1966 年由 Klockholf 首先使用。国外报告的阳性率为 60%，国内报告为 26% ~ 78%。

甘油是一种脱水剂，但与甘露醇不同。甘油分子的直径小于细胞质浆膜小孔直径，故可弥散到内耳边缘细胞，使内淋巴液经细胞通路进入血管纹的血管中，达到减压作用。

本试验主要用于蜗管水肿期，可用于诊断 MD。另外，甘油试验阳性者，行内淋巴囊减压手术效果会更好一些。服甘油后，有的人会出现头晕、头痛、恶心、呕吐等不良反应，休息片刻后好转。

六、速尿试验

1937 年 Kitahara 首次提出静脉注射速尿诊断膜迷路积水，后来被称为速尿试验。由于其独到的优点，逐渐引起耳科学界的注意。速尿为磷基苯甲酸的衍生物，是常用的袢利尿剂。

冷热试验法：首先行纯音测听，记录 0.25 ~ 1.0kHz 听力；然后用 50ml、40℃或 30℃水分别灌注左、右耳，如无反应改为冰水，记录眼震电图，计算眼震最大慢相速度。然后用 20mg 速尿经 10% 葡萄糖稀释到 20ml，缓慢静脉注射，1h 后重复上述检查。为了避免温度试验中恶心、呕吐等不适，Kobayashi 将正弦角加速度试验作为前庭刺激，分别于给药前和给药后 30、60、90min 做正弦角加速度试验，记录眼震电图，由计算机按优势方向比较每次用药前后的检查结果。

阳性标准及阳性率：按上述 3 个频率听力增加均提高 5dB 以上或任一频率提高 15 dB 以上为阳性；前庭功能检查阳性标准为：温度试验前后眼震慢相速度反应指数 >9.4% ~ 22.97% 为阳性；正弦角加速度试验：注射后方向优势与注射前比较，只要有一次相差 >10% 即为阳性。按温度试验标准，MD 速尿试验阳性率为 80% 左右；正弦角加速度试验的 MD 速尿阳性率为 52.2%，迟发性膜迷路积水的阳性率可高达 89%。

与甘油试验比较，速尿试验阳性率较高。

副作用及注意事项：速尿试验副作用发生率很低，除极个别有轻度恶心、头痛外，无其他副作用。但行速尿试验时需注意，不宜在使用氨基糖苷类抗生素期间进行，肾功能不全者忌用。

七、耳蜗电图

应用耳蜗电图能够比较客观地了解膜迷路中是否存在积水。其中，-SP/AP 振幅比被认为是诊断膜迷路积水的有用指标：-SP/AP 振幅比值>0.38具有诊断意义，可间接表明有膜迷路积水存在。此外，-SP/AP 复合波形异常增宽也是膜迷路积水所致。

用-SP/AP诊断MD的阳性率为32%～87%。协和医院耳鼻喉科-SP/AP的阳性率为66%。各家报告阳性率不一致的原因，可能与检查时机、检查方法及诊断标准不统一有关。

Ferraro（1999）的研究发现，使用-SP/AP面积比可提高膜迷路积水论断的阳性率达9%。

八、耳声发射

在MD患者诊断中，准确适度地应用耳声发射测试方法，可提高诊断MD的准确性。MD的OAE主要发现：①怀疑MD的患者，纯音测听正常但OAE可出现反应幅度下降，以低频成分损失明显；②畸变产物耳声发射曲线呈现上升型；③瞬态诱发性耳声发射频谱表现为，低频成分相关符合率<50%，其他频率成分符合率>70%。总之，OAE可首先反映早期MD患者的耳蜗功能状况，此结果对儿童更具有实际意义。

Cianfrone（2000）报告，60% MD患者可记录到DPOAE。甘油试验时行OAE检查，75% MD患者DPOAE幅度明显上升，25% MD患者DPOAEC从无到有。

de Kleine（2002）发现MD患耳和无症状耳诱发OAE的出现率分别为56%和85%，并且患耳幅度较低。自发性OAE对诊断MD无特异性。

九、旋转试验

对诊断MD无特异性。旋转试验是一种以旋转运动作为有效刺激，诱发前庭反应的检查方法，在当代耳神经学的检查中占有非常重要的地位。随着设备的不断更新，其检查内容越来越丰富，已显示出很大的应用价值。旋转刺激与其他刺激相比，更接近自然刺激，其精确量化可较准确地评估前庭眼动反射功能。临床上常用的绕垂直轴旋转试验包括正弦摆动式和脉冲式（impulsive）或俗称为恒速旋转后立即停止式（急停式）两种。

十、前庭诱发肌源性电位

（见第15章）

十一、鼓膜位移分析仪

Marchbanks（1997）推荐使用鼓膜位置分析仪（tympanic membrane displasment analycer，TMD）检测外淋巴液压力，筛选和诊断MD。TMD可无创伤性的分析内耳压力变化，当耳蜗水管无阻塞时，颅内压的变化可反映至内耳并被TMD间接记录。从坐位改变到卧位时，颅内压力变化程度能在内耳得到反映。耳蜗水管交通越有效，鼓膜位移变化越大。TMD使用2个参数：

最大向内位移：V1/mμl

平均位移：Vm/mμl

Rosingh（2000）使用MMS-10型TMD测量MD患耳、无症状耳及正常对照耳外淋巴液静水压，结果未发现显著性差异，遂认为该装置不能用于诊断MD。

Albera（2001）发现服用甘油后鼓膜最大内移增加，说明外淋巴液压力下降，遂认为TMD在MD的诊断中有价值。

十二、影像学检查

CT三维重建可显示前庭水管狭窄。前庭水管CT不显示率在正常耳为3.4%，在MD患耳为27.8%，在无症状耳为22.2%。MRI显示MD患者内淋巴囊和内淋巴积水的研究已有报告，但目前还不能用于临床诊断。

十三、免疫学检查

Rauch（1995）报告47%的MD患者有HSP70抗体，双侧患者为58.8%。

Gottschlich（1995）使用蛋白质免疫印迹法检测MD患者血清对牛内耳抗原的抗体，结果30%的MD患者有68kD抗原的抗体。

Yoo（2001）使用8种内耳抗原，包括鸡Ⅱ型胶原抗原、牛Ⅱ型胶原抗原、鸡和CB11抗原、Ⅳ和Ⅴ型胶原抗原、C-Raf抗原和微管蛋白抗原，经ELISA法测定，各型抗原的敏感性为37%和60%，8种混合抗原的敏感性为91%。提示MD患者血清抗体对上述8种抗原中的一种或几种抗原呈阳性反应。

第七节　MD诊断

由于不能做活体内耳组织病理检查，确切诊断MD几乎不可能。MD的诊断多采用排除法，其中病史非常重要。da-Costa（2002）利用眩晕调查表对首诊MD患者进行诊断，与金标准比较，其敏感性、特异性和阳性率预测值分别为80%、97%和57%，说明眩晕调查表具有很高的特异性，可提高某些疑似病例的诊断准确率。

多少年来，人们一直在试图建立一个诊断MD的诊断标准，以满足临床需要。

1972年和1985年，美国耳鼻咽喉头颈外科学会听力及平衡委员会(OOAA-NHS)发表了关于报告MD治疗结果的标准。该标准对理解MD及其治疗非常有用。随着知识的不断更新，该标准需要进一步修定。1995年该委员会确定了几个指导原则，保留和融合了1972年和1985年报告中所推荐的方法，提出了新的标准。该标准描述清楚，可以直接使用，而且有广泛的使用范围，不需要特殊的设备，易于进行统计学评估和比较研究结果，并能反映该病严重程度（表29-1）。

表29-1　OOAA-NHS MD诊断标准1995

MD	诊断原则
确立性MD	限定性MD诊断标准＋组织病理病理学证实。实际上目前做确定性诊断是不可能的
限定性MD	两次或两次以上典型的自发性眩晕发作，持续20min或更长；至少有一次测听有听力损失；有耳鸣或耳闷；排除其他病因
怀疑MD	一次典型的眩晕发作，至少有一次测听有听力损失；耳鸣或耳闷；排除其他病因
潜在性MD	MD型眩晕发作，不伴听力损失或感音神经性听力损失波动或固定；有平衡障碍但没有典型发作；排除其他病因

在解释这一新标准时，委员会认为，MD限定为特发性内淋巴积水。临床上有如下表现：反复发作的自发性阵发性眩晕、听力损失、耳闷和耳鸣，强调症状必须包括患耳的耳鸣、耳闷或两者都有。

典型的MD的发作为自发性旋转性眩晕，持续至少20min，常伴虚脱、平衡障碍、恶心、呕吐或干呕，但无意识丧失。在发作期总是出现水平或水平旋转性眼震。

诊断听力损失时必须符合下列任何一种情况：

1. 0.25、0.5和1kHz听阈的平均值比1、2和3kHz平均阈值高15dB或15 dB以上；
2. 单侧耳病例，患耳在0.5、1、2和3kHz听阈平均值比对侧耳差20 dB或20 dB以上；
3. 双侧耳病例，研究耳0.5、1、2和3kHz听阈平均值>25 dB；

4. 诊断过程中要除外其他疾病如前庭神经炎、自身免疫性或变态反应性内耳病等引起的眩晕。

根据临床标准设计了一套诊断分期法，见表 29-2。

表 29-2 限定性或确定性 MD 听力分期表

期别	纯音平均值（dB）
1	= 25
2	26 ～ 40
3	41 ～ 70
4	>70

眩晕的量度是很困难的。通过计算眩晕发作的频率显示 MD 眩晕的严重程度，可以作为一个有用的指数。

1995年的标准并不排除其他检查方法，如耳蜗电图、耳声发射对平衡功能障碍、耳石危象及中枢神经系统代偿的评估是很有价值的，但不包括在该标准范围内，因为 ECochG 或 OAE 不是所有的医院都能做到，检查结果没有标准化，结果的可靠性也需进一步研究。

1996年在上海召开的全国耳科学术会议上，制定了我国的梅尼埃病诊断依据和疗效分级标准，并要求我国的耳科医生都要根据这个标准进行临床诊断和撰写科学论文。

我国标准认为，MD 的定义是一种特发的内耳疾病，基本病理改变为膜迷路积水。临床表现为反复发作的旋转性眩晕、感音神经性听力损失、耳鸣和耳胀满感。发作间期无眩晕。

诊断依据为：

1. 反复发作的旋转性眩晕，持续20min至数小时，至少发作2次以上。常伴恶心、呕吐、平衡障碍。无意识丧失。可伴水平或水平旋转型眼震。

2. 至少一次纯音测听为感音神经性听力损失，早期低频听力下降，听力波动，随病情进展听力损失逐渐加重。可出现重振现象。

具备下述 3 项即可判定为听力损失：

（1）0.25、0.5、1kHz 听阈均值较 1、2、3kHz 听阈均值高 15dB 或 15dB 以上；

（2）患耳 0.25、0.5、1、2、3kHz 听阈均值较健耳高 20 dB 或 20 dB 以上；

（3）0.25、0.5、1、2、3kHz 平均阈值 >25 dB；

3. 耳鸣为间歇性或持续性，眩晕发作前后多有变化。

4. 可有耳胀满感。

5. 排除其他疾病引起的眩晕 如位置性眩晕、前庭神经炎、药物中毒性眩晕、突发性聋伴眩晕、椎-基底动脉供血不足和颅内占位性病变等引起的眩晕。

第八节 MD 鉴别诊断

很多前庭系统疾患、中枢神经系统疾患和其他系统疾病均可引起眩晕。在确立 MD 的诊断之前，必须十分小心地除外各种引起眩晕的疾病，以免误诊。下列疾病应与 MD 鉴别。

1. 中枢性疾病　听神经瘤、多发生性硬化、血管袢压迫综合征、动脉瘤、小脑或脑干肿瘤、颈性眩晕、Amolk-Chiart 畸形、一过性发作性脑缺血、脑血管意外、脑血管供血不足等。

2. 外周性疾病　良性阵发性位置性眩晕、迷路炎、自身免疫性内耳病、外淋巴瘘、耳硬化症、偏头痛性眩晕、前庭神经炎、药物中毒性眩晕、颞骨外伤、Letterer-Siwe病、Mondini内耳畸形、Lindan-Von Hippel 病，迟发性膜迷路积水及突聋性眩晕。

3. 代谢性疾病　糖尿病、甲状腺功能亢进或低下、梅毒、Cogan综合征、血液病、自身免疫疾病。

4. 其他系统性疾病　心脏病、原发性高血压等。

第九节　MD 治疗

一、MD 的治疗原则

MD的病因不十分清楚，迄今仍很难治愈。有些MD患者在发作几次后，可以不治自愈；也有的患者在反复发作，听力极度下降后眩晕不再发作。MD 眩晕等症状的个体差异很大，甚至同一个患者每次眩晕发作时间，间歇期长短也不尽相同，所有这些都给估计 MD 的疗效带来很大困难。

MD 是一种良性的内耳疾病。绝大多数患者可以经保守治疗而获得缓解，需要手术治疗的患者不应很多。同时，对是否需要手术治疗和手术是否有效也一直存在争论。争论的原因如下：

1. MD可以双耳发病　一般是一耳先发病，继而另一耳出现症状。据统计，双耳发病可达10%～50%，因此，仅给一侧耳做手术，不能完全控制因另一耳引起的眩晕。同时，某些手术会影响听力，对两侧耳都做手术，也是不应该的。

2. 丹麦的医生曾做过对照手术与治疗 MD 的内淋巴囊手术的比较，对照组仅仅做简单的耳后切口，凿开乳突骨质皮层，而不做其他中耳、内耳手术。经过长期观察，对照组的远期疗效与内淋巴囊手术的远期疗效没有很大差别。

3. 内淋巴囊手术的远期效果并不理想　Morrson 观察 30 例内淋巴囊手术的患者，其症状控制的情况，随着时间的推移而逐渐变差：症状控制半年者为 73.3%，一年者为 56.7%，而手术后第 4 年，症状控制率仅为 33.3%，可见远期效果并不肯定。

4. 本病可能不经治疗而自然缓解　Silvers（1989）报告，MD 两年自然缓解率为 57%，8.3 年自然缓解率为 71%。Green（1991）随访了 119 例 MD 患者，18 年后眩晕停止发作者占 50%；眩晕缓解者占 28%；听力丧失者占 48%；听力下降者占 45%。同时也观察到双耳发病率开始为 13%，经过 18 年达到 45%。上述情况表明，既然存在自然缓解的情况，手术是否非常必要就值得商榷。笔者认为，随访 18 年的时间太长，有的患者可能忍受了很大的痛苦，即使这样也只能有一半的人自然缓解，所以药物和手术治疗也不能完全放弃和否定。

控制食盐的摄入量，对治疗 MD 非常重要。一般认为，每人每天摄入 1g 食盐比较合适。

二、MD 药物治疗

由于MD的病因仍不清楚，临床上治疗也是很困难的。药物对眩晕的急性发作及在较长期的治疗中，尤其在早期波动阶段可能有所帮助。

1. 急性发作的治疗　前庭抑制药物可减弱前庭核的活动。抗胆碱、止吐药物也大多数有效，如安定和灭吐灵。东莨菪碱对缓解恶心、呕吐等自主神经系统症状有效，东莨菪碱皮肤贴剂作用明显。

2. 长期药物治疗　利尿剂能改变内耳液体平衡，导致内淋巴减少。双氢克尿塞、乙酰唑胺等对控制眩晕有效。

血管扩张药物通过改变缺血细胞的代谢、选择性舒张缺血区的血管和改变血流量而缓解局部缺血，从而在同样氧压力的情况下，发挥更好的功能。Claes（2000）根据最近10年的文献报告，认为倍他啶和利尿药在双盲研究中，对长期控制 MD 眩晕有效。

培他啶（倍他司汀，betahisting）是一种抗组胺药物，对血管纹、螺旋韧带毛细血管、动-静脉连接处产生血管舒张的作用，降低内淋巴压力。Mira（2001）认为它是前庭组胺系统H1受体弱激动剂、H3受体强拮抗剂，可提高前庭代偿功能、降低前庭自发性放电。可改善早期患者眩晕症状，对听力和耳鸣也有改善。

Kilpatrick（2000）治疗方案是口服甲氨蝶呤每周 5.5 ~ 20mg，持续 8 ~ 35 个月，78% 患者眩晕得到控制，17%患者听力提高，39%患者听力稳定，65%患者耳鸣减轻，95%患者耳涨满感减轻。

Sajjadi（2002）指出，难治性 MD 可用免疫抑制剂咪唑硫嘌呤或甲氨蝶呤治疗。

总之，治疗 MD 的药物有很多种，可根据具体情况选择性用药。

三、化学性迷路切除术

化学性迷路切除术是利用氨基糖苷类抗生素的耳毒性，破坏内耳前庭功能，达到治疗眩晕目的的一种方法。所用的药物主要为链霉素和庆大霉素。全身及鼓室内应用药物治疗MD，眩晕控制率在 86% ~ 93% 之间，听力保存率为 55% ~ 70%。

1. 全身用药　肌肉注射或静脉滴注方式，可治疗双侧MD。Langman（1990）用静脉滴注链霉素 5.5mg（平均 27.3mg）治疗双侧 MD 30 例。19 例随访 2 ~ 9.3 年，其中 12 例眩晕完全缓解，4 例眩晕发作程度及次数减少，3 例无效。

2. 链霉素迷路灌注　将水平半规管开窗，把 0.1ml 含有 250μg/ml 链霉素的碱盐溶液灌入骨管和膜迷路之间。眩晕可获得明显缓解，听力进一步减退者不到20%。另外，有的学者研究结果发现有 68% 的患者耳聋，其中 57% 为重度或深度聋，17% 的患者仍有头晕需再次手术。因对听力有影响，此法要慎重使用。

3. 鼓室内药物注射　Siliverstein（2003）调查了 1990 ~ 2000 年 10 年间 MD 的治疗情况发现，内淋巴囊手术、前庭神经切除术以及迷路切除术逐渐减少，而庆大霉素鼓室内注射已成为常用的方法，并有逐年增加的趋势。该方法治疗失败后才考虑手术治疗。

鼓室内注入药物治疗 MD，过去用链霉素，现在的趋势是用庆大霉素，可能的原因是：①庆大霉素更倾向于损害前庭；②对前庭损害早于对耳蜗的损害；③庆大霉素治疗剂量与产生耳毒性剂量有较大的差别；④注射庆大霉素时疼痛较轻。

庆大霉素可通过鼓膜穿刺、鼓膜置管、鼓室插管、咽鼓管逆行吹入等方法注入中耳腔。其中以鼓膜穿刺法最为简单易行。

庆大霉素进入中耳腔后，可通过圆窗膜、卵圆窗的环状韧带，微小血管及淋巴管，内耳和中耳骨壁之间的缝隙进入内耳。其中以经圆窗膜进入内耳途经最为重要。

Becvarovske（2002）测出迷路内庆大霉素浓度 0 ~ 16mg/L，体循环内庆大霉素浓度为 0.3 ~ 0.4mg/L，而脑脊液内未测出庆大霉素。

总之，本法在临床应用已取得较好的结果。其主要的并发症听力下降，与手术治疗的听力下降相比无差异。本方法快速、简便、易接受、经济、适用于门诊治疗，疗效与手术效果相当，在国外已成为治疗 MD 患者顽固性眩晕的一线治疗方法。利用其延迟效应，可减少治疗次数。需要解决的问题是如何减少听力损害，确立常规治疗方案和停药指标。Casani（2002）报告在治疗时，口服类固醇激素或同时向鼓室内注射激素或人纤维蛋白胶可减少庆大霉素剂量，减少听力损失。

（1）治疗方法：用Hirsch（1991）法治疗时，嘱患者仰卧、治疗耳朝上，将蘸局麻药和止血药的卷棉子置于鼓膜表面，穿刺部位在后下象限，将 30mg/ml 浓度的庆大霉素 0.3 ～ 0.5ml 注入鼓室，然后头部侧转45°，维持15～20min。嘱患者不要做吞咽动作。庆大霉素在内淋巴中维持高浓度可达数日，排泄较慢。一周注射一次，两次为一疗程。

到目前为止，给药剂量、停药指标尚无确切的标准。治疗后如眩晕消失、听力改善，就可以停止治疗。可用自发性眼震、冷热试验以及前庭诱发肌源性电位进行监测，若出现自发性眼震，前庭功能减弱时即可停药。

（2）适应证：保守治疗无效、患耳听力下降 60dB 以上，对侧耳听力正常的单侧 MD 患者；手术后的补救性治疗措施；由于肝、肾功能或其他原因不能耐受全麻手术；出现 Tumarkin 耳石危象的患者。

（3）禁忌证：双侧 MD 患者；老年患者；患耳缺少耳石反应；外耳道局部感者。

（4）并发症：听力下降，一般为轻、中度，很少出现重度听力损害；听力下降与给药方式、治疗时间的长短和次数之间无显著关系。耳膜穿孔，有报告 33 例中 4 例出现穿孔（33%）；慢性前庭功能低下，包括眩晕、恶心、平衡失调等。急性一过性单耳前庭功能低下，表现为眩晕、恶心、呕吐、幻视及平衡失调。这些症状出现在注射药物后 2 ～ 14 天内，平均 5 周内由于中枢代偿使症状消失；症状加重，治疗后仍有眩晕发作、走路不稳；复发，追加 3 次注射后可抑制症状。

（5）治疗效果：Hirsh 组28例，经1～9次注射（平均3次），眩晕完全控制 20 例（70%），好转 7 例（26%），无效 1 例（4%）；听力改善 7 例（27%），无变化 11 例（42%），变坏 8 例（31%）。

Blaklay（2000 年）复习了 18 篇有关文献，庆大霉素浓度为 40mg/ml，眩晕控制率 90%（77% ～ 100%），听力下降率 30%（0 ～ 75%）。

Perez（2003）报告用药浓度为 27mg/ml，每周治疗一次。眩晕控制率为 83.1%。

四、非特异性组胺脱敏疗法

北京协和医院耳鼻咽喉科多年来应用非特异性组胺脱敏疗法，取得了较好的疗效。该疗法主要用于MD及其他怀疑与过敏有关的疾病。其治疗机制有人认为磷酸组胺微量皮内注射的作用是脱敏；有人认为主要是维持内耳微循环的稳定性。

磷酸组胺注射液有 5 种规格，其浓度分别为：0.00 001、0.0 001、0.001、0.01、0.1mg/ml。每种浓度为 10ml 一瓶。

使用方法分常规皮下注射和维持量方法注射。

1. 常规注射方法　组胺脱敏应循序渐进，每日皮下注射一次。先用浓度最低的一瓶（0.00 001mg/ml），首次剂量为0.1ml，以后每次递增0.1ml，至 1ml 为止，注射 10 次后将剩余的药丢弃，换用下一瓶药（0.0 001mg/ml），仍然依次用 0.001mg/ml、0.01mg/ml、0.1mg/ml的组胺。每瓶都是从0.1ml开始，渐增至1ml。常规治疗所需时间为50天，最好不间断。

2. 维持量注射方法　一般在用完上述 5 瓶药后即可用 0.1mg/ml 组胺维持脱敏，每次剂量均为 0.5ml。每周注射 2 次，共 2 个月。然后改为每周注射 1 次，维持半年后结束整个治疗。

五、中耳加压治疗

实验室研究表明，中耳压力变化与内耳液体动力学之间有密切关系，中耳压力变化肯定影响内耳的压力和流动。临床研究显示中耳压力变化可改善 MD 的症状。电生理研究证明，中耳正压脉冲可降低内淋巴积水的电生理参数。

瑞典 Densert（2001 年）报告用一组用便携式中耳加压器（Meniett 装置）治疗 MD 的两年随访结果。该组共 37 例，31 例年龄 32 ～ 65 岁（平均 54 岁），另 6 例在 65 ～ 75 岁之间。4 例双耳患病。 所有患者保守治疗无效。治疗前均插入鼓膜通气管。观察2周到1个月，如症状仍发作采用加压治疗，治疗前要检查通气是否通畅。

中耳加压器发送脉冲微压力波经外耳道传入中耳。中耳加压器可产生静态压力和脉冲压力，静态压力成分占 35%。脉冲压力振幅为 12cm 水柱，脉冲频率为 5.8 ～ 6.1Hz。时程为 0.6s。

空气加压器有一个内置的计算机软件系统，控制预定值的压力脉冲，保证产生安全和能重复的压力脉冲。当振幅 >35cm 水柱时，自动放气，但不产生负压。

治疗方法：将空气加压器密闭放置在外耳道内，训练患者使用方法，以备在家庭中应用。开始每天治疗 3 次，每次 3min。症状减轻后改为每天治疗一次，症状完全消失后停止治疗。如耳胀满感和前庭症状复发可再开始治疗。

治疗结果：与治疗前 6 个月比较，治疗后第 6、8 及 12 个月的眩晕发作次数明显减少，听力无改变（表 29-3、表 29-4）。

表 29-3　治疗前和治疗 2 年后每月眩晕发作次数

	1 和 2 期 (n = 9)	3 期 (n = 18)	4 期 (n = 10)
治疗前（次）	2.3 (0.5 ～ 8)	2.6 (0.3 ～ 10)	3.9 (0.3 ～ 8)
治疗后（次）	0.3 (0 ～ 2)	0.2 (0 ～ 1.7)	0.3 (0 ～ 1)
	$p = 0.012$	$p < 0.0005$	$p = 0.008$

表 29-4　治疗前、后听力比较　（0.5、1、2 和 3kHz 均值）

	1 和 2 期 (n = 9)	3 期 (n = 18)	4 期 (n = 10)
治疗前	26 (17 ～ 40dB)	52 (41 ～ 65dB)	74 (68 ～ 81dB)
治疗后	21 (8 ～ 40dB)	40 (25 ～ 62dB)	74 (59 ～ 90dB)
	无意义	$p = 0.002$	无意义

六、手术治疗

MD 在低盐饮食和药物疗法失败后考虑外科手术治疗。采用的手术方式应根据听力、眩晕发作的严重程度和频率、生理年龄、职业和生活方式来决定。例如，年轻人和需要就业的患者选择手术比退休的老年人更有利。前庭破坏术式术后不稳的发生率为20%～30%，不适于在高处或在重型机械周围工作的患者。听力也是选择手术的一个因素，患耳听力语言接受阈好于 60dB 和 50% 言语识别率，足够值得保存听力。患者感觉听力怎样和残余听力的输入信号是否有益很重要，因此，对侧耳听力差时，无论患耳有什么样的残余听力都应试图挽救。就整个前庭功能而言，还要考虑到对侧耳的状态，如对侧耳的前庭功能差，患耳行前庭破坏性手术后患者不能很好地代偿，会产生振动幻视。鉴于对侧耳发生 MD 的机会有 50%，而内淋巴囊减压术不牺牲前庭，可避免双侧前庭机能低下的危险。外科手术分为两大类：

1. 保守性（不破坏听力）内淋巴囊手术　主要的理论根据是将内淋巴液从积水的膜迷路中引流出来。包括：

（1）内淋巴囊蛛网膜下腔引流术（House，1962）：将内淋巴液通过一个特殊的引流管引流至颅内蛛网膜下腔的脑脊液中。在130例患者中，82%的人眩晕得到控制，感音神经性聋发生率为 4%。

（2）内淋巴囊乳突分流术：手术将内淋巴液引流至乳突腔。193例随访5年，44%患者眩晕完全缓解，18%明显缓解，9%部分缓解，总有效率为71%。26%听力改善，38%听力无变化，36%听力下降，深度感音神经聋发生率为1%。

Yazawa（1999）报告手术中在内淋巴囊内应用丝裂霉素，可防止内淋巴囊纤维化和闭合。

内淋巴囊手术总的疗效在 60% ～ 88% 之间，因此，尽管有人认为这种手术只起到强安慰作用，且与内淋巴囊手术操作无关，但多数人认为，这种非破坏性手术可作为内科治疗失败的 MD 患者的选择性措施。大约 5% ～ 20% MD 顽固的眩晕需要手术治疗。

（3）耳蜗球囊切开术（Schuknecht，1982）：这种手术可使72%的患者眩晕得到缓解，55%维持听力。很多学者报告这种手术会严重影响听力，因此不值得提倡。

2. 部分破坏性手术　手术的目的是破坏患耳所有残余前庭功能而保留听力。

（1）前庭神经切断术：有经颅中凹（House，1961）、经迷路后（Silversin，1978）和经乙状窦后（Millen，1986）3 种手术途经。其远期疗效较肯定，可达 90% ～ 95%。3 种术式各有优、缺点。颅中凹进路的优点是前庭神经纤维与蜗神经在小脑角处紧密会合之前，就能把前庭神经切断。中颅凹进路的缺点是面神经损伤（3%～7%）、感音神经聋（4%～17%）和神经源并发症（失语症、癫痫）的危险较大。

（2）迷路后前庭神经切除术：96%的患者得到控制。面神经麻痹极少（1%）。其缺点是有 3%～10%脑脊液漏发生。当乙状窦前移，颈静脉球位置高或乳突硬化时，后半规管损伤的可能性很大。

（3）乙状窦后进路前庭神经切断术：93% ～ 95% 眩晕可消失。很少发生脑脊液漏。但头痛（50%）为其缺点。

（4）化学性迷路性切除术：全身灌注或鼓室内注射耳毒药物。

3. 破坏性手术　前庭功能和听力均破坏。包括迷路切除术和经迷路前庭神经切除术。这两种术式常用于听力极差的患者，都能很好地控制眩晕。经乳突迷路切除术，可使 97% 患者眩晕痊愈，但残余听力全部丧失，该手术并发症低，但接近30%的患者术后有轻度或中度的身体不稳。有人随诊 38 例迷路切除术治疗 MD 10 年。眩晕缓解率由原来的 93% 下降至 76%。下降的原因考虑与年龄增长、双侧 MD 及术后神经瘤形成有关。

第十节　MD 疗效评定和功能的评估

1995 年美国耳鼻喉头颈外科学会听力及平衡委员会对 MD 治疗结果规定如下的标准：治

疗前6个月典型发作的频率应与治疗后第18～24个月间的发作频率比较；听力应用治疗前后两个6个月间期的最差的听力图进行比较；患者对治疗反应结果应在治疗后24个月进行评价；鼓励观察者报告治疗后4年的结果（表29-5）。

表29-5 疗效报告标准概要

数 值	级别	
0	A	完全控制
1～40	B	基本控制
41～80	C	部分控制
81～120	D	无效
>120	E	加重
由于眩晕致功能丧失开始第二次治疗	F	

1996年我国的疗效分级标准：

眩晕的评定：用治疗后2年的最后半年每月平均眩晕发作次数与治疗前半年每月平均发作次数进行比较，即分值＝治疗后每月发作次数÷治疗前每月发作次数。

按所得分值可分5级：

A级　0（完全控制，但不可理解为“治愈”）；

B级　1～40（基本控制）；

C级　41～80（部分控制）；

D级　81～120（未控制）；

E级　>120（加重）。

双侧MD应分别评定。不对眩晕和听力做综合评定，也不用于工作能力的评估。

关于功能水平的评估，1995年美国耳鼻咽喉头颈外科学会听力及平衡委员会提出一个6分制的功能水平分级法（表29-6）。

表29-6 患者功能水平分级

1. 头晕不影响患者的任何活动。
2. 头晕时，必须短时间停止手头的工作，头晕发作后，能立即恢复原来的工作，而不必改变预定的活动及工作计划。
3. 包括上述第2项内容，但必须改变一些原来的计划。
4. 能工作，并能胜任大部分基本活动。但必须作出大量的努力去做，必须不断地调整活动和安排精力，但很少做得到。
5. 不能工作，基本活动受到限制。
6. 丧失劳动能力一年或一年以上。

1996年我国制定的标准中规定，不对眩晕和听力做综合评定，也不对工作能力进行评估。

参考文献

1. 张连山主编. 高级医师案头丛书. 耳鼻咽喉科学. 北京: 中国协和医科大学出版社, 2001, 210-62
2. 张连山编著. 眩晕 125 个为什么? 北京: 中国协和医科大学出版社, 1999, 78-86
3. 黄德亮. 小鼠内耳水通道蛋白的定位及其意义. 中华耳鼻咽喉科杂志, 2001, 36: 7-9
4. 孟曦曦. 梅尼埃病患者与组织相容性白细胞抗原-Ⅱ类基因关联的研究. 中华耳鼻咽喉科杂志, 2001, 36: 25-27
5. de Souna LC, et al. Diagnosis of Menieres disease: routine and extended tests. Otolaryngol Clin North Am, 2002, 35: 547-564
6. Derebery MJ. Prevalence of heat shock protein in patients with Menieres disease and allergy. Otolaryngol Head Neck Surg, 2002, 126: 677-682
7. Manikoglu B et al. Increased $CD4^+$ T cell during acute attack of Menieres disease. Acta Otolaryngol, 2002,122: 857-860
8. Verhagen WI, et al. Herditary cochleovestibular dysfunction due to a COCH gene mutation (DFNA9): a follow up study of a family. Clin Otularyngol, 2001, 26: 477-483
9. Morrison AW et al. Genetics (molecular biology) and Menieres disease. Otolaryngol Clin North Am, 2002, 35: 497-516
10. Flock A, Floch B. Mecro-lesions in Reissners membrane evoked by acute hydrops. Audiol Neurootol, 2003, 8: 59-69
11. Sajjadi H. Medical management of Menieres disease. Otolaryngol Clin North Am, 2002, 35: 581-589
12. Silverstein H, et al. Changing trends in the surgical treatment of Menieres desease: results of a 10 years survey. Ear Nose Throut J, 2003, 82: 185-187, 191-194
13. Assimakopoulosd, et al. Treatment of Menieres desease by intratympanic gentamicin application. J Laryngol Otol, 2003, 117: 10-16
14. Perez N, Martin E. Intratympanic gentamicin for intractable Menieres disease. Laryngoscope, 2003, 113:456-464
15. Light JP, et al. Gentamicin perfusion vestibular response and hearing loss. Otol Neurootol, 2003, 29:4-298
16. Gates GA, Green JD Jr. Intermittent pressure therapy intractable Meniers disease using the Menictt devic: a preliminary report. Laryngoscope, 2002, 112: 1489-493
17. Densert B, Sadd K. Control of symptoms in patients with Menieres disease using middle ear pressure application: two years follows-up. Laryngoscope, 2001, 111: 616-621

第三十章

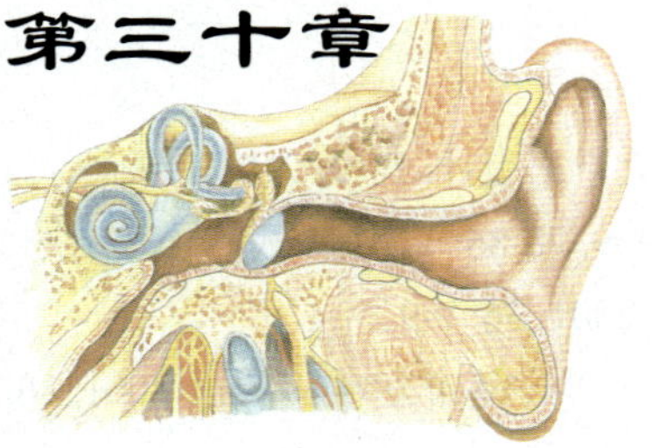

良性阵发性位置性眩晕

李学佩

良性阵发性位置性眩晕（benign paroxysmal positional vertigo，BPPV）是最常见的周围性眩晕的病因之一。它是一种综合征，由几种内耳疾病引起。诊断是基于有典型位置性眩晕病史的患者，当处于激发性的悬头位时，出现特征性的位置性眼震。眼震的特点是扭转的，发作有延迟，时间短暂，重复该体位产生疲劳。使患者从坐位迅速地变为激发的悬头位时引起眼震，这个检查叫 Hallpike 操作法。当头左悬垂位时，左耳朝下，眼震是顺时针方向； 而头右悬垂位时，右耳朝下，眼震是逆时针向。临床可见这种扭转性眼震其眼跳动的上极是朝地的，在眼震电图描记时，呈现水平和垂直两种眼运动时相。良性阵发性位置性眼震经常伴有眩晕，时间短暂，通常在 30s 内。发作延迟，潜伏期在 2 ～ 10s。眼震常有渐强或渐弱的过程，处于重复体位时产生疲劳。当回到坐位，出现一个短暂的、低速的、方向相反的眼震，并伴眩晕。

良性阵发性位置性眩晕患者发作经常是在床上翻身、躺下或起床时、俯身洗头、仰头淋浴或看天花板时。虽然眩晕发作不会超过 1min，但发作后常有较长时间的非特异性的头晕和恶心，持续几小时甚至几天，可以加重或自发性的消退。

1921 年 Barany 首先描述本病，考虑与耳石器病变有关。Dix 和 Hallpike 1952 年详细描述了本病的特点，并提出了诊断后半规管 BPPV 的诱发试验。Muclure1985 年报告了 7 例外半规管BPPV后，陆续又有报告，其特点是患者在头位向左或右侧运动时，出现眩晕，并出现水平性眼震。Nylen（1950）将BPPV分为3型： Ⅰ型： 方向变换型眼震，头位改变时眼震快相方向改变； Ⅱ型： 方向固定型眼震，头位改变时眼震快相方向不改变； Ⅲ型： 不规则型，属Ⅰ、Ⅱ型之间，或头位没有改变而眼震方向改变。Nylen 分型的意义是： Ⅰ、Ⅲ型多是中枢型的，Ⅱ型多是周围型的。据作者经验，位置性眼震无明确的定位诊断价值。Aschan 等和 Harrison 对其进行修改，其中Harrison 分型比较实用，他将位置性眩晕分为持续性位置性眩晕（PNⅠ）、短暂性良性位置性眩晕（PNⅡ）和短暂性其他型位置性眩晕（PNⅢ）3型。PNⅠ是中枢病变引起的。短暂性良性位置性眩晕（PN Ⅱ）即良性阵发性位置性眼震，其基本病变在椭圆囊。PN Ⅲ型可以是中枢性、也可是前庭周围病变所致。

一、病因及发病机制

良性阵发性位置性眩晕是周围性前庭系统常见疾病之一，病因尚不明确。特发性的约占 50%，其次是变性、外伤和病毒性的神经迷路炎。在病毒性神经迷路炎患者，发病前常有急性眩晕的发作，1 ～ 2 周逐渐消退，听力减退会有些好转。多数在发病 2 周内有感冒或流感样症状。椎-基底动脉供血障碍的患者，由于引起迷路缺血而发生良性阵发性位置性眩晕。梅尼埃病和其他周围前庭性疾病也可有位置性眩晕的症状。

Barany 1921 首次报告了一位 27 岁妇女的临床病例。当她向右侧卧位时，出现强烈的向右的旋转性眼震，持续约30s，并伴剧烈的眩晕和恶心。当症状停止后头再度向右转，不再发作。Barany 认为是耳石器官疾病，因为这位妇女发作只出现于一个体位，不依赖于体位的变化。Dix 和 Hallpike 在一例典型良性阵发性位置性眩晕的尸体解剖时，发现了一侧椭圆囊斑变性，从而支持 Barany 的观点。1969 年他发现 2 例典型良性阵发性位置性眩晕患者，当他们处于头左悬垂位时，出现典型的位置性眩晕，后因无关疾病死亡。尸体解剖发现左耳后半规管壶腹有碱性颗粒沉着。之后，Schuknecht 和 Ruby 又报告一例确诊病例。为了评估在一般人群中壶腹碱性颗粒沉着的发生率，他们做了 245 例尸体的 391 个颞骨解剖，发现 125 个颞骨壶腹有小颗粒沉着，中等大颗粒沉着有 20 个，大颗粒沉着有 4 个。3 例良性阵发性位置性眩晕尸体解剖发现沉着的碱性颗粒大小无一例超过于此的。因此，Schuknecht 提出嵴顶结石症（cupulolithiasis）学说，认为是后半规管疾病。他认为内耳沉积的颗粒可能来源于变性的椭圆囊斑的耳石，由于椭圆囊病变，变性的耳石脱落、沉积于后半规管壶腹嵴顶，由于该处较周围内淋巴的重力要大，因此，在头悬垂位时，悬浮于内淋巴的耳石就会接触或离开后半规管壶腹。由于壶腹嵴毛细胞偏离或向着椭圆囊，神经兴奋性增加或减低，而出现不同方向的眼震。Gacet 在 40 例后壶腹神经切断术治疗良性阵发性位置性眩晕，均取得缓解位置性眩晕的良好效果，从而支持了 cupulolithiasis 学说。Moriarty（1992）对嵴顶结石沉积的特征和病理、生理意义提出了疑问，通过观察 556 具颞骨的 3 个半规管壶腹沉积物，发现沉着物可积存在 3 个半规管上，后半规管占 28%，水平半规管 21%，上半规管 13%。组织学观察支持位置性眩晕可由不同的半规管末梢感受器受刺激而产生。目前认为主要是由后半规管沉积物引起。Fluur 考虑 BPPV 不单纯是后半规管异常所致，很可能是后半规管与椭圆囊之间相互作用的结果。Hall等（1979）提出半规管耳石症（canalithisas），认为变性的耳石碎片并不附着在壶腹嵴上，而是自由游曳在半规管内淋巴中。Epley（1980）通过临床和实验研究提出所有 BPPV 的临床表现皆可用后半规管内自由游动的微粒（管结石）因重力作用在内淋巴内产生流体动力学改变来解释，在诱发试验中当头位发生变化时，脱落的耳石移动，推动内淋巴牵引壶腹嵴，从而末梢受刺激而兴奋，反应的潜伏期是内淋巴推动壶腹嵴所需的时间，壶腹嵴偏移程度与眩晕和眼震的程度有关，内淋巴移动停止后，症状也逐渐减轻。Parnes 和 Muclure（1992）在 20 例 BPPV 手术中有 2 例发现后半规管有飘浮碎屑，证实半规管耳石游荡导致位置性眩晕的假说。

二、诊断

良性阵发性位置性眩晕，通常是指后半规管 BPPV，做 Hallpike 检查引出典型的眼震，诊断即可成立。患者坐于检查台上，在检查者的帮助下迅速取仰卧悬头位，并向一侧偏 45°，在头转向患侧时经2～10s潜伏期后出现短暂眩晕和垂直旋转性眼震，眼震方向与向下的耳一致，如右耳朝下，眼震方向为逆时针向；如左耳朝下，为顺时针向。眼震持续 10 ～ 30s，逐渐减弱，最后停止。主观症状随之消退。患者回到直坐位，出现方向相反的眼震，症状较轻。重复试验，在一段时间内不再出现眼震，是谓疲劳。最常见的临床经过为自限性，在几周、几月后自发缓解；少数患者症状可持续 1 年或 1 年以上，也有少数患者症状 消失后几周或几年后复发。本病通过位置性试验和变位性试验可以诊断，但需与中枢性位置性眩晕相鉴别。注视情况下出现的持续性眼震多数指示中枢病变。当患者注视一点，出现急跳性眼震，但不伴眩晕，也无任何主观不适，眼震方向恒定或发生变化，无潜伏期。当头固定在一个位置时眼震持续。试验重复引起同样眼震，即不疲劳，这类眼震常见于小脑或脑干病变。

近年已报告有水平半规管结石症亚型，仰卧侧头位试验阳性。患者坐在检查台上，迅速取平卧位，随即头向一侧转 90°，立即出现剧烈旋转性眩晕和水平向地性眼震。在左和右侧位时均可发生眩晕，无潜伏期，发作持续 1min，常伴严重恶心。重复该体位不疲劳。一个方向诱发的眼震比另一方向强。推测眼震是由于耳石碎屑堆积在外半规管长管部所致。

前半规管结石症临床报道极少。但有联合性后半规管与水平半规管 BPPV 的报道，也较少见。其诊断依据是具有BPPV的典型临床特点；体位试验结果具有PC-BPPV和HC-BPPV的特征，即 Hallpike 试验阳性和仰卧侧头位试验阳性。

表 30-1　3 种半规管 BPPV 的鉴别诊断

临床表现	PC-BPPV	AC-BPPV	HC-BPPV
常见诱发体位	起、卧床	起、卧床	床上翻身、转头
眩晕持续时间	多为 30s	5 ～ 30s	多为 30 ～ 60s
恶心、呕吐	少见	少见	常有
潜伏期	3 ～ 5s	5 ～ 10s	无或 3s
眼震方向	垂直旋转性	垂直、快相离地性 顺时针旋转	水平向地性
疲劳	有	有	无

三、治疗

（一）药物治疗

效果不满意，这是因为周围性迷路的机械性病变用药物难以奏效。症状严重时可用抗眩晕药如脑益嗪（cinarizine）、氟桂嗪（flunarizine）和培他啶（betahistine）等。改善内耳微循环药物有西比灵（sibilium），能抑制血管收缩，降低血管阻力，增加耳蜗辐射小动脉血流，改善前庭微循环。都可喜（duxil）能增加神经元线粒体之呼吸控制率，扩张周围血管，促进大脑代谢，增加动脉血氧饱和度。洛斯宝（vasobral）由甲磺酸双氢麦角隐亭与咖啡因合成，为交感神经拮抗剂，增强大脑对缺氧、缺血的抵抗力，减少血小板红细胞聚集。银杏叶制剂可改善微循环，抑制血小板凝集、降低血黏度；保护细胞膜，抗脂质过度氧化，清除自由基。

（二）前庭习服疗法

前庭习服疗法（vestibular habilitation therapy）是把患者放在引起眩晕症状的头位，以增加耐受性，但不是消除病因。

（三）体位疗法

患者从坐位到侧卧位 30°，然后向对侧侧卧位 30°，交替进行，直至症状消失。体位疗法（Brandt 法）可分散膜迷路中的碎块，使耳石从半规管落入椭圆囊内而症状得以消失。本法简单，患者易于掌握，可在家中自行锻炼。但需注意，老年人多有颈椎病，严重眩晕时都不愿接受体位疗法。

（四）耳石复位疗法

耳石复位疗法（canalith repositioning procedure）的依据是半规管管结石症学说，通过定向的头位活动，耳石经由总脚回到椭圆囊，使耳石不再影响半规管的动力学作用。治疗方法（Epley 法）：①患者坐于治疗台上，在医师帮助下迅速取仰卧位，并把头伸出台边，然后向患侧扭转

45°；②头逐渐转正，继续向健侧偏斜45°；③将受试者头部连同身体一起向健侧翻转，使其侧卧于治疗台上，头部偏离仰卧位达135°，维持；④恢复坐位，头前倾20°。上述过程反复进行，直至任一位置均无眩晕和眼震出现后，再重复2～3次。每一体位维持时间相当于眼震潜伏期加眼震持续时间或维持到眼震消失为止，如无眼震出现，则保持0.5～1min。

（五）Barbecue 翻滚法

①患者坐在治疗台上，在医师帮助下，迅速取平卧，头向健侧扭转90°；②身体向健侧翻转，使面部朝下；③继续朝健侧方向翻转，使侧卧于健侧；④坐起，完成上述4个步骤为1个治疗循环，每一体位待眼震消失后再保持1分钟。本法适用于水平半规管耳石症。

（六）手术治疗

保守治疗无效、严重影响生活与工作者可行手术治疗。

1. 后壶腹神经切断术（posterior ampullary neurectomy）　切断支配后壶腹的神经以消除异常神经兴奋性，手术效果好。但有一定技术难度，且有感音神经性聋的危险性。

2. 半规管阻塞术（posterior semicircular canal occulsion）

（1）原理：根据BPPV的病理机制，当半规管膜迷路被阻断后，在嵴顶端与阻塞处之间形成一闭合段，在此段的内淋巴液不能压缩或扩张，从而消除壶腹嵴偏位移动及前庭刺激。与前庭神经切断术和后壶腹神经切断术不同，半规管阻塞术使壶腹嵴不感受在半规管平面头部活动的刺激，但壶腹嵴的静息电位不受影响。而前两种手术使全部或部分迷路冲动传人中断。即半规管阻塞术后仍能产生残余冲动，但不再对半规管平面头部运动或位置改变发生反应。Money对猫进行的实验结果显示，单独一个半规管的完全阻塞，消除了其所在平面的角加速度反应而不影响前庭其余部位的敏感性。Parnes等通过对患者的观察发现单纯半规管阻塞不影响其他半规管的功能。

（2）手术方法：①单纯机械阻塞方法：通过常规乳突切除、后半规管开窗，用骨屑、骨蜡或纤维生物胶封闭半规管。该方法容易刺激膜迷路而致迷路炎。近年来对手术方法进行改进，辨认出水平或后半规管后，磨薄稍低于水平半规管延长线的后半规管骨壁（此处远离壶腹端和前庭）并将其轮廓化以暴露"蓝线"，小心剔除管壁仅有的薄层骨质，造成1mm大小的骨窗，尽量避免吸引外淋巴液，防止外淋巴液外溢，保持膜迷路完整。然后,用阻塞材料从骨窗塞进后半规管，完全阻塞半规管腔，压迫膜迷路，阻断内淋巴流动。可用的阻塞材料有骨粉、骨蜡、颞肌筋膜、生物胶等。阻塞材料压入骨窗内以完全阻塞半规管腔为度，阻塞完成后，用筋膜封闭骨窗，明胶海绵压迫，分层缝合。②激光阻塞方法：用氩激光照射后半规管骨壁，使管内膜迷路形成纤维束带以阻断内淋巴流动。CO_2激光照射半规管膜迷路，使之收缩、塌陷而阻断内淋巴流。激光治疗的优点是可见膜迷路的损伤，从而减少感音神经性聋的危险。③半规管阻塞术：旨在阻断3个半规管的内淋巴流动，消除半规管壶腹受刺激所致的旋转性眩晕，包括梅尼埃病，同时保存听力和耳石功能。Gjuric等（1992）用纤维生物胶对小鼠进行单个及多个半规管阻塞实验，结果单个半规管阻塞，67%保存听力，但有20dB的听力损失；3个半规管阻塞，50%保存听力，且有30～40dB的听力损失。认为前庭迷路手术越接近耳蜗，听力损伤的危险性越高。Smouha（1996）研究发现选择性阻塞一个或多个半规管不影响豚鼠的听力，内耳液体的损失只引起暂时性、可逆的听力损失，广泛地开放前庭才会导致永久性的听力损失。Gianoli等（1997）用猫进行3个半规管阻塞与迷路切除术对比。结果3个半规管阻塞的动物比迷路切除动物恢复快、中枢代偿时间短。Antonelli等（1997）比较机械阻塞和CO_2激光阻塞 3 个半规管的效果，认为机械性阻塞前庭会影响声音从镫骨底板向耳蜗方向的传导，用激光封闭膜迷路而不填塞，可以防止听力损伤。

（3）听力保存的解剖学基础：迷路分为上、下迷路，上迷路为 3 个半规管和椭圆囊，下迷路为球囊和耳蜗、内淋巴管和内淋巴囊，两部分之间存在迷路界膜（membrane limitants），分隔上、下迷路。此膜具有隔离与滤过前庭系统和耳蜗外淋巴的作用，对两腔具有保护作用。因此，上下迷路的产物、循环及内淋巴吸收功能等均有其独立性。耳蜗与前庭外淋巴腔结构不同，前者为空腔性结构（前庭阶、鼓阶），而后者呈网状结构间隙。内淋巴系统内的椭圆囊内淋巴瓣膜（Bast瓣）分隔前庭迷路和耳蜗迷路，起着屏障作用，可防止继发迷路破坏而致内淋巴过度损失，但由于瓣膜不含有神经纤维和肌组织，依靠内、外淋巴的压力调节，若上迷路内淋巴过度流失，下迷路内淋巴也将随之流失而丧失功能。

尽管前庭和耳蜗的迷路系统存在相对的独立性，但实验和临床均证实，半规管阻塞术仍可造成暂时性或永久性耳聋。这是因为术中出血，内、外淋巴混合和浆液纤维性迷路炎等因素所引起。另外，有些患者在术前已处于有病或衰弱的状态，因此，在正常耳不引起持续性听力损失的手术创伤，可以在慢性损伤的耳引起不可逆的感音神经性听力损伤。

参考文献

1. 李学佩编著. 神经耳科学. 贵阳: 贵州科学技术出版社, 1991

2. Schessel DA Nedzelski JM. Meniere’s disease and other peripheral vestibular disorders. In: Chummings CW, Fredrickson JM, Harker LA, et al, eds. Otolaryngology-Head and Neck Surgery. 2nd ed.. St Louis: Mosby, 1993: 3152-3176

第三十一章

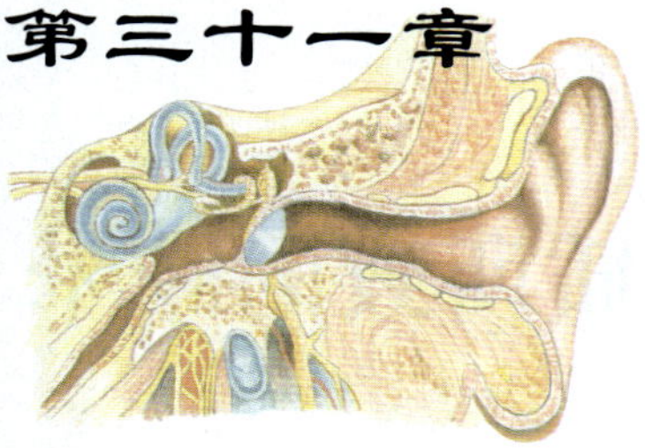

前庭神经元炎

李学佩

一、病因和病理

本病的名称比较混乱，也称前庭神经炎，其原因主要是对病变部位及其病理尚无明确认识。本病在春季和初夏发病较多，发病前数天或数周常有上感病史，血清中单纯疱疹、带状疱疹病毒抗体滴度升高，有小范围密切接触人群的流行病史。因此，病因倾向于病毒感染。病变可能在末梢器官和前庭神经核之间。前庭神经一支或几支神经纤维肿胀，髓质变性、甚至萎缩，神经纤维减少，神经节细胞数量也减少。

二、临床表现

急性期特点是突然发作性、剧烈旋转性眩晕，有恶心、呕吐，无听力减退或其他神经体征，有些患者可有不稳感。急性期持续24～72h，在此期间，任何头运动均可引起严重眩晕。检查可见水平旋转性眼震，快相向健侧。急性期后出现慢性症状消散期，特征是不稳感或失平衡，持续几周到几个月，少数患者过 12 ～ 18 个月后又可能发生短暂的眩晕发作。

三、治疗

本病为良性自限性疾病，不用任何特殊治疗即可恢复。在严重发作时可对症治疗，但应用前庭抑制剂要短时间、限量应用，因为从理论上讲，早期前庭抑制可以延迟中枢代偿。

参考文献

1. 李学佩编著. 神经耳科学, 贵阳: 贵州科学技术出版社, 1991
2. Schessel DA, Nedzelski JM. Meniere’s disease and other peripheral vestibular disorders. In: Chummings CW, Fredrickson JM, Harker LA, et al, eds. Otolaryngowlogy-Head and Neck Surgery. 2nd ed.. St Louis: Mosby, 1993, 3152-3176

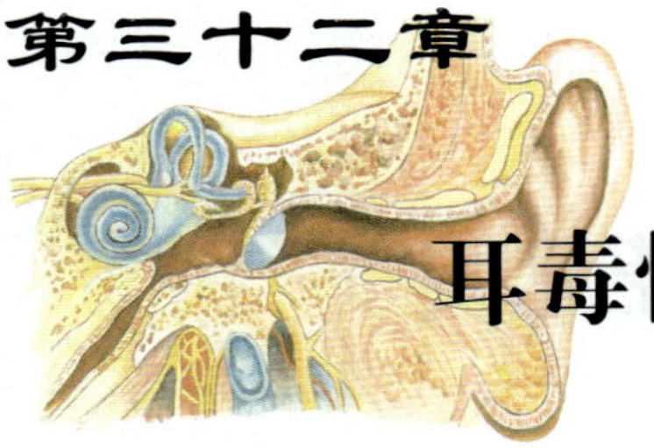

第三十二章 耳毒性药物和化学物质所致的眩晕

李学佩

耳毒性药物和化学物质的数量不断增加。某些药物如在妊娠早期使用，会产生严重的致畸作用，包括外、中和内耳的畸形，引起感音神经性聋和前庭症状；在妊娠后期使用，虽然此时胚胎内耳感觉末梢器官已有较高程度的分化，但仍会产生严重的听力和前庭损害。

耳毒性药物和化学物质大致分成 4 大类：①抗生素：硫酸盐链霉素、双氢链霉素、新霉素、庆大霉素、卡那霉素、万古霉素、两性霉素B、红霉素等；②化学物质：汞、金、铅、砷、苯胺蓝；③襻利尿剂：利尿酸、速尿；④其他药物：顺铂、奎宁、氯喹、聚凝胺（肝素对抗剂）、氮芥。对前庭有较显著毒性的有氨基糖苷类抗生素如链霉素和庆大霉素，抗肿瘤药如顺铂等。

第一节　氨基糖苷类抗生素

氨基糖苷类抗生素由于胃肠道吸收很差，口服后大概只有 3% 能被吸收进入血流，因此，要经过非胃肠道途径给药。肾功能正常的患者，其血清中药物的半衰期是2h，而在外淋巴中药物的半衰期要长得多，约 5 ~ 15h。这类抗生素在体内不被代谢，几乎完全通过肾小球滤过排出，所以，在肾功能不全时，肾脏内药物浓度比血清中浓度高 100 倍。肾功能损害的患者经血液透析和腹膜透析可有效降低血液中药物浓度。已经证明，氨基糖苷类抗生素可以在外淋巴液积聚，特别是在肾功能有损害的情况下。

一、氨基糖苷类抗生素耳毒性机制

1. 氨基糖苷类抗生素与毛细胞内某些分子相互作用方面的研究结果显示，氨基糖苷类抗生素与毛细胞内的二磷酸磷脂酸酰肌醇结合，继而干扰细胞内反应。

2. 分子遗传学研究　氨基糖苷类抗生素耳毒的机制是由于内耳毛细胞线粒体功能失常所致。选择使用氨基糖苷类抗生素的依据是假定氨基糖苷类抗生素和细菌核糖体的亲和力比其与真核细胞核糖体的亲和力更大。从结构的相似性上和蛋白翻译必须含氨基末端甲酰基甲巯氨酸两个方面来看，线粒体核糖体与其原核细胞的祖先更相似，而二者与真核细胞核糖体的相似性要小些。因此，线粒体核糖体可能是氨基糖苷类抗生素的靶。近年来发现了许多严格表现为母系遗传的线粒体疾病，最常见的一种是线粒体性感音神经性聋，提示线粒体功能对于耳蜗功能至关重要。对很多独立家系的研究表明，氨基糖苷类抗生素高敏感性是由于细胞质遗传的。线粒体基因组突变与氨基糖苷类抗生素高敏感性明显相关。 通过对氨基糖苷类抗生素有高度敏感性的多个家系的线粒体 12s 和 16s·rRNA 基因变化的研究表明，不同家系的个体都有 12s rRNA1555 位点上的 A → G 点突变。点突变所在部位与已知的氨基糖苷类抗生素结合在细菌rRNA的部位是同源序列。正常人群无该突变，家族性高敏感患者都有该突变，组间差异显著。

3. 药物代谢及自由基生成学说　体内实验发现氨基糖苷类抗生素有耳毒性和肾毒性，但体外实验中，将庆大霉素加入分离的外毛细胞溶液中，并未呈现急性的杀伤毛细胞作用，提示药物须经体内代谢才能转化为有毒性物质。Schacht 等给豚鼠肌注苯巴比妥，诱导肝脏代谢药物的酶活性，然后制备肝匀浆，离心得上清液称为 S_9，将 S_9 与含有辅酶Ⅱ及庆大霉素的磷酸缓冲液混合，37℃ 保温 1h，然后加入分离的豚鼠毛细胞。结果发现单独的庆大霉素和 S_9 成分均不影响细胞成活，而庆大霉素与 S_9 共同孵育后，毛细胞存活率减为 51%。去除反应体系中的辅酶Ⅱ或加入抑制体外异源生物氧化代谢的抑制剂，药物代谢被抑制，外毛细胞存活不受影响，说明酶系统参与了该类药物代谢。这个也可解释肾及耳毒性的迟发性，因代谢药物的酶需要时间诱导以及代谢物达到毒性水平需要时间。能代谢庆大霉素的酶活性位于胞质中，细胞核、线粒体、溶酶体及微粒体均不能代谢庆大霉素。其他氨基糖苷类抗生素均可被肝细胞质激活，产生杀伤毛细胞的毒性物质。为了预防耳毒性，Schacht 等发现谷胱甘肽、苯二胺、二巯基苏糖醇、维生素 C 等有体外拮抗庆大霉素代谢物杀伤毛细胞的作用，多聚 - L- 天冬氨酸等有体内拮抗肾毒作用。

谷胱甘肽、苯二胺、二巯基苏糖醇、维生素 C 等在体外可拮抗庆大霉素代谢物杀伤毛细胞的作用，而这些拮抗剂均为自由基清除剂。Schacht 等经研究发现，庆大霉素是一个铁离子螯合剂，它可和铁离子结合形成复合物，该复合物有很强的催化自由基生成能力。Schacht 等用铁离子螯合剂去铁胺模仿庆大霉素给日本鹌鹑肌注，结果发现：低剂量去铁胺使听乳头支持细胞受损，高剂量使毛细胞及支持细胞受损。高剂量长时间暴露去铁胺，产生的病理变化与低剂量、短时间暴露在庆大霉素的病理变化相似。因此，庆大霉素的耳毒性可能由螯合铁离子介导所致。

铁离子螯合剂拮抗耳毒性：Conlon 等用去铁胺和新霉素同时给豚鼠注射，发现去铁胺可明显拮抗新霉素的耳毒性。Schacht 等的实验发现自由基嘌呤醇、二甲基亚砜等无拮抗作用，甘露醇等有轻度拮抗作用。而去铁胺和2, 3-二羟基苯甲酸盐均显著降低庆大霉素所致听力阈移，有明显的听力保护作用。2, 3- 二羟基苯甲酸盐与甘露醇合用可以从听功能及形态学上完全拮抗庆大霉素的耳毒性。铁离子螯合剂与自由基清除剂合用，既经济又不影响药物的疗效，因而是临床有前途的氨基糖苷类抗生素耳毒性的拮抗剂。

二、组织病理学

关于氨基糖苷类抗生素链霉素中毒所致的前庭损害，很多动物实验研究都显示，毛细胞缺失最严重的部位是在壶腹嵴的中央或顶部（Hawkins, 1962; Spoendlin, 1966, Lindeman, 1969; Kanda, 1969; Watanuki, 1971）。Ⅰ型毛细胞比Ⅱ型毛细胞更易于受到损伤。秦庭权等的结果与此相似，病变主要在半规管壶腹嵴毛细胞，椭圆囊斑较轻，球囊斑几乎不受侵犯。早期先是Ⅰ型毛细胞的破坏，以后才是Ⅱ型毛细胞破坏。支持细胞不受侵犯。臧玉诠等观察链霉素中毒时中枢神经系统的病理变化时发现，位听神经中枢核团包括耳蜗背、腹核、斜方体簇、内侧膝状体及听觉皮层均有不同程度的改变，说明耳毒性抗生素引起的听觉障碍不但发生于内耳迷路，同时也损害中枢神经结构。

庆大霉素中毒后也表现为毛细胞变性、减少或消失。保留的毛细胞有核固缩现象，下层的支持细胞无明显变异，感觉上皮层的厚度不变。以上病变在壶腹嵴比较严重，椭圆囊和球囊的位觉斑不明显，感觉上皮中Ⅰ型毛细胞病变重于Ⅱ型毛细胞。电镜观察中毒后的壶腹嵴，毛细胞细胞核染色质凝聚，核糖体数目减少以至消失，核固缩，胞质水肿，最后细胞分解。很多作者研究都证实动物生前已发生前庭症状如共济失调，但病理检查上不能发现病变，或病理所发现的病变和共济失调严重程度不成比例。庆大霉素耳毒性损害与链霉素耳毒一样，可以损害中枢神经，使耳蜗核发生变性，大剂量可引起听觉通路的损害。但对前庭中枢的损害观察尚少。

三、氨基糖苷类抗生素的耳毒性

氨基糖苷类抗生素如链霉素、庆大霉素和妥布霉素主要是前庭毒性的，而卡那霉素、阿米卡星、新霉素和双氢链霉素主要是耳蜗毒性的。庆大霉素前庭毒性明显较妥布霉素要强。豚鼠注射庆大霉素后前庭中毒的表现出现最早，表现为前庭末梢感受器有部分感觉细胞的变性和缺失，无论是壶腹嵴、椭圆囊斑或球囊斑均是如此。前庭系统壶腹嵴Ⅰ型毛细胞比Ⅱ型毛细胞对链霉素、卡那霉素和庆大霉素更敏感。支持成分和上皮的厚度均无损伤的改变，并不如前庭功能减退表现的那么严重。这一现象为各家所公认，应考虑前庭中枢受损。

氨基糖苷类抗生素常用于治疗严重感染，但却有对听力和前庭功能的损害。为防止不良反应的发生，应注意药物的正确使用。高红细胞压积、肌酐清除率升高、疾病的危象以及治疗疗程（超过 10 天）等因素都会进一步加重耳毒。氨基糖苷类抗生素有效的血浓度与可能引起毒性浓度之间的差距很小。因此，对长期应用氨基糖苷类抗生素者，应进行血药浓度的检测及听功能和前庭功能的监测，包括 12 000Hz 以上高频的听功能检查。血药浓度的检测非常重要。血药浓度要调节到不引起肾功能障碍为度。除了考虑肾功能损害这一因素以外，还要考虑其他因素，如先前已有听力损害、噪声暴露、年龄、治疗的疗程，以前是否用过氨基糖苷类抗生素以及是否同时应用其他耳毒性药物如其他氨基糖苷类抗生素和襻利尿剂等。目前，一旦发生感音神经性聋与眩晕，除了停药没有其他有效的方法可使听力与眩晕恢复。虽有报告应用药物进行预防，如 Ohtani 报道联合应用磷霉素（fosfomycine），可能具有对抗、保护耳毒的作用，但效果不确定。

四、耳局部应用

为了治疗耳的局部细菌感染，常局部应用新霉素、多黏菌素和丙二醇。动物实验显示这些药有耳蜗和前庭损害。当MD患者用浓度很高的氨基糖苷类抗生素（链霉素、庆大霉素）导入中耳腔，通过圆窗膜的渗透，可以引起单侧外周前庭功能的破坏和明显的耳蜗毒性反应。虽然临床上有很大一部分患者长年局部应用耳毒性抗生素而没有出现明显的耳毒症状，但是耳科医师仍应保持警惕，特别是在鼓膜穿孔时。

第二节 顺 铂

顺铂是抗癌的化学药物，用于治疗头颈部鳞状细胞癌和其他恶性肿瘤。除了肾毒性而外，还可出现耳毒性，表现为不可逆的、双侧对称性、进行性感音神经性聋及眩晕和平衡障碍。顺铂的毒性据认为与抑制 adenylate cyclase 有关。显然，顺铂与氨基糖苷类抗生素一样，毒性作用都聚集在内耳。

顺铂对前庭的损害比对耳蜗的损害要少。前庭损害的病理改变主要表现为壶腹嵴毛细胞明显破坏，Ⅰ型毛细胞的破坏比Ⅱ型毛细胞的损害要重。耳石斑的神经上皮变性，耳石及毛细胞几乎全部消失。

耳毒性的危险主要来自每次剂量的大小，而不是药物的累积量。如果血浆峰值浓度在1μg/L 以下，标准电测听仪检查不能发现有耳毒性改变。

在动物模型中，有两种方法可减轻和消除耳毒性，一是使用不具耳毒和肾毒性的同类物卡铂（carboplatin），它不如顺铂可致耳蜗形态和功能改变，也不如顺铂易于积聚于耳蜗，对脑干听觉反应的的影响也较顺铂为轻，耳毒和肾毒均较顺铂轻；二是同时使用磷霉素，以减轻耳毒性。

第三节　临床表现

前庭症状一般在药物应用期或停药后发现。因为患者患有严重疾病，或处于抢救、或重病卧床，而耳毒性药物又多损害双侧前庭，因此早期前庭的平衡障碍症状常被掩盖而不易发现。待患者下地活动时，才注意到平衡障碍和眩晕。

前庭耳毒性损害主要表现为平衡障碍，其次才是眩晕。患者不一定有典型的旋转性眩晕，更多的是头昏，头重脚轻，或在头活动时出现周围物景的移动。前庭耳毒性损害典型的表现为振动幻觉（oscillopsia）。振动幻觉是一种对外界物景运动的错觉，有4种形式：①伴有获得性抖跳性眼震，外界物景移动方向与眼震慢相相反；②伴有摆动性眼震，振动幻觉呈往返运动；③伴有上斜肌肌纤维颤搐，振动幻觉呈跳动性颤动；④伴有双侧迷路功能失调，振动幻觉呈连续性外界物景的运动。振动幻觉在头部运动时（如行走）时加重，因为前庭系统可稳定视网膜上的影像，因此振动幻觉与前庭系统损害有关。垂直性振动幻觉可由于双侧内侧纵束损害引起。在行走时出现连续性外界物景的运动或往返摆动性运动称为 Dandy 征。

常伴有耳蜗症状如耳鸣、耳聋等，一旦出现，应警惕药物中毒，考虑停药。

检查：应进行听功能检查和前庭功能检查。前者特别要注意采用超高频听功能检查，以早期发现高频听功能的损害。前庭功能检查采用冷热试验或旋转试验，患者可呈现双侧前庭功能减退或丧失。

第四节　治　疗

治疗的关键是预防。医师要熟悉各种抗生素的药理特性及药物代谢动力学，严格掌握用药适应证，特别是老年和肾功能差的患者，更要谨慎。用药期间，要注意耳毒症状，定期进行血药浓度监测及听功能和前庭功能的检查，以早期发现药物中毒。

出现前庭症状，可采用对症治疗。最重要的是前庭康复治疗。

参考文献

1. 臧玉诠. 链霉素对于神经结构的毒害. 解剖学报, 1963, 6: 107-117
2. 秦庭权, 叶嗣茂, 苏鸿喜, 等. 庆大霉素内耳中毒研究. 中华耳鼻咽喉科杂志, 1980, 15: 193-197
3. Schuknecht HF. Pathology of the Ear. Cambridge, Massachusetts, and London: England, Harvard University Press, 1974
4. Rybak LP, Matz GJ. Effect of Txic Agents, In: Chummings CW, Fredrickson JM,Harker LA, et al, eds. Otolaryngology-Head and Neck Surgery. 2nd ed. St Louis: Mosby, 1993, 2943-2964

第三十三章

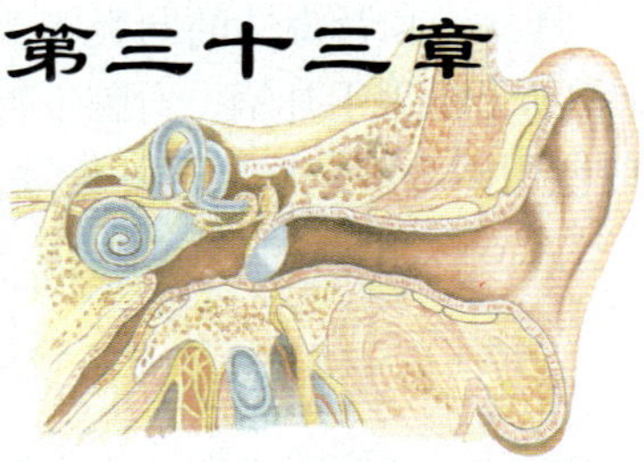

外淋巴瘘

李学佩

外淋巴瘘是充满外淋巴的内耳与含气的中耳和乳突腔之间的异常通道。外淋巴和中耳之间没有自然通道，常由于外伤破坏了外淋巴和中耳之间的骨或软组织屏障而形成瘘，结果在临床上常出现感音神经性耳聋和眩晕。外淋巴瘘最常见的原因是听骨链直接外伤后镫骨底板半脱位或骨折，其结果是前庭的运动失调和听觉的感音神经性听力减退。除非早期进行瘘的修复，否则将导致严重的耳聋。1962年 Farrior 第一个报道了镫骨切除术后引起的外淋巴瘘，以后，Fee 报道了头部外伤后引起的外淋巴瘘。有一种没有明显诱因的外淋巴瘘，称为自发性外淋巴瘘。1971 年 Goodhill 提出由于中耳和 / 或颅内压力突然变化产生内、外两种爆破力量导致的外淋巴瘘。必须指出，不要把分泌性中耳炎的中耳积液与先天性迷路发育不良引起的脑脊液漏与外淋巴瘘相混淆。

一、病因学

（一）先天性

1. 临床症状或影像学可发现颞骨或头部异常，主要为 Mondini 畸形，Pendred 综合征及 Kippel-Fiel 综合征。

2. 临床症状或影像学未发现异常，则需注意镫骨、圆窗、卵圆窗、中耳及内耳之间的异常联系，如耳囊的微裂隙、卵圆窗的窗前裂隙。这些微裂隙产生的原因可能为骨化和生长过程中外力作用和咀嚼对骨迷路的间接损伤，而且这些裂隙总是存在，并在外力作用下开裂及扩大。

（二）后天性

1. 创伤性：头部外伤、颞骨骨折、穿透性耳外伤、气压伤（由于咽鼓管鼓室压力改变引起内爆破型外淋巴瘘，或由于脑脊液压力改变引起外爆破型外淋巴瘘）。

2. 医源性：最主要原因为镫骨术后、神经耳科学手术后、慢性耳病术后。

3. 侵蚀性：如胆脂瘤、恶性肿瘤。

（三）混合性

在创伤及侵蚀的破坏下，潜在的临床不明显的异常解剖结构可显现出来，并表现出相应的临床症状。

（四）特发性

原因不明，也称自发性。

二、实验观察

第一个实验是在实验动物猫的蛛网膜下腔置管，通过增高脑脊液压力，可以看到圆窗膜移位甚至破裂。外淋巴液压力增高的径路是通过蜗水管。猫的蜗水管比人的短而宽。人的蜗水管通常充满耳周管组织（periotic duct tissue），脑脊液不容易流进外淋巴腔（鼓阶）。然而在蛛网膜下腔出血的情况下，颞骨解剖发现，如果蜗水管宽，脑脊液压力增高时，可使脑脊液和血液流向外淋巴腔；而如果蜗水管窄，即使蛛网膜压力增高，外淋巴腔也没有血液。可见，人的蛛网膜下腔的压力是否能传到外淋巴腔（鼓阶），取决于蜗水管的解剖。与这些实验有关的事实是：实验动物如豚鼠、灰鼠的圆窗膜很薄，在外淋巴液压力明显增加时容易破裂，而灵长类动物的圆窗膜要厚得多，对增高的压力有很大的抵抗力。

第二个实验观察是实验动物圆窗膜的自发性愈合。推测自发性修复发生在结缔组织结构如环绕外淋巴腔的环韧带。实验动物的圆窗膜撕裂即使很大，大概在 7 ～ 10 天后也可愈合。

最后，实验性的圆窗膜破裂并不引起耳蜗电位的明显变化。当窗膜自发性愈合后，耳蜗电位仍然存在。如果出现耳蜗内膜破裂（如前庭膜）合并有圆窗膜缺损这种明显的耳蜗病理改变，就会出现耳蜗电位的降低和明显的感音神经性听力减退。推测其原因是圆窗膜合并耳蜗内膜破裂，使有毒性的内淋巴液与外淋巴液混合而出现毒性作用。这一实验更加支持了外伤会损害迷路，即双重膜破裂引起感音神经性听力减退的理论。

三、临床观察

1. 外淋巴液与中耳持续交通　由于浆液纤维素性迷路炎导致持久的重度感音神经性听力减退。前庭症状较轻，是因为对前庭损害代偿的结果。临床观察提示，外淋巴腔与中耳之间的瘘在病因上与浆液性迷路炎的症状有关，由此引起感音神经性听力减退和平衡失调。

2. 听骨链直接外伤　损伤一般在卵圆窗区而不是在圆窗膜。间接损伤例如头外伤或突然中耳压力变化时，传到卵圆窗的压力比到圆窗膜的要大，加上较厚的圆窗膜比环韧带对突然位移有较大的抵抗力，因此造成卵圆窗成瘘的可能性比圆窗膜要大。卵圆窗外淋巴瘘的高发病率支持这一结论。

3. 不同程度的感音神经性听力减退和前庭症状感音神经性听力减退和前庭症状并非外淋巴瘘的特征，临床检查结果变化也很大，不能据此作为诊断依据。甚至瘘管试验阳性时的手术探查也未必能发现瘘。温度试验前庭功能可以是正常和减低。前庭的不同反应是由于合并浆液性迷路炎所导致。

四、诊断

（一）临床病史

是外淋巴瘘最重要的诊断依据。外伤史，不管是直接损伤鼓膜和听骨链（特别是镫骨术后），还是由于头外伤或气压伤所致的间接伤，都可损伤两窗，引起外淋巴瘘。在上述外伤后突然出现听觉和前庭症状，高度提示外伤损伤到了迷路。另外，原有听力下降的儿童，出现听力恶化、中耳术后发生突聋、反复发作的脑膜炎等都要怀疑外淋巴瘘。

（二）临床表现

典型的听觉症状是听阈增高，言语辨别率差。听力减退的特点是突发性耳聋或快速进行性恶化，波动性听力减退，言语辨别率差。耳鸣是非特异性的，单有耳鸣症状，不能诊断外淋巴瘘。20%的患者可出现耳胀满感。前庭功能障碍是外淋巴瘘最普遍的症状，前庭症状包括持续性平衡失调，特别是发作性眩晕及位置性眩晕和眼震。听觉和前庭症状是由于外淋巴瘘或耳蜗内膜破裂引起的浆液性迷路炎。一个耳功能正常的患者，外伤后出现听觉和前庭症状，应考虑卵圆窗或圆窗外淋巴瘘。Seltzer 指出，外淋巴瘘三联征为耳聋、眩晕和耳鸣，只有两个症状的较少，仅有一个症状的更少。

（三）体格检查

最有价值的表现为耳部及头部先天畸形，包括 Down 综合征、小头畸形、颅缝早闭、骨生成不良或对耳轮脚缺失等。

（四）特殊检查

1. 听力检查　纯音测听曲线表现为感音神经性听力减退，言语辨别率差，二者均有波动。

2. 耳蜗电图　Arenberg 等发现外淋巴瘘患者耳蜗电图异常。经手术证实 52% 的外淋巴瘘有 SP/AP≥0.5，但不能区分外淋巴瘘与梅尼埃病。Campbell 在豚鼠外淋巴瘘实验中也发现 SP/AP 有明显改变，当瘘管愈合时，SP/AP 恢复正常。

3. 瘘管试验　瘘管试验结果与外淋巴瘘的关系各家报告不一。有些学者认为大多数外淋巴瘘患者应为阳性，但也有持相反意见的。

4. 影像学检查　影像学检查容易出现假阴性。在影像学上比较有意义的是 CT，表现是内耳发育异常，扩大的蜗水管和前庭水管。有人对突发性聋及明显耳漏的儿童进行鞘内注射碘造影，CT 显示镫骨异常，且有造影剂进入鼓室，提示存在外淋巴瘘，以后手术证实了镫骨异常及卵圆窗裂隙。MRI 对外淋巴瘘诊断有一定价值。Morris 等在圆窗膜破裂的实验猫鞘内注射钆增强剂，发现造影剂从脑脊液到达外淋巴，然后从乳突腔涌出。

5. 手术探查　至今，中耳探查仍是外淋巴瘘确诊的惟一手段。外淋巴液也只有 75μl，手术探查不一定能发现明显的外淋巴瘘，而且手术中局部注射麻醉剂流入中耳，不能与外淋巴区别，造成诊断的困难。耳内镜检查是一大进展。耳内镜有纤维及硬管两种，耳内镜中耳探查较手术探查容易耐受，风险小，能很好地显示和分辨中耳结构。一般经鼓膜切开插入耳内镜，能清晰地显示圆窗及卵圆窗，观察外淋巴液的漏出，并能同时进行修补。

6. 外淋巴液标记和 β-2 转铁蛋白检测法　外淋巴液标记诊断外淋巴瘘有很多问题：用放射性校素锝标记外淋巴液，但锝标记蛋白不能进入外淋巴液。静脉或鞘内注射荧光素诊断外淋巴瘘，用静脉注射荧光素法，荧光素只存在于血液而非外淋巴液中；而鞘内注射荧光素又容易造成颅脑的并发症。β-2 转铁蛋白是由 676 个氨基酸组成的糖蛋白，存在于脑脊液、内耳外淋巴液、房水，不存在于血清中。鼓室探查术中把明胶海绵放入圆窗及卵圆窗间，吸取可疑外淋巴液，送检 β-2 转铁蛋白。如为阳性，认为是外淋巴瘘的较好指标。因此，除了脑脊液鼻漏、耳漏患者外，β-2 转铁蛋白阳性在证实外淋巴瘘方面是很有价值的。

五、治疗

（一）非手术治疗

由于很多临床和实验资料证明圆窗膜或环韧带损伤有自愈的可能，因此，可以采取非手术治疗。卧床休息，抬高头位30°，避免用力，如果保守治疗10～14天不能改善听和前庭症状，就应进行中耳探查。

（二）手术治疗

经过一段时间的观察后不愈，应考虑进行手术探查。如果听力好或诊断不明确，多数学者主张等待 6 个月再行手术探查，以期自行痊愈。如果听力处于无改善或继续下降，应尽早手术。手术最好在局部麻醉下进行，因为保持患者处于清醒状态，术中能诉说一些症状的变化，如眩晕、视物清晰度等，并可避免术后自主神经反应如呕吐，呕吐会增高脑脊液压力，从而增加外淋巴压力，不利移植物的稳定。发现外淋巴瘘的部位后，即可进行修补。但有时术中未能找到瘘孔，有时即使找到瘘孔，也不能确定其他部位是否同时存在非活动性瘘孔。因此，有人主张不管术中探查结果如何，应进行圆窗和卵圆窗双窗修补，以保安全。移植物包括脂肪、筋膜、软骨膜等，纤维蛋白胶可增强移植物的稳定性。移植物交替浸泡在凝血酶和纤维蛋白原中进行处理，处理过的移植物可取得良好的效果。术后要保持卧床，头高30°，避免用力，常规使用软化大便的药物，术后 3 天开始慢慢行走。手术可使前庭和听力改善，但确切效果各家报道不一。

参考文献

1. 李学佩编著. 神经耳科学. 贵阳: 贵州科学技术出版社, 1991
2. 王育番. 外淋巴瘘的研究现况. 国外医学耳鼻咽喉科学分册, 2002, 26: 218-221
3. Gacek RR. Perilymphatic fistula. In: Chummings CW, Fredrickson JM, Harker LA, et al, eds.Otolaryngology-Head and Neck Surgery. 2nd ed. St Louis: Mosby,1993, 3017-3019
4. Schessel DA, Nedzelski JM. Meniere's disease and other peripheral vestibular disorders. In: Chummings CW, Fredrickson JM, Harker LA, et al, eds. Otolaryngology-Head and Neck Surgery. 2nd ed. St Louis: Mosby, 1993, 3150-3176

第三十四章

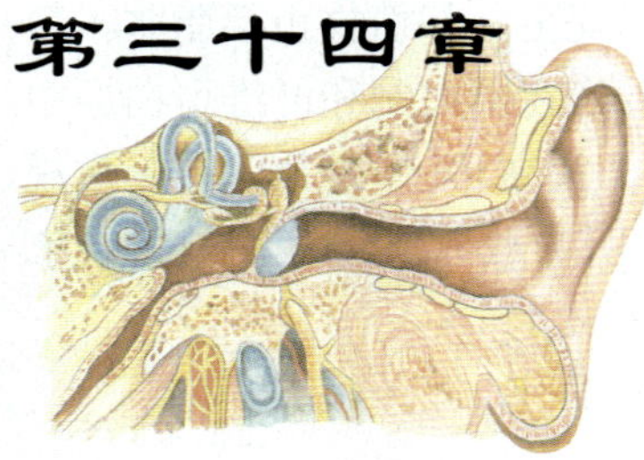

自身免疫性前庭疾病

龚树生

自身免疫性内耳病（autoimmune inner ear disease，AIED）的概念是由McCabe提出的，因为他当时诊断的自身免疫性感音神经性听力减退的部分患者还伴有前庭症状。后来越来越多的学者发现，除了自身免疫性耳蜗-前庭患者外，还有部分患者只有前庭症状或者以前庭症状为主。患者体内存在抗内耳组织抗体。激素和免疫抑制剂治疗对改善前庭症状有效。我们认为，以前庭症状为主的这部分患者应称为自身免疫性前庭病（autoimmune vestibular disease，AIVD）。自身免疫性前庭病可以单侧发病也可以双侧发病，可以突然发病也可以呈进行性加重。

目前，许多学者在研究双侧前庭功能受损时发现，有一些没有明确病因的特发性病例可能就是自身免疫性前庭病。在不少文献中，它仍以“特发性双侧前庭功能损害”的命名出现。

一、特发性双侧前庭功能损害

双侧前庭功能损害（bilateral vestibular failure，BVF）常常是由未能发现的外周迷路和第Ⅷ脑神经的病变引起。主要症状是运动和改变头部位置时感到晃动和摇摆不定，在黑暗中更加明显。床边试验可发现患者前庭-眼部反射消失，进行冷热试验以及旋转钟摆试验时不出现眼球震颤。患者体觉和视觉信号的输入取代了受损的前庭功能来进行空间定位，掌握位置平衡和控制眼球运动。其常见病因包括：耳毒性损害、小脑退化、脑膜炎、神经疾病、前庭神经炎、自身免疫性疾病、肿瘤和多种耳部疾病。特发性BVF占此类患者的20%以上，这部分患者被认为是自身免疫性前庭病。绝大部分患者病情可以有所恢复但不能完全恢复。

Rinne等对53例双侧前庭功能受损的患者进行研究时发现，其中发病最多的是特发性BVF（11人，占21%），其特征是突发性眩晕和振动幻视，而听功能，眼球运动，神经病学和图像检查都是正常的。作者明确提出这组病例是由自身免疫因素引起的，需要对患者进行免疫学检查从而进行筛选。自身免疫性前庭病有时可能只有轻微的眼部或前庭症状而被漏诊。另外还有5例患者（9%）患有自身免疫性疾病，伴有其他器官受累的症状。

为了研究自身免疫机制在特发性双侧前庭疾病中的作用，Arbusow等用抗内耳结构抗体对患者血清进行筛选。用免疫荧光法在鼠内耳细胞切片上检测12例患者血清中抗膜迷路（壶腹、半规管、球囊和椭圆囊）抗体IgG，有8例呈阳性。22例健康对照组中只有1例和6例患者血清显示有背景染色。3例对照组血清和1例IBV患者血清有低滴度的抗核抗体IgM。有1例红斑狼疮和1例硬皮病患者血清中有高滴度的抗核抗体IgM。抗核抗体IgM不是器官特异性抗体。所有血清中都没有发现抗血管抗体，也没有血清和肝、肾、角膜、大脑和骨骼肌切片发生交叉反应。只有3例特发性双侧前庭疾病患者用免疫抑制疗法不能改善前庭功能紊乱，可能是因为患者的感觉和神经结构发生了不可逆的改变。这些结果显示抗内耳结构的抗体如抗膜迷路抗体可能只是一种伴随现象，而前庭损伤的发展可伴随器官特异性自身抗体小亚群的合成，这部分器官特异性自身抗体在加强前庭损害的细胞反应时起作用。

Nuti 等发现特发性双侧前庭功能损害的患者绝大部分都是免疫因素介导的，而且 P0 蛋白是这个疾病很好的指示物。作者用蛋白质免疫印迹技术发现双侧自身免疫性前庭病患者 P0 蛋白表达都是阳性。由于特发性双侧前庭功能损害的患者数量有限，作者所在医院每年就诊的 1 500 例眩晕患者中这种患者的发病率不到 0.5%，因此将来需要对此病进行多中心的临床研究，包括免疫病理机制和治疗方法的探讨。

二、其他因素导致的 AIED

1. Schulz 等报告 1 例前庭功能完全丧失的拉姆齐 - 亨特综合征（Ramsay-Hunt syndrome）患者。这个患者起初是患右侧带状疱疹，5 个月以后出现左侧前庭功能损害。左侧前庭功能损害比双侧患带状疱疹感染更支持自身免疫的发病机制，有证据表明：①患者左耳没有患疱疹，而且双侧前庭功能损害开始后没有发现病毒抗体；②用皮质激素治疗后左侧前庭功能立即有好转；③患者体内存在特异性抗神经组织自身抗体 45kD 蛋白。从上述证据可以看出，针对前庭神经的细胞免疫反应和特异性抗神经组织抗体导致了左侧前庭功能损害。

2. 人类细小病毒 B19 是儿童时期常见的传染性红斑的发病原因，这个疾病预示患者将来患全身免疫性疾病的可能性很大。患者发病后常表现为眩晕。对 30 例疑似自身免疫性前庭病的患者的血清进行细小病毒 B19 抗体滴度的检测时发现，有 6 个患者 HP-B19IgM 阳性，8 个患者 HP-B19IgG 阳性。这 30 例患者用皮质激素治疗 5 ～ 7 天，然后复查前庭功能。细小病毒 B19 抗体阳性的 14 个患者对皮质激素治疗均有效。可以推测细小病毒 B19 是导致自身免疫性前庭病的又一个病因，患者体内针对细小病毒 B19 的抗体与内耳上存在某种共同的交叉抗原产生的抗原抗体反应导致了 AIED。

三、与 AIED 相关的综合征及全身性自身免疫病

1. Cogan综合征　Cogan综合征（CS）是一种自身免疫性疾病，好发于青年人，分为典型和非典型两种类型。典型 CS 有非梅毒性角膜炎和耳蜗前庭功能障碍。非典型 CS 有眼睛其他结构和其他系统的炎性改变，特别是心血管系统。McCabe 称为自身免疫性感音神经性聋的病例中至少有 1 例后来成为本病。Hughest 以本病对内耳抗原刺激（淋巴细胞移动抑制及转化试验）呈阳性的细胞免疫反应为基础得出结论：①前庭听成分为自身免疫的起源地；②自身免疫过程是通过细胞介导的；③全身激素治疗可抑制阳性试验；④急性发作时有较强的阳性试验结果。Cogan综合征的预后不良。首选的治疗方法是全身和眼部的皮质激素治疗，次选的治疗方法是环磷酰胺和环孢霉素 A。

2. Dandy 综合征　1941 年 Dandy 描述了一些患者，临床表现为双侧前庭神经功能紊乱，运动时视野范围内视物混杂，黑暗中行走困难。由于前庭 - 眼反射消失，头动时出现振动幻视，快速头动时视觉模糊，称之为 Dandy 综合征。当病因是外周前庭系统病变时，这些患者冷热试验反应常明显减弱或是阴性。作者总结了 105 例 Dandy 综合征的患者，特发性的有 34 例，已知病因的有 71 例。特发性在女性更易发病，而且有正常听力比已知病因的患者要多（53% / 19%）。对特发性 Dandy 综合征需要进行进一步的自身免疫机制的研究。

3. Harada病　是一种不常见的自身免疫性疾病，它影响位于眼葡萄膜、内耳、皮肤、头发和脑膜处的黑色素细胞。根据神经耳科学发现设计了一种对 Harada 病进行分类的方法，主要依据其听力学症状，特别是眩晕。大部分 Harada 病患者都有外周前庭功能障碍如走路试验时摇晃并出现水平性旋转或水平性眼球震颤，冷热眼震试验出现迷路功能减弱。Harada 病可分为

前庭型、耳蜗前庭型、耳蜗型和中枢型，中枢型很少见。Kimura 等对 20 例 Harada 病患者进行临床和实验室检查都发现有前庭功能障碍，说明 Harada 病影响前庭的几率相当高。内耳的黑色素细胞在维护平衡功能中起重要作用。

4. 与自身免疫性前庭病相关的全身自身免疫病 Modugno 等为了探讨自身免疫性甲状腺炎与良性阵发性位置性眩晕（benign paroxysmal positional vertigo，BPPV）的关系，对 70 例 BPPV 患者进行了自身免疫方面的研究。BPPV 是一种迷路功能紊乱，它的典型表现是由于头部位置改变引起的剧烈发作的旋转性眩晕，持续时间较短，恢复原位常有好的疗效。这种现象后来被认为是（能产生重力刺激的）迷路液体中悬浮颗粒的移动造成的。作者发现这70例BPPV中有自身免疫因素的 34 例（48.5%），其中 19 例（27.1%）抗甲状腺抗体滴度超过正常值，和对照组相比有显著性差异（$P<0.01$），没有发现其他的高危因素。以上研究说明内耳中免疫复合物的扩散能够改变内淋巴液的成分，从而对受体产生一种机械性刺激而导致眩晕发生。Berrettini 等报告全身性硬化症患者也可伴有自身免疫性前庭病的发生。

四、检查和治疗

自身免疫性前庭病的检查可以参考自身免疫性感音神经性聋的检查方法。有学者提出应用高分辨率核磁共振成像（HR-MRI）和检查抗内耳抗原抗体有助于对自身免疫性耳蜗前庭疾病的诊断。有 3 例自身免疫性耳蜗前庭病患者，他们体内都有抗内耳组织抗体。应用没有加强的 T_1、T_2 以及钆加强的 T_1 加权影像和静态三维结构干涉图像，发现内耳的异常 MRI 信号和疾病的活动程度有关。研究发现有 1 例患者前庭、半规管、前庭神经和耳蜗的 MRI 影像在疾病复发后就消失了。异常结果还包括T_1加权影像时膜迷路、前庭和耳蜗的呈强信号表达，说明钆通过不正常的迷路基底膜漏入外淋巴间隙。相反，另两例伴有慢性耳蜗前庭病变但没有任何急性复发临床迹象的患者3D-CISS影像显示半规管缩小或阻塞，但是T_1没有强信号的损害影像，也没有图像增强。

自身免疫性前庭病的治疗可以参考自身免疫性感音神经性聋的治疗。有作者报道，与其他前庭病的治疗相比，自身免疫性前庭病前庭康复效果差，临床上仍以药物治疗为主。

参考文献

1. Brandt T. Bilateral vestibulopathy revisited. Eur J Med Res, 1996, 1:361-368
2. Rinne T, Bronstein AM, Rudge P, et al. Bilateral loss of vestibular function: clinical findings in 53 patients. J Neurol, 1998, 245:314-321
3. Arbusow V, Strupp M, Dieterich M, et al. Serum antibodies against membranous labyrinth in patients with “idiopathic” bilateral vestibulopathy. J Neurol, 1998, 245: 132-136
4. Gillespie MB, Minor LB. Prognosis in bilateral vestibular hypofunction. Laryngoscope, 1999, 109: 35-41
5. Nuti D, Biagini C, Salerni L, et al. Use of Mammalian inner ear antigens for the diagnosis of autoimmune sudden loss of vestibular function. Acta Otolaryngol Suppl, 2002, 548: 34-37
6. Schulz P, Arbusow V, Strupp M, et al. Sympathetic contralateral vestibulopathy after unilateral zoster oticus. J Neurol Neurosurg Psychiatry, 1999, 66: 672-676
7. Cotter CS, Singleton GT, Corman LC. Immune-mediated inner ear disease and parvovirus B19. Laryngoscope, 1994, 104: 1235-1239

8. Sanz JJ, Martinez P, Escobar JJ, et al. Atypical Cogan's syndrome: report of two cases and revision of literature. Acta Otorrinolaringol Esp, 2002, 53: 121-125
9. McCabe B. Autoimmune sensorineural hearing loss. Ann Otol Rhinol Laryngol, 1979, 88: 585-589
10. Eenitez JT, Bojrab DI, Lubbers DE, et al. Investigation of endolymphatic hydrops by electrocochleography in patients with Cogan's syndrome. Ear Nose Throat J, 1999, 78: 929-933
11. Syms CA, House JW. Idiopathic Dandy's syndrome. Otolaryngol Head Neck Surg, 1997, 116: 75-78
12. Kimura H, Ohashi N, Aso S, et al. Clinical study of the role of melanocytes in the inner ear of patients with Harada's disease. ORL J Otorhinolaryngol Relat Spec, 1996, 58: 233-237
13. Yoshimoto Y. Otoneurological observation and classification of Harada's disease presenting with aural symptoms, especially vertigo. Acta Otolaryngol Suppl, 1995, 519: 114-117
14. Modugno GC, Pirodda A, Ferri GG, et al. A relationship between autoimmune thyroiditis and benign paroxysmal positional vertigo? Med Hypotheses, 2000, 54: 614-615
15. Berrettini S, Ferri C, Pitaro N, et al. Audiovestibular involvement in systemic sclerosis. ORL J Otorhinolaryngol Relat Spec, 1994, 56:195-198
16. Helmchen C, Jager L, Buttner U, et al. Cogan's Syndrome. High resolution MRI indicators of activity. J Vestib Res, 1998, 8: 155-167
17. Hoistad DL, Schachern PA, Paparella MM. Autoimmune sensorineural hearing loss: a human temporal bone study. Am J Otolaryngol, 1998, 19: 33-39

第三十五章

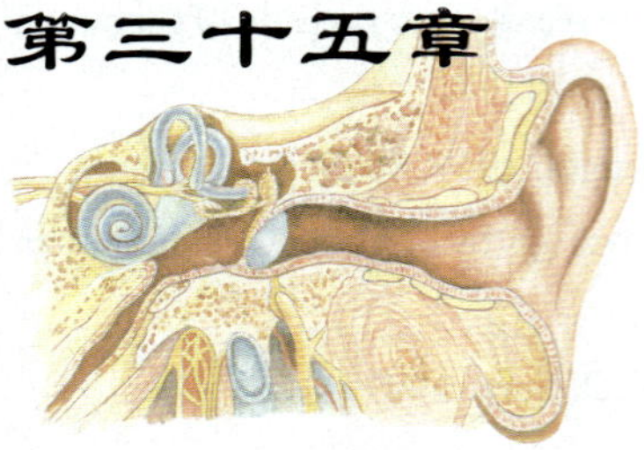

迷路炎

李学佩

感染因素特别是病毒和细菌，是引起某些内耳疾病的直接或间接的原因。每年有数千新生儿患有耳聋或听力减退，其中至少18%的患儿证明是先天性病毒感染。每年超过4 000人患有所谓的突发性聋，实际上，其中很大一部分是感染源性的。每年有数千儿童和成人患有前庭神经元炎，这种疾病是病毒感染，有强烈的眩晕并导致前庭功能严重损害。

一、迷路炎的分类

1. 以感染途径分类

（1）耳源性迷路炎　迷路炎主要是由于急性和慢性化脓性中耳炎引起的严重并发症。常由于内毒素、病毒或细菌经前庭窗、蜗窗这些半透膜被吸收进入外淋巴液，或通过胆脂瘤等病变、手术损伤等所致的通道，或先天解剖通道由中耳扩散到迷路。除迷路的普通感染外，还有中耳结核、肿瘤、颞骨骨折、镫骨手术、内耳开窗术所致的感染。急性化脓性中耳炎感染易于通过蜗窗进入迷路，而慢性化脓性中耳炎则常由于胆脂瘤或骨炎腐蚀破坏骨迷路（半规管或耳蜗）形成迷路瘘管，感染经瘘管进入外淋巴腔，随后出现进行性内淋巴积水，膜迷路破坏。

（2）脑膜炎性迷路炎　少数病例可因颅内感染，炎症由脑脊液经蜗水管扩散引起。引起脑膜炎的致病因素经第Ⅷ脑神经孔蜗轴侵入内耳，经蜗水管侵入鼓室，经前庭水管侵入前庭。

（3）血行性迷路炎　致病因子经血行到内耳，引起迷路炎。

2. 耳源性迷路炎　根据病变范围、严重程度和性质分为局限性（迷路瘘管）、浆液性和化脓性3种类型。

骨迷路骨壁分为外骨膜骨层、内生软骨层和内骨膜骨层。局限性迷路炎如病变侵蚀破坏骨迷路外层和中间层，是为不完全性迷路瘘管。膜迷路易受炎症、温度和压力的刺激，发生眩晕等症状。如骨迷路三层都受破坏，则形成完全性迷路瘘管。除发生眩晕外，感染易经瘘管进入外淋巴腔，发展为浆液性迷路炎，甚至化脓性迷路炎。

（1）局限性迷路炎的症状主要为暂时性或激发性眩晕，摇头或耳内操作可以激发。眩晕可持续几分钟、几小时或几日，多能恢复。听力和平衡多不受影响。主要体征为瘘管试验阳性。

（2）浆液性迷路炎是内耳的非化脓性炎症，当中耳感染而出现自发性眩晕时，就应怀疑浆液性迷路炎。一般症状较轻，表现为眩晕、恶心、呕吐及感音神经性聋，并可见眼球震颤，此时呈刺激型，眼震快相向患侧，是前庭功能兴奋的表现。

（3）化脓性迷路炎是迷路化脓性炎症。此时，内耳神经末梢上皮破坏，导致内耳听觉和前庭功能全部破坏。眩晕严重，阵发性剧烈呕吐，眼震快相开始向患侧，很快转变为向健侧，为麻痹型。听力检查示全聋。上述急性期剧烈的前庭症状，短者出现1～2周，长者4～6周，以后转变为较轻的前庭功能失调和位置性眩晕。随着代偿功能的逐渐产生，上述症状逐渐减轻以至消失。

二、诊断和鉴别诊断

急性和慢性化脓性中耳炎患者出现眩晕、恶心、呕吐，眼震和听力减退等症状、体征，结合鼓膜检查、影像学检查及听力检查等不难诊断。需与小脑脓肿鉴别，小脑脓肿除有迟脉、低温、神智迟钝等脑脓肿的特发症状和颅压增高症状外，还有局灶性的小脑定位体征，主要表现为同侧肌张力消失，运动共济失调及平衡障碍，其中眼震的表现易与迷路炎相混淆。小脑脓肿的眼震为自发性眼震，振幅粗大，快相向患侧，常为水平或水平旋转型，也可呈斜型或垂直型，眼震方向不因头位改变而改变，自发性倾倒因患者动作失调，其方向朝患侧（即眼震方向的同侧），故与迷路炎倒向眼震慢相侧（即眼震方向的对侧）相反。

参考文献

1. 李学佩编著. 神经耳科学. 贵阳: 贵州科学技术出版社, 1991

2. Schessel DA, Nedzelski JM. Meniere's Disease and Other Peripheral Vestibular Disorders. In: Chummings CW, Fredrickson JM, Harker LA, et al, eds.Otolaryngology-Head and Neck Surgery. 2nd ed. St Louis: Mosby, 1993: 3152-3176

3. Davis LE. Infective of Labyrinth. In: Chummings CW, Fredrickson JM, Harker LA, et al, eds. Otolaryngology-Head and Neck Surgery. 2nd ed. St Louis: Mosby, 1993: 2795-2807

第五篇　中枢性眩晕及平衡障碍

第三十六章

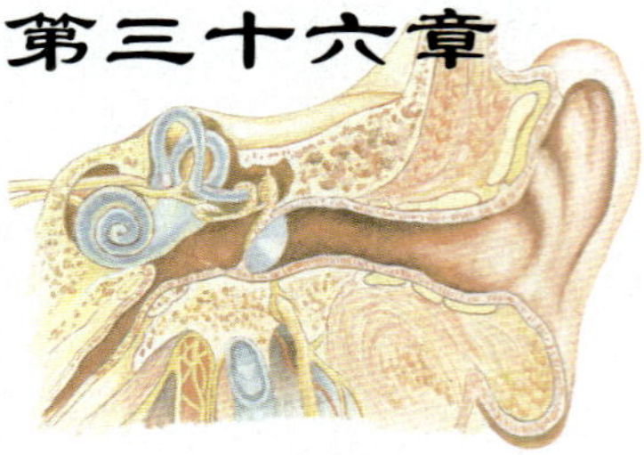

中枢性眩晕及平衡障碍概论

张素珍

眩晕为临床常见症状。在门诊患者中，被列为常见症状的第三位（Smith，1993），据统计，占内科门诊的5%，占耳鼻咽喉科门诊的15%。眩晕的病因复杂，涉及多个学科，神经内外科、心脑血管、眼科、骨科疾病均可引起眩晕症状，其诊断处理极为混乱。

眩晕系平衡系统（前庭、视觉、本体觉）功能紊乱而产生的空间定位觉障碍，表现为运动性幻觉和错觉（illution motion）。英文“vertigo”来源于拉丁文“vertere”，有旋转之意。眩晕与头晕不同，后者无动感，眩晕可以包括在头晕的范畴之内，但头晕不包括在眩晕的范畴。人们在日常生活中，需要前庭系统来保证动作的准确性，前庭功能对维持身体平衡，适应生存环境至关重要。前庭功能归结起来有 3 个方面：①感受人体在空间的位置，采取正确姿势适应环境；②当头部运动时，通过反向性前庭眼反射，维持清晰的视觉，前庭受损则产生视觉识别障碍；③维持正确姿势反射，除感知直线加速度、角加速度外，还要对平衡反射信息进行综合分析，再引起反射运动。在姿势反射和翻正反射中，前庭系统所起的作用比视觉更为重要，如身体倾斜刺激前庭，首先引起纠正头位的反射，然后靠颈肌及关节等本体感觉器引起身体姿势反射。在维持平衡过程中，前庭系统起主导作用，视觉与本体觉起辅助作用，而在运动时则是依靠小脑维持肌张力。

一、前庭中枢联系

前庭神经的中枢部位尚未明确，一般认为在颞上回头端与听皮层之间；有作者认为前庭冲动借小脑与大脑皮层联系；还有些作者认为在 Brodmann I 区周围，因为刺激前庭终器可在该区记录到短潜伏期皮层电位，证明前庭纤维有直接投射区。正常情况下，大脑平衡中枢对前庭神经核及小脑起调节和控制作用。

（一）小脑与平衡

在动物的发育过程中，鸟和两栖动物的小脑与前庭有关，相当于哺乳类的古小脑，即人类小脑后部的绒球小结叶。小脑位于后颅窝延脑的后上部，由小脑幕覆盖，包括居中的蚓部和左、右两半球，蚓部再分为上蚓和下蚓两部分，小脑半球灰质在浅层，白质在深层，白质中有 4 对核：①顶核在第四脑室顶的中线附近；②齿状核靠近蚓体呈锯齿状，人类特别膨大，其发出的纤维组成小脑上脚的重要部分；③栓状核在齿状核附近；④球状核在栓状核和顶状核之间。

（二）小脑的传入和传出纤维联系

小脑主要通过 3 条脚与外周联系。上脚也称结合臂，连接中脑；中脚也称脑桥臂，连接脑桥；下脚也称绳状体，连接延髓。

1. 小脑的传入纤维　小脑传入纤维比传出纤维多3倍，主要经中、下脚，少数经上脚传入，传出纤维主要经上脚传出。传入纤维主要接受前庭终器、肌肉、关节的一般性冲动。与维持平衡有关的有：①脊髓小脑束：起于胸、腰髓神经细胞，止于上、下蚓部，传递脊柱、肢体肌肉和关节冲动，对维持平衡有重要作用；②前庭小脑束：一部分起自前庭终器，经前庭神经向上传导，经下脚入小脑，包括直接的前庭神经纤维达蚓小结、绒球和顶核；另一部分起自前庭外侧核和上核到达小脑的前庭小脑束。

2. 小脑传出纤维　自小脑深部核团发出，经前庭神经核将小脑冲动传到眼肌、颈肌和躯体肌肉。起自齿状核、栓状核、球状核的纤维组成结合臂，入脑桥被盖部，在下丘水平交叉，终止于红核，换神经元后一部分上升到皮层，一部分下行入网状结构。红核网状束传导小脑冲动到头部和躯干肌肉。小脑主要由椎 - 基底动脉供血。

（三）前庭神经核及传导束

前庭神经核为前庭系统的二级神经元，也是脑神经中最大的神经核，位于延髓和脑桥交界处的侧块，由上、下、内、外 4 个神经核组成，末梢冲动在此交换神经元，仅有少数纤维不在此交换神经元，直达网状结构和小脑。前庭神经核区由终末动脉供血，很易缺血。前庭神经核不仅是传递神经的中继站，也是平衡信息的低级分析场所（低级中枢），有整合分析眼、本体觉、前庭终器平衡三联信息的功能，传入信息反射到大脑，同时接受大脑、小脑、锥体外系及网状结构的调节。与前庭神经有关的传导束有：

1. 前庭髓脊束　分为交叉性和不交叉性传导束，反射性维持头颈、躯干及四肢的协调运动。

2. 前庭眼束　交叉性和不交叉性前庭眼束，与前庭眼反射有密切关系，每条眼外肌均接受其同一平面半规管冲动，当头做顺或逆转方向运动时，使外界物象准确落在黄斑处，不致产生振动幻视和转动感觉。

3. 前庭小脑的联系　前庭神经冲动少部分直接进入小脑，大部分在内、上前庭神经核交换神经元再进入小脑之顶核、绒球小结叶和小脑皮层，经小脑皮质束与大脑皮层联系，可能与前庭性眩晕有关。

4. 前庭还经网状结构与自主神经联系，因此眩晕时常伴恶心、呕吐、出汗、心率加快等反应。

二、人体平衡三要素的作用

人们在日常生活中，依靠前庭、视觉、本体觉组成的平衡系统，感受三维（前后、左右、上下）空间的信息，维持人体正常活动。

（一）视觉系统

视觉和视动反射是维持平衡的两个重要因素。通过视觉可认识周围事物的方位，判断自身与外界物体间的相互关系，增强空间定向力。视觉调节系统是前庭系统的重要功能之一，由前庭眼反射和视觉反射共同完成，两者共司眼肌运动，眼球才向所需方向转动，使视轴在身体运动时瞄准目标。由前庭冲动发生的视线调节，使眼球朝反方向转动；由视线冲动引起的眼球运动，可跟随目标，调节视线方向。

视动反射的传导径路尚未完全清楚。根据动物实验和临床观察，其传导径路可能是外界物体通过屈光系统在视网膜成像，经视神经—视束—外侧膝状体—丘脑后结节—视辐射到距状突的枕叶皮层中枢。传出纤维发自视中枢，经对侧内侧纵束达眼外肌诸运动核，产生眼动。临床上氨基糖苷类药物中毒引起双侧前庭功能障碍者，迅速头转动时出现视觉模糊症状或振动性幻视所致眩晕，称视觉识别障碍性眩晕，其机制与视动反射受损有关。因前庭视动调节反射的潜伏期为 50ms，视觉性眼调节的潜伏期较长，约 125ms，如果前庭受损，当头部迅速转动时，不能诱发前庭性视线调节，只能依靠视觉性反射调节（长潜伏期125ms），不足以使视线对准目标，故出现极短暂的外物幻动感和视力模糊而致眩晕。

视觉和视动系统引起眩晕的疾病有：①眼病如眼肌病、屈光不正、单纯青光眼。眼病引起的平衡失调不重，非旋转性，常在急性眼肌麻痹或用眼过久后出现，闭眼休息则眩晕减轻；②视动径路损伤引起平衡失调及眩晕，具有眼性眩晕的特点。

（二）深层感觉系统

人体保持一定姿势和从事随意运动，与大脑、小脑、前庭系统、深层感觉有密切关系。深层感觉也称本体觉，包括位置觉、运动觉和振动觉。深层感觉通路除传导深部感觉外，还传导浅部感觉中的粗、细感觉。

1. 意识性深感觉

（1）躯干和四肢的深感觉：由三级神经元组成，第一级神经元的胞体位于脊神经节内，周围突分布于躯干、四肢的肌肉、肌腱、骨膜、关节等处的深层感觉器和精细触觉感觉器；中枢突组成后根的内侧部分。脊髓后索分长的升支和短的降支，后者与前角运动神经细胞形成突触，构成脊髓反射，升支纤维可达延髓，终止于薄束核和楔束核。第二级神经元起自薄束核和楔束核，其轴突组成内弓状纤维，左右交叉形成内侧丘系，向上止于丘脑外侧核。第三级神经元起自丘脑外侧核，轴突形成丘脑皮质束，经内囊投射到颞中央后回上部。

（2）头面部的深层感觉：通路尚不十分清楚，三叉神经中脑核可能是第一级神经元。深层传导障碍不能确定自身的位置和方向，闭目站立时摇晃、倾斜易跌倒，丧失精细触觉和震颤觉。

2. 非意识性深部感觉（反射性深层感觉）　是小脑皮层感觉由二级神经元组成，第一级神经元在脊神经元内，周围突分布在肌腱、关节深部感觉器，中枢突进入脊髓后，止于中间内侧核或背核，由此发出二级神经元，进入侧索，组成脊髓小脑前后束，上行于脑干、后束经绳状体至小脑前后叶，前束亦止于前后叶，小脑接受冲动后，经锥体系统反射性调节肌张力和协调运动，以维持躯体平衡。

（三）前庭系统在平衡中起主导作用

平衡三联在人体平衡过程中所起的作用各不相同，由视觉体验认识周围物体的方位，自身与外界物体的关系；本体觉使人时刻了解自身的姿态、位置、运动的范围及幅度；前庭终器感受辨别肢体运动的方向，辨别躯体所在位置。躯体重心一旦发生转移，平衡三要素纷纷将变化的“情报”向中枢神经传入，首先传入平衡低级中枢（前庭神经核区），经大脑皮层和皮层下中枢的整合作用，再由运动前庭系统传出冲动，使躯体做适当的运动，纠正偏差，稳定躯体达到新的平衡，这是一个复杂的反射过程，任何一个环节障碍，平衡就被破坏，产生眩晕、眼震及平衡失调。

三、前庭系统病变有周围性与中枢性的区别

周围性眩晕是指前庭神经核以下病变，包括前庭神经炎或缺血、梅尼埃病、良性阵发性位置性眩晕、迷路炎症等。急性发作时有明显旋转性眩晕，病理性刺激经前庭毛细胞传导到前庭神经核，然后再向上传导到前庭—眼、前庭—脊髓、前庭—自主神经（内脏）通路，故可出现全部前庭异常反射，也称前庭反应协调相。中枢性眩晕是指前庭神经核和核上传导束病变，因

为很少使所有传导束受损，因此只出现部分前庭反应异常，另一部分反应正常，称前庭反应分离相。前庭反应的分离和协调相，对鉴别前庭中枢与周围性眩晕有诊断价值。中枢性眩晕的特点为：①眩晕感轻但持续时间长，可达数周、数月、数日，甚至与原发病同始终；②自主神经功能紊乱症状不明显；③以平衡功能障碍为主，常有意识障碍；④常不伴耳蜗症状，耳蜗与前庭功能均受损者，常伴有脑干各水平受累的临床表现，出现水平或水平旋转型眼震，中脑病变有垂直性眼震，眼震和眩晕程度不一致，眼震慢相、倾倒方向和错指物位征方向不一致，而周围性眩晕三者方向一致；⑤体检中有脑干受损症状，如运动交叉麻痹或交叉性感觉障碍；⑥脑CT、MRI或眼震电图有中枢占位病变的体征。常见中枢性眩晕之疾病分述如下。

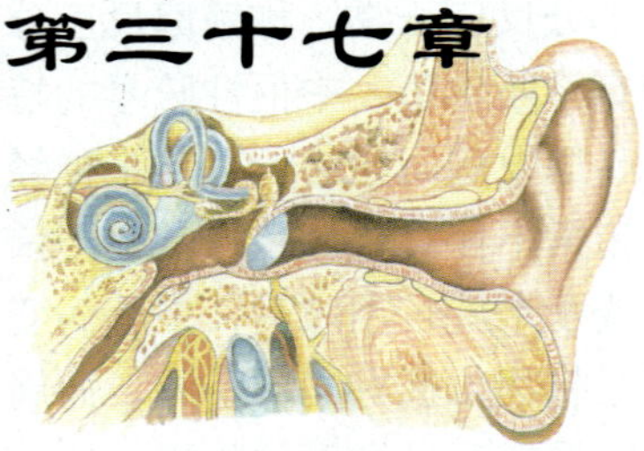

第三十七章

血管疾病所致的眩晕

张素珍

第一节　椎-基底动脉供血不足性眩晕

椎—基底动脉供血不足（VBI）所致的血管性眩晕并不是独立疾病，在此是指血管本身、血液和血循环动力等3方面疾病所致的前庭系供血不足。Rosen指出，听器是极敏感的指示器，可最早提示心、脑血管状态。前庭系主要由椎—基底动脉（VBA）系统供血。VBA起自锁骨下动脉，进入第6颈椎横突孔上行至颅内合成基底动脉（BA）。椎动脉共分4段（图37-1）：①第1段即椎外段：从锁骨下动脉发出后于第6颈椎进入颈椎横突孔内；②第2段即椎内段：在横突孔内垂直上行至C1处向外出横突孔，有小分支提供前、后脊髓之侧支循环；③第3段即水平段，从寰椎横突孔出来向后向内侧走行于寰椎后弓上面椎动脉沟内进入枕大孔；④第4段即颅内段：从枕大孔进入颅内，于延髓前表面脑桥后缘，两侧汇合成基底动脉，其主要分支为小脑后下动脉（PICA），供应小脑外侧、前庭外侧核等处。基底动脉行走于脑桥前面，终止

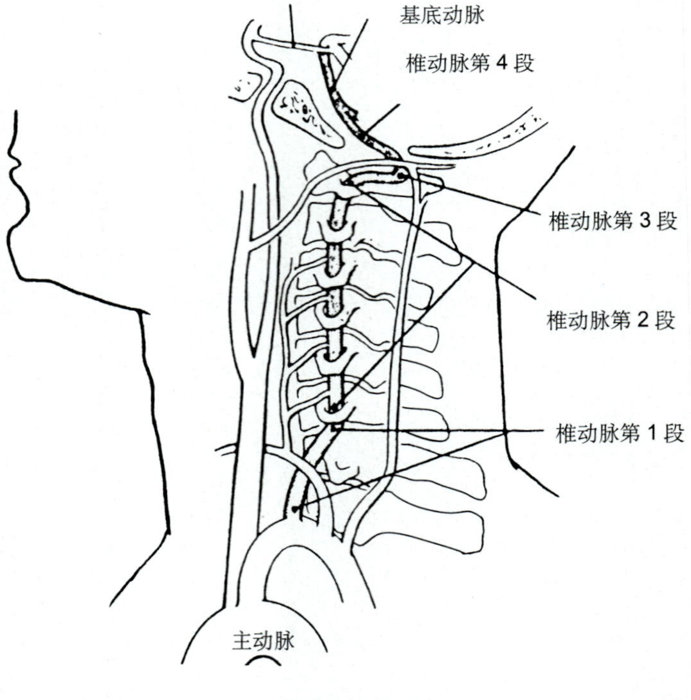

图 37-1　椎-基底动脉的解剖图

于脑桥与中脑联合处，其主要分支为小脑前下动脉（AICA）。内听动脉多数来源AICA，进入内听道后分为前庭前动脉、耳蜗动脉及前庭耳蜗支。前庭神经核和前庭终器血液灌流不足可引发眩晕，常见疾病有：

一、内听动脉综合征

本征由 Goodhill（1979）提出，Kvetoy（1993）又称迷路卒中（labyrinthine apoplex）。因动脉硬化、结节性多发性动脉炎导致血管阻塞，或因心血管疾病、高血压、血液黏滞等疾病引起血管栓塞或痉挛。发病前可有情绪激动因素，突发严重眩晕、恶心、呕吐，10 ~ 20 天后逐渐减轻而表现为位置性眩晕，伴或不伴听力减退、耳鸣、耳内胀闷感。根据血管损害的范围可表现为单纯前庭型、单纯耳蜗型和全内耳型。

1. 单纯耳蜗型　只有耳聋、耳鸣，无眩晕等前庭受损症状，很像突发性耳聋。目前突聋之原因不清，但按内耳供血不足治疗有效，见突发性聋篇。

2. 单纯前庭型　由迷路动脉供应 3 个半规管和 2 个囊斑的分支受阻所引起的症状，一般无耳聋、耳鸣症状，病变早期损害轻。自发眩晕症具有周围眩晕性的特点，有明显旋转感，持续时间短，前庭功能可正常或轻度异常，恢复后无后遗症。检查有自发性眼震，多数在短期内消失，体位试验患耳向下时易出现眼震和眩晕。右侧卧位时，眼震方向向右称向地性眼震，若向左称向天性眼震。如果由于小血管痉挛或一时性淤塞，恢复很快，似良性阵发性位置性眩晕（BPPV），但 BPPV 除血管因素外，尚有外伤、囊斑自身病变及特发性等其他原因。

3. 全内耳型　迷路动脉痉挛或血栓形成，可表现有耳蜗与前庭两部分症状即眩晕、耳聋、耳鸣、耳闷。若迷路动脉痉挛致使内耳短暂缺血，耳聋、眩晕症状轻，且很快恢复正常；若内听动脉血栓形成，则出现伴眩晕之突聋。检查为单侧感音神经性聋或全聋，自发性眼震向对侧。平衡功能障碍，伴恶心、呕吐等自主神经症状。2 ~ 3 天后急性眩晕及自主神经症状明显减轻，但位置和视觉识别障碍性眩晕可持续数月至一年，此种眩晕为前庭眼反射障碍引起，睁眼眩晕重，闭眼症状消失，前庭功能代偿形成后眩晕症状可消失。血管解除痉挛或梗死通畅后听力可恢复，但约有20%患者听力恢复不理想。此病应与梅尼埃病（MD）相区别，鉴别要点为：①本病发病年龄较大，多在60岁以上，MD 则多见于中、青年；②多数突聋不伴眩晕，约1/4的患者有眩晕症状，听力下降以高频为主，而 MD 病以低频为主，服甘油及利尿剂听力可恢复；③突聋伴发眩晕，很少复发眩晕，而 MD 经常复发眩晕；④本病常伴有动脉硬化、高血压等其他危险因素。

二、椎—基底动脉短暂性缺血

椎—基底动脉供血包括内耳、延髓、脑桥、中脑、间脑、枕叶及颞叶底面等部位，Millikan 和 Siekert（1955）首先介绍基底动脉系统供血不足（insufficiency of the basilar arterial system），并清楚地将其定义为无梗死的短暂性脑供血减少，不能满足脑代谢的结果。其后，Caplan（1981）将供血不足短暂发作眩晕称椎—基底动脉短暂缺血性眩晕（vestebroasilar transient ischemic vertigo，VBTIV）。Toole（1990）将 BVTIA 从脑血管疾病中分开成单独疾病，认为其病因可能是单一的也可能是多方面的。微栓子所致动脉梗死，血流动力学改变，一时性血压下降，心排出量减少等原因造成脑灌注不足时可突发眩晕。血管性眩晕归类于中枢性眩晕的范畴，是眩晕门诊的多发病。

（一）临床表现

与受累部位、血流量减少程度和个体耐受能力有关。

1. 眩晕与平衡障碍　为常见症状，且长时间内为惟一症状，孤立症状出现率为10%～62%(Baloh，1995)。眩晕作为首发症状约占48%，常于2 ～ 5min内达高峰，持续30min至数小时，此后较长时间内有头昏、头沉，头重脚轻。

2. 头痛　30%～50%患者伴头痛，表现为缺血后枕部或枕顶部跳、胀痛，伴恶心、呕吐；因椎-基动脉缺血，颅内外动脉建立侧支循环，枕顶部头皮血管扩张可引起头痛。

3. 视觉障碍　视力模糊，出现水平或垂直复视，一过性单或双侧视野缺损，常有彩视，眼前闪光，提示椎—基底动脉供血不足。影响大脑后动脉对枕叶的供血可出现视觉障碍。

4. 意识障碍　由于脑干缺血累及网状结构上行激活系统，可致各种程度的意识障碍，甚至昏迷。当影响颞叶供血时，可出现短暂性遗忘症或一过性朦胧状态，但常由于过程短暂而被忽视。

5. 共济失调　可出现体位及步态平衡失调，Romberg征、倾倒试验阳性。脑及前庭核受累可出现中枢性自发眼震、视动功能障碍、眼震电图(ENG)扫视可出现眼速减慢、齿轮状跟踪III型曲线、固视失败等中枢性视动功能障碍体征。

6. 运动与感觉障碍　一侧肢体与对侧面部痛、 温度觉障碍，为脑干受损之特征。还可出现吞咽障碍、经常呛咳、 构音障碍（讷吃）。运动障碍可出现肢体无力，两腿无力，突然坠地为脑干网状结构缺血、肢体张力下降所致。 前庭脊髓束受损，可出现上、下肢无力瘫痪。 一侧偏瘫、对侧脑神经受损的交叉性瘫痪，为脑干病变的特征。

（二）辅助检查

颅多普勒（TCD）检查可了解脑血管情况。当狭窄程度低于管腔直径的75%以下时，动脉收缩期流速（Vs）及平均流速（Vm）增快；若完全或大部闭塞，则动脉血流速减慢或频谱信号明显减弱或消失，对侧动脉及近端主干显示代偿性流速增快。受累动脉指数（PI）、阻力指数(RI)、脉标传递指数（PTI）均明显异常，两侧流速差（BVD)>20cm/s。单光子发射扫描（ECT）可测脑局部血流量，敏感度为88%。脑CT及MRI可显示脑缺血灶的部位及范围，MRA、数字减影（DSA）可显示脑血管情况。正电子发射扫描（PET）可测定脑局部血流量及葡萄糖代谢情况。

（三）诊断标准

由于VBTIA缺乏统一诊断标准，国内学者根据临床及辅助检查提出早期诊断标准如下：

1. 反复短暂眩晕发作，起病在51岁以上，伴有高血压、高血脂、糖尿病者； TCD及局部脑血流（rcBF）异常者。

2. 卒中式反复出现短暂眩晕发作，无其他疾病佐证及颅内占位体征者。

3. ENG检查有中枢性视动功能改变体征者，即视跟踪呈III型曲线、扫视眼速减慢、固视功能下降等。

4. 常规听性脑干反应（ABR）正常，发作期波V潜伏期及I ～ V间期可能延长，若刺激频率由11次/秒增加到51次/秒，波V潜伏期及I ～ V波间期延长。此现象是由于脑干短暂缺血，神经元代谢受损，突触效能降低所致。具备典型临床表现，加之1～2项客观检查依据，在排除其他疾病基础上，可诊断本病。症状不超过2 ～ 3天者，称可逆性缺血性神经功能缺陷(reversible ischemic neurological dificit，RIND)。本病诊断需与MD、BPPV、偏头痛、前庭性癫痫鉴别。

三、偏头痛

偏头痛（migraine）是一种原发性颅内、外血管运动和神经功能失调所引起的慢性病。病程长，迁延难愈，多见于青壮年。青春期发病，每次发病性质及过程相似。病因与血管舒、缩异常、遗传因素、变态反应食物过敏及精神因素有关。

（一）偏头痛的常见临床类型

1. 典型偏头痛　仅见于 10% 的偏头痛患者中。一般在青春期发病，多有家庭史，头痛前有典型的先兆症状，在头痛出现 20 ~ 30min 前出现视觉症状即闪光幻觉，通常是一些闪烁的暗点或者是“眼前冒金星”。暗点的开头与结构可以各不相同，暗点的周边时常有移动的亮光，有时候可以表现为锯齿状的曲折线或者类似城堡上的城垛，称为“城堡光谱”（fortification spectra）。暗点出现在同向视野范围内，在一些病例中伴有暂时的同向性偏盲。视觉先兆症状在头痛即将出现之前发展到最高峰，然后消失。可以有一些其他的先兆症状，包括偏身麻木，轻偏瘫及言语困难。

头痛开始表现为一侧眶上、眶后或额颞部位的钝痛，偶尔可以出现在顶部或枕部。头痛增强时具有搏动性质，以增强的方式到达顶峰，然后持续为一种剧烈的固定痛，可以单侧或双侧性（双侧约56%），有 10% 的患者在固定一侧发作，有明显的畏光症状，喜欢静卧在暗室内。在某些病例中，头痛发作接近终止时有多尿现象，头痛通常持续一整天，常为睡眠所终止。当患者醒来时头痛已完全缓解。73%在未经治疗下可持续4h以上，22%患者可延长到 2 天，且常常伴发有胃肠道症状如恶心、呕吐。有 16% 的病例可有腹泻、自主神经功能障碍等症状。有些患者除畏光外，还可以有怕声或嗅觉敏感。有时主诉头重足轻感。约 1/3 患者主诉眩晕。

诱发因素包括强烈的情绪刺激、某些食物与酒精、月经来潮、忧郁，生活中重大压力或高血压等均可转化成持续性头痛。有时可能出现麦角胺反跳性头痛（ergotamine rebound headache）。

2. 普通型偏头痛　是最常见的偏头痛类型，没有明确的先兆症状，可以有一些非特异性前驱症状，发生在头痛前数小时或数天，包括精神障碍、胃肠道症状以及体液平衡的改变。

3. 丛集性头痛　主要见于男性患者。发病年龄较迟，多在 30 ~ 50 岁间，是一种单侧性、突发性头痛。常以十分规律的方式每天发作，连续数周至数月，然后头痛停止，在间隔数月或数年之后又再出现。一次头痛常持续0.5 ~ 2h，然后迅速消退。患者很少有后遗的疲乏或嗜睡情况；大多数患者都能马上恢复头痛前所从事的活动。在头痛发作阶段内，饮酒可以激发头痛，应用硝酸甘油酯 1mg 含舌下也可以激发头痛发作；但在缓解阶段内，不论乙醇或硝酸甘油酯均不能起激发作用。

4. 儿童偏头痛　如在儿童期发病，则头痛轻微而肠胃道症状比较显著。当儿童进入青春期后，症状渐和成人相同。

5. 胃肠型偏头痛　是一种少见情况，临床表现为周期性上腹部疼痛，伴有呕吐，但很少甚至没有头痛。发作持续数小时或长至48h，可以伴发自主神经障碍包括寒战、苍白与疲乏，可被误诊为阑尾炎、胰腺炎或胃肠炎。

6. 基底动脉型偏头痛　这种综合征主要发生在少年或青年女性，常与经期有明显的关系，头痛的先兆症状为双侧的视觉变化，例如黑矇，还可以有短暂性遗忘、讷吃、眩晕、耳鸣、步态不稳、双侧手足或口周感觉异常等，在 10 ~ 15min 以后出现搏动性头痛，通常位于枕部，伴有恶心或呕吐，将近 25% 的患者在头痛高峰期有意识不清，发作后可完全恢复。间歇期做临床检查也都正常。

（二）伴眩晕偏头痛的发病概况

偏头痛患者发生眩晕的比例明显高于正常人群。Selby 和 Lance 在 1960 年分析了 217 例神经治疗中心偏头痛的患者，发现有 72 人（33%）曾经有过真性眩晕。另一组 131 名偏头痛患者中 94 人（72%）主诉有眩晕和走路不稳的感觉。Kayan 和 Hood（1984）对因头痛寻求治疗的未经筛选的偏头痛患者进行问卷调查，其中109人（55%）有头晕或眩晕症状，有耳蜗和/或前庭症状者为118人（59%），有耳蜗症状而没有前庭症状者仅占5%；在有眩晕或头晕症状的患者中，将近一半描述有真性眩晕，其余患者诉说有非旋转性的头晕或眼花，而且大部分的头晕和眩晕等前庭症状与偏头痛的先兆有联系；而对照组的 116 位紧张性头痛患者中仅 35% 有眩晕或头晕。

为了比较各种类型偏头痛患者中眩晕症状的发生情况，Kuritzky等（1981）对持续头痛患者就是否存在前庭症状进行了问卷调查。在偏头痛患者中，总共27人有头晕症状，其中24名先兆型偏头痛患者中有15人（63%）伴头晕，60位无先兆型偏头痛患者中有12人（20%）伴有头晕症状，紧张型头痛患者、丛集型头痛患者和对照组中，头晕发生率很低，部分患者有真性眩晕，其发生率低于头晕，丛集型头痛患者中无真性眩晕发生。偏头痛患者可伴发各种类型的前庭症状，包括真性眩晕和非旋转性头晕。前庭症状可以像偏头痛的先兆一样发生在偏头痛之前，也可以发生在头痛期间，或者独立于偏头痛的发生而出现。

（三）与偏头痛有关的眩晕症临床类型

1. 基底动脉型偏头痛伴眩晕　基底动脉与颈动脉系统缺血对脑神经和大脑皮层功能的影响不同。基底动脉缺血引起偏头痛时，其先兆症状为视觉症状，如黑蒙，随后可出现眩晕、共济失调、构音困难或耳鸣。有些患者还伴四肢、口周和舌尖刺痛和麻木感。颈动脉系统缺血可出现单侧视力下降、视野缺损。大脑中动脉供血不足可出现单侧面部、手、臂感觉异常，一侧上肢无力，如果为优势侧缺血，甚至可以出现言语功能障碍。基底动脉缺血型偏头痛多表现为枕部跳痛，伴随眩晕和呕吐。

2. 偏头痛伴发作性头晕　20 世纪 60 年代，Eadie 报道了一组有头晕的偏头痛，称之为发作性头晕（episodic giddiness）。在 34 名有明确偏头痛患者中，33 人伴有眩晕，但眩晕与偏头痛发作的时间关系各有不同，有 38% 眩晕发生在偏头痛之前，眩晕是偏头痛发作的先兆；有 35% 眩晕伴随偏头痛的发作，眩晕持续 1 ~ 24h；另有 24% 的患者，眩晕发作时间超过 24h。其中少部分患者还有耳鸣和听力下降，少数患者有偏头痛的家族史。偏头痛伴发作性眩晕与基底动脉型偏头痛相比有许多不同之处，前者眩晕发作和持续的时间长，而后者的眩晕多表现为偏头痛的预兆，而且基底动脉型偏头痛患者多数有视力下降、四肢麻木等其他症状。

1992年，Cutrer和Baloh研究了91名偏头痛患者的头晕发生情况，其中只有少数患者偏头痛与头晕同时发作，而大多数患者的头晕与偏头痛不是同时发生。头晕的症状，多数为真性眩晕（vertigo），少数患者表现为非旋转性头晕（dizziness），而其中约1/3的患者在不同的时间既经历过真性眩晕，也出现过非旋转性头晕。绝大部分患者能准确说出头晕持续的时间，但不同患者的持续时间相差比较大，从几分钟到数天。Cutrer 和 Baloh 认为此类眩晕应称之为与偏头痛有关的头晕（migraine-associated dizziness）。

3. 偏头痛伴感音神经性耳聋　有不少的感音神经性耳聋可归因于偏头痛。Love 报告，在其诊断为基底动脉型偏头痛的6名患者中，一例表现为发作性眩晕伴波动性、低频感音神经性聋和枕部疼痛，听力曲线呈上坡型，每次发作后，听力可完全恢复正常。另一患者发作眩晕的同时，主观感觉听力下降、耳内闷胀感和耳鸣，但在发作间期测听示听阈正常。这组患者在眩晕和听力下降发作的同时不一定有头痛，但每例患者都有偏头痛病史。

4. 良性复发性眩晕 Slater 在 1979 年将没有耳蜗症状和耳内闷胀感的发作性眩晕称之为良性复发性眩晕（benign recurrent vertigo）。尽管眩晕未必与偏头痛同时发生，良性复发性眩晕表现为突发的自发性的眩晕，伴恶心，但没有呕吐，发作时间一般为 0.5 ～ 4h，最短的仅 1min，最长的可持续 24h。这类良性复发性眩晕的发作方式与偏头痛的发作相似，睡眠不足、酗酒、情绪激动等为诱发因素；从性别上分析，女性多见。Morrtti 等进一步描述了与偏头痛有关的良性复发性眩晕，眩晕发作的时间稍长，从数小时到数天，而且大部分患者伴有头痛，主要表现为头部钝痛、不适、注意力不集中，极少数患者还有轻度听力下降，多数患者有家族史或偏头痛病史。

几种 VBI 综合征：

一、小脑后下动脉综合征

又称 Wallenberg 综合征或外侧延髓综合征（lateral medullary syndrome），是延髓病变中最常见疾病，1895 年 Wallenberg 报告了典型病例因而得名。小脑后下动脉（PICA）为椎动脉颅内最大的分支，其发出之小脑支供血小脑下蚓部及小脑下面，第二支为脉络膜支，构成第四脑室脉络丛的垂直部；第三支为延髓支，供血延髓的外侧部，该部主要神经结构有：①脑神经核团的疑核、迷走神经运动背核、孤束核、前庭外侧核及三叉神经脊髓束核；②纤维束包括脊髓延脑束、三叉神经脊髓束、孤束、脊髓小脑束，绳状体束、橄榄小脑纤维及红核脊髓束；③网状结构及自主神经纤维以交感神经纤维为主（图37-2）。

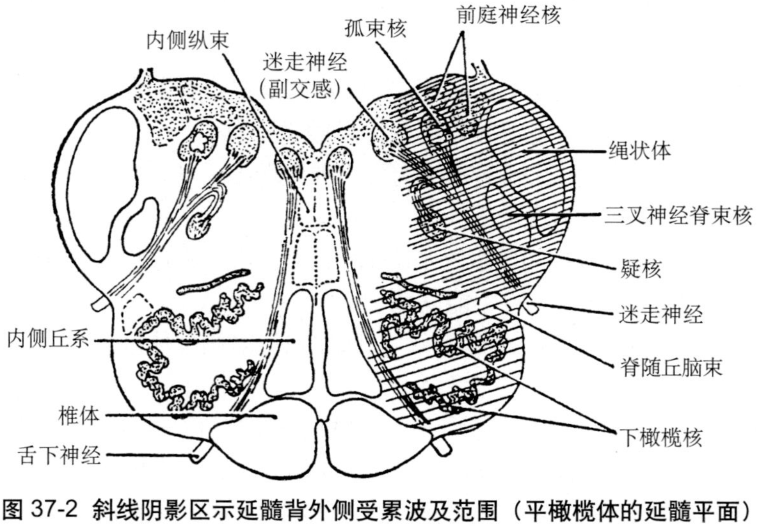

图 37-2 斜线阴影区示延髓背外侧受累波及范围（平橄榄体的延髓平面）

Wallenberg 综合征的前庭症状不仅由前庭神经核受损引起，还可由小脑受损引起，也可伴有内耳供血不足，出现剧烈眩晕，有明显的旋转性眼震，快相向健侧，速率缓慢，可持续多日，甚至眩晕有所好转时眼震仍存在。耳鸣持续数月，听力障碍为感音神经性聋。平衡功能恢复需长期前庭康复训练。综合临床症状有：

1. 病灶侧 Horner 综合征 病变可累及网状结构，出现病灶侧眼球内陷、眼裂变小、瞳孔缩小、面部皮肤少汗或无汗。

2. 病灶侧颜面痛觉及温感减退　由于三叉神经脊束核及神经束受累，甚至可伴同侧角膜反射消失。

3. 眩晕、恶心、呕吐、伴眼震　由于病灶侧前庭神经下核及迷走神经背核受累所致。

4. 病灶侧舌咽、迷走神经麻痹　表现为饮水呛咳、吞咽困难、声音嘶哑及构音不清。查体可见悬雍垂偏向健侧，病灶侧软腭活动受限、声带麻痹、咽反射消失。

5. 病灶对侧偏身感觉障碍　因脊髓丘脑束受累，出现病灶对侧偏身痛觉及温度觉障碍。

6. 病灶侧小脑共济失调　脊髓小脑前束及后束受累，出现病灶侧肢体小脑性共济失调征。

7. 神经影像学检查　头颅 MRI 检查可示延髓或小脑缺血性病灶，DSA检查可见病灶侧椎动脉闭塞或明显狭窄。

8. 其他辅诊检查　脑干听诱发电位可显示Ⅰ、Ⅱ波潜伏期延迟，波幅下降，严重者可波形消失，Ⅰ～Ⅲ、Ⅰ～Ⅴ峰间潜期明显延长。椎 - 基底动脉 TCD 检查可示狭窄程度在 75% 以下，ENG 检查示中枢性视动功能受损、rcBF 异常。

鉴别诊断：需和延髓旁正中动脉及长旋动脉供血障碍引起的延髓被盖综合征相区别。

二、延髓被盖综合征

延髓被盖综合征（Babinski Nageotte syndrome）于 1902 年由 Babinski 和 Nageotte 首先报道3例，其中1例做了尸体解剖。多数作者认为系旁正中动脉及长旋动脉供血障碍引起延髓背外侧及正中病变所致。延髓被盖综合征的临床症状有：

1. 眩晕、恶心、呕吐及眼震　均为突发性，系前庭下核及迷走神经背核受累所致。

2. 病灶侧疑核、孤束核和舌下神经核受累　临床出现饮水呛咳、吞咽困难、声音嘶哑、构音障碍。查体可见悬雍垂偏向健侧，病灶侧软腭活动受限、声带麻痹、咽反射消失、伸舌偏向患侧伴舌肌纤颤及萎缩。

3. 交叉和分离性感觉障碍　病变累及三叉神经背束及核及脊髓丘脑束。临床症状有病灶侧颜面痛温觉减退，病灶对侧肢体痛，温觉减退，但触觉正常。

4. 病灶侧 Horner 综合征　因延髓网状结构交感神经纤维受累，临床出现病灶侧眼球内陷、眼裂变小、瞳孔缩小、皮肤少汗或无汗。

5. 病灶侧肢体小脑共济失调　脊髓小脑前束及后束受累，临床出现步态不稳、躯体向患侧倾倒、病灶侧肢体指鼻及跟膝胫试验不能完成。

6. 病灶对侧肢体轻偏瘫　因累及锥体束，临床症状有对侧肢体轻度无力，腱反射亢进，出现病理反射。

7. 辅助诊断　同小脑后下动脉综合征。延髓被盖综合征需要与延髓外侧联合综合征（Cestan Chenais syndrome）相鉴别。该综合征 1903 年由 Cesten Chenais 首次报道。临床表现中没有疑核、舌下神经核及锥体束明显受累征。1914 年 Dejemine 指出，本综合征为延髓被盖综合征的亚型，而非单独存在的疾病。

三、锁骨下动脉盗血综合征

锁骨下动脉盗血综合征是在 1961 年由 Reivich 首先报道 28 例，均出现一侧锁骨下动脉近端狭窄，出现一过性椎-基底动脉供血不足的综合征。病因为锁骨下动脉因动脉硬化、感染、先天异常、外伤等因素引起狭窄。当病侧上肢用力时，健侧椎动脉血流可逆流入患侧椎动脉，再流入患侧锁骨下动脉远侧端，是一种血流代偿性机制（图 37-3）。本征有两组症候，一组是由椎—基底动脉血流被盗而引起的脑干供血不足症状；另一组是患侧上肢供血不足症候，多见于左上肢，每于该肢用力活动后有发作性眩晕，视力模糊、复视，上肢麻、无力、或于运动后明显加重。检查可见患肢桡动脉搏动减弱或消失，双上肢血压不对称，收缩压差 >20 ～ 30mmHg，锁骨下可听到血管性杂音。椎—基底动脉供血不足症状以眩晕和视力障碍为最常见症状且为一过性。

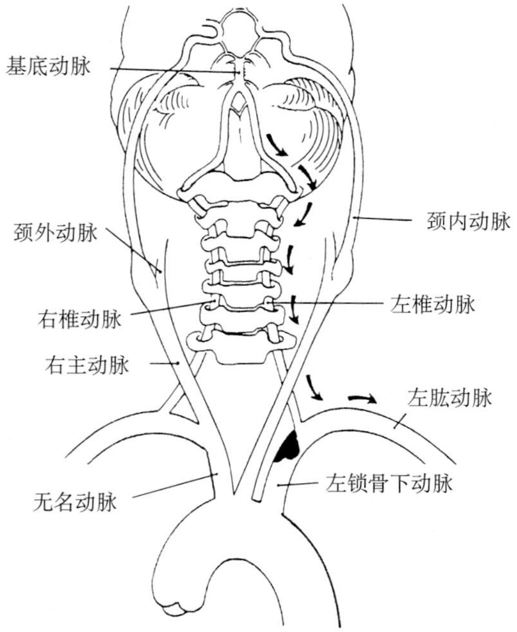

图 37-3　左锁骨下动脉阻塞后盗血示意图

四、基底动脉尖部综合征

基底动脉尖部综合征（rostral basilar artery syndrome, RBAS）由 Caplan 于 1980 年首先提出，以有别于椎—基底动脉缺血综合征。病变部位是以基底动脉顶端2cm内为中心的5条血管交叉部，即双侧大脑后动脉、双侧小脑上动脉和基底动脉顶端，由于各种原因所致血循环障碍时，使幕上和幕下的脑组织同时受累，包括中脑、丘脑及其下部、脑桥上部、小脑、枕叶、颞叶各部。临床症候以眩晕、眼球运动障碍、视觉障碍及意识行为异常为主。病因主要为血栓形成及栓塞，以老年人发病为多见，平均发病年龄为 59.4 岁，日本的平均发病年龄为 65 岁，美国 Mehler 报道为 76.7 岁。本症占脑梗死的 5% ～ 7.6%。临床分为：脑干 - 间脑缺血型及大脑后动脉半球型两型。发病时均有明显的眩晕性发作（77%）和视物模糊（74%）。

（一）脑干—间脑缺血型

1. 眼球运动障碍（74%）　可因双侧中脑顶盖部病灶导致垂直注视麻痹，上视麻痹较多；因中脑导水管灰质区受累所致分离性斜视，常伴瞳孔异常及动眼神经麻痹征；因内纵束病变使核间性眼肌麻痹；眼球过度聚合呈假性展神经麻痹。

2. 瞳孔异常（52.6%）　因E-W核受累，导致瞳孔散大，光反射消失；亦可由于间脑功能障碍导致双侧交感神经功能受损的缩小瞳孔，光反射弱；中脑被盖内侧病灶导致瞳孔异位。

3. 眼震（52.6%）　脑干内纵束受累导致眼震。

4. 意识障碍（74%）　由嗜睡到昏迷等各种程度的意识障碍。可有缄默症。

5. 精神症状　常于黄昏时有视幻觉，可持续 1h 左右。虚构症，在回答问题时，常出现离奇古怪，答非所问且远离现实的虚构。

6. 睡眠周期异常　由于网状激活系统受损，可有睡眠倒错，周期性嗜睡；在发病后 1 周左右出现较多，且可持续数天。

7. 运动感觉障碍　由于大脑后动脉近端深穿支闭塞导致大脑脚梗死，可有偏瘫及偏身感觉障碍（37%）；另因丘脑膝状体动脉缺血，引起丘脑外侧核病变，可导致舞蹈症或手足徐动症；累及红核则可导致震颤及偏身投掷征。

（二）大脑后动脉半球缺血

1. 偏盲（32%）　与一侧大脑中动脉征的区别在于有视性眼震，视觉缺失的自知性，由于距状裂病灶，故偏盲视野中存在部分视觉，偏盲视野边缘有火花闪烁，无视觉忽视。

2. 皮质盲（21%）　系由于双枕叶梗死所致。

3. 神经行为异常　主侧半球大脑后动脉缺血可致颞枕交界 21、37 区受累引起命名语失症；胼胝体部受累可阻断左半球语言区到右半球枕叶的联系导致失读、失写症；颞叶海马区或 Paperz 环路受损可导致 Korsakoff 遗忘症，可有近记忆障碍伴虚构。另可有视觉失认症，对物体、颜色、图像不能辨认其名称及用途。

4. 辅诊检查　CT、MRI 扫描可在上述各部位发现脑梗死灶，和临床体征基本符合；脑血管造影可见 85% 病例在基底动脉尖端 2 cm 直径范围内有狭窄或闭塞，或有尖端区脑动脉瘤。脑电图 75% 可见有广泛中度异常，慢波为主；事件相关电位（event related potential，ERP）测定可有P300、N200、N400各成分潜伏期延迟，频谱异常或消失、波幅低下；显著概率地形图（significant probability mapping，SPM）示频段为主体，且有高功率谱值显示。

第二节　小脑血管病

小脑血管疾病由于缺乏临床特异性症状，使得诊断较为困难，在 1978 年 CT 问世以前，被认为是罕见病，故多年来无发病率的报道。Tomoszek 于 1977 ～ 1983 回顾 3 000 张头颅 CT 片，发现有小脑梗死者占全部脑梗死片的 0.7%； Hinshaw 等回顾 7 000 张头颅 CT 片，结果为 0.6%； Macdonell 等人分析临床 2 000 例脑血管病及 CT 脑扫描，认为该病发病率为 1.5%；北京天坛医院总结 1987 ~ 1992 年经 CT、MRI、脑血管造影及病理材料证实，小脑梗死占同期住院脑血管病例的1.57%。原发性小脑出血在63 822例尸检病例中颅内出血为2 417例，小脑出血148例占6.1%；Fisher统计小脑出血占10%，国内多数学者认为，小脑出血占脑内出血的 10% 左右。

一、病因分析

脑梗死病例包括脑血栓形成及脑栓塞。除高血压动脉硬化外，可由心脏病、心房纤颤附壁血栓、心瓣膜赘生物脱落或大动脉粥样硬化斑块脱落引起。国内外多数学者认为原发性小脑出血仍以高血压动脉硬化居首位，其次为动静脉畸形、血液病、微动脉瘤及不合理应用抗凝溶栓剂后继发。在中、青年中以血管畸形为主，老年者以高血压动脉硬化为主。国内亦有学者认为非高血压性小脑出血应考虑刚果红血管病（congophilic angiopathy），即淀粉样血管病，经证实，60 ～ 80 岁老年人 23% 有淀粉样物质沉积于脑血管壁。大脑淀粉样血管病的发病率随增龄而增加。病理证实，血管内淀粉物质与老年斑的淀粉物质是同一种β蛋白，提示本病与年龄老化密切相关。

二、小脑血管病的病理

绝大多数梗死病例发生在小脑后下动脉供血区。堵塞可发生于该动脉本身，亦可发生在发出小脑后下动脉的椎动脉，后者的发病率高于前者。堵塞还可发生在小脑上动脉及小脑前下动脉，但它们与基底动脉的桥支之间有较丰富的侧支循环。小脑后下动脉则行程长，且侧支循环较少，故当堵塞时最易形成梗死灶。

三、小脑血管疾病的临床症状

1. 起病急或亚急者多　症状在数小时内达高峰，少数病例起病缓慢。

2. 眩晕发生率 80% ~ 86%　多数病例属前驱症状，伴以头痛、恶心、呕吐。眩晕发作亦为本病最常见症状，易误诊为椎 - 基底动脉供血不足。

3. 小脑肿胀　小脑位于代偿空间极小的后颅凹内，其肿胀时极易对脑干前庭诸核及其传导束产生压迫。50% 以上可有水平、垂直、旋转或混合性眼震。另伴有小脑性共济失调。

4. 意识障碍　少数病例在有急性大面积梗死或合并有脑干梗死时，影响网状结构上行性激活系统，导致各种程度的意识障碍。在病发初期小脑体征可因此而无法查出，延误诊断。另有部分病例意识清晰，且小脑体征轻微或缺如，但影像诊断结果却有大面积梗死灶，而临床仅有眩晕、恶呕、头痛，其发生机制是由于小脑半球病变时，其代偿功能增强所致。

5. 颅内压增高　在小脑梗死范围较大，超过一侧小脑半球的 2/3，或梗死灶周围小脑组织严重水肿，压迫第四脑室，造成梗阻性脑积水时，可有明显的颅内压增高征，除头痛、颈强、呕吐外，可有视神经乳头水肿，严重者可发生小脑幕切迹上疝或小脑扁桃体征，需和后颅凹占位性病变鉴别。本症可迅速进展为昏迷，终致死亡。

6. 脑干受损症状　部分患者可有复视、一侧瞳孔散大、眼球运动障碍、耳鸣、周围性面瘫、交叉性麻痹。

四、小脑出血诊断要点

1. 首发症状　眩晕、头痛、恶心、呕吐为小脑出血首发症状。

2. 意识障碍　与出血量多少有直接关系，出血多者颅压迅速增高，很快出现各种不同程度的意识障碍。凡血肿体积 ≥ 6 ml 者，起病时意识障碍明显；< 6ml 者，多无明显意识障碍。

3. 脑干体征　约占小脑出血者的 82%。出血或血肿波及蚓部者则以双侧体征为多见；而小脑半球出血的脑干体征多见于病灶同侧。脑干体征并非由直接压迫所致，而是由于脑干自身缺血，亦可因供应小脑的 3 支动脉受血肿压迫导致脑干血流动力学改变。出血进入蛛网膜下腔，使后颅凹积血过多，可直接损伤脑神经。第四脑室受压闭塞或移位，导致梗阻性脑积水，可致急性颅压升高。上述各因素对定位诊断有指导价值。

4. 小脑体征　小脑蚓部血肿造成明显言语障碍的约占43%，而小脑半球血肿者仅占9%。其他小脑体征包括眼震、共济失调、肌张力低下，均以小脑半球血肿为多见，且位于病灶同侧，可提示血肿的定位。

5. 血肿部位和死亡率间的关系　小脑蚓部出血死亡率可达 60%，而小脑半球出血降至 23%，此点和前者直接压迫第四脑室或使其变形移位不同，且蚓部出血可直接破入脑室系统致幕上脑室内积血。二者均可导致脑脊液循环受阻，引起急性颅内增高及脑疝形成。血肿容积 ≥ 6 ml 者死亡率高。

五、小脑血管病的鉴别诊断

1. 椎-基底动脉短暂性缺血　症状持续时间较短，经治疗后可较快缓解，一般合并有小脑体征者少。本症和颈椎病有一定关系，与头颈转动诱发和加重关系密切。本症眼震电图的改变治疗后易缓解，而小脑血管病梗死灶一旦形成，眼震电图改变不易缓解。

2. 与小脑微量出血及梗死鉴别　小脑出血起病更急骤，病后甚至不到 1h 症状即达高峰，且伴剧烈头痛、恶心、呕吐，颈强直显著。小脑出血头痛时间长，有的病后1个月仍有明显头痛；且病程中有明显的颅内压增高，意识障碍发生率及严重程度重于小脑梗死，CT 或 MRI 可确诊。

第三十八章

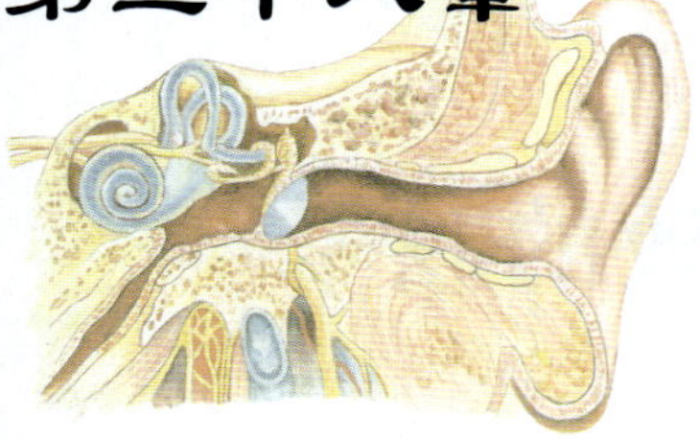

脱髓鞘性疾病所致的眩晕

张素珍

在脱髓鞘性疾病中，有眩晕症状的最常见的疾病是多发性硬化症（MS）。该病以眩晕为首发症状者占5%～12%，在病史中有眩晕者占30%～50%。眩晕是脑干和小脑内的髓鞘脱失区或硬化斑损害了前庭神经核与前庭神经有联系的结构所致。多发性硬化的眩晕为持续性，但发病初期可为发作性，呈急性阵发性眩晕伴恶心、呕吐；被动或主动转头时可诱发眩晕或使之加重，耳鸣、耳聋较少见。发病初期当头转回正常位置时，眩晕可消失，故极易误诊为位置性眩晕。40%～70%患者有眼球震颤，形式多变，有的病例可因病变侵及内侧纵束而出现持续性不规则的多种样式的不自主眼肌阵挛。由于病灶多发、播散、部位不定，故临床症征不一。单个病灶征者约占10%病例，症状包括言语构音不清出现其他脑神经症状者以外展神经麻痹为最多，其次为眼动神经症状；内侧纵束受累可有核间性眼肌麻痹；另可见Horner征以及第Ⅴ、Ⅶ脑神经受累及后组脑神经受累症状。由于长束受损可有感觉、运动性障碍，视神经球后部分或视交叉受累者亦属多见。我国临床所见以视神经、脊髓受损几率最高；其次为脑干、小脑、大脑半球受损。亚急性发病最多见，病程多有复发、缓解、再复发的特征。

辅诊检查T细胞数低下，尤以Ts细胞活性减退更为明显。在病情活跃时可显示T_H/T_S比值上升（二者正常比值为2∶1），恢复期Ts升高，故比值下降。60%病例中CSF可见单核细胞轻、中度增高，但多不超过$50 \times 10^6/L$，大多为T淋巴细胞，主要为T_H。CSF中B细胞少见，蛋白量约30%～40%轻中度升高，90%有γ球蛋白含量增高，其中大部分为IgG，偶见IgA及IgM升高。寡克隆区带（OB）阳性率达40%～45.8%，明显低于西方人群。OB在诊断多发性硬化症中具有较高的敏感性，但缺乏特异性，因为各种中枢神经感染病中OB阳性率可达28%～72%，故不能把OB的存在作为MS确诊的依据。抗髓素碱性蛋白抗体在多发性硬化症中占88.7%。眼震电图在早期诊断中阳性率达77%，视觉诱发电位64%阳性，体感诱发电位43%阳性，脑干听诱发电位阳性率为23%，运动诱发电位中有锥体束征者阳性率可达90%。CT及MRI对定位有较高价值，但定性则尚需结合临床症体分析；MRI可示短 T_1长T_2异常信号，或长T_1、T_2异常信号。

第三十九章

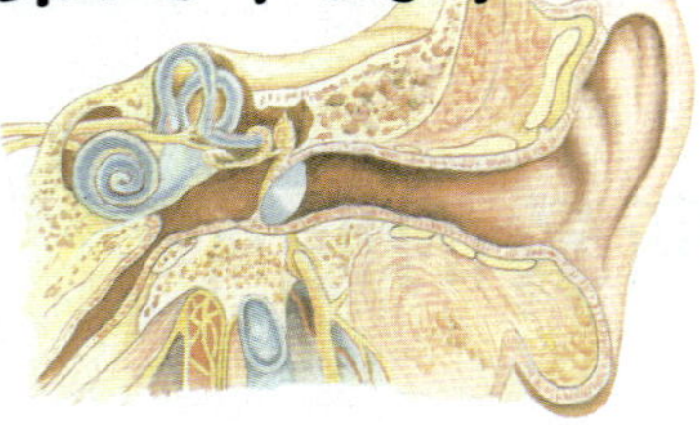

颅内肿瘤所致的眩晕

张素珍

颅内肿瘤所产生的眩晕有两种原因：一是由于肿瘤直接压迫或浸润前庭神经核或其中枢通路；另一种由于颅内压增高，特别是肿瘤阻塞脑脊液循环而产生脑积水，引起第四脑室底部前庭神经核充血和水肿。临床常见早期可致中枢性眩晕的肿瘤，包括脑桥小脑角肿瘤，小脑半球肿瘤，小脑蚓部及第四脑室肿瘤或囊肿、脑干肿瘤、颞叶肿瘤。上述肿瘤以幕下后颅凹或颅底部肿瘤为主。除幕上肿瘤除颞叶外，其他部位肿瘤均与颅内压增高继发的眩晕有关。

一、小脑脑桥角肿瘤

小脑脑桥角肿瘤以神经纤维瘤为最多见，尤以听神经瘤为主（另有专论），国内统计占该区肿瘤的76.8%，其次为胆脂瘤、脑膜瘤。听神经瘤常发生于前庭神经鞘，仅有极少数源于听神经。听神经瘤多在内耳道区生长，增大后突入内耳门向小脑脑桥角发展。绝大多数病例为单发，双侧听神经瘤仅占 2%，见于 von Rechling Hausen 病，即多发性神经纤维瘤病。

小脑脑桥角肿瘤的早期症状为平衡障碍、眩晕、恶心、呕吐及耳鸣、耳聋，当进一步侵犯到邻近组织时，其临床症状取决于肿瘤的性质、大小及发展方向，基本表现为小脑脑桥角综合征，即有三叉、面、听神经及后组脑神经损害征，且合并有小脑、脑干征。小脑脑桥角肿瘤中最具代表性的为听神经瘤，是颅内常见的肿瘤之一，多属良性故进展缓慢，可全切除，预后良好。听神经瘤发病率占颅内肿瘤的7.8%，约占后颅凹肿瘤的1/4，在小脑脑桥角肿瘤中占90%～95%。发病年龄 30 ～ 60 岁，女性多于男性，病程多经 1 ～ 2 年甚至 10 年以上。本组肿瘤早期诊断极为重要。肿瘤发展有其规律，故较易确诊。典型者可分三个阶段：第一阶段出现第Ⅴ、Ⅶ、Ⅷ脑神经受损；第二阶段除第一阶段症状加重外，出现同侧小脑征、水平眼震向病侧注视更为明显，如有脑干受压移位，则 CSF 通路受阻，可有颅压增高；第三阶段除上述症状加重外，尚有颅后凹后组脑神经受损症状，颅压增高明显，少数可因视神经继发性萎缩而失明。在小脑脑桥角肿瘤中，以中枢性眩晕为早期症状的，尚有小脑脑桥角脑膜瘤、第四脑室室管膜瘤、小脑半球星形细胞瘤、小脑蚓部髓母细胞瘤以及该区表皮样囊肿及皮样囊肿等，应早期确诊，尽早手术切除。

1. 小脑脑桥角脑膜瘤　占小脑脑桥角肿瘤的 3% ～ 4%。多源于岩下窦、乙状窦部位的硬脑膜。肿瘤紧靠颈内静脉孔，球型质硬，上极可伸入中颅窝，下极可抵枕大孔。早期即有眩晕、耳鸣、耳聋，但进展不如听神经瘤规律。前庭、听力症状较轻，但Ⅸ、Ⅹ、Ⅺ后组脑神经受累较多，还可累及Ⅴ、Ⅶ 脑神经。较易压迫导水管，故早期可有颅内压增高。肿瘤亦可同时伸到颅中窝致Ⅲ、Ⅳ、Ⅵ 脑神经及颞叶受累，晚期可有小脑征。CSF 蛋白增高。岩骨尖和嵴部骨质吸收或破坏。肿瘤内有钙化斑，但内听道正常。椎动脉造影显示基底动脉向对侧移位，有时可见病理血管团影。

2. 小脑脑桥角胆脂瘤（表皮样囊肿）　为异位胚胎残留的外胚层组织，在胚胎发育晚期继发性脑泡形成时将表皮带入所致。囊肿常位于中线外侧，多发生于脑基底部蛛网膜下腔。发病率占小脑脑桥角肿瘤的4.7%。临床症状先为三叉神经痛，还有运动根受累、面肌痉挛、眩晕、恶心、呕吐、耳鸣、耳聋等，和听神经瘤症状相似；以后可有颅中窝神经、小脑、脑干征、颅内压增高症。CT可见岩骨尖骨质吸收，但内听道多正常，有助于和听神经瘤鉴别。

二、第四脑室内室管膜瘤

是该脑室中最常见的一类肿瘤。多发生于第四脑室底部，起源于脑室系统的管室膜细胞，生长慢。其中80%长在脑室系统内，是神经胶质细胞瘤中较良性者。发病率占颅内肿瘤的5.41%，在神经胶质细胞瘤中占12.5%。60%的肿瘤部位在幕下，儿童幕下多见，成年幕上比例大。肿瘤一般无广泛粘连，瘤体充满第四脑室可使其显著扩大，经常通过中孔延伸到小脑延髓池，甚至经枕大孔进入椎管内。早期症状：由于压迫第四脑室底前庭诸核，可致剧烈头痛、眩晕、恶心、呕吐。另因肿瘤在脑室内活动，当体位或头位变化时可突然阻塞第四脑室出口，致急性梗阻性脑积水，可有发作性意识丧失、剧烈眩晕、头痛、呕吐，称为Brun征。亦可因急性严重颅内压增高致小脑危象，即发作性去大脑强直。发作时意识丧失、全身肌紧张、四肢伸直呈角弓反张状、呼吸缓慢、面色苍白、冷汗，一般经数秒至数十秒即缓解。本征为一严重征象，可因肿瘤直接压迫或刺激脑干或小脑上蚓部，也可通过小脑幕切迹向幕上疝出所致。压迫小脑腹侧或小脑角可有小脑症状，见于1/3患者，可伴各型眼震。当肿瘤压迫第四脑室上部，可累及Ⅴ、Ⅵ、Ⅶ、Ⅷ脑神经核；向中线方向生长可影响内侧纵束，致内侧纵束综合征。位于第四脑室下部的肿瘤可有Ⅸ、Ⅹ、Ⅺ、Ⅻ脑神经根受累的症状。脑干长束受累时，感觉障碍多不出现，运动障碍亦少见。晚期可因枕大孔疝压迫呼吸、心跳中枢导致死亡。

三、小脑星形细胞瘤

小脑星形细胞瘤占幕下肿瘤的1/3，占小儿颅内肿瘤的20%，好发于小儿及青年。以小脑半球最多，其次为蚓部，少数见于第四脑室。症状有眩晕、呕吐、头痛（枕部为重）。初期为发作性，可因颅压增高或肿瘤直接压迫第四脑室底部所致。颈强直及强迫头位是为保护性反射，亦可因小脑扁桃体疝出枕大孔刺激或压迫上颈部神经引起。小脑蚓部肿瘤者常仰卧位，头向前倾；小脑半球肿瘤则头常偏向病侧。约1/2～3/4的病例有颅内压增高、视乳头水肿。晚期均有颅内压增高，蚓部肿瘤则出现较早。小脑性眼震特点为振幅大、速度慢、水平性不规律型，快相向注视方向。另外，可有小脑性共济失调，重者可有小脑危象。

颅CT可示枕大孔边缘骨质不整齐及后颅凹肿瘤钙化影，约占5%。脑室造影示中脑导水管以上脑室系统扩大，位于一侧半球的肿瘤，可见第四脑室及导水管下端向前侧方移位；小脑蚓部的肿瘤，第四脑室受压前移或闭塞。椎动脉造影对诊断半球肿瘤价值高，可显示小脑上动脉向上移位，小脑后下动脉向下移位。巨大肿瘤可致基底动脉向前或向对侧移位。增强CT、MRI对显示肿瘤范围及性质更为有用。

四、小脑蚓部髓母细胞瘤

小脑蚓部髓母细胞瘤是极度恶性肿瘤，约占儿童颅内肿瘤的10%。主要发生于14岁以下儿童，发病高峰在3～10岁，少数可20岁以上发病，男性比女性发病率高2～3倍。本瘤源于小脑胚胎的外颗粒细胞层，该细胞层应在出生后一年半内逐渐消失，如出生后数年仍存在，则可形成肿瘤。儿童肿瘤多位于小脑中线部位，即源自第四脑室顶的后髓帆，可向上侵犯小脑蚓部（75%），向下伸入四脑室或充满延髓池，甚至经枕大孔突入椎管上端或向上累及导水管，成人亦可见于小脑半球。此瘤易有瘤细胞脱落到蜘网膜下腔的脑脊液内，顺流或逆流致播散种植，尤其在术后更易发生。种植多见于脊髓马尾部，且迅速向上蔓延，可有脊髓压迫症状。因第四脑室底部受压或颅内压增高，临床早期可有头痛、眩晕、呕吐、视力减退、视乳头水肿。可有躯体性共济失调，小脑性语言障碍，约1/3有眼震。放射治疗为本瘤重要措施。如无特殊治疗，平均生存时间为1年，80%死于3年内。经放疗及化疗，5年生存率为20%～30%，甚至可达50%，10年生存率达15%。本瘤多数死于局部复发。有神经系统内种植播散者，约95%种植于脊髓，可导致截瘫，仅5%种植于大脑。

五、脉络丛乳头状瘤及乳头状癌

脉络丛乳头状瘤及乳头状癌均为少见的颅内肿瘤，占0.7%。肿瘤起源于脉络丛上皮细胞，儿童、青年及成年人均可发生，10岁以下儿童较多见。另有统计表明，在20岁以后者占70%，30～39岁发病率最高。发病年龄和肿瘤部位似有一定关系：位于第四脑室者，常发生于儿童期后；发生于侧脑室者多为儿童，甚至新生儿。男性发病率高于女性。肿瘤发生部位以侧脑室、三角区为最多，第四、第三脑室内者次之。极少数脉络丛的上皮肿瘤属于恶性肿瘤，即脉络丛乳头状癌，其中有10.5%可有蛛网膜下腔播散，多见于侧脑室脉络丛乳头状癌，个别可有颅外转移。

早期临床症状和体征视病灶部位而定。可因肿瘤使脉络丛分泌增多而产生交通性脑积水；亦可因阻塞脑脊液循环通路引起梗阻性脑积水，二者均可导致颅内压增高，使患者呈强迫头位。如肿瘤位于第四脑室内压迫菱形窝底脑神经核，可出现眩晕、耳鸣、听力减退；压迫内囊可有偏瘫及偏身感觉障碍；压迫小脑脚或蚓部可致小脑征。肿瘤常引起蜘网膜下腔出血，故可现脑膜刺激征。脑脊液压力增高，蛋白含量多明显增高。脑室造影有脑室系统向健侧移位，脑室内有边界不整的圆形肿瘤阴影。

第四十章

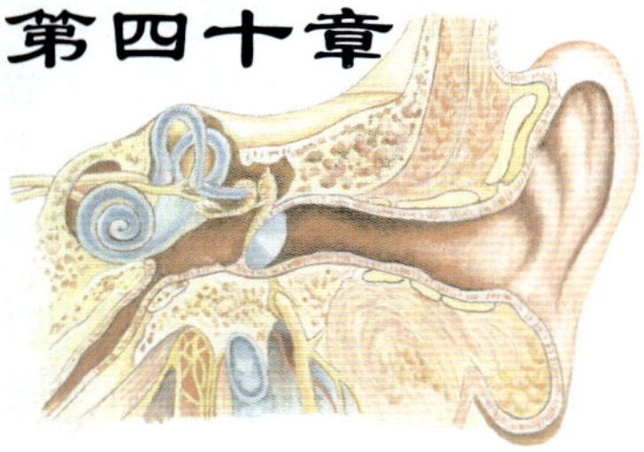

其他中枢性眩晕

张素珍

第一节　眩晕性癫痫

眩晕性癫痫多见于青少年，起病年龄为25岁以下，发病率为 1%。病灶部位为大脑半球额颞叶交界、颞顶枕交界、岛叶等前庭系统的皮质中枢。上述部位的病灶可引起眩晕性癫痫发作。

一、临床表现

眩晕可为颞叶癫痫主要的发作先兆。眩晕极短暂，一般无意识障碍，持续数秒或数分钟。半数表现为有自体旋转感、漂浮感或身体移动感，也可表现为平衡失调或出现短暂意识丧失。可有自发性眼震。除眩晕外，有典型癫痫症状，如阵挛性抽搐、瞬目，两眼直视，不自主咀嚼，面抽动或头转向一侧等不规则动作。发作与体位及任何外因无关，频率为一周一次或一天数次不等。可伴有自主神经功能障碍，如皮肤发红或苍白、恶心、呕吐、多汗等，多数患者还可出现精神运动性发作症状，如自动症、情感障碍等。病变刺激扩散至听皮质可产生听幻觉、嗅幻觉或味幻觉，少数患者则只有眩晕的先兆感觉，而不出现其他的精神运动性发作症状，即所谓流产型癫痫发作。

二、诊断

有癫痫症状者易于诊断。脑电图检查有癫痫的特征性改变，典型表现是颞部尖波、棘波或阵发性慢波等。有时因病变在颞底部，头皮电极不易接收到刺激癫痫性放电，可用颅底电极检测。癫痫引起的眩晕多伴有癫痫神经症状，不难与其他疾病相鉴别。需与癔病、晕厥、短暂性脑缺血发作等鉴别。

三、治疗

1. 病因治疗　针对癫痫病因治疗，积极治疗原发性疾病。在治疗病因疾病的同时需服抗癫痫药物，常用苯妥英钠、苯巴比妥、朴米酮、卡马西平等药物。

2. 对症治疗　根据发作病情，选择适当的抗癫痫药物及抗眩晕药物。

第二节　颅颈结合部畸形所致眩晕

颅颈结合部畸形所致晕眩是指后颅窝颅底的骨性畸形压迫脑干的下部及颈髓的上部而出现眩晕、不稳感、进行性听力损失、耳鸣及其他神经系统症状，其发病率可达18%。在人体发生学上，枕大孔区各骨缝闭合最晚，故容易发生先天畸形。

一、病因

颅颈结合部畸形所致的晕眩，从病因上可分为两型：①原发型：为先天性异常，包括颅底凹陷、小脑扁桃体下疝、寰、枕脱位、枢椎齿状突异常等；②继发型：如外伤、鼻咽及颈部感染、成骨不全、骨软化、佝偻病、甲状旁腺功能亢进症、骨髓炎、骨质疏松症、类风湿性关节炎、强直性脊柱炎等致颅底骨质软化所致，Down 综合征可引起寰、枢脱位。

二、枕大孔区畸形的解剖学改变

主要解剖学改变为枕大孔前后径减小，骨缘向内翻，枢椎齿状突突入颅内，超过 Chamberlain线3mm以上，使后颅窝变小，造成该区脑组织、血管神经受压。此区病变包括颅底凹陷，寰椎枕化即颅与第一颈椎发育时未能分裂所致的寰、枕融合，常伴有第 1 ～ 3 颈椎融合，齿状突向后移位引起脊髓压迫症状。小脑扁桃体下疝出枕大孔，其骨缘压迫小脑而诱发症状。

三、临床表现

①脊髓症状：肢体或半身麻痹，乏力，感觉障碍；②脑干及小脑功能障碍：眩晕出现率约 40%，可出现向下的自发性眼震、共济失调、步态不稳、视辨距不良、中枢性面瘫等；③脑神经功能障碍：听力下降、耳鸣，后组脑神经麻痹症状，如吞咽困难、软腭麻痹、抬肩无力等；④缺血性损害：可有晕厥、眩晕或不稳感、瞬时视野缺失等。

四、诊断

如有眩晕或不稳感，听力学检查呈感音神经耳聋，CT及MRI显示颅底畸形或小脑扁桃体下疝（图40-1）图像，眼震电图记录有向下的垂直性眼震，平稳跟踪障碍呈Ⅲ型曲线，固视抑制失败等视功能障碍的改变，有助于诊断。

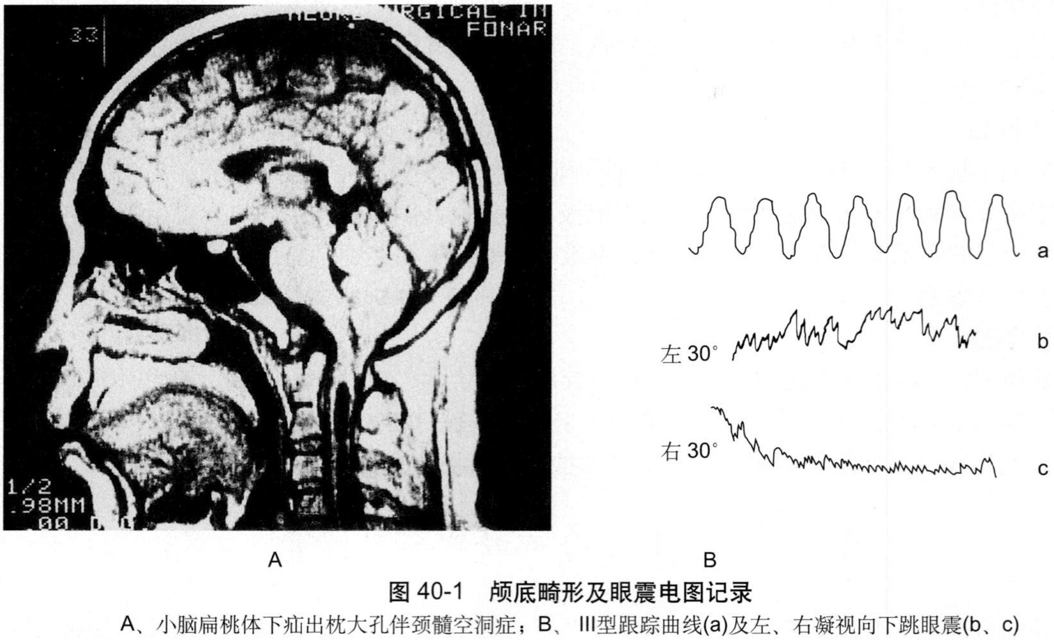

A B

图 40-1 颅底畸形及眼震电图记录

A、小脑扁桃体下疝出枕大孔伴颈髓空洞症；B、Ⅲ型跟踪曲线(a)及左、右凝视向下跳眼震(b、c)

五、治疗

①复位术：包括固定术及后融合术；②减压术：根据受累部位决定手术径路，通常咬除枕大孔之骨缘以减少对小脑的压迫，切开该处硬脑膜并用颞肌筋膜修补缺损区。

第三节　与精神因素有关的眩晕症

一、焦虑、恐惧症

容易引起平衡障碍的最常见的精神性疾病是焦虑症。焦虑症的主要症状是焦虑，包括非特异的恐惧，持续的紧张不安、发抖，不容易放松，自发的活动过度（包括心悸、呼吸急促和口干）。每次发作可持续数周。63%的焦虑症患者有头晕，头晕是仅次于心悸、肌肉痛和头痛、出汗的常见症状。需要注意的是，上述症状在前庭疾患的患者中也比较常见。因此，前庭功能的检查是必要的，以排除器质性前庭疾病。

恐惧症在平衡功能低下时也比较常见，其特征是反复发作的极度焦虑，而不是仅限于特殊场合。全身症状包括头晕、心悸、胸痛和不真实情感。精神方面的后遗症包括死亡恐惧和狂躁，1个月之内可发作多次，发作间歇期可无焦虑症状。

焦虑、恐惧症是在特定情况下才可诱发的焦虑症，焦虑常常同时伴有抑郁症。由于害怕头晕发作，前庭疾病患者可发展为广场恐惧症（agoraphobia）或社会恐惧症（socialphobia），无法适应公众和社会环境。为了避免发作，特别是避免在公共场合的发作，患者会限制自己的活动和生活方式，结果使患者产生无助和遭遇挫折的感觉，并因此加重焦虑、恐惧症。该症对患者生活和环境（包括工作、家庭和社会活动）的影响比较明显，严重者会居家不出、严重沮丧和抑郁。

二、抑郁症

抑郁症已被绝大多数临床医生所认识。其特点是：患者具有以失落、悲观和痛苦为特点的情感抑郁，伴随身体上持续的疲劳和头晕，即使努力，也无法克服，完全丧失对生活的兴趣。患者经常主诉对所有活动失去兴趣、注意力不能集中。本症与焦虑症相比，更容易与前庭器质性疾病区别。

三、过度换气综合征

因焦虑伴发的过度换气，使脑部缺血引起头晕。早在1939年Kerr曾报道急性眩晕发作的过度换气综合征（hyperventilation syndrome）病例，并提出过度换气综合征与焦虑有关。1958年Signer报道800例患者中有63%的头晕症状是过度换气综合征造成的。过度换气的主要症状包括：呼吸困难、胸痛、轻微头痛、叹气、打哈欠以及额外使用胸壁和辅助呼吸肌呼吸，这是诊断的要点。典型病例可因低碳酸血症而导致肌肉痛和手、足痉挛。精神性表现包括焦虑、受惊、不真实情感。为明确诊断，可做过度换气试验，可诱发出头晕、呼吸不顺畅等症状。

（一）病因

过度换气可有多种病因，例如呼吸系统疾患或代谢性酸中毒的癫痫样发作，脑桥网状结构的器质性疾患等。但本综合征的主要病因是精神性障碍，也可以是环境因素，或是器质性疾病基础上加上精神因素所致。某些患者由于情绪不稳定，工作或生活环境的焦虑、恐慌都可诱发过度换气。任何情绪的变化，如快乐、痛苦的突然解除，热烈的谈话，甚至是专心看电视，也常可引起发病。患者多具有过分挑剔的性格或轻度强迫观念，A型性格的男性特别易于发病。具强烈有上进心，沉溺于自己的工作的人，其发病常在周末或假日。眩晕的发作和平衡失调感的产生，又可致焦虑状态的出现，从而导致过度换气的发生。但眩晕不是过度换气发生的直接原因。另外，女性月经期间可发生过度换气。

（二）发病机制

焦虑状态常可导致呼吸不规则。呼吸浅而快，二氧化碳（CO_2）被过度呼出，使血中CO_2浓度降低，血pH升高，即呼吸性碱中毒，是人体出现各种症状的病理生理学基础。正常人因过度换气使血二氧化碳分压（PCO_2）降低，呼吸中枢可自我调节而恢复正常呼吸。但过度换气综合征患者，过度呼吸后出现症状比正常人早且多，停止过度呼吸后，恢复的速度也慢，甚至在非发作时有潜在的过度换气状态。

器质性和精神障碍所致过度换气，其共同的机制为神经系统的变化。CO_2分子能快速地弥散于细胞内、外。当血中及脑脊液中PCO_2下降时，细胞内pH升高，从而使神经元的兴奋性增加，引起感觉异常，提高了对外界刺激的敏感性。低碳酸血症进一步加重时，神经的兴奋性下降而出现抑制，故可出现反应迟钝或晕厥。另外，PCO_2降低时，脑血管收缩，脑血流减少致出现脑缺氧，也可引起眩晕，头晕等。自主神经系统呈现交感神经活动优势，如瞳孔扩大，肢体寒冷，手心及腋下出汗，心动过速等。本综合征症状的出现，不仅因血气变化所致，更重要的是需要具备对低碳酸血症敏感反应的条件，如边缘状态的大脑功能。当患者处于β受体功能亢进时，血气变化才引起症状，故不稳定情绪的存在，为本综合征发病之基础。患者处于焦虑引起过度换气，产生低碳酸血症，CO_2缺乏又促进焦虑加重的恶性循环中。

（三）症状

1. 眩晕　极似前庭功能障碍者的旋转性眩晕、晃动感等，但也可表现为头重脚轻、头晕、平衡失调。持续时间不定，出现运动错觉者多为数秒、数分钟；头晕者则多为持续性，常为5～30min，约占60%。

2. 神经系症状　晕厥、视力障碍、偏头痛，肢体、口周、脸麻木和感觉异常。有时肢体可有热感，多汗或寒冷感，多见于左侧。对强光及强声不能耐受。

3. 心脏症状　心悸、心动过速、心前区疼痛、下胸部压迫感。

4. 呼吸症状　呼吸浅而快，但患者自己不易察觉，哮喘、胸痛、深叹气、过度呵欠，“空气饥饿感”等。

5. 肠胃症状　口干、咽下困难、胃灼痛、打嗝、吞气等。

6. 肌肉症状　痉挛、震颤、抽搐。

7. 心理症状　焦虑、情绪不稳定、人格解体，偶有不现实感及幻觉，甚至无理由的恐惧感。

8. 全身性症状　衰弱、疲惫、注意力不集中、记忆力减退、睡眠不良、噩梦、情绪性多汗、一时性黑朦等。

症状发作的频次、持续时间及症状的多寡、程度变化不定，女性患者的发作较为频繁。

（四）实验室检查

1. 血气分析　PCO_2降低；pH升高，可高于7.6。

2. 肺功能检查　呼吸次数增加≥16次/min。肺量仪测定，常可见呼吸不规则，可间断出现叹息样呼吸。分别记录上胸及下胸呼吸情况，本综合征患者是以上胸部呼吸为主。

3. 血清测定　可发现儿茶酚胺升高。呼吸性碱中毒使糖酵解加快，磷离子转移到细胞内，故血磷显著减少，血钾可增加。

4. 心电图检查　心电图可见一过性T波倒置，ST段轻度下移，Q-T延长。

5. 脑电图检查　δ波高电位，α波振幅增大，出现异常快波，且振幅增高，也可见异常慢波，有时可见棘波。

6. 听、前庭功能基本正常。

7. 自主神经功能测定　心率可出现异常。

（五）诊断

当患者未发觉呼吸异常时，医生常误诊为神经官能症、癫痫、短暂椎-基底动脉缺血性发作性眩晕，或误诊为多发性硬化症、偏头痛替代征。如注意下列要点，确诊当可获得：

1. 症状的多样性　除眩晕或头晕外，可有各系统的症状。

2. 过度换气试验　嘱患者做快而深的呼吸（30 次 / 分），吸气时从鼻子吸入，呼气时从口呼出，连续进行1～2min，可诱发与患者主诉类似的症状。也可口服受体兴奋剂硫酸已双肾上腺素（hexoprenaline sulfate）1.5mg，70min后，可诱发症状。试验前、后的血气分析也有助于诊断。过度换气后再观察12min，正常人停止过度换气后迅速恢复，但过度换气综合征患者则恢复较慢。

3. 纸袋内呼吸可改善症状。

4. 心电图、脑电图　可有异常改变。

5. 心理学鉴定　可发现心理异常。

（六）治疗

1. 纸袋内呼吸　将 5 ～ 10L 纸袋或塑料袋罩于口鼻上，密闭后进行呼吸，可增加 CO_2 的吸入量。

2. 混合气体吸入　将 5% CO_2、35%O_2 和氮气平衡后混合吸入。

3. 可试用葡萄糖酸钙静脉注射。

4. 松弛疗法　卧位闭眼，集中注意力以轮流放松自己肢体的一部分、全肢体、颈、脸、头、全身，直至感到全身舒适、松弛。收听轻松、愉快的音乐，或将松弛疗法与呼吸训练合并进行。

5. 呼吸训练

（1）卧位、屈膝：自觉抑制胸部呼吸运动，使呼吸平稳，然后将注意力集中于腹部，吸气时腹部扩张，呼气时腹部收缩，直至腹部完全放松。注意呼气时要慢，约为吸气时间的两倍。控制呼吸次数为 10 次 / 分，每天 2 ～ 3 次，每次 20 ～ 30min，而且每小时中至少有数分钟控制呼吸。

（2）活动时呼吸控制：在行走、坐位及站立时，训练自己进行慢而稳定、有节律的呼吸，然后在轻微体育活动时调节呼吸，直至在较剧烈活动时也能控制呼吸。

（3）呼吸训练完成后进行过度换气1～2min：使患者认识到过度换气对症状出现的影响，从而有信心坚持呼吸训练。

6. 放慢生活和工作节奏以减轻心理压力。

7. 药物治疗

（1）抗焦虑药：种类繁多，如利眠宁、安定、去甲羟基安定，甲基三唑安定、舒乐安定等。

（2）三环抗抑郁药：常用多塞平。

（3）β 肾上腺素能阻滞剂心得安的疗效不如抗焦虑药。也可用 $VitB_6$ 20mg，3 次 / 日。

第四十一章

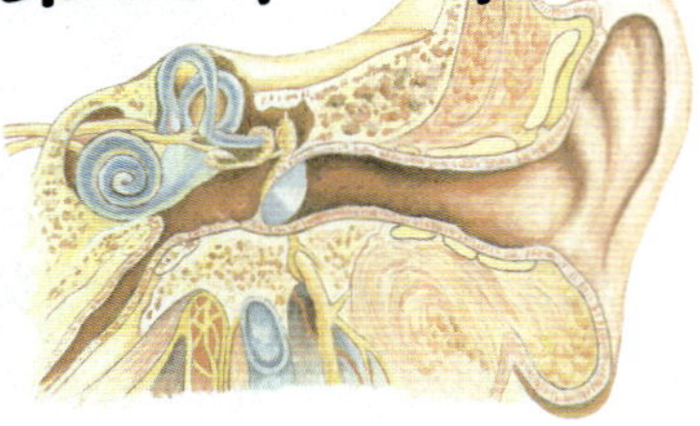

老年眩晕和平衡障碍

李学佩

随着人口结构的老龄化，老年人的眩晕和平衡障碍变得越来越多见。其发病率逐年增加，年龄越大发病率越高。前庭功能紊乱合并全身其他脏器疾病时更易发生头晕和眩晕。Jenking 报道生活在家里的65岁以上老人，20% ~ 40% 有头晕；住在老年之家者加倍；70岁以上头晕或眩晕的男女发病率分别为 47% 和 61%。在对 63 例 65 岁以上头晕患者的研究中发现，90% 有前庭功能紊乱。Gerson 对社区居住的 977 例 65 岁以上老人的调查发现，平衡障碍由低年龄组的 13% 增加到高年龄组的 46%。在美国，70 岁以上老人约 40% ~ 60% 有头晕和平衡障碍。Belal 在 587 例诊断为原发性老年平衡障碍的 65 岁以上老人中发现，56.9% 的病因在前庭器，10%有双侧前庭功能低下。Overstall 统计眩晕门诊就诊的老人，50%有中枢性前庭损害，而周围性前庭损害占25%。Orma等对门诊老年人调查，811例仅121例无头晕。可见，眩晕和平衡障碍已成为影响老年人生活的严重问题。

第一节　病因及发病机制

老年头晕和平衡障碍的病因有全身性、神经源性、耳源性及其他几大类。全身性病因中有血液病、心血管病、代谢病等。神经源性病因以脑血管疾病最多。耳源性则有梅尼埃病、外伤性综合征、位置性眩晕、前庭神经元炎、药物中毒、感染、肿瘤及自身免疫性疾病等。Belal 在 740 例 65 岁以上主诉头晕的病例中，经详细神经耳科学检查发现，587 例（79%）诊断为原发性老年平衡障碍，其余153例（21%）由各种原因引起，包括梅尼埃病、听神经瘤、血管疾病、前庭神经元炎、Dandy 综合征、迷路振荡、迷路炎、颈性眩晕、外伤性眩晕及中枢性眩晕等。Schuknecht将老年性平衡障碍分为 4 型：增龄型嵴顶结石病、壶腹型眩晕、囊斑型平衡障碍和前庭共济失调。前 3 型病变在前庭感受器，第 4 型在传导径路。Belal 将老年性平衡障碍分为持续性和阵发性两型。阵发性又分为 3 个亚型：①位置性：因头位改变所致；②直立性：因突然体位改变，例如由卧位变直立位所致；③不能分类。

前庭器和前庭中枢结构和功能的增龄性改变与血管病变特别是椎-基底动脉供血障碍有密切关系。前庭器和前庭核的血液供应来自椎-基底动脉。前庭动脉管腔比耳蜗动脉更细小，并缺乏侧支循环，所以前庭器更易于因供血不足而造成损害。据李学佩等对眩晕门诊的老年和老年前期眩晕患者分析，因椎 - 基底动脉供血障碍所致的眩晕占 52.8%。水越铁理和白川健夫的报告均证明，脑血管病变在眩晕的病因中占压倒多数。由于增龄所致的组织老化和局部代谢改变，如毛细血管壁进行性增厚、数量减少、直接营养神经束膜的血管外膜发生退变，可使前庭器官发生各种退变，而椎-基底动脉硬化使局部供血不足，更加速、加重这种退变，所以血管病变是前庭毛细胞、神经节细胞和神经纤维退变的主要原因。老年人椎-基底动脉供血障碍，动脉硬化是常见原因。椎 - 基底动脉供血障碍也可表现为突发性的旋转性眩晕，Evans 对英国 3 036 例 65 岁以上老年人的调查发现，老年人旋转性眩晕是发生中风的危险的先兆，出现旋转性眩晕后，约 25% 可发生中风。高血压或慢性低血压也会影响前庭及其中枢部分，这些改变有时虽很轻微，但却会造成老年人平衡障碍。

高脂血症和高黏滞血症是老年人前庭障碍的另一重要原因。Spencer 统计在 444 例有内耳疾患的老年患者中，合并高脂血症者占 46.6%，推测是由于高血脂使内耳小动脉血液黏滞度增高、血流缓慢、氧扩散减少、ATP 产生减少的缘故。血脂增高可以导致内耳动脉硬化，组织供血不足，在此基础上由于病毒感染或发生血管痉挛、栓塞或血栓形成，使内耳功能进一步下降。高脂血症可以引起脂代谢障碍，脂质沉积，使内耳毛细胞变性、小动脉硬化。过氧化脂质可以损害前庭器生物膜、细胞器及酶的结构和功能紊乱，使血液黏滞度增高及血液流变学改变，造成前庭系统供血不足。小血管内脂质含量增加，使血小板膜流动性下降，血小板聚集，凝血机能亢进，导致血液黏滞度增加。血液有形成成分可以随增龄而发生一定程度的改变，如纤维蛋白原随增龄增加，则是老年人发生血液黏滞度增高的另一原因。高血液黏滞度可使内耳小动脉血流缓慢，甚至栓塞，位听感受器供血不足而缺氧、营养障碍，使内淋巴液生化成分改变，最终导致位听功能紊乱。

微量元素与酶代谢参与前庭系抗衰老过程。某些微量元素通过降低血脂而预防动脉硬化、增强组织抗氧化能力参与抗衰老过程。锌作为辅助因子参与体内 200 多种酶代谢，缺锌可以造成机体各类物质代谢改变。前庭酶系也不例外，如神经递质合成，内耳液电化学和酸碱平衡调节等均依赖锌的存在。铁是人体内含量最多的微量元素，以含铁酶的形式存在于内耳中，严重缺铁可导致严重贫血、内耳代谢障碍，出现耳鸣、耳聋和眩晕。锰与内耳发育、耳石和前庭感觉上皮的形成及代谢关系密切，缺锰可使前庭感觉上皮退变，出现共济失调和平衡障碍。铜、锰、铁、硒等元素还是很多抗氧化酶的组成部分。上述元素缺乏可致相应酶的活性下降，自由基蓄积，脂质过氧化物及其产物丙二醛增加，加重了机体各系统及前庭系统的衰老和损害。另外，锌还是维持机体正常免疫功能的重要元素，缺锌可导致或加重免疫功能障碍，易发生自身免疫性疾病。

机体组织与年龄有关的变化是由于自由基和脂质过氧化物引起的细胞和分子遗传结构损害的积累所致。随着增龄，自由基产生增加，而清除自由基的防御系统功能减弱。老年人体内的自由基、脂质过氧化物及丙二醛增加。前二者引起细胞膜功能障碍和膜酶损伤，前庭器也不例外，而丙二醛则能带着原自由基的损伤潜能扩散到其他细胞器产生毒性效应，通过破坏、交联而改变 DNA 结构，特别是对线粒体基因组的损害而引起细胞衰老退变。老年人的前庭系统，特别是毛细胞对能量代谢敏感，不可避免地会遭受损害而发生眩晕和平衡障碍。

在耳源性病因中，梅尼埃病在老年很少发生，如出现类似症状，也多是能找出病因的梅尼埃综合征。其病因包括过敏、椎-基底动脉供血障碍、肾上腺皮质或垂体功能低下、外伤或精神因素。外伤后眩晕常在头、颈部外伤后发生，引起前庭功能紊乱。现在有人认为，老年性眩晕是精神性的，因为老年患者常常同时伴随其他疾病以及精神方面的应激变化，例如孤寂和丧失信任感，这种患者康复时间比较长。位置性眩晕在老年很常见，可由于外伤，也可合并其他耳病、前庭系统自发性退变、颈椎骨质增生、椎-基底动脉供血障碍、脑干脱髓鞘病等，前庭神经元炎很少。耳部肿瘤发病率低，但应想到听神经瘤。耳毒性药物对老年的危害比青年人严重，因为老年代谢缓慢、肾功能衰退、药物排泄障碍，药物血浆半衰期延长。药物浓度增高，致使迷路淋巴液内药物浓度增高，引起位听系统末梢感受器损害，其中顺铂对前庭毒性作用不容忽视。

第二节 前庭的组织病理学

一般认为，作为老年化进程的结果，人的神经系统经历了细胞结构和功能变化、细胞损失以及不同程度的传导径路的组织再生。一部分神经系统可能比另一部分更易发生损害，不同种属和人群也有很大差异。在人的第 5 个 10 年，额叶和顶叶的星形细胞以及小脑的 Purkinje 细胞数量发生明显变化，其余细胞数量可能减少 30%。脑干的运动神经核内的细胞数量虽然未见明显减少，但从结构和代谢来看也是有变化的。

作为高度分化的感觉系统的一部分，周围前庭系统细胞的损失是不会再生的。因为从种系发生来看，前庭系统比耳蜗系统年轻，因此前庭系统经常铭刻着这些损害的烙印。在耳蜗，老年聋的临床表现常有光镜下的感觉上皮和神经组织特殊区域的损害的组织学基础，但在前庭系统很难确立老年平衡障碍与组织学改变之间的联系，理由之一是感觉上皮和神经成分的组织学表现很难与临床表现相对应。另外，从整体上讲，前庭系统比听觉系统易于产生适应，它可以通过其他系统以及中枢调节，对周围前庭的损害进行代偿。研究证明，前庭系统与耳蜗一样确实发生了老年性的组织学变化，如感觉上皮的损失、初级传入纤维和感觉神经节细胞的损失，以及代谢功能的减退。

一、感觉上皮的退变

前庭感觉上皮的退变主要表现为壶腹嵴和囊斑上的感觉细胞减少和感觉上皮囊性变。据 Engstrom 等观察，老年人壶腹嵴的感觉细胞可减少 40%，囊斑的感觉细胞可减少 20%。在电镜下观察，I 型细胞很容易在老年期减少。这类细胞多聚集于壶腹嵴的顶部，如减少的数量不多，光镜下不易看出，只有在退变较明显时才可在上皮的中央区观察到毛细胞减少，或仅见到胞核排列整齐的支持细胞。前庭感觉上皮囊性变多见于 70 岁以上老年人，较多见于壶腹嵴，偶可见于囊斑。囊性变多发生在感觉细胞和支持细胞之间，四周有扁平状细胞围绕，内有嗜碱性物质沉着，多染成深蓝色。囊的大小不一，多数是单发。

二、初级传入神经纤维减少

随着前庭感觉细胞的减少，连接壶腹嵴和囊斑的初经传入神经纤维也减少。这种变化在外半规管壶腹神经和椭圆囊神经出现得最早。Bergstrong 发现 40 岁后传入神经纤维开始减少，尤其连接 I 型毛细胞的粗的有髓纤维减少较为明显，与上述感觉上皮表现一致。50 岁后前庭神经节细胞也逐渐减少，然后囊斑的耳石也逐渐减少。耳石中央为圆柱体，两端为三面体形的尖端。青年人耳石沿纵轴有一浅沟或刻痕，50岁后球囊的耳石退变，最开始是随着耳石表面溶解，特别在中间位置，切片上可见坑样退变区，进而中央吸收，耳石劈开成为碎块。椭圆囊斑耳石对上述变化有抵抗力，耳石退变较轻。

三、球囊破裂

球囊壁破裂处均有明显的愈合组织，表明破裂发生在生前。这种破裂可能与球囊壁老化、弹性减退、脆性增加有关。无明显内淋巴积水的球囊破裂，只见于老年人，属老年性退变现象。

四、内淋巴管壁的变化

发生较早，中、青年即开始，到老年更明显。较常见的是内淋巴管上皮下组织纤维化、玻璃样变和钙质沉着等变化。这些变化可能影响到内淋巴管和囊的转运和吸收功能。

五、脂褐素

脂褐素为代谢过程中的废物，随着年龄增长脂褐素积累增多。脂褐素在光学显微镜下呈棕色带荧光的点状沉着，多见于3个半规管壶腹嵴的斜坡的感觉上皮内，囊斑上皮内很少。荧光显微镜观察到前庭神经节细胞体特别富于这种色素，蜗轴及血管纹也较常见。色素沉着在有色人种较明显。脂褐素被认为是溶酶体代谢未被排出的废弃物，虽然它与酸性水解酶有关，但在细胞内是否有代谢作用尚不清楚。电镜显示，脂褐素可以挤压粗面内质网和高尔基体，从而降低蛋白合成，也可能影响蛋白质细胞内的运输。虽然脂褐素是老化的结果，但脂褐素的量与人的绝对年龄及前庭功能紊障碍的程度没有对应关系，看来这一变化的意义并不很大。

六、微细骨折

成年人的半规管壶腹与圆窗龛之间常可见到微细骨折线，基本上属于正常表现，并被看做是一种应激性骨折。骨折线内常有纤维组织增生，表明骨折发生在生前。骨折线可成为中耳感染向内耳传播的可能途径。最近在前庭窗上下的前庭骨壁上也发现类似骨折，并扩及面神经管和前庭。50 岁时骨折发生率达 25%，但到老年未再继续增加。

七、嵴顶结石

嵴顶结石指壶腹嵴顶上有无机盐类沉着，多含钙质，苏木精-伊红染色呈深蓝色，此现象较少见。过去文献报告均为后壶腹嵴顶结石，并认为这种变化引起位置性眩晕及眼震，现在发现外壶腹嵴顶也有结石。到目前为止，有关嵴顶结石的报道均见于老年死者，可能与老年性退变有关。

第三节　前庭功能改变

人的听觉随年龄增长逐渐减退，而前庭功能是否随增龄而减退，研究结论不尽相同。由于前庭系统和参与平衡功能的其他系统都有高度的代偿功能，因此，前庭系统发生老年性变化时，可无明显前庭症状。老年人前庭功能改变最主要的表现为前庭功能减退。

一、自发性和位置性眼震

斋藤等对 198 名健康老人进行研究，未发现一例有自发性和位置性眼震。但有人认为在平衡功能正常的老年人，位置性眼震极为常见，可见，这种眼震无诊断特异性。

二、旋转试验

有人对不同年龄的人做旋转试验，发现对旋转试验的反应与年龄有关。多数人认为，老年人前庭反应减退，也有人认为在中年或中年后期前庭反应最强，60 岁以后才渐减退；少数人发现老年人前庭反应正常。虽然应用眼震指标和检查方法不同，但多数人发现旋转后眼震振幅随增龄而减小。如Scoder发现老年人旋转后眼震总振幅、总次数和眼震持续时间明显低于青年人。Nicolai检查了几个不同年龄组的首次旋转后眼震反应后发现，老年组（61～80岁）的眼震总振幅和总次数明显低于青年组。Wall 研究正弦旋转试验（0.005～1.0Hz）的前庭-眼反射后发现，增益振幅随年龄而减少，在 0.005 和 0.01Hz 时相差显著。Stefansson 认为随着增龄旋转后眼震的最大慢相速度逐渐降低，在 $6°/s^2$ 时具有统计学意义。方向优势在 $3°/s^2$ 和 $6°/s^2$ 时也随增龄而增加，在 3°/s^2 时具有统计学意义。Camarada 发现在 Coriolis 加速试验中，老年人的自主神经反应较年轻人弱。

三、温度试验

Mulch 和 Petermann 检查 102 名健康人温度试验的最大慢相速度、最大振幅、最大频率和眼震总次数，发现前庭反应的眼震指标绝对值最高，60岁以后逐渐减退。Bruner 对293名22～88岁头晕患者检查结果表明，前庭反应逐渐增强，到60～70岁后才渐减退，尤以最大频率和最大慢相速度明显。也有人发现反应高峰期分别在 40 岁或 46 ～ 50 岁。虽然对反应高峰期年龄组的确定不同，但都是在中年或中年后期，而且肯定老年人的前庭反应减退。除上述中年或中年后期前庭反应最强，以后反应逐渐减退的观点外，一些作者还发现老年人对温度试验的反应明显低于青年人，在最大慢相速度、最大振幅、大频率和眼震持续时间等多项指标中，老年人前庭反应均明显降低。但 Karlsen 发现冷水灌注仅眼震持续时间随增龄而缩短，热水灌注的眼震振幅、频率、最大慢相速度和持续时间均随增龄而降低，而且 71 岁以上年龄组热水反应均较冷水弱，这可能是热水刺激更接近生理刺激所致。

对于相当数量的老年人前庭反应性增高的现象，有人认为与动脉硬化引起的内耳血流动力学变化有关。当血管处于神经机能病变阶段，前庭兴奋性增高，到动脉硬化期，前庭反应减退。Gramovski等比较了平均年龄为 19 和 65 岁的两组健康人双耳双温试验眼震电图参数，老年组最大。Lammli比较了中间年龄30岁和70岁的两组健康人眼震电图参数，眼震持续时间随增龄而延长，而慢相速度无相应变化。Oosterveld 以“逆转关系”来解释老人前庭兴奋性增高：随着年龄增大，前庭系统功能衰退，其他器官和系统的功能在一定程度上呈代偿性增强，即所谓适应-调节理论，该理论是指在机体老化过程中为保持机体生命力，延长生命而产生代偿机制。

四、耳石功能

球囊和椭圆囊描记的最大振幅值，在60岁前比较稳定；以后变小，在75岁后特别明显。

五、眼运动功能及姿势描记试验

扫视是眼球运动的一种形式，泛指视线从一个注视点迅速移到另一注视点，脑桥旁正中网状结构存在着与扫视有关的运动前神经通路。从各研究机构测得的扫视潜伏期可看出，随扫视幅度增大，潜伏期延长；年龄越大，潜伏期越长。Sharpe 等认为老年人眼动系统受损可能与小脑萎缩有关，故潜伏期是年龄老化的指标。扫视试验理想的精确度应为 100%，增益等于 1，但绝大多数测试结果大于或小于 1。随年龄增长，生理欠冲减少，生理过冲增加。过冲比例增大是大脑预测机能老化、控制能力下降的表现。Hutton 等研究了老年人眼跟踪，显示随年龄增长跟踪能力减退。年轻人跟踪异常率为20%，而60岁以上则上升至80%。Barber认为跟踪的老化表现为潜伏期延长、增益下降。但张素珍等则认为各年龄组眼速增益无差异，但随着年龄增大总失真度（跟踪眼速/靶速 × 100%）明显增大，故跟踪曲线的总失真度是年龄老化的敏感指征。关于视动性眼震试验，斋藤雄一郎发现老年组视动眼震总眼震数与年轻人无异，但最大慢相速度低于年轻人，这是由于老年人神经系统老化、意识清晰度降低，慢相速度不能上升到一定高度所致。但张素珍等测定各年龄组慢相速度及增益无差异，40 岁以上增益反较年轻人大。Stenfansson 等亦发现随年龄增长，视动性眼震慢相速度增加，60 岁以后逐渐下降。老年人视动性眼震反应增高可能与脑动脉硬化、大脑及小脑抑制能力降低有关。刺激速度增大至 40°/s^2时，视动性眼震慢相增益下降快，是老化的指征。关于小脑对眼运动的影响，Morales-Garcia等已有总结，他们指出，小脑病变会损害正常眼运动，因正常眼运动是通过小脑眼束传导的。眼运动系统独立于前庭系统，但它可通过把冲动传入小脑，修正小脑-眼反应。Purkinje细胞对输入眼肌的兴奋有抑制作用，因此输入眼肌冲动的减低，就会引起异常的眼肌运动，从而造成眼运动共济失调。小脑与前庭核之间有直接联系，所发出的突起主要与Purkinje细胞有关。Peterka等发现在 2 个或 2 个以上因头位改变发生平衡障碍甚或跌倒的人中，54% 是 60 岁以上老人，可见平衡障碍最主要发生在小脑 - 眼系统或小脑 - 前庭脊髓系统。小脑 Purkinje 细胞损失比大脑细胞要多。50 岁后即可测到细胞数的减少。

用眼运动试验、姿势描记检查平衡功能，能够显示随年龄而出现较多的退变，它比用温度和旋转试验检查显示的前庭眼反射的变化要明显，说明老年人平衡障碍是小脑Purkinje细胞损失的结果。这些细胞有眼运动系统和躯干肌肉系统的传出控制，小脑对这些肌肉运动有协调作用。

第四节　防　治

单纯增龄引起的前庭损害可以适应和代偿，但并非所有老年人前庭损害都是由于前庭系统老化、退变引起的。除某些特殊疾病如感染、听神经瘤和梅尼埃病外，还有多种因素如血管病变、血液流变学改变、高脂血症、营养条件、微量元素缺乏及自由基损伤等因素所造成的病理性损害，均是老年眩晕及平衡障碍的主要原因，这些因素之间有一定内在联系，互相影响，诱发或加重前庭功能障碍。老年前庭障碍的防治是一个综合性问题，预防和治疗高血压、动脉粥样硬化和高脂血症、降低血液黏滞度，有利于控制老年前庭损害的发生。特别要注意耳毒性药物对前庭的危害。对老年衰老机制的研究表明，加强营养，适当补充机体某些必需微量元素及维生素等，可维持正常防御体系的抗氧化作用，减少自由基损害，延缓前庭器衰老和退变，从而减轻老年平衡障碍的程度。前庭习服训练可促进老年人前庭功能的代偿，据报道，前庭习服训练及自信心培养是老年位置性眩晕患者惟一满意的治疗方法。服用血管扩张药和抗眩晕药如脑益嗪，对缓解前庭周围性眩晕及抑制眼震有明显效果。利用中药抗眩晕及抗脂质过氧化，是防治老年眩晕和平衡障碍的一条新途径。

参考文献

1. Babin RW. Effects of aging on the auditory and vestibular systems. In: Chummings CW, Fredrickson JM, Harker LA, et al, eds. Otolaryngology-Head and Neck Surgery. 2nd ed. St Louis: Mosby, 1993:3020-3030

第四十二章

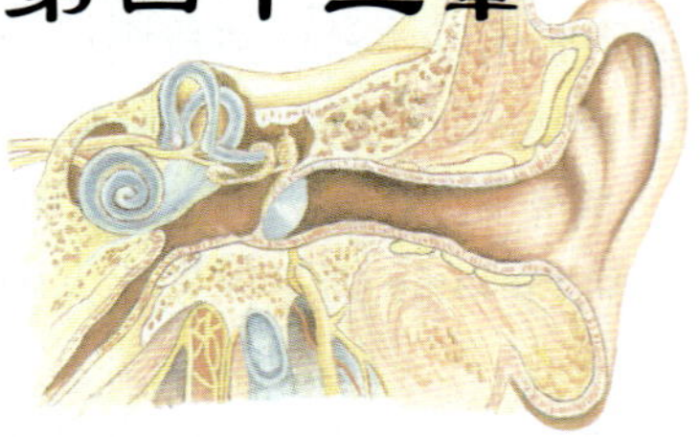

儿童眩晕

张素珍

儿童眩晕症较少见，约为成人眩晕症的 1.78%。由于近年来影像学及眼震电图技术的发展，对成人眩晕症的诊断已有很大进步，各种眩晕症的诊治水平不断提高。但由于儿童眩晕症病史不易收集、检查不能配合，很少获阳性体征，加之儿童发作眩晕时很快出现代偿，眼震不易察觉，即使诉说眩晕亦被认为是功能性紊乱或行为异常，所以国内、外儿童眩晕的报道均很少，但可以肯定患儿比实际确诊者要多。有些成人的眩晕与童年时期使用耳毒性药物、头部外伤有关，有些迁延至青春期或成年后才被确诊。如能在童年时细心询问病史，并与小儿科、眼科和神经科配合，可使这些眩晕患者得到早期诊治。

儿童眩晕症分为中枢和周围型两大类。

一、周围前庭性眩晕

指各种原因所致的迷路及前庭神经病变。

1. 外耳道疾病引起的眩晕　外耳道耵聍或其他异物阻塞时，鼓室空间缩小，经两窗压迫内耳，产生听力下降及眩晕、平衡障碍。小儿有头晕、眩晕者，必须检查外耳道。将异物及耵聍取出后，眩晕及平衡障碍立即消失。

2. 中耳疾病引起的眩晕

（1）急性中耳炎：小儿患者急性中耳炎时，炎性产物或毒素经圆窗膜进入内耳，或病菌感染先引起化脓性脑膜炎，再侵犯内耳产生迷路炎症。患者有剧烈眩晕，常合并听力下降。如为中耳脓液压迫两窗引起的眩晕，鼓膜自行穿破或切开后，症状立即缓解。

（2）慢性化脓性中耳炎：胆脂瘤侵犯内耳引起的眩晕，多见于学龄儿童，最常见是骨迷路水平半规管骨质被破坏形成瘘管，瘘管一般不与外界相通，由内骨衣封闭，但气压改变可引起眩晕。长期耳瘘管试验阳性者，应拟诊有瘘管存在；瘘管试验阴性，也不能完全排除瘘管存在。手术中应仔细检查，在去除瘘管外胆脂瘤皮时，勿伤及膜迷路。术后可有新骨形成封闭瘘管，眩晕可好转。

3. 内耳疾病引起的眩晕

（1）外淋巴漏：外淋巴漏引起眩晕及耳聋的并不少见。外淋巴漏的成因与耳蜗小管有关，可为先天或后天性。当剧烈咳嗽、喷嚏、气压伤、颅脑外伤时均可造成外淋巴漏。Wtodyka（1998）通过 250 例尸体解剖发现，婴幼儿耳蜗小管 100% 开放，当脑脊液压力明显增高时，压力可经此管直达鼓阶，引起圆窗膜或卵圆窗破裂。最常见的是圆窗膜外淋巴漏所致的耳聋与眩晕。另一途径为脑脊液经内听道底注入前庭，使镫骨底板环韧带受压，压力突增使卵圆窗处镫骨移位或环韧带破裂。诊断要首先依据病史，确定有无外伤及颅压升高的因素，再结合听功能检查，听力下降为感音神经性聋。凡确诊为外淋巴漏者，可在全麻下行鼓室探查。发现瘘孔可用海绵、筋膜、脂肪修补，术后眩晕立即消失，听力很少能恢复。

（2）梅尼埃病：在儿童较少见。作者统计 87 例儿童眩晕症，该病仅占 14.9%。其治疗与成人相同，用药量按儿童体重计算。

（3）运动病：晕船、晕车、晕机等运动病，是一种先天性前庭终器不均衡疾病，一般认为与前庭终器敏感或耳石器的疾病有关。对听力多无影响，可能有精神及器质性因素存在，也可能是一种不良反应综合征。在乘车、船前服前庭镇静剂，平时做前庭体操以增强前庭的耐受能力，经过习服（habituation）锻炼，症状可自行消失。

二、中枢前庭性眩晕

前庭神经核以上病变引起的眩晕称前庭中枢性眩晕，多由颅内肿瘤、多发性硬化症及椎-基底动脉供血障碍引起，儿童较少见。据作者统计，儿童良性阵发性位置性眩晕（benign paroxysonal vertigo of childhood，BPVC）占儿童眩晕症的 34.5%。

1964 年 Basser 对本病做了权威性阐述后，BPVC 的报道日渐增多，虽未下定义，但公认其特点为：①平日健康儿童，无任何诱因亦无先兆突发真性眩晕，持续数分钟或数小时，可自愈或服药后渐好，间歇期数日、数月不等；②发作期有明显眼震及恶心、呕吐、出汗、面色苍白等自主神经症状；③无耳鸣、耳聋等症状，听功能正常；④前庭功能有一定程度损伤，亦可能在正常范围，作者观察87例，前庭功能正常者占56.7%；⑤发病时无意识丧失，发作可自然停止，脑电图及全身检查均正常；⑥常在 4 岁以前犯病，随年龄增长发病次数减少，10 岁以后自然痊愈。BPVC 的病理学基础、临床表现与成人良性位置性眩晕是有区别的，后者主要是耳石脱落后粘附于后半规管壶腹嵴或在管内游动，处于临界位时引起眩晕。BPVC 的病因却不清楚，Basser 认为是前庭神经元炎的一种变异型；Eeg-Olofsson 等认为病变可能位于中枢神经系统前庭通道上，即脑干或小脑。其发病机制与婴儿阵发性斜颈（PTI）一样，是后颅窝血循环障碍造成脑干供血不足的表现，即前庭神经核下部供血不足表现为斜颈，上部供血不足表现为 BPVC，出现眩晕及眼震。BPVC 与 PTI 都可能是阵发性偏头痛（migraine）的前驱疾病，在婴幼儿时期，前庭神经核的下部供血不足，通过前庭颈或前庭脊髓反射出现阵发性斜颈，若供血障碍波及前庭神经核上部则出现BPVC。Mira、Parker 等观察，13% ~ 50% 的BPVC患者成年后有阵发性偏头痛，认为 BPVC 可能是偏头痛的一种表现形式。BPVC 应与下例疾病相鉴别：

1. 癫痫　鉴别较困难，眩晕可以是各种癫痫发作的先兆。典型强直阵挛大发作易与 BPVC 鉴别，但失神小发作（absence）较难鉴别。癫痫发作有短暂意识障碍，伴面色苍白，两眼凝视或上翻，言语中止，握物坠地，历时 2~10s，发作后意识恢复，常误诊为 BPVC。Koenigsberger 等报道17例BPVC中有5例类似癫痫。BPVC没有神志障碍、流涎、抽动、记忆力减退、脑电图异常等癫痫发作的症状及体征。只有眩晕而没有意识丧失，癫痫的诊断是不能成立的。

2. 梅尼埃病　一般认为梅尼埃病是膜迷路积水，10 岁以下儿童很少发生。Harrison 观察 429 例梅尼埃病，只有 5 例（1.2%）为 9 岁以下儿童，因其听力能完全恢复，他认为这 5 例是假性梅尼埃病。梅尼埃病有听功能减退及半规管功能低下，有些稍大儿童能诉说耳闷及耳鸣。梅尼埃病与 BPVC 的主要鉴别点为有听功能受损。

3. 前庭神经元炎　特点为发热后一周出现眩晕，持续时间较长，头部运动时症状加重，数日后代偿形成，症状消失，愈后不再复发。BPVC 的眩晕是阵发性，且持续时间短、间歇期症状完全消失，头部活动症状亦不加重，易再犯病，无上感等发热病史。

4. 迷路震荡　头部外伤伴有或不伴有颞骨骨折，都可因迷路震荡而出现眩晕，可从外伤史或颞骨骨折线进行鉴别。

5. 脑干和后颅窝肿瘤　眩晕可以是颅内占位病变的首发症状，但占位病变有其他脑神经病变的症状及体征，进行影像学检查有助鉴别诊断。

第四十三章

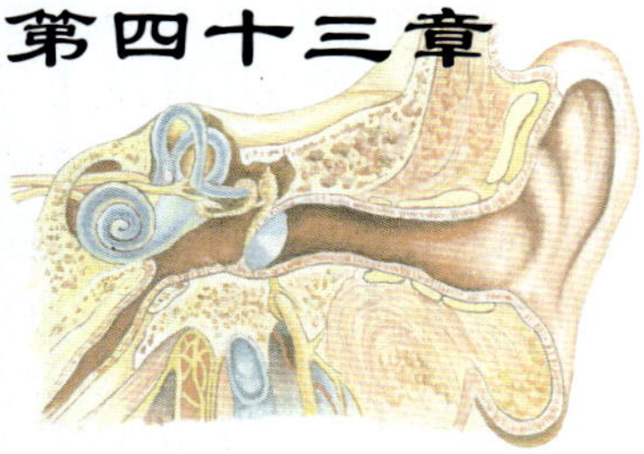

平衡功能障碍的鉴别诊断

张素珍

一、平衡功能

平衡功能指人体维持静息状态平衡和正常空间协调活动的能力。人体各种姿势，例如坐、卧、立、跑、跳及旋转等活动，依赖于视觉、本体觉、前庭系统3种不相同感受器，经网状结构连接、整合，最后统一完成人体在空间的定位觉。感到平衡失调时，再由运动系统做出适当的调整动作，纠正偏差，稳定躯体从而达到新的平衡。这是一连串复杂的反射过程，可归纳为3个重要环节：

1. 接受与传递信息　信息来自视觉、本体觉和前庭终器，三者是发生位向感受的基本器官。由视觉得知周围物体的方位和自身与外界物体的关系；本体觉使人时刻了解自身姿势、位置；前庭感受器辨别肢体运动方向，判别躯体所在空间位置。

2. 效应或反应　躯体重心一旦发生位移，平衡状态即发生变化，平衡三联立即将变化“情报”传入中枢，由运动系统传出适当的动作指令，使伸肌、屈肌、内收、展肌协调弛张以及眼反位性移动以达到新的平衡。

3. 前庭中枢协调与控制　前庭低级中枢在脑干前庭神经核和小脑，高级中枢在颞叶，均对末梢反应起调节作用。维持平衡既依靠潜意识的协调反射，也依靠有意识的协调运动。任何参与平衡的末梢感受器病变，或中枢与末梢之间的联系破坏，都可造成平衡失调。

二、眩晕与平衡的关系

眩晕是主观症状，平衡失调是客观表现，眩晕可诱发平衡失调，平衡失调又可加重眩晕，两者的关系有几种可能性：

1. 眩晕与平衡障碍两者在程度上一致　前庭末梢性病变，例如梅尼埃病急性期，眩晕与平衡障碍的程度相符合。随着病情的好转，眩晕与平衡障碍都恢复，两者的进度一致。

2. 眩晕轻而平衡障碍重　见于中枢性眩晕。小脑脑桥角的听神经瘤及脑膜瘤，颅颈结合部畸形如颅底凹陷症、Chiari畸形，其平衡功能障碍明显而眩晕不重。本体感受器疾病如脊髓空洞症，走路蹒跚、闭眼无法站立，但只有轻度眩晕。许多学者总结为“病变越接近前庭终器，眩晕越重”。

3. 眩晕重而平衡功能正常　神经症或精神因素为主的疾病往往有明显眩晕而平衡功能正常。诊断精神性眩晕应持慎重态度。Brain曾强调，所有眩晕患者，不论其精神因素多明显，均应检查前庭功能；反之，所有眩晕患者，不论其器质性病变有多严重，也勿忘记精神性因素。

三、平衡失调的鉴别诊断

（一）迷路性病变的平衡失调

1. 站立平衡失调　迷路损害的患者站立时向侧方倾倒、偏倒，头与肩向一侧倾斜，而躯体和骨盆向对侧倾斜，个别病例向前倾倒，闭目时不稳感更明显。迷路性 Romberg 征与深层感觉障碍 Romberg 征表现有所不同，后者在闭目后身体立即出现摇晃，而前者则在闭目经过一段时间后才出现摇晃，且逐渐加重，倾倒方向和眼震的慢相方向一致。身体倾倒方向与头的位置有密切的关系。例如，在做 Romberg 试验向左侧倾倒时，同时头向左转 90°，则身体向后倾倒，如果头向右转 90°，则身体向前倾倒；而小脑病变时，身体倾倒方向或偏斜方向与头的方位无关系。

一侧极轻微的迷路损害，平衡障碍可表现得不明显，此时可做推压试验：嘱患者睁眼站立，两脚分开，检查者由一侧向另一侧推患者骨盆部，患者股外侧肌群呈现抵抗消失。此试验容易发现轻度平衡障碍。陈旧性前庭迷路病变，闭眼时平衡障碍不明显，即 Romberg 征阴性，在这种情况下，单足站立容易发生平衡障碍。

2. 步行障碍　一侧迷路损害的表现和小脑病变相同，当患者沿直线行进时，向病变侧偏斜。睁眼时，可以通过意识来矫正，故偏斜不明显；闭眼时偏斜明显。做进退足迹试验时，迷路损害患者的步行路线呈星形步迹。此试验简单、易行，对诊断前庭迷路疾患有重要帮助。

3. 上肢指向试验　前庭迷路障碍时的两侧偏斜度数相等，即同等程度的向一侧偏斜。向眼震的慢相侧（病侧）偏斜，即偏指征（nast pointing test）阳性。前庭中枢性病变或一侧小脑损害，上肢指向试验的偏斜，可为同侧性，但偏斜程度不同，患侧偏斜角度大，偏斜方向与眼震的方向不一致。

（二）深层感觉障碍性运动失调

1. 深层感觉障碍性运动失调的特点　睁眼时运动失调不明显，闭眼时明显增强，患者夜间行路困难，洗脸时身体不能保持平衡，容易向脸盆方向倾倒。伴有深层感觉障碍，位置觉、震动觉减低或消失。

2. 深层感觉障碍 Romberg 征的特点　闭目直立时，身体立即出现摇晃，而且向前、后、左、右各个方向摇晃，范围较大，甚至倾倒，应注意与前庭迷路性鉴别。当下肢肌肉，尤其是腓骨肌群肌力减弱或麻痹时，足内收肌无力，使两足靠拢站立时，身体出现摇晃不稳，也可向侧方倾倒，且闭目时更明显，这种现象叫周围型 Romberg 征，是腓骨肌群麻痹的体征。

3. 步态异常　早期可出现行路不稳，尤在黑暗场所更明显。在该症极轻微的情况下，可进行诱发试验：患者急转弯时，多数情况下有倾倒；单足站立时，身体出现明显摇晃。运动失调明显者，步态极具特征：足向前抛，足跟用力着地（踏地），每向前迈出一步，都出现自己不能控制的摇摆和失平衡。

4. 四肢运动失调　分为运动性和静止性两类：

（1）运动性：深层感觉障碍性运动失调，下肢表现尤其为明显。卧位检查时，检查者在适当距离，嘱患者用足尖碰触检查者的手指。如有下肢运动失调，则患者足尖不能直接碰到检查者的手指，而在横的方向，呈“Z”摇动。做跟膝试验时，运动失调明显，闭眼时跟膝试验异常更明显。上肢有运动失调时，穿衣、持物等动作笨拙、不稳。随着运动失调程度的加重，复杂动作出现困难，可通过指鼻试验或其他一些精巧运动来发现，如写字大小不等、间距不等和极不规则等。

（2）静止性：深层感觉障碍性运动失调，静止平衡障碍也很突出。患者肢体不能保持一定的姿势：卧位让患者两足抬高并分开，保持静止不动时，出现摇晃、不稳，闭目时更明显。

5. 躯干的运动失调 躯干有运动失调时，可嘱患者坐在没有靠背的椅子上，或坐在高台上进行观察，患者出现明显的摇晃，尤其在闭眼的情况下更明显，并可伴有躯干向各个方向的倾倒。

6. 深层感觉障碍性运动失调 可见于周围性神经损害，多发性神经炎、后根、后索病变等。

（三）小脑性平衡失调的共同点

1. 静止平衡障碍 小脑病变的患者，站立时身体前倾或左右摇晃，有时呈逆时针方向摇晃，上肢有一定程度的外旋，两足分开，足距变宽。身体虽然摇晃不稳，但真正摔倒者并不多见。有明显的躯干不稳，下肢运动失调明显，足尖站立或足跟站立时，摇晃、不稳更突出。闭目时，下肢肌肉出现不规则的间断性收缩，不发生倾倒，Romberg征阴性。小脑病变重者，睁眼两脚并拢保持平衡都极为困难。坐立时，躯干也同样摇晃不稳，为了保持平衡不摇晃，患者坐时，两脚外展分开。

疑有小脑病患者，可让患者站立，检查者由后向前轻推患者，可见患者的胫前肌群出现反射性收缩，身体先向后倾，以后又明显向前弯，呈摇晃状态。

2. 步态异常 小脑病变患者行走时不能成直线，忽左忽右呈醉汉样步态，或呈“Z”字形。步行时两脚分开，足距增宽，两上肢分开，以保持平衡。一步一步地非常谨慎小心，抬足很急，向前抛出，步幅小而不规则，躯干前倾，下肢反而落后，或头向前，躯干落后，或左右摇晃，急步行走时运动失调更突出，伴有躯干、上肢、肩部活动不协调，闭目时平衡障碍更明显。

3. 四肢症状 小脑平衡失调，四肢有几个主要表现：

（1）肢体运动异常或协同运动障碍：随意运动出现辨距障碍；指鼻试验不准；把握试验，握物时手张的过大，动作笨拙；手轮替试验，动作不规则，迟慢，拇指转向水平面以下；仰卧跟 - 膝试验，睁眼、闭眼皆不稳，因深层感觉障碍，闭眼时更不稳。

（2）肢体运动迟滞：完成一种动作，较健侧慢而笨拙。

（3）协调不能：完成一个动作的主动肌、拮抗肌、固定肌的协调配合障碍，产生站立、步行、起床时的协调不良：站立时头和躯干后仰，步行时上肢比下肢落后，平卧起床时，两下肢过度抬高。

（4）交互反复运动障碍：两手同时握住检查者手，再同时放开，患侧慢 2 ～ 3 倍。

（5）震颤：完全静止时，不出现震颤，如保持某种特定姿势时，即有粗大、无规律性的阵挛样动作，称意向性震颤。

4. 书写障碍 书写时可出现笔尖将纸穿破、字划不规则、字迹歪斜、行间距离不等，且字迹越写越大。书写障碍是由于辨距不良、协调不能、静止障碍、不能保持一定姿势所致。

5. 语言障碍 即失调性构音障碍，吐字不清、音量不等、强度不同，呈讷吃样语言。

6. 肌张力障碍 小脑皮层及上、中、下小脑脚病变时，病侧肢体张力减弱。被动运动时，肢体过伸、过屈。

7. 眼球震颤 小脑病变时，可见眼球震颤。多为细小摆动样，可能是小脑病变损及脑干，影响到前庭神经核所致。

8. 小脑性运动失调与其他病变引起的运动失调的鉴别

（1）脊髓性病变引起的运动失调：脊髓性运动失调的步态为步幅不匀称、无秩序、步态蹒跚，视力矫正后可获改善，因此，脊髓性运动失调者常两眼注视地面和脚的动作，闭眼后躯体摇晃明显增强，洗面时常向面盆方向倾倒。此外，尚有深层感觉障碍、腱反射消失、瞳孔异常等。而小脑性病变的运动失调，有、无视力矫正皆不稳，肌张力低下更明显，构音不良等。

(2) 前庭迷路性运动失调：前庭性运动失调在运动情况下明显，转体动时突出，简单的随意运动时，失调并不明显。常伴有眩晕。单纯小脑性运动失调则无此症候。站立时，躯体向患侧倾倒或摇晃不稳，这种体征而有一定的潜伏期。小脑病变时，躯体向各个方向摇晃，以前、后方向为主。

一侧性前庭运动失调，步行时不能走直线，向病例倾斜，但可以通过意识来矫正，步态呈"Z"形。小脑病变时，步行路线曲折不规则。

前庭周围病变时的偏斜试验，两上肢呈同向、等程度偏斜。前庭中枢病变时，两上肢偏斜程度不等，病变侧的上肢向外偏更明显，此点与小脑病变时相同。但在实际工作中，小脑与前庭周围病变容易区别。即使在纯粹的小脑病变，由于颅内压增高，也可直接或间接地影响到迷路系统，同时表现出小脑和前庭迷路的症状，甚至迷路症状比小脑症状突出。

(3) 大脑性运动失调：单纯大脑病变有典型症状，表现为痉挛性偏瘫，而小脑病变无此症状，故不易混淆，但大脑病变同时合并小脑病变时，鉴别并非容易。

小脑病变不出现椎体束征，但广泛的小脑病变如小脑外伤、小脑脓肿，也可出现肌张力降低或伴有肌力减低，但较大脑病变肌力减低轻且短暂，不产生永久性瘫痪。

（四）丘脑病的运动失调

丘脑病变引起运动失调特点为病变的对侧出现自发性痛、感觉障碍。运动失调程度较轻。闭眼指鼻试验，手指达目的时也摇晃，但不明显。

偏身性运动失调是丘脑病候群的特征，与深层感觉障碍相平行，同时伴有小脑症状，因丘脑中间核和小脑有联系，丘脑病变时，既有深层感觉障碍，也有小脑症状。

有少数丘脑病变，范围较大，波及中脑被盖部，使小脑上脚的纤维也受到损害，表现为小脑的症状极为明显，以 Guillain-Alajouanine 丘脑下症候群为代表。特点包括：轻偏瘫，自发痛，各种客观感觉障碍，手的姿势异常，伴有不随意运动，上肢有明显的小脑症状，肌张力异常，或有偏盲。

丘脑性运动失调和深层感觉障碍的程度不一定平行，往往感觉障碍明显而运动失调轻微。丘脑病变引起的运动失调，可见手足徐动，尤其手部明显，即所谓丘脑不安手，在闭眼时，因位置觉障碍，不能保持一定的姿势，手指呈指划动作。

常见病因：①血管病变，主要是血管栓塞，其次是血管病及出血；②肿瘤，丘脑肿瘤占全脑肿瘤的 1.5%。

（五）大脑性运动失调

大脑的额叶、顶叶、颞叶、枕叶、胼胝体等病变时，皆可出现运动失调。额叶性运动失调时颅内压增高，影响到小脑或前庭系统，故症状和迷路运动失调类似，但和小脑性运动失调不同。

额叶性运动失调症状比较轻，Romberg氏征、辨距不良、运动迟缓、眼球震颤等症状少见，可以通过强直性跖反射阳性鉴别。运动失调主要在站立或行走时出现。出现下肢失用症应考虑额叶病变。

颞叶性运动失调比较轻，不易早期发现，需要结合颞叶病变其他症状才可能诊断。

顶叶性运动失调，有深层感觉障碍和皮层感觉障碍。在顶叶的旁中央小叶损害时，出现小脑症状和大、小便障碍。

（六）视觉和视动系所致的平衡障碍

视觉和视动通路上任何部位发生损害，都可影响目标的注视而发生平衡障碍。头动时可出现头晕、眩晕，称视觉识别障碍性眩晕，或称振动幻视（oscillopsia），是用目力的结果。在闭目休息，或不用眼注视时，眩晕即能缓解，甚或消失。通过视力、视动功能检查可确诊。

第四十四章

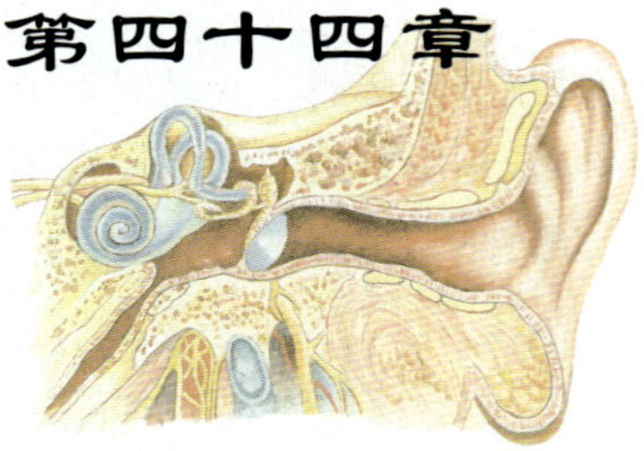

前庭疾病的药物治疗

张素珍

前庭系疾病的主要症状为眩晕及平衡功能障碍。周围性前庭病变以眩晕为主，而中枢前庭病变以平衡功能障碍为主。选择药物之前应先了解病因及发病机制、药物有效成分、药理作用及副作用。由于多数患者眩晕可自行缓解，眼震不易察觉，平衡功能障碍易被代偿，发作间歇期因人而异，都给药物治疗带来困难。药物治疗是抗眩晕的主要方法，必须遵循一定的治疗原则：①诊断明确者应针对发病机制用药，诊断不明确者以对症治疗为主；②前庭周围性眩晕急性发作期，以前庭抑制药为主，可兼顾其他症状，例如自主神经症状重者，可选用既镇静前庭神经又有镇吐作用的药物，例如安定、非那根；根据眩晕程度选择给药途径，口服还是注射；③病情缓解后尚有激发性眩晕者，应针对发病机制用药；④眩晕过后有一较长恢复过程，表现为持续性头昏、头晕，应着重病因治疗，镇静安宁类药物不宜久用，以免妨碍前庭功能代偿；⑤防止滥用治晕药物，无眩晕症状者不要使用前庭镇静剂，很多抗组胺药物使用不当可加重头晕；功能性眩晕者有时对药物产生依赖性；⑥同一种作用的药物，例如血管扩张剂，不能重叠应用，以免产生不良反应。眩晕在急性期、间歇期的治疗有所区别，分别叙述如下。

第一节 周围性眩晕的治疗

一、急性发作期治疗

（一）一般治疗

绝对卧床休息，嘱患者躺于舒适体位，闭目，头固定不动，避免声、光刺激。耐心解释病情，说明本病为内耳疾病，并非脑血管意外，无生命危险，通过治疗可缓解，消除其恐惧及焦虑心理。控制食盐和水分的摄取，水控制在每日1 000～1 500ml，食盐控制在每日1.5g左右。梅尼埃病（MD）最原始的治疗方法就是控制水分及食盐的摄取。

（二）前庭神经镇静剂

1. 安定　是γ-氨基丁酸拮抗剂。主要作用为镇静、安眠，使精神和肌肉松弛，可抑制前庭神经核的活动性，减轻前庭外周性眩晕，适用于MD患者的恐惧、烦躁。安定的镇静作用部位在边缘系统的海马区和杏仁核，肌松作用是抑制脊髓中间神经元活动，从而减弱多种肌肉反应。口服2h后血药浓度达峰值，半衰期20～40h，缓慢由尿中排泄。每日5～30mg，分3次口服。呕吐持续者可静注10～20mg，每隔3～4h注射一次，24h总量不超过100mg。应缓慢静注，防止呼吸抑制。该药副作用轻，有嗜睡、乏力、便秘、心悸等，静脉注射可发生血栓性静脉炎，肌注刺激性大。眩晕症状缓解后即可停用。青光眼及重症肌无力患者禁用。同类药物中还有三唑氯安定（舒乐安定），为新型安定类药物，有高效镇静、催眠、抗焦虑作用，较弱的骨骼肌松弛和抗胆碱作用，作用温和，入睡自然而快，作用时间长，醒后无不适感，每次 1 ～ 2mg。抗眩晕可每次 2 ～ 4mg。

2. 利多卡因静滴　能阻滞各种神经冲动，作用于脑干前神经核及前庭终器。Gerjot 以 1% 利多卡因 1mg/kg 加入 100 ～ 200ml 5% 葡萄糖中静滴或缓推，可很快使眩晕、恶心、呕吐症状消失，若症状不缓解可继续应用或加大剂量，既可减轻眩晕，使患者安静入睡，也可减轻耳鸣。本品对眩晕、呕吐、耳鸣控制良好，有效率可达 80%。24h 最大量不超过 5mg/kg，对心动过缓或心肌传导障碍者不能应用。

3. 抗胆碱能制剂　抗胆碱药能够阻断胆碱能受体，使乙酰胆碱不能与受体结合，从而抑制腺体分泌。适用于眩晕、胃肠自主神经反应严重，例如恶心、呕吐等胃肠症状明显者。该药还能解除平滑肌痉挛，使血管扩张，改善内耳微循环。

（1）氢溴东莨菪碱：副交感神经阻断剂，0.3 ～ 0.5mg 口服、皮注或稀释于 5% 葡萄糖溶液 10ml 静注。

（2）东莨菪碱透皮治疗系统（TTS-S）：东莨菪碱口服或注射半衰期短，需频繁给药，血液浓度曲线有峰谷现象，很难掌握用量。20 世纪 70 年代后期制成 TTS-S，贴剂疗效快且可持续给药。McCauley（1979）用双盲法比较 TTS-S、晕海宁和安慰剂效果，眩晕控制率分别为 84%、68% 和 41%，TTS-S 明显优于晕海宁及安慰剂。对 MD 眩晕控制率可达 81.5%。副作用为口干，但较口服及注射轻。TTS-S对恶心、呕吐严重者尤为实用。

（3）硫酸阿托平：0.5mg 皮下注射或稀释后静滴，症状消失或缓解后可停药。

（4）山莨菪注射液：10mg肌注或静滴，症状未完全消失30 ~ 60min后可重复注射一次。青光眼患者忌用抗胆碱能药，因有扩大瞳孔提高眼压之患。

4. 抗组胺药及其各种合成剂　对前庭神经元有抑制作用。许多镇静和抗抑郁药物都被证明是抗组胺类药，它们是 H_1、H_2 受体阻断剂，H_1 受体阻断型抗组胺药尚有抗胆碱能作用，故有止吐功能。氟苯桂嗪、脑益嗪、异丙嗪、苯海拉明、苯甲嗪、酚噻嗪等经典抗组胺剂，都有前庭镇静和止吐作用。临床常用药有：

（1）非那根（异丙嗪）：眩晕发作时口服，能阻止平滑肌、毛细血管内皮、神经组织上的 H_1受体，与组胺起竞争性拮抗作用。抗组胺作用强，兼有中枢安定和抗胆碱作用。口服后迅速吸收，30 ~ 60min 血浓度达高峰，有效浓度维持 3 ~ 6h。大多在肝内代谢破坏，24h 内主要经肾脏排泄。副作用有口干、嗜睡，静注可使血压下降。成人每次 25mg 口服，2 次 / 日，小儿可 12.5mg 口服， 针剂 25mg 加入 100ml 生理盐水中静滴。因有刺激性不宜皮下注射。

（2）眩晕停（diphenidal）：是近年来发现的非噻嗪类药物。主要作用是缓解血管痉挛；在前庭系统二级神经元（前庭神经核）上，阻断来自前庭终器的刺激；有轻度抗胆碱作用，减轻眩晕发作；通过抑制化学感受器，发挥止吐作用。 控制眩晕有效率达80%。眩晕消失后即停药。

（3）乘晕灵（dramamine）：又名晕海宁，为苯海拉明与氨茶碱复合物。属乙醇胺类 H_1 受体阻断剂。抗组胺作用强，能拮抗组胺对血管、胃肠、支气管平滑肌的收缩作用，尚有较强的中枢抑制和抗胆碱能作用。口服后易吸收，2 ～ 3h 血液浓度达高峰，可维持 4 ～ 6h。代谢产物由尿中排出，半衰期约 8h。眩晕发作时口服 50mg， 3 次 / 日。副作用有口干、嗜睡。

（4）晕动片：每片含东莨菪碱 0.2mg，巴比妥钠 0.03，阿托品 0.15mg。抗胆碱药能阻断胆碱能受体，使乙酰胆碱不能与受体结合而呈现与拟胆碱药相反的作用。可抑制腺体分泌，松弛胃肠道平滑肌，阻断骨骼肌运动终板内N-胆硷能受体，使其松弛。对大脑皮层有镇静作用，预防眩晕有一定效果。副作用有口干、嗜睡、扩瞳，青光眼患者禁用。

5. 血管扩张剂　内耳微血管障碍是梅尼埃病、血管性眩晕的原因，故改善微循环，对控制眩晕、耳聋、耳鸣效果良好。

（1）倍他司汀（β-histine）：结构与磷酸组织胺相似，商品名为培他定。有强烈血管扩张作用，改善脑及内耳循环，可抑制组胺释放，产生抗过敏作用，控制内耳性眩晕效果较好。口服4～8mg，每日3次，一月后可停药观察疗效。静脉用倍他司汀氯化钠液500 ml，含倍他司汀20mg，10～15d为一疗程。副作用有口干、胃不适、心悸，但很少发生。同类产品尚有美克乐和敏使朗，其药理作用优于培他定。

（2）氟桂利嗪（西比灵）：是新型选择性Ca^{2+}通道阻断剂。WHO将其归入第4类钙拮抗剂，可阻断缺氧条件下Ca^{2+}跨膜进入胞内，造成细胞死亡。保护脑及迷路血管内皮细胞完整性，减少血小板释放的5-HT及前列腺素对细胞的破坏。另外，可抑制血管收缩，降低血管阻力，降低血管通透性，减轻膜迷路积水，增加耳蜗内小动脉血流量，改善内耳微循环。对中枢及末梢性眩晕均有疗效。该药由肠道吸收，2～4h血浓度达峰值，血中90%的药物与血浆蛋白结合。主要代谢器官为肝脏，80%经粪便排除。10mg口服，1次/日，持续服药一个月。

（3）碳酸氢钠（$NaHCO_3$）：动物试验证明，中、小动脉痉挛时，静滴$NaHCO_3$后血管扩张，常用浓度有4%～7%。7%可按2 ml/kg给药。通常用4%$NaHCO_3$ 200～400 ml静滴。药理机制为：药物中和病变区的酸性代谢产物，释放CO_2使局部PCO_2增加，扩张毛细血管，改善微循环；提高机体碱储备，促进营养过程正常化。多数作者报道应用此药能缓解症状。每日一次，可连续静滴5天。

（4）洛斯宝（vasobral）：是二氢麦角隐亭与咖啡因的合剂，对α肾上腺素受体有很强拮抗作用，为交感拮抗剂。该药可改善脑循环，增加血流量，促进脑组织对葡萄糖的摄取，防止血小板及红细胞聚集。口服半小时后血浆浓度达高峰。4 ml口服，2次/日，可连续服一个月。

（5）盐酸罂粟碱：对血管平滑肌有松弛作用。使脑血管阻力降低。用于脑血管痉挛及栓塞，能控制梅尼埃病引起的眩晕。30～60mg口服，3次/日。皮下、肌肉及静脉注射，每次30～60mg，一日不宜超过300mg。

（6）5% CO_2混合氧吸入：CO_2吸入使内耳微循环改善，还可影响血管纹中碳酸酐酶，使氢离子进入蜗管，降低内淋巴pH值。吸入可减轻症状。每次吸入15min，3次/日。

（7）灯盏花黄酮注射剂：可使内耳微血管扩张，增加血流量，降低外周血管阻力。用12～20mg加入5%葡萄糖静滴，1次/日，14次为一疗程；休息7日后开始第二疗程，病情轻者可只用一个疗程。

（8）都可喜（duxil）：能增加脑动脉血氧分压及血氧饱和度。口服1片，2次/日，服一月后可停药观察。

（9）银杏叶制剂：为自由基清除剂和血小板活化因子抑制剂，故可抑制血管壁通透性，控制血小板聚集。可防止脑组织细胞破坏，增加缺血组织血流量，降低血液黏稠度。银可络、金纳多40mg～80mg，口服或静滴金纳多17.5mg（6～10支），1次/日，共10天。

6. 降低血液黏稠度

（1）川芎嗪：有抗血小板聚集作用，对已聚集血小板有解聚作用，抑制平滑肌痉挛，扩张小血管，改善微循环，能通过血脑—屏障，有抗血栓和溶血栓作用。口服100mg，3次/日；

肌注 40 ～ 80mg，每日 1 ～ 2 次，可将 40 ～ 80mg 加入 5% ～ 10% 葡萄糖 250 ～ 500ml 中静滴，1 次 / 日，7 ～ 10 次为一疗程。

（2）复方丹参制剂：能活血化淤，具有扩张小血管、抑制凝血、促进组织修复作用。实验证明，复方丹参针剂能增强缺氧耐受力，使脑及冠状动脉血流量增加，聚集的红细胞有不同程度解聚，减少红细胞压积，降低血液黏稠度，减少纤维蛋白原含量。口服每次3片，3次/日；肌注 2ml，2 次 / 日。以本品 8 ～ 16ml 加入低分子右旋糖酐或 5% 葡萄糖液 100 ～ 500ml 静滴，1 次 / 日，2 周为一疗程。

7. 利尿剂 梅尼埃病病理改变为膜迷路积水，故可采用利尿剂治疗，常用的利尿剂有：

（1）乙酰唑胺（diamox）：为碳酸酐酶抑制剂，使肾小球 H^+ 与 Na^+ 交换减慢，水分排泄增快，以减轻膜迷路积水。250mg 口服，1 ～ 2 次 / 日。早餐后服药疗效最高，服药后作用可持续 6 ～ 8h。急性发作疗效较好。长期服用时，可同时用氯化钾缓释片 0.5g，3 次 / 日，连服 10 天，也可用 500mg 乙酰唑胺加入 10% 葡萄糖 250ml 静滴，2 次 / 日。动物实验证明，静注 Diamox后外淋巴渗透压明显降低，血浆渗透压无改变。此药主要用于眩晕发作的急性发作期，不可长期应用。

（2）双氢克尿噻：直接作用肾脏髓襻升支和远曲小管，抑制Na^+的再吸收，促进氯化钠和水分排泄，同时也增加 K^+ 的排泄。口服 1h 出现利尿作用，2h 达高峰，可持续 12h。一日量 25 ～ 75mg，分 2 ～ 3 次。口服一周后停药或减量。长服此药可引起低血钾，故应补钾，可同时服氯化钾缓释片 0.5g，3 次 / 日。

（3）50% 甘油溶液：治疗梅尼埃病口服 50 ～ 60ml，2 次 / 日，连续服用 7 天。能增加外淋巴渗透压，以减轻膜迷路积水。为减轻甘油对胃肠刺激，可加入少许橙汁或柠檬汁调味。

8. 其他辅助治疗

（1）低分子右旋糖酐：降低血液黏稠度，防止血管内凝血。本品输入血管内，能吸附在损伤血管的内皮、红细胞、血小板表面，改变其表面负电荷，防止血小板向血管壁黏附，红细胞不易凝聚，从而防止血栓形成。本品还能提高血浆胶体渗透压，其平均分子量约40 000，因分子量较小，使组织液进入血管，增加血容量，降低血液黏稠度，有血液稀释作用。在体内停留时间较短，易从尿中排出，有渗透性利尿作用。还可改善耳蜗微循环。用于眩晕早期有一定疗效，每日 250 ～ 500ml，静滴，10 ～ 14 次为一疗程。

（2）三磷酸腺苷（ATP）：ATP及代谢产物腺苷，可直接使血管平滑肌舒张，降低血压，参与体内脂肪、蛋白、糖、核苷酸代谢，并在体内释放能量，供细胞利用。10～20mg肌注或加入低分子右旋糖酐静滴，1 次 / 日，1 ～ 2 周为一疗程程。

（3）类固醇激素治疗：若拟诊为与自身免疫或变态反应因素有关的眩晕，可口服或静滴类固醇激素。地塞米松片 0.75mg 口服，3 次 / 日，一周后递减；或地塞米松 5 ～ 10mg 静滴，3 天后可递减。Ariyasu（1990）观察 20 例前庭性眩晕患者，10 例服类固醇激素，10 例服安慰剂，服类固醇激素组中有 9 例明显减轻，安慰剂组仅 3 例缓解，7 例改服类固醇激素后，6 例缓解，证明类固醇激素有减轻内淋巴积水作用。

二、间歇期的治疗

间歇期无症状则不需任何治疗。有平衡障碍、耳聋、耳鸣症状者，可根据症状特点进行相应治疗，目的是防止眩晕发作及听力进一步下降。

（一）防止眩晕急性发作

生活规律，减少精神、情绪刺激，低盐饮食，每日限定盐在1.5g以下，建议患者避免CATS（咖啡、酒、烟和紧张），可防止眩晕发作。

（二）对耳聋、耳鸣等耳蜗症状的治疗

常选用血管扩张剂，改善内耳微循环，拟诊内淋巴高压者可加服利尿剂。

（三）氨基糖苷类抗生素（AmAn）在MD的应用

半个世纪以来，MD的内、外科治疗均不尽如人意。出于疗效佳、操作简单的考虑，有作者利用AmAn的副作用来破坏前庭终器，达到消除顽固眩晕之目的。Fowler（1948）首先使用肌注链霉素治疗双侧MD；Schuknecht（1957）改用鼓室内注射，治疗单侧致残性MD，Beck（1978）用庆大霉素进行鼓室内注射，取得良好效果。这种简单、安全，创伤小的疗法，可在门诊进行，统称为化学性迷路切除术。

1. 治疗机制　Kimura（1988）认为，庆大霉素能同时损害前庭和耳蜗毛细胞，但对前庭的损害重于耳蜗。从生物性质看，庆大霉素含氨基和胍基，带正电荷，与带负电荷的前庭毛细胞相吸，与带正电的耳蜗毛细胞相斥，即对前庭毛细胞有亲和力，使之易受损害。Hayashida（1985）认为I型前庭毛细胞是庆大霉素的靶细胞，该细胞受损后不再向中枢传递病理性兴奋，因而可以达到消除眩晕的目的。Pender认为庆大霉素除破坏毛细胞外，还损害前庭系暗细胞的分泌功能，且暗细胞破坏发生在毛细胞之前。鼓室注射的庆大霉素经过圆窗膜、卵圆窗环韧带、微小血管淋巴管和中、内耳间骨缝进入外淋巴液，再渗透到内淋巴及毛细胞，历时约48～72h，而内淋巴液及毛细胞向外排泄药物很缓慢，所以很少剂量就足以破坏前庭功能。

2. 治疗方法　AmAn药物中，庆大霉素较链霉素安全系数大，即有较大治疗窗。该药1964年问世后即成为主要的AmAn类药。因其耳聋的出现率低于链霉素，又因本身就是水剂，具有注射入中耳腔后疼痛轻等优点，现多数采用鼓室注射。它是一种酸性药物，pH为5，使用前用碳酸氢钠中和，4万单位相当于40mg/ml，加入5%碳酸氢钠0.5ml缓冲至1.5 ml，使终末浓度为30mg/ml，pH为6.8。患者取仰卧位，头向健侧转动15°，表面麻醉鼓膜后，用细腰穿针将配制好的庆大霉素溶液注射入鼓室内0.3～0.5 ml，尽可能保证液平面超过圆窗和卵圆窗，保持头位30～60min。告诫患者在治疗过程中避免吞咽动作。一般分为急性与慢性两种给药模式，急性给药为每日鼓室注射一次，连续3～5次为一疗程。为保存听力，Toth和Parnes提出慢性给药法，每周注射一次可减少听力损害，2～4周后可出现振动幻觉、眩晕、运动失调，眼震、耳聋、耳鸣等症状则停药。Guaranta及Longrid（2000年）提出低剂量给药法，用庆大霉素20mg/ml，眩晕控制率>90%，治疗前及治疗后1～3月每月进行听力及前庭功能检查。Blakley（1997）综合11篇公开发表关于鼓室注射庆大霉素的文章，认为眩晕控制率达90%，高于内淋巴囊手术，听力损失率约30%。

化学性迷路切除是近5年来采用较多的治疗方法，尚无统一的给药模式及用量，亟待解决的问题是如何保存听力及确定停药指征。

第二节　中枢性眩晕的治疗

一、短暂性脑缺血发作的防治

约20%～40%的短暂性脑缺血病例，在发病一年内可发生脑梗死，其中颈动脉系统的发生率较高，而椎-基底动脉系统发生者较少；约1/3病例未经治疗可自然缓解。故重视包括有眩晕在内的先兆症状极为重要，要严密观察其临床变化。凡有一次以上发作的BVTIA病例，特别是伴有多种中风危险因素及年迈者，必须进行积极治疗，具体措施应强调个体化。

（一）积极防治

对于高血压、各种心脏病特别是伴有心律紊乱、房颤者心内膜严重疾、糖尿病、高血脂等疾病，要特别应重视心源性引起的BVTIA及心脑综合征。

1. 心房纤颤　发生脑卒中的危险率为同龄非心房纤颤者的8～10倍。故国外对本病提出长期抗凝治疗的方案。

2. 急性心肌梗死伴附壁血栓　一旦栓子脱落易致脑栓塞。故发生急性心肌梗死时，可行2～4周的短程抗凝治疗。

3. 风湿性心脏病伴二尖瓣狭窄　常易致脑栓塞，即使无房颤亦应警惕。口服抗凝剂可预防发生。

4. 各种心肌病、心脏黏液瘤、二尖瓣脱垂等均易致脑栓塞　应进行定期检查及短程治疗。

5. 高血压　防治高血压可使脑卒中的发病率降低25%。另外预防治疗糖尿病、高血脂、高凝症、戒烟、酒，均有助于预防VBTIA的发生。

（二）钙离子拮抗剂

常用药物尼莫地平（nimedipine）口服20～40mg，3次/日。本剂可选择性地阻断病理状态下细胞膜上的钙通道，减少平滑肌收缩，增加供血量。可作用于大、小动脉。如静滴时速度较快，可致血压迅速下降，引起心、脑缺血性疾病发作。尼卡的平（nicadipine）口服20～40mg，3次/日。西比灵（盐酸氟桂嗪）亦属钙拮抗剂，5～10mg或每晚一次，对眩晕，VBTIA作用较好，但少数病例可有锥体外系统并发症。

（三）抗血小板聚集剂

经血液流变学实验证实，在病理状态下，血小板可相互黏着、聚集成团，形成微栓子，从而导致VBTIA发作，常用药物如下：

1. 阿司匹林　可抑制环氧化酶。体内花生四烯酸在体内可形成两种作用相反的物质，即血栓烷A_2（TXA_2）和前列环素（PGI_2）。TXA_2在短时内可形成TXB_2，促进血小板聚集和小动脉收缩从而诱发血栓形成；PGI_2可抑制血小板聚集，使小动脉扩张从而防止血栓形成。二者在体内呈平衡状态。在病理状态下，二者失衡致血栓形成，而口服小剂量阿司匹林可抑制$TXA_2 \rightarrow TXB_2$，但大剂量则不仅有上述作用，且可同时抑制PGI_2的合成，故使用剂量不宜过大，否则可抑制血管内皮细胞中PGI_2的合成。日剂量40～300mg为最佳剂量，以肠溶片为佳，可防止胃黏膜受损。宜用中性阿司匹林片，长期应用，应选择合适剂量并定期监测，包括监测血小板各项指标。治疗期内须密切观察脑及内脏出血并发症的出现。

2. 潘生丁　有明显增加冠脉血流量的作用，还可抑制磷酸二酯酶，以阻止环磷酸腺苷（cAMP）的降解；本剂还可增加血小板内cAMP的作用，以抑制其对二磷酸腺苷（ADP）诱发血小板聚集的敏感性而降低其聚集率。常用剂量25mg，3次/日，可和阿司匹林合用。

3. 抵克利得（ticlopidine）　新型抗血小板聚集剂，疗效佳，作用持久，无阿司匹林样副作用。常用剂量为250 mg，1次/日，餐时服用。

4. 改善脑组织代谢剂：

（1）都可喜（duxil）：可增加动脉血氧含量及血氧饱和度，特别能改善脑组织的氧含量及携氧量，可再建有氧代谢，对急性缺氧的脑组织有保护作用，常用剂量为1片，2次/日。

（2）二氢麦角隐亭（dihydroergocryptine）：洛斯宝口服液（vasobral）是本剂和咖啡因的合成剂，后者可促进快速吸收，并同时阻断肾上腺能α_1和α_2受体，是α受体的主要调节剂，能改善微循环功能，增加脑血流量，增加脑组织对葡萄糖的摄取而防止血小板及红细胞聚集，对脑组织缺血、缺氧有保护作用。口服吸收快，0.5h 达第一高峰，血浆半衰期长 7.56～18h。每次口服 4 ml，2 次 / 日，有效率达 80% ～ 90%。本剂为口服剂，药代动力学亦适合于急性缺血性脑卒中，应用方便、安全；对并发急性心功能不全而需慎用静滴者则尤为适用。本剂系麦角制剂，对记忆力改善较显著。

5. 脑血管扩张剂　一般疗效不肯定。因可致病灶半暗区脑水肿加重，引发脑内盗血及降低血压产生不利影响，所以急性期不主张应用，但对轻型椎-基底动脉供血不足尚有应用价值。目前应用药物有罂粟碱、碳酸氢钠、CO_2 吸入等。

二、脑梗死的治疗

脑梗死系指因脑血管狭窄、闭塞或供血不足而致供血区脑组织缺血坏死。脑梗死绝大多数为白色梗死，即缺血性梗死；但少数病例，由于梗死区血管坏死致继发出血，形成红色梗死，即出血性梗死。脑梗死按不同病因及发病机制分类，临床上又可分为脑血栓形成、脑栓塞和由于脑深穿支动脉病变所致的脑腔隙性梗死 3 种。

脑梗死在发病后数小时，梗死区的核心部分呈缺血性坏死，很难逆转。其边缘部分称缺血性半暗区和水肿区，治疗合理则临床症征缓解或恢复，使梗死区不再扩大，有利于神经功能的代偿和康复，是治疗的重点。脑梗死急性期的治疗原则：①减轻脑组织水肿，降低颅内压，防止脑疝形成；②改善缺血区的供血状态，特别是半暗区；③改善及降低脑组织代谢，减少后遗症；④并发症的及时处理，包括高热（肺、泌尿系感染）、糖尿病、水及电解质紊乱等。

（一）减轻脑水肿，降低颅内压，防止脑疝形成

脑水肿在脑梗死特别是大片脑梗死后数小时即可出现，先期为细胞性水肿，此时细胞肿胀，细胞间隙缩小；继而为血管性水肿，此期细胞间隙反而增大，使神经细胞受压坏死，故尽早减压去肿是关键。出现颅内压增高可给予脱水减压剂，常用药物为20%甘露醇、25%山梨醇或10%甘油盐水，200 ～ 500ml 静滴，1 ～ 2 次 / 日，一般 7 天～ 10 天，视病情需要而增、减。不能突然停药，需逐渐减量或减次数后逐渐停用，不然可致颅高压反跳而发生脑疝死亡。

（二）扩容疗法

扩容疗法有增加血容量，降低血液黏稠度，改善局部微循环的作用，用于无严重脑水肿及心功能不全病例。常用低分子右旋糖酐（分子量<40 000）或 706 代血浆，每次 500ml 静滴，1 ～ 2 次 / 日。有心功不全而一定需要应用者可减半量，减慢滴速，10 ～ 14 次为一疗程。

（三）抗凝疗法

抗凝疗法的目的在于制止脑血栓发展及防止血栓形成。本类药物作用较强，过量可致大出血而导致死亡，故严格掌握适应证、禁忌证极为重要。有出血性隐患者应慎用或禁用。对进展性脑血栓形成，尤其是椎-基底动脉系统血栓形成者，或在影像诊断尚未发现梗死灶前可用之。常用药物如下：

1. 肝素（heperinum）　100mg（12 500U）溶于 1 000ml 生理盐水，按 30 滴 / 分钟速度静滴，每半小时测凝血时间。若正常可提高滴速，直到凝血时间延长达正常的 2 倍时，说明已肝素化，之后按 15 滴 / 分钟，维持 24h。

2. 硝苄香豆素（sintron, aconocoumaral）　又称新抗凝。作用快，口服后 24 ～ 48h 起

效；停药后仍维持作用达 48h，可与肝素联合使用。首次口服量 16mg，次日 8mg，此后每天依据当天所查凝血酶原时间及活动度结果调整速度、剂量。一疗程一般 5 ～ 7 天，用药量调到 1 ～ 2mg，使凝血酶原时间和活动度分别保持在 26 ～ 30s 和 30% ～ 60% 为佳。维持用药时间为 3 ～ 6 个月。

3. 双香豆素（dicumarolum, dicoumarin）　口服 12 ～ 24h 后起作用，48h 达高峰。首日剂量 200mg，分 2 次服，2 天后 1 次 / 日，每次口服 25 ～ 50mg。

4. 苄丙酮香豆素钠（caumadin）　又称华法令（warfarin），作用慢而持久。首次口服 6mg，然后依凝血酶原时间及活动度调节剂量，一般次日口服 20mg，以后 2.5mg ～ 5mg/ 日，可长期使用，但必须监测。

使用上述药物时如有出血倾向，应立即停用，改换其他药物治疗。

5. 藻酸双酯钠　又名多糖硫酸酯（poly-saccharide sulphate，pss），系由海洋褐藻中提取的类肝素药物，但作用强度仅及肝素的 1/3，而抗凝时间则相同。主要作用为抗凝血、降低血液黏稠度，降低血脂，改善脑微循环。用法：2 ～ 4mg/kg，加入 10% 葡萄糖 500ml 中静滴，30 滴 / 分，1 次 / 日，10 天为一疗程。或口服 0.1g，3 次 / 日，可长期服用。个别病例可有皮疹、头痛、恶心，皮下出血点。

（四）溶栓治疗

主要是指通过纤溶酶降解血栓内的纤维蛋白和纤维蛋白原以溶解血栓。血栓形成后，机体内的纤溶系统自动发挥作用，有 40% 的闭塞动脉可自通。再通的时间一般在发病后 3～4天，此时半暗区神经细胞早已出现不可逆性坏死，故早期溶栓非常重要。溶栓药物主要为链激酶（SK）及尿激酶（UK），最佳治疗时间为发病后 6h，但12h内仍属有效。治疗较晚则疗效差，且容易合并出血。SK 剂量为 50 万 U 溶于 100 ml 生理盐水或 5% 葡萄糖液，30min 内静滴完毕，之后再用上述剂量，静滴 6h，可连用 3 天。为防止过敏可加用地塞米松 10mg，UK 小剂量可用 20 ～ 30 万 U 溶于生理盐水 500ml 静滴，1 次 / 日，连用 3 ～ 5 天。动脉内注射 UK 为 10 ～ 30 万 U，SK10 ～ 20 万 U。尸体解剖发现溶栓后脑内出血率为 17% ～ 65%，远低于临床表现率。还可有消化道、泌尿道出血并发。

（五）蛇毒酶治疗

蛇毒酶和其他纤溶药物不同之处，在于直接作用于纤维蛋白原，使之降解后形成不稳定的纤维蛋白原降解产物（FDP），FDP可反馈激活胞浆素，使纤溶系统活性亢进，故临床应用时较 SK、UK安全，是第二代溶栓剂。目前常用的蛇毒制剂为 Ancrod 及 Batroxobin，前者来源于马来西红口蝮蛇毒，后者为巴西矛头蛇毒制剂。我国已有尖吻蝮蛇毒去纤酶，江浙蝮蛇毒抗栓酶、东北白眉蝮蛇毒清栓酶和抗栓酶-3号（精制），蛇岛黑眉蝮蛇毒以及北京白眉蝮蛇毒消栓灵等 6 种蛇毒制剂，均已大量应用于临床，获得较好效果。治疗方法：用 0.25 ～ 0.75U 蛇毒酶加生理盐水 250 ml 静滴，1 次 / 日（去纤酶 1 次 /3 ～ 5 天，消栓灵 1 次 /2 天），2 ～ 3h 滴完 20 次为一疗程，间隔 7 ～ 10 天可重复一疗程，可用 2 ～ 3 疗程，以纤维蛋白原和凝血酶原的各项指标进行监测。如有出血现象则停用。有作者对国内 10 万例脑梗死统计疗效，总显效率为 62.5% ～ 85.3%；总显效率达 87.5% ～ 95.4%。

三、偏头痛的治疗

（一）发作期的治疗

1. 血管收缩剂　麦角胺制剂是一直用来治疗偏头痛的基本药物之一，它可阻止去甲肾上腺素（NA）被摄入贮存，使更多的NA与α-肾上腺受体结合，引起强有力的血管收缩；它还可抑制 5-羟色胺（5-HT）的摄取，防止血中含量降低，免除血管的扩张。

用法：①麦角胺咖啡因：每片含麦角胺 1mg，咖啡因 100mg。口服 1 ~ 2 片，前驱期或发作初期用。②酒石酸麦角胺注射液，每支 0.25mg 或 0.5 mg，皮下或肌肉注射，头痛严重时用。疗效：Selby 报告 263 例偏头痛患者用麦角胺制剂治疗，47% 完全缓解，34% 部分缓解。临床观察表明，该药仍为治疗偏头痛的有效药物。副作用：恶心呕吐，四肢麻木、疼痛，胸闷、腹痛。高血压、冠心病、肝、肾疾患及妊娠等患者忌用。

2. 镇静剂　安定、APC 和扑热息痛等，能对抗血管壁内致痛物质，消除缓激肽的作用，对早期患者有明显效果。经常服用则效果越来越差。

3. 麻醉止痛剂　可待因、吗啡、度冷丁止痛作用强，吸收好，但易成瘾。当头痛严重且治疗效果不好时用此类药，一般情况尽量不用。

4. 封闭疗法　偏头痛发作期可用 1% 奴夫卡因 2ml 加 1:1 000 肾上腺素 1 ~ 2 滴，对太阳穴或阿氏穴封闭，常可止痛。

（二）发作间歇期治疗及预防

1. 5-HT 对抗剂　①甲基麦角酰胺（methysergde）：能使扩张动脉内的 5-HT 致痛作用减弱，阻止肥大细胞释放组织胺。该药是预防偏头痛的有效药物。用法：每日2～6mg，用药一般不超过6个月，以免出现腹膜后及肺的纤维化等副作用；②苯噻啶（pizotifen）：该药预防偏头痛的有效率为40%～70%。副作用：嗜睡、乏力、体重增加等。用法：每次 0.5 mg，3 次 / 日。一周后逐渐增到 2 片，最大量为每天 6mg，连续服用不超过 6 个月。

2. β 受体阻滞剂　心得安能阻断血管壁上 β 受体兴奋引起的血管扩张。用法：每日 1mg/kg，每次 10 ~ 20mg，3 次 / 日。心衰或房室传导阻滞者禁用。

3. α 受体激动剂　可乐宁（clonidine）又称氯压啶，能抑制 5-HT 合成，防止血管痉挛。Wilkinson 报告 31 例用其他疗法无效的偏头痛患者，使用可乐宁治疗后，有 20 例显著改善症状。用法：每日25～100mg，分两次服用。从小剂量开始，逐渐增加。副作用：口干、困倦、胃肠不适。

4. 血小板凝集抑制剂　阿司匹林能抑制前列腺素合成酶，抑制血小板凝集因子的分泌。用法：650 mg 口服，3 次 / 日，连续 3 个月。疗效：数年来一直疗效不减，止痛作用好，吸收快，显效迅速。据报道，用阿司匹林治疗的有效率达75%。副作用：胃痛、呕吐、偶有消化道出血。

5. 抗抑郁药　小剂量抗抑郁药可减少偏头痛发作。阿米替林能阻断中枢和外周神经系统末梢儿茶酚胺和 5-HT 的作用。每晚口服 25 ~ 50mg。

6. 磷酸组织胺脱敏疗法　对偏头痛有一定效果。先用 1:1 000 000 组织胺，开始用 0.1ml 皮下注射，以后逐日递增 0.1ml，第 10 天为 1ml，再用 1:100 000 组织胺，方法同上。一个疗程 20 天，可反复 4 ~ 5 个疗程。此法无明显副作用。

7. 色甘酸钠　用于食物变态反应性的偏头痛，可预防抗原引起的肥大细胞释放组织胺。每次 100 ~ 400mg，3 ~ 4 次 / 日。

（三）治疗偏头痛的新药

1. 丙戊酸钠　每日剂量 1200mg，分早、晚二次口服。

2. 当归素片　有抑制血小板聚集和释放 5-HT 等作用，并能降低偏头痛患者血中多巴胺 β 羟化酶的含量。宣武医院神经内科和其他医院 1989 年共同观察当归素片对偏头痛患者的治疗效果，有效率达 90%。用法、每日 50 ~ 100mg，3 次 / 日。副作用：口干、腹胀、失眠、多梦、月经量增多，停药后消失。有出血倾向者慎用。

3. 西比灵　治疗偏头痛疗效国外已有报告。第四军医大学粟秀初等对 60 例偏头痛患者进行双盲对照研究发现，用西比灵预防偏头痛发作的有效率为 81.25%。机制：该药为钙通道阻滞剂中惟一能透过血-脑屏障的药物，不影响正常细胞的钙平衡，并具有对抗血管平滑肌收缩的作用，减少血小板聚集和释放 5-HT。用法：每次 5mg，2 次 / 日，或 10mg，1 次 / 日。副作用：嗜睡、疲惫。

4. 尼莫地平　尼莫地平可选择性地作用于脑血管，抑制脑血管收缩，并且防止反应性的颅外血管扩张。Meyer 对 38 例偏头痛患者进行双盲治疗研究发现，2 ~ 4 周后可减少偏头痛的频繁发作。用法：20 ~ 40mg，3 次 / 日。副作用：偶有一过性消化道不适、头晕、嗜睡、皮肤瘙痒等，反应轻微。严重脑水肿患者禁用。

5. 纳洛酮　可逆转偏头痛先兆。Baskin 等认为该药可以改善脑缺血发作，能使自发性盲点消失，使随后发生的头痛发作得到缓解。

6. GR 43175（单琥珀酸盐）　是一种新的 5-HT 受体激动剂。GR 43175 只选择性地兴奋 5-HT 受体，优于麦角胺。静脉内注射 2mg，10min 后头痛缓解。

偏头痛为一种多发病，临床类似偏头痛的病症也很多。由于其复杂的发病机制和临床无阳性体征的特殊性，使偏头痛至今缺乏客观的临床诊断依据；对久治不愈的难治性患者也缺乏有效的治疗方法。偏头痛的诊断、治疗和预防仍方法是今后丞待研究解决的课题。

参考文献

1. Sulivan M, Clark M, Katon W, et al. Psychistric and otologic diagnoses in patients complaining of dizziness. Arch Intern Med, 1993, 153: 1470-1484
2. Simpson R, Nedlzelski J, Barber H, et al. Psychiatric diagnoses in patients with psychogenic dizziness or sevre thinnitus. J Otolaryngol, 1988, 17: 325-330
3. Luxon ML. Disorder of balance. In: Ludman H, Wright T, 6th ed. Disease of Ear. Great Britain: Arnold, 1998, 219-244
4. 蒲传强, 郎森阳, 吴卫平. 脑血管病学. 北京: 人民军医出版社, 1999, 238-295
5. 丁铭臣. 神经系统疾病诊断学. 太原: 山西科学技术出版社, 1995, 402-437
6. 陈清棠. 临床神经病学. 北京: 中国科学技术出版社, 2000, 178-212
7. 陈国田, 曹起龙. 简明神经电生理诊断学. 北京: 中国科学技术出版社, 1998. 125-139, 181-188, 189-200
8. 曹起龙. 临床脑电生理检测进展及在脑血管疾病中的应用. 见：脑血管疾病. 北京: 中国科学技术出版社, 1993, 64-70
9. 曹起龙. 蛇毒酶及其对缺血性脑血管病的临床应用. 见：脑血管疾病. 北京: 中国科学技术出版社, 1993, 185-190
10. 曹起龙. 脑磁运动诱发电位对脑脊髓神经疾病的诊断意义. 临床脑电学杂志, 1993, 2: 5-8
11. Glenn D Jahnion. Medical management of migraine-related dizziness and vertigo. Laryngoscope, 1998, 108:

9-24
12. Ulsson JE. Neurotologic findings in basilar migraine. Laryngoscope, 1991, 101: 1-41
13. De Waelec, Muhlethaler M, Vidal PP. Neurochemistry of the central vestibular pathways. Brain Res Rev, 1995, 20: 24-46
14. Baloh RW, Honrubia V. The central vestibular system. Clinical Neurophysiology of the vestibular system. Philadelphia: Davis, 1990, 44-87
15. 贺茂林, 陈清棠. 溶栓治疗急性脑梗死的现状和进展. 国外医学脑血管疾病分册, 1995, 3: 186-190
16. Brandt T, Steddins, Eng D. Therapy for Benign paroxysmal positioning vertigo. Rev Neurology, 1994, 44: 796
17. 张素珍, 杨伟炎, 张萍， 等. 椎 - 基底动脉供血不足性眩晕. 中华耳鼻咽喉科杂志, 1993, 28: 138-141
18. Oas FG, Baloh RW. Vertigo and anterior inferier cerebellar artery syrdrome. Neurology, 1992. 42 : 2274-2279
19. Donanm GA, Daviss M, Chambers BR. Streptokinase for acute ischemic stroke with relationship to time of administration. JAMA, 1996, 276: 961-966
20. Lutsep HL, Clark WM. Acute stroke therapy. Prospectives on current and future treatments. Med prog SEA, 1998, 25: 17-25
21. Kay R, Wong KS, Yu YL. Low molecular weight heparin for the treatment of acute ischemic stroke. New Engl J Med, 1995, 333: 1588-1593
22. Johnson GD. Medical management of migraine-related dizziness and vertigo. Laryngoscope, 1998, 85: 1-28
23. 史玉皇. 实用神经病学. 第 3 版. 上海: 科学技术出版社, 1994. 1076-1091
24. 王素珍, 唐俊英. 偏头痛的临床治疗研究. 见: 孟家眉主编. 神经内科临床新进展. 北京: 中国科学技术出版社, 1994, 555-559
25. 张素珍. 眩晕症的诊断与治疗. 北京: 人民军医出版社, 2001, 93-174
26. 匡培根. 神经系统疾病药物治疗学. 北京: 人民卫生出版社, 2002, 1061-1080

第六篇 面神经疾病

第四十五章

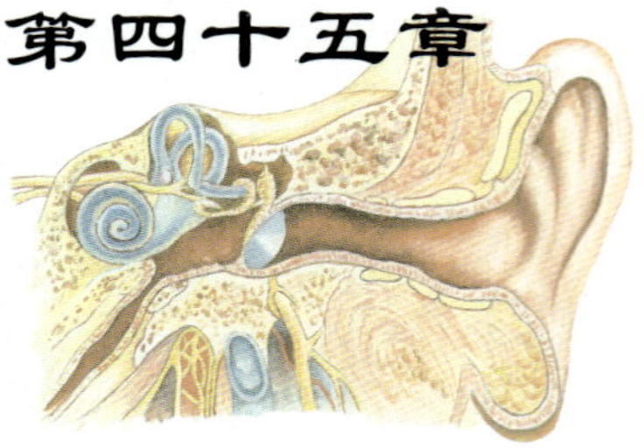

面神经解剖与病理生理学

李学佩　宋为明

全面、细致的面神经解剖知识是面神经疾病诊断和治疗的基础。根据面神经局部解剖知识，可以进行面神经损害的解剖定位，分析、解释电生理检查和影像学检查的结果，了解损害的严重程度，制订治疗方案和选择手术时机。

第一节　面神经的解剖学

面神经是人体在骨管内走行最长的神经。它是由运动神经、副交感神经及感觉神经纤维组成的混合神经。

一、面神经运动支

（一）面神经的核上径路

面神经运动支起始于面神经运动核，该核位于脑桥。面神经核以上部位为核上径路。面神经的核上纤维在中央前回下1/3处发出，经放射冠和内囊膝部即中脑大脑角的内侧到达脑桥。面神经核上径路的任何部位都可受损，但内囊是最常见的受损部位。可能的病因是颈内动脉闭塞，尤以大脑中动脉闭塞更为多见，也可因血管瘤或高血压性血管病变所致的颅内大出血以及颅内肿瘤所引起。

1. 交叉锥体束　起于对侧大脑皮层中央前回的运动中枢的神经纤维，大部分经交叉锥体束到对侧面神经核的上、下两半部，司本侧全部面肌运动。故一侧中枢性病变引起的麻痹，表现为对侧麻痹。

2. 不交叉锥体束　一小部分来自皮层中枢的神经纤维经过不交叉的锥体束到达同侧面神经核的上半部，司同侧颜面上部（额肌、眼轮匝肌、皱眉肌）的肌肉运动（图45-1）。核上性损害（中枢性面瘫）是由于面神经核上半部接受双侧皮质核束支配，而下面部主要是由对侧的核上性支配。因此，一侧皮质脑干束损害时（核上性损害急性期），对侧面部肌肉都有不同程度瘫痪，只是面下部肌肉瘫痪程度重或较完全，而面上部肌肉瘫痪程度轻、持续时间短，闭眼时眼睑肌力略差，眼睑能闭上，额纹似稍浅、稍短。急性期过后，面上部表现即可恢复。

3. 锥体外束　面神经核上神经纤维还来自皮层锥体外系、基底节和下丘脑，并借以维持面部肌肉的张力和情感运动的反应。如面神经核上性病损时，尽管对侧颜面下部肌肉的随意运动麻痹，但面部表情反应仍然存在，如患者微笑的情感反应等；如面神经核上的皮层锥体外系或下丘脑的神经纤维病损时，面部随意运动虽然正常，但该侧面部的情感反应则发生障碍；如基底节的苍白球至面神经核的神经纤维病损时，表现为面部肌肉僵硬、呆板，称为“震颤麻痹性假面具”。但以上表现僵硬呆板的面肌仍可见到随意性运动的冲动引起的面肌收缩。如病损位于面神经核或核下时，则面部的随意活动和情感反应均麻痹。上述表现说明面神经核上病变有时可以出现面部随意运动和情感运动分离现象。即面神经核以上的中央回下部、内囊、大脑角、脑桥上部任何部位损害皮质脑干束时，都可引起随意性面肌麻痹，而情感运动反应如自发性笑、哭或其他情感表现等仍存在。如病损在核上锥体外系的基底节、丘脑或下丘脑时，表现为情感性面神经麻痹，即情感反应时如笑、哭时出现麻痹，而面肌的随意运动或收缩无何异常表现。此种情感性面神经麻痹也属于中枢性面神经麻痹。

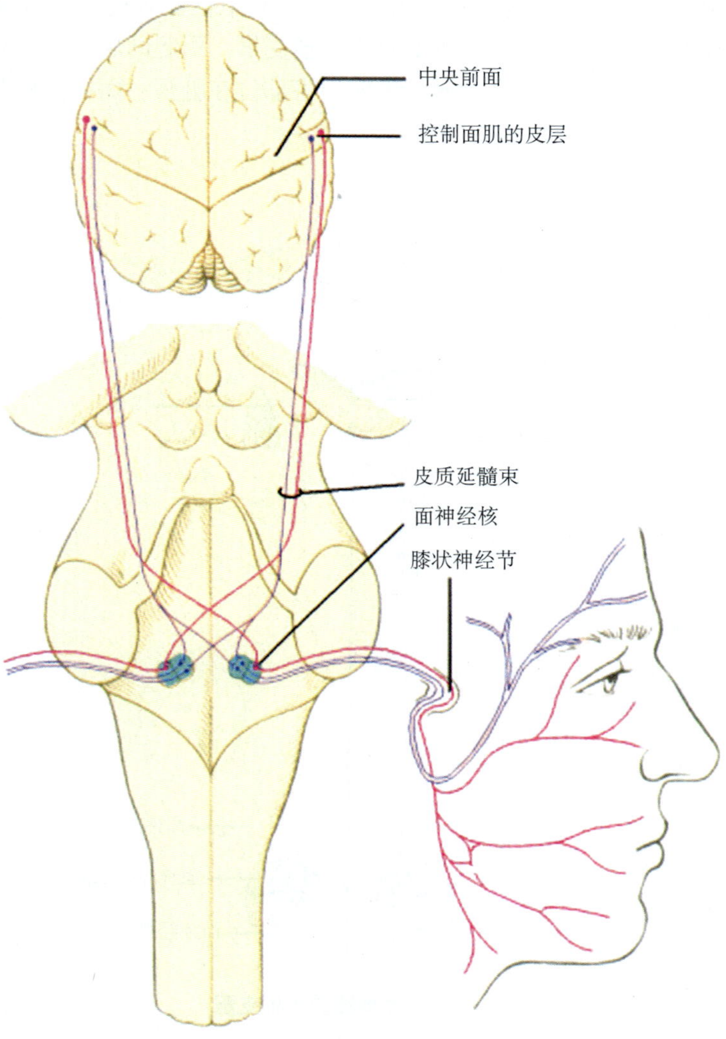

图 45-1　面神经从中枢到末梢的神经支配

（二）面神经运动核段

面神经运动支起始于面神经运动核，此核是位于脑桥下部腹外侧网状结构深部的一组细胞群，在展神经核的前外侧，三叉神经脊束的内侧，上橄榄核背侧。面神经核分为上、下两半部分，核上半部发出的神经纤维支配同侧及对侧额肌、上部面肌、颧肌和眼轮匝肌上半部；核下半部发出的神经纤维支配对侧的眼轮匝肌下半部和下部面肌和颈阔肌。面神经核发出的神经纤维在髓内先向背内侧走行，并于展神经核尾端向上弯，绕至第四脑室底部形成面丘，继而向前外侧稍下方行走，于脑桥与延髓交界处的外侧（桥延沟）出脑（图 45-2）。

与临床的关系：核性面神经损害（脑桥损害）可发生于变性疾病（进行性球麻痹、延髓空洞症）、炎症（灰质脑炎）、多发性硬化、脑桥出血、肿瘤和先天性面神经发育不全同时伴有外直肌麻痹，即 Mobius 综合征。这些疾病可以影响面神经核及其纤维束。面神经核及其纤维与展神经核的关系极为密切，因此，脑桥病变引起同侧周围性面瘫的同时，也有展神经核及其纤维的损害，引起外直肌麻痹。与此同时，常伴有皮质脊髓束受损，出现交叉性瘫痪，即病变同侧周围性面神经和展神经麻痹，病变对侧出现上、下肢中枢性瘫痪。脑桥旁正中网状结构受累，可引起向同侧注视麻痹。有时三叉神经脊束及核受累，引起同侧面部和对侧身体的感觉障碍。面瘫伴有这些实质结构受累的征象时，说明损害部位在脑桥。面神经核及其纤维束的损害可致周围性面瘫。

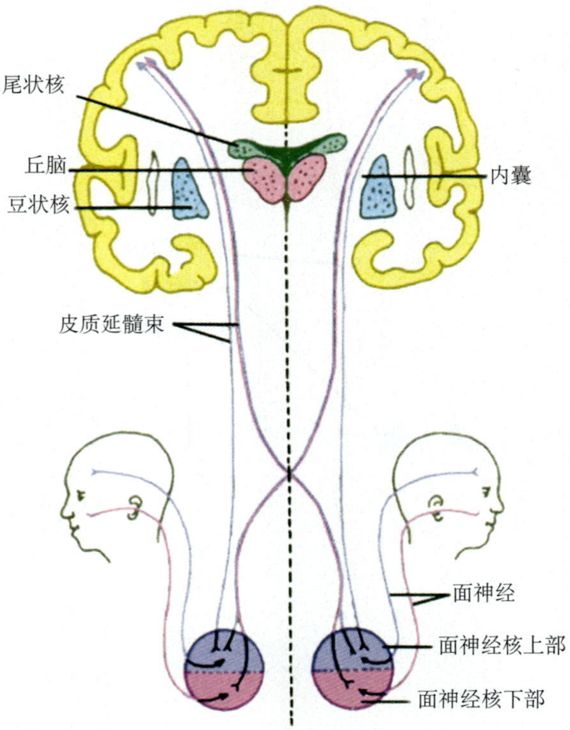

图 45-2　面神经的中枢支配

（三）小脑脑桥角段

为脑桥下沿与内耳门之间的部分。面神经伴随中间神经从脑干发出后，在小脑脑桥角处位于外侧的位听神经和内侧的展神经之间，向前外侧与中间神经、位听神经伴行，一起进入内听道。

与临床的关系：小脑脑桥角损害时，如听神经瘤和脑膜瘤等，由于面神经与听神经紧密相邻，可出现同侧周围性面瘫，同侧耳鸣、耳聋和眩晕。虽然肿瘤增大可以压迫面神经，但很少引起明显面神经麻痹，这是因为运动神经比感觉神经对压力有较大的耐受力。听神经瘤压迫面神经引起的多为轻度面肌力弱，仔细检查时才能发现。如果有严重的面肌麻痹，而且合并有其他小脑脑桥角综合征，应该考虑脑膜瘤或先天性胆脂瘤。脑桥受累可出现同侧注视麻痹和眼震。小脑角和小脑受累可出现共济失调。三叉神经受累可出现同侧面部疼痛和感觉异常。展神经受累可出现同侧外直肌麻痹（45-3）。

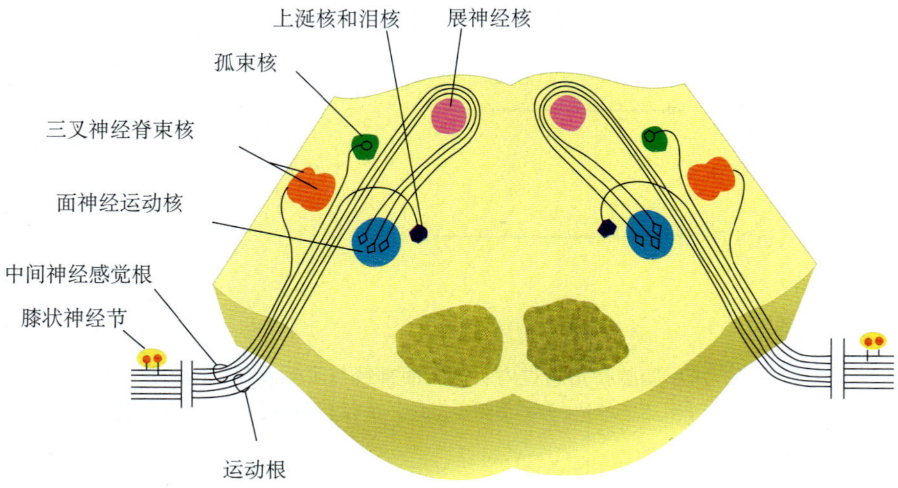

图 45-3　脑桥内面神经核及其投射

（四）颞骨内面神经

面神经从脑桥腹外侧出来后，运动支和中间神经向外侧行走于小脑脑桥角中，然后与听神经、内听动脉一起进入颞骨岩部的内听道形成面神经的内听道段。

在内听道内，面神经位于前上部分，正好在内听道顶盖之下。两者之间被内听道的硬脑膜分隔开，耳蜗神经略向下、向前，其末端呈扇形张开。中间神经位于两者之间。前庭上、下神经占据内听道后半部。面神经于内听道底部穿入面神经骨管，在此处与通过前庭上神经的前庭神经窝分开，其间为 House 所述的垂直骨嵴，称 Bill 嵴（Bill bar）。从脑桥小脑角到内听道的面神经段没有神经鞘，仅有一层蛛网膜包绕，因此，面神经在邻近部位肿瘤长大过程中可能被缓慢压迫而被拉长。此段面神经因有蛛网膜包裹，在手术中能被完整分离。耳蜗动脉位于内听道前方的耳蜗神经和面神经之间。大约 5% 的小脑前下动脉或深或浅地突入内听道形成动脉襻（图 45-4）。

在小脑脑桥角或内听道入口处，动脉襻对面神经的压迫及随后出现的神经脱髓鞘可能是半面痉挛的原因。压迫的主要血管是小脑前下动脉。显微血管神经减压术是治疗半面痉挛的有效方法。

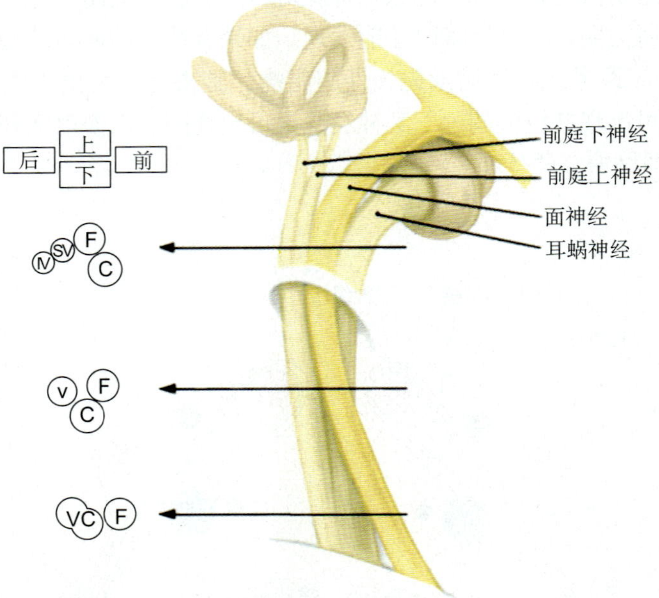

图 45-4 从小脑脑桥角通过内听道看面神经与耳蜗及前庭的关系

v：前庭神经；c：耳蜗神经；F：面神经；sv：前庭上神经；IV：前庭下神经

面神经由内听道底出来后，进入面神经骨管，面神经管呈 Z 形，从内听道底到茎乳孔，约 30mm 长。可分为三段：迷路段、鼓室段和乳突段（图 45-5）。

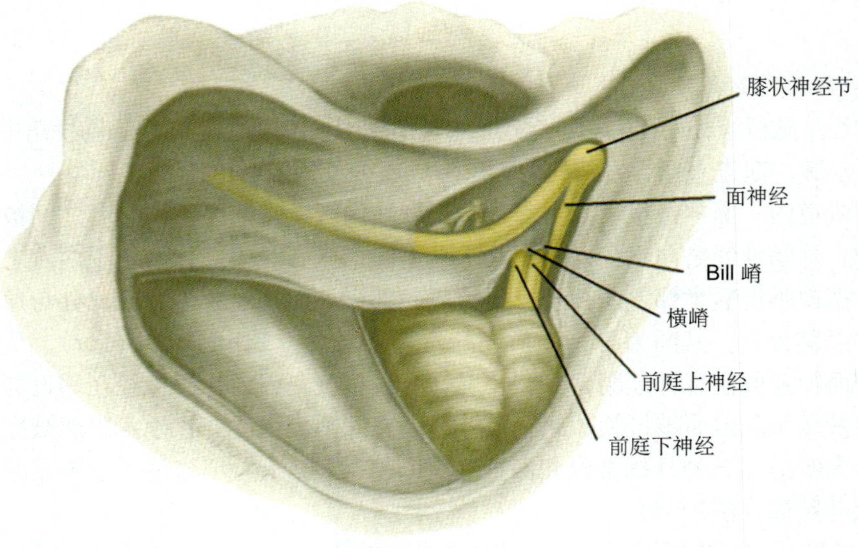

图 45-5 颞骨内面神经径路

1. 迷路段　迷路段最短，长 5 ～ 6mm，即从内听道底的面神经管入口到膝状神经节窝的部分。此段面神经管在耳蜗前庭间的沟内稍向上、向外、向前呈拱形行进。在整个迷路段，耳蜗的第一周位于面神经管前方仅 1mm，因此此段为面神经手术的危险区。在后方面神经管在其起始处与前庭隔开 1mm，并逐渐远离。这可能使神经失去标志。迷路段的面神经管内腔是最狭窄的一段，神经占据管腔的 3/4，而在其他两段仅占一半左右。

与临床关系：面神经减压手术径路和减压的范围，应根据面神经损伤的部位来决定。凡需暴露脑干出处至内听门、内听道以及迷路段面神经者，可选择中颅窝径路、迷路径路等。凡需面神经全程减压，则应采取联合乳突径路。

由于上述解剖特点，在 Bell 面瘫和耳带状疱疹等疾病时，面神经最容易在迷路段及其附近受到绞窄，损害最严重。因此 Fisch 等主张应行面神经全程减压，特别是迷路段和内听道段面神经减压。面神经位于膝状神经节窝的后部再曲折行进，形成一向后、向内张开大约75°的锐角，此处即面神经膝，其前方是 2mm 长的膝状神经节，由此发出岩浅大神经，该神经经面神经裂穿入中颅窝。岩浅大神经的发出部位是面神经迷路段的一个标志，是在中颅窝径路手术中寻找识别内听道的比较恒定的重要标志。膝状神经节是病毒好侵犯的部位，Ramsay-Hunt 综合征就是以膝状神经节炎为其主要病理部位、以耳带状疱疹和面瘫为特点的疾病。该综合征与 Bell 面瘫有很多异同点，需要认真鉴别。

2. 鼓室段　面神经管鼓室段水平向后走行，即从膝状神经节窝到水平半规管部分，长 8 ～ 11mm。此段有 3 个标志：匙突、前庭窗龛和镫骨肌锥隆起。在匙突之前，面神经管位于上鼓室前部的内壁；匙突之后，面神经管突出于前庭窗龛的上部，向上向内，面神经管与前庭和水平半规管相毗邻。自锥隆起开始，面神经行进方向改变为垂直向下。更确切地说，是屈曲向下，构成向下向前张开的125°角，即面神经的第二弯，在此处发出镫骨肌神经（图45-6）。

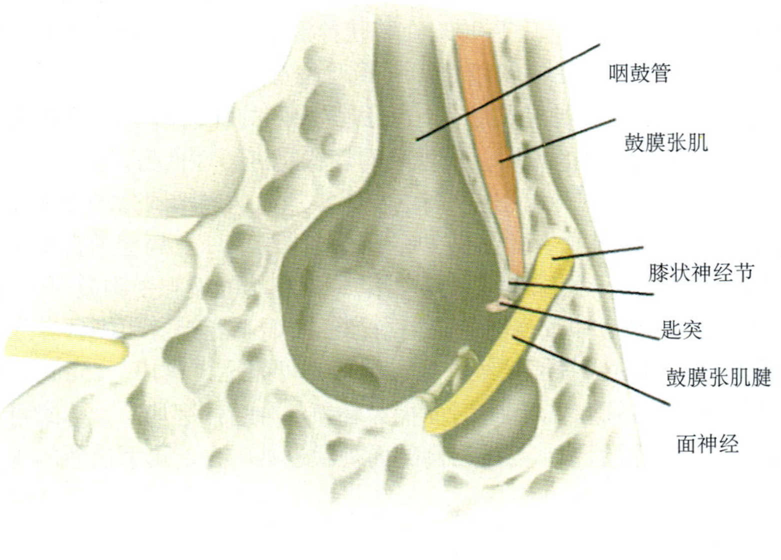

图 45-6　中耳及上鼓室的轴位观

显示鼓膜张肌、匙突与面神经的关系

3. 乳突段 乳突段垂直走行，从乳突前壁直到茎乳孔长9～12mm。从茎乳孔开始，面神经离开颞骨。在乳突段行进过程中，有3个标志：水平半规管、砧骨窝和二腹肌嵴。乳突段起始部紧靠水平半规管的下方和砧骨后端的内侧，恰好在锥隆起的上方。鼓索神经通常来源于这一段的下1/3，向砧骨方向上升，茎乳孔紧靠二腹肌嵴前方。

与临床的关系：颞骨内面神经损害引起的面瘫在临床是最常见的，亦称周围性面瘫。表现为面神经运动神经病变，产生同侧面部运动的麻痹，病变侧额纹变浅或消失，患者不能皱眉、闭眼、示齿、噘嘴、吹哨，睑裂增宽或缩小，如有眼睑轻度外翻，常示眼睑裂增宽。如令患者用力闭眼，病侧眼球转向上方，此为Bell现象。鼻唇沟变平、口角下垂，虽有角膜感觉，但因参与角膜反射的运动纤维受损，故角膜反射消失。

膝状神经节以远的面神经有病变，其支配区域的功能全部受损，再加上舌下腺、颌下腺分泌功能减退和舌前2/3味觉减退或丧失。唾液腺分泌功能丧失是由于涎上核发出的节前副交感神经纤维的阻断。味觉并不一定丧失，这是因为某些神经纤维可经异常途径——经岩浅大神经到舌。镫骨肌正常功能可以防止镫骨过度运动。镫骨肌麻痹使镫骨肌反射消失，可用声导抗测听镫骨肌反射试验检查。听觉过敏并不一定与镫骨肌麻痹有关，因为镫骨肌反射正常的人也有听觉过敏。

膝状神经节以远的面神经是最容易受到损伤的部位。由于面神经与中耳乳突有极为密切的解剖关系，因此，当急性化脓性中耳炎、慢性胆脂瘤性中耳炎急性发作时，容易侵犯和破坏面神经骨管，引起面瘫。中耳癌也常侵犯面神经而作为较早症状受到重视。医源性损伤常随手术种类而异。鼓室段长8～11mm，骨壁薄，易骨折，并常有裂缺，因此，面神经可突到卵圆窗龛，部分或全部掩盖镫骨足板，在鼓室成形术及镫骨手术时被损伤。面神经骨管在锥隆起处转折向下，形成第二膝，这是乳突手术中最易受伤的部位。手术中，如发现术腔有慢性感染时，要注意区别面神经病理性裂缺和肉芽组织。避免损伤最好的方法，是从病变区域周围的正常组织中识别神经的远、近两端，然后追踪到病变区。先天性外耳道成形术多损伤乳突段，损伤原因常因术者对面神经解剖的不熟悉或操作的失误所致。颞骨骨折也好发于此。颞骨岩部纵形骨折20%伴有面神经损伤，损伤部位几乎90%在膝状神经节远心段。岩部横形骨折，骨折线越过迷路囊，经前庭而过，80%损伤迷路段，20%累及鼓室段。

面神经神经鞘瘤可发生在面神经从脑干出处到腮腺区的任何部位，但常起源于膝状神经节，然后向内听道、乳突或腮腺区扩展。最重要的症状是进行性面瘫。

膝状神经节以上的病变，可产生上述所有的损害，加上病侧泪腺分泌丧失，这是由于到蝶腭神经节的节前副交感神经纤维损害的结果。由于膝状神经节以上病变损害整个面神经，所以感觉纤维也不再生，引起味觉流泪综合征（鳄鱼泪），即由于唾液腺受刺激而引起流泪。

面神经吻合术有端-端吻合和改道吻合。当面神经断端不能接合和接合有张力时，需要进行面神经移位改道吻合。这时常将面神经乳突段前移，可缩短距离10～15mm。该方式也可用于切除颅后窝听神经或面神经瘤时，因有时面神经必须与肿瘤一起切除，这时可切断岩浅大神经，将面神经迷路段与鼓室段后移，与颅后窝的面神经近端吻合，再磨出新的骨沟，容纳移位的面神经。

（五）颞骨外段面神经

出茎乳孔后，面神经行进于茎突后离开骨管出颅。新生儿至2岁以前的儿童，面神经出颅正好在皮肤和皮下组织深部。2岁以后，随着乳突尖与鼓环形成，面神经位置更深。到成年可能在皮肤下5mm。2岁以后面神经受鼓骨、乳突尖、下颌骨升支和腮腺、软骨部外耳道之间的筋膜的保护。了解小儿面神经位置的特点，可以避免无意中损伤面神经。小儿耳后切口近茎乳孔时要向后下延长，以免损伤面神经。面神经出颅穿入腮腺，在腮腺内分成两个主干。面神经出颞骨处有3个标志：二腹肌后腹上端的前方边缘、鼓骨和乳突前缘之间的沟和茎突的基底。在此处，面神经有两个分支，即耳后神经和二腹肌后腹神经。手术时分离此处的面神经后，可使面神经在乳突内向上移动几毫米，而不会引起神经损伤。在腮腺深叶和浅叶之间，面神经的两个主干再分成多个分支，即颞支、上颧支、下颧支、颊支、下颌缘支和颈支，并形成复杂的分支，互相吻合，但有半数左右的人，这些分支不发生吻合。这些部位的损伤仅出现面神经运动麻痹。面神经运动支的个别分支受损，出现所支配的相应肌肉的麻痹。腮腺肿瘤或感染、面部外伤如分娩时产钳损伤都可累及面神经及其分支。

面神经运动核发出运动神经纤维到面部各肌（除提上睑肌），它也支配镫骨肌、二腹肌后腹及颈阔肌。

神经交换术是利用其他脑神经近心端与面神经远心端吻合，面神经从交换来的神经得到神经再生。最常用的交换神经是舌下神经。舌下神经和面神经的皮质运动区和周围分布区在解剖上比较接近，将舌下神经运动功能传给面神经，能得到理想的面肌张力平衡和静态对称。该术式适用于面神经损伤已不能进行直接修复（如脑干损伤或不能找到近心端），或面神经直接修复后12～18个月仍无恢复，面肌无纤维化者。手术方法是在茎乳孔远端找到面神经主干，然后把已找到的舌下神经在茎乳孔前方与面神经末梢端吻合。

二、中间神经

中间神经是一组由感觉神经纤维和副交感神经纤维组成的独立的神经束。该神经束出脑后与面神经运动神经纤维一起进入内听道，并穿行于面神经管内。

（一）副交感神经

中间神经中的副交感神经主要司理泪腺、鼻腔黏液腺、颌下腺及舌下腺分泌。副交感神经起于上涎核，在脑桥下缘偕同运动神经出脑桥，以后行走于运动神经和前庭-耳蜗神经之间，故名中间神经。入内听道后与运动神经合并成一神经干，其纤维随面神经穿过膝状神经节，一部分纤维在此经岩浅大神经入蝶腭神经节，换神经元后，节后纤维分布至泪腺、鼻腔黏液腺；其余纤维随面神经主干行进于鼓室段和乳突段，最后通过鼓索神经抵达下颌神经节，节后纤维终止于颌下腺和舌下腺。

（二）味觉纤维

味觉感受器的神经纤维沿舌神经，后经鼓索神经入面神经主干直达膝状神经节。中枢轴索组成的神经纤维出膝状神经节后，沿中间神经向上入脑干，终止于脑桥中的孤束核。可能还有部分纤维经膝状神经节、蝶腭神经节加入三叉神经入脑桥，故膝状神经节以上面神经干受损时，尚有味觉。

三、中间神经中的感觉纤维

司耳廓及外耳道小范围皮肤感觉。耳带状疱疹出现的外耳皮肤疱疹可能与此有关。

四、面神经分支

（一）岩浅大神经

属副交感神经纤维。自膝状神经节前方分出，经面神经骨管裂，在颞骨岩部紧贴颅中窝的硬脑膜前行，直达三叉神经节下的破裂孔，与来自颈内动脉周围的交感神经丛发出的岩深神经汇合，构成翼管神经，经翼管抵达蝶腭神经节。节后纤维经三叉神经第二支的颧支和颧颞支，分布于泪腺、鼻和腭黏膜以及小涎腺。

岩浅大神经是中颅窝径路面神经的定位标志，随岩浅大神经可追溯到膝状神经节。岩浅大神经是副交感神经纤维，自膝状神经节处分出，从面神经管裂孔穿出，穿过三叉神经半月节，入破裂孔，与岩深神经（交感神经纤维）混合入翼管，构成翼管神经，再进入翼腭窝，终止于蝶腭神经节，发出节后纤维，与三叉神经上颌支的分支混合，分布到鼻腔黏膜及眼眶的泪腺。患顽固性血管运动性鼻炎或变应性鼻炎时，可以做岩浅大神经切断术。

（二）岩浅小神经

亦自膝状神经节分出，在岩浅大神经稍外侧岩骨的前面穿行向内侧，由卵圆孔出颅，终止于耳神经节。节后纤维随耳颞神经分布于腮腺、口及咽部小涎腺。

（三）镫骨肌支

从面神经垂直段起始处，锥隆起后方发出，经锥隆起内的小管到达镫骨肌。司镫骨肌的收缩运动。如镫骨肌反射消失，强声刺激将产生听觉过敏。

与临床的关系：临床可通过声反射（或镫骨肌反射）测试，来判断面神经损伤部位和耳聋的性质和部位。声导抗测听可测试响度重振。主要测试声反射或镫骨肌反射。镫骨肌反射径路与脊髓反射一样，由传入支、反射中枢和传出支构成。传入支是耳蜗发出的听神经纤维，反射中枢是在脑干下部，传出支是面神经。人的确切反射径路尚不清楚。根据 Borg（1973）在兔用逆行和顺行性变性研究的发现，初级听传入神经元在耳蜗神经腹侧核形成突触，从腹侧核发出的纤维通过斜方体到两侧的上橄榄体内侧核，后者经过中间神经与面神经运动核连接，而面神经核支配镫骨肌，从而完成这一反射弧。正常耳的声反射阈约为70 ~ 95dB，耳蜗病变者由于响度异常增长，如声反射阈的感觉级明显降低。如果纯音听阈与声反射阈之差 <60dB，表示有重振，为耳蜗病变的指征。声反射衰减：用声反射阈上 10dB 的 500 ~ 1 000Hz 纯音持续刺激10s，正常人引起的镫骨肌反射性收缩保持在稳定水平，无衰减。蜗后病变者因听适应异常，镫骨肌收缩很快衰减，通常以衰减到原始幅度一半所需时间为半衰期，半衰期 <5s为蜗后病变指征。声反潜伏期：是以声刺激开始到镫骨肌收缩引起声导抗变化之间的时程。蜗后病变累及声反射弧的传入部分时，潜伏期就会延长，两耳间差值亦会增大。因此，潜伏期如超过 140ms，两耳间差值超过 40ms，应考虑蜗后病变。

（四）鼓索神经

鼓索神经中含有味觉纤维和副交感神经纤维。从面神经垂直段下1/3分出后，折向上、向前，穿过鼓索小管，在鼓环后上入鼓室，在锤骨柄和砧骨长突间从前向后横跨鼓室。然后穿过鼓室前壁的骨小管，经岩鼓裂出鼓室，入颞下窝。鼓索神经所含味觉纤维分布于舌前 2/3，副交感纤维至下颌下神经节，节后纤维分布于下颌下腺和舌下腺。鼓索神经是面神经隐窝的定位标志。面神经隐窝是由砧骨凹、面神经垂直段和鼓索神经围成的三角形的隐窝，是进行后鼓室手术、人工耳蜗植入的手术径路。

五、面神经与其他神经的相互关系

面神经在中枢神经系统内有广泛的轴内联系。除此而外，在内听道内，面神经主干与耳蜗前庭神经有许多交通支。Bell 面瘫和耳带状疱疹伴有前庭功能紊乱，正是由于这个解剖关系所致。在膝状神经节，面神经与耳神经节和交感神经纤维交通；在即将离开茎乳孔前与迷走神经耳支交通；在茎乳孔外，面神经与舌咽神经、迷走神经、耳大神经、耳颞神经交通；在耳后，周围支与枕小神经，在面部与三叉神经分支，在颈部与颈皮神经交通。面神经纤维与Ⅴ、Ⅷ、Ⅸ、Ⅹ、Ⅺ、Ⅻ脑神经、颈皮神经的相互交通，有助于解释很多综合征的症状及头面、耳与乳突、喉、咽鼓管及颈痛合并 Bell 面瘫、耳带状疱疹，以及三叉神经切断后残留的面部感觉；面神经切断后保留味觉和流泪功能；颅底恶性肿瘤切断Ⅴ、Ⅸ、Ⅹ脑神经、第一、二颈神经或中间神经后，仍有疼痛等现象。在面神经周围，有许多较小神经支与三叉神经支有吻合。临床上三叉神经痛常伴有半面痉挛，正是这个解剖特征所决定的。Bowden 等指出，这种互相联系使得单个原始轴索的分布通过神经支和运动单位同时支配面肌几个部分，而这正是复杂的面部表情的正常协同运动的解剖学基础。Bowden 和 Mahram 提出，在这些面肌中，单根神经纤维接受来自不同方向的多个轴突。这种"侧支的"运动神经分布可以进一步解释精细的面部表情形式，面部肌肉组织中有很大的肌梭（张力感受器）。Bowden 根据大量的动物研究结果，认为张力感受器输入通路可能集合于三叉神经而不是在面神经。三叉神经轴突的特大直径（约 22μm）支持这一假说。

第二节　面神经骨管与临床

面神经骨管与其内的面神经截面积的空间比，对于面神经损伤后的病理、生理变化及其预后有着重要影响，同时也决定了治疗方法及其疗效。

面神经骨管并非均匀一致的圆筒，在横切面上，血管进入周围骨组织的部位和形状很不规则。镫骨肌处即锥体段，由于镫骨肌的存在，其管腔切面成两个并列一起的"半管状"形态。在较下段，有较小的小孔，鼓索从中伸出。Balance 和 Duel（1932）测量了成人面神经管，其直径为1～1.5mm。有关面神经管狭窄的部位、面神经及其营养血管在面神经管内所占截面积的空间比，文献报道结果不一。Lindeman 对 8 个面神经管垂直段和 Sunderland 等对 2 个面神经管切片进行观察，发现面神经管无恒定的狭窄部位，即使同一病例，左、右两侧相同部位的面神经在面神经管内所占截面积的空间比也不尽相同。他们发现，面神经在面神经管内所占比例变异较大，分别为 8% ～ 45% 和 30% ～ 50%。但多数学者认为，面神经管内的面神经及其营养血管所占的空间比例因部位不同而异，并与年龄有一定关系。Cawthorne 认为，茎乳孔处为面神经管的狭窄处。Calcatera 等认为，水平段面神经几乎占满面神经管腔。Ogawa 等切片观测 18 颞骨标本，发现迷路段、水平段面神经在面神经管内所占的比例大于垂直段，迷路段为 48.2%、水平段为 46.7%、垂直段为 32.2%，并有统计学意义。Fisch 认为迷路段近侧端为面神经管狭窄部，该处也是面神经最细处。我国陈硕等（1988）收集 2 岁以上面神经管已骨化的颞骨标本共96个，其中有74个为双侧颞骨标本。根据Schuknecht等的方法分离颧骨，连续切片。按 Ogawa 等的方法测量并统计处理面神经、动脉、静脉各自所占面积，以及与面神经管所占面积之比。结果表明，迷路段、水平段的面神经在面神经管内的截面积空间比大于垂直段，迷路段远侧端的面神经在面神经管内所占截面积空间比最大。面神经管狭窄部位在迷路段的中间部和近侧端，该处也是面神经较细部位。面神经的营养血管在迷路段内所占截面积空间比垂直段和水平段者为小。因此，从形态学分析，Bell 麻痹好发于迷路段。

面神经解剖畸形：最常见的是面神经管骨裂，约占正常颞骨的 57%。多位于膝状神经节、鼓室段、前庭窗龛上和乳突面后气房邻近水平。其他尚有面神经分叉和改道，如前庭窗龛旁分叉、双根鼓索神经；面神经改道从前庭窗和蜗窗之间通过等。

儿童 Bell 面瘫的发病率比成年人低，恢复率比成年人高。为证实该现象是否具有解剖学基础，Scito 等（1992）选择 26 例儿童及 10 例成人颞骨标本，测量了各段面神经横断面积与面神经管横断面积的比例（FN/FC）。结果表明，迷路段、水平段、垂直段的FN/FC，在儿童为：0.31 ± 0.08（13 例），0.35 ± 0.10（23 例），0.18 ± 0.12（25 例），垂直段的 FN/FC 最小；在成人为：0.46 ± 0.07（9 例），0.52 ± 0.17（10 例），0.37 ± 0.04（9 例），垂直段的FN/FC 亦最小。研究表明，在颞骨标本中，FN/FC 在儿童明显小于成人。根据既往实验研究，面神经全切断后，早期的变性、肿胀可超过原直径的 2.14 倍；半切断后亦可达 1.44 倍。若以肿胀 2.14 倍作为面神经严重受损时的参照标准，则该研究的儿童颞骨标本中，仅 19.2% 的面神经会受到面神经管的紧箍；而成人颞骨标本中，80% 的面神经将受到面神经管的紧箍。当面神经受损相当于一半面神经切断而肿胀 1.44 倍时，儿童颞骨标本中的面神经均不会受箍于面神经管，从而认为面神经受箍于面神经管的可能性，儿童比成年人为少。因此，Bell 面瘫时，面神经减压术只适用于少数患儿。

第三节　面神经畸形

面神经畸形可以发生在面神经任何部位。当临床遇到听骨、中耳腔、外耳道畸形时，一定要想到可能有面神经畸形。

最常见的面神经畸形有 4 种。

（一）面神经管裂缺

Baxter 报告了面神经骨管各节段裂缺。在他的 535 个颞骨标本解剖学研究中，面神经管裂缺的发生率是 55%。主要发生在鼓室段（91%），9% 发生在乳突段（图 45-7）。面神经管胚胎起源于第二鳃弓的 Reichert 软骨和软骨的骨囊。在这两部分连接处形成鼓室段，也就是裂缺的主要发生部位。鼓室段裂缺，Baxter 发现 80% 以上是在面神经管的外、下或邻近前庭窗的面神经管的内侧。26%面神经从裂缺处膨出。膨出的神经可以掩盖前庭窗上部或镫骨足的附近。乳突段的裂缺，在行面神经隐窝神经探察时，能够在骨管的前面发现，约有12%可见神经从裂缺处膨出。

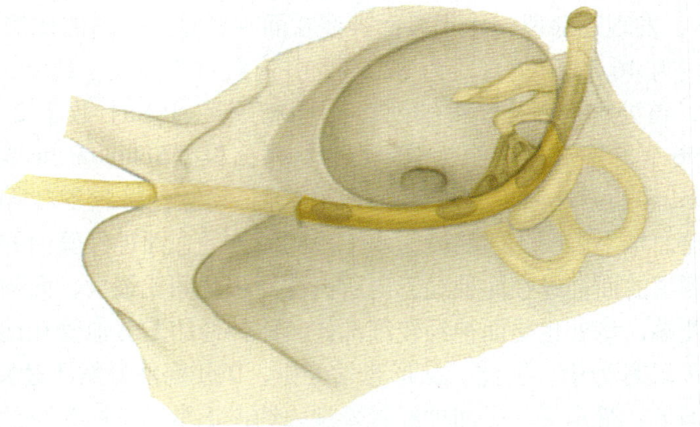

图 45-7　面神经骨管裂缺的主要部位

（二）面神经走行异常

这种畸形常伴有其他的胚胎畸形，最常见的是镫骨发育异常，少见的异常是面神经管在内听道和鼓室段走行异常（图 45-8）。Nager 报告了各种鼓室段面神经畸形，有面神经位于水平半规管上方，穿过前庭窗，在镫骨两足弓之间穿过，在前庭窗和圆窗之间穿过，或穿过鼓岬。也观察到面神经发育不良和神经分叉（图 45-9、45-10）。

乳突段面神经最常见的异常是恰在水平半规管下面神经向后外移位。其他还有在乳突腔内的神经的异常走行，以及乳突段面神经分叉、分三叉或发育不良。

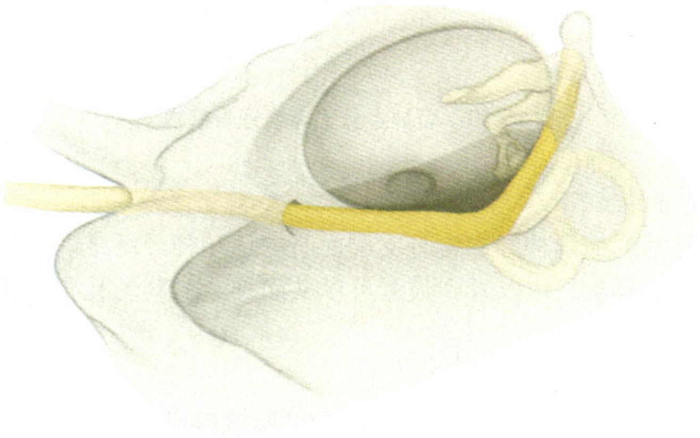

图 45-8　面神经在锥体部后移

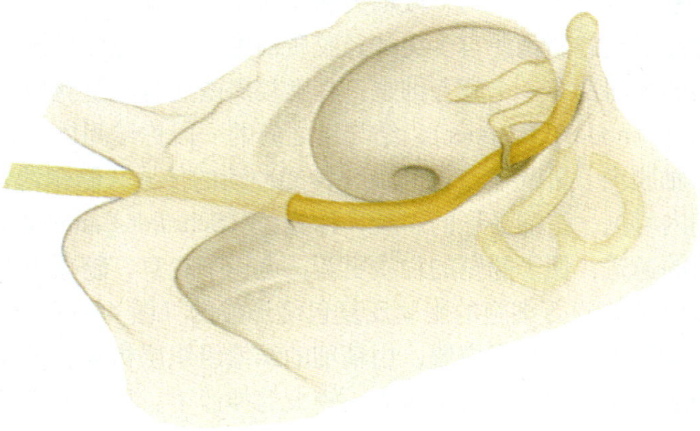

图 45-9　面神经穿行两镫骨足弓之间

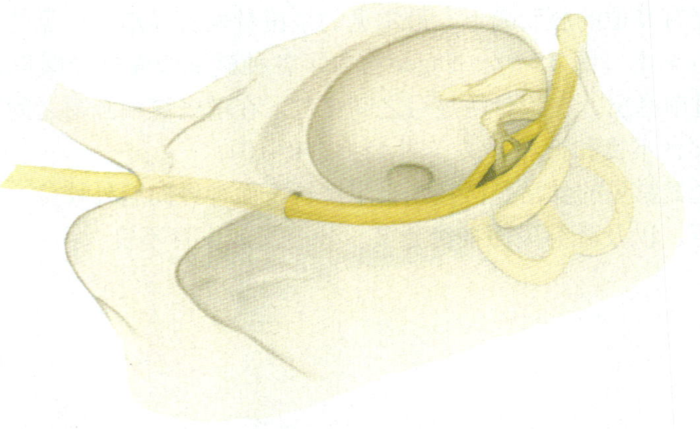

图 45-10 面神经分叉环绕镫骨底板

（三）鼓索神经走行异常

有鼓索神经走行异常或鼓索神经中含有支配面肌的运动神经纤维。最常见的异常还是鼓索从面神经主干发出部位的异常。可以看到鼓索可以从面神经的茎乳孔到膝状神经节的任何部位发出。

（四）伴随有其他结构

主要的有与面神经伴随走行的持续存在的镫骨动脉或静脉。

第四节 面神经的显微组织学

一、面神经纤维的组织结构

面神经的基本单位是源自脑干脑桥面神经核中的神经元的高度分化的轴突。面神经轴突被髓鞘所包绕。除了紧接自胞体发出的一段轴突髓鞘缺如外，髓鞘呈一节一节地包住轴突，直至接近终末。中枢神经系统的髓鞘源自少突神经胶质细胞。外周神经系统的髓鞘则由施万细胞形成。在每一节髓鞘的表面都有一个施万细胞，其胞核周围还有少量胞质。每两节髓鞘之间缩窄的部分称为郎飞氏结（node of Ranvier），结与结之间的一段称结间体。在郎飞氏结处，轴突裸露，无髓鞘，便于轴膜内、外离子交换和加快神经冲动的传导。髓鞘约含60%的类脂质和40%的蛋白质。在髓鞘内可见一些漏斗形的斜裂，称施兰（Schmidt-Lanterman）切迹，是施万细胞胞质贯通入髓鞘内的通道，便于髓鞘的物质更新。电镜下观察，髓鞘由许多明暗相间的同心圆板层组成。板层是轴突被施万细胞的胞膜反复包绕形成的（图 45-11）。

每一轴突及其髓鞘外被以神经内膜，由精细的结缔组织层构成。神经束膜是一较致密的结缔组织，它包绕神经内膜和神经纤维束成为一较大的神经干。神经束膜是由纵形的胶原纤维和成纤维细胞构成，它提供对神经结构的支持及代谢和弥散的屏障。神经外膜也是致密的胶原层，包被在整个神经外层，并与硬脑膜接触（图45-12）。当面神经从脑干出来到内听道时，无神经外膜，在内听道段，面神经外膜也很薄。在迷路段及其以远，神经外膜发育良好并有营养血管滋养神经。

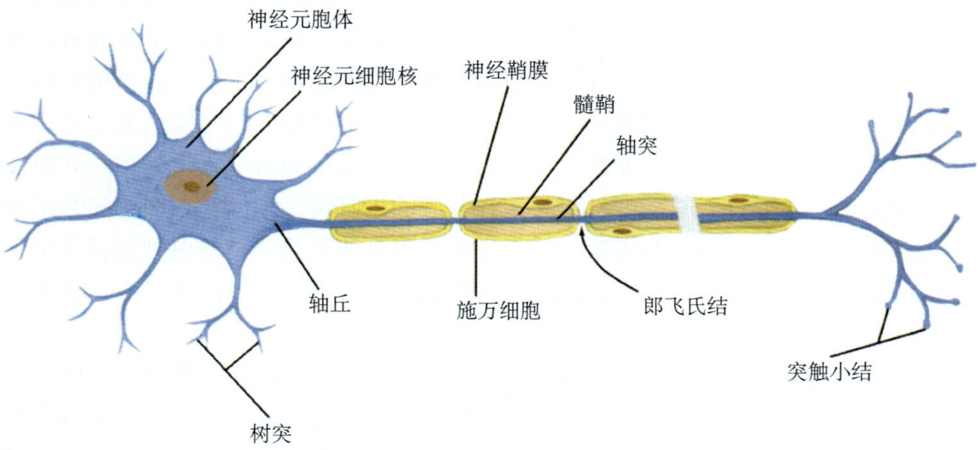

图 45-11　神经元示意图

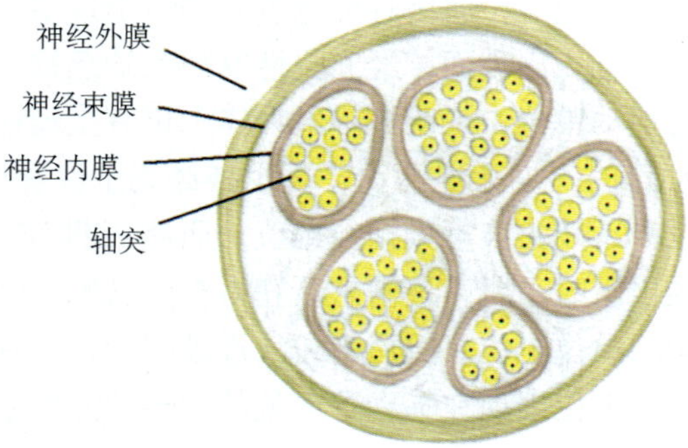

图 45-12　神经纤维横断面，显示神经外膜、束膜和内膜

面神经从脑干发出直至迷路段，主要是由单一的神经束组成，从迷路段开始才分出 3 ~ 4 个神经束。到茎乳孔水平，神经又分成 6 ~ 10 个神经束。

神经纤维的功能是传导兴奋，在传导冲动时，神经纤维发生一系列变化，如电变化、兴奋性变化及代谢变化等。神经纤维在安静时，细胞膜内、外两侧之间存在着一定的电位差，即静息电位。当神经纤维兴奋时，在静息电位的基础上，会发生一次短暂的可传播的电位变化，称为动作电位，并可记录下来。临床上用于面神经疾病诊断的电学检查，即基于神经纤维的兴奋传导功能。经典的感应电和直流电试验，是以感应电和直流电分别刺激面神经干和面部表情肌，观察其反应，以判断面神经损害情况。神经兴奋性试验有最小和最大的神经兴奋性试验两种。前者用方波电脉冲作用于面神经主干，测量面神经兴奋阈，比较两侧结果，差值＜2～3.5mA为正常。后者用超强电流刺激茎乳孔外相当于面神经主干的皮肤表面，以期使所有残留的功能正常的面神经纤维都兴奋。后者比前者能更精确地比较病侧和健侧的神经反应性，从而正确估计预后。面神经电图是用双极板状表面电极，刺激电极置于鼻翼旁及鼻唇沟处，前额正中或颈部接地。用时限为0.2ms的矩形电脉冲刺激面神经主干，逐渐增加电流量，以提高刺激强度，记录面肌肌群的诱发性复合动作电位。通过比较病侧与健侧复合动作电位的振幅大、小和比例，来估计面神经中变性纤维的百分数。以上试验若有正常的神经兴奋性，说明面瘫患者的神经未发生变性，其病变部位必定在刺激的近脑侧。临床实践中遇到的主要困难是，即使神经在颞骨内损伤后完全被切断，神经变性发展到茎乳孔以外的电刺激部位至少需要24h，甚至更长时间，因此，远端神经在3天以内常常仍能保持正常兴奋性，这在临床应用电检查诊断时应予注意。

传统电检查都是通过颞骨外的面神经病变，间接推测颞骨内的面神经病变。因此，必须待面神经病变远端神经变性进展到茎乳孔以后，这些检查才有意义。现代的面神经逆行诱发电位检查克服了传统电检查的缺点。它用电刺激颞骨外面神经，记录向颞骨内逆行传导的面神经电位活动。由于神经纤维传导具有双向性，因此，可以记录逆行通过病变部位的电位变化。该检查能够在颞骨内面神经发生病变后立即进行，直接估计颞骨内面神经的损伤程度，并通过其波形改变，对颞骨内面神经的损伤部位作出判断。面部肌电图的检测采用同轴针形电极，经皮肤插入肌肉中，可检出单个运动单位的电活动。通过多个部位的检查，可全面了解面肌的电位变化。正常肌肉完全放松时呈静息电位，肌肉轻微随意收缩时出现单个运动单位电位，强度收缩时出现干扰相。神经损伤后，临床出现面神经完全性麻痹和缺乏神经兴奋性时，电针肌电图仍显示单个或分散的残余正常运动单位，说明该神经大体上仍有生理连续性。在神经未发生变性前，无论肌肉放松或随意动作时，均无电活动，表示神经完全性麻痹。2～3周后，当神经发生变性时，则出现纤颤电位、正相尖波等失神经电位。面瘫长期不恢复，肌肉发生萎缩、纤维化，纤颤电位消失。当神经再生时，肌肉逐渐重新获得神经支配，纤颤电位逐渐减少，出现多相运动单位电位，即新生运动单位电位，然后多相波逐渐减少，正常电位增多及至完全恢复正常。由于这种新生的运动单位电位出现在临床可察觉的神经功能恢复迹象之前数周，故可用于判断预后。

二、轴质流和轴突运输

许多实验证明，轴突内的物质是流动的，称为轴质流。轴突内的结构可以双向运输，称轴突运输。运输速度较快的称快速运输，较慢的则称为慢速运输。慢速运输的速度是每天0.1～0.2mm，从胞体向终末的单向性（离心性）的顺行运输，也就是物质在由微管、微丝和神经丝组成的网架（微小梁网架）中，以这个速度缓慢地自胞体移向终末。快速运输的速度是每天100～400mm的双向运输，轴质内的膜性细胞器、蛋白质和含神经递质的小泡等结构参与这一过程。

Gross （1970）提出轴质流的微液流机制。微液流是指微管上低黏度的轴质受ATP酶作用后产生的特异性流动，微管处的流动大于远离微管处。Ochs（1971）认为轴质流是基于肌动蛋白与肌球蛋白作用引起的微管滑动的机制。Smith （1977）提出微管表面有动力蛋白(dynein)，它本身具有ATP酶的作用，可使微管滑动，从而使微管具有运输的功能。Ellisman (1980) 则认为由微小梁网架的蠕动或纤毛作用，可使附于网架上的细胞器或某些膜性结构发生移动而产生运输的现象。1981年以后，又观察到分离的单一微管在有激蛋白和ATP酶作用的条件下，可沿一定方向移动，并从微管横桥上分离出微管联合蛋白Ⅰ（即动力蛋白）和激蛋白，这些蛋白与轴质运输有关。因此，现在认为，无论是顺行或逆行运输都与微管有关。

周围性面瘫包括生理性或功能性面瘫以及Wallerian变性面瘫。前者是由于神经受压，神经冲动传导受阻，而远段轴突无变性，有时受压处的鞘磷脂可有损失，此时，刺激病损远端神经，仍能产生正常的神经动作电位，肌肉也会收缩。当压力解除后，神经功能可完全恢复而无任何遗迹。Wallerian变性面瘫则是神经纤维严重损伤，若轴突断伤，即便其他神经内部结构完好，也可造成完全性面瘫。其发生原因是神经受压未及时去除，静脉回流受阻，神经压力增加，轴质流受阻，伴近端和远端水肿，最后由于动脉受压造成营养供应受影响。若轴突切断，轴质流完全阻断，则远端可以存活2～3天，3天后若远端还得不到新鲜轴质流的补充，轴突即逐渐溃变、消失，髓鞘破碎成脂肪小滴，电兴奋性随之消失。若神经断伤，除有轴突切断导致的轴浆完全阻断外，还有鞘膜损伤后巨噬细胞清除神经内变性产物，一般需要数天到几个星期。

第五节　面神经的病理生理学

神经元受到损伤时，胞体和突起都可发生一系列反应。早在一个多世纪以前，神经学家Waller（1850）就指出，切断轴突后，其远端全段发生溃变。后来观察到轴突近端以及胞体也发生变化（逆行性变化）。若神经元受到的损伤过于严重，则整个神经元死亡；若损伤较轻，则神经可恢复，再生新的胞突。当神经元受损伤时，胶质细胞发生反应性增生，参与清除溃变物质，填充受损部位，产生及分泌某些物质影响神经的再生。施万细胞在周围神经损伤的修复中起重要作用。

一、神经溃变

（一）外周神经

外周神经纤维被切断后，神经元胞体出现可逆性病理变化，近胞体段和远胞体段的神经纤维都发生溃变。随后，在溃变的基础上，进行再生活动。

1. 胞体的变化　切断神经纤维后几小时，胞体即显现病理变化，表现为胞体肿胀、细胞核移于边缘，尼氏体破碎、溶解，胞质着色变浅。这种变化在受伤后两周内达到高峰，以后逐渐恢复。与胞体相连的近端神经纤维也发生一些变化，主要是在近断口处1～2节段的髓鞘和轴突崩解、破碎。

2. 远端神经纤维的溃变　由于远端神经纤维与胞体失去联系，因而全段神经纤维迅速发生溃变。神经纤维被切断后2～3天，首先是轴突肿胀并呈串珠样形态，一周后轴突即断裂分解为小块。与此同时，髓鞘也发生断裂，几周内崩溃分解为大小不同的脂滴。这些崩解破碎的轴突和髓鞘物质逐渐被巨噬细胞吞噬清除。但远端神经纤维的施万细胞则能保持生活能力，形成一条施万细胞管道，外有神经内膜包裹，管内充以散在的碎屑和液体。以后，施万细胞迅速繁殖增生，充塞于施万细胞管内，形成施万细胞索。在断口处，常有更多的施万细胞增生，起桥梁作用引导新生的轴突向远端生长。施万细胞索或管可保留几个月，适应新生的轴突逐渐向内长入。

二、神经损伤的分度

神经损伤的分度是基于神经损伤的组织学及生理变化。Sunderland把周围神经纤维损伤分成5度（图45-13）：①1度：由于压迫引起的传导阻滞；②2度：轴突横断但神经内膜完整；③3度：神经纤维（轴突和髓鞘）横断，但神经束膜完整；④4度：神经束横断，但神经外膜完整，仍保持神经感的连续性；⑤5度：整个神经横断。这个分度比Seddon把神经损伤分成神经失用（neuropraxia）、轴突断伤（axanotmesis）和神经断伤（neurotmesis）更易理解

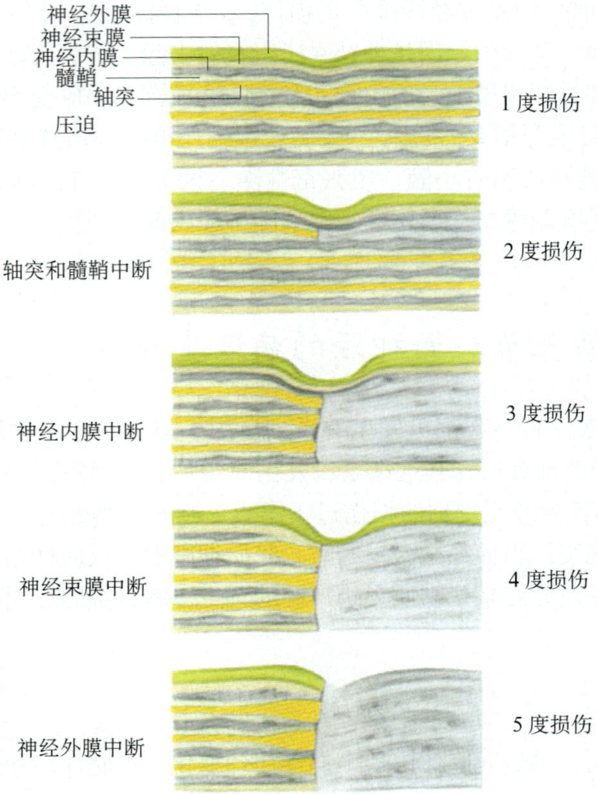

图45-13 神经损伤的Sunderland分度

（表45-1）。

表45-1 周围神经损伤的分度及恢复预期

损伤	组织学变化	病理生理学变化	恢复预期
1度	神经失用	神经内压增加	完全恢复
2度	轴突断伤	神经内压增加伴血管损害	好到完全恢复
3度	神经断伤	神经内管断伤	不全恢复、联带运动
4度	部分切断	神经内管和轴突膜断伤	差、联带运动
5度	完全切断	神经完全断伤	不恢复

三、损伤后面神经功能的改变

再生后轴突有3种主要变化，可以引起运动机能亢进或低下：①郎飞氏结的间距改变；②新形成轴突所被覆的髓鞘比正常的薄得多；③失神经支配肌群重新获得神经支配是依靠轴

突分裂或分叉，而无需有相应的细胞体——运动单位的分布（表 45-2）。

表 45-2　神经病理、自发恢复与面神经损伤的关系

损伤	损伤病理	面神经电图和最大刺激试验	恢复的神经生物学	临床恢复的时间	一年后损伤自发恢复结果(恢复分级)
1 度	轴浆压迫性阻滞无正常生理变化(神经失用症)	正常	无形态学改变	1～4 周	Ⅰ级，完全恢复，无再生错误症状
2 度	压迫致神经内压增高，轴突丧失，但神经内膜仍完整(轴突断伤)	正常的 0～10%	轴突向中空髓鞘内生长，速度每天 1mm，恢复时间比 1 度长，某些神经纤维有 3 度损伤，故不能全恢复。	1～2 月	Ⅱ级，良好，有轻度再生错误症状
3 度	神经内压增高(神经断伤)	无反应	由于髓鞘管丧失，新轴突再生发生紊乱，引起联带运动	2～4 月	Ⅲ～Ⅵ级，中～差，明显不全恢复～明显再生错误
4 度	3 度 + 神经束膜中断 (部分切断)	无反应	除 2 度、3 度损害外还有瘢痕引起轴突的阻滞	4～18 月	Ⅴ级，仅有刚可感觉的运动
5 度	4 度 + 神经外膜中断 (完全切断)	无反应	完全中断，断裂之间有瘢痕，造成神经轴突再生、神经 – 肌肉重新吻合的不可逾越的障碍	无限长时间	Ⅵ级，无

由于上述变化，可以发生痉挛和不随意的抽搐，另外，也可发生不适当的运动如眨眼时出现口动，微笑时出现闭眼。再生后面肌异常运动的另一原因，是神经-肌肉接头处发生变化，很可能在脑干面神经核或其周围与中枢及细胞体连接处也有变化。这些综合因素引起病侧面肌的痉挛，这种痉挛有时很痛。

1. 联带运动　是一种异常的同步运动。正常时，一部分肌肉随意或反射性收缩时，不同时伴有另一肌群的收缩。而有联带运动时，一组肌群随意的或反射性收缩常伴有另组肌群不自主的收缩。联带运动使面部变形，最严重时可使患者脸上各部分发生大面积运动，轻型的可能仅在眨眼时有轻微的下颏抽搐。这可能是以前患过面神经麻痹的惟一体征，只有仔细观察才能发现。

2. 鳄鱼泪　出现在膝状神经节或以上严重的面神经支配病变。表现为当患者进食时流泪增加，这是由于副交感神经再生错误，不去支配唾液腺而误支配泪腺的结果。

3. 镫骨肌腱收缩　由于错误的再生而发生的一种运动功能亢进。表现为面肌运动时，患耳出现胀满和轰鸣，常同时有面肌痉挛发生。诊断可用声阻抗测听计测定鼓室压。经鼓室径路切断镫骨肌腱能有效缓解痉挛。

4. 半面痉挛　表现为单侧面神经活动亢进。特点是眼轮匝肌轻度间歇性痉挛逐渐加重，频率增加并向下扩展，包括面部表情肌及颈阔肌。最主要的病因是后颅凹血管交叉压迫。偶尔可拟似腮腺良性病变、颞骨或小脑脑桥角脑膜瘤、胆脂瘤和施万瘤。最有效的治疗是经乳突后径路（乙状窦后）行神经血管减压术。

5. 面肌颤动　面肌持续的细小的纤颤或波浪运动。见于多发性硬化或脑干肿瘤。

6. 眼睑痉挛　非随意的痉挛性眼闭合。开始为一侧，但典型的是双侧性且对称性，肌电图显示各眼睑收缩并非同步。儿童不出现眼睑痉挛。治疗采用选择性神经松解术，最近有用注射肉毒杆菌毒素 A 进行治疗的。

7. 心理性或习惯性抽搐　常见于儿童。抽搐为重复性，并可累及面神经分布以外的肌肉。这是一种强制进行的面肌运动，由主观意志控制。与半面痉挛、面肌颤动、眼睑痉挛一样，睡眠时不再出现。应做心理指标评估和治疗。

8. 皮层局灶性发作　这种面部运动常是强直性的，运动范围超出面神经分布区。发作后有暂时性核上型面神经麻痹，但不侵犯额肌。发作时的脑电图记录有诊断意义。

参考文献

1. 李学佩编著. 神经耳科学. 贵阳: 贵州科学技术出版社, 1991
2. 王纪佐主编. 神经系统临床诊断学. 北京: 人民军医出版社, 2002
3. 安得仲编著. 神经系统疾病鉴别诊断学. 北京: 人民卫生出版社, 2002
4. 林顺涨, 孙爱华主编. 现代面神经外科的基础与临床. 上海: 第二军医大学出版社, 2002
5. Hinchchcliffe R. 陈玉琰主译. 耳鼻喉科学基础. 上海: 上海科学技术出版社, 1985
6. Canalis RF, Lambert PR. The Ear Comprehensive. Philadelphia, OtologyLippincott Williams &Wilkins, 2000
7. Cummings CW, Fredrickson JM, Harker LA, et al. Otolaryngology-Head and Neck Surgery, 3rd ed.St Louis: Mosby , 1996
8. Baxter A.Dehiscence of the fallopian canal. J Laryngol Otol, 1997, 85: 587-594
9. Courbille J. The nucleus of the facial nerve. The relation between cellular groups and peripheral branches of the nerve. Brain, 1966, 1: 338-354
10. Crumley RI. Pathophysiology of facial nerve injury. In: Gibb Ag, Smith MW, eds. Otology. London: Butterworth Scientific, 1982, 86-104
11. Fowler EP. Variations in the temporal bone course of the facial nerve. Laryngoscope, 1961,91: 937-944
12. kellman RM. Facial nerve manual: physiology and pathophysiology. Am J Otol, 1989, 10 : 62-67
13. May M. Anatomy of the facial nerve for the clinicin. In: May M, ed: The Facial Nerve. New York: Thieme Stratton, 1986.
14. Viic B: The anatomy and development of the facial nerve, Ear Nose Throat J, 1978, 57: 237-242

第四十六章

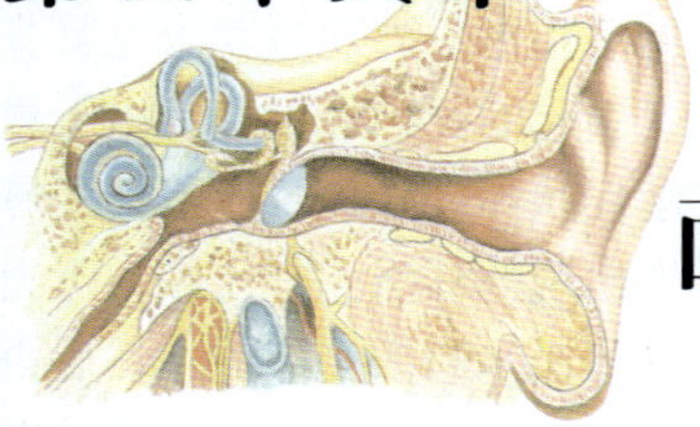

面神经局部定位诊断及其评价

李学佩

面瘫治疗的成功取决于准确、可靠的诊断及对预后的预见性的评估。面神经疾病的诊断包括耳鼻咽喉和神经病学物理诊断、听力和前庭功能检查、其他特殊检查、面神经局部解剖定位检查和面神经的电生理检查。正确的病史、全面的检查是正确诊断的基础。诊断的目的是确定产生面瘫的病变部位，神经损害的程度，病因的估计及预后的预测，以及决定治疗方案（表46-1）。所有面神经疾病诊断方法都与面神经的解剖、神经病理等有密切关系。

表 46-1　评价面瘫的神经诊断方法

病变部位的检查 (局部解剖诊断)	生理的（预后）检查
流泪	电检查
唾液腺	神经兴奋性
味觉	肌电图
前庭	神经电图
纯音和言语测听	
脑干听诱发电位	
影像学检查	
CT 扫描	
MRI	

第一节　面神经疾病的病史诊断

全面、完整的病史是诊断的基础。面神经疾病的病史应包括3方面：①发病的特点及其发生、发展的情况；②可能病因的调查；③症状及伴随症状。应询问疾病是生后即有的还是后天的；如为后天，发病是突然的还是缓慢发生的；出现症状后，症状停滞还是继续发展；出现症状3个月内有无恢复的迹象。一般来说，Bell 面瘫和耳带状疱疹常为突发，而肿瘤如脑桥小脑角肿瘤、面神经鞘瘤等常为缓慢发生。Bell 面瘫及耳带状疱疹发病经过一段时间的高潮后，约在3 个月内有程度不等的恢复。如果没有恢复迹象，则应考虑肿瘤的可能。病因的评估，有的很容易，如有明确的外伤、医源性的原因如手术、各种操作引起的面瘫、诊断明确的胆脂瘤性中耳炎、或有因果关系非常明确的吹风、受凉后出现的面瘫、面瘫前后耳周或面部出现疱疹等；但有些就不是很容易确定病因，如没有明确的吹风、受凉、耳周面部没有明显的疱疹、或有中耳炎但无明显胆脂瘤或骨疡性的病变等。耳周面部疱疹是耳带状疱疹的重要体征，但有少数耳带状疱疹可以没有疱疹。因此，有无疱疹不是诊断耳带状疱疹的绝对指标。外观鼓膜未见紧张部中央穿孔、胆脂瘤和肉芽病变，并不能完全排除深部破坏性病变引起的面神经损害。由于患者或医师对疾病发展的疏忽，很容易延误肿瘤的诊断。病史中了解症状和伴随症状应包括耳鼻咽喉及神经系统。首先应了解有明确病因的面瘫的症状，如中耳炎出现的耳痛、耳流脓、听力下降、眩晕；头外伤后出现的意识障碍、头痛、呕吐、耳内流出稀薄血水和清亮液体；然后再了解病因不太明确面瘫的症状，如耳周、耳内、面部甚至咽喉部的疼痛，疼痛的有无和轻重有时与预后有关。伴随的神经系统症状对诊断极为重要。现已明确 Bell 面瘫和耳带状疱疹都是多发性脑神经炎，除了面神经损害的症状外，还可以有Ⅲ、Ⅳ、Ⅴ、Ⅵ、Ⅷ、Ⅸ、Ⅹ脑神经及第 2、3 颈神经症状。脑桥小脑角肿瘤除面、位听脑神经症状外，最易受损的是三叉神经，还可以有颅内占位和颅压增高的症状，出现脑干和小脑受累的表现。若为双侧面瘫，伴有面、唇肿胀，则为 Melkersson-Rosenthal 综合征。

第二节　面神经的功能解剖

全面的面神经解剖知识对面神经疾病的诊断和治疗极为重要。根据面神经局部解剖，对面神经损害作出局部解剖定位是诊断中的重要步骤。面神经按行程分成 8 段：运动神经核上段、运动神经核段、脑桥小脑角段、内听道段、迷路段、鼓室段、乳突段和颞骨外段。面神经有3种纤维：运动支、自主神经的运动支和感觉支。面神经运动核发出运动神经纤维到面部各肌（除提上睑肌），它也支配镫骨肌、二腹肌后腹及颈阔肌。现分述如下：

副交感神经主要司理泪腺、鼻腔黏液腺、下颌下腺及舌下腺分泌。副交感神经起于上涎核，在脑桥下缘偕同运动神经出脑桥，行走于运动神经和前庭-耳蜗神经之间，故名中间神经。入内听道后与运动神经合并成一神经干，其纤维随面神经穿过膝状神经节，一部分纤维在此经岩浅大神经入蝶腭神经节，换神经元后，节后纤维分布至泪腺、鼻腔黏液腺；其余纤维随面神经主干行进于鼓室段和乳突段，最后通过鼓索神经抵达下颌下神经节，节后纤维终止于下颌下腺和舌下腺。

味觉纤维：味觉感受器的神经纤维沿舌神经、后经鼓索神经入面神经主干，达膝状神经节。中枢轴索组成的神经纤维出膝状神经节后，沿中间神经向上入脑干，止于脑桥中的孤束核。可能还有部分纤维经膝状神经节、蝶腭神经节，加入三叉神经入脑桥，故膝状神经节以上面神经干受损时，尚有味觉。

感觉纤维：司耳廓及外耳道小范围皮肤感觉。耳带状疱疹出现的外耳皮肤疱疹可能与此有关。

面神经分支包括以下几个分支：

岩浅大神经：属副交感神经纤维，自膝状神经节前方分出，经面神经骨管裂，在颞骨岩部，紧贴颅中窝的硬脑膜前行，直达三叉神经节下的破裂孔，与来自颈内动脉周围的交感神经丛发出的岩深神经汇合，构成翼管神经，经翼管抵达蝶腭神经节。节后纤维经三叉神经第二支的颧支和颧颞支，分布于泪腺、鼻和腭黏膜以及小涎腺。

岩浅小神经：亦自膝状神经节分出，在岩浅大神经稍外侧岩骨的前面穿行向内侧，由卵圆孔出颅，止于耳神经节。节后纤维随耳颞神经分布于腮腺、口及咽部小涎腺。

镫骨肌支：从面神经垂直段起始处，锥隆起后方发出，经锥隆起内的小管到达镫骨肌。司镫骨肌的收缩运动。如镫骨肌反射消失，强声刺激将产生听觉过敏。临床可通过镫骨肌反射阈测试，来判断面神经损伤部位和耳聋的性质和部位。

鼓索神经：鼓索神经中含有味觉纤维和副交感神经纤维。从面神经垂直段下1/3分出后，折向上向前，穿过鼓索小管，在鼓环后上入鼓室，在锤骨柄和砧骨长突间从前向后横跨鼓室，然后穿过鼓室前壁的骨小管，经岩鼓裂出鼓室，入颞下窝。鼓索神经所含味觉纤维分布于舌前2/3，副交感纤维至下颌下神经节，节后纤维分布于下颌下腺和舌下腺。

第三节　面瘫的局部定位诊断

局部定位诊断基于面神经局部解剖。由于面瘫病变的部位及程度不同，因此造成不同的运动、感觉和分泌功能障碍。面神经出茎乳孔后，运动神经病变产生同侧面部运动的麻痹，患者不能抬额、皱眉、闭眼、示齿、噘嘴、吹哨；睑裂增宽或缩小，如有眼睑轻度外翻，常示眼睑裂增宽；鼻唇沟变平、口角下垂；虽有角膜感觉，但因参与角膜反射的运动纤维受损，故角膜反射消失。

膝状神经节以远的面神经有病变，其支配区域的功能全部受损，再加上舌下腺、下颌下腺分泌功能减退和舌前2/3味觉减退或丧失。唾液腺分泌功能丧失是由于涎上核发出的节前副交感神经纤维阻断的结果。味觉并不一定丧失，这是因为某些神经纤维可经异常途径——经岩浅大神经到舌。镫骨肌正常功能可以防止镫骨过度运动。镫骨肌麻痹使镫骨肌反射消失，可用声导抗测听检查。最重要的是听觉过敏并不一定和镫骨肌麻痹有关，镫骨肌反射正常的人也有听觉过敏。

膝状神经节以上的病变，可产生上述所有的损害，加上病侧泪腺分泌丧失。这是由于到蝶腭神经节的节前副交感神经纤维损害的结果。由于膝状神经节以上病变损害整个面神经，感觉纤维也不再生，可引起味觉流泪综合征（鳄鱼泪），即由于味觉受刺激而引起流泪。

影响大脑皮层与延髓和大脑皮层网状结构纤维的中枢病变，由于这些中枢神经纤维传到面神经核细胞，如有病变，产生对侧面部下半部肌肉明显力弱，特别是口周区，上半面肌（与抬额、皱眉有关的）不受影响。这是因为上运动神经元麻痹时，大脑皮层延髓纤维支配上部面肌和额肌是双侧性，而大脑皮层延髓纤维支配下部面肌显然是交叉的。另一解释是上和下面神经核接受交叉纤维，但面神经下核接受的交叉纤维比面神经上核多，因此中枢病变易于损害下半部面肌。

局部定位诊断的正确性：局部定位诊断虽然方法简单，但结果可有很大的差异。如流泪明显减少但镫骨肌反射正常；流泪和镫骨肌反射丧失但味觉正常；流泪和镫骨肌反射丧失，但颌下腺流量正常。这些差异可发生在耳带状疱疹、颞骨骨折和面神经肿瘤。颞骨骨折，岩浅大神经和鼓索神经易于受伤（即使面神经本身不受伤）。在耳部带状疱疹合并多发性脑神经炎时，从脑干到周围神经多数部位有脱髓鞘病变。除此之外，肿瘤如神经瘤本身即可传导神经冲动，直至晚期才不传导神经冲动。因此，局部定位检查结果仅可作为其他诊断信息的补充。

第四节　局部定位方法及评价

一、流泪试验（Schirmer 法）

患者坐在检查椅上，眼部不用局部麻醉。用滤纸剪成 0.5cm × 5cm 长条，一端剪成钝圆，折弯挂在下睑正中和鼻侧内1/3的结膜囊内，注意不要碰触角膜，以免引起反射性流泪而影响试验结果。患者可以正常眨眼、闭眼，但不要挤眼睑。5min 后取下滤纸，测量潮湿区长度，与正常侧比较相差 50% 为阳性。

因标准 Schirmer 法结果变异大，所需时间长，现多用改良的 Schirmer 法。改良法能缩短检查时间。让患者吸入氨，1min 后取下滤纸，分别测量潮湿区长度并行比较。

二、镫骨肌反射测定

将声探头放在密闭的测试耳，将气压调至最大声顺点，对侧耳给予 85dB 的纯音刺激，如果出现镫骨肌反射性收缩，中耳的声顺变化将由声顺的指针摆动显示出来。如果面神经病变位于镫骨肌分支以下，则将出现镫骨肌反射。镫骨肌反射具有客观性和重复性，是较好的检查方法，但测试耳的鼓膜和中耳必须正常才能获得正确的结果。

三、味觉试验

检查味觉的方法很多，大致有 3 种：

1. 定性法　用甜、酸、苦、咸 4 种物质涂在患者舌上，检查味觉情况。

2. 半定量法　用不同浓度的有味液体涂在舌上，让患者作出反应。

定性和半定量法都是用棉棒蘸测试液，由舌尖向后 1 ~ 1.5cm 处涂布在舌外侧。两次检查间要漱口。

3. 电味觉试验　阳极电流刺激舌前 2/3，阴极放在患者手中，将产生一种金属苦味感觉。先试健侧，增加电流量直至患者感到金属味，再试患侧。正常 30μA 出现反应，比较两侧阈值。电味觉试验至少有 4 种仪器，检查结果的解释也不同。由于它依靠患者主观感觉，而味觉阈的个体差异大，因此，对结果评定要很谨慎。

味觉检查对临床诊断并非绝对必要，常用于研究。

四、下颌下腺流量试验

有很多检查法。检查前用 6% 枸橼酸或醋酸刺激唾液腺分泌。双侧下颌下腺导管插管，如为研究用，可把双侧导管连到一数字计算器；如为临床用，可把导管分别接到两个容器中，测量唾液腺流量并行两侧比较。据研究，流量少于正常值的 25% 时，88% 的患者呈不全恢复；流量在正常值的 26% ~ 49% 时，66% 呈不全恢复，流量在正常值的 50% 以上，只有 22% 不全恢复。

五、电检查

面瘫患者电检查的目的是了解神经损伤的生理程度，各种电检查能够显示面神经异常的最早日期有所不同。如神经切断病例，神经兴奋性试验和神经电图在切断 72h 时仍是正常的，神经兴奋性试验最早要到损伤 3 天后才显示变化，肌电图则要到 2 ~ 3 周后才能显示异常。

电检查的方法最有价值的是最小和最大神经兴奋性试验、神经电图和肌电图。

第五节　面瘫的影像学检查

以往面瘫的 X 线诊断主要使用前后位平片和侧位断层，现在已被 CT 和 MRI 所取代。颞骨骨折和中耳炎所致的面瘫，颞骨 CT 能清楚地显示骨折线及胆脂瘤、炎性肉芽组织等病变与面神经的关系，对确定病因和病变范围有重要意义。MRI 常用于评价蜗后病变，包括内听道、小脑脑桥角和脑实质（特别是脑干、小脑和大脑）的病变。对于软组织病变诊断的敏感性，MRI

明显优于 CT，且没有 CT（即使是薄层扫描）那么多的经岩骨的人工伪迹。因此，对于识别内听道、小脑脑桥角肿瘤及脑实质病变效果较好。钆增强的 MRI 对脑肿瘤、感染或炎性病变的诊断敏感性也明显比增强的 CT 好。因此，已替代 CT 成为诊断这些疾病的主要的影像学检查。对内听道和小脑脑桥角肿瘤，最好是用钆增强 MRI 获得 T_1 加权像，轴位，层厚 2mm，用以检查和观察病变。但脂肪或其他术后病变对T_1加权像有很大的影响，可以误认为是钆增强的病变。当轴位投照有问题时，也可加照冠状位。面神经和第Ⅷ脑神经的病变也采用以上同样方法进行检查。在怀疑有多发性硬化、脑缺血、或其他实质性病变时，常可加用一个长 TR 多回声、T_2 加权像序列，全脑用 5mm 层厚进行扫描检查。关于 Bell 面瘫的 MRI 检查，Millen 等（1990）的 5 例急性面瘫患者中有 4 例显示面神经管内面神经有钆增强。Schwaber等（1990）对 10 例急性、7 例慢性 Bell 面瘫进行 MRI 检查，结果除 1 例外，在面神经不同部位均显示有钆增强的信号。最常见的信号增强区在内听道或面神经的迷路段。Murphy（1991）在其所有的 Bell 面瘫进行 MRI 检查时发现迷路段有钆增强，少数患者在乳突段也有增强。如有面神经广泛部位增强，则预后不良。

第六节　面瘫的评价体系

准确评估面神经损伤所致的面瘫程度，对判断面神经功能、面瘫患者的预后以及疗效评价都很重要。多年来，许多临床医师一直在设计和完善面瘫的评估及分类体系，以期找到一种更完善、更科学、并被普遍接受的评价体系。

一、主观评估法

临床上通过观察患者面部运动，并作出主观判断的方法。

（一）纵观面部总体状况的评估体系

Botman 和 Jongkee 等（1967）提出 5 级分类法。他们将面部麻痹从正常到全瘫分为 5 级，并详述每级特征。这种分类法的缺点是仅考虑到面部状态和运动时是否协调对称，未考虑不同区域面部麻痹轻、重不同以及继发性损伤如联动等。May（1970）提出 10 区分类法，1981 年又简化为 3 级分类法，即 1 级正常，2 级中度异常，3 级重度异常。除与 Botman 法相似外，还考虑到继发的面神经损害如联动。总的来说，May 分类临床可操作性差。Peitersen 则首先考虑运动功能障碍并据此分类：①无面瘫；②轻瘫：只在扮相时出现面肌障碍；③中度麻痹：微笑时可观察到；④重度麻痹：收缩时仅见肌肉轮廓；⑤全瘫：无功能。该分类考虑到了收缩程度和痉挛现象，并提出联动与面瘫严重程度的相关，但忽略了泪液分泌减少和味觉障碍等相关现象。

（二）度量法

对面瘫程度评分。Fisch（1979）提出 3 种不同的评分体系：①分析对比患者恢复程度；②特定表情评分：安静 20%，皱前额 10%，紧闭眼 30%，微笑 30%，吹口哨 10%，总分按每 25% 为一级，共 5 级；③上述按百分比直接评分。

House（1983）由 15 位耳鼻咽喉科医师用 8 种不同的主观评估体系对 12 位面瘫患者的录像进行对比评估，结果表明所有系统对完全面瘫患者的评价准确率一致；而度量法虽然可靠性高，但不同系统之间仍有很大差异。因此，1984年9月全美耳鼻咽喉科头颈外科学会面神经障碍委员会推荐 House & Brackmann 评估体系，此后，该体系成为临床普遍应用的面瘫的评估体系（表 46-2）。

表 46-2 House&Brackmann 面神经障碍评估体系

分级	描述	特性
Ⅰ	正常	面部各区域功能正常
Ⅱ	轻度功能障碍	大体：近看轻度力弱，可有轻度抽动 静态：面部对称，张力正常 动态：前额：功能正常或轻度障碍 眼：轻轻用力可完全闭合 嘴：轻度不对称
Ⅲ	中度功能障碍	大体：两侧较明显差异，可见不严重的抽动 静态：面部对称，张力正常 动态：前额：轻度或中度障碍 眼：用力可完全闭合 嘴：用力时轻度力弱
Ⅳ	中～重度功能障碍	大体：两侧明显差异和力弱 静态：面部对称张力正常 动态：前额：无运动 眼：用力可完全闭合 嘴：用力时不对称
Ⅴ	重度功能障碍	大体：几乎无可观察到的运动 静态：面部不对称 动态：前额：无运动 眼：不能完全闭合 嘴：用力时轻微运动
Ⅵ	全面瘫	无运动

二、客观判断分级标准

有简单测量法、线性测量法、计算机辅助灰度对比法和计算机辅助视频检测系统等。简单测量法利用面部各部分的点、线和角度进行测量。线性测量法利用面部坐标标记进行测量。二者都与各种主观评估法进行对比分析，结果并不可靠。计算机辅助灰度对比法和计算机辅助视频检测系统与 House & Brackmann 等主观评估法对比分析，相关性高，比较可靠，但要普遍用于临床尚需时日。

第七节 面瘫的综合评价分析

各种检查方法对判断病变部位和面神经病理生理状况都具有各自的缺点。因此，面瘫的诊断需要遵循一些基本的准则。全面的病史和体格检查是面瘫病因诊断中的重要环节。化验对面瘫诊断意义不大，但对鉴别诊断有意义。因此，根据需要可做白细胞检查、血沉、血糖、螺旋体抗体滴定及骨髓检查等。面瘫最常见的 4 种疾病都呈急性发作，易于诊断。对有外伤史、耳流脓史或全身体检、化验和影像学检查有阳性所见者，应进行计划治疗。

1. 中枢性面瘫　脑干面神经核、皮层运动区或皮层和面神经核连接处有病变，常合并有其他中枢神经系统的神经体征。核上麻痹以面下部肌肉麻痹最严重，面部随意肌、感情肌运动不对称。

2. 多发性脑神经炎　关于多发性脑神经炎的概念比较混乱。有人认为单纯疱疹病毒和水痘-带状疱疹病毒都可引起多发性脑神经炎。以前认为单纯疱疹病毒仅引起 Bell 面瘫，不引起除面神经以外的脑神经损害，现在已知 Bell 面瘫也是一种侵犯多种脑神经的炎症。耳带状疱疹早已知是一种多发性脑神经炎，主要有三叉神经、舌咽神经、迷走神经及第Ⅷ对脑神经等的损害。因此要全面检查脑神经。

3. 外伤性面瘫　要评价损伤部位、类型、治疗选择和预后预测。外伤后立即发生的面瘫一般是严重的。神经可以是物理性切断，也可能是生理性断伤，但周围组织是完整的。这时做局部定位诊断来决定外伤部位会造成错误。岩浅大神经发出节前副交感神经纤维到泪腺和下颌下腺，而岩浅大神经和鼓索神经对外伤很敏感，即使面神经本身无损伤，它们也可能发生损伤。外伤后延迟发生的面瘫如发展为完全面瘫，常示预后不良。损伤的类型决定预后。颞骨纵形骨折最常见，10%～25%发生于面神经损伤。横形骨折靠内侧的骨折损伤内听道和耳蜗，靠外侧的骨折损伤前庭。横形骨折约50%发生面神经损伤。引起面神经损伤最常见的原因是压迫、扭转、撕裂、压缩和切断。

4. 中耳炎　中耳炎是面瘫的一个重要原因。急性中耳炎常见于儿童。慢性中耳炎特别是胆脂瘤，可腐蚀破坏面神经骨管，直接压迫面神经鞘或经自然的面神经裂缺压迫面神经。面瘫常见于慢性中耳炎急性发作，耳镜检查加上影像学检查可作出诊断。

5. 出生时的面瘫　区别面瘫是后天的还是先天发育缺陷造成的，是诊断中的一大难题。如同时有多发性先天缺陷如小耳畸形、并指畸形等，比较容易作出先天畸形的诊断。同样，如产钳助产分娩的新生儿，同时有耳周淤斑、血鼓室和面瘫，后天性面瘫的诊断也较明确。但在既无外伤体征、又无先天缺陷的新生儿，要确定面瘫是先天的还是后天的就比较困难。此时，脑干听觉诱发电位有助诊断。因先天性面瘫不必手术，其他检查也可暂缓。

参考文献

1. 李学佩编著. 神经耳科学. 贵阳: 贵州科学技术出版社, 1991
2. 赵燕玲. 面瘫评价系统研究进展. 国外医学耳鼻咽喉科学分册, 2001, 25 : 322-324
3. Chandrasekhar SS, De La Cruz,W. M Lo W, et al. Imaging of the Facial Nerve. In: Jackler RK and Brackmann DE, eds. Neurotology. St Louis: Mosby, 1994
4. Latchaw RE, Dreisbach JN. Imaging the petrous bone and associated intracranial structures. In: Chummings CW, Fredrickson JM, Harker LA, et al, eds. Otolaryngology-Head and Neck Surgery. 2nd ed. St Louis: Mosby, 1993, 2726-2745.
5. Dobie RA. Tests of facial nerve function. In: Chummings CW, Fredrickson JM, Harker LA, et al, eds. Otolaryngology-Head and Neck Surgery. 2nd ed. St Louis: Mosby, 1993,2718-2725

第四十七章

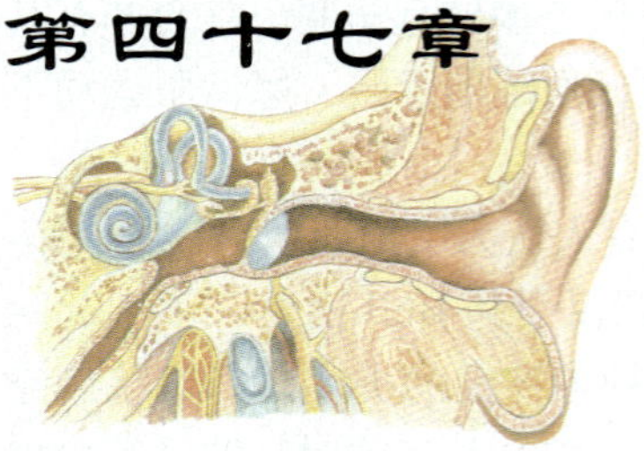

面神经电生理检查

李健东

在周围性面瘫早期作出准确的预后判断非常重要，它决定着患者能否得到最及时和恰当的治疗，有助于避免严重并发症的发生，这一诊断过程最好在面神经损害变为不可逆性之前进行。

神经冲动的本质是电信号的传导，因此电生理技术可以被用来评价面神经功能。面神经是一个混合神经，其中的躯体运动纤维主管面部表情肌，这一功能是通过运动单位来实现的。

一个完整的运动神经单位应包括一个运动神经元胞体、轴突、运动终板和它所支配的肌纤维4个部分，临床所见到的周围性面瘫只是最后一个环节——肌纤维失去随意收缩功能的表现，可由上述4部分中任意一个或多个部位病变所产生。临床所谓面神经损伤，实际指的是运动轴突损伤，但耳科医师应认识到它的实质是运动神经单位的损伤，当运动轴突中断后，会出现包括近端运动神经元代谢紊乱和凋亡，远端神经纤维变性，运动终板崩解、消失，面肌失神经萎缩在内的一系列病理变化，这些继发改变都会影响到面瘫恢复的程度。耳科医师只有深刻理解面神经疾病的实质，了解各种电生理技术的原理和功能及其有限性，才能从复杂的资料归纳、总结，作出准确的判断。

下面主要介绍几种临床常用的方法。除神经内科常用的肌电图外，当前用于面瘫预后的电诊断试验有Lauman- Jongkees建立的神经兴奋试验（nerve excitability tests, NET）、May建立的最大刺激试验（maximal stimulation test, MST）和Esslen-Fisch建立的神经电图检查(eletroneuronography, ENoG）还有我们自己建立的F波（F wave）检查方法。对这些方法合理地配合应用，已能基本满足诊断要求。

应该注意的是，病史采集在临床中有重要意义。应详细询问有无诱因、起病缓急、是否有中枢神经系统病变表现、是否伴有耳鸣、眩晕、听力下降等其他症状、是否做过肉毒素注射等。另外，电生理检查需要在麻痹侧及正常侧之间进行比较，以正常侧作为参考。如正常侧有面神经病史、颅面部畸形、中枢神经系统疾病、重症肌无力等，会直接影响到电生理检查的可信度，临床医师应对这些因素进行综合归纳，以得出最可信的诊断。

第一节　肌电图

肌电图观察插入肌肉内的电极记录到的电活动，是神经内科常用检查手段，耳科医师应对其有所了解。

正常肌肉静息时不能检测到电活动，但在随意收缩时就会出现运动单位动作电位。在运动单位受累时，静息的肌肉可出现多种电活动，运动单位动作电位可出现异常的波形和电活动模式。因此，肌电图的异常是运动单位功能异常的客观指标，常反映出神经元、神经-肌肉接头或肌纤维疾病的性质和部位。

肌电图并不能直接对疾病进行临床诊断，因为它对某一特定疾病来说，没有特征性波形。肌电图只有与病史、临床检查和其他辅助检查一起分析才能有助于诊断。

肌电图可鉴别出面肌瘫痪是神经源性还是肌源性。在神经源性疾病中，可区别面神经核病变还是面神经本身发生了病变；可判定神经损伤后有无再生；对面瘫预后也有一定的参考价值。

一、检查方法

检查需要肌电图仪。检查时常用同心针电极插入肌肉内，通过肌电图仪的显示屏观察电活动情况，并可将结果存储打印出来。由于肌电信号的频率恰好在人耳听觉频谱范围内，所以肌电图一般附有扬声器，可同时把电活动以声音形式表现出来。根据某些疾病的特征性声音，医师可以迅速做出判断。

一般观察 3 种状态下的肌电信号变化，即针电极插入肌肉后，肌肉完全松弛时和主动收缩时。

二、结果判读

（一）正常肌电图

当针电极插入肌肉时，引起一串短暂的电位发放，称为插入电位。插入电位一般持续时间在 1s 内。电极再次移动时可重复出现此电位。

正常肌肉静止时没有电活动，所得记录为一条直线。

正常肌肉在做主动收缩时，来自运动轴突的冲动抵达神经-肌肉接头，触发终板，引起肌肉动作电位，并很快地扩散到整个肌膜的外表，引起肌肉收缩。每个运动神经元的一次冲动引起它所支配的肌纤维收缩，就出现一个运动单位电位。运动单位电位是一个运动神经元所支配的所有肌纤维的电活动通过容积传导后的总和（图 47-1）。

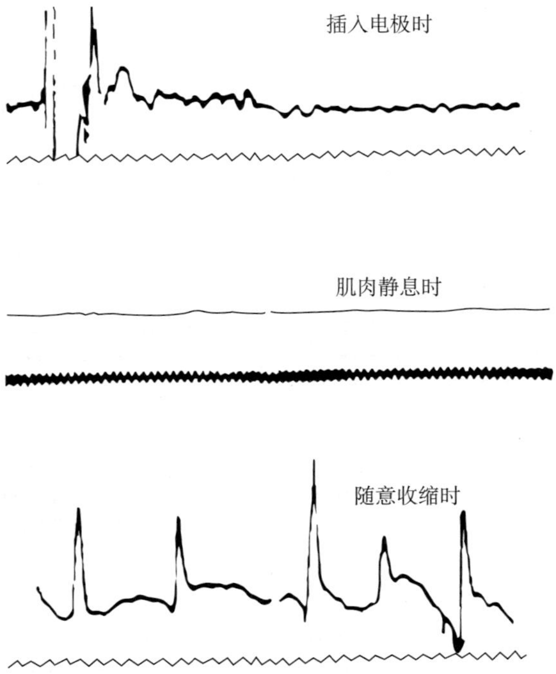

图 47-1　正常肌电图

在肌肉做极轻度主动收缩时，即可看到单个出现的运动单位电位。可能为单相、双相或三相。每一个波以每秒 5 ~ 10 次的频率重复出现。波宽为2～10ms。波幅为0.4～3mV，一般为0.5～1mV。双相或三相波在运动单位波中占绝大部分，约占 80% 以上。四相以上的则称多相波，在正常肌肉中约占 5% ~ 10%。

肌肉收缩力度增强时，参与收缩的运动单位数目增加，几个运动单位的动作电位混在一起。

当用最大力收缩时，每个运动单位的放电频率增加，达每秒 50 次，甚至可达 150 次之多，而且活动的运动单位数亦增加。它们各自的节律性的高频放电挤在一起，以至无法辨认每个运动单位波的轮廓，称为干扰相（图 47-2）。

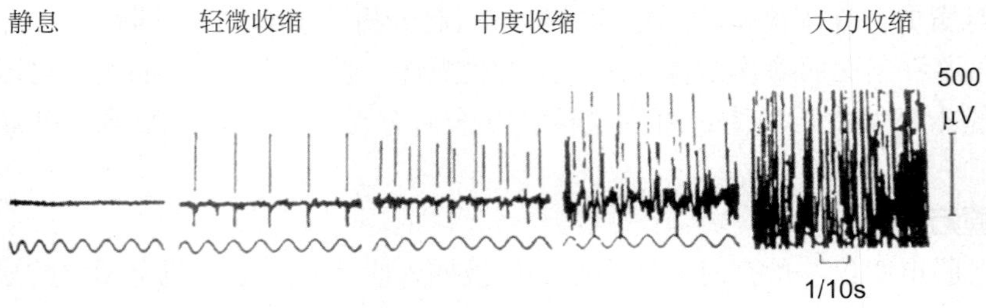

图 47-2　不同收缩力度时的正常肌电图

（二）面神经损伤 2 周内的面肌电图

肌电图的表现取决于面神经受损的程度和变性的速度。由于此阶段神经损伤病理变化十分复杂，所以肌电图表现多样，很少有规律。即使神经完全中断，但因此时肌纤维的变化还不足以产生纤颤电位，也只表现为随意收缩时运动单位电位消失，与神经传导阻滞的肌电图表现相同。可见，对面神经严重损伤的患者来说，肌电图没有早期预后意义。

只要肌电图能引出随意动作电位，就说明面神经不是完全损伤，患者一般预后良好。

（三）失神经支配 2 周后面肌的异常肌电图

1. 插入电位异常　当针电极插入失神经支配的肌肉或移动针电极时，出现多个连续、排放的正相锋形电位，持续时间数秒至数分钟或更长。这种电位有时在失神经后第8天即出现，较自发性纤颤电位出现稍早，也可见于神经再生期。

2. 静息时出现自发性电位　面神经损伤时可见下列几种自发性电位（图 47-3）。

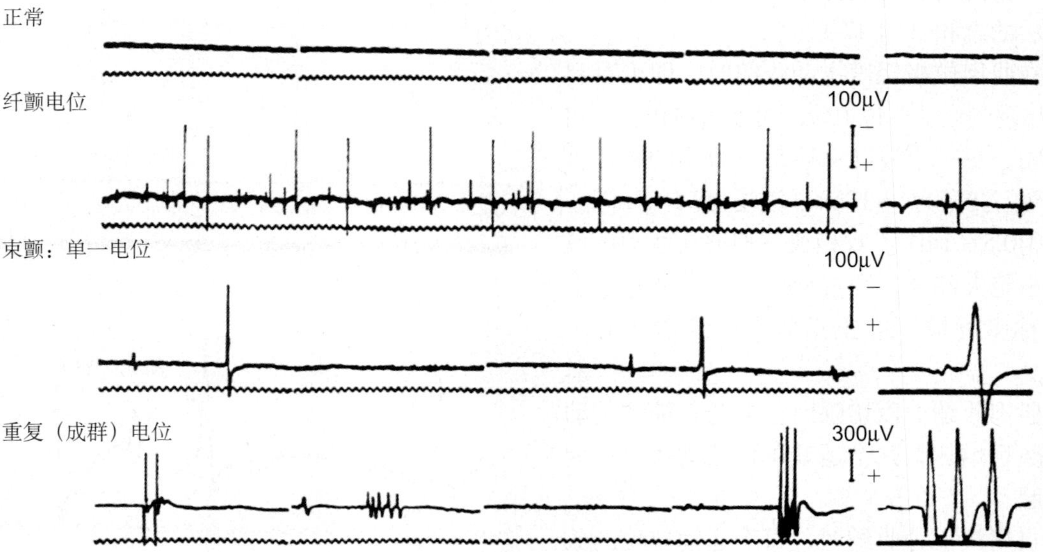

图 47-3　静息时临床常见的电位

（1）纤颤电位：肌肉失去神经支配2～3周后，突触后膜对乙酰胆碱和其他化学物质的兴奋性异常增高，出现自发性异常放电，肌电图在肌静息时可记录到纤颤电位。纤颤电位是肌肉放松时出现的一种短时限、低电压自发电位。时限为0.5～4ms，大部分在2ms以下；波幅为50～500μV，大部分＜300μV；波形呈单相或双相，起始相为正相；放电间隔虽可有比较规律的间隔，但大多不规则。扬声器上可听到如雨点落地似的"嗒嗒"声。该电位代表肌肉去神经支配，故又称失神经波。

（2）正锐波（正相电位）：亦为肌肉去神经支配后出现的自发电位。图形先偏离基线向下，而后向上稍超过基线再回复到基线。正相宽大，负相低矮，故V形或锯齿状。时限可长达100ms，波幅200～2 000μV，此电位也常出现在针电极插入时（图47-4）。

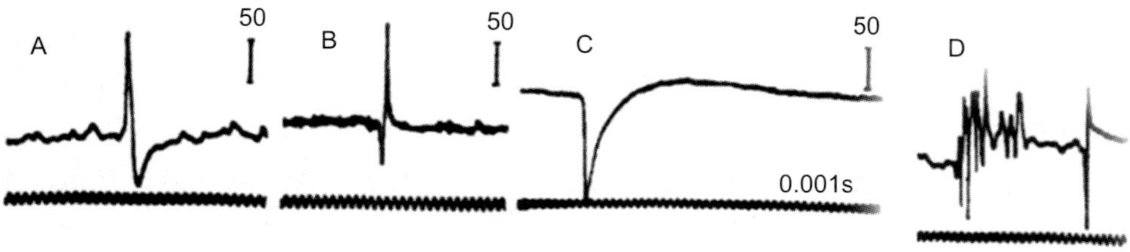

图47-4　异常肌电图：
A. 插入电位异常；B. 纤颤电位；C. 正锐波；D. 神经再生电位

（3）束颤电位：肌肉放松时出现的自发运动单位电位。时限5～15ms，波幅100～600μV，频率从每秒1～3次至50次/s不等。放电间隔常不规则，波形呈双相、三相(单纯束颤电位)或多相(复合束颤电位)，常伴有肉眼可见的肌肉束颤。束颤电位仅表示运动单位兴奋性增高，可见于运动神经元疾病和神经根疾病，也可见于无神经系统器质性病变的肌肉，因而不能单纯以束颤电位来确定面神经病变的存在，但频率低的复合束颤电位诊断价值较大。

3. 运动单位电位的改变　面神经不全损伤时，运动单位电位时限延长或缩短，波幅的增高或降低，多相电位数量增加时，常提示异常。运动单位电位的时程，随不同年龄不同肌肉而异，通常需测定20个以上运动单位电位计算出平均值。为迅速做出比较，可粗略的将时限大于12ms者称为运动单位电位时限增长，小于3ms者称为运动单位电位时限缩短。

正常运动单位电位的波幅差异较大，故其诊断价值较小，若其振幅大于6 000μV时，称为波幅增高或巨大电位。长时限和高波幅的电位见于陈旧性面神经损伤，也见于脊髓前角细胞疾病。低波幅和短时限电位见于肌源性疾病及面神经再生早期。

多相电位的数量超过12%时，称为多相电位增加。位相繁多呈簇的多相电位，称为复合电位，也可见于面神经损伤。低波幅的多相电位，多见于面神经再生早期，称为新生电位，但也可见于肌源性疾病。

当肌肉大力收缩时，因面神经病变而致运动单位电位数量减少，不能综合成干扰相。根据病变程度不同出现混合相或单纯相，有时可见单个电位组成的高频放电。有时肌肉瘫痪严重，用最大力收缩也仅见轻微收缩，但肌电图上却见到极高频率的放电，波型琐碎呈干扰相，称为病理干扰相，多见于肌源性疾病。

面神经完全损伤的患者随意运动消失，表现为电静息。

（四）神经再生的肌电图

插入电位常异常，随着神经再生的完全逐步好转。静息时仍常见纤颤电位的正锐波。再生的标志是随意动作电位的再出现，多为低波幅的多相新生电位，一旦发现再生电位，传统的治疗措施是耐心等待患者自然恢复。

本节要点：

① 肌电图可以检查几乎每一块面肌，在面神经分支损伤时有用。

② 在面瘫发病早期，只要能引出随意动作电位，就说明神经不是完全损伤。

③ 在面神经损伤后 14 ～ 21 天后才能检测到纤颤电位，此时神经已发生了瓦勒氏变性，不可能完全恢复，临床应用已太迟了。

④ 在晚期出现再生电位表示神经功能已开始恢复，此时的医疗干预效果可疑。

⑤ 肌电图必须遵循个体化原则，结合病史进行全面分析，切忌教条。临床上面神经的损伤很复杂，临床表现上可分不全面瘫和完全面瘫，对被检查的某个特定运动单位来说，可能是神经失用，也可能是神经变性，因此多检查几块肌肉才能增加预测的准确度。肌电图检查耗时长，每个患者约 1 小时左右。

⑥ 检查者需要有丰富的经验和决断力，根据每一步骤结果及时调整检查方案，才能得到较可靠的结果。

第二节　神经兴奋性检查和最大刺激检查

一、神经兴奋性检查

神经兴奋性检查（never excitability test, NET）测定的是能引起面肌收缩的最小的电流刺激强度，用健、患侧阈值差别来判断面瘫预后。

NET 所需设备简单，只要一个表面电极刺激器，用 1 ～ 6Hz 负向方波刺激面神经干（茎乳孔处）或其分支，刺激时程0.1～1ms不等。我们选择0.3ms的直流电，电流从零逐渐加大，直到面部出现可见的肌肉收缩，记下此时的电流强度（mA）即兴奋阈。比较健侧与患侧的阈值，相差 3.5mA 以上时，大部分面瘫患者预后较差，恢复不完全。

NET的原理是神经失用(暂时的神经传导阻滞)时，病变远侧的神经仍能传导电脉冲并引起面肌反应，而轴突中断或更重的病变，其远侧神经没有传导功能。由于神经变性是由近及远逐步发展，神经变性发展到运动终板约需一周时间，所以在面瘫发病一周内 NET 结果可信度差。

由于易于操作，价格低廉，所以 NET 是临床常用的电诊断方法。

NET 检查有其固有缺陷。这种最小肌肉收缩只要有少许健存的远段轴突即可产生，当患者大多数轴突发生了严重变性或丧失时，理应出现预后差的结果，但如果 NET 检查时恰好刺激了少数健存轴突，就会以较低阈值引发出肌肉收缩，出现 NET 正常结果，造成预后良好的假象。故当两侧对比电兴奋性的差异 $<$ 3.5mA 时，用 NET 判断预后不可靠；但 NET $>$ 3.5mA 时，常能准确说明预后不良。

面神经的代偿能力很强，面神经纤维受损达 50% 以上时，临床才会出现肉眼可见的面瘫。另外，面神经中含有多种神经纤维，分别有不同的兴奋阈，直径粗的有髓神经纤维阈值较低，首先出现收缩，而细的无髓鞘神经纤维阈值高，NET 未能检查到，要判定这些阈值高的神经纤维的状态，必须采用较强的刺激电流。

上述情况说明 ENT 不可能全面地分析面神经的功能状态，不会成为判断面瘫预后的主要诊断方法。

二、最大刺激检查

在 May 的一项研究中，42% 的 Bell 麻痹患者中尽管 NET 正常，但是恢复不完全。他认为，刺激面神经的电流量与神经纤维受刺激兴奋的数量成正比，面部肌肉的收缩范围和强度取决于参与兴奋活动的神经纤维的数量。NET 是用最小电流刺激面部表情肌出现可见的肌收缩，因而损伤 70% 和 40% 神经纤维的患者，所测得的 NET 结果可能是一致的。因此他主张采用最大电刺激，使所有的面神经纤维都兴奋，引起面部表情肌最大收缩，比较患侧和健侧肌肉收缩程度的差别，来判断神经的损伤程度，此种方法称为最大刺激检查（maximal stimulation test，MST）。May 的比较标准是两侧相等、略弱、很弱及无反应。Adour 把结果分为 5 个等级：与健侧相同4分、轻度减弱3分、中度减弱2分、重度减弱1分和没有反应0分。后两者预后差。

与 NET 一样，MST 仍然是主观目测结果，其结果因测试人的水平及经验而有所差别，不同的是 MST 用最大刺激取代最小刺激，所以 MST 被认为是对 NET 的一种改良。但实际上两者有本质的区别，NET 测量的是神经纤维反应阈值，MST 为神经完全兴奋后肌肉收缩能力的比较。

由于神经变性一般需要一定的时间，而且变性也不一定是完全性的，因此进行一次 MST 检查是不够的，有必要重新检查。应该要求患者在病后的第 3、5、7、10 和 14 天接受多次检查。有研究表明，如果在前 10 天内两侧反应相等，92% 的患者功能可望完全恢复；而反应 10 天内消失，100% 的患者表现为不完全恢复。

与 NET 一样，MST 检查也只需一个电刺激器。患者仰卧在检查床上，检查者应站在患者头部，可以同时看到患者面部的两侧，其方法是在眉弓外侧与鬓角连线中点的垂线上用直流电（脉宽 0.6ms）依次刺激面神经的 5 个主要分支。支配额肌的分支刺激点通常位于外眦后约 2.5cm 处；支配眼轮匝肌的分支的刺激点在眼眶的外缘，支配口轮匝肌分支的刺激点位置在下颌骨面动脉切迹处（图 47-5）。一般观察额肌、眼轮匝肌、口轮匝肌三处即可，计算 3 处得分的平均值作为最后得分。也可附加观察鼻翼、下唇和颈区。这样记分更准确，但患者不易接受，而且较费时。

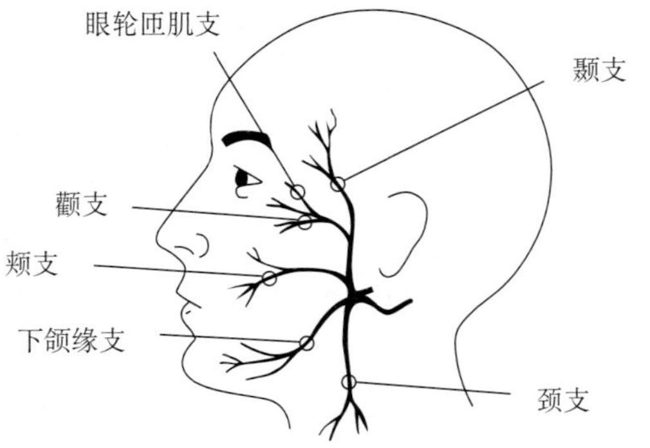

图 47-5　NET 和 MST 检查常用刺激点

由于茎乳孔外面神经各分支走行方向并不恒定，所以在检查时需先把刺激电极放到上述神经分支上，电流强度缓慢增加，当产生微弱的肌肉收缩时，移动刺激电极，以确定最敏感点，然后逐渐增加电流强度直到患者感到不舒服(此时才为最大刺激)为止。观察评价面肌运动幅度的大、小，并进行健、患侧对比，以判断患侧肌肉运动减少的情况。

据 Adour 报道，当患者 MST 的平均分 ≤ 2.7 分时，该患者出现不完全恢复并伴有联动的机会为 94%（表 47-1）。

表 47-1 平均 MST 得分对面瘫恢复程度的预后判断

MST 得分	面瘫可恢复程度（%）	恢复需要时间 (周)	联动后遗症
4	100	3 ~ 6	无
3 ~ 3.9	75 ~ 100	4 ~ 8	轻微
2 ~ 2.9	75	6 ~ 12	中等
1 ~ 1.9	50 ~ 75	8 ~ 12	中、重度
0 ~ 0.9	< 50	12+	重度

MST 检查和计算比 NET 繁琐，但结果更可靠，与下面介绍的面神经电图相比，价格便宜，而且测量了 3 个以上面神经分支，因此，用 MST 作为面神经麻痹的预后指标仍得到一些学者的支持。

本节要点：

①NET和MST都属主观检查方法，但两者有本质的区别；NET测量的是神经纤维反应阈值，MST 为神经完全兴奋后健患侧肌肉收缩能力的比较。

② NET 和 MST 可以检查面神经每一个分支，便宜、易行。

③在面瘫发病早期（1 周内），NET 和 MST 均无预后诊断作用。

第三节　面神经电图

为了消除MST检查者主观因素的干扰，得到客观结果，Esslen对MST的测量方法加以改进，使用超最大刺激兴奋面神经干引起全部面肌收缩，用表面电极记录面部表情肌收缩时的复合动作电位（compound action potential，CAP）。比较健侧及患侧的 CAP，根据其差值的百分数估计神经受损程度，临床称之为面神经电图（ENoG）。这种方法得到Fisch的认同，他在ENoG技术的推广上发挥了主要作用。

May 称这项检测为诱发肌电图（EEMG），因为测定的是肌肉收缩时的复合动作电位，而不是神经的复合动作电位。但是，这项技术确实与经典的EEMG 不同，记录电极并不按传统放在特定某一块肌肉上，而是记录了口鼻周围几块面肌的同步收缩时的复合动作电位，所以我们认为，还是称为面神经电图（ENoG）比较合适。目前ENoG作为医学常用关键词而被广泛应用。

一、ENoG 的基本原理

面神经麻痹的病理生理改变主要有两种，即神经传导阻滞及神经变性。传导阻滞较轻，属可逆性改变，当病因消除后面瘫可完全恢复；而神经变性是不可逆的病理改变，其功能的恢复要靠神经再生，再生程度不一，出现并发症的几率也不一样。

在面神经，正常纤维的电兴奋阈和传导阻滞纤维的电兴奋阈近于相等，而变性的神经纤维对电刺激的反应明显降低或无反应。因此可用电刺激的方法，刺激神经干，观察其反应（面部肌肉收缩）情况，以判断病变是神经阻滞、神经变性还是混合性病变。

电刺激神经纤维引起兴奋的数量与刺激的电流量的大小成正比。当电流量达到某一强度时，所有的神经纤维都出现兴奋，使面肌达到最大程度的收缩。此时记录健侧和患侧面肌收缩时的复合动作电位并加以比较，即可了解患侧面神经纤维已发生变性的数量，从而判断患侧神经的病变程度。

二、ENoG 的测量方法

1. ENoG 的测试设备　测试设备为带有直流电刺激器的肌电图仪或诱发电位仪。软件选择体感诱发电位，需进行参数设定。目前已有厂家开发出独立的 ENoG 测试软件，可直接选用。

2. 电极放置　电极放置在 ENoG 检查中至关重要，记录电极位置移动 0.5 cm，CAP 波形就可发生较大变化，因此有必要对电极放置进行标准化管理。我们用下面的放置方法测量数百例患者（图47-6），获得了满意结果。刺激电极用手持型表面电极刺激器（恒压，电流强度可调），正负极间距 20mm。正极置耳屏前，负极放置在近茎乳孔处移动，选择最敏感的刺激点进行刺激，可适当加压获得满意大刺激效果。

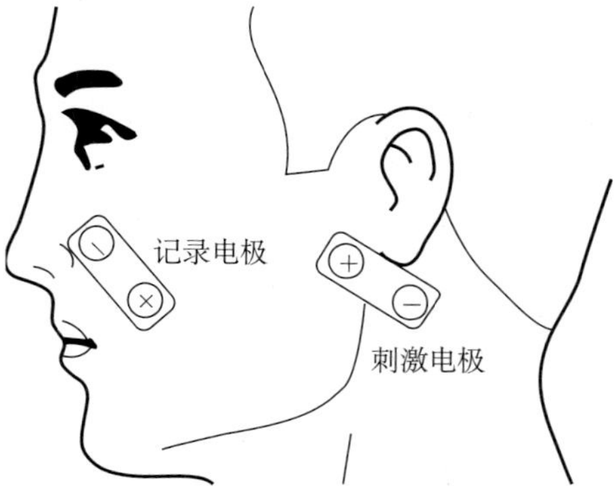

图 47-6　面神经电图电极安放位置

用直径 10mm 的表面电极记录。负极置于鼻翼旁，正极置于鼻唇沟上，正、负极间距 20mm，电极下涂导电膏，用胶带固定在皮肤上，不需加压。局部皮肤用丙酮脱脂，使电极与皮肤间电阻 < 5k　。地极用针电极放置在额顶点（Fpz）。

3. 其他测量技术　患者仰卧，操作者立于患者头侧，手持刺激器，从 0mA 开始发放电脉冲，逐渐增强电流达到超大刺激。一般情况下达患者感到疼痛时，再逐渐减小电流，到患者不疼时的电流强度为恰到好处。ENoG测试的理想刺激强度应是出现最大振幅时电流强度，再增加 10%。

刺激电流选择时程 0.2ms，方波电脉冲，每秒1次。显示器记录参数为500～1000μV/Div，带通滤波为 1 ～ 10 000Hz，扫描记录时间 20ms，平均叠加记录 10 次，显示器会出现 ENoG 应有的双相波形（图 47-7），测量峰峰振幅值，记录单位为 mV。图中 M1、M2、M3 为检测的不同肌肉，L 为潜伏期，P 和 N 分别为正、负波。

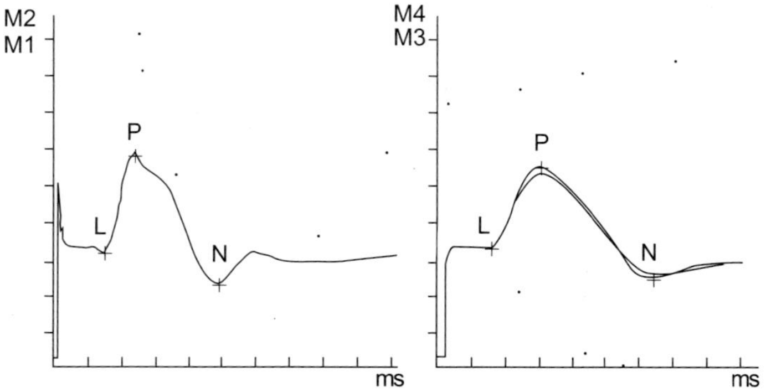

图 47-7　正常人面神经电图

此时，检查者应观察是否有嚼肌收缩引发的伪迹。若有嚼肌收缩（随每次电刺激出现下颌抽动或者是颞部跳动）时，可将刺激电极稍加移动，嚼肌收缩多可停止。若仍不能停止，则需减小刺激电流强度，直到无嚼肌收缩时为止。此时，可观察 ENoG 是否仍为最大振幅，若仍为最大振幅，即可以此电流强度为刺激强度进行测试，若振幅变的比最大振幅小，则应增强电流达到最大振幅为止。降低放大器增益倍数有助于消除伪迹。有时一些患者只能用次最大刺激引出 ENoG 波形，此时 ENoG 并不能真正反映神经的生理状态。

与 MST 一样，ENoG 也应隔 2 ~ 3 天复查一次，到3周末（21天）为止。连续测试可观察神经变性的趋势，有利于评估预后和决定治疗方针。由于损伤的原因和程度的差别，面神经纤维发生变性的速度也不一致。总的说来，损伤愈重，发生变性的纤维愈多，变性的速度愈快（图 47-8）。

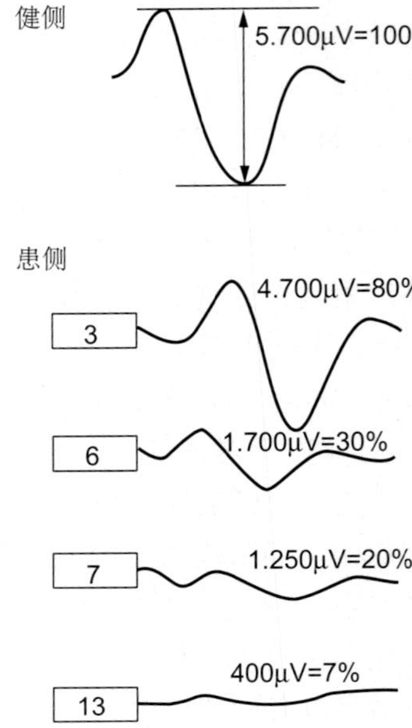

图 47-8 发病第 3、6、7、13 天患侧 CAP 幅度的变化过程

三、测量结果判读

1. 正常值 正常 CAP 一般为双向曲线，其潜伏期约 3.2ms 左右，对判断预后无帮助。峰 - 峰振幅在 1.28 ~ 12.8mV 之间，平均电位 5.1mV，中位数为 4.5mV。

正常人 ENoG 两侧振幅极少完全相等。二者间差的正常值各家报告不同，Esslen 报告为 3%(N = 30)； May 为 20%(N = 288)；Kartush 为 21.2%(N = 30)。我们实验室为 19.6%(N = 30)。

同一受试者两次检查间振幅也有差别，May 报告为 10%(N = 10)； Hughes 为 11.4%(N = 22)，我们实验室为 12.7%(N = 15)。

2. 临床应用 ENoG值是描述患侧面神经变性程度的指标，以百分数来表示。与健侧复合电位相比，患侧达到的百分数即代表患侧健存的神经纤维数量，健患侧百分数之差即为患侧神经变性的百分比。

ENoG 值的计算方法是：1 － （患侧振幅 / 健侧振幅） × 100%

例如一患者 ENoG 测试结果是健侧为 4mV，患侧为 0.4mV。按上式计算，ENoG 值为 90%。临床上一般以 90% 作为判断预后的临界值，90% 以上预后较差，低于 90% 多可恢复。（图 47-9 ~ 47-11）。

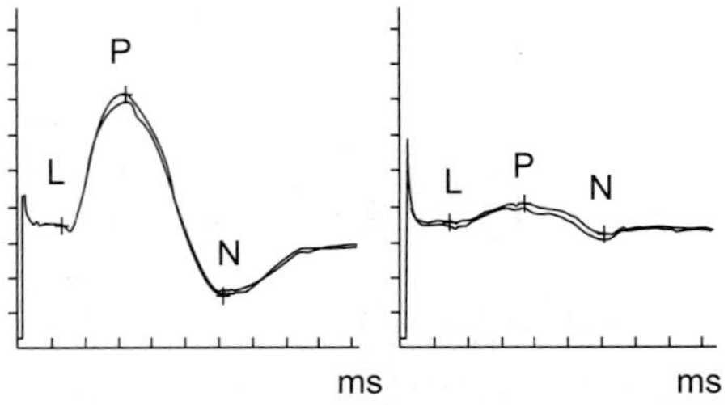

图 47-9 Bell 面瘫患者，发病第 10 天，ENoG 值 80%，预后好

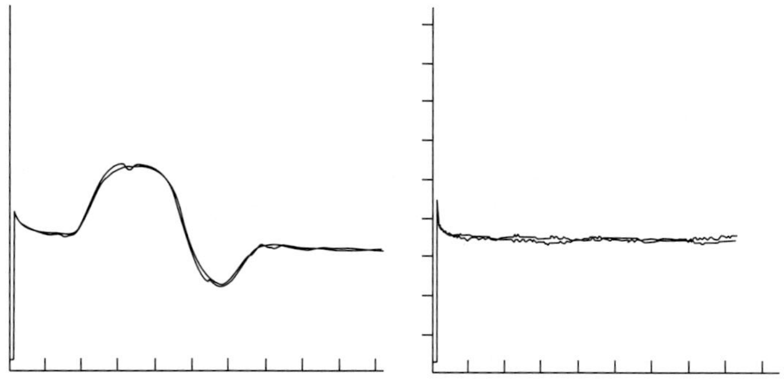

图 47-10　耳带状疱疹患者，发病第 8 天，ENoG 值 100%，预后差

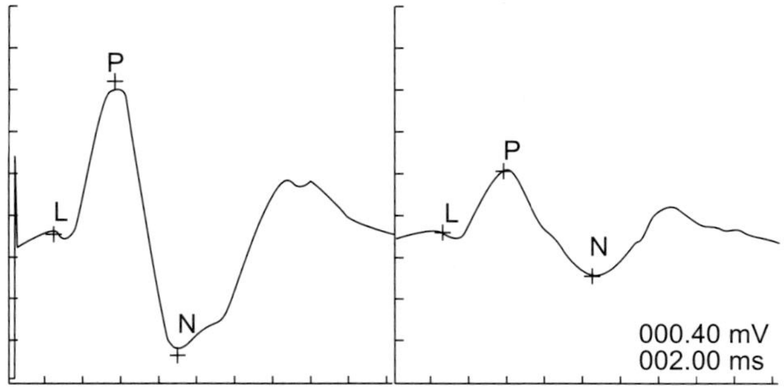

图 47-11　Bell 面瘫患者第 6 天，ENoG 值－ 180%，患侧亢进，完全恢复

3. 资料判读应注意的问题：

（1）面瘫恢复期的ENoG存在滞后现象：临床上面瘫功能的恢复要比ENoG的复合电位增加超前很多，因此面瘫患者可能已看到面肌的活动，而ENoG值仍为100%。我们认为，这是由于再生的神经纤维髓鞘不均匀，不能对电刺激发生同步兴奋的缘故。对发病 4 周以上的患者，ENoG 的结果只能作为其面神经曾受到过损伤情况的参考，对于是否已开始恢复，则需用其他检查方法如 F 波、蹬骨肌反射、肌电图等加以核检，不能单独以面神经电图作为预后及治疗上的依据。

（2）面神经电图检查方法在设计上存在不足：

ENoG 刺激点在茎乳孔处的面神经总干，记录电极负极置于鼻翼旁鼻唇沟起点，正极在鼻唇沟上距负极 2cm处，但实际上电极并没有安置在某块固定的肌肉上，（图47-12）并不符合肌腹 - 肌腱导程这一诱发肌电图要求的电极放置标准。ENoG 结果表示的只是记录电极周围的面神经分支及运动终板、肌肉对刺激的反应，ENoG 的振幅，即 CAMP，只是鼻唇沟周围几块肌肉的肌纤维电位的总和。

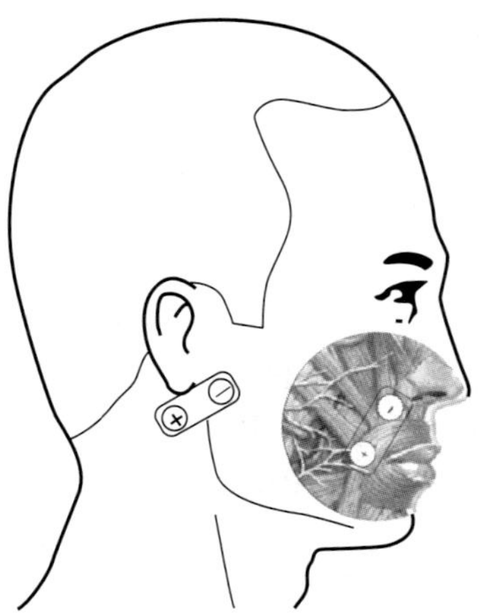

图 47-12　面神经电图记录电极实际位置

ENoG 是根据颅外段神经变性的测量结果

来推测近段神经的变性程度，而周围性面瘫的发病部位多位于颞骨内的神经近段，神经病变程度在远近段并不一致，在神经严重受压时发生的Wallerian氏变性是由近向远逐步发展。在发病早期，远段神经轻度病变时，近段神经可能已有更严重的病变；当远段神经严重变性时，近段神经可能已进入某种不可逆的病理状态，因此发病早期ENoG会有假阴性结果出现，可造成病情处理上的延误，很多学者发现此缺陷，并认为 ENoG 在发病 1 周内意义不大，在发病 11 ~ 14 天评定较有意义。

（3）临界值问题：我们在随访研究中发现，当患者 ENoG 值远远低于 90% 时，判断预后好的准确度很高，当患者ENoG值接近90%这一临界值时，判断预后的意义很难把握，如一位患者两次 ENoG 值分别为 88% 与 92%，由于 ENoG 正常人重复检查结果即有误差存在，如仅根据这 4% 的差异做出预后判断，可能会出现错误。

综上所述，虽然 ENoG 是客观的面瘫检查方法，在临床应用已近 20 年，但判读结果时必须结合临床上其他资料加以分析，才能得到准确定结论。另外，ENoG 仍不能解决早期诊断的难题。

本节要点：

① ENoG 是量化的客观指标，技术上优于 MST，在面瘫预后诊断中发挥了主要作用。

② 非严格意义上的诱发肌电图，记录电极位置有缺陷。

③ 由于仍是在茎乳孔外刺激面神经远段来探寻颞骨内神经损伤程度，所以 ENoG 仍不能解决早期诊断的难题。

④ 作为定量检查，当 ENoG 值在 90% 的临界值附近时判断困难。

⑤ 面瘫晚期 ENoG 值存在滞后现象。

第四节　F 波检查

上述各种检查项目如 ENoG 等均只能检测面神经的远段即颅外段。面神经的近段虽然也是疾病的好发部位，但由于深藏在颞骨内而无法直接检测。由于病变的发展是由近至远逐渐进展，使我们在发病早期无法对病情进行判断。这种诊断与临床之间的时间差将使部分患者错过治疗的最好时机。临床急需新的检查手段来弥补这一不足。

一、F 波检查原理

神经传导的一个重要特征是双向传导性。对运动神经施加一个阈上强度的刺激，产生的兴奋将由刺激点同时向中枢（逆行）和肌肉（顺行）两端传导。F 波是少数脊髓前角（或脑干运动神经核）的运动神经元在受到逆行冲动的刺激后产生兴奋并再次沿着运动轴突顺行传导至肌肉而引出的小电位，由 Magladery 和 Dougal 在 1950 年首次进行了详细的描述。因为最早在足部（foot）肌肉被发现，所以命名为 F 波（图 47-13）。

运动神经单位的生理完整性是F波出现的基础。一旦神经的某一段因病变传导减慢，F波的潜伏期即会延长，在神经严重变性或被切断时，F波就不能被引出，所以能用来评价运动神经纤维包括近段在内的全程的功能状态。自 1974 年 Kimura 等报道F 波在Charcot-Marie- Tooth 病的应用以来，F 波在格林 - 巴利综合征、糖尿病性神经病变、酒精性神经病变、尿毒症性神经病变、臂丛和根性神经病、脊髓空洞症、腕管综合征等多种周围神经疾病的早期诊断中都发挥了重要作用。

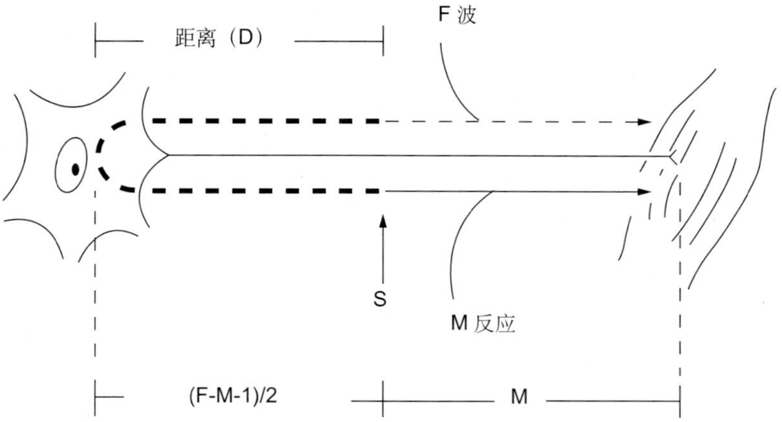

图 47-13　F 波产生示意图

我们在 1996 年建立了面神经 F 波的检查方法，确定了国人正常值，并首先应用到周围性面瘫的临床诊断中。我们发现，F 波在周围性面瘫早期预后诊断中有非常重要的价值，F 波可以在神经兴奋传导通路中断的即刻发现问题，使得面瘫早期诊断成为可能。因此，用 F 波存在与否作为一个定性指标来判断预后，比 ENoG ＞ 90% 的定量指标更加可靠。

二、F 波测试方法

检查在光线较暗、装有空调的安静房间里进行，受试者仰卧在检查床上，放松 5min 后开始检查，先健侧，后患侧。

目前常见的肌电图仪均带有独立的 F 波测试软件，老式机型往往把 F 波包含在神经传导速度测定软件中。

电极放置如图 47-14 所示，用记录面积为 0.02mm^2 的同心针电极在降口角肌内记录，单极针电极在颏下接地。刺激器刺激面神经的下颌缘支，将电极置于同侧下颌骨缘附近，阴极在近侧，且阴极距记录电极 30mm。选用时程为 0.2ms 的方波，连续刺激 16 次，发放频率为 1Hz。逐步加大刺激电流强度达 120% ～ 130% 的超强刺激后进行记录，滤波范围 100 ～ 3 000Hz，分析时间为 60ms，放大倍数为 250 ～ 500μV/Div。参照 Peioglou- Harmoussi 等的做法，我们规定只有清晰地离开基线且高度＞ 40μV 的波形偏折才能计为 F 波，波形中每个＞10μV 的向下的偏折算作一个相位，振幅采用峰-峰测量。分别测量了 F 波的潜伏期、时程、振幅、相位。把连续得到的多个 F 波的潜伏期相加后除以 F 波数得到该患者的平均潜伏期，并按公式计算出中位数潜伏期，同时找出最小潜伏期和最大潜伏期。用最大潜伏期减去最小潜伏期得到 F 波的时间离散度(choronodis-persion，CD)。用一组连续刺激下能引出的 F波数占刺激数的百分率计算 F 波出现率。

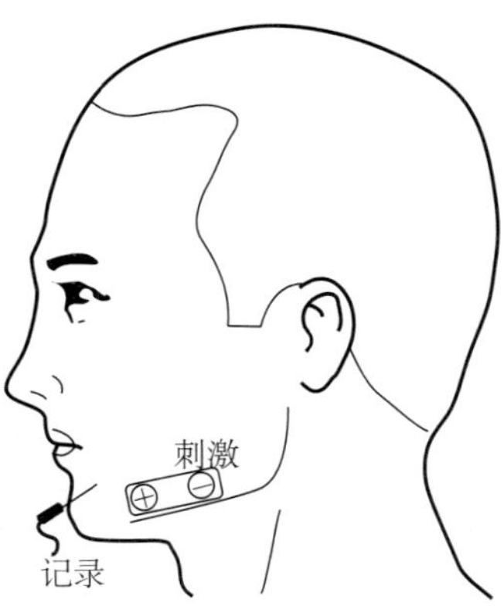

图 47-14　F 波检查电极放置

三、F 波正常值

（一）F 波各常用参数

图 47-15 显示来自 20 名健康志愿者面部典型的 F 波。表 47-2 示 F 波各参数正常值。20 名志愿者的年龄、身高、体重、头围均为正态分布。平均身高为 169.50 ± 7.21cm，平均体重为 60.53 ± 8.95kg，平均头围为 55.08 ± 2.45cm。除 CD 与振幅呈正偏态分布外，其他的参数均呈正态分布。

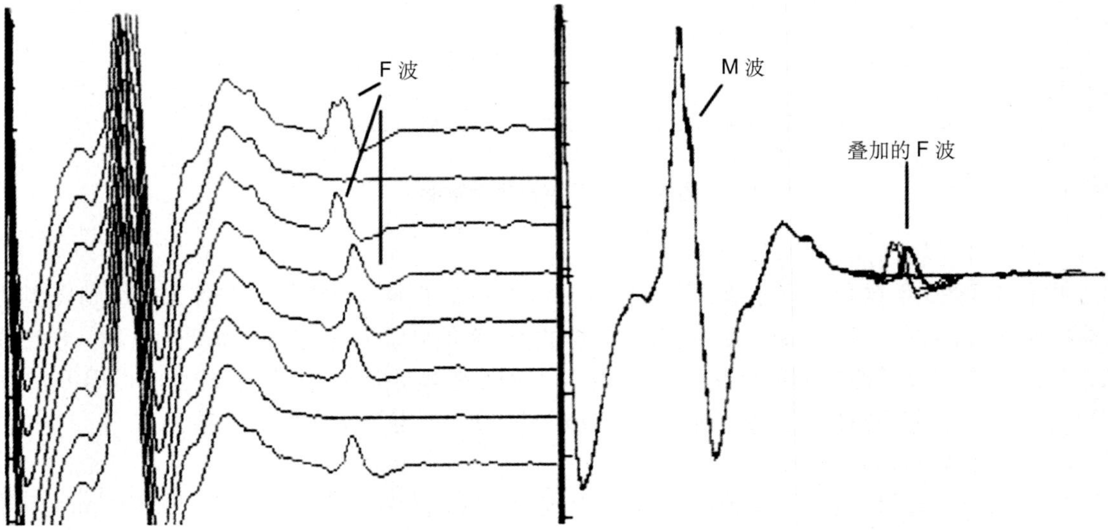

图 47-15　正常人面神经 F 波

图 47-15 显示正常人面神经 F 波，连续 8 个刺激记录到 6 个 F 波，出现率即为 6/8 × 100% = 75%。左侧为 8 条曲线分散显示，右侧为 8 条曲线叠加。前方可见较高、重复性好的 M 波，后方是较低的潜伏期多变的 F 波。横坐标每格 6ms，纵坐标每小格 250μV。

表 47-2　20 名青年人 16 次刺激下 F 波各参数正常值

参数	均数	标准差	变异系数 (%)
平均潜伏期 (ms)	16.28	1.68	10.31
中位数潜伏期 (ms)	16.12	1.78	11.06
最小潜伏期 (ms)	14.16	2.04	13.39
时程 (ms)	4.40	1.03	23.43
相位数	2.07	0.59	28.94
F 波出现率 (%)	45.13	14.61	32.23

表 47-3　20 名青年人 16 次刺激下 F 波 CD 和振幅正常值

参数	最小值	最大值	中位数
CD (ms)	0.60	10.10	2.75
振幅 (μV)	156	897	238.9

F波潜伏期与受试者的头围长度显著相关，头围越大，潜伏期越长，$r = 0.459$，$P = 0.04$。潜伏期与受试者的身高、体重等参数无关。

（二）正常人左右两侧面神经 F 波的比较

表 47-4 记录了 15 名志愿者（10 男 5 女）两侧面部降口角肌的 F 波。15 人除 2 人外均为右利。测得左右面部温差平均 0.19 ± 0.18℃，经 t 检验，左右两侧面部皮温无明显差别（$t = 0.5897$，$P = 0.5647$）。

表 47-4　15 名志愿者两侧 F 波各参数的比较

参数	左侧	右侧	t	P
最小潜伏期 (ms)	13.34 ± 1.92	14.29 ± 2.01	1.48	0.160
时程 (ms)	4.83 ± 1.18	4.60 ± 0.96	0.76	0.457
相位数	1.91 ± 0.45	2.14 ± 0.65	1.03	0.323
F 波出现率 (%)	49.65 ± 13.25	47.92 ± 12.43	0.35	0.731

振幅与CD呈非正态分布，我们用Wilcoxon秩和检验，得出Z值与P值，结果两侧无明显差异（表 47-3、47-5、47-6）。

表 47-5　15 名志愿者两侧 F 波 CD 的比较

侧别	最小值	最大值	中位数	T	Z	P
右	0.80	10.10	4.20			
左	1.50	5.70	3.40	52.50	0.426	0.670

表 47-6 15 名志愿者两侧 F 波振幅的比较

侧别	最小值	最大值	中位数	T	Z	P
右	156.00	897.00	243.75			
左	117.00	502.15	268.15	58.00	0.517	0.605

临床应用中，常用健、患侧对比的方法作为诊断依据。我们的研究结果表明两侧 F 波的出现率、最小潜伏期、振幅、时程等参数无差别。这些参数反映了运动神经元产生 F 波的能力，近年来已成为评价运动神经元兴奋性的客观指标。我们的研究证明正常人两侧面神经运动神经元的兴奋性相同。

（三）周围性面瘫患者健侧 F 波各参数

正常人和面瘫患者健侧的比较结果见表47-7、47-8。

表 47-7　20 名志愿者与 40 名周围性面瘫患者健侧 F 波各参数的比较

参数	志愿者	患者健侧	t	P
平均潜伏期 (ms)	16.28 ± 1.68	16.30 ± 2.80	0.459	0.651
最小潜伏期 (ms)	14.16 ± 2.04	14.59 ± 2.63	0.416	0.683
时程 (ms)	4.40 ± 1.03	3.71 ± 1.20	1.552	0.137
相位数	2.07 ± 0.59	1.93 ± 0.59	0.497	0.628
F 波出现率 (%)	45.13 ± 14.61	37.06 ± 15.44	1.629	0.120

表 47-8 20 名志愿者与 40 名患者 F 波振幅的比较

侧别	最小值	最大值	中位数	T	Z	P
正常人	156.00	897.00	238.90			
患者健侧	126.80	1300.00	390.45	97.00	0.298	0.765

（四）其他

我们比较了用表面电极与针电极记录的面神经F波波形，发现同心针电极引出的F波电位陡峭，容易辨认潜伏期的起始，相位清晰；表面电极记录的 F 波较低平，常叠加在 M 波的后部，因此，我们选用同心针电极作为试验用电极。

四、F 波在周围性面神经疾病中的应用

自 1996 年起，我们共对 300 人次的患者进行了 F 波检查，其中包括各种周围性面瘫和半面痉挛患者，发现了 F 波参数变化的一些规律（图 47-16 ～ 47-20）。

（一）周围性面瘫

1. F波在面瘫早期能够诊断出面神经异常 如在 2 个已被证实为手术中切断颞骨内面神经的病例，F 波在 24h 内检测时即发现异常，而面神经电图分别在第 6 和第 7 天才出现异常。创伤后F波存在，表示面神经运动纤维传导相对正常，此时给予激素等保守治疗，多可获得满意的临床恢复，而对于 F 波消失的患者，保守治疗或晚期手术效果均不理想，应在创伤早期积极采取手术手段，重建神经解剖结构和功能。

2. 面神经传导阻滞的患者　患侧 F 波存在，但表现为出现率下降、潜伏期延长、波幅降低等病理改变。

3. 面神经严重变性的患者　患侧 F 波消失。

4. 不完全恢复的晚期面瘫患者，F 波是否再现可帮助判断神经再生的程度，帮助选择治疗方法。

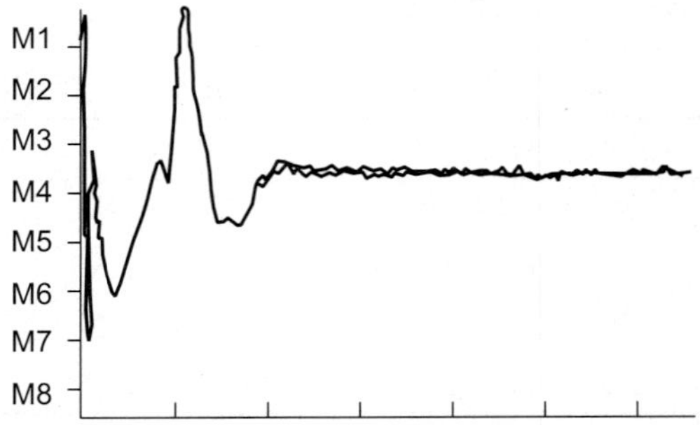

图 47-16 颞骨内面神经创伤患者，创伤后 20h，ENoG值20%，患侧M波仍存在，但振幅已较正常人低，未引出 F 波，提示面神经近段损伤

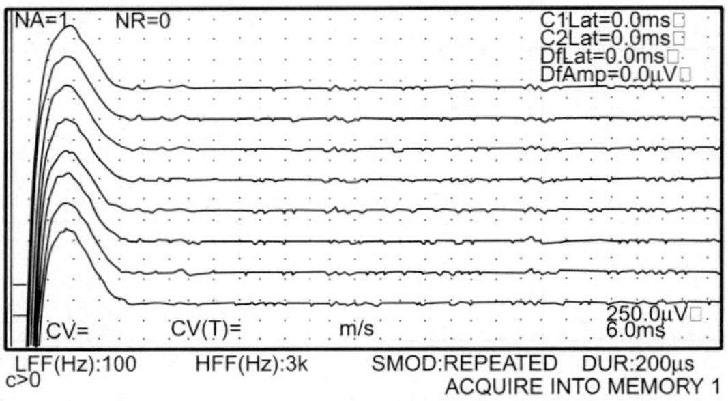

图47-17 同一患者，创伤后10天，ENoG值100%，F 波和 M 波均消失

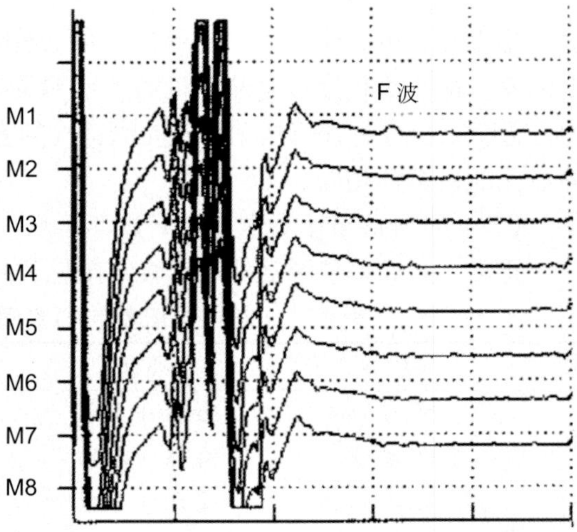

图59-18 面瘫第10天，患侧F波存在，但出现率明显减低，半年后完全恢复

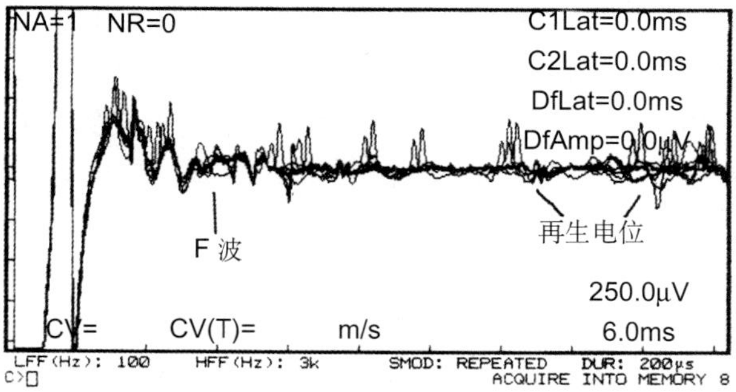

图47-19　创伤后150天，患侧F波存在，可见叠加的再生电位

（二）半面痉挛

患侧 F 波振幅加大，出现率增高，反映出患侧面神经运动神经元兴奋性增高，可能与其发病有关。

（三）评估预后诊断方法的随访研究

为比较 F 波和面神经电图在预后诊断中的价值，我们在 1996 年 10 月～ 1998 年 3 月接诊的各类周围性面瘫患者中，选择发病距检查时间在 21 天以内、就诊时进行了 Portmann 法评分、同时做了ENoG和F波检查、因各种原因未经过手术处理的患者共 43 名作为随访对象。随访时间为发病后3年。随访评估工作在1999年10月～2001年2月中分多次完成。采用邀请患者返院和上门随访两种途径，医、患当面评价。预后评判标准见表 47-9，以 Portmann 评分为标准，其余两种指标作为参考。

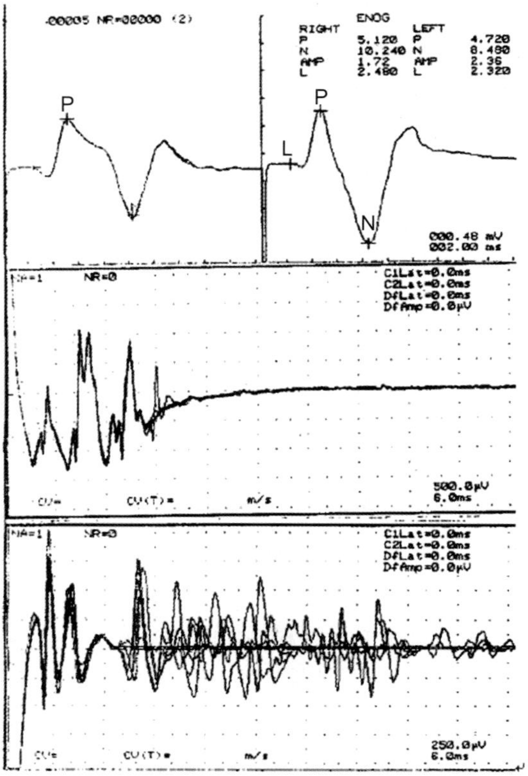

图47-20　左侧面肌 s 痉挛 5 年，患侧 F 波出现率、时程、相位、振幅均较健侧增加；图内上为 ENoG，中为健侧 F 波，下为患侧 F 波

表 47-9　面瘫评分与预后评判标准

评分方法	预后好			预后差
	痊愈	显效	好转	无效
Portmann 评分	20	17 ～ 19	14 ～ 16	≤ 13
(HB 级别)	1	2	2	≥ 3
(患者自评)	非常满意	非常满意～满意	一般	不满意

随访结果：以 ENoG 值是否＜ 90% 作为判断预后好坏的准确度 = (25+6)/35 = 88.57%；用 F 波是否能引出作为判断预后好坏的准确度 = (28+6)/35 = 97.14%；用 F 波是否消失作为判断有无并发症的准确度 = (28+5)/35 = 94.29%；以 ENoG 值是否作为＞ 90% 判断有无并发症的准确度 = (25+5)/35 = 85.71%；两种诊断方法经配对卡方检验，差异有显著性，说明 F 波在判断面瘫患者预后和并发症的准确度方面均优于 ENoG，证明 F 波更适于做早期预后评估，应列为周围性面瘫早期诊断的常规检测方法加以推广、应用。

本节要点：

① 由于 F 波冲动两次经过颞骨内段，所以面神经病变的程度会通过 F 波参数改变体现出来，如有的患者患侧 F 波潜伏期延长、振幅降低等等。只要能引出面神经 F 波，即表明面神经传导通路尚未完全损坏，周围性面瘫中大多数患者属于这种情况，他们的面肌功能都能获得较满意的恢复，此时患侧的 F 波存在，可作为预后好的客观定性指标。

② 周围性面瘫痪侧 F 波的消失可能则意味着面神经发生了影响修复再生的严重病变。如发生在面瘫早期 ENoG 值仍在正常范围内时，F 波消失的临床价值更大。对这类患者应采取早期减压、移植等更积极的治疗方法，以避免严重并发症的发生。

③ F 波的优势突出表现在神经损伤的早期，F 波是发病 7 天内惟一能客观判断患者预后的检查方法。

④ 在晚期面瘫患者，F 波是否再现，可帮助判断神经再生的程度，以及选择治疗方法。

本章小结：

周围性面瘫是临床上争论最多的一组疾病。病因、发病机制，激素的使用、减压术是否有效等一系列问题等待我们去解决。

电生理检查技术的发展伴随着对面神经疾病认识的深入。它们的应用使得对面神经疾病的处理不再依赖不可靠的经验，而变得更加科学有据。

在实际工作中，由于对面神经麻痹认识的不同，医师的出发点也不一致，对电生理检查的依赖性和对其结果的解释也不一致。在我国，由于传统医学的影响，造成面瘫患者的归属复杂，一个人得了面瘫，可能会到中医科、针灸科、理疗科、神经内科、耳鼻咽喉科等多个科室去就诊，而其中耳外科医师是惟一信赖电生理检查结果的群体。以面神经电图为例，如一个患者发病 10 天，面神经电图损失 92%。如果接诊者是一个富有耳神经外科经验的医师，他会积极采取减压手术治疗，给神经恢复以更好的微环境，避免严重并发症的发生。如果接诊者是一个针灸科或理疗科医师，他会认为面神经没有完全损伤，还可以继续进行保守治疗。

提高面神经疾病的诊疗水平，在我国是一个艰巨任务，需要打破门派观念，开展多中心的临床合作与流行病学调查。现存在的一些电生理技术是最有生命力的科学手段，必将继续存在与发展，发挥更加重要的作用。

参考文献

1. Adour KK. Facial Nerve Electrical Testing. In: Jackler RK and Brackmann DE, eds. Neurotology. St Louis: Mosby, 1994: 1283-1290

2. Samii. M, Draf W. Surgery of the Skull Base, An Interdisciplinary Approach. Berlin: Springer, 1989: 475-504

3. LaRouere MJ, Lundy LB. Anatomy and Physiology of the Facial Nerve. In: Jackler RK and Brackmann DE, eds.

Neurotology. St Louis: Mosby, 1994, 1271-1282

4. Rogers RL. Nerve conduction time in Bell's Palsy. Laryngoscope, 1978, 88: 314-326
5. Lauman EP, Jongkees BW. On the prognosis of peripheral facial paralysis of endotemporal origin. Ann Otol Rhinol Laryngol, 1963, 72: 621-624
6. May M, Harvey JE, Marovitz WF, et al. The prognostic accuracy of the maximal stimulation compared with that of the nerve exciability testin Bell's palsy. Laryngoscope, 1971, 81: 931-940
7. Ludin HP. Electromyography. Amsterdam: Elsevier, 1995, 132-150
8. Magladery JW, Mcdougal DB. Electrophysiological studies of nerve and reflex activity in normal man. 1. Identification of certain reflexes in the electromyogram and the conduction velocity of peripheral nerve fibres. Bull Johns Hopkins Hosp, 1950, 86: 265-290
9. 王燕楢，孙蔷, 张淑香. 神经电图及其他电诊断方法在评估 BELL 氏麻痹预后中的作用. 中华耳鼻咽喉科杂志, 1990, 25: 138-141
10. Fisher MA, AAEM minimonograph#13: H reflex and F waves: physiology and clinical indications. Muscle & Nerve, 1992, 15: 1223-1233
11. Zappia-M, Valentino-P, Marchello-LP, et al. F-wave normative studies in different nerves of healthy subjects. Electroencephalogr Clin Neurophysiol, 1993, 89: 67-72
12. Ishikawa M, Ohira T, Namiki J, et al, Neurophisiologocal study of hemifacial spasm-F wave of the facial muscles. Brain Nerve, 1994, 46: 360-365
13. Ishikawa M; Ohira T; Namiki J etal Abnormal muscle response (lateral spread) and F-wave in patients with hemifacial spasm. J Neurol Sci, 1996 , 137: 109-116
14. 李健东, 李永琳, 戴中芳, 等. 青年人面神经 F 波的正常值测定. 天津医科大学学报, 1998, 1: 36-40
15. 李健东, 李永琳, 戴中芳, 等. 面神经的 F 波检查. 临床耳鼻咽喉科杂志, 1997, 增刊: 46-53
16. 李健东, 王燕楢, 李学佩, 等. 创伤性面瘫的 F 波检查. 天津医药, 2003, 31: 316-318
17. 李健东, 王燕楢, 李学佩, 等. F波检查在早期周围性面瘫预后诊断中的应用. 耳鼻咽喉-头颈外科, 2003, 10: 339-342
18. Li JD, Wang YY, Li XP, et al. The Prognostic value of F waves in the early stage of peripheral facial paralysis. Muscle & Nerve, 2002, 126: 576: 578
19. Wedekind C; Klug N Nasal muscle F-wave for peri-and intraoperative diagnosis of facial nerve function. Electromyogr Clin Neurophysiol, 1998, 38: 481-490
20. Ishikawa M, Namiki J, Takase M, et al. F-waves of the facial muscles in healthy control subjects and in patients with peripheral facial nerve disturbance. Electromyogr Clin Neurophysiol, 1999, 39: 167-174

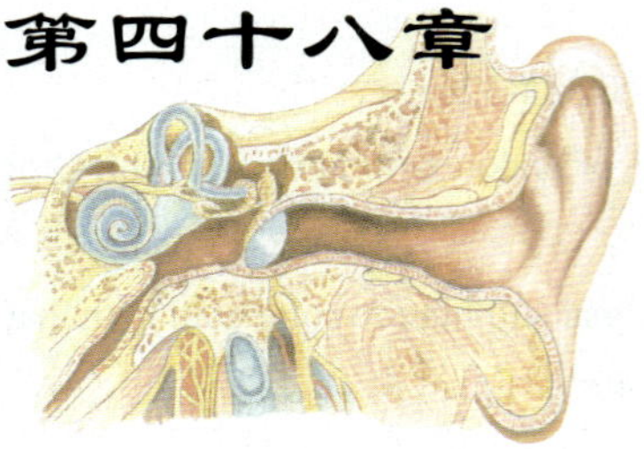

急性面瘫

李学佩

急性面瘫患者不仅有面肌运动功能障碍，而且由于面容歪斜、扭曲，会给患者造成严重的心理、精神障碍，其后果远超过老年抑郁、精神发育迟缓、聋、盲以及坐在轮椅上的患者。急性面瘫对生命质量有如此严重的影响，因此，是对耳鼻咽喉科医师的一个巨大挑战。

面神经的研究可追溯到18世纪初。那时，神经解剖学研究发现面神经具有运动和感觉两种功能。1821年，Bell指出，第Ⅴ和第Ⅶ脑神经的纤维分别支配面部皮肤和肌肉。其后，与其姐夫Shaw合作，Bell又发现切断第Ⅴ脑神经分支能够引起面部感觉丧失，切断第Ⅶ脑神经分支则引起面瘫。他的研究结束了用切断面神经治疗面痛的历史，并把面神经运动和感觉的神经解剖基础的认识引入临床试验中。

面神经及其疾病的研究一直存在意见分歧。以Bell名字命名的Bell面瘫及其他急性面瘫的病因、评价及治疗，至今仍有各种不同观点。

第一节　定　义

一、Bell面瘫

急性面瘫中约60%～75%原因不明。Bell面瘫就是一种原因不明的急性、单侧面部的轻瘫或瘫痪（表48-1）。与周围性神经功能障碍相比，Bell面瘫具有发病和进展迅速的特点（48h内），可能合并有其他脑神经的急性病变，常有耳、面中部和舌的麻木、疼痛，味觉障碍。7.1%～12%可在同侧或对侧复发。易发生在有Bell面瘫家族史的患者。糖尿病患者发生率是非糖尿病者的2.5倍。

表48-1 Bell面瘫的多发性神经病（Adour，1982）

症　状	占所有面瘫的百分比（%）
三叉神经或舌咽神经感觉迟缓	80
第2颈神经感觉迟缓	20
迷走神经运动力弱	20
三叉神经运动力弱	3
面/耳后疼痛	60
味觉障碍	57
听觉过敏	30
流泪减少	17

二、耳带状疱疹

耳带状疱疹（Ramsay-Hunt syndrome）是一种急性周围性面瘫合并耳痛和疱疹性损害的综合征，约占急性面瘫15%。疱疹出现在外耳、耳道、软腭，对诊断很重要。出现听力下降和眩晕说明感染已侵犯第Ⅷ脑神经。第Ⅴ、Ⅸ、Ⅹ脑神经、第2、3、4颈神经与面神经有吻合，因此，也有可能受侵犯。本病与Bell面瘫的区别在于有特征性的皮肤疱疹病变和耳蜗球囊功能障碍。

第二节　发病率及危险因素

一、发病率

Bell面瘫是发病率较高的神经病之一，据报道其发病率是15～40/100 000人口。10岁以下很少患病，随年龄增长，发病也增多。青少年女性易患病，中年两性发病相似，老年男性稍多。

二、危险因素

（一）糖尿病

多数研究认为，糖尿病患者对Bell面瘫有高度易感性。Korczyn报告，Bell面瘫中有4%的患者需用胰岛素，66%的患者糖耐量试验异常。Alford等、Yasuda等报告，Bell面瘫合并糖尿病分别占21%和38%。但也有相反的报道。

（二）妊娠

Hilsinger等发现，妊娠妇女Bell面瘫发病率3倍于非妊娠妇女。妊娠的第3个3个月更易得病。子痫前期患Bell面瘫的是一般妊娠的6倍。

（三）免疫缺陷

艾滋病患者易患脑神经病，包括Bell面瘫。由于HIV有亲神经性，容易侵犯面神经，引起面神经功能障碍。HIV感染的各阶段都可出现神经病。在感染的早期，面瘫可作为艾滋病慢性病程或与艾滋病相关的脑膜炎的一部分，也可呈现典型的Bell面瘫或耳带状疱疹。

第三节　病因学

Bell面瘫的病因包括神经滋养血管微循环障碍、病毒感染、缺血性神经病和自身免疫反应。其中病毒学说最被广泛接受。

一、病毒感染

Jackson描述了引起Bell面瘫的病毒与引起其他神经病的病毒之间有很多相似之处。脊髓灰质炎、流行性腮腺炎、EB和风疹病毒感染可以出现不同时相的神经炎，特征是进行性神经功能失调，并可几乎全部再生。Bell面瘫的病毒感染证据是基于过去20多年临床观察和实验报告。

Djupesland等报告了单纯疱疹（HS）病毒1型可能是其病因。他们成功地从2例急性Bell面瘫患者的鼻咽部分离出HS病毒。Vahlne等用补体结合试验和免疫检测方法在一组年龄、性别相匹配的Bell面瘫患者身上发现较高的HS病毒抗体。Davis和Jahnson认为，HS病毒对感觉神经元有亲和性，而且在感觉细胞体内存在有潜伏相。与应激和免疫抑制有关的非特异因素可以激活病毒在细胞内的复制，从而产生临床的神经炎。面神经包含感觉神经元，其胞体位于膝状神经节。Gussen 指出，面神经感染引起隐匿性 Bell 面瘫，但以膝状神经节炎的形式表现出来。

Kumagami把HS病毒经茎乳孔接种到兔神经干后，出现面神经传导功能损害和神经病变。1 个月后，面肌运动功能障碍由轻瘫进展为瘫痪。

Mulkens 等为 1 例 Bell 面瘫患者行面神经减压时，取神经外膜活检，发现有 HS 病毒。从而把 Bell 面瘫与 HS 感染联系起来。但要确定 HS 病毒是 Bell 面瘫的病因，证据仍嫌不足。

几位作者关于血清学的研究指出，Bell 面瘫组比对照组血清中单纯疱疹病毒的抗体水平高。Adour 等发现在所有急性面瘫患者血清中都有IgG抗体，而对照组为85%。Hardar 等发现IgG抗体患者组和对照组相比为92%：75%（$P<0.001$）；IgA阳性率为68%：55%（$P<0.05$）。虽然单纯疱疹病毒抗体有差异，但几何均值没有差异。另外，其他研究也不能证明对单纯疱疹和水痘-带状疱疹（VZ）病毒的抗体滴度升高。例如，Aviel 等未发现 IgG 或 IgM、补体 C3、C4以及其他对单纯疱疹、带状疱疹病毒、EB病毒、巨细胞病毒、腺病毒、流感或流行性腮腺炎病毒的抗体升高。

对不同研究结果的解释很困难，原因是这些抗体在一般人群中也常存在。另一原因则是各研究所用技术不同，造成比较时的困难。

因为没有令人信服的证据说明 Bell 面瘫病程中有病毒抗体升高，因此，这种情况可能是由于潜伏的病毒的活化。这一理论被 Bell 面瘫病程中发现血清中干扰素水平有点高所支持。

少数动物实验也支持 Bell 面瘫的病毒病因。Ishii 等（1990）把 HS1 型病毒接种到豚鼠面神经表面引起面瘫。如果在接种前去掉神经外膜，面瘫和神经变性都比较严重。

虽然 Bell 面瘫像是病毒性神经病，但为什么面神经的损害比其他脑神经重？其原因主要是由于面神经的解剖特点——面神经行进在长的骨管内。Fisch（1981）测量了颞骨内面神经管的直径，发现内听道迷路段连接处最窄，他称之为耳道孔（meatal foramen），其平均直径为 0.68mm，而面神经管在其他部位的直径为 1.02 ～ 1.53mm。他认为在面神经管最窄部位水肿，可以引起面神经内轴质流的阻断。Jenkins（1985）、Fisch等（1972）、Gantz等（1982）通过临床电生理检查和手术探查，也证明 Bell 面瘫的病变部位。

VZ 在耳带状疱疹的致病作用，从特征性水痘样疱疹沿面神经传入神经纤维分布这一点可获证明。血清学检查有报告VZ病毒抗体增高，支持VZ病毒感染病因，但也有报告是阴性的。Atkins 等和 Tomita 等通过组织学研究，认为耳带状疱疹的面神经功能失调是病毒引起的神经病，比典型的 Bell 面瘫要严重。

二、免疫损伤

免疫损伤可能是 Bell 面瘫的辅助因素。神经病理学显示部分脱髓鞘，并伴有神经束膜的淋巴细胞浸润，均支持免疫损伤的病因。McGovern 等发现肥大细胞脱颗粒可引起面神经束膜腔的神经病变，应用色甘酸钠可抑制脱颗粒，从而防止这种神经病变。

Giannoni 等用免疫方法检查 Bell 面瘫患者，从 3 例患者的鼓索神经内检测到急性相的抗体。从鼓索神经中发现免疫复合物是Ⅲ型超敏反应特征，提示该病是由于存在病毒抗原而激发的免疫损伤。

神经损伤的自身免疫机制也有报告，例如 Bell 面瘫急性期血清中补体 C1q C3 抑制循环免疫复合物增加。Aviel 等报告，临床发生面瘫头 24 天，外周血 T 淋巴细胞减少，B 淋巴细胞增加。但淋巴细胞总数没有变化。因此，这些结果与面瘫程度和预后无关。上述报告说明 Bell 面瘫可能是一种自身免疫性脱髓鞘的多发性神经炎，它的起因是先前的病毒感染。

三、缺血

最古老的Bell面瘫发生的学说是微循环障碍影响神经传导。面神经的血液供应来自迷路动脉、脑膜中动脉和茎乳动脉。因此，造成面神经缺血的病理过程是侵犯了面神经的滋养血管。

Sunderland指出，神经内间隙压力增高导致静脉淤滞，毛细血管淤血，从而引起新一轮神经内压增高和进一步水肿。这种病理性的循环障碍产生进行性循环阻滞，最终导致酸中毒和缺氧。

原发性缺血的机制还不清楚。生化物质seratonin / tyramine与血管的相互作用，据认为是启动血管收缩的原因，血管收缩引起中枢神经系统疾病如偏头痛，但一般不引起长时间的神经病。

第四节　病理生理学

一、临床观察

Bell面瘫和耳带状疱疹的病理生理学理论是建立在与解剖及组织病理表现有关的临床观察的基础上。Bell面瘫在面部运动功能障碍出现前，耳周区就有感觉迟钝，说明病理改变首先开始于面神经的感觉支，然后向运动神经纤维发展，最后阻滞神经传导。May发现面神经功能失调有上行性的位置分布特点。在面部运动减退前，就开始有鼓索神经和岩浅大神经受侵犯的表现。

Adour等发现，Bell面瘫常伴有Ⅴ、Ⅷ、Ⅸ和Ⅹ脑神经轻微的功能障碍，说明作为面部运动相的脑神经病，炎症过程可以表现在Bell面瘫上。病毒通过黏膜传入，引起病理变化。

二、解剖及生理学研究

颞骨内面神经的研究发现，Bell面瘫和耳带状疱疹最常是由于颞骨内面神经传导减退所引起的。面神经经耳道孔进入颞骨，形成迷路段。迷路段面神经占据耳道孔和膝状窝间管腔横断面的80%。而在面神经鼓室段和垂直段，面神经只占面神经管腔的不到75%。耳道孔径大小和结构可以解释此区神经对损伤的高度敏感性。耳道孔是由致密耳周骨组成的内听道外侧垂直和水平嵴的交汇处。Fisch测量耳道孔径是0.68mm，比其他段的面神经管径要窄。Fisch和Proctor等也指出，面神经骨管的骨膜事实上封闭了入口部，也会缩窄耳道孔。在耳道孔，面神经没有实质性的神经外膜，而由骨膜所包被。基于这些解剖特点，耳道孔构成了压力过渡带，或在有神经水肿时的“生理瓶颈”。

Eicher等指出：儿童颞骨面神经横断面与神经管横断面的比例明显小于成人，这或可解释儿童Bell面瘫发病率比较低的原因。

第五节　组织病理学

Fowler（1963）报告首例患Bell面瘫而在短时间内死亡病例的尸体解剖结果，发现整个颞骨内神经肿胀、静脉和小静脉充血，面神经远至膝状神经节及其周围的内听道内有鲜血。因此，他认为面瘫的病因是由于微血栓形成导致缺血，而不是由于血管痉挛造成的。

Reddy等（1966）检查了1例自发性面瘫发作后17天的面神经。结果显示神经的髓鞘和轴突有少量的变性。10% ～ 30% 的面神经周围有吞噬细胞。血管周围有炎症反应和出血。

Proctor 等（1976）检查了 1 例 Bell 面瘫发作 13 天死亡的患者。发现面神经有淋巴细胞浸润，在整个颞骨内有巨噬细胞对髓鞘的吞噬。起先，这例患者的病因被认为是病毒感染。以后，McKeever 等复查了这个病例，他们强调炎症最明显的部位正是面神经被骨管包围的地方，特别是在面神经迷路段，而不是在内听道内。因此，他修正病因为压迫性损伤，而不是血管阻塞。

O'Donoghue 等（1983）发现整个颞骨内面神经髓鞘和轴突变性，耳道孔缩窄，破骨细胞反应引起膝状神经节周围骨吸收。他们认为这些表现与引起面瘫的病毒感染表现一致，但不能排除神经水肿和缩窄作为最终引起面瘫的原因。

Prdvine（1984）发现出现面瘫 6 个月后，颞骨内面神经炎性细胞浸润，且有 Wallerian 变性和再生。他认为如此长时间还有炎性细胞浸润，是由于面神经骨管内血循环障碍所致。

Jackson等（1990）报告1例继发于带状疱疹的面部全瘫后1年患者的面神经迷路段组织病理表现：内听道内神经基本正常，而耳道孔神经则变成纤维化和坏死性的无细胞的索条。

Michaels（1990）报告了 Bell 面瘫发作 11 天后进行尸体解剖的面神经组织病理所见。与其他作者结果相似，在面神经邻近迷路段，有脱髓鞘、压迫、骨吸收和淋巴细胞浸润。他谨慎地认为不要过分强调内听道远端神经的肿胀，因为在正常和病变部位都有肿胀。

Bell 面瘫的其他组织学检查是通过手术中活检取材，包括鼓索神经和岩浅大神经。急性 Bell 面瘫鼓索神经活检，显示髓鞘变性，但无炎症反应。中颅窝径路面神经减压时岩浅大神经取材，发现明显的轴突变性、脱髓鞘和淋巴细胞浸润。这一结果与 Wallenian 变性是从邻近膝状神经节，也可能是从耳道孔开始的结论相一致。

最后的结论是：多数组织学研究显示，整个颞骨内面神经弥漫性脱髓鞘，最严重的是迷路段和耳道孔部位。

第五节　临床评价

Bell 面瘫的诊断基于病史、全身检查、听功能检查、电生理检查和影像学检查。

1. 病史　要详细询问发病时间、病程、可能的诱发因素、合并的症状及其严重性。既往史包括外伤、耳部和面部手术史、耳部感染及肿瘤史。

Bell 面瘫发病前 7 ～ 10 天常有病毒感染史。发病突然，2 ～ 3 天后逐渐加重。如果呈缓慢间歇性进行性发病，病程超过几周或几个月，即可排除 Bell 面瘫。麻痹前出现耳后疼痛，即使很轻，一般都是 Bell 面瘫。面部抽搐，听力减退、前庭功能异常、耳漏和严重的不能忍受的耳痛，均非 Bell 面瘫的症状和体征。

2. 全身检查　应做耳鼻咽喉特别是耳和腮区检查，还应全面检查脑神经。Bell 面瘫时外耳和鼓膜正常。如有耳带状疱疹，耳廓、耳道或面部都有疱疹。如有中耳乳突炎或胆脂瘤，面瘫多为继发性的。腮腺双合诊可发现腮腺肿瘤。合并有面瘫时，腮腺肿瘤多为恶性。

Bell 面瘫和耳带状疱疹二者都可以单神经炎或多神经炎的形式存在。它们损害同样的神经，如三叉神经感觉支、运动支，第Ⅷ脑神经的前庭神经和耳蜗神经，舌咽神经的感觉支及迷走神经的喉上神经。物理检查可见Ⅴ、Ⅸ脑神经和第 2 颈神经感觉迟钝或减退。迷走神经运动分支麻痹引起单侧软腭移位，或一侧声带缩短、喉后部向患侧偏移。

面神经检查要注意静止时面肌不对称程度。年轻人因面肌张力好，颊脂垫厚，容易导致诊断错误。除了注意静止时额纹消失、睑裂增宽、鼻唇沟消失外，还要注意面部运动时的评价，包括面部不同部位的运动及严重程度，至少要做抬眉、闭眼、示齿动作，并记录每一运动是正常、减退或消失。如前额运动正常、能闭眼、眨眼对称是中枢性面瘫。检查中常犯的错误是当患者上睑能上、下运动时，即认为面瘫是不全性的，因为眼运动神经支配的提上睑肌可使上睑向上运动，当提上睑肌松弛时，可以被动的部分闭合。这种现象在完全性面瘫常常存在。

唇肿舌裂是少见的 Melkersson-Rosenthal 综合征的表现。

3. 听功能检查　每一患者应常规做电测听检查。Bell 面瘫电测听基本正常，耳带状疱疹可有感音神经性聋和前庭功能异常。听觉过敏有人认为是由于镫骨肌功能失调，镫骨阻尼降低引起的。如有听力减退或声反射衰减，应进一步检查，以除外蜗后病变。Rosenhall（1983）检查Bell面瘫患者的脑干听诱发电位（ABR），发现少数患者ABR异常，表现为Ⅰ～Ⅴ波间期及双侧Ⅴ波潜伏期差延长。这种异常是双侧的，并随面瘫恢复而消退。作者认为与单纯疱疹病毒活化有关，但未获普遍认同。

4. 影像学检查　检查的目的是除外 Bell 面瘫以外的疾病。Bell 面瘫一般的放射学检查是正常的，对进行性面瘫做影像学检查就可能发现潜在的病变。颞骨CT可以发现颞骨内面神经鞘膜瘤。如果未发现颞骨内病变，局部解剖定位检查镫骨肌反射和泪腺功能又正常，就应探查颞骨外面神经，以除外面神经鞘膜瘤和腮腺肿瘤。Bell 面瘫 1 个月无恢复迹象，手术前应做CT，以除外面神经骨管及有关部位病变。

尽管以往认为 Bell 面瘫的一般放射学检查是正常的，但应用新技术 MRI 进行面神经疾病的诊断后，可以发现面神经的异常。MRI 具有高分辨率的影像，能精确分辨细微的解剖和生化变化，因此，除颞骨骨折引起的面瘫外，其他面瘫都可用MRI检查。面瘫患者用钆增强的MRI检查可发现内听道、迷路段和膝状神经节明显增强；伴有内耳症状如眩晕和耳鸣的患者，可见面神经、前庭和耳蜗神经增强。钆增强的 MRI 检查结果显示面神经病变性质，另外，对 Bell 面瘫的预后可能也有预示作用。Murphy（1991）报告一组 Bell 面瘫用钆增强的 MRI 检查结果，发现面神经迷路段增强，还有少数患者同时有乳突段增强。那些显示广泛增强的患者预后不好。

5. 电生理检查　面神经有很多分支，包括岩浅大神经、镫骨肌支、鼓索神经和很多的肌支。局部诊断检查可对面神经病变进行定位。流泪试验是评价岩浅大神经功能的。镫骨肌反射试验是评价镫骨肌支功能的。味觉试验和颌下腺流量试验是评价鼓索神经功能的。但局部诊断试验难以进行精确的定位诊断。对于 Bell 面瘫来说，面神经普遍的脱髓鞘使其定位不精确；但对于肿瘤，本应可以明确定位的，但有时也使人失望。

对面神经运动支的电生理诊断试验已用于功能和预后评价。具体的检测技术及其临床意义已在第四十七章讨论。需要指出的是，所有的电生理检查都有一个共同的缺点，就是刺激和记录都在病变的远段，因此，要等神经变性达到刺激部位，一般需要4～5天，才能获得电生理诊断结果。

现在有价值的电生理检查包括最小和最大神经兴奋性试验、神经电图和肌电图。由于检查是在颞骨内的神经损伤部位的远段，因此，出现神经损伤到这一检查能发现神经远段的变性之间有一个延迟。只有手术中的神经检测，才能刺激神经邻近病变的部位，获得病变的直接信息。新的检查方法包括逆行性面神经诱发电位和磁刺激试验能克服这些缺点。目前有一种把神经元检查法（neururography）和肌电图结合起来的方法，能获得面神经检查的最精确的结果。

第六节 面神经的其他疾病

确立 Bell 面瘫的诊断需要排除由外伤、肿瘤、感染、代谢和先天性等因素引起的后的急性周围性面瘫。要获得正确诊断，特别要注意病史、耳科和神经科方面的表现，以鉴别真正的 Bell 面瘫和其他急性面瘫。

除了 Bell 面瘫，最常见的急性周围性面瘫是外伤、耳带状疱疹、细菌感染、产期因素以及神经肿瘤。外伤和感染引起的急性周围性面瘫具有特征性的病史和表现，易于诊断，而面神经肿瘤引起的面瘫，诊断比较困难。另外，还要考虑引起急性面瘫的其他疾病（表 48-2）。

表 48-2 引起急慢性面瘫的常见疾病

急性面瘫	慢性 / 进行性面瘫
多发性神经炎	恶性肿瘤
Bell 面瘫	原发性腮腺癌
耳带状疱疹	转移癌
格林 - 巴利综合征	良性肿瘤
自身免疫	神经鞘膜瘤
Lyme 病	颈静脉球体瘤
HIV	胆脂瘤
Kawasaki 综合征	
外伤	
颞骨骨折	
气压损伤	
产伤	
中耳炎	
急性细菌性	
慢性细菌性	
胆脂瘤	
类肉瘤病	
Melkersson-Rosenthal 综合征	
神经疾病	
脑血管疾病（中枢或周围性）	

一、耳带状疱疹

耳带状疱疹不同于Bell 面瘫的是：它是由水痘-带状疱疹病毒感染引起的面瘫；耳廓、耳后区、面部或口部有皮肤疱疹；因耳廓和外耳道的感觉神经除面神经分支外，还有第Ⅴ、Ⅸ、Ⅹ脑神经及第 2、3 颈神经分支，它们与面神经的分支有吻合支，故疱疹有时可出现于这些神经的分布区，如口腔、颊黏膜、软腭、扁桃体、喉部及颈部等。但也有无带状疱疹型的耳带状疱疹。据报道，在诊断为 Bell 面瘫的患者中，经补体结合试验有 82% 属于无带状疱疹型的耳带状疱疹。

水痘是由水痘-带状疱疹病毒在无免疫保护的宿主引起的感染；带状疱疹是同一病毒在有部分免疫保护的宿主引起的。血清学和流行病学研究指出，水痘-带状疱疹是潜伏病毒的活化，而不是重新感染。在原发感染后，病毒可能移行到背根到延髓外侧脑神经节，保持休眠，直到被活化为止。活化一般发生在细胞免疫减退期间。

面瘫是水痘-带状疱疹病毒引起的第二位的感染。耳带状疱疹面瘫的发病率在4.5%～9%。60 岁以上发病率显著增加。细胞免疫功能降低如癌症、外伤、放疗或化疗后，有10%易发病。老年人容易发病，可能也与细胞免疫功能减退有关。

与 Bell 面瘫相比，耳带状疱疹面瘫严重、预后差；且有较高的发展为神经完全变性的危险性。Peitersen（1977）和Devriese（1977）报告完全恢复的分别为22%和16%。而麻痹的程度预示着预后。Devriese 等（1988）报道面部功能全部丧失者，仅 10% 完全恢复；未完全丧失者，66% 恢复。

耳带状疱疹合并脑神经症状的比 Bell 面瘫要多，包括耳鸣、听觉过敏、听力减退和疼痛、眩晕及平衡障碍。多数病例前庭发作与麻痹同时发生。25%病例前庭发作先于麻痹，而这一种情况恢复的可能性高（Devriese等）。严重的眼部带状疱疹包括眼色素膜炎、角结膜炎、视神经炎、青光眼、几乎都合并有三叉神经眼支的侵犯。全身应用类固醇激素对减轻疱疹引起的神经痛有特殊意义。早期应用类固醇激素可缓解急性疼痛，减轻眩晕，减少疱疹引起神经痛的发病率。

抗病毒药阿昔洛韦用于治疗带状疱疹性面瘫。阿昔洛韦可干扰疱疹病毒DNA聚合酶，抑制DNA复制。对减轻疼痛、促进疱疹消退有效。对面部功能恢复效果不定，各家报告不一。

二、先天性面瘫

新生儿面瘫发病率是 0.23%。婴儿或小儿面瘫，首先要鉴别是真性先天性面瘫还是分娩产伤。

产伤通常引起孤立性面瘫及损伤的其他体征，包括面部肿胀、淤血或血鼓室。如出现其他脑神经异常，脑干听诱发电位有Ⅰ～Ⅲ或Ⅰ～Ⅴ波间期延长，常指示面瘫是先天性而非外伤。婴儿面瘫 78% 与产伤有关，产钳助产、和剖腹产都可致伤；阴道分娩时，婴儿面部受骶骨隆凸压迫，也可损伤面神经；继发于颅内出血的核上性面瘫也有报道。

最轻的先天性面瘫是先天性单侧下唇轻瘫，常合并脑干病变。

Mobius 综合征有很宽的临床和病理表现谱，从孤立的单侧的面瘫到双侧面部和展神经麻痹都可见到。其他脑神经包括舌咽、迷走、舌下和其他眼运动神经都可受累。还可合并肢体、头颈发育异常，包括先天性胸大肌缺如。Mobius 综合征患者脑和脑干病理检查显示各种异常，包括脑神经核发育不全、脑干梗死、原发性面肌发育不全。颞骨内面神经发育不全也可是孤立的异常，手术显示病变最常发生在面神经骨管乳突段的远端，该部位的面神经骨管变得很窄，神经变得很细，肌电图检查显示只有极少运动单位，临床已无面部功能。

先天性面瘫面部矫治常用颞肌转移、睑缝术、上睑置放金铂片和游离肌瓣移植等。面神经探查和减压很少使用。

三、肿瘤

引起面瘫的肿瘤有很多（表 48-3）。Jackson 报告肿瘤引起面瘫发病率是 27%。Fisch 等和

Neely 等也报告了相似的结果。Bell 面瘫出现非典型症状时，有理由怀疑其他病因，特别是肿瘤。

表 48-3 常见的引起面瘫的面神经肿瘤

听神经瘤	耵聍腺腺瘤（外耳道）
颈静脉球体瘤	面神经鞘膜瘤
白血病	畸胎瘤
脑膜瘤	骨纤维异常增殖
成血管细胞瘤	von Recklinhausen 病
血管瘤	胆固醇肉芽肿
脑桥神经胶质瘤	癌（原发或转移，从乳腺、肾、肺、胃、喉、前列腺和甲状腺）
肉瘤	

面瘫具有下列病史和临床特点时，应考虑肿瘤：

1. 面瘫进展超过 3 周或以上；
2. 面瘫 3 ～ 6 个月后面肌功能没有恢复；
3. 2 个月内不全麻痹没有恢复；
4. 面瘫之前有运动机能亢进，特别是半面痉挛；
5. 合并区域性脑神经功能障碍；
6. 长期耳痛或面痛；
7. 中耳、外耳道、消化道或腮腺肿块；
8. 复发的同侧麻痹。

虽然 Bell 面瘫可以再发，但多数作者认为，再发的面瘫必须进行放射学检查或探查性手术，以除外肿瘤。May 等手术探查时发现的面神经肿瘤主要是面神经鞘膜瘤。肿瘤诊断的延误会使肿瘤向迷路或颅脑的扩展，减少有效康复的机会。

四、中耳炎

急性或慢性中耳炎引起面瘫的较少。Takahashi 等报告的比例是 3.1%。在 50 例中面瘫，仅5例是由儿童的急性中耳炎引起的。成人的急性面瘫与慢性中耳炎和胆脂瘤所致面瘫各占一半，另3例是结核性中耳炎引起的。面瘫多数是不全麻痹。在手术探查的病例中，几乎所有病例都发现面神经骨管有裂缺，通常在鼓室段，从而导致炎症从中耳波及面神经。

急性中耳炎合并面瘫，特别是婴幼儿，应静脉点滴抗生素，并进行鼓膜切开，以利引流。急性中耳炎时不主张对神经进行手术处理，而主张应用类固醇激素、抗生素，并辅以鼓膜切开。

慢性中耳炎合并面瘫，很可能是有胆脂瘤，由于胆脂瘤压迫和炎症引起的，应进行手术干预。

五、代谢性疾病

Adour 报告40 岁以上患者患 Bell 面瘫，其中 17% 糖耐量试验异常，糖尿病患者发病率是非糖尿病患者的4.5倍。Bell 面瘫患者中糖尿病发病率或糖耐量曲线异常在17% ～ 56%，提示用类固醇激素治疗 Bell 面瘫时要小心。Sillman等（1985）报道了伴有维生素A缺乏的可逆性面瘫。

六、Melkersson-Rosenthal 综合征

Melkersson-Rosenthal 综合征的特点是单侧面肌运动功能障碍，发作性或进行性面部水肿

和舌有皱褶（阴囊舌）。本综合征散发，少数有家族史。临床表现不同，很多患者缺少症状，例如三个症状少两个。舌皱褶早期发生，而面部水肿常在面肌力弱之后。Melkersson-Rosenthal 综合征的病理机制尚不清楚。口、面部组织活检，证明是肉芽肿改变，但这种炎症改变只出现在长期患者。推测的发病机制为血管运动不稳定的自主神经功能紊乱，该综合征常合并偏头痛和巨结肠，更支持自主神经功能紊乱的推测。

该综合征的面肌轻瘫或麻痹发作呈周围性，典型的是从儿童或青春期开始。唇和腭黏膜肿胀呈淡红色，并向颊、眼睑、鼻和颏扩展。如果面部肿胀复发，常会造成进行性毁容。与 Bell 面瘫鉴别要依靠临床表现或病史。该综合征易于复发，但能很好恢复，也有进行性发展的病例。该综合征面瘫的治疗是凭经验以及应用抗炎（类固醇激素）治疗。内听道和迷路段面神经减压在预防面瘫复发方面有效。

七、Lyme 病

Lyme 病是由蜱传播的由螺旋体传染的疾病。在蜱咬后，经过 1 ～ 4 周的潜伏期，出现流感样症状，约 50% 受感染者出现皮肤损害。在感染几周至几月后，表现有心脏和神经症状，包括同侧和双侧面瘫等，随后关节受侵。如怀疑Lyme病，可检测血清IgG和IgM抗体（ELISA 法）。Asbrihk 等和 Jonsson 等发现，在诊断为 Bell 面瘫的病例中，大约有 20% Lyme 病血清学检查阳性。多至 11% 的 Lyme 患者，出现单侧或双侧面瘫，单侧与双侧之比为 3：1。虽然有些患者注意到前驱的皮疹，但也有没发现的，则面瘫可能是该病的主要表现。皮疹到出现面瘫的间期不到 2 个月。面瘫也可能出现在由脑膜脑炎和神经根神经炎引起的其他神经损害时。

早期抗生素治疗可改善症状，防止长期的并发症。推荐使用 4 周的青霉素，红霉素很有效。正确使用抗生素，可使面肌功能恢复率很高。Clark 等报告，仅 1 例遗留严重的面瘫，13% 遗留轻度面瘫。双侧侵犯易留后遗。

八、艾滋病

HIV 感染的各阶段都可发生急性面瘫。面瘫可以是 HIV 感染的直接结果，也可以是继发于免疫缺陷，例如由带状疱疹病毒继发感染。在早期 HIV 感染阶段，多数面瘫很像 Bell 面瘫。因为它们发病突然，且无肯定病因，这些患者还易患格林 - 巴利综合征。

HIV 是亲神经的，已从各阶段的 HIV 感染患者的脑脊液和神经组织中分离出 HIV。急慢性HIV感染，病毒侵犯面神经或神经节引起急性面瘫，其病理为急性炎性脱髓鞘的多发性神经病。与早期 HIV 感染的其他神经损害相似。晚期 HIV 感染，面神经侵犯可能与免疫缺陷引起的耳带状疱疹或全身性淋巴瘤有关。除此以外，面神经还可作为慢性周围性多发性神经病的一部分，与其他神经同时受侵。

艾滋病引起的面瘫，其预后取决于基本的病理和全身的状况。

九、儿童自发性面瘫

儿童 Bell 面瘫发病率低，占 2% ～ 8%。女孩稍多。预后不肯定。Peitersen 等（1982）和 Prescott等（1987）报告有较高的自发恢复，但这与不完全麻痹的比例高有关。Alberti等（1972）报告却是没有恢复。可见，预后取决于电生理检查所发现的神经变性的数量。在这方面儿童与成人是一样的。

十、家族性面瘫

Adour 等（1974）和 Willbrand 等（1978）报告 Bell 面瘫有阳性家族史的分别占 6% 和 8%。另外有散发的家族性发病的报告。这些家族均有数位患者，每人又有多次发作。Cawthorne

等（1956）报告患者为两兄弟，每人分别发病5次和3次。DeSanto等（1969）报告一个家族，83年期间有10例发病。Willbrand等（1974）报告一个家族40年期间有29例发病。Samuel（1984）报告一例儿童4次双侧Bell面瘫，其父6次单侧Bell面瘫发作。Amit（1987）报告一个家族，均为女性（患者、母亲、姨和外祖母）患Bell面瘫。其中3人均在妊娠期间发病，提示内分泌因素的影响。这些散发病例不足以说明遗传因素的影响，但这些病例均有发病年龄轻、复发和预后好的特点。

十一、复发性面瘫

Adour等（1978）和Hallmo等（1983）报告Bell面瘫有先前面瘫历史的各占9.3%和10.9%。同侧和对侧复发率大致相同。Prescott（1987）报告18岁以下228例患者，20例同侧复发，8例对侧复发。复发间期1年以上。Dossing等（1986）报告1例妇女，接触非感染的氯甲酚（chlorocresol）后发作单侧下部面瘫50多次。复发性面瘫的发病年龄与一般Bell面瘫年龄相仿。女性似稍多。糖尿病患者复发率高。关于复发面瘫预后，各家报告不一。Auerbach等（1981）认为第二次发作，预后不好，主张积极减压手术治疗。但Hallmo等（1983）认为不论首次还是复发，复发是同侧还是对侧，预后没有差异。对复发病例特别要注意肿瘤病因。May等（1984）发现第二次同侧复发的40例中8例为肿瘤。

十二、双侧面瘫

双侧特发性面瘫远比单侧面瘫要少，仅占0.3%～2%（Sherwen，1987）。有全身性病因的较多。最常见的是格林-巴利综合征、梅毒、白血病、类肉瘤、Lyme病和细菌性脑膜炎。由于有相应的全身和神经症状，常可明确诊断。

格林-巴利综合征是一种病毒感染的进行性、上行性运动神经麻痹，面神经是继舌咽、迷走神经后第三个易受累的神经。诊断可基于临床表现及脑脊液检查：蛋白增高但细胞数正常。

其他合并双侧面瘫的有流感、传染性单核细胞增多症和糖尿病。

双侧面瘫比单侧面瘫神经功能障碍要严重。要加强眼的护理，但仍会影响视力。由于双侧下唇麻痹可导致特征性言语障碍；由于口闭合不全而流口水；由于唾液不能循环，可影响牙齿，由于不能随意和表达感情，可产生心理精神障碍。双侧面瘫恢复与单侧相似，一侧先恢复，另侧后恢复。

十三、进行性面瘫

缓慢进行的面瘫不是Bell面瘫。鉴别诊断包括原发性面神经鞘膜瘤，面和头皮鳞状细胞癌和转移黑色素瘤，肾、乳腺、肺和前列腺的转移癌、原发性颞骨和小脑脑桥角病变、颈动脉瘤等。CT和钆增强的MRI有重要价值，如阴性，应手术探查，或进行严密的临床观察和影像学检查。

第七节 治 疗

Bell面瘫推荐的治疗包括单纯观察、类固醇激素、抗病毒药物和手术减压等。但对各种治疗方法的疗效，长期以来，一直存在严重分歧。

一、Bell面瘫治疗策略

（一）不全麻痹的治疗

早期应接受类固醇激素治疗。如病程已有7～10天，面部运动功能稳定或改善，则不再需要类固醇激素治疗。要想使类固醇激素对疾病自然过程发挥作用，就需要在麻痹一开始即行使用。用药后5～7天后重新评价患者的神经变性是否进展，如果进展为完全麻痹，则按完全麻痹处理。如病情稳定或好转，可继续观察1个月。

（二）完全麻痹的治疗

患者如在麻痹的第7～10天就诊，可开始类固醇激素治疗。电生理学检查要到麻痹的第3天才获结果。如做神经电图，神经变性<90%，可继续用类固醇激素，并重新检查神经电图。如患者继续迅速变性，就要每天检查。如麻痹的头14天内，变性>90%，应做内听道迷路段、鼓室段面神经减压。如变性为100%，要做肌电图，以证实完全的变性。如麻痹3周内已达到90%变性，就要减压。根据Fisch的经验，21天后再做减压手术没有益处。3周后80%变性，不需减压。如患者在麻痹3周以后才第1次就诊，此时已无自主运动功能，应做肌电图检查，决定是否已有再生，并再观察6个月，以评价功能恢复情况。如6个月后仍无运动，应考虑Bell面瘫的诊断有误。几乎所有Bell面瘫，6个月都有某种程度的功能恢复。此时应做面神经、后颅窝和腮区的CT及MRI检查。如这些检查阴性，应做面神经全程减压。

二、Bell面瘫的药物治疗

（一）糖皮质类固醇激素

1. 糖皮质类固醇激素的药理和临床应用　糖皮质类固醇激素对炎症反应各阶段都有抑制作用，因此，被广泛用于治疗炎症和免疫介导的疾病。用类固醇激素治疗Bell面瘫和其他面瘫还是凭经验，其疗效还不肯定。但类固醇激素确能改善Bell面瘫和耳带状疱疹的症状，因此，理论上，它应该能提高完全恢复的可能性。

炎症反应是由很多的化学介质和细胞因子介导，糖皮质类固醇激素抗炎症作用主要是作用于血管张力和通透性，抑制淋巴细胞和胶原的生物合成。氧自由基引起的脂过氧化作用构成外伤后神经元变性的分子生物学基础，而类固醇激素能抑制这一变性过程。

糖皮质类固醇激素广泛用于治疗中枢神经和周围神经外伤和炎症性疾病。据认为类固醇激素对中枢神经系统神经元和神经胶质代谢有多方面的作用。虽然实验已证实类固醇激素对中枢神经具有保护作用，但其对临床死亡率和患者生活质量的影响，报告的结果不一致。

2. 类固醇激素对Bell面瘫和耳带状疱疹的治疗　类固醇激素治疗Bell面瘫的疗效，早期都是用患者和回顾性对照进行比较。具有双盲、随机、有对照特点的临床报告是由Adour报告的。用类固醇激素治疗的患者，其功能完全恢复比对照明显要高。May等认为使用类固醇激素不影响Bell面瘫的最终结局，但如果早期大剂量应用类固醇激素，并合并用低分子右旋醣酐和己酮可可碱，能提高恢复率，虽然无统计学意义。Stankewicz认为类固醇激素治疗Bell面瘫能达到如下效果：早期应用可减轻失神经支配的危险；防止和减少联带运动；防止不完全麻痹向完全麻痹进展；促进恢复；防止自主的联带运动（鳄鱼泪）。

急性面瘫使用类固醇激素的目的，是有效抗炎，为达此目的，必须尽早用药以对抗炎症反应。一旦炎症控制、致炎因素消除，即应停止用药。然而突然停药，会造成病情反跳，因此推荐在10～14天内逐渐减量、最终停药。

类固醇激素治疗的疗程。根据May用神经电图测量，Bell面瘫和耳带状疱疹的急性期分别为10～14天。因此，用药的方案如下：强的松1mg /kg，分3次口服，用7～10天，在随后的10天内逐渐减量停药。从理论上讲，这种方案抗炎作用最强，副作用最小，是控制Bell面瘫和耳带状疱疹最有效的方法。但根据药代动力学研究，现都推荐强的松晨起顿服，而不是分3次口服。

（二）抗病毒治疗

根据阿昔洛韦所具有的抗病毒谱和低毒性，可用于治疗Bell面瘫和耳带状疱疹。在细胞培养中，阿昔洛韦抑制HS Ⅰ、Ⅱ型、VZ、EB病毒和巨细胞病毒。其抗病毒作用是通过一种被转换成磷酸化型的阿昔洛韦，抑制病毒DNA聚合酶和病毒DNA复制。当这种磷酸化型阿昔洛韦被结合进DNA链，就会有效的终止DNA复制。阿昔洛韦用药适应症是HS、VZ感染，疱疹性生殖器感染和单纯疱疹性脑炎。Dickens等初步报告指出，阿昔洛韦能减轻耳带状疱疹产生的神经症状。阿昔洛韦10mg/kg，静脉点滴，在麻痹出现后的头72h有较大的功能恢复。但必须早期用药。

三、手术治疗

（一）手术减压

Bell面瘫行面神经减压术的历史要追溯到1932年Balance和Duel的工作。Adour等、Hughes和Jackson各自提出了手术的标准，并进行了手术减压。外科手术的治疗效果随着电生理检查和面神经手术暴露的进步而不断提高。

早期，电刺激面神经兴奋性丧失是进行面神经减压的适应证。以后，局部解剖检查及随后的电生理检查用于患者筛选，减压手术随之发展。

开始主要是进行面神经乳突段减压，以后扩大到鼓室和乳突段减压，现在，已扩大到迷路段和耳道孔。Huizing等认为急性面瘫经治无效时应考虑乳突段面神经减压。基于临床观察，单纯的鼓室段和乳突段面神经减压效果不佳，因此，Fisch等和Esslen等废弃这一手术，而改用经乳突和中颅窝径路的迷路段和耳道孔减压。经乳突径路暴露膝状神经节和迷路段，不需要开颅，但为暴露邻近匙突的面神经，在乳突气化不良时需去除砧骨。Goin在颞骨解剖时发现，经乳突径路，60%的迷路段面神经可以减压，而另40%的患者，由于前庭，特别是上半规管壶腹妨碍邻近迷路段面神经的暴露而不能手术。

最早被House报道的中颅窝径路是到达内听道、迷路和膝状神经节的最常用的径路，进行面神经减压安全、很少损伤迷路。中颅窝径路还能直接刺激邻近耳道孔的面神经，如果对电刺激的反应还没有完全丧失，就能够验证损害的部位。在手术中刺激邻近耳道孔的面神经，如果反应明显减弱或无反应，刺激耳道孔远端，则可引出较大振幅的诱发电位。

Fisch在一个Bell面瘫的神经电图检查的前瞻性研究中指出，当诱发的电位振幅是正常侧的10%或以下时，则经中颅窝径路做面神经减压。这一标准基于一半患者在面瘫发作2周内神经变性达到95%～100%的事实。提示面部功能恢复长期不满意。而且，大多数达到90%变性的患者，变性很快超过94%。因此，建议一旦变性达到90%，就应立即手术减压。这样可能最多有10%的患者做了不必要的手术。

（二）手术探查

如果面瘫逐渐发生，6个月后没有恢复，应除外肿瘤。如影像学检查未发现颞骨内病变，局部定位检查显示病变在镫骨肌支以下，则应手术探查面神经乳突段和颞骨外部分。肿瘤中最常见的是腮腺恶性肿瘤或面神经鞘膜瘤。同侧面瘫复发病例中30%伴有肿瘤，也应手术探查。

第八节 预 后

大多数Bell面瘫患者预后良好，80%～90%完全恢复。多个Bell面瘫大组病例分析结果表明，预后因素对最终结局有明显关系。最重要的预后因素是面瘫是完全的还是不完全的。永不发展为完全面瘫的患者，95%～100%恢复。

文献上报告的结果很不同，主要原因是评价的标准不同。Stankiewicz（1987）收集了9份报告，其中包括Park等（1949）和Peitersen等（1982）的大组报告。总的结果是53%完全恢复，44%部分恢复，仅3%不恢复。一般人口中Bell面瘫的预后要比经过面神经诊所筛选过的患者好。

导致结局不好的合并因素有听觉过敏、流泪减少、年龄60岁以上、糖尿病、高血压和严重的耳、面前部或神经根痛。Abraham-Ipijn等（1987）仔细观察200例，并对比观察了各种可能的预后因素对结局的影响，这些因素包括面瘫的严重程度、平均动脉压、年龄、糖尿病及高血压史，其中只有面瘫严重程度和首次就诊时的平均动脉压有统计学意义。

参考文献

1. 李学佩编著. 神经耳科学. 贵阳: 贵州科学枝术出版社, 1991
2. Mattox DE.Clinical Disorders of the Facial Nerve. In: Chummings CW, Fredrickson JM, Harker LA et al, eds. Otolaryngology-Head and Neck Surgery. 2nd ed. St Louis: Mosby, 1993, 3217-3222
3. Niparko JK. The Acute Facial Palsies. In: Jackler RK and Brackmann DE, eds. Neurotology. St Louis: Mosby, 1994, 1291-1320

第四十九章

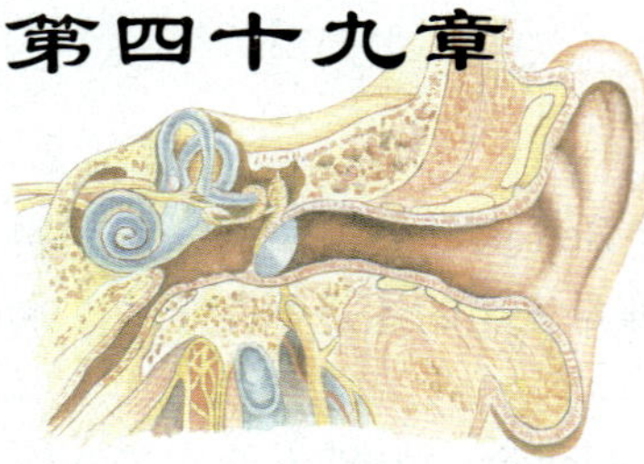

面神经肿瘤

宋为明　李学佩

面神经肿瘤的诊断，即使对最有经验的耳科学家也是一个挑战。正如 Conley 所指出的，这些肿瘤的诊断耗尽了临床医师的才智，用尽了现代技术资源。很多患者几经辗转，都未能明确诊断而进行了错误的手术。Bell 面瘫是面神经肿瘤中最容易误诊的疾病。因此，对每一个面瘫患者，都应把肿瘤列入考虑的范围，并最终除外之。

第一节　组织病理学

面神经肿瘤可来自面神经内（施万瘤、血管瘤等），也可来自面神经邻近结构（胆脂瘤、脑膜瘤、前庭施万瘤等）以及由于软脑膜（白血病、脑膜癌）。原发性肿瘤可来自于施万细胞、神经内膜的纤维母细胞与支柱细胞及神经束膜的上皮样细胞。有些神经病理学家用外周神经鞘肿瘤的名称，是因为这些肿瘤包含了上述的多种成分。

一、面神经施万瘤

面神经施万瘤是指肿瘤来自于施万细胞。

（一）病理组织学表现

梭形细胞交错成束，常呈栅栏状。显微镜下肿瘤细胞有两种特征性类型：Antoni A 型（束状型）：细胞平行有顺序排列，细胞核呈纺锤状、深染，排列成束状或车轮状，细胞间被少细胞纤维组织分开，故有人用“栅栏”来形容其特征。Antoni B 型（网状型）：较多见，呈较疏松的网状排列，细胞成分少，细胞核排列不规则，可见变性区，这是肿瘤生长速度超过血液供应所造成的。可见含脂质的肿瘤细胞，呈泡沫样，或呈玻璃样变。恶性面神经施万瘤比较少见。

神经纤维瘤主要来自于神经内膜的结缔组织，这一肿瘤很少来自于脑神经的神经根，而较多见于皮下组织的外周神经。多发性神经纤维瘤称为 von Recklinghausen 病。

（二）大体病理表现

面神经施万瘤可发生于从桥延沟到腮腺的面神经的各个节段。耳科医师要区分是听神经瘤侵犯面神经还是面神经的施万瘤。大体表现为面神经弥漫性膨出，有时候可超出面神经几个节段。肿瘤也可呈一组哑铃样，医师要小心地决定肿瘤切除的范围。肿瘤可长得很大，从内向外耳道、小脑脑桥角或向上往大脑颞叶扩展。

马萨诸塞州眼耳鼻咽喉医院报告600例颞骨病理，发现有5例为未诊断的颞骨内面神经施万瘤，其中4例面神经功能正常，1例有轻度面瘫。明尼苏达大学医学院报告的1 400例颞骨标本，仅发现1例面神经迷路段施万瘤，该患者有面瘫。在 Saito 的颞骨研究中，发现1例很小的面神经水平段神经鞘瘤，由于骨质腐蚀，骨管内神经自动减压，肿瘤向中耳突出。面神经施万瘤组织学，可能除了发生在颅内的，长在颞骨内面神经各段的表现都是一样的。与听神经瘤不同，面神经施万瘤生长缓慢，多数要很多年后才表现出症状。面神经施万瘤一个明显特点是多中心性。在面神经内，在肿瘤的两远端之间，可见多数、分散的病变。Janecka 等报告 30 例原发性面神经肿瘤，26 例良性，4 例恶性，有 4 例是多中心的。

面神经施万瘤可以腐蚀、破坏邻近的迷路骨囊，形成耳蜗或前庭瘘管而不产生症状。在 O'Donoghue 等的大组病例报告中，29% 有不同程度的迷路骨囊的破坏，但这些患者耳蜗功能良好。手术切除肿瘤，有听力损害的危险，因此，在设计治疗方案时要权衡利弊。

（三）面神经施万瘤的局部分布

面神经鞘瘤可发生于面神经行程的任何部位，其发生率文献报道不一。洛杉矶耳科医学中心报道 48 例，其中侵及颅内段 14 例，内听道 20 例，迷路段 16 例，膝状神经节 22 例，水平段 21 例，垂直段 21 例，颞外段 7 例。总的来说，颞骨内最为常见。然而，如果是一个很大的岩尖肿瘤，由于该部位解剖学上的迂曲，外科医师很难判断肿瘤是前庭施万瘤，还是少见的面神经施万瘤。Janecka 等报告的 30 例原发性面神经肿瘤中，17 例是颅外的（12 例在主干、5 例在外周支），13例在颞骨内（10例侵犯面神经水平段和垂直段、3例在膝状神经节）。如前所述，很多肿瘤是多中心的，其精确部位很难确定。

（三）面神经施万瘤对神经显微结构的影响

肿瘤压迫神经导致面神经病理生理的变化，Sanderland早有描述。其变化分三个阶段：第一阶段是神经外膜静脉受压、阻塞，引起神经束内毛细血管充血，使神经束内压力增高。这一阶段引起的神经功能失调是可逆的。第二阶段由于长期压迫，神经内损害，并伴有蛋白质的外渗，引起神经束内水肿。由于神经束膜的不透水性，因此引起神经束膜内压的持续增高，轴突传导受阻。第三阶段是动脉血流受损，不可避免地产生持续性损害。纤维母细胞移行，细胞体近端发生变性。由于第二阶段产生的水肿，类固醇激素可对某些肿瘤引起的面瘫起作用。

颞骨内面神经施万瘤可引起不同程度的面瘫。面神经管内的施万瘤对神经起压迫作用，同时，骨管又限制了神经肿胀的空间。这种恢复是不完全的，但也有长时间压迫面神经而有某些再生，并保持少许完整的神经纤维。面神经纤维对压迫的抵抗能力很强。最明显的是在听神经瘤，可以发现面神经已经很细，但无任何临床功能障碍。对压迫的抵抗力取决于神经外膜的完整性。一旦破坏，面神经功能就会受损。值得注意的是，50% 患者在临床面神经功能障碍的症状出现之前已经有神经的变性。面神经管最窄的部位是在迷路段，因此，该部最容易受压迫。在面神经的降部，骨管较宽，神经只占骨管的 2/3，压迫相对较轻。

二、外伤性面神经瘤

外伤性面神经瘤是非肿瘤性的外周神经的增生性病变。该瘤是由在致密胶原基质中断伤的轴突、施万细胞及神经内膜、神经外膜纤维母细胞组成。大多数外伤性神经瘤是对损伤的一种修复反应。外伤性面神经瘤可以发生在头面部轻微外伤后。有些病例，慢性炎症伴有面神经骨管裂缺时，也可发生神经和结缔组织的增生。

三、血管瘤

血管瘤不是真性的肿瘤，而更像血管构成的血管错构瘤，根据肿瘤内优势血管的类型分为毛细血管瘤和海绵血管瘤，最常见于膝状神经节。在猫和人的研究中发现，在前庭神经节和膝状神经节周围有丰富的血管网，这就解释了为什么膝状神经节好发血管瘤。血管瘤的重要特点是倾向于与神经分离，如能早期诊断，即可在不损伤神经连续性的情况下分离血管瘤。与面神经鞘瘤不同，血管瘤直径仅数毫米时就可出现面瘫。发生面瘫的机制不是由于压迫，因为血管瘤太小，起不到压迫作用，而是由于所谓血管盗血现象。有些血管瘤的血管被新形成的板层状的骨所围绕，呈现特征性的影像学表现，叫做骨化血管瘤。大体上，肿瘤呈红色海绵样外观。这种骨化是营养不良的改变，因此这些肿瘤生长很慢（4～11 年之间）。

四、颗粒细胞瘤

此类肿瘤自施万细胞衍生而来，常发生于上呼吸道，40 ~ 50 岁年龄段高发，常见于妇女和黑种人。颗粒细胞瘤可能完全限局在神经鞘内，从而构成假性囊肿。颗粒细胞瘤是由多面体细胞鞘所构成，胞质内有嗜酸性颗粒，Schiff 染色呈强阳性。可用免疫组化方法确诊。

五、面神经球体瘤

大多数球体瘤分为鼓室球体瘤和颈静脉球体瘤，这些球体瘤可直接侵犯面神经。从面神经内球体发生的球体瘤由 Dutcher 和 Brackmann 于 1986 年报道。该肿瘤侵犯邻近茎乳孔的面神经，可向颅外扩展约 1cm。

六、原发颞骨恶性肿瘤

大多数原发颞骨恶性肿瘤为外耳道鳞状细胞癌。通常侵犯邻近的面神经鼓室段和乳突段而出现面瘫。面瘫可以是由于浸润或破坏，但多数还是由于压迫。这种肿瘤侵犯骨膜成骨，而很少侵犯软骨成骨。

七、腮腺肿瘤

面神经进入腮腺，走行于腮腺的深叶和浅叶之间。原发性或继发性肿物可以浸润面神经的主干或其分支而引起面瘫。Conley 等在复习隐匿性肿瘤文献时发现，80% 的面瘫是由于腮腺恶性肿瘤引起的。但需强调，并非所有引起面瘫的腮腺肿瘤都是恶性的。特别是乳突部复发性肿瘤，压迫、炎症和局部毒性因子都起作用。因此，在作出“牺牲”面神经的决定前，必须要有组织病理学的根据。

八、转移性肿瘤

颞骨，特别是富有血管髓腔的岩尖，是肿瘤转移的常见部位。原发于乳腺、肾脏、肺、胃或其他部位(皮肤、前列腺等)的恶性病变可经血行转移致颞骨。Saito 等报告 26 例颞骨晚期恶性肿瘤中7例（27%）为转移瘤。有趣的是，在几近半数面神经管有转移性侵犯的病例中不出现面瘫，有一例甚至还有神经再生的表现。面神经鼓室段受侵比较容易引起面瘫。Jung等报告的14例颞骨转移瘤，6例有面瘫，显示面瘫与神经鞘破坏之间有密切的关系。另外，面瘫常常指示颅内广泛的转移性病变。按发生的频率，转移瘤发生的部位依次是内听道、乳突、面神经鼓室段和迷路段。迷路段受侵最容易引起面瘫。

九、儿童期的肿瘤

儿童期肿瘤侵犯很少。在Grundfast 等 25 例连续的病例报告中，有 3 例引起面瘫，它们是小脑星形细胞瘤、白血病和横纹肌肉瘤。面瘫可以是儿童白血病的症状。嗜酸性肉芽肿可以无颞骨的特殊前驱症状，但如侵犯颞骨，则可破坏面神经骨管，但很少引起面瘫。

十、面神经的其他肿瘤

有表皮样瘤、脑膜瘤、前庭施万瘤及其他岩部肿瘤。这些肿瘤侵犯面神经，是重要的手术适应证。

第二节 临床表现

由于原发性肿瘤侵犯面神经的病例很少，耳科医师、神经科医师在临床上很少见到这类患者，妨碍了在早期诊断时想到它，因而容易忽视。另一方面，特发性面瘫的预后多数是好的，造成医师在治疗面瘫患者时盲目的安全感。因此，各科医师在诊治面瘫疾病时，一定要谨慎从事，并要考虑到肿瘤的可能性。事实上，有些患者经过几个月、甚至经年的治疗，直至作为病因的肿瘤的症状显示出来后，经治医师才醒悟到所犯的错误，但面瘫的预后是与面瘫手术的时间密切相关的，此时错过了最佳治疗时机。

面瘫诊断中最重要的是采集详细的病史，而不要过于强调物理检查。现在有一种倾向，就是做很多昂贵的影像学或其他特殊检查而忽视了首先去做最基本的检查。正如Conley 等指出的，最重要的是由有经验的、负责的医师进行临床评价。在他的 14 例隐匿性肿瘤中，有 12 例经此评价而获诊断，手术证实，其中 80% 是恶性腮腺肿瘤，15% 是面神经主干的神经鞘膜瘤。

一、症状

面神经肿瘤患者的临床表现基于下列因素：①神经对压迫或浸润的反应；②肿瘤的部位及其对邻近解剖结构的影响；③组织病理学：小的血管瘤可能早已表现出面瘫，而比较大的神经鞘瘤也可能无面瘫。

（一）面神经症状

从组织病理学角度来看，面神经对压迫具有较强的抵抗力，因而可以在一段时间内不出现面瘫。Saito 报告在其经病理证实为肿瘤的病例中，约有一半没有面瘫。Latack 等报告 8 例神经瘤，只有 2 例出现面瘫。苏黎世的 Dort 和 Fisch 的经验是，16 例中 3 例面神经功能正常。洛杉矶耳研所报告的 48 例中 26 例功能正常。Janecka 和 Conley 发现，颞骨内肿瘤 84% 有面瘫，颞骨外肿瘤 35% 有面瘫。

面神经肿瘤的典型表现为渐进性面瘫，常伴面肌抽搐。面瘫可为间歇性而被误诊为复发性 Bell 面瘫，此类患者面神经功能恢复常不完全。突然发生的完全面瘫出现于大约一半的Bell面瘫患者，而面神经肿瘤则为 1/3 左右。Bell 面瘫患者大多数发病后 3 个月前开始恢复，如 6 个月尚无恢复，要考虑肿瘤的可能。缓慢渐进性面瘫持续3周以上要考虑肿瘤。Bell 面瘫在发病头 10 天可呈进行性的进展，类固醇激素治疗有效，可支持 Bell 面瘫的诊断，但肿瘤引起的面瘫也可能对类固醇激素有效，因此，要进行综合评价。

（二）耳部症状

肿瘤发生于颞骨内面神经者常见耳部症状。发生于迷路段者会有耳蜗或前庭症状（感音神经性聋、耳鸣或眩晕）。此外，可出现耳漏。

值得一提的是，听力减退不是 Bell 面瘫的特点，因此，当患者出现面瘫而同时伴有听力减退时应提高对面神经鞘膜瘤的警惕性。

（三）腮腺肿物

新生物侵及颞外段面神经时，可有腮腺区肿物出现以及单支面神经麻痹，其中 80% 为腮腺恶性肿瘤，15% 为神经纤维瘤，值得强调的是，在面神经鞘膜瘤表现为腮腺肿物时，受累神经可涉及面神经行程的数个节段，有报道在一例 6 个月大婴儿，肿瘤扩展到膝状神经节。

（四）疼痛

疼痛伴有面神经功能障碍或腮腺肿块应引起特别注意，特别是疼痛持续几周或数月。疼痛可以是Bell面瘫和Ramsay-Hunt 综合征的特点，但疼痛很少超过数日。疼痛也是恶性腮腺肿瘤的特点，通常是三叉神经或耳颞神经受侵犯的结果。局部广泛地破坏不可避免会侵犯颞叶的脑膜、咽鼓管和低位脑神经。

二、体格检查

（一）面神经检查

草率的检查可能会遗漏轻度面肌力弱，甚至完全的面瘫。如前所述，肿瘤侵犯面神经多半引起部分面瘫或单个分支的麻痹，因此，对面肌运动的评价要给予特别的注意。要让患者快速、连续地重复做面肌的运动。有用的方法是让检查者分开患者眼睑，再嘱其闭眼，这样就可使单纯闭眼看不出的轻度肌力减退变得明显。面肌抽搐，联动，挛缩等均可出现。House-Brackmann 评价系统是目前较为常用来进行面瘫分级。面部照像和录像，可作为收集面瘫资料的基本方法。眼的检查，特别是角膜检查很重要。眼潮湿或泪溢都是有病理意义的，需要请眼科医师共同进行检查。

（二）耳部检查

评价面瘫，耳的检查是绝对必要的。有时耳镜检查可见鼓膜后方肿物。比较少见的可表现为耳息肉，特别是发生在面神经降部，肿瘤腐蚀骨质，外耳道可见肿物，此时会被误诊为外耳道炎或者中耳炎，直到数周或数月后，肿瘤的诊断才得以明确。音叉试验可用来区分传导性聋或感音神经性聋。

（三）颈部检查

由于腮腺与面神经的密切关系，面瘫患者均应检查腮腺。同样亦应排除颈部淋巴结转移的可能。

（四）神经科检查

面瘫患者均应做全面神经系统检查，特别注意有无三叉神经、低位脑神经以及小脑病变的体征。

（五）全面体检

有时可发现一些未预料到的亚临床疾病。当检查者的注意力只集中于头、颈部时，可漏诊某些引起面瘫的全身性疾病。

三、特殊检查

（一）听力测试

所有面瘫患者均应做纯音测听，有可能发现患者自己尚未察觉的听力下降。Bell 面瘫时无听力下降，当纯音测听发现异常时，则提示应做进一步检查。当面瘫患者伴有听力下降、耳鸣、眩晕时，电反应测听一旦发现蜗后病变的迹象，则应做进一步检查。

镫骨肌反射：面瘫患者存在镫骨肌反射时，提示病变位于面神经镫骨肌支的远端。此时临床医生应对腮腺区域给予更多关注。需要注意的是，当受检耳存在传导性耳聋时，可使镫骨肌反射不能引出。有时病变位于镫骨肌支近端时，也会出现有假阳性。

（二）前庭功能检查

在可疑耳囊受破坏或打算施行较大范围颞骨手术时，应行眼震电图检查。

（三）局部解剖定位检查

过去，局部解剖定位检查受到相当重视，而目前由于影像技术的发展，使这方面的许多试验方法被弃置不用。流泪试验尽管简便易行，但也存在缺陷，例如，试验前未排空下睑穹隆存留的泪液，可产生假阴性的结果。此外，泪腺的分泌运动神经纤维对压迫具有明显的耐受性，因而当病变损及迷路段时，流泪试验结果仍可正常。电味觉试验基于舌对电刺激的反应，可产生不适感，但完全依赖于患者的主观反应。颌下腺流量试验评价鼓索神经功能，同样造成患者不适，目前已很少用。

（四）电生理检查

对于电生理检查，临床医生具有期望值过高的倾向。电生理诊断的困难在于各临床单位之间缺乏比较的标准。由于皮肤电阻、电极位置，刺激咬肌引起的干扰等，可出现许多潜在的误差。两次测试之间以及不同的设备仪器均可产生不同的结果。因而只有在临床医生经常使用并熟悉、了解这些测试设备的性能的前提下，电生理检查才会真正有帮助。

电生理检查的价值在于评价神经损伤的程度。有时甚至可发现亚临床的神经功能障碍。因此，在进行面神经外科手术之前，应该做正规的面神经功能的评价。

（五）放射学检查

对于面神经肿瘤的诊断和治疗，目前最大的进展就是可以获得比已往精确得多的影像学诊断。然而，需要强调的是，影像学诊断不能代替细致的临床检查。在缺乏适当的临床资料的情况下，放射科医生很难发挥现代影像诊断技术的作用。例如，同样的面瘫患者，神经科医生可能提出脑扫描的申请，而耳鼻喉科的医生很自然地想到需要做乳突或颞骨扫描。高分辨薄层CT和MRI可相互补充。颞骨扫描的层面要考虑到面神经在颞骨内弯曲走行的特点而加以调整，才不会漏掉一些细小的病变。

三、治疗

面神经肿瘤的处理需要外科医师多方面的专门知识。当患者已进行了诊断，也做了相应的影像学检查，外科医师就可以设计治疗方案。

外科医师在进行鼓室成形术或腮腺手术时，会意外地发现面神经肿瘤，这时，外科医师面临一个困难的选择：如果在适当暴露后进行肿瘤切除，有可能使患者从麻醉中清醒后，发现已出现面瘫。这对外科医师和患者都是不可挽回的损失。另一种选择是先做肿瘤活检、延期手术，但这也难以避免产生不可预期面瘫的可能性，因为，完整的面神经纤维可以横过肿瘤，一旦中断可以立即引起面瘫。因此，要特别地谨慎，先停止手术，不干扰肿瘤，向患者说明手术可能会发生的问题，安排适当的检查，然后选择另一时间进行手术。

面神经肿瘤的手术径路基于下面3个方面考虑：①病变部位；②范围；③双耳的听力状况。

手术医生必须具备从脑桥小脑角至腮腺全程暴露面神经的手术技能，因为肿瘤范围有可能会比预料的广。面神经监测对避免面神经损伤、保留面神经功能有一定的帮助。

（一）经乳突径路

当病变局限于面神经水平段或垂直段时，经乳突径路可获得满意暴露。对于同时存在的传导性耳聋，可一期或二期行听骨链重建手术。尽量用耳大或腓肠神经进行神经移植。有时可考虑使用神经套接技术（inlay techniqes）。要采用冰冻切片检查肿瘤边缘是否切净，因为仅靠肉眼判断常常不准确。有时需在乳突径路基础上加做中颅窝径路，以获得满意的肿瘤切除。

（二）经乳突硬膜外中颅窝径路

当病变侵及膝状神经节或迷路段而又打算保留耳蜗功能，可采用经乳突硬膜外中颅窝联合径路手术。面神经肿瘤可能造成迷路瘘管，因而在切除肿瘤时，应尽可能地小心、细致，以避免耳蜗和前庭功能的损害。对于小的面神经血管瘤，可以单纯通过中颅窝径路，从面神经主干上完整切除肿瘤而不损伤听神经。

（三）经硬膜的中颅窝手术

经硬膜的中颅窝径路具有良好的视野。但同时也会有失语、癫痫等并发症的发生。

（四）经迷路-耳蜗径路

当耳蜗功能很差或丧失时，可选择经迷路或经耳蜗径路，以完全暴露面神经颅内和颞骨内部分，并能很方便地施行神经缝合、改道、端-端吻合及移植。通常用腹壁脂肪修复局部组织缺损以防脑脊液漏。

（五）减压手术

很多患者会因面神经功能正常或仅有轻度面瘫而拒绝正规手术；但进行面神经移植会有严重的毁容的危险。这时，进行广泛的神经减压手术是一种选择，待麻痹进展后再进行其他手术。关于这点也有争议，因为这可能会坐失良机，造成肿瘤远、近端神经不可逆的变性，使预后不良。

（六）观察

很多肿瘤是无痛的且进展缓慢，而患者面神经功能正常或轻微损害、听力正常。这样，患者很自然地拒绝手术。这些患者可以做连续的 CT 或 MRI 进行观察。至于以后是否进行手术，则根据肿瘤的生物学行为而定。关于这点也有争议，有人认为在神经已受到肿瘤侵犯时，耳外科医师要采取外科医师的哲学：即使大多数肿瘤是良性的，观察也是不可取的。

（七）腮腺外科

颞骨外肿瘤可以进行标准的腮腺切除术。然而，当肿瘤已扩展到乳突，并接近内听道时，就需由耳外科医生参与，完全切除肿瘤，并修复面神经。

四、手术效果

术前面瘫时间的长短是影响面神经功能的一个主要因素，长期完全面瘫的患者其预后差，这是由于轴索远近两端及运动终板不可逆的变性所致。在 O'Donoghue 等的报告中，36 例施万瘤需要神经切除或神经移植的，7 例做了神经改道或端-端吻合，11 例做了肿瘤切除，并保留了50%以上的神经主干，然后进行了神经套接。比较各种神经重建的方法，其效果未见有明显的差异。

在苏黎世的 26 例报告中，除 1 例在神经爪形足处切除肿瘤，其余都“牺牲”了神经。神经移植（耳大神经或腓肠神经）是经常采用的，不管术前面神经麻痹的时间、患者年龄或神经缺损的大小。该报告不做神经部分切除或神经套接。神经移植的长度从1～10cm，平均 4.3cm。移植的神经长的比短的功能效果要好，但无统计学意义。

神经替代手术最终的神经恢复预后难以获得满意效果。静态和动态面部表情复苏是有用的康复治疗。所有面瘫患者，早期都要与眼科医师配合，进行眼及角膜的保健。

面神经术后可能出现听力减退和耳鸣，特别是颞骨内面神经肿瘤的手术后。因此，对无症状的面神经肿瘤，手术要特别谨慎。

总结：

1. 约 5% 的外周性面瘫是由肿瘤引起的；

2. 多达 50% 的面神经肿瘤不出现面瘫；

3. 渐进性、复发性面瘫或面肌抽搐指示面神经受到肿瘤的侵犯；

4. 施万瘤可以侵犯面神经各个节段，并可腐蚀、破坏邻近的骨性迷路。血管瘤虽然极小，但可引起面瘫；

5. 病史采集结合检查，并经常想到肿瘤的可能性，是面神经肿瘤早期诊断的基础；

6. 正确应用 CT 和 MRI，放射科与耳外科医师的密切合作对早期诊断有重要意义；

7. 对于那些面神经功能和听力正常的面神经肿瘤患者，是否进行手术要特别慎重；

8. 对有些患者可以保守治疗。首次手术可以选择神经改道或移植，也可对面神经功能恢复不好的患者采用神经替代手术；

9. 面神经功能恢复的最重要的决定因素是术前面瘫时间的长短。

参考文献

1. O'Donoghue GM. Tumors of the Facial Nerve. In: Jackler RK and Brackmann DE , eds. Neurotology. St Louis: Mosby, 1994
2. Balkany TJ, Fradis M, Jafek BW, et al. Hemangioma of the facial nerve: role of the geniculate capillary plexus. Skull Base Surg, 1991, 1: 59-63
3. Barbary ASE. Fibro-angioma of the facial nerve. J Laryngol Otol, 1966, 80: 1267-1269
4. Conley J, Selfe RW. Occult neoplasms in facial paralysis. Laryngoscope, 1981, 91: 205-210
5. Conley J, Janecka I. Schwann cell tumors of the facial nerve. laryngoscope, 1974, 958-962
6. Delozie H, Spinella MJ, Johnson GD. Facial nerve paralysis with benign parotid masses. Ann Otol Rhinol Laryngo, 1989, l98: 644-647
7. Dort JC, Fisch U. Facial nerve schwannomas. Skull Base Surg, 1989, 1: 51-56
8. Dutcher PO, Brackmann DE. Glomus tumor of the facial canal. Arch Otolaryngol Head Neck Surg, 1986,112: 986-987
9. Fisch U, Ruttner J. Pathology of intratemporal umors involving the facial nerve. In: Fisch u, ed. Facial Nerve Surgery. Birmingham:Aesculapius, 1977, 448-456
10. Grundfast KM, Guarisco JL, Thomsen JR et al. Diverse etiologies of facial paralysis in children, Int J Ped Otorhinolaryngol, 1990, 19: 223-239
11. Hingorani RK. Neurilemmoma of facial nerve. J Laryngol Otol, 1970, 84:1275-1280
12. Jackson CG, Glassock ME, Hughes G, et al. Facial paralysis of neoplastic origin: diagnosis and management. Laryngoscope, 1980, 90:1581-1595
13. Janecka IP, Conley J. Primary neoplasms of the facial nerve, Plastic Recon Surg, 1987, 79: 177-183
14. Jung TTK, Jun B, Shea D, et al. Primary and secondary tumors of the facial nerve. Atemporal bone study, Arch Otolaryngol Head Neck Surg, 1986, 112: 1269-1273
15. Latack JT, Gabrielsen TO, Knake JE. Facial nerve neuromas: radiologic evaluation. Radiology, 1983, 149:731-739
16. O'Donoghue GM, Brackmann DE, House JW, et al. Neuromas of the facial nerve. Am J Otol, 1989, 10:49-54
17. Saito H, Baxter H. Undiagnosed intratemporal facial nerve neurilemmomas. Arch Otolaryngol, 1972, 95:415-419

第五十章

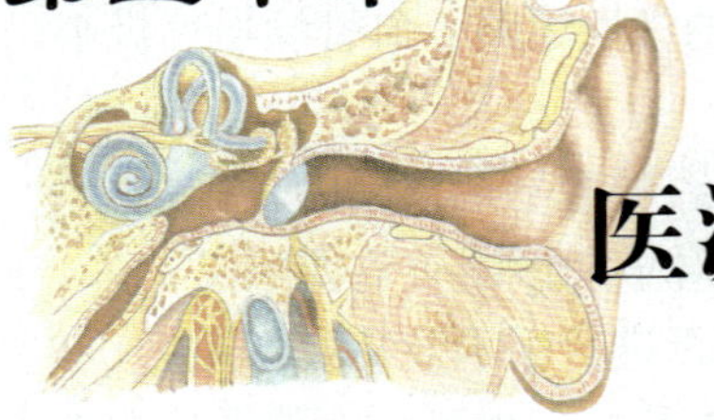

医源性面神经损伤的预防和处理

马芙蓉

医源性面神经损伤是耳外科和颅底外科手术中最令人生畏的并发症之一。尤其在术前对其估计不足、与患者及家人沟通不够时，无论对医生还是患者都是难以接受的结果。据统计，中耳乳突手术中面神经麻痹的发生率为0.6%～3.7%。避免损伤面神经是颞骨手术中神经耳外科医师永远追求的境界。一旦发生损伤，无论对医生还是患者，都将带来无尽的烦恼和麻烦，甚至陷入无休止的医疗纠纷和法律诉讼之中。

当面神经被恶性肿瘤侵蚀、巨大的听神经瘤包裹面神经、肿物挤压面神经使其路径发生改变、变形、变细、粘连紧密不易分离时，面神经损伤有时是无法避免的。当病变广泛，炎症使手术野内渗血，加之解剖变异使面神经的行径难以确定，就是很有经验的耳外科医生也可能发生面神经的损伤。幸运的是，面神经损伤在几乎所有的中耳和乳突手术中是可以避免的。

术中面神经损伤可能发生在以下情况：面神经被高速电钻的钻头或微型解剖器械如凿子的滑脱、刮匙等损伤，造成面神经鞘膜损伤，部分或全部神经干断伤是最常见的机械性损伤。牵拉面神经可以造成轴突断伤和神经的脱髓鞘。切除颈静脉球体瘤时面神经鼓室段和乳突段需要游离和改道，可造成营养该段神经的血供中断，使其更易遭受术中解剖的损伤。解剖可造成神经鞘内的血肿形成，使面神经在骨管内的受压和神经内部发生变性，造成面神经麻痹。鼓索神经损伤逆行至面神经造成面神经水肿，可能是迟发性面神经麻痹的原因。术中在电钻磨切骨质时，不断地大量冲水有助于避免钻头对面神经造成热损伤，尤其在面神经骨管轮廓化过程中，如不进行大量冲水，磨切骨质时产生热量会对面神经造成损伤。热损伤可以使面神经的轴突变性，导致轻度到重度的损伤。激光的功率太大、使用电凝时的电流量和其他各种电刺激电流量过大，也会造成如同热损伤一样的结果。

第一节　预防措施

常言道：没有金刚钻，少揽瓷器活。熟知耳解剖知识和面神经的走行方向，面神经与周围组织及乳突气房的解剖关系非常重要。精湛的手术技巧和手法是进行耳科手术必须掌握的技能。必备的耳显微外科的硬件设备是保证面神经安全的重要条件。

一、对术者及助手的要求

耳科手术是显微外科手术，要求术者在显微镜下长时间的操作。手中持有高速转动的电钻，就像在显微镜下进行微型雕刻。电钻下方有面神经等重要的解剖结构，稍有不慎将会造成严重的损伤。这些都要求术者有良好的视力或矫治视力，并且有良好的体力。身体不好，如果手术时间太长，术者体力不支会造成草率行事和判断错误，容易出现并发症。如果两个眼睛的矫治视力不能聚焦在同一平面上，长时间的手术会造成术者头痛和恶心等症状，所以术者的视力能够适应耳外科手术非常重要。

要想成为耳外科医生，首先要有兴趣，热爱这一行。要投入自己的全部热情和精力，要不惜力，还要养成细致、严谨的习惯，要能够坐得住，手术时要有“天塌下来都岿然不动”的专注。

在成长为合格的耳外科医生之前，应该经过正规、系统的颞骨解剖训练，在颞骨解剖室做数个以至数十个颞骨解剖，观摩过很多上级医生的手术，直到建立起了立体解剖概念后，才能过渡到对患者进行手术。手术训练是一个循序渐进和积累的过程，需要观察上级医生在每一步所采用的器械和手法，尤其重要的是他们在手术过程中对于重要标志和面神经走行的辨认、遇到问题时的处理方法和思路。要了解发生医源性面神经损伤的原因。

作为一名耳外科医生，要能够应用自己掌握的知识进行逻辑思维。在术前要认真分析患者的病史、体征、听力情况、影像学资料尤其是高分辨率薄层CT以及全身情况、患者能否耐受手术等情况，制定相应的手术计划及对策。

没有一个耳科手术是完全相同的，不可能照搬其他手术模式。耳科手术医生掌握的仅仅是手术的原则和技巧，耳科医生需要根据手术台上患者的情况，做出最后的手术决策和取舍。只有大量实践并积累了丰富经验，才能给予手术医生正确的决断。一个好的耳外科医生在手术时，心如止水，头脑冷静，胆大心细，动作轻巧，有坚实的解剖基础和丰富的手术经验和技能。作为耳科医生，应该是一个完美主义者，对待手术不能一味图快而不求精，要有把每一个手术都做成精品的素养，在手术中遇到复杂情况和挑战时，不能胆怯和轻言放弃，要具有不怕困难、勇于面对挑战的潜质以及良好的判断力和预测能力，决不盲从和蛮干。一位优秀的耳外科医生应该具有开拓精神和使命感，要有不断琢磨和研发新手术径路并能将新技术和新方法带入耳科和神经耳外科领域的能力，使其造福于人类的健康。

耳科手术虽然由主刀一人操作，但助手也非常重要。助手要做得合格和漂亮，与主刀配合默契，如果术者需要的器械不能很快递到手中，术者不断离开显微镜目镜去寻找器械和等待器械，术者眼睛在和看显微镜和离开显微镜之间反复进行调节，会造成术者的头晕和烦躁。助手一般都处于学习阶段，在帮助术者的同时，应该同时与术者进行手术的思考，作出自己的判断，然后对照术者的判断，找出差距不断提高。要有批判性的学习态度，接受和吸收术者好的地方，思索如何改进术者不好的地方或需要改正的地方，应该在手术中和术后反复进行“反刍”，这样才能学得快、学得好。在手术中要培养严谨的习惯，器械台整齐、干净、利索，术者要什么就有什么。每一样器械在术者用完后都应该将血擦干净并放好，做到井井有条。对用过的吸引器，要及时吸水以防吸引器内血块的堵塞。递到手术者手中的器械有时要帮助术者引入显微镜的视野内。总之，任何一个手术的成功，都是手术团队集体合作的结晶，术者离不开好的助手和器械护士。

二、对麻醉师的要求和术中血压的控制

手术麻醉很重要。对于手术时间短的患者，可以采用强化局麻，在麻醉耳大神经和枕小神经时，注射针头的方向不能向着茎乳孔，以免面神经在出茎乳孔部位受到阻滞。在做完局部麻醉后，应该形成观察患者面部运动的习惯。面神经周围如果注射了麻药，可能会引起一过性面瘫，手术后或数小时后面瘫就可能恢复。但是，最好不要发生，因为在强化局麻手术时，患者可能在手术进行一段时间后才告诉术者自己的不适，如果此时手术恰好进行到比较危险的阶段，术者容易判断为手术中损伤面神经。

手术时间超过 2h 的耳科手术，建议尽量采用全身麻醉，因为如果强化局麻的麻醉效果不好，在处理鼓室时，由于患者难以忍受剧烈疼痛、不配合和头部的移动，都会使正在用锐性器械和电钻操作的术者损伤面神经。在患者疼痛难忍的同时，血压短暂的升高也会造成渗血增多而使视野不清。有人可能认为强化局麻在术中可以随时观察患者的面神经功能，观察面瘫更为方便。但是，全身麻醉如果将面神经首先定位，并且以面神经为标志寻找其他解剖标志和重要器官，配合手术中的面神经监测，其风险并不比强化局麻的面神经风险高。全身麻醉应该适当控制血压，有时手术中血压较高，一滴血就会造成整个视野的模糊不清，此时的盲目操作就可能带来面神经损伤。

全身麻醉时，如果要进行面神经的监测，就要取得麻醉师的配合，不能在手术中使用肌松剂，否则，术中面神经监测质量就难以保证，如果术者没有与麻醉师沟通，过分依赖面神经监测仪就可能发生错误。

三、与患者的交流

术前与患者及家属的交谈非常重要，尤其对那些估计发生面神经损伤几率很高的手术，与患者进行手术前的沟通更为必要，因为这样好让患者及其家人在手术前就有面瘫的思想准备。如果患者手术前就有面瘫的病史，无论现在是否恢复，手术中面神经损伤的几率会比没有面瘫病史的患者的风险高，手术前面瘫风险的交代就更为必要。手术医生在术前对患者的关心和术后仍然给以精神上的帮助，有助于患者正确面对面瘫。通过对患者的关心照顾和积极治疗会帮助患者尽快克服心理障碍，度过损伤早期的艰苦岁月。应该让患者明白为什么会发生面瘫以及面瘫是如何发生的，同时告诉患者面神经功能恢复可能需要多长时间以及可能恢复的程度，以争取患者最大程度的配合。

四、硬件要求

（一）手术台的布局和安排、手术野和患者体位

手术台应该能够左右转动以便调节术野。手动的手术床也可以，电动的则更为方便，因为手术中可能要不断变换体位，需要巡回护士不断调整术野。术者一般坐在患耳侧，术者的前面放置托盘和常用器械。需要助手 1 ～ 2 名，在术者上、下两侧，器械护士和器械车放在患者头侧。

患者平躺在手术台上，患耳向上，头下放置头圈以防压迫对侧耳廓。注意保护眼睛以防消毒剂进入眼内。颅底手术的手术时间可能超过6h，应该采用脑外科头架以防对侧面部和耳廓的压迫损伤。

术者的坐姿不正确，容易在长时间的手术中感到疲劳。术者应端坐，两肩自然下垂并且全身放松。右手持钻，左手持吸引器。左脚调节显微镜的脚踏开关，以便眼睛不离开显微镜目镜也能进行焦距的微调和变动倍数。右脚或左脚控制电钻的脚踏开关均可。眼睛的高度要轻松地与显微镜目镜的高度持平，决不能迁就显微镜而扭转身体或撅臀、弯腰、伸脖子，这样的体位使术者的体力消耗增大，手术坚持不了多久。术者的疲劳会影响手术的正常进行。

手术野的低处放置储水。手术中需要不断用生理盐水冲洗视野，以增加视野的清晰度，减少出血。电钻和电凝放置和固定在右手侧，吸引器放置和固定在左手边以利操作。在乳突手术时，由于用大的切削钻头，切下的骨屑很多，容易覆盖下面的标志，所以最好用较大的吸引器吸引以保持术野清晰，而在鼓室内操作时，尽量用细的吸引器头。

（二）手术野

手术野的暴露非常重要，没有足够的术野，盲目操作会造成面神经和其他重要组织损伤的

风险增加。患者的头位应该高于肩部，否则会妨碍术者在术中手腕的支点。面神经损伤常常发生在手术暴露差的时候。在中耳乳突手术时，外耳道扩大有利视野的暴露。如果乳突根治手术时没有将手术术腔做成碟形术腔，术腔周边的悬垂骨质一方面造成了操作部位深在，如同在深井内作业，一方面造成了对重要标志和面神经的遮挡，影响对面神经的定位。乳突根治手术时面神经嵴过高和前、后拱柱过高，都会造成对面神经定位的困难。手术盲区如后鼓室等部位也影响对面神经在明视下的观察和定位，尤其在面神经骨管缺失和操作粗暴时更是如此，必要时采用耳内镜进行盲区内的观察。

（三）显微镜

一定倍数的显微镜是必须的。没有显微镜，耳科手术就好像瞎子在做手术，危险程度可想而知。显微镜放大倍数不够，或景深不好，或没有显微镜，裸眼下进行乳突手术都是十分危险的。显微镜应该在不同方向都能够很好地进行投照，并且根据手术中的部位不断地调整投照的角度以获得最佳视野。显微镜焦距一般采用300mm，可以给术者一定的操作空间。显微镜的目镜调节很重要，术者要能够根据自己的眼睛进行调整，还要调整瞳距，否则长时间的显微手术容易疲劳，是引起面神经损伤的潜在风险因素。要注意显微镜的光栅，有时光栅没有打开或打开不够，视野的光线过暗，也会有面神经损伤的风险。在手术中最好用消毒的一次性大塑料袋包好显微镜，以保证手术中术者可以随时调节显微镜。

（四）电钻

电钻的使用非常必要。在重要部位如脑板、乙状窦骨板、面神经骨管等处，需要有合适大小的、不同种类的电钻磨除骨质，而不是用骨凿大块地凿除骨块，面神经损伤的风险才能够大大地降低。

在一般耳科手术中，电钻的速度调节至 2 ～ 4 万转 / 分即可。在进入手术野前一定要检查电钻是否能够正常运转、转速是多少、是顺时针还是逆时针转动、注水管的水柱是否能够冲在钻头上。手持电钻的姿势和手法应该正确。在手术野外侧一定要有支点，以防止电钻的摆动和不稳定。应该轻轻踩下电钻脚踏开关，让电钻的速度不要突然增加，这样会对电钻起到保护作用。电钻磨切的方向应该是钻头能够切取骨质的方向，电钻轻压在骨质上，用力按压不利于电钻的钻动，不利于切除骨质，而且电钻容易发热和减少使用寿命。要用电钻的钻腹部位而不是钻头的最前端磨切骨质。如果电钻使用不当，手持钻柄没有支点和固定钻柄，使手臂和电钻呈悬空状态，容易造成电钻滑脱伤及面神经。如果不能根据当时的手术需求采用合适大小的手术钻头和钻头类型，也容易造成面神经的损伤。在去除面神经附近的骨质或气房时，应该采用金刚石钻头，尤其不能用过小的切削钻头。在磨切时钻头磨切的方向要与面神经走行的方向平行，以免造成面神经的横断损伤。电钻的使用和学习应该在尸头训练阶段掌握和完成。

（五）显微器械

每个人应根据显微器械的特性，结合自己的习惯，合理地使用。手术的每一步都有固定的手术器械，非常程序化，其目的就是要减少对组织包括面神经的损伤。微型器械至少应该包括一把稍微弯曲的尖锐的锐性分离器（或细针），各种型号、各种角度和各种长度的钩针，微型剥离子，刮匙，微型刀，锤骨头剪刀，组织钳，鳄鱼嘴钳和微型剪刀。细的吸引器，尤其是直径 1mm 的吸引器非常重要。对于手术时间较长的手术，应该注意定期将扩张器松开，以防对耳廓的长时间压迫造成组织缺血。

绝大多数医源性面神经损伤的部位在鼓室段，表现为面神经斜形的部分横断，与术中粗暴地使用刮匙有关。用电钻切除硬化灶也会造成面神经的严重损伤。

（六）术中的止血措施

将浸入少许肾上腺素的小棉块，放入术腔内止血，对于术中的渗血和分离皮瓣都很方便。对于骨质内血管的出血，可以用金刚石钻头在无冲水状态干磨出血点，靠骨粉封闭出血点。如果还不能止血，用少许骨蜡放在出血点上，再用干棉球轻轻擦拭骨蜡即可。对于软组织出血，可以采用双极电凝止血。面神经或近邻组织出血，用电凝时电流量不宜过大，要预先在术野外的组织进行试灼，选定合适的电流量后再用于面神经附近的出血点。建议不要采用单极电凝，因为烧灼面积不够精确。烧灼面积大，易波及面神经造成面神经的灼伤，所以术中使用电凝时要格外小心。在接近脑神经时只能使用双极电凝。高能激光和反射的激光在不损伤面神经时才能直接对准要使用的部位。

（七）面神经监测仪

面神经监测仪在所有涉及面神经的手术中都是必要的。现已在耳显微外科手术中逐渐普及，并成为常规。但是，不要过分依赖面神经监测仪。要告诉麻醉师不能在手术中使用肌肉松弛剂，否则过分依赖它会误导和损伤面神经。更重要的是依靠手术标志进行面神经的定位。在中耳乳突手术时，一般能首先定位面神经鼓室段，它位于外半规管的下方，卵圆窗的上方，走行比较恒定。用面神经监护仪的探头放在面神经鼓室段的骨管上进行面神经的电流量的测试。从 1 mA 逐渐下调至 0.5 mA 或更小的电流量（接近阈值）。刺激电流量过大，会在距离面神经较远的骨面就引出刺激，不利于清除面神经附近的炎性骨质和气房，因为面神经监测仪会不断报警让你止步不前。在找到面神经骨管的较小刺激电流量后，面神经监测仪有助于区分面神经嵴上气房内的炎性肉芽组织和面神经。面神经监护仪对面神经鼓室段前移的鉴别也很有用。大量的经验和以往的病例告诉我们，术中面神经监测有助于降低解剖神经时损伤的风险。常规中耳乳突手术时，面神经监测结果可以有很大的差别，取决于技术人员的操作经验。目前尚无面神经监测的监护标准，因此完全依赖于神经监护仪是不明智的，因为任何监护仪都有失灵的时候，麻醉师在术中误用肌松剂时更是如此。

（八）外科技术

婴幼儿在进行乳突手术时，耳后切口过低容易损伤面神经。小儿面神经出颞骨茎乳孔时，由于，茎乳孔距离乳突表面较近，切开过低和过深则容易损伤面神经。建议小儿耳后切口时，切口在接近乳突尖时略向后方偏斜并逐层切开，尽量少用电刀止血。如果要用电刀切开和止血，一定要控制好电流量。

无论面神经是否在术野中，术者都必须有计划地利用各种手术解剖标志进行面神经确认。术野要求暴露很大，尤其在乳突手术时尤为重要。术中辨认解剖标志时，应该由外向内、系统而有序地进行。要清楚看到面神经在术野中的走行，可以通过邻近的解剖关系或直接通过面神经薄层骨管的特征加以辨认。面神经的辨认技巧可以通过长期的颞骨解剖实验室的训练掌握。将面神经作为一个解剖标志而进行其他重要标志的辨认。Conley 说过，面神经在手术一开始就得到确认，有助于提高手术的安全性和加快手术操作速度，使手术能够顺利进行，营造一个“负责任的和职业化的”学术氛围。

一旦术中确认了面神经的走行方向，就应该采用Halstedian的轻巧处理组织的原则。当面神经鞘膜完整无损时，允许将探头轻轻放在面神经上进行探测面神经的鼓室段和乳突段。神经将在电流刺激时发出声响又很快恢复，这样就可以和乳突内的黏膜加以区别。应避免磨损、擦伤、牵拉伤和其他机械损伤。假如胆质瘤或肿瘤长入面神经内而无法进行分离时，可以采用精细解剖手法，将面神经鞘膜与肿瘤一并切除。

胆脂瘤和一些肿瘤有破坏局部骨质和暴露面神经的能力，肉芽组织和高度肿胀的黏膜可以遮挡面神经。鼓室段由于地处特殊位置，更容易受到这些病变组织的影响，也最常受到胆脂瘤的破坏而裸露。

在切除胆脂瘤的手术中，最明智的作法是首先要假定病变遮挡着面神经。最好用微型剪剪除大量的胆脂瘤而不是用微型钳粗暴地撕拽胆质瘤。一旦确定了面神经，通常用小解剖器在直视下轻轻地将胆脂瘤的基质从面神经上分离。

胆脂瘤修正手术对于手术医生是更大的挑战，因为面神经以及其他一些重要标志结构由于病变或前一次的手术而改变或消失。另外，术前仔细观看高分辨率 CT 和术中面神经监测，对于一些病例十分有帮助。

第二节　诊断及治疗

一、诊断

当面瘫发生时，确定面瘫发生是立即发生的还是迟发的非常重要，因为二者的处理原则不同。应在耳科手术结束后即时观察手术患者的面神经功能是否完整。全身麻醉后自主的面神经功能恢复的最早征兆是鼻孔的煽动。但是鼻孔的煽动不排除轻度的面神经损伤。有时，面神经损伤被面部水肿所掩盖而不能及时发现。

假如患者发生了面神经麻痹，但是眼睑尚能闭合，检查者很可能认为面神经损伤仅仅是轻度损伤。尽管面神经已经被横断损伤，一些患者还能够闭眼是由于提上睑肌的麻痹，因为全麻后支配提上睑肌的三叉神经的分支尚未恢复所致。

局部麻醉也可以造成面神经麻痹，尤其是儿童。利多卡因的麻醉作用可以持续 2 ～ 3h。

假如手术后立即发生了面神经完全麻痹，估计面神经发生了严重的损伤。即便是面神经完全断伤，而远端的面神经的神经活动尚能维持 3 天，之后才发生神经传导功能的明显降低。在面神经损伤后采用电流诱发的面肌电图动态观察面神经的传导将有助于解决严重损伤后的仍有疑惑的病例。假如电活动在观察的短短几天内快速下降，则可以得出结论，神经正在快速的发生着变性，可以推断所有的轴突已经发生了横断。假如手术 2 ～ 3 天后仍然存在很强的电活动，那么神经损伤有可能自然恢复。

假如面神经麻痹是迟发的，即便是没有进行进一步的治疗，通常也能够完全恢复。但是也存在永久性面瘫的可能性。因此，如果患者手术后严重的迟发性面瘫，要不断随访并进行一系列的电生理检查。假如发现有神经变性，则需要进行面神经的探查。立即发生的不完全性面瘫有可能恢复，但有出现如联带运动等并发症的可能，数月后，当受损的运动性轴突发生再生时肌肉运动的张力也会增加。

所有的面神经损伤，无论手术中是否涉及面神经，无论损伤程度如何，都需要应用糖皮质激素，这是临床上通常采用的处理方法，尽管目前它的疗效尚未得到临床实验的确定。

假如在术中就发现了面神经损伤，术者需要判断损伤的程度。假如是面神经轻度挫伤，最好是避开面神经，不要造成进一步的损伤。假如是广泛的面神经挫伤，则要进行该段面神经的探查，去除其表面的骨质，划开鞘膜，减轻因水肿导致的神经进一步受压。

对于面神经严重损伤应迅速进行面神经探查。电学检查已经证实了面神经变性后再进行探查则效果大受影响。主张早期探查是基于神经鞘膜内存在有不断扩大的血肿，随着时间的推移，在神经损伤部位堆积的肉芽组织使得神经修复更加困难的理论。

无论何种原因引起的面瘫，适当的眼部护理都是必要的。

当医源性面瘫发生后，术者应该与参加手术的助手进行交流，讨论面神经可能损伤的部位以及回忆手术中可能造成损伤的情景。术者一般能够提供面神经损伤严重程度的信息。假如手术中没有找到面神经，则面神经损伤的可能很严重。

总之，医源性面瘫发生后应该遵循以下原则：手术中发生者：立即探查。如果鞘膜有损伤，应该进行面神经减压手术，至少打开损伤部位上、下段的面神经骨管 3 ～ 5mm 的部分，露出正常的面神经，然后用颞肌筋膜覆盖。神经断伤时应行面神经端－端吻合，清除碎骨片，或进行改道吻合术或神经移植术。原发性面神经损伤最迟不超过 2 周要进行面神经的探查。如果为迟发性不完全性面瘫，需要撤出手术术腔内填塞的敷料，应用糖皮质激素和神经营养药。如果是迟发性完全性面瘫，需要反复进行面神经电图监测，观察变性程度，当变性纤维达到 90%以上时，应该考虑面神经探查。

二、颞骨手术中可能发生面神经损伤的部位及预防措施

（一）鼓室段及膝状神经节段

颞骨高分辨率 CT 的轴位像常可显示面神经的鼓室段骨管是否连续，如果不连续或缺如，术中分离胆脂瘤和裸露的鼓室段面神经时，应该使用锐分离，并将器械分离的方向平行于鼓室段的走行方向，尽量在鞘膜外分离而不要伤及面神经鞘膜。清理上鼓室病变，尤其在清理上鼓室内侧壁、上半规管内侧病变和上鼓室前腔的病变时，有时会遇到膝状神经节和匙突之间的面神经裸露，容易被电钻或刮匙损伤。

（二）锥体段

在鼓窦探查时最常损伤的部位是面神经的锥体段。在进行乳突根治手术时，无论从上鼓室鼓窦径路（前径路）还是鼓窦上鼓室径路（后径路）探查鼓窦时，有时是为了不损伤中颅窝脑板，有时因标志不清迷失了方向，容易造成面神经锥体段的损伤。建议在前径路磨切骨质时，先用钩针探鼓窦入口，确定有悬垂的骨质时，选择大小合适的金刚石钻头去除悬垂的骨质。在行后径路时，始终以外半规管隆突作为标志，有时砧骨短脚窝也是重要的标志，在磨薄外耳道后壁的同时，磨低外耳道后壁和断桥，同时要警惕走行异常的拱背向外侧的面神经锥体段（面神经在此段变异较大）。一般来讲，面神经如无走行变异，面神经嵴磨低的程度应该不低于外半规管隆突水平。

（三）乳突段

在磨低面神经嵴时，首先要定出面神经乳突段，用金刚石钻头平行于面神经乳突段的方向磨低面神经嵴。在靠近外耳道口及乳突尖端时，不应低于二腹肌嵴的水平。清理乳突段面神经周围病变时，有时在面神经的行程上遇到肥厚的黏膜和易出血的肉芽组织，气房好似面神经的骨管，遇到这种情况一定要冷静，在将面神经乳突段定位及轮廓化的同时，逐步清理病变的气房和肉芽，利用面神经最外层鞘膜的韧性和光滑度也可与肉芽组织区别。面神经隐窝开放时，可能遇到面神经隐窝发育较窄，面神经乳突段前移，鼓索神经发出部位较高，面神经隐窝气化不良等情况。在行面神经隐窝后鼓室径路手术操作时，首先要选用较小的金刚石钻头，在磨切骨质时，

要注意钻头杆与面神经不要直接接触和摩擦，以免造成机械损伤和热损伤，必要时可牺牲鼓索神经或放弃面神经隐窝径路而改用其他手术径路。

（四）内听道段和迷路段

首先要选择正确的手术径路。手术中保护小脑前下动脉很有意义。如何在手术中保证面神经良好的血运和不受到刺激也很重要。关于止血，尤其是脑膜中动脉的出血，应该以止血材料压迫为主。不要盲目电凝。手术中使用面神经监测仪进行面神经的监护非常重要。

三、面神经先天性解剖变异及畸形造成面神经损伤的预防

（一）先天解剖变异

面神经解剖异常最常发生在伴有先天性畸形的患耳，该畸形是由于在胚胎发育阶段第二腮弓的发育异常所致。先天性的耳畸形包括：耳廓畸形、耳道狭窄或闭锁、鼓室及听骨链的畸形及其引起的传导性聋，如同时合并内耳畸形，则可有感音神经性耳聋。中耳乳突手术中最有风险的是外、中耳畸形合并面神经走行变异和畸形，面神经损伤的几率高。由于鼓骨没有发育，外耳道闭锁骨板的存在使面神经出茎乳孔的位置变化较大。我科曾遇到面神经从闭锁的骨板穿出者，所以在去除闭锁骨板时应十分谨慎。手术时应该首先找到鼓窦，然后再追到上鼓室。用金刚石钻头逐渐去除闭锁骨板。最常见的解剖变异是在前庭窗后方，面神经向前方的急转弯，面神经常常横穿中耳鼓室部位。在先天性外耳道闭锁手术和进行听骨链重建时，对面神经的辨认将十分困难和要求严格。应该强调的是，先天畸形的患者，在手术前应该行颞骨的轴位和冠状位的高分辨率薄层扫描，了解面神经的可能行程，对手术有指导意义。通常术前的高分辨率CT可以证实至少有一部分的面神经处于正常解剖位置。在进行小耳畸形和先天性外耳道闭锁的手术时，最好在直视下进行面神经的辨认、并建议采用面神经监测仪。

面神经走行过程中可以有许多变异存在(图50-1)。最常见的是面神经在乳突段的后移，也有面神经分成两股和三股的情况。在鼓室中，面神经可以在卵圆窗的前方或下方走行。

（二）面神经骨管裂缺

在中耳内面神经与上鼓室前腔的内侧壁、匙突、鼓室神经、卵圆窗、圆窗及鼓室窦的关系最为密切（图50-2、50-3）。在乳突中，面神经与砧骨、外半规管和面神经隐窝、鼓索神经、茎乳孔和二腹肌嵴的关系最为紧密。

面神经骨管最常发生骨管裂缺和疝出（图50-4）。最常发生的部位在鼓室段，在组织标本的解剖中发现有一半的标本可见 0.4mm 骨管

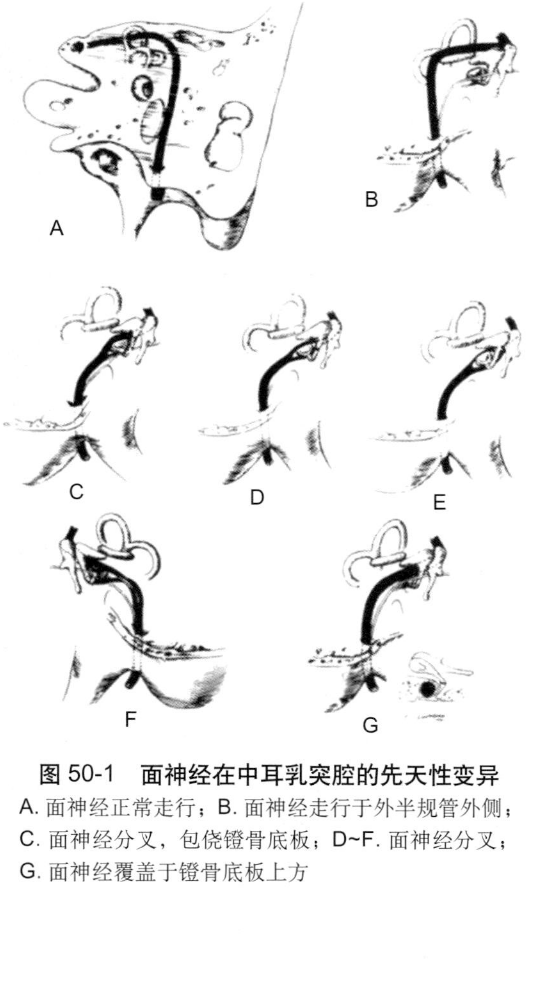

图 50-1　面神经在中耳乳突腔的先天性变异

A. 面神经正常走行；B. 面神经走行于外半规管外侧；C. 面神经分叉，包绕镫骨底板；D~F. 面神经分叉；G. 面神经覆盖于镫骨底板上方

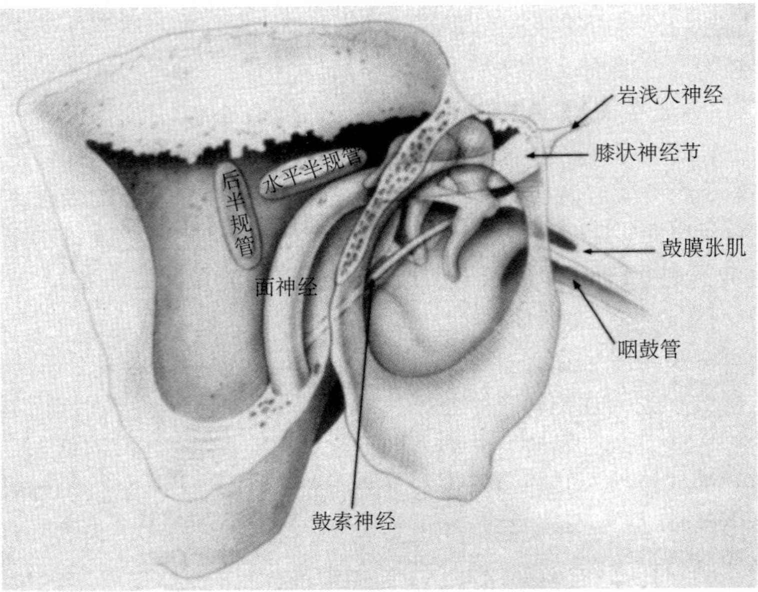

图 50-2 面神经与周围邻近组织的解剖关系

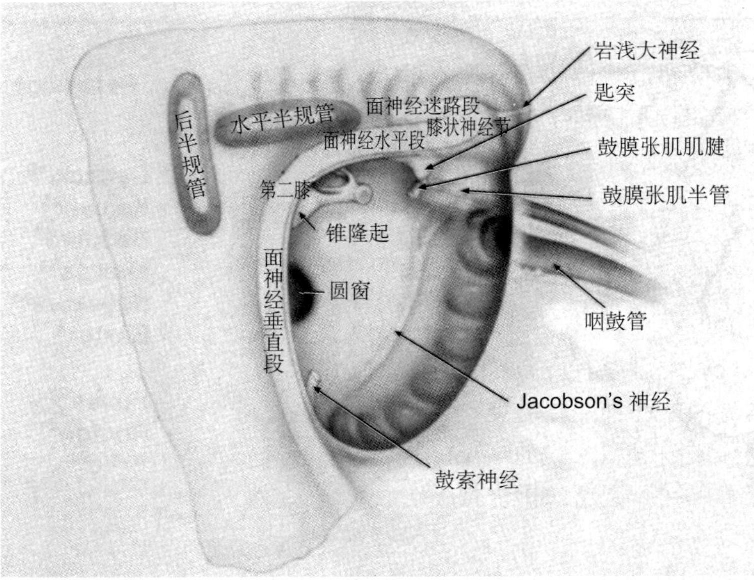

图 50-3 锤、砧骨去除后观察面神经与镫骨等重要标志的关系

裂缺。有 22% 不止一处骨管裂缺。而仅有 5% 和 7% 的病例在镫骨手术时由于裂缺的范围广在术中才被发现。在面神经骨管裂缺较大的病例最常发生在卵圆窗的窗前裂处。面神经先天性骨管裂缺最常发生在鼓室段和锥体段。其他面神经骨管裂缺通常发生在膝状神经节邻近鼓膜张肌的地方、面神经隐窝、上鼓室前腔和乳突段，疝出的面神经上常仅覆盖乳突气房内的薄层黏膜。在行镫骨手术和外半规管开窗时，遇到疝出的面神经遮盖镫骨时应终止手术，否则，面神经容易被电钻、器械和激光损伤，因为反射的激光能量或弯曲的探头都有可

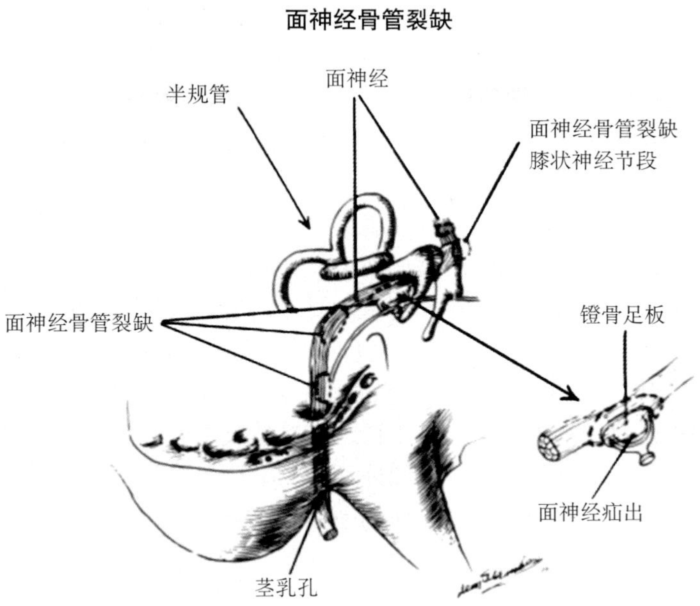

图 50-4　面神经骨管裂缺常见位置

能经过疝出的面神经。

Gacek 曾经报道了一例面神经“假性肿瘤”的病例，该“假性肿瘤”是由于先前的手术损伤和活动性的炎症，造成了神经鞘的炎性肿胀而致，他描述的手术方法是切除神经鞘膜。有时“肿瘤”与面神经伴行，有可能是神经本身的一部分；有时面神经疝出后给人以肿瘤或肉芽肿的假象，切除时可能会造成神经损伤和面瘫的发生。这样的“肿瘤”暴露在中耳的炎性组织中，就容易形成肉芽组织。

四、各类颞骨手术的面神经损伤及其预防

（一）外耳道手术

面神经乳突段有时会前移到外耳道的浅表位置。在进行外耳道手术时，如先天性或后天性外耳道闭锁、外耳道胆脂瘤和外耳道骨疣等手术时，不能采用常规方法进行面神经的定位。为了避免面神经的损伤，需要格外小心并要时时警惕有损伤面神经的可能性。

外耳道胆脂瘤的手术情况更为特殊。外耳道胆脂瘤是外耳道鳞状上皮屑的堆积。它常常破坏和腐蚀外耳道骨质，面神经的乳突段也常常暴露在耳道的鳞状上皮下方。手术则需要彻底清除外耳道骨壁上的胆脂瘤基质，以获得正常骨面，再覆盖正常上皮组织。手术中要认真评估外耳道骨质的破坏情况和进行面神经监测，十分小心地清除外耳道后壁的骨质以避免损伤面神经。

外耳道骨疣：切除骨疣时，尤其在使用凿子时，要谨防损伤面神经。建议在处理基底部较大的骨疣时，要在显微镜下用电钻慢慢地磨除骨质。为了避免面神经损伤，术者要在术前仔细研究患者的影像学资料，了解骨疣与面神经垂直段的关系。

（二）中耳和乳突手术

在处理慢性化脓性中耳炎时，面神经损伤的发生率比较低。Palva 等报道 2192 例手术发生 31 例面神经术中完全断伤，面神经损伤，发生率为 0.5%。Schuknecht 报道 1 074 例手术有 2 例

发生面神经严重损伤，发生率为0.2%，其中一例是由没有经验的手术医生造成了面神经鼓室段严重挤压伤；另外一例是由一位有经验的耳科医生在面神经出茎乳孔处造成的完全断伤。

House报道，半规管开窗手术时面神经损伤的发生率为1.4%（7/500），造成了暂时和迟发性面瘫。Althaus 和 House 报道在镫骨手术时面神经损伤的发生率为 0.2%，一般造成的损伤为轻度和迟发性的面瘫。

1. 乳突根治术　面神经损伤最常发生在乳突手术中。令人遗憾的是由于在手术中没有看见面神经，都不知道面神经是怎么伤的。假如面神经在手术中得以确认，损伤则可能避免。经常容易犯的错误是手术术野暴露不够。在乳突手术时，由最外层到内侧的许多个层面上的解剖标准的辨认非常重要。首先要辨认浅表标志，包括：外耳道、Henle嵴、乳突尖和乳突表面的筛区，颞线、假想的乙状窦、鳞鼓嵴和鼓乳裂的辨认也很重要。

当手术向内侧进行时，如果鼓室天盖太低，容易造成手术医生在术中迷失方向和犯错误。需要进行鼓室天盖和中颅窝脑板、乙状窦和外耳道的辨认。当脑板向下膨隆时，在到达鼓窦时脑板会再次向上延续。通常犯的错误是怕损伤中颅窝的硬脑膜，在天盖的一点上手术。假如不能完全将脑板进行轮廓化，则容易造成手术术野暴露不够，增加面神经损伤的风险。在解剖鼓室天盖时，对薄层的骨壁的处理应该十分小心，避免暴露硬脑膜。窦脑膜角应该充分暴露。

接下来要辨认鼓窦。在辨认砧骨短脚和光滑向外隆起的外半规管隆突后，面神经即可找到。

在乳突段有4种辨认面神经的方法：①面神经隐窝法；②二腹肌嵴方法；③面神经后组气房法；④砧骨窝法。这些方法在颞骨解剖实验室内和在有经验的老师的指导下都可以掌握。

（1）面神经隐窝法：是大多数情况下采用的方法，因为面神经在乳突内的走行相对稳定。在此方法中要用到的解剖标志是砧骨、外半规管和卵圆窗。面神经隐窝是鼓室腔中面神经外侧的一组气房。这个三角形区域的内界是面神经，外侧界是鼓索神经，上界是砧骨窝下方附着的骨柱。

（2）二腹肌嵴法：当不能通过面神经隐窝法定位面神经时，通常是由于疾病遮盖了此区域，这时，二腹肌嵴方法则是一个最佳的选择。在乳突尖的内侧，二腹肌沿着二腹肌沟向乳突尖内侧伸入，在乳突内则形成了二腹肌嵴。面神经在出茎乳孔前发出一个小分支，支配二腹肌。因此，面神经与二腹肌嵴相邻并处在乳突尖的同一深度水平。

首先需要辨认先前乳突内所有的手术标志，磨薄外耳道后壁以及乙状窦的骨板，然后继续开放乳突尖，可以看到乳突尖有一个非常薄的白色的月牙型的骨板。沿着二腹肌嵴向前追，可以看到二腹肌嵴与面神经在茎乳孔处汇合。

（3）面神经后组气房法：此法不是十分可靠，原因是该段面神经在乳突内有很大的解剖变异。此法主要靠位于后半规管位下方的面神经后方气房来定位，面神经位于面神经后组气房的前方。

需要首先辨认先前描述的乳突内所有的手术标志。磨薄外耳道后壁，进行外半规管和后半规管轮廓化，以便找到后半规管的下界和后界。面神经通常位于后半规管壶腹端前下方 2mm 处。面神经后组气房通常位于乙状窦的前方，后半规管的下方以及面神经的内侧。从乳突内和所谓的面神经后组气房内，一般采用全景视野进行骨质的解剖，手术医生用金刚石钻头平行于面神经走行的方向向前逐渐磨除骨质，直到找到面神经。

(4) 砧骨窝法：此法常常用在经迷路手术或一些胆脂瘤外科手术。此法主要根据是面神经鼓室段，从解剖学上讲，是面神经的最恒定的一段。

需要首先辨认先前描述的乳突内所有的手术标志。将砧-镫关节由耳道侧或面神经隐窝侧进行分离，然后分离锤-砧关节并取出砧骨，在面神经鼓室段走行上有一个圆柱状隆起，该隆起位于砧骨窝的底部，远侧端朝向乳突。

2. 鼓室探查和鼓室成形手术　在掀起外耳道鼓膜瓣时，应该首先采用锐分离器，从外耳道后壁骨沟的稍下方插入到骨沟中进行鼓环的分离，以免损伤鼓索神经，因为鼓索神经由面神经出茎乳孔 5 ~ 6mm 发出后在外耳道后壁的骨管中走行一段，然后出外耳道后壁在鼓室内由后下向前上方走行，并穿过锤骨柄和砧骨长脚之间。鼓索神经与外耳道后壁的交汇点有时高，有时低，为了避免损伤此点，要尽量靠骨沟的下方分离，然后再沿着骨沟向上逐渐分离鼓环，当遇到鼓索神经时，采用锐分离，将鼓索神经与鼓膜瓣分开。有时后上方的鼓膜内侧面可能有钙化斑块并与鼓索神经粘连，细心、准确地锐性分离可避免损伤鼓索神经。鼓索神经的损伤造成患者一侧舌前2/3味觉的减退，粗暴地牵拉还会造成迟发性面神经麻痹。

在暴露砧-镫关节时，容易损伤面神经的锥体段。在切除外耳道后上壁骨质时，首先应该尽可能地调节好患者的体位或调节显微镜的投照方向，将外耳道后壁充分地暴露，之前进行的骨性外耳道扩大手术有利于后上壁骨质的暴露。在欧洲，为了避免损伤面神经和电钻损伤鼓索神经（鼓索神经在下方与外耳道后壁的距离很近，容易被电钻卷入损伤），一般采用钢材很好的刮匙顺着面神经走行的方向轻轻刮除少许外耳道后壁的骨质，直到暴露砧－镫关节和镫骨为止。首先用金刚石钻头磨薄外耳道后上壁靠近骨沟处的骨质，才好用刮匙刮除骨质。太厚的骨质不易刮除。最好不要用凿子在此处大块地凿除骨质，因为这样会造成骨折和面神经挫伤，尤其是在面神经锥体段靠前外的情况就更加危险。初学者如果使用凿子不够娴熟，凿子的滑脱也可能造成面神经鼓室段的损伤。

质量不好的电钻的摆动和滑钻也可能造成面神经鼓室段的损伤。在清除硬化斑块时，不建议使用电钻。对于位于面神经鼓室段的硬化斑块，如果不妨碍听力重建，不要求清除得一干二净。对于广泛鼓室硬化的患者，鼓室成形术本身就是相对禁忌证。如果有可能清除，则建议用锐性分离器，在清除与面神经鼓室段的硬化病灶时要十分谨慎，因为面神经鼓室段可能存在先天骨管裂缺或硬化斑块，造成鼓室段面神经骨管的吸收、破坏，面神经很可能与在没有骨管保护的情况下直接与硬化斑块接触，加上炎症造成手术中视野内的出血，很容易在清除硬化斑块时发生尖锐的微型器械或坚硬的硬化斑块对面神经的直接损伤(图50-5)。

(三) 人工耳蜗植入手术

人工耳蜗植入手术中，面神经仍然存在着损伤的风险，虽然很少有报道在人工耳蜗植入手术中损伤面神经的病例。最可能损伤的部位在面神经隐窝的乳突段。面神经走行异常可能造成在圆窗附近的损伤，而这样的面神经解剖变异在合并先天性耳聋的病例中更为常见。

面神经可受到植入电极的刺激。在几乎所有的病例中，可以通过调节多导电极数目或调机减少这种刺激。对于患者而言，这种面神经刺激十分恼人，但是目前尚未见到面神经受到刺激后造成面神经麻痹的报道。

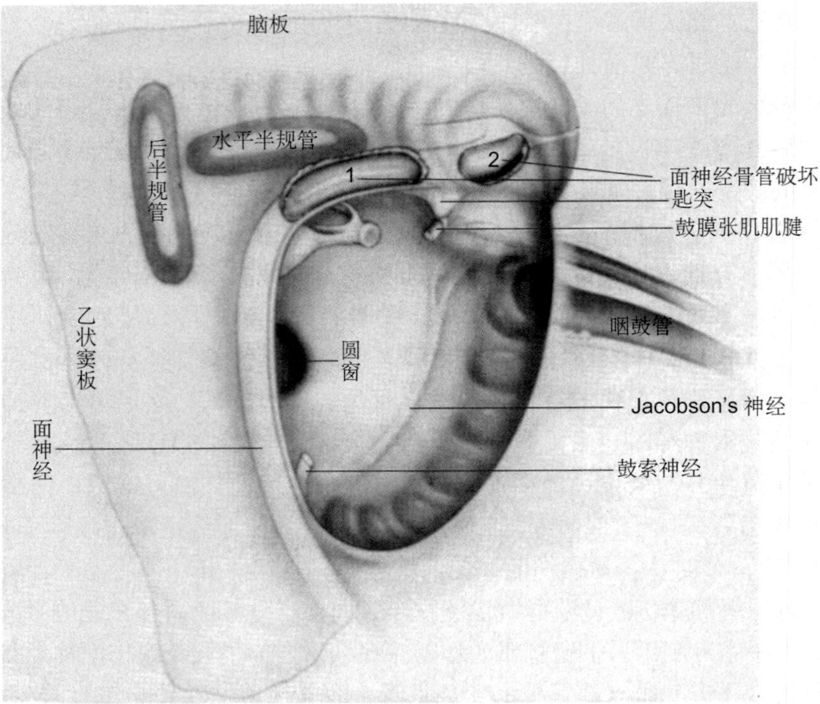

图 50-5 面神经骨管的破坏和面神经的裸露

(四) 颈静脉球体瘤

颈静脉球体瘤是发生在副神经节组织的肿瘤，它可以发生在鼓室内、颈静脉球部位或其他地方。这种肿瘤的生物学特性近乎良性肿瘤。术前的影像学资料显示其部位通常在面神经的内侧，从鼓室到下鼓室气房的范围。它也可以侵蚀面神经鞘膜，所以有时需要切除一部分面神经鞘膜。很少有面神经主干受到瘤体的浸润。有些病例在完全切除肿瘤时，需要切除一段面神经。

要彻底切除颈静脉球体瘤，则需要将面神经从颈静脉球附近向前和向上，暂时或永久性地进行移位。术中监测加上精细的施行显微解剖技术，可以减少面神经在移位操作过程中的损伤。

(五) 经迷路听神经瘤切除术

即使是小听神经瘤，也会和面神经发生粘连。随着肿瘤的不断增大，它可以造成面神经干的牵拉和变细。面神经和肿瘤之间的粘连情况在术前是无法预测的。颅内段和内听道段面神经由于缺少保护面神经的神经外膜和神经束膜，轻微的牵拉就可以造成面神经的损伤。

由 William House 提出的经迷路径路进行听神经瘤手术是一场革命，它既能切除肿瘤又能减少对脑干的操作。它的优点在于通过安全的骨性解剖结构来确认面神经，其中主要的解剖标志是内听道底的垂直嵴（Bell's bar），这个骨嵴是前庭上神经与面神经迷路段的分界点。术者首先要找到与肿瘤无粘连的面神经，再找到面神经与肿瘤粘连的那一点来建立分离的平面，然后，沿着这一平面在肿瘤与神经之间进行完全分离。

各家报道的面神经损伤在听神经瘤手术后和 1 年后的结果差别很大。肿瘤越大，面神经损伤的程度就越重。术前面肌力弱的病例很少，除非是很大的肿瘤。有面瘫史又恢复者，或面肌抽搐都提示该肿瘤可能来自面神经本身或转移到面神经。一个大宗病例的资料显示，即使面神经解剖完整，术后立即发生面神经轻瘫者占 54%，麻痹者占 13.5%。

House 曾经描述过经迷路径路如何识别和解剖面神经的方法：在解剖乳突和内听道时，要谨防电钻损伤面神经，面神经可以与其他结构粘连相当紧密。在内听道底前庭神经与面神经交汇处和内听道口，此处硬脑膜在颞骨的后面反折至内听道。面神经在小脑脑桥角处比起面神经在内听道内更易形成粘连。要避免激光和超声波对面神经的损伤。术者应该沿着神经－肿瘤之间的平面轻巧地进行分离，避免向内直接的牵拉力量，因为这种力量可以损伤纤细的面神经。采用锐分离较钝分离对神经的损伤要轻。

在听神经瘤手术中使用面神经监护仪已经很常见。术中由于面神经受到创伤而产生的电活动可以被电子或机械性仪器记录下来。术中用小电流量（0.5mA）有助于区分是面神经还是蛛网膜的细丝，它们通常很难通过肉眼进行区分。有人提出要常规进行面神经迷路段的减压手术，以减轻在解剖面神经时所造成的面神经损伤，因为肿胀的面神经在迷路段骨管内将会造成迟发的神经损伤，但是目前尚未有做此手术后获益的报道。

经迷路径路进行听神经瘤手术的另一优势是：如果需要面神经的吻合，常常可以在面神经本身进行吻合。在膝状神经节前方解剖，切断岩浅大神经，向茎乳孔方向游离远端的面神经，此操作可以使面神经额外增加 1cm 的长度以达到小脑脑桥角处的面神经的近端。这使得修正手术或处理较大的肿瘤如面神经纤维瘤时，面神经的端－端吻合或移植吻合都成为可能。

听神经瘤手术有时会损伤中间神经，造成术后味觉减退，这种并发症似乎难以避免。

（六）中颅窝手术

中颅窝手术时面神经的额支、颞支可能被切断或造成挫伤。这些分支穿过颧骨弓的上缘，在耳颞发际平面，面神经的分支位于皮下脂肪层和颞肌之间的颞肌筋膜内，颞肌筋膜是肌腱膜浅层系统的延伸。

由于硬脑膜与在膝状神经节骨管裂缺处的面神经发生了粘连，面神经损伤可能发生在掀起中颅窝硬脑膜时。此损伤可以通过自后向前沿着颞骨的上表面分离硬脑膜而加以避免。

（七）颞骨外段面神经手术和腮腺手术

腮腺手术常常会造成面神经的小分支的不慎损伤，其中下颌缘支的损伤多见。要防止电凝对面神经的损伤和钝性分离的损伤。为了防止粗的吸引头对面神经的损伤，最好在吸引时隔着纱布吸血和吸水。建议面神经手术时采用锐分离。在显微镜下手术或采用眼镜式头戴放大镜进行腮腺手术最佳。麻醉最好采用全身麻醉。

五、其他情况下的面神经损伤

（一）儿童

面神经的发育要早于乳突的发育。乳突的发育要到 2 岁后才开始。面神经在茎乳孔的位置表浅，容易受到损伤，在幼小的儿童行耳内切口时最好避开此部位。出生时因为产钳助产而损伤面神经的报道并不多见，多数可以自然恢复，通常都可以看到在茎乳孔附近的组织挫伤的痕迹。先天性面神经麻痹的原因更常见于胎儿宫内位置不正常而不是产钳损伤。在同一部位的面部变形是此种损伤的特异性体征。

面神经先天缺如罕见，通常都是双侧完全性的和伴有其他的先天性脑神经变异。伴有先天脑干异常的患者，可以通过听性脑干诱发电位进行检查。很少有自己恢复的病例。

（二）鼓索神经损伤

面神经含有味觉神经纤维，它可以支配舌前2/3的感觉。位于神经节的细胞发出节后纤维，通过鼓索神经和舌神经到达舌体。味觉的产生是通过上述神经，再通过位于脑桥小脑角附近紧临面神经的中间神经到达延髓的孤束核。

有人说钝分离造成的鼓索神经牵拉而致的味觉减退比起锐分离鼓索神经造成的损伤还要严重。鼓索神经损伤后，就会出现舌味觉减退和出现金属样味觉，这种感觉有时持续几周甚至几个月，可能对有些患者来讲非常苦恼，但是绝大多数患者到一定时候都可以适应。同侧舌菌状乳头萎缩说明病变严重，恢复到正常味觉的可能性就很小。

要很好地预防味觉减退，应该有解剖知识并掌握精细操作的手术技巧。鼓索神经的损伤可能发生在神经的任何部位。在听神经瘤手术时，中间神经被切断是常见的损伤原因。面神经迷路段、鼓室段和乳突段的损伤同样可以造成副交感神经纤维的损伤。在乳突手术时，也可以仅仅造成鼓索神经损伤。鼓室神经是面神经隐窝的外侧界，在后鼓室手术时容易造成损伤。鼓索神经在镫骨手术时有时需要将其解剖出来加以保护，有时胆脂瘤包埋鼓索神经或与肿瘤粘连较紧时则需要将其切除。当我们在剪断锤骨头并将其取出时，最易损伤鼓索神经与锤骨头的交汇点，因为鼓索神经由锤骨颈内侧穿过向上前行。鼓索神经也会在上鼓室前腔受损，因为鼓索神经位于锤骨韧带的内侧并反折后再离开鼓室。应该尽量避免双侧鼓索神经的损伤。

鼓索神经可以发出副交感神经纤维支配颌下腺颌舌下腺的分泌。耳科手术后很少有患者抱怨有口干症状的，因为切除一侧的鼓索神经不会造成涎腺功能的障碍。但是，由于部分地丧失了涎腺的保护作用，造成有些患者同侧患牙周病的可能性增加。

小结

耳科手术和耳颅底手术中，面神经麻痹是最令人担忧的并发症之一。如同对待其他的并发症一样，通过许多预防措施来保护面神经更为重要，比面神经麻痹发生后再去处理要主动得多。预防面神经麻痹的最好方法是熟知耳科学解剖知识，娴熟的手术技能和手术中的轻巧操作。

参考文献

1. Anson BJ, Donaldson JA. Surgical Anatomy of the Temporal Bone. Philadelphia: Saunders,1981

2. Conley J. Search for and identification of the facial nerve. Laryngoscope, 1978, 88:172-175

3. Fisch U. Infratemporal fossa approach for glomus tumors of the temporal bone. Ann Otlo Rhinal Laryngol, 1982, 91:474-479

4. Graham MD. Prevention and management of iatrogenic facial palsy. Am J Otol, 1984, 5:513-516

5. House WF, Crabtree JA. Surgical exposure of the petrous portion of the seventh nerve. Arch Otolaryngol, 1965, 81:506-507

6. Jahrsdoerfer RA. The facial nerve in congenital middle ear malformations. Laryngoscope, 1981, 91:1217-1225

7. Leonetti JP, Brackmann DE, Prass RL. Improved preservation of facial nerve function in the intratemporal approach to the skull base. Otolaryngol Head Neck Surg, 1989, 101:74-78

8. Love JT. Injury to the facial nerve associated with the use of a disposable nerve stimulator. Trans AAOO 1981,

86:767-775

9. May M, Klein SR. Facial nerve decompression complications. Laryngoscope, 1983, 93:299-305
10. Niparko JK. Facial nerve stimulation with cochlear implantation. Otolaryngol Head Neck Surg, 1991, 104:826-830
11. Jackler RK, Brackmann DE. Neurotology. St. Louis: Mosby, 1994
12. Proctor B. Surgical Anatomy of the Ear and Temporal Bone. New York: Thieme Medical Publishers, 1991
13. Schuknecht HF, Gulya AJ. Anatomy of the temporal bone with surgical implication, Philadelphia: Lea & Febiger, 1986
14. Selesnick SH, Jackler RK. Facial paralysis in suppurative ear disease. Oper Tech Otolaryngol HNS 1992, 3:61-68
15. Silverstein J, Smouha EE, Jones R. Routine intraoperative facial nerve monitoring during otologic surgery. Am Otol, 1988, 9:269-275

第七篇 神经耳外科学

第五十一章

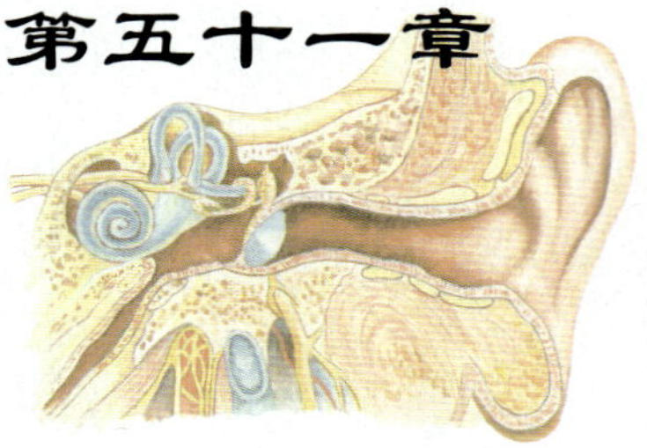

神经耳外科围手术期处理

李学佩

围手术期处理包括术前、术中和术后处理。每一阶段处理正确与否，对最终能否取得良好的手术效果都有重要影响。正确的术前评价是制定正确手术方案的关键，选择手术的径路、切口、暴露，特别是手术的危险点、伤口的关闭以及手术缺损的重建都离不开术前的正确评估。一个好的术前评估将会减少可能出现的不良后果，如脑神经的损伤。术前必须对术中可能发生的偶发事件有足够的估计，并对如何处理有相应的准备。对于术后并发症有充分的认识和处理，系统地、有计划地追踪，可提高手术的满意程度。

第一节　术前处理

一、常规术前处理

（一）手术器械和设备

耳外科学及其后来的神经耳外科学和颅底外科学的兴起与发展，应很大程度上归功于手术显微镜和高速微型电钻的使用。

1. 手术显微镜　手术显微镜是神经耳外科必备设备。适用的手术显微镜的要求是术野清晰，有立体感；照明充足、均匀，对组织无损伤；物镜可更换，或有调节焦距的装置可随时调焦，以适应不同手术深度的需要；可以调节放大倍数；在三维空间内可自由移动，灵活方便；连接照相机、摄像机等附件；与激光器耦合，可进行显微激光手术。

2. 高速微型钻　神经耳外科的操作一定要遵循无损伤的原则。脑膜上的骨切除，特别是老年人硬脑膜比较脆，容易造成硬脑膜的撕裂，可以用切割钻，金刚钻头更安全。硬脑膜和脑组织术中要持续保持组织湿润。避免对颞叶和小脑长时间过度的牵引，否则会因大脑或小脑挫伤引起脑水肿，导致术后癫痫发作和小脑视辨距不良。术中和术后应持续应用类固醇皮质激素。

3. 双极电凝器　控制术中出血，保持术野清晰是手术成功、安全的重要保证。双极电凝器可以保持术野特别是重要结构（如脑干、下丘脑以及主要的血管、神经）附近无血，以利手术顺利进行。使用时要注意射频不要过高，不断用生理盐水冲洗，以保持术野洁净，并避免温度过高影响周围重要结构。在重要结构附近电凝时，功率要尽量低。

4. 神经电生理监测仪

5. 神经外科手术导航装置　对手术野做三维监测十分有益，因为即使最有经验的医师在深部病变的手术中也并非总能精确定位。目前，CT 引导的立体定向系统可以为术者提供颅内靶点的三维方向，但不能对手术术野进行实时监测。要做术中监测，术者必须随时了解手术部位在定向仪框架上的坐标并输入电脑，以获得在CT图像上的相应坐标。Kelly(1988)成功地解决了这一问题，他将立体定向头架固定在患者头部，并与手术显微镜连接，启动电脑，便能实时反馈手术部位与CT坐标间的关系。与此同时，Watanabe等发明了一种不用头架的立体定向系统来解决手术中实时监测问题，称为神经外科手术导航装置。经过多年的发展，该装置已日臻完善，成为神经耳外科、颅底外科手术的得力助手。

（二）术前评估

1. 详尽的病史，全面的体检，特别是神经耳科学的检查　精确的神经科检查对诊断很重要，术前的检查资料可以提供术后功能评估的依据。某些神经耳科患者，特别是颅底疾病的患者，术前就有明显的脑神经功能的低下。对于功能丧失的程度及代偿的程度的评估，有助手术预后，并为功能重建提供依据。如眼底检查发现视乳头水肿、颞侧边缘模糊、静脉搏动丧失、视乳头周围出血等对诊断有重要意义。视乳头水肿、恶心、呕吐、头痛以及与颅内压增高相一致的视力减退有助于脑水肿的诊断。要询问和检查有无出血性倾向。注意头颈运动，颈椎运动范围对患者手术时的体位设置有影响。

2. 化验检查　患者应进行全面的血、尿、便常规检查，乙肝、丙肝及艾滋病抗体血清学检测，肝、肾功能以及凝血功能的检查。针对有内分泌异常表现的患者，应进行相应的内分泌检测，如有关垂体、胰岛、甲状腺等的检查。

3. 听和前庭功能检查　包括纯音和言语测听、脑干听觉诱发电位和眼震电图检查。听和前庭功能检查对诊断、选择手术径路有重要意义，并可预示预后。例如一个听神经瘤患者，无实用听力，温度试验反应丧失，就可经迷路径路手术，预期术后不会出现眩晕和失平衡。

4. 组织病理学诊断　对每一个肿瘤患者，理论上术前都应进行组织病理学诊断。对颞下窝的颅底疾病，细针穿刺、抽吸活检对诊断特别重要。但很多颅内的神经耳科肿瘤，术前常不可能进行组织病理学检查，需要在术中进行。

5. 影像学诊断　目的是确定肿瘤的部位、大小和性质。因为手术设计取决于肿瘤部位、轮廓和范围，取决于它与周围组织结构的关系。核磁共振及钆增强的磁共振对多数颅内和颅底肿瘤都很敏感。对于有骨性颅底侵犯的疾病，则应做轴位和冠状位CT，无须做对比增强，这对于骨性病变的诊断很有价值。对于肿瘤的颅脑继发性损害如脑水肿，CT（不增强）就能做出诊断，MRI则更好。术前选择性的动脉血管造影，可了解病变的血管分布及血液的供应。动脉数字减影血管造影能够提供很详细的血管结构的信息；静脉数字减影血管造影，由于从静脉注射造影剂，然后分布到动脉，因此对颅底及神经耳科疾病的诊断效果不如前者。新近开展的磁共振血管造影，具有无创、简捷、血管显示清晰的特点。要想判断术后血管侧支循环形成的情况，可做颈内动脉短暂性的球囊阻塞。

神经耳科患者的成功治疗，通常需要耳鼻咽喉－头颈外科医师与相关学科医师的通力合作。基本的团队是由神经耳科、神经外科、神经放射、内科、眼科及神经麻醉科医师组成，神经耳科医师是主力。不同时期，需要与不同的专科医师合作。例如，术前需要心血管内科医师、神经内、外科医师对全身情况特别是心血管状况和神经系统的病变进行评估，对颅内并发症进行处理。有术前专科医师的功能评价，术后处理也就比较容易成功。例如，术前言语病理和吞咽治疗专家对一个颅底疾病的患者作出有残余的和有代偿功能的评价，其术后的恢复就比较乐观。

二、一般术前准备

1. 住院　完成术前的检查的评估，完成手术方案的制订并予以实施。

2. 术前应用大便软化剂，用香波洗发。对焦虑的患者应进行心理治疗，辅以镇静或抗焦虑药。

3. 对家属要详细交待手术可能发生的危险、并发症，手术中采取的对策，术后可能发生的问题，以及家属在术后护理中的作用。

三、术前特殊处理

1. 术前特殊处理　是为防止某些神经耳科疾病的并发症而采取的措施。例如为防止大的肿瘤术后大脑或小脑水肿，需术前使用肾上腺皮质激素，目的为避免术中发生脑疝，在麻醉诱导期颅内压增高时更是如此。用药时间的长短根据MRI显示的脑水肿程度而定，一般持续用3～7天。

2. 球囊闭塞试验　为了解颈动脉系统的侧支循环情况，过去应用手指压迫患侧颈部颈动脉15min，如无神经系统体征，表明侧支循环良好；如出现明显的神经系统症状和体征，表明患者不能忍受持久甚至暂时地闭塞颈内动脉，表明颈内动脉侧支循环差。球囊闭塞试验是应用球囊闭塞代替手指压迫颈内动脉，来观察颈动脉系的侧支循环情况。球囊闭塞颈内动脉后测定残端压，即可判断能否安全地闭塞颈内动脉，以判断患者在手术中闭塞颈内动脉后发生延迟中风的危险性。

3. 颅底肿瘤的术前栓塞　术前经血管对颅底肿瘤进行辅助性栓塞已成为一项重要措施，特别对颅底高血运肿瘤，术前栓塞可以明显减少术中出血，便于肿瘤的解剖暴露、缩短手术时间、增加全切除肿瘤的可能性，直接改善手术治疗的效果。一般先进行数字减影血管造影，了解颅底肿瘤血液供应方式，即肿瘤血供来源、程度以及重要的动脉、静脉间的关系和颅内外血管间的侧支循环情况，为术前栓塞和手术方案的制订提供依据。

颈外动脉分支的栓塞：有颈外动脉系分支参与供血的脑膜瘤、纤维血管瘤、颈静脉球体瘤等高血运肿瘤可以进行栓塞。栓塞材料为明胶海绵、聚乙烯醇颗粒以及钨或螺旋圈等。对经超选择造影证实，拟被栓塞的分支血管与颈内动脉或椎－基底动脉系有明显侧支吻合，并且在栓塞中无法避免栓塞材料进入颈内动脉或椎－基底动脉者禁忌使用。当颅底肿瘤的部分血供来自颈内动脉的海绵窦下动脉、脑膜垂体干、眼动脉或大脑前、中动脉分支或椎动脉的脑膜支和肌支，只要适合微导管超选择插入，便可采用颈内动脉或椎动脉分支的栓塞。

4. 张力性或阻塞性脑水肿　术前应用乙酰唑胺、每日4次，每次250mg，口服。

5. 抗惊厥药　可用于预防术后癫痫发作。当肿瘤向幕上扩展或源于幕上时，或手术长时间的很强的牵引大脑，例如在扩大的中颅窝径路手术时，很容易发生癫痫。此时，脑电图显示典型的癫痫发作脑电波。一般术前不用预防性抗癫痫药，如果需要，术中及术后可肌注苯妥英钠100～200mg，每4h一次。

6. 术前预防性应用抗生素　有争议，有很多研究认为，术前预防性抗生素应用是无效的。因此，不要常规地应用，而在一些特殊情况下应用，如手术时间很长，手术区无菌术野遭到破坏，手术进入咽或鼻窦，移植或应用某些皮瓣重建，手术进入脑室或腰穿，这时可以谨慎地术前应用抗生素，至少在手术切口前1h静脉注射抗生素，以保证血浆和组织中的抗生素的有效浓度。

第二节　术中处理

一、一般术中处理

1. 头皮备皮　剃去计划术野外缘数横指的毛发。剃发应在手术之前进行，因为剃发会增加皮肤的细菌量。皮下肌电面神经监测的针电极安置好后，用薄的胶膜覆盖，使其置于术野以外。安放脑干听觉诱发电位的针电极，以监测听力。

2. 心肺功能的监测　应进行心血管和肺功能监测。包括血压、心率和动脉血气的测定。脑干的刺激可引起高血压和心动过速，而迷走神经受刺激，则会引起血压降低和心动过缓。三叉神经的操作会引起血压升高和心动过缓（典型的Cushing三联征中的两个体征，常见于颅内压升高的某些患者）。因为神经耳科患者的手术时间较长，容易引起静脉气栓，要注意预防。放置导尿管，监测尿的排出量。

3. 患者的体位　正确的体位可以减少由于手术长时间的固定在一个体位所产生的不良影响并利于手术暴露。特别要注意避免神经和关节的压迫和牵引所造成的损伤，以及由于长时间压迫造成某一部位的压迫性坏死。当头抬高，置于心脏平面以上，管腔内的静脉系统便在大气压以下。如果采用倚靠位而不是坐位，则可以减少静脉气栓的可能性。坐位发生静脉气栓率很高，侧位气栓发生率也有8%。坐位和任何的头高位，可以减少脑的灌注和张力性气脑，因此，做枕下径路手术时采用parkbench位。在进行前庭神经切除术，暴露小脑脑桥角的要求不是很高时，可采用枕下径路，此时采用仰卧位，头转向对侧。迷路径路和中颅窝径路也取仰卧位，头转向对侧。颈椎过度伸展、弯曲和旋转都会压迫颈静脉，诱发脑水肿和术中出血。最佳的体位应是能良好的暴露病变的部位，又不影响患者的安全。现在推出的电控水压手术床就可达到这一目的。这种手术床通过电控可以升降，将床头抬高和降低，向左、右倾斜，以保证达到术者要求的位置，而不会造成气管插管的损伤。

打开硬脑膜之前，先经静脉注入渗透压性脱水剂甘露醇，甘露醇能去除脑组织中的水分，减少脑的容积，从而降低颅内压。20min 后起效，可维持 4h。

后颅窝肿瘤很容易发生脑积水。一旦在术前或开始手术阶段发生脑积水，可能需要做脑室引流。由于脑室引流有感染和出血的危险，还可引起后颅窝脑疝向上疝出，因此，只有在诊断明确的情况下才做脑室引流和分流。对于较大的肿瘤及其周围脑组织水肿，为防止术中切开脑膜时脑脊液流失过多，在手术铺单前应先进行腰椎穿刺，释放一定量的脑脊液，但要注意防止发生脑疝，因此，放脑脊液速度一定要慢，并且要充分暴露硬脑膜。

切开硬脑膜，分离蛛网膜，开放蛛网膜下池，就可以充分释放脑脊液。患者处于适当体位，在重力作用下，脑组织就会回落。经迷路径路手术时，如果肿瘤没有压迫、阻塞通到蜗水管的脑脊液流，开放蜗水管也起同样的作用。

二、术中特殊并发症的预防和处理

1. 皮瓣坏死　防止皮瓣坏死主要取决于手术技术和解剖知识。

2. 脑膜撕裂　脑膜撕裂出现脑脊液漏，防止的方法是在切除覆盖脑膜上的骨组织时，避免用切削钻，而用金刚石钻。那些有经验的医师，在为年轻患者手术时才使用切削钻，因为年轻人的脑膜比较坚韧。

3. 面神经损伤　避免面神经医源性损伤的方法是将面神经轮廓化并精确地定位。术中应用面神经监护仪，对靠近面神经管操作时有意义，对内听道和小脑脑桥角段面神经的监护意义尤为重要。

在迷路径路手术过程中，对电刺激出现神经失用的反应，有人主张行迷路段面神经减压，这是基于迷路段面神经处内听道口最狭窄的解剖观点。但一般主张术中和术后应用类固醇皮质激素。如果小脑脑桥角面神经切断，应做神经吻合。

4. 脑脊液漏 可发生于内听道封闭不全，鼓室开盖及岩部气房开放未作处理的情况。脑脊液由内听道进入气房系统或上鼓室，经咽鼓管流入鼻咽部，患者低头时可从前鼻孔溢出。

5. 出血 避免术中出血是保证手术快速、高效、顺利进行的重要环节。避免和减少术中出血，依赖熟悉的解剖和熟练、精巧的手术技术。手术暴露时，在切除软组织上的骨组织时，使用金刚石钻可以保护其下面的软组织不出血，这点在暴露脑膜静脉窦和颞骨内颈动脉时特别重要。避免和减少小脑脑桥角区的出血，要注意用湿的棉纱垫覆盖小脑表面。分离蛛网膜组织或肿瘤前，先用双极电凝器闭塞血管。对于骨性出血，用金刚石钻或刮匙磨刮出血的骨质多可止血；如继续出血，用骨蜡封闭出血。脑膜、蛛网膜、小血管或肿瘤出血用双极电凝器，如继续出血，则用止血材料止血。对于脑膜和脑膜静脉窦出血，比较容易的止血方法是适当去掉曾做过双极电凝部位的骨质。

除非为了肿瘤切除的需要（如颈静脉球体瘤），最好不要暴露颈静脉球。因为即使很轻度的出血，使用双极电凝器都很难止住，甚至越凝越出。对球部的轻度出血，多等其自然止血。如果颈静脉高位，影响肿瘤切除，只要颈静脉球顶有一层很薄的骨鞘，就可以小心地把球往下压，以保证平安无事。

6. 静脉气栓 坐位比卧位容易发生静脉气栓。导静脉、板障静脉和脑膜静脉窦开放后，由于这些血管结构不容易萎陷，使空气进入而发生气栓。因此，必须很快地关闭静脉，避免发生气栓。明显的气栓会增加中心静脉压，心前区放置超声多普勒探头很容易作出诊断；如果没有监测仪器，根据血压波动和心脏有气泡样的杂音也可作出诊断。一旦诊断成立，应立即处理。如果大量空气从右心到达肺循环，就会发生肺心病，影响气体交换。此时应立即堵上静脉破口。患者转向左侧卧位，以促使空气从右心吸收。低于心脏的水平的头位，可防止空气进一步进入，并促使静脉恢复。

7. 听骨链固定 中颅窝和迷路后径路手术，由于电钻钻骨的骨屑造成听骨链固定，可导致传导性聋。预防的方法是在钻磨操作结束后，立即彻底冲洗。

第三节 术后处理

一、术后一般处理

术后当晚，患者住在恢复室或神经外科加强病房，禁食，静脉补充液体和电解质。如果因为长时间的麻醉和神经科方面的损害使通气发生问题，则可保留气管插管过夜。密切观察患者的生命体征、体温和神经体征方面的变化。要警惕发生诸如恶性的低温、颅内出血和脑水肿。适当应用镇痛剂，但不要有很强的镇静作用，以免妨碍观察神经体征。控制高血压，以免因此而发生颅内出血。要观察每小时的尿量。进行眼部护理，清醒时每 2h 滴一次无菌润滑眼药水，每天一次眼药膏，以避免发生暴露性角膜炎。围手术期的抗生素治疗要根据病情，不常规使用。肺连续的压缩装置对预防气栓有帮助，一直要用到能下地行走。

转到普通病房后，可增加活动。一般可以进食。吞咽困难的患者要鼻饲。用大便软化剂。不用镇静剂。继续观察生命体征、体温和神经体征方面的变化。要观察脑膜炎、颅内出血、脑水肿和脑积水的体征，必要时做腰椎穿刺，检查脑脊液的变化。要每天观察面神经和发声功能，以发现迟发性麻痹。每天询问脑脊液漏的线索。

出院时，对保存听力手术的患者要做骨导听阈检查。要嘱咐患者一个月内不要举重或过度用力，直到不再有发生脑脊液漏的危险。活动要适量。软便药用一个月。术后 14 天拆线。如仍有肿瘤存在，应做基础的MRI和钆增强。患者应随访5～10年，以观察肿瘤的残留或复发。

二、特殊术后并发症的处理

1. 术后伤口的裂开　迟发性皮瓣坏死造成伤口裂开比较少，常发生在糖尿病、营养不良、术前放疗和动脉硬化的老年患者。伤口裂开常随即出现脑脊液漏。发生伤口裂开的技术因素是皮瓣的缺血。如果没有感染，只是单纯的伤口裂开，常发生在胶原合成的增殖相，大概在术后 5～8 天。没有脑脊液漏的单纯的伤口裂开，患者取坐位，用敷料轻轻压迫伤口，保护皮瓣即可。坏死处最后可形成黑痂，由于有脑脊液漏的危险，处理比较保守，此时，将坏死边缘的黑痂留作生物性的保护膜，每天冲洗伤口，保持对脑脊液漏的警惕。如果已发生脑脊液漏，伤口应进行处理，使之露出健康的出血的创面，并用颞肌、颞浅筋膜和颞深筋膜瓣进行重建。

伤口裂开常伴有感染。感染的原因常与手术时间长以及手术经过外耳道等开放的污染区有关。预防感染的原则是：消灭死腔、止血、去除血块、大量冲洗、尽量少用氧化纤维素等止血材料、一般不用引流，如用引流，48h撤除。如已发生感染，则应静脉点滴抗生素。抗生素的选择要根据细菌培养和药物敏感试验。伤口换药，注意充分引流。

2. 脑脊液漏　脑脊液漏是比较常见的问题。对轻度脑脊液漏一般采取保守的处理方法。在漏的部位做一个褥式缝合，上覆敷料轻轻压迫，抬高头位，用润便剂，适当限制液体（每天 1 500ml），卧床。碳酸酐酶抑制剂乙酰唑胺在头5天可能有用。如上述方法无效，则应进行腰椎穿刺引流。另一种方法是打开伤口，找到漏的通道，用脂肪瓣阻塞漏道或进行重建。当脑脊液通过缝合通道漏出时，可应用封闭材料如火棉胶。

脑脊液漏经常是在外耳道或鼓膜缺损的基础上发生的，在手术时应该注意采取预防措施。如不经意中发生鼓膜撕裂，用明胶海绵紧紧填压耳道，中耳腔用肌肉填塞，都可取得成功。术后3周取出明胶海绵，如鼓膜有孔，仍有脑脊液漏，应经外耳道径路做中耳填塞肌肉，外耳道再塞明胶海绵。如是切除外耳道后出现脑脊液漏，外耳道应再填塞，外耳道皮肤翻转缝合。脑脊液耳漏是通过蛛网膜下腔与中耳和咽鼓管之间的交通，其处理很重要的是填塞中耳和咽鼓管。最近报道可通过鼻内镜下封闭咽鼓管口。关于脑脊液漏用抗生素预防的问题尚有争议。

3. 脑膜炎　脑膜炎可能同时有伤口感染，也可能有脑脓肿或血肿。细菌性脑膜炎有头痛、发热和脑膜刺激征。应该做腰椎穿刺行脑脊液检查。对于疑有脓肿或血肿的要注意脑疝，可静脉注射甘露醇预防。确诊为细菌性脑膜炎后，应立即静脉点滴可穿透血-脑屏障的广谱抗生素，首选的是头孢三代抗生素。

很难鉴别感染较轻的细菌性脑膜炎和无菌性脑膜炎。这也是不主张联合应用皮质激素和术前应用抗生素的另一理由。无菌性脑膜炎是一种化学性脑膜炎，在后颅窝手术常可发生，据说血液的破坏产物可能起一定作用。脑脊液检查可有数百到数千中性白细胞，蛋白增加，糖正常或减少，涂片或培养未发现细菌。因此，在培养结果出来前，要慎用抗菌药。证实为非细菌性感染，则可用皮质激素。

4. 颅内出血　颅内出血常在术后72h内表现出来。不适当的止血和术后高血压是颅内出血的原因。临床表现为颅内压增高和局灶性神经体征，其表现与出血的部位（小脑内、大脑内、硬膜下、硬膜外）类型有关。CT 可确诊。治疗为手术清除血块、血肿。

5. 大脑和小脑水肿　脑水肿也是在术后72h内表现出来。表现为颅内压增高的体征。小脑水肿可直接压迫脑干，出现脑干体征，也可间接引起大面积大脑水肿而引发脑疝。CT 和MRI 可以确诊。处理：轻度水肿可保守治疗，抬高头位，应用皮质激素。较重水肿应用甘露醇和渗透性利尿剂和/或手术干预。如果后颅窝水肿引起张力性脑积水，则要做脑室切开，甚至切除部分小脑。

6. 大脑或小脑梗死　脑梗死是由于脑的供应动脉阻塞，也可以由于大静脉阻塞引起。一般 24h 内出现症状，也有迟至术后一周才出现症状的。主要表现为局灶性体征。MRI对脑梗死的诊断灵敏。如果影像学检查未显示梗死、水肿或血肿，则应考虑有缺血。此时，应提高全身动脉压，以增加脑血流。脑血流有自动调节机制，可以自动调节一定范围内的血流。脑肿瘤、血肿、低氧血症和梗死都会影响脑血管的自动调节功能。治疗是用药物提高全身血压。

7. 脑积水　有阻塞性和张力性脑积水。术后见到的多为急性，是脑实质内出血或水肿的结果。在正常压力的脑积水，阻塞部位是在脑膜和蛛网膜粒（绒毛）水平，通常是慢性的。这两种脑积水，早期有头痛、精神活动迟缓，步态异常。后期括约肌失禁。CT 可以确诊。张力性脑积水治疗是病因治疗，必要时做脑室-腹腔分流。正常压力的脑积水，其头痛常随时间而缓解，如不缓解，可作腰椎－腹腔分流。

8. 良性颅内压增高　因有脑脊液压力增高，可以表现为头痛、视乳头水肿、视力减退甚至视神经萎缩，但没有脑积水。治疗是用皮质激素和连续的腰椎穿刺。如果症状持续、视力进行性减退，则应作腰椎－腹腔分流。

9. 脑神经损害

(1) 面神经力弱：常发生于小脑脑桥角肿瘤、颞骨肿瘤和腮腺肿瘤切除术后，损伤后应进行重建。包括端－端吻合、神经移植和面神经-舌下神经吻合等，以改善面容和功能。应特别注意眼的护理。

(2) 舌咽、迷走神经损伤：多发生于后颅窝手术，尤其是颈静脉孔区手术后，常伴副神经和舌下神经损伤。单侧舌咽、迷走神经损伤一般只引起暂时性发声和吞咽困难，可放置胃管，必要时做气管切开。如持续不恢复，并确认一侧迷走或喉返神经已离断，可做甲状软骨成型 I 型，或杓状软骨内移术。

双侧舌咽、迷走神经损伤后恢复困难，几乎都需做气管切开。双侧舌咽、迷走神经损伤合并舌下神经损伤，则多需要做胃造瘘以维持营养。

参考文献

1. 姜泗长, 顾瑞, 王正敏主编. 耳科学. 第 2 版. 上海: 上海科学技术出版社, 2002
2. 王正敏主编. 颅底外科学. 上海: 上海科学技术出版社, 1995
3. 周定标, 张纪主编. 颅底肿瘤手术学. 北京: 人民军医出版社, 1997
4. 徐启武编著. 颅底手术彩色图谱. 天津: 天津科学技术出版社, 2000

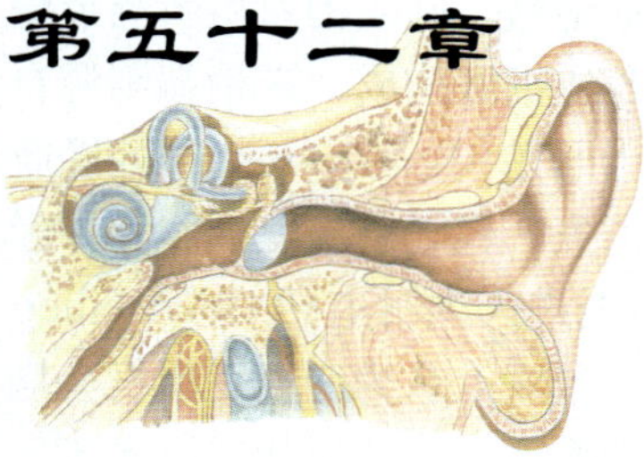

第五十二章

听神经瘤和神经纤维瘤

章　翔　王锦玲

听神经瘤为颅内较常见的肿瘤，且为颅内神经瘤中最多见的一种，约占颅内神经瘤的90%。肿瘤多为良性，生长较缓慢，如手术能达到全切除，则预后良好。

听神经瘤习惯命名为acoustic neurinoma，亦有acoustic neuroma, neurilemnoma及schwannoma等多种名称。现人们普遍接受并应用的名称为acoustic neurinoma，这可能与其比较准确地反映了听神经瘤起源于听神经鞘膜的组织学的观点有关。

第一节　流行病学

一、好发部位

听神经瘤的发病率仅次于胶质细胞瘤、脑膜瘤和垂体腺瘤，约占原发性颅内肿瘤的8%，占小脑脑桥角区肿瘤的70%左右，年发病率为8/10万～10/10万人口。常在成人发生，平均发病年龄为37岁（图52-1），高发年龄为30～54岁（75%）。女性发生率约为男性的两倍，种族差异不明显。

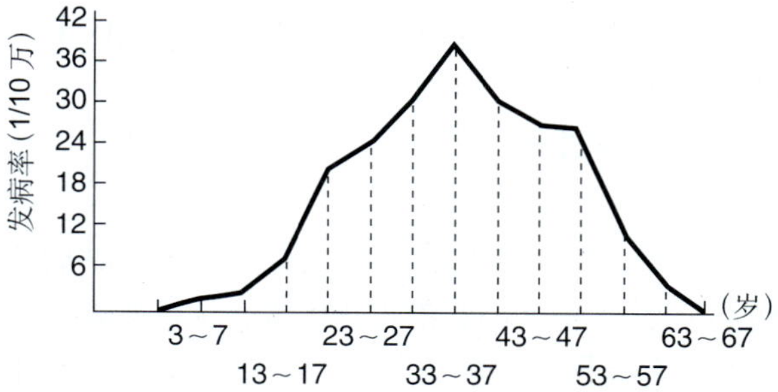

图52-1　听神经瘤发生的年龄分布

二、类型

听神经瘤主要分为两种类型，即散发型（NF-1）和神经纤维瘤病型（NF-2）。NF-1型常为单侧性，占全部听神经瘤病例的95%。NF-2型为罕见疾病，部分病例的发生可能与常染色体显性遗传有关，多表现为双侧性，仅有2%的NF-2型患者发生单侧听神经瘤或并发脊髓神经纤维瘤。

三、好发部位

听神经（第Ⅷ脑神经）包括耳蜗神经、前庭神经和前庭下神经。肿瘤多起源于前庭神经，故有前庭神经鞘瘤（vestibular neurinoma）之称。因在早期就可有温度眼球震颤试验（Caloric test）阳性，故推测肿瘤多发自前庭上神经，但实际上源于前庭神经的鞘瘤至少有一半是由前庭下神经发生的。

在胚胎时期，听神经是由听神经节发生的。神经节细胞系双极细胞，一极向耳泡生长，到达耳蜗及前庭，其神经纤维具有鞘膜；另一极朝脑干方向生长，并进入脑干内，构成听神经的颅内段。到达脑干时前庭支先于耳蜗支，因此，来自脑干的神经胶质细胞沿着前庭支向外周生长，最后与鞘膜细胞相遇，恰在内耳孔处。若该处神经鞘膜过度地增殖，则成为发生听神经瘤的起源。经免疫电镜研究发现，包绕听神经髓鞘的中枢端由少突胶质细胞构成，末梢端则源自施万细胞，二者的连接处称为 Obersteiner-Redlich 带。虽然从脑干开始 10 ～ 13 mm 被神经胶质细胞和软脑膜覆盖，但在内耳道开口处神经胶质细胞和软脑膜消失，代之以施万细胞和神经外膜（perineurium）包裹神经。听神经瘤起源于前庭神经穿蛛网膜进入内听道的 Obersteiner-Redlich区远端部分。前庭神经有两支，过去认为上支易受累，但近代观点认为两支受累机会均等。前庭神经瘤起点沿前庭神经发生的部位变化很大，因此，该肿瘤的压迫效应和后果也不尽相同，如远离内耳道发生，对听神经的压迫小，故术后的听力保存率高。对于 NF-2 患者，前庭神经瘤是否为多起源性的，目前还有争议。另一个解释是该神经节区施万细胞密度大，因而肿瘤容易发生在该区域。此肿瘤极少起源于内耳，发生于耳蜗神经的频率为4%左右。一般听神经从脑干发出后到内耳孔的长度为 15 mm，从脑干到 Obersteiner-Redlich 带的距离为 10 mm 左右。因而，肿瘤多起源于长 11 mm 左右的内听道或内耳孔附近的听神经之上。

四、自然病程

Bederson 等对听神经瘤患者进行了平均 26 个月的自然病程观察，肿瘤增大占 53%，未增大占40%，自然缩小占6%。肿瘤平均年增长速度为2 mm。在肿瘤增大组里，年平均增长速度为 3 ～ 4 mm，但其中也包括年增大 30 mm 者，说明肿瘤生长速度并不一致。患者就诊时医师很难准确地预测将来的生长速度，尤其是有囊性变者，有时可使肿瘤快速地增大。通常可将听神经瘤的增长方式归为 5 种形式，即：持续增长、不增长、开始不增长随后有增长、混合性增长、负增长。这些增长方式虽仅限于临床上的跟踪观察，但对制定肿瘤的治疗方案却有一定的指导意义。

五、病理学

（一）大体所见

听神经瘤为颅内少有的几种有包膜的肿瘤之一，其包膜由神经束膜构成。肿瘤呈球形或椭圆形，大小不一，小者如花生米，大者如乒乓球，更大者可达100 g 以上。瘤体的形状根据生长部位而有所不同：生长于内听道者呈圆形或卵圆形。大多数肿瘤在内耳门区，长大时扩大内耳门并进入小脑脑桥角。在有的病例中，肿瘤开始生长于内耳道，往往在该处尚有一小部分蒂柄状瘤组织与瘤体相连。

肿瘤的颜色和硬度取决于瘤体的大小和变性程度。一般情况下，小听神经瘤（<15 mm）呈黄、粉红或灰红色，质地为橡皮硬度，切面呈半透明状，实质性；中等大小的肿瘤，外观基本同其他部位的施万细胞瘤，为苍黄色，有时呈浅灰色，质地较为坚韧，切面呈实质性，有光泽；较大的肿瘤由于存在退行性变，外观变异较大，颜色最常见为亮黄色至黄褐色，切面为混浊状，纤维化则为灰色。肿瘤切面一般为实质性，有时肿瘤内形成含黄色液体的囊腔，质地变异较大。在肿瘤的背外侧部，常有一个含有黄色或清亮液体的蛛网膜囊。听、面神经常融合消失在瘤中或瘤被膜内，偶尔面神经可能不被破坏，游离在被膜外，术中如注意分离，既可切除肿瘤，又不伤及神经。

（二）镜下所见

与周围神经的神经鞘瘤形态相似。有人认为颅内者以网状型为主，椎管内者以致密型为主。但现在认为，无论是颅内的还是椎管内的神经鞘瘤，初期瘤体较小，生长活跃时，往往以致密型为主。后期处于退变时期，则以网状型为主。我们遇到许多椎管内神经鞘瘤网状型很明显，显著的囊性变亦常遇到，因为大部分病例到手术或尸检时，已处于后期。

听神经瘤的组织学表现，在光镜下可见到结缔组织形成的肿瘤包囊。起源神经可位于肿瘤的边缘，被肿瘤压迫或牵拉变平。根据Antoni的观点，将肿瘤分为两种细胞学类型。在同一肿瘤内，可同时存在这两种类型的肿瘤细胞：

1. Antoni A 型或称致密纤维型　构成 Antoni A 型结构的肿瘤细胞呈梭形或卵圆形，成簇状交错排列。细胞双极窄，胞质极少，胞核呈梭形，很少能见到核仁，核染色质呈细颗粒状。胞质淡染并向核的两端伸展，使瘤细胞呈长梭形，细胞间界限不清楚。瘤细胞的束状结构可围绕一轴心或小血管，形成不典型的旋涡状结构。

2. Antoni B 型或称疏松网状型　肿瘤细胞分布较为疏松，密度低。圆形、卵圆形而致密的细胞核位于由微小空泡和细嗜银纤维构成的网状结构之中，常有轻度的核异型性。细胞呈不规则的星芒状，星状的细胞突起常连接成网状，网眼中心为透亮的基质。这些透亮的基质常发生变性，形成微小囊肿。有时伴有可能因局部坏死和出血所致的自发性栓塞：常可见某些B 型肿瘤组织黄色变性，细胞内充满液泡。瘤内还可见纤维母细胞，它可能是胶原的来源。神经束衣细胞也可存在，但似不参与新生物形成过程。瘤内或边缘可能有钙化形成，或含有砂粒小体，甚至可见骨质移位，中间有脂肪颗粒。

听神经瘤内的血管直径相对较小，被紧紧压缩，类似毛细血管性血管瘤、球形肿瘤或其他血管性肿瘤。偶尔局部血管腔变大，血管壁变薄，类似海绵状血管瘤。

（三）电镜观察

1. Antoni A 型的瘤细胞和核均为长形，突起细长，紧密成束地平行排列或呈指状交叉，核染色质较致密。Antoni B型的瘤细胞不规则，星芒状，核卵圆形，突起广泛地连接成网，细胞成空泡状，细胞外间隙较宽，可见胶原组织。

2. 含有颗粒丰富的内质网，细胞内有致密、均匀一致的微粒，常伴有膜状的鞘磷脂降解产物。

3. 胞质疏电子性，苍白呈水样，A 型除 10 nm 排列稀疏的细丝外，细胞器小而稀少，B 型细胞器多些，常有溶酶体和界膜致密小体。

4. 突起与胞质一样疏电子性，常有初级髓鞘样结构形成，即突起呈同心性螺旋形排列，轴突系膜样，但中心通常不存在轴突。突起有时很细、很薄，直至细到内无胞质，外无间隙，只有质膜与质膜紧密接触。

5. 每个细胞体和突起外均包绕突出的连续性基底膜，伸展至由絮状物和一些胶原纤维所充满的细胞外间隙，即使在非常拥挤的A型也是如此，只有在极为细薄而质膜紧密相对的突起之间，基膜才不能伸插入其内。

6. B型的细胞外间隙很大，被突起封包，其中含有重叠的基膜，杂以无形性和少量无横纹周期的原纤维物质，以及有横纹周期的胶原纤维和Luse小体。瘤细胞突起呈网状交织在一起，细胞质内含有多量的细胞器，如线粒体、溶酶体和无界限的嗜锇小体，构成光镜下特征性、粗厚的网状纤维的超微结构。

7. Luse小体是本瘤的重要诊断指标，虽然也可见于其他肿瘤和肿瘤样病变。一般呈纺锤形或带形，有 120 ~ 150 nm 横纹周期，而通常的胶原纤维横纹周期只有 64 nm，所以又称为长间距胶原（long-spacing collagen）。

8. 血管内衬以薄的内皮细胞，外围厚层基膜加胶原，呈同心性板层排列，即为光镜下管壁透明性增厚的原因。附近瘤细胞因缺氧而发生退变，经常出现吞噬脂质和细胞碎片的巨噬细胞。

六、肿瘤分型与分级

临床上主要依据肿瘤大小、生长方向等进行分型，一般分为 4 型（表 52-1）：

1. 肿瘤直径<1 cm　局限于内耳道中，此时出现前庭神经和耳蜗神经刺激症状如眩晕和耳鸣等，进而出现耳聋。

2. 肿瘤直径达 1 ～ 2 cm　突出于内耳道，压迫面神经和三叉神经。但因面神经耐受力较好，仅有轻微的不全性面瘫。三叉神经受压造成角膜反射减退或消失，患侧面部感觉减退，面痛发生者不如此区的胆脂瘤那样多见。

3. 肿瘤直径达 2 ～ 4 cm　出现后组脑神经、小脑和脑干受压症状如呛咳，声嘶，共济障碍等。

4. 肿瘤直径＞4 cm　除上述症状外，导水管、第四脑室和环池受阻，引起梗阻性脑积水，患者颅内高压症状更明显，随时可能发生小脑扁桃体疝，导致呼吸停止。

自从应用MRI以来，使位于内听道内的肿瘤易于诊断。因此，除根据肿瘤大小外，依肿瘤占据内听道的程度分级也很有临床意义。

表 52-1　听神经瘤的临床分型

分型	肿瘤直径（cm）	主要临床征象
Ⅰ	＜ 1.0	耳鸣、听力下降、眩晕
Ⅱ	1.0 ～ 2.0	第Ⅴ、Ⅶ、Ⅷ脑神经压迫症状、小脑压迫症状
Ⅲ	2.0 ～ 4.0	球麻痹、脑干、小脑压迫症状、颅内压增高
Ⅳ	＞ 4.0	脑积水、脑干压迫症状、意识障碍

Ⅰ型（小瘤）：肿瘤限于内听道内（intracanalicular type）

Ⅱ型（中瘤）：内听道内、外伸展形（intra and extracanalicular type）

Ⅲ型（大瘤）：内侧型（medial type）

Ⅳ型（巨瘤）：内听道外型（extracanalicular type）

Samii（1997）根据肿瘤大小和延伸的范围，将本类肿瘤分为 4 级 6 型：

Ⅰ级：肿瘤单纯位于内耳道之内

Ⅱ级：肿瘤位于内耳道内／外

Ⅲ级

　a：肿瘤充满于桥脑小脑角区

　b：肿瘤延伸达到脑干

Ⅳ级

　a：肿瘤压迫脑干

　b：肿瘤推挤脑干和第四脑室而使其严重变形与移位

Duvoisin 等在 92 例听神经瘤的影像学诊断中发现，Ⅰ型占 21%，Ⅱ型 47%，Ⅲ型 27%，Ⅳ型 5%。田中等发现 172 例手术患者中，Ⅰ型为 0%，Ⅱ型 86%，Ⅲ型 9%，Ⅳ型 5%。Tos 等在 400 例手术病例中发现，Ⅲ、Ⅳ型合起来才占 12%。Koos 的 200 例患者中，Ⅳ型为 8%。

综上所述，肿瘤以Ⅱ型居多。因Ⅲ型肿瘤尚未发展到内听道底部，故术后常能保留听力。但由于听力障碍不明显，往往在就诊时肿瘤已较大，此时手术难于保存听力。Ⅳ型患者因内听道内无肿瘤生长，内耳孔扩大也很轻微，听力影响不大，因此难以与其他桥脑小脑角肿瘤相鉴别。

七、临床表现与诊断

听神经瘤发生在第Ⅷ脑神经，生长较缓慢，病程一般可长达3～5年。

（一）症状

1. 听觉障碍　早期多为听力下降、耳鸣、耳闭塞感，而少有前庭神经受损症状。这可能是因肿瘤生长缓慢，即使有前庭功能影响，但对侧已予以代偿的缘故。出现在患侧的耳鸣，常被患者描述为“汽笛声”、“蝉鸣声”、“哨音”等，初为阵发性，后转为持续性。耳聋则多呈进行性加重，但也有因内听动脉阻塞而听力突然丧失的。有些患者的听神经症状可长时间不被注意，甚至偶然发现一侧耳聋，故患者早期多求医于耳科医生。不少患者的听神经症状可长达数年之久。局限于内听道里的小肿瘤也可引起严重的耳聋，但有些较大的囊性肿瘤却能保存听力。因此，听觉功能障碍的程度并非与肿瘤大小一致。

2. 邻近结构受累症状　当肿瘤较大时，除听力障碍外，尚可累及邻近的脑神经、小脑、脑干等。早期面瘫一般较轻，很少有完全性面瘫者，有的可出现面肌痉挛。肿瘤向前上方发展压迫三叉神经时，早期表现即有角膜反射减弱或消失（Oppenheim征），继而出现病侧面部麻木和感觉减退。极少数患者出现三叉神经痛的症状，有时尚可呈现三叉神经运动支损害的表现和轻度的小脑半球症状。肿瘤向下发展，压迫第Ⅸ、Ⅹ、Ⅺ脑神经、小脑及脑干，从而出现相应的症状，表现为声音嘶哑、呛咳、吞咽困难、耸肩无力、步态不稳、病侧肢体共济失调、眼球震颤、肌张力低下及锥体束征等。

3. 颅内压增高　肿瘤进一步增大，使导水管、第四脑室受压及环池受阻，影响脑脊液循环而致颅内压增高，可出现头痛、恶心、呕吐、视乳头水肿及视力急剧下降等。严重者可出现急性枕骨大孔疝，甚至发生呼吸突然停止。

（章　翔）

（二）神经耳科学检查

由于影像技术CT、MRI的划时代进步和耳神经学ABR等客观检测技术的开展，使听神经瘤的早期诊断成为可能，且能有效地减少手术并发症、保存患者残余听力及保护面神经功能。

1. 听力学检查　随着听力学测听技术的发展，在诊断听神经瘤的听力学检查中，SISI试验、音衰试验、ABLB试验及Békésy测听等定位性阈上试验不具有实用价值，已被弃用，而纯音测听、声导抗、听觉脑干反应（auditory brain stem response, ABR）、诱发性耳声发射（evoked otoacoustic emission, EOAE）等检查作为筛选手段常用于临床。

(1) 纯音听阈测听：病变初期，纯音听阈双耳可正常或病变侧呈高频陡降型感音神经性耳聋，部分病例2kHz以下在正常范围、高频下降明显。如病变继续发展，患者出现只闻其声不明其意的现象，此时患者诉听觉有困难而纯音测听尚可，这种现象提示有蜗后病变。以后，患侧的听力进行性下降，呈平坦型曲线，甚至出现极重度聋或全聋。病变严重者，脑干可能受到损害，对侧耳的听阈也提高。少数患者出现突发性中、重度感音神经性聋，可能因肿瘤压迫迷路动脉所致。有研究显示，该病的耳聋程度与肿瘤大小几乎平行，听功能变化与肿瘤体积变化有关，肿瘤体积越大对听功能的影响越显著；但也有作者认为纯音听阈与肿瘤分期、大小无明显相关性。纯音测听虽不能检出听神经瘤，但给手术治疗是否保存听力提供信息，声导抗及ABR检查结果也需结合纯音测听进行分析。

(2) 言语测听：约 70% 患者语言识别率明显下降，多在 30% 左右。

(3) 声导抗测听：可出现镫骨肌反射阈升高或消失，潜伏期延长，常有病理性衰减。镫骨肌反射衰减试验阳性常提示蜗后病变。但耳蜗病变或传音障碍、听力下降明显时，反射亦可消失，并无特异性。该检查假阳性、假阴性率较高，需结合其他检查分析，例如中耳功能正常、纯音听阈正常而反射阈升高、消失、衰减试验阳性则有诊断意义。

(4) 听觉脑干反应：听觉脑干反应（ABR）或称听觉脑干诱发电位（brain stem auditory evoked potentials, BEAP）是一种诱发的生物电反应，短声刺激后，发生于耳蜗到脑干的径路上。用此法检测听觉径路各水平的功能情况，是鉴别耳蜗性聋和蜗后性聋的重要方法，也是听力筛查诊断听神经瘤的一种最有意义的方法。正常人记录到的 ABR 通常由 7 个波组成。多以 Jewett 的波 Ⅰ～Ⅶ命名。根据动物实验结果（Jewett, Buchwald）提出：Ⅰ波发源于蜗神经；Ⅱ波发源于耳蜗核；Ⅲ波发源于上橄榄核；Ⅳ 波发源于外侧丘系核；Ⅴ波发源于下丘核；Ⅵ、Ⅶ分别发源于内侧膝状体、丘脑皮层听放射。

ABR Ⅰ波潜伏期约 1.5 ～ 1.7ms，以后每一波依次递增约 1ms。由于Ⅰ波的检出率远不如Ⅴ波高，影响其诊断价值，因而采用 ABR 与耳蜗电图同时描记法解决，或通过前额发际、鼓膜电极配对记录法，使Ⅰ波振幅加大而识别。各实验室应有自己的正常值。

听神经瘤患者的 ABR 可出现以下变化：

① 患侧Ⅴ波潜伏期延长或消失：与Ⅰ波、Ⅲ波潜伏期延长有关。患侧Ⅰ～Ⅲ的波-波间期差＞ 2.5ms 为异常；患侧Ⅰ～Ⅴ波 - 波间期差＞ 4.5ms 为异常。根据潜伏期延长时间的长短可初估肿瘤的大小，凡是较大的肿瘤和听神经受到较大侵犯时，神经传导速度就受到较大的影响。有报道，内听道内的听神经瘤98%显示Ⅴ波消失或变形。如只引出Ⅰ波，其余各波消失，提示包括听神经瘤在内的小脑脑桥占位病变。

② 双耳Ⅴ波潜伏期差（interaural latency difference, ILD）：＞ 0.4ms 为异常。有报道，Ⅴ波潜伏期耳间差加大，表明蜗后疾患可达 90% ～ 100%，而蜗性病变仅 6% ～ 12%。

③双耳Ⅰ～Ⅴ波 - 波间期差（interwave interval, IWI）：＞ 0.4ms 为异常，IWI 较 ILD 的诊断意义大。

④若肿瘤大，使脑干受压，对侧耳可出现波Ⅴ潜伏期、Ⅲ～Ⅴ波及Ⅰ～Ⅴ波间期延长、波Ⅴ振幅降低等，对蜗后疾患的诊断可达 97%。一侧耳全聋时，做对侧检查，也会发现 ABR 不正常。有学者发现肿瘤直径＜ 2.5cm 而对侧 ABR 异常的现象，认为同样大小的肿瘤可引起不同程度的局部缺血，缺血达一定程度即可导致对侧 ABR 异常。

国内、外学者对ABR诊断听神经瘤的敏感性存在争议。一般认为ABR筛查对听神经瘤的诊断率可达90% 以上。史献君等(2002)在对20例听神经瘤患者研究发现，其ABR检测结果均异常，阳性率为 100%。在此组病例中，1 例 ABR 检测波Ⅴ消失，2 例Ⅲ～Ⅴ及Ⅰ～Ⅴ波间期延长而疑为听神经瘤的患者，经CT检查未见异常，后经MRI检查疑为听神经瘤，最后经手术证实。Rupa等(2003)通过 ABR 和 MRI 对听神经瘤的早期诊断进行比较，认为 ABR 是敏感且经济、简便易行的方法。Portier等(2002)提出，尽管 MRI 是诊断听神经瘤的金标准，如 ABR 同时行镫骨肌反射试验及冷热试验，ABR 的敏感性会从 86% 上升到 99%。Schmidt（2001）则认为肿瘤越小，ABR的敏感性越低，所以ABR不能用于小听神经瘤的诊断，不能作为是否应进行 MRI 检查的指标。El-Kashlan等(2000)认为，尽管 ABR 在其对小听神经瘤的敏感性方面受到怀疑，但对老年人及患病可疑性小的人群来说，仍然不失为筛查的好选择。Robinette (2000) 建议同时应用 ABR 和 MRI 两种检查方法，以降低误诊风险。

ABR 的不足之处有：ABR 只有在听阈低于 70 ~ 80dB 时才适用，听力损失较重时，ABR 完全无反应。ABR诊断听神经瘤的假阳性率在10%～20%。耳蜗性及传导性听力损失较重时，Ⅴ波潜伏期也可延长。过量的镇静剂可使波Ⅰ、Ⅱ消失，电极位置及自发脑电等均可影响波形，操作及对反应波判断的经验亦可影响其准确性。另外，ABR只是对听系功能的试验，不具有特异性。因此，对筛查的结果，要结合其他听力检测结果进行综合分析。

(5) 耳声发射：耳声发射（otoacoustic emission，OAE）是一种以机械振动的形式起源于耳蜗，由耳蜗外毛细胞主动活动产生，可在外耳道中测得的音频能量信号。诱发性耳声发射(EOAE)，临床上常用的测试方法为瞬态耳声发射（transiently EOAE, TEOAE）和畸变产物耳声发射（distortion products OAE, DPOAE），该测试法可了解耳蜗、特别是外毛细胞的功能状态。如 EOAE 正常引出，表明外毛细胞功能正常。EOAE 与 ABR 同时应用，对鉴别耳蜗与蜗后病变有重要意义。

TEOAE 是用短声或短音、短纯音诱发，通过在外耳道的探头微音器拾取的信号经放大后进行时域平均叠加，以时域图形显示，并行频谱分析显示和记录。听力正常人群的出现率为 92% ~ 100%。对耳蜗的损害或传导性听力损失非常敏感，当纯音听力损失超过 30dB HL 时，TEOAE 很难检出。DPOAE 的刺激声是用两个具有一定频比关系的纯音信号（f_1 和 f_2 为刺激频率，且 $f_1 < f_2$），微音器的输出经放大后输至有带窄滤波功能的频谱分析系统处理后显示及记录。正常人群中 DPOAE 检出率高于 90%，随听力损失的加重，听阈 > 45 ~ 55dB HL 或传导性听力障碍，检出率和幅值下降。

如能引出 TEOAE 或 DPOAE，而引不出 ABR 或纯音听阈明显下降，可怀疑蜗后病变的存在。听神经瘤、小脑脑桥角占位病变者可表现TEOAE或DPOAE部分存在，ABR异常；如TEOAE或DPOAE引不出，在排除传导性听力障碍后，可认为耳蜗外毛细胞功能障碍。听神经瘤等可压迫耳蜗致供血障碍而导致耳蜗功能障碍。有研究表明，听神经瘤患者 53% ~ 73% 引不出 TEOAE，而有的在听阈 > 25 ~ 30dB HL 时也能引出 TEOAE，但所有患者 ABR 皆有异常。TEOAE尚可结合鼓岬刺激试验（promontory stimulation test, PST）对听神经瘤重度听力损害的病理生理做出评价。

王正敏等发现 6 例听神经瘤瘤体 < 2.5cm 者，所引 DPOAE 振幅级均正常；另 2 例瘤体直径≥3.0cm以上时，DPOAE幅值明显下降，提示这时已有内耳受累。认为听神经瘤瘤体较小、出现纯音听力下降而DPOAE幅值正常的现象是鉴别蜗性和蜗后性病变的适用指标，对早期诊断中、小听神经瘤有参考价值。Telischi（1995）对听神经瘤病人行DPOAE检测发现，所有病人的 DPOAE 可明显地划分为耳蜗型、非耳蜗型或混合型。耳蜗型病人的 DPOAE 幅值下降与纯音听阈程度有关，非耳蜗型病人其幅值正常或高于正常且与纯音听阈水平无关，认为听力损害直接来源于肿瘤对第Ⅷ脑神经的压迫。

近年来有不少重度听神经瘤患者能引出诱发性耳声发射的报告，Berlin（1993）认为这是一种耳蜗与中枢联系的“离断”现象，但听神经瘤不都是孤立的蜗后病变，有相当一部分会引起继发性耳蜗损伤，其可能的原因是：耳蜗神经纤维受压萎缩、肿瘤压迫内听动脉，内耳生化改变，促瘤直接侵犯耳蜗等。因此，OAE测试 应同纯音测听、声导抗测试、ABR测试结合起来，提供有关耳蜗和听神经功能比较准确的生理信息。

综上所述，临床听力学检测，虽然不能对病变部位精确定位和对肿瘤大小初步定量，但这种功能检查的优越性如检测方便和对人体无任何损害，是其他一些检查所不能取代的，故对临床疑为听神经瘤的患者应是首选的筛查方法。对听力学检测高度怀疑有听神经瘤者，应进一步行MRI检查以确诊。各种影像学检查及神经耳科学检查的阴性结果都不能完全排除诊断，应结合病史、体征等综合分析，诊断未确定时应进行必要随访，动态观察有助于尽早地做出正确诊断。

2. 前庭功能检查　自发性眼震是听神经瘤较常见的体征，初期为水平型自发性眼震，快相向健侧，继而向患侧，最后发展成两侧，且可出现垂直或斜型眼震。80%有位置性眼震和自发性倾倒现象。

(1) 眼震电图（electronystagmogram, ENG）检查：记录前庭上神经和半规管功能，已在临床广泛应用。早期位于内耳道内的听神经瘤，ENG检查30% ~ 50%无特征，仅有患侧半规管试验减弱反应或位置性眼震；当肿瘤浸润小脑脑桥角进而挤压脑干和小脑时，可出现明显的ENG中枢体征，如视跟踪异常、视测距障碍和视动性眼震不对称或紊乱，有明显的双侧不对称的水平凝视性眼震。ENG对听神经瘤的诊断有一定帮助，但必须结合临床和其他检查进行综合分析判断。有人认为，术前ENG检查对估计肿瘤大小、肿瘤与小脑和脑桥的关系以及手术径路的选择有一定帮助。

(2) 冷热试验：患侧前庭功能低下或完全消失。对无明显耳蜗症状的要进一步检查，排除蜗后病变。关于此项检查对听神经瘤的阳性率，各家报告有差异，认为与肿瘤大小有关：小肿瘤阳性率为50%，中等大小的肿瘤为78%，大肿瘤为93%。由此可见，肿瘤的大小与前庭功能障碍的程度成正比关系，即肿瘤越大，前庭功能障碍越严重。有学者提出，冷热试验可诊断早期听神经瘤的发生部位：用5℃冷水，在20s内注入外耳道内进行测试，结果表明，该反应正常和轻度低下者均为前庭下神经发生的肿瘤，而发生于前庭上神经和前庭神经的肿瘤，反应为高度低下以至完全丧失。但亦有人认为引起半规管麻痹的原因很多，冷热试验只刺激外半规管，对听神经瘤的诊断价值不大。

(3) 前庭诱发肌源性电位（vestibular evoked myogenic potentials, VEMPs）：指给球囊适宜刺激并在紧张的胸锁乳突肌上记录到的肌源性电位。该电位p13-n23波可提供球囊－前庭下神经－丘脑通路功能的信息（图52-2）。已有研究证实该检查可用于确定听神经瘤前庭下神经的受累情况。冷热试验用于检查前庭上神经，而VEMPs可用于检查前庭下神经－丘脑通路的功能。吴子明(2005)观察到听神经瘤患者VEMPs可表现：①患侧VEMPs未引出；②患侧潜伏期延长；③潜伏期延长同时有振幅低。并发现肿瘤直径超过2.0cm并对脑干、小脑构成明显压迫者，p13、n23潜伏期均延长；肿瘤直径在1.5cm以下者，一般表现为正常引出或仅p13潜伏期异常，但

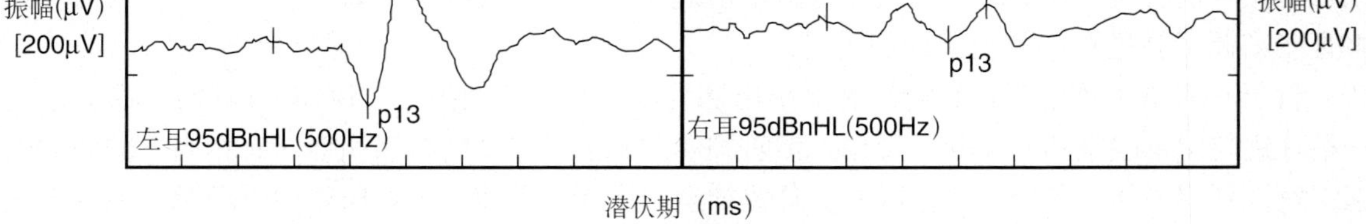

图52-2　左耳VEMPs正常引出，右耳p13-n23波潜伏期延长，振幅降低

n23潜伏期正常。在该组患者中，VEMPs异常者占50%，而前庭冷热试验异常者占80%，差异有统计学意义（$P < 0.05$）。在未引出听性脑干反应的7例患者中，VEMPs正常者4例，异常者3例。表明VEMPs对听性脑干反应不能引出的重度感音神经性聋患者可起到辅助诊断作用。因此，VEMPs联合冷热试验，可全面了解前庭神经功能状况，提高检出率，避免漏诊，并于手术前了解前庭上、下神经受累情况，有助于手术的施行。

（王锦玲）

（三）影像学检查

1. 头颅X线平片　正位或Towne位摄影，如内耳孔大小在左、右两侧之差＞2 mm以上时，可疑有肿瘤。

2. CT　脑桥小脑角区肿瘤，在CT平扫时为等密度或低密度，增强为高密度（图52-3）。对较小的肿瘤，CT脑池造影、气体－CT脑池造影等有助于诊断。薄层骨窗扫描结果有助于了解内耳孔变化，对决定手术磨除内听道的范围是最为主要的依据之一，尤其是在枕下开颅，确定外侧半规管、总脚（compton crus）、颈静脉球的位置时更显重要。

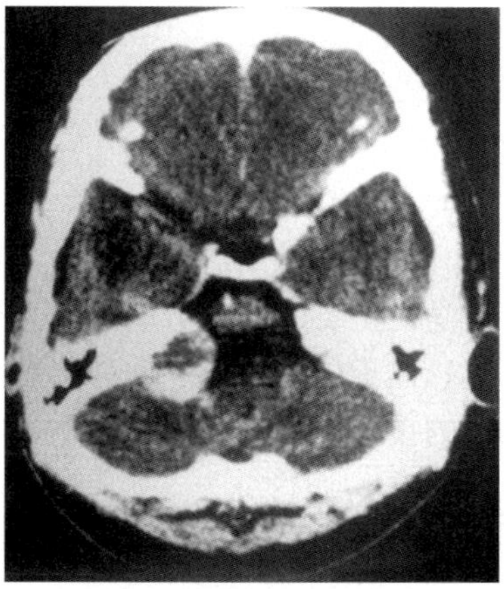

图 52-3　轴位CT增强扫描显示右侧听神经瘤

3. MRI　T_1加权像上表现为低信号（图52-4），T_2加权像为高信号。注射造影剂Gd-DTPA后，T_1加权像为高信号（图52-5）。因Ⅲ、Ⅳ型肿瘤的内听道内有脑脊液，故T_2加权呈高信号。MRI不易将术后的面神经、听神经以及充填的肌片与残留肿瘤相区分。

4. 脑血管造影　肿瘤供应血管主要为椎－基底动脉系统的小脑前下动脉、颈外动脉系统的脑膜中动脉，咽升动脉和枕动脉亦参与供血，颈内动脉系统的脑膜垂体动脉支有时也有供血。

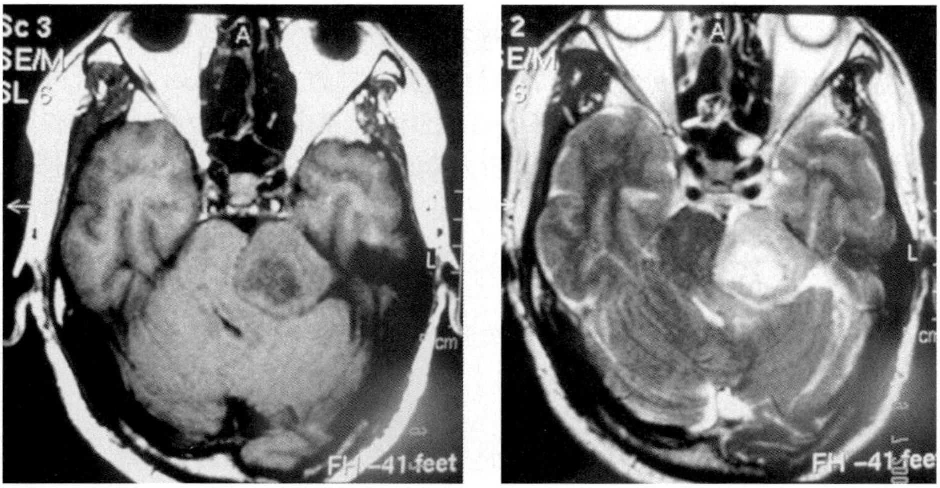

A　　B

图 52-4　轴位MRI显示左侧听神经瘤

A. T_1加权像；B. T_2加权像

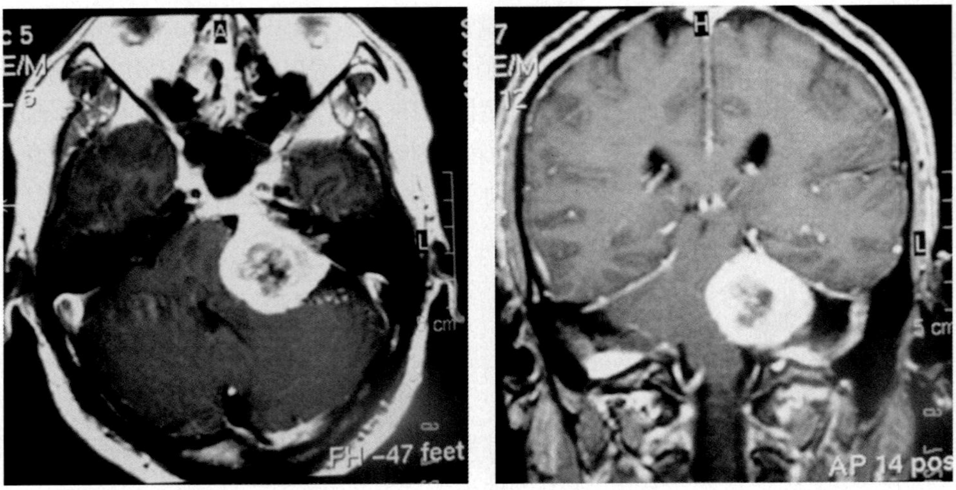

A B

图 52-5 MRI 增强扫描显示左侧听神经瘤

A. 轴位；B. 冠状位

（四）鉴别诊断

脑桥小脑角肿瘤的80%为听神经瘤，其他还有脑膜瘤、三叉神经鞘瘤、上皮样囊肿等。影像学上主要依据内听道内是否有肿瘤存在而与其他肿瘤鉴别。但应注意约有5%的听神经瘤（Ⅳ型）位于内听道外。此外，肿瘤的血供程度、听觉功能状况、受累脑神经的不同，也是鉴别诊断的重要依据。

八、治疗

主要有手术治疗和放射线疗法两类。

（一）手术指征

1. 确诊为听神经瘤，且肿瘤 > 2 cm；
2. 症状进行性加重，患者要求手术治疗；
3. 正在观察中的患者，发现肿瘤增大；
4. 放射外科治疗于肿胀反应消退后，肿瘤有扩展。

手术治疗以全切除肿瘤并保留面、听神经功能最为理想。近年Goel等报告约20% ~ 40%病例术后可以保留听力，但当肿瘤直径在2 cm以上时，则很难保留听力。对术后保存听力者，Shelton等报告，术后2年半有20%再次出现听力障碍，术后8年有56%出现听力恶化。Haines等报告，对局限于内听道的Ⅰ型肿瘤手术后听力基本正常者高达80%，因此主张对小肿瘤应及早施行手术治疗。

（二）放射治疗指征

放射治疗的目的在于防止较小的肿瘤或次全切除后的肿瘤增大。具体方法有普通放疗和立体定向放射外科治疗。

1. 肿瘤直径< 2 cm；
2. 听力丧失或增大的肿瘤发生在惟一有听力的耳；
3. 老年患者或严重的全身疾患，使手术的危险性显著增加；
4. 在次全切除术后肿瘤残留或有复发。

（三）手术入路

听神经瘤手术有 3 种基本入路：即颅中窝入路、经迷路入路和经枕下入路。

由于在肿瘤表面有面神经和听神经走行，它们在肿瘤上的具体位置有若干变异，故及早确定其所在部位十分重要，一些刺激装置有助于对面神经的确认。要想切除内听道内的肿瘤，必须充分打开内听道。一般肿瘤生长在蛛网膜下腔之外，故在蛛网膜外逐渐游离肿瘤，可避免小脑前下动脉的损伤。

1. 颅中窝入路　适用于年龄较小、肿瘤位于内听道内，或肿瘤在内听道外但直径不超过 1 cm的病例，且术前病人有良好的听力者。手术中首先需要处理的是内听道上壁，可以充分显露内听道内的蜗神经、面神经、前庭神经和内耳的供应血管，这对于保护蜗神经和迷路动脉非常重要。做颞瓣开颅，硬膜外入路，推开颞叶，磨掉内听道上壁。一般在打开内听道发现肿瘤后，就可见到面神经。对小肿瘤只切开颅后窝硬脑膜后即可予以切除；中等以上肿瘤则需切开颅中窝硬脑膜、小脑幕并切断岩上窦。术后应注意防止脑脊液漏和脑膜炎。本手术入路的缺点包括视野狭小，骨性标志不易识别，小脑脑桥角的解剖结构显露差，出血不易控制和颞叶牵拉明显，有较大的局限性。

2. 经迷路入路　经迷路入路适用于肿瘤体积较小者（<2 cm）。因该手术入路需开放乳突气房、"牺牲"内耳，故只适用于无需保留听力的患者。该入路对脑的损伤最小，手术从前庭部达内听道后壁（图 52-6）。

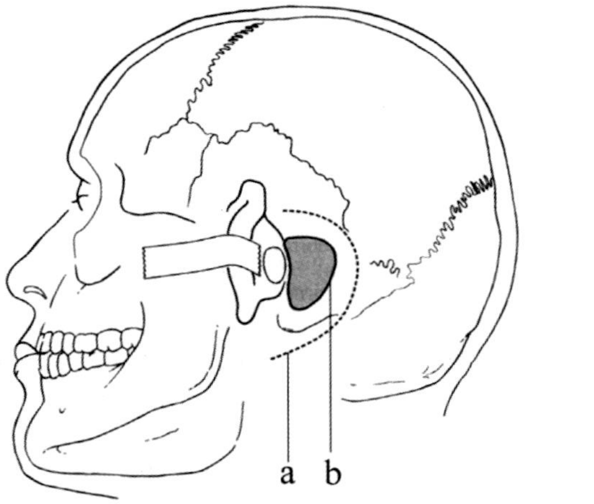

图 52-6　经迷路入路

a：皮肤切口；b：骨窗

3. 经枕下入路　此系神经外科医生最常选用的手术入路。主要优点是解剖显露良好，肿瘤与脑干和内听道的关系显示较为清楚，适用于不同大小的听神经瘤手术切除。做一侧枕下开颅（乳突后开颅，图52-7），切开硬脑膜并向内推开小脑后，磨除内听道后壁。注意不要向内听道底磨除太多骨质，以免发生3个半规管总脚的损伤。该入路还可在直视下看到小脑前下动脉，从而避免损伤。但面神经和听神经常位于此入路对侧的肿瘤表面，术中需较长时间才能确定它们的位置。一般面、听神经在脑干侧交叉。用电刺激确定面神经后，可以间接推测听神经。

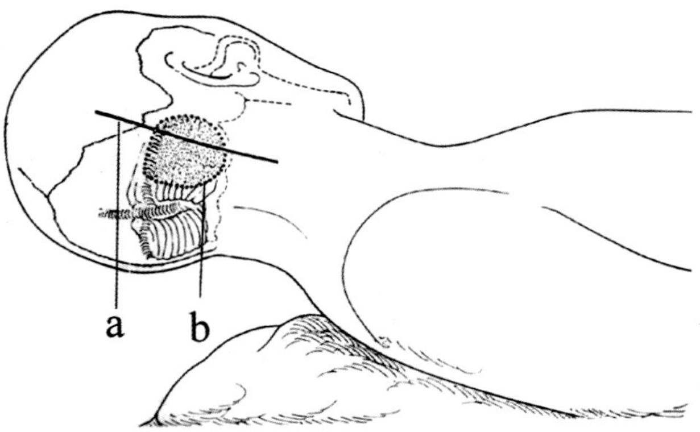

图 52-7　听神经瘤经枕下入路

a：皮肤切口；b：骨窗

4. 面、听神经功能监测　在手术过程中，用连续电生理方法监测面、听神经功能已经成为常规的方法。面神经功能的监测是通过使用两个记录电极：一个置于眼轮匝肌内；另一个放在口轮匝肌内，以连续记录肌电的活动。这种电极在静态时，电刺激面神经会引起肌肉收缩，可被放置在眼轮匝肌内的运动传感器记录下来，常用于定位第Ⅶ脑神经功能。对听觉功能的监测可使用耳蜗电图、听觉脑干诱发电位或直接的耳蜗神经记录，也可联合应用这些技术。

九、手术并发症

手术后可有小脑、颞叶、脑干水肿、出血和梗死，有时发生脑脊液漏、脑膜炎、脑积水、伤口感染和复视、构音、吞咽功能障碍（球麻痹）等。损伤面神经后常引起周围性面瘫，干燥性角膜、结膜炎，严重时发生角膜溃疡；若在手术结束时小脑明显膨胀，而CSF引流通畅，则应除外小脑栓塞和出血。在这种情况下，需将小脑外侧切除 1 ~ 2 cm，用于减压。

如术中发现面神经确已被切断，应直接做神经吻合术或用自体神经做吻合重建，或在术后早期（2 ~ 3 周）行舌下－面神经吻合、副神经－面神经吻合术。术中在解剖学上保留了面神经，而术后半年到一年面神经功能尚未恢复者，也应做神经吻合或整形手术。对面神经功能一般采用 House 和 Brackmann 方法进行评价（表 52-2）。

表 52-2 House 和 Brackmann 面神经功能评价法

级别	面部外貌	静止时	运动时		
			额肌	闭眼	嘴角
Ⅰ（正常）					
Ⅱ（轻瘫）	细查可见轻微面肌无力和联带运动	面肌对称张力正常	额肌功能基本正常	可闭眼	轻度偏斜
Ⅲ（中瘫）	面肌无力和明显的联带运动、面肌收缩和 / 或痉挛	同上	轻－中度异常	用力后可闭眼	用力纠正后仍轻偏斜
Ⅳ（中－重瘫）	明显的面肌无力和 / 或面部明显不对称	同上	无功能	不能闭眼	用力纠正后仍明显偏斜
Ⅴ（重瘫）	偶有面肌运动	面肌不对称	无功能	不能闭眼	只有轻微运动
Ⅵ（全瘫）					

十、肿瘤切除程度与复发

手术的目的是完全切除肿瘤。Wallner 将肿瘤切除程度分为 4 种：全切除（100%）；近全切除（90% ~ 99%）；次全切除（< 90%）；活检（取少量组织）。经2年以上观察，近全切除和次全切除合在一起的复发率为25%。Poulsgaard等经15年的系列研究，报告经治的根治性次全切除的43 例，没有发现 1 例出现肿瘤复发。这些患者均随访了 1 ~ 14 年（平均 5.4 年），其中 7 例随访 CT 未见肿瘤；而在 56 例次全切除的患者中，平均随访 5.2 年，有 9 例（16%）复发后需要治疗。选择的治疗方案包括再次手术、放射外科或分割放射治疗。谷等根据残存肿瘤所处的位置，分为内听道、面神经、脑干和小脑型，在内听道遗有肿瘤者复发率最高。另外也有资料表明，只做瘤包膜内切除者复发率也仅为 18%，有 58% 的患者在术后 10 年以上仍无肿瘤复发。但是，即使做到了肿瘤全切除，还有可能出现复发，据报道其复发率为0.8%。Sammi 报告的复发率为 0.7%（6/880）。

（章　翔）

参考文献

1. 王忠诚主编. 神经外科学. 武汉: 湖北科学技术出版社, 1998, 542-548
2. 章翔主编. 神经系统肿瘤学. 北京: 军事医学科学出版社, 1999, 282-286
3. 章翔, 费舟, 付洛安, 等. 经枕下-乙状窦后入路显微手术切除大型听神经瘤. 中华外科杂志, 2001, 39: 782-785
4. 章翔, 张剑宁, 费舟, 等. 显微手术切除大型听神经瘤的面神经功能保护. 中华神经外科疾病研究杂志, 2002, 1: 116-119
5. 王向阳, 武金有, 任新亮, 等. 102例大型听神经瘤的手术治疗. 中华神经外科疾病研究杂志, 2002, 1: 224-226
6. 吴子明, 张素珍, 冀飞, 等. 桥小脑角占位性病变的前庭诱发肌源性电位检查. 中华耳鼻咽喉头颈外科杂志, 2005, 40:380
7. 史献君, 施估震, 康颂建, 等. 脑干听觉诱发电位对听神经瘤的早期诊断价值. 临床神经电生理学杂志, 2002, 11:21-22
8. Rupa V, Job A, George M, et al. Cost-effective initial screening for vestibular schwannoma: auditory brainstem response or magnetic resonance imaging? Otolaryngol Head Neck Surg, 2003, 128:823-828
9. Poulsgaard L, Borgesen SE. Translabyrinthine approach to vestibular Schwannomas. Schmidek & Sweet: Operative Neurosurgical Techniques. 4th ed. Philadelphia: W.B. Saunders Company, 2000, 1021-1030
10. Zeitouni AG, Hammerschlag PE, Cohen NL. Prognostic significance of intraoperative facial nerve stimulus thresholds. Am J Otol, 1997, 18:494-497
11. Magliulo G, Zardo F. Facial nerve function after cerebellopontine angle surgery and prognostic value of intraoperative facial nerve monitoring: a critical evaluation. Am J Otolaryngol, 1998, 19: 102-106
12. Rowed D, Nedzdlski J. Hearing preservation in the removal of intracanalicular acoustic neuromas via a retrodigmoid approach. J Neurosurg, 1997, 86:456-461
13. Colletti V, Fiorino FG. Retrosigmoid-transmeatal en bloc removal of small to medium-sized acoustic neuromas. Otolaryngol Head Neck Surg, 1999, 120:122 - 128
14. Reilly PG, Lalwani AK, Yingling CD. Intraoperative cranial nerve monitoring. In:House WF, Luetje CM, Doyle KJ, eds. Acoustic Tumors: Diagnosis and managenent. San Diego:Singular Publishing Group, 1997: 241-249
15. Gormley WB, Sekhar LN, Wright DC, et al. Acoustic neuromas: results of current surgical management. Neurosurgery, 1997, 41:50-58
16. Snyder WE, Pritz MB, Smith RR. Suboccipital resection of a medial acoustic neuroma with hearing preservation. Surg Neurol, 1999, 51:548-552
17. Samii M, Matthies C. Management of 1000 vestibular schwannomas (acoustic neuromas): surgical management and results with an emphasis on complications and how to avoid them. Neurosurgery, 1997, 40:11-21
18. Gormley WB, Sekhar LN, Wright DC, et al. Acoustic neuromas: results of current surgical management. Neurosurgery, 1997, 41:50-58
19. Lanman TH, Brackmann DE, Hitselberger WE. Report of 190 consecutive cases of large acoustic tumors (vestibular schwannoma) removed via the translabyrinthine approach. J Neurosurg, 1999, 90:617-623
20. Wolfgang TK, Jdiaz D, Christian M, et al. Neurotopographic consider-ations in microsurgical treatment of small

acoustic neurimomas. J Neurosurg, 1998, 88: 506-512

21. Zhang X, Fei Z, Chen YJ, et al. Facial nerve function after excision of large acoustic neuromas via the suboccipital retrosigmoid approach. J Clin Neurosci, 2005, 12: 405-408

第五十三章

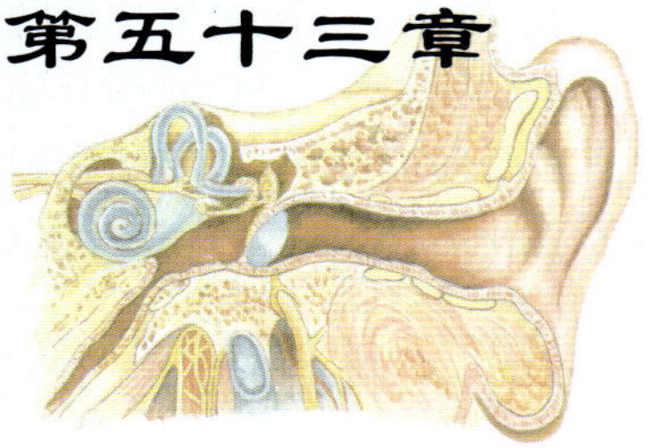

小脑脑桥角其他肿瘤

王占祥　章　翔

第一节　胆脂瘤

胆脂瘤又称表皮样囊肿或珍珠瘤，发病率占脑肿瘤的0.5%～1.8%。其中，脑桥小脑角区是其好发部位，约占胆脂瘤的61%。

一、病因及发病机制

胆脂瘤起源于胚胎的外胚层，是胚胎3～4周时，脑细胞形成时将表皮细胞带入异位生长的结果。肿瘤可为多发，由几毫米乃至数厘米大小不等。无明显的性别差异。胆脂瘤可发生于任何年龄，最多见于50～60岁，其次为40～50岁和61～70岁。

二、病理

肉眼下肿瘤呈白色，略带光泽，表面覆以菲薄的包膜。肿瘤形似珍珠，故有珍珠瘤之称。肿瘤实质由易碎、闪闪发光的叶片状物质呈洋葱皮样排列而成。在显微镜下，肿瘤最外为一薄层纤维结缔组织，其内为复层鳞状上皮细胞，可见角化细胞，内部为脱落的细胞外壳排列成行，再向内有许多多角形细胞，中心部分大多为细胞碎屑以及脱落、破坏的角化鳞状上皮细胞和胆固醇结晶样物质，不含其他皮肤附件（如毛囊和汗腺等），其中还可见有钙化、出血和肉芽组织等。

三、临床表现

胆脂瘤为先天性肿瘤，且生长缓慢，加之脑组织对其缓慢占位效应的充分代偿作用，很少出现颅内压增高表现。因此，肿瘤多在无症状或症状不明显的情况下长得较大。肿瘤对周围组织有较强的破坏作用，主要是炎性反应，表现为无菌性脑膜炎的反复发作。位于脑桥小脑角的胆脂瘤，临床上主要表现为相邻脑神经（Ⅴ、Ⅶ、Ⅷ）的刺激症状和功能障碍，其中以三叉神经（Ⅴ）受累表现为最多。患者主诉为颜面部的疼痛和感觉减退，面肌肌力减弱，并可致听力下降。肿瘤较大时，还可压迫小脑而导致躯干性共济失调。少数患者可影响到后组脑神经而引起舌咽，迷走神经麻痹等。其中与听神经瘤的不同点是，其听力障碍的程度与肿瘤的大小不符，胆脂瘤对听力的损害远不及听神经瘤那样明显。

四、辅助检查

（一）头颅X线平片

部分脑桥小脑角胆脂瘤可见岩骨尖或岩骨嵴破坏，少数病例可表现有钙化。

（二）头颅CT

胆脂瘤在CT平扫表现为类圆形或分叶状的囊性低密度肿块，边界多清楚、锐利，可见肿瘤内分隔、钙化灶，或有囊壁壳状钙化。由于肿瘤含有脂类物质，故CT值类似或低于脑脊液值（图53-1）。病变偶可因肿瘤内蛋白质含量高而为高密度或混杂密度影。少数可发生脂肪液面。瘤周多无明显水肿，但可引起相邻区域的脑池或脑室受压、变形或闭塞，严重时引起梗阻性脑积水。肿瘤可破溃而使内容物进入蛛网膜下腔。肿瘤也可造成骨质的破坏。CT 增强扫描多无明显强化，少数病例有部分或全囊壁强化，但肿瘤实质则无强化表现。

Nagashima 等根据 CT 影像学表现，将胆脂瘤分为以下 4 型：

Ⅰ型：均一的低密度改变（占 74.4%）；

Ⅱ型：囊壁可有薄的线样钙化，在均一低密度的囊内可有小结节状高密度改变（占10.3%）；

Ⅲ型：等密度改变（占 2.6%）；

Ⅳ型：略呈均一性的高密度改变（占 12.8%）。

Ⅰ、Ⅱ、Ⅲ型胆脂瘤多为珍珠样或蜡状钙化；Ⅳ型肿瘤囊内多含有黏稠的茶褐色的蛋白样液。

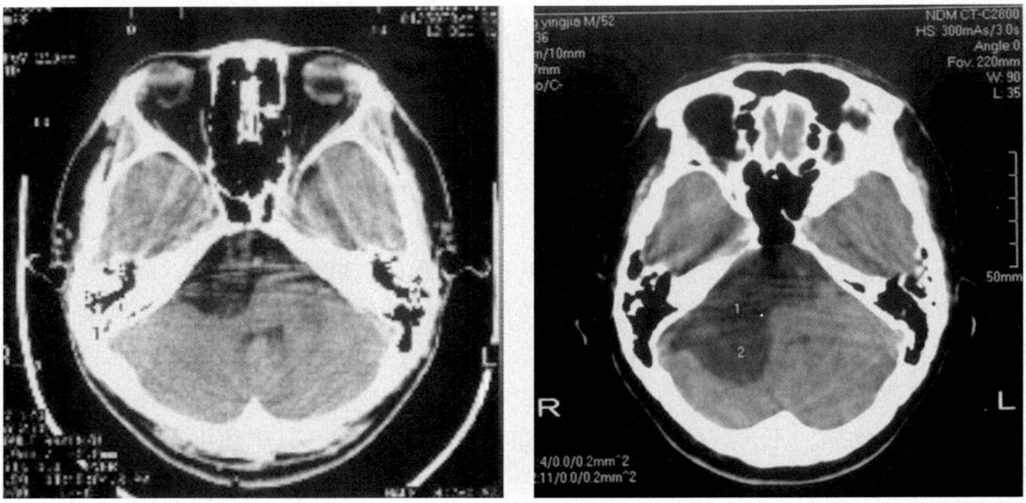

A B

图 53-1 右侧脑桥小脑角胆脂瘤 CT 扫描，肿瘤为低密度影

A.中～小型肿瘤；B.大型肿瘤

（三）头颅 MRI

胆脂瘤在T_1加权像上表现为均一的低信号；在T_2像上则表现为均一的高信号（图53-2）。

五、诊断及鉴别诊断

本病多以三叉神经痛为首发症状，患者主诉有三叉神经痛或一侧面肌痉挛时，应首先考虑为本病。结合头颅 CT 或 MRI 辅助检查，诊断准确率可高达 90% 以上。脑桥小脑角部位可有多种其他肿瘤发生，因此应注意与听神经瘤、脑膜瘤及三叉神经纤维瘤等进行鉴别。听神经瘤常以耳鸣、耳聋起病，听力障碍较为明显，X线平片的主要变化为局部骨质吸收所导致的内听道扩大。CT 及 MRI 则表现为圆形或分叶状低密度病灶，少数呈高密度影，病灶与岩骨接触面小，形成“锐角征”，病灶中心多位于内耳道平面。少数病例肿瘤内有钙化或出血，肿瘤周围可见轻、中度水肿。70%～90%内耳道可呈锥形或漏斗状扩大，晚期多有岩骨破坏。第四脑室受压变形，并向对侧移位或完全闭塞，其上方脑室有不同程度的扩大，病侧脑桥小脑角亦多闭

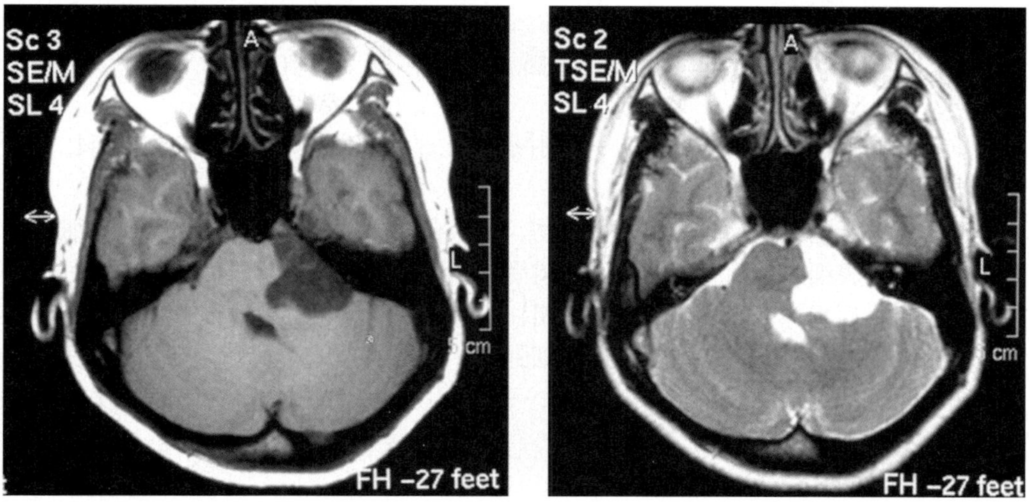

A B

图 53-2 左侧桥脑小脑角胆脂瘤 MRI 扫描

A. T_1 加权像；B. T_2 加权像

塞。脑膜瘤则主要以颅内压增高为主，其脑桥小脑角综合征也较胆脂瘤为重，而听力障碍较听神经瘤为轻。脑脊液生化检查可见蛋白增高。头颅CT及MRI为均一略高或等密度肿块，可有不同程度的钙化。病灶边界清楚、光滑，以广基与岩骨相连，形成“钝角征”。占位征象较明显，脑水肿较轻，可有骨质增生或骨破坏。增强检查，肿瘤呈明显的均一强化，边界更为清楚、锐利。脑桥小脑角区的三叉神经纤维瘤以三叉神经损害症状为主要表现。头颅CT及MRI表现为高、等、低或混杂密度病灶，或为囊性病变，呈圆形或类圆形，同时累及中颅凹者则为哑铃状。可有典型的岩尖内部的骨质破坏，其中最具典型特征的为卵圆孔及圆孔的扩大。CT或MRI增强扫描为均一或环状强化，边界多较清楚。

六、治疗

颅内胆脂瘤的治疗首选手术切除。手术的方式应根据肿瘤的大小及与周围结构的关系而有所不同。若肿瘤体积小、无颅内感染、或与周围结构轻度粘连者，应予以全切除；肿瘤与周围血管与神经粘连紧密者，可行次全切除，以避免手术产生严重的并发症。手术中应在肿瘤囊壁周围铺以棉片保护，防止肿瘤碎屑随脑脊液扩散，仔细清除囊膜内容物后，对无明显粘连的囊壁部分应尽可能地予以切除，之后用生理盐水反复冲洗，防止术后发生无菌性脑膜炎。

七、术后并发症

本病的常见并发症为术后肿瘤内容物（如脂肪酸或胆固醇）溢出而引起的无菌性脑膜炎，约为40%。肿瘤接近脑室或未能全切除者此种并发症更为多见。部分患者术后可出现脑积水，主要是由于粘连所致。

八、预后

颅内胆质瘤为良性肿瘤，术后一般恢复良好。但若肿瘤未获全切除，则术后常有复发，复发时间可为术后数年甚至十数年。

第二节 小脑脑桥角脑膜瘤

小脑脑桥角是脑膜瘤的好发部位之一，肿瘤在此部位的发生率仅次于听神经瘤。

一、病因及发病机制

脑膜瘤是起源于脑膜或脑膜间隙的衍生物，可来自于硬膜成纤维细胞和软脑膜细胞，但绝大多数来自于蛛网膜细胞。脑膜瘤的病因目前尚不十分清楚，推测与多种因素有关，如颅脑外伤，放射性照射，病毒感染等。研究资料表明，所有这些因素均可导致细胞染色体突变或细胞分裂速度增快，促使细胞变性与增殖。现代细胞分子生物学的研究证实，脑膜瘤所发生的染色体异常，最常见的是在第 22 对染色体上缺失一个基因片段，这一发现为脑膜瘤发生的分子机制以及基因治疗提供了理论依据。

二、病理

肉眼下肿瘤呈圆球形、椭圆形、锥形、扁平形或哑铃形，与周围脑组织分界清楚，大部分有完整的包膜。瘤体多为结节状或颗粒状，表面常有迂曲而丰富的血管。肿瘤质地常较坚韧，有的有钙化或骨化，少数有囊性变。大部分肿瘤为灰白色，有的由于有出血或坏死灶，瘤质变软，色暗红，剖面粗糙，有的呈鱼肉样改变。肿瘤大小变化较大，小的可不足1 cm，大的可达 10 cm 以上。

镜下观察，根据脑膜瘤的肿瘤细胞形态和组成不同，瘤组织可分为以下 7 种病理类型：

（一）内皮型

此型是最常见的类型。肿瘤由蛛网膜上皮细胞组成。细胞的大小、形状变异很大，有的细胞很小，呈梭形，排列紧密；有的细胞则很大，胞质丰富、均匀。其特征性结构是由蛛网膜细胞排列成不同大小的同心圆性旋涡状或条索状，瘤细胞之间血管较少，无胶原纤维。

（二）成纤维型

由纤维细胞和胶原纤维组成。瘤细胞呈纵行排列，偶呈栅栏状。细胞间有大量粗大的胶原纤维，并常见有砂粒小体。

（三）血管型

瘤内有丰富的血管及血窦，血管外壁或间质中的蛛网膜上皮细胞呈条索状排列，胶原纤维很少。肿瘤生长较快时，血管内皮细胞较多，分化不成熟，常可导致血管管腔变小、闭塞。血管周围多有类似血管内皮的多角形细胞。

（四）砂粒型

瘤内含有大量砂粒体。细胞排列成旋涡状。可发生血管内皮肿胀、玻璃样变及钙化。

（五）混合型或移行型

此型脑膜瘤中含上述 4 型成分，但难以确定哪种成分为主。

（六）恶性脑膜瘤

有些脑膜瘤的细胞形态具有恶性肿瘤的特点，而且可发生远处转移。这类肿瘤开始可能属于良性，以后出现恶性特点，特别是多次复发的脑膜瘤，应想到恶性变的可能。恶性脑膜瘤发展较快，可向周围组织内呈浸润性生长，瘤细胞常有核分裂象，易恶变为肉瘤。在上述的良性脑膜瘤中，以血管型脑膜瘤最易发生恶性变。

（七）脑膜肉瘤

肿瘤从一开始就是恶性的，具有肉瘤的形态学特点。临床较为少见，多见于10岁以下的儿童。病情发展迅速，术后复发快，可有远处转移。肿瘤位于脑组织中，有浸润，形状不规则，边界不清楚，质地软，易碎，瘤内常有坏死、出血及囊性变。此形瘤细胞有3种类型，即：纤维型、梭状细胞型和多形细胞型，其中以纤维细胞型恶性程度最高。

电镜下观察脑膜瘤常有下列形态学特征：①内皮型脑膜瘤：瘤细胞体肥大，核为圆形，常有深套叠，形成“核内”胞质包涵体；质膜紧密，有桥粒或偶有半桥粒连接；细胞外间隙小，无胶原纤维；②成纤维脑膜瘤：瘤细胞为梭形，核长圆形，平行穿插排列，细胞外间隙内有大量胶原纤维；③细长的突起呈交指状或竖锯型、相互呈锁扣状态，是脑膜瘤特征性超微结构；④瘤细胞质膜外无基膜；⑤旋涡：中心为一、二个瘤细胞体，偶为小血管，被渐细的突起片层做同心性环绕；⑥砂粒：中心为细胞分泌的无形性蛋白物质，混杂丝性物质和胶原纤维，外围同心环状突起片层；靠近中心的突起溃变，与中心丝性物质进行融合，中心物质嗜锇性增强，以至钙化。

三、临床表现

小脑脑桥角脑膜瘤主要以第Ⅴ、Ⅶ、Ⅷ脑神经损害症状和小脑功能障碍为多见。后期肿瘤较大时，可合并有颅内压增高等症状。

（一）听神经损害症状

最多见。约90%以上的患者可出现听力障碍如耳鸣、耳聋等。眩晕较少见，前庭功能试验和电测听检查多可发现异常。

（二）面神经损害症状

面肌抽搐或轻度面瘫，系面神经损害的早期表现。

（三）三叉神经损害症状

较常见，可表现为面部麻木、感觉减退、角膜反射消失、颞肌萎缩等。少数以三叉神经痛为首发症状。

（四）小脑体征

小脑脑桥角脑膜瘤较大时，可导致小脑受压，出现行走不稳，粗大的水平性眼震以及患侧肢体共济失调等。

（五）后组脑神经损害症状

较少见，少数病例可出现吞咽困难，饮水呛咳，声音嘶哑等症状。

（六）颅内压增高症状

较大肿瘤者约有一半患者可出现头痛、头昏、恶心及呕吐等症状，并可见眼底视乳头水肿。

四、辅助检查

（一）脑电图

小脑脑桥角脑膜瘤呈局限、膨胀性生长，生长多较缓慢，早期一般无明显脑电图改变。如脑膜瘤较大，压迫周围静脉引起循环障碍，产生脑水肿时，则脑电图检查可出现慢波或局限性异常Q波，背景脑电图的改变较为轻微。由于脑膜瘤的血管供应丰富，故δ波较明显。

（二）头颅平片

脑膜瘤与颞骨岩部的后壁以及枕骨的小脑窝联系紧密，易引起这些部位的骨质改变。头颅平片的阳性定位率可达30%～60%，主要有局限性骨质变化，可出现骨板弥漫性增生、内板增厚、外板骨质增生呈针状放射改变。部分头颅平片还可见到颅骨内板的血管压迹增多等。

（三）头颅 CT

CT 平扫可见桥脑小脑角区孤立的等密度或高密度占位性病变。其密度均匀一致，边缘清晰，瘤内可有钙化。增强CT扫描可见肿瘤明显强化，边界清楚，锐利（图 53-3）。如脑膜瘤周围水肿很轻，甚至无水肿，多表明肿瘤生长缓慢；如周围水肿广泛，则说明肿瘤生长迅速且富于血管。

（四）头颅 MRI 扫描

小脑脑桥角脑膜瘤的MRI表现与CT有相类似的特点（图53-4）：在T_1加权像上，60%的肿瘤与灰质信号基本相同，30%为低于灰质的低信号；在T_2加权像上，50%为等信号或高信号，40% 为中度高信号，也可能为混杂信号。肿瘤边界清楚，圆形或类圆形，多数边缘有一条低信号带，呈弧形或环形。对同一患者，如能同时进行 CT 和 MRI 的对比分析，则可大大提高定性诊断的准确率。

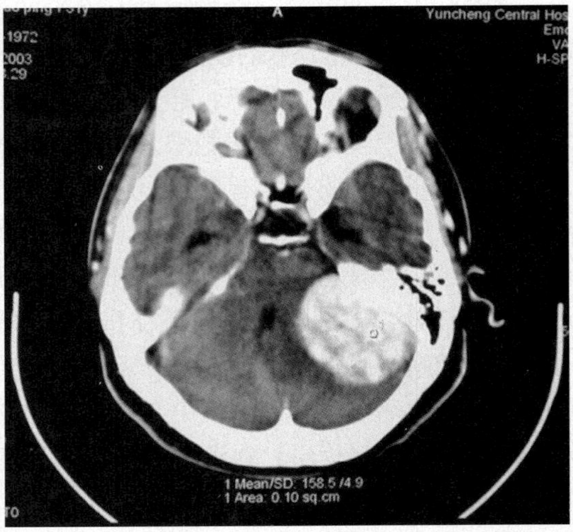

图 53-3　左侧脑桥小脑角脑膜瘤 CT 增强扫描，肿瘤均一强化

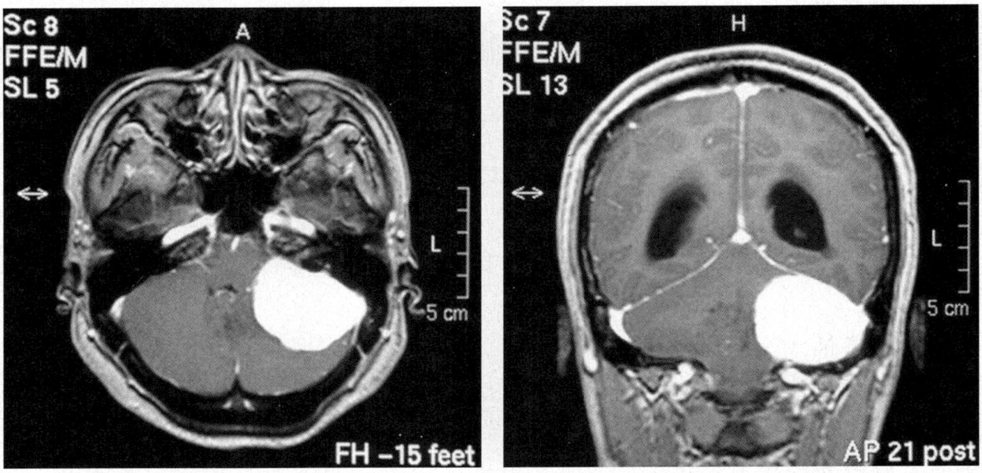

A　B

图 53-4　左侧脑桥小脑角脑膜瘤 MRI

A. 轴位；B. 冠状位

五、诊断和鉴别诊断

小脑脑桥角脑膜瘤根据患者的临床表现，结合辅助性影像学检查如头颅CT或MRI等，诊断一般不困难。但是，在诊断时需注意以下几点：①肿瘤的形态学，即肿瘤的外形及其占位效应；②肿瘤在 CT上的密度及MRI上的信号强度及其增强后的表现；③其他特征，如肿瘤邻近部位的骨质变化、钙化、血管扩张、受压等。本病的鉴别诊断主要应与小脑脑桥角听神经瘤相鉴别。听神经瘤多见于女性，脑膜瘤亦女性较多见。二者均可出现听力障碍，但脑膜瘤的听力障碍有其自身的临床特点，即在晚期多表现为低频分辨困难。此外，脑膜瘤对三叉神经和面神

经的影响多于听神经瘤。脑膜瘤和听神经瘤多可能造成内听道的扩大，但听神经瘤只是单纯的患侧内听道的扩大，而脑膜瘤通常伴有岩骨尖骨质破坏和附近骨质钙化。小脑脑桥角脑膜瘤的CT影像学还有以下特点，可帮助与听神经瘤进行鉴别：①肿瘤体积一般较大，常>3.5 cm，肿瘤边界清楚，呈卵圆形，其基底附着较宽。不增强时密度不高，均匀一致。增强时有明显强化，边界更为清楚、锐利；②脑膜瘤可见钙化或岩骨骨质破坏与增生；③脑膜瘤的内听道一般不扩大，而听神经瘤则扩大较明显。脑桥小脑角脑膜瘤多与小脑幕有粘连。

六、治疗

与其他颅内肿瘤一样，手术切除脑桥小脑角脑膜瘤是最有效的治疗手段。随着显微外科技术的发展，这一部位的脑膜瘤的手术效果已有很大提高。对于大多数肿瘤，不但能达到全切除效果，而且还能使相应的神经功获得保存，提高患者的生活质量，使大多数患者恢复健康。在术前、术中及术后应注意以下几点：

（一）术前准备

相关的影像学资料应尽量齐全，对肿瘤与周围组织的结构与毗邻关系应了解清楚，对术后可能发生的神经系统功能损害有所估计。血管丰富的脑桥小脑角脑膜瘤，应行脑血管造影检查，以了解肿瘤的供血动脉，便于手术操作。

（二）麻醉

均采用气管内插管全身麻醉，控制呼吸，动脉PCO_2维持在3.33～4 kPa（25～30 mmHg）以下，这对降低颅内压很有效。肿瘤血供丰富者，可采用过度通气的方法，降低静脉压，使术中失血减少。在术中降低患者血压时，应注意患者平时的血压水平，但对于既往有高血压病史的老年人应慎重。

（三）手术方法

根据肿瘤的生长方向，手术多采用侧卧位，头部略抬高，以减少术中出血。手术入路多采用乳突后切口，这种入路可于术中放出枕大池的脑脊液，使小脑回缩而显露清晰。该入路对显露小脑幕切迹、中脑、基底动脉上部以及第Ⅲ脑神经等，与颞下入路基本相近。对于部分肿瘤侵犯到颅中窝者，可采用颞下与枕下入路的联合入路法，使肿瘤显露更为充分，为全切除肿瘤提供了良好条件。

（四）术后监护

脑桥小脑角脑膜瘤的患者术后应入住重症监护病房，使其一旦出现并发症便能得到及时和有效的治疗。术后第三天待病情平稳后，可转入普通病房继续治疗。

（五）术后处理

1. 注意控制颅内压　患者可能出现不同程度的脑水肿，给予甘露醇和激素，对消除术后的脑水肿有作用。

2. 给予抗癫痫药物　预防癫痫发作。对术前有癫痫发作的患者，术后尤应及时地给予抗癫痫药物治疗。如癫痫控制不好，可致术后血肿和脑水肿形成而影响预后。

3. 放射治疗　大多数脑桥小脑角脑膜瘤能获得全切除，但因肿瘤的大小以及与周围结构联系的紧密程度，可使少部分肿瘤手术全切除较为困难。另有少数恶性脑膜瘤也无法达到全切除，因此需在手术切除后进行放射治疗。据文献报道，手术未能彻底切除的脑膜瘤术后辅以放疗，对延缓肿瘤的复发有一定作用。放射治疗主要采用3种形式，即：γ刀、X刀及放射性核素瘤内放疗。在针对患者具体应用时，应根据术后残余肿瘤的大小、部位而采取相应的方法。

六、预后

随着现代手术技巧的不断提高，脑桥小脑角脑膜瘤的预后良好，绝大多数患者都能够获得治愈，少数留有神经功能障碍，如面、听神经损伤导致的面瘫或听觉功能障碍。根据不同的报告，术后患者 10 年以上的生存率为 43%～78%。手术后死亡的原因主要是未能全切除肿瘤，术前患者的一般情况较差，肿瘤变性或伴颅骨增生等。部分患者术后可出现癫痫，这与术中过分牵拉脑组织、结扎或损伤主要的引流静脉、术后未能合理地应用抗癫痫药物等因素有一定关系。

第三节　三叉神经鞘瘤

三叉神经鞘瘤的发病率约占颅内肿瘤的0.3%～0.8%，与脑桥小脑角的听神经瘤相比要明显地少。大多数三叉神经鞘瘤由颅中窝的三叉神经半月节长出而成为颅中窝肿瘤，位于硬脑膜外侧，少数由三叉神经半月节的后根长出而成为颅后窝肿瘤，位于硬脑膜内侧。另有一些肿瘤在颅中、后窝相连，而形成哑铃状肿瘤。

一、病因及发病机制

三叉神经鞘瘤起源于三叉神经的鞘膜，是一种典型的神经鞘膜瘤，其病因系来自外胚层的施万细胞失去正常调控机制，无限制地增殖的结果。致瘤因素是多方面的，但归结起来主要为物理、化学、生物学因素，以及先天性及遗传性因素等综合作用的结果。

二、病理

三叉神经鞘瘤有完整的包膜，瘤体呈结节状，可有囊性变。肿瘤界限清楚，呈膨胀性生长，可压迫周围的神经组织。电子显微镜下，见到肿瘤的施万细胞有很明显的基底膜，位于细胞膜和细胞外胶原纤维之间。瘤细胞的胞质内无神经胶质纤维，也无肌原纤维丝和纺锤形致密小体。

三、临床表现

三叉神经鞘瘤最早出现的症状为一侧面部阵发性疼痛或麻木，以后逐渐出现咀嚼肌无力和萎缩。由于肿瘤的生长部位不同，其临床表现亦有差异。如肿瘤位于脑桥小脑角，可逐渐出现第Ⅵ、Ⅶ、Ⅷ脑神经症状，表现有复视，周围性面肌麻痹及进行性耳聋，晚期可有小脑症状，颅内压增高以及后组脑神经（Ⅸ、Ⅹ、Ⅺ）受损症状。本病常易误诊为听神经瘤。如肿瘤位于颅中窝，可逐渐出现视力障碍、动眼神经麻痹、同侧眼球突出，并可引起颞叶内侧皮层的压迫而产生幻嗅、颞叶癫痫发作等症状。晚期可影响第三脑室及中脑导水管等中线结构而产生脑积水症状。如肿瘤骑跨于颅中、后窝者，则其内侧紧靠中脑、大脑脚及颈内动脉，常可引起对侧躯体轻偏瘫、颅内压增高及小脑症状。

四、辅助检查

（一）头颅 X 线平片

有典型的岩骨尖前内部的骨质破坏，边缘清晰、整齐，为肿瘤进入颅后窝的特征性改变。位于颅中窝的肿瘤，可见卵圆孔及圆孔扩大、鞍背及后床突骨质破坏。

（二）头颅 CT

可表现为高、低、或混杂密度病灶，或为囊性，位于颅中窝或（和）脑桥小脑角。肿瘤为圆形或类圆形，同时累及颅中、后窝者，则为哑铃状，肿瘤较小则无占位表现，较大可造成颅中窝扩大，鞍上池于患侧受压、变平。在脑桥小脑角者，多发生第四脑室移位。以骨窗位观察可显示岩骨尖破坏。肿瘤周围无水肿。等密度肿瘤无占位表现时，CT平扫较难发现肿瘤。CT增强检查可呈均一或环状强化，边界较光滑。

（三）头颅 MRI

三叉神经鞘瘤的MRI，在T_1和T_2值均延长（图53-5、53-6）。肿瘤中部有一缩窄区，此区是肿瘤通过床岩韧带进入三叉神经节麦克（Mecker）腔的标志。三叉神经节麦克氏腔可被肿瘤完全取代。在冠状面上能显示三叉神经在岩骨上方，而听神经在内听道之内，有助于确定肿瘤的起源。三叉神经鞘瘤的造影增强效果与听神经瘤基本相似。

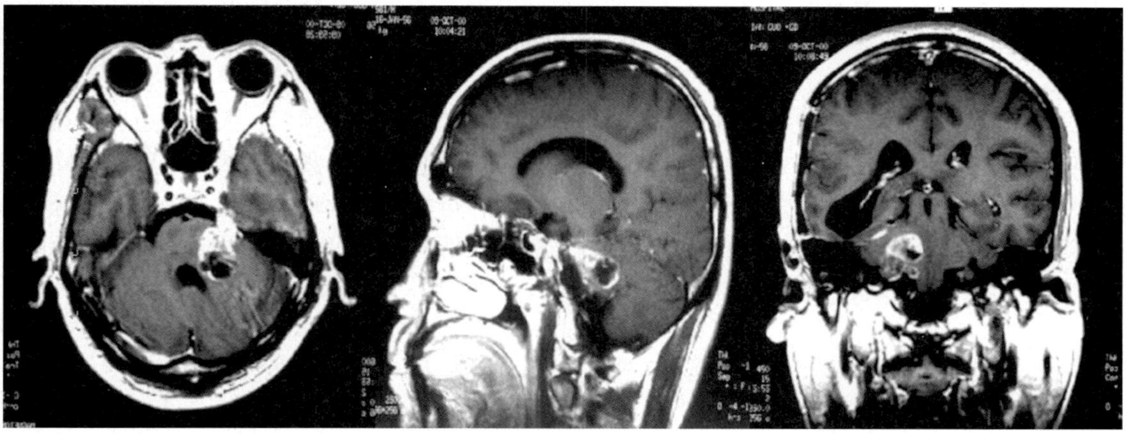

A　　B　　C

图 53-5　左侧三叉神经鞘瘤 MRI

A. 轴位；B. 矢状位；C. 冠状位

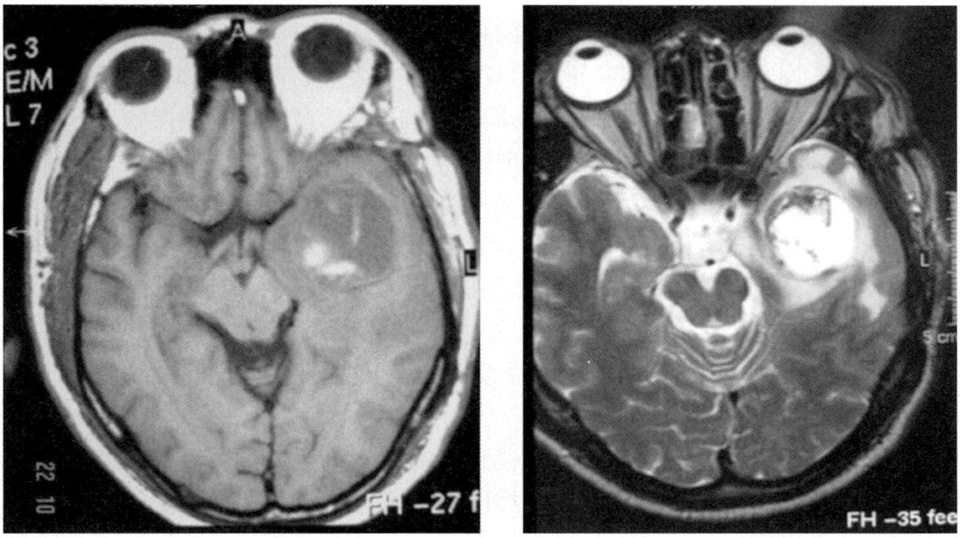

A　　B

图 53-6　左侧三叉神经鞘瘤 MRI（轴位）

A. T_1 加权像；B. T_2 加权像

五、诊断及鉴别诊断

诊断主要根据患者的临床表现，如三叉神经损害的症状以及头颅X线片、CT及MRI等辅助检查而定。由于发病率较低，应注意与此部位的其他肿瘤进行鉴别。三叉神经瘤位于颅中窝时，应与颅中窝脑膜瘤及颞叶胶质瘤相鉴别。脑膜瘤常有骨质改变和脑水肿。颞叶胶质瘤的占位效应明显，强化不规则，且无骨质改变。脑桥小脑角三叉神经鞘瘤应与听神经瘤、脑膜瘤和胆脂瘤相鉴别。听神经瘤多有内耳道扩大，脑膜瘤具有典型的CT表现，而胆脂瘤于增强前、后，均呈低密度病灶，以此可资鉴别。

六、治疗

三叉神经鞘瘤的治疗以手术切除为主，但有时因肿瘤巨大，对周围结构影响严重，只能做大部分切除。根据肿瘤的部位和生长方向而确定相应的手术入路：较大的肿瘤可先作囊内分块切除，然后再切除包膜，以达到全切；较小的肿瘤，可采取完全切除。

七、预后

三叉神经鞘瘤为良性肿瘤，且肿瘤生长缓慢，决定了其良好的预后。大多数患者得益于显微神经外科手术的发展而被完全治愈，少数因肿瘤与周围组织联系紧密，术后可留有不同程度的并发症，主要是面神经损伤。在切除较大的肿瘤时，可能伤及舌咽、迷走神经或脑干等，从而出现暂时性或永久性的周围性面瘫、神经性角膜炎及吞咽困难等。对于肿瘤大部分切除的患者，术后可获得一段较长时间的缓解，如有复发，亦可再次或多次进行手术切除。

第四节　其他肿瘤

除了上述的几种肿瘤之外，还有一些临床上较为少见的脑桥小脑角肿瘤，如面神经鞘瘤、舌下神经鞘瘤、舌咽神经鞘瘤等。这些肿瘤除了引起脑桥小脑角区的相应症状之外，还各有其自身的特点。

一、面神经鞘瘤

面神经鞘瘤是由面神经鞘的施万细胞发展而来的肿瘤，面神经鞘瘤可从面神经的水平部或垂直部长出。如从水平部长出者，多向颅中窝或岩锥方向发展；从垂直部长出者，易侵入中耳或外耳道，但很少侵入颅内。主要临床表现为周围性的面瘫、耳聋、耳鸣及脑脊液耳漏等。如肿瘤侵犯颅内，可延伸致脑桥小脑角，继而出现脑桥小脑角综合征（如病侧三叉神经、面神经、展神经、听神经损害症状及小脑共济失调）。若病变侵及脑干可伴有对侧偏瘫、感觉功能障碍及病侧舌咽，迷走神经瘫痪等。相应的辅助检查主要为头颅CT与MRI，用以了解肿瘤的大小与扩展方向。诊断上依神经影像学检查，并结合临床症状和体征，可明确诊断。治疗上以手术切除肿瘤为主。本瘤属于良性病变。手术中若发生面神经断裂，可在切除肿瘤之后将面神经的断端进行吻合，如长度不够，可行面－副神经或面－舌下神经吻合术及神经移植术。

二、舌下神经鞘瘤

舌下神经鞘瘤很罕见，肿瘤除可长在颅内脑桥小脑角外，还可顺着舌下神经的走行方向朝颅外发展。患者的首发症状为舌下神经功能障碍，表现为患侧的舌肌瘫痪，患者伸舌时，舌偏向患侧。这是因为在正常情况下，两侧颏舌肌将舌推向前方，当患侧舌肌发生瘫痪时，颏舌肌便无力推举舌的向前运动。患者开始时可有一些木讷，但无吞咽困难。当肿瘤继续长大时，相继可出现脑桥小脑角综合征及颅内压增高症状，表现为病侧枕部的疼痛和压痛、颈项强直。部分有舌肌纤维颤动和萎缩，亦有累及其他后组脑神经、小脑半球及脑干者。在辅助检查中，腰椎穿刺可发现脑脊液蛋白含量增高，头颅CT或MRI可见相应部位的占位性改变及正常脑组织移位。如肿瘤位于颅外及颅底部，可用手触及上颈部或咽部的肿块，患者除有舌下神经损害症状外，还可出现声音嘶哑、吞咽困难及Horner综合征。本病的治疗以手术切除为主。手术入路及方法与上述肿瘤的治疗方法基本相似。

参考文献

1. 王忠诚主编. 神经外科学. 武汉: 湖北科学技术出版社, 1998, 534-539
2. 章翔主编. 神经系统肿瘤学. 北京: 军事医学科学出版社, 1999
3. 章翔, 易声禹主编. 现代神经系统疾病定位诊断学. 北京: 人民军医出版社, 2001, 301-317
4. 吴恩惠主编. 头部 CT 诊断学. 北京: 人民卫生出版社, 1996, 40-46
5. 黄如训, 梁秀龄, 刘焯霖主编. 临床神经病学. 北京: 人民军医出版社, 1996
6. 章翔, 易声禹, 张志文. 颅后窝胆脂瘤的诊治与临床评价. 中华神经外科杂志, 1995, 11: 276
7. 薛庆澄(译). 显微神经外科学. 天津: 天津科学技术出版社, 1991, 11-13
8. 章翔, 张剑宁, 费舟. 显微手术切除大型听神经瘤的面神经功能保护. 中华神经外科疾病研究杂志, 2002, 1: 116-119
9. 徐英辉, 张健, 白景阳. 脑膜瘤复发因素的术前评估及对策. 中华神经外科疾病研究杂志, 2003, 2: 235-237
10. Desmedt JE. Neuromonitoring in surgery. Amsterdam: Elsevier Science Publishers BV, 1989, 23-27, 191-206
11. Valk J. MRI of the Brain, Head, Neck, and Spine. Dordrecht: Martinus Nijhoff Publishers. 1987, 56-63
12. Gormley WB, Sekhar LN, Wright DC. Acoustic neuromas: results of curr surg manag Neurosurg, 1997, 41: 50-58
13. Snadol JB, Levine R, Ojemsnn RG. Preservation of hearing in surgical removal of acoustic of the internal auditory canal and cerebellar pontine angle. Laryngoscope, 1987, 97: 1287
14. Samii M. Tumors of the Internal Auditory Canal and Cerebellopontine Angle. New York: Springer Verlag, 1989, 376-395
15. Samii M, Turel KE, Pendert G. Management of seventh and eighth nerve involvement by cerebellopontine angle tumors. Clin Neurosurg, 1985, 32: 242-245
16. Iwao Yamakami, Nobuo Oka, Akira Yamaura. Intraoperative monitoring of cochlear nerve compound action potential in cerebellopontine angle tumour removal. J Clin Neurosci, 2003, 10: 567-570
17. T. Asahi M, Kurimoto S, Endo F, et al. Malignant transformation of cerebello-pontine angle epidermoid. J Clin Neurosci, 2001, 8: 572-574
18. Kotaro Akaishi, Kazuhiro Hongo, Yuichiro Tanaka and Shigeaki Kobayashi. Cerebellopontine angle meningioma with a high jugular bulb. J Clin Neurosci, 2001, 8: 452-454
19. Nicholas F. Voss, Fotios D. Vrionis, Carl B. Heilman and Jon H. Robertson. Meningiomas of the cerebellopontine angle. Surg Neurol, 2000, 53: 439-447
20. C. Matthies, M. Samii. Near-field technique of auditory brainstem response monitoring in cerebellopontine angle tumors. Refinements and advantages of the method. Clin Neurol Neurosurg, 1997, 99: S108-S109
21. L. Lopez-Obarrio JJ, Acebes J Cabiol and F Isamat. Prevention of CSF fistula following cerebellopontine angle

tumor surgery. Clin Neurol and Neurosurg, 1997, 99: S249-S250

22. Chatrian G E, Vossler D G, Wirch A L. Electrocochleogram and brain-stem auditory evoked potentials in patients with cerebellopontine angle tumors. Electroencephalography and Clin Neurophysiol, 1990, 75: 21-22

第五十四章

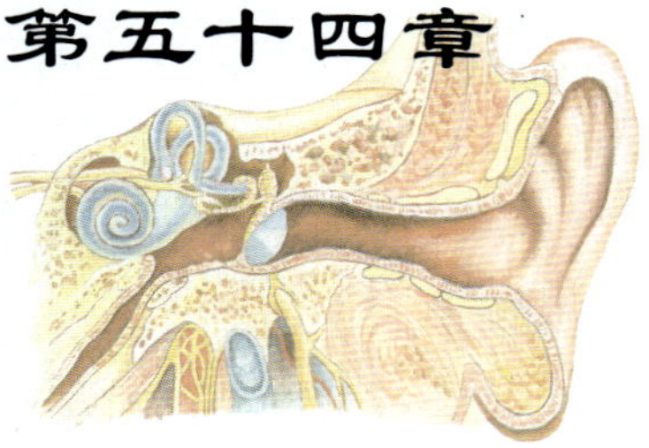

眩晕的外科治疗

殷善开

第一节　难治性外周性眩晕外科治疗概述

一、难治性外周性眩晕的定义

1. 详细的临床检查证实为外周性眩晕；

2. 已尝试了所有可能的饮食、药物、支持疗法，患者仍然被眩晕所困扰。

二、决定手术干预的三条原则

1. 眩晕由单侧前庭外周器官功能障碍所致，能够确定病变耳；

2. 眩晕严重影响患者的工作与生活，已经造成了失能；

3. 没有可能导致中枢代偿不良的中枢神经系统疾病的症状或体征。

三、正确处理眩晕的三要素

1. 正确的诊断；

2. 合理地选择治疗方案；

3. 娴熟的保守治疗与手术干预的技巧。

正确的诊断至关重要，因为能否合理选择治疗方案取决于诊断是否准确。当然，要想取得良好的疗效离不开娴熟的以药物治疗为主要内容的保守治疗以及手术干预的技巧。

四、正确诊断眩晕的五大信息来源

1. 完整的病史；

2. 详细的体格检查，尤其是耳神经学检查；

3. 基本的听力学检查；

4. 前庭功能测试；

5. 现代影像学检查。

五、难治性外周性眩晕外科治疗的方法

1. 破坏性手术　迷路消除、前庭神经切断、单管神经切断。

2. 保守性手术　内淋巴囊手术、球囊手术、椭圆囊手术、耳蜗前庭神经减压、部分迷路手术、外淋巴瘘手术、自主神经切断。

六、难治性外周性眩晕外科治疗的决策

（一）梅尼埃病眩晕

1. 有残余听力　内淋巴囊手术、内淋巴囊手术失败、再次内淋巴囊手术或前庭神经切断或鼓室应用庆大霉素

2. 无残余听力　内淋巴囊手术、或鼓室内应用庆大霉素或前庭神经切断

（二）非梅尼埃病眩晕

1. 位置性眩晕 单孔神经切断术、后半规管阻塞术

2. 耳蜗前庭神经压迫综合征 耳蜗前庭神经减压术

3. 外淋巴瘘 外淋巴瘘手术

其他方法治疗失败或不明原因的难治性外周性眩晕行前庭神经切断术。

第二节 内淋巴囊手术

使用内淋巴囊减压术以控制梅尼埃病，首先由Portmann于1927年描述。House 1962年将内淋巴向蛛网膜下腔引流，使内淋巴囊手术得以推广。从那以后，Austin、Shea、Morrison、Brackmann、Paparella、Huang、Plester和Arenberg等学者相继报道放置或不放置引流管的内淋巴囊手术。这个在所有的教科书中均有记载的术式，在美国和世界各地得到广泛的应用。该手术是基于“内淋巴纵流”学说，通常能够改善迷路和耳蜗症状。从现有的文献资料来看，大多数患者手术后前庭症状均能得到显著的控制。然而，虽然有越来越多的客观和主观的证据表明手术治疗的有效性，但是无论是内淋巴囊的正常生理功能，还是内淋巴囊手术控制难治性梅尼埃病的生理学基础，都还不十分明确。

事实上，有关梅尼埃病采取药物治疗还是手术治疗，采取破坏性手术治疗还是采取保守性手术治疗的争论一直没有停止过。当Mèniére在1861年第一次描述该病的时候，有关诊断和治疗的争论就已经存在了。随着时间的推移，人们对于该病的处理有了越来越多的共识。内淋巴囊手术是难治性梅尼埃病最常用的手术治疗方法。Silverstein 曾就前庭神经切断术在美国耳科协会和美国神经耳科学协会的会员中进行调查，大多数耳科学家(2/3)都认为内淋巴囊手术是第一选择。Morrison、Paparella、Huang、Plester 和 Portmann 等学者均有 1 000 例以上的病例，Morrison 的病例数在 2 000 例以上。

Bretlau及其同事的一篇报道引起广泛的重视，他们对比了15例内淋巴囊手术与“安慰剂”手术的结果。这组病例数不多，但却引起人们对有关内淋巴囊手术一系列问题的思考。梅尼埃病具有发作性特征，一部分患者眩晕可以自行缓解。Silverstein 等人对他们在 1974 ～ 1983 年间处理的 133 例梅尼埃患者进行回顾性研究。这 133 例患者均为医生推荐接受手术治疗的患者，其中83例接受了手术治疗，50例拒绝手术治疗。手术治疗的术式包括：内淋巴囊蛛网膜下腔引流、迷路后径路前庭神经切断、中颅窝径路前庭神经切断、经耳道耳蜗前庭神经切断。按照美国耳鼻咽喉科学会 1985 年的标准对这些病例进行随访和统计。结果表明，非手术组患者 2 年时有 57% 的完全控制率，8.3 年时有 71% 的完全控制率。内淋巴囊手术后 2 年时有 40% 的患者得到完全控制，8.7 年时有 70% 的患者得到完全控制。前庭神经切断术后随访 4.4 年，有 93% 的患者得到完全控制。

药物治疗失败的梅尼埃病是耳科临床的一大难题，可以见到很多受眩晕严重困扰但仍然具有实用听力的患者。医生要在不损害听力、无重要并发症发生的前提下，改善患者的平衡状态。内淋巴囊手术可能达到这个目的。内淋巴囊手术可分为内淋巴囊减压手术和内淋巴分流术，前者系指在乳突切开术的基础上，磨去内淋巴囊及其周围的颅后窝脑板，充分暴露内淋巴囊以达到减压的目的；后者依据内淋巴分流方向的不同分为两类，即内淋巴乳突腔分流术和内淋巴蛛网膜下腔分流术。

一、手术适应证

内淋巴囊手术适用于迷路病变的可逆阶段。此时听力减退多在低频区，为波动性，恢复期听力可恢复至正常或接近正常水平。另外，在药物治疗过程中仍有眩晕发作，并伴进行性听力减退，或每次发作伴明显的听力减退，或眩晕发作伴波动性听力减退，两次发作之间的听力不能恢复到原有水平，也应考虑手术治疗。下列患者可考虑内淋巴囊手术治疗：

1. 难治性梅尼埃病　指系统性药物治疗无效的梅尼埃病，包括：①难治性典型梅尼埃病；②难治性前庭型梅尼埃病；③难治性耳蜗型梅尼埃病；
2. 梅尼埃病与耳硬化症共存；
3. 梅毒性迷路炎；
4. 慢性隐匿性中耳乳突炎基础上发生的梅尼埃病；
5. 双侧梅尼埃病；
6. 迟发性内淋巴积水；
7. 内淋巴囊手术后的再手术；
8. 一耳因为梅尼埃病行破坏性手术治疗，另一耳又发展为难治性梅尼埃病；
9. 儿童和老年梅尼埃病患者。

二、禁忌证

内淋巴囊手术本身无绝对禁忌证，下列情况暂不考虑手术治疗：

1. 急性传染病期间；
2. 妇女月经期；
3. 心、肺功能不良，不能耐受手术者；
4. 肝、肾功能不良，不能耐受手术者；
5. 糖尿病不能得到良好控制者；
6. 电解质紊乱尚未纠正者。

三、术前检查

在梅尼埃病的诊断中，病史最为重要，占梅尼埃病诊断组分的90%以上。梅尼埃病的主要症状包括发作性、旋转性眩晕，波动性感音神经性耳聋，耳胀满感，耳鸣。其中前两项是梅尼埃病的必备症状。

病史建立后，最具诊断价值的辅助检查为包括气导听阈、骨导听阈、言语接受阈、言语识别率在内的听力学检查。乳突X线检查为常规项目，它可以帮助术者了解乳突气化的程度或其他病理情况。部分梅尼埃病患者有乳突发育不全、乙状窦前移、位置深在的可能。该检查能够迅速提供具有很重要诊断价值的信息，为术中安全、迅速地打开乳突腔提供指导。有条件的患者应当做CT检查，CT能够提供常规X线检查所不能提供的精细信息。脑干电反应检查应列为常规检查，以排除脑桥小脑角占位病变。如果怀疑占位性病变，应首选 MRI 检查，其次是增强 CT 检查。

眼震电图为梅尼埃病的常规检查，患者可以表现为单侧或双侧管麻痹。但现有资料表明，52%的患者，甚至临床表现为难治性梅尼埃病的患者，眼震电图可以正常。有条件的医院可以行正弦谐波加速试验和姿势图检查，但这些检查并非诊断所必需。耳蜗电图为梅尼埃病的常规检查，但并非一定要做。甘油试验可以使用，但结果常常并不恒定，阴性结果并不能否定诊断。

四、术前交代

手术前医生与患者的交流非常重要，目的在于使患者对自身的疾病有充分的认识，因为治疗一个对自身疾病有较好认识的患者比一个对自身疾病一无所知的患者容易得多，而且治疗效果要好。诊断一旦确立，就要向患者解释内淋巴循环的本质、前庭导水管和内淋巴囊化学、机械阻塞引起内淋巴水肿的机制，解释内淋巴囊手术的理论基础，交代手术的有效率与成功率。有关的手术并发症，手术风险也应该向患者交代。让患者充分了解手术并发症与手术风险，包括由于梅尼埃病继续发展或者手术本身引起耳聋的可能性。

在向患者做术前交代的时候，比较合理的做法是详细向患者交代现行有关梅尼埃病治疗可供选择的方法及其优缺点，让患者自己选择治疗手段。除非有其他因素存在，一般情况下，内淋巴囊手术不考虑术前使用抗生素。大多数手术可在局麻下进行，如果选择了全麻手术，应当鼓励患者在术前与麻醉师讨论他们所关心的问题。

五、手术方法

一般采用局部麻醉，也可采用全身麻醉。患者平卧，头偏向对侧。按乳突根治术术式消毒，铺无菌手术巾。

（一）内淋巴囊减压术

1. 切口　多采用耳后切口。常规耳后切口上起耳廓附着处上缘，下达乳突尖。切口中段距耳廓最宽点为1.5～2.0cm，上、下端分别距耳廓0.5及1.2cm。如拟制作耳后肌骨膜瓣则仅切开皮肤，否则应切开皮肤、皮下组织及骨膜。耳后切口也可做在耳后沟中，或沿耳后沟切至相当于外耳道下壁平面时转向后下方至乳突尖。

2. 显露乳突骨皮质　未制作耳后肌骨膜瓣者，用骨膜剥离器沿骨面分离骨膜直至显露乳突骨皮质。乳突骨皮质的解剖标志为颞线、外耳道上棘和筛区。外耳道上三角，又称Macewen三角，是鼓窦定位的标志，它位于由骨性外耳道口上缘所作的水平线，外耳道后壁所作的垂直线以及外耳道口后上缘为基线所构成的三角形内。制作耳后肌骨膜瓣者，以刀片锐性分离皮下组织，直达耳廓附着缘。蒂在前方，后缘近皮肤切口，上缘平颞线，下缘靠近乳突尖。如耳后切口位于耳后沟内，则将耳廓软骨附着处软组织向前分离至骨性外耳道后壁，于骨性外耳道口之上向后方切开骨膜，沿骨性外耳道口后缘半环形切开，并向后下方延至乳突尖，形成蒂位于后方的耳后肌骨膜瓣。

3. 乳突轮廓化　使用切割钻除去乳突骨皮质，暴露乳突浅层气房。其上界为颞线，前界为外耳道后缘及乳突前缘，后界为乳突尖与颞线后部的斜形连线，呈一宽大三角形。

寻找鼓窦：鼓窦位于外耳道上棘内面的后上方，即外耳道上三角的深部。成人鼓窦距乳突表面约为1.0～1.5cm。操作应在外耳道后上壁的后上方进行，创缘应呈斜坡形或漏斗形。Korner隔易误认为鼓窦，它系发育良好的岩部气房与鳞部气房间的岩鳞板，在鼓窦表面形成一隔板，磨透隔板即可进入鼓窦。以细纹钻头或钻石钻头向前上外方扩大鼓窦入口，显露砧骨短突及水平半规管。

清除乳突气房：从鼓窦开始，首先清除鼓窦至乳突尖的气房，形成所谓的“开始沟”。清除乳突尖部气房，显露二腹肌嵴。清除二腹肌嵴后侧与乙状窦间及近颈静脉球处的气房，至此乳突下半部的气房已清除。然后清除乙状窦表面、乙状窦上方、窦脑膜角、乳突盖的气房。最后处理鼓窦内侧的气房，包括半规管周围、面神经管后及外耳道后壁残留气房，完成“轮廓化”或“骨骼化”。轮廓化的标准是乳突盖及乙状窦表面仅有薄层骨壁保护，透过薄骨板可看到粉红色的脑膜及紫蓝色的乙状窦，窦脑膜角呈锐角，Trautmann三角、二腹肌嵴等标志清晰可见（图54-1）。

4. 磨除内淋巴囊表面骨质　乳突轮廓化显露出外半规管，继续向后向深部磨除后半规管表面骨质，显露后半规管的轮廓，但并不需要磨出蓝线。内淋巴囊位于后半规管的后下方，乙状窦之前，相当于外半规管前后轴延线即Donaldson假想线之下。用小号磨光钻，最好是金刚石钻头，在此区域磨除约 1cm × 2cm 大小的骨质，即可显露内淋巴囊(图 54-2)。

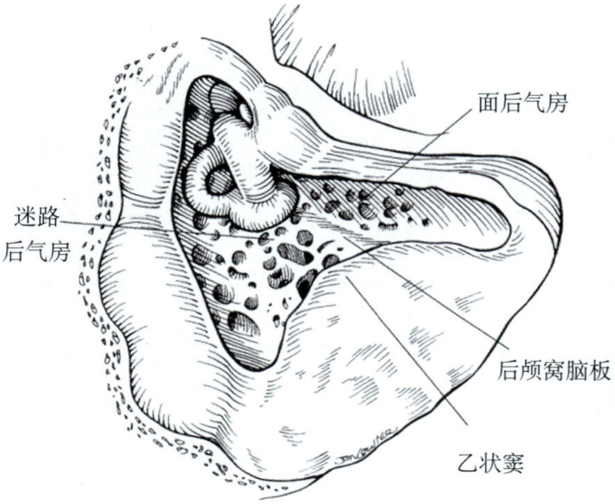

图 54-1　乳突轮廓化

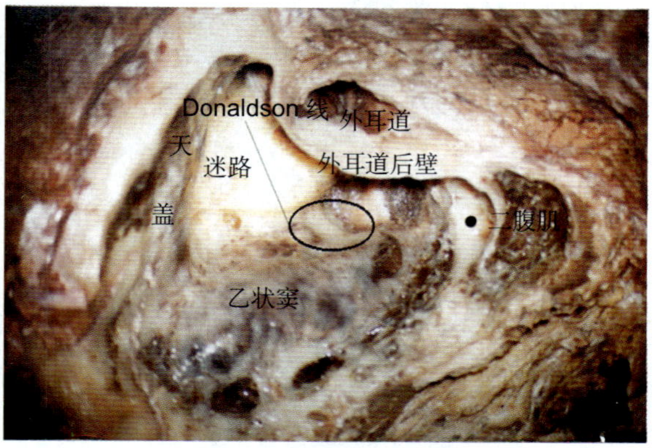

图 54-2　内淋巴囊定位

5. 显露内淋巴囊　在Trautmann三角区骨板磨除后，用剥离器向内、向上分离岩锥后侧的脑膜，即可显露白色的内淋巴囊和其上、下呈淡蓝色的脑膜。内淋巴囊囊壁处的脑膜增厚，没有血管走行。用钝针轻压，可使内淋巴囊突出，以便于确定其上、下界。在内淋巴囊窝的最前部，磨除少量骨质，进一步分离硬脑膜。此处硬脑膜与岩锥骨粘连较紧，并有一骨性隆起，为前庭导水管出口处，可助于进一步确定内淋巴囊的位置(图54-3)。梅尼埃病患者乳突常常气化不良，乙状窦前移，从而限制了内淋巴囊后缘的显露。应当尽量磨薄乙状窦骨壁或去掉骨壁，以扩大Trautmann三角区的面积。有人认为，内淋巴囊减压手术可到此为止(图 54-4、54-5)。

内淋巴囊可分成3种基本形式：Ⅰ型：内淋巴囊大，上缘邻近Donaldson线，前庭小管外口大，颞骨气化好；Ⅱ型：内淋巴囊中等大，上缘未到Donaldson线，前庭小管外口中等大；Ⅲ型：内淋巴囊细长且小，在Donaldson线下方很低的位置，甚至位于面神经前方及内侧，常与颈静脉球接触。我们报告 36 例（侧）内淋巴囊造口引流术，其中Ⅰ型内淋巴囊 18 侧，Ⅱ型 9 侧，Ⅲ型 9 侧。内淋巴囊最大为 10 mm × 11mm，最小为 3mm × 4mm。Ⅰ型囊大小为 7mm × 8 mm ~ 10mm × 11mm，Ⅱ型囊为 5mm × 6 mm ~ 6mm × 8mm，Ⅲ型囊为 3mm × 4mm ~ 4 mm × 5mm。Gardner 等将内淋巴蛛网膜下腔引流术中所见的内淋巴囊位置分布列表 54-1。

（二）内淋巴分流术

1. 内淋巴乳突腔分流术

（1）切开内淋巴囊：内淋巴囊的部位确定后，用小镰状刀由后向前切开其外侧壁，可延至后半规管的下面，此时可见少量淋巴液由内淋巴囊和切口前端的内淋巴管流出。为了保持引流通畅不再闭合，切口应当尽可能大，并可将内淋巴囊外侧壁切除一部分造成缺口，或将其向外翻转，借助岩后面后半规管的坚硬骨质压迫翻转外壁，使之不易回复，保持引流通畅，内淋巴液不断向乳突腔流出，达到内淋巴减压的目的(图 54-6)。

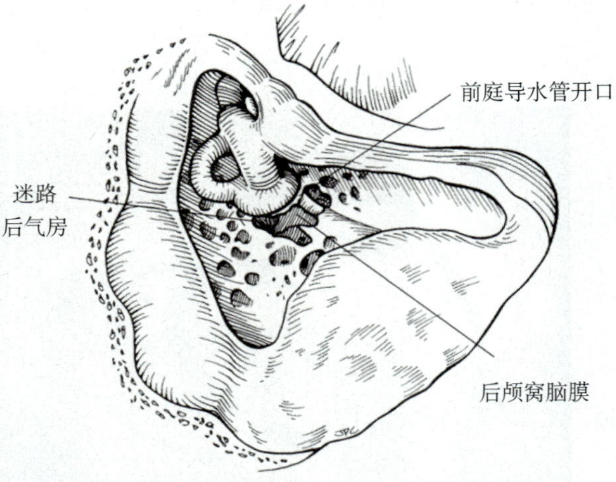

图 54-3　前庭导水管

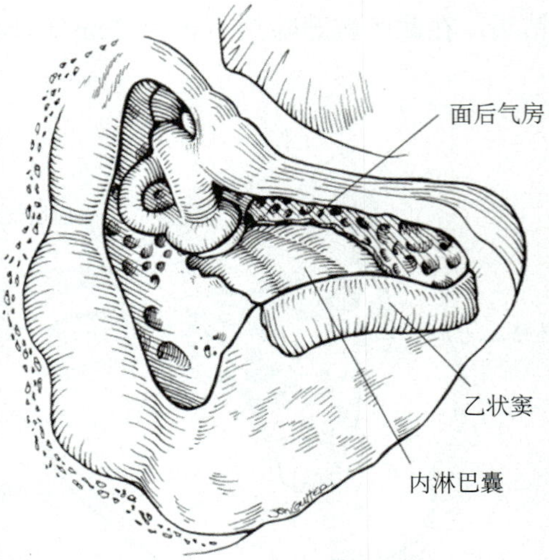

图 54-4　内淋巴囊减压

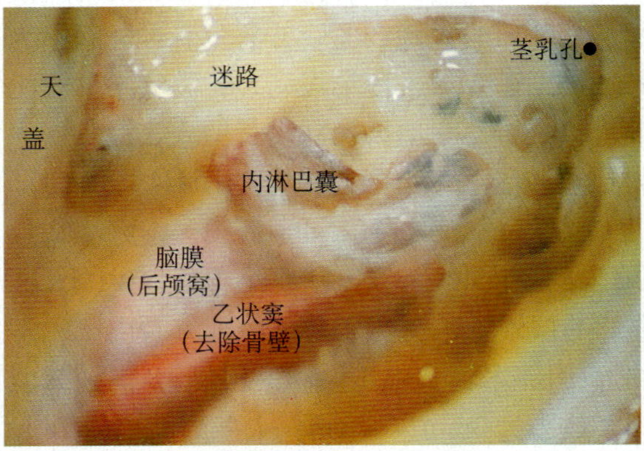

图 54-5　内淋巴囊减压(含乙状窦减压)

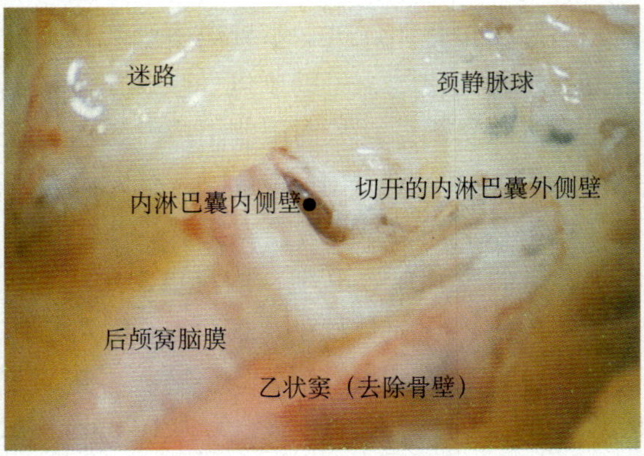

图 54-6　内淋巴乳突腔分流术(含乙状窦减压)

表 54-1　内淋巴囊的位置

位　　置	百分比(%)
水平半规管延长线上方 above horizontal canal	1.8
水平半规管延长线下方，紧靠水平半规管 just below horizontal canal	8.8
水平半规管延长线下方 well below horizontal canal	66.4
紧邻颈静脉球 adjacent to jugular bulb	23.0

（2）留置T型硅胶管(膜)：在内淋巴囊切开处插入T型硅胶管，一端放入内淋巴管中，一端引出至乳突腔。T型硅胶膜膜厚0.1mm，尖端放入内淋巴管中，另一端引出至乳突腔，形成永久性瘘管，过多的内淋巴液流入乳突腔，达到引流和减压的目的。

放入引流硅胶管(膜)后，可在囊的表面用乳突骨膜或颞肌筋膜覆盖。术腔可用在抗生素溶液中浸泡过的乳突皮质碎片(或骨粉)、带蒂的颞肌筋膜、明胶海绵等填塞。也可直接在囊壁上覆以明胶海绵。乳突腔内放置橡皮引流条，缝合切口，关闭术腔，伤口加压包扎。

（3）内淋巴囊瓣膜植入手术：有内淋巴囊瓣膜植入手术的报道，在内淋巴囊外壁作L形切口。有些患者内淋巴囊常常有粘连和纤维增生，可用弯钩牵引内淋巴囊外壁，然后用中耳剥离器与脑膜平行分离，完全松解粘连。囊腔充分分离后，剪开内淋巴囊外壁的后缘。翻起内淋巴囊外壁，以0.58mm钝头探针经囊腔进入内淋巴管，既可使管内粘连松解，又可使瓣膜有一合适位置，是手术的重要步骤。然后以持瓣膜钳将单向内淋巴瓣膜或带蒂颞肌瓣植入。内淋巴囊瓣膜植入位置合适后，翻回内淋巴囊外壁用5-0至7-0尼龙线缝合。应当尽量盖住瓣膜，尽可能缩小缝合缘的裂隙，以防瓣膜向后方滑动脱出。瓣膜尾置于乙状窦上，避免被内淋巴囊囊壁覆盖。

2. 内淋巴蛛网膜下腔分流术　内淋巴蛛网膜下腔分流术的理论基础是正常情况下内、外淋巴压力相等以维持基底膜的自由振动。外淋巴系统通过耳蜗导水管内的疏松结缔组织与脑脊液相通，外淋巴的压力与脑脊液的压力相近。在内淋巴积水，内淋巴压力增高的情况下，将内淋巴引流到脑脊液腔，可望维持内、外淋巴压力的平衡。有人认为脑脊液压力高，内淋巴不可能流向脑脊液腔。人类内淋巴液总量仅2.7μl，处于稳定低压状态，而蛛网膜下腔压力变化很大。坐位时压力最低，为0.49kPa，平卧低头位时压力最高，为34.3kPa。尽管如此，许多学者仍主张这种手术。

手术步骤：依据内淋巴囊减压手术所描述的那样显露内淋巴囊，在囊的上缘切开外壁，进入囊内。尽可能将外壁翻起，暴露内壁。暴露后壁后做一横行小切口(图54-7)，此时可以见到脑脊液外流，插入硅胶小管，使脑脊液腔与内淋巴囊相通。硅胶管插入端不要触及脑组织和血管，以免管端阻塞和损伤血管。回复内淋巴囊外壁，内淋巴囊切口以颞肌筋膜覆盖，乳突腔填以明胶海绵。原则上内淋巴囊以自体中胚层组织覆盖即可。近来一部分学者习惯使用一小段静脉，内侧面向内放置。乳突腔可以

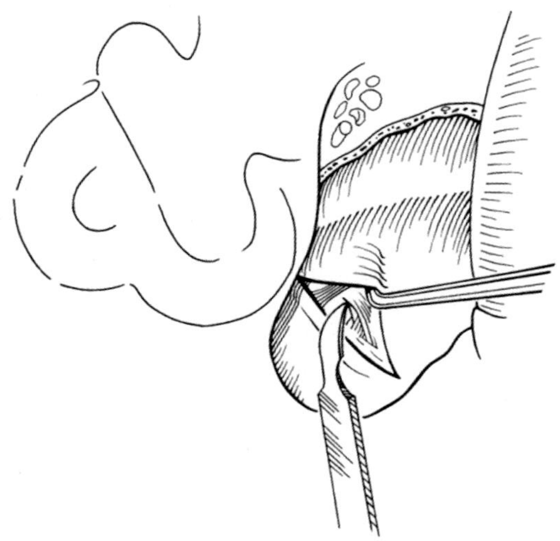

图 54-7　切开内淋巴囊后壁

颞肌和明胶海绵填塞。

注意：引流管应当朝向前方，而不是向内侧插入，避免损伤下方的小脑。

六、术后处理

1. 全麻术后常规处理，观察瞳孔、体温、脉搏、呼吸、血压，每2～4小时一次。局麻则仅需对症处理。

2. 一般情况下患者术后乳突包扎一日，如果发生脑脊液漏(其发生率不超过5%)，乳突包扎可适当保留。

3. 术后 3 日内可适当静脉使用抗生素，3 日后改为肌注，拆线后改为口服。

4. 术后 3 日后若无眩晕和脑脊液漏发生可下床活动，应避免头部过度活动。

5. 术后 7 日可拆除耳后缝线和耳道填塞纱条。

6. 术后 10 日可考虑进行前庭锻炼。

7. 术后 3 个月复诊，以后每 6 个月复诊一次以了解病情的变化。

七、手术意外及处理

1. 内淋巴囊定位困难　内淋巴囊定位是完成内淋巴囊手术的关键所在。内淋巴囊位置、大小等均存在很大的个体差异。内淋巴囊缺失、辨别不清、未发育或不能显示者均有报道(表54-2)。Arenberg 在 125 例膜迷路积水手术中发现 25 例内淋巴囊解剖有变异，寻找囊腔有不同程度的困难或不能确定。国内报告的内淋巴囊手术均成功地寻找到内淋巴囊，完成了内淋巴囊手术。如手术中找不到内淋巴囊，可反复定位。明确窦前间隙和后半规管的位置，在后半规管的后下方打开窦前间隙，进一步磨除前内方骨质，分离脑膜与岩锥后面的粘连，找到内淋巴管的出口，即可找到内淋巴囊。对于位置很靠下的内淋巴囊，必须切除从窦脑膜角至颈静脉球的后颅窝脑板，才能看清囊的上、下缘。另外，找到内淋巴囊囊腔不是内淋巴囊定位的必备条件，因为长期处于病理状态下的内淋巴囊囊壁的组织学变化可使囊腔缩小，粘连，甚至阻塞。我们的病例均发现有不同程度的粘连，但未发现有阻塞者。李哲生等报告 4 例，内淋巴囊境界清楚，但因粘连而难于确定囊腔，仅做了减压手术。

表 54-2　内淋巴蛛网膜下腔引流术术中所见（改自 Gardner 等）

术中所见	百分比（%）
乳突气化不良 mastoid constricted	36.2
需行乙状窦减压术 sigmoid depressed	33.0
需要面神经轮廓化 facial nerve skeletonized	92.8
内淋巴管辨别不清 duct not well identified	23.9
内淋巴囊辨别不清 sac not well identified	11.5
内淋巴囊腔辨别不清 lumen not well identified	15.8
引流管放置不满意 tube placement unsatisfactory	8.4
脑脊液引流不充分 CSF flow inadequate	26.2
内淋巴囊封闭不充分 sac closure inadequate	16.0

2. 窦前间隙显露不良　窦前间隙显露不良多见于硬化型乳突。窦前间隙并非在乙状窦的前面，而是位于乙状窦的内侧，不易显露。窦前间隙显露不良的患者，内淋巴囊也常常较小，定

位困难。此时应当彻底切除乳突，鼓窦入口应加以扩大，以增强术后乳突腔的通气引流。可将显微镜的角度转成直角，调整患者的头位，使视线从前向后，必要时将外耳道后壁磨薄。如乙状窦过于突出，应当行乙状窦减压。可在乙状窦骨壁的四周磨成骨沟，在乙状窦表面留一层岛状的骨片，然后向后牵引压下乙状窦，以充分显露窦前间隙。

3. 窦前间隙狭小　乙状窦并不前突，而是与后半规管之间的间隙狭小。该类患者内淋巴囊多呈Ⅲ型，位置偏下，往往靠近颈静脉球，在这种情况下必须格外小心。遇到这种情况，常规行乙状窦减压术，应用小号金刚石钻头，随时注意保持视野清晰，避免损伤后半规管和颈静脉球。如果确因窦前间隙狭小无法暴露内淋巴囊，可改行其他术式。

4. 后半规管损伤　乙状窦前突和窦前间隙明显狭小时，电钻容易损伤后半规管后缘(表54-3)。遇到这种情况，应在偏低处磨开颅后窝脑板，然后以金刚石钻头向上显露内淋巴囊。一旦后半规管磨损，应立即取颞肌筋膜等组织覆盖。避免吸引管对准瘘管吸引。程华青曾遇一例后半规管损伤，以颞肌封闭，避免了听力下降。

表 54-3　内淋巴蛛网膜下腔引流术术中损伤发生率（改自 Gardner 等）

损伤部位	百分比（%）
耳道	1.4
乙状窦	0.7
听骨链	0.7
后半规管	0.7
面神经	0.7
鼓膜	0.7

5. 脑膜损伤　在磨开颅后窝脑板时可能损伤脑膜，造成撕裂伤。如仅为脑膜撕裂，而无脑膜缺损，可予缝合。如撕裂伴缺损不能缝合，可取颞肌筋膜修补。使用金刚石钻头磨除颅后窝脑板可避免脑膜损伤。

6. 颈静脉球损伤　高位颈静脉球或位置偏低的Ⅲ型内淋巴囊手术时，可能损伤颈静脉球。有时颈静脉球高位达后半规管水平，如有不慎，极易损伤。手术前利用影像学检查手段明确颈静脉球的位置。手术时应考虑到颈静脉球高位的存在。操作时选用合适的钻头，一旦出血，可以明胶海绵、颞肌筋膜等覆盖，必要时以碘仿纱条填塞。

7. 乙状窦损伤　去除乙状窦表面一个小小的骨刺就可能导致出血或血肿。因此，在乙状窦表面去除骨质时应当格外小心，使用钝性器械，反复冲洗、吸引。一旦发生出血，首先使用明胶海绵，明胶海绵效果不明显，可考虑使用浸有肾上腺素的止血带或纱布，加压止血，过一段时间后缓慢撤除明胶海绵或止血带。

8. 脑脊液漏　在去除内淋巴囊上、下方骨质以显露内淋巴囊时，一部分患者，尤其是一些老年患者，因为脑膜非常薄弱，可能发生脑脊液漏(表54-4)。处理内淋巴囊后壁也可造成脑膜损伤，形成脑脊液漏。脑脊液漏并非一个严重的并发症，一旦发生，可调整患者体位，以可吸收明胶海绵或浸有肾上腺素的棉条、纱布填入该区域。术后嘱咐患者头部保持直立位，避免后仰。内淋巴囊手术的患者极少因为脑脊液漏需要重返手术室行手术修补。手术中细致切开囊外壁，钝性探查均可避免损伤内淋巴囊后壁引起的脑脊液漏。

表 54-4 内淋巴蛛网膜下腔引流术并发症发生率

并发症	百分比（%）
感染	3.6
损伤	2.9
脑脊液漏	2.9
感音神经性耳聋	3.6

第三节 前庭消除手术

前庭消除手术可以通过迷路切除和(或)前庭神经切断来实现。经中颅窝、迷路后及乙状窦后径路实施的前庭神经切断，理论上可以保存患者的听力，实践中也有70%左右的患者前后的听力保持不变，甚至10%左右的患者听力有所改善。迷路切除及经迷路径路前庭神经切断则意味着完全性或不可逆性的听力损失，因此，这种术式应当应用于单耳无实用听力者。值得注意的是，相当一部分梅尼埃病患者是双耳发病(文献报告10%～40%)，而症状并非同时出现于双耳，一侧迷路切除术对于一部分梅尼埃病患者可能是一个噩梦，因为另一侧耳也可能发病且难于控制。

以往认为纯音听阈＞50 dB HL，言语识别率＜50% 即为没有实用听力，然而，由于近年来助听技术飞速发展，加之梅尼埃病患者双耳发病的现象逐步为人们所认识，而且，文献报告梅尼埃病双耳发病呈上升趋势，因此，导致听力丧失的迷路切除和迷路径路前庭神经切断的适应证明显缩小，一些学者将迷路切除(包括经迷路径路所做的前庭神经切断）的适应证确定为纯音听阈＞70 dB HL，言语识别率＜20%，甚至提出尽可能采取对听力没有影响的手术径路实施前庭神经切断。

据报道，迷路切除、前庭神经切断有很好的眩晕控制率，大约在90%左右。迷路及迷路径路手术意味着平衡系统和谐性的破坏。因此术后眩晕，有时甚至是严重的眩晕可持续4～6周，直至代偿机制建立。有时还会有持续性的不稳感(约占5%)。

一、适应证与禁忌证

(一) 适应证

1. 单侧迷路病变(主要指梅尼埃病，也包括迷路炎、外伤等)；
2. 病变耳重度、极重度聋(迷路切除或经迷路径路前庭神经切断)；
3. 病变耳有实用听力或双耳均有听力障碍，又必须施行迷路消除手术者行中颅窝、迷路后或乙状窦后径路前庭神经切断；
4. 单侧(病变侧) 前庭功能障碍为最佳手术适应证，其主要意义在于病变定侧，与手术效果无明确相关；
5. 包括药物、前庭康复在内的内科治疗失败，梅尼埃病患者通常系内淋巴囊手术失败者；
6. 没有中枢神经系统病变的症状、体征，影像学检查排除中枢神经系统疾患；
7. 具有良好的前庭中枢代偿能力。

(二) 禁忌证

1. 年老体弱不能耐受手术者；
2. 视觉障碍可能影响术后前庭代偿者；

3. 关节炎或其他下肢功能障碍者；
4. 可能有前庭中枢神经系统代偿不良征象者；
5. 依赖型性格或习惯于案牍生活方式者；
6. 乙状窦明显前置者不适合行迷路后径路前庭神经切断。

二、迷路切除术

（一）手术技术

迷路切除术通常在全身麻醉下进行，患者取仰卧位，头偏向对侧。如果有条件，术中应当使用面神经功能监护。耳后切口，完成乳突切除术。鼓窦入口开放至砧骨短脚水平。通过去除迷路上方及后方的迷路周围气房及面后气房实现骨性迷路的轮廓化。辨认 3 个半规管及面神经走行。迷路切除术的基本原则为仔细暴露3个半规管与前庭并最终系统开放它们，以完成迷路切除。一旦 3 个半规管的壶腹以及前庭得以显露，5 个独立的感觉上皮结构，也就是 3 个半规管壶腹、椭圆囊斑与球囊斑，可在直视下切除。

迷路切除以中等大小切割钻开始。水平半规管切除从其上表面近壶腹端开始，沿着水平半规管的走行向后半规管方向切除(图54-8)。水平半规管切除之所以从上表面开始，是因为保留下表面可以作为面神经的解剖标志。

向后切割直至后半规管开放，然后向上切除至总脚，最后是上半规管。上半规管的切除应循着向上、向前的方向(图 54-9 ~ 54-11)。向前方切除显露上、外半规管壶腹的感觉上皮，并继而开放前庭(图54-12)。上、外半规管壶腹附近进一步钻磨就有暴露内听道和面神经的风险，甚至造成脑脊液漏和面神经麻痹。应从后半规管向下、向面神经内侧面追踪以显露后半规管壶腹。分隔后半规管壶腹与前庭的骨桥应当去除。这需要沿着面神经的走行进一步磨薄水平半规管的下缘。随着手术的进行，面神经成为悬挂于前庭与后半规管壶腹上方的檐状突起。该步操作应当在充分冲洗吸引的前提下，以金刚石钻头完成。

一旦 5 个感觉上皮全部显露(图 54-13)，即用精细的圆刀系统清除，注意不要损伤感觉上皮下方的骨性筛区。仔细检查手术区域，谨防脑脊液漏，如果没有脑脊液漏，像乳突切除手术一样关闭切口。如果发现脑脊液漏，则以腹部脂肪填塞乳突腔。

（二）术中、术后并发症及预防

术中可能发生的并发症为面神经损伤及脑脊液漏。预防面神经损伤的根本方法在于熟悉面神经的解剖，要清楚面神经在内听道、迷路、中耳及乳突的走行。在迷路切除过程中，最易受

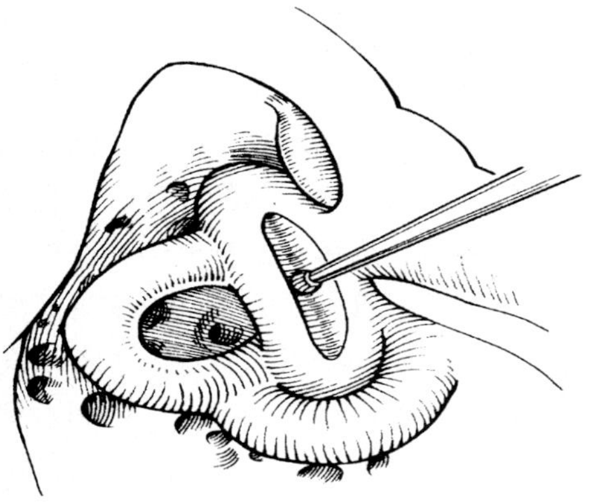

图 54-8 开放水平半规管

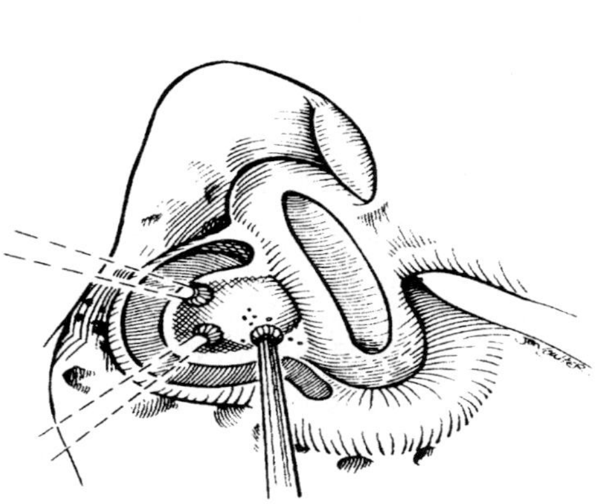

图 54-9 开放上半规管

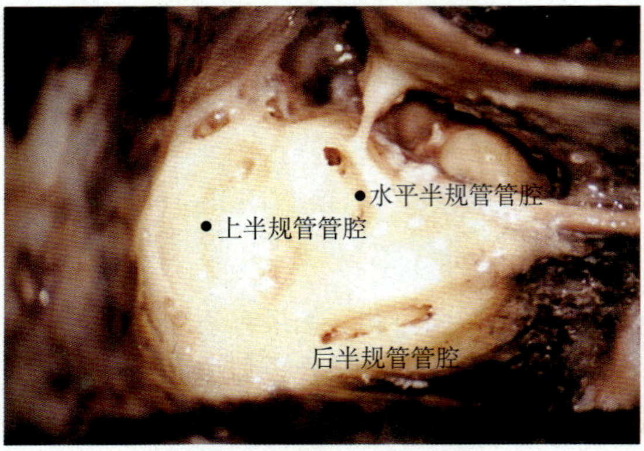

图 54-10 开放 3 个半规管（颞骨解剖）

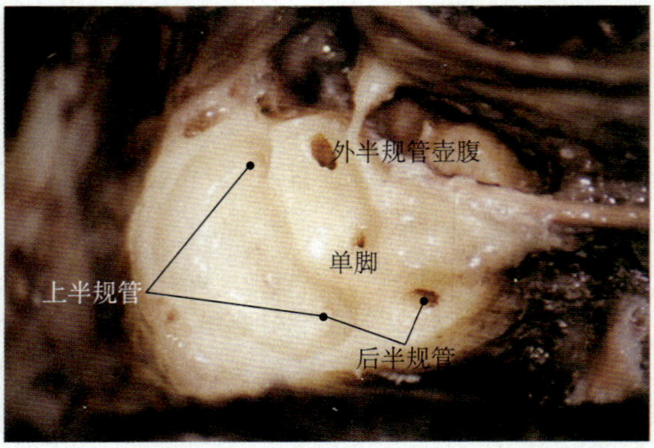

图 54-11 切除半规管弓（颞骨解剖）

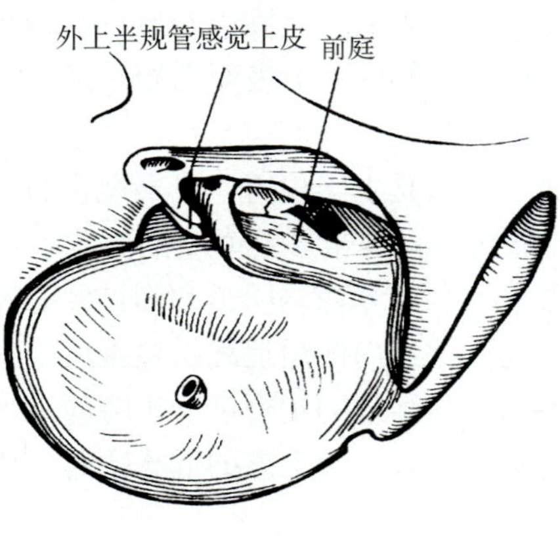

图 54-12 显露上外半规管壶腹，开放前庭

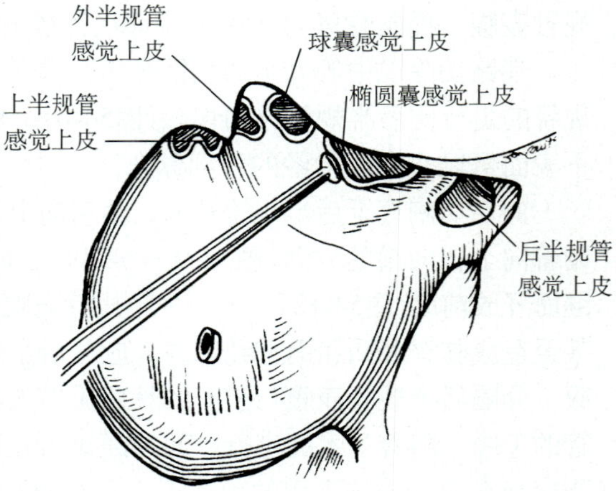

图 54-13 显露五个感觉上皮

损的面神经部位为与水平半规管相邻的外膝部、迷路段的近端、乳突段的近端。注意下列解剖标志有助于预防术中面神经损伤。水平半规管下壁应当保留以保护面神经，在行迷路切除时，应当注意保留水平半规管下壁以保护其内下方的面神经，如果水平半规管全部切除，很容易在术中误伤面神经。上半规管与水平半规管壶腹的感觉上皮是保护面神经迷路段及鼓室段的重要解剖标志。一旦开放前庭，首先要确认与保护这些感觉上皮，在其前下方进一步磨除骨质就有可能损伤面神经迷路段与鼓室段。在开放后半规管壶腹及去除后半规管和前庭之间的骨桥时容易伤及面神经乳突段。从水平半规管外侧面开始，应当在面神经外膝部确认面神经的走行，面神经在此处从水平段转向乳突段。应当使用金刚石钻头，并保证足量的冲洗、吸引。因为面神经横跨在后半规管壶腹的上方，因此，在此区域应当尽可能减少器械进、出的动作。应当在电钻停止后放入面神经内侧区，然后启动电钻，同样，要在电钻停止后再从面神经内侧移开。在前庭内侧误开放内听道外侧端或中颅窝、后颅窝脑膜的撕裂可引起脑脊液漏。预防脑脊液漏的关键步骤之一是只开放前庭外侧壁，而不要钻磨前庭内侧壁，否则便误入内听道。另外，清理内耳感觉上皮时应当加倍小心，否则可能误伤其深面的穿越前庭神经轴突的筛区，引起脑脊液漏。在脑膜表面保留骨板可以预防脑膜撕裂。如果已经发生了脑脊液漏，应当以腹部脂肪填塞中耳乳突腔。术中、术后适当使用抗生素。

三、迷路径路前庭神经切断术

迷路径路前庭神经切断术很少使用，因其控制眩晕的有效率并不比单纯迷路切除术高，而其脑脊液漏及面神经损伤的几率却远高于迷路切除。然而，对于已经行迷路切除或前庭神经切断后眩晕未能控制，又怀疑手术不彻底的患者，该术式有一定的价值。

（一）手术技术

手术在全身麻醉下进行，患者取仰卧位，头偏向健侧。应当常规使用面神经功能监测。第一步先完成迷路切除术，然后，显露内听道外侧段约10mm以显露与分离前庭神经。切开内听道脑膜，进一步磨除内听道底的骨质以充分显露横嵴(图54-14、54-15)。在充分冲洗吸引的前提下以金刚石钻头显露前庭上、下神经的远端。避免显露与损伤面神经，面神经在前庭上神经的前上方。

切开内听道后面的脑膜，如果有出血可以使用双极电凝。利用面神经刺激器和右向的钩针再次确定面神经的位置。由外向内将前庭上神经解离并切除 3 ~ 5mm(图 54-16 ~ 54-18)。进一步确认位于前上方的面神经。前庭下神经位于横嵴的下方，同样由外向内解离并切断。应当特别注意识别与切断单管神经。术毕以腹部脂肪填塞迷路及乳突腔以控制脑脊液漏。

（二）术中、术后并发症及预防

迷路径路前庭神经切断术术中、术后潜在的并发症为面神经损伤与脑脊液漏。迷路径路前

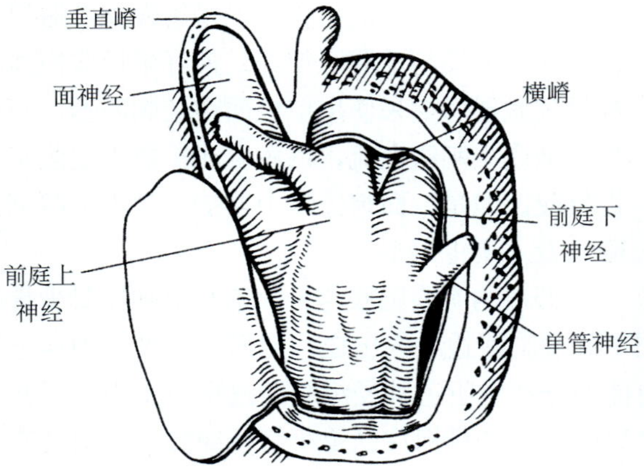

图 54-14　显露横嵴、垂直嵴

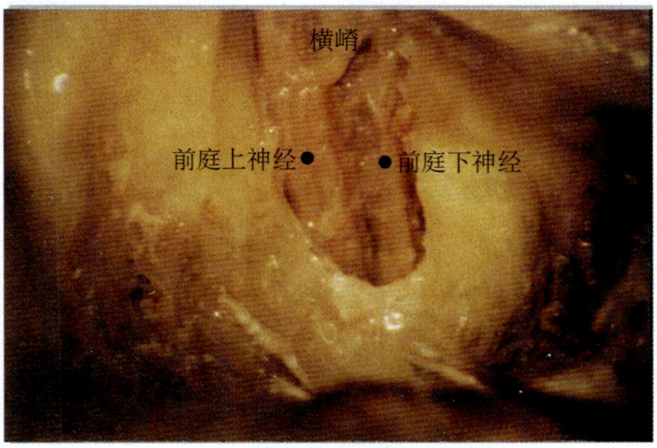

图 54-15　显露横嵴（颞骨解剖）

庭神经切断术面神经损伤的几率大于迷路切除术，因为，此时面神经内听道段及迷路段的近端也易受损。近端面神经管无意中磨开、弯针不适当地触碰面神经管、上半规管和面神经定位不清而造成面神经的撕裂伤。显露内听道外侧端的时候很容易损伤面神经。面神经迷路段近端位于内听道底的最上、外侧端，前庭上神经前方。因此，如果从上方开放内听道底，面神经很容易受损。为了防止面神经受损，可以刻意在内听道底上外侧保留少量骨质。应当从下方开放内听道外侧端，直至清晰辨认横嵴，然后使用金刚石钻头，大量冲洗、吸引，以从内向外的顺序去除内听道底上方骨质，直至前庭上神经远端完全显露。

一旦内听道底显露，应当明确辨认面神经，以便于安全切断前庭上神经。通过触碰面神经管可以识别面神经。可以采用一枚右向的钩针沿着前庭上神经的上缘，缓慢向外侧移动，直至

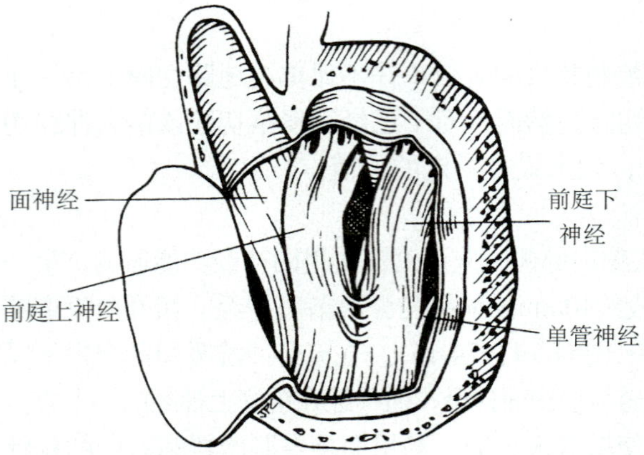

图 54-16 显露面神经、前庭上、下神经及单管神经

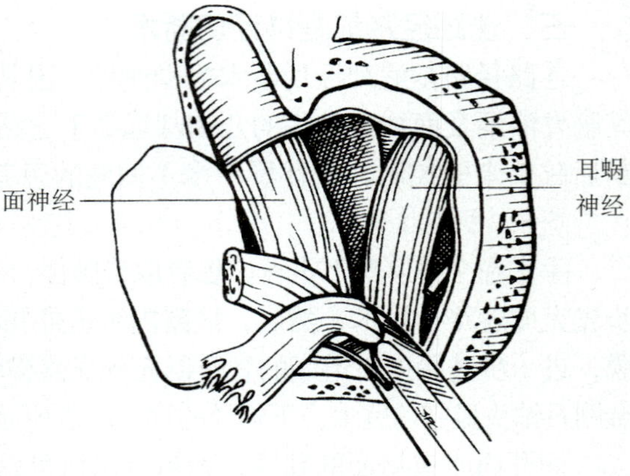

图 54-17 前庭神经切断

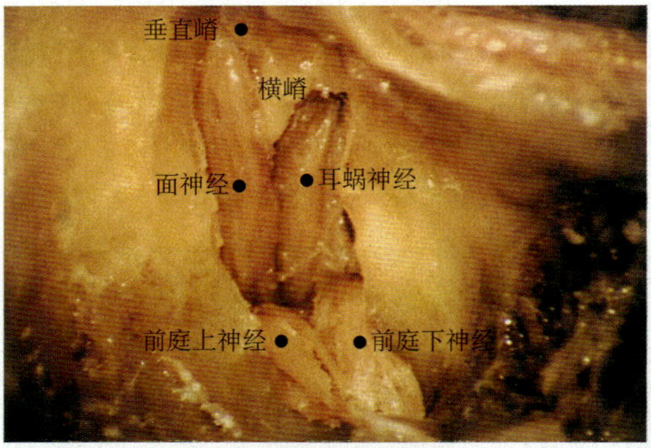

图 54-18 前庭神经切断（颞骨解剖）

触及垂直嵴。垂直嵴分隔面神经与前庭上神经，垂直嵴后方的神经组织为前庭上神经，可以安全切除。应当小心，不要过于触碰开放的面神经管。

当然，有条件的单位可以采用面神经监护仪区分面神经与前庭上神经。最好采用双极面神经刺激器。如果使用单极面神经刺激器，应当仔细调小刺激电流，以免电流扩散引起假阳性反应。但是，面神经术中监护代替不了解剖确认及术者的经验。

开放内听道脑膜与分离前庭上神经时少量出血是十分常见的。低能量微双极电凝器可以用于处理脑膜边缘的出血，然而，术者必须牢记小脑前下动脉袢可以进入内听道很深，并且有可能在分离内听道神经组织的过程中受损。因此一旦发生内听道内出血，必须确认出血的来源。显微神经外科棉片以及小管径冲洗、吸引具有一定的帮助。如果出血来自很小的迷路血管可以电凝。然而，内听道内尽量不要使用电凝，因为，扩散的电流可能损伤面神经与小脑前下动脉。此时，可以用一小片明胶海绵或强生止血纱布控制出血。

四、乳突后径路前庭神经切断术

后颅窝径路前庭神经切断术越来越普及，因为后颅窝径路可以很好地暴露脑桥小脑角以及至关重要的耳蜗前庭神经及面神经。对于前庭神经切断术，该径路能够很好地显露面神经。面神经位于耳蜗前庭神经的前方，误伤的可能性较小。该径路最大的问题是耳蜗前庭神经内前庭部分与耳蜗部分不能实现解剖学意义上的分离。因此，确认与切断前庭部分有赖于手术医生对耳蜗前庭神经解剖的准确把握。耳蜗神经纤维与前庭神经纤维之间的分隔血管，耳蜗部分及前庭部分神经纤维颜色的差异有助于识别耳蜗、前庭分隔面。尽管存在前庭神经纤维残存的可能性，但是，该技术很高的眩晕控制率提示少量的前庭神经纤维残存可能不具备临床意义。

后颅窝径路的前庭神经切断，可以通过迷路后径路及乙状窦后径路来实现。对于乙状窦后径路的前庭神经切断术，术中面神经功能监护是必需的。而术中听觉功能监护则是备选项目。

乙状窦后径路显露小脑幕，三叉神经，位于视野中央的第Ⅷ脑神经复合体，面神经以及靠近颈静脉孔的舌咽神经、迷走神经、副神经(图 54-19、54-20)。

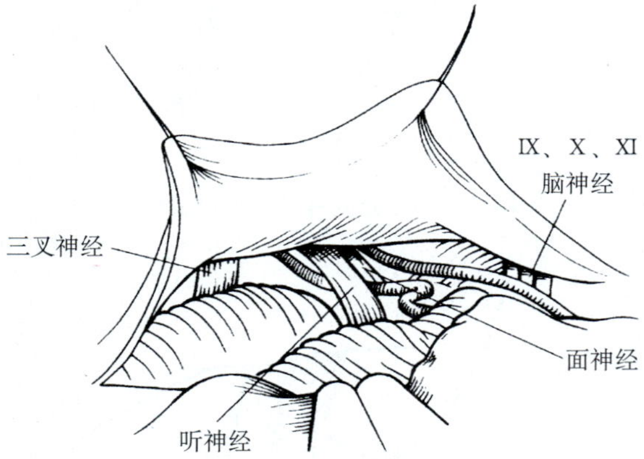

图 54-19 乙状窦后径路显露后颅窝

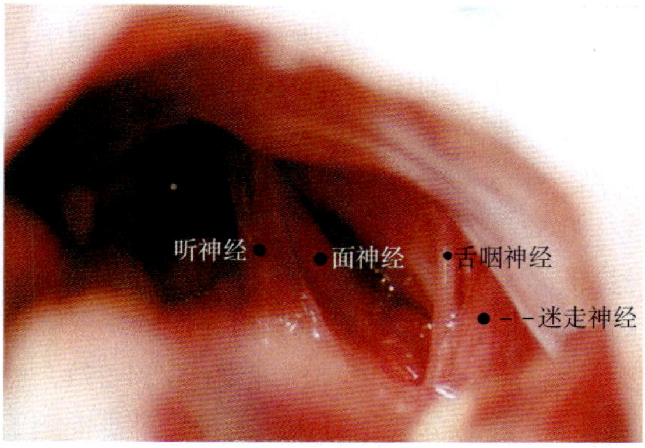

图 54-20 乙状窦后径路显露后颅窝（颞骨解剖）

高倍放大的显微镜下仔细检查第Ⅷ脑神经，以电刺激器确认面神经的走行(图 54-21)。如果需要，应当仔细分离可能遮挡视野的蛛网膜以及任何小血管，以致明确辨认第Ⅷ脑神经。从体积上来看，耳蜗部分及前庭部分各占听神经的50%。然而，由于听神经的耳蜗部分及前庭部分在脑桥小脑角内发生 90°的旋转，因此，耳蜗部分与前庭部分的解剖关系也随之发生变化。近脑干处，前庭部分通常占据听神经的上半部(近小脑幕)，而在内听道唇处前庭部分可以位于耳蜗部分的上方，也可位于耳蜗部分的下方。术中特别要注意确认拟行前庭神经切断部位的前庭部分与耳蜗部分以及面神经的位置关系。当听神经的两个部分呈上下解剖关系的时候，通常两者之间有一血管分隔，或者是沿神经走行的一个轻微压迹(图54-22)， 该血管或压迹就构成了耳蜗、前庭分隔面。在该平面的两侧神经纤维的色泽有所差异。通常情况下，耳蜗部分呈轻微的黄白色，而前庭部分呈浅灰色，而相比之下，面神经则呈白色。在前庭神经切断之前，术中及术后均要以面神经电刺激器确认面神经。如果存在清

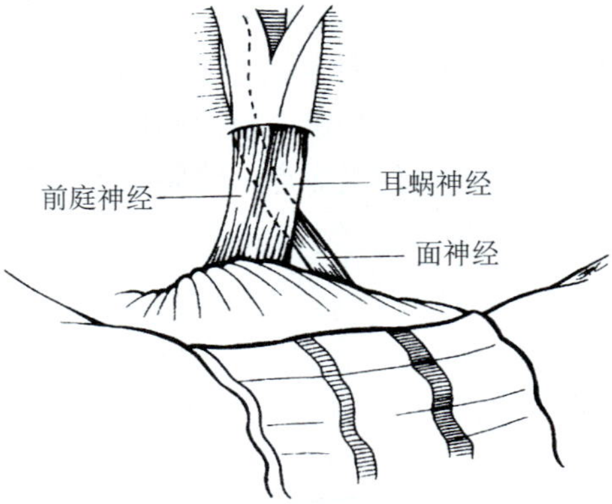

图 54-21 前庭神经、耳蜗神经及面神经的解剖关系

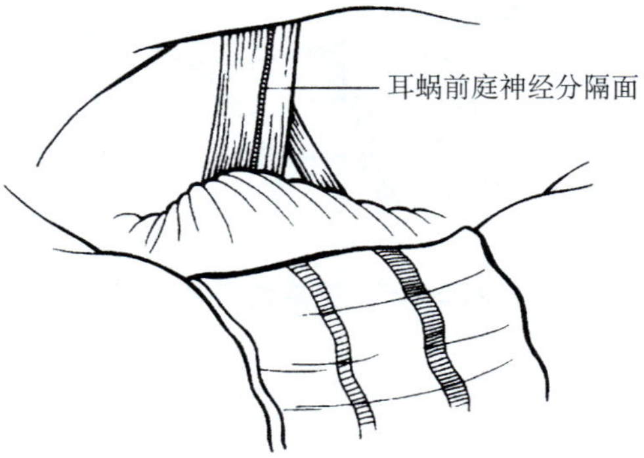

图 54-22 耳蜗、前庭神经分隔面

断的耳蜗、前庭分隔面，则以神经剥离子沿此平面分离耳蜗、前庭神经(图 54-23)。

神经显微剪从上背侧开始剪断听神经的前庭部分(图 54-24)。中间神经通常位于听神经的腹侧，靠近耳蜗、前庭神经接合部。中间神经呈白色，在面神经与听神经之间走向脑干，此点有助于识别中间神经。电刺激中间神经也可引起面肌收缩，但其阈值较直接刺激面神经为高。中间神经为前庭部分纤维完全切断的标志(图 54-25)。如果耳蜗前庭神经分隔面不是很清楚，则通常前庭部分位于耳蜗部分的背侧(图 54-26)。此时，应当使用弯曲的神经显微剪从上背部开始切断神经纤维(图 54-27)，然后再使用神经分离子将切断的神经纤维向脑干方向分离。分离过程中仔细辨认切断剩余的前庭部分纤维直至显露耳蜗部分纤维及中间神经，神经纤维的色泽及潜在的神经组织间隙是区分不同神经纤维的主要标志。通常情况下要切断 5 ~ 10mm 的神经纤维(图 54-28)。

一旦完成神经切断，取出脑棉，仔细检查处理小脑表面任何出血点。脑膜防水缝合，颅骨重建，分层缝合。

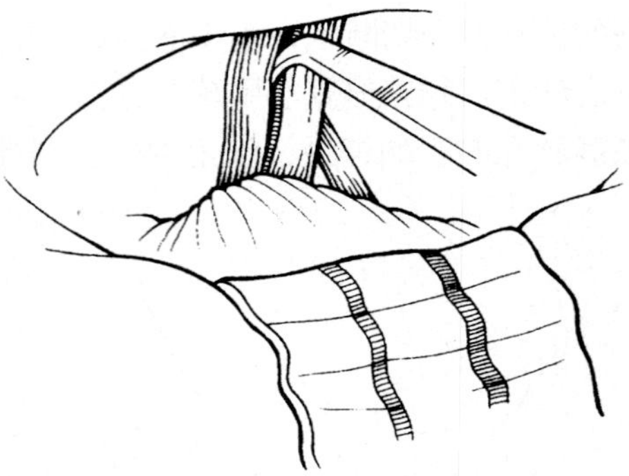

图 54-23　分离耳蜗、前庭神经

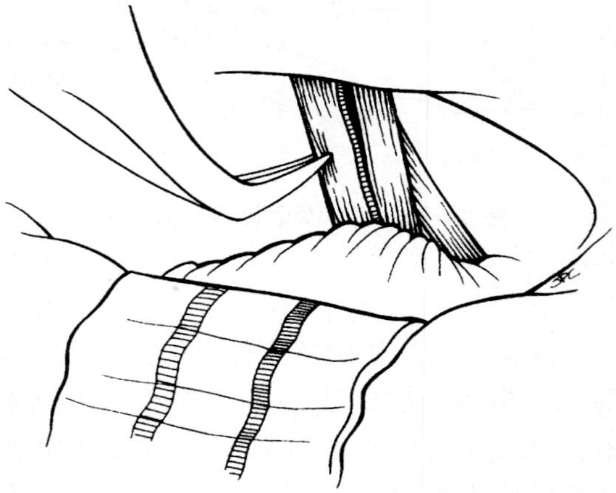

图 54-24　提起前庭神经

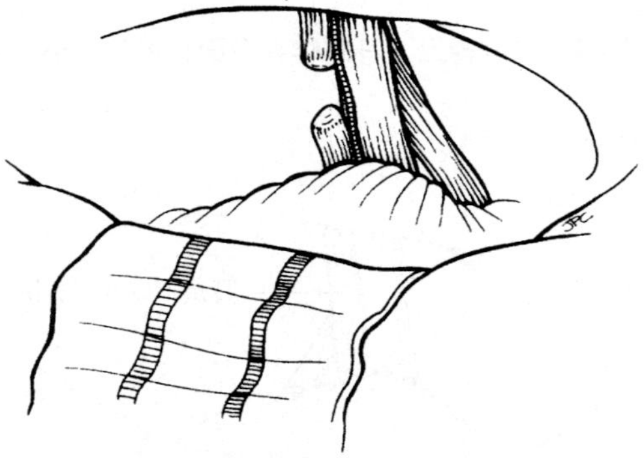

图 54-25　完成前庭神经切断

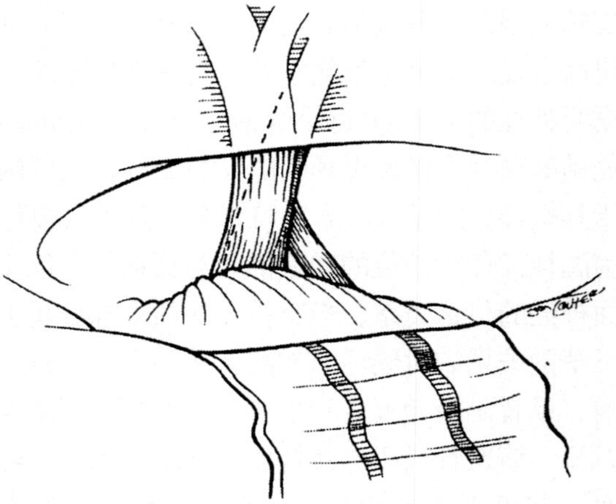

图 54-26　没有明确的耳蜗、前庭分隔面，前庭神经通常位于耳蜗神经的背侧

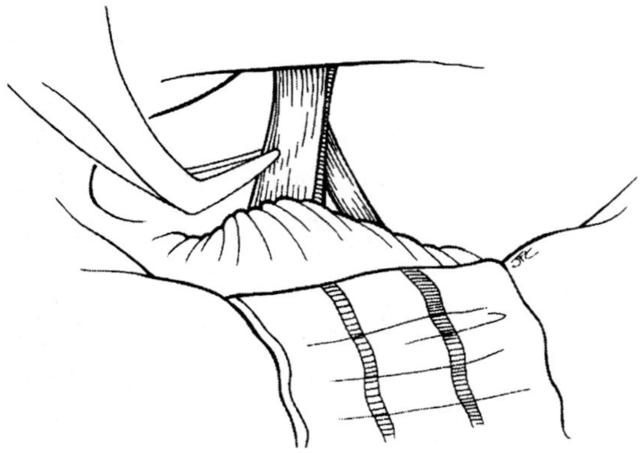

图 54-27 从第Ⅷ脑神经背侧开始切断前庭神经

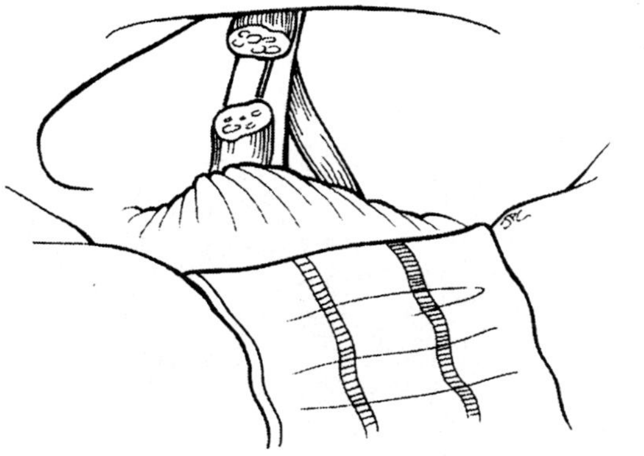

图 54-28 完成前庭神经切断

五、迷路后径路前庭神经切断术

（一）手术技术

患者取仰卧位，头偏向对侧。耳后沟后方约3cm行耳后弧形切口。皮肤以手术刀切开，皮下组织以电刀进行分离。皮下肌骨膜瓣蒂做在前方以预防术后脑脊液从切口漏出。

先行乳突切除术，显露覆盖于乙状窦、中颅窝及后颅窝脑膜表面的脑板，显露前庭迷路，特别注意后半规管的轮廓化(图 54-29)。用明胶海绵填塞鼓窦及上鼓室。以中号切割钻头磨薄覆盖于乙状窦、中颅窝及后颅窝脑膜表面的脑板，然后用 Freer 剥离子及 Lempert 咬骨钳去除。后颅窝脑板向前方去除直至到达后半规管，进一步磨除后半规管及总脚内侧的骨质以改善后颅窝的显露(图 54-30)，注意保护好内淋巴囊及内淋巴管。一旦显露良好，取出填塞于鼓窦及上鼓室的明胶海绵，并彻底冲洗、清除所有残余骨粉，以防止术后听骨链固定。C形或U形切开后颅窝脑膜，蒂在前方。用脑棉保护小脑，用蛛网膜钩打开蛛网膜以释放小脑脑桥角池的脑脊液。释放脑脊液后小脑会后缩，便于显露后颅窝的结构(图54-31、54-32)。从乳突后径路切断前庭神经。脑膜间断缝合，但很少能够做到防水缝合。用大块颞肌筋膜填塞鼓窦及上鼓室以防止脑脊液流入中耳。乳突腔以腹部脂肪填塞。分层缝合耳后切口，乳突加压包扎。

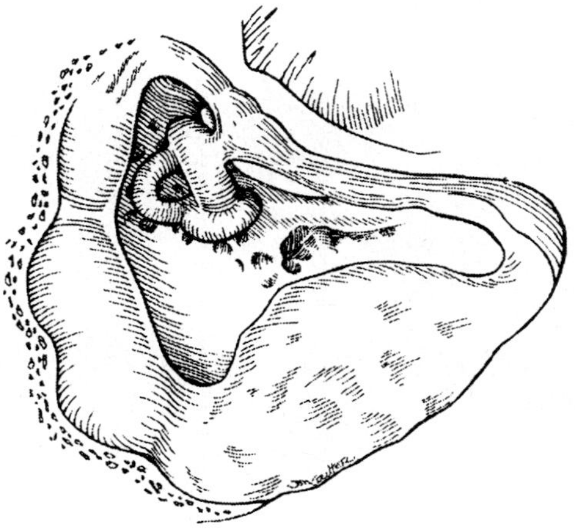

图 54-29 乳突切除、轮廓化

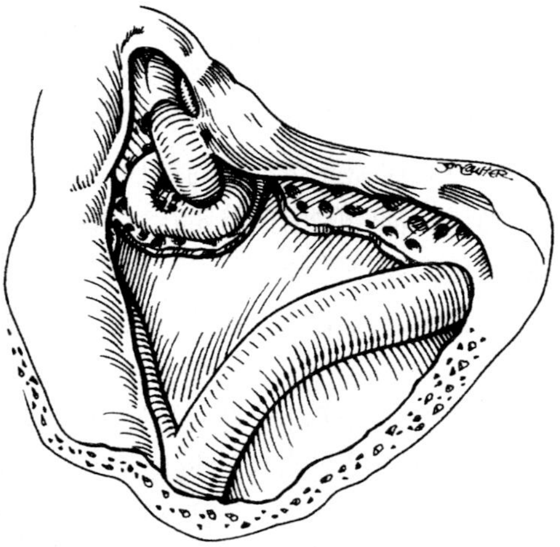

图 54-30 显露后颅窝及乙状窦脑膜

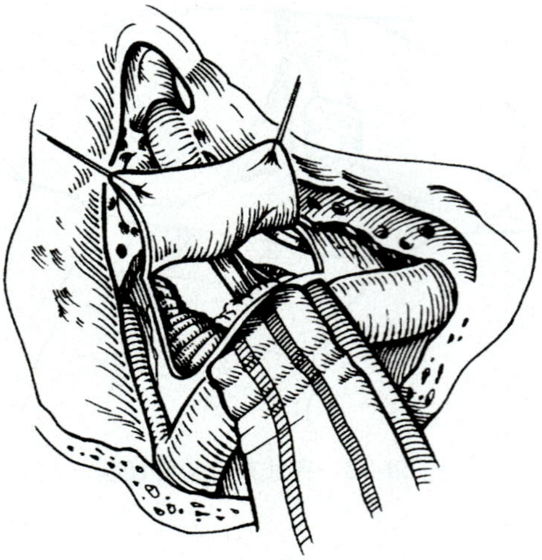

图 54-31 切开脑膜，显露后颅窝

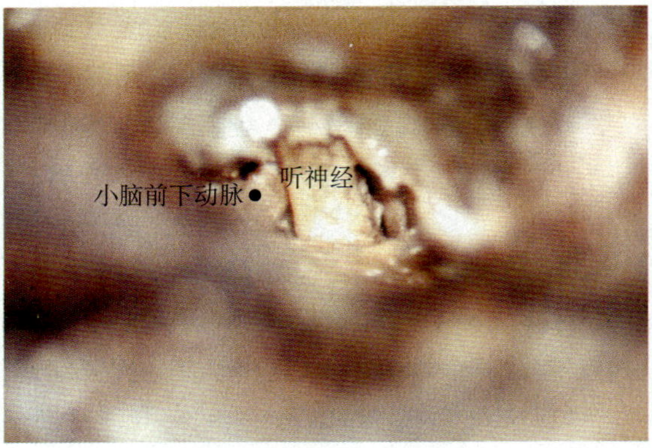

图 54-32 切开脑膜，显露后颅窝（颞骨解剖）

（二）后颅窝前庭神经切断术中、术后并发症及预防

乙状窦后及迷路后前庭神经切断术潜在的术中、术后并发症包括脑膜窦的出血、小脑水肿、面神经损伤、耳蜗神经损伤、颅内血管损伤、术后头痛及脑脊液漏。在切割钻及金刚石钻接近脑膜窦的时候耐心、仔细的操作是避免脑膜窦损伤的最有效的方法。只有当脑膜表面的骨质已经从脑膜上分离后，方可使用咬骨钳。咬骨钳的尖端深入尚未分离的脑膜表面时很容易损伤脑膜窦。通常情况下，最好保留小块骨片于乳突导静脉进入乙状窦的入口处，直至完全显露。如果需要，可用小号金刚石钻头和双极电凝去除留置的骨质。乙状窦或乳突导静脉撕裂可用明胶海绵或强生止血纱布覆盖在出血区表面，并以脑棉压迫。较大的撕裂需要直接缝合，并根据具体情况决定是否使用肌肉填塞。在切开脑膜，但尚未从脑桥小脑角池释放脑脊液的时候，小脑很容易发生肿胀。在切开脑膜的过程中，适当给脑膜未切开的部分加压可以有效预防小脑水肿。放置脑棉可以预防小脑的损伤。术中采用过度通气的方法降低患者的 PCO_2 以及在手术开始的时候静脉使用0.3～0.5g/kg甘露醇，可以将小脑水肿降低至最低的程度。另外，术中静脉使用地塞米松可以防止或减轻脑水肿及术后头痛。小脑水肿较少见，一旦发生应当采取积极措施降低颅内压，如降低 PCO_2，静脉使用甘露醇和地塞米松。如果小脑从脑膜切口膨出，则应当立刻咨询神经外科医生，因为膨出的小脑可能需要切除。

面神经损伤很少见，但由于其位于第Ⅷ脑神经复合体的附近，因此术中应当注意预防面神经损伤，而面神经损伤预防的最佳方法为在行前庭神经切断前确认面神经。应当使用面神经刺激器以确认面神经的位置与走行。有时面神经会附着于第Ⅷ脑神经复合体的腹面，在行前庭神经切断前首先要将其分离开来。手术结束时也建议以面神经刺激器确认面神经的功能。如果面神经对电刺激失去反应，应当确认面神经解剖上的完整性。如果面神经被切断，应当以8-0尼龙线吻合。

避免牵拉、扭转耳蜗神经是避免耳蜗神经损伤的有效方法。另外，神经的动脉血供一定要保证。第Ⅷ脑神经复合体附近使用双极电凝一定要慎重。颅内血管的损伤可能导致严重的后果。后颅窝内使用尖锐的钩针及剪刀，加上娴熟的技巧可以减少血管损伤。分离蛛网膜之前，一定要仔细检查、确认附近是否有血管结构。静脉出血可用双极电凝处理，动脉出血可用强生止血纱布及1/4 cm × 1/4 cm脑棉处理，如果术中损伤颅内动脉血管结构，应当于术中咨询神经外科医生。

术后即刻发生的头痛可能源于无菌性蛛网膜炎、颅内压升高或脑膜炎发作。为了降低无菌性蛛网膜炎及颅内压升高的发生率，术中一定要仔细止血。手术切口的血液绝对不允许流入颅内。仔细检查小脑与脑膜以免遗漏微小出血点。围手术期使用地塞米松可以降低术后早期头痛的程度。如果系乳突后径路手术，采用自体骨或甲基丙二酸盐修复颅骨缺损对于防止后期慢性头痛十分重要。头痛一旦发生并呈持续状态，应当行二期颅骨缺损修复，也可能需要感觉神经麻醉阻滞或感觉神经切断。

六、中颅窝径路前庭神经切断术

中颅窝径路前庭神经切断最大的优点在于内听道底显露前庭神经的前庭上神经、前庭下神经及单管神经，在内听道底这些神经成分均有独立的神经束，有利于完全切断。然而，中颅窝径路技术要求较高，一过性面瘫及感音神经性聋的发生率大于后颅窝径路前庭神经切断。因此，许多医疗单位不将中颅窝径路作为前庭神经切断的首选径路，而是对后颅窝径路前庭神经切断后复发且有残余听力的患者采用中颅窝径路手术。

（一）手术技术

依靠岩浅大神经、膝状神经节及弓状隆起定位内听道，首先磨除内听道内侧端的骨质，然后去除内听道外侧端的骨质以行内听道轮廓化(图 54-33)。一旦显露内听道脑膜，则沿内听道后半切开脑膜(图 54-34)。

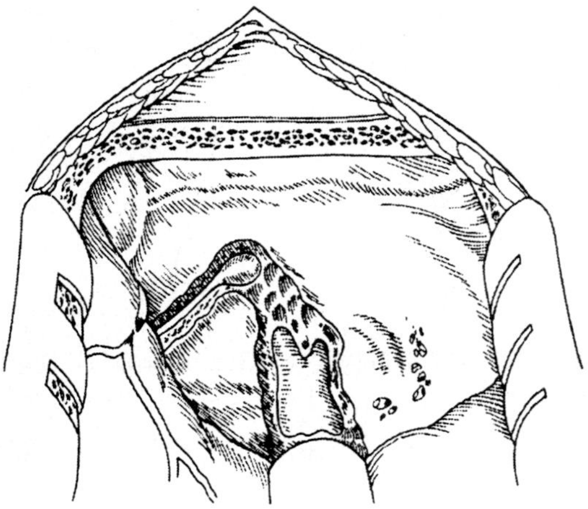

图 54-33　显露内听道

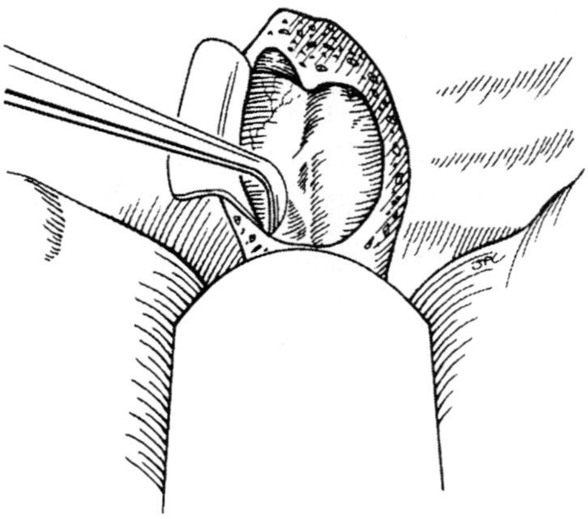

图 54-34　切开内听道脑膜

仔细辨认内听道内容物，电刺激器确认面神经走行。首先切断前庭神经与面神经的吻合纤维(图 54-35)。切断前庭上神经外侧向内侧牵拉以显露前庭下神经。分离切断前庭下神经及单管神经(图54-36)。最后切除包括Scarpa神经节在内的一段前庭神经(图54-37)。切忌损伤内听道外侧端任何血管，以免发生感音神经性聋及面神经麻痹。

一旦完成前庭神经切断，内听道顶以游离脂肪或肌肉封闭，外侧覆盖薄骨片。颅骨骨窗复位，切口分层缝合。

（二）术中、术后并发症及预防

中颅窝径路前庭神经切断术潜在的术中、术后并发症包括感音神经性聋、眩晕、面神经麻

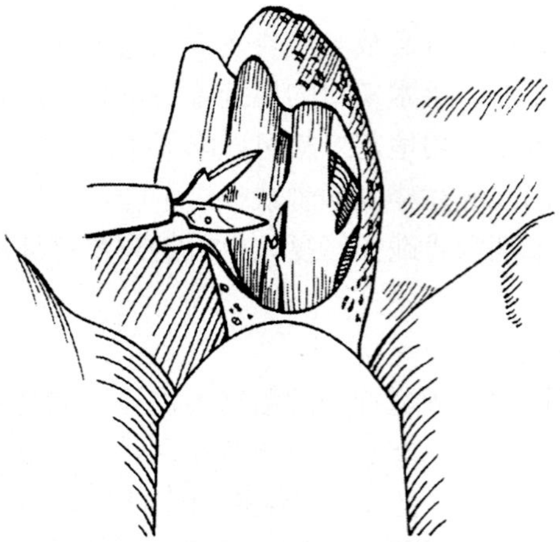

图 54-35 切断面、前庭神经吻合纤维

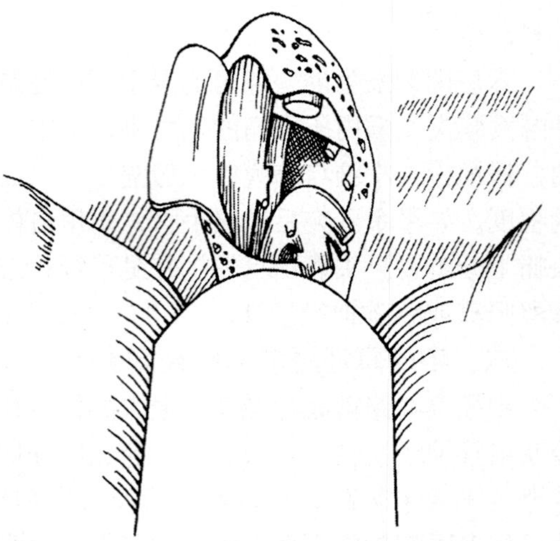

图 54-36 切断前庭上、下神经、单管神经

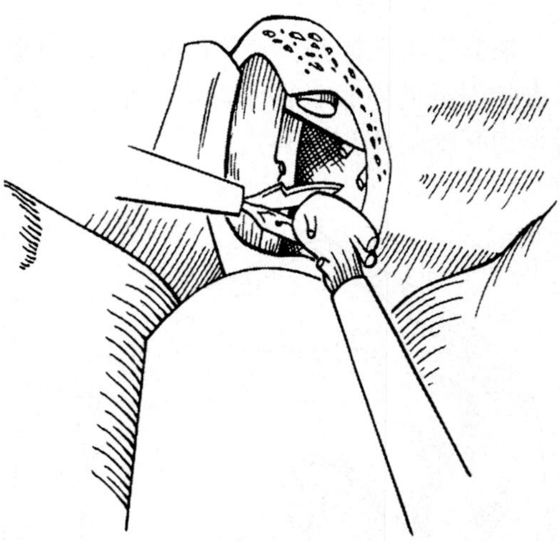

图54-37 完成前庭神经（含Scarpa神经节）切断术

痹、颞叶水肿及挫伤、硬膜下血肿和脑脊液漏。由于中颅窝径路前庭神经切断术中显露内听道的过程中可能损伤耳蜗、前庭迷路，因此，有可能引发感音神经性聋和眩晕。术中一旦暴露耳蜗、前庭迷路，应当立即用骨蜡进行封闭。手术者通过精熟的颅脑解剖学知识，并随着手术经验的不断积累，可以预防和避免这种并发症。内听道内动脉血管的损伤也可引发感音神经性聋与眩晕。中颅窝径路较之其他径路的面神经损伤几率更高。面神经损伤多发生于显露内听道以及内听道内的操作过程中。应当从后方切开内听道的脑膜，以避开面神经的走行。应当锐性分离前庭、面神经吻合支，以避免牵拉损伤面神经。在分离、处理前庭下神经时应当格外小心，器械的出、入也可造成面神经的损伤。

颞叶水肿、挫伤与硬膜下血肿多发生于开颅过程中的直接损伤和分离覆盖中颅窝脑膜过程中的牵拉伤。为了减少此类并发症，在手术开始时即应当采取降低PCO_2、静脉使用甘露醇、地塞米松等措施降低颅内压。如果颞叶较难上抬，应在脑膜上做小切口释放脑脊液后再上抬颞叶。如果怀疑颞叶损伤，术后应当行脑部CT检查以了解颞叶水肿的程度，并且咨询神经外科医生。

七、前庭消除术的术后处理

前庭消除术后的患者会出现急性前庭失神经支配综合征，包括自发性眼震，姿势不稳，头部活动时的恶心、呕吐等。这些症状需要对症处理，包括术后1～3天静脉使用脱水剂及止吐剂。另外，患者还需要前庭康复训练师的会诊，以根据患者失能的情况制定相适应的头部及眼部运动的训练计划。除急性前庭失神经支配综合征外，该类患者通常还有轻到中度的头痛。术后早期可能需要静脉或肌肉使用止痛药。术后应当仔细观察，严防发生脑水肿或脑膜炎。术后常规使用青霉素等可通过血 - 脑屏障的药物预防感染。

（一）脑脊液漏

术后脑脊液漏的处理从预防开始。只要有可能，脑膜要做防水缝合，如果需要，可采用颞肌筋膜修补，以杜绝任何微小的裂隙。对于乳突径路和中颅窝径路，脑膜的防水缝合几乎不可能，此时应当采取适当措施防止脑脊液从咽鼓管和皮肤切口漏出。可采用颞肌筋膜封闭以防止脑脊液漏至中耳，游离脂肪组织封闭脑膜裂口。所有开放的乳突气房均要使用骨蜡进行封闭。中颅窝径路手术，如果锤骨头与砧骨体暴露于中颅窝，要使用骨片与颞肌筋膜进行中颅窝底的重建以防止传导性聋与脑脊液漏。皮下组织、皮肤切口仔细缝合可防止脑脊液从皮肤切口漏出。通常情况下，行腰穿释放脑脊液3～5天，可以治愈脑脊液漏，有时也需要再次探查以封闭瘘口。

（二）脑膜炎

涉及脑膜的手术术后均可发生脑膜炎。任何经脑膜的手术，围手术期均应当静脉使用广谱抗生素以预防感染。如果术中不慎损伤脑膜，术中即应当静脉使用抗生素。患者一旦出现严重头痛、意识障碍、发热、白细胞计数升高及颈强直即应当考虑脑膜炎的可能。行腰穿脑脊液常规检查及培养以确定是否发生脑膜炎。脑膜炎的治疗应当依据细菌培养结果合理选择抗生素。

（三）术后切口感染

术后切口感染应该切开引流，并依据细菌培养及药敏试验结果合理选择抗生素。术中止血不够彻底、皮下组织缝合不严密是术后切口感染的主要原因。术中冲洗液中加用抗生素可有效降低术后切口感染的几率。

第四节　单管神经切断术

手术在局麻下进行，术前90min给予鲁米那100mg肌内注射。术前45min再给予度冷丁和安泰乐各50mg肌内注射。患者取仰卧位，按照人工镫骨手术进行常规消毒、铺巾，用混有1:100 000肾上腺素的1%利多卡因局部麻醉。

翻起鼓耳道皮瓣，从鼓切迹至6点处暴露中耳腔。分离鼓索神经并尽可能保留。鼓环后下缘磨去至完全显露圆窗龛。以1mm的金刚石钻头磨去圆窗龛直至圆窗膜完全显露(图54-38)。用0.6～0.8mm的金刚石钻头及显微耳钻在圆窗膜后1/3的基部磨出一个凹槽。注意不要损伤圆窗膜，进一步去除骨质直至显露单管。单管神经由患者主诉疼痛而确认，因为单管内感觉纤维受刺激可引起疼痛。当接近单管神经时，患者会主诉急性眩晕发作，并有BPPV典型的垂直、旋转眼震。去除易于聚积在钻周围的骨屑，单管神经纤细的纤维肉眼可见。单管神经可分数支走行于多个相邻的骨管内，其与圆窗膜基部的关系也会有变化(图54-39)。可用一枚纤细的弯钩针向内听道方向探测单管神经，但不要向后半规管壶腹方向探测。

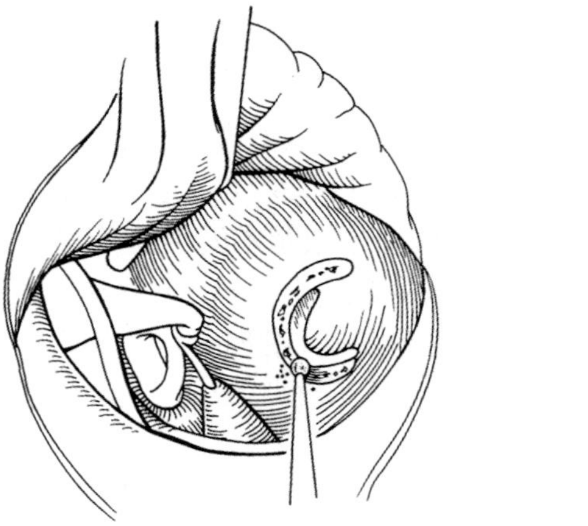
图 54-38　显露圆窗龛

一旦确认并切断单管神经，电钻磨开的区域以骨蜡封闭。鼓膜复位，耳道内切口以明胶

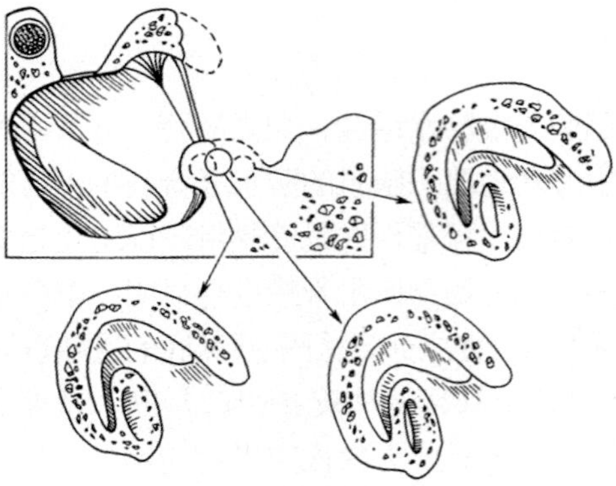

图 54-39 单管神经不同的走行

海绵块加固。常规耳道填塞。

单管神经切断术的潜在并发症包括一过性或永久性感音神经性聋和眩晕或头晕。后半规管失神经支配可致一定程度的前庭症状是意料之中的事情，然而，如果发生严重的眩晕，应当考虑前庭迷路其他部位受损。此时应当使用地塞米松以缓解迷路受损所造成的继发性炎性反应。一过性或永久性感音神经性聋的可能原因为圆窗膜破裂或后半规管壶腹区迷路受损。如果术后发生感音神经性听力损失，应当使用糖皮质激素。

使用微钻和1mm金刚石钻头磨去圆窗龛，仔细显露圆窗膜是避免圆窗膜损伤的可靠方法。1mm的钻头似乎是大了一些，然而，适当大一些的钻头可提供平坦的磨切面，从而减少钻头滑脱损伤圆窗膜边缘的几率。在钻磨时一定要顺着圆窗膜的自然曲线。每一次用钻前后均要仔细检查骨龛与圆窗膜的关系。

一旦圆窗膜的径线显露清楚，即在圆窗龛底部磨出一个小的凹槽。无论钻磨开始还是结束，均将钻头置于凹槽内是防止圆窗膜损伤的有效方法。因为在凹槽内操作，钻头不易滑脱，从而减少圆窗膜损伤的几率。

建议该操作在局部麻醉下进行，因为，来自患者的信息反馈可以帮助确认单管神经。如果没有患者的信息反馈，往往会更多地磨除骨质，从而增加迷路损伤的几率。在单管(后壶腹神经管）后方朝向后半规管壶腹方向过多的触探有可能损伤后半规管壶腹，避免此并发症的方法是在单管内方、朝向内听道方向触探。

第五节 半规管阻塞术

临床上阵发性位置性眩晕一般呈良性经过，经过一段时间的保守治疗，大多数患者能够痊愈，只有少数患者需要手术治疗。以往人们采用后壶腹神经切断、前庭神经切断等方法解决这类患者的痛苦。前庭神经切断手术创伤大，并发症多，术后恢复时间长。后壶腹神经切断手术技巧要求高，而且有很高的感音神经性聋发生率。

近年来，国内外耳科学者将目光投向半规管阻塞手术。动物试验及临床观察显示，单个半规管阻塞不影响受试动物及位置性眩晕患者耳蜗及所阻塞半规管以外的其他前庭末梢器官的功能，后半规管阻塞治疗难治性位置性眩晕取得了良好的疗效。

一、半规管阻塞术的实验依据

国外及我院三个半规管阻塞动物实验的结果显示，三个半规管阻塞对正常及积水豚鼠耳蜗功能无永久性影响(图 54-40)。由于术后前庭中枢代偿机制的存在，三个半规管阻塞的动物术后恢复比迷路切除快，中枢代偿和失平衡的时间明显缩短(图 54-41)。

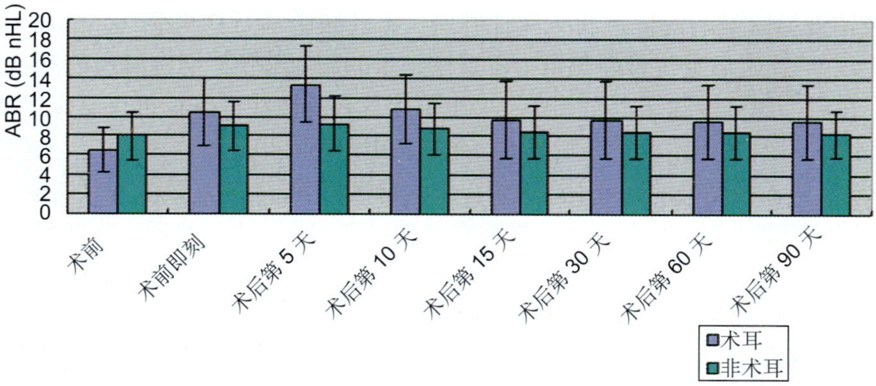

图 54-40　三个半规管阻塞前后豚鼠 ABR 反应阈值变化直方图

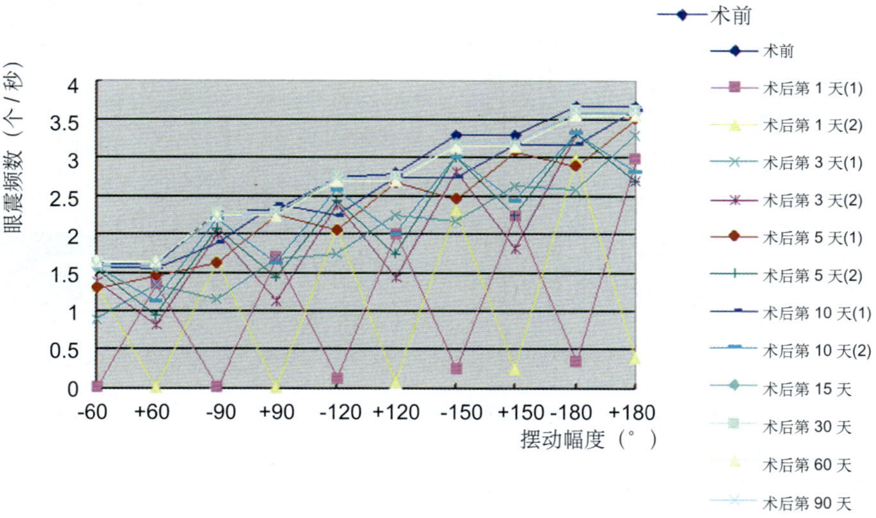

图 54-41　三个半规管塞前后，正弦摆动刺激时豚鼠眼震频数均值的变化曲线

(1) 术耳为左耳；　(2) 术耳为右耳

二、半规管阻塞术在良性阵发性位置性眩晕治疗中的应用

（一）周围性位置性眩晕的类型

周围性位置性眩晕有两类，即后半规管位置性眩晕和水平半规管位置性眩晕。在症状、检查、诊断和治疗上均有其特点。

后半规管位置性眩晕即良性阵发性位置性眩晕（BPPV）。水平半规管位置性眩晕即水平半规管壶腹嵴感受器受位置改变的刺激而产生的眩晕和眼震，通常在头位向左或右侧运动时出现旋转性眩晕和水平性眼震。颞骨解剖研究结果显示，半规管壶腹嵴沉着物可积存在三个半规管上，其中后管沉着物发生率28%，水平管21%，上管13%。组织学的观察支持位置性眩晕可由不同的半规管末梢感受器受刺激而产生。

（二）位置性眩晕的病理机制

目前有关位置性眩晕的病理机制有两种假说：①壶腹嵴耳石存积症（cupulo lithiasis）：Schuknecht(1969 年)提出后半规管壶腹嵴为位置性眩晕的病变部位。椭圆囊斑的耳石变性，碎片脱落，积存在后半规管壶腹嵴上而致病；②半规管耳石游荡症（canalithiasis）：Hall等(1979年)提出变性的耳石碎片并不附着在壶腹嵴上，而是自由游荡在半规管内淋巴中。头位变动时，脱落的耳石移动，进而推动内淋巴牵引壶腹嵴，末梢器受刺激而兴奋，诱发症状与体征。Parnes等在进行后半规管阻塞术时，发现有微小颗粒在内淋巴中游移，进一步证实半规管耳石游荡导致位置性眩晕。

（三）半规管阻塞术在位置性眩晕治疗中的应用

内科治疗无效的位置性眩晕患者，可考虑手术治疗，手术分为两大类：①消除病理信号的传入，包括后壶腹神经切除术，下前庭神经切断术；②阻断刺激，主要是阻断内淋巴流，消除壶腹嵴偏位移动，即半规管阻塞术。

（四）半规管阻塞术的手术方法

全麻下行常规乳突切除术，显露水平和后半规管，在相应半规管靠近壶腹端的骨壁上开 $1mm^2$ 大小骨窗，显露膜性半规管(图 54-43 ~ 54-46)。然后用骨粉块、骨蜡、颞筋膜、生物胶等阻塞材料从骨窗塞进后半规管，完全阻塞半规管腔，压迫内淋巴管，阻塞内淋巴流动(图 54-44)。阻塞材料压入骨窗内以完全阻塞半规管腔为度，阻塞物过多会涌入壶腹和前庭，可能影响听力，过少不能完全阻断内淋巴流。阻塞完成后，用筋膜封闭骨窗，明胶海绵压迫(图 54-44D)。

（五）临床应用

Parnes 等(1991 年)报告 8 例用骨粉块和纤维生物胶阻塞后半规管的病例。8 例均消除了位置性眩晕症状，3 例出现了暂时性混合性耳聋，6周后恢复。Anthony(1993年)报告应用迷

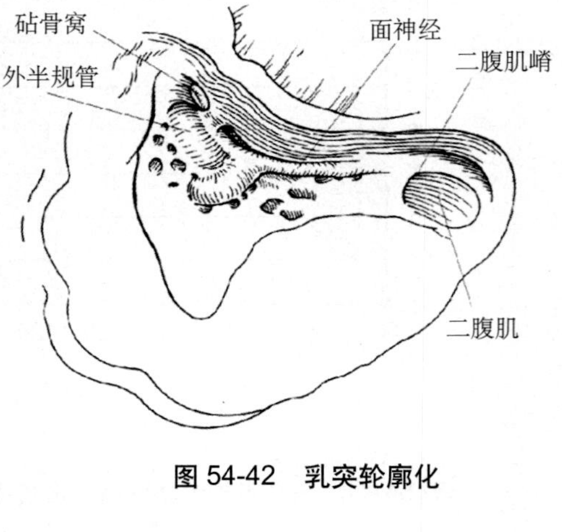

图 54-42 乳突轮廓化

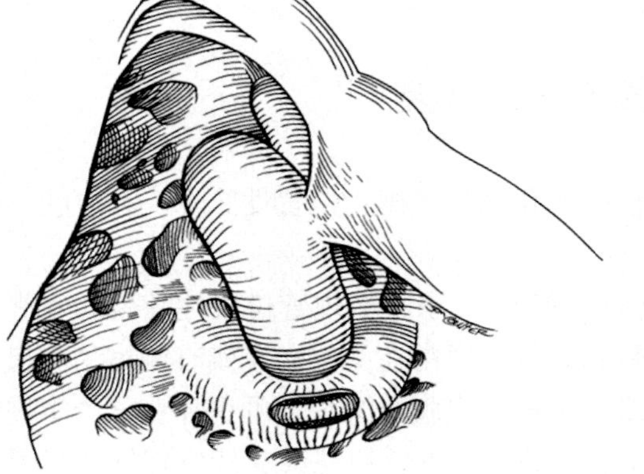
图 54-43 后半规管开窗

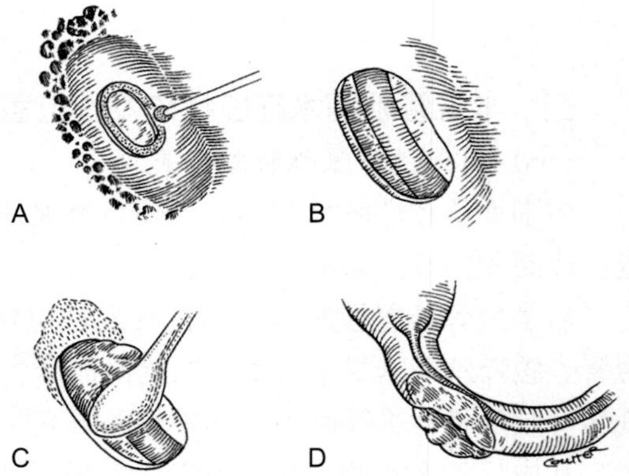

图 54-44 水平半规管阻塞

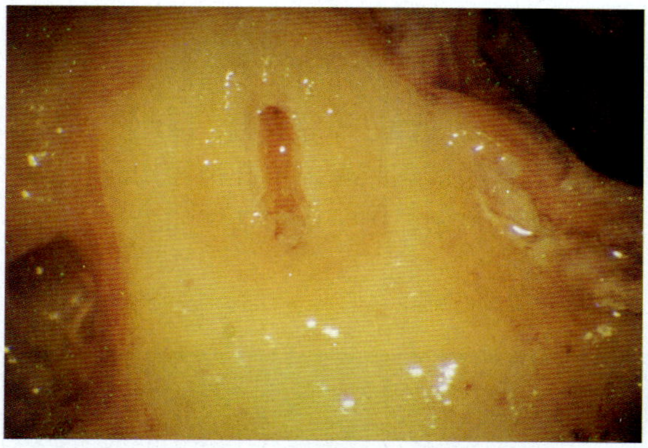

图 54-45 水平半规管开窗

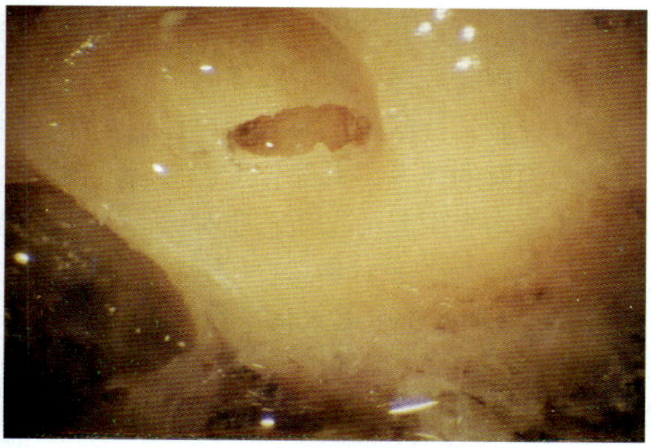

图 54-46 后半规管开窗

路外激光照射治疗位置性眩晕，在后半规管的骨壁外应用激光照射，使管内膜迷路形成纤维束带以阻断内淋巴流动。作者报道 14 例均获得成功，消除了位置性眩晕的发作。但 6 例发生暂时性感音神经性耳聋，1 例发生永久性聋。

Kartush(1995 年)和 Antonelli 等(1995 年)报告用 CO_2 激光照射半规管膜迷路，使之收缩、塌陷而阻断内淋巴流，使迷路损伤减少到最小的程度，以减少感音神经性聋的危险。术中用 ABR 监护，发现无任何改变。而且术后失平衡的恢复比机械阻塞患者为快。作者报告 6 例均消除了位置性眩晕，且听力无改变。

我院先后为 3 名位置性眩晕的患者施行单个半规管阻塞手术，其中临床确诊后半规管位置性眩晕2例，水平半规管位置性眩晕1例，分别施行后半规管阻塞与水平半规管阻塞。术后随访1～7年，结果表明全部消除了难治性位置性眩晕的症状，说明单个半规管阻塞可以有效地消除相应半规管的功能，解除位置性眩晕的症状，而对患者耳蜗功能及其他前庭末梢器官的功能没有影响。

（六）半规管阻塞治疗位置性眩晕的有效性与安全性

关于BPPV的治疗，直到目前，单管神经切断术仍然是最佳(gold standard) 手术选择。然而，该手术技术难度较大，并且有程度不等的失败率和感音神经性耳聋的发生率。另外，Ohmichi 等报道有 14% 的人类颞骨难于经鼓膜切开途径找到单管神经。

应用后半规管阻塞术旨在克服单管神经切断术的缺点。Money 和 Scott 首先在前庭生理实验中应用这一手术，阻塞单个半规管以消除该半规管对角加速度的反应，而不影响同侧其他前庭感受器的功能。后半规管阻塞是BPPV的一种可能的治疗方法，在人类应用这一手术最主要的担心，在于它可能影响听力。这个问题在早期猫的动物实验研究中并未引起注意。后来Parnes 和 McClure 对此进行了有益的探讨。为了验证半规管阻塞确能消除 BPPV，Parnes 选择了 2 名同侧耳具有重度感音神经性耳聋的难治性 BPPV 患者，因为他们的听力不可能有进一步的损害，2 名患者均同意接受在那个时候还处在实验阶段的后半规管阻塞手术治疗。结果，2 名患者的眩晕均得到控制，4 年内均无症状。并且，术后温度试验显示，2 名患者的外半规管的功能得以保留。这一手术是通过直接作用于后半规管而起治疗作用的，而不是对前庭迷路的广泛的破坏作用。本文作者报告的 4 例患者手术前、后做了十分详尽的耳神经学检查，随访时间最长者达7年，结果显示半规管阻塞手术通过消除半规管的功能达到治疗的目的，不影响患者的耳蜗与其他前庭末梢器官的功能。

另外，就单孔神经切断与半规管阻塞术后的前庭代偿而言，单孔神经切断消除了后半规管壶腹嵴的静息放电，产生双侧后半规管在静态状态时功能非对称，从而引起术后静息状态眩晕和自发性旋转性眼震。而后半规管阻塞并不影响所阻塞半规管的静息神经放电，因此，如果没有其他因素的伴发，大部分患者术后不会发生严重的自发性眼震和眩晕。单孔神经切断和后半规管阻塞均会引起前庭动态非对称，这会引起对运动刺激的高敏。因为中枢适应的参与，动态非对称也像静态非对称一样,会逐步得到代偿。

（七）半规管阻塞术的原理

从理论上讲，这一手术是将膜迷路压迫于半规管的内壁上，因此，在阻塞物和壶腹之间形成一个封闭的、充满内淋巴液的间隙，使内淋巴不能流动。如果没有温度的变化，液体是不能压缩和膨胀的，因此，有效地消除了后半规管内所有的内淋巴流动，使 BPPV 得以控制(图 54-47)。

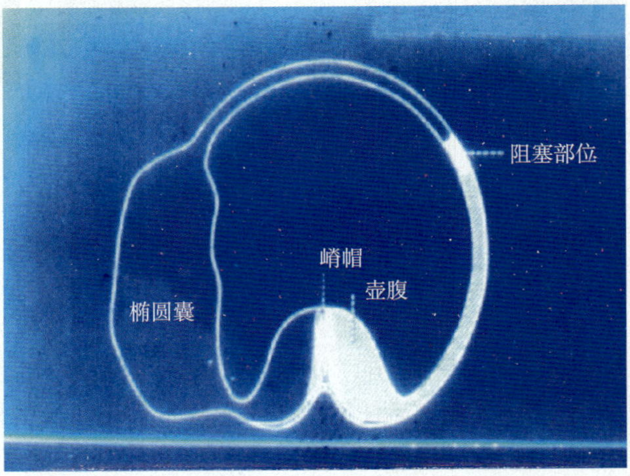

图 54-47 半规管阻塞术治疗 BPPV 原理示意图

因为半规管功能的缺失是永久性的，所以产生中枢适应以及逐步代偿。只要有相应的手术技巧，方法得当，对耳蜗及其他半规管的功能可无影响。

第六节 外淋巴瘘

一、概述

外淋巴瘘是指外淋巴与中耳腔之间的骨性或软组织性自然屏障破坏所致的内耳与中耳腔之间的异常交通。这种异常交通可以发生在圆窗或卵圆窗，骨折、肿瘤侵蚀、听囊微裂隙或开窗手术所致的前庭膜破裂均可引起。尽管外淋巴瘘的定义非常明确，自发性外淋巴瘘是否存在，依然是耳科学极具争议性的话题之一。

外淋巴瘘常常在有经验的耳科医生将患者的临床症状与中耳手术术中所见相联系后得以确定。外淋巴瘘常常以三种形式出现。一种是人们在早期耳硬化手术的时代就已经认识的外淋巴瘘。镫骨手术后的患者偶有突发性、快速进行性听力损失及眩晕，中耳探查手术常可发现卵圆窗异常开放。使用钢丝明胶海绵假体的患者更易发生卵圆窗外淋巴瘘。同样，聚乙烯假体也可腐蚀前庭窗膜引起外淋巴瘘。对于该类患者，外淋巴瘘修补后症状常常能够得到控制。第二种常见的类型为中耳肿瘤或胆脂瘤侵蚀听囊，这种外淋巴瘘也同样具有相应的听力损失与眩晕症状。第三种情况见于内、中耳爆震伤。严重气压伤的患者出现听力损失与眩晕，术中探查发现卵圆窗膜附近清亮液体积聚或镫骨底板破裂。

外淋巴瘘可以分为自发性与外伤后两类。顾名思义，自发性外淋巴瘘就是没有任何诱发因素引起的外淋巴漏出。自发性外淋巴瘘常常与先天性内耳异常有关。显然，没有内耳异常的自发性外淋巴瘘的发生率是很低的。外伤后外淋巴瘘包括肿瘤或胆脂瘤侵蚀、耳科手术、头部外伤、气压伤或听损伤所引发的外淋巴瘘。

外淋巴瘘的鉴别诊断涉及那些有听力损失和眩晕的主诉和近期手术、头部外伤、气压伤病史以及可疑中耳病变的患者。对自发性外淋巴瘘的存在持肯定态度的人越来越多，因为有大宗怀疑外淋巴瘘而行中耳探查的病例报告。也有学者不相信自发性外淋巴瘘为引起持续性失平衡、耳鸣、耳胀满感以及认知障碍的原因。他们认为大多数成年外淋巴瘘患者均与外伤有关。相反，青少年可能会发生自发性外淋巴瘘。已知耳聋、眩晕的患儿患先天性内中耳异常的比例较高。该组患者鼓室探查术中收集的液体标本中β_2转铁蛋白的阳性率较高。与颞骨先天性异常相关的症状应当在早年出现，而不应当在30岁以后再出现。外淋巴瘘诊断的一个至关重要的问题是缺乏特异性的诊断手段，术前、术中均是如此。目前诊断的金标准是手术医生鼓室探查术中所见的主观解释，他们在圆窗或卵圆窗龛及听囊微裂隙处寻找到积聚的清亮液体。常有将漏出的浆液或注射的利多卡因在中耳两窗龛附近积聚被错误地解释为外淋巴瘘的情况。可见，除非发现外淋巴的特异性标志物，否则手术探查时外淋巴瘘可能被过度诊断。

总之，外淋巴瘘确实存在，对于突发性、快速进展性听力损失或失平衡的患者必须进行外淋巴瘘的鉴别诊断，然而，手术探查的指征必须明确、合理。

二、病例选择

因为大多数疑似外淋巴瘘的成年患者均是外伤后外淋巴瘘，所以，患者提供的病史成为外淋巴瘘诊断的一个重要环节。遇到儿童进行性听力下降的病例，不要想当然地认为是遗传性疾病，而应当想到外淋巴瘘的可能性。临床医生应当具备提炼、整理完整耳科病史的能力。主诉耳闷胀、听力下降或头晕、眩晕或失平衡，提示需要进一步检查、确认。现病史应当阐明症状的发生是否伴随预兆因素或与某种体力活动相关，症状持续的时间以及发生的频率。发作性听力下降伴随耳胀满感、耳鸣以及持续数小时眩晕的病史更像梅尼埃病；而上呼吸道感染后的突发性听力下降更可能是病毒感染所致，除非急性发病前有剧烈的喷嚏史。外淋巴瘘患者如果有听力下降，应当是突然发生的、波动性的、快速进展性的听力下降。前庭症状可以轻微，如发作性的头重脚轻或轻度的失平衡，直至不稳，眩晕伴有恶心、呕吐或共济失调。

突发性听觉及前庭症状可由中耳或蛛网膜下腔压力的突然改变所致。鼓阶、中阶、前庭阶或圆窗、卵圆窗膜的损伤可能系严重气压伤、听损伤或极度的体力耗竭所致。患者症状发生于气压伤后1～2天应当考虑外淋巴瘘的可能性。可导致气压伤的情况是；压力调节欠佳的飞行器、在游泳池潜水、闭合性耳部挤压伤（掌击伤）、剧烈喷嚏、便秘、分娩、举重和爆炸性损伤。

必须询问患者是否有近期或远期的耳科手术史，尽可能获得最详细的有关手术的细节，以判断是否发生了意外的并发症。尤其注意询问是否进行过镫骨手术，或者是胆脂瘤或中耳、乳突腔肿瘤手术。镫骨手术后发生的发作性头晕、波动性、进行性听力下降的鉴别诊断包括浆液性迷路炎、增生性肉芽肿和外淋巴瘘。

患者主诉持续的眩晕应当行眼震检查，可能发现自发性前庭(水平)眼震。检查眼震的方法包括裸眼观察和佩戴Frenzel眼镜观察。听力状态的评估是至关重要的。因为对侧耳听力状态的不同，术后即刻的音叉试验有时不易解释，因为耳道填塞或中耳积液，使气骨导差难于显示。骨导偏向试验偏向手术侧可以确认耳蜗功能得以保存，偏向对侧可能是对侧传导性聋，也可能是同侧显著的感音神经性聋。

瘘管试验可能发现气压诱导的眼震或眩晕，然而，术后短时间的瘘管试验的解释必须小心、细致，因为眼震存在与否并不能确认或排除瘘管。听力图对于判断听力损失的类型与程度非常有帮助。鼓膜红肿合并轻度传导性聋可给予抗生素、激素治疗，并密切观察。听力下降与失平衡的另外一种可能性是浆液性迷路炎。显著的进行性感音神经性听力下降和言语识别率的下降合并新近发生的眩晕，强烈提示外淋巴瘘。尽管耳科医生十分不愿意重新打开一个刚做完手术的术腔，然而，上述病史与所见提示必须这样做。

一个耳部的掌击伤对鼓膜的间接损伤可以导致鼓膜破裂。爆炸之类的严重听损伤也可导致类似的损伤。鼓膜的钝伤也可引起听骨链的损伤。三种类型的损伤均可通过听骨链将能量传递至镫骨，造成镫骨足板陷入前庭窗或引起圆窗的破裂。该类患者的进行性听力下降或持续性失平衡强烈提示创伤性外淋巴瘘的存在。对于经历这类损伤的患者，详细的耳部检查是必需的。首先检查鼓膜是否完整，行瘘管试验以寻找眼震。这种情况下，气压诱导的眼震提示外淋巴瘘。对于主诉位置性眩晕的患者，位置试验可以提供有价值的信息。前庭功能检查包括眼震电图和眼震电图瘘管试验。

外淋巴瘘患者术前听力学及前庭功能检查结果多变，且没有特异性。瘘管试验阳性对于确诊外淋巴瘘具有重要价值，但是也有术前似乎诊断很明确但术中探查阴性的情况，还有一些病例术前检查完全正常，术中确诊为外淋巴瘘。已有证据显示，自发性外淋巴瘘的患者伴有颞骨其他先天性异常的几率较高，Mondini畸形之类的先天性异常中耳畸形及外淋巴瘘的发生率高。发现并修补外淋巴瘘是否可以中断疾病自然进展的过程，或外淋巴瘘只是一个伴随现象尚不清楚。对于患有外淋巴瘘的儿童和青年人，颞骨影像学检查是必需的。双侧的听力损失意味着代谢、结构或神经病变。MRI 对于显示脱髓鞘病变更为有利，而颞骨 CT 是显示听囊的最佳手段。因为外淋巴瘘常常伴随先天性内中耳异常，因此，进行性听力下降并伴有颞骨CT异常的患者是外淋巴瘘鼓室探查的适应证。

三、术前计划

怀疑外淋巴瘘的患者术前要做纯音测听，以明确是否发生了听力变化和确立一个听力基线。前庭功能测试有助于发现单侧管麻痹或瘘管试验阳性。头部外伤行颞骨影像学检查可以获得有价值的信息，而气压伤、听损伤或耳部手术后则无特别发现。

麻醉方式的选择取决于患者的年龄以及造成外淋巴瘘的可能原因。局部麻醉有两点好处。首先，患者可以遵医嘱做捏鼻鼓气动作。当然，全身麻醉患者由麻醉师给予持续的 PEEP（positive end-expiratory pressure）也可达到同样的目的。保持 PEEP 可增加静脉阻力，从而增加颅内压，就像捏鼻鼓气动作一样。颅内压增加可提升内耳外淋巴液压，便于外淋巴瘘的观察。而在全身麻醉状态下，内耳医源性损伤不易确认。其次，局部麻醉的患者可随时反馈其眩晕或头晕的感觉，这对于有近期耳科手术史或局限性颞骨外伤的患者更为有利。陷入前庭池的镫骨底板的复位或者卵圆窗移植物与球囊或椭圆囊粘连很容易造成内耳功能损害。清醒的患者，即使给予镇静，也能够将自己的任何不适直接反馈给手术医生。

不管怀疑是什么原因引起的外淋巴瘘，儿童患者在局部麻醉下行鼓室探查均是一项极具挑战性的工作。青少年患者在给予镇静的情况下可能能够耐受这一手术。手术医生及其家长必须决定何种麻醉方式最适合于患者及手术医生。然而，儿童患者行鼓室探查，必须全身麻醉。

四、手术技术

患者仰卧在手术台上，患耳向上。气管插管全身麻醉后，常规耳部手术备皮，消毒。如果怀疑镫骨底板的完整性，而手术医生又习惯于采用静脉修补的应当手部备皮。用混有1:100 000肾上腺素的2% 利多卡因行局部麻醉。局麻药通常注射于耳道四壁。外淋巴瘘行探查手术，需要局部注射含有血管收缩剂的麻醉药，因为探查手术中，中耳腔内任何渗出都将影响诊断与鉴别诊断，如局麻药渗进入中耳腔，在卵圆窗或圆窗龛附近积聚，看似清亮液体而被误认为外淋巴瘘。然而，局部麻醉对于耳道麻醉及局部止血均是必需的。翻起鼓耳道皮瓣，进入中耳腔。通常需要去除部分耳道后上方的骨质才能完全显露卵圆窗龛。由于骨质以及中耳腔血供的具体状况，可能会发生中耳腔出血。止血的方法包括小片明胶海绵、含有肾上腺素的棉球、小片止血纱布，极少见的情况下需要双极电凝止血。一旦获得良好的显露，即可根据术中所见给予相应的处理。通常情况下，并不需要去除耳道后壁就可以看清圆窗龛，有时需要转动手术显微镜或手术床。首先检查圆窗龛与卵圆窗龛，注意观察是否有清亮液体积聚，尤其反复吸引后仍然有清亮液体的积聚。增加颅内压有利于识别外淋巴瘘，因此，可嘱局麻患者做捏鼻鼓气动作以帮助识别外淋巴瘘，其他措施包括压迫同侧颈内静脉、触碰听骨链或改变患者的体位。

目前，外淋巴瘘的诊断依据是看到清亮液体的积聚或显微镜下光反射的改变。如果有一个更客观的检查方法能够协助诊断，势必有助于对外淋巴瘘的认识。然而，探索中的β_2转铁蛋白检测需要至少等待 3h，而且，其灵敏性及特异性尚有待进一步证实。

因镫骨手术后突发性或进行性听力损失，或出现前庭症状而行手术探查的患者需要特别的处理。习惯于使用组织移植或静脉瓣行镫骨切除的医生，在再次探查之前，应当准备好新的移植物。对近期有人工镫骨手术史的快速进行性听力下降的患者，应当注意检查卵圆窗龛以寻找增生性肉芽肿。如果发现肉芽肿，则取出人工镫骨假体，并重新封闭卵圆窗。如果没有发现肉芽肿，则检查人工镫骨假体的位置，如果使用组织块封闭，则要确认其完整性以及是否很好地覆盖前庭窗(图 54-48)。触碰听骨链以确认假体位置是否合适，仔细检查以寻找卵圆窗封闭不全。仔细观察卵圆窗龛，以明确是否有清亮液体积聚。如果怀疑组织封闭的完整性，应当取出人工镫骨假体，重新做卵圆窗移植组织封闭。当然，如果行镫骨小窗技术，则应当注意是否有人工镫骨移位。

耳部钝性或贯通伤引起的头晕与听力下降处理方法相似。应当注意听骨链的完整性，砧镫关节可以受损，镫骨底板可以骨折、受压或陷入前庭池。如果是这样，应先将砧-镫关节分离，将镫骨底板下沉的部分从前庭池中提出。如果患者有显著眩晕或恶心、呕吐应当暂停镫骨底板的操作。移植组织可以来自手背静脉、颞肌筋膜或耳屏软骨膜。在分离卵圆窗周边的黏膜后，以移植组织封闭前庭(图 54-49)。

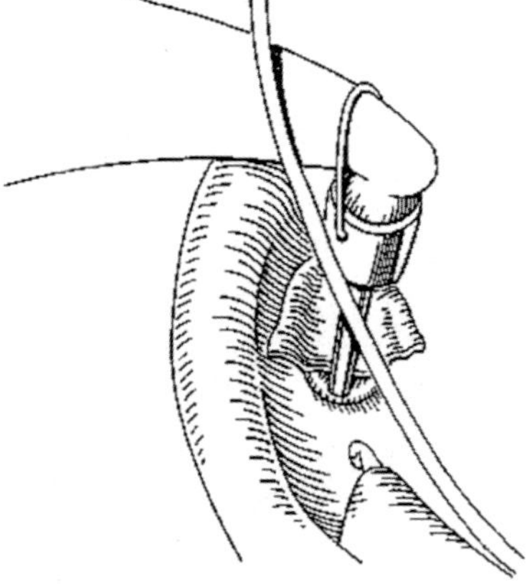

图 54-48　人工镫骨术后底板后部覆盖不全

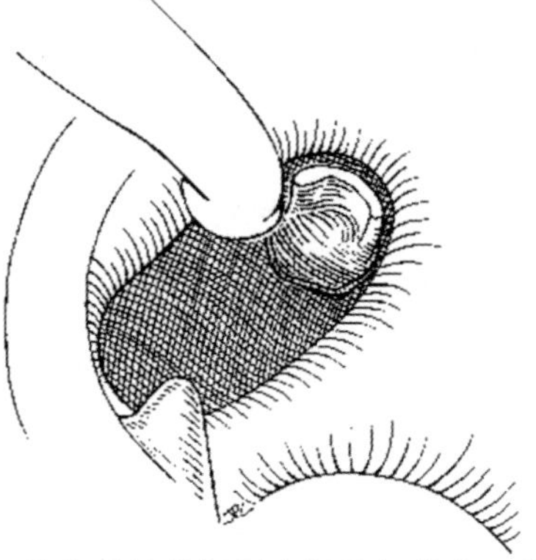

图 54-49　外伤后部分镫骨底板陷入前庭，分离圆窗龛周围黏膜，拟行静脉瓣修补

自发性外淋巴瘘以相似的方式处理。仔细检查两窗，如果发现清亮液体积聚，分离靠近镫骨底板的黏膜(图 54-50)。圆窗可有骨质遮挡，应当以刮匙或中耳微钻去除，如果在此区域发现外淋巴瘘，黏膜也要分离。取自耳后的纤维筋膜不失为封闭外淋巴瘘的良好组织。耳屏软骨膜也可用。脂肪组织不适合使用，因为它会萎缩与吸收。小片纤维筋膜组织覆盖于窗上、镫骨足弓之间(图 54-51)。圆窗龛周围黏膜去除后也要进行封闭。可采用强生止血纱布或纤维蛋白胶固定移植组织与促进瘢痕形成。

另外一种封闭镫骨底板环形边缘的方法，是依据镫骨的外形设计相应的移植组织进行修补。颞肌筋膜或耳屏软骨膜修剪成裤腿状或窄U形放置于镫骨足弓周围(图54-52、54-53)。这种方法可以很好地封闭底板周边的裂隙。

除了两窗龛之外，其他区域也要检查。这些区域包括镫骨底板的前方以及圆窗龛的下方，曾有报道此处发现微裂隙。

一个很难作出决策的情况是没有发现外淋巴瘘。既然没有外淋巴瘘，两窗的填塞就没有必要。事实上，很多探查阴性的患者没有做填塞，听力也恢复正常。如果不管是否发现外淋巴瘘均做填塞，则无法确定这种治疗是否必要。从另一方面来讲，手术中患耳向上使得外淋巴瘘的

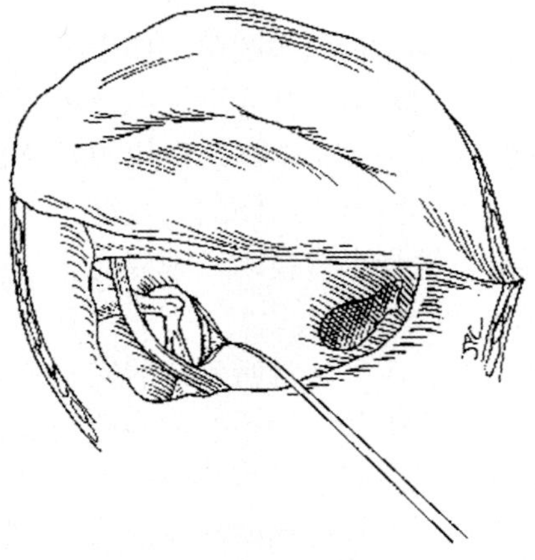

图 54-50 分离镫骨底板周围的黏膜

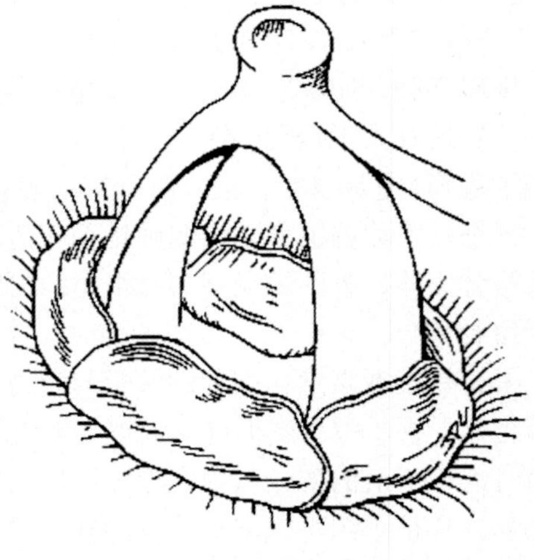

图 54-51 小片纤维筋膜组织覆盖卵圆窗龛以封闭外淋巴瘘

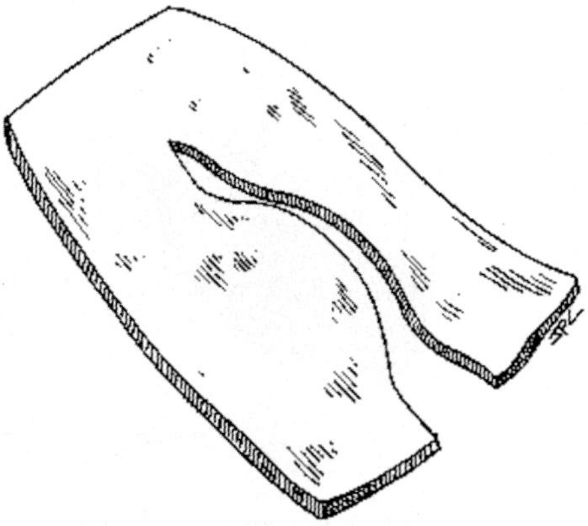

图 54-52 依据底板区外形设计的筋膜片

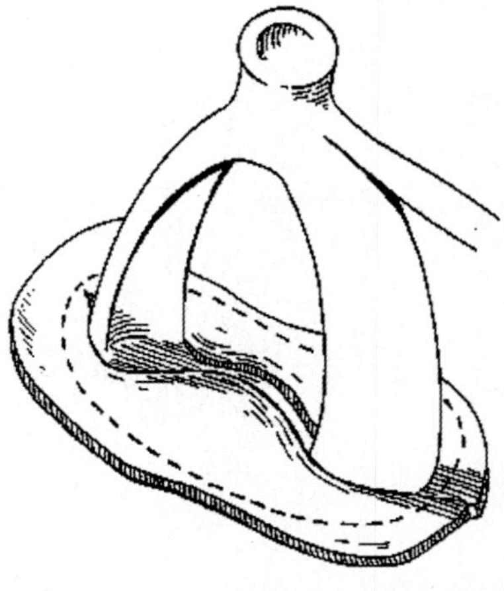

图 54-53 筋膜片绕镫骨足弓，覆盖底板区

识别变得更加困难，因为重力的影响以及内耳很低的液压，可以使外淋巴瘘暂不发生。事实上，存在着持两种意见的医生，一种认为只有发现外淋巴瘘才做填塞，另外一种认为不管是否发现外淋巴瘘，常规填塞。

一旦中耳探查结束，鼓耳道皮瓣复位，耳道填塞。

五、术后处理

常规服用抗生素7日，如果需要可以服用止痛药。局部伤口一日两次换药，避免接触水、弯腰负重和捏鼻鼓气。7 天拆除缝线，10 ～ 14 天取出耳道内填塞物。术后 4 ～ 6 周行听力学检查以了解听功能状态。

六、术中、术后并发症

外淋巴瘘中耳手术探查的并发症很少发生。仔细分离鼓耳道皮瓣可以避免鼓膜撕破。鼓索神经应当细致分离，尽量减少牵拉。从理论上讲，圆窗、卵圆窗填塞可导致传导性聋，实际上，该操作很少导致临床或听力学意义上的听功能损坏。

处理陷入前庭的底板可能很困难。近期的损伤，纤维粘连尚未形成，可以尝试将镫骨从前庭中取出。术中一旦患者主诉前庭症状，应当停止进一步的操作。镫骨手术后的探查也是如此。如果只是高度怀疑外淋巴瘘，而没有确认，医生必须决定是重新植入假体并重新封闭前庭窗，还是前庭症状源于渗出性迷路炎，如果手术是为了消除已经有严重听力损害患者的难治性前庭症状，则应当积极处理，因为封闭中耳与外淋巴以及脑脊液之间的病理通道，不仅可以消除前庭症状，而且可以预防脑膜炎，对于具有先天性听囊异常的年轻患者更是如此。

外淋巴瘘修补术后症状复发的情况是难于解释与处理的。有必要复习患者的病史，并做细致的体检。由于采用脂肪组织修补复发的几率较高，因此我们建议使用纤维筋膜组织、肌肉、或软骨膜做外淋巴瘘的修补。

参考文献

1. 葛贤锡, 沈平江, 柯国欣. 内淋巴囊造口引流术. 中华耳鼻咽喉科杂志, 1985, 20: 233-236
2. 王正敏, 张玉海. 梅尼埃病手术方法的选择. 中华耳鼻咽喉科杂志, 1997, 32: 233-235
3. 李哲生, 檀庆兰. 内淋巴囊手术治疗 Mèniére 病. 中华耳鼻咽喉科杂志, 1990, 25: 351-353
4. 程华青. 耳源性眩晕手术治疗的体会. 中华耳鼻咽喉科杂志, 1984, 19: 144-145
5. 殷善开, 柯国欣, 顾能荣, 等. 难治性梅尼埃病手术控制眩晕的远期疗效观察. 临床耳鼻咽喉科杂志, 1999, 13: 291-292
6. 张素珍. 内淋巴囊手术. 见：姜泗长主编. 手术学全集耳鼻咽喉科卷. 北京：人民军医出版社, 1994. 211-220
7. Paparella MM and Sajjadi H.Endolymphatic sac enhancement. Otolaryngol Clin North Am, 1994, 27: 381-402
8. Gardner G and Aglan YI.The subarachnoid shunt for Meniere’s disease:sixteen year’s experience. Am J of Otology, 1988, 9: 177-183
9. Parnes LS.Update on posterior canal occlusion for benign paroxysmal positional vertigo. J Otolaryngol Clin North Am, 1996, 29:333-342
10. Parnes LS, McClure JA. Effect on brainstem auditory evoked responses of posterior semicircular canal

occlusion in guinea pigs. J Otolaryngol, 1984, 14: 145-150

11. Parnes LS, McClure JA. Posterior semicircular canal occlusion in the normal hearing ear. Otolaryngol Head Neck Surg, 1991, 104: 52-58
12. Antonelli PJ. Triple semicircular canal occlusion in the guinea pig. Otolaryngol Head Neck Surg, 1997, 117: 509-515
13. Smouha EE. Partial labyrinthectomy with hearing preservation:An experimental study in guinea pigs. Otolaryngol Head Neck Surg, 1996, 114:777-784
14. Schuknecht HF. Cupulolithiasis. Arch Otolaryngol, 1969, 90:765-778
15. Anthony PA. Partitioning the labyrinth for benign paroxysmal positional vertigo: clinical and histologic findings. Am J Otol, 1993, 14:334-342
16. Kartush MJ. Posterior semicircular canal occlusion for benign paroxysmal positional vertigo-CO_2 laser-assisted technique: preliminary results. Laryngoscope, 1995, 105:268-274
17. Hall SF. The mechanics of benign paroxysmal vertigo. J Otolaryngol, 1979, 8:151-158
18. Antonelli PJ. Carbon dioxide laser occlusion of the guinea pig posterior semicircular canal. Otolaryngol Head Neck Surg, 1995, 113:453-458
19. Gjuric M. Selective resection of the semicircular canals of rabbits with preservation of hearing. Acta Otolaryngol (Stockh), 1992, 112:907-915
20. 殷善开, 沈平江, 柯国欣. 后半规管阻塞治疗难治性位置性眩晕 1 例. 中华耳鼻咽喉科杂志, 1999, 34: 126-128
21. 张英, 殷善开, 谷京城, 等. 后半规管阻塞前后豚鼠前庭及耳蜗功能的动态变化. 听力学及言语疾病杂志, 2000, 8: 193-195
22. 张英, 殷善开. 三个半规管阻塞动物模型的建立. 中华耳鼻咽喉科杂志, 2000, 35: 335-338

第五十五章

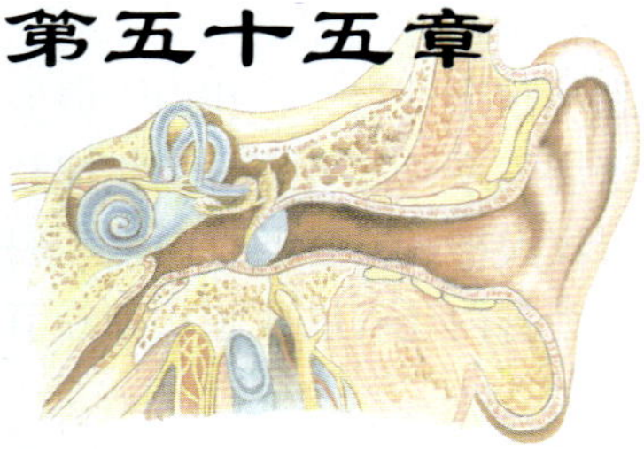

面神经外科

李学佩　马芙蓉

面神经麻痹的外科治疗可以追溯到公元7世纪（625～690），Paul首次提出了严重受损的神经可以手术修复。公元10～11世纪，Avicenna采用缝合神经的方法来修复受损神经。到了20世纪，随着科学技术的不断进步，面神经外科得以较快发展。Cruikshank和Bell毕生从事面神经的研究工作，首次证实了受损神经末梢能够再生。随后，现代面神经外科蓬勃发展，其主要进展是：①通过相应手术径路能够安全进入面神经的颅侧端；②面神经电图能够对较严重面瘫患者作出早期诊断；③House-Brackmann分级标准使病例报道的标准更加统一。随着显微外科的进步，神经电诊断学和影像诊断学的发展，面神经疾病的手术治疗也有了重大进步。特别是20世纪70年代初开始施行的颅中窝径路或迷路径路内听道段及迷路段面神经减压或移植术，开创了面神经外科的新篇章。近年来，面神经监测系统和术中导航系统的使用，使面神经手术迈入了新时代。

现在，由于手术器械的改进、各种手术径路的设计与精心操作，以及神经监视、手术导航系统的应用，使耳科医师能安全地暴露从脑干到出颞骨的面神经全程。然而，面神经疾患的处理从Cawthorne和Kettle时期起始终是有争论的。面神经功能障碍疾病的成功治疗，需要对疾病的病理生理过程和神经损伤程度作出正确评价。新的诊断工具如神经电图，高分辨CT和核磁共振的应用，提供了对很多疾病神经损伤的定位和比较正确的评价方法，并为适宜做面神经手术的患者进行正确的术前设计，为采用达到神经损伤部位最方便的手术径路创造了条件。

第一节　手术解剖

对复杂、迂曲的面神经的全面知识以及对它和其他重要结构的解剖关系的深入了解，对进行面神经手术的医师极为重要。面神经从脑干-脑桥延髓连接的前庭耳蜗神经前1.5mm处发出。直径（约1.8mm）比卵圆形的第Ⅷ脑神经（直径约3mm）小。细的中间神经在面神经和第Ⅷ脑神经间出现，最后在面神经鞘内合并。离脑干后，通过小脑脑桥池有15～17mm，然后进入颞骨内的内听道口（图55-1）。小脑脑桥池的其他重要结构包括小脑前下动脉和小脑脑桥角的静脉。小脑前下动脉在面神经和第Ⅷ脑神经间或二者附近通过，而静脉的位置和数目有变异。进入内听道后，面神经在内听道前上象限，行程8～10mm，然后进入内听道底的面神经骨管。内听道在上半规管平面的前面，与上半规管成约60°角。在面神经骨管入口（内听道口）面神经直径最窄，仅为0.61～0.68mm。在这点，神经周围的鞘只由软脑膜和蛛网膜构成，因为硬脑膜在内听道底终止。有些作者认为，内听道口处面神经直径小是某些疾病如Bell氏麻痹和Ramsay--Hunt综合征的病因，在其发病中起重要作用。

面神经在颞骨内分成 3 个解剖节段：迷路段、鼓室段和乳突段。

迷路段最短，约4mm，是从内听道孔到膝状神经节的一段。它从前上外走行，和内听道形成120°的前内角。迷路段的前下是耳蜗基底转，和面神经骨管有密切关系，其外端是膝状神经节，然后突然折向后，形成约75° 的急转弯。膝状神经节前面是岩浅大神经，它通过面神经裂出颞骨。从膝状神经节到面神经管裂的距离经常有变异。岩浅大神经管内还有供应膝状神经节区的血管。

鼓室段约长11mm，从外半规管前下和镫骨后方之间走行，形成卵圆凹的上缘。鼓室段和乳突段之间，神经稍向下弯曲约有 2～ 3mm。

乳突或垂直段是颞骨内最长的部分，约13mm。在二腹肌沟前缘出茎乳孔，有致密的富有血管的纤维结缔组织鞘围绕。在致密的鞘内有茎乳动脉和静脉。

第二节　一般的手术技术

一、面神经手术的基本条件

1. 术者非常熟悉颞骨解剖知识；

2. 熟练掌握手术显微镜和电钻技术；

3. 比较丰富的手术经验。有在各种面神经解剖变异和在各种病变的情况下识别面神经，并应变处理复杂情况的能力；有娴熟的手术技巧。

二、面神经术中监测

不论什么时候，面神经手术暴露必须要有一些技术条件。手术中面神经功能的监视系统是很重要的。最简单、也很有效的监视方法，是在手术最重要的阶段密切观察面肌。手术时要露出神经暴露侧的面部以便观察，要能看到前额、眼、口、颏。气管内插管要放在对侧，不要把胶布等粘在要观察的口侧。消毒巾铺在手术野的后上、下缘，第 4 块放在前侧面，露出全部面部。透明的塑料胶膜覆盖面部和手术区。这样观察者就能在手术过程中看到整个面部。在面神经手术操作中可看到有无面肌反应，刷手护士或巡回护士是最好的观察者。

面神经监测仪在相关面神经手术中的应用，提高了术中面神经的识别和面神经功能的保存率。面神经监测仪有肌电图描记系统和机械压力系统两种。这两种监测仪共同点是：当刺激面神经时，仪器会发出警报声，以提醒术者。肌电图系统是记录面肌的肌电图，将其反映在示波器上，并同时发出警报声；机械压力系统是通过记录面肌的收缩与运动，再经压力传感器将压力转换为电信号，然后将电信号显示在示波器上，并发出警报声。肌电图系统比机械压力系统更敏感。

临床应用的适应证：与面神经有关的手术都可用面神经监测仪。特别是复杂的或二次面神经手术，术前影像学检查示面神经管有明显扭曲、或估计面神经周围解剖关系比较复杂、病变较重，都应该进行术中面神经监测，以识别面神经及探查其在软组织，肿瘤，骨组织中的走行，减少术中对面神经的损伤。由于面神经监测仪的应用，面神经功能保存可达 97.5%。

面神经成功暴露的关键在于器械。当手术操作靠近面神经骨管时，要用手术区能够容纳的最大的金刚石钻头。切割钻头容易突然跳动或卷入其他组织而造成严重神经损伤。术中要持续用吸引 - 冲洗器，一方面使钻头清洁，另一方面散热以免神经热损伤。

包被神经的薄骨壳要用特殊的钝剥离器去除。这些器械要薄而硬，能去掉薄骨而不伤神经。如要做神经分离，把神经从面神经骨管中分离出来，可用微型柳叶刀，因锐分离比钝剥离损伤小。神经内面常固着在骨面，且血管丰富，因此靠近神经部位可用双极电凝止血。

第三节 手术径路

一、迷路后径路

迷路后径路（脑干-内听道口）的手术技术：患者仰卧在手术台上，头转向对侧。气管内插管麻醉，麻醉师位于手术台足侧。手术护士在术者对面。剃去耳后4cm范围内的头发，耳和左下腹部备皮，消毒铺单。切口在耳后3～4cm的发际处，向下直到乳突尖（图55-1）。皮肤切口后面的地方留作枕骨切除以向后牵开乙状窦用。做完全的乳突切除术，去除乙状窦从窦脑膜角到它最下部的被覆骨质，显示颈静脉球圆顶。用大号金刚石钻头和吸引-冲洗器对预防乙状窦和后颅窝脑膜损伤很重要。去除从乳突天盖到颈静脉球的小脑骨板。确认前内面的后半规管和迷路（面神经后区）下面的内淋巴囊（图55-2）。气化良好的乳突用小号金刚石钻头去除后半规管和小脑硬脑膜间2～3mm的骨板。如果不能确认后半规管，就要磨出“蓝线”以确定部位。

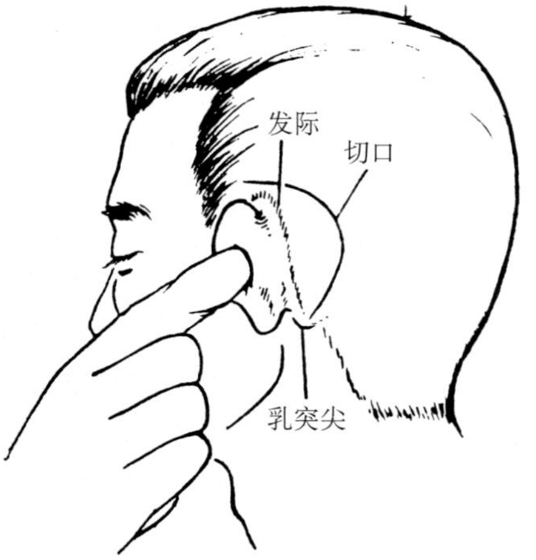

图55-1 迷路后径路耳后皮肤切口

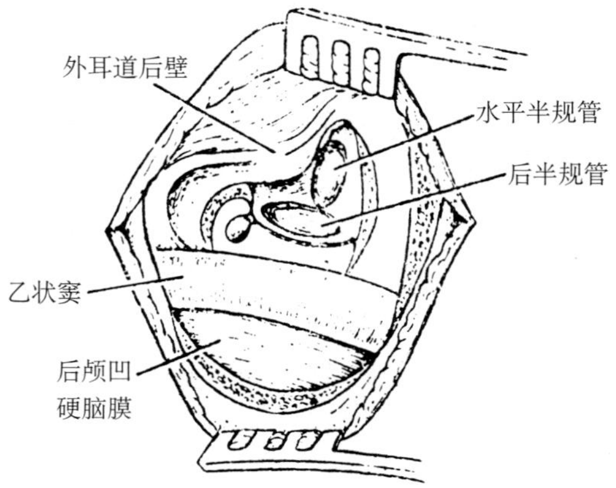

图55-2 左迷路后径路，硬脑膜切开前

用锐微型解剖刀和微型剪做一蒂在前的活板门样的小脑硬脑膜瓣（图55-3），切开硬脑膜瓣时注意不要损伤小脑蛛网膜的小血管。紧靠乙状窦和岩上窦骨缘处要留出脑膜褶边，以便伤口关闭时缝合。自动开创器把乙状窦向后牵拉。小脑通常背离颞骨，因此很少需要牵引。为了使脑收缩，除用渗透性利尿剂外，还可用过度通气。

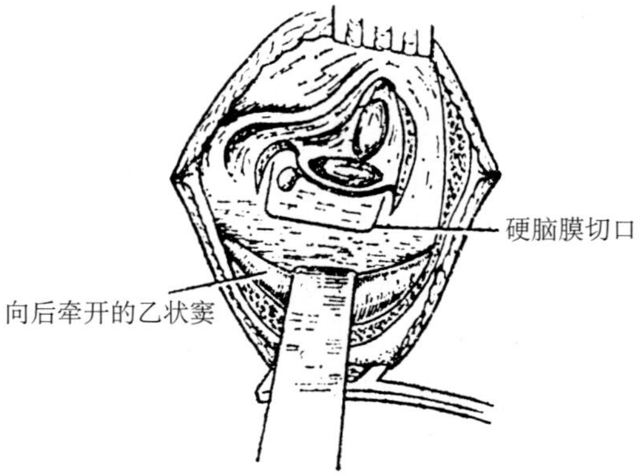

图55-3 左迷路后径路，硬脑膜切开后

耳蜗前庭-面神经这一组结构在与Donaldson线平行线下方2～3mm处。锐切开蛛网膜，从池中流出脑脊液，上面可见三叉神经、下面可见舌

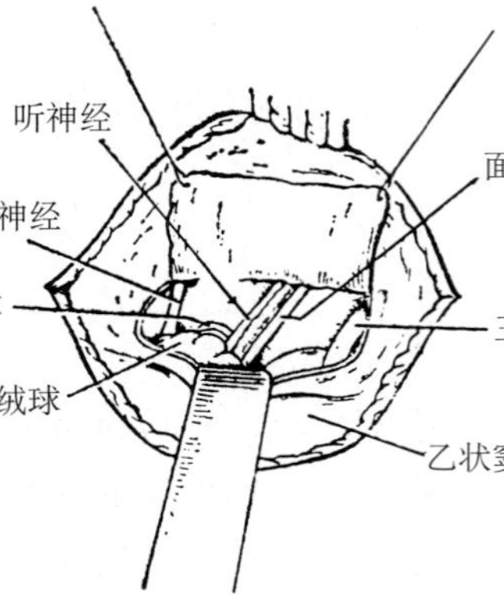

图 55-4 左迷路后径路扩开硬脑膜瓣后

咽神经或迷走神经（图55-4）。面神经视线完全被第Ⅷ脑神经挡住。通常面神经在第Ⅷ脑神经正前方1.5mm处发出。小脑前下动脉的上部分支在面神经和第Ⅷ脑神经间通过，并有一或几支静脉伴随。在小脑脑桥角池处可见到约15mm长的面神经。

手术终了要严密缝合脑膜。从下腹部切口切取腹部脂肪条（0.5cm×4cm）放在脑膜下，用4-0尼龙线连脑膜和脂肪条一起缝合。乳突腔用脂肪填塞，但不要阻塞鼓窦入口，影响听骨链。分层缝合皮下和皮肤。乳突外用敷料压迫包扎。

优点和应用：迷路后径路能达到小脑脑桥角部位的面神经而不影响内耳功能。它比枕骨下径路优越的地方是不压迫或几乎不压迫小脑，这一径路结合中颅窝径路，可切除肿瘤或在脑干附近做面神经移植术，最常用于半面痉挛的血管减压。从这一径路，小脑前下和后下动脉及伴随静脉也很容易操作。

局限性和可能的并发症：面神经视线常被第Ⅷ脑神经挡住，这时用钝器轻轻分离神经，会增加听力和前庭的并发症。这种暴露易致损伤。如果发生颅内并发症，就要迅速切除枕骨，打开乙状窦后脑膜，以便暴露和处理。

有可能发生脑脊液漏，用硬脑膜下脂肪条严密缝合可减少这一并发症。

二、乙状窦后径路

暴露脑干到内听道面神经的另一选择是通过一个小的乙状窦后开颅术。术前准备和手术切口同迷路后径路。与迷路后径路不同的是不做乳突全切除，而是去除乙状窦上的骨质直至显露乙状窦后缘。在去除乙状窦后的骨质4cm后，暴露后颅窝硬脑膜。切开硬脑膜，暴露小脑。在切开时注意不要伤及小脑的动静脉。用湿的棉质海绵覆盖保护小脑，缓慢而轻轻地牵开小脑，暴露颞骨和内听道的后颅窝面。当小脑从颞骨牵开，可以看到小脑绒球、脉络丛和第Ⅶ、Ⅷ脑神经束。去除内听道口的后唇，可以增加外侧暴露。后唇与后半规管的关系可通过CT显示。

优点和应用：迷路后径路和乙状窦径路能暴露小脑脑桥角部位的面神经，而又不牺牲内耳功能。这两径路比常规枕下径路优越之处在于对小脑没有或很少压迫。本手术与中颅窝径路联合，可以进行肿瘤切除和脑干附近面神经移植。对面神经手术来讲，迷路后径路最常做的手术是为半面痉挛而做的血管减压术，在这一径路，小脑前下动脉、小脑后下动脉及其伴随静脉暴露得很好，并易于操作。

局限性及可能的并发症：面神经常可被第Ⅷ脑神经阻挡着，用钝头器械轻轻分离神经，可以显露面神经，但会增加听力损害和前庭并发症的可能。由于这一径路存在缺陷，因此，术中如出现颅内出血等并发症时，难以进行止血。这时要迅速去除枕下骨质，结合已切开的乙状窦后硬脑膜，扩大术野，进行止血。脑脊液漏也是可能出现的并发症，但只要仔细缝合硬脑膜，应用硬脑膜下脂肪条，就可减少这一并发症。

三、中颅窝径路

中颅窝径路（经颞骨径路）用于暴露从内听道和迷路段（内听道口-鼓室段）的面神经，

并保存听功能。同时也能减压膝状神经节和鼓室段面神经。

手术技术：患者仰卧手术台，头转向对侧，患侧颞骨向上。剃去耳上、后6～8cm及耳前相应区的毛发。术者坐在手术台头侧，手术器械护士在患者头前侧。

在耳上发际处做一蒂在后的活门样的切口，约6cm × 8cm大（图55-5），如需暴露乳突，切口可沿耳后向下延长。掀起颞肌和骨膜。肌肉和皮肤瓣交错切开，形成严密的两层组织，有利于术后缝合关闭伤口。

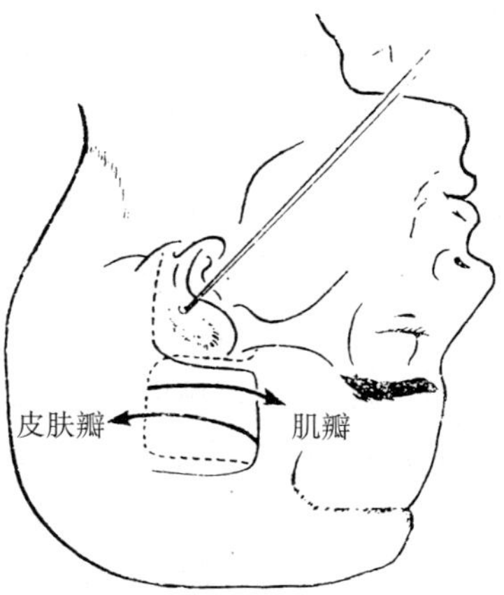

图 55-5 中颅凹径路皮肤切口（实线所示）

掀起颞肌时暴露颧弓根，它代表中颅窝底。皮肤和颞肌留置缝线作为牵引。颧弓根上以耳屏前1cm处做纵形平行线，以此为中点用中型切割钻做一4cm × 5cm的骨瓣。颅骨切开前后缘要平行，以便放置自动开创器。有时脑膜中动脉在颅骨内面，因此掀起骨瓣时要注意，双极电凝和骨蜡止血。从中颅窝剥离脑膜最困难。钝剥离和手术显微镜大大地方便了脑膜的剥离。从后到前剥离脑膜，防止意外损伤已暴露的膝状神经节和大浅岩神经。在岩鳞缝处剥离反折的脑膜时，用双极电凝止血。

剥离一直进行到暴露确认内面的岩嵴、内听道平面的弓状隆起、前面的岩浅大神经，不要求识别脑膜中动脉和伴随静脉。House-Urban自动开创器尖端放在前至弓状隆起的岩嵴上，中型金刚石钻头和吸引 - 冲洗器用于确认上半规管蓝线。术前颞骨CT有助于明确上半规管和中颅窝底的关系。

开始在弓状隆起后面用钻磨去乳突气房，直至暴露致密的黄色耳囊骨，再慢慢磨去耳囊骨，露出上半规管“蓝线”。内听道定位，是在上半规管“蓝线”前做一60°角，即为内听道部位。继续磨去内听道骨质，直至磨去内听道周径180°的骨质，露出内听道（图55-6）。因和上半规管和耳蜗基底很靠近，因此该处只能磨去内听道外侧5mm左右的周径约120°的骨质。面神经占据内听道前上部。外侧的垂直嵴（Bill嵴）是前庭上神经和内听道孔间的间隔。

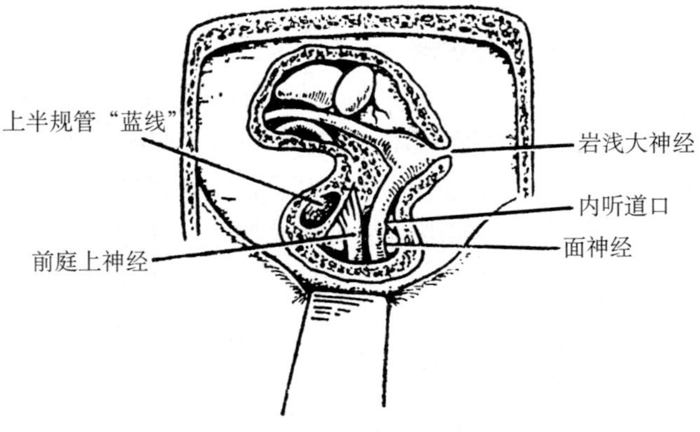

图55-6 中颅凹径路，颅骨切开后，牵开颞叶，打开内听道

面神经骨管入口最窄，是面神经最纤细部位。在内听道，面神经向前稍向上转弯，此时耳蜗基底转在其下1mm内，上半规管壶腹在其正后方。迷路段止于膝状神经节。小心去除鼓室盖，避免损伤槌骨头和砧骨。鼓室段急转向后，然后走行到外半规管下面。在神经全程确认前最好保留被覆面神经的薄层骨壳，最后才用小钝剥离器去除骨质。迷路段面神经是在骨管内，不要用大刮匙，以免压迫性损伤。如果要减压神经，最后一步是用微型解剖刀切开骨膜和神经外膜（鞘）。

面神经另一个定位法，特别针对外伤病例，是随岩浅大神经向后追踪到膝状神经节，或者骨折鼓室盖，通过骨折线见到鼓室段，然后用鼓室段去定位膝状神经节和迷路段。

手术结束后，要用骨片充填封闭鼓室盖和内听道缺损（图55-7），防止颞叶疝入中耳。颞筋膜覆盖在充填的骨屑上，有助于封闭内听道的硬脑膜缺损。鳞骨骨瓣复位。颞肌用可吸收缝线缝合，皮肤分层缝合，不放引流。伤口敷料包扎。

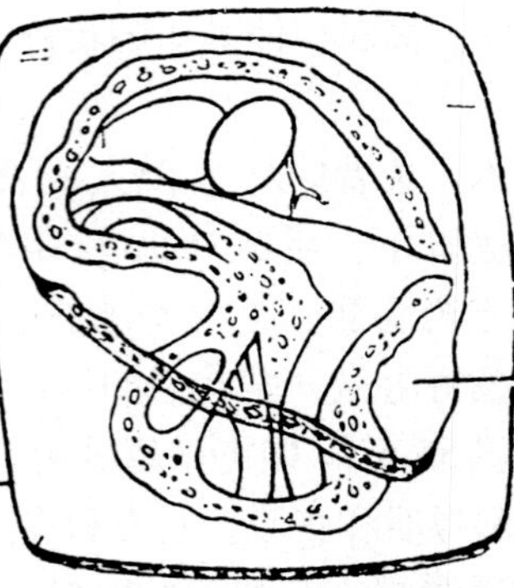

图55-7　用骨片和颞筋膜覆盖术腔骨缺损，以封闭颅腔

优点和应用：中颅窝径路是惟一能暴露整个内听道和迷路段面神经、且能保存听力的方法。如与迷路后、乳突径路结合，可暴露面神经全程且保存内耳功能。它最常用于Bell麻痹、耳带状疱疹和颞骨纵形骨折时的面神经减压。

局限性和可能的并发症：中颅窝底解剖变异大，标志识别困难，术者一定要有颞骨三维结构的知识，必须在颞骨实验室进行长时间的显微手术训练，才能获得此项手术所需的技术。

剥离硬脑膜很困难，特别是60岁以上老人，因为硬脑膜薄，与中颅窝底紧密粘连。如有撕裂应予修补，以防脑脊液漏。

中颅窝径路面神经减压可引起传导性和感觉神经性聋。传导性聋可继发于颞叶疝或打开上鼓室时听骨链中断。暴露耳蜗和半规管，电钻直接损伤内耳或电钻突然击中听骨，可引起转移性内耳损伤。内听道内的内听动脉损伤也可引起内耳功能损害。前庭功能损害的原因相同。

持续性脑脊液漏可导致脑膜炎，要用腰椎穿刺、暂时引流脑脊液或修补脑膜进行修复。手术损伤小脑前下动脉是最严重的并发症。因中颅窝径路不能充分暴露小脑脑桥角，为了止血就要通过枕下径路。小脑前下动脉损伤可引起脑干和小脑不同程度的梗死。

四、经乳突径路

经乳突径路（膝状神经节－茎乳孔）：耳后切口暴露乳突皮质。做完全的乳突切除术，确认外半规管、乳突天盖、乙状窦和二腹肌嵴。外半规管和二腹肌嵴是识别面神经的重要标志。面神经鼓室段正在外半规管的下面，二腹肌前缘标志茎乳孔的部位。砧骨短突可作为标志，但一定不要被器械或电钻钻头拨动移位。用小金刚石钻头打开面神经隐凹（图55-8），经面神经隐凹可以看到中耳的面神经鼓室段。用中等大的金刚石钻头和吸引-冲洗器暴露从外半规管到茎乳孔的面神经骨管，去除后半规管。1mm大的金刚石钻头去除直到膝状神经节的骨质。最后用钝剥离器去除覆盖神经的薄骨壳（图55-9）。如需要可分离神经。伤口放置引流24～36h，分层缝合。乳突加压包扎。

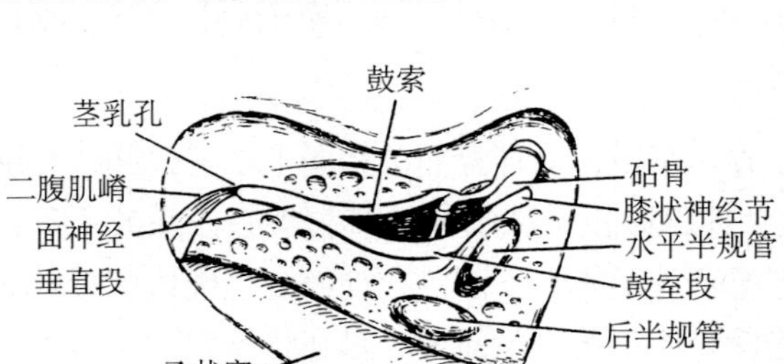

图55-8　乳突径路暴露左侧面神经，已开放面神经隐凹

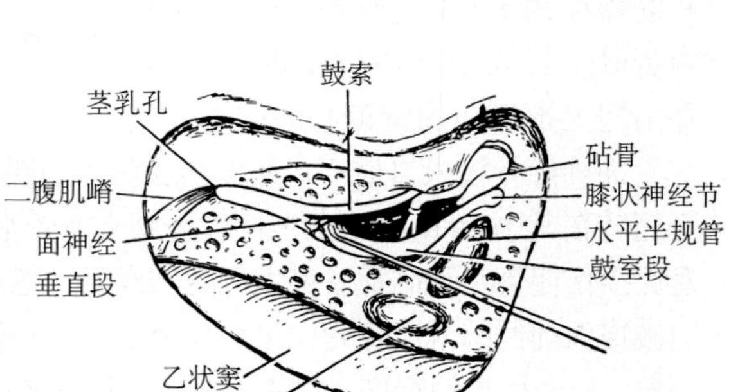

图55-9　用钝而硬的精细剥离器械去除面神经骨管上蛋壳样薄层骨

优点和应用：经乳突径路提供了面神经乳突段和鼓室段的极好暴露。如有需要也可暴露膝状神经节和岩浅大神经的起始部，除非“牺牲”外半规管，否则达不到迷路段。要暴露膝状神经节，就要去掉砧骨，术终时再重置，但这样仍可能造成传导性聋。

乳突径路常用于探查面神经，在为了神经改道需做面神经减压，或乳突段面神经骨管有局限性骨折时也经常采用。急性或慢性中耳炎可引起面神经麻痹，最常侵犯的部位是鼓室段（正常人有面神经骨管裂缺者在25%以上）。神经减压后，神经外膜（鞘）要切开。单纯的乳突颞骨骨折或纵形骨折损伤，远端的膝状神经节和鼓室段可经乳突径路适当减压，但也能经中颅窝径路得到较好的暴露。在切除颞下窝肿瘤时，经常需要面神经改道，面神经移走后，就能比较安全地进入颈静脉孔和颈动脉管。经乳突径路减压及与中颅窝、迷路后径路结合可进行面神经全程减压，并保存内耳功能。

局限性和并发症：经乳突径路最大缺点是膝状神经节暴露受限，不能达到迷路段。而迷路段又是外伤性麻痹、Bell麻痹、耳带状疱疹最常见的原发损害部位。手术操作中如去掉砧骨或被电钻碰着会引起传导性或感觉神经性聋。

五、迷路径路

迷路径路（面神经全程暴露）：患者体位同迷路后径路，头和左下腹部备皮，消毒铺消毒单。耳后沟后3cm做耳后切口，下达乳突尖。从乳突皮质上向前剥离掀起软组织，直达外耳道。暴露乙状窦后枕骨。做一扩大的完全的乳突切除。

去除乙状窦上及其后0.5～1cm范围内的骨质。去掉砧骨，暴露面神经鼓室段直达外半规管。打开面神经隐凹，进一步确定中耳内面神经位置。进行完全的迷路切除时要保留面神经上的薄层骨壳。去除后半规管下方的骨，暴露颈静脉球和后颅窝硬脑膜及内淋巴囊（图55-10）。外、后半规管内面的内听道，与周围发黄的耳囊骨相比颜色发蓝。去除内听道180°的骨壁，暴露内听道口。在内听道外缘，面神经在前庭上神经的稍内上方（图55-11）。去除迷路段到膝状神经节上被覆的骨质，然后去除直到二腹肌嵴前方茎乳孔的面神经骨管的骨质。

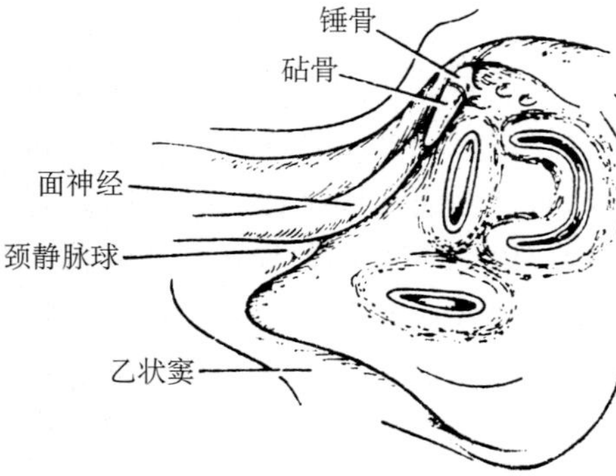

图 55-10　左迷路径路暴露半规管

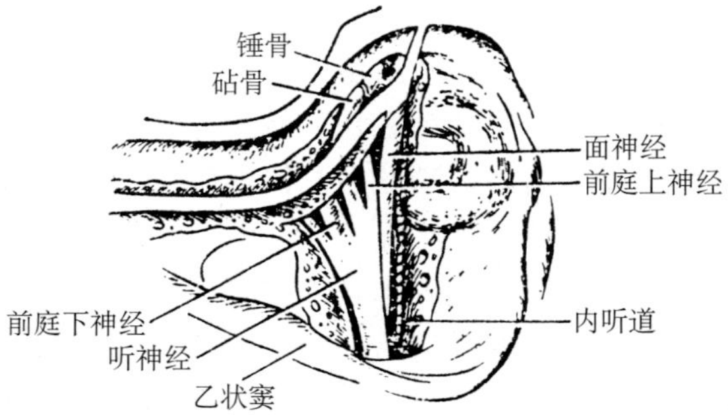

图 55-11　左迷路径路，已全部暴露

打开内听道和小脑上覆脑膜，暴露小脑脑桥池和脑干。关闭时用一块4cm × 4cm的颞筋膜覆盖硬脑膜缺损，并盖在鼓窦入口分开中耳和乳突。取腹部脂肪封闭乳突腔。

优点和应用：迷路径路暴露面神经主要用于术前耳蜗和前庭功能已经丧失的患者。本法最大的优点是能获得面神经全程的径路。最常用于颞骨横行骨折、大的面神经瘤或扩展到内听道的大的先天性胆脂瘤。如要做神经移植，迷路径路可提供在脑干附近进行吻合的足够的操作空间。

局限性和并发症：本法最大局限性是为暴露神经必须“牺牲”听和平衡功能，所以有正常耳蜗和前庭功能者不能采用。因手术破坏前庭和听功能，也就失去了以后进行人工耳蜗植入的可能性。最大的危险是脑脊液漏和感染，但发生率不到2%。

六、联合径路

某些病例为获得病变暴露需要联合一种或多种径路。面神经骨管全程减压有时采用中颅窝和乳突联合径路。首先暴露中颅窝。大多数外伤性损伤面神经多在膝状神经节或膝状神经节稍内方。如损伤向远端扩展，可向下延长耳后切口，并完成乳突段面神经减压。中颅窝开创器一直保留到暴露面神经全程。颞筋膜修复内听道硬脑膜缺损，开颅的骨瓣放回到鼓室天盖以预防颞叶疝。

耳带状疱疹、面神经施万瘤和先天性胆脂瘤也常采用联合径路。

如病变向内扩展到内听道口也可联合迷路后径路。当需要做神经移植时也可联合相应的径路。

第四节　面神经手术

一、面神经减压术

打开病变部位的面神经骨管，磨去骨管周径的1/2，直至暴露3～5mm正常面神经为止。用锋利小镰状刀纵向切开鞘膜，但要视具体情况而定，一般主张Bell麻痹、Hunt综合征和外伤性面瘫如果有神经内血肿时才打开鞘膜，慢性化脓性中耳炎如为绿脓杆菌等细菌毒力较强的感染则不主张打开鞘膜。减压后可用小片筋膜覆盖神经表面。

二、面神经改道

面神经改道吻合术适用于神经断端不能接合或接合时有张力者，也可做神经移植。改道吻合最常用于两处神经的手术。一处是将乳突段前移，这样可缩短10～15mm，满足吻合的需要。改道吻合一般缝合鞘膜3～4针。但神经鞘膜对合好，不意味神经内部结构能复原。为防止不良后果，神经吻合时要注意神经断端切面要整齐，以防止神经内瘢痕形成。神经鞘膜不能内卷，并用筋膜、静脉片和硅胶片等覆盖吻合处，以免断端之间肉芽生长和纤维组织增生，阻碍轴突生长。防止神经移位和扭曲，有助神经生长。另一处是将面神经迷路段和水平段向后移，与颅后窝的面神经近端吻合，常用于后颅窝听神经瘤或面神经瘤切除时。有时面神经必须与肿瘤一并切除。在这种情况下，可切断岩浅大神经，将迷路段和水平段后移。进行面神经修复手术必须要把面神经从面神经管内分离出来，这是切除颈静脉孔和颈动脉管附近相当大的肿瘤后，修复面神经最基本的操作。颞骨纵形骨折偶可发生膝状神经节部位的严重损伤，此时通过中颅窝径路切除膝状神经节，重新接合迷路和鼓室段面神经。膝状神经节小肿瘤也可用同样方法处理。

为获得足够的神经长度，迷路段和鼓室段要从面神经骨管中分离出来。暴露迷路段神经要极小心，因耳蜗基底转在它下面不到1mm的地方，后半规管壶腹和外半规管壶腹在它正后方。用小号金刚石钻头（0.4～0.8mm）磨去面神经骨管上的骨质。迷路段前面比后面可多去一些，这样比较安全，最后用钝解剖器去除薄骨壳。当面神经上方骨管已磨去180°时，可用微型剥离器剥离神经，轻轻掀出骨管，锐微型剪分离与骨的粘连。鼓室段神经同法分离。神经两端重新接合时，尽量减小张力，其间插入移植的神经。

新近已发展了暴露颈静脉球部和颈动脉管的手术方法。垂直段面神经、茎乳孔和颞骨外面神经在这些结构正外侧。面神经改道大大方便了手术暴露，减少了多数患者切断神经的机会。一般将神经重新安置在原来部位的前上方。中耳需要封闭，外耳道后壁要切除。

大的"C"型耳后皮肤切口，暴露乳突皮质和腮腺，经耳道在耳道骨软骨交界处做皮瓣，向前翻转，暴露腮腺区颞骨外面神经。

完全的乳突切除：外耳道后壁削低到外半规管壶腹和二腹肌嵴水平，去掉鼓环、槌骨和砧骨。用金刚石钻头显露面神经鼓室段和乳突段（图55-12）。去除神经周围180°骨质，留下薄骨壳，最后用微型剥离器去掉。用微型解剖刀把神经鞘从面神经骨管中解剖游离出来，此时会遇到很多血管，用最弱有效电流的微型双极电凝止血。

茎乳孔处有很厚的纤维鞘牢固地固着在骨上，在此处剥离神经前先要分解整个纤维鞘，以防神经损伤。从纤维鞘移出神经时可引起神经不必要的损伤，造成暂时性面神经麻痹。剥离鼓室段面神经也很困难，因它太靠近镫骨上部结构。切断、去除镫骨头、足，然后在上鼓室颧弓根区磨出一道比神经大的沟，当面神经在膝状神经节水平向上移位时，就可安置在此骨沟内(图 55-13)。

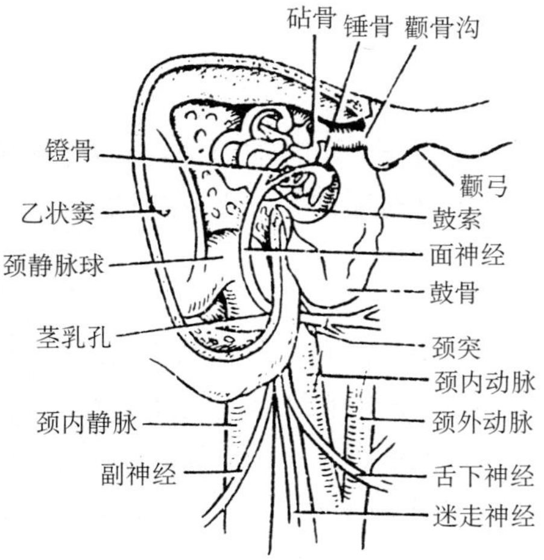

图 55-12 为了改道，暴露面神经，用于切除颈静脉球体瘤

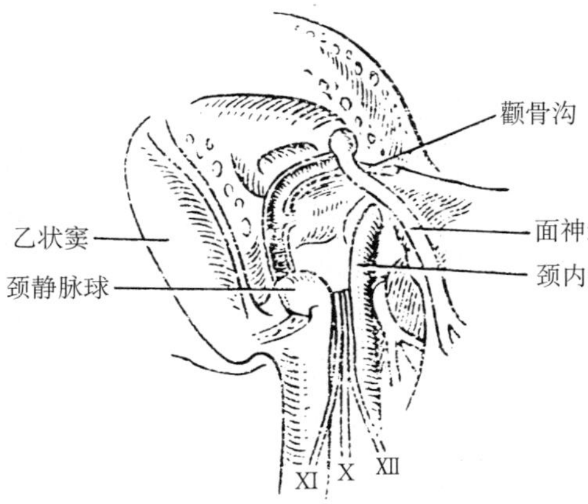

图 55-13 面神经改道后所见

三、面神经修复

不论是外伤性、医源性损伤或肿瘤侵犯引起的面神经连续性中断，都应努力恢复其连续性。某些病例可做端－端吻合，但如张力太大，最好还是做神经移植。所有神经修复方法都会产生连带运动，但口、眼括约肌运动功能常能恢复，较新的显微缝合技术和器械增加了功能恢复的机会。

一般情况下，神经损伤端要削成45°角。实验证明，45°的切面暴露的神经小管多，神经重新生长的机会也多。另外，用新的剃刀做切面比解剖刀或 剪刀要好，因其对神经挤压少。Millesi 建议缝合神经前去掉一部分神经外膜，以防止吻合部位结缔组织生长。面神经束膜容纳不了10-0缝线，缝合能增加对神经小管的损伤。如果去掉神经端的神经外膜，大约也只有0.5mm，神经对合缝合时仍缝在神经外膜上。小脑脑桥角部位的面神经吻合要用珠宝商的镊子或长的器械（19cm 微镊）。面神经骨管的神经移植，如神经端不移动就不需缝合。

移植的神经取自耳大神经或腓肠神经。耳大神经的优点是接近手术区，直径和面神经差不多，定位容易。乳突尖和下颌角间连线的正中垂直线即是耳大神经的部位。如所需神经长于8～10cm，可用腓肠神经，它的另一优点是其周围神经有很多分支可供面神经修复。切除腓肠神经很少发生不适，因其只支配小腿下部很小区域的感觉。它在踝外侧的正后面，沿隐静脉走行(图55-14)。移植神经瓣要求比面神经大10%～20%，长度要能保证吻合时无张力。

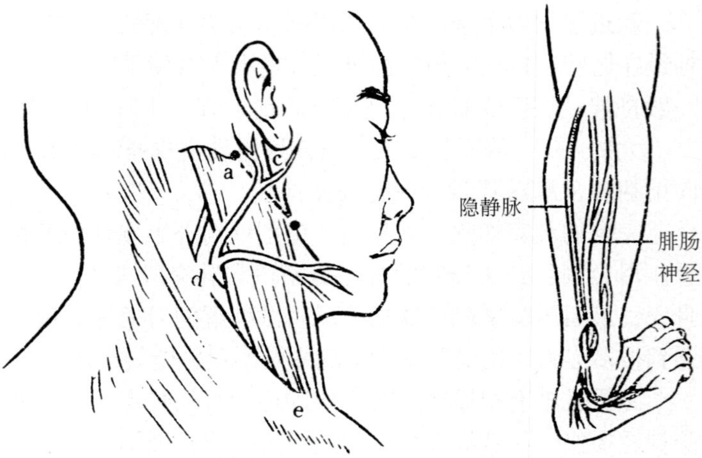

图 55-14　面神经移植的神经供区

左图为耳大神经标志。从乳突尖（a）与下颌角（b）之连线，耳大神经经乳突尖（a）与锁骨连线中点，在胸锁乳突肌后缘发出，该神经把a-b线等分为二，神经斜向腮腺（d-c）。
右图为腓肠神经位。

四、神经交叉吻合术

在面神经广泛、严重受损，上述手术失败或手术可能损伤其他重要器官，或面神经近端无法寻找到等不能进行上述手术的情况下，可考虑面神经与其他神经的吻合术。手术种类有交叉吻合术和对侧面神经吻合术。前者又有面神经－舌下神经吻合术、面神经－副神经和面神经－舌咽神经吻合术等。

五、面瘫的眼部处理

如果面瘫后并发严重的结膜炎和角膜炎，经保守治疗无效者，需要采用眼部手术。常见的手术分为 3 类：眼睑整复术、下睑整复术和辅助性手术。眼睑整复术包括上睑弹簧置入术、上睑金片置入术和硅材料置入术。下睑整复术包括内眦、外眦成形术、下睑筋膜悬吊手术。辅助性手术包括眉上提等。也可采用临时性措施如眼睑缝合术和眼睑缝线棉贴方法。

参考文献

1. 李学佩. 神经耳科学. 贵阳: 贵州科学技术出版社, 1991
2. 林顺涨. 孙爱华主编. 现代面神经外科的基础与临床. 上海: 第二军医大学出版社, 2002
3. Gantz BJ, Redleaf MI. Manegement of Bell's palsy and Ramsay Hunt Syndrome. In: Brackmann DE, Shelton C, Arriaga MA, eds. Otologic Surgery. Philadelphia, London, Toronto: WB Saunders Company, 1994, 386-395
4. Gantz BJ. Intratemporal facial nerve surgery. In: Chummings CW, Fredrickson JM, Harker LA, et al, eds Otolaryngology-Head and Neck Surgery. 2nd ed. St Louis: Mosby, 1993, 3233-3246.
5. Fisch U. Current surgical treatment of intratemporal facial palsy. Clin Plast Surg, 1979, 6: 377-380
6. Fisch U. Surgery for Bell's palsy. Arch Otolaryngol, 1981, 107: 1-3
7. Fisch U and Pillsbury HSC. Ingtsyrmpotsl fossa approach to lesions in the temporal bone and base of skull. Arch Otolaryngol, 1979, 105: 99-101
8. Gantz BJ. Intraoperative facial nerve monitoring. Am J Otol (suppl.), 1985, 6: 58-60

9. Gantz BJ, Gmur A, Fisch U. Intraoperative evoked electromyography, in Bnll's palsy. Am J Otolaryngol, 1982, 3: 273-275

10. Ge XX and spector GJ. Labyrinthine segment and geniculate ganglion of the facial nerve in fetal and adult temporal bones. Ann Otol Rhinol Laryngol, 1981, 90: 1-3

11. House W. Surgical exposure of the internal auditory canal and its contents through the middle craniar fossa Laryngoscope, 1961, 71:1363-1365

12. Silverstein H, Norrell H. Retrolabyrinthine surgery: a direct approach to the cerebellopontine angle, Otolaryngol Head Neck Surg, 1980, 88: 462

13. Rivas JA.Surgical facial nerve decompression for peripheral facial paralysis of diverse causes. Ear Nose Throat J, 1996, 75: 497: 500-502

14. May M. Surgical rehabilitation of facial palsy. In: May M, ed. The Facial Nerve. New York: Thieme, 1986, 695-777

第五十六章

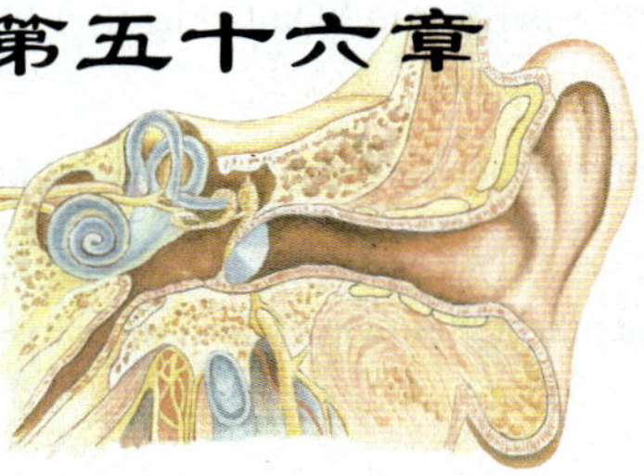

面神经－舌下神经吻合术

李学佩

面神经损伤影响容貌和功能。在耳科和神经耳科手术时，有时由于医师的粗心或错误，有时由于手术的需要，必须“牺牲”面神经。这时，要尽快修复面神经功能。修复的方法有神经端－端吻合、神经改道吻合和神经移植等。当这几种手术都不可能进行修复时，就要进行神经的交叉吻合术，包括两侧面神经的交叉吻合、面神经－副神经吻合、面神经－舌咽神经吻合术、面神经－舌下神经（Ⅶ-Ⅻ）吻合术等。

第一节　患者的选择

交叉吻合手术前必须要明确面瘫的病因。有的病因明确，如为切除肿瘤而切断神经，但也有病因不清楚，在手术前要尽可能弄清楚，避免遗漏可治疗的疾病，避免有可能恢复功能的神经遭到手术的损伤。

已知面神经中断，不可能进行直接的吻合或神经移植时，应尽快进行Ⅶ-Ⅻ神经吻合术，因为失神经支配后，肌肉很快发生萎缩和变性。早期修复可使神经轴突长入肌肉，减少了肌肉变性的数量。

切断的神经会发生纤维化，早期吻合就可以在发生纤维化之前，使新的轴突充满神经鞘，可能会支配比较多的肌肉。早期吻合功能效果较好，但长期失神经支配，有的在神经损伤后2.5 年、甚至 4.5 年后进行Ⅶ-Ⅻ神经吻合术也有效果。

对于不能判断神经是否连续的患者，包括外伤、特发性面瘫和手术损伤，比较慎重的办法是至少等待一年，看看是否有恢复的可能。电生理检查可以帮助了解面肌是否具有神经支配和有活力。如果对神经电图有反应，表明至少还有一些运动终板有功能。这些患者应尽量多等待一些时间，使其功能恢复。但是其中一些患者虽有残余的神经结构，但最终未能显示出有用的功能，此时就应当进行Ⅶ-Ⅻ神经吻合术。肌电图有助于显示指示神经再生的多相动作电位和指示变性的纤颤电位。对长期面瘫（2.5 年以上）的患者，除肌电图外，肌肉活检可以反映肌肉是否有活力，萎缩和纤维化的情况。对严重肌肉萎缩和纤维化的患者，Ⅶ-Ⅻ神经吻合术的效果很差。

在决定进行Ⅶ-Ⅻ神经吻合术时，还应检查对侧是否有舌下神经麻痹，因为如果存在低位脑神经损害，已有吞咽和言语障碍时，就不能进行Ⅶ-Ⅻ神经吻合术。

第二节　手术技术

一、传统的Ⅶ-Ⅻ神经吻合术

1. 全身气管内麻醉　患者仰卧位，颈部扭转使面朝向麻痹对侧。

2. 切口　经典的 Lazy 腮腺切除术切口，从耳前皱褶开始，向下绕过耳垂，沿下颌角向下 2cm。皮瓣向前后掀起，从胸锁乳突肌前缘和二腹肌后腹分离腮腺。

3. 寻找面神经　游离乳突尖，摸清茎突，找到出茎乳孔的面神经。从腮腺解剖神经，以暴露神经，游离神经主干，然后从茎乳孔处切断神经。面神经应尽可能靠近端切断，神经至少暴露 2.5cm。在切断前先用 5-0 无损伤针线缝合鞘膜固定。

4. 寻找舌下神经　舌下神经位于颈动脉鞘内，在颈内静脉前方、颈内动脉的外侧表面。将胸锁乳突肌向后牵引，即可暴露颈内静脉，此时，可看到横贯颈内静脉的副神经，在颈内静脉的内侧为颈内动脉，舌下神经主干在颈内动脉的外侧表面。舌下神经以及其外侧缘的下降支应予以广泛游离，并尽可能在远端切断。在离舌下神经2～3cm处，切断下降支，以便将舌下神经主干向上返折，在二腹肌后腹的内侧或外侧上移。如向内侧上移，可增加2～3cm的长度。

5. 面神经-舌下神经吻合　先用缝线固定舌下神经鞘膜，再用锐利小刀片切断舌下神经。在舌下神经下面应垫压舌板，以使神经切面平整。吻合时，舌下神经与面神经的切面应尽可能相等。随后在 16 倍手术显微镜下进行吻合。吻合时仅缝合外膜，至少缝合 4 针，外侧先缝，并留出长线，使可以反转180°，再缝合内侧。缝合应尽量精确，避免扭转和旋转，避免张力。在手术显微镜下行舌下神经主干近端与面神经的远端吻合，舌下神经下降支的近端与舌下神经的远端吻合，以期恢复部分舌运动功能（图 56-1）。

6. 封闭术腔　冲洗术腔，彻底止血，随后将胸锁乳突肌复位，逐层缝合，加压包扎。

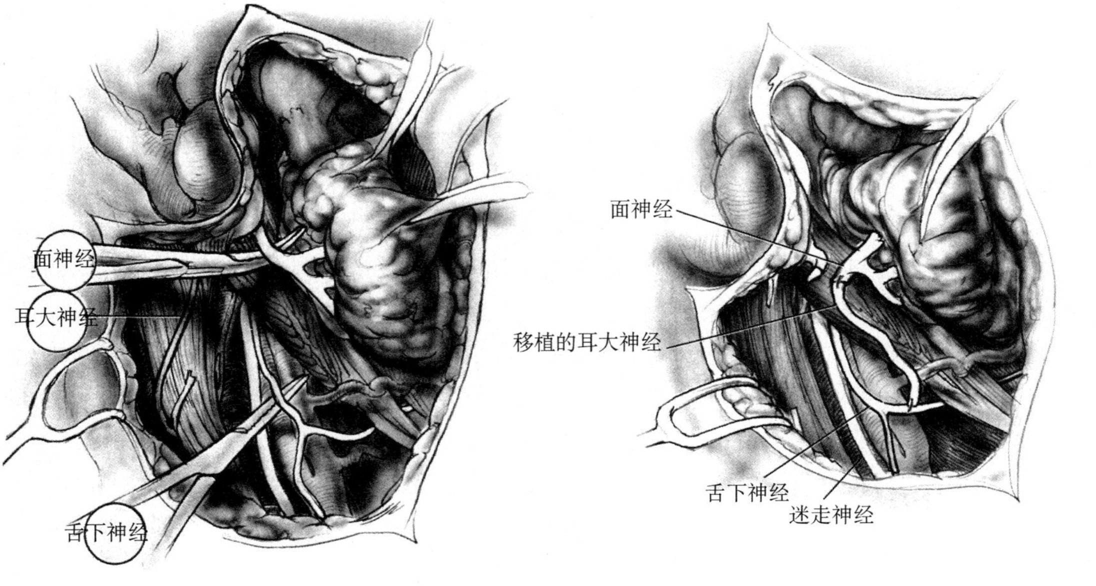

图 56-1　面神经－舌下神经吻合术
（引自 Jackler 和 Brackman，1994）

二、舌下神经－面神经侧端吻合术

传统的Ⅶ-Ⅻ神经吻合术，术后常引起患侧舌体萎缩，影响舌体功能。为改善这一状况，Sawamura（1997）介绍了保留舌下神经的舌下－面神经侧端吻合术。

手术：采用颅颈“S”形切口，长约8 cm。在乳突处向后分离，牵开胸锁乳突肌，暴露乳突前1/3，行乳突部分切除，显露颅底处面神经。用金刚石钻磨开面神经管至垂直部锥体段，切断鼓索神经，开放茎乳孔，折断茎突，确定茎乳孔处面神经，将面神经完全游离达腮腺，再于近心端切断。向后下牵开二腹肌，在枢椎平面暴露颈内静脉后的舌下神经，向近心端分离，在寰椎和枢椎之间将舌下神经横切一半到2/5至舌下神经降段最近一个分支处。该段舌下神经直径大，其小部分可与萎缩面神经相等。舌下神经切口近心端与面神经远心端用10-0单丝尼龙线无张力地缝合神经外膜，面神经周围结缔组织与舌下神经外膜缝合，以减轻吻合神经将来的压力。术后8周至12个月面肌开始恢复。经Sawamura手术的4例患者中3例面部活动恢复好，恢复了肌张力和一些随意运动，面部运动对称，闭眼对称。这4例均无半舌萎缩，向前伸舌正常，没有与舌下神经切断有关的进食、吞咽或言语障碍。

第三节 疗 效

对Ⅶ-Ⅻ神经吻合术的疗效不能有过高的要求，不要期望这一手术能恢复正常的面肌功能，理由如下：面肌包括面缩肌和拮抗肌，协同完成面部各种运动和表情的表达。当面缩肌和拮抗肌同时受刺激，则作用抵消。同样，屈肌和伸肌同时受刺激，作用也抵消。舌下神经控制不同肌群，因此，通过训练各种舌的运动，就会产生面肌的运动，但对面部感情肌的反应则没有帮助。这一手术也不能再产生眨眼反射，由此而产生的干眼征和暴露性角膜炎，需要通过辅助性的眼睑手术，如眼睑弹簧或眼睑金片置入来解决。

术后4～6个月，患者感到出现面肌肌张力和静态时面部对称。通过康复训练，可以有随意运动，随着舌的运动可以有微笑。用肌电图辅助增强康复效果，可以出现某些意想不到的进步。

因为很多面部运动与口的功能相协调，因此Ⅶ-Ⅻ神经吻合术可以通过增强颊区张力改善进食的能力，并能在口前庭含一较大的食团。由于面神经和舌下神经在进食、吞咽和言语方面有天然的联系，因此易于康复，而副神经或膈神经-面神经吻合术则无此优点。

因为神经重新支配具有非选择性的特点，患者在面部运动会出现联带运动和集团运动。联带运动比较容易通过恢复的过程中训练和生物反馈减轻。严重病例，可通过选择性的切断面神经分支或选择性的注射肉毒毒素治疗。

Ⅶ-Ⅻ神经吻合术所获得的面肌功能恢复与正常面肌功能不同。因此要用不同的功能评定标准。Luxford WM和Brackmann DE（1985）提出Ⅶ-Ⅻ神经吻合术后的面肌评定标准是：

1. 差　有张力但不对称，无运动；
2. 尚好　有张力，对称，有限的运动；
3. 好　有张力，对称，运动尚好，中度联动；
4. 很好　有张力，对称，运动很好，轻度联动。

Ⅶ-Ⅻ神经吻合术的缺点是牺牲一侧舌下神经，但对多数患者来讲是容易克服的。开始时食物会在舌沟处堆集，但当颊肌重获张力和同侧舌萎缩时，情况就会好转。Conley和Baker的大组病例，分别有1/4为重或轻度萎缩，其余一半为中度萎缩。很少有患者感到说话有困难。早期手术的效果比长期麻痹后手术在面肌功能和克服舌下神经的缺陷方面的效果要好得多。

参考文献

1. 林顺涨, 孙爱华主编. 现代面神经外科的基础与临床. 上海: 第二军医大学出版社, 2002
2. 张爱珍摘. 保留舌下神经的舌下－面神经侧端吻合术: 面神经麻痹延期治疗的新技巧. 国外医学耳鼻咽喉科学分册, 1998, 22: 240-242
3. Cooley J, Baker DC. Hypoglossal-facial nerve anastomosis for reinnervation of the paralyzed face. Plast Reconstr Surg, 1979, 63: 63-72
4. May M. Surgical Rehabilitation of Facial Palsy. In: May M, ed: The Facial Nerve. New York: Thieme, 1986, 695-777
5. May M, Sobol SM, Mester SJ. Hypoglossal-facial nerve interpositional-jump graft for facial reanimation without tongue atrophy. Otolaryngol Head Neck Surg, 1991, 104: 818-825
6. Luxford WM, Brackmann DE. Facial nerve substitution: A review of sixty-six cases. Am J Otol(suppl),1985, 55-57
7. Dressler D, Schonle PW: Hyperkinesias after hypoglossofacial nerve anastomosis-treatment with botulinum toxin. Eur Neurol, 1991, 31: 44-46

第 八 篇　颅底外科

第五十七章

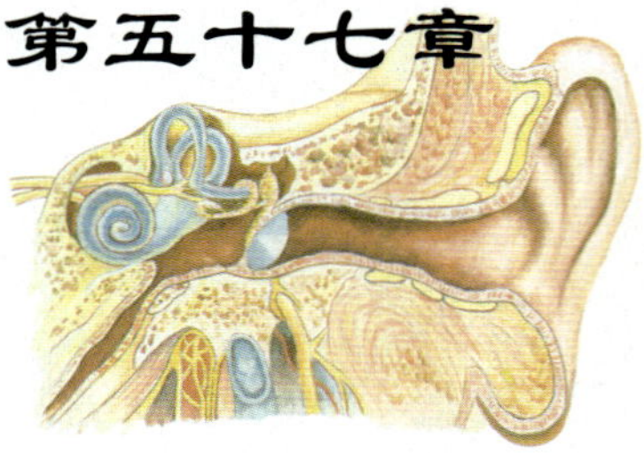

侧颅底解剖学

吴　皓　张治华

侧颅底（lateral skull base）的解剖分界并不十分明确。有人在颅底下面的外侧，沿眶下裂和岩枕裂各划一延长线，线内端交角于鼻咽顶，外端分别指向眶外下缘的颧骨后方和乳突后下缘，并将两线之间的三角形区域称为侧颅底（图57-1）。图57-1同时显示了侧颅底的颅内面和颅外面的主要骨性标志、骨缝及不同的孔道和管道，如颈静脉孔和颈动脉管等。

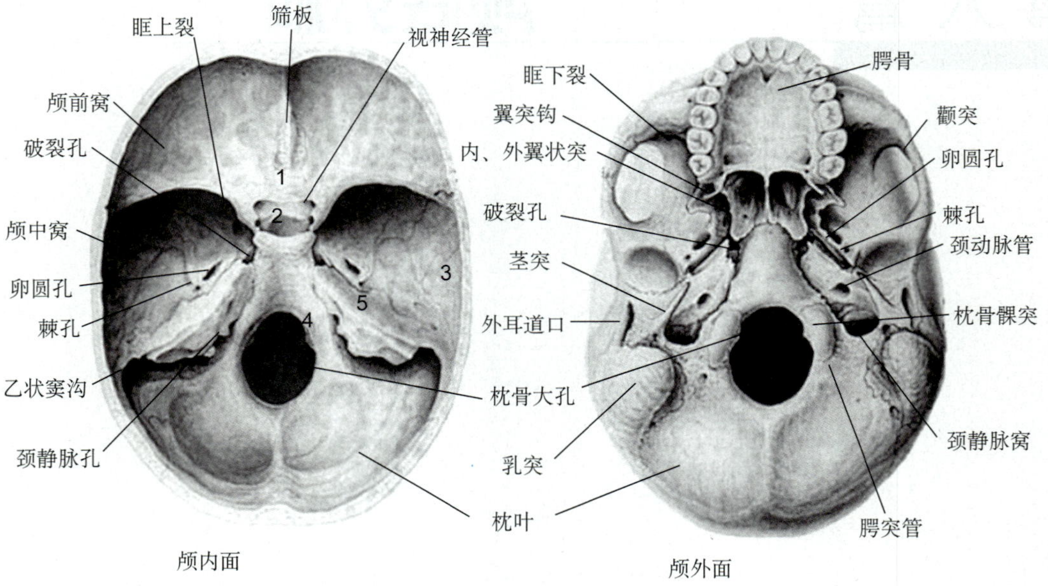

图 57-1　骨性颅底的颅内面和颅外面

1: 蝶骨；2: 蝶骨鞍结节；3: 顶骨；4: 舌下神经管；5: 颞骨岩部

第一节　侧颅底系统解剖

一、侧颅底肌肉

颞下窝及其周围颅底的重要肌肉有颞肌、咬肌、翼内肌和翼外肌、二腹肌、胸锁乳突肌、茎突舌骨肌、茎突咽肌、茎突舌肌、腭帆张肌、腭帆提肌、头长肌、头前直肌、头侧直肌等。

颞肌为咀嚼肌之一，外观呈扇形，起于颞窝，经颧弓深面止于下颌骨冠状突及其内侧面。咬肌起于颧弓，止于下颌角和下颌支咬肌粗隆。翼外肌起于蝶骨大翼和翼外板，止于下颌骨茎突颈前部。翼内肌起于腭骨、上颌结节和翼内板，止于下颌支和下颌角的内后面。

二腹肌前腹起自下颌骨二腹肌窝，后腹起于乳突尖二腹肌沟，二腹会于中间腱，连于舌骨体和舌骨大角。胸锁乳突肌是颈部分区和器官定位最重要的肌性标志，起于胸骨柄和锁骨胸骨端，止于颞骨乳突外侧面。茎突舌骨肌、茎突咽肌、茎突舌肌起于茎突，分别止于舌骨小角、甲状软骨上缘、舌外侧。

腭帆张肌为一薄层三角肌片，起于翼内板的舟状窝、蝶骨角棘、翼突根部、翼突窝、咽鼓管软骨部和膜部，止于腭骨水平部。此肌收缩使腭帆紧张，牵引咽鼓管向外下方，从而扩大咽鼓管。腭帆提肌在腭帆张肌的后内侧，起于颞骨岩部下面和咽鼓管软骨部下面，止于腭帆，作用为上提腭帆。

头长肌以4条肌腱起于第3～6椎横突前结节，止于枕骨体下面咽结节外侧乳突尖。头前直肌起于寰椎横突根部，止于枕骨大孔前方枕骨基底下面。头侧直肌起于寰椎横突，止于颞骨乳突、枕骨上项线。

二、侧颅底静脉

颅外静脉由下颌后静脉、颈内、颈外静脉分支组成。乳突和枕导静脉将硬脑膜静脉窦系统与枕静脉、耳后静脉或面后静脉连接。

与手术关系最为密切的是横窦、乙状窦、颈静脉球以及颈内静脉（图57-2）。横窦位于枕骨横沟处，即小脑幕的后外侧缘，向前行至岩枕裂处转向下成为乙状窦。乙状窦位于颞骨的乙状沟内。岩上窦和岩下窦将前方海绵窦的血流分别引向横窦和颈静脉球。手术有时也会涉及枕窦和岩鳞窦。

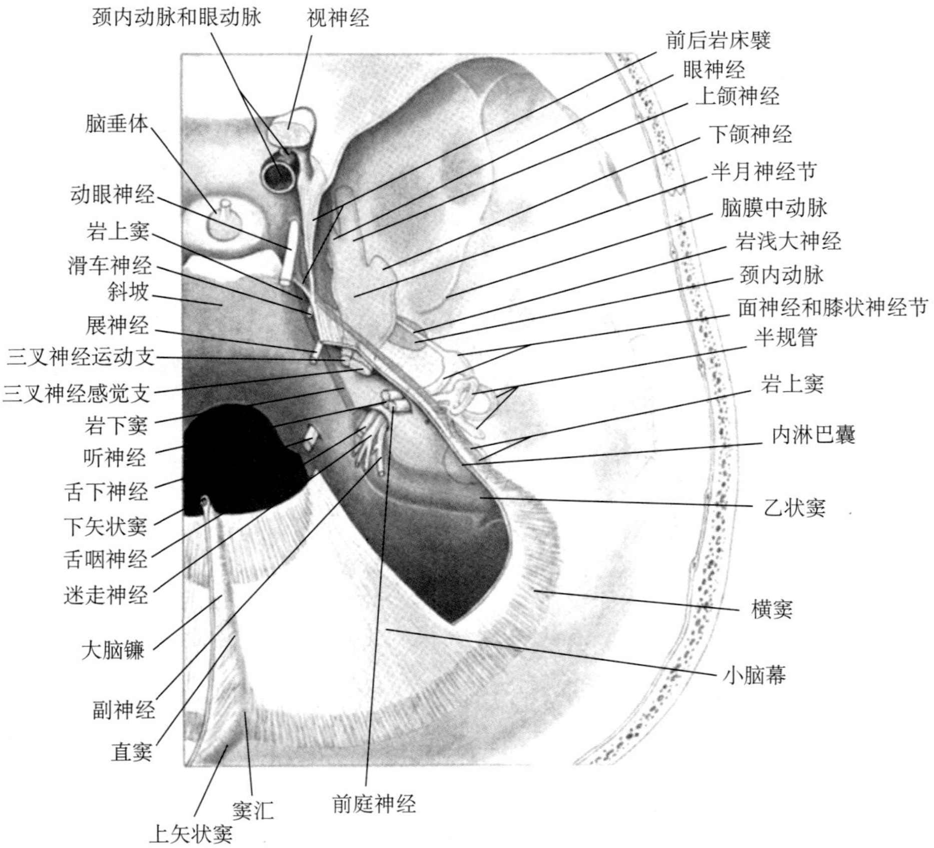

图57-2　侧颅底静脉

三、侧颅底动脉

面动脉、颞浅动脉、枕动脉、颈外动脉耳后支供应头皮和颈项。在解剖颞下窝时，可发现咽升动脉及由颌内动脉发出的颞深动脉和脑膜中动脉（图 57-3）。

颈内动脉和椎-基底动脉系统穿入颅内。颈内动脉的颈段从颈动脉分叉处垂直上升，行经胸锁乳突肌、二腹肌、茎突舌骨肌深面。颈内动脉岩段由颞骨内垂直上升，行经颈静脉球和耳蜗前方，然后向前内方向水平弯曲，位于咽鼓管内侧、脑膜中动脉和三叉神经下颌支尾端。颈内动脉水平段在岩尖穿出颞骨，向内侧形成海绵窦段。

椎动脉发自锁骨下动脉的后上方，是其第一个分支，从第 6 颈椎横突孔穿入，垂直向上自寰椎横突孔穿出，绕过寰椎侧块后方，跨过寰椎后弓的椎动脉沟，经寰枕膜进入颅内。它由颈部、椎骨部、枕部、颅内部等 4 部分组成。双侧椎动脉在颅内交汇成基底动脉，并向颅后窝供血，其中包括小脑后下动脉、小脑前下动脉、内听道动脉、小脑上动脉、小脑后动脉以及若干脑桥和脊髓穿支。

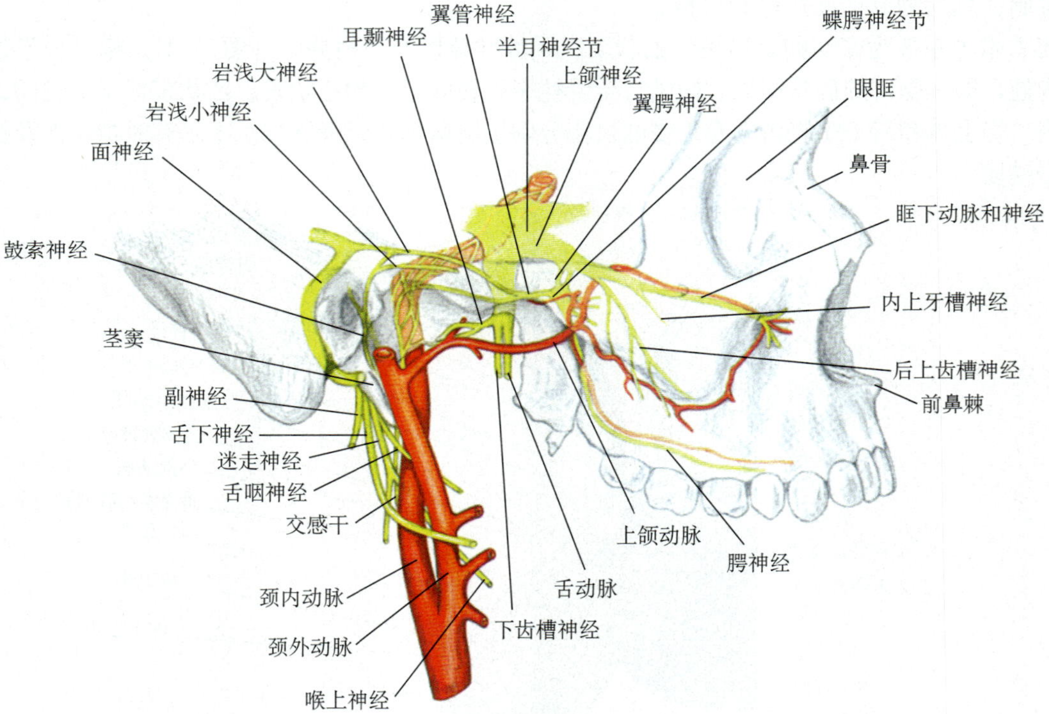

图 57-3　侧颅底动脉及神经

四、侧颅底神经

侧颅底中包含的主要脑神经有三叉神经、面神经、前庭耳蜗神经、舌咽神经、迷走神经、副神经和舌下神经（图 57-3）。

三叉神经节（半月神经节）发出三叉神经(Ⅴ)感觉根，分为3支，即眼神经、上颌神经和下颌神经。它们分别穿经眶上裂、圆孔和卵圆孔，分布于面部的皮肤，眼、口腔、鼻腔、鼻窦的黏膜、牙齿、脑膜等，传导痛、温、触等多种感觉，下颌神经尚支配咀嚼肌运动。

面神经（Ⅶ）与前庭耳蜗神经（Ⅷ）一同进入内听道，穿经颞骨，由茎乳孔穿出。主干进入腮腺实质，在腺体内分支组成腮腺内丛，内丛发出分支从腮腺前缘呈辐射状分布，支配面肌。在穿出茎乳孔前，面神经发出耳后支并分为枕、耳、二腹肌和茎突舌骨支，分别支配枕肌、耳周围肌、二腹肌后腹和茎突舌骨肌。另外，面神经有交通支与舌咽神经相连。鼓索神经和镫骨肌支起于面神经颞骨段，鼓索神经向前上进入鼓室，经岩鼓裂出鼓室行至颞下窝，向前下走行并入舌神经，其味觉纤维支配舌前2/3味觉，其副交感纤维进入下颌神经节，在节内交换神经元后，支配下颌下腺和舌下腺腺体分泌。岩浅大神经起于膝状神经节，沿颅中窝底板走行，穿入破裂孔，与来自颈内动脉交感丛的岩深神经合成翼管神经，穿翼管至翼腭窝，进入蝶腭神经节，副交感纤维在节内交换神经元后，支配泪腺、腭及鼻腔黏膜的腺体分泌。岩浅小神经出鼓室后进入耳神经节，在节内换神经元后，自节发出副交感节后神经纤维，随耳颞神经分布于腮腺，支配腮腺腺体分泌。

舌咽神经（Ⅸ）离开颈静脉孔后，发出以下分支：脑膜、耳、咽、颈动脉体、喉上、心、食管丛、前、后迷走神经干支。迷走神经（Ⅹ）离开颈静脉孔后，亦发出以下分支：脑膜、耳、咽、颈动脉体、喉上、心、食管丛、前、后迷走神经干支。副神经（Ⅺ）穿经颈静脉孔，是脊副神经主要成分，绕颈内静脉行向外下，经胸锁乳突肌深面继续向外下斜行，进入斜方肌深面，分支支配此二肌。舌下神经（Ⅻ）由舌下神经核发出，穿经舌下神经管，下行于颈内动、静脉之间，弓形向前达舌骨舌肌的浅面，在舌神经和下颌下腺管的下方穿入舌体，支配全部舌内肌和舌外肌。

五、颈静脉孔和海绵窦

颈静脉孔可分为神经部和静脉部，神经部位于内侧，血管部位于外侧（图57-4）。在岩骨颈静脉棘和枕骨颈静脉棘之间常有纤维性或骨性分隔。右侧颈静脉孔的直径通常大于左侧，这

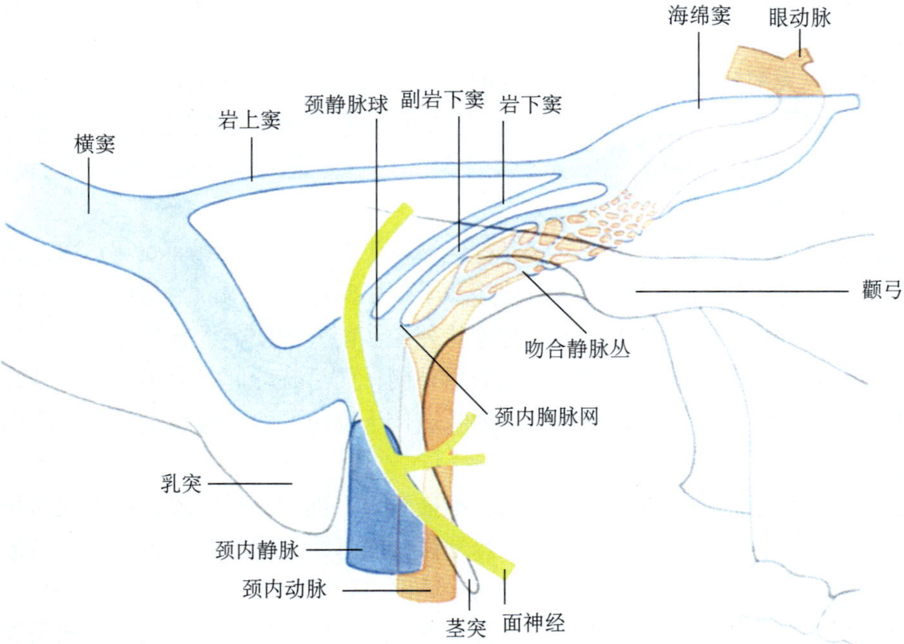

图57-4　颈静脉孔和海绵窦

与乙状窦的大小相一致。神经部的大小通常比较恒定。岩下窦位于静脉部的内侧，而颈静脉球则在外侧，这些结构被一纤维隔与舌咽（Ⅸ）、迷走（Ⅹ）、副（Ⅺ）等神经分开。

岩下窦可在不同位置汇入颈静脉球内侧壁，通常有数个独立的通道。岩下窦通常位于颈内动脉内侧、舌下神经管上方，在切除颈静脉孔肿瘤过程中可引起大出血。填塞岩下窦止血可能造成位于颈静脉球内侧纤维鞘内的舌咽、迷走、副神经暂时性或永久性麻痹。

舌下神经管位于颈静脉孔下方，而舌下神经近端位于迷走神经后内侧。舌下神经与颈静脉球的位置关系取决于舌下神经管与枕骨髁、颈静脉孔之间的位置关系。

海绵窦位于眶上裂和颞骨岩尖之间。从侧面观，海绵窦位于破裂孔前上方。

颈内动脉和部分展神经为海绵窦包绕，动眼、滑车和三叉神经第2支位于海绵窦外侧壁。每侧海绵窦血流通过岩上窦、岩下窦、翼状静脉丛汇出，两侧海绵窦之间有海绵间窦相连。海绵窦内有 3 条颈内动脉分支，分别是脑膜－垂体支、下海绵窦动脉、McConnell 囊动脉。

颈内动脉在海绵窦内可相对移动。动眼神经在展神经的前外侧进入海绵窦的硬脑膜顶，两对脑神经均位于小脑幕游离缘的内下方。动眼神经从颈内动脉脑膜垂体支的上方进入海绵窦，而展神经弯曲围绕颈内动脉海绵窦内段的近端。

上颌神经在海绵窦下壁前行或位于海绵窦下部内，手术中如果由外向内方向进入海绵窦则易损伤此神经。沿颅中窝底的内侧部分解剖，易引起较多出血。在海绵窦、卵圆孔和翼状静脉丛之间存在硬膜静脉窦。因此，在此区域手术时，应谨慎填塞及压迫止血，以避免损伤海绵窦内的神经。

六、侧颅底的颅内面

侧颅底的颅内面包括颅中窝和颅后窝的前部，有许多孔和裂隙，从最前方的视神经管到后方的枕骨大孔。视神经管位于前床突的前方、蝶骨体和蝶骨小翼之间，有视神经及伴行的眼动脉穿过。视神经管后方、颅中窝的中线部位为蝶鞍。颞骨岩尖位于蝶骨体、蝶骨大翼之间，指向锯齿状的破裂孔。颈内动脉离开岩尖后，行走于前鞍突下方的颈动脉沟内，并弯向内侧直达蝶骨鞍结节。

蝶骨大翼组成大部分的颅中窝底壁。在前方，前床突的外侧是眶上裂，其内有眼静脉、三叉神经眼支、动眼、滑车、展神经通过。圆孔在蝶鞍水平位于眶上裂底的后方，有三叉神经上颌支穿过。圆孔后方是卵圆孔，有三叉神经下颌支通过并进入颞下窝。棘孔位于卵圆孔后外侧，有脑膜中动脉穿过。

颞骨岩部形成颅中窝的后内侧缘。三叉神经节位于骨性压迹（Meckel窝）中，颈内动脉在此处于破裂孔上方进入海绵窦内。岩浅大神经位于颅中窝底的骨沟内，与脑膜中动脉垂直，与颈内动脉岩段水平部相平行。岩浅大神经在膝状神经节前方的面神经管裂孔处进入颅中窝底。中耳顶壁（鼓室盖）菲薄，位于面神经裂孔的后外侧，而弓状隆起（上半规管）则在更后方。由岩大浅神经和弓状隆起各画一条线相交，内听道位于交角的角平分线上，其内有面神经和前庭耳蜗神经穿过。

去除鼓室盖后可暴露听小骨、鼓膜张肌、咽鼓管口、面神经鼓室段。在去除内听道外侧缘的前方和下方骨质时，须加倍小心，因为很容易误开放耳蜗，引起听力丧失。在咽鼓管内侧和耳蜗前内侧解剖，可以暴露颈内动脉岩段垂直部和膝部。

颅后窝前缘中线为鞍背，外缘为颞骨岩部上缘。颅后窝顶壁为硬脑膜层，向前外与两侧岩骨上缘连接，向后与枕骨连接（小脑幕）。岩骨后内侧可见内听道口，有面神经和前庭耳蜗神经通过。颈静脉孔位于内听道口后下方，由颞骨和枕骨之间的裂隙组成。颞骨和枕骨内面可见乙状窦沟，使乙状窦通向颈静脉孔。枕骨大孔是颅后窝中最大的孔，脑与脊髓在此相连。两侧椎动脉、硬膜静脉丛、脊髓静脉丛均经此孔上行。枕骨大孔前方是斜坡，是一向下倾斜位于中线的骨块，由蝶骨体和枕骨基底部骨质融合形成。岩下窦沟位于斜坡外侧面，向后止于颈静脉孔。岩上窦将海绵窦与横窦或乙状窦相连，行于岩骨内上嵴的沟内。基底静脉丛位于两侧岩下窦之间，沿斜坡向下延伸至枕骨大孔。

第二节　侧颅底手术解剖

侧颅底手术的标准切口为自颞部通过耳后向颈部延伸的大“C”形切口（图57-5）。首先行根治性乳突切开，在乳突深面可见硬脑膜、窦脑膜角、乙状窦和面神经颞骨内段。将腮腺由外耳道处前翻，可暴露茎突肌群、二腹肌后腹和胸锁乳突肌，继而可暴露茎突根部。颈部解剖可暴露舌咽（Ⅸ）、迷走(Ⅹ)、副(Ⅺ)、舌下(Ⅻ)等神经以及颈内静脉、颈动脉。这一步对切除肿瘤时保护大血管并逆向解剖脑神经非常重要。

第二步将面神经向前移位，进一步暴露颞下窝结构。面神经移位需要将面神经从膝状神经节到茎乳孔处进行骨管开放，锐性分离茎乳孔处的骨膜，并分离腮腺等软组织。面神经移位前应彻底开放骨管，以免发生牵拉伤。应特别注意不要开放外半规管和移位镫骨。支配镫骨肌的神经需在显微镜下锐性切断。

颈内动脉在茎突根部的前内侧进入颈动脉管，将茎突肌群向前下方移位并切除茎突后，可暴露颈内动脉。切除骨性外耳道前上部分骨壁，可暴露下颌骨髁突周围软骨囊。进一步暴露前内部解剖结构，可通过切除关节窝软骨、下移下颌骨或切除部分甚至整个下颌骨髁突。

第三步为解剖颈静脉孔和颈内动脉。颈内动脉岩部进入颈动脉管，在茎突基底内侧，垂直行走于耳蜗前内方，继而在咽鼓管鼓室口内侧向前内方弯曲。若患者的肿瘤巨大，已侵及颈静

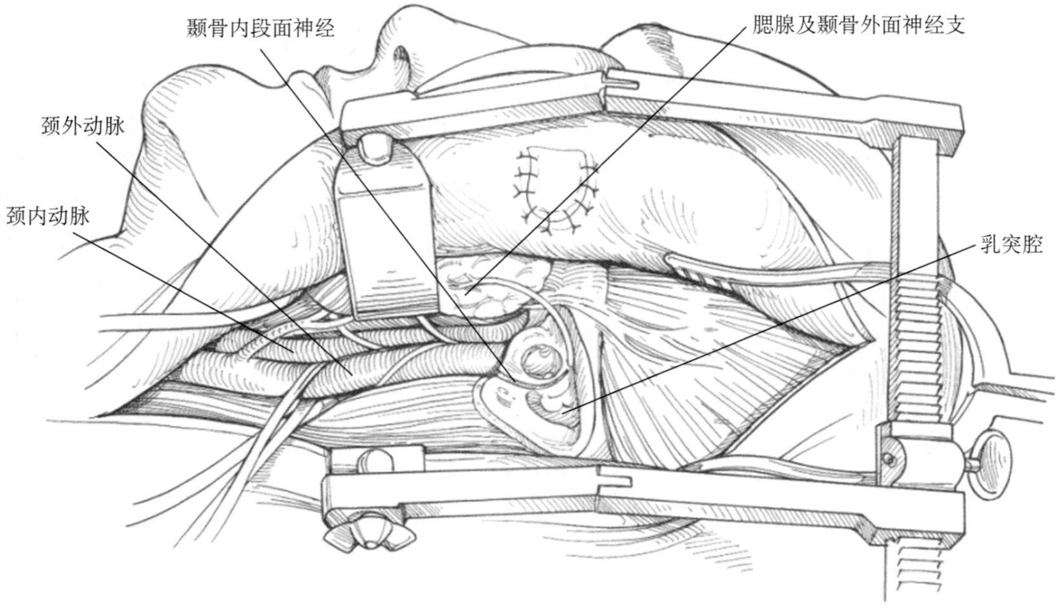

图 57-5　侧颅底手术解剖

脉孔，则分隔颈静脉球与颈内动脉岩段的骨片可能已被侵蚀而缺失。

经耳蜗径路可从侧面暴露颅底中线病灶。在此径路中，需切断岩浅大神经，然后将面神经向后移位，切除耳蜗后可完全暴露颈静脉球和颈动脉岩段，继续在颈动脉管内下方解剖可暴露岩斜区、岩枕区和斜坡周围区域。此步骤解剖操作的后界是横窦、乙状窦及其周围硬脑膜，与颅外血管的交通支可能出现在从横窦到颈静脉球的任何平面。

切断颞下颌韧带、蝶下颌韧带、茎突下颌韧带后，可前移下颌骨髁突。蝶骨棘在棘孔位置指向脑膜中动脉，棘孔跨过咽鼓管骨-软骨连接部。切除茎突肌群和鼓室前下部分的骨质，可直接暴露蝶骨棘。

颈外动脉的颌内支穿过蝶-下颌韧带和下颌骨髁突颈。保留此动脉有助于保留足够的颞肌血供，有利于手术重建。

第四步沿颈动脉岩部向深面解剖。切除咽鼓管骨和软骨部后可暴露颈内动脉岩部水平段。卵圆孔位于棘孔前内方，有三叉神经下颌支、岩浅小神经、副脑膜动脉、翼丛导静脉等穿过。咽鼓管内壁是一层覆盖颈内动脉的非常菲薄的骨壳，有时有裂开。在切除肿瘤时可将咽鼓管软骨部填塞或缝合，以防止脑脊液鼻漏和来自鼻咽部的污染。颈动脉管顶壁在穿入破裂孔后外侧部前水平穿过岩锥。岩浅大神经沿颈动脉管顶壁走行，而脑膜中动脉和下颌神经则与颈动脉管岩部水平段垂直相交。鼓膜张肌和咽鼓管则位于颈动脉岩部水平段的外侧。从颈动脉岩部水平段发出达到骨膜和翼管的动脉，而颈鼓支则起于颈内动脉膝部。这些动脉可向颅底肿瘤供血，并且可由于逆流充血而异常增大。

切除下颌骨升支，切断脑膜中动脉以及下颌神经后。完全切除关节盂骨质可暴露颅中窝硬脑膜。将咬肌附着的颧弓下移可进一步暴露颅中窝底。翼外板与卵圆孔前缘的关系是恒定的。

上颌骨后外侧面紧靠颌内动脉终末支。对翼肌或翼板的手术操作可能造成上述血管的损伤，从而引起较麻烦的出血。术中常将翼外板作为标志，以避免损伤相应的静脉丛。上颌骨的颞下板和眶下裂为解剖操作的前界。在蝶骨大翼的圆孔处可发现三叉神经上颌支，暴露眶上裂可能要切断上颌神经。卵圆孔的前缘毗邻翼外板的后部，而翼内板边缘的位置则变化较多。去除破裂孔周围岩骨骨质后，可暴露颈内动脉走行。抬起颅中窝底硬脑膜可以向内追踪颈内动脉岩部水平段。三叉神经压迹（Meckel 窝）位于岩尖的前内侧，颈动脉管和破裂孔上方。

破裂孔为位于枕骨底板、蝶骨颞部和颞骨岩尖部之间的锯齿形空间。破裂孔本身无结构发出，仅有结构穿过此处。解剖破裂孔深面可暴露枕骨基底部。切开颊咽筋膜、椎前筋膜和咽上缩肌可暴露斜坡肿瘤。茎突可作为咽旁间隙深部解剖的重要标志。沿茎突-咽隔膜追踪，可到达咽外侧壁，借此可分开咽旁间隙与咽后间隙。翼突上颌裂将翼腭板与颞下窝相连。岩枕裂将颅底分为一个中间部和两个侧部。蝶骨体、斜坡、枕骨髁和舌下神经管位于中间部，颞骨和蝶骨大翼构成侧部。毗邻寰椎的枕骨髁及其周围肌群和筋膜是解剖操作的后内侧界限，枕乳缝和茎乳孔是该区域重要的解剖标志。

参考文献

1. House WF, De la Cruz A. Transcochlear approach to the petrous apex and clivus. Trans Am Acad Ophthalmol Otolaryngol, 1977, 84:927-931

2. Fisch U, Pillsbury HC. Infratemporal fossa approach to lesions in the temporal bone and base of the skull. Arch

Otolaryngol, 1979, 105:99-107

3. Hybels RL, Friedberg SR. Combined otolaryngologic and neurosurgical approaches to tumors of the temporal bone and skull base. Surg Clin N Am, 1980, 60:609-628
4. Arena S. Tumor Surgery of the temporal bone. Laryngoscope, 1974, 84:645-670
5. Som PM, Shugar JMA, Parisier SCj. A clinical- radiographic classification of skull base lesions. Laryngoscope, 1979, 89:1066-1076
6. Anson BJ, Donaldson JA. Surgical Anatomy of the Temporal Bone. 3rd ed. Philadelphia: WB Saunders Co. 1981
7. Goldenberg RA. Surgeon's view of the skull base from the lateral approach, Laryngoscope, 1984, Suppl 36: part 2

第五十八章

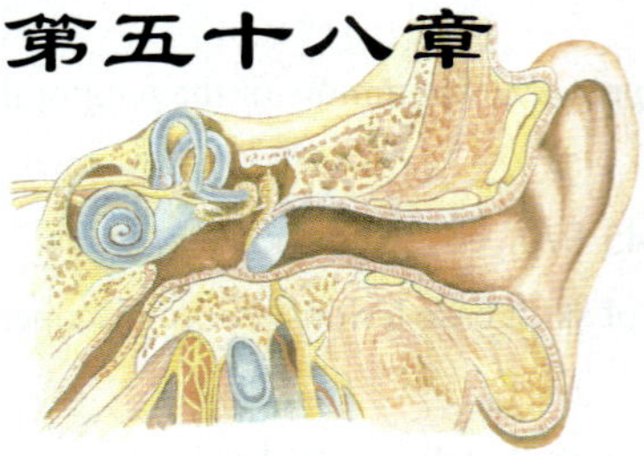

颅底外科总论

吴　皓　汪照炎

颅底手术的目的通常是除起源于或涉及颅底的肿瘤、血管性损害、先天性异常和炎性病灶等，包括起自脑底但侵犯颅底结构的病灶，起自颅底骨本身的病灶，或起自颅底下结构如鼻窦、颞下窝或咽旁间隙向颅底侵犯的病灶。对于神经耳外科医生来说，颅底病变是一个巨大的挑战。

颅底是一个复杂的区域，不规则颅底骨的上方有脑干等重要结构，下方为口、耳、鼻、鼻窦、咽腔等有菌部位，诸多与生命有关的血管和脑神经出入该区，手术中既要切除严重疾患，又要尽量保留器官的功能以保证患者的生活质量。过去，影响颅底手术成功的主要因素，包括颈内动脉及其他血管结构的致命性损伤、逆行性脑膜炎以及明显的脑神经功能障碍如面瘫和言语吞咽功能不良等。随着神经解剖、放射影像、介入放射、麻醉技术、手术器械和手术操作技术的进步，那些曾经看似不可逾越的障碍现在已经可以克服，或降低了它们的危险性，使许多颅底肿瘤得以安全地切除，大大提高了颅底手术的疗效。在各项技术中，以放射医学在诊断和介入治疗中的进展最为重要。现代影像学检查可以在术前提供病变范围及其与颈内动脉的相互关系，从而使颅底外科医生能够在术前了解病变情况。同样，随着神经放射介入技术的安全性不断提高，对颈静脉球体瘤等血管丰富的病变进行术前血管栓塞，可以使手术切除更快速、安全及精确。另外，如颈内动脉球囊压迫试验的应用，可以了解Willis环的代偿能力，从而预测术中“牺牲”颈内动脉或改道的可行性。应用术中实时神经监护，明显降低了神经损伤的危险。使用辅助切除的工具如激光和超声切除器，可进一步降低手术致残率。

伴随着这些器械技术发展的是外科手术技术的革新。瑞士的 Ugo Fisch 教授在 20 世纪 70 年代开始推广应用的颞下窝径路手术是本领域中的一个典范。这类手术径路能提供更好的颅底显露、分辨并保护颈内动脉、必要时行面神经改道以及封闭外耳道和咽鼓管，以减少术后脑膜炎的危险。这一手术方法不仅能成功切除了以往不能切除的病变，而且促使在世界范围内的多学科组的建立，促使人们投身于颅底外科的发展中去。头颈部缺损的修复重建是这一领域又一项重要进展，带蒂组织瓣和游离组织瓣在修补颅底缺损中的进步尤其重要。

耳鼻咽喉－头颈外科、神经外科及整复外科的医师，从各自的专业领域促进了颅底外科这一专业的形成，并且组成了各具特色的医疗组。

本文重点介绍神经耳外科医师常用的侧颅底手术径路。

第一节　前颅底手术径路

前颅窝由额骨眶部、蝶骨小翼及筛骨筛板构成，前界为额鳞，后方以视交叉沟和蝶骨小翼后缘与中颅窝相邻，容纳额叶脑组织。在前颅窝底的正中线上，由前至后，依次为额嵴、盲孔和鸡冠。鸡冠两侧为筛板，是骨性鼻腔的上壁，鼻腔鼻窦的恶性肿瘤常由此突破骨壁，侵犯颅底。筛板上有筛孔，嗅神经由此通过。前颅底与眼眶及鼻腔鼻窦毗邻，后者的疾患常会累及前颅底。以下介绍常用的前颅底手术径路。

一、额下径路

（一）手术解剖

本手术首先做双冠状切口，分层游离皮瓣和骨膜瓣，做骨窗并切开硬脑膜，暴露额叶。能充分显露中线部前颅底。

（二）适应证

前颅底和鞍区肿瘤或其他疾病。

（三）并发症

术中应避免撕裂矢状窦引起出血。嗅丝断裂将引起嗅觉丧失或减退。若开放的额窦未完全封闭，术后可能引起脑脊液鼻漏。

二、额底径路

（一）手术解剖

本手术开始步骤同额下径路。通过切除额窦后壁、筛板进入鼻腔，通过切除眶顶进入眼眶，通过切除蝶窦后上壁暴露蝶鞍、斜坡，是一个扩大范围的额下径路。

（二）适应证

前颅底肿瘤、鼻腔鼻窦及眼眶肿瘤侵犯前颅底、蝶斜坡区肿瘤等。

（三）并发症

常见并发症同额下径路。由于鼻腔与脑膜相通，颅内感染和脑脊液鼻漏较为常见，因此术后应注意封闭前颅底骨质缺损。若术中牵拉额叶过甚，可能引起精神症状。

三、额眶径路

（一）手术解剖

本手术开始步骤同额下径路。由眶顶、眶内侧壁及外侧壁游离眶骨膜，切开眶骨膜可进入眼眶；切除眶顶，暴露视神经管和眶尖。

（二）适应证

眶尖和侵犯双侧眼眶的前颅底病变。

（三）并发症

常见并发症如额下径路。其他常见并发症如眼球活动障碍、复视及眼球搏动等。颈内动脉损伤罕见，一旦发生常危及生命，因此，手术过程中必须注意保护颈内动脉。

四、经面径路

（一）手术解剖

经面径路通过暂时移开正常的面颅骨和软组织，能够到达鼻咽部、斜坡和颞下窝区域，可以使整个前中颅底得到良好的暴露。做选择性的骨切开，根据手术需要可以暂时移去上颌骨、颧骨、眶底和眶外侧壁，进入前中颅底、鼻咽部和颞下窝等结构。病变切除后要将移位的面颅骨复位并需要修复、重建缺损部位。

（二）适应证

扩展至颅底和海绵窦的广泛纤维血管瘤、鼻咽癌侵犯颅底、斜坡脊索瘤、颅面或颅颈沟通瘤、颞下窝肿瘤包括腮腺肿瘤侵犯颞下窝。

（三）并发症

面部瘢痕、面颅骨移位影响美容。脑膜缺损时，脑脊液漏及颅内感染是常见的并发症。眼球凹陷是常见的远期并发症。

第二节　经迷路或扩大迷路手术径路

一、手术解剖

经迷路径路或扩大迷路径路（图58-1）是指在乙状窦前、颅中窝硬脑膜下方、颈静脉球上方以及面神经垂直段后方的范围内，通过充分磨除颞骨骨质到达内听道及脑桥小脑角，以暴露肿瘤，进而摘除肿瘤。扩大迷路径路尚需进行下列操作：①暴露乙状窦后方硬脑膜1cm以上，使乙状窦能充分移位；②充分暴露颅中窝硬脑膜，窦脑膜角骨质应全部切除，以暴露岩上窦；③常规暴露颈静脉球，术中可根据情况用骨蜡和止血纱布将颈静脉球压低；④开放耳蜗导水管，放出脑脊液；⑤内听道周围骨质应做270°切除。

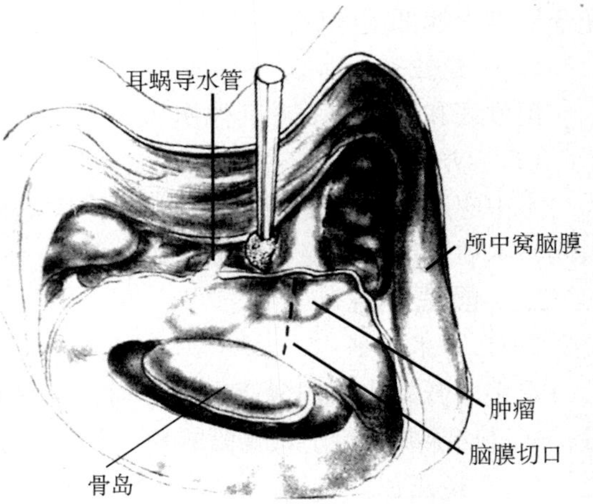

图58-1　切除迷路，暴露颈静脉球及内听道，切开脑桥小脑角脑膜

二、适应证

这一径路适用于任何大小、不考虑保存听力的听神经瘤或其他内听道及脑桥小脑角病变。手术创伤小、安全性高、面神经容易保存，对术中发生面神经中断者进行面神经吻合非常方便。以往认为迷路径路仅适合中、小听神经瘤，多年的临床实践证实此观点是不正确的：迷路径路能安全地全切除任何大小的肿瘤，而且越是大的肿瘤，越应通过迷路径路进行手术，而小肿瘤同时又有实用听力者应考虑其他径路，这也是同目前神经外科学界倡导的“锁孔技术”相一致的。

三、并发症

最危险的并发症是脑桥小脑角出血。由于手术技术的进步，目前已非常少见。出血后可在脑桥小脑角形成血肿，直接压迫脑干引起致命性脑疝。多发生在术后24～48h内，若患者术后不清醒或清醒后又出现意识障碍，应怀疑出血的可能。紧急时应在床旁打开伤口减压。经迷路径路的术腔内填塞脂肪，一旦发生致命性出血，可通过取出脂肪迅速减压并到达脑桥小脑角血肿区。脑干梗死多是由于在切除肿瘤过程中未能保护好脑桥小脑角重要血管，尤其是小脑后下动脉、小脑前下动脉等。随着手术技术的提高，这种并发症目前也已很少见。面瘫是手术后的常见并发症，可为暂时性或永久性，目前在小听神经瘤手术中，面神经功能保存率应达到90%以上，大听神经瘤也应在50%以上。术中若发生面神经切断应行即刻重建。脑脊液漏是术后另一常见并发症，文献报道发生率在1%～15%之间，是引起颅内感染的重要原因，多数通过保守治疗治愈，仅少数需要再次手术。后组脑神经损伤可见于巨大听神经瘤手术。

第三节　经颅中窝手术径路

一、手术解剖

在颞部开窗暴露颅中窝底。在颞骨岩部上表面定位不同的解剖标志。常用的解剖标志为弓状隆起、鼓室天盖、岩浅大神经等，通过磨低弓状隆起可显露上半规管“蓝线”，通过逆向追踪岩浅大神经可暴露膝状神经节，并进一步打开面神经迷路段骨管。内听道可通过不同方法定位，常用的有House的面神经逆向追踪法、Fisch 的上半规管蓝线法、Sterkers的直接定位法等。定位内听道后即可打开内听道上壁以暴露肿瘤，在面、听神经监护下进行肿瘤摘除，保留面神经及蜗神经（图 58-2）。

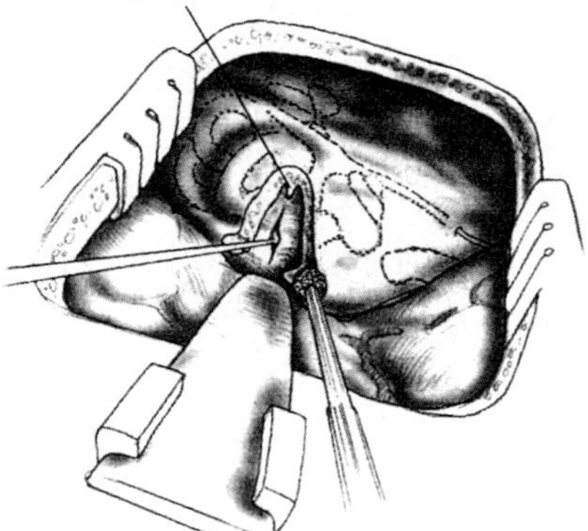

图 58-2　经颅中窝径路打开内听道，切开硬脑膜

二、适应证

1. 听神经瘤手术　此径路的优点是有可能保存听力。适用于术前有实用听力、肿瘤主要局限在内听道内或在脑桥小脑角中伸展不超过 1cm 的肿瘤。

2. 面神经全程减压　如Bell面瘫、外伤性面瘫，3周内面神经变性超过90%，面神经损伤位置在膝状神经节以上。

3. 前庭神经切断术　适用于有实用听力的顽固性梅尼埃病。在内听道内切断前庭上、下神经并可切除 Scarpa 神经节。

4. 岩尖斜坡病变　通过扩大颅中窝径路或联合其他径路，切除位于岩尖斜坡部位的脑膜瘤、神经鞘瘤、先天性胆脂瘤、胆固醇性肉芽肿等。

三、并发症

颅中窝径路手术后发生颅内出血的机会较少。常见并发症有面瘫、听力下降或丧失、眩晕以及由于过度牵拉颞叶引起的癫痫。

第四节　经乙状窦后手术径路

一、手术解剖

在乙状窦后方开骨窗，暴露小脑，进入脑桥小脑角以暴露肿瘤或神经血管结构，如三叉神经、面听神经束、后组脑神经等。通过磨除内听道后唇，可开放内听道。应注意避免损伤后半规管，在面、听神经监护下进行内听道内肿瘤摘除，保留面神经及蜗神经（图 58-3）。

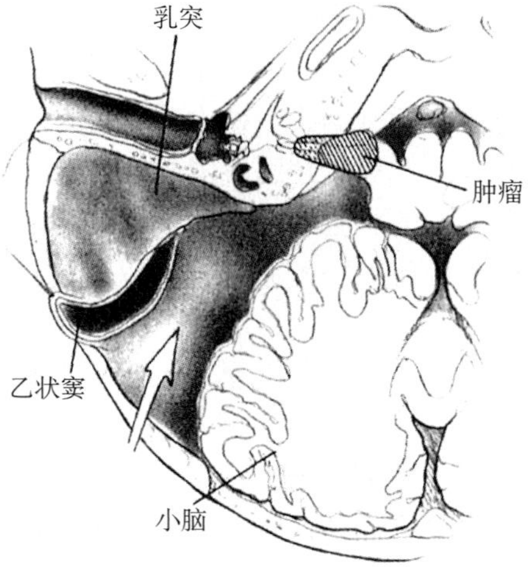

图 58-3　经乙状窦后手术径路示意图

二、适应证

1. 听神经瘤或其他脑桥小脑角肿瘤手术　此径路的优点是有可能保存听力，适用于术前有实用听

力、肿瘤未达内听道底、在脑桥小脑角中伸展不超过 2cm 者。

2. 前庭神经切断术　适用于有实用听力的顽固性梅尼埃病，在内听道口处切断前庭神经束，保留耳蜗神经。

3. 三叉神经痛或舌咽神经痛　行责任血管隔离术或神经根部分切断术。

4. 面肌痉挛　行面神经梳理或责任血管隔离术。

三、并发症

乙状窦后径路的并发症基本同迷路径路，但其发生率有所不同。在乙状窦后进路，术后持续性头痛和脑脊液漏的发生率要高于其他径路。另外，若术中牵拉小脑过甚，有可能引起术后脑水肿。

第五节　良性病变的岩骨次全切除术

一、手术解剖

岩骨次全切除术（subtotal petrosectomy）涉及去除全部可以达到的岩骨气房，直至形成一个仅包含轮廓化的耳囊和面神经的光滑术腔。岩尖和颈内动脉周围的气房难以完全去除，可以将其保留，除非病变累及才将其去除。通常还需将颅中窝和颅后窝的脑膜及乙状窦完全显露以便去除所有病变。

良性病变的岩骨次全切除术是一种扩大的乳突根治术。当病变向前方扩展到岩尖时，术者必须在耳蜗和颈内动脉间的狭小区域操作，或需要磨除咽鼓管和鼓膜张肌以达到这一区域。当咽鼓管破坏时，中耳通气功能不可能恢复，应使用肌瓣、骨蜡或骨屑封闭咽鼓管开口。岩尖下部病变也可通过经下鼓室、耳蜗下径路进行。还有一些其他到达岩尖的径路，都是通过几个主要的气房通道进行操作的，以清除不太广泛的病变。完成病变去除后，可以封闭外耳道使之成为盲端，术腔用带蒂肌瓣或腹部脂肪组织充填。手术完毕也可做一大耳道，然后行二次手术封闭或用带蒂肌瓣、移植筋膜及皮肤修补。

二、适应证

岩骨次全切除术适用于岩骨感染、广泛扩展的胆脂瘤、黏液囊肿、巨大的胆固醇囊肿、颞骨良性肿瘤如腺瘤、鼓室球体瘤等以及创伤性或医源性脑脊液漏。

三、并发症

病灶清除是否彻底是这一手术的关键。这一手术主要用于广泛的胆脂瘤，该病多伴有感染和重要组织（脑膜、颈内动脉）的暴露，耳道封闭可以避免术后脑膜炎和因清理术腔导致的并发症，但术后也会因残留与重要组织粘连的胆脂瘤而导致复发。封闭外耳道的另一优点是可以避免复发的胆脂瘤继发感染，并可以比较容易地再次手术处理。封闭外耳道的一个潜在的并发症是术腔感染引起脓肿，可以通过打开术腔引流并全身使用抗生素来治疗。

第六节　恶性病变的颞骨外侧切除术

一、手术解剖

颞骨外侧切除术（lateral temporal bone resection）的目的在于切除包含肿瘤的骨性及软骨性外耳道和鼓膜（图58-4）。切除乳突和扩大面隐窝，以便整块切除鼓环。除了肿瘤局限于鼓膜外侧以外，通常要切除鼓膜和锤骨。完成切除之后形成的开放的中耳腔和乳突切除腔，可以采用常用的方法予以修复。

二、适应证

原发于外耳道的基底细胞癌、鳞癌、腺癌及腺样囊性癌是常见适应证，其临床表现为疼痛、血性耳漏及偶见的面瘫。肿块深入外耳道但不穿透鼓膜是最好的适应证。当颞颌关节或腮腺受累时，应一并切除。肿瘤穿透外耳道进入乳突时应该采用颞骨次全切除术。有时头颈部肿瘤侵犯颅底也是手术适应证，最常见的是腮腺鳞癌和其他涎腺的恶性肿瘤。采用颞骨外侧切除术可以完成肿瘤的整块切除。

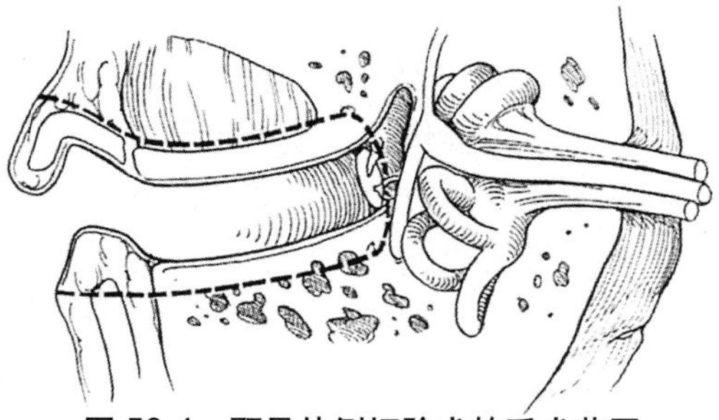

图 58-4　颞骨外侧切除术的手术范围

三、技术要点

手术开始前检查外耳道，判断肿瘤的外侧边界。通常取耳后“C”型切口，分两层向前翻起皮瓣及肌骨膜瓣，在肿瘤的外侧有足够安全边缘处切断外耳道，将外耳道断端缝合以防肿瘤细胞播散。将乳突轮廓化，开放面神经隐窝，暴露面神经骨管，通过面神经隐窝离断砧－镫关节并取出砧骨，同时检查鼓室内是否有肿瘤侵犯。向前磨除上鼓室外侧壁，充分开放上鼓室，但保持外耳道上壁完整，直至到达颞颌关节囊处。向下沿面神经骨管扩大面神经隐窝直至进入下鼓室，继续磨除外耳道底壁骨质直到茎乳孔及腮腺。此时外耳道仅剩前方有一小片骨性连接，可用一小平凿通过扩大的面神经隐窝插入鼓室内，抵住前壁向前将外耳道折断，切断附着的软组织连接后，即可将外耳道、鼓膜、锤骨整块取出。咽鼓管可用骨蜡及筋膜封闭，转移颞肌填塞术腔，肌肉外侧可植皮。也可根据情况行鼓室成形及听骨链重建术。若肿瘤向前播散穿出外耳道，可以将腮腺或颞颌关节囊连同外耳道整块切除（图 58-5）。

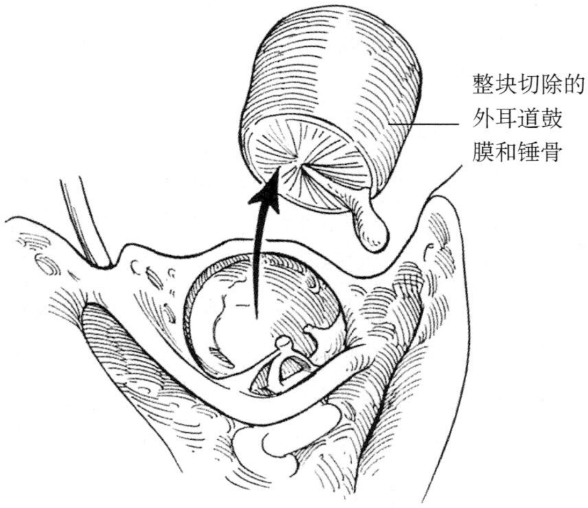

图 58-5　外侧颞骨切除示意图

四、并发症

术后最常见的并发症是外耳道狭窄。做开放式的术腔有利于术后观察以早期发现复发的病灶。术腔充填肌肉组织可以预防放射性骨坏死。

第七节　恶性病变的颞骨次全切除术

一、手术解剖

进行颞骨次全切除术（subtotal temporal bone resection），必须对颞骨三维解剖有一个完整、透彻的认识，才能从各个方向正确辨认颞骨的不同结构（图58-6）。首先打开颈部，辨别后组脑神经，并给颈内动静脉套上止血带，接着，由下部进入颞骨，轮廓化乙状窦并磨除骨质直至乳突尖，即乳突轮廓化。开放窦脑膜角，结扎或填塞乙状窦。向上牵开颅中窝脑膜显露岩骨上部直至岩上窦。前方显露腮腺，辨认面神经并同时判断是否受累。推开或切除上颌骨髁突以显露颞颌关节囊。完成以上操作后，就可显露颈内动脉并用金刚钻将其轮廓化。打开内听道并切断其内的神经，可从后方或从上方完成这一步骤。可以通过在前方切除上颌骨髁突来追踪颈内动脉颞骨内段，但若腮腺受累时就不能进行这样的操作。一旦颈内动脉得到保护，就可用凿子凿除剩余的骨质及其附着的软组织。这样术腔中就遗留下结扎的颈内静脉、填塞的乙状窦、开放的内听道、未受侵犯的颈内动脉以及前部剩余的部分岩尖。大部分情况下，后组脑神经得以保留。脑膜受累可以单独处理，予以切除。关闭伤口时要封闭咽鼓管，用肌肉和脂肪组织充填术腔，以避免脑脊液漏，将外耳道封闭成盲端。如果耳廓受累的话，需用游离皮瓣或背阔肌肌皮瓣移植以关闭术腔，保护颅底组织。

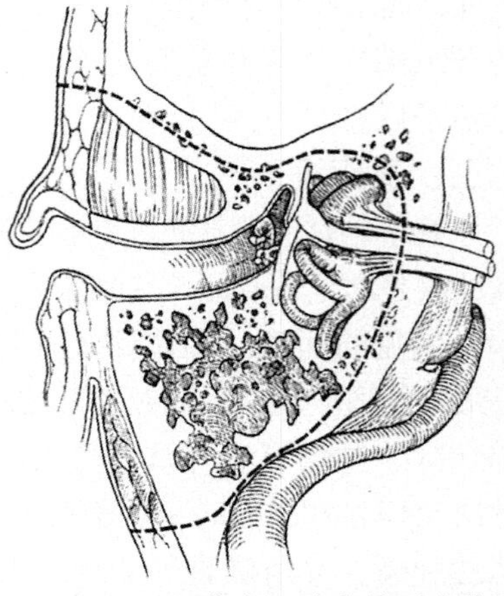

图 58-6 颞骨次全切除术的手术范围

另外一种替代方法是先采用前述的颞骨外侧切除术，在整块切除后再使用岩骨次全切除方法，分块切除肿瘤，但磨除范围与前一致。研究表明，整块切除或分块切除的术后生存率在统计学上无差异。

二、适应证

颞骨次全切除术的适应证是累及颞骨的恶性肿瘤。原发于耳部或周围组织侵犯耳部的恶性肿瘤如鳞癌、基底细胞癌、腺癌及腺样囊性癌是常见的肿瘤类型。外耳道肿瘤若侵犯鼓膜或破坏外耳道后壁是其适应证。当肿瘤累及乙状窦外侧壁和/或颈静脉球时应一并切除，但若肿瘤已侵入乙状窦或颈静脉球窦腔内时，治愈的可能性极小。肿瘤侵犯但未穿透脑膜时，可将受累脑膜一并切除并用帽状键膜或颅骨膜修补。恶性肿瘤穿透脑膜累及脑实质时的手术价值尚不明了。颈内动脉是否累及是又一影响预后的因素。如果颈内动脉受累且患者不能耐受血管阻断，应采用血管切除并移植修复的技术。

三、技术要点

肿瘤能否整块切除取决于肿瘤累及范围。如果准备进行整块切除，应在硬膜外将乙状窦及颅中窝硬膜剥离，从颞骨的上方及后方由内向外磨除骨质。向前磨可以打开内听道并显露其内的神经，继续向前磨钻直至颈内动脉水平部。使用金刚钻由上向下追踪颈内动脉。肿瘤及颞骨整块切除的最后步骤往往需要花费许多时间，而分块切除肿瘤，然后再切除颞骨至如前所述的边界能取得与整块切除相同的效果，因此应该考虑整块切除是否明智。早期曾使用骨凿处理岩尖，但这一操作由于易损伤颈内动脉而被放弃。

肿瘤切除后，找到内听道内近段面神经及腮腺内远段面神经的残端，移植腓肠神经或耳大神经连接面神经。

四、并发症

最危险的并发症是颈内动脉损伤，会引起严重出血或/和中风。如前所述，骨凿处理岩尖由于常易损伤颈内动脉，应被禁止。这一并发症一旦出现,可以直接修补血管壁或用气囊永久阻断。

仔细填塞术腔可以防止经开放的内听道或经颅底其他孔道的脑脊液漏。术中要封闭咽鼓管和外耳道，以避免上行性感染。腹部脂肪组织充填术腔、纤维胶固定以及必要时进行腰穿引流，可以有效地封闭缺损。如果发生持续性脑脊液漏，会增加脑膜炎的发生率。术前放疗合并感染可导致术后皮瓣感染脱落，如果缺损较小，可以通过加强清创、静脉使用抗生素及伤口护理使之二期愈合；如果缺损较大时，就需要使用带蒂皮瓣或游离皮瓣修复。

第八节 颞下窝径路手术

一、Fisch A 型

（一）手术解剖

本手术先做颞骨外侧切除术，切除外耳道、鼓膜及镫骨足板以前的听骨链，将面神经自茎乳孔至膝状神经节间游离。颈静脉球体瘤是Fisch A型手术的常见适应证（图58-7）。在这些病例中，面神经垂直段是影响显露的主要障碍。为克服这一障碍，需要将面神经向前改道，以充分显露颅底、颈静脉球和颈内动脉。上颈部必须打开，以辨别大血管和后组脑神经，同时加以保护。由颈部向上追踪颈内动脉。在这一过程中，咽鼓管被磨除，从而导致中耳通气功能的永久性改变，术后需要充填术腔并封闭外耳道。

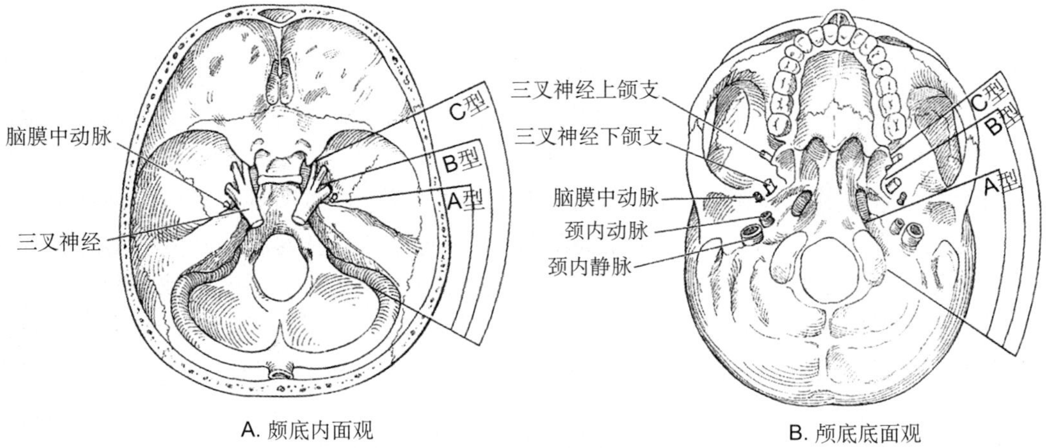

图 58-7 颞下窝径路手术 Fisch A、B、C 型

颈静脉球体瘤通常发生于颈静脉球穹窿部且易侵入管腔内，必须切除颈静脉球部分管壁才能做到完全切除。为此，必须先轮廓化乙状窦并填塞或结扎使之闭合。多数病例耳囊并不会受累。术后患者出现永久性的传导性听力下降。术前了解颞骨内颈内动脉的位置以安全地切除病变，这在颈静脉球体瘤（C型和D型）中尤其重要，因为肿瘤已经破坏颈内动脉骨管，与颈内动脉关系密切。

（二）适应证

本径路能广泛显露颅底结构，适用于多种疾病。颈静脉球体瘤是最常见的适应证，颞骨内侧的胆脂瘤也是适应证。这些病变侵及岩尖，位于颈内动脉内侧。颈内动脉瘤也可通过这一径路手术并可直接修复。由于对颅底显露良好，脑神经的切除或保护都很容易做到，所以这一区域的神经瘤也采用这一手术径路。其他适应证包括累及这一区域的软骨瘤、软骨肉瘤及胆固醇囊肿等。

（三）技术要点

本径路的要点之一是面神经改道的方法（图58-8）。经典的技术是先从膝状神经节到茎乳孔轮廓化面神经，锐性切断其营养血管，将其从骨管中游离出来。面神经监护可以有效地减少神经损伤和水肿。上述方法可以有两点改良：一是保留完整的薄层面神经骨管，将其连同面神经一起改道，另一是在游离面神经时保留茎乳孔周围的结缔组织。为最大限度保留术后面神经功能，应尽量确保在移位面神经或放置牵拉器的过程中神经不受损伤并不受张力性牵拉。

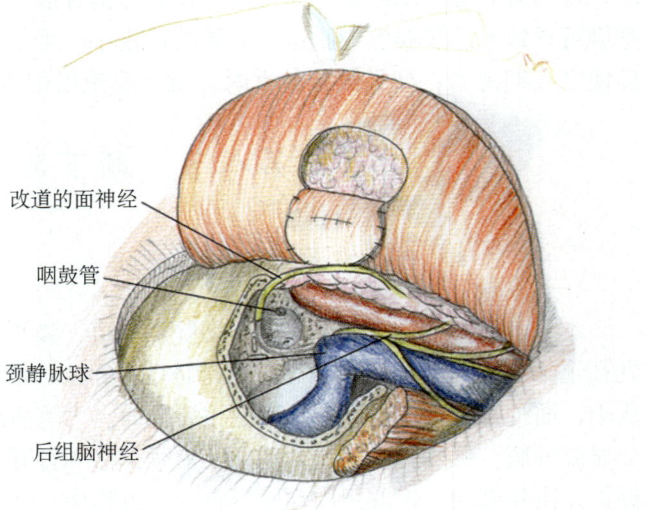

图 58-8 Fisch A 型手术示意图

另一个重要的操作是封闭外耳道并堵塞咽鼓管，使鼻咽部与手术中暴露的蛛网膜下腔隔开，以免引起术后脑膜炎。为确保外耳道紧密封闭，应在外耳道皮肤外翻缝合后用一层骨膜瓣加固封闭。

牵拉上颌骨髁突可以增加前鼓室和颞下窝的显露，甚至可以切除髁突，以便沿颈内动脉追踪肿瘤或进入颞下窝。

在切除源自颈静脉球穹窿或已侵入其管腔的肿瘤过程中，有两种技术可用来处理颈静脉球。一种是在打开颈静脉球之前先结扎乙状窦，可先将乙状窦及其两侧的颅后窝脑膜充分暴露，在乙状窦前后打开脑膜，将一钝头带线弯针从乙状窦下方穿过，将乙状窦牢固结扎。另一种效果相似的方法是在轮廓化乙状窦的时候保留一薄骨片，然后用一团Surgicel嵌塞于骨片下使向内侧压迫闭塞乙状窦，在打开颈静脉球时可进一步用Surgicel逆向堵塞乙状窦腔。打开颈静脉球时，会发生岩下窦的大出血，必须保持吸引通畅，通常用Surgicel堵塞止血，但过度填塞可能会妨碍潜在肿瘤灶的显露并可能压迫损伤位于神经部的后组脑神经。

（四）并发症

脑脊液漏和脑膜炎是最常见的严重并发症。术毕充填术腔、填塞咽鼓管、封闭外耳道等措施能有效地防止这些并发症的发生。术后腰穿引流可能对脑膜愈合有好处。可根据药敏试验结果预防性使用抗生素。术后颞颌关节功能不良如张口受限或咬合不良是压迫或切除髁突引起的。封闭外耳道可导致永久性的传导性听力下降。当耳囊耳蜗受累时可产生术后永久性的神经性耳聋。

误吸是第Ⅸ和Ⅹ脑神经受损的表现，严重时会危及生命。如果术中就已肯定患者术后会出现声带麻痹，应等患者完全清醒后拔管，并可考虑行气管切开。在患者声带功能和吞咽功能恢复后才能取消鼻饲管。因为声带本身有代偿功能，术后声带麻痹长期来说不是一个严重的并发症。

二、Fisch B 型

（一）手术解剖

Fisch B 型包含 Fisch A 型的大多数步骤，它能处理位于岩锥更前方的病变（图 58-7）。由于病变位于前上方，面神经常常不需要向前改道，但应辨认面神经额支并将其向下折返，可将颧弓和颞肌连同神经一起向下翻。向下牵开下颌骨后可向前追踪颈内动脉水平段。在显露过程中可以首先看到脑膜中动脉，应将其电凝切断。进一步解剖可在卵圆孔处发现下颌神经。在切除颅中窝底的骨质后，可以获得一个更广泛的颅底和颞下窝术野。

（二）适应证

岩尖和斜坡病变如皮样囊肿、胆脂瘤、血管瘤、黏液囊肿、软骨瘤及软骨肉瘤是其适应证。

（三）技术要点

Fisch B型手术中不需结扎乙状窦，也不用面神经改道。由于是在硬脑膜外操作，脑脊液漏的发生率及后组脑神经的并发症也较少发生（图58-9）。有时不用去除咽鼓管，也不需处理颈内动脉，这种情况下切口可由耳前向上至发际或翻额部皮瓣而不影响中耳。手术结束时可修复、重建颧弓。其余技术要点同Fisch A型。

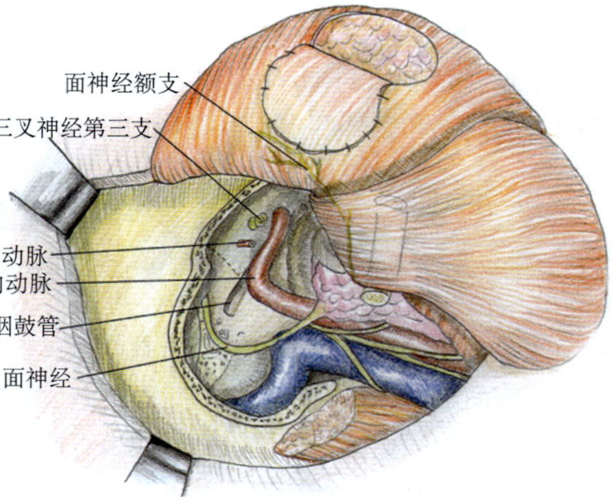

图 58-9　Fisch B 型手术示意图

（四）并发症

由于三叉神经下颌支被切断，会出现舌及面部麻木感，但不会导致严重的功能障碍。

三、Fisch C 型

（一）手术解剖

本径路是扩大的Fisch B型以到达颞下窝、翼腭窝、鞍旁区域及鼻咽部，最后可以显露从乙状窦到海绵窦之间的全部区域。开始的步骤同Fisch B型。切除三叉神经下颌支后打开颅底的肌筋膜。磨除翼突及其他颅底骨质。切除三叉神经上颌支可进一步显露颈内动脉管，直至出破裂孔并进入海绵窦内。如果咽鼓管软骨部受累时可一并袖状切除直至鼻咽部，鼻咽部缺损可用带蒂肌皮瓣修复。

（二）适应证

青少年鼻咽部纤维血管瘤，尤其是侵犯颞下窝、眼眶、鞍旁区域及海绵窦者是其适应证。

其他如鼻咽癌、颅咽管瘤、垂体瘤和腺样囊性癌也可用此手术方法。

（三）技术要点

切口与Fisch B型相比，要稍向前直至眼眶，颅前窝受累时也可行额部冠状皮瓣，面神经额支与颧弓和颞肌一起向下翻，将髁突向下牵开（图58-10）。脑膜中动脉和三叉神经第三支电凝切断

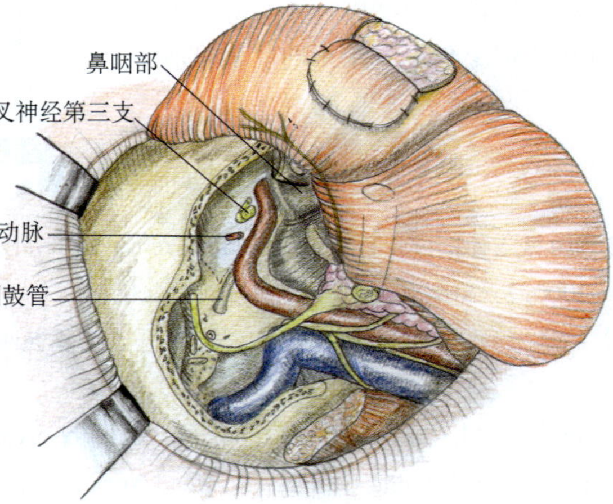

图 58-10　Fisch C 型手术示意图

后，磨除翼突，显露圆孔处的上颌神经。切开颅底的软组织及咽基底筋膜，显露鼻咽外侧壁，用电凝或剪刀进一步显露此区域，这一暴露可以切除越过中线的鼻咽部病变。如果是鞍旁病变，可暴露颞叶脑膜并追踪颈内动脉直至破裂孔，抬起脑膜可显露侵犯鞍旁区域的肿瘤，钝性分离周围组织如海绵窦、垂体及蝶窦。海绵窦出血可能较多，可用Surgicel压迫止血。如果需要可进入蝶窦切除肿瘤。通常用带蒂颞肌皮瓣修复颅底缺损或充填鼻咽部死腔。没有感染的术腔可用脂肪组织充填，其他如胸锁乳突肌皮瓣也可应用。

（四）并发症

常见并发症如 Fisch B 型和 Fisch A 型，特异性的并发症是因为三叉神经第二、三支被切断引起的面部和舌部麻木，但在恶性肿瘤患者中，这一并发症可以缓解疼痛。

第九节　耳前经颧弓颞下手术径路

一、手术解剖

本径路可以显露颞下窝、颅中窝底、岩尖和斜坡外侧而不影响中耳。切口经耳廓前向上至头皮或弯向眶上发际，颧弓和颞肌向下翻，髁突向下移位，显露颞下窝。去除颅中窝底的骨质后，获得肿瘤的显露并可切除之。如果可能的话，沿颈内动脉岩骨部可以显露卵圆孔和圆孔，以处理其中的神经。进一步牵开下颌骨，可以显露眶下裂和翼腭窝并切除累及鼻咽部的病变。这一径路尚可显露颅内病变，如岩骨、斜坡、基底动脉及脑干等部位的病变。打开小脑幕可以看到第 II ～ VI 脑神经及颈内动脉。

二、适应证

青少年鼻咽部纤维血管瘤、胆固醇肉芽肿、海绵状血管瘤、三叉神经及其他神经鞘瘤，以及恶性肿瘤如软骨肉瘤、腺样囊性癌等是其适应证。

三、技术要点

辨认面神经额支并向下翻起颞肌筋膜进行保护，或者切断并在手术结束时吻合重建。在眼眶外侧和颞骨鳞部前面分离颧弓，将颞肌和颧弓一起向下翻。向下推压髁突或切除之并去除颅中窝底的骨质。眶后外侧岩尖或颞下窝及翼腭窝病变可以采用这一径路。必要时为更好的显露颞下窝，可以切断上颌骨，这时要辨别面神经总干并保护之。向内可如 Fisch B 和 C 型一样显露咽鼓管和颈内动脉；不过，直接显露比从下显露要好。牵开颞叶可以处理岩尖和颈内动脉处的颅外病变。手术结束时，颞肌修复缺损，颧弓复位。如果上颌骨切断，则需要上颌骨复位。

参考文献

1. Wu H, Sterkers J. Translabyrinthine removal of large acoustic neuromas in young adults. Auris Nasus Larynx 2000, 27:201-205

2. 吴皓, 周水淼, 李兆基, 等. 扩大迷路进路切除大听神经瘤18例报告. 临床耳鼻咽喉科杂志, 2000, 10: 435-439

3. Sterkers JM, Morrison GA, Sterkers O, et al. Preservation of facial, cochlear, and other nerve functions in acoustic neuroma treatment. Otolaryngol Head Neck Surg, 1994, 110:146-155

4. Slattery WH, Brackmann DE, Hitselberger W. Middle fossa approach for hearing preservation with acoustic

neuromas. Am J Otol, 1997, 18:596-601

5. Leonetti JP, Smith PG, Linthicum FH. The petrous carotid artery: Anatomic relationships in skull base surgery. Otolaryngol Head Neck Surg, 1990, 102: 3-12
6. Gleeson MJ et al. Mucosal Cysts of the Petrous Apex. In: Fisch U, Valanis, Yasargil, eds. Neurological Surgery of the Ear and Skull Base. Amsterdam: Kugler & Ghedini, 1989
7. Andrew JC, et al. The surgical management of extensive nasopharyngeal angiofibromas with the infratemporal fossa approach. Laryngoscope, 1989, 429-437
8. Franklin DJ, Jenkins HA, Horowitz BL, et al. Management of petrous apex lesions. Arch Otolaryngol Head Neck Surg, 1989, 115: 1121-1125
9. Giddings NA, Brackmann DE, Kwartler JA. Transcanal infracochlear approach to the petrous apex. Otolaryngol Head Neck Surg, 1991, 104: 29-36
10. Fisch U, Mattox D. Microsurgery of the Skull Base. New York: Thieme Medical Publishers, 1988. 30-32
11. Nadol JB Jr, Schuknecht HF. Obliteration of the mastoid in the treatment of tumors of the temporal bone. Ann Otol Rhinol Laryngol, 1984, 93: 6-12
12. Kinney SE, Wood BG. Malignancies of the external ear canal and temporal bone: surgical techniques and results. Laryngoscope, 1987, 97: 158-164
13. Graham MD, et al. Total en bloc resection of the temporal bone and carotid artery for malignant tumors of the ear and temporal bone. Laryngoscope, 1984, 94:528-533
14. Sataloff RT, et al. Total temporal bone resection for squamous cell carcinoma. Otolaryngol Head Neck Surg, 1987, 96: 4-14
15. Fisch U. Infratemporal fossa approach to tumors of the temporal bone and base of the skull. J Laryngol Otol, 1978, 92: 949-967
16. Fisch U. The infratemporal fossa approach for nasopharyngeal tumors. Laryngoscope, 1983, 93: 36-44
17. Fisch U, Pillsbury HC. Infratemporal fossa approach to lesions in the temporal bone and base of the skull. Arch Otolaryngol, 1979, 105: 99-107
18. Brackmann DE. The facial nerve in the infratemporal approach. Otolaryngol Head Neck Surg, 1987, 97: 15-17
19. Sekhar LN, Janecka IP, Jones NF. Subtemporal-infratemporal and basal subfrontal approach to extensive cranial base tumors. Acta Neurochir, 1988, 92: 83-92
20. Uttley D, et al. Improved access to lesions of the central skull base by mobilization of the zygoma: experiencee with 54 cases. Neurosurgery, 1991, 28: 99-104

第五十九章

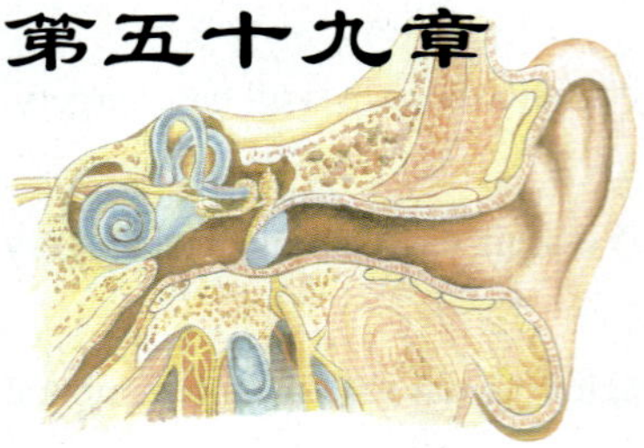

颅底肿瘤

李学佩

颅底肿瘤是指源自脑底、颅底骨本身及其上、下面的肿瘤。它可向头端发展，侵入颅内，也可向尾端延伸，累及眼眶、鼻腔、鼻窦、颞下窝、咽旁隙等区域。由于位置深在、解剖复杂，又涉及多个学科，许多颅底肿瘤被认为是手术治疗禁区。最近20多年来，颅底肿瘤的诊断和治疗取得突破性的进展，这要归功于显微解剖的发展，CT、MRI、DSA等现代影像学的问世，麻醉水平的提高，显微外科技术的普及，手术器械的更新，术中神经电生理监测仪的应用以及耳鼻咽喉-头颈外科与神经外科、颌面外科、眼科和整形外科的密切合作。

第一节　颅底肿瘤的分类

颅底肿瘤按其部位或组织学特征分类，也可按胚胎起源和组织病理学特征分类。本章参照胚胎起源和组织病理学特征，按照好发于前、中、后颅底的肿瘤分类。

（1）神经上皮肿瘤：包括视神经或下丘脑神经胶质瘤、嗅神经母细胞瘤、神经鞘瘤等；

（2）中胚层肿瘤：包括脑膜瘤、骨瘤、软骨瘤、血管瘤、球瘤等；

（3）外胚层肿瘤：包括颅咽管瘤、垂体瘤、肌母细胞瘤等；

（4）先天性、胚胎性和畸形性肿瘤：包括表皮样囊肿、皮样囊肿、蛛网膜囊肿、畸胎瘤、脊索瘤等；

（5）炎性病变：胆固醇肉芽肿等；

（6）转移性肿瘤。

第二节　前颅底肿瘤

一、良性肿瘤

（一）骨瘤

颅骨的骨瘤好发于青年，男性居多，常见部位为额窦和筛窦。松质骨性骨瘤源于板障，致密骨性骨瘤来自于膜化骨的外板，内板多完整。额窦和筛窦骨瘤生长巨大时，能破坏后壁和顶壁骨质而进入颅内，如不进行手术，患者多死于颅内并发症。

额、筛窦骨瘤源自胚性软骨残余，故多发于额骨（膜内成骨）和筛骨（软骨内成骨）交界处。外伤、炎症后引起的鼻窦骨壁的骨膜增生也起一定作用。

位于额、筛窦的骨瘤易继发鼻窦感染，向眶内生长的骨瘤可引起眼球突出、眼球运动障碍及视力损害。少数从颅骨内板发生的骨瘤，向颅内发展，引起脑神经症状和颅内压增高。仅累

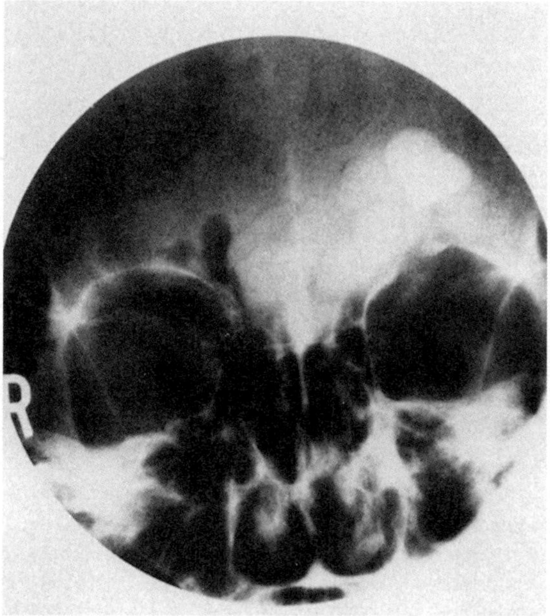

图 59-1　大的额筛骨瘤呈分叶状

及外板、未向颅内发展的骨瘤，除局部隆起不适外，多无其他症状。颅骨X片及CT可以确诊。图59-1可见圆形高密度阴影，额窦后壁、筛板、眶板脱钙和骨质破坏，肿瘤侵入眶内及颅内。

治疗：对侵入颅内的额窦骨瘤，如不再继续生长，可鼻外切开，用电钻磨去颅外骨瘤，保留颅内部分。对骨生长期的青年，通过颅面联合径路彻底切除骨瘤。

（二）骨化纤维瘤

为良性的骨性病变，其特点是边缘清楚、发展缓慢，多发于下颌骨和上颌骨，并可向前颅底扩展。

常无症状，但随着肿瘤增大，出现面部的明显变形。最常出现的症状是疼痛和感觉异常。女性比男性多，多发于30～40岁。

显微镜检查可见病变中心部呈编织样的结构，病变成熟时，外被以板层骨。活检通常有害，特别是在额筛或筛板区。当病变阻塞鼻额管，可能继发额窦囊肿。

影像学表现有很大差异。有时呈不均一的钙化，更多的是病变中央有钙化。早期有穿透X线的溶骨性表现，以后，可见中心有边界很清楚的不穿透X线的钙化，周边有穿透X线的钙化围绕（图59-2、59-3）。临床表现和影像学表现对诊断有重要意义。有些病变易误诊为骨肉瘤。

治疗：尽量彻底切除。如不可能彻底，则应尽量减少对面容和功能的损害。恶性骨化纤维

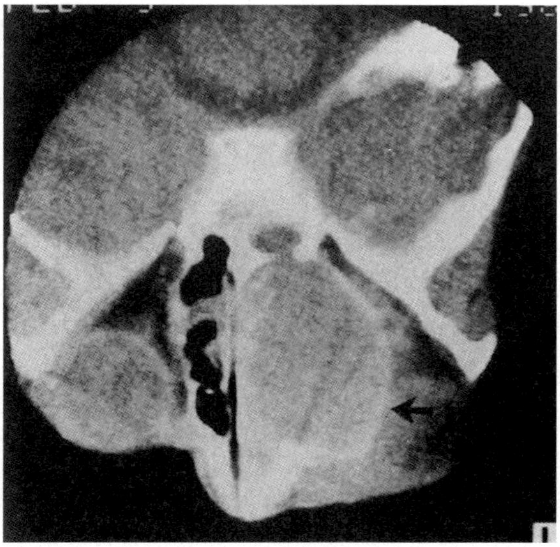

图 59-2　轴位 CT

示有包囊的骨化纤维瘤，侵犯鼻筛眶部

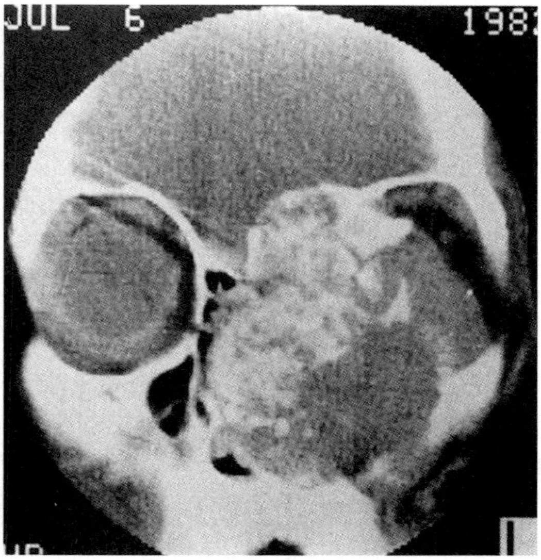

图 59-3　冠状位 CT

示眶筛部大的骨化纤维瘤，已侵犯前颅窝，内有广泛的斑片状钙化

瘤偶见于放疗后的患者，因此，骨化纤维瘤不主张放射治疗。

（三）纤维血管瘤

是鼻咽部最常见的良性肿瘤。好发于 10～ 25 岁间，多为男性，女性罕见。

病因不清，可能与炎症刺激、性激素分泌及发育异常有关。本病多起源于鼻咽顶部枕骨结节及蝶骨翼突内板的骨膜部，由纤维及血管组成。

临床表现：以进行性鼻塞和反复鼻出血为主。由蝶窦向上侵入颅内，引起垂体症状，即头痛、无力、食欲不振、性欲减退、闭经、视力减退及额侧偏盲等。由蝶窦向上侵入鞍旁，引起海绵窦综合征，即Ⅲ、Ⅳ、Ⅴ、Ⅵ等脑神经麻痹及结膜水肿充血、眼球突出、视乳头水肿及视力减退等。由鼻咽向翼腭窝、颞下窝侵犯而至颅内，产生翼腭窝综合征，即上颌神经分布区疼痛麻木、腭帆提肌麻痹、咽鼓管阻塞、软腭麻痹、张口困难及颞窝部膨隆。鼻腔及鼻咽部可见紫红色肿物，质硬，易出血。

影像学检查：包括鼻窦、颅底像。鼻咽、鼻腔和鼻窦致密阴影，蝶骨体、蝶鞍、鼻窦、眼眶、颅底骨质破坏。CT 可清晰显示肿瘤范围和骨质破坏情况以及向翼腭窝、蝶窦、颅内扩展的情况（图 59-4）。颈动脉造影能准确描述鼻咽部肿瘤范围和血供来源。

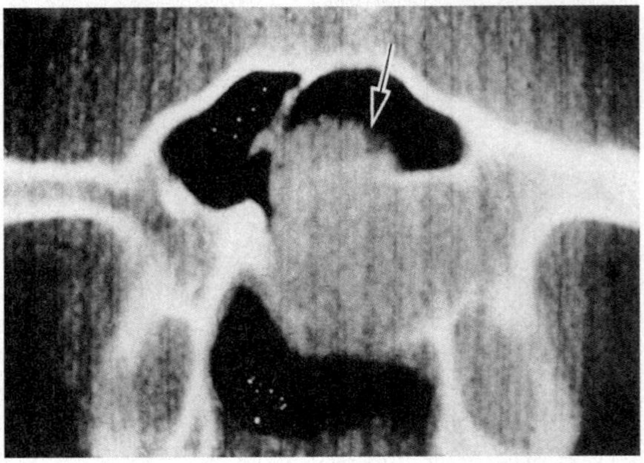

图 59-4　冠状位 CT

示纤维血管瘤侵犯翼板根部及蝶窦

治疗：确定手术适应证：若血管造影证实肿瘤仅由颈外动脉供血，即使已侵入颅内，亦可手术切除；若颈内动脉和椎-基底动脉也参与供血，手术应慎重。对血管造影由颈外动脉供血的肿瘤，术前先做血管栓塞，可大大减少术中出血。手术宜早期进行。对少数肿瘤累及范围广，血运特别丰富，又不能做术前栓塞或栓塞未成功者，手术应慎重。

（四）脑膜瘤

脑膜瘤是发病率较高、生长缓慢、病程较长的肿瘤。其分布大致与蛛网膜粒的分布情况相似，以大脑半球矢状窦旁为最多，其次为大脑凸面、蝶骨嵴、鞍结节、嗅沟、颅后窝、岩骨尖、斜坡及脑室内等，偶尔可见于颅外组织，为异位脑膜瘤。肿瘤与脑膜紧密粘连，构成肿瘤的蒂，借此可接受来自颈外动脉的血供。邻近颅骨有增生或被侵蚀的迹象。肿瘤的病理组织形态可分为内皮细胞型与纤维型等。肿瘤有钙化或囊性变。脑膜瘤有完整包膜，压迫嵌入脑实质内。患者男女之比约为 2∶3，高峰发病年龄为 30～ 50 岁。

脑膜瘤的临床表现主要取决于肿瘤部位。如鞍上脑膜瘤可引起视力、视野的损害；眶内脑膜瘤除视力障碍外，还可造成突眼和眼球运动障碍；小脑脑桥角脑膜瘤早期出现脑神经（听神经、面神经、三叉神经等）损害症状；斜坡脑膜瘤除引起脑神经损害外，常因脑干受压而出现锥体束征。

诊断：脑膜瘤既可表现为骨质增生，也可表现为骨质吸收或破坏。CT 半数可见这些改变。典型脑膜瘤的 CT表现为：类圆形或分叶状等密度或高密度影，边界清楚，瘤内常有点状或不规则钙化，注射对比剂后呈均匀、明显的强化，周围无或有轻度水肿（图59-5、59-6）。MRI 诊断脑膜瘤更有优势（图 59-7）。

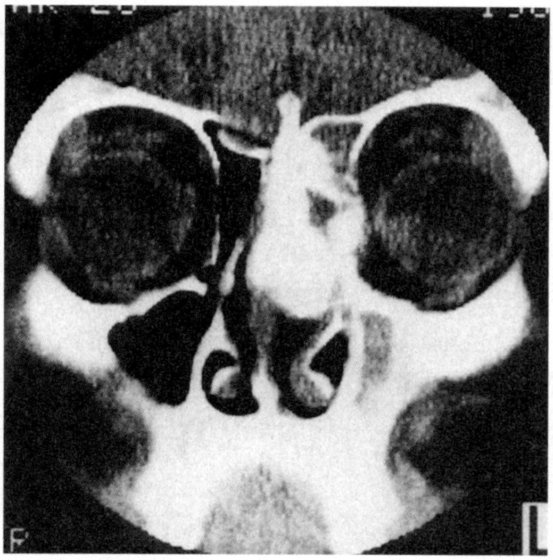

图 59-5　冠状位 CT

示原发性鼻脑膜瘤，侵及颅内，有广泛的钙化

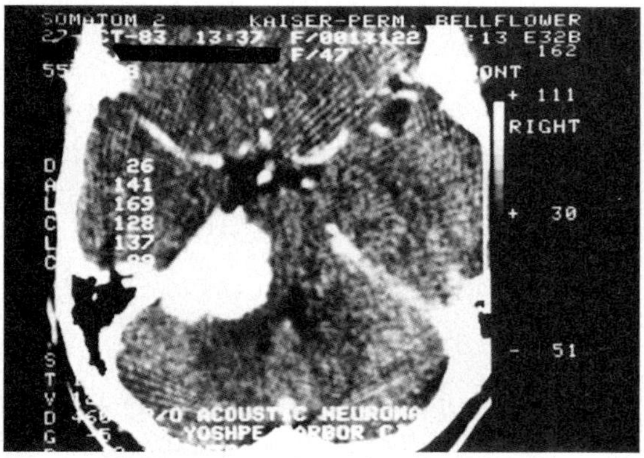

图 59-6　CT

示岩嵴脑膜瘤

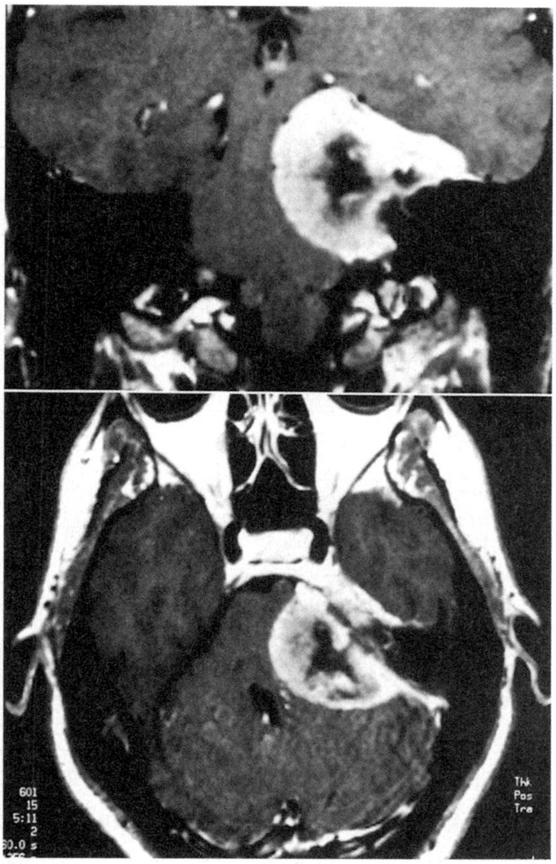

图59-7　冠状位（上图）和轴位（下图）钆增强的T_1MRI

示岩斜坡脑膜瘤

治疗：脑膜瘤是颅底肿瘤中手术效果较好的一种肿瘤，但由于肿瘤接受来自颈内、颈外动脉的双重血供，术中出血较多，所以手术有一定难度，有些颅底脑膜瘤未必能完全切除。彻底切除应包括受侵犯的硬脑膜及与之相邻的颅骨，否则容易复发。肿瘤对放射及化学治疗不敏感。<3cm的脑膜瘤可行X刀或伽马刀治疗。脑膜肉瘤是脑膜瘤的恶性类型，约占脑膜瘤的5%。肿瘤切除后易于复发。预后较差。

(五)其他肿瘤

如涎腺腺瘤、软骨瘤和神经纤维瘤，可以压迫或附着到筛板而影响到前颅窝。冠状位CT可显示骨质的损害。还未见有这些病变直接侵入前颅窝的报告。

二、恶性肿瘤

(一) 鼻窦

鼻窦癌比较常见，发生率以上颌窦最高，筛窦、额窦次之，蝶窦罕见。但侵犯颅底则是额、筛窦恶性肿瘤多于上颌窦恶性肿瘤。由于额、筛骨与周围结构的密切关系，因此，额、筛窦的恶性肿瘤很容易侵犯到眶顶、蝶骨和前颅底。由于上颌窦和筛窦之间没有屏障，因此，多数上颌窦癌最终都侵犯到筛窦甚至前颅窝。80%以上鼻腔和鼻窦恶性肿瘤是鳞状细胞癌，其次为腺癌，肉瘤少见。

临床表现：一侧鼻塞、鼻出血，鼻腔检查可见肿物。上颌窦恶性肿瘤有面部麻木、疼痛、磨牙松动疼痛或张口困难等。蝶窦恶性肿瘤出现单侧或双侧眶尖综合征，蝶鞍扩大，蝶骨底骨质破坏。侵入眼眶内后，可出现眼球移位、突眼、复视、视力减退以至失明，Ⅲ、Ⅳ、Ⅵ脑神经麻痹。侵入颅内后，有剧烈头痛。常规放射线检查可发现有软组织块影，至少70%的病例有不同程度的骨破坏。CT和MRI能清晰显示肿瘤大小及范围，以及向周围扩展、侵犯的情况。上颌窦、蝶窦诊断性穿刺或手术取活检行病理检查可确诊。

治疗：手术切除为主，放射治疗为辅，晚期患者单用放射治疗作为姑息疗法。手术多采用颅面联合径路行肿瘤切除术。

（二）骨

恶性骨瘤少见，一般发生在30岁左右。开始常发生在上颌，但不管是软骨肉瘤还是骨肉瘤，都迅速侵犯到邻近鼻窦、眼眶和颅底。放射线检查表现按骨破坏的程度而不同。有一种“太阳光线”样表现，这时的骨皮质保存，生成的新骨与表面垂直。诊断要根据患者年龄、临床表现和疾病程度，最后依靠病理诊断。放射检查只能证实扩展的范围。软骨肉瘤的5年生存率为50%，骨肉瘤25%。主要治疗是手术切除。

（三）嗅神经母细胞瘤

此瘤是鼻部少见的恶性肿瘤（图59-8），约占鼻恶性肿瘤的2%。各年龄组都可发生，20～50岁多见。性别无差异。可能来源于嗅黏膜的胚性感觉神经上皮细胞，或来自胚胎期的嗅基板细胞。由于其解剖部位，容易侵犯筛板，并经筛孔进入前颅窝。此时在影像学上甚至没有骨侵蚀的证据。

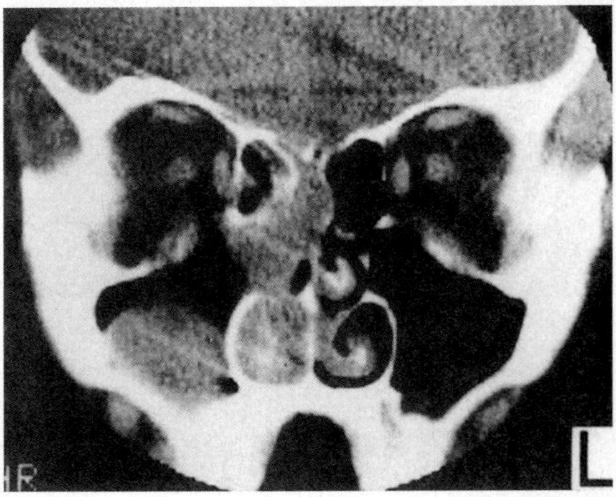

图59-8 冠状位CT

示嗅神经母细胞瘤，筛板已破坏

临床表现：单侧鼻塞、鼻出血，鼻腔检查可见息肉样肿物，灰红色，血管丰富。质脆而硬。与侵袭和转移有关的症状有眼球突出或视力减退、眼球运动受限、眶周围出现包块及面部隆起。头痛、呕吐、颅内压增高。引起上行性感染后可发生脑膜炎、脑脓肿。晚期有颈淋巴结转移及纵隔、肺、肝脾、长骨、脊柱、乳腺及肾上腺等远处转移。

组织病理学：肿瘤呈分叶的灰红色软性肿块。镜下分两型：Ⅰ型为嗅神经母细胞瘤，结缔组织及未分化细胞排列成片状或条束状，偶见假玫瑰花状，恶性，可远处转移。Ⅱ型有真正的玫瑰花结构，属相对良性，无远处转移。当光镜不能确定时，电镜检查发现神经分泌颗粒，或经特殊的组织化学染色有助于诊断。Kadish等对该肿瘤进行分期，肿瘤限局在鼻腔内为Ⅰ期，扩展到鼻窦为Ⅱ期，超出这些范围为Ⅲ期。

治疗：根据肿瘤的范围和分期，采取不同的治疗方法。肿瘤对放射治疗敏感，但有脑坏死之虞，骨单纯放射治疗用于失去手术时机或肿瘤复发者。晚期可应用或合并应用化疗。手术治疗有经鼻径路或颅面联合径路大块切除。

预后：年轻患者倾向于局部复发率低而远处转移率高，较快死亡。Ⅲ期患者，不管采用任何治疗方法，预后都不佳。

第三节　中颅窝肿瘤

一、良性肿瘤

（一）软骨瘤

软骨瘤多生长于中颅窝底，最常见于鞍旁或岩骨尖端的软骨联合部。肿瘤源自胚胎残余的软骨组织。发病率低。患者多为青壮年，女性稍多，病程较长。肿瘤一般显示三层结构，表层为胶原结缔组织，与骨膜相连；中层为软骨组织；基层为肿瘤主体，内含脂肪或胶冻样组织，与颅骨相连。位于鞍旁或岩尖的肿瘤常引起多发性脑神经（Ⅱ～Ⅷ）损害。少数肿瘤生长在颈静脉孔区，可造成Ⅸ～Ⅺ脑神经功能障碍。

颅骨X线摄片可见肿瘤所在部位的骨质破坏及钙化。CT可发现低密度或略高密度的占位性病变，注射对比剂后，没有或有轻度不规则强化，骨窗像可见骨质明显破坏。MRI上肿瘤一般表现为长 T_1 长 T_2 信号。诊断时要特别注意与脊索瘤鉴别。

治疗：手术切除为主。因肿瘤多位于颅底，与重要结构关系密切，而且确诊时多已很大，故全切除比较困难。放射治疗效果不明显。高能量质子照射可以作为一种姑息治疗方法。

预后：平均生存期是7年。

（二）垂体瘤

垂体瘤是仅次于胶质瘤和脑膜瘤的发病率占第三位的颅内肿瘤。肿瘤由垂体前叶发生，可分为兼色性、嗜酸性、嗜碱性三种。肿瘤大小不一，可有包膜，境界清楚。肿瘤组织呈灰红色或紫红色，质软而脆，触之易碎，中心部分可发生出血（垂体卒中）、囊性变和坏死。坏死部分呈棕黄色，囊液呈褐色。肿瘤开始在蝶鞍内生长，随着增大逐渐向蝶鞍上、蝶鞍旁、蝶鞍下伸展，进入脑内或第三脑室，亦可侵蚀邻近骨质进入海绵窦。临床可见视力及视野障碍，这是肿瘤压迫视交叉和视神经所致，双颞侧视野缺损是此病的主要特点。内分泌改变可致侏儒症、巨人症或肢端肥大症、向心性肥胖、性欲减退、闭经等。肿瘤压迫鞍隔出现的头痛也是常见症状。

（三）颅咽管瘤

常见肿瘤，占颅内肿瘤的47%～65%，60%发生在15岁以下儿童。颅咽管瘤是一种先天性良性肿瘤，起源于胚胎期原始口腔形成的颅咽管残留组织，由鳞状上皮细胞、细胞间桥和角蛋白珠组成。肿瘤边界清楚，多为球形、结节形或不规则形，多数为囊性或部分囊性，囊壁多有钙化斑点，囊液呈黄色、黄褐色或暗绿色，内有闪烁漂浮的胆固醇结晶及坏死、液化的上皮碎屑。肿瘤大小差别很大，可如黄豆，亦可如鹅卵。电镜下可见肿瘤细胞呈多角形，细胞质内有特征性的张力纤维，有细胞间桥。颅咽管瘤大部分位于蝶鞍上方，其中多数突入第三脑室，少数局限于蝶鞍内，蝶鞍下方很少见。临床表现有头痛、呕吐、视神经水肿等颅内压增高症状。小儿发育迟缓、身材矮小；成人有性功能低下、女性月经停止、尿崩症、肥胖、甲状腺功能低下等内分泌紊乱表现，还有视力视野障碍。

(四) 脑膜瘤

见第五十三章小脑脑桥角其他肿瘤及本章第二节。

(五) 听神经瘤和神经纤维瘤

见第五十二章 听神经瘤和神经纤维瘤

(六) 副神经节瘤 (球体瘤)

是发生于颈动脉体、迷走神经和颈静脉体化学感受器的少见肿瘤。经常侵犯后颅窝，也侵犯中颅窝，因此在这里叙述。

颈静脉球体瘤发病原因不明，但有家族性发病倾向，多见于女性，男女比为5：1，发病多见于中年人，一般为30～50岁。颈静脉球体瘤属良性，生长缓慢，但也有生长迅速，侵入颅内而死亡者。肿瘤常表现为局部侵犯和破坏，或向邻近组织及骨壁侵蚀扩展，向上侵及上鼓室及骨性外耳道底壁，或侵入中耳和乳突，偶尔通过咽鼓管侵入鼻咽部。肿瘤常呈指状，长入颅底管道和裂隙，侵入颈静脉孔、岩尖、破裂孔，并沿破裂孔向中、后颅窝侵犯。向颅内侵犯多数沿硬脑膜外延伸发展。由于易侵犯颅内及其周围脑神经，使其临床表现与恶性肿瘤无异。

组织病理学：肉眼观很像血管性肉芽组织，一般有包膜，紫红色，表面光滑，并略呈结节状或分叶状。血管丰富，血管壁无收缩功能，质脆，易出血。当肿瘤组织侵入鼓膜和邻近骨质时，则与周围组织间无包膜和界限。镜检：肿瘤由上皮样细胞组成，瘤细胞呈束状或蜂窝状排列，间质血管网丰富，血管壁为梭形内皮细胞所衬。瘤细胞呈多角形、柱形、立方形或不规则形，胞质丰富，无核分裂象，常误诊为血管瘤或血管内皮瘤。

分型：按Fisch分为4型：①Ⅰ型：肿瘤局限于中耳腔；②Ⅱ型：肿瘤局限于中耳腔或乳突，但未累及下迷路腔；③Ⅲ型：肿瘤侵犯下迷路腔、岩尖、颈静脉孔或颈静脉球，但未明显累及颈内动脉管，还侵犯颈内动脉垂直段或水平段；④Ⅳ型：肿瘤累及颅内或侵犯硬脑膜。

(七) 上皮样囊肿

源于胚胎发育早期的异位胚芽细胞，多见于蝶鞍区、小脑脑桥角、后颅窝中线和骶尾部。发病率低于表皮样囊肿。多见于青少年和儿童。囊肿多呈圆形或卵圆形，外有包膜，内有皮脂腺分泌物和角化物质，呈淡黄色或灰黄色黏稠半流体状态，其中可有毛发。临床表现与囊肿所在部位有关。病变表面皮肤常有异常的毛发及色素沉着，并有条索状窦道与囊肿相通。若有感染，可致颅内感染形成脑脓肿。

二、恶性肿瘤

(一) 鼻咽癌

是高发的恶性肿瘤，主要分布在我国华南地区和东南亚国家。鼻咽位于蝶骨体下，邻近破裂孔、卵圆孔、棘孔、颈动脉管、颈静脉孔和舌下神经管。鼻咽癌细胞容易经这些解剖孔道进入中颅窝，向颅内扩展。

病因：有明显的种族易感性和家族遗传性。与EB病毒感染有密切关系。环境因素如高发区居民喜食富含亚硝胺的咸鱼。病因还与其他致癌物如多环烃类、微量元素镍等有关。

临床表现：一侧鼻塞、涕血或鼻出血，耳鸣和听力减退，颅底受侵犯可出现脑神经症状，如脑神经Ⅲ、Ⅳ、Ⅴ、Ⅵ受累所致，眼球运动障碍、复视及面、舌及角膜感觉丧失、开口受限。晚期浸润压迫颈静脉孔处，累及Ⅸ、Ⅹ、Ⅺ及其附近的Ⅻ脑神经及交感神经，出现吞咽与发声障碍、同侧耸肩无力、舌根味觉减退、咽反射迟钝、软腭下塌与声带麻痹，患侧舌肌瘫痪与萎缩，伸舌时偏向患侧，有Horner征。

诊断：鼻咽部检查有肿瘤。EB病毒壳抗原IgA（VCA-IgA）和早期抗原EA的抗体测定对诊断有重要价值。影像学检查：鼻咽侧位片可见肿瘤。颅底片可见骨质破坏。鼻咽腔钡胶浆X线造影，可观察鼻咽腔形态、黏膜分布及咽隐窝病变。CT可清晰观察颅底及颅内侵犯的情况。MRI显示鼻咽癌比CT敏感，除可发现类似病变外，还可见到因咽鼓管阻塞引起的中耳炎及由此造成的乳突长T_1长T_2异常信号。至于肿瘤本身，一般表现为长T_1长T_2信号。最后需活检病理检查确诊。

治疗：主要是放射治疗。鼻咽癌颅底侵犯的手术治疗因肿瘤部位、大小、性质、与周围结构的关系及患者的具体情况而各不相同，采用不同的手术方法。

（二）眼眶横纹肌肉瘤

高度恶性的肿瘤，可发生于颅内不同部位和任何年龄，但最好发于儿童的颅后窝，其高峰年龄是5岁左右，男性略多于女性。白种儿童发病是其他种族的3倍。约1/3头颈部横纹肌肉瘤发生在眼眶，以后常扩展到中颅窝。主要的临床表现是迅速的、进行性单侧突眼。肿瘤多半界限清楚，但无包膜，质硬。组织病理学：瘤细胞以未分化的小细胞为主，核小而浓染，核分裂并不多见，偶可找到胞质红染的横纹肌细胞。单凭光镜易误诊，最好配合免疫组织化学和电镜观察。横纹肌肉瘤的肿瘤细胞肌球蛋白阳性，电镜下可见肌纤维生成的不同阶段。CT示横纹肌肉瘤为一均质或不均的密度增强的占位性病变。治疗：无有效方法，多采用手术加放疗或化疗。

（三）转移瘤

大多数颅底转移瘤来自乳腺、肾上腺、肺和肾，来自前列腺、肝、甲状腺和胃肠道的较少。转移瘤比原发瘤的恶性程度更高。很多情况下，颅底转移只是全身转移的一部分。治疗前应做详细检查，包括易发生转移癌的部位，以确定转移癌的来源。治疗：对伴有疼痛的转移灶可进行镇痛性放疗。对特殊伴有全身转移的患者，以化疗为主。

第四节　后颅窝肿瘤

一、听神经瘤

见第五十二章听神经瘤和神经纤维瘤。

二、脑膜瘤

见第五十三章小脑脑桥角其他肿瘤及本章第二节。

三、原发性胆脂瘤

1. 胆脂瘤（表皮样囊肿）由鳞状上皮被覆　囊内含大量脱落的角化物质，其中有许多组织分解形成的胆固醇结晶。囊内偶有钙化。肿瘤起源于异位的胚胎残余的外胚层组织，好发于小脑脑桥角、鞍区及颞骨等部位。肿瘤生长缓慢、症状不明显，到20～40岁才出现症状。当扩展到一定程度，压迫和刺激周围组织而产生症状和体征。原发性胆脂瘤邻近脑干，其扩展很少遇到阻力，因此，表面形状很不规则。它们可以钻到脑表面的缝隙里或进入中颅窝而呈哑铃样。

2. 症状和体征　症状取决于肿瘤大小和部位。颞骨岩部胆脂瘤主要表现为感音神经性聋合并进行性面瘫。不典型者有患侧多发性脑神经麻痹（Ⅴ、Ⅶ、Ⅸ、Ⅹ、Ⅺ）及岩部大面积破坏。小脑脑桥角胆脂瘤约70％以三叉神经痛为首发症状，少数以面肌抽搐、面部感觉减退、耳鸣、耳聋起病。体征包括面部感觉减退、听力下降、共济失调、后组脑神经麻痹，后期可表现为小脑脑桥角综合征。肿瘤巨大者，可出现颅内压增高的症状和小脑功能障碍。鞍上及中颅窝胆脂瘤常引起视力、视野损害，伴有垂体功能低下和下丘脑受累的症状。脑室内胆脂瘤则主要为颅内压增高。

3. 诊断

(1) 听功能检查：没有鉴别意义。与其他蜗后病变一样，言语识别比纯音听力重要。ABR 常有异常。

(2) 影像学：CT和MRI在鉴别原发性胆脂瘤与其他疾病有重要意义。CT 表现为沿脑池生长的、边界清楚但不规则的低密度影，不被对比剂所增强（图 59-9）。少数表现为混合密度和高密度影，乃囊内出血和囊内容物皂化的结果。在MRI上因含有胆固醇和角化蛋白，而表现为长 T_1 长 T_2 信号，即在 T_1 加权相上呈略高于脑脊液的低信号，在T_2加权相上呈略低于脑脊液的高信号。少数因含甘油三酯而呈短 T_1 信号，即在 T_1 加权相上亦为高信号。注射 Gd-DTPA 后不强化。

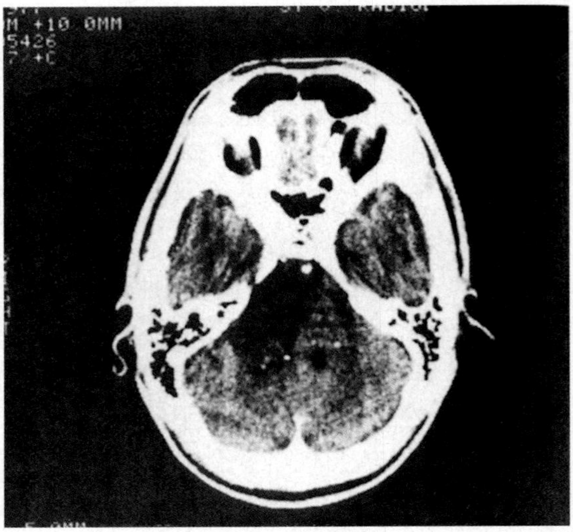

图 59-9 颅脑 CT

示小脑脑桥角原发性胆脂瘤，肿块不规则，密度比脑组织低，静脉注射对比剂后不增加

4. 治疗　手术切除多无困难。囊壁与周围结构粘连，可在显微镜下进行分离。如与重要结构（脑干、主要血管）粘连紧密，不要勉强分离，以免导致严重后果，此时宁可残留部分囊壁，而将囊内容物吸净，并反复冲洗。表面内容物扩散可引起无菌性脑膜炎。

四、面神经施万瘤

面神经施万瘤是指肿瘤来自于施万细胞。可发生于面神经行程的任何部位，总的来说颞骨内最为常见。Janecka 等报告的 30 例原发性面神经肿瘤中，17 例是颅外的（12 例在主干、5 例在外周支），13 例在颞骨内（10 例侵犯面神经水平段和垂直段、3 例在膝状神经节），面神经施万瘤一个明显特点是多中心性。在面神经内，在肿瘤的两远端之间，可见多数、分散的病变。该作者报道多中心的有4例。30例原发性面神经肿瘤，26例良性，4例恶性。面神经施万瘤可发生于从桥延沟到腮腺的面神经的各个节段。大体病理表现为面神经弥漫性膨出，有时候可超出面神经几个节段，肿瘤也可像一组哑铃样。肿瘤可长得很大，从而向外耳道、小脑脑桥角或向上往大脑颞叶扩展（图59-10、59-11）。与听神经瘤不同，面神经施万瘤生长缓慢，多数要很多年后才表现出症状。病理组织学表现为梭形细胞交错成束，常呈栅栏状。显微镜下肿瘤细胞有两种特征性类型：Antoni A 型（束状型）：细胞平行有顺序排列，细胞核呈纺锤状、深染，排列成束状或车轮状，细胞被纤维组织分开，故有人用“栅栏”来形容其特征。Antoni B 型（网状型）：较多见，呈较疏松的网状排列，细胞成分少，细胞核排列不规则，可见变性区，这是肿瘤生长速度超过血液供应所造成。也可见苍白的含脂质的肿瘤细胞呈泡沫样变，或呈少细胞的玻璃样变。恶性面神经施万瘤比较少见。神经纤维瘤主要来自于神经内膜的结缔组织，这一肿瘤很少来自于脑神经的神经根，而较多见于皮下组织的外周神经。多发性神经纤维瘤称为 von Recklinghausen 病。

面神经施万瘤压迫神经导致面神经病理生理的变化。颞骨内面神经施万瘤可引起不同程度的面瘫。面神经管内的施万瘤对神经起压迫作用，同时，骨管又限制神经可能的膨胀。这种恢复是不完全的，但也有长时间压迫面神经而有某些再生，并保持少些完整的神经纤维。面神经

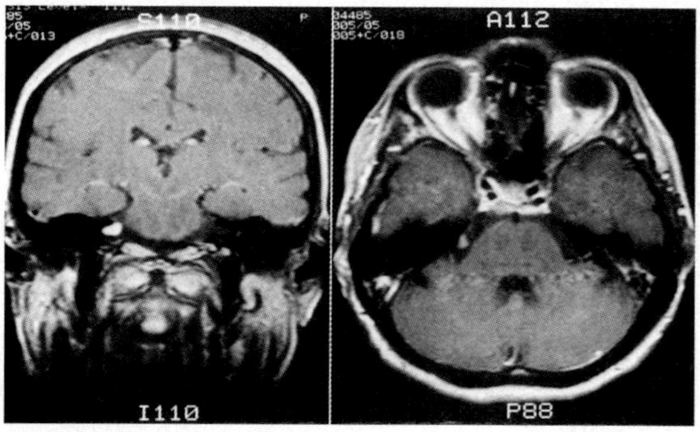

图59-10 冠状位（左图）和轴位（右图）钆增加T_1MRI
示小的小脑脑桥角面神经施万瘤

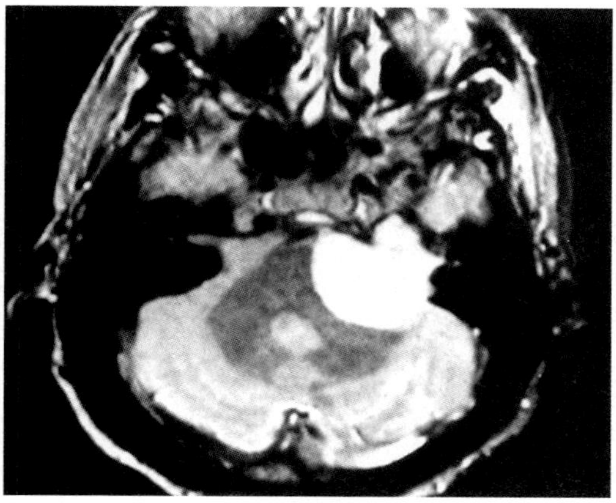

图 59-11 轴位钆增加 T_1MRI
示 4cm 大的小脑脑桥角面神经施万瘤

纤维对压迫的抵抗能力是很强的。对压迫的抵抗力取决于神经外膜的完整性。一旦破坏，面神经功能就会受损。值得注意的是，50%患者在临床面神经功能障碍的症状出现之前已经有神经的变性。面神经管最窄的部位是在迷路段，因此，该部最容易受压迫。而在面神经的降部，骨管较宽，神经只占骨管的2/3，压迫相对较轻。

五、其他脑神经鞘膜瘤

神经鞘膜瘤还可发生在除面神经、听神经以外的脑神经，三叉神经是其好发的脑神经，再次之是第Ⅸ、Ⅹ、Ⅺ、Ⅻ脑神经。鉴别是根据不同的部位和脑神经本身的功能障碍。第Ⅸ、Ⅹ、Ⅺ神经鞘膜瘤在影像学上显示颈静脉孔平滑的扩大，临床表现为腭的感觉减退和腭、声带和肩的运动功能的减弱。如果这些肿瘤长在后颅窝，可能一直要长到很大时，才出现明显的听力和小脑的症状。术前要和听神经瘤相鉴别，因为低位脑神经的鞘膜瘤较易保留残余听力。舌下神经鞘膜瘤可以产生运动性的半舌萎缩，影像学可见舌下神经管扩大。

六、球体瘤

见本章第三节。

七、蛛网膜囊肿

1. 发生于任何年龄　多见于婴幼儿。好发部位依次为中颅窝（外侧裂）、大脑半球凸面、后颅窝中线、四叠体池、鞍区，小脑脑桥角。除有外伤或囊内出血时可突然发病外，大多为缓慢起病。

2. 分类　分原发性（先天性）和继发性（后天性）两种。前者与胚胎发育畸形或组织异位发育有关，后者常继发于颅内炎症、损伤、出血、手术或放射治疗后。根据部位，囊肿既可位于蛛网膜内，由分成两层的蛛网膜包裹，与蛛网膜下腔不交通；也可位于蛛网膜下，由蛛网膜和软脑膜围成。与蛛网膜下腔可交通、不交通或间隙性交通。

3. 组织病理学检查　囊壁由蛛网膜细胞和纤维组织构成。电镜下，可见细胞内有囊泡、吞饮陷窝、张力微丝、多胞体和溶酶体。囊液与脑脊液相同，少数囊液呈淡黄色，蛋白含量大多正常，少数升高。

4. 临床表现　与囊肿部位和大小有关。主要症状和体征有颅内压增高、局灶性神经功能障碍、头颅增大或不对称。

5. 诊断头颅 X 片可见局部颅骨变薄隆起或有颅内压增高的改变。CT 可清晰地显示边界清楚的脑外低密度（与脑脊液相当）病变，注射对比剂后不增强。蛛网膜囊肿的 MRI 信号一般与脑脊液相等。若囊液内蛋白质含量较高，则在 T_1 加权相上呈略高于脑脊液的低信号，在 T_2 加权相上为略低于脑脊液的高信号（图 59-12）。

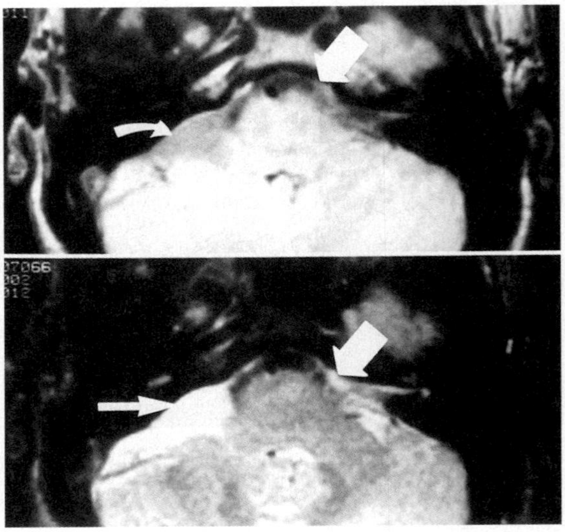

图 59-12　轴位钆增加 T_1MRI

示低信号的肿块，在 T_2 相时变为高信号，为蛛网膜囊肿

6. 治疗　对有颅内压增高或局灶性神经功能障碍的患者应手术治疗。手术方式包括囊肿切除、囊肿大部切除加囊肿－脑室或脑池造瘘、囊肿－脑室或腹腔分流等。囊肿合并颅内出血者应急诊手术。无症状的蛛网膜囊肿可暂不手术，但需密切观察。

八、血管瘤

1. 血管瘤是源于血管的错构瘤性肿瘤　良性，因压迫邻近结构而产生症状。有毛细血管瘤和海绵状血管瘤两种类型。

2. 典型的毛细血管瘤发生于膝状神经节　典型症状是进行性面肌力弱，即使它比面神经鞘瘤小得多，但症状更明显。耳蜗的顶转可被血管瘤所压迫，引起搏动性耳鸣。CT显示膝状神经节增大，表面光滑，面神经迷路段因软组织肿块而增大（图59-13）。毛细血管瘤早期即引起面神经力弱，CT可能是惟一的敏感的诊断方法，表现为“蜂窝样骨”、不规则和朦胧的骨边缘以及肿瘤内有骨的针状体。这些表现与面神经鞘瘤不同，后者是大的、有清晰骨边缘的肿瘤。

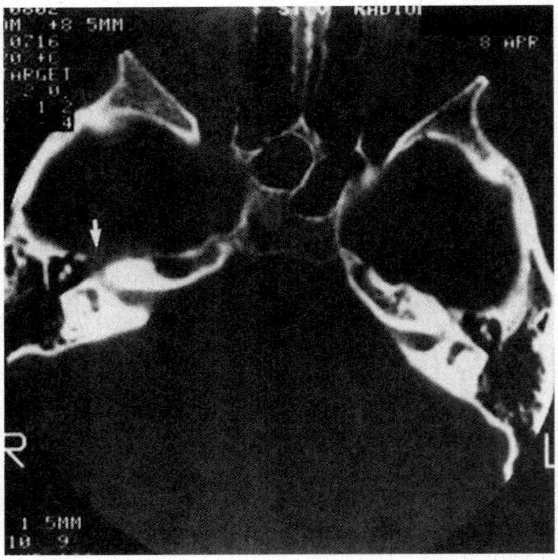

图 59-13　CT 示面神经管迷路段及膝状神经节的增大的软组织影，证实为血管瘤

3. 海绵状血管瘤常发生在内听道　症状与听神经瘤相似，但出现症状比听神经瘤要早。

九、岩尖疾病

岩尖病变是后颅底肿瘤中的重要病变。

（一）胆固醇肉芽肿

是含胆固醇结晶和巨细胞的肉芽组织。病变多发生在中耳或乳突部，也可发生在岩尖。年轻人多见，性别无大差异。病因：目前认为，胆固醇肉芽肿是分泌性中耳炎，特别是儿童分泌性中耳炎的后遗症。较大的胆固醇肉芽肿常发生于乳突内，为一圆形肉芽肿块，其周围组织较中心为苍白。较小的胆固醇肉芽肿可发生于鼓室窦、面神经隐窝、面神经后气房和听骨链周围。镜检可见其中有许多窄长的菱形裂隙，多呈同心性排列，这些裂隙为胆固醇结晶溶解后形成的，周围有异物巨细胞浸润，间有含铁血黄素颗粒。颞骨病变向小脑脑桥角扩展，引起第Ⅷ脑神经功能障碍。影像学：乳突X线摄片常示乳突气房模糊，CT示乳突气房消失，在岩尖部有与脑实质密度相同的组织影和清晰的病变边缘及骨质破坏。MRI检查T_1、T_2加权相均显高信号。治疗：根据病变侵犯的范围，选择不同的手术径路。

（二）巨细胞瘤

多见于长骨，发生在颅骨者极少。组织学上，巨细胞瘤由间质细胞和巨细胞所组成。间质细胞呈梭形、卵圆形或圆形、胞质少、边缘不清、核较大，呈圆形或梭形，染色质细致，可见核仁。巨细胞体积大，胞质丰富，嗜酸性，核多达十几到几十个，核与间质细胞相似。

根据间质细胞的生长活跃程度、形态变化及其分化为巨细胞的能力，巨细胞瘤可分为3级：①Ⅰ级：属于良性，间质细胞生长并不活跃，无核分裂，细胞呈梭形而一致，巨细胞数量多，核也多；②Ⅱ级：属于良恶性交界或潜在恶性或低度恶性，间质细胞生长略活跃，核分裂较多，巨细胞数量中等；③Ⅲ级：属于恶性，间质细胞生长活跃，数量多，核分裂多而不典型，核异型性明显，巨细胞数量减少，所含核也少。

患者多为20～30岁的女性。肿瘤常发生在鼓室内，呈红色肿块，也可向外充塞外耳道。极少数发生于中颅窝底的肿瘤累及鼓室外耳道，引起反复感染、听力下降而被误诊为中耳炎。颅骨X片：肿瘤有3种表现，多囊型、单囊型和单纯骨破坏型。影像学特点是局部骨质溶解破坏。CT表现为均一的高密度病灶，注射对比剂后不强化，或仅有轻度强化。

治疗：手术切除。颅底巨细胞瘤位置深、血运丰富，全切除有相当困难。由于放射治疗可能诱发肿瘤恶性变，故对良性肿瘤不主张放疗。对已恶变的肿瘤，则主张手术加放疗。

参考文献

1. 姜泗长, 顾瑞, 王正敏主编. 耳科学. 第2版. 上海: 上海科学技术出版社, 2002
2. 周定标, 张纪主编. 颅底肿瘤手术学. 北京: 人民军医出版社, 1997
3. 徐启武编著. 颅底手术彩色图谱. 天津: 天津科学技术出版社, 2000
4. Chummings CW, Fredrickson JM, Harker LA, et al, eds. Otolaryngology Head and Neck Surgery. 2nd ed. St Louis: Mosby, 1993

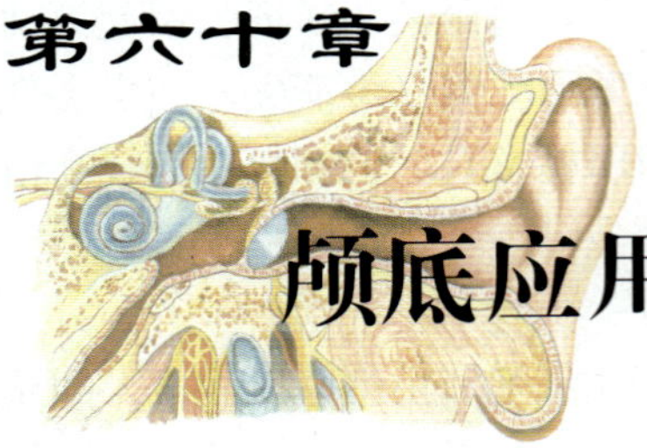

第六十章 颅底应用解剖和手术术式的设计

李学佩

第一节 颅底应用解剖

颅底由额骨眶部、筛骨筛板、蝶骨大翼及小翼、蝶骨体、颞鳞内面、颞骨锥体上面和内面、乳突内部、枕骨下面等相连而成，分为内、外两面。内面有3个凹陷，即前颅窝、中颅窝和后颅窝（图60-1）。

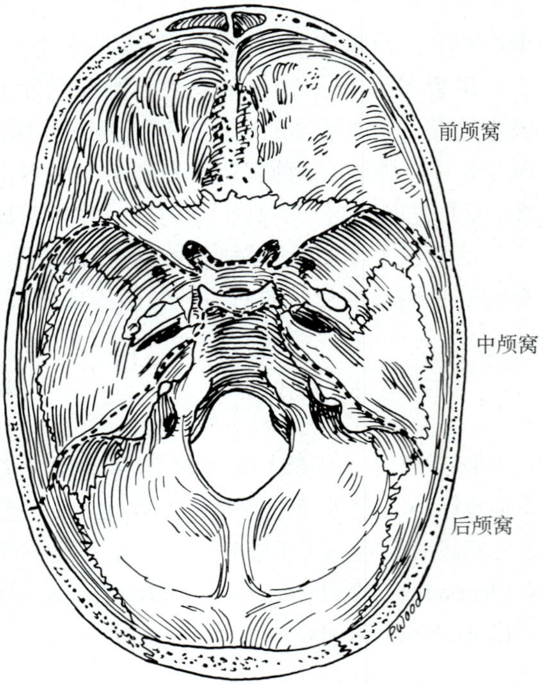

图60-1 颅底内面观

一、前颅窝

主要由额骨形成。位于鼻腔和眼眶上方，前与额窦相邻，后借蝶骨前端与小翼与锥隆起为界，其最前方有盲孔，小儿有连接矢状窦与鼻静脉的导血管经过此孔。成人的导血管已闭锁。盲孔后方为鸡冠和筛骨、筛板，后者位于鸡冠的两侧，上有多数小孔，孔中有嗅丝和筛前血管神经通过（图60-2）。

大脑额叶、嗅神经、嗅球位于中颅窝。视交叉、垂体和颞叶前部与前颅窝相邻。上述各组织的手术径路可经前颅窝而到达。前床突和蝶骨小翼是前颅窝的最后界限，其后即为中颅窝。在前床突和后床突之间稍下是视神经管和颈内动脉，虽然它在解剖学上不属于前颅窝，但由于非常靠近，在前颅底切除时，必须给予保护。从颅外局部解剖来看，前颅窝与鼻腔、筛窦、蝶窦有密切关系。在颅底手术时，有一些解剖点必须强调。首先，前颅窝底是不平的。比较平的眶顶向内下倾斜。筛顶的位置较眶顶低。筛区（鼻腔顶）甚至更低。有些病例，筛区比前颅窝底其他部位要低1cm（图60-3）。这种不在一个平面上的解剖关系，对颅外经筛窦手术切除筛区病变有重要意义。其次，眼眶有一些解剖标

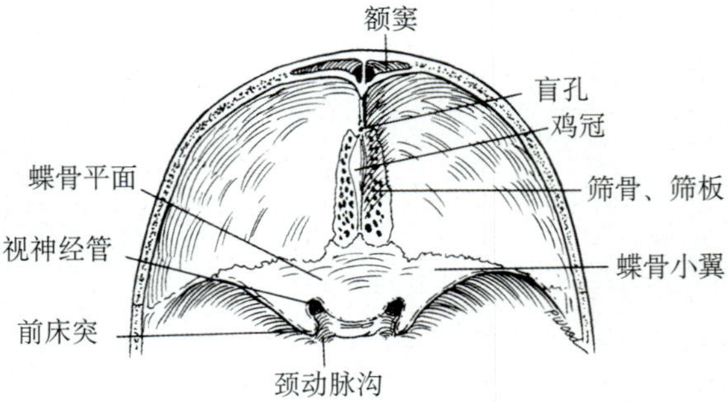

图60-2 前颅底内面观

志，可以在颅底手术时帮助定位。眶上裂是动眼、滑车和展神经以及眼静脉的通道，眶下裂有上颌神经通过并与翼腭窝交通。眶下裂的外侧端是眶外侧骨切开的重要标志。视神经管有视神经和眼动脉通过。前、后筛孔有筛前和筛后动脉穿过。结扎这两支血管可减少鼻穹窿部手术时的出血。另外，前、后筛孔也标志额筛缝，是筛顶和前颅底在这一部位的有价值和恒定的标志。后筛孔另一意义是它与视神经管有恒定的关系，大多数人的视神经是在后筛孔后 4 ～ 7mm（图 60-4）。

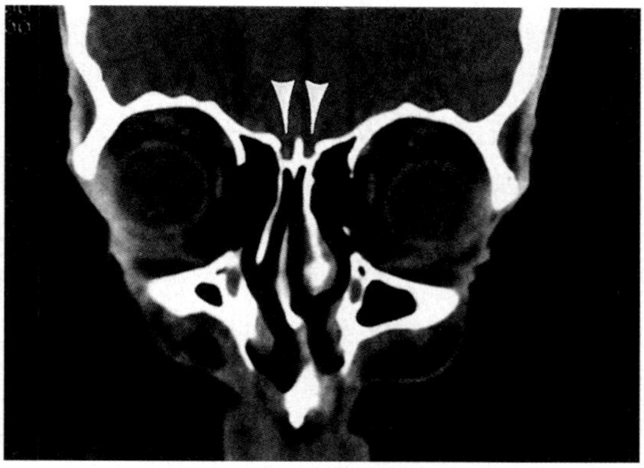

图 60-3　经前颅窝、眶、筛区的冠状位 CT
示前颅窝底与眶和筛窦的关系，筛板区（箭头）明显低于筛顶和眶顶

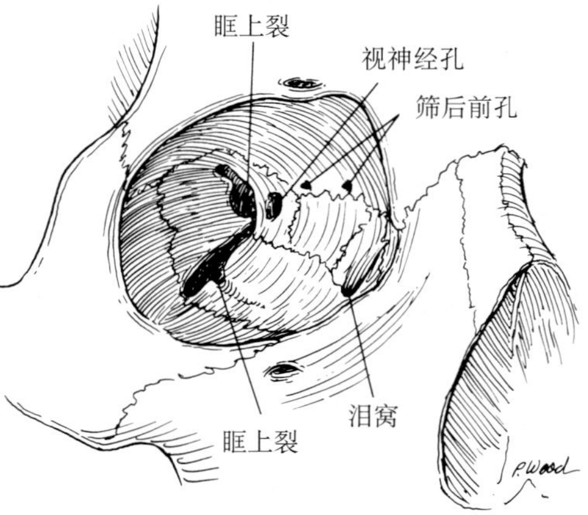

图 60-4　眶骨的重要结构

前颅窝骨板各处厚薄不同，以额骨眶部和筛板最为薄弱，受伤后，此两处易发生骨折。筛板骨折可伤及嗅丝而发生嗅觉障碍，若脑膜也被撕裂，可引起眼动脉分筛支和脑膜支破裂出血。前颅窝骨折伴有脑膜、额窦脑黏膜、鼻骨或鼻腔顶黏膜断裂，可造成向额窦或直接向鼻腔内出血，并可伴有脑脊液漏。额骨眶部骨折时，血可积于眼结膜下和眼眶内。

二、中颅窝

主要由蝶骨和颞骨锥体所形成。中为蝶鞍、后借颞骨锥体与后颅窝为界。两侧窝内为大脑颞叶。在颞骨锥体前方有半月神经节的压迹和半月神经节。锥体前面的一部分形成骨质很薄的鼓室盖，使中颅窝和鼓室、鼓窦相隔。蝶鞍两旁为海绵窦（图 60-5）。

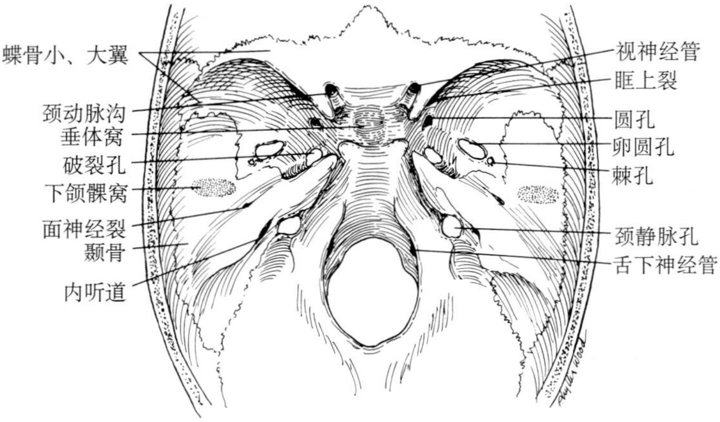

图 60-5　中颅窝底内面观

从颅外观，中颅窝底是人体中最复杂、最难分辨的解剖位置之一（图60-6）。中颅窝底的骨质虽较前颅窝为厚，但由于有很多孔隙和裂隙，以及颞骨锥体内的腔隙和骨性管、蝶骨体中的蝶窦等因素，因而也较薄弱。各孔隙与裂隙中，视神经孔位于最前方，视神经和眼血管经此孔入眶。眶上裂为蝶骨大小翼的裂隙，眼静脉经此裂注入海绵窦内，并有眼动神经、滑车神经、眼神经和展神经通过。眶上裂的后方为圆孔，有上颌神经通过。圆孔后外方为卵圆孔，有下颌神经与连接翼静脉丛和海绵窦的导血管通过。卵圆孔的后外侧为棘孔，有脑膜中动脉通过。在锥体尖端和蝶骨体间还有破裂孔，有岩浅大神经与连接翼静脉丛和海绵窦的导血管通过，颈内动脉管也开口于此。在颞骨岩部的内上面，颈动脉管顶常有裂隙，可以看到颈内动脉的水平部和破裂孔。岩浅大神经、破裂孔和颈动脉管的相互关系对手术定位是有用的，因为岩浅大神经容易识别，沿该神经向内追踪，可找到颈内动脉的远侧部（图60-5）。中颅窝颅面，从外到内其他与手术有关的解剖结构是半月神经节和视交叉。垂体的两侧是颈内动脉的海绵窦部及海绵窦。

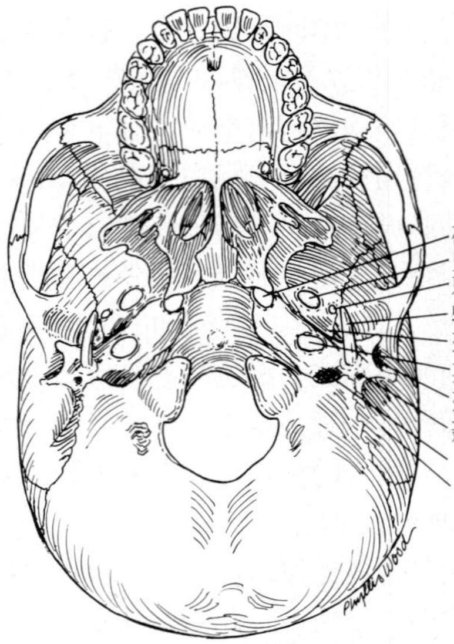

图 60-6 中颅窝底外面观

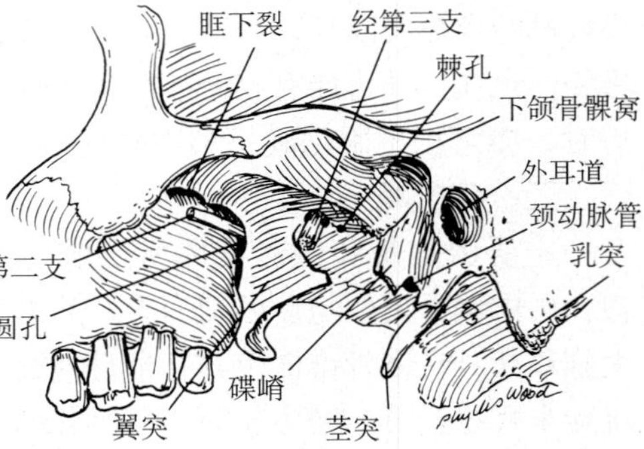

图 60-7 蝶骨翼突侧面观

很多手术径路是要通过颞下窝，因此，颞下窝几个重要的解剖关系的知识对手术暴露和安全很重要。首先，咀嚼肌包括颞肌、咬肌、翼内、外肌，都接受颌内动脉血供，例如在做颞肌皮瓣成形时，必须要保留颌内动脉。第二，翼内、外肌一端附着于蝶骨的翼外板，这是很好的标志。因为这一标志在术中可以触摸到，沿蝶骨大翼向内解剖容易暴露，用影像学特别是CT容易识别。翼外板的根部在圆孔和卵圆孔之间，因此可用作三叉神经第二支（上颌神经）和第三支（下颌神经）的标志（图60-7）。一旦识别了卵圆孔，在其后的棘孔也可识别，随后也就定位出蝶嵴。蝶嵴正好在髁窝（condylar fossa）内面，也是一个可被触摸和影像学识别的标志，它之所以重要，是因它正好在颈内动脉管的外侧（图60-6）。这一标志帮助定位颈内动脉最高部分，向远端追溯可以暴露和松动颈内动脉的岩部。因为蝶嵴正在髁窝内面，把下颌髁向前下移位或切除，可以增强颈内动脉进入颅底时的暴露。

大部分颅底骨折见于中颅窝。尤多发于蝶骨体和颞骨锥体。蝶骨体骨折可伤及颈内动脉和海绵窦，引起动静脉瘘而导致眼静脉淤血，出现典型的搏动性突眼综合征。伤及脑膜和蝶窦黏膜，使蛛网膜下腔与蝶窦相通，造成鼻出血或脑脊液漏，如不及时处理，感染易自鼻腔上行到颅内。骨折还可伤及脑膜中动脉而形成硬脑膜外血肿。颞骨锥体骨折时，可发生面瘫和听力减退。鼓室盖骨折，可有血或脑脊液直接自外耳道流出。此外，根据骨折伤及神经或压迫神经的程度，还可有斜视、三叉神经痛等症状。

中颅窝骨折常见于枕骨大孔附近，如未延及颞部，多无典型症状，有时有呼吸抑制现象。伤后数日，有时在乳突、项或颈部有皮下溢血或出现咽后壁血肿。伤及神经时，可出现声嘶、舌歪斜等症状。

三、后颅窝

含中脑、脑桥、延髓、小脑、横窦、枕窦和窦汇。窦内各孔的排列为：最前方为内耳门（孔），有面神经、耳蜗及前庭神经通过。内耳门后方为颈静脉孔，有颈内静脉及舌咽、迷走和副神经走行。中央为枕骨大孔，有延髓、椎动脉和副神经的脊神经通过。枕骨大孔的两旁为舌下神经管，有舌下神经走行。

第二节　前、中颅窝手术径路的设计

不管是进行良性、恶性肿瘤手术或是因为炎症、血管病变及脑脊液漏手术，手术径路的设计都是非常重要的。手术设计是为了达到以下几个目的：为去除病变提供最好的暴露；保护病变周围的重要结构；保护颅脑的硬脑膜及其邻近软组织，以及与下端气道、消化道包括鼻腔、鼻窦、咽鼓管及颞骨内的气房相通部位，利于功能修复和重建以及容貌的重建。

一、前颅底手术径路的设计

前颅底手术径路设计，包括单纯颅外手术径路和颅内、外相结合的手术径路。颅外手术径路有鼻外筛窦开放术、额窦切除术、鼻内筛窦开放术，它们仅适合于孤立的、局限的病变如脑脊液漏和某些很局限的前颅窝底的良性肿瘤。

大部分的前颅底病变需要用颅内、外相结合的技术进行手术，基本是两种类型的手术：前方颅面联合切除术（anterior craniofacial resection）和额下方底部颅面径路（basal subfrontal approach）。这两种手术径路都需要通过双额径路（双冠切口）以获得颅内暴露。双额径路（双冠切口、双额骨窗和大张的帽状腱膜－骨膜瓣）可处理深达鞍结节、前颅窝内缘和视神经部位的病变（图 60-8）。

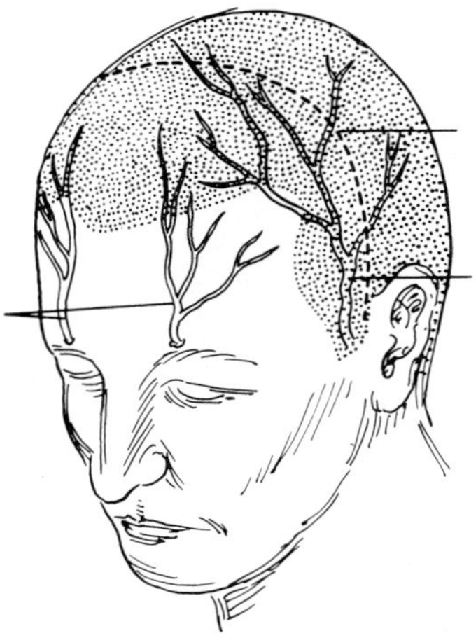

图 60-8　双冠切口示意图

（一）前方颅面联合切除术

经额发际后双冠切口瓣加鼻侧切开以暴露鼻腔、鼻窦和眼眶。这种手术径路最常用来处理前颅底的鼻窦肿瘤，可根据病变范围适当扩大暴露范围。面部切口常是鼻侧切开的多种改良，如需切除上颌骨，可采用上颌骨切除术切口；如需整块切除筛骨，可于对侧眶内以弧形切开（Lynch切口），分离对侧眶内壁骨膜，同样结扎筛前、后血管；如果眶内容物也有肿瘤侵犯，需延长切口以便一同切除（图 60-9）。

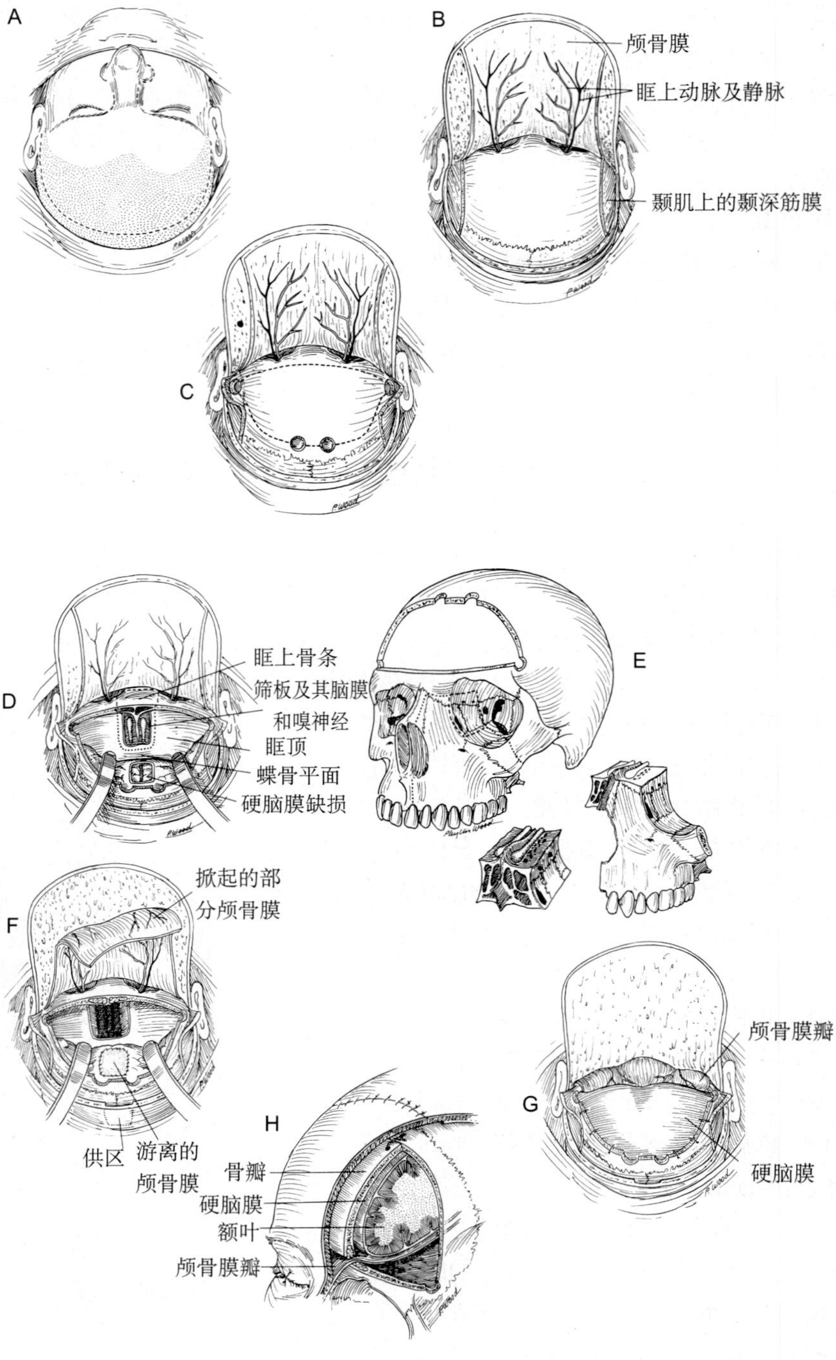

图 60-9 前方颅面联合切除术

A. 切口；B. 掀起双冠头皮瓣；C. 双额骨切开；D. 颅内暴露；E. 经面暴露所见的骨切除；F. 手术缺损及准备关闭；G. 颅底缺损的修复；H. 分层显示伤口关闭

（二）额下方底部颅面径路

除了面部显露的范围稍小外，其余大部分与前方颅面切除术相似（图60-10）。此种手术径路主要是处理前颅底靠后（蝶窦、斜坡）的病变。

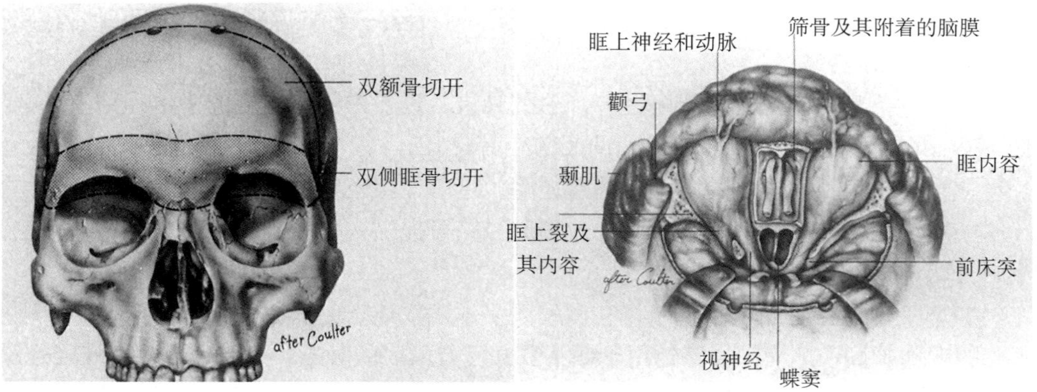

图 60-10　额下方底部颅面径路

A．双额骨切开和双侧眶骨切开的范围；B．颅和眶骨切除后术者从上观

二、中颅底手术径路的设计

与前颅底手术径路相比，中颅底手术径路多且变化多端，反映了该区解剖的复杂性和病变的多样性。下面简述一些手术径路，并举例说明。

为了手术方便，把中颅底分为一个中央部和两侧的侧区（图60-11）。从颅底观，从翼内板到枕骨髁划一道矢状线，这两侧矢状线之间为中央部。中央部包括垂体窝、蝶骨嘴及其下方的蝶窦、鼻咽、翼腭窝和斜坡下部。斜坡下部实际上是枕骨的一部分而不是中颅底的部分，但由于这一手术径路也能达到颅椎连接部和上部颈椎，是这一术式的扩展，因此把斜坡放在这儿叙述。

把中颅底分为中央部和侧区，对于选用各自特定的手术方式是很有意义的。但晚期病变会超越分界线，这时要根据具体情况，设计相应的术式。

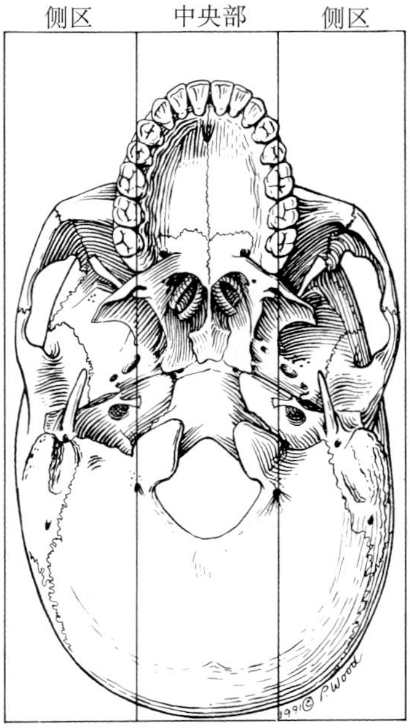

图 60-11　中颅底手术分区

（一）中央部手术径路

蝶窦及垂体区手术径路：有经鼻外筛窦蝶窦径路、经鼻前庭 - 鼻中隔 - 蝶窦径路、经唇下-鼻中隔-蝶窦径路和经鼻腔蝶窦径路。这些径路主要适用于垂体微小腺瘤或较小的肿瘤，如肿瘤过大向鞍上扩张者，仍以颅外传统术式经前颅底上抬额叶操作为妥。手术中应严格定位，进入蝶窦后，应特别注意两侧壁的颈内动脉隆起和前上方的视神经隆起，防止损伤颈内动脉和视神经。

除了上述径路，还有经额部中颅底手术径路，经面部径路（包括经筛-上颌窦径路、面中部翻揭径路、Le Fort Ⅰ 切骨术、面中部裂开径路等），经鼻径路（包括扩大的上颌骨切除径路、鼻侧切开径路、经上颌窦切除径路），经口径路（经硬腭径路、经口腔径路），经下颌骨径路等。

（二）侧区手术径路

侧区包括颞下窝、岩部、海绵窦区等。总的来讲，进入中颅底侧区的手术径路主要有经颞部、颞下窝、面部、颅内以及联合以上两个部位等途径。

1. 经颞径路　包括经耳蜗径路和经迷路径路。这两径路也适用于后颅窝底，尤其是小脑脑桥角、斜坡部位，将在下一节叙述。此外，额颞径路可提供入中颅底侧区联合径路，牵拉颞叶程度小，并可达海绵窦和岩尖。

2. 经颞下手术径路　颞下窝径路将在侧颅底手术章叙述。经腮腺径路适用于起源于腮腺或侵及腮腺的咽侧肿瘤；侧面部径路适用于颞下窝并侵及颅底的肿瘤；还有经颞侧方蝶区径路等。

3. 耳前颞下窝径路　是对Fisch耳后颞下窝径路的改良。该手术综合经腮腺及经颞侧方蝶区两种术式，故可提供中颅窝底侧区的良好暴露，必要时还可处理侵及颅内的病变。该径路适用于鼓室和外耳道前方的颞下窝肿瘤，还可作为联合径路处理脑膜瘤的颅咽管瘤。

4. 经面部径路　面颅骨移位径路又称经面侧部径路。该径路是将一侧上颌骨切除并移位，暴露鼻腔后部、鼻咽、翼腭窝、蝶窦区等部位，仅适用于面深部、上部及侵犯中颅窝底的病变。因损伤大，术后要注意防止感染。

5. 经颅内径路　额颞翼点径路，适用于颅内中颅窝底的肿瘤，是神经外科常用手术径路。

（三）海绵窦区肿瘤的手术处理

海绵窦是静脉窦，外鞘由硬脑膜组成。其侧壁自上而下为动眼、滑车及三叉神经第一、二支通过，内侧有颈内动脉及其邻近的展神经通过。此区肿瘤多为其他部位肿瘤侵犯所致。进入海绵窦区有侧径路、下径路和上径路等。

第三节　后颅窝手术术式的选择

一、经迷路径路

经迷路径路是经乳突进行迷路切除、乙状窦和后颅窝硬脑膜的轮廓化，从而达到识别面神经、广泛暴露内听道的目的。

适应证：经迷路径路是达到小脑脑桥角和内听道病变的重要径路。这一技术最适合于直径＜2cm的听神经瘤的切除、同样也适用于其他脑桥小脑角肿瘤的切除，如脑膜瘤、非听神经的神经鞘瘤、神经胶质瘤、软骨瘤和颅底软骨肉瘤。这一手术虽然不能保存听力，但面神经保存率高。除此而外，还可对有严重眩晕、无实用听力的患者做前庭神经切断术，为颞骨骨折伴听力丧失的患者做全程面神经减压和修复术。

特点：提供到达小脑脑桥角最广阔、最直接的径路，适于大、小肿瘤的切除，是听神经瘤切除最常用的术式。迷路径路的最大优点是容易识别面神经，从外侧的内听道底、内至脑干、面神经都能清楚显示，从而在分离肿瘤时，能最大程度保存面神经，使面神经保存率高达98.5%。面神经鞘瘤手术切除时，万一发生面神经被切断，也可比较方便地进行鼓室段和乳突段面神经改道再吻合或神经移植。另一优点是小脑牵拉轻微。最大的缺点是破坏耳蜗和前庭终末器官，导致同侧听力和平衡功能丧失。

二、经乙状窦后径路

经乙状窦后径路是经乳突做乙状窦减压、乙状窦后骨切除，在不影响迷路的情况下暴露小脑脑桥角肿瘤。在硬脑膜内去除内听道后面，可以直接到达内听道的内 2/3。从而切除肿瘤。

适应证：这一手术的主要优点是保存听力，是一个保存听力，对内听道影响较小的进行小脑脑桥角听神经瘤切除的极好手术。其他未侵犯内听道的脑桥小脑角肿瘤如脑膜瘤，也可经此术式、在保存听力的情况下做肿瘤切除。

特点：对于经过选择的患者，乙状窦后径路提供了听力保存的机会，听力保存率可达30%～65%。在 House 耳科研究所，医生们选择脑桥小脑角肿瘤直径＜1.5cm、听力良好、仅稍侵犯内听道的肿瘤进行乙状窦后径路手术。这一手术的局限性是暴露内听道底受限，因此，扩及到内听道底的肿瘤不适合使用这一术式。如果采用这一术式，则只能利用钩或镜子，再凭感觉进行手术。有肿瘤切除不全和损伤面神经的危险。

在经乙状窦后径路，内听道底的Bill嵴不能用作识别外端面神经的标志，因此，在该处辨别面神经很困难，常常需要更多地依靠面神经监护仪。很多报告都认为，该径路的面神经保存率不如迷路径路。

10%的患者发生术后头痛，这与手术中钻磨内听道后唇时骨尘进入硬脑膜内有关。与迷路径路不同，这一手术的钻磨必须在硬脑膜内进行。另外，这一术式对小脑的牵拉比迷路径路要大。

三、经中颅窝径路

在识别上半规管和膝状神经节后，经颞骨切骨开颅，暴露内听道。

适应证：最适于切除内听道内的听神经瘤。但脑桥小脑角的暴露有限，因此，直径＞1cm的脑桥小脑角肿瘤是本术式的相对不适应证。在惟一有听力耳，可以经此术式切除内听道听神经瘤。

特点：内听道肿瘤特别是内听道外侧面的肿瘤最适宜用这一术式进行手术，并能保存听力。理论上讲，这一术式只进行较小肿瘤的切除，因此，很少造成后颅窝出血。在经选择的患者，听力保存率是59%，这一听力保存率并不太高，部分是受耳蜗血液供应因素的影响。如同乙状窦后径路保存听力的情况一样，本术式的耳蜗神经保存比实际的听力保存要高。另外，本术式也不适用于 65 岁以上患者，因为这些患者的硬脑膜有较多粘连、而且比较脆。

四、经迷路后径路

广泛的乳突切除，后半规管轮廓化，然后进入小脑脑桥角，并保存第Ⅶ、Ⅷ脑神经。

适应证：主要适应证是为难治性眩晕作前庭神经切断术，或为三叉神经痛患者做神经切断术。对后颅窝肿瘤如蛛网膜囊肿、脑膜瘤和脑桥小脑角转移瘤，对选择的可保存听力的患者，利用本术式手术。

特点：本术式对肿瘤切除的指征是有限的，适合于无须打开内听道的脑桥小脑角小肿瘤切除。其优点是保存听力，对小脑牵拉小。

五、经耳蜗径路

是扩大的迷路径路手术。这一手术附加进行面神经的移位、切除耳蜗，从而暴露颅底，提供了到达岩尖和斜坡的径路。

适应证：岩斜坡脑膜瘤和岩尖表皮样囊肿是主要适应证。扩大的经耳蜗径路手术也用于颈静脉球体瘤、颞骨癌和广泛的脑桥小脑角非听神经的神经瘤切除。

特点：这一径路提供了直接到达岩尖和岩斜坡肿瘤良好的暴露。但由于需要将面神经向后移位，常引起暂时性面瘫，其发生原因是切断岩浅大神经及其伴随血管时，使膝状神经节周围血管分布受到影响，但面神经功能的恢复满意。

六、经耳径路

与改良的经耳蜗径路相似，这一手术要切除外耳道后部，封闭外耳道。本术式与众不同的是面神经轮廓化，但保留术野中面神经骨管。

适应证：适用于脑桥小脑角病变向下到颈静脉孔，向前进入斜坡的病变手术。也有人提出向前扩大暴露，可进行颈静脉球高位和乙状窦前移的小到中等大的听神经瘤切除。

特点：这一径路结合去除鼓环可以增加暴露，向内接近面神经而不需要面神经移位，从而增加了安全性。经耳径路也提供了脑桥小脑角肿瘤切除时乙状窦前移和颈静脉球高位的另一处理途径，但是不能保存听力。面神经留在原位，避免了过度操作，但也使手术操作困难，术者要提高警惕。

七、经扩大的中颅窝径路

适用于内听道内、外中等大小的肿瘤切除。该术式是在普通中颅窝径路基础上扩大范围，廓出内听道上、前、后壁、磨除内听道前及后方岩骨，在内听道后方切开岩骨内后侧的后颅窝硬脑膜而进入小脑脑桥角。

特点：安全切除存在于中、后颅窝，但还没有直接扩展到耳囊和内听道的比较广泛的病变，特别是脑膜瘤。这一手术比较广泛，难以保存听力和面神经的功能。

表 60-1　后颅窝各手术术式的优缺点

径路	适应证	优点	缺点
迷路径路	脑桥小脑角的大、中、小肿瘤	手术创伤；可以识别脑桥小脑角和内听道底的病变；面神经术中可直接修复神经，脑膜外去骨对小脑牵拉较轻	听力完全丧失
乙状窦后径路	无内听道广泛破坏的脑桥小脑角肿瘤	有可能保存听力；肿瘤大小不影响广泛暴露	为保存听力，不能暴露内听道底；小脑牵拉可引起脑水肿；脑膜内电钻磨削可引起术后严重头痛
迷路后径路	有选择的脑桥小脑角病变，但无内听道侵犯	可能保存听力；硬脑膜外去骨，小脑不受牵拉	暴露受限
耳蜗径路	岩尖或斜面坡广泛性病变	可广泛暴露颅底病变，可达到斜坡、椎－基底动脉和岩部颈动脉	短暂面瘫和完全听力丧失
经耳径路	同耳蜗径路，推荐用于静脉解剖异常的听神经瘤	同迷路径路，不需做面神经移位	内听道和乳突段面神经暴露受限，全聋
中颅窝径路	小的内听道内肿瘤并有脑桥小脑角侵犯、听力好的病例	可能保存听力	仅用于小肿瘤，暴露内听道下部和脑桥小脑较差
扩大的中颅窝径路	侵犯中后颅窝的岩斜坡病变，且听力良好	可能保存听力	颞叶受牵拉

参考文献

1. 姜泗长, 顾瑞, 王正敏主编. 耳科学. 第 2 版. 上海: 上海科学技术出版社, 2002
2. 黄选兆, 汪吉宝主编. 实用耳鼻咽喉科学. 北京: 人民卫生出版社, 1998
3. 周定标, 张纪主编. 颅底肿瘤手术学. 北京: 人民军医出版社, 1997
4. 王正敏主编. 颅底外科学. 上海: 上海科学技术出版社, 1995
5. 徐启武编著. 颅底手术彩色图谱. 天津: 天津科学技术出版社, 2000
6. Chummings CW, Fredrickson JM, Harker LA, et al, eds. Otolaryngology Head and Neck Surgery. 2nd ed. St Louis: Mosby, 1993
7. Jackler RK & Brackmann DE, eds. Neurotology. St Louis: Mosby, 1994

第六十一章

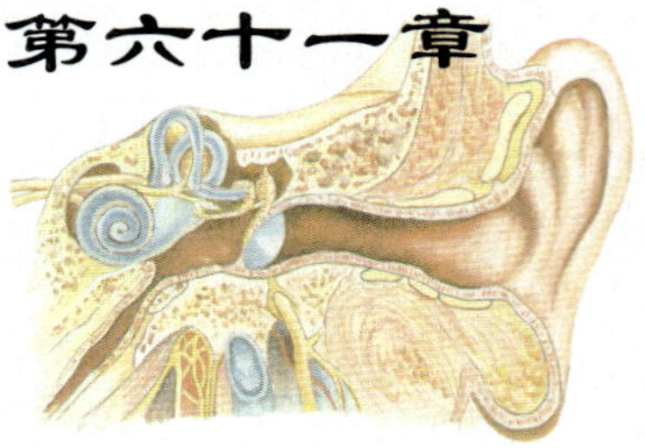

颅底外科的麻醉

李学佩

麻醉对手术成功至关重要。这一领域的麻醉医师需要以广泛的知识和精湛的技术，来保证颅底外科麻醉和手术的成功。他们必须充分了解神经麻醉的基本原则、患者术前的神经状况以及手术医师对麻醉的要求。各种麻醉剂对脑和全身的作用以及特殊麻醉的知识，有助于手术医师设计手术，取得良好的手术效果。因此，麻醉医师和手术医师都必须了解颅底手术的麻醉原则，了解麻醉对颅脑生理和对病理状态的影响。

第一节　颅内生理

一、脑代谢

神经细胞的代谢极为活跃，正常人脑代谢的氧耗量是2.0～4.0ml/100g/min，约为全身基础代谢平均氧耗量的10倍。由于代谢率高，氧、葡萄糖和高能磷酸盐储备又很少，因此，脑的代谢和功能维持依赖于血循环。要维持正常的代谢的和功能，必须有正常的脑血循环提供足够的基质、葡萄糖和氧。如果脑血流或氧合作用不能满足组织代谢需要，便会发生脑的缺血性损害。

二、脑血流的调节

人的颅腔是一个容积固定的腔隙。颅腔内充盈着脑组织、脑脊液和血液三大组分。它们各占一定比例，并维持相对稳定。三大组成部分比例失调必将引起颅内压和脑血流量的变化。脑实质和脑脊液不直接与颅外相通，仅脑血流通过动、静脉与颅外相通，所以，颅内三大组成部分的失衡最易通过脑血流量的敏感改变反映出来。脑血流量主要取决于脑血管阻力和脑灌注压。血管阻力愈小，灌注压愈大，脑血流量就愈大。脑灌注压即脑动脉输入压与静脉输出压间的压力差，二者分别以平均颈内动脉压和平均颈内静脉压表示。在正常情况下，颈内静脉压接近右心室压，故脑血流量主要取决于颈内动脉压。当颈内动脉压在50～150mmHg的范围变化时，脑血流能保持相对恒定。当动脉压升高到维持脑血流恒定的最高值时，此时血管阻力最大；若动脉压超过脑血流恒定的最高值时，脑血流的自动调节机制即不能维持脑血流的稳定，脑血流呈线性增高，脑血管阻力反而降低，此时毛细血管压升高，血管内液体成分过多漏出到血管外，形成脑水肿。相反，当动脉压降低到超过脑血流恒定的最低值时，脑血流量呈线性减少，导致脑功能障碍。

为了维持足够的血流量，改善脑缺氧，机体通过脑血管的自动调节和全身血管加压反射两种方式来调节脑血流。脑血管的自动调节是指通过改变脑血管的直径来维持脑血流量的相对恒定，这种调节主要受动脉内二氧化碳分压($PaCO_2$）的影响。正常 $PaCO_2$ 为 4.7～6.0kPa(35～45mmHg)，平均为 5.3kPa(40mmHg)。当$PaCO_2$在正常范围内变化时，脑血管保持良好的自动调节功能，在$PaCO_2$这一范围内的升高或下降，都可使脑血管扩张或收缩，从而使脑血流量增加或减少。颅内压增高时，脑灌注压降低，脑血管阻力增加，脑血流量减少，脑缺氧，脑内CO_2浓度增高，此时由于$PaCO_2$的调节作用，使脑血管阻力下降，脑灌注压升高，脑血流量增多。这种由颅内压增高引起的脑血流量减少，通过$PaCO_2$的调节作用，使脑血流量增加，以维持相对的恒定，这是脑血管自动调节作用的主要方面。

若颅内压高达4.7kPa(35mmHg）以上，脑灌注压降至5.3kPa(40mmHg）以下，脑血流量减少1/2，脑组织严重缺氧，$PaCO_2$多超过6.7kPa(50mmHg)，脑血管处于麻痹状态，自动调节功能已基本丧失。此时为保持必须的脑血流量，机体通过自主神经系统的反射作用，使全身血管收缩，血压升高，心搏出量增加，以提高脑灌注压；同时，呼吸深慢，使肺泡内气体获得充分交换，提高血氧饱和度。这种以升高血压，并伴有心率减慢的反应，即为全身血管加压反射。

三、颅内压

颅腔的周壁为坚硬的颅骨，其内存在脑组织、脑脊液和血液等内容物，形成一定的压力，称为颅内压。颅内压通常以脑脊液的静水压表示，正常值为1.3～2.0kPa（10～15mmHg)。由于颅缝闭合后颅腔容积固定，因此颅腔内容物(脑、脑脊液和血液）中任何组分的体积或容量增加，都必须有其他组分的减少来平衡，方能维持正常的颅内压。其中，脑组织的体积是相对不可压缩的，所以只有靠脑脊液或血液容量的减少来缓冲，但这种缓冲是有限的，约占颅腔容积的8%～10%，超过这一限度，即便是颅腔内容物的轻度增加，也可导致颅内压的显著升高。麻醉本身很难改变脑体积和脑脊液量，但可改变脑血容量，从而达到控制颅内压的目的。

第二节　常用麻醉剂对颅内生理的影响

一、吸入麻醉剂

（一）氟烷(halothane)

是目前仍在应用的最古老、经典的挥发性麻醉剂。它可使脑血管扩张，降低其阻力，增加脑血流量。但它引起脑血流量增加的作用是暂时的，150min后即下降至接近正常，但脑血容量增加11%～12%，可维持3h以上。氟烷使脑脊液形成减少30%，同时又影响其吸收，故可导致颅内压增高，这种增高持续3h以上。高浓度氟烷可破坏脑血管对平均动脉压变化的自动调节。氟烷还可破坏血－脑屏障，使血浆蛋白进入正常脑组织。氟烷可降低脑氧代谢17%～33%。

（二）恩氟烷(enflurane)

对脑血流量的影响轻于氟烷，高浓度时至多增加12%～37%的脑血容量。它既促进脑脊液分泌，又比氟烷明显抑制其回吸收，所以用恩氟烷长时间麻醉，常引起颅内压显著增高。另一缺点是在低碳酸血症时，高浓度恩氟烷在脑电图上诱发出惊厥性棘波，伴有面颈部及四肢肌肉强直性阵挛性抽搐，故恩氟烷用于神经外科麻醉并不理想。

（三）异氟烷(isoflurane)

扩血管作用很轻，低浓度时对脑血流量几无影响，也无恩氟烷的缺点，因而普遍用于神经外科麻醉。中剂量可使脑血流量增加，高浓度时则肯定使脑血流量增加，但增加量仍较氟烷小。异氟烷不影响脑脊液形成，且可使脑脊液回吸收的阻力下降，因而该药引起的脑膨出比氟烷少得多。异氟烷虽可增加脑血容量，导致颅内压增加，但可被同时开始的过度换气所缓解，而不必像氟烷那样，需在用药前10min即开始过度换气。异氟烷降低脑代谢率约30%，是惟一在严重低血压时仍能保持正常脑能量和氧代谢的挥发性麻醉剂，对脑有一定的保护作用。异氟烷较少影响脑血管的自动调节作用。

（四）氧化亚氮(nitrpus oxide)

麻醉作用极弱，吸入30%～50%仅有镇痛作用，吸入80%才有麻醉作用。70%氧化亚氮不引起脑血流量改变，与巴比妥盐联用可降低脑代谢率，与其他挥发性麻醉剂如异氟烷或氟烷，使脑血流量和氧代谢率增高。氧化亚氮麻醉时，脑血管保留对$PaCO_2$和平均动脉压的反应，但在颅内肿瘤和顺应性下降的患者，颅内压可能升高。本药安全、排出迅速，术毕，患者可很快苏醒。

二、静脉麻醉剂

（一）硫喷妥钠(thiopental)

是颅底手术中主要的诱导剂。它不影响脑血管的自动调节和对$PaCO_2$的反应，不影响脑脊液的生成和吸收，且可使脑血流量、脑血容量和脑代谢率下降约50%，使颅内压迅速降低，在脑功能未完全停止的情况下，能对脑缺氧提供一定的保护作用，使脑耐受缺氧的能力增强，减少缺氧性脑损伤的后遗症。此外，硫喷妥钠可提高大脑皮质神经元兴奋阈，故有抗惊厥作用。因而是最常用的神经麻醉诱导剂。

（二）乙咪酯(etomidate)

是一种催眠性静脉麻醉剂，较硫喷妥钠的催眠性能强，安全范围大。它不影响血压、心率、心搏出量和血管阻力，对心血管患者是很好的麻醉诱导剂。乙咪酯可降低34%的脑血流量和45%的脑氧代谢率，并能保留脑循环的自动调节和对$PaCO_2$的反应，降低颅内压。但有报告表明，长时间应用可引起肌阵挛。

（三）丙泊酚(异丙酚)

是一种较新的短效静脉麻醉诱导剂。丙泊酚为一静脉催眠药，催眠强度较硫喷妥钠大1.8倍，起效快，维持时间短，苏醒快而完全，无兴奋现象。静脉注射后，收缩压和舒张压有极短暂的下降，对呼吸也有较明显抑制。丙泊酚可使颅内压下降，术后很少发生恶心、呕吐。抑制咽喉反射，可减轻喉部手术操作时的不良反应。

（四）镇痛剂(nacrotics)

芬太尼(fentanyl)是目前最常用的麻醉性镇痛剂之一。其镇痛作用为吗啡的100～180倍，度冷丁的550～1 000倍。静脉注射后几乎立即产生作用，持续时间一般不超过30min。舒芬太尼(sufentanyl)的镇痛作用为芬太尼的5～10倍，消除半衰期较芬太尼长；阿芬太尼(alfentanil)的镇痛作用约为芬太尼的1/4，消除半衰期仅为90min，是作用时间最短的麻醉性镇痛药。这些短时作用类药物比长时作用类麻醉剂吗啡、度冷丁等更广泛应用于神经麻醉。小剂量镇痛剂对脑血流量、脑血容量和颅内压无甚影响。芬太尼与氧化亚氮联用，可使脑血流量减少47%，脑氧代谢率下降18%。芬太尼不改变脑脊液的生成速率，并可使脑脊液回吸收阻力下降50%，不影响脑血管的自动调节和对$PaCO_2$的反应。但舒芬太尼可明显扩张狗的脑血管，升高颅内压。

（五）肌松剂(muscle relaxants)

按阻断神经－肌肉兴奋传导的机制不同，肌松剂可分为两大类，即去极化肌松剂和非去极化肌松剂。前者包括琥珀胆碱(scoline，succinylcholine)和氨酰胆碱(hexacarbocholine bromide)；后者包括箭毒(curare)、本可松(pancuronium)、去甲本可松(vecuronium)、三碘季铵酚(gallamine）和卡肌宁(atracurium）等。多数肌松剂对脑血容量和颅内压无明显影响。大剂量箭毒可促进组胺的释放，使脑血管扩张、颅内压升高。琥珀胆碱也可使颅内压升高。卡肌宁等不影响颅内压，对心血管无明显作用，适用于颅内病变患者，还可用于术中需做面肌或眼肌电生理监测者。

第三节　颅底外科的麻醉

一、术前评估

颅底手术患者的麻醉前评估，应特别注意有无因阻塞性脑积水引起的颅内高压和脑干压迫症状。在术前麻醉评估时要了解患者的意识状况、有无颅内压增高、脑神经功能障碍以及其他相关的情况。应用激素的患者可能有激素相关性高血糖以及由于多尿引起的水、电解质紊乱；长期应用抗惊厥药，可阻滞非去极化肌松剂的神经－肌肉阻滞作用，因此，麻醉医师应了解患者术前用药情况，充分估计这些药物与麻醉剂间的相互作用。

术前应采取措施降低颅内高压，常用利尿剂和肾上腺皮质激素。术前还要纠正血容量和电解质紊乱。对于意识差和有明显障碍的患者，要找出病因，如因吸入性肺炎引起，则应摄胸片、测血气，进行临床的评估。要避免术前使用可能引起颅内压增高，造成呼吸抑制和意识障碍的药物。抗胆碱药可减少气管支气管分泌，减轻继发于麻醉药或手术对心脏的迷走神经反应。颅内压顺应性差的患者不宜用麻醉性镇痛剂，因此类药物会引起 $PaCO_2$ 上升和颅内压增高。

二、术中监测

在麻醉期间对患者的生理功能进行科学监测，可以避免判断和处理的盲目性，大大提高手术的安全性。

（一）呼吸监测

全麻下颅底手术患者的呼吸监测极为重要，这是因为麻醉容易干扰呼吸，手术本身也会直接或间接地影响呼吸。术中呼吸监测除维持呼吸道通畅、观察患者的呼吸节律和频率外，还要求麻醉医师通过简单的视诊、听诊到复杂的呼吸功能监测，连续、全面地观察呼吸情况。

呼吸功能监测：用红外线CO_2测定仪测定呼气末气体中的CO_2浓度，迅速方便。根据CO_2浓度降低可早期发现呼吸异常。

动脉血气测定：血气分析是衡量呼吸功能的重要指标。氧分压(PaO_2）说明组织摄氧的能力，氧饱和度（SaO_2）说明肺的弥散功能，$PaCO_2$是反映呼吸性酸碱平衡的重要指标，在颅脑手术的麻醉中十分重要。

（二）循环监测

麻醉和手术过程中，循环系统变化最常见，直接影响手术顺利进行和患者的安全。麻醉医师要认真监测有关指标，正确分析循环变化的可能原因，及时预防和处理循环紊乱。血压是最重要的指标，因为血压高低直接影响脑血流量。中心静脉压是衡量右心排出回心血量能力的指标，凡心功能不全或可能接受大量输血、输液者，都应监测中心静脉压。心电图是最常用的监测项目，主要用来诊断心律失常、传导阻滞、心肌缺血、心肌梗死、电解质紊乱和血流动力学异常。

（三）尿量监测

在肾功能正常情况下，尿量是判断心排出血量和周围组织灌注的简单、可靠的指标。尿量减少提示低血容量、休克、心排血量减少或微循环血流障碍。

三、麻醉诱导和维持

监测系统安置完毕，静脉通道建立后，即可开始麻醉。首先应监测患者的气道情况，注意是否存在因解剖因素所致的面罩通气或插管困难。因为颅底肿瘤、颅内压增高、有上呼吸道或颞颌关节解剖异常的患者，很轻度的缺氧和CO_2蓄积都会酿成严重后果。如确有异常，应改作上呼吸道局麻下的“清醒”插管。如果气道解剖和活动正常，则可开始静脉诱导和“睡眠”插管。平稳、迅速的诱导对颅内高压患者至关重要。

麻醉维持：气管插管完成后，继续过度换气，并根据患者具体情况和手术要求，选用适当的麻醉剂维持全麻。

理想的神经麻醉剂应具有以下特性：①保持血流动力学稳定和脑灌注；②不增高颅内压；③降低脑代谢率；④对缺血脑组织有保护作用；⑤作用时间短，易被拮抗剂迅速逆转。目前应用的多数麻醉剂，都可降低脑代谢率，抑制脑电活动，但都不同程度地抑制心血管功能，而且几乎都具有呼吸抑制作用，可见尚无理想的神经麻醉剂。现在的颅底外科麻醉，通常是联合应用多种药物的“组合麻醉”，一般以芬太尼为基础，联用应用异氟烷和肌松剂，维持患者处于浅麻醉状态。浅麻醉对颅内手术是一种较理想的麻醉方式，因为术毕患者能很快苏醒，有利术后检查和及早发现、处理术后并发症。手术时间较长者，可加普鲁卡因静脉复合麻醉。颅内压增高者，可加硫喷妥钠。

四、液体管理

颅底肿瘤患者术前常处于低血容量并伴电解质紊乱，术前、术中应注意纠正，否则在全麻诱导时可招致严重低血压和脑灌注不足。补液不可过快，以免引起脑水肿和颅内压升高。正确的方法是补充血容量，使之接近正常血容量的低限，以能维持全麻状态下的血压为度。补液以等张电解质溶液为宜，如生理盐水、乳酸林格氏液、Plasmalyte-A Normosol等，后二者因pH和渗透压近似血浆而被广泛应用。应用葡萄糖溶液补液时应注意，由葡萄糖迅速代谢造成的高血糖可加重缺血脑组织的损害。胶体溶液(白蛋白，血浆蛋白) 有利于减轻脑水肿，适用于颅底肿瘤患者。

五、改善术野暴露

颅底病变位置深，能否获得良好的手术暴露是手术成败的关键。为获得良好暴露，要降低颅内压，通常使用脱水剂(常用20%甘露醇)、过度换气[术前$PaCO_2$正常者，经过度换气，使$PaCO_2$降至3.3～4.0kPa (25～30mmHg)]、适当抬高床头降低脑静脉压、控制血压等方法。应用肌松剂和镇静剂可以缓解患者对机械换气的抵抗。麻醉前后经腰穿置入18号导管，按需要放出20～60ml脑脊液也可以间接降低颅内压。

六、并发症

颅底手术中和手术后可能发生以下并发症：

（一）刺激脑神经引起的心血管反射

颅底手术中刺激脑神经，常发生心血管功能变化。据统计，后颅窝手术中发生心动过缓者高达25%，室上性心动过速达23%。刺激三叉神经可诱发心动过缓、室上性心律不齐和高血压。刺激迷走神经可导致心动过缓和低血压。其他还可发生室上性心动过速、ST段下降、传导阻滞和窦性心律不齐等。一旦发生上述情况，应寻找并消除对脑神经的刺激源。一般情况下，心血管变化是暂时的，只要刺激停止，心血管改变可以恢复，不需要抗心律不齐的药物，使用药物有时会掩盖手术不良刺激所造成的影响。

（二）静脉气栓

开颅和后颅窝手术发生的危险性并发症是气栓。坐位手术常见，但侧卧位的后颅窝手术，气栓的发生率也可达8%。板障静脉和脑膜静脉窦等管道不塌陷的静脉是气栓好发部位。静脉气栓可栓塞肺血管，增加死腔，影响气体交换，导致高碳酸低氧血症，大量气栓可堵塞右心室流出道，降低静脉回流和心搏出量，引起心律紊乱、低血压和心血管功能衰竭。此外，气栓偶可通过心内间隔缺损和肺动－静脉短路发生动脉气栓。

目前最敏感的监测方法是多普勒超声，对较大量的气栓可根据潮气末$PaCO_2$的下降和肺动脉压的升高来判断。其他还有潮气末氮气分析和经食管心脏超声监测。

处理：立即告知术者寻找气栓来源；停止使用氧化亚氮，因溶解于血的氧化亚氮可弥散进入气泡，使之扩大；经特制中心静脉插管抽出部分气体；输液以提高脑静脉压，维持血动力学稳定。不宜采用呼气末正压来防止气栓继续发生，因它会升高右心房压，在某些病人，会促使气栓经未闭的卵圆孔向左心分流而造成反常气栓。

（三）脑缺血

切除海绵窦肿瘤时可能需要暂时夹闭颈内动脉。术前血管造影术时应做球囊阻断试验以评估是否有足够的脑侧支血流；术中脑电图可有效监测夹闭颈内动脉后是否引起脑缺血和抽搐。防止因阻断颈内动脉引起脑功能障碍的关键是维持适当的灌注压，保证良好的侧支循环。应用输液和升压药，使患者血压升至正常值的高限。

夹闭颈内动脉后，$PaCO_2$应保持在什么水平？从理论上讲，过度换气所致的正常小动脉收缩，可减少缺血区的侧支血流。大脑由于缺血区酸性代谢产物的积聚，使该处脑血管处于麻痹状态，因此，只要血压正常，过度换气所致的正常区域的血管收缩，可使血液流向血管扩张的缺血区，这种现象称为“反盗血”或罗宾汉综合征。可见，颈内动脉夹闭后应将$PaCO_2$维持在正常或略低的水平。

（四）凝血障碍

颅底手术常需大量(10个单位）输血，大量输库存血会造成凝血障碍，表现为术区渗血不止。这是稀释性血小板减少，不稳定凝血因子Ⅴ、Ⅷ缺乏和弥散性血管内凝血所致。为防止大量输血造成的凝血异常，一般每输 10 个单位全血，要补充 2 单位新鲜冰冻血浆。

（五）脑神经功能障碍

颅底手术常遗有脑神经功能障碍，特别是舌咽、迷走和舌下神经的功能障碍。舌咽、舌下神经损伤后，咽部感觉缺失和吞咽障碍，容易造成误吸。迷走神经损伤导致单侧声带麻痹。因此，术后早期宜保留气管插管，或保留至患者完全清醒后。

（六）张力性颅腔积气

可见于坐位后颅窝手术。由于脑脊液自蛛网膜下腔漏出和脑半球萎陷，空气积聚在皮质上方。如果脑脊液重新积聚的速度大于空气吸收的速度，就会发生张力性颅腔积气。大量张力性积气会引起占位性效应，造成严重的功能和意识障碍。为防止大量张力性积气，在缝合硬脑膜前应用生理盐水灌满术区，并停止过度换气，以便使脑膨胀起来。

七、术中神经电生理监测

颅底手术中，电生理监测的主要目的是帮助术者确认重要结构，以避免或减轻术后神经功能障碍。为此，要求术中监测具备下列特点：①获得的信号迅速、恒定；②不受或少受麻醉或其他药物影响；③信号改变有特异性，术中信号改变与术后功能相符；④能够对信号改变作出迅速、准确地分析、解释；⑤术者与监测人员沟通、配合良好。目前术中神经电生理监测最常应用的是诱发电位。

脑干听诱发电位和听神经动作电位：目前，手术中常用远场电位和近场电位两种诱发电位记录方法。二者的主要区别是记录电极与电位发生源之间的距离不同。最常用的远场记录方法，记录电极通常置于颅顶，主要成分由5个反应波组成。脑干听诱发电位稳定，很少受药物干扰，术中监测脑干听诱发电位，有助于了解听功能，同时还能了解脑干功能。要想对脑干听诱发电位变化作出正确判断，首先必须了解其神经发生源，了解各波的发生源。其中，Ⅴ波最重要，当Ⅴ波潜伏期延长或出现明显的波形改变时，应引起术者注意。如果诱发电位完全消失，应立即检查刺激系统和记录电极是否完好，并应尽快重复测量一次。

最常用的近场记录方法是直接从听神经记录到的复合动作电位，记录电极通常直接置于听神经或听神经附近。它比脑干听诱发电位容易解释。该电位为一个三相波，开始为一小正波，继而为一大负波，最后又是一小正波。听神经损伤时，潜伏期延长，如手术严重造成部分传导阻滞，则负波波幅降低。听神经传导完全阻滞时，若记录电极邻近手术部位，负波完全消失。紧邻记录电极的近端听神经损伤，也可使负波降低，从而使记录到的反应仅以开始时的正波为主。

两种记录方法常分开使用，也可联合应用。脑干听诱发电位在听神经功能的术前诊断、术中监测和术后预测方面均有特征性参量改变，临床应用范围较广。但由于其信号求均时间较长，故影响手术中听神经监测效果。复合动作电位术中监测能快速反映听神经功能状态，明显有利于术者及时发现问题并作出相应处理，故有人认为近场记录是理想的有前途的监测手段。但在较大的小脑脑桥角肿瘤手术时，应用受到限制，且在手术野放置电极会影响手术操作，延长手术时间。根据不同手术及不同手术阶段，适时应用两种方法，可提高手术监护效果。

面神经监测：面神经监测有机械压敏监测和面肌电图监测两种，各有其优、缺点。前者容易安置，具有非侵袭性，可监测真正的面肌收缩，比面肌电图更能反映临床实际情况，对电凝和其他外来电干扰不敏感。缺点是轻微的刺激不能引起面肌收缩，所以也就不能发现对面神经的轻微刺激。后者需将针形记录电极插入面肌，系有创检查，易受电凝、影像设备等外界电噪声干扰，肌电图信号识别比较困难，监测者需有较高辨认水平。优点是监测敏感，可监测出轻微的面神经刺激，且不受头部活动影响。

参考文献

1. 王正敏主编. 颅底外科学. 上海: 上海科学技术出版社, 1995
2. 周定标, 张纪主编. 颅底肿瘤手术学. 北京: 人民军医出版社, 1997
3. 王恩真主编. 神经外科麻醉学. 北京: 人民卫生出版社, 2000
4. 赵俊主编. 新编麻醉学. 北京: 人民军医出版社, 2000
5. 李恒林, 王大柱主编. 神经外科麻醉实践. 北京: 人民卫生出版社, 2004
6. 姜泗长, 顾瑞, 王正敏主编. 耳科学. 第 2 版. 上海: 上海科学技术出版社, 2002
7. Chummings CW, Fredrickson JM, Harker LA, et al, eds. OtolaryngologyHead and Neck Surgery. 2nd ed. St Louis: Mosby, 1993
8. Jackler RK and Brackmann DE, eds. Neurotology. St Louis: Mosby, 1994

第九篇 神经耳科康复

第六十二章

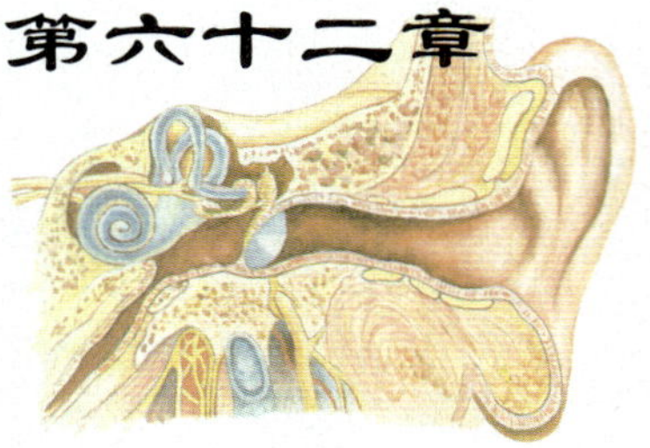

助听器

郗　昕

随着人们生活水平的提高和健康意识的普及，传导性听力损失的发病率在我国正逐年下降，耳科学的发展又使得绝大多数的传导性听力障碍可以通过药物或手术的方式得以治疗，并在一定程度上保留或提高听力。但对于感音神经性听力障碍的患者来说，目前尚无明确可靠的药物或手术治疗手段，只能依靠助听器、人工耳蜗等人工装置来帮助实现言语交流。

助听器的本质是一个声音放大器，它将声音以某种方式放大，使听力障碍者能以一定的方式有效地利用其残余听力。相对于听觉信息传递的整个通路而言，助听器只能是一个外因。听力障碍者能否借助助听器实现良好的言语交流，有赖于其听力损失的程度和性质（内因）。

我国现有听力、言语障碍残疾者2 057万，随着生活节奏的加快、工业噪声的加剧、老龄人口高峰的出现，患感音神经性听力损失的人数还会增加。因此，了解助听器的工作原理和选配技术，掌握助听器选配的适应证并进行一般性康复指导，对于广大耳鼻咽喉科医师将是十分必要的。

第一节　助听器的历史

人类采用集声装置来改善听力已有久远的历史。20 世纪初，出现了电放大助听器。伴随着电子管、半导体、集成电路、数字信号处理技术的发展，助听器性能显著提高。助听器的发展始终贯穿着两条主线：①小型化：助听器由最初无法携带的扩音器，一步步地演化成盒式、耳后式、耳内式、耳道式，以及几乎看不见的深耳道式，越来越美观和隐蔽；②智能化：为了满足各种类型的使用者在多种声学环境下的听力补偿需要，助听技术层出不穷，如削峰电路、推挽电路、自动增益控制技术、宽动态范围压缩、智能噪声抑制技术、数字反馈抵削技术、多麦克风技术等，为使用者提供了极大的可选择性。随着信息技术在助听器领域中的应用，全数字助听器正逐渐成为今后技术发展的潮流。

助听器的发展经历了 5 个时期。

一、电助听器前的集声器

将手掌拢在耳后，可算是最早出现的集声器，这样做的结果是声音可在中、高频增加 5～10dB，同时还可降低来自耳后的声音。更有效的集声器应属 19 世纪初出现的各种形状的、大小不一的耳喇叭（ear trumpet）、说话管（speaking tube）和号角（horn），它们都是利用声学共振原理，将言语声的局部频段放大后送入使用者的耳中。

二、炭精助听器

采用电学放大原理的炭精助听器出现于 20 世纪初。早期体积较大，随着不断改进，已可随身佩戴。炭精助听器以电池供电，采用炭精传声器、磁性耳机。由于增益较小，许多厂家不得不依靠增加传声器的个数来增加音量。其缺点是噪声较大，失真较多，且炭精易受湿度影响。

三、电子管助听器

第一台电子管助听器是在1921年由英国生产的，体积较大，需要携带较重的电池，但其增益和清晰度较好。在早期产品中，传声器和受话器均采用压电晶体，易碎且不能耐受高温、高湿度。随着不断改进，电子管和电池的体积越来越小，1938年第一台可随身佩戴的电子管助听器终于在英国制成。汞电池的出现，使得电池体积显著减小，电池与助听器终于可以合为一体了。

四、半导体及集成电路助听器

第二次世界大战中涌现出的各种新技术、新材料，如印刷电路和陶瓷电容，使得一体化助听器的体积显著变小。其后，半导体技术的出现，更是大大推动了助听器的小型化。

1954年，出现了第一台半导体眼镜式助听器。为了避免出现声反馈，传声器和受话器分别安装在两个镜腿上。这在无形中形成了一个助听概念——信号对传或称交联式（contra-lateral routing of signals，CROS）助听器。

1955年推出了整个助听器都在单个镜腿上的耳级（at-ear）眼镜式助听器。同年，耳后式（behind-the-ear，BTE）助听器面世，体积不断减小。很快超过眼镜式和盒式助听器，成为销量最大的助听器。

新的技术不断涌现，例如新的陶瓷传声器仍然采用压电效压原理，但其频率响应宽阔、平坦。钽电容使电容体积进一步减小。晶体管电路向集成电路方向发展。1964年出现了第一台集成电路助听器。1982年出现的驻极体传声器，因对抗强声冲击的能力较强而被许多助听器所采用。

随着大规模集成电路的出现，助听器的体积进一步减小，耳内式（in-the-ear，ITE）、半耳甲腔（half shell）式、耳道式（in-the-canal，ITC）、深耳道式或称完全耳道式（completely-in-the-canal，CIC）助听器相继出现，很大程度上满足了患者心理和美观上的需要。但这类助听器的体积小，一些功率较大的零部件因体积较大而无法被采用，因而功率普遍不高，仅适用于轻、中度听力损失的患者。

五、可编程及全数字助听器

助听器体积的减小使得对放大参数的调节只能依靠数字存贮器来实现。1986年出现了可编程助听器，它引入数字存贮器作为控制部件，放大部件仍为模拟线路。其后，随着数字信号处理（digital signal processing，DSP）芯片功能的日益强大，1996年出现了第一台全部采用数字技术来实现信号处理和放大的助听器。全数字助听器还将随着信息产业的发展而不断完善，可以预见，全数字助听器会在不久的将来全部替代模拟线路助听器。

第二节　助听器的分类

助听器的分类方法可以有多种，上文介绍助听器的历史，实际上已经根据助听器的技术原理做了分类。患者比较容易接受的一种分类方法是按照助听器外形进行分类。

按助听器外形可分成6类：盒式、眼镜式、耳后式、耳内式、耳道式、骨导助听器。其中眼镜式、耳后式、耳内式、耳道式助听器又称为耳级助听器。

一、盒式助听器

也称为体佩式助听器。它出现较早，体积比香烟盒略小，外观如同一个微型收音机，佩戴在身前衣服口袋中，由一根导线将声输出信号送至耳机（图 62-1）。

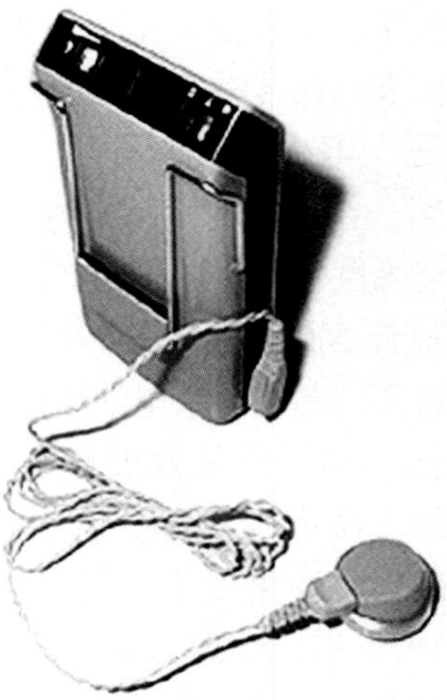

图 62-1　盒式助听器

（一）优点

1. 多采用分立半导体元件，故价格低廉；

2. 麦克风距离受话器远，不易产生声反馈，可提供最大的声增益，所用耳机的声输出也最大；

3. 可配合骨导受话器使用，无机械反馈；

4. 调节旋钮大，适于手指活动不灵活或视力不佳的人使用；

5. 采用普通 5 号或 7 号电池，日常花费很低。

（二）缺点

1. 分立元件的热噪声较高，使助听器的本底噪声较高；

2. 盒式助听器常与衣物摩擦，摩擦声往往成为干扰噪声；

3. 不美观，导线缠绕、易坏，佩戴不便，小儿配戴不安全；

4. 麦克风不在头上，无方向感和立体声。

由于盒式助听器的缺点十分明显，国际上已逐步淘汰，因此其技术水平低下，许多新的技术都不再用于盒式助听器。

二、眼镜式助听器

是一种由体佩式向耳级式过渡的产品，麦克风与受话耳机可在不同的镜腿上，实现信号对传（CROS），也有在同一镜腿上的（图 62-2）。目前这种助听器已不多见。其特点是：

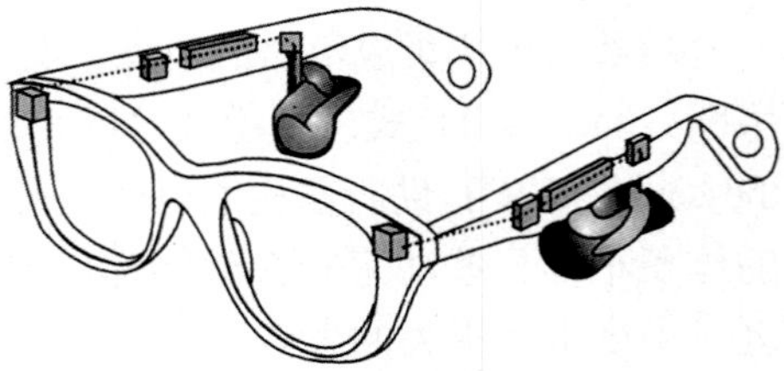

图 62-2　眼镜式助听器

（一）优点

1. 非常适于使用骨导受话器的患者；

2. 常以 CROS 方式应用，导线可装在镜框内部，有一定的遮蔽作用；

3. 麦克风的位置前移，与受话器的距离增加，产生反馈的几率减小，可用开耳方式（耳道不被堵塞）佩戴助听器。

（二）缺点

1. 将视觉和听觉的矫正联系在一起，一方出现故障必将影响另一方。现今多采用适配器将耳后式助听器加装到眼镜腿弯部，比较优雅，不显眼；

2. 传统眼镜式助听器较重，外形不易被接受。

三、耳后式助听器

盒式助听器功率大但较笨重，耳内式助听器外观小巧但功率小，耳后式（BTE）是较好的折中，目前使用得最为广泛。它外型纤巧，凭借一个弯曲成半圆形的硬塑料耳钩挂在耳后，外壳可借用与皮肤或头发相近的颜色加以掩饰，放大后的声音经耳钩通过一根塑料管传入耳模的声孔中。输出功率有大、中、小不等，各种听力损失程度的患者，几乎都可以使用 BTE（图 62-3）。BTE 还设有配接辅助器件的音频输入端。

（一）优点

1. 有可能开耳佩戴助听器；
2. 相对不显眼；
3. 助听器的机壳内，有适度的空间允许采用新技术；
4. 相对耳内式助听器而言，可以采用最好的声学传感器；
5. 允许应用方向性麦克风或多麦克风。

（二）缺点

1. 软塑料管的共振特性会对声音的自然音质产生负面影响；
2. 麦克风不在耳内，舍弃了耳廓自身对高频的收集作用；
3. 因为无法固定，不适用于骨导受话器；
4. 少部分人会感觉戴眼镜时不方便；
5. 由于耳后出汗，麦克风等部件易受潮，加速了器件的老化。

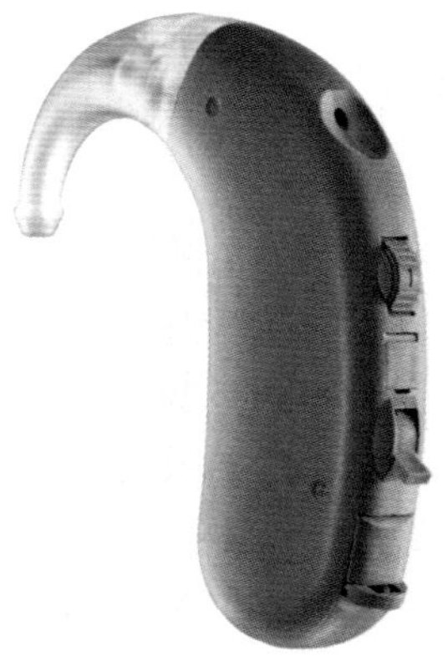

图 62-3　耳后式助听器

四、耳内式助听器

严格地讲，耳内式（ITE）助听器（图 62-4）应分为定制式和模件式两种。定制式还可分为全耳甲腔式和半耳甲腔式。耳内式助听器外形精巧，依据每个人的耳甲腔的形状专门定做，使用时不需要任何电线或软管，较隐蔽。但输出功率不高，仅适用于平均听力损失在80dB HL以下的患者使用。

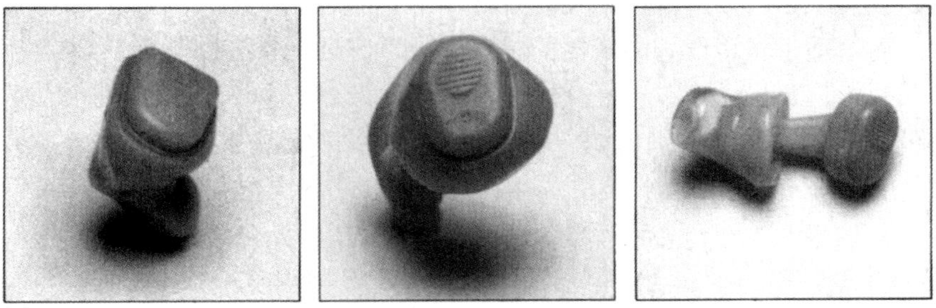

图 62-4　定制式助听器

（一）优点

1. 不显眼，佩戴舒适；
2. 半耳甲腔式 ITE 摘戴方便。

（二）缺点

1. 易产生声反馈，特别是中、重度聋患者需要较大的放大量时；
2. 耳垢易进入助听器而出现故障，不耐用，需定期清理；
3. 青春期前儿童耳形会改变，佩戴过程中会逐渐松动；
4. 手指活动不灵的老人摘戴全耳式助听器不方便；
5. 手指触觉迟钝的老人不容易调整音量轮。

五、耳道式助听器

耳道式（ITC）助听器外形更加精巧，依据每个人的耳道形状定做，可细分成近耳道式（perimeatal）、近鼓膜式（peritympanic）和深耳道式（CIC）。CIC 助听器体积很小，表面通常只有电池仓，无音量控制旋钮，一般需加装非线性放大机芯，同时在外表面需加装一个坚固纤维细丝，便于使用者拔出。

（一）优点

1. 声学特性上优于其他类型，声音传入自然；

2. 麦克风位于耳内，可利用耳廓的集音功能；

3. 受话器距离鼓膜近，耳道中的密闭气腔体积减小，扩增了高频信息；

4. 深耳道式助听器的尖端达到外耳道的第二个生理弯曲，接触到耳道硬骨质，堵耳效应降低；但因国人的耳道大多较西方人小，一般CIC做不到那么深；

5. 深耳道式助听器的净空加大，不易产生饱和失真，电池消耗降低；

6. 更不显眼，更易于摘戴。

（二）缺点

1. 易产生声反馈，特别是重度聋患者需要较大的放大量时；

2. 由于机壳空间的限制，一些高品质的电气元件无法应用，只好以牺牲音质作为代价；ITC所选用的麦克风的噪声水平要比BTE的麦克风高出2 ~ 3dB；

3. 耳垢易进入而出现故障，不耐用，需清理；

4. 只能采用小电池，所以换电池频繁。对手指不灵、视力减退的人换电池困难；

5. 塞得很紧时有闷胀感，初期不适应。

六、骨导助听器

先天性外耳发育不全（如外耳道闭锁、耳部畸形）的患者及某些因患外耳、中耳疾病（如化脓性中耳炎）而不适于佩戴气导助听器的患者，可考虑选配骨导助听器或埋植骨锚式助听器（见第九节）。

下文叙述的助听器，除非特别说明，均不包括骨导助听器。

第三节 助听器的组成部件

助听器是一个电声放大器，能将微弱的声音扩大到适应人耳需要的强度。助听器主要由传声器或称麦克风（microphone）、放大器、受话器或称耳机（receiver）、电池、各种音量、音调控制旋钮等电声学器件组成（图62-5）。

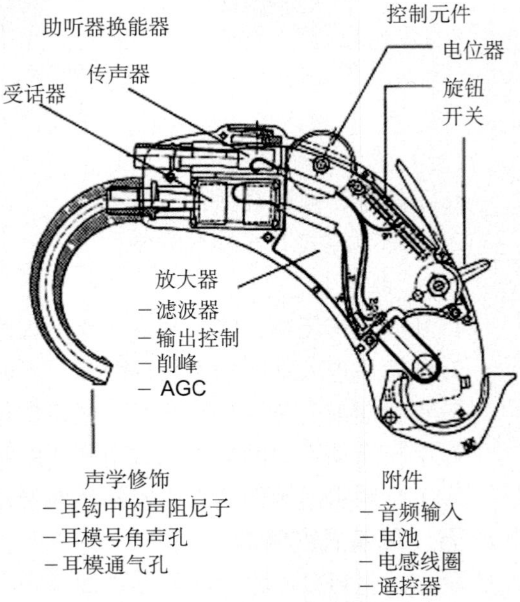

图62-5 助听器的内部构造图

现代助听器的体积很小，集成了大量的电子元器件，主要包括以下部件：

一、输入换能器

（一）传声器

传声器的作用是将声波转换成电信号。最常使用的是驻极体传声器，它具有频响曲线平滑、对机械振动不敏感等优点。根据助听器的需要，麦克风可有不同的频响和敏感度，还可加载阻尼子对谱峰进行平滑处理。

传声器接收声音可以带有方向性，例如：

1. 全向性麦克风（声压传感器）　麦克风可感受所有方向的声压变化，以相等的灵敏度接受来自各方向的声音，其拾音特性为一球形。

2. 指向性麦克风（压力梯度传感器）　只接受来自特定方向的声音，其他方向的声音被压制。该特性对于改善噪声环境下的言语分辨力很有好处。

指向性麦克风有两个声孔，声波可从振膜的两侧传入麦克风。图 62-6 是一个指向性麦克风的剖面图。麦克风内部被振膜一分为二，两个声孔将声音传送至两个小室中。振膜只感受两个小室的声压差值，并将其转化为电信号输出。当两个小室中声压的强度和相位相同时，输出为零。在后声孔内增加一个很细密的声学延迟滤网，使来自后方的声波经前、后两个声孔到达振膜的时间相同并抵消。在自由场中，其指向性呈现心形极坐标图案。

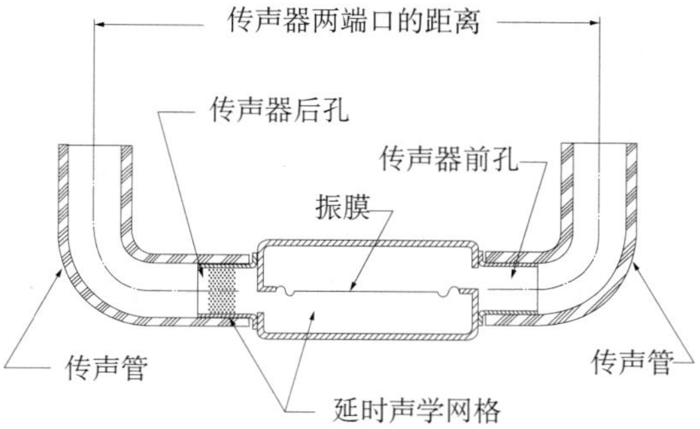

图 62-6　指向性麦克风的长轴剖面图

与全向性麦克风相比，指向性麦克风的频响表现出低频削减、高频抬升的特点，再加上对声源的指向性接收，使得患者在嘈杂环境下的言语接收能力大为改善。

尽管指向性麦克风有诸多优点，但使用却很不普及。直到可编程助听器问世后，为了实现在不同程序间全向式与指向式接收的转换，人们改换思路，引入了双麦克风甚至三麦克风技术，提高对某一方向声源的选择性接收，这一提高信噪比的思路才重新被重视。

（二）电感线圈

助听器中的电感线圈（telecoil），看上去是一个细铜丝包绕的线圈，装配在绝大多数耳后式及一部分耳内式助听器中，以符号 T 表示。当输入选择开关置于 T 档时，该线圈就替代麦克风的拾音作用，拾取以特定频率调制的语音信号并进行放大。这一设计的本意是帮助患者更好地接听电话。感应线圈从电话听筒的电磁式耳机中拾取语音信号，有助于提高信噪比。但遗憾的是，现今电话听筒的电磁信号强度比老式电话弱很多，需在听筒上配备一些专用器件将电磁信号放大。

电感线圈还可用于一些铺设了专用环路系统的场所。比如在影戏院或教室内，台词或老师的声音经由电磁发射装置在环路内发射，位于环路内的患者使用 T 档就可以清晰地听到这些语音，不受座椅距离的限制。

（三）音频输入

音频输入装置是另一种拉近声源距离、改善信噪比的方式。音频电信号可经一个靴型卡头传输至助听器的音频输入口，主要应用于聋儿教育领域。可以有 3 种应用形式：①在噪声环境下，教师或家长手持麦克风，麦克风直接连到助听器的音频输入端；②在预先安装了桌椅通话线路的教室中，讲台上麦克风接收的信号直接输入到儿童助听器的音频输入端；③ FM 教师系统，类似于舞台上的无线麦克风。教师在领口夹上一个小的麦克风，语音信号通过随身佩戴的 FM 发射器在约 100m 左右的范围内以调频广播的方式发射，聋儿随身佩戴的 FM 接收器将语音接收后，送入音频输入端，保证儿童即使在户外也能接收到清晰的语音。

二、放大机芯

助听器接收声音后，由放大机芯进行放大、滤波等一系列处理，诸如音量调节、削峰调节、功能控制和信号压缩等调控环节也在放大机芯内完成。机芯的工艺水平分为 4 个层面：

（一）分立放大器机芯

焊接在印刷电路板上。占用较大的空间，电路热噪声较大，只在早期的一些大体积助听器（体佩式或大的 BTE）中采用。

（二）薄层放大器机芯

机芯做在一个涂覆了绝缘材料的陶瓷或玻璃薄片的单面上，晶体管、集成电路和电容也都配接在金质连接座上，由特殊焊接工艺联系在一起。体积大、不实用。

（三）厚层放大器机芯

机芯做在一个薄陶瓷板上，电阻及连接座由一种特殊的丝网技术“印”在陶瓷板上。厚层机芯可以有多层，层与层间、面与面间易于连接。目前厚层技术最为常见，晶体管、集成电路、电容等可焊接在厚层机芯的两面。

（四）集成电路

集成电路的大小只有1cm^2左右，但却集成了成千上万个晶体管和电阻。集成电路使得助听器更小也更复杂。助听器厂家通常要为特殊的助听器定制集成电路。全数字助听器中的放大器机芯就是一块高度集成化的数字信号处理（DSP）芯片。

三、输出换能器

输出换能器也称受话器（耳机），能将放大后的电信号再转换成声波。受话器的大小决定其敏感度和最大输出，所以耳内式及耳道式助听器所采用的受话器，都会因体积的限制而舍弃最佳的效果。放大机芯后的功率放大器，通常都与受话器做成一体，受话器也由此而被分为 3 类：

（一）A 类受话器

采用A类放大电路，无论是否有信号输入，都需要维持一定的静态工作点电压，因此电池消耗较快，现已基本上被低能耗的功放取代。

（二）B 类受话器

也称推挽式（push-pull，PP）放大器（图 62-7），是将两个分别处理正相和负相信号的A类放大器组合在一起，信号输出的能力提高了 6dB。由于只放大单相信号，每个放大器的工作点电压可以为零，因此耗能较低。B 类放大器的缺点是正相和负相信号在衔接时会出现交越失真。

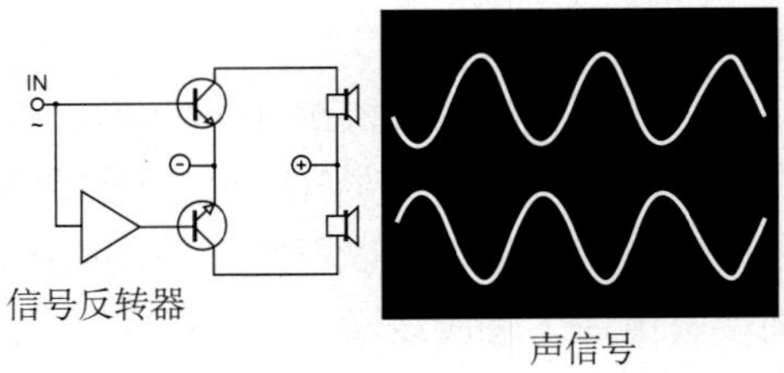

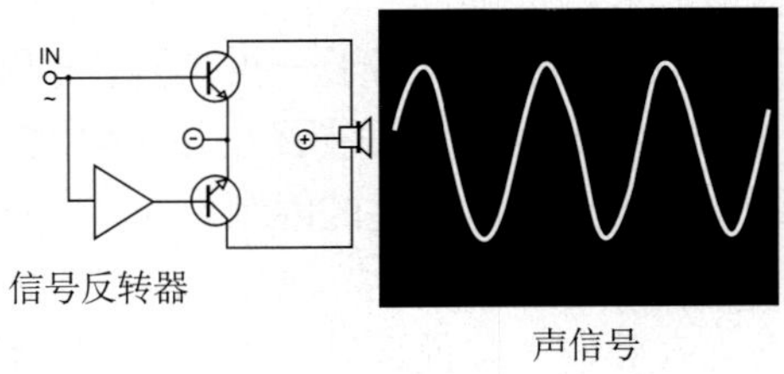

图 62-7 推挽式放大电路的构成

（三）D 类受话器

D 类放大器，又称开关放大器，采用脉宽调制（pulse-width modulation，PWM）技术。首先声信号对一个约 100kHz 的载波信号进行调幅。调幅信号送至比较器，当信号幅度高于比较电压时，比较器输出为高电平；低于比较电压时，比较器输出为低电平。这样信号就被转换成一系列脉宽不等的方波信号。这个经“脉宽调制”的方波，控制电源的开关，正、负交替地对受话器中的电磁线圈充电。由于受话器中的线圈不能传递如此高的频率，声音又还原成模拟信号输出。D 类受话器的主要优点是能耗低。尽管其静态电流与B类放大器相当，但工作电流减少约20%～40%。另外，体积和失真也都有所减小。

四、电池

电池有不同的类型，锌-空气电池是目前使用最广泛的电池，其优点是电量足、价格适中，对环境无污染。氧化银电池有很高的电压（1.5V），但因其价格高而很少使用。汞电池曾经广泛地用于助听器中，它质量稳定，可存放较长的时间，电压平稳、内阻小，能提供较大的电流。但汞是重金属，不利于环保。所幸的是，新一代锌-空气电池的品质已逐渐接近汞电池和氧化银电池。

电池的容量以毫安小时（mAh）表示。如果一粒电池的电量是100 mAh，而助听器的平均电池流量是 1mA，那么它可以使用 100h。现代助听器的电池流量，受到增益、数字芯片的智能运算等因素的影响，波动很大，实际上很难精确估计。

电池的规格如图 62-8 和表 62-1 所示。

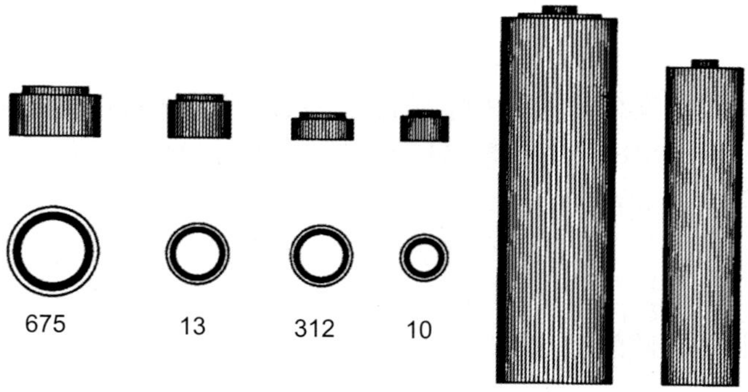

图 62-8　各类电池的外观尺寸

表 62-1　电池的规格与电量

型号	电量（mAh）		直径	高度
	锌-空气	汞	最大～最小（mm）	最大～最小（mm）
675	540	270	11.6 ～ 11.25	5.4 ～ 5.0
13	230	100	7.9 ～ 7.55	5.4 ～ 5.0
312	110	60	7.9 ～ 7.55	3.6 ～ 3.3
10A	55	30	5.8～ 5.65	3.6～ 3.3
5A	–	–	5.8 ～ 5.65	2.2 ～ 2.0

675#：是目前助听器用的纽扣电池中最大的，常用于大功率助听器；

13#：厚度与 675# 电池相同，但直径减小，常用于中小功率助听器或耳甲腔式助听器；

312#：直径与 13# 相同，但厚度变薄，常见于耳内式助听器；

10A#：厚度与 312# 电池相同，但直径更小，多用于耳道式及深耳道式助听器；

5A#：直径与 10A# 相同，但厚度更薄，但因电量过小，用得不多。

第四节　助听器的调节参数

助听器的调节旋钮，听力师可针对患者不同的情况作出个性化的设置，使用者不应随意改变。当然，还应有一些患者能自行操作的功能（图62-9）。

一、使用者可操纵的调节装置

（一）音量轮

使用者上下转动音量轮可调整音量。某些数字式助听器实现了音量自动控制，所以省略了音量轮。

（二）开关

患者通过此开关来打开或关闭助听器。它可以是一个小的拨动开关，也可以与电池仓做成一体。

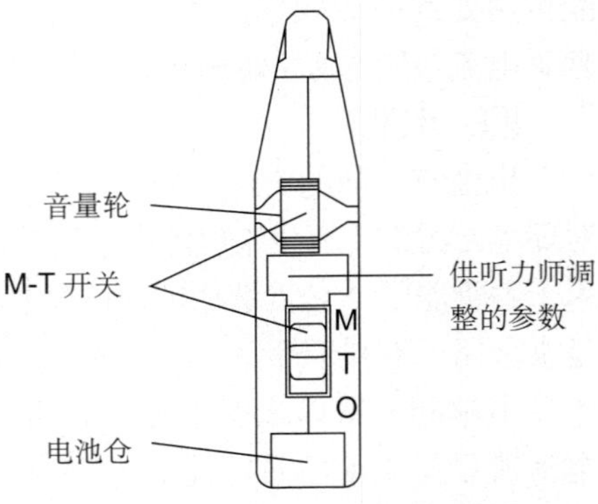

图 62-9 助听器调节装置正面观

（三）M-T 转换

使用M-T转换装置，助听器可在麦克风M和电感线圈T两种接收方式中转换。有时为了兼顾两种接收方式，又增加了一个档位M T。

（四）N-H 转换

一些较简易的助听器，没有提供听力师调节的旋钮。对于频响的改变，仅能通过机身上的N-H（normal response/high tone）转换键。置于H档，可通过衰减低频、克服向上掩蔽效应，来达到突出高频、改善言语分辨的目的。

（五）程序转换

可编程及全数字助听器，比集成电路助听器具有更多的调节参数。针对不同的声学环境，听力师可设置各调节参数的多套程序，用户可自行转换。

（六）遥控器

某些患者还希望不引人注目地自行调节可编程或全数字助听器的音量或实现程序转换，这可通过遥控器来实现。遥控器的工作可有红外线、超声波或电磁波等方式。

二、听力师调整的参数

不同档次的助听器，可供调节的参数的多少和种类也有所不同（图62-10）。无论是通过螺丝刀还是可编程的数字存贮器，调节参数大致有以下几类：

（一）预设增益

预设增益纽可使增益最大降低20dB，它与音量轮共同决定了最终的增益大小。若预设增益值较高，音量轮的数值就应较低；反之，预设增益值较高，音量轮的数值就应较低。为使患者自行提升或降低音量的余地都较大，日常使用时音量轮一般都置于中间位置，应在这种状态下预设增益。

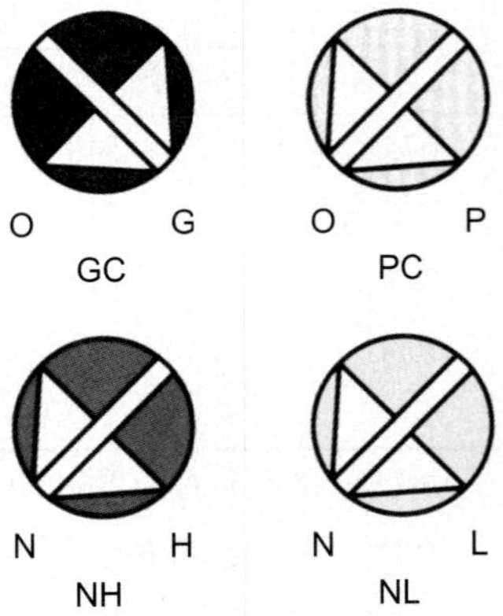

图 62-10 助听器微调

不少助听器没有预设增益钮，那么助听器的增益控制就全部由音量轮决定，日后调节的范围就较局限。但只要助听器的功率选择恰当，没有预设增益钮的助听器也是可行的。

（二）滤波器

1. low-cut 滤波器　低频削减滤波器（或称高通滤波器），用来降低对低频的放大。有些厂家采用N-H旋钮来标注（旋钮箭头越偏向H，低频被削减得越多）。一些听力损失者的低频听力是接近正常的，低频不需要放大；患者在嘈杂环境中觉得过于杂乱，降低低频后会有所改善。

2. high-cut 滤波器　高频削减滤波器（或称低通滤波器），用来降低对 1 000Hz 以上高频的增益。有些厂家用 N-L 旋钮来标注（旋钮箭头越偏向 L，高频被削减得越多）。对一些重度听力损失者，使用高频削减可降低出现声反馈的几率。对于初次使用助听器的患者，常使用这个滤波器来衰减高频，帮助患者度过最初的适应期。随后再逐渐提高对高频的放大。

（三）输出限制

放大后的声音应避免超过患者的不适阈。助听器的最大输出可由输出限制电路来实现。

1. 削峰　早期助听器主要通过削峰（peak clipping，PC）电路，将信号中超过输出限制值的峰值部分削去。削峰会引入较大的失真，但削峰时放大器的增益并未降低，一些极重度聋患者偏好大的声响来帮助唇读，削峰也许是不错的选择。

为克服削峰造成的失真问题，也为了解决患者对大声的耐受问题，人们提出了压缩限幅（compression limiting）方式的输出控制。

2. 压缩限幅——自动增益控制（AGC）电路　20 世纪 80 年代的线性放大助听器大都有 AGC 旋钮，AGC 启动阈值在 60 ～ 85dB SPL 内可调。输入声超过该阈值，增益开始下降。不期而至的大声，放大后不会超过患者的不舒适阈，而且失真大为减小。

这种 AGC 电路，只解决了患者对大声的响度不适，并没有在各个响度级上解决感音性聋的重振问题。而自动增益控制从字面理解，增益应随着输入声的增加而被“压缩”，所以AGC 的概念被拓展成“压缩”。而这种传统形式上的AGC电路，人们现在更倾向于使用“压缩限幅”这一名词来取代它。

（四）压缩

最初压缩概念的提出，是为了补偿感音性聋患者的响度重振：日常生活中较宽的信号变化范围，经助听器放大后被“压缩”到患者较窄的听觉动态范围内。现在这种形式的“压缩”被特化为宽动态范围压缩（wide dynamic range compression，WDRC），而压缩的概念（图 62-11）已经成为一切对增益具有自动控制能力的非线性放大的代名词。

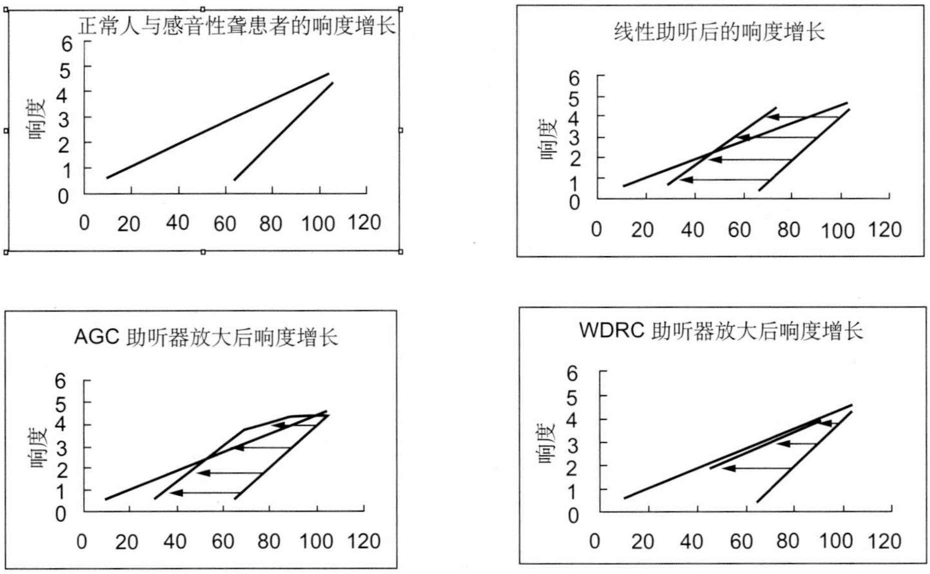

图 62-11　压缩概念的演变

第五节 助听器耳模

耳模（ear mould）是耳甲腔及（或）外耳道的模型。对于定制式助听器而言，助听器的外壳就是耳模。耳模最基本的作用是适度封闭外耳道，将放大后的声音传送到鼓膜；其次是修正耳模的形状及其各种孔径的尺寸，在一定程度上改善助听器的音质；耳模的第三个作用是保证助听器佩戴牢靠。

一、耳模的形状及选择

耳模可分为堵耳式和非堵耳式。非堵耳式耳模插入外耳道的深度很短。堵耳式又分为标准式、壳式、骨架式、半壳式、耳道式、耳钩式等。非堵耳式有信号对传式、信号同侧绕射式（ipsilateral routing of signals，IROS）、声管式。耳模包含声孔（sound bore）、通气孔（vent）等结构。

确定耳模形状时应参考听力图及助听器的类型。对于重度以上的听力损失，一般采用壳式耳模，它不但要求在耳道部分密合，还要与耳甲腔的形状吻合。对于中度听力损失，可制成骨架式耳模嵌合在耳甲腔内。轻度听力损失，则只需一个耳道式或非堵耳式耳模即可。

二、耳模的声学修饰作用

耳模对助听器声学特性的改善，主要依赖通气孔、阻尼子、号角声孔3方面的协同作用。

（一）通气孔

通气孔是一个贯通耳模内、外的孔道。其主要作用是：①减少佩戴耳模后的堵塞闷胀感，使得耳道内外气压平衡；②便于耳道内汗液的蒸发；③降低堵耳效应；④“泄漏”部分低频能量以改变音质。

通气孔的孔径、长度及位置都会影响声学性能。通气孔的内径增加、长度缩短，会使低频信号的削减较多；反之，则低频信号削减较少。但若声管较长，通气孔尺寸的改变对声学效果不会产生显著影响。通气孔与声管平行时，高频不受影响，在中高频还会略有提升，这是声波直接从通气孔传入的结果。

若通气孔的孔径过大而助听器增益又较高，放大后的声音易从通气孔中泄漏后再次被麦克风接收，可能会引起放大电路的自激振荡，表现为高频啸叫，称为声反馈，可见合理设计通气孔的形状尺寸得十分重要。

（二）阻尼子

由BTE助听器到外耳道的传声通道会引入5个共振谱峰，它们往往是患者抱怨音质尖涩、不自然的原因。共振峰与受话器的大小、声管的长度和直径有关。可在耳模的传声途径中加装阻尼子将这些谱峰平滑掉。阻尼子可位于耳钩、耳钩尖端、声管、耳模等不同位置，声学效果也是不同的。

（三）号角声孔

现代高档助听器的高频响应可达7 000 ～ 9 000Hz；使用号角型声孔（号角最大口径不超过号角最小口径的50%），可借助其与外耳道的共振特性，保留助听器的高频输出。耳模制作时可采用Libby号角型声管，内径平滑，逐渐变宽，在耳模尖端处呈号角状，对高频增益有明显的抬升。

三、耳模的材料及选择

耳模大致可分成软、硬两种。不同的耳模实验室采用的材料及工艺有所不同。常见的有丙烯酸材料用于硬耳模的制作；有时也使用一些稍软的材质，可随体温有一定程度的变形。硬/软两种丙烯酸材料可组合使用，耳壳部分为硬质，耳模尖端可相对塑形，这对于耳道弯曲度过大的患者很有好处。

软耳模也可由硅胶制成，有冷、热两种塑形方式。丙烯酸与硅胶材料不能组合使用。

还有一种光固化多聚体材料也可用于耳模制作。将其暴露于特定波长的紫外光下，室温下即可固化成硬的、软的或两种材质组合的耳模。

选择耳模材料，主要针对患者的实际要求和情况。

（一）患者耳廓软硬程度

这决定了佩戴耳模的难易程度。若耳廓较硬，则应选择软耳模。

（二）助听器的增益

重度听力损失对应的助听器增益较高，为防止发生声反馈，要求耳模与外耳道封接得很严密，可使用有一定可塑性的壳式软耳模。对于轻、中度听力损失可采用硬质耳模。

（三）患者对耳模过敏

部分患者使用软耳模后，耳道会出现红、痒等症状。这可能是由于耳模与耳甲腔不服贴，但也可能是过敏反应。可考虑改换其他材质或在耳模上涂敷一层光固化的清漆或金箔。

（四）避免儿童的意外伤害

建议儿童使用软耳模。由于软耳模的密闭性好，耳道内的温度高，易有潮气残留。

四、耳模堵耳效应及完全耳道式助听器

（一）耳模的堵耳效应

人在讲话或咀嚼时产生的骨导信号可引起外耳道壁软骨的振动，能量主要局限在125～500Hz的低频范围内。外耳道开放时，这一能量被释放出去而不被察觉；但当外耳道被堵塞时，振动能量就会被存留在外耳道内，导致低频骨导听阈变好。这种现象被称为堵耳效应。

戴上耳模或耳内式助听器后，许多患者也会抱怨："自己的说话好像有回声"、"我好像是在一个桶里面说话"。这种情况可能有两个原因，一是堵耳效应，二可能是助听器低频增益过高。降低助听器的低频增益并不能减小堵耳效应，因此需要鉴别患者不适的真正原因。如患者戴上助听器，使开关处于关的位置，若自己发声仍有空洞感，则表明堵耳效应是主要原因。

（二）减少助听中堵耳效应的常用方法

1. 劝说患者逐渐适应　这是无为而治的办法。

2. 通气孔　加开通气孔可在一定程度上降低125～250Hz的增益，但通气孔并不总能解决堵耳效应问题。主要原因是：①有的患者需要低频放大；②通气孔易引起声反馈；③只有当通气孔直径>2mm时，堵耳效应才会有明显减弱，但患者的耳道往往没有空间来制作一个大的通气孔。

3. 加长耳模尖端的深度　堵耳效应主要是由外耳道软骨的振动而产生的，如果把耳模深入到外耳道的硬骨质部分，而软骨的振动能量仍能从外耳道释放出去，则堵耳效应会明显减弱。这一设想不仅适用于各种定制助听器（耳内式、耳道式等），而且也适用于耳后式助听器的耳模。但直到完全耳道式助听器出现以后，深入耳道的耳模才引起人们的注意。

（三）完全耳道式助听器

完全耳道式（CIC）助听器完全隐蔽在耳道中，需借助助听器上的线柱才能拔出，不仅顺

应了小型化的潮流，符合患者的审美要求，而且还可以提供许多意想不到的电声学优点。助听器的功能性增益，也可用压耳式耳机在助听前、后直接测量。

1. 减少堵耳效应　如上所述，CIC 助听器可降低堵耳效应。但值得注意的是，由于国人耳道较小，耳道深部的皮肤又很娇嫩，许多厂家的 CIC 并未真正深入到骨部，而且助听器尖端被打磨成锥形，主要借助听器的后端来封接耳道，这样对堵耳效应的降低就大打折扣。

2. 所需增益降低，电池消耗减少　理论上，助听器尖端与鼓膜之间的空气腔体积每减小一半，鼓膜处的声压级增加 6 dB。CIC 助听器使得该腔体积减少，同样功耗的助听器可产生更大的声压，从而可降低电池消耗。

3. 净空增大　助听器未饱和时的最大增益与实际增益之差，称为净空。由于 CIC 助听器对增益的要求降低，要达到相同的听力补偿目的，CIC 只需较小的增益即可，所以 CIC 助听器的净空较大。

4. 耳廓效应　来自不同的入射方位角的声波，在耳廓及耳道内产生的反射与共振也不同，由此产生一定的滤波效应，在声源定位上起重要作用。同时头颅及双耳廓的空间位置也使得声波在到达双耳时存在时间差和强度差。时间差约为 600 ~ 700μs，大致相当于声波绕行头颅的时间，并且在不同的方位角随频率而改变，这在1 500Hz以下的低频较为显著；强度差在低频时仅有几个 dB，在 4kHz 以上的高频则可增加到 10dB 以上。

时间差、强度差及耳廓滤波效应不仅有助于声源定位，而且还可以提高在噪杂环境下的信噪比，所以耳郭的作用不容小视。CIC 助听器使得耳廓的这些作用得以充分发挥。

五、耳印模技术

耳模佩戴是否舒适方便，很大程度上取决于耳印模取得好坏。取得耳印模的常规步骤为：

1. 清除外耳道耵聍　检查耳郭有无感染，外耳道是否塌陷、感染或其他异常。许多乳突根治术后的患者，外耳道口很小，深部却有一个很大的空腔，要用棉花充分填充。

2. 将一个连有丝线的棉花（或海绵）耳障（otostop, otoblock）小心地塞入外耳道，深度要超过第二弯曲。丝线另一端搭在耳后。

3. 耳印模材料为两种不同颜色的硅化物膏体，按一定比例均匀混合后，快速填入注射器中。注意膏体内不要留有气泡。

4. 一手将注射器头插入外耳道内，依次将膏体注入外耳道、耳甲腔、舟状窝、三角窝等区域。在注射过程中，注射器头一定要埋在膏体内，以免产生气泡；同时避免耳郭被压迫变形。另一手轻轻牵拉丝线，耳障可防止注射用力过猛时膏体冲破鼓膜进入中耳。

5. 轻轻牵动丝线，一方面使丝线埋入膏体内，另一方面也使棉障充分接触耳印膏体，保证印模尖端形状的完好。

6. 待 3 ~ 5min 膏体完全变硬（不再留下指甲划痕）后，向前旋转，取出耳印模。

7. 重新检查外耳道，观察有无残余膏体。

第六节　基于耳蜗生理的新型助听器

一、耳蜗病变的特点

（一）重振

正常人所能接受的声音的动态范围很宽（0～120 dB HL），而大部分神经的动态范围要小得多（约30dB）。正常耳蜗的外毛细胞将输入的声音信号进行压缩，使之能够被听神经系统编码。外毛细胞参与了耳蜗的主动机制：对从微弱到中等响度的声音信号提供主动地放大，以帮助内毛细胞去感受弱声的振动。对中等响度以上声音的感知，内毛细胞无须外毛细胞的帮助即可感受到声波振动。

外毛细胞的损伤使得耳蜗原本的非线性放大消失，输入-输出曲线趋于线性、更为陡直。表现为听阈提高、响度重振。

（二）频率分辨率下降

正常耳蜗具有很好的频率分辨能力，每个毛细胞的调谐曲线都十分尖锐，对应于它的特征频率。耳蜗病变导致毛细胞的缺失，它所承载的特征频率只能由邻近的毛细胞来接收，导致频率调谐曲线变得圆钝。

（三）掩蔽

当耳蜗接受单个纯音刺激时，一定范围内的毛细胞都会受到影响。影响的程度可用一个与信号的频率和强度有关的、具有明确中心频率的频带来描述，称为临界频带。人耳的可听频率范围（20Hz ~ 20kHz）可用24个交互重叠的临界频带代表。由于临界频带的重叠，一个响亮的低频信号，可向上掩蔽高频信号，称为向上掩蔽。

二、针对耳蜗病变的助听器设计

耳蜗病变后，不仅听阈提高，其信息处理机制也受到影响：外毛细胞的压缩功能减退而出现响度重振；临界频带变宽，频率分辨能力变差；异常的响度加和效应，影响时间分辨能力；异常的向上掩蔽使得在噪声环境中听力更差。因此，要求助听器的设计更加针对耳蜗的病理生理特点，为患者创建与正常听觉等效的神经刺激形式。20世纪80年代末出现的宽动态范围压缩（WDRC）电路，补偿了外毛细胞的非线性机制，解决了响度重振的困扰；而对其他一些病理效应，可借助于高性能数字处理芯片的应用，采用多频带实时FFT精细剔除背景噪声、压缩电路的快速恢复等更加智能化的方式，对耳蜗的频率和时间分辨能力做出补偿。近年来全数字助听器的发展与普及，已为我们展现出十分光明的前景。

第七节　常规选配流程

一、助听器选配中的社会文化问题

助听器作为一种与人相伴的听力康复工具，社会环境、个人心理特征及医疗保健等因素都会对其应用产生重要影响。

（一）助听器的购买率低

据不完全统计，我国大约有一亿两千万人口存在着永久性听力损失，其中大约只有3%的患者购买了助听器。这一数字远远低于西方发达国家的助听器使用率（20%）。造成这一现状的主要的社会文化因素是：

1. 经济状况　目前国内助听器由洋品牌主导，高昂的价格使许多患者望而却步。

2. 文化传统　许多人认为“人老耳背”是不可克服的自然规律，加上勤俭节约的传统，所以只有当听力损失严重影响言语交流时，才会找医生看病或配助听器。

3. 大多数使用者对助听效果都不满意　近来世界范围内助听器技术飞速发展，而国内许多患者仍在使用低档的模拟线路助听器，大多数选配人员又没有经过专业培训，不能跟踪先进的数字助听器技术，导致助听器的实用效果较差，损害了助听器的声誉。

4. 患者担心会对助听器产生依赖性　而没有把它看成是改善交流的工具。

5. 公众对助听器的认识十分肤浅和片面　不少人从医药柜台上购买助听器来孝敬“耳背了”的父母。因为柜台销售只能用塑料耳塞替代耳模，所以患者常担心 BTE 助听器会坠地摔坏。

6. 认为助听器佩带不方便　患者心目中的助听器多为盒式和耳后式的，不知还有耳内式、耳道式等助听器。

7. 患者不知在哪里可选配到合适的助听器　大多数医院都没有专门的听力康复机构，而由耳鼻喉科测听室代理。残联开设的听力康复机构多局限于儿童听力康复。近来一些知名品牌开设了独立的助听器验配中心，但刚刚起步，还没有建立很好的声誉。助听器在商业机构中虽也有零售，但不为大多数患者信服和认可。

8. 患者对选配师的专业水准不认可　在我国，经过系统培训的从事听力康复的专业人才的确太少，但随着专业学会的建立以及在几所大学的陆续开办听力学专业，人才匮乏的局面正在改变。还有一些机构定期组织面向从业人员的专业培训。

9. 患者的家人认为助听器不是必需的　尤其是对年事已高的失聪老人。

10. 有些医生认为配助听器的意义不大　大多数医生对近年来助听器技术的飞速发展缺乏了解，认识仍停留在盒式助听器的水平。由于担心助听器的噪声会进一步损害听力（老式助听器或验配得不认真），有些医生会劝告患者不要轻易佩戴助听器。

11. 公众意识普遍认为戴助听器是衰老的标志　一些中年患者由于担心影响形象、失去职位而宁肯不戴助听器。

（二）影响助听器使用的因素

以上因素决定了购买助听器的比例很低。在患者购买了助听器以后，还有诸多因素影响着助听器的使用：

1. 听力损失的程度越重越倾向使用助听器　但事实上，助听器并不能帮助极重度聋的患者解决言语交流问题，往往需要植入人工耳蜗。中～重度听力损失的患者使用助听器的满意程度最高。

2. 个人因素　患者是否接受听力损失这一现实，对助听器的期望值是否合理，对使用助听器的态度是否积极，是否有社会交往的愿望，家人的参与和支持的程度，都影响着助听器的使用。

3. 年龄　高龄患者由于手、眼的活动能力减退以及社交圈子的日益狭小，助听器的使用率并不与听力损失的发病率成正比。

4. 助听器的使用技巧直接决定助听器是否被经常使用　一些辅助聆听设备可能更能解决患者在听电话、看电视时的需求。一些听力康复课程可以教会患者一些聆听技巧。

为了改变这一现状，听力学家有义务担负起社区听力学普及的任务。提高公众对助听器的认识，使其他一些专业人员（耳科医生、儿童保健、聋儿教师等）对助听器的使用及适用范围有更深入的了解。

二、系统听力检查及康复评估

（一）获得患者的基本情况

要详细地了解病史，包括神经/精神科症状、耳聋进程（渐进性/波动性/突聋）、耳毒性药物使用史以及有无耳鸣、眩晕、遗传倾向等。

去除耵聍，进行耳镜检查。了解耳道的大小及弯曲情况，有利于获取一个好的耳印模，并确定患者能否使用 CIC 助听器。

建议应用多种测听技术互相印证。纯音听力图应包括气、骨导听阈及不适阈。声阻抗测试有助于鉴别中耳、耳蜗或蜗后病变。言语测试有助于判别病变部位并了解中枢听处理功能。

（二）听力康复情况

患者是否有助听器的使用经验，其选配动机是什么，是否承认其听力损失的事实，对助听器的期望值是否合理，是否有社会交往的愿望，是否有特殊的职业需求，是否想对公众隐瞒自己的听力损失，是否得到家人的理解和支持，都影响着助听器的使用。

（三）医疗方面的考虑

1977年美国食品药物管理局（FDA）规定，如有任何如下症状之一，应劝告患者首先寻求治疗：①明显的先天或外伤性的耳畸形；②近90天耳部有分泌物排出；③近90天听力突然或急剧下降；④急性或慢性眩晕；⑤近 90 天内单侧突发听力下降；⑥在 500、1 000 和 2 000Hz 测量的气、骨导差 >15dB；⑦外耳道内明显的耵聍栓塞或异物；⑧耳部疼痛。

（四）检查结果的分析

应向患者解释听力损失的类型与程度，有无佩戴助听器的禁忌证，是否可以考虑通过药物或手术方法来治愈。

传导性耳聋患者使用助听器的效果往往较好，但有不少病例可以通过药物或手术方法治愈，而助听器耳模长期堵塞耳道易引发炎症，所以应鼓励患者首先征求耳科医生的意见。

耳蜗病变的患者，尤其是老年性听力下降，其频率分辨力随听阈同时下降，一般需采用数字处理技术，智能化地预处理声音，才能收到较好的放大效果。

由于听神经以上的听觉传导通路涉及较复杂的信息整合过程，尚有许多未知之处，所以对蜗后病变的患者（如听神经病、中风导致的颞叶病变等），助听器很难有确定的康复效果。

单侧耳聋、对侧正常的患者，一般无需配戴助听器，但声源定位能力差，在嘈杂环境下的言语分辨会有一定困难，可依据患者的需求而定。

双侧极重度感音神经性听力损失的患者，如果试戴助听器无效或收效甚微，可考虑植入人工耳蜗。

三、制定处置计划

患者初次就诊时，通过对其生理、心理两方面的评估，听力学家应充分了解患者的病情与需求，树立以患者为中心的服务模式，让患者参与决策。听力学家应讲解助听器不同的技术档次（半导体分立元件助听器、集成电路助听器、可编程助听器、全数字助听器）及不同的外形构造（盒式、耳后式、耳内式、耳道式、深耳道式），解释它们的优点与不足，并结合患者日后的维修保养，考虑患者使用听觉辅助装置的可能性，给出适当的建议。对于手/眼活动能力受限的老人、无自主能力的儿童，都应考虑到他们的特殊性。

（一）选择助听器及其耳模时应考虑的因素

1. 听力损失的程度和类型　每种助听器类型都有其适配范围，如 BTE 所覆盖的听力损失范围较广，对于重度/极重度聋或高频陡降型听力损失是必需的。某些传导性聋患者历经多次手术效果不佳，鼓室结构破坏，可考虑用骨导式助听器。

2. 患者的期望值　助听器作为一个外在放大装置（外因），要依赖患者的残存听力（内因）起作用。假如某些频段无残存听力，感受声音的物质基础（毛细胞等）完全丧失，那么助听器一定不会收到好的效果。要帮助患者针对其具体病情，建立合理的期望值。千万不要指望助听器能将患者的听力水平补偿到正常。助听器补偿的目标只是最大限度地解决人们的言语交流问题。

应根据患者的经济能力以及期望值来推荐适当档次的助听器。对于工作、生活环境多变的人士，应考虑可编程或全数字助听器。对于赋闲在家、交际很少的人，可针对其主要需求（如看电视）来选择档次相宜的助听器或听觉辅助器件。

3. 外观上的考虑　听力损失作为一种缺陷，直接影响到一个人的前途和自信心，患者普遍存在一种把助听器遮盖起来的心理。越是年轻人，越要求助听器隐蔽、看不见。儿童在进入学校后就会逐渐出现这种心理。

助听器及其耳模的颜色，也是影响外观的一个因素。对于耳道式及深耳道式助听器，褐色的面板正好与耳道的阴影相匹配；耳后式的色泽应接近于耳后皮肤的颜色，耳模最好是透明、亚光的。对于聋儿学校的儿童，色彩斑斓的助听器也许是他们最热衷的，因为在无歧视的环境中，没有人会好奇地盯着他们的助听器。

4. 手指灵活程度/视力　许多老人的视力变差，手指活动不灵活，摆弄过于小巧的助听器、安装纽扣电池会有困难。由于手指的触觉不敏感，转动 ITE 助听器的音量轮要比 BTE 困难一些，但如果助听器配有遥控器或者具备音量自动控制功能，则不存在这个问题。从摘取方便的角度讲，ITE 助听器比 BTE 要略方便一些，半耳甲腔式、耳道式耳模（或耳内式助听器）比满耳甲腔式要容易得多。

5. 患者的耳道大小　中国人的耳道一般较小。过细、扁的耳道，在制作耳道式或深耳道式助听器时会有困难。即使选配了耳后式助听器，耳模的通气孔或喇叭形声孔的尺寸也会受到限制。

6. 与辅助器件的配接　BTE 助听器可配接音频输入、FM 接口等辅助装置，允许实现双麦克风设计，而 ITE 助听器则不易实现这些功能。这些装置对于儿童接受言语治疗十分必要，所以儿童助听器应以 BTE 为主。

7. 耳模的材质、外观　耳模的材质应保证耳模透明均匀，不致敏。儿童的耳模应选用软性材料，以避免外力撞击伤及颞骨。耳模的外观取决于听力损失的程度。总体说来，听力损失越重，耳模占据耳甲腔的部分越大，耳模越厚重。听力损失越轻，开耳佩戴的程度越大，耳模越轻薄，起到固定助听器的目的即可。

（二）双耳佩戴还是单耳佩戴

1. 双耳听觉的优点

（1）声源定位：双耳听觉的声源定位能力明显优于单耳听觉。对于 >50dB HL的听力损失，双耳配戴可明显提高声源定位能力。

（2）响度加合：双耳听觉所接受的响度要比单耳听觉高一些。在阈值水平，双耳听阈好于单耳听阈 3dB；在阈上水平，双耳听觉的优势约为 10dB。由此，每只助听器的增益都可略微降低，减少了声反馈或饱和的可能性，有助于改善言语可懂度。

（3）双耳噪声抑制：听觉中枢神经系统可以利用双耳听觉，将言语信号扩增，将噪声信号压制，特别是当两耳的噪声信号相位相同而言语信号相位不同时。信噪比的提高，有助于提高在噪声环境中的言语分辨。双耳佩戴还有助于避免单侧听觉剥夺现象的出现。

（4）消除头影效应：双侧听力损失的患者，如果只在单耳佩戴助听器，患者聆听来自对侧的语音就会变得困难。头颅对声音的传播起阻碍和衰减作用，尤其是1 500Hz以上的高频音，衰减可高达10～16dB，而高频对患者的言语识别十分关键。大多数情况下，患者会把头转过来听。但某些场合，头转来转去会使患者感觉难堪。

2. 双耳佩戴助听器的不足　双耳佩戴的花费要增加一倍；如果双耳听力损失的程度或性质不相当，或双耳助听器的档次不一致，要实现良好的均衡感较为困难。对于双耳听力相差悬殊的患者，双耳佩戴助听器并没有什么优势。

3. 若单耳选配，在哪一侧选配助听器？　回答这个问题的关键在于如何最大限度地帮助患者提高言语分辨力。如果是双耳均为轻、中度听力损失（<55dB HL），建议在较差耳选配以获得双耳均衡感，并能有明显的增益；如果是中、重度以上的听力损失（>55dB HL），则在稍好的一侧耳上选配助听器，以期有良好的言语分辨力；平坦型听力损失比斜坡型听力损失更容易选配；动态范围较宽的一侧较易选配；传导性聋比感音神经聋易于选配。如果对双耳分别进行过言语测试，则选配得分高的一侧耳，的效果较佳。

确定了助听器的外形和档次后，每耳取两个耳印模，送耳模实验室制作耳模，并约定第二次就诊的时间（届时耳模已做好）。

四、助听器的选择——处方公式

在患者第二次就诊前，套用患者的听力数据，处方公式将给出目标曲线。在2cc耦合腔中测量，并调节助听器的各个参数，选出符合患者需求的几种助听器。

（一）确立处方公式的原则

助听器预选应考虑患者的听力情况。前人总结了多种根据患者听力图来计算助听器参数的处方公式。确定处方公式时主要考虑了以下因素：

1. 所需要的增益与听力损失的程度有关；
2. 频响与听力图的形状有关，也与语言信号的频谱有关；
3. 对低频信号的放大应适当降低，以避免低频信号的向上掩蔽问题；
4. 助听器的最大声输出应远大于听阈，但不能超过不舒适阈；

大多数的选配处方公式都是基于纯音听阈的，采用的是1/2增益原则，即感音神经性聋要达到舒适听觉，所需增益应是听阈提高程度的一半。

某些处方公式（如NAL）给出了在2cc耦合腔中的建议增益值，听力学家可以比照各种品牌助听器性能指标中的2cc增益，选取最为接近的一种。或者使用助听器分析仪，不断调节助听器功能参数，使之在2cc耦合腔中测得的增益值与建议的2cc耦合腔值接近，达到预选的目的。

（二）处方公式

1. 线性放大的处方公式　国际上先后出现了多种针对线性放大助听器的处方公式，如Berger、POGO、Libby、Keller、NAL等。

Berger方法是最早被认可的一种基于1/2增益原则的处方公式。POGO公式与Berger公式并无大的差别，更像是1/2增益原则的翻版。Libby收集了1 000例采用介入增益测量设备进行选配的数据，得出结论：轻度～中度、重度、极重度听力损失所需的增益约为其听阈值的1/3、1/2和2/3。Keller公式是德国广为使用的方法，它认为放大后的声音应处于患者的最舒适阈（MCL），MCL位于从不舒适级（UCL）到听阈级（HTL）的动态范围的上2/3。

下文以最为通行的NAL公式为例，介绍处方公式。

2. NAL处方公式 1976年澳大利亚国家声学实验室（National Acoustic Laboratory，NAL）在1/2增益原则基础上，提出了NAL处方公式，着重使言语频率范围的声音处于舒适级。1986年做了更新，在某一特定频率处的真耳增益，与 500 ~ 2 000Hz 之间的听阈有了部分关联。由于NAL 公式主要面向轻度到中重度的感音神经性听力损失，1991 年又在原有公式基础上，增加了一个极重度聋校正因子，使之更趋完善。NAL 公式提出之初并未给出最大功率输出（MPO）的计算公式，但后来又单独发表了 MPO 计算公式。

（1）所需真耳增益值（required real ear gain，RREG）：见表 62-2。

表 62-2 所需真耳增益（RREG）

$x = 0.05\ (HTL_{500} + HTL_{1k} + HTL_{2k})$
$RREG_{250} = x + 0.31HTL_{250} - 17$
$RREG_{500} = x + 0.31HTL_{500} - 8$
$RREG_{750} = x + 0.31HTL_{750} - 3$
$RREG_{1k} = x + 0.31HTL_{1k} + 1$
$RREG_{1.5k} = x + 0.31HTL_{1.5k} + 1$
$RREG_{2k} = x + 0.31HTL_{2k} - 1$
$RREG_{3k} = x + 0.31HTL_{3k} - 2$
$RREG_{4k} = x + 0.31HTL_{4k} - 2$
$RREG_{6k} = x + 0.31HTL_{6k} - 2$

（2）保留增益（reserve gain）：在所获得介入增益上要加上 15dB 的保留增益；

（3）在 2cc 耦合腔或耳模拟器上测量时所需的增益值（required 2cc coupler gain，RCG or required ear simulator gain）：见表 62-3。

表 62-3 2cc 耦合腔或耳模拟器上测量时所需增益值的计算

$X = 0.05\ (HTL_{500} + HTL_{1k} + HTL_{2k})$						
介入增益	2cc 耦合腔			耳模拟器		
	BTE	ITE	盒式	BTE	ITE	盒式
$G_{250} = x + 0.31HTL_{250} +$	1	−1	−4	5	2	0
$G_{500} = x + 0.31HTL_{500} +$	9	9	2	13	12	6
$G_{750} = x + 0.31HTL_{750} +$	12	13	8	17	16	12
$G_{1k} = x + 0.31HTL_{1k} +$	16	16	13	22	21	19
$G_{1.5k} = x + 0.31HTL_{1.5k} +$	13	14	22	19	21	28
$G_{2k} = x + 0.31HTL_{2k} +$	15	14	25	24	23	35
$G_{3k} = x + 0.31HTL_{3k} +$	22	15	26	29	25	33
$G_{4k} = x + 0.31HTL_{4k} +$	18	13	17	24	25	23
$G_{6k} = x + 0.31HTL_{6k} +$	12	4	–	21	19	–

选配者在得到患者的纯音听力图之后，可利用表 62-3 计算出 RCG，比照现有助听器的参

考测试增益曲线，判断该助听器是否满足患者在各个频率上的补偿需要。

（4）传导性或混合性听力损失的补偿：要在原有RREG的基础上，再增加相当于1/4气骨导差的增益值。

（5）极重度聋校正因子（profound correction figures，PC）：对于2 000Hz听阈≥95dB HL的极重度聋患者，要增加一个校正因子（表62-4）。

表62-4　极重度聋各频率的校正因子

2kHz	各频率校正因子（dB）								
HTL（dB）	250	500	750	1k	1.5k	2k	3k	4k	6k
95	4	3	1	0	－1	－2	－2	－2	－2
100	6	4	2	0	－2	－3	－3	－3	－3
105	8	5	2	0	－3	－5	－5	－5	－5
110	11	7	3	0	－3	－6	－6	－6	－6
115	13	8	4	0	－4	－8	－8	－8	－8
120	15	9	4	0	－5	－9	－9	－9	－9

（6）理想的助听阈值（required aided threshold，RAT）：NAL公式为了便于临床实用，直接换算出了理想的助听阈值。

（7）最大功率输出（maximum power output，MPO）：NAL公式应用500Hz、1、2kHz的平均听阈（3 frequency average，3FA）对听力损失分级，所对应的MPO也有听不同。MPO的数值可按表62-5公式计算。

表62-5　3FA对应的MPO值计算

3FA	MPO
<60dB HL	0.3HTL ＋ 89dB SPL
60 ~ 80dB HL	0.533HTL ＋ 75dB SPL
>80dB HL	0.533HTL ＋ 75dB SPL或用响度不适级来估算

3. 非线性放大处方公式

为了适应现在大量出现的压缩放大助听器的选配，人们提出了几种处方公式：独立助听器选配论坛（independent hearing aid fitting forum，IHAFF）、DSL[i/o]、Fig6、NAL-NL1公式，给出压缩阈值、压缩比例等参数。

Fig6、IHAFF、DSL[i/o]等公式采用响度正常化原则，即助听后的声音响度应与正常听力者的响度一致。患者在某一响度级上的听敏度损失，就是患者在该输入声级上所需的增益值。对于响度重振的患者，响度级越低，听敏度损失越大，所需增益越大；响度级越高，听敏度损失越小，所需增益越小，甚至为零。由此可确定压缩电路的输入-输出关系。压缩放大的过程就是将日常言语的强度范围（输入）压缩到患者残存听力范围（输出）的过程。

不过，有研究表明，在各频段上实现响度正常化并不能获得最大的言语分辨能力，反而可能会因低频向上掩蔽效应而影响言语分辨。响度的补偿应基于言语的总体响度，而不是各个频段上响度的正常化。为此1999年澳大利亚国家声学实验室推出了新一代非线性放大处方公式NAL-NL1。它重视言语频率范围信息的提取，每个频率的增益都与言语频率的听阈相关；考虑到言语中低频能量为主，对1 000Hz以下的低频削减得较多。结果是NAL-NL1公式对损失最重的频率的增益，比起别的处方公式要小一些。对于比较陡的斜坡型听力下降，各频率间的增益变化比起别的处方公式会平缓一些；从而给出的压缩比率也会小一些。

五、助听器的调试

患者在第二次就诊时，比较几种预选的助听器并确定所喜好的型号，听力师进行真耳测试并调整（fitting）参数，使介入增益与处方公式中的目标曲线相吻合。由于助听器在传声途径中的介入（耳模插入外耳道）所引起的放大量，最真切地描述了助听器的使用效果。这一增益称为插（介）入增益（insertion gain，IG）。

（一）真耳分析

助听器的真耳分析或真耳测试，是指在真耳近鼓膜处围绕助听器参数所进行的声学测量。测量麦克风连到一个硅胶制成的小软管上，这个小软管可穿过耳模上的通气孔或耳模与耳道的缝隙、插入到外耳道深部来测试插入增益。简便可靠，便于临床使用，已逐渐成为标准的测试手段。真耳分析的步骤分为：

1. 声场均衡化　扬声器发出一个中等强度（如70dB SPL）的宽带复合噪声，位于外耳道口的参考麦克风测试该噪声在各频率上的声压级，存于仪器的特定存储器中，并计算其与目标强度间的校正系数。由此仪器可调整扬声器的输出，保证参考点处的声压级在各频率保持恒定或达到特定的强度要求。

2. 探管校准　许多真耳测试设备都要求在测试前完成对探管自身的校准。探管是麦克风的一部分，校准的目的就是使探管在声学上隐匿起来，即探管的声学效应被扣除，记录到的数据仿佛是麦克风直接位于外耳道内近鼓膜处。

3. 患者就位　为了保证测试结果的可重复性，必须对声场中扬声器与受试者的空间距离及方位角做一规定。扬声器距受试者0.5～1m，高度应与人耳的高度相当，即保证声波以水平方向传向外耳。扬声器方位角为声波波阵面的法线与人体矢状线的夹角，一般建议为0°或45°。

4. 介入增益测算　为了测量介入增益，要求在不改变探管位置的前提下，分别在裸耳和助听的情况下测试外耳道的共振增益值和真耳助听反应，两者之差即为介入增益。确定探管位置的方法是：比照耳模或定制式助听器，找出耳屏切迹的位置，用探管上的小游标做好标志，使探管深入耳道的长度超出耳模尖端5mm，探管贴附于耳模。探管有一定的韧性，戴上耳模后不会被压瘪。

（二）助听器设置

调整助听器参数，使介入增益与目标增益基本吻合，助听器的调试过程基本完成。为了帮助助听器使用者度过最初的适应期（一般为4～6周），增益量的设置应根据患者的使用经验而有所不同：①很有经验的患者，所喜好的增益量一般偏大，增益量也应适当加大；②初次佩戴助听器的患者，突然感觉所有的声音都放大了，很不适应，所以初次增益可只设置到理想增益值的60%，以后几周内再逐渐改换至80%、100%；③对于由线性放大变为非线性放大助听器的患者，一般都会觉得声音在变柔和的同时也变小了。应参考患者原有助听器的放大模式，逐步过渡到新的压缩模式，如压缩比可逐渐变大，压缩阈值逐渐降低。

六、助听器的验证

患者使用了一段时间以后应进行随访。随访的内容主要有：

（一）保养维护

助听器在使用了一段时间后，可能会出现一些故障：如 BTE 助听器麦克风的敏感度会因受潮而下降；ITE、ITC等助听器内部混入了耳垢而影响音质。有时耳模也会是故障的根源：如导声管或通气孔被耵聍或水珠堵塞、导声管硬化断裂等。听力师还应确认助听器有无过多的噪音、开关是否接触良好、声音是否断续等。

患者在初次使用助听器时，就应了解正确的使用、保养知识。

1. 防潮　洗脸、洗澡，雨、雪天气，头发有汗时，应避免使用助听器，尤其是 BTE 助听器的麦克风受潮后其敏感度易下降。另外，沿海、南方等地区相对潮湿，对助听器的保养也不利。最好将其储存在一个可重复使用的干燥瓶中。

2. 清除耵聍　耵聍常常是影响效果的主要因素。应及时清理堵塞 BTE 耳模声孔或通气孔的耵聍。定制式助听器一般在受话器端都扣上一个耵聍挡板或塞入一个防耳垢小弹簧，平时注意用小刷子清除耳垢。耵聍太多，可换一个新的耵聍挡板或小弹簧。有时从耳道壁脱落的片状上皮，恰巧离受话器很近，可能成为反馈的原因。因此从助听器保养的角度来看，应保持耳道的清洁。

3. 电池　从环保角度出发，助听器的电池普遍采用锌-空气电池，电池的表面贴膜揭开后有小孔暴露，与空气中的氧作用而引发电化学反应。贴膜揭开后应用指甲或布擦拭掉粘胶，避免堵塞小孔。有时潮气也会堵塞小孔，表现为电量不足。有时电能很快就耗尽，可能是由于贴膜在揭开之前就已有局部的松脱。应向患者讲明，锌-空气电池存在自发性放电，新电池即使只使用了一次，搁置几周后也会没电。

助听器长时间不用时，应取出电池，以免电池内液泄露，污染助听器的内芯。电池应存放在儿童不易找到的地方，防止被误服。

4. 撞击与高温、化学品　虽然 BTE 助听器在出厂时已经过抗冲击实验，但用力摔打仍会使它碎裂。ITE 等定制机的机壳更薄，不小心踩踏会使其碎裂。避免在阳光下暴晒，避免发胶等化学制品进入助听器。

（二）佩戴是否合适

应了解助听器是否美观、舒适，音量轮是否易于调节、麦克风所处的位置是否合适。对于 BTE 助听器的耳模或定制式助听器，还应了解是否易于佩戴、是否牢靠、声管长度是否合适、患者是否已掌握了正确的佩戴方法、耳甲腔内有无局部的红肿和压痛、耳模材料是否引起过敏、有无反馈啸叫（特别是在咀嚼、张嘴时）。若存在此类问题，应修改或重制耳模或外壳。

（三）患者自己说话时听起来有回声

患者抱怨自己说话的声音听起来沉闷，其主要原因是堵耳效应。解决的方法有：① 增加耳模深入耳道的长度，使之超过耳道的软骨部而与耳道的硬骨质接触，不过，这对耳模的制作工艺要求较高，佩戴也不太舒适；② 加大通气孔的直径同时缩短通气孔的长度；③ 通过心理暗示，劝说患者逐渐接受。

（四）反馈现象

使用大功率助听器的患者在咀嚼、说话、张嘴时，助听器可能会发出啸叫，而使用者本人却浑然不知，令其在公众场合十分尴尬。

消除声反馈的方法是：若反馈出现在低频（1 000Hz～2 000Hz），需降低增益、减小耳模通气孔的尺寸，或在BTE耳钩处加装一个声阻尼滤网，避免不平滑的峰值增益引发反馈。若反馈出现在高频（3 000～ 5 000Hz），使用助听器的高频削减来降低高频增益，或者修改耳模，减小通气孔。

（五）性能验证

可应用言语测听、真耳分析、声场测听等多种手段验证患者助听器的补偿性能。

1. 助听后声场阈值测定　正常言语的强度和频率都有一定的范围，这就是正常人长时间平均会话声谱（long term average speech spectrum，LTASS），在听力图上表现为一个香蕉形的区域，因此被形象地称之为香蕉图（图 62-12）。

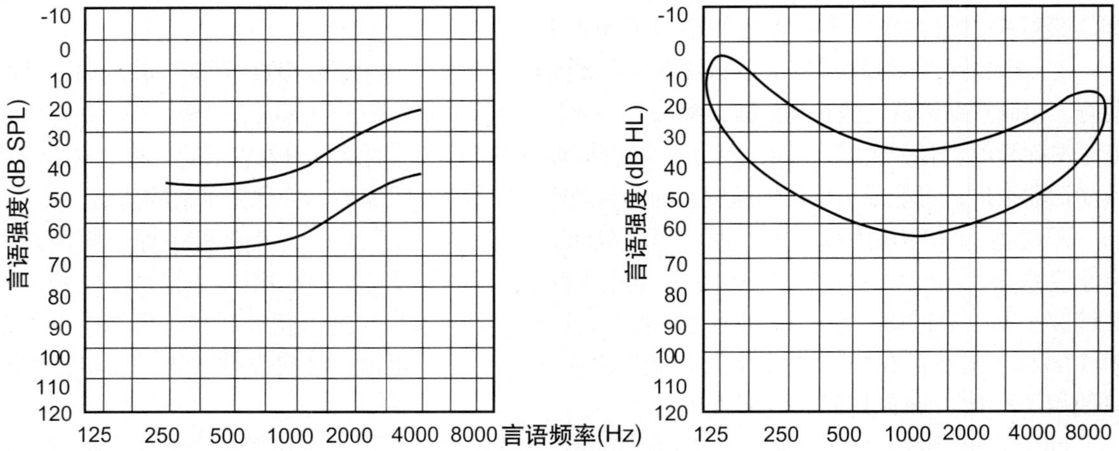

图 62-12　SS 曲线和言语香蕉图（孙喜斌提供）

对于线性放大助听器，如果各频率的声场助听听阈都落在 LTASS 中，则助听效果较为理想。个别频率的听阈处于 LTASS 之外，可通过修改助听参数或耳模等方法来改进。

2. SPL-O-Gram优质服务　随着许多压缩放大助听器的问世，出现了许多非线性放大的处方公式。LTASS 经放大后是否全部落在患者的听觉动态范围之内，成为评价助听器补偿效果的更有效的手段。DSL[i/o]公式率先提出了 SPL-O-GRAM 图样（图 62-13），可在一个图上同时表示听阈、助听听阈、助听后的言语频谱及 MPO，越来越受到听力学家的重视。

3. 言语识别率及言语接受阈的测试　助听器的主要目的是改善患者的言语听力，因此，助听后的言语测听，是判断助听器效果的最直接的依据。

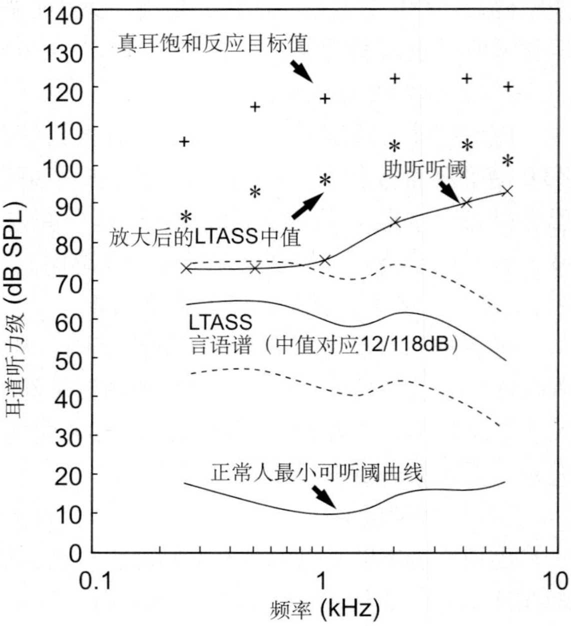

图 62-13　SPL-O-GRAM 图样

佩戴助听器前后，分别以50、65、80dB SPL的言语声来测试言语识别率，50、65、80dB SPL分别对应于日常生活中的轻声、适中、大声。对于65dB SPL的言语识别率应大于80%。但由于言语测听受其他各种因素影响较大，费时费力，结果不稳定，这一方法并没有得到广泛地认同。

4. 五音法或七音法　有经验的听力学家往往了解自己发音的频率和强度，可以有控制地发出[a]、[u]、[i]、[sh]和[s]五音以判断患者的听力补偿程度。听力学家位于受试者身后约30cm，受试者以举手等方式作出反应。但发[s]和[sh]时，气流有时会被受试者感知，因此要注意防止假阳性。这5个音的共振峰频率，随不同个体而有差异，但大致如表62-6所示：

表62-6　五音的共振峰

	F1	F2	F3
[a]	730	1 090	2 500
[u]	440	1 020	
[I]	270	2 290	2 800
[sh]			4 000 ～ 8 000
[s]		>3 000	

有些听力学家还加上[m]和[o]，以求更全面地覆盖整个言语频率。这在缺少设备的条件下，不失为一种便捷的方法。

七、助听效果的确认

国际上越来越多地以个人问卷的形式来评价助听器的选配效果。美国及欧洲一些国家先后设计过一些问卷，但由于各国的人文环境、语言特点、经济水平的不同，这些问卷的通用性较差。

（一）助听器效果国际评估条目

1999年就此问题召开了国际研讨会，列出了7项最核心的评估内容，命名为助听器效果国际评估条目（International Outcome Items For Hearing Aids，IOI-HA），可适用于世界不同国家：

1. 请想一想您在近两周内使用了多长时间的助听器？平均每天多少小时？
2. 请想一想您在配助听器之前，最希望在什么场合下听得好一些？最近两周内，助听器在这方面给您的帮助有多大？
3. 请想一想您最迫切希望解决的困境是什么？使用目前的助听器，您是否仍然感觉有一定的困难？
4. 综合考虑，您觉得目前的助听器值不值？
5. 最近两周内，使用助听器的情况下，您的听力问题对您所能做的事情有多大影响？
6. 最近两周内，使用助听器的情况下，您认为您的听力问题对别人有多大影响？
7. 综合考虑，您目前的助听器对您的生活质量改变了多少？

（二）助听器效果缩略简表

助听器效果缩略简表（APHAB）是由美国Memphis State大学的Robyn Cox和Genevieve Alexander提出的。问卷要求患者对日常生活的各种场景中交流的难易程度作出分级。共分为7

个级别，以发生率来表示：

1. 总是（99%）；
2. 差不多总是（87%）；
3. 大体上（75%）；
4. 一半（50%）；
5. 偶尔（25%）；
6. 很少（12%）；
7. 从来没有（1%）。

APHAB的问题共分成4类：交流的难易（easy of communication，EC）；混响条件（reverberate conditions，RV）对交流的影响；背景噪声（background noise，BN）对交流的影响；对一些刺耳声音（aversive sounds，AV）的耐受。

APHAB共有两套问卷，每套问卷有24个问题，由这4个方面的问题随机组合而成。在助听器使用前、后，分别进行问答。把4个方面的问题分别归类，计算出每一方面平均的满意率。助听器的效益评分由助听前、后的评分相减而得。APHAB可用于评估助听器的效果，比较不同助听器的优劣或鉴别患者在使用过程中存在的问题。

第八节　儿童助听器选配

随着新生儿听力筛查计划的逐步实施，选配助听器的儿童的年龄越来越小；加之不断出现新的听力检查手段和助听器技术，都要求选配流程系统化、量化和便于验证，以确保儿童能够全天使用助听器，并安全、舒适地接受言语刺激。下文将以Seewald等人提出的DSL（desired sensation level，理想感觉级）处方公式为例，介绍小儿助听器的选配程序。

一、概论

（一）儿童选配助听器的听力标准

当儿童确诊有永久性双侧外周性听力下降（>30dB HL）时，就应选配助听器。某些孩子患有单侧或波动性听力下降，可能也需要助听器的帮助。

（二）儿童选配助听器的时机与原则

听觉是言语链中的重要一环，儿童要学会并保持言语，有赖于听力的完好以及大量言语信息的反复刺激。0～3岁是儿童发展言语的关键期，所以佩戴助听器的年龄越小越好，否则事倍功半。

儿童助听器选配的基本原则与成人大致相仿：双耳佩戴优于单耳，要确保放大后的轻声言语能被患者听到，大的输入声不会引起不适等。儿童选配助听器的步骤也与成人相仿，一般要经过听力诊断、预选助听器、调试、校验、随访确认5个步骤。

（三）儿童助听器选配的特殊性

儿童不是微缩化的大人，儿童助听器的选配过程与成人有着显著的差别，表现在：

1. 听力受损儿童不会像成人一样自行改变助听器的设置，这就要求助听器最好具有自动调节功能，其选配过程也要更加精确。另外，婴幼儿的耳道声学特性与成人有较大的差异，随着年龄的增长还呈现出一定的变异。因此，只有对儿童的助听器进行真耳测试，才能获得比较可信的数据。

2. 儿童生性好动、注意力分散不易配合，传统的真耳分析方法显然不能被小儿接受。儿童不能、也不愿在真耳测试的过程中保持静止，可能还会不自主地发出声音，甚至根本就不肯佩戴探管麦克风的头件。因此需要采用真耳耦合腔差值（RECD）测试，把助听器的真耳调试从儿童真耳上转化到 2cc 耦合腔中来进行。

3. 婴幼期聋儿的行为测听，很难获得完整的频率特异性数据即听力图，听力学家往往只能用有限的一、两个频带的阈值来推算助听器的放大参数。另外，压耳式或插入式耳机的听力零级都是基于成人耳道数据制定，对于儿童小且短的耳道不合适。

4. 儿童随着年龄的增长，耳道的声学参数也随之改变，其中两个参数在小儿助听器验配中是至关重要的：①外耳道共振特性；② RECD。新生儿的耳道共振峰频率是成人平均值的 2～3 倍，1 岁多才接近成人。儿童的 RECD 在 5 岁以内均超过成人，后逐渐接近成人。这就决定了成人助听器选配中常用的各种转换因子，不适用于 5 岁以下儿童。

基于以上原因，儿童助听器的选配需要一个客观、省时、能被儿童接受的真耳测量方法，来代替传统的选配模式。

二、针对小儿助听器选配的听力测试

儿童听力放大设备的个性化选配，需要获得两方面的听力数据：①听力损失特征；②儿耳道的相关声学特征。下面简要地介绍，以助听器选配为目的的儿童听力测试的要点，以及在DSL方法中的应用意义。

（一）聋儿的听力损失特征

对儿童的行为测听，我们鼓励使用插入式耳机而不是声场中的扬声器，以便了解双耳各自的听力损失。插入式耳机外形小巧，比压耳式耳机更易于为儿童接受；而且耳间衰减值大，多数情况下都无须施加掩蔽。由于插入式耳机的校准也是在2cc耦合腔中完成的，所以可直接估算外耳道内以 dB SPL 标称的数值。

由于儿童不易配合，应在尽量短的时间内尽可能多地获得各频率点的听阈，尤其是那些对了解听力图形状最为重要的频率点。各频率的测试顺序应该是：1、4、0.5、2kHz。近来，听觉稳态反应（auditory steady-state response，ASSR）因其可以获得有频率特异性的阈值而备受瞩目。

（二）儿童外耳道声学特性的测试

在婴幼儿助听器选配过程中，有两个声学参数是随着年龄而变化的：① RECD；②真耳未助听反应（real ear unaided response, REUR）。DSL方法在处理这两个变量时，最可靠的方法是测量每一个儿童的外耳道声学特性。无法测量时，则采用与年龄相关的 RECD 和 REUR 的大样本统计值。

1. RECD　RECD 的测量过程分为两部分：

（1）ER-3A 插入式耳机通过塑料声管向 HA-2 型 2cc 耦合腔发出特定强度的复合噪声，探管通过一适配器伸入 2cc 耦合腔 3mm，记录耦合腔中的频率响应；

（2）将插入式耳机的塑料声管连接到海绵塞头或儿童耳模的声管上，仍发出同样强度的复合噪声，探管深入耳道，超过海绵塞头或耳模尖端 3mm，记录真耳中的频率响应；

两者之差，即为真耳 -2cc 耦合腔差值。测量过程不超过 5min，在儿童真耳上的给声过程只有几秒。由于使用插入式耳机给声，儿童头和身体晃动对测量不产生影响，对儿童的配合要求不高，90% 的儿童可一次测得 RECD。RECD 的应用，使对 6 月龄以下儿童的真耳选配成为可能。

RECD 的重复性较好，在 DSL 方法中会两次用到它。第一，应用每个个体的 RECD 值，可将插入式耳机获得的听阈及 / 或不适阈换算成外耳道内以 dB SPL 标称的数值。第二，在校验助听器效果时，可由真耳介入增益推算出助听器在 2cc 耦合腔中的增益值。

2. REUR

REUR，即外耳道共振曲线，在DSL方法中的应用有些特别。只有当患儿的听阈是在声场中测得时，REUR 才被用来推算耳道内的听阈数值。

三、助听器预选时的相关因素

在考虑助听器的外在特性时，应最大限度地保证儿童能舒适地佩戴助听器，并提供安全上的保证；在考虑助听器的内在品质时，应选择具有较多调节参数的助听器，最大限度地保证儿童能接收到舒适的声音，并避免过度放大造成听力的进一步损害。

（一）听觉辅助器件

儿童助听器的选择应考虑各种听觉辅助器件的配接。助听器上应有直接音频输入（direct audio input，DAI）、电感线圈 T 等装置，保证儿童在噪声环境下可通过外接麦克风拉近老师或妈妈言语的距离，或通过音频导线将电视机或音响上的声音导入助听器，或通过电磁环路系统接收到远处舞台（或讲台）的话语，或通过 FM 系统接收到老师或家人来自远处的声音。

（二）助听器的佩戴方式

佩戴 BTE 助听器时，耳模既要美观又要牢固。耳模质地以软性材料为好，以避免外力撞击耳模造成颞骨或中耳损伤；同时软耳模随温度升高而有一定的膨胀，可进一步增加密闭性，避免反馈啸叫。

同样出于安全方面的考虑，助听器的电池仓和音量轮应加装固定锁，以避免儿童误服电池或把音量开得过大。耳后式助听器及其耳模的颜色，可根据儿童的喜好设置不同的色彩，外形大小要考虑儿童耳廓的大小。对年龄稍大的儿童也要考虑美观因素，但当美观与助听效果发生冲突时，仍应将获得最优的听力补偿效果放在第一位。

（三）双耳佩戴还是单耳佩戴

除非有明显的禁忌证，儿郭都应双耳佩戴助听器。这是因为双耳听觉对声源定位等后天形成的高级听觉中枢功能的发展，具有十分重要的影响。只给一侧耳佩戴助听器，会造成另一侧听觉通路的听觉剥夺现象。对于双耳听力不对称的儿童，应尽可能同时选配助听器，并调节双耳达到响度平衡。

（四）BTE 还是 ITE

由于儿童的耳道较小且尚在发育之中，耳内式助听器需频繁更换外壳，易造成损害或性能下降，所以耳后式（BTE）助听器应成为儿童助听器的首选。对于个别极重度耳聋的儿童，如果即使使用 BTE，仍存在声反馈，就不得不考虑体佩式助听器或 FM 系统。对于某些运动功能障碍的儿童，也许只能使用体佩式。对于 8 ～ 10 岁左右的儿童，或许可以考虑 ITE，只要其耳道和耳廓的发育大致定型。

四、电声参数的调试

儿廓耳道容积、共振特性随年龄逐渐变化，加之儿童不能对助听器的补偿作出主观判断，因此探管麦克风测量应成为儿廓助听器验配的常规手段。

电声参数主要包括真耳介入增益和真耳最大声输出的频响曲线。这些参数可由 POGO、

NAL、DSL等处方公式算得，但只有DSL考虑了儿童的特点，结合不同年龄段儿童的平均RECD值，对电声参数的目标值作出修正。DSL公式的计算也由此变得较复杂，一般需通过专门的软件计算。

各处方公式给出的多为真耳介入增益（REIG），减去患者的RECD值（若未测RECD，可采用不同年龄段儿童的平均RECD值）及头颅衍射（head diffraction，HD）/麦克风位置（microphone location，sML）效应，就可获得助听器在2cc耦合腔中的目标增益曲线。其中头颅衍射（head diffraction，HD）效应考虑了头颅对声波的衍射作用，麦克风位置（microphone location，ML）效应考虑了不同形状助听器的麦克风位置对收集声音的差异。

同样，处方公式给出的真耳最大声输出（RESR），减去患者的RECD值（若未测RECD，可采用不同年龄段儿童的平均RECD值），可获得2cc耦合腔中的最大声输出的目标曲线。

听力学家可反复调节助听器参数，并在2cc耦合腔中反复测试，使之尽量与目标曲线吻合。这样，我们就可以预选出几种性能相宜的助听器。

五、校验

在两种情况下需要对助听器的参数进行调校：①预选助听器时，尽管我们应用平均RECD来设定助听器参数，但由于存在个体差异，最好能测量每一个个体的RECD，用于助听器的调校；②对于一些助听器效果不佳的患者，应重新完成RECD测试。这有助于验证助听器的效果并重新调整。

（一）评价助听响应

首先测试助听器在2cc耦合腔中的输出频响曲线（使用60dB SPL的扫频纯音或言语计权噪声作为输入声），而助听器在真耳中的反应则可由下列公式计算出：

$$\text{REAR}=\text{2cc 耦合腔中的输出反应}+\text{RECD}+\text{HD/ML 效应}$$

将助听器在真耳的输出频响曲线与处方公式给出的目标曲线相比较，并相应作出校正。

（二）验证最大声输出限制

验证最大声输出限制的目的是为了保护儿童免遭过度放大造成的伤害。先测试助听器在2cc耦合腔中的饱和声压级曲线（建议使用90dB SPL的扫频输入声），再由下列公式换算出助听器在真耳中的最大输出限制：

$$\text{RESR}=\text{2cc 耦合腔中的饱和声压级 }\text{SSPL}_{90}+\text{RECD}$$

由于儿童的耳道小，所以RECD值较成人大，同样的助听器在儿童耳道内产生的饱和声压级比成人要大。因而对儿童助听器的声输出限制的调校，更应关注。特别是部分重度、极重度聋儿童的听力数据是不完整的，听力学家要充分考虑其他测试结果及家长的主诉，并要求对孩子做定期的随访。

六、确认

确认助听后儿童的听觉功能，有助于展现助听器的效用与不足。它是儿童听力康复中的重要一环。

除了对助听听阈的直接测量外，还应从家长、老师及言语治疗师那里了解儿童的听觉言语反应。助听器应确保孩子听到完整、舒适、清晰的语音信号，并在日常生活环境中有一定的排除噪声干扰能力。一些量表可以评价儿童的听力康复状况，如听觉意识整合量表（meaningful auditory integration scale，MAIS）及其婴幼儿量表（IT-MAIS）等。一般说来，量表得分的高低不应成为调整助听器的依据，除非有明显的行为指征。量表的计分应是双耳使用状态下的得分。

婴幼儿听觉意识整合量表（infant-toddler meaningful auditory intergration scale，IT-MAIS）是2000年由Zimmerman-Philips和Robbins等在其原有的听觉意识整合量表（MAIS）基础上修改而来的，用以评估2岁以下儿童对日常生活中声音的自发性反应。该测试共10个问题，以访谈形式提问，由儿童家长作答。这10问题涉及听觉的3个主要层面：①发声与言语行为（问题1～2）；②对声音的察知（问题3～6）；③了解声音的意义（问题7～10）。对每个问题都有各自的评分标准。IT-MAIS替代了MAIS中关于"孩子能否主动要求佩戴或察知听力设备的故障"等内容的问题1～2。

第九节　骨锚式助听器

气导助听器是通过人耳听觉的正常途径来放大和传送声音的。绝大多数耳聋患者使用气导助听器有效，但部分患者的使用效果并不满意。例如：长期外耳道湿疹、耳流脓患者佩戴气导助听器有加重病变的可能；先天小耳畸形或外耳道狭窄、闭锁的传导性聋患者、乳突根治术后或颞骨切除术后患者，均无法正常佩戴气导助听器。骨导助听器直接通过颅骨将声音传至耳蜗，可避免气导助听器依赖于外耳和中耳的局限。

传统骨导助听器（图62-14）在耳后放置振子并用头带固定，或将振子固定在眼镜腿上，振动颅骨将声音传入耳内。由于振子必须与头固定牢靠，佩戴极不舒适。佩戴时间过长，还可引起头痛和皮肤损伤。另外，声音失真严重，电池消耗大。

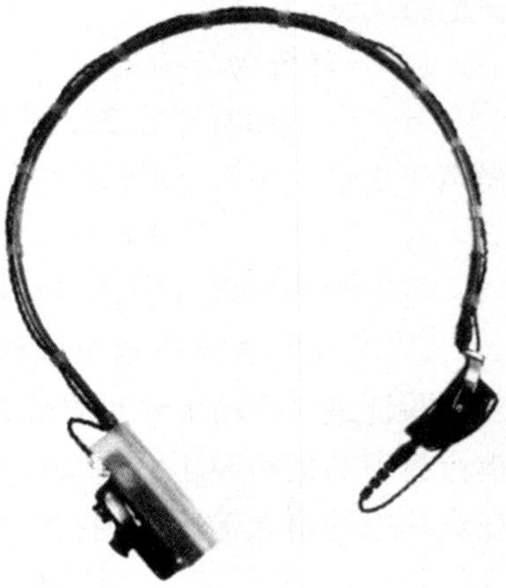

图62-14　传统骨导助听器

由于传统气导、骨导助听器的诸多问题，骨锚式助听器（bone anchored hearing aid，BAHA）应运而生。在过去的15年里，BAHA的植入技术日臻成熟，已经成为某些特定类型传导性耳聋的重要治疗方法。BAHA包括：①钛螺钉，长约4mm，植入颅骨内2～3个月可与其周围骨质融合，保证其安全置于体内；②小螺栓（经皮固定连接器），穿过皮肤与骨内的钛螺钉相接；③声音处理器与螺栓相接；④微型麦克风和电池。声音会通过颅骨内的钛螺钉传至耳蜗（图62-15）。BAHA与传统骨导助听器相比，优点为声音传送效率高，音质较好，耗电量少，佩戴安全。与传统气导助听器相比，可减少耳道感染和佩戴疼痛等症状，但音质仍不及气导助听器。如可能，仍应以气导助听器为首选。先前使用过气导助听器的患者，如果改用BAHA，可能需要一段时间来重新适应。

BAHA的适应证为双侧传导性或混合性聋的患者：①先天性外耳道闭锁，为绝对的适应证；②慢性化脓性中耳炎，特别是经过多次重建手术、反复流脓、乳突术后或术腔长期不干耳的患者，使用BAHA比重建术效果更加长久；③复杂的耳硬化症、中耳畸形；④仅一耳保留听力且为重度传导性听力损失，由于手术可能导致全聋的患者；⑤反复的外耳道湿疹、佩戴气导式助听器造成慢性外耳道炎、耳道不适等。另外，因手术、外伤或其他疾病引起的单耳感音神经性聋的患者，也可以植入BAHA，其临床效果正在评估中。患者手术年龄：成人和5岁以上

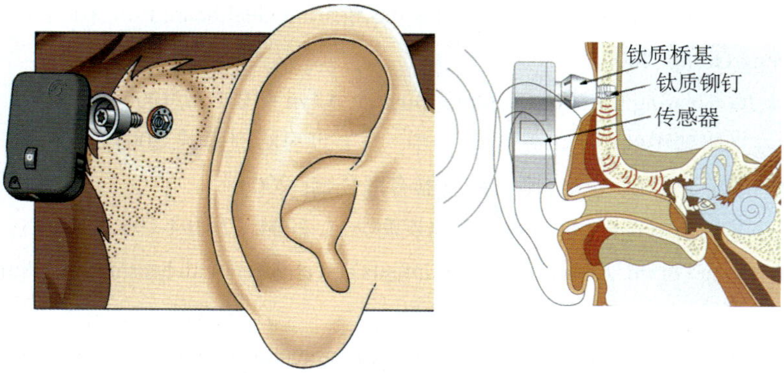

图 62-15 BAHA 的基本结构和工作原理

的儿童。听力学指标：在 0.5、1、2、4kHz 骨导不能达到 45dB HL；言语识别率达到或超过 60%。

BAHA是通过外部装置将接收到的声音整合后，经皮传给移植在颞骨内钛螺钉，再传至耳蜗。手术步骤相对简单直接，可分一期和二期手术。一期手术适用于成人和骨质良好的患者。二期手术是针对儿童和骨质有可疑的病例。术后 7 天可拆线，注意防止局部感染，保持术区清洁，6 ~ 8 周后安装声音处理器。固定在乳突的钛合金的钛螺钉与周围骨组织发生融合的时间，成人一般为术后 3 个月，儿童为 3 ~ 6 个月，所以，可在术后 3 个月开机调试助听器，由专业人员指导患者如何佩戴、调试声音处理器及保洁等问题。

儿童植入 BAHA 有一些特殊的困难。首先，植入处的颅骨厚度至少应为 3 ~ 4mm，儿童颅骨的生物质地与成年人不同，钻孔时形成的螺旋纹路不容易与钛螺钉的纹路吻合，因此在钻孔时应使用较低扭矩的钻头。其次是植入的年龄，通常 5 岁以下的儿童自我保护意识还不强，植入体受损的几率较大，应该慎重。再者，儿童患者还容易发生手术及恢复期间的感染。所以一般采用分阶段手术的办法，或在手术及术后 3 个月不安装固定转接器，等待骨与钛螺钉之间以及皮肤与骨组织之间愈合完好。

BAHA 是对先天耳道闭锁患者的一种简单、有效的康复手段，同时也是一些特定类型传导性聋的康复方法之一。BAHA 植入术技术简单，安全、有效，可在局麻或全麻状态下进行，对面神经和内耳没有损害。

参考文献

1. Mueller HG, Hall JW. Audiologist's Desk Reference II: Audiologic Management, Rehabilitation, and Terminology. San Diego: Singular Publishing Group, 1998
2. 张华. 助听器. 北京: 人民卫生出版社, 2003
3. Mueller, HG, Hawkins DB, Northern JL. Probe Microphone Measurements: Hearing Aid Selection and Assessment. San Diego: Singular Publishing Group, 1992
4. Dillon H. Hearing Aids. Sydney: Boomerang Press, 2001
5. 杨伟炎、郗昕. 助听器. 见：姜泗长、顾瑞主编，临床听力学. 北京: 北京医科大学中国协和医科大学联合出版社. 1999. 440-531

6. Vonlanthen A. Hearing Instrument Technology for the Hearing Healthcare Professional. 2nd ed. San Diego: Singular Publishing Group, 2000
7. Martin FN, Clark JG. Hearing Care for Children. Boston: Allyn & Bacon, 1996
8. 郗昕. 数字技术在助听器中的应用与发展(上、中、下). 世界医疗器械, 2001, 7: 66-68, 56-58, 46-49
9. 助听器儿童选配指南. 第 2 版. 上海: 唯听助听器有限公司, 2003
10. 郗昕, 杨伟炎. 小儿助听器选配. 听力学及言语疾病杂志. 2004, 12: 194-195, 270-273
11. The Pediatric Working Group. Amplification for infants and children with hearing loss. Am J Audiol. 1996, 5: 53-68
12. Moodie KS, Seewald RC, Sinclair ST. et al. Procedure for predicting real-ear hearing aid performance in young children. Am J Audiol, 1994, 3: 23-31

第六十三章

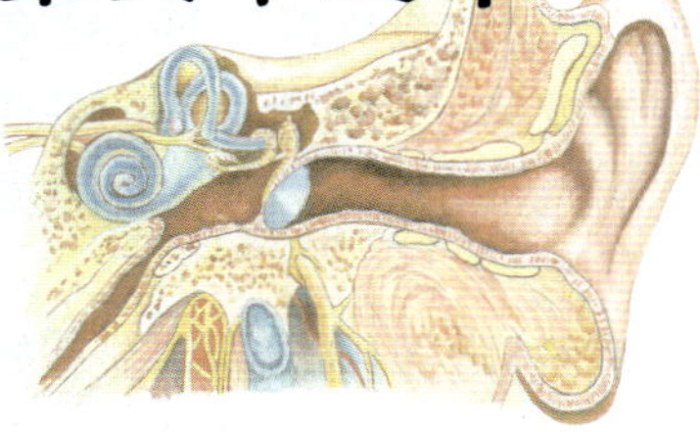

人工耳蜗植入

曹克利

人工耳蜗是目前惟一能使全聋患者恢复听力的医学装置。自20世纪50年代末，国际上就开始采用人工耳蜗的方法取代已丧失功能的耳蜗，使耳聋患者恢复听觉，我国则从80年代初开展这项开作。近十几年来，随着电子计算机语音处理技术、大规模集成电路技术、高分子材料技术和耳显微外科技术的发展，人工耳蜗进展很快，已从早期只能帮助患者唇读的单道装置发展到能使半数以上耳聋患者打电话的现代多通道装置。其中澳大利亚 Cochlear 公司的 CI24 Contour 装置，奥地利 MEDEL 公司的 Combi C40+ 装置和美国 AB 公司的 CII 装置，由于采用了先进的语音处理方案，取得了较好的使用效果。使用这些装置的语后聋成年患者的平均开放言语识别率达到 80% 以上，表明人工耳蜗在恢复语后聋患者听力方面已取得实质性的突破。国际上和我国已将人工耳蜗作为重度聋和极重度聋的常规治疗的方法。人工耳蜗的目标是使语后聋成人恢复听觉，语前聋儿童获得听觉和语言能力。至 2005 年初，全世界已有 7 万多耳聋患者装有不同类型的人工耳蜗，其中2/3以上为儿童。从儿童使用人工耳蜗与使用助听器的比较结果看，前者无论在听力改善上还是在语言发展上都明显好于后者。经过一至数年的听觉语言训练，相当一部分使用人工耳蜗的儿童可以进入普通学校。我国现有听力障碍者2 057万，其中 7 岁以下的语前聋哑儿童约 80 万，每年增加新生耳聋儿童约 3 万人。对于这些使用常规助听器无助于听力改善的聋哑儿童，人工耳蜗的出现与发展无疑是一个最大的福音。

第一节　历史背景

早在1790年，Volta就已发现体外电刺激听觉系统可以使正常人获得音感。他将两根金属棒分别插入自己双侧外耳道内，在两金属棒间连接 50V 电池，可以听到煮粥样的声音。1957年，法国Djourno和Eyries将电极埋植在一名因患胆脂瘤全聋患者的听神经上。使用换能器后，患者能够感知背景声，识别言语的节律。这一实验开创了人类用电刺激方法治疗耳聋的新纪元。1964年，Dogle 通过鼓岬开窗术将电极植入一个先天性聋成人，该患者能辨别音乐和言语的节奏，还能区分男、女声。1966年，Simmons首次使用多道电极。他将6导电极束直接植入到一个 60 岁男患者的蜗轴内进行电刺激研究。其有意义的发现是：①电刺激的动态范围很窄，只有15～20dB；②音调识别最高仅400～500Hz；③多道电极可分别兴奋不同的神经纤维组，而且在高强度时才出现导间干扰。20 世纪 70 年代初，Michelson 和 Merzenich 在猫和 4 例患者上对耳蜗内单道电极的安全性和长期稳定性做了深入研究。他们总结出：①电刺激诱发的音感虽然为 25 ～ 10kHz，但音调识别仅在 400 ～ 600Hz 以下；②单道电极无法完成“部位音调”编码；③低调纯音的识别靠“周期”编码完成。1973 年，House 和 Urban 报告 3 例经圆窗植入鼓阶5导电极的病例。经过多次实验，确定16kHz为载频信号，将声音的模拟电信号调制该载频信号作为最佳言语输入信号，并将穿皮插座改为感应线圈耦合。该装置成为以后 House 各代单道人工耳蜗的基本模型。20 世纪 70 年代末，美国犹他大学研制成第一个成为商品的多道人工耳蜗装置。该装置被称为 Ineraid，其语音处理采用模拟压缩方案。1978 年，澳大利亚墨尔本大学研制成具有 10 个蜗内环状电极的多道人工耳蜗装置。

人工耳蜗技术近 10 年较大突破是言语编码方案的改进，使患者的言语识别率得到显著提高，这一成就受到耳科学界的瞩目。其中运用最成功的编码方案包括 CIS 方案，SPEAK 方案和 ACE 方案，目前国外主要的人工耳蜗公司大都采用这些语音处理方案。

我国人工耳蜗研究工作起步较晚。1980年，北京协和医院在动物实验的基础上首次为耳聋患者植入插座式人工耳蜗装置，1982 年改进为感应式装置。此后，上海、西安、兰州等地相继开展了这方面的工作，全国已有近千名患者植入国产耳蜗装置，主要以单道为主，患者尚不能直接听懂语言。自 1995 年 5 月北京协和医院首次引进澳大利亚 Cochlear 人工耳蜗装置以来，至 2004 年初，全国已有近2 000多名患者施行手术植入，其中多数是儿童，大都取得了良好的效果。

第二节　工作原理

全聋患者的听力损失主要因内耳毛细胞病变所致。虽然其耳蜗还残存一定数量的听神经纤维，但由于变性的毛细胞不能完成机械能-化学能的转换，因此无法调制听神经使之产生神经冲动。人工耳蜗装置是一种模拟人耳蜗功能的换能器，它将声音信号转变成电信号，通过植入内耳的电极，绕过耳蜗内丧失功能的毛细胞，直接兴奋听神经，从而产生听觉。人工耳蜗装置的种类很多，但均由体外言语处理器和体内电极驱动器两部分组成。体外装置负责接收声音，将其变成按言语信息编码的电信号；体内装置负责接收此信号，并输送到听神经(图63-1)。

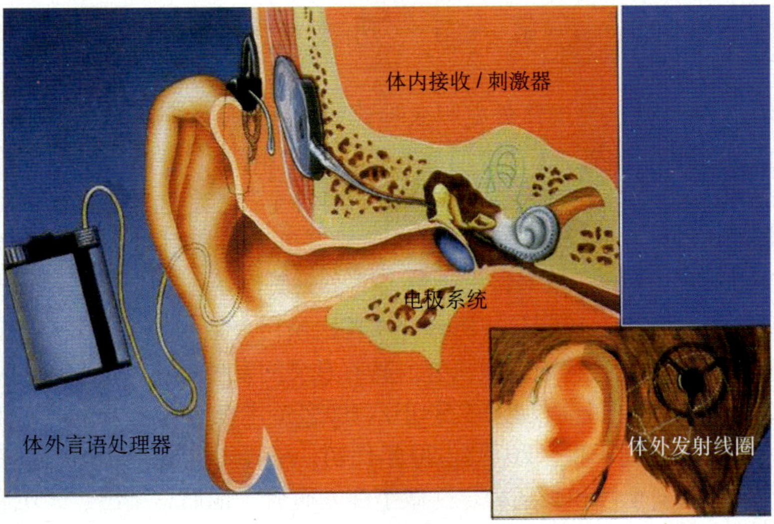

图 63-1　人工耳蜗装置的组成

一、电刺激的心理物理学原理

（一）言语声在正常听觉神经中的编码

正常耳对频率信息的编码有两种机制。一种是基于基底膜神经排列的活动性（部位编码），另一种是神经纤维周期性排放模式（时间或周期编码）。部位编码取决于神经纤维按一定的频率方式排列。这种排列方式贯穿整个听觉道路，直至听觉皮层。频谱信息也可由不同特征频率的时间排放模式编码——神经放电出现在刺激波形的某一时间点，这一现象称为相位锁定（phase locking），即神经纤维的同步排放与声音信号的周期一致，这种现象发生在500Hz以下的刺激频率。这样，神经冲动的时程和每次冲动的时间间隔为特定声刺激提供了频率信息。在500Hz以下，多数神经元对与它们的特征频率相近的共振峰频率有同步性。这种编码方式称为时间-部位模式，它不受声音强度和神经饱和的影响。以上两种编码方式均与基底膜部位关系密切，都依赖基底膜神经元的频率分布及神经元的特征频率。

正常耳的强度编码机制尚不十分清楚。实际的物理学强度与心理声学的响度之间不是一对一的简单关系。强度编码涉及很多机制，神经元排放率随声音强度而改变，这使放电速率本身就提供强度信息。然而，单个神经元在特征频率时的动态范围非常窄，比背景中的自发放电率仅高20～30dB，而正常耳的动态范围可达120dB。因此，推测强度编码是由所有活动神经元的总放电率完成，不取决于特征频率。

（二）电刺激的心理物理学

电刺激产生听觉的现象称为电听觉。电听觉对频率信息的编码也存在部位编码和周期编码两种机制。多通道人工耳蜗患者的心理物理测试结果表明，用相同频率的电信号刺激耳蜗内不同部位的电极时，患者可获得不同的音调感。其部位编码的特点与声音刺激相同，即耳蜗基底转感受高频。电听觉周期编码的频率识别能力较差，从植入单道电极的患者身上发现，电刺激频率在500Hz以下时，受试者有一定的频率识别能力，但当电刺激频率在500Hz以上时，改变刺激频率，受试者不能分辨出音调改变。这种对低频刺激反应的特性可能与电刺激引起的相锁现象有关。虽然电听觉能够利用部分频率、时间及强度等信息，但由于听神经对声刺激和电刺激反应的性质不同，电听觉存在许多局限性。主要表现为：①频率选择差：Kiang和Moxon等测量了聋猫的单神经纤维对电刺激的反应；发现在正弦波电刺激时，单个神经纤维的调谐曲线很平坦，对电刺激的频率几乎没有选择性，其调谐曲线的斜率与每倍频程4dB有关，因此要提高电刺激的频率选择性，必须利用耳蜗的部位机制；②动态范围狭窄：动态范围指阈值与不适阈之间的强度差。Kiang和Moxon等发现，单纤维在声刺激时的动态范围是20～50dB，而在电刺激时则为2～15dB，高频率频区仅为数dB；③强度辨别阈：指可感知的最小强度变化。电听觉的强度辨别阈为正常听觉的一半。虽然电听觉的动态范围窄，但由于其强度分级的数值小，可使这一缺陷得到补偿。

二、听神经的存活问题

耳蜗电极植入是通过电刺激听神经使患者恢复音感。因此，选择患者的基本条件是必须具有一定数量的传导功能正常的听神经纤维。对于多道耳蜗装置，还需了解神经的分布情况，以便实现不同区域的分段刺激。如何在手术前了解听神经的数量、状态及分布是十分重要的，也是非常困难的问题。这方面的研究工作很多，但距临床应用还有一段距离。

1. 电生理学　利用鼓岬或圆窗电刺激诱发听觉脑干反应（EABR）来估计听神经的存活，但诱发出的脑干反应只证明听神经的存在，能否提供更多的信息有待进一步探索。理论上认为，EABR 可提供存活神经的部位信息。但迄今为止，尚未见术前 EABR 结果与术后效果有一致关系的报道。

2. 心理物理学　术前鼓岬电刺激的心理物理学包括阈值、动态范围、嗓音/噪声识别及周期声与非周期声识别等测试。Vienna 小组发现，术前的时间间隔识别和时间辨别阈与术后的效果有相关关系。

确定听神经的存活还涉及病因学研究。研究发现，脑膜炎致聋患者的术后效果较差；由于脑膜炎导致迷路骨化、耳蜗成分缺失，不仅使电极植入困难，而且阈值很高，动态范围极窄，甚至对电刺激无反应。一些学者做了人及动物颞骨的病理学研究，计算了存活的螺旋神经节的数目，研究结果争议很大。Otte 对 100 例颞骨进行组织学观察，发现多数聋耳的螺旋神经严重缺失，其程度与病因、年龄有关；还发现植入手术对耳蜗的创伤，电极的电活动使耳蜗液体环境改变均可加重听神经纤维的缺失。与此相反，Hinojosa 等对 22 例颞骨研究中发现，毛细胞、轴突和螺旋神经节细胞这 3 个感觉神经成分在耳聋过程中与病因、年龄和性别无明显关系。他们的结论是，目前的临床测试数据和病理学的发现不能作为选择人工耳蜗患者的依据。除听神经存活因素外，患者术后的效果还取决于其识别能力，信息综合运用能力以及语言能力等。尽管可以通过听力学，电生理学和心理物理学方法选择患者，但目前不能由此判断人工耳蜗后的效果。

第三节　植入装置的设计

一、基本要求

人工耳蜗是一种把声音信号转换成电信号的特殊的声-电换能装置。与其他种类声电装置不同的是，它的性能必须符合听觉神经生理学的需要。目前世界上人工耳蜗装置种类很多，设计方式各异，但对信号处理系统的电子学的要求是一致的：它们包括信号的放大，为适应狭窄动态范围的信号压缩，信号的滤波要将不同声音频谱分别送至已设计好的电极模式，以及在传输或接收中信号的编码。Pfingst 认为，当今人工耳蜗装置的设计包括两个主要部分：①电极的设计与植入部位；②声电处理器的设计。他列出神经刺激信号的处理与传输的 4 个阶段。即声音信号的编码，刺激信号的产生，信号的隔皮传输和通过电极对神经纤维的刺激。其他影响因素还包括手术方法，制作工艺，安全性的设想等。

（一）电极的设计与植入部位

人工耳蜗装置的电极可分为单道电极和多道电极。单道是指只有一路信号，多道则有多路不同的信号。根据刺激信号的时间传递特征，多道电极又分为同时性与非同时性。非同时性刺激是指在某一短暂时间内，只有一对电极兴奋。随刺激信号改变，接受刺激的电极对也相应改变。同时性刺激是指多路不同信号同时输入不同的电极对。多道电极的优点是可以根据刺激频率实现部位编码。实验证明，用预定的刺激模式分段刺激某一组确定的神经纤维是可行的，能够引起一组高度特定的神经活动。电极植入深度需达到频率反应区（500～2 000Hz）。经测量，这个区域在距圆窗 10 ～ 25mm 之间，由此规定了理想的电极植入深度应为 25 mm 左右。此外，电极载体的外形须符合鼓阶的形状。这样既减少电极对耳蜗结构的机械损伤，又使电极表面与基底膜神经纤维走行部位紧密接触，降低刺激阈值。制作电极的材料需要和有人体组织相容，无毒性作用。

（二）电极驱动器

输入电极的刺激信号包括刺激波形和刺激方式（电流，电压）。正弦和脉冲是较常用的信号波形，采用模-数转换器将正弦波高速采样，再变为脉冲信号。这种数字编码方式是以脉冲波形刺激听神经纤维。此外，要较好地控制刺激信号及保留最大的信息量，刺激信号的电流必须保持恒定。电流取决于刺激电极间的电压和阻抗。已知电极阻抗随刺激信号的频率及强度改变，为克服此因素保持输出信号的稳定，必须控制输出的电流或电压。因此，恒流输出是目前常用的电刺激方式。

（三）传输系统

传输系统指体外言语处理器至体内植入物间的信号传递方式，通常包括两种。一种为经皮插座式，即体外装置经一个穿过皮肤的导线直接与体内电极系统相连接。多采用一插座固定于颅骨表面与体外相通，外部信号通过插座输送到体内。另一种为跨皮感应式，即体外装置与体内电极被皮肤隔开。刺激信号用高频调制的方式发射到体内接收器。有些需要能源的多道电极驱动器，其能量也需经发射方式输入体内。

（四）言语编码方案

所谓言语编码是指将言语声的某些特征经过一定方式的处理，使成为具有一定特征的电信号的过程。现在应用的耳蜗装置有3种主要编码方案。

1. 模拟压缩方案　其设计思想是模拟正常耳蜗接受声音刺激后引起听神经兴奋的模式。以神经物理学的研究为依据，采用一组带通滤波器，将接收到的言语声分成不同的频率带。根据耳蜗频率分布，将不同频率的信息送至耳蜗相应的频率区。它类似耳蜗基底膜的初步滤波作用（图63-2）。

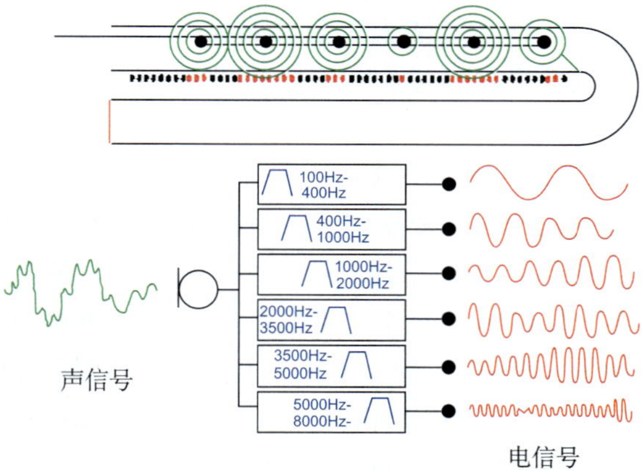

图 63-2　模拟压缩方案

2. 特征信息提取方案　此方案是指从言语信号中提取正常听力者对识别言语最基本、最有用的成分，舍去不太必要的成分。如提取言语中的基频和前两个共振峰等。这样既可使言语编码简化，又能达到识别语言的目的（图63-3）。

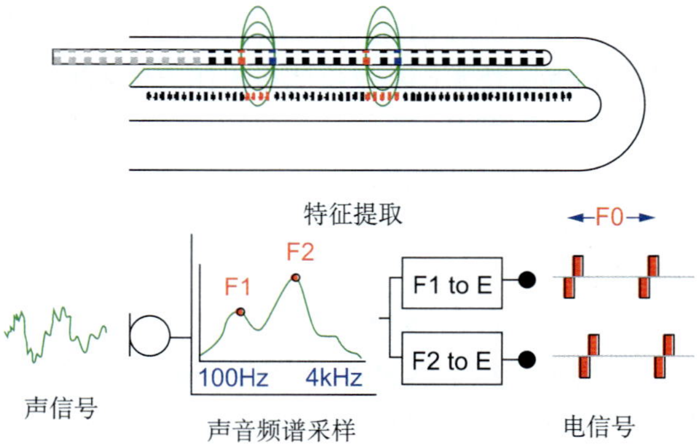

图 63- 3　特征信息提取方案

3. 连续间隔采样（continuous interleved sampling，CIS）方案　此方案的特点是保留语音中原始信息，将语音分成4～8频段并提取每频段上波形包络信息，用对数函数进行动态范围压缩，利用高频双相脉冲（800～18 000Hz）对压缩过的包络进行连续采样，最后将带有语音包络信息的脉冲串按不同时间顺序送到对应的电极上（图 63-4）。

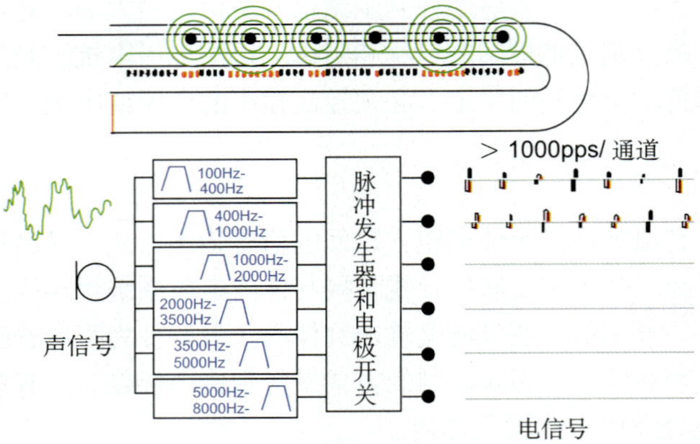

图 63-4　连续间隔采样方案

二、3 种主要的人工耳蜗装置

目前全世界通过美国FDA和欧洲CE标准，能够在临床应用的人工耳蜗装置主要有以下3种。

（一）Cochlear 装置

最初由澳大利亚墨尔本大学Clark小组研制的多道装置。1982年与Cochlear公司合作进入市场。1985 年 10 月得到美国 FDA 的许可，用于深度聋成人，1989 年许可用于深度聋儿童，1995年8月FDA同意用于重度聋成人。Cochlear装置是世界范围内使用最广的装置，已有5万多人使用（其中3万多个儿童）。植入电极从最初CI22 型的 22 通道环状电极（植入深度 25mm）双极刺激，发展为 CI24M 型的双极和单极两种刺激模式，近几年研制成的 CI24R Contour 螺旋状电极，完全按照人耳蜗鼓阶的空间结构设计，电极植入耳蜗后更贴近耳蜗轴，提高了电刺激的频率选择性。言语处理装置从第一代提取言语特征信息方案 WSP（FoF_1F_2），第二代 MSP（MPEAK）方案，第三代 SPECTRA22（SPEAK）方案，发展到第四代可使患者任意选择 SPEAK、CIS 和 ACE 三种言语处理方案的装置。其中 ACE 方案是目前最先进的言语编码策略之一，使用 ACE 方案的人工耳蜗植入者的平均开放短句识别率可达 90% 以上。此外，该装置利用遥测技术，不仅可测量出体内植入电极的阻抗，了解电极系统的完好性，还可利用近场诱发电位记录技术，记录听神经对电刺激的诱发反应。从而客观评价植入者的听力情况（图 63-5）。

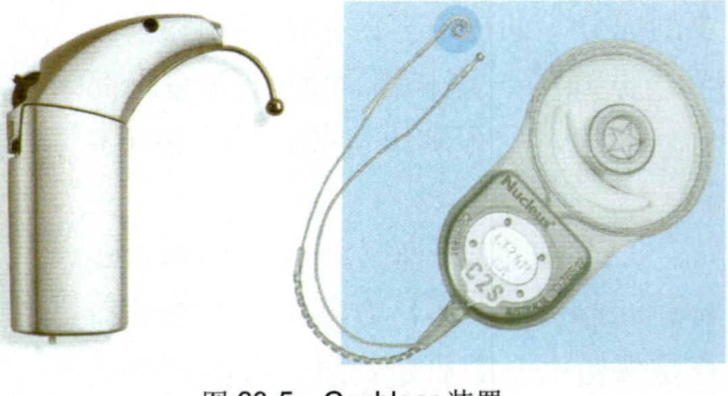
图 63-5　Cochlear 装置

（二）MED EL 装置

由奥地利维也纳科技大学 Hochmair 小组研究，MED EL公司制造的装置。Hochmair小组于 1977 年世界上第一个研制成功多道装置的单位。经过 20 多年改进、完善，发展成的多道装置称为COMBI C40，其特点是电极采用16线（双面触点）8通道单极刺激模式，以保证电极与可兴奋神经成分有效接触，由于电极制作应用特殊工艺，电极植入耳蜗的深度可达31mm，能使2/3的耳蜗接受到电刺激。语音处理采用快速CIS方案，采样速度可达每秒12 000个脉冲，是一般装置传递速度的数倍。该装置内设遥控测试系统，可在数秒钟内精确测量出电极的阻抗值。最近推出的改进型装置称为COMBI C40＋，性能有进一步提高。电极数目增加为24线12通道，接收器厚度为3.9mm。语音处理器采用耳背式装置，其传输速度可达到每秒18 000脉冲（图63-6）。

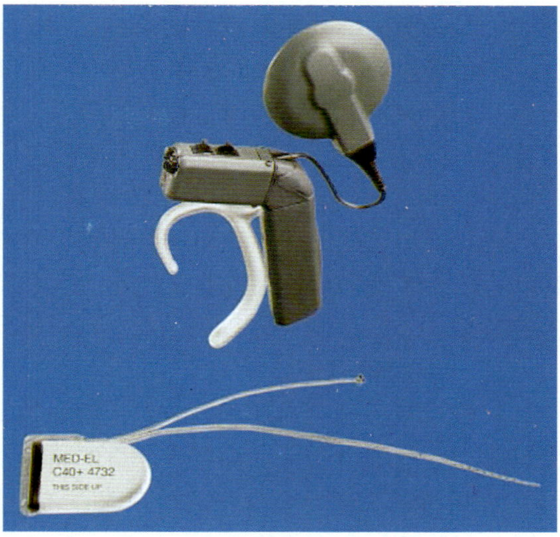

图63-6　MEDEL装置

（三）Clarion装置

在美国加州大学旧金山医学院Schindler小组的研究基础上，经ABC公司与加州大学旧金山医学院、美国Research Tranggle研究所合作研制成的人工耳蜗装置。最新装置的体内植入部分称为CII，电极为16通道预弯电极，可采用双极或单极刺激模式。内部设有存储单元并由一微处理器控制。与外部计算机连接后可任意改变内部参数。根据用户的设想和要求，能够随意进行言语编码。主要采用的编码方案为CIS方案，PPS方案和SAS方案，可输出模拟或脉冲信号。从1991年3月植入第一例患者起，已有数千名患者使用该装置。Clarion体外装置已经从Clarion1.0（第一代，1990），Clarion 1.2（第二代1994），S-SERIES（第三代1997）发展到白金系列（第四代，2000）装置。2004年又推出钛合金外壳的90K植入装置（图63-7）。

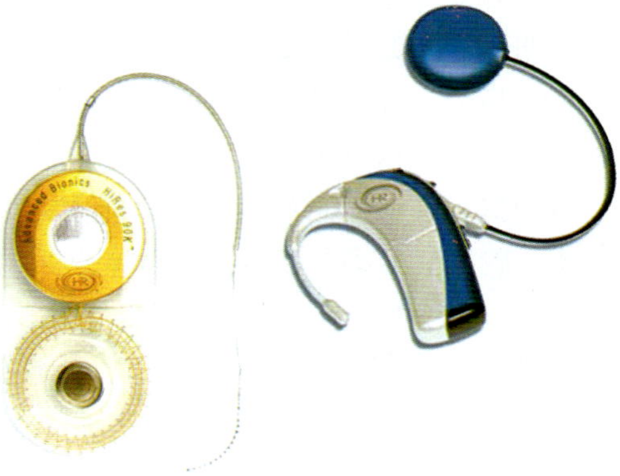

图63-7　Clarion装置

第四节　适应证的选择

一、选择标准

1. 双耳重度或极重度感音神经性聋;
2. 语前聋患者的最佳年龄应为12个月～5岁；语后聋年龄不限;
3. 有残余听力者，经佩戴助听器及听力康复3～6个月后听觉语言能力无明显改善;
4. 无手术禁忌证;
5. 家庭或植入者本人对人工耳蜗有正确认识和适当的期望值;

6. 具备听力语言康复教育的条件。

语前聋患者手术植入时的年龄越小，效果越佳，因为可最大限度地在脑可塑临界期前避免听感觉剥夺和扩大言语和语言技能的潜力。年龄大于6岁的儿童或青少年需要有一定的听力语言基础，自幼有助听器佩戴史，听力或语言训练史。助听器无效或效果很差，是指在最好助听聆听环境下，开放短句识别率≤ 30% 或双字词识别率≤ 70%。

语后聋患者的发病年龄和耳聋时间与手术后的效果密切相关。一般来说，发病年龄早，耳聋病程较长者手术后效果较差。此外，手术后生活和工作中的聆听环境也可影响到人工耳蜗植入的效果。

二、手术禁忌证

1. 绝对禁忌证　内耳严重畸形，例如Micheal畸形、无耳蜗畸形等，听神经缺如，严重智力障碍，无法配合语言训练者，严重的精神疾病，中耳乳突有急、慢性炎症尚未清除者。

2. 相对禁忌证　全身一般情况差，不能控制的癫痫，没有可靠的康复训练条件。分泌性中耳炎和胶耳并非手术禁忌证。慢性中耳炎伴有鼓膜穿孔者，如果炎症得到控制，可选择一期或分期手术。一期手术是指根治中耳乳突病灶，鼓膜修补（或乳突腔颞肌填塞和封闭外耳道）的同时行人工耳蜗植入术。分期手术指先行病灶清除，修复鼓膜穿孔或封闭外耳道，3 ~ 6月后行人工耳蜗植入术。

三、术前评估

（一）病史采集

通过病史采集和检查了解发病原因。耳科病史重点应放在耳聋病因和发病的过程，应了解患者的听力史、耳鸣与眩晕史、有毒药物接触史、噪声暴露史、全身急慢性感染史、耳科既往史、发育因素（全身或局部的发育畸形、智力发育等）、耳聋家族史、助听器佩戴史和其他原因如癫痫、精神情况等。儿童耳聋患儿还应包括：母亲妊娠史、小儿出生史、小儿生长史、言语发育史等。还应了解患者的语言能力，如发音特点、构音清晰度和语言理解力及交流能力，如口头、唇读、手语、书面、猜测等。

（二）耳科学

耳科学检查包括耳廓、外耳道、鼓膜和咽鼓管等。

（三）听力学

1. 主观听阈测定　6岁以下小儿可采用小儿行为测听法，包括行为观察测听法、视觉强化测听法和游戏测听法；

2. 声导抗测定　包括鼓室压曲线和镫骨肌反射；

3. 听性脑干诱发电位（ABR）　40Hz 相关电位（或多频稳态诱发电位）；

4. 耳声发射（TEOAE 或 DPOAE）；

5. 言语测听；

（1）言语听阈测试　言语察觉阈（SDT）、言语识别阈（SRT）；

（2）言语识别测试　成人言语测试词表和小儿言语测试词表见附件；

6. 助听器选配　需有专业听力师进行助听器选配，一般需要双耳佩戴。选配后要做助听听阈测试和言语识别测试，再行 3 ~ 6 个月听觉语言训练；

7. 前庭功能检查（有眩晕病史者）；

8. 鼓岬电刺激试验　测试包括阈值、动态范围、频率辨别、间隔辨别和时程辨别等心理物理学检查。

附：有关听力学评估标准

①语后聋患者: 双耳纯音气导听阈测定 >80 dB HL（0.5、1、2、4 kHz的平均值，WHO 标准）。如果好耳的助听听力开放短句识别达不到 30%，而听力损失≥ 75 dB，也可以考虑使用人工耳蜗（见美国 FDA 的补充标准）。

②语前聋患者：对于婴幼儿需要进行多项客观测听检查和行为测听后进行综合评估。脑干诱发电位：最大声输出时无听觉反应（120dB SPL）。40Hz 相关电位：2kHz 以上频率最大声输出时无反应，1kHz 以下频率 >100 dB。多频稳态测听：2kHz 以上频率 105dB HL 无反应。畸变耳声发射：双耳各频率均无反应。助听听力声场测听听阈 2kHz 以上频率未进入听觉语言区（香蕉图），听觉言语评估其言语识别（双字词）得分低于 70%，确认患儿不能通过助听器得到有效帮助。

③没有任何残余听力的患者：如鼓岬电刺激有明确听性反应者仍可考虑植入手术。若鼓岬电刺激没有听性反应，应向患者或家长说明情况以及可能承担手术风险。

（四）影像学评估

影像学检查是选择患者至关重要的部分，应常规做颞骨薄层CT，必要时做头颅核磁共振、耳蜗三维重建和内听道断面扫描。

（五）语言能力评估

对有一定语言经验或能力的患者应做言语能力评估（语言结构和功能），包括言语清晰度、词汇量、理解能力、语法能力、表达能力和交往能力；对于3 岁以下的不合作的小儿，采用“亲子游戏”录像观察的方法进行评价，判断患者现阶段的语言能力状况。

（六）心理、智力及学习能力评估

对缺乏语言能力的 3 岁以上的儿童，可选希 - 内学习能力测验。3 岁以下者，可选用格雷费斯心理发育行为测查量表。对疑有精神智力发育迟缓（希-内学习能力评估结果智商＜68分，格雷费斯测验精神发育商＜ 70 分）或有异常心理行为表现者，应建议患者去权威机构进行进一步的观察、诊断和鉴定。社会文化型智力低下者可考虑人工耳蜗；而非社会文化型智力低下，或多动症、孤独症以及其他精神智力发育障碍的患者，应向家长讲明此类疾病可能会给患者术后的康复带来的极大困难，帮助家长建立合理的心理期望值。

（七）儿科学或内科学评估

做全身体格检查和相关的辅助检查。

（八）家庭条件和康复条件

接受过专业培训或有语训老师定期指导的家庭，可以在家中对患儿进行听觉语言训练，否则应将患儿送到聋儿康复学校或机构。

四、听觉语言康复的准备

应该使患者、聋儿家长和教师了解工耳蜗植入术后听觉语言康复训练的重要性，特别是对语前聋患儿术后应如何进行康复训练以及康复地点的选择做好准备。术前的康复训练应针对不同患儿的年龄和听力语言水平等特点实施，康复训练的内容应以患者听觉意识的建立和事物概念定义的理解为重点，为其术后开机调试和康复训练做好行为经验和学习心理上的准备。

第五节 植入手术

人工耳蜗植入手术是一项精细的显微耳科手术，所涉及的解剖结构较复杂，还经常会遇到中耳或内耳的畸形。术中要将纤细的电极植入耳蜗的最佳位置而又不能损坏电极和内耳组织，因此要求手术医师具备较丰富的中耳乳突手术经验，并经过严格的人工耳蜗植入手术的颞骨解剖训练；手术室应具备良好的无菌手术条件；手术显微镜应视野清晰、照明充足；手术电钻工作稳定、钻头齐备。常规使用面神经监测仪，在应对先天性颞骨发育畸形和再次手术以及其他有可能损伤面神经时更为必要。术前准备同一般耳科手术，术前剃发、耳周备皮，对精神紧张者，手术前夜给予镇静剂。麻醉方式常规采用全身麻醉。手术前半小时静脉滴注广谱抗生素预防感染。酌情使用止血药物。

一、手术方法

1. 植入装置定位　患者取仰卧位，术耳向上。将耳蜗植入体模板放在耳后区颅骨平坦部位。按照不同种类的人工耳蜗植入体的要求，用注有亚甲蓝的注射器和18号针头穿过皮肤在骨面定位。

2. 切口　多采用耳后弧形或“S”形切口，距耳后沟5mm。根据不同类型人工耳蜗植入体的需要，切口可向后上端延长5～8cm。切口分为两层，表层为皮肤和皮下组织层，深层为颞筋膜-骨膜层，两层切口前后适当分离。切口向前、后翻开，暴露骨性外耳道后、上壁和乳突部骨皮质。

3. 乳突切开和磨制植入体骨床　用切割钻开放乳突腔，并保持骨性外耳道后壁完整。参照甲基蓝在乳突骨面上的标记，在模板（不同种类的人工耳蜗植入体模板不同）定位下用电钻于颞骨鳞部和乳突部磨出一与植入体形状、大小相同的骨槽，深达 2 ～ 3mm。将接收装置放入骨槽内。植入物在乳突的位置要选择好，使之与耳后沟有一定距离，而且要在切口缘内侧 1.5cm，以免开机后影响佩戴耳后麦克风或因切口局部感染导致电极脱出。在乳突腔和骨床间磨出一电极通道。

4. 开放面隐窝　充分暴露水平半规管和砧骨短脚，用金刚石钻开放面隐窝。操作时应辨认出面神经但不要暴露。要保护好鼓索神经，在中鼓室后部，可以清楚看到镫骨肌腱、砧镫关节、鼓岬和圆窗龛。面隐窝开放的大小以能够植入电极为宜。通常宽约 2 ～ 3mm。

5. 冲洗术腔　开放面隐窝后，用生理盐水或抗菌素溶液冲洗术腔，保证术腔无菌及清除骨屑。

6. 耳蜗开窗术　在卵圆窗下方 2mm处寻找并定位圆窗。多数情况下圆窗被圆窗龛缘遮挡，应去除圆窗龛缘悬突的骨质。在圆窗的前下方用 1mm 金刚钻低速向鼓阶行耳蜗开窗术。开窗口的直径为 1.0 ～ 2.0mm（不同种类的人工耳蜗，开窗直径有所不同）。要防止骨屑和血液进入鼓阶。不要用吸引器直接从鼓阶抽吸淋巴液。

7. 植入电极　用电极叉或细的吸引器头引导电极尖端进入开窗口内，轻柔地将电极植入鼓阶内。在不损伤内耳和电极的情况下，将有效电极全部植入即可。用小块骨膜或筋膜填于电极周围，封闭耳蜗开窗口。

8. 固定植入体　将植入体置于骨床内，电极导线放在通道内。用涤纶网线或丝线固定植入体。将参考电极置于骨膜和颅骨之间。

9. 缝合切口　用软组织充填面隐窝。对位缝合骨膜封闭乳突腔。分层缝合皮下和皮肤，颞肌较厚者应酌情修薄。建议不采用引流术。

10. 手术后的处理　保持压力包扎 2 ～ 3 天后检查伤口。2 ～ 3 天换药一次。大约 7 ～ 10 天后拆线。应用广谱抗生素 5 ～ 7 天以预防感染（图 63-8 ～ 63-15）。

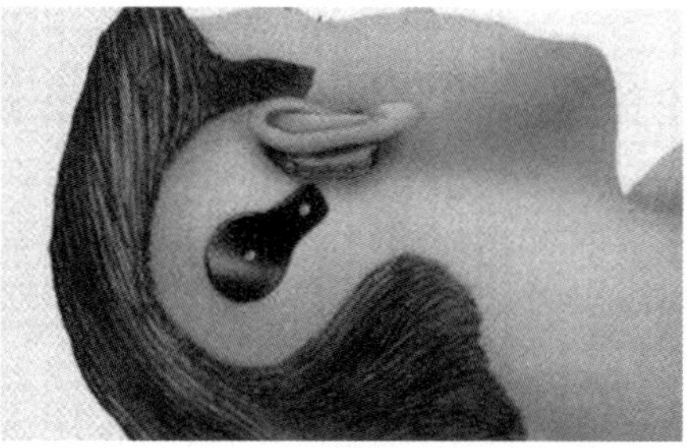

图 63-8　植入体定位

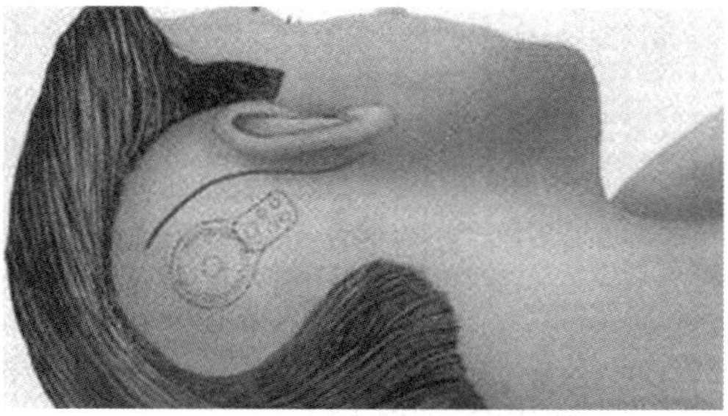

图 63-9　切口位置

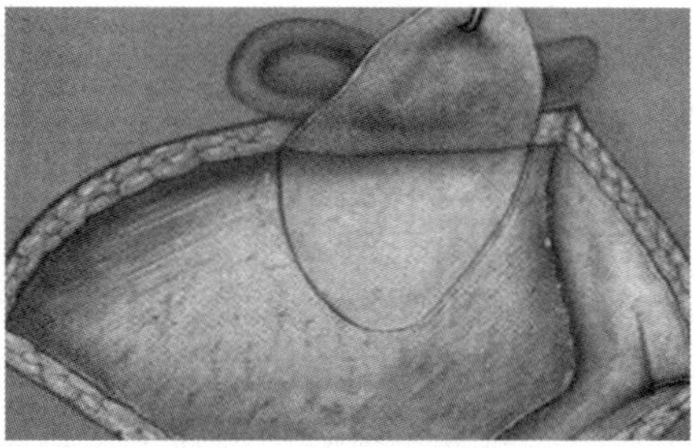

图 63-10　保留骨膜瓣

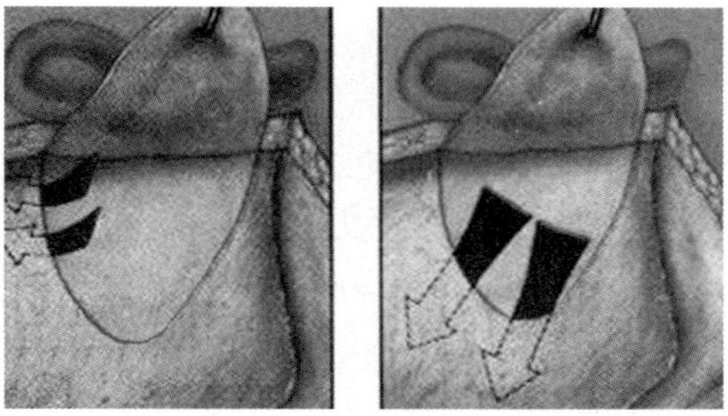

图 63-11　分离骨膜下

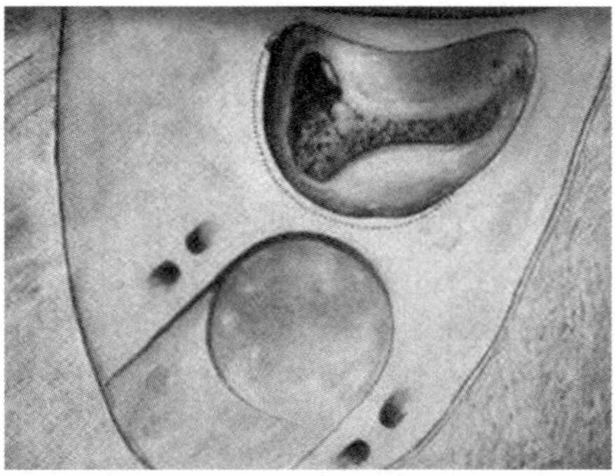

图 63-12　乳突开放术和植入体骨槽

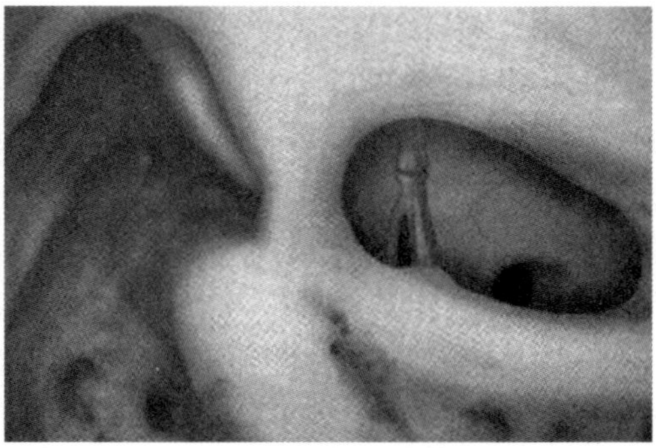

图 63-13　开放面隐窝

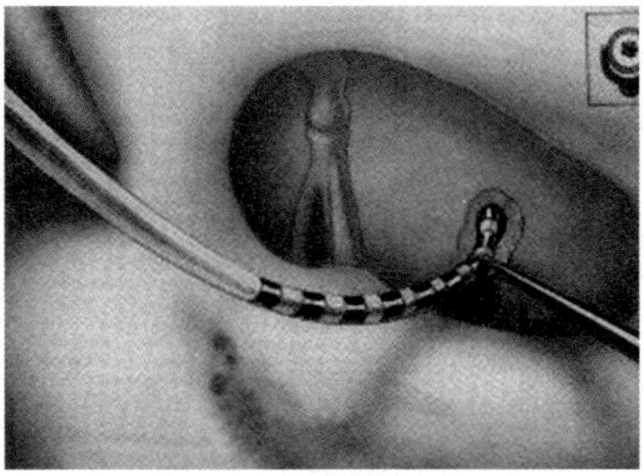

图 63-14　耳蜗电极植入

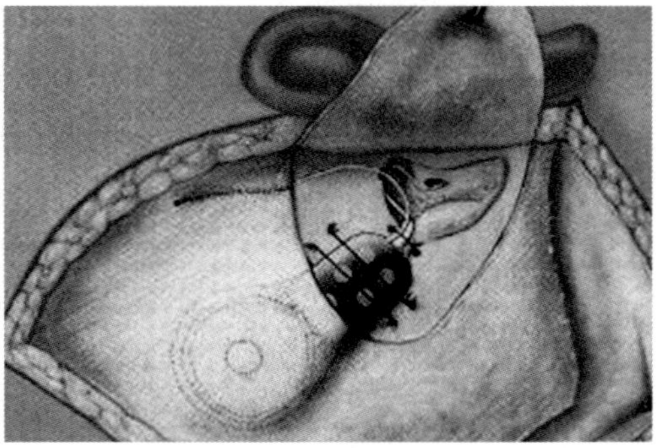

图 63-15　固定植入体

二、手术并发症及处理方法

人工耳蜗植入术是一种相对安全的手术，较少发生严重并发症。常见的并发症有：皮下血肿、鼓膜或外耳道穿孔、鼓索神经麻痹、电极植入深度不够、头皮过薄造成植入体脱出、头皮厚而影响信号传输、术后眩晕、电刺激时出现面肌抽搐或疼痛。严重并发症为：电极脱出或植入体移位、切口严重感染、皮瓣坏死、乳突导血管或乙状窦损伤导致大出血、脑脊液漏、面神经麻痹、脑膜炎、电极损坏等。

一般的并发症采取保守治疗即可。少量的皮下血肿可自行吸收，不用特殊处理；较大的血肿可采用血肿穿刺抽吸，并加压包扎。中耳的感染一般不会影响植入装置，用常规方法治疗可以得到控制。轻度眩晕多在数日内自行消失，眩晕较重者可酌情使用抗眩晕药物。严重的并发症多需再次手术，如面神经减压术，脑脊液漏修补术，人工耳蜗更换术等。单极性电刺激时引起的面肌抽搐和疼痛可通过调机得到解决。

三、特殊病例的手术

特殊病例有前庭水管扩大、蜗水管先天发育异常、Mondini 和共同腔内耳畸形、耳蜗骨化等。特殊病例多数可施行人工耳蜗植入手术，但术中应谨慎处理。对术中可能发生镫井喷的病例，手术前应做好修补、填漏的技术准备。对于有内听道骨质缺损的病例，应避免将电极插入内听道，以免造成面神经麻痹或术后效果不佳。

四、人工耳蜗的效益和限制

不借助唇读即能理解语音是人工耳蜗植入的最主要目标，但人工耳蜗的效益并非仅仅如此。人工耳蜗对个人的心理健康和对社会的经济效益都具有正面影响。对成年植入者，个人心理健康效益包括减轻孤独和压抑、增强自尊、自立以及更加容易融入社会和找到工作机会。目前对儿童人工耳蜗效益的数据还不完全且略有争议。产生争议的主要原因是由于儿童的耳聋和植入时间以及康复和交流手段各不相同，其测试结果存在着明显的个体差异。目前已有的数据显示，使用人工耳蜗的儿童在术后一年内，其语音理解力和开口说话的能力就已超过同龄佩戴助听器或使用触觉振荡器进行耳聋康复的儿童的水平。最新的跟踪数据表明，至少对 5～7 岁前做人工耳蜗手术的儿童而言，其综合语言发育指标，包括理解、发音和交流的能力，不但和其植入龄成正比，而且植入龄的指标和正常听力儿童的自然年龄的指标相当。也就是说，一现年 7 岁的儿童，如在 4 岁植入，其综合语言能力相当于 3 岁正常儿童的指标。由于这些语前植入的儿童大都是在 20 世纪 80 年代中、后期做的手术，他们的综合语言能力是否能如期达到正常听力成年人的水平，还得继续跟踪 10 年再做评估。

就整体而言，虽然几种人工耳蜗的电极和连接器的设计各有千秋，但语音识别水准相差不大，都能使过半的使用者不借助唇读达到或超过 50% 的短句识别水平。就个体而言，每种人工耳蜗都有非常大的差异，从完全听不懂到完全听得懂都有。为什么使用同一种人工耳蜗装置，同一个医生做的手术，而人工耳蜗使用者理解语音能力的差别如此之大？过去 10 年的研究指出如下可能的因素：第一，耳聋时间越短，使用人工耳蜗听懂话的可能性越大。除非病变影响到中耳或耳蜗已全部骨化，致聋病因一般不会影响植入效果。第二，使用人工耳蜗的年龄，目前可以肯定对语前聋的患者在幼年植入比在成年植入的效果好，FDA批准的实施植入的年龄是 1 岁。

第六节　人工耳蜗患者的听觉言语康复

由于人工耳蜗装置不能完全模拟正常的耳蜗功能，电极导联数目的限制以及电声听觉的差异，人工耳蜗患者仅能获得有限的听觉信息，他们所接收到的多为失真或畸变的声音。为使耳聋患者能够语言交流，术后的听觉康复训练显然十分重要。对于不会说话的语前耳聋患者必须进行语言康复训练。此外，语言交流能力的改善有助于消除心理障碍，解除孤独感。在介绍人工耳蜗患者的听觉康复之前，需要了解正常言语的感知过程。

一、正常言语感知的基本概念

言语感知（speech perception）包括声驱动（acoustic-driven）和知识驱动（knowledge-driven）过程的相互作用。前者为声音信号，后者为听话人的能力，二者缺一不可。如果听话者没有接收到一定比例的声音信号，他就不可能对该信号进行精确理解。反之，如果没有一定的言语理解力，也不可能将语流（speech stream）分段，变为单词。声驱动过程包括言语链的解码，即从言语中提取基本特征：如音位变体（allophones）、音素、词和句子。从声流中提取时间、响度和频率模式是接受言语信息的基本条件，其他一些因素如讲话者的年龄，性别等可由听话者自动判断出，而不影响其对言语内容的处理。与间期、强度和基频嗓音有关的超切分特征传递较高一级的言语结构。嗓音频率、间期和强度的改变可影响听话者对重音的感知。将声流切分成不同单词，并对其进行鉴别，需要大脑词典的知识，它可使听话者区分词和非词成分。此外，上、下文的联系对词的识别也很重要，它可使听话者从中找出规律。因此，对于高层次的语言结构，知识驱动过程似乎更为重要。尤其是对句子和上、下文的感知。尽管听觉言语感知过程尚不十分清楚，但听觉功能的训练可以基于已知的基本原则。

二、听觉康复训练计划

目前全世界尚无统一的听觉康复标准，各国人工耳蜗小组多采用自己的方案，但内容大同小异，其目的都是使患者逐步熟悉和适应新的听觉环境，同时使语言能力改善。

（一）目的

1. 听觉训练方面

（1）使患者熟悉新的听觉环境；

（2）不依赖视觉信息即可鉴别纯音和每日环境声；

（3）利用听觉信息帮助唇读，逐步改善言语识别能力；

（4）不借助唇读，仅依靠听觉输入理解语言，在有背景噪声下识别语言。

2．言语训练方面

（1）使患者熟悉自己的声音；

（2）控制自己的发音（包括音量和声调）；

（3）改善在自发言语中的重音、节律和音调；

（4）通过发声练习改善语言能力，让患者在特殊环境中控制自己的发声，如有背景噪声时或远距离时。

（二）课程设置

一旦言语处理装置安装和调试好后，立即开始训练。训练课开始为每天两次，连续两周。每节课为 30 ～ 60mim，取决于患者的注意力和对声刺激的耐受性。两周以后改为每周上一次课，持续 18 个月。此外，还要让患者进行每日家庭训练。训练课程采用循序渐进、由浅入深方式，包括以下几个部分：除坚持听觉训练课程外，应鼓励患者在日常生活中尽可能多地使用人工耳蜗装置进行自我训练，有时会收到意想不到的效果。例如，有的患者在看电视时使用耳蜗装置，结合唇读提高了言语识别能力；还有的患者利用装置接电话，进行语言交流。通过日常使用人工耳蜗装置，患者增加了社会交往，可有效改善心理和精神状态。

第七节　未来研究方向

人工耳蜗在未来的 10 年中孕育着几个方面的突破。首先，目前最紧迫的问题是解释和预测人工耳蜗存在的明显的个体差异，尤其是如何能在术前预测术后的效果，以减轻植入者的心理压力和形成对植入效果的理性期待。除了对耳聋病因、年龄和时间等因素的分析外，使用术前的蜗外电极刺激测量到的电生理和心理物理参数也能帮助预测术后的植入效果。一般说来，高阈值，窄动态范围，比较差的强度、频率和时间分辨率会导致比较差的语音识别率，但反之却不然。其次，语音处理器的设计将会因人而异，语音处理器的设计着重于如何提高效果不好患者的语音识别率，以及对效果好的患者如何增进在噪声中的语音识别率及提高声音的质量，包括欣赏音乐在内。未来的人工耳蜗调配，首先是要决定每个患者所能承受的最大通道数目，然后有针对性的决定语音处理器和刺激蜗内电极的数目。大规模集成电路的发展将使人工耳蜗的微型化，使全植入式的电子耳蜗成为可能。全植入式的电子耳蜗可能使用患者本身的鼓膜作为麦克风，利用人体的生物电或体内埋藏电池作为运转体内语音处理器的动力。

人工耳蜗作为一项极有效的研究工具，能够帮助理解正常的听觉功能。听觉系统可分为外周和中枢处理两部分，人工耳蜗绕过外周系统，直接刺激连接中枢的听神经。例如，利用电刺激，我们知道声音响度的编码取决于刺激频率，高频声音由耳蜗进行压缩而低频声音则在中枢进行压缩。又例如，与正常声刺激相反，电刺激的部位与刺激频率无关，只取决于电极的位置。这样，人工耳蜗可将音调的时间和部位编码机制分开来研究。人工耳蜗也可用来研究有关大脑可塑性的问题。目前有临床报道，在先天性耳聋成人病例中，人工耳蜗首次刺激所引起的感觉常是触觉，随着时间的推移，再慢慢地变成听觉，这可能说明大脑听皮层在剥夺声刺激情况下，并非不工作，而是转而处理其他相近的感觉信息。更细致的、系统的研究，将会帮助我们了解大脑到底具有多大的可塑性。由于神经组织不用则废，长期耳聋患者的听神经存活率只有正常的 20% 左右。在幼猫模型研究中，人工耳蜗的电刺激对听神经具有保护作用。此外，细胞培养实验发现，神经生长因子（NGF）对分离的听神经也有保护作用。或许在未来，治疗先天性聋时会在给予人工耳蜗手术的同时给予适量的神经生长因子。通过长期的追踪研究，我们也将会知道，人工耳蜗是否能帮助语前植入儿童完全达到正常的语言能力。这些问题的答案将会对儿童语言的发育研究产生深远的影响。

参考文献

1. Graeme Clark. Cochlear Implants: Fundamentals and Applications. New York: Springer Verlag, 2003
2. John K. Niparko. Cochlear Implants: Principles and Practices. Philadelphia: Lippincott Williams and Wilkins, 2000

3. Susan B. Waltzman, Noel L. Cohen. Cochlear Implants. New York: Thieme Medical publishers, 2000
4. Richard S. Tyler. Cochlear Implants: Audiological Foundations. San Diego: Singular Publishing Group, 1997
5. 曾繁刚, 曹克利, 王直中. 人工耳蜗十年进展. 中华耳鼻咽喉科杂志, 1998, 33: 123-125

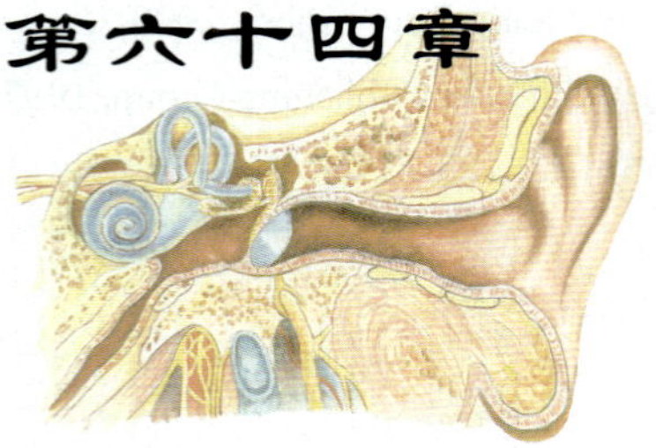

第六十四章 听觉脑干植入

曹克利

人工耳蜗能够使重度聋或极重度耳聋患者恢复听觉功能，是利用电信号通过植入耳蜗内的电极系统直接刺激听神经来完成的。它只适用于内耳毛细胞损坏而听神经相对完好的患者，对于因各种原因造成听神经病变或缺失的患者，人工耳蜗则无法奏效。导致双侧听神经损坏的最主要的病因是II型神经纤维瘤病（neurofibromatosis type II，NF II），其特点表现为双侧听神经瘤（前庭施万瘤）。由于该肿瘤具有浸润性，在切除肿瘤时经常要“牺牲”听神经。显然，人工耳蜗对于这样的患者无法发挥作用。由于患者双耳听力完全丧失，他们只能靠打手势、唇读或利用振动装置进行交流。

最早的有关听觉脑干植入研究始于1979年，在美国洛杉矶的豪斯耳科研究所。一位患有双侧听神经瘤的患者希望手术后能听到声音，要求医生在切除肿瘤的手术时，将当时的单通道人工耳蜗电极植入到她的脑干上。虽然医生告诉她手术后的效果非常不肯定，但在她的坚持下，医生为她做了手术，手术获得成功。这是世界上第一例利用单通道电极进行慢性电刺激实现的听觉脑干植入成功的病例。1994年在美国开展了正式的多通道听觉脑干植入的临床试验观察，120名患有II型神经纤维瘤病的患者参加了试验，得到比较完整的听觉脑干植入的数据资料。此后，在世界范围内，有多个医学中心开展了此项工作。至2004年初，在全世界范围内约有300多名耳聋患者使用听觉脑干植入装置（图64-1）。

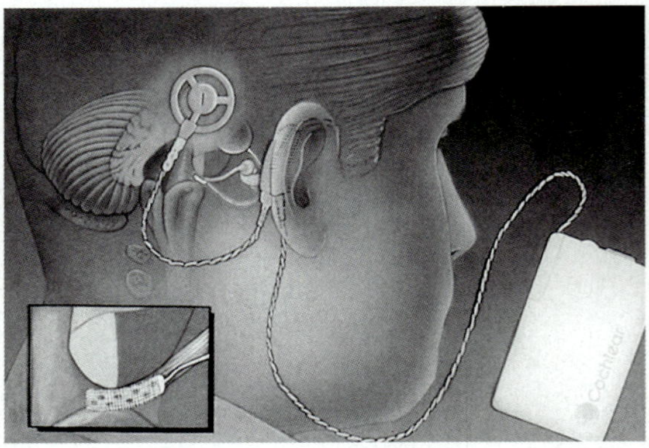

图64-1 听觉脑干植入

第一节 听觉脑干植入的历史

早期的听觉脑干植入装置是单通道装置。植入电极采用单个的球形电极，体外言语处理器是利用改装后的助听器。电极植入部位是耳蜗核复合体（cochlear nucleus complex）的腹核，蜗神经核是听觉通路中第一个神经元，也是在完成听神经瘤切除后，电极最容易放置的地点。单通道听觉脑干植入的第一位使用者在手术数月后，音感逐渐变小，并出现了轻微的腿部的非听觉刺激症状。经检查发现，由于电极较硬，而且与耳蜗核接触面小，所以发生了移位。以后将电极改为具有柔软性而且能固定在耳蜗核组织表面的电极，这种电极是由两个金铂小条固定在涤纶网上组成。将电极植入同一患者，体外装置改用 House/3M 单通道人工耳蜗处理器。该患者在以后的 18 年中每天都使用此装置。Shannon（1993）等报告了 25 例使用这种单通道脑干植入装置患者的言语测试结果，认为与使用单通道人工耳蜗的结果相似。脑干植入装置可以给患者提供言语中时间和强度的听觉信息，但频谱信息极少。即便如此，患者也可利用唇读，结合听觉脑干植入获得的声感觉感知环境声。此后，当电极数目增加至 3 通道后，患者的听感觉更为明确，转换刺激电极部位时，患者可感知音调的变化。这一发现使科学家们推测，如果使用与现代人工耳蜗相同的多通道语音处理系统患者会更加受益。20 世纪 90 年代初澳大利亚 Nucleus 公司和美国豪斯耳研所等单位合作，研制成功 8 通道听觉脑干植入装置（图 64-2）。豪斯耳研所于 1993年报道了第一例使用多通道听觉脑干植入的病例，效果令人鼓舞。1994年起，美国共有 10 家医学中心开展了多中心的临床验证工作。此后，Nucleus 公司又研制成功具有现代人工耳蜗功能的 Nucleus 24 ABI 共有 21 个的通道装置，全球有数十所医院的进行了数百例病例报告，绝大多数患者得到了预期的效果。

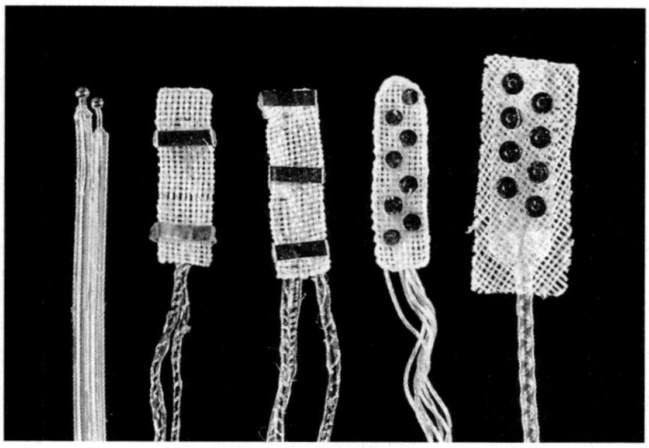

图 64-2　8 通道听觉脑干植入装置

第二节　听觉脑干植入装置

听觉脑干植入装置包括体外言语处理器和体内植入的电极系统（图 64-3）。体外部分与人工耳蜗体外装置相同。体内植入装置的接收 / 刺激部分也与人工耳蜗相同，不同之处是电极部分。电极是由电极板和电极导线组成，电极板是一块 2mm × 8mm 的硅胶片，表面排列 2 列或 3 列（每列 4 至 8 个）盘型电极触点，硅胶片的外周是涤纶网（图 64-4）。

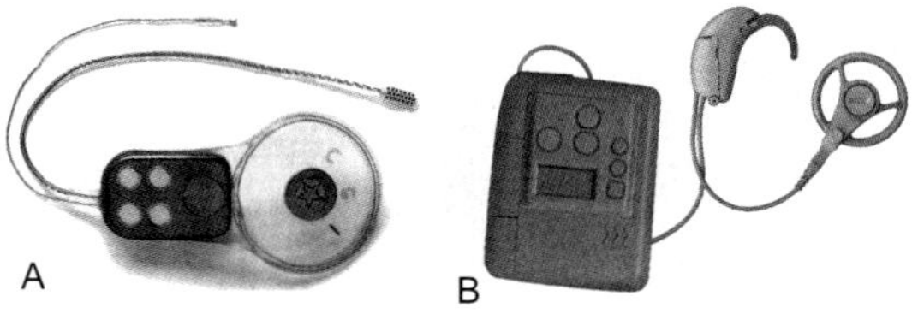

图 64-3　听觉脑干植入装置
A. 体内植入的电极系统
B. 体外言语处理器

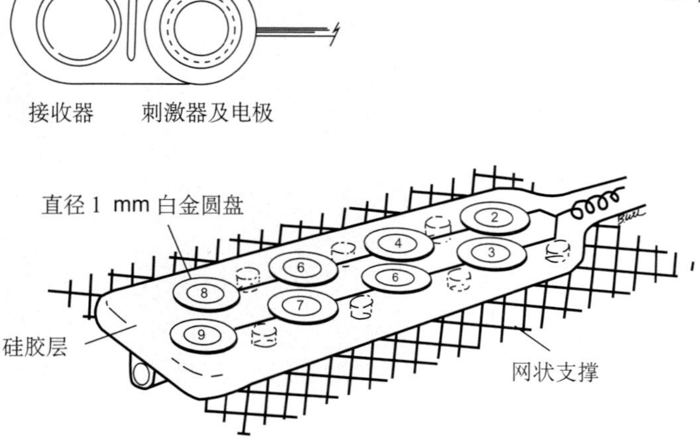

图 64-4　电极的组成
上图为电极的平面结构
下图为电极板的表面排列及构成

地电极位于接受/刺激器上，它与每个盘状电极触点组成单极刺激模式。两个盘状电极也可组成双极刺激模式。单极刺激常可以降低刺激电流，但容易引起非脑干的听觉刺激。信息处理系统可以将电刺激组合成单极和双极同时工作的混合刺激模式，大脑有时会产生是一种新通道的感觉。

有些 II 型神经纤维瘤病的患者需要经常做磁共振检查以观察肿瘤是否复发，使得植入体内的磁铁不能长期保留。当完成听觉脑干植入后，将植入体内的磁铁取出，代之以同样尺寸的硅胶片。为方便佩戴体外线圈，可以采用内有小铁片的胶布贴在植入内线圈的头皮上。外线圈吸在有铁片的胶布上就可以使用了。

目前，听觉脑干植入电极的数目由过去的单通道或 3 通道改进为 21 通道，电极触点由过去的球形或条带形改为直径为 1mm 的圆盘形，从而增加了有效电刺激面积，减低了电荷密度，减少了对脑组织的损伤；同时，增加了硅胶电极板的硬度，使电极植入第四脑室的侧隐窝时能够更深一些。电极板周边的涤纶网可以使纤维组织长入，以防止电极移位，增加了电极的稳定性（图 64-5）。

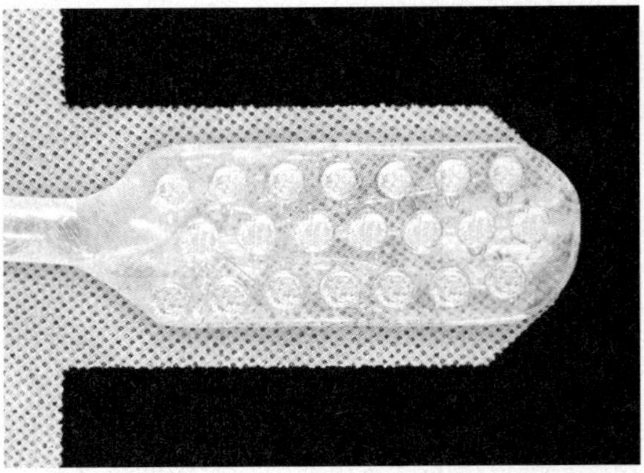

图 64-5　21 通道的电极板周边有涤纶网

Nucleus 体外言语处理器采用的是人工耳蜗通用的 Sprint 处理器。言语编码策略是适合听觉脑干植入患者的 SPEAK、CIS 和 ACE 三种编码策略。有人对一些植入听觉脑干患者进行了各种编码策略的观察研究，发现电极数目较少时，更适合比较简单的言语编码策略。McDermott 等（1992）通过对其使用者的观察发现，增加电刺激速率能够提高患者的言语识别率。多数学者认为，ACE 编码策略是目前听觉脑干植入的最佳选择方案。

第三节　患者的选择标准

听觉脑干植入适应证的选择标准为：患有双侧 II型神经纤维瘤病，肿瘤累及内听道或脑桥小脑角（图 64-6）；年龄在 12 岁以上；有良好的语言能力；心理稳定并有适当的期望值。按照美国 FDA 的要求，患者接受听觉脑干植入后，第一年必须每三个月，以后每年至少一次到医院随诊，检查病情及进行装置的调试。

关于接受听觉脑干植入的手术时机，可选择在第一次或第二次切除听神经瘤的同时进行，也可以是以前已经切除过听神经瘤的患者。目前有人主张在切除第一次听神经瘤时进行听觉脑干植入，此观点认为在听觉功能还没

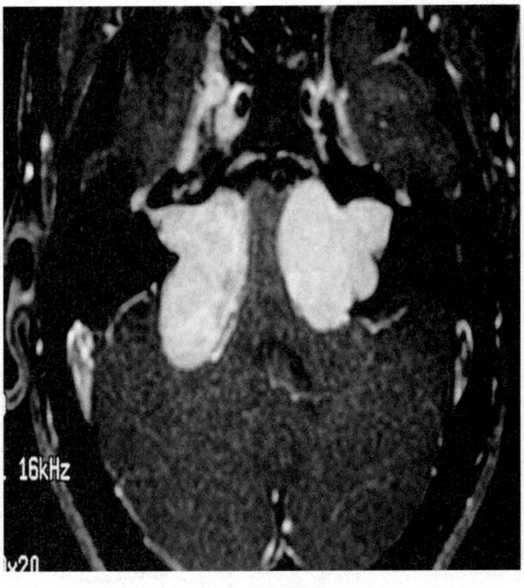

图 64-6　双侧听神经瘤

有完全丧失之前，接受聆听经验可以提高听觉脑干植入的效果。此外，一旦第一次植入手术失败还有第二次机会。有关双侧听神经瘤手术切除时的处理因患者而异，应尽可能保留自身听力，只有当肿瘤很大无法保留听神经时，才考虑听觉脑干植入。

第四节　术前评估和咨询

听觉脑干植入装置本身和植入方法目前还未达到完全成熟，其效果也有很大的差异性，还存在较大的风险。手术前让患者充分了解植入后的效果及可能出现的问题是非常重要的。目前，听觉脑干植入的普遍效果，是患者可以听到和识别各种环境声，有一定的开放言语识别能力，但还需要借助唇读与正常人交流。要使患者了解到听觉脑干植入虽然与人工耳蜗近似，但效果要比人工耳蜗差很多，听觉能力的恢复时间也要长得多。让患者咨询做过植入手术的患者是一个很好的方法。植入手术中心应有一个多学科人员组成的团队，包括耳神经科医师、神经外科医师、听力师、听觉神经生理学家、解剖学家和放射科医师等。

保证手术成功有多种因素，植入中心成员的经验是最重要的影响因素。其次是正确选择手术侧和手术中电极放置的位置以及保持其稳定性。肿瘤是否切除干净、手术后患者的恢复是否良好也是成功的关键。例如，术中损伤面神经引起术后眼干会影响患者的唇读和交流。总之，让患者了解手术带来的效益、局限性和可能出现的风险，是手术前重要的咨询内容。

第五节　手术技术

一、手术解剖

听觉脑干植入手术的目的是把电极植入耳蜗核复合体上（耳蜗核的背核和腹核）。由于人的耳蜗核被小脑脑桥角所覆盖，医生在手术中无法看到，必须借助其表面标志来进行定位。图64-7示意经迷路手术径路术野（虚线标出）所见的脑桥延髓区的主要结构。侧隐窝构成第四脑室外侧孔（luschka foramen），孔的前方为舌咽神经的根部，孔的上方是前庭耳蜗神经和面神经的根部。该区也是听神经瘤的常见部位。耳蜗核位于侧隐窝内的上部，紧靠脑干的表面。耳蜗腹核包含听觉通路中的主要传入部分，是电极放置的部位。电极应该完全植入侧隐窝内，才能保证有效的听觉刺激和最小的副作用。侧隐窝虽窄小且不易暴露，但有利于电极的固定。

二、植入手术

手术采用耳后切口，再向后上延长4～5cm（图64-8）。延长切口是为了放置植入体的接收/刺激器部分。对听觉脑干植入的病例施行听神经瘤切除时，一般采用经迷路径路。因为该径路是暴露侧隐窝和耳蜗核表面最直接的途径。切除肿瘤及充分止血后，将乳突腔后方磨出一个放置植入体接收/刺激器的圆形骨槽，骨槽与乳突腔之间磨出一个放置电极导线的通道（图64-9、64-10）。借助解剖学的标志一般不难找到耳蜗核。在正常情况下，完整的脉络丛（choroid plexus）是侧隐窝入口的标记。Taenia斜跨侧隐窝的顶部，是耳蜗腹核表面的标记。但是在肿瘤较大的情况下这些标志可能会看不到。这时可以沿着第Ⅷ脑神经的主干找到侧隐窝的开口，第Ⅸ脑神经也可以作为参考标志。但不要把第Ⅷ脑神经和第Ⅸ脑神经之间的凹陷误认为是侧隐窝的开口。还可以通过是否有脑脊液流出判断侧隐窝的开口，如解剖学常用的Valsalva试验（咽鼓管通气法）。找到侧隐窝开口后，将电极（电极表面向上）植入侧隐窝（图64-11）。Otto

等认为，要想得到较好的效果和较小的副作用，就要把电极全部植入侧隐窝。电极放置后立即进行听觉脑干电位（EABR）测试，以判断电极的位置是否准确，同时监测第Ⅶ颅和第Ⅸ脑神经的反应。将电极位置调整到 EABR 反应最大而第Ⅶ和第Ⅸ神经的肌电反应最小的部位。用一小条 Teflon 片填入侧隐窝内以固定电极。电极导线放置在乳突腔内（图 64-12）。用腹部脂肪充填乳突腔。分 3 层关闭切口，不要放置引流条。

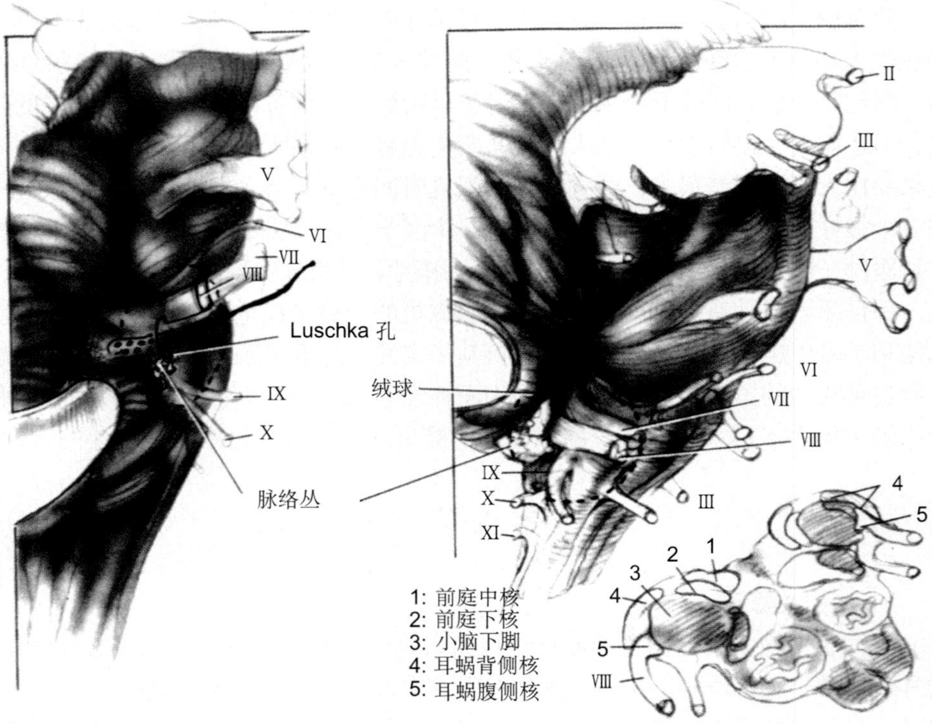

图 64-7　迷路径路手术野所见的脑桥延髓区主要解剖结构

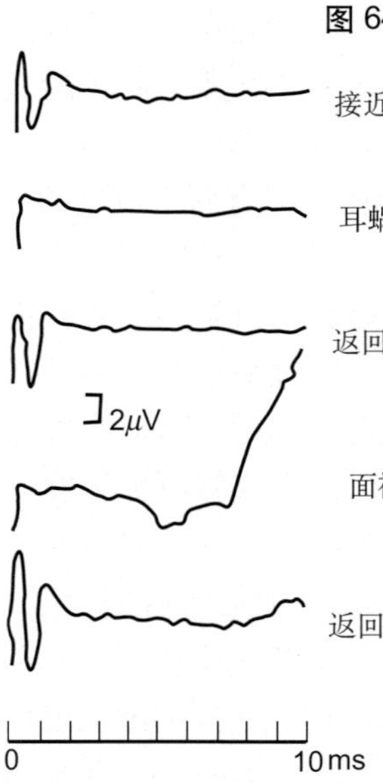

图 64-13　植入术中的听觉脑干电位监测

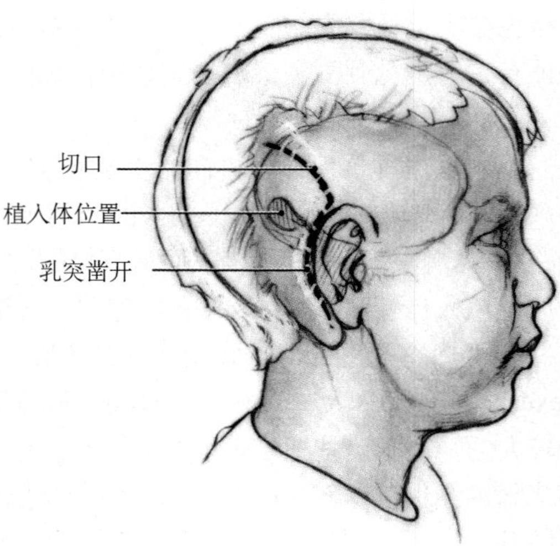

图 64-8　植入手术耳后切口示意图

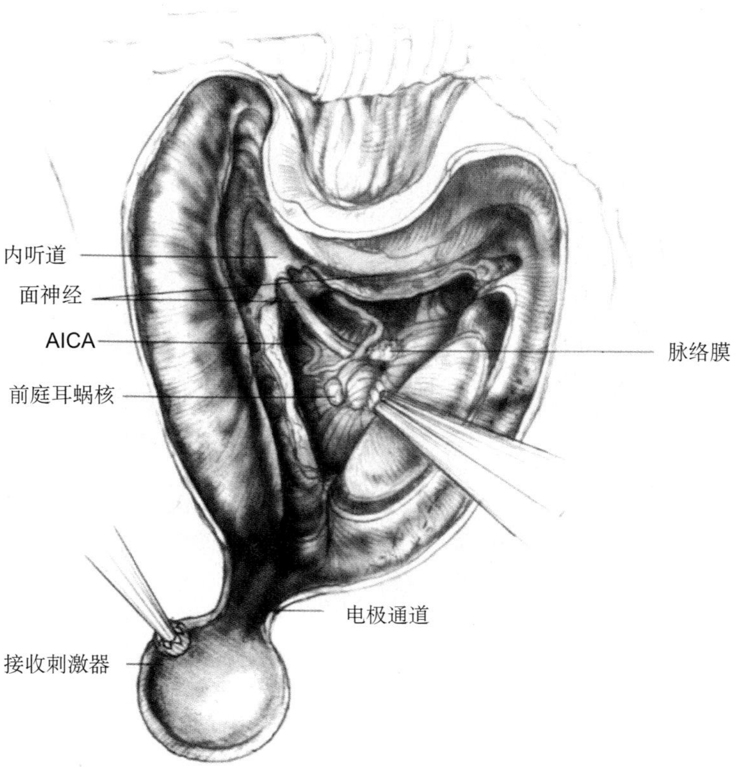

图 64-9　将乳突腔后方磨出一放置植入接收 / 刺激器的圆形骨槽

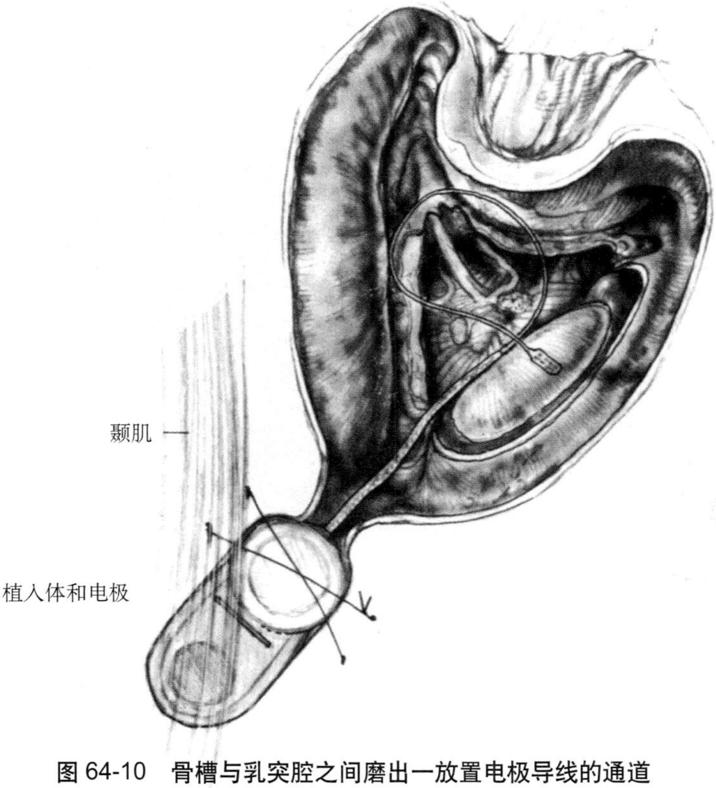

图 64-10　骨槽与乳突腔之间磨出一放置电极导线的通道

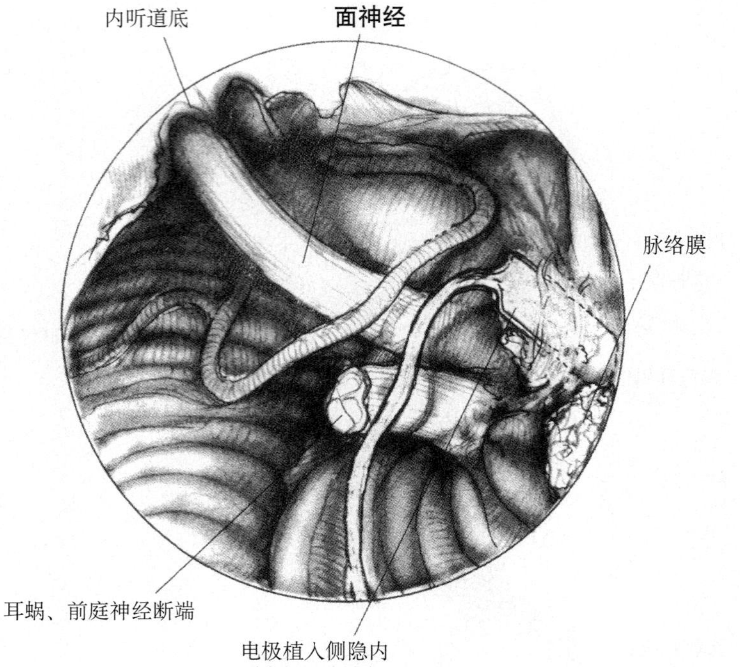

图 64-11 电极植入侧隐窝

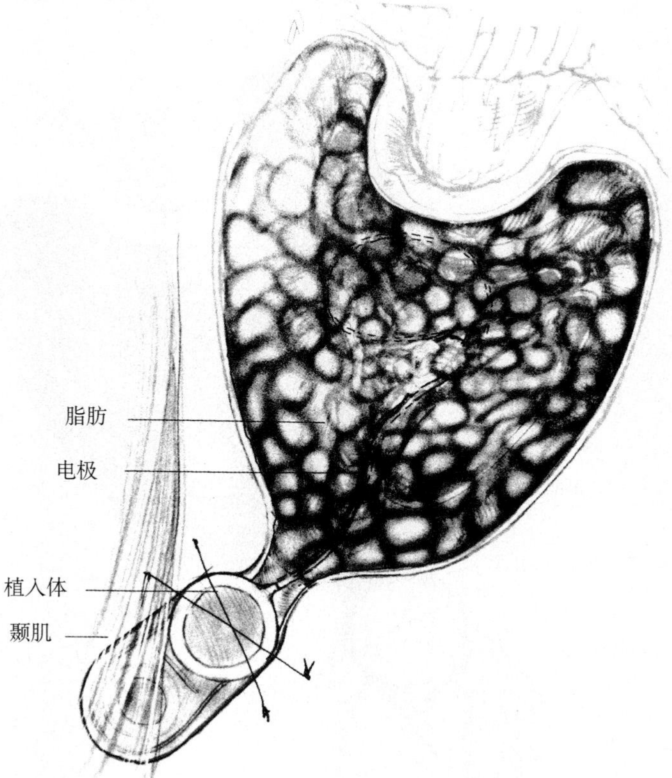

图 64-12 电极导线放置在乳突腔内

三、术中的神经监测

手术中需要监测面神经、舌咽神经和电诱发的 EABR 反应。面神经监测方法与其他手术相同。监测舌咽神经反应的记录电极采用双极针电极，刺入软腭肌肉内。因为这两组神经近邻听觉脑干植入电极，电刺激时如果出现这两组脑神经反应，应调整植入电极位置。通过 EABR 观察电刺激诱发的听觉反应，从而评估电极植入的部位，在切除较大肿瘤电极的植入位置难以确定时非常有用。在手术中检测到的 EABR 与正常情况下的声刺激诱发的 ABR 完全不同，要求听力师具有较为丰富的经验。EABR 记录电极采用穿皮针电极。放置方法是，记录电极在头顶处，参考电极在第 7 颈椎处，地电极在枕部发际处。当植入体的接收 / 刺激器固定在颅骨，脑干电极植入到耳蜗核后就开始记录。将处理器的传输线圈连接到接收器的接收线圈，处理器发出双向电流脉冲，EABR 记录仪就可以采集信号（图 64-13）。

四、术后处理与手术并发症

手术后的处理和护理与经迷路径路听神经瘤切除手术相同。术耳的敷料包扎至少要保留 4 天。要仔细观察敷料上的渗液情况，以判断是否发生脑脊液漏。静脉用抗生素至少用到手术后第 5 天。

有关手术后的听觉测试时间，多数专家不主张太早测试。主要理由是多数施行听觉脑干植入的患者在术后的相当长的一段时间内需要定期做磁共振检查，植入装置上的磁铁在植入手术时已被取走，加上手术后植入装置表面的皮肤肿、胀增厚，使体外传输线圈的定位困难，信号传输距离大，影响试听效果。因此，通常在手术后 4 ～ 8 周开机试听。

最常见的术后并发症是脑脊液漏。常规经迷路手术的脑脊液通常由咽鼓管引流出来，而听觉脑干植入手术的电极很容易将脑脊液引流到乳突骨面再从切口流出。预防术后脑脊液漏的有效方法是关闭术腔时尽可能将脑膜开口间距拉近，用脂肪填满所有手术遗留腔隙，用肌肉和氧化纤维素封闭咽鼓管及多层关闭切口。即使采取多种措施，听觉脑干植入术后脑脊液漏的发生率也远高于常规经迷路径路手术。常规处理方法包括切口和乳突区加压包扎和腰穿引流等。如果脑脊液漏仍无法止住，则需二次手术重新封闭漏口。术后脑膜炎的可能是自发性或是脑脊液漏的结果，但发生率较低，治疗需要通过抗生素和封闭漏口解决。

五、效果

虽然听觉脑干植入可以使患有双侧听神经瘤而丧失耳蜗功能的患者重获音感，识别各种环境声，甚至达到听懂部分语言的能力，但与人工耳蜗植入者相比，还存在较大差距。其主要原因在于目前采用的电极为表面电极，而放置电极的耳蜗腹核表面的频率代表区不完整且排列不规则，无法使患者接受全频率及有规则的电刺激。耳蜗复合体的核团表面无明显解剖标志，使电极定位困难。此外，耳蜗核表面积小，仅2 mm × 8 mm，容易造成临近神经的非听觉刺激。听觉脑干植入的电极和处理器等方面还存在许多需要改进之处，手术存在较大风险，因此还不能作为临床常规的治疗手段。

（一）心理物理学结果

Otto 等（1998）总结了由美国FDA组织的10家美国医学中心参加的多中心听觉脑干植入的临床观察。在观察的 120 例患者中，资料完整者 93 例，其中男性占 41%，女性 59%。平均植入年龄 34 岁（12.7 ～ 67.5 岁），68% 的患者在做第二次听神经瘤手术时接受了听觉脑干植入，84% 的患者使用多通道装置。心理物理学结果显示，听觉脑干植入患者对电刺激的感知阈值普遍高于人工耳蜗植入者。多数听觉脑干植入者能够感知 1dB 的强度变化，在听觉动态范围内可区分出10～15个阶梯。在阈上刺激时，患者对增加刺激量的感觉是单一的响度改变，这与人工耳蜗使用者一致。在脉冲间隔测试和前掩蔽测试等有关时间信息的测试中，听觉脑干植入者的表现正常，提示如果适当编码，患者可以利用言语中的时间信息。使用放置于耳蜗核表面的多通道电极的患者有一定的音调辨别能力，当刺激电极从耳蜗核外侧向内侧依次刺激时，多数患者的感觉是音调在逐渐升高，少数患者感觉音调在下降、没有变化或时高时低。通过适当的言语编码，可以为患者提供理解语言的频谱信息。由于耳蜗核面积小且近邻其他神经，当听觉脑干植入装置开启时，一些患者可感知到非听觉刺激。这些感觉包括同侧头部、躯干和肢体的麻、刺感和轻微的视野晃动。严重的非听觉感觉可以通过关闭相关电极得到解决；轻微的非听觉感觉可以通过言语处理器加快变换电极位置解决。值得庆幸的是，经过长期使用后，患者的非听觉刺激感觉会逐渐消失。

（二）言语识别结果

1. 言语处理器的编程　听觉脑干植入与人工耳蜗的编程方法大体相同。不同之处有两方面：其一，解决非听觉刺激的感觉问题；其二，处理不同电极之间和不同患者之间的听觉差异问题。在刚开机时，首先让患者对非听觉刺激分级，一般分为4级：1级只有轻微感觉；2级可以忍受；3级感到不舒服；4级不能忍受。对于引起2级以上非听觉刺激的电极，可以采取降低电刺激脉冲幅度和脉冲宽度，以及改变参考电极的位置等方法解决。如有的患者对所有单极刺激模式都不能适应，可采用双极刺激的模式。听觉脑干植入电极的频率分布是不固定的，首先需要帮助患者找出可利用电极的频率分布规律，然后按照频率分布规律进行编程。此外，随时间改变，患者的阈值、舒适阈、非听觉刺激及音调分布规律会发生变化，这些都会影响患者的听觉效果，因此需要对患者进行长期的动态观察。

2. 言语识别结果　Otto总结了美国多中心的听觉脑干植入的言语测试观察结果。测试分为只用听觉、只用视觉和听觉加视觉3组，测试内容包括元音、辅音，CUNY短句等。观察时间为3年。图64-14显示随时间变化的短句识别的结果。可以看出随时间的推移，听觉加视觉的短句识别得分改善很多，表明了听觉脑干植入与视觉结合的学习过程。最初的听觉加视觉的平均得分只有40%，而3年后达到70%。有意思的是，3年来视觉的改善不大，仅为9%，但听觉加视觉的得分增加了30%，说明患者使用听觉的能力增加很多。此外，从图中可以看

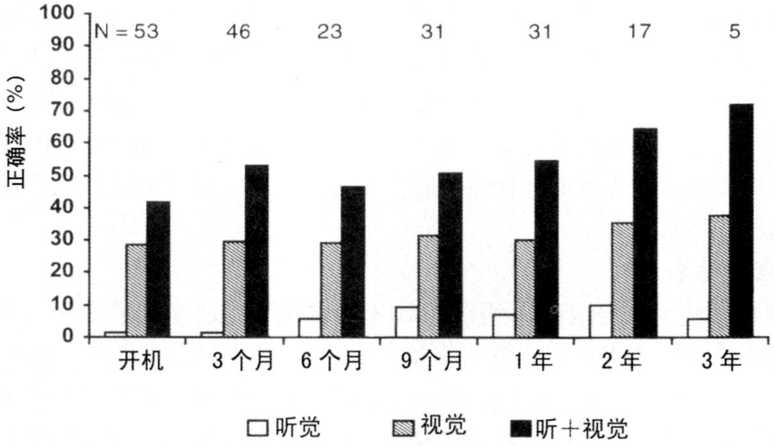

图64-14　听觉脑干植入的言语测试结果

出，患者只用听觉识别短句的得分还很低。事实上，在仅用听觉识别语言方面，听觉脑干植入与人工耳蜗有很大差距，有少数病例报告听觉脑干植入者的语言识别率可达到 50%，一些患者可以使用电话与正常人交流。大多数患者认为听觉脑干植入装置给他们的日常交流带来很大方便。

第六节　未来的发展

在世界范围内，一直在进行着有关听觉脑干植入的基础和临床研究，在耳蜗核内植入电极和刺激的动物研究和临床研究在也同时进行。最新的研究发现，耳蜗核的穿透电极可以使患者的阈值降低，频率范围增宽。有人还证明该电极可以得到较好的频率分布区（图 64-15）。听觉脑干植入的言语处理器也在不断地改进中，增加多种编码策略和增加刺激速率已经成为主要的发展方向。在 2004 年 5 月召开的第 8 届国际人工耳蜗会议上，Lanaz 等报告了听觉下丘植入的动物实验结果，显示听觉下丘核有更明确的听觉代表区和更容易的手术径路。还有作者报告了听觉皮层植入的设想。这预示着人工听觉具有更加广阔的研究和应用前景，可以使因听觉通路不同部位病变而失去听力的患者都能达到恢复听力的共同目标。

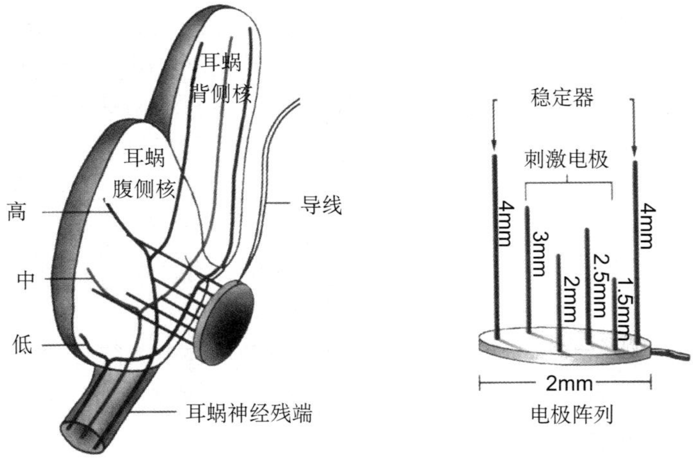

图 64-15　最新研究的耳蜗核穿透电极可使患者阈值降低，频率范围增宽

参考文献

1. Hitselberger WE, House WF, Edgerton BJ, et al. Cochlear nucleus implant. Otolaryngol Head Neck Surg, 1984, 92: 52-54
2. Shannon RV, Fayad J, Moore J, et al. Auditory brainstem implant: II. Postsurgical issues and performance. Otolaryngol Head Neck Surg, 1993, 108: 634-42
3. Mcdermott HJ, Mckay CM, Vandali AE. A new portable sound processor for the University of Melbourne/ Nucleus multielectrode cochlear implant. J Acoust Soc Am, 1992, 91: 3367-3371
4. Otto ST, Ebinger K, Staller SJ. Clinical trials with the auditory brain stem implant. Cochlear Implant. New York: Thieme Medical Publishers, 1994

第六十五章

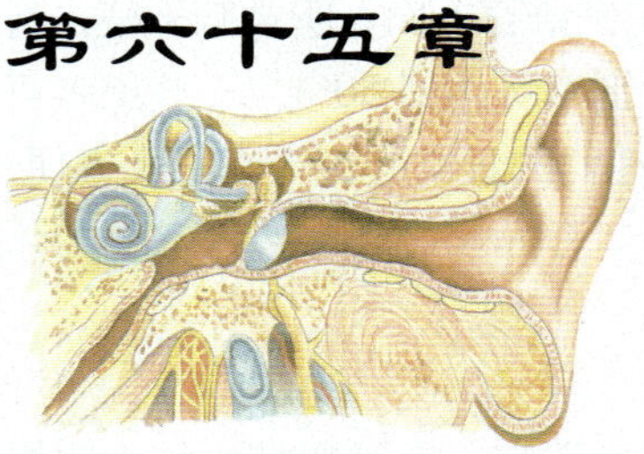

听觉和言语康复

梁　巍　李　炬

听觉康复，从严格意义上讲，应该是听觉习复。“康复”的意思是“恢复健康”，事实上，通过听觉康复工作的帮助，听觉障碍者的听觉系统并未恢复健康，而是通过特殊的学习、练习、训练过程，使有听觉障碍而不能藉听觉交流（或建立言语系统）的耳聋患者恢复正常的交流（不仅在聋人之间交流，而且与正常人群交流）和生活。

以药物或手术方法恢复或重建听力，主要要依靠耳科治疗。由于耳科手术的迅速发展，对于传导性聋或部分混合性聋，术后可获得 70% ~ 80% 的听力改善，达到实用水平，而对感音神经性聋，临床尚无有效治疗方法。只有依赖康复的手段，选配助听器，对双耳深度聋的患者，实施人工耳蜗植入手术，进行听觉言语训练，达到听觉语言康复，最终实现回归社会的目的。

本章所涉及的内容是对感音神经性聋所致的听觉和言语障碍患者采取措施，使他们的残存功能和潜在能力获得最大程度的发挥。着重介绍 3 个方面的内容，即助听器、人工耳蜗植入和听觉言语训练。

第一节　助听器

助听器是将弱小声音信号转变为较强声音信号的扩音电声器材。它作为听觉康复的主要手段之一，近百年来一直受到听力学家和特殊教育工作者的关注。

一、助听器的选配

耳聋患者是否需要佩戴助听器以及佩戴何种类型的助听器，应考虑以下几方面的情况。

（一）耳聋的性质与程度

听力障碍的患者，多数是感音神经性聋，一般都选用普通的体佩式或耳级气导助听器。传导性聋者因听力损害多较轻，很少需用助听器。混合性聋由于中、内耳同时功能障碍，即听力损失较重，往往最需要佩戴助听器，效果常很好。

一般认为，听力损失＜45dB，对于稍大一点的语言声即能感受，助听器可戴可不戴，但对于儿童，特别是学语年龄的儿童和有特殊要求的人还是应该佩戴。

世界卫生组织在 1997 年日内瓦第一次非正式磋商会议推荐将听力损失分级，以 0.5、1、2、4kHz 的平均纯音听阈为准，不同于我国习用的 0.5、1、2kHz 的平均纯音听阈。世界卫生组织将听力损力分 4 级，即 26 ~ 40dB 为轻度； 41 ~ 60dB 为中度； 61 ~ 80 为重度； ≥ 81dB 为极重度。按照世界卫生组织在 2001 年 7 月发表的《发展中国家助听器以及相关服务指南》文件中指出的，对于好耳听力损失在 31 ~ 80dB 的儿童和好耳听力损失在 41 ~ 80dB 的成人，应优先考虑使用助听器。

对于年龄较小的耳聋患者，我们经常无法准确地测出纯音听力图，而需要根据他们的主观测听的结果如视觉强化测听、游戏测听等，以及客观测听的结果如听觉脑干诱发电位、耳声发射、声导抗测试、多频稳态诱发电位等，将两者结合起来综合分析，粗略推断其纯音听阈。

（二）佩戴耳的选择

对于儿童，只要双耳平均听力损失之差<30dB，应尽量鼓励双耳佩戴，因为这不但有定向作用，而且可发挥双耳效应，能更好地增加语言的清晰度。对于双耳听力损失相差无几的成年人单耳佩戴还是双耳佩戴，患者会自行作出选择。双耳听力损失不等，又要求单耳佩戴的患者，应参考听力损失的程度、听力曲线的类型、气-骨导差来选择佩戴耳。如两耳听力损失相差较大，应戴在听力好的一侧；如听力损失相差不多，应戴在语言分辨能力好的一侧；如两耳听力损失均<60dB，宜戴在听力较差的一侧；如听力曲线不一致，双耳听力损失又差不多，应戴在曲线较平坦的一侧。总之，对于成年人，助听器选择应充分考虑患者的主观愿望。一耳听力正常的患者，是否带助听器，目前尚有争论，但多不主张佩戴；不过，如患耳伴有耳鸣，戴用合适的助听器，往往可收到既能补偿听力、又能抑制耳鸣的效果。

（三）助听器的选择

助听器功率的选择一般是中度聋选用中、小功率助听器；中～重度聋选用中等功率助听器；重度聋选用中、大功率或大功率助听器；极重度聋选用大功率乃至特大功率助听器。此外，还要基于验配人员对于不同品牌和不同型号助听器性能全面、详细的了解。处方法的主要内容是应用不同的公式，为患者选配助听器。应用处方公式选配助听器是基于这样一个认识，即不同个体的听力损失状况不同，其助听器的电声参数也必将不同，以对应补偿每一个体的听力损失。确定处方公式时应考虑以下几个因素：①所需要的增益与听力损失程度（耳聋程度）有关；②频响与听力图的形状有关，也与言语输入信号的频谱有关；③低频信号的放大应适当降低，以避免低频信号的向上掩蔽；④助听器的最大输出应大于听阈，但不能超过不舒适阈。大多数传统的选配处方公式都是基于个体的纯音听阈，采用1/2增益法，基于此法的其他公式有Berger、POGO、NAL等；另一部分处方公式是基于最舒适级，使助听器的输出与患者的最舒适级相同，如Keller公式等。为了适应目前出现的压缩放大助听器的选配，专家们提出了一些新的处方公式，如DSL、Fig6等。根据患者的纯音听力图，利用公式计算出耳背式、耳内式或盒式助听器所需的2ml耦合腔的增益值（required 2ml coupler-measure gain，RCG），和所需的真耳增益值（required real ear gain，RREG）或所需的助听听阈（required aided threshold，RAT）。选择一个合适的符合RCG要求的助听器，应着重考虑助听器的频响与RCG的频响的吻合程度，而将助听器的增益放在其次考虑。助听器的频响与RCG的频响精确吻合，并不能保证与RREG的频响也吻合得很好，还要通过真耳测量来重新调节。但是在实际的验配过程中，耳模的声孔、耳模深入外耳道的长度和形状，都会影响助听器的频响。对所选助听器的音调旋钮做相应的调节，使之有理想的频率响应。连同耳模一起，给患者戴上助听器。让患者把音量调节到一个合适的位置，测量此时的真耳介入增益值、功能增益或助听听阈。如果实测的真耳增益与RREG吻合的不好，通过调节控制旋钮，或改善耳模、耳钩的声学特性，或更换一台助听器，直到满意为止。

（四）电脑软件在助听器验配中的应用

随着计算机技术的飞速发展，软、硬件技术也日益渗透到助听器的设计和选配中来。可编程和全数字助听器的出现，代表着硬件技术引发助听器设计上的革命，选配软件则使得助听器的选配变得简单、易行。软件的应用，需要有相应配置的电脑硬件的支持，可编程助听器和全数字助听器的选配，有其特定的选配软件。为了避免不同制造商各自为政，若干个著名助听器公司联合推出了NOAH选配软件平台，各个制造商将各自开发的数字助听器选配软件，安装在此软件平台下，用于该类助听器的选配，避免了由于各自安装自己公司的选配软件而造成软件之间的相互冲突。NOAH选配软件包括公共的数据库和患者数据库等，有患者的一般情况、纯音听力图、言语测听、外耳道共振峰、各种选配公式等大量听力学数据，可直接应用NOAH选配软件平台，从相连接的测听设备中传送过来。随着今后真耳分析仪等设备与NOAH连接，NOAH将不断充实扩大为一个更加先进和完善的听力康复工作站。

（五）助听器的效果评估

助听器的主要目的是改善耳聋患者的言语听力。因此，佩戴助听器前、后言语分辨能力的提高程度，是判断助听器效果的最直接依据。

1. 言语识别率的对照　在佩戴助听器前、后分别以50、65、80 dB SPL的言语声来测试言语识别率，50、65、80 dB SPL分别对应日常生活中的轻声、适中、大声。对于65 dB SPL的言语识别率应＞80%。由于言语测听受其他各种因素的影响较大，费时、费力、结果不稳定，国内对使用这一方法没有广泛认同。

2. 助听听阈的测定　正常人的语声在强度和频率上都有一定的范围，这就是正常人的长时间平均会话声谱（speech spectrum，SS）。如果对语声的测量是以dB SPL为单位，则SS的动态范围为20 dB。若将SPL换算成HL，则SS表现为一个香蕉状的区域，因此被形象地称为香蕉图。在声场中用啭音（warble tone）测试助听听阈，若该听阈在各个测试频率处都落在SS中，则较为满意，最理想的状态是助听听阈位于SS的中线。个别频率的听阈处在SS之外，可通过修改助听器的参数或耳模等方法来改进。

3. 五音法和七音法：有经验的听力学家往往了解自己通常发音的频率和强度，可以有控制地发出［a］、［u］、［I］、［sh］和［s］，来判断患者的听力补偿的程度，对补偿不足的频段作出修正。听力学家位于受试者身后约30cm，受试者以击掌或举手等方式作为反映。但发［sh］和［s］时的气流，有时会被受试者感知，因此要注意防止假阳性。有些听力学家还加上［m］、［o］，以求更全面地覆盖整个言语频率，这在缺少设备的条件下，不失为一种便捷的方法。

二、助听器的使用

一般的佩戴式助听器均有以下可以调控的装置，在使用前应充分熟悉它们的功能。

（一）电源及功能开关

大部分助听器使用符号“M”、“T”、“O”、“M-T”代表功能开关：“M”表示助听器置于传声器输入状态；“T”表示用拾音线圈输入，可用于打电话；“M-T”表示助听器能在上述两种情况下工作；“O”则表示电源关闭。

（二）音量调节

音量调节也就是电位器，为一可转动的旋钮，上面标有阿拉伯数字或罗马数字，改变这些数字的位置，音量也相应的增减，一般数字越大，音量就越大。

（三）音调调节

音调调节在助听器的某一位置上（不同型号的助听器，位置不同），标有“L-N-H”或者“N-H_1-H_2”等字样，这些字母的含义是：“L”表示增强助听器的低频响应；“H”表示增强助听器的高频响应；“N”表示助听器的高、低频响应同步变化。当患耳的听力损失以高频为主时，音调调节装置应置于“H”位上，依此类推。

（四）声输出调节

不少感音神经性聋患者的患耳有重振现象，不能耐受较大的声音刺激，这时必须把助听器的声输出限制在某一水平上，这种调节方式称削峰；或采用压缩放大的数字助听器，通过调节压缩比来限制输出。在传统助听器上，声输出调节的表示符号常用的有两种：一种是在助听器的某个位置上标有118、124、136等数字或者标有p_1、p_2、p_3等字母，它们分别对应于规定的声级；另一种表示方法就是在声输出调节旋钮周边标有“0”、“−4”、“−8”、“−12”等数字。对于前一种，当旋钮转到118（124、136）时，表示此时助听器的最大声输出是118（124，136）dB（SPL）；对于后一种，当声输出旋钮转到“0”时，助听器的声输出最大（其数值在助听器的说明书中标注），当转到“−4”（−8、−12）时，表示此时的声输出比最大声输出降低了4（8、12）dB（SPL）。

（五）AGC调节

即自动增益控制，指的是能根据输入声音的大小自动调整增益。有下列形式：“A”表示不作详细规定的一般自动增益控制，“AI”表示输入控制的AGC，“AO”表示输出控制的AGC。

使用助听器的一般步骤是：详细阅读说明书，了解助听器上各项装置的功能和操作；辨别电池的正、负极，正确地装入电池；将电源开关置于M的位置上，从小到大慢慢转动音量装置，在空载状态下，当音量加大到一定程度时，会由于输出声音的反馈而出现啸叫声，这是正常现象；然后根据听力曲线和阈上功能检查结果，调节音调旋钮和声输出限制旋钮，并适当调节音量，直至听到满意的程度为止。对儿童还要进行助听效果评估。

三、助听器的日常维护

助听器属于精密电子产品，日常维护对于保持其正常功能十分重要。

（一）防湿、防晒、防碰撞

在洗面、洗头或洗澡，雨天和特殊作业环境里应随时注意保护助听器，不要将其放在阳光直射的地方，应避开高温、高湿环境，尽量避免摔、碰。

（二）定期更换电池

当助听器的放大能力下降或出现杂音时，应立即检查电池电压是否充足，耳背式助听器使用的为A675和A13的1.4V的纽扣式电池，合格的产品使用寿命应在200h以上，按每日使用12h计算，有效使用期限约为两周，当然，助听器的功率不同，电池的使用期限也有所不同。助听器较长时间不用时，应取出电池，放置在阴凉通风处。

（三）耳模和耳塞导声孔的清理

耳模和耳塞导声孔要经常清理，防止汗液、污垢或耵聍堵塞。室内、外温差较大时，还要经常注意耳钩内是否有水珠，以保证声音的正常输出。

（四）体佩式助听器的使用要点

1. 体佩式助听器的导线插头不要插错　摘或戴助听器时不要用力牵拉导线，防止小角度弯折，避免导线折断。

2. 体佩式助听器一定要固定在胸前　防止产生磨擦噪声。助听器上端的传声器不能用衣服兜盖遮盖，以免影响声音的输入。

（五）音调调节装置等的维护

音调调节装置、声输出调节装置和AGC装置的位置不要随意变动，必要时请专业人员修理或调试。

（六）勿自行拆卸助听器

没有绝对把握，不要自行拆卸助听器，有了故障应请专业修理人员维修，否则往往是将简单、容易排除的故障修成整机解体，零件散失，最后不堪收拾。

四、助听器耳模

耳模耦合于助听器声导管和外耳道之间，是助听器的重要附件，它不但起着固定助听器、密闭外耳道、防止声反馈的作用，而且能改善助听器的声学特性。一般市售的助听器均有一个与外耳道相连接的耳塞，由于耳塞不能与外耳道的形状相适应，不能完全封闭外耳道，因此长时间戴用会产生不适感；如果助听器的音量开大，就会出现反馈啸叫。因此，凡是决定佩戴耳背式助听器的患者，无论是儿童还是成人，均应配制相应的耳模，以求发挥助听器的最好效果。

耳模的制作一般是先按使用者的外耳道和耳廓的形状制取印模，再按印模翻制耳模毛胚，然后经打磨、抛光、打孔等数道工序制成。现在耳模的制备材料有许多种，最常用的还是橡胶系列。按照所用材料，耳模可分为硬质耳模、软质耳模、半软半硬耳模等数种，按形状又可分为壳状、框架式、耳道式等不同样式。为了更好地补偿听力损失，耳模的声导孔可制成多种多样，改变其长度、内径、角度和弯曲度等任何一项均可改变其声学性能。有时，为了适应不同的听力损失，还要在耳模上打不同形状的通气孔或加阻尼装置，这些都是为了更好发挥助听器的听力补偿功能。

以上介绍的是通常与耳背式配套的管式耳模。对于佩戴大功率体佩式助听器者，为防止漏声反馈产生啸叫和耳机能舒适地固定于耳甲腔内，亦可配制耳模，此种耳模在中央处相当于外耳道口处打孔，可容纳耳机的耳塞座，称为扣式耳模，效果与管式者相同。

由于儿童处于生长发育过程，耳廓和外耳道的形状、大小也在不断变化。因此，耳模要定期制作，年龄越小，更换的频率应越高。成年人的耳模可长期使用。

第二节　人工耳蜗植入

人工耳蜗植入是一种模拟耳蜗功能的电－声换能装置，其研究已有约50年的历史。近10年来，随着人工耳蜗植入临床效果的不断提高，其应用价值与前景越来越受到临床医生、听力学家、特殊教育工作者的关注。在全球范围内，人工耳蜗植入已成为治疗深度感音性聋的主要手段。

一、人工耳蜗的工作原理和结构

人工耳蜗是用于成人和儿童重度以上的感音神经聋的神经假体，其作用是取代病变的内耳毛细胞直接刺激听神经产生听觉。虽然各制造商生产的产品在细节设计上略有不同，但是人工耳蜗的工作原理是相同的，都由几个主要部分所构成，即体外麦克风、言语处理器、传送线圈和通过手术植入体内的接受器-刺激器、电极。麦克风拾取声音，并将声信号转换成电信号；言语处理器对拾取的声信号进行分析，决定如何刺激植入耳蜗的各个电极，言语处理器的指令通过经皮肤插座方式或跨越皮肤的无线电波方式传入体内，跨越皮肤方式需要通过无线电波进行解码，然后，将言语处理器的指令转换为相应的电刺激，送到植入耳蜗的电极；电极处产生电流，作用于螺旋神经节细胞的周边末梢或细胞体，或者在电刺激的作用下产生神经动作电位，经听神经中枢端传入脑干的耳蜗核，再经中枢听觉通路传入听觉皮层，产生听觉。

（一）麦克风

通常置于耳背式佩戴装置中或安装在言语处理器中。另外，分离的别针型麦克风可直接插入言语处理器，有助于收集离人工耳蜗植入者有一定距离的言语声。人工耳蜗系统的麦克风除了具有微型的特征外，还必须具备有较宽的频响反映，而且能够将头部活动或身体行走所产生的低频振动影响降至最小。传统的麦克风多为全向型（omnidirectional），而应用于当今数码助听器的是方向型麦克风，可以帮助使用者在嘈杂的环境中更好地聆听言语声，降低身后或侧面传来的噪声，比如在多人同时谈话时或者在背景噪声很强的环境中专注听取某一个人的声音。多麦克风系统已开始被人工耳蜗系统采用，可以大大提高其方向选择性。

（二）言语处理器

言语处理器的作用，主要是将传入的语言信息进行分析，并转换成电刺激方式以刺激听神经。良好的言语处理器应能提取较多关键的语言信息并产生适宜的电刺激方式，使人工耳蜗植入的患者获得言语识别的能力。言语处理器有体携式（body -worn）和耳背式两种。言语处理器都以电池供能，体携式用AA号（即5号）电池、耳背式用助听器电池或专门的充电电池。除了通过麦克风提取声音信号外，在某些情况下，我们将现成的电信号直接送往言语处理器，例如，电视、音响系统和移动电话等都带有耳机输出接口，通过特殊的连线，信号可经言语处理器上的声音输入插口直接传入言语处理器。言语处理器内的言语处理方案，也称为编码策略，它解决如何分析言语信号并如何刺激各电极的问题。编码策略可大致分为两类，第一类为特征提取（feature extraction）方案（如F0/F2、F0/F1/F2和MSPEAK方案），其策略是首先提取言语信号中的重要特征，然后再将这些特征传送到不同电极以刺激听神经；第二类为波形（waveform）方案，其策略是将言语信号的波形以不同的方式传送到电极，这类方案又可分为模拟刺激（analog stimulation）方案（如SAS方案）和脉冲刺激方案（如ACE、CIS、SPEAK方案等）。

（三）信号传送与接收

言语处理器产生的指令必须有效地传到植入耳蜗内的电极。有两种方式来传送言语处理器的指令，即经皮肤法和跨皮肤法。在经皮肤法电极植入后，在外耳后方安置一生物陶瓷或金属钛制成的基座，言语处理器与耳蜗内电极经基座上的插口互相连接，此法的一个潜在问题是插座周围皮肤感染。目前商业化的人工耳蜗都采用跨皮肤法进行信号传送，此法需皮外的传送线圈和埋植于皮下的接受线圈以无线电波的方式来实现信号的传送、接收。传送线圈位于头皮内，后者还夹有磁铁片，接受线圈中央也有一磁铁片，这样使传送线圈与接受线圈通过磁性的关系隔着皮肤相吻合。接受线圈感应到的信号由刺激器进行解码并将电刺激送往相应的耳蜗内电极。人工耳蜗系统不但能从言语处理器向接受器-刺激器正向传送指令，而且能将数据反向从体内向体外传送出来，这一反向传出的数据可用于电极的电压和阻抗的测量，以便了解植入装置的稳定性，此外，这一数据传送方式被用来测量耳蜗内电诱发神经电位，亦称为神经反应遥测（neural response telemetry）。

（四）电极

多导人工耳蜗的电极实际上是一线性排列的电极束（electrode array）它由电极载体（electrode carrier）和多个电极组成，前者常为硅胶类生物兼容材料，柔软而富有弹性。电极组的机械性能必须稳定并有助于电极的无创插入。在手术过程中取放电极组的方式要由其硬度和截面积来定。总之，电极组柔软且截面积小，有助于电极的插入。通常，电极束经圆窗附近的耳蜗造口插入耳蜗鼓阶，以便电刺激螺旋神经节细胞及其外周末梢。各电极在鼓阶由蜗底向蜗尖依次排列，旨在刺激对由高到低不同频率敏感的听神经。

耳蜗内电极可以采用单极或双极刺激方式。单极方式下，各个蜗内电极以远处的蜗外电极作为参考电极进行刺激。该参考电极通常位于颞肌或植入的接收刺激器壳的外面。在双极方式下，一个耳蜗内电极以另外一个附近的耳蜗内电极作为参考电极进行刺激。在电极的设计上，应考虑以下几个因素：①电极放置的位置；②电极数目和电极间的距离；③电极与神经细胞或末梢的相对方向；④电极耦合构式（electrode coupling configuration）。

二、人工耳蜗的术前评估

对于需要进行人工耳蜗植入的患者，术前医学评估有着重要的意义，应由耳科医生和听力师共同完成，其目的是：①确定听力损失的病因、性质、程度以及有无手术禁忌证；②确定患者能否承受手术。另外，还应帮助患者及家属建立对人工耳蜗现实的期望值。只有经过全面且详细的检查和咨询后，才能实施手术。

（一）病史采集

询问听力损失发生的时间和原因。是在言语发育前，还是在言语发育后发生的耳聋，对于预测人工耳蜗植入后的效果有重要意义；听力损失是进行性加重，还是始终保持稳定不变；听力损失特别是重度或极重度听力损失发生的时间和持续的时间；有无明显的诱发因素，如感染、外伤及耳毒性用药史；是否有伴随症状如耳鸣和眩晕；是否有反复耳漏史，这一点很重要，如果中耳感染未得到控制而施行人工耳蜗植入术，会导致迷路感染且造成严重后果；是否有家族史；是否伴随有其他全身性疾病；是否曾选配助听器以及助听效果如何等。

（二）一般检查

一般状况检查包括血压、心率、呼吸、心脏、肺、肝脏、皮肤、神经系统等在内的全身物理检查，心、肝、肾等主要脏器的血液生化检查，还有心电图，胸透等常规术前检查。

耳鼻咽喉科检查包括鼻、咽、喉检查，以除外上呼吸道感染；检查外耳及中耳以了解有无感染征象；检查耳廓的大小、形状、位置，耳后和乳突部位的皮肤情况；头颅的弧度；检查眼球的运动、面肌运动是否对称；口腔、牙齿、舌、扁桃体、腺样体有无感染。

（三）特殊检查

纯音听阈测试：以对听力损失进行定性、定量诊断。听觉脑干诱发电位（ABR）：用于不能配合主观测听的患者，且可初步排除患者有否蜗后病变。声导抗测试：根据鼓室曲线及蹬骨肌反射可排除有否中耳病变。耳声发射：可以发现耳蜗损伤，比一般测听方法敏感，尚可探测耳蜗传出神经的功能。40Hz 事件相关电位检查（40Hz AERP）：其主要特点是具有频率特性，可了解聋儿的残留听力，有助于助听器的选配以及尽早进行语言训练。多频稳态诱发电位（steady state evoked potential，SSEP）：其主要特点也是具有频率特性，通常要求在睡眠状态下测试，较高的调制率不受睡眠的影响，其反应阈与纯音听阈之间有高度相关性，对于中度甚至重度、极度听力损失的相关性更加明显，可弥补ABR 、40Hz AERP的不足。言语测听：在佩戴和不佩戴大功率助听器两种情况下，检查患者言语察觉阈（speech detection threshold）；环境声识别（environment sound recognition）以及言语接受（speech perception）能力：需做开放项列检查（open set test）和封闭项列检查（close set test）。鼓岬电刺激（PTS）：通常被用作耳蜗植入术前检测听神经完整性的方法。最好能进行眼震电图检查，以便了解前庭功能。

（四）影像学检查

冠状位及水平位颞骨CT显示内耳形态以及内耳与毗邻结构的关系，可以了解颞骨的解剖，要注意耳蜗和前庭的形态，血管的位置和面神经的位置，耳蜗内有无新骨形成，乳突的气化程度，中耳是否有积液等。另外，如果怀疑耳蜗内有纤维组织增生应行MRI检查，此项检查也能帮助判断是否有耳蜗畸形、耳蜗骨化、前庭导水管扩大以及其他内耳和颅底的畸形。虽然CT能够帮助了解颞骨的解剖，但MRI还可以帮助了解耳蜗软组织结构。

（五）心理评估

交流方式的改变会产生深远的心理影响。有足够的愿望和支持、能完成耳蜗植入术后开机和康复训练计划的人，会从人工耳蜗中获得最大的收益。应该和患者详细讨论关于愿望值和期望值的问题。对于儿童患者，应该弄清楚家长的期望和态度。父母或家庭不切实际的期望所导致的失望，可能会破坏植入小组的精心努力。尽管患者及其家庭提高听力的希望是合情合理的，但是患者要获得实用听力常常需要进行一段时间的训练，而且仍有一定的局限性。需要确定患者有无那些无法完成康复计划的个人性格。此外，心理学评估还应筛查其他可能影响植入计划的情况，如精神病及器质性的大脑疾患等。

三、人工耳蜗的手术适应证

对于双耳重度或极重度聋患者，使用特大功率助听器效果不佳。如病变位于耳蜗，可以选择人工耳蜗植入。

（一）儿童患者选择标准

1. 双耳重度或极重度感音性聋（PTA3Fs ≥ 80dB）；
2. 年龄在18个月～9岁（美国FDA通过）；
3. 佩戴3～6个月合适助听器听力康复训练后听力改善基本无效或收效甚微：①5岁以下患儿，不能建立有效的听觉交流能力；②5岁以上患儿，开放式言语认知≤50%；③2kHz及以上频率的助听听阈在言语频谱范围之外；
4. 无手术禁忌证，如急、慢性外、中耳炎发作期和其他全身器官疾病不适合手术者；
5. 父母及家人对小儿改善听力具有强烈愿望；
6. 良好的家庭支持和良好的家庭聆听环境；
7. 对人工耳蜗有正确认识和适当的期望值；
8. 针对小儿患者，需要一套完整的听力语言康复教育计划。

（二）青少年患者选择标准

青少年患者一般指9～20岁的语前聋患者。所谓语前聋，是指在具有口语和语言学习经验之前发生的耳聋。

1. 双耳重度或极重度感音性聋（PTA3Fs ≥ 80dB）；
2. 自幼有助听器佩戴史和听力或言语训练史；
3. 助听器无效或效果很差，在最好的助听聆听环境下，言语识别率测试得分≤ 40%；
4. 可利用口语 / 听交流或唇读交流；
5. 无手术禁忌证，如急、慢性外、中耳炎发作期和其他全身器官疾病不适合手术者；
6. 有家庭和朋友的支持，本人强烈希望回到有声世界，并具有良好心理素质；
7. 有良好的文化知识获得环境，如继续在聋校学习，有良好的聆听训练环境；
8. 对人工耳蜗有正确认识和适当的期望值。

（三）成人患者选择标准

语后聋患者是指已有语言和口语学习经验之后发生耳聋的患者。

1. 双耳重度或极重度感音性聋（PTA3Fs ≥ 80dB）；

2. 助听器无效或效果很差，最佳助听的聆听环境下，句子认知测试得分≤40%（美国FDA最新补充标准，成人在最佳助听的聆听环境下，开放短句识别测试得分≤ 30%）；

3. 无手术禁忌证，如急、慢性外中耳炎发作期和其他全身器官疾病不适合手术者；

4. 有家庭和朋友的支持；

5. 对人工耳蜗有正确认识和适当的期望值；

6. 有适当的心理素质和主观能动性。

四、人工耳蜗手术

参阅第六十三章人工耳蜗植入。

五、人工耳蜗的术后调机

术后开机是指听力学专业人员为人工耳蜗术后患者安装人工耳蜗体外设备并对人工耳蜗系统进行调试。开机时间一般为术后一个月左右。开机后的一个月内，每周调试一次，共4次；之后可根据患者的情况，改为每周或每月调试一次，共2 ～ 3次；随后为每3个月调试一次，共2 ～ 3次；最后，患者应每半年至一年到专业机构随诊一次。

（一）电极阻抗测试

主要用于测试植入患者耳蜗内的电极功能是否正常。发现电极阻抗值异常以及引起非听性反应时应关闭电极。术后一个月开机，要首先进行阻抗测试。以后每次映射调图（mapping）之前，同样要进行阻抗测试。

（二）阈值、最大舒适阈调试

1.阈值（threshold）测试　阈值为患者每次均可听到的最小的电流刺激强度，简称T值，是一个心理物理的定义，用上升法来确定。阈值测试可根据患者的年龄来选择相应的方法。成人可采用与纯音测听相同的方法，如听到声音举手等。儿童则采用与小儿行为测听相同的方法。

对于小儿人工耳蜗植入患者，行为测试是一个长期而复杂的过程。对于大多数人工耳蜗植入儿童，由于术前缺乏听觉经验，患者在术后开机调试的初期反应较差，测试结果也不稳定，重复性较差。因此，应由经验丰富的听力学专业人员为儿童患者进行测试。

在调试过程中，需要由两位调试人员共同判断患者的反应，其中的一位负责调试设备及在测试中给出刺激信号。为了减少视觉提示对测试的干扰，这位测试者不应与受试儿童面对面坐着，另外一位调试人员与受试儿童面对面坐着，负责观察儿童对测试信号的反应，并控制儿童处于适当的反应状态。如有必要，还要训练患者建立条件化，以便配合整个的调试过程。

2. 最大舒适阈测试　最大舒适阈（maximum comfort level）是指患者不产生不适而感觉的最大电流刺激强度，简称C值。最大舒适阈测试时，同样应根据患者的年龄来选择相应的方法。成人可使用语言表达或指图的方法，儿童患者则采用语言表达、指图或行为观察的方法。

在最初的调试过程中，为了减少儿童因声音太大造成拒绝使用人工耳蜗，舒适阈可设置在阈上较小的强度范围。在随后的数周或数月内，随着儿童不断地接受和使用设备，可根据患者的反应逐渐地增加舒适阈的强度。对儿童人工耳蜗植入者来说，确定最大舒适阈的强度是一项非常复杂的工作。由于儿童不能明确表达他们所能忍受的某一特定强度的刺激，使得测试时工作出现困难。如果最大舒适阈设置过低就限制了刺激强度，使之接近阈值；如果此值设置过高，产生的结果就会使刺激强度达到不适阈、甚至痛阈。对于成人人工耳蜗植入患者，最大舒适阈是按照患者的主观感觉进行设置的。

患者开机后的一段时间内应定期进行调试。对于儿童患者来说，在最初的几周内定期进行调试更是非常必要。对于婴、幼儿患者，仅通过某一次调试很难得到每一电极的阈值，即在得到准确的调试资料之前，必须对他们进行多次调试。将某个通道的刺激强度逐渐增加到不舒适阈，一旦确定了这一点，C 值就应低于此点。国外学者的研究发现，C 值的设置应在大约低于不舒适阈 30% 的动态范围内，换言之，就是约在 T 值和舒适阈之间的 70% 处。

客观测试在术后调试中的应用，目前有些客观测试可辅助进行人工耳蜗的术后调试，如神经反应遥测、电刺激听觉诱发电位、电诱发镫骨肌反射等测试技术。通过这些测试来辅助确定 C 值。客观测试不能代替行为测试，最主要的方法还应是行为测试。

第三节　听觉言语训练

人们通过听觉，可以了解整个丰富多彩的有声世界，最重要的是习得语言和运用语言。对于在长期的社会实践中已经积累了丰富的听觉经验、建立了完整的语言体系的人来说，即使有了一时的听觉障碍，只要能及时地治疗或运用康复手段，补偿听力损失，其听、说能力不会受到影响。如果听觉障碍持续时间较长，就会妨碍信息的获取和利用，在这种情况下，就需要对其听力进行补偿或实施听力重建，同时，还要通过听觉言语训练，重建中断的听、说体系，以适应社会交往的需要。

需要说明助听器和人工耳蜗之间的相同点和不同点。其相同点是：听觉训练和学习的顺序相同；元音感知较辅音好，辨别辅音最困难；个体差异大；有背景噪声时辨音困难；有很多外界无法控制的因素。不同点是：学习过程时间上的变化，人工耳蜗植入者容易察觉声音，感受高频声音尤为突出，因此，提供了自然环境下潜在随意学习的可能性。

一、印刻现象与三早原则

（一）印刻现象的发现

1935年奥地利动物心理学家洛伦兹在研究刚出生的小鹅的行为中发现，刚出生的小鹅 20h 以内有明显的认母行为。它追随第一次见到的活动的物体，并把它当成“母亲”。如果小鹅第一次看到的是鹅妈妈时，就跟鹅妈妈走，如果看到的是洛伦兹时，就跟随洛伦兹走，并把他当成“母亲”。继续的研究又发现，如果在小鹅出生后的 20h以内，不让其接触到任何活动物体，过了一、两天后，无论是洛伦兹还是鹅妈妈，尽管再努力与小鹅接触，跟随现象也不会发生，即小鹅的这种认母行为丧失了。于是，洛伦兹把这种无须强化就在一定时期容易形成的反应命名为印刻（imprinting）现象。印刻现象发生的时期叫做发展关键期。

（二）人类心理发展的关键期

洛伦兹的发现，引发了人们对哺乳动物的研究，结果发现，几乎所有的哺乳动物都有这种关键期，由此而使人们的研究精力发生转向，聚焦在人类自身各类行为（如心理、技能、知识掌握等行为）的关键期的研究。大量的研究结果表明，人类发展过程中也有类似的现象存在。心理学上把人类发展的关键期也称为最佳期、敏感期、临界期等，即指个体发育过程中的某些行为在适当环境刺激下才会出现的时期。如果在这个时期缺少适当的环境刺激，这种行为便不会产生。印度“狼孩”的报道，证明了一个无可争辩的事实：人类的某种行为和技能，知识的掌握，在某个时期一旦错过或缺少有益的、大量的环境刺激，就会造成个体发展进程中永远无法弥补的遗憾。反之，如果在这个时期施以正确的教育和影响，个体的某种行为和技能的发展就会取得事半功倍的效果。

殷红博等人10余年对我国6 000多名幼儿的实验研究结果表明，幼儿期人类语言发展的关键期主要表现在3个阶段，第1个阶段发生在幼儿出生后的8 ~ 10个月，它是婴儿理解语言意义的关键期；第2个阶段发生在1岁半左右，它是婴儿口语发展的关键期；第3个阶段发生在5岁半左右，是幼儿掌握汉语语法，理解抽象词汇以及综合语言能力开始形成的关键期，这个时期人的语言能力最容易得到理想的发展，也最容易受到阻碍。

（三）聋儿康复中的“三早”原则

自17世纪80年代美国的达尔加农提出协助家庭克服听觉障碍儿童的早期发展问题至今，世界范围内的以听觉语言康复为主线的聋儿早期康复教育问题，已从医学模式向社会生态学模式发生了根本性的改变，并且越来越多地受到了当代特殊教育、学前教育等各方面潮流的影响。现代医学诊断技术、助听技术和神经认知心理学、心理语言学等诸学科的发展，都为聋儿听力语言康复的及早实施提供了前提条件和技术保障。

Arehart和Downs等人的研究表明，由于美国已经建立了新生儿听力筛查方案，所以新生儿在出生后3个月就可查出有无听力障碍，因此能够在生后6个月进行适当的早期干预即佩戴助听器。经过听力补偿，听力障碍儿童的言语发育可达到听力正常儿童的水平。Yoshinaga Itano分别对生后6个月与生后18个月的听力障碍幼儿接受干预的情况进行比较，发现生后6个月组的婴儿在接受语言和表达语言、词汇、总体发展等诸多方面，明显优于18月组的幼儿。20世纪80年代以来，我国诸多康复成功的案例也再次证明，聋儿的听力语言康复越早越好。

聋儿及早进行听力语言康复的价值包括：①在发展的关键期内为聋儿全面康复和发展建立基础，容易取得事半功倍的康复效果；②利于充分挖掘、利用聋儿个体残留听力和语言获得的可能性。其实施的要点有三个，即早期发现（early identification）、早期矫治（early rectification）、早期教育（early education），也有人解释为早期发现和诊断、早期听力补偿和早期训练，这就是目前我国对听力语言障碍幼儿采取的一种干预措施，简称为“三早”原则。

二、早期干预对聋儿及其家庭的意义

对聋儿进行听力语言康复，实质上就是对听力障碍的学前儿童实施特殊的早期教育。聋儿的听力语言康复进程必定受到来自特殊教育、幼儿教育和早期干预三个领域中各种观念的综合影响。作为这种影响的受体——聋儿及其家庭也自然成为这种综合影响的受益主体。

（一）对聋儿成长的直接效益

实施听力语言康复早期干预的直接效益是对聋儿个体成长的意义。第一，在聋儿发展关键期内进行基于听力语言康复为主线的早期康复教育，可以充分挖掘聋儿的残留听力，并利用大脑言语中枢的尚未完全定势的时机，减轻聋儿的残障程度，巩固或重建聋儿的听觉概念系统，形成从听觉途径接受信息、利用信息和习得语言的能力。这里最重要的问题是必须及早，在他们的残余听力和发音器官久置不用终致萎缩之前进行康复训练，一旦错过时机，康复效果往往事倍功半。第二，聋儿的早期干预也是对他们进行早期教育。在聋儿发展的关键期内，给予各种有序的、适宜的刺激，使得聋儿在获得听力语言康复的同时，也获得了认知、社会性、个性情感、艺术表现和运动技能等全方位的发展。研究表明，聋儿的听力语言能力是与其他方面的发展互为支柱、相辅相成的。早期康复教育将为聋儿的发展奠定坚实的基础，缩小与同龄正常儿童的身、心发展差距，使他们充满发展的自信，不再是受人怜悯的残疾者，最终成长为能够自食其力，为社会作出创造和贡献的真正的人。第三，听力语言早期教育将为聋儿创设和提供与人交往的机会，促使他们早日回归主流社会。孤独、寂寞、隔绝于正常儿童与成人世界的聋儿，也将有自己的同伴，他们活动、游戏、学习听与说，享受与别人交往、快乐的权利，这将更加有利于聋儿面对一个正常人的世界，有利于他们及早掌握交往与思维的工具。

（二）对聋儿家庭的间接效益

聋儿的父母常常因为子女的残疾而导致恐慌或家庭分裂，引起种种心理上的失调，并且承受着极大的精神压力和经济负担。当他们看到自己的孩子能听会说了，不再是社会的累赘及家庭的负担时，心中就会重新燃起对幸福生活的希望和信心。这就是聋儿在接受听力语言早期干预时，奉献给家庭的最好礼物。第一，对聋儿实施早期干预有助于聋儿父母正视自己孩子的残障问题，充分调动他们的爱心和勇气，在众多专家的帮助下，面对现实，正确教育自己的孩子，摆脱恐慌和被动的羁绊，成为命运的强者和促进聋儿康复的一种不可阻挡的力量。第二，聋儿早期康复教育有助于家长减轻精神压力和经济负担，为聋儿的成长提供更好的家庭条件。由于聋儿的存在，父母往往因为求医求药或照管孩子而影响工作和收入，家庭生活水平无形中降低了，自感社会地位也发生了变化。聋儿康复组织或机构的设立，以及为聋儿提供听力语言康复教育，使家长们看到了希望，他们从照管孩子家务中解脱出来，不仅可以正常工作又能获得相应收入，自我感觉像正常人了，无论是在精神还是物质上都是一种重负后的解脱。聋儿家长可以对孩子有更多的物质投资和教育关注，这无疑对聋儿的康复与发展起着良好的促进作用。

三、听觉言语康复的本质

对听觉言语康复本质的把握，取决于我们对人类言语行为的正确理解。人类言语交际的过程可以表述为：说话人在特定的情景中，将一定的意义的内容变成特定的语言形式发送给听话人，听话人接收到说话人的语言形式并从中理解意义。从信息传递的角度看，言语过程就是一定的信息被编码、发出、传递、接收、解码的过程。

（一）言语过程的开始

言语过程开始于人对某种交际意图的编码，交际意图就是交际的目的，是这一次交际的启动因素。将交际意图编码并且发出，才有以后的过程。言语解码是其逆向的过程。因此，有效的编码和解码是聋儿语言康复的终极目标，这种终极目标也是聋儿康复教学效果评价的标准。交际是一种行为，言语过程是动态的行为过程。因此，对于终极目标的评价以及教学应是动态的，即在实际的交际中教会和检验聋儿能否完成这个过程。将交际意图编码是一种心理过程。言语的编码的条件是清楚的，它是一个语言系统，包括语音、词汇、语法的知识和规则。聋儿的问题是，当他们学习了有限的知识后，能否内化为一种编码的习惯？如何养成这种习惯？因为只有这样，我们才能看到自主语言的表达。

（二）言语的发出

言语的发出的生理过程是将编组后的语言形式（内部语言）转化为外部语言，也就是可感知的有声语言，体现为连续的发音动作。聋儿在此环节最大的问题是发声和构音。言语的传递过程是物理过程，与正常人不同的是，聋儿有一个“听力障碍”问题。换句话说，聋儿在正常的传递通道中，加了某种助听装置。助听装置对语言的影响是怎样的？除此以外，聋儿常借助视觉接收语言（这里指的是唇读），对此如何加以利用？都是聋儿早期康复教学中应注意和解决的问题。关于言语接收，这里有两个问题：一是聋儿听到的究竟是什么？二是怎样使聋儿养成听的习惯？此外，接收语言还有分辨的问题，聋儿是怎样分辨语言的声音单位的？这与语言系统的内化程度有关，所涉及的还有心理的问题。反馈是一种调节机制，人根据反馈调节自己的话语行为。自我反馈是发话者根据自己听到的自己的话语所作出的话语调节行为。他人反馈是根据对方对自己话语的反应所做出的话语调节行为。从反馈的方式上看，有言语反馈和非言语反馈；从作用于感觉器官的角度看，有视觉反馈、听觉反馈和动觉反馈。聋儿的反馈，由于其听力的损失，在听觉的、有声语言的反馈方面明显地弱于常人，这对语言的学习和运用都是一个障碍。言语交际环境是交际产生的条件，任何交际都是在特定的环境中发生的。对聋儿康复的意义在于：一是如何强化一个有声语言环境；二是如何营造具体的语言应用的情景；三是如何将聋儿的语言学习贯穿在聋儿的生活活动之中。

（三）言语的过程是人与人互动的过程

语言是为满足与人的交际需要而产生的。语言的学习在真正的互动中才会有更好的效果。强调聋儿语言学习的互动性（自我交际是其特例）是有意义的，也就是要强调人（包括教者与学者）在语言学习与教学中的主体作用，这是任何机器都无法替代的。言语的编码始于交际意图，一定的语言形式要表达一定的意义。在聋儿的语言康复中，应该充分注意到这一点，积累其交际经验和使用不同的语言形式进行交流的经验。由此可见，小儿听觉言语康复教育的本质是如何帮助聋儿掌握一种以听－说形式为主体的交际手段，以及如何提高使用这种手段进行交际的能力。因此，聋儿听觉言语康复教育的终极目的，不是只强调语言形式和掌握语言知识的内容，而是形成与具备语言运用能力和言语功能。

四、儿童语言习得规律

儿童的语言的习得过程遵循着从简单到复杂这一基本规律，具体体现在语音、语法、语义和语用等习得的各方面。所有儿童学习语言都必然遵循这个自然规律，循序渐进地发展。在儿童语言发展过程中，语言获得的进展速度取决于儿童脑组织结构的发展与成熟，这是一个无法逾越的发展阶段，也是成人的示范和儿童的模仿虽然对其语言的学习起到一定促进作用，但不能造成超越儿童语言发展固有阶段态势的根本原因。波拉克（1985）关于听与说阶段划分的研究为我们描述了一个从出生到6岁的儿童有声言语习得和发展的历程（图65-1）：

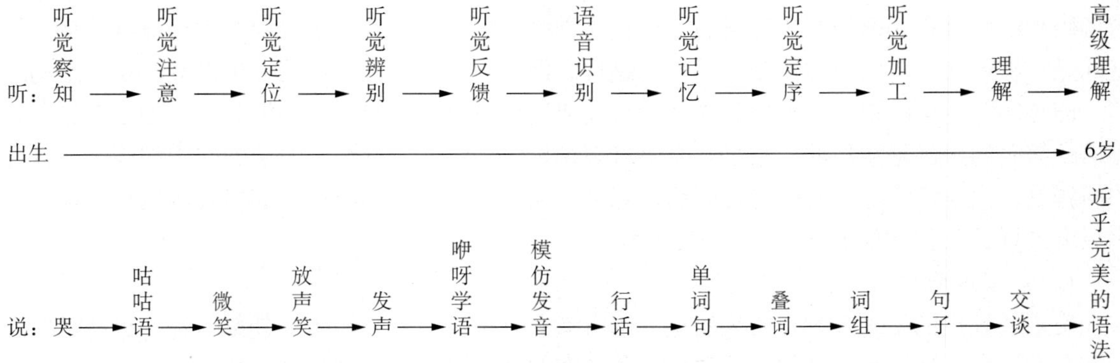

图65-1　从出生6岁儿童有声音的言语习得和发展历程

国内有关儿童语言习得研究的结果都证明，儿童语言的发展是积少成多，从易到难和由简到繁的积淀过程。根据郭熙等人归纳和总结，在语音、词汇、语法和语用方面，儿童的语言习得遵循着如下的规律：

1. 语音上由易到难　一般的说，双唇摩擦音在前，而舌尖摩擦音则靠后。

2. 词汇上由少到多　一开始掌握的是反映周围具体事物的，以后范围逐步扩大，由具体到抽象。如“爸爸”、“妈妈”、“娃娃”在先，而“热”、“黑”等在后。

3. 语法上由不完整到完整　表现在 3 个方面：

（1）句子由短到长：一开始是独词句，逐步扩展。如1岁到1岁半起，儿童看到玩具娃娃时会指着叫“娃娃”，要大人抱时会伸出两臂口叫“抱抱”。1岁半左右开始说出双词或三词组合的语句，如“娃娃饼饼”、“妈妈娃娃”等。

（2）语法结构由不完整到完整：开始说话时，儿童用独语句，后来又用一些非独语句但结构并不完整，如上举“娃娃饼饼”。有的儿童在 1 岁半到 2 岁左右便开始说出结构完整但无修饰语的简单句。如主谓句“宝宝看看”，动宾句“打爸爸”，主动宾句“叶叶吃糖糖”，主动双宾句“妈妈给叶叶糖糖”。据报道，2 岁时，这种句子已占总句数的一半以上。到 3 岁时，儿童所用句子基本上都是完整句，并含有一些修饰语，如“两个娃娃玩积木”、“亮亮穿好看衣服”。一般认为，3岁半可能是简单句发展的转折期。另一方面，儿童从2岁到2岁半就开始出现了数量不多的简单复句，以后和单句并行发展。这样，大致在 5、6 岁的时候，他们就能自由运用各种语言成分造出各种各样的句子了。

（3）词类由名词延及其他：资料表明，儿童先习得名词，然后才逐步扩展到其他词类，如动词、形容词、代词等等。在名词中，先从具体名词开始，然后到抽象名词，这一点上面已经谈到过了。

4. 语用上由不完善到完善　儿童的语用最初只表现在交往倾向上，逐步地发展为用语言来解决问题，进而能在不同的情景中根据要求选择表达对象。如在开始阶段，儿童多用直接的方式表达自己的要求，他会说“糖糖”，以此来要糖吃；一定的阶段以后，如果他要表达自己想要一个汽车玩具，他会说“明明买小汽车”。

五、聋儿语言发展特点

聋儿不同于正常儿童，是他们因为听力的损失而导致了语言障碍，使其在能力及能力的发展方式上具有特殊性。听力损失的程度越重，其言语障碍的程度也越重。国外学者的研究表明，平均听力损失 95dB 的佩戴助听器的听力障碍者，他们所发出56% 的元音和双元音、72% 的辅音均不正确。聋儿自身固有的特殊性不仅表现在智力发展上，也表现其语言的自然习得方面。根据李绍珠等人的研究总结发现，与听觉健全儿童语言习得相比，聋儿在语言习得方面有以下明显的特点：

1. 发音不清　这是聋儿语言康复教育中普遍存在的现象。发音不清可能是声母上的，如送气音和不送气音不分；也可能是韵母方面，如 an 和 en 不分；声调的相混更是常见。发音不清的主要原因不外乎三种：一是接受到的信号含糊，特别是高频词，聋儿不能准确地模仿发音；二是发音需要口、耳协调，由于听力损伤，所以协调不当；三是由于语言训练开始较晚，发音器官不能运用自如，如不能较好地控制呼吸的气流和控制舌头的运动等。

2. 音色不好听　最常见的是尖声尖气的“假嗓音”。导致这一现象的因素可能有两个：一是由于辨音能力差，自己不能控制声带；二是不会利用共鸣器官。

3. 音节受限制　听觉健全的儿童在3岁至3岁半时就可以说出17个音节的句子，聋儿则由于发音体不灵活等因素的限制，只能连续发出几个音节而且缺乏流畅感。

4. 语调不准或缺乏语调　这是不能控制声带的松紧造成的。

5. 词汇量小于同龄听觉健全幼儿　这是听力障碍影响接收语言素材的结果。

6. 不能分辨同音异义词　这说明理解性语言发展得不充分。

7. 不合语法　语法是抽象的结果。聋儿语言发展迟缓，抽象能力低于听觉健全的幼儿。

听力语言的康复训练是聋儿早期康复、教育的中心任务，康复教师或聋儿家长在遵循儿童语言发展规律的同时，应针对聋儿语言习得和发展特点，采用科学的方法对聋儿进行康复教育，以促进聋儿语言能力的真正发展。

六、小儿听觉言语康复的基本方法

对于听力障碍者要注重个别教育的课程设计，根据个体不同的情况，采取适合其发展的不同的听觉言语康复策略。康复的重点应围绕着听力障碍所造成的问题，并且如何使这些问题尽可能多地得到解决。康复应采取促进和弥补的策略。听觉言语康复的模式分为3个阶段：第一阶段是正规教学，即教会听力障碍患者不同类型的交往策略和适当的听说行为，对于聋儿来讲，要求他们集中精力反复去听，经常不断地练习；第二阶段是指导学习，即听力障碍患者在特定环境中运用交往策略，在假设的情景和对话中，进行角色的扮演，对于聋儿而言，要求集中精力地认真模仿；第三阶段是实战演练，即听力障碍患者在日常生活中，实践所学的新技巧和行为，对于聋儿而言，要求他们将所学的东西应用到日常生活中去。理想的过程应该是受训的听力障碍患者在完成第一阶段后，依次进入下面的两个阶段。但是，必要时也要重新回到上一个阶段，完成后再进入下一阶段，循环往复，螺旋上升式地前进。

听觉言语康复设计的4个原则：①听觉技能的培养和建立：内容包括声音的察觉、声音的辨别、声音的识别、声音的理解；②刺激单元：包括分解和整合训练，分解是指分辨和理解音节、音素、单词，整合是指理解完整的句子，为过渡到实战演练的奠定基础；③活动类型：包括正式和非正式的训练，正式训练指以小组为单位的集体教学和一对一的单个训练；非正式的训练指日常的训练，如对话和理论学习；④难易程度可分为6个级别：即根据难易程度分出层次进行训练，从简单到复杂，并且逐渐递增，螺旋上升。所有的原则都是围绕听觉技能培养和建立这个主线，4个原则要相互交叉和渗透，结合使用。

要设法确定聋儿的发展水平，以决定培养和建立的起点，然后努力提供一些必要而有益的经验（这些经验能帮助聋儿广泛地练习某一特定发展水平的一般性技能），使聋儿能对自己在多数场合下很想应用的、处于萌芽状态的能力进行练习。教师要先帮助聋儿制订计划，然后和聋儿一起完成这个计划。事实上，聋儿正处在人生历程中生理、心理发展速度最快的时期，虽然在发展的整体上遵循着等同于正常儿童的有顺序的阶段性的连续性发展过程规律，但由于听力语言障碍的客观存在，使其身心发展的某些方面滞后于其实际年龄水平，或错过了发展的关键期而成为异常行为，这就需要教育者根据聋儿发展的实际状况，采用不同的教育模式。

养成性教育模式，主要适用于同聋儿实际年龄及接受能力比较接近，正在形成中的还未成型的身心发展的某些方面，诸如智力品质、良好的行为、生活习惯以及动作技能、情绪个性等，主要目的是通过情景教育、家庭和幼儿园同步教育、典型教育、讲授教育、行为练习等手段帮助聋儿形成一种有益的、正确的心理定势或反射。

补偿性教育模式主要适用于落后于聋儿实际年龄水平的某些发展方面，诸如听力语言、认知能力及社会性的发展已经表现出某些异常的行为，如发音异常、情绪障碍或人格缺陷等，其目的是通过专项强化训练、行为矫治、游戏矫治等手段和方法进行有效干预，从而改变上述诸相关方面的发展状况，减少和正常儿童的差距。

（一）聋儿聆听技能培养和建立的方法

"听见"和"聆听"是两个有本质区别的概念。"听见"是一个生理过程，而"聆听"更多的是一个心理过程，包括听觉察知、听觉注意、听觉定向、听觉识别、听觉记忆、听觉选择、听觉反馈、听觉概念和听觉理解的形成。听觉察知是人耳对不同频率、不同音强、不同音色的声音的感受能力。它是听力的具体体现，是其他各项听觉功能发展的基础。听觉注意是人类为了满足某种心理需要而对声音的倾注、聆听的一种与听觉渠道有关的心理活动。听觉注意的产生，是人类听由被动接受声音到主动接受声音的重要转折，是形成听觉功能的前提。听觉定向是辨别声音出现的方向的一种能力，即寻找声源的能力，这种能力需要建立在听觉察知和听觉注意的基础之上。听觉识别即是听到某种声音，可以知道它是自然环境的声音、音乐声，还是人的谈话声；是某种事物、某种动物、某种乐器或某个人发出的声音，是区别声音异同的一种能力，是一种比较高级的听觉功能。听觉记忆是听觉识别的结果在大脑中的储存。储存包括声音的表象、声音的意义、提取，一般来说也应包含声音信号的表象及其意义。听觉选择就是在两种以上的声音中，或者说在噪声的环境中，选择听取自己需要的，或感到有兴趣的，有吸引力的声音的一种能力。听觉反馈是人们在听到声音或语言后出现的一种自我调节反应，它包括本能的反馈和能动的反馈。听觉概念是听觉通过大脑的思维活动，对声音信号所反映出的事物本质的认识，实际上，是在听觉传导的基础上，在生活的体验中，在相应感官的共同作用下人脑的认识活动。听觉理解是人的大脑对通过听觉通道所得来的声音住处的一种思维活动。语言的听觉理解先于语言的口头表达。它是有声语言发展的前提。听觉概念的建立，是听觉理解的起步。语言交往的过程，知识和生活经验的丰富，都有利于听觉理解能力的提高。人的智力关系着听觉理解的水平；人们对事物理解的程度，反过来又影响着智力的发展。可见，它是一种习得的行为，是经过练习可以不断提高的心理技能。关于聋儿聆听技能的方法，可以分别从两个方面来认识，一是培养和建立的程序，即先做什么，后做什么；二是培养和建立的操作方式。

1. 培养和建立程序 根据国外相关研究，有人把儿童聆听技能的发展，分为 4 段渐进的水平（图 65-2）。

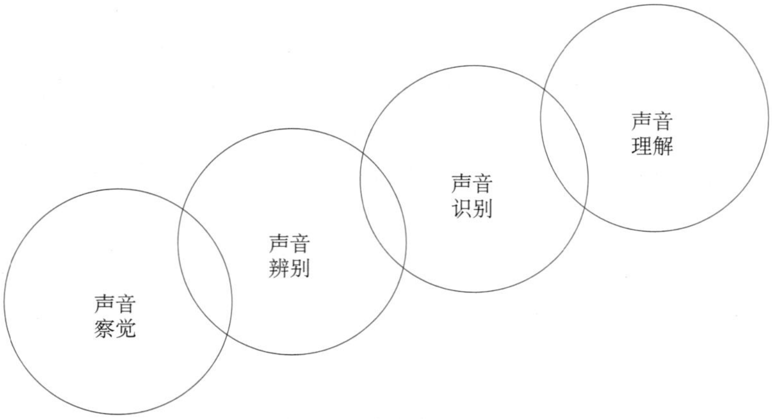

图 65-2 儿童聆听技能发展的 4 个阶段

第一阶段，声音察觉（awareness of sound），即儿童能感知到声音的存在，是最基本的听觉水平。这一阶段应建立以运用各种声音刺激，借助视觉、触觉等辅助手段，使聋儿知道声音的存在与否，培养其听音兴趣作为重点的培养和建立目标；第二阶段，声音辨别（discrimination of sound），即儿童判定听到的声音是相同还是相异，从而具备的一种基本的听觉水平。这一阶段应建立以积累聋儿区分声音的基本属性经验和培养初步的听觉分类能力为重点的培养和建立目标；第三阶段，声音识别（identification of sound），是儿童能够将听觉刺激与发声客体进行标识的一种听觉能力水平。这一阶段应建立以强化语音刺激，建立声义联系，形成聋儿听觉表象为重点的培养和建立目标；第四阶段，声音理解（comprehension of sound），即儿童能够通过听觉理解语言的含义，是一种较高的听觉水平。这一阶段应建立以培养聋儿感知连续言语能力，联系上、下文理解言语信息能力为重点的培养和建立的目标。

2. 培养和建立的内容　聋儿听觉能力的培养和建立以及聆听技能的掌握，直接关系到聋儿听力语言康复的最终效果，因此，聋儿听觉能力的康复是一项非常艰巨的工作。其具体内容可根据聆听能力发展的 4 种基础水平进行如下的分解：

声音察觉阶段，培养和建立的内容为：①听觉游戏条件反应的建立；②自发性机警反应的建立，③对自然环境声和音乐的感知。

实施方法：①让孩子听到鼓声向前走或听见敲鼓声举手；②突然给一个强声刺激（可以是言语声），引起其注意；③用声响玩具发声给予刺激，让孩子判断声音的有无，或让孩子跟着音乐作出相应的动作。

声音辨别阶段，培养和建立的内容为：①区分声音的时长，②区分声音的响度③区分声音的音调。

实施方法：①训练孩子辨别声音的长短，要求用能持续发音的发声物，如喇叭、哨子、风琴等。教师吹得喇叭响“嘟——”孩子也跟着发“嘟——”；喇叭响声不停，孩子发声不停；喇叭发长音，孩子跟着发长音；喇叭发短音，孩子跟着发短音；②各种乐器或发声物发声，当孩子在室外走时，发出大声令孩子重走。当孩子走进室内时，发小声，令孩子轻轻走；③可用发声物发出不同频率的音响给孩子听，并要求听到低音学牛叫“哞——”，或鸭子叫“嘎嘎嘎”；听到高音学火车叫“呜——”。还可以让孩子直接模仿所听的声音。有一种 8 响玩具枪，是听辨音调训练的极好工具。

声音识别阶段，培养和建立的内容为：①对语音超音段特性的分辨；②对单词音节不同的分辨；③对音节相同但辅音及元音信息不同的分辨；④对发音方式、方法和部位的分辨；⑤在短语中对关键成分的识别；⑥在噪声和距离变化条件下的语言识别。

实施方法：①听辨音素，首先是听辨元音，然后听辨辅音。人类发音的特点是元音在 40～50dB 间发音洪亮有力，音频较高的辅音口型变化较小，音频较低的辅音口型变化较大。听力障碍儿童一般对低频音理解较好，对高频音理解较差，因此，听辨音素训练，对于高频辅音不能急于求成。听辨音素训练，应该在孩子有一定词语的基础上，在学习并熟悉音素发音的基础之上进行。②音节的辨音练习是语音听辨训练的重点，其作法也有多种形式。如听辨wa 和ba，先教孩子在视觉辅助下训练，再完全凭听觉辨音。听见 wa 拿 wa 的卡片，听到 ba 音拿 ba 的卡片，等等。

声音理解阶段，培养和建立的内容为：①对日常短语或熟语的理解；②对连续语言的理解；③对简短故事中顺序关系的理解；④在噪声背景中理解对话；⑤对拟声或抽象语言的理解。

实施方法：①听从指令，在孩子掌握表达性语言之前，听辨句子的训练，主要采取听从指令的训练办法。这些训练要每天进行，逐步扩展句子，并贯穿于正规教学与非正规教学之中。训练愈结合生活和活动，愈具有趣味性和实用性，愈有价值、有效果。②对话训练，对话具有现实性、针对性，能吸引孩子倾听。对话的方式可以是大人与孩子对话，引导孩子之间对话，在表达和游戏中对话。对话要讲孩子愿意听、愿意说的内容，要考虑孩子的生活经验与回答的能力，逐步提高听训程度。对话训练要贯穿于孩子生活与教学活动的始终。③讲故事，孩子们一般都喜欢听故事，对听力障碍儿童的这类训练，最好利用图画，必要时掺入动作和表情。讲故事所用的语言要绝大部分为孩子所熟悉，故事内容简短，情节要吸引孩子，故事情节一旦吸引了孩子，言语听觉训练的效果就可以得到保证。

3. 培养和建立的方式　聋儿聆听技能的培养和建立方式，可分为单一听力口语方式和多种感觉参与方式两种。

单一听力口语方式，强调单独利用听觉途径去发展聋儿听觉技能（人工耳蜗儿童的聆听技能的培养和建立多采用此种方式），多采用听觉条件反应游戏法（如听声拨珠、听声摆积木、听声做动作）、听声识图法、听声指认法和听声复述法完成培养和建立的基本任务，突出好的聆听环境的营造，回避专用视觉或身体语言的沟通方式。

多种感觉参与方式，强调充分利用听觉、视觉、触觉等感觉渠道进行听力练习，其中尤以重视视觉的辅助作用。对各种声音的理解可借助实物、图片提示法进行练习，建立音义联系；触觉利用法可帮助聋儿建立对声音的物理属性概念；音乐旋律与关于声音的心理体验可借助动作表现或表演（表情）法进行。

七、帮助聋儿使用聆听技能学习语言的方法

（一）语言学习的基本途径

根据有关儿童语言发展的研究，儿童的语言学习途径概括起来主要有 3 种：

1. 社会模仿学习　大致有 4 种基本形式：①即时的、完全的模仿或临摹。如一个孩子说：“我妈妈出差了”，另一个孩子也说“我妈妈也出差了”；②即时的不完全模仿，如老师让孩子说“我要高高兴兴过六一儿童节”，儿童模仿成“我高高兴兴过儿童节”；③延缓模仿，听到范句后不立刻模仿，隔一段时间后，在一定的场合中把范句或与范句接近的话复述出来，如在班车上看到有的小朋友哭了，一聋儿说“小朋友哭，不好。”④选择性模仿或创造性模仿，即按照范句的句法结构，在新的情境中表述新的内容，这类模仿不是重复别人的原话，而要带有自己的创造性，比如聋儿在外出的路上看到“堵车”的情景，就说“车排队”。总的说来，模仿的发生往往受到儿童的言语技能的限制，对于超过他们技能的范型，或者表现为不能模仿，或者表现为不完全模仿。事实上，儿童模仿语言的时间很长，除睡眠之外，几乎都有语言伴随着儿童生活的展开，只要儿童有兴趣和需要，模仿学习可随时随地发生。因此，在语言教学中应经常采用示范、模仿和强化的策略，引发聋儿的创造性模仿学习。

2. 在加工信息中学习语义　成人每天都要用语言向孩子传递各种信息，儿童通过加工有关的词语和语句，获得很多的知识，而形成有关概念，也理解和储存了一大批词汇。例如，我们有计划地向聋儿传递“猫”、“羊”、“狗”、“兔”的有关信息，聋儿在加工信息过程中有理解、有顿悟，就会有“动物”类的词汇的储存。

3. 在建构话语时学习　儿童在每日的生活和做游戏、认知、交往活动中，需要将视觉信息、听觉信息、动觉信息以及个人的感受、愿望或需求转换成语言，或者根据别人的意图和要

求作出言语应答，语言结构的调整和重新组织不断发生，语义、句法、语用和主体认知水平之间不断地进行着“同化”和“顺应”，这就构成了语言学习的内部动力或策略，促使儿童不断地进行尝试、调整。这里有“创造”，也有“错误”，但都会引发周围人的积极反馈。因此，成人积极参与儿童的语言学习中，将有助于聋儿更加敏感、主动地吸收加工和输出语言信息，以致语言最终的习得。

（二）语言学习的基本内容

传统语言教学，常把语言的语音形式、语法形式和语义习得作为语言学习的基本内容。但事实上，儿童的语言学习在其他方面的参与，不可避免地具有语言规则知识范畴之外的一些因素存在，以语言规则知识的学习为核心内容的语言学习是无法全面解释聋儿在听力言语康复中所遇到的有关语言操作、运用和交往方面的问题的。1982年美国卡洛-乌尔福克和伦奇关于用相互作用解释儿童语言与语言障碍的观点，为我们重新审视聋儿语言学习的基本内容提供了很好的启迪。他们认为，儿童的语言学习系统应包括 4 个范畴，第一是语法规则范畴，它包含了语言信息传递时所需要的一切语言系统因素（词汇、语音、语法、语义和语用规则），这些都是儿童必须学习的内容； 第二是语言内容的认知范畴，其囊括了儿童在进行语言学习时参与的感觉、知觉、表征、概念化和符号化等认知因素，这些认知范畴的相关能力与经验也是儿童语言学习必不可少的重要层面； 第三是语言操作范畴，指人们使用语言进行交往的行为性过程，包括言语感知、理解、语言制作和说话也是儿童语言学习的基本内容； 第四是语言交际环境范畴，指儿童进行交谈时支撑他们说话的交流关系，包括促使双方产生交流动机、愿望和需要的内部环境，以及对交流具有刺激、辅助和保持双方言语契合紧迫感意义的外部环境，比如如何开始谈话、结束谈话、转换话题的技巧，表达方式、表达方法、语气的运用以及待人处世经验、交流氛围的营造技能等也是儿童语言学习的必要内容。

（三）有助于聋儿学习语言的基本方法

聋儿因为听力途径的障碍不能获得与正常儿童相等的口语学习条件，当他们带上助听器或植入人工耳蜗后，需要通过人工强化的环境来学习口语，这样才能在语言发展关键期内获得口头语言。因此，强化口语学习环境是帮助聋儿使用聆听技能学习语言的重要方法。其内容包括：

1. 以主题的方式提供口语学习经验　即以主题的方式将儿童生活中的口语经验分解成若干层面，采用“小步走、阶梯式前进”的原则，使聋儿通过一个又一个主题活动，获得与环境中语言的和非语言的材料、信息交互作用的机会，从而逐步增长个体与环境作用的能力，形成立体的口语学习经验。

2. 以整合的方式提供口语学习的内容　在组织聋儿进行口语学习时，教师或家长应注意将所涉及的语言知识、认知知识和社会知识以整合的方式进行提供，注意各类知识间的内在有机的联系。

3. 以活动方式组织口语学习过程　活动和游戏是儿童学习的基本方式，聋儿也不例外。聋儿尤其需要在视觉、听觉、触觉、嗅觉等各种感觉途径的综合作用下，积累经验、获得经验，理解物体、事件的关系，发展他们对世界的认识。要充分地调动聋儿参与活动的积极性，增加活动的趣味性，通过操作加强嘴、手、脑的综合运用能力和协调能力。

4. 以有机的再现不断强化、巩固口语学习效果　聋儿的口语学习是一种针对其特殊教育需要的特别帮助，这种帮助应不断强化和巩固聋儿的学习效果为最终目标。我们要将达到教学目标的内容分解成若干相互关联、渐次递进的具体要求和任务，并构成一定层次的过渡环节。具体学习内容以一种变化的形式在下一环节的学习中再现，而不是机械式的反复操练。

八、特殊教育原则策略

聋儿由于其特殊性的存在，为社区家庭教育的内涵增添了复杂因素。听力语言的障碍，是其突出的表现和最为显著的外显特征，它决定了聋儿康复特有家庭教育重心，形成了以听力语言康复为主线，同时兼顾相关领域发展的全方位教育格局。作为执行和实施早期教育干预策略的聋儿父母，就要比正常儿童的父母多一些必须遵守的特殊教育原则，以完成使聋儿的听力语言能力不断提升和发展的康复目的。

（一）确保优化聆听环境

1. 坚持每日检查孩子的助听器及电池；
2. 尽量减少家庭中背景噪声对聋儿聆听的影响；
3. 坚持在 1 ～ 2m 的有效助听范围内和孩子交谈。

（二）坚持不懈

1. 在日常生活活动中坚持不断地说；
2. 在专门的游戏时间里坚持不断地说；
3. 和孩子交谈家庭生活中所见到的一切；
4. 和孩子谈碰巧发生的事。

（三）做一个积极的聆听者

1. 对孩子的手势时刻能用语言给予相应的回应；
2. 全神贯注地聆听孩子的讲话；
3. 不时地对孩子所讲述的话题表示出你的兴趣；
4. 容忍孩子的发音水平；
5. 重复孩子所讲的话，使其内容更接近他所要表达的主题；
6. 适时打断孩子的谈话，插入你的评论，再继续开始他的谈话，为孩子创造一个既有来言又有去语的交流锻炼机会。

（四）清楚准确的表达

1. 说话时语速稍缓；
2. 发音清晰有力；
3. 可以夸张你的语调，但不是口型；
4. 变化你的音量及语调；
5. 使用变化的声调表达你激动的情感；
6. 使用你的表情传递你要让他知道的信息。

（五）保持眼神的沟通

1. 当孩子在与你交谈时，不管他看不看你，你都要注视着他；
2. 注意调整你的体位，创造孩子和你进行眼神交流的机会；
3. 用点头和微笑的方法延长与孩子眼神交流的时间；
4. 不断变换位置，使自己不断出现在孩子的视野范围之内；
5. 在孩子和你们正在谈论的物品之间，不断地变化眼神；
6. 使用诸如“哦，看！”等类似的语言引起孩子的注意。

（六）使用孩子能够明白的语言和孩子交谈

1. 倾听孩子的谈话，时刻把握他的理解状况；

2. 如果你的孩子表现出来不能理解对话中的某些内容，则需重复相关内容；

3. 如果孩子还是不能理解，就要借助图片、实物等媒介，帮助孩子学习有关概念；

4. 时刻根据孩子的注意程度来判断你们谈话的效果；

5. 使用简单陈述句式为孩子讲解交谈中的新出现的词汇。

（七）使用更多的命题式语句发展孩子语言能力

1. 每天要计划出一个专门的时间帮助孩子练习命题式语言；

2. 学会仔细观察孩子对陈述句、疑问句、祈使句的反应方式；

3. 如果孩子不能理解上述三种句式语意，可借助手势帮助孩子理解、区别。

（八）时刻拓展孩子的语言

1. 经常在游戏活动中通过丰富游戏环节和内容拓展孩子的语言；

2. 尝试利用增加孩子生活体验的方法拓展语言；

3. 通过专门的语言游戏拓展孩子的语言。

参考文献

1. 卢乐山, 林崇德, 王德胜主编. 中国学前教育百科全书心理发展卷. 沈阳: 沈阳出版社, 1995, 6-7
2. 殷红博编著. 关键期与潜能开发系列丛书幼儿语言发展关键期基础训练. 北京: 中国戏剧出版社, 2001, 1-4
3. 朴永馨主编. 特殊教育词典. 北京: 华夏出版社, 1996, 30-31
4. 张春兴编著. 现代心理学. 上海: 上海人民出版社, 1994, 426-427
5. Danied P. Hattahan and James N. Kanffman. Exceptional Children: Introduction to Special Education. 4th ed. New Jersey: Prentice Hall, 1988
6. 李绍珠, 周兢, 郭熙主编. 聋儿早期康复教育－理论与方法. 南京: 南京大学出版社, 1993. 69-102
7. Warren Estabrooks. Auditory-Verbal Therapy for Parents and Professionals. Washington: Alexander Graham Bell Association for the Deaf, Inc, 1994
8. 桂诗春编著. 新编心理语言学. 上海: 上海外语教育出版社, 2000, 170-173
9. 赵寄石, 楼必生主编. 学前儿童语言教育. 北京: 人民教育出版社, 1993, 276-279
10. 王林娥. 人工耳蜗植入病例选择和术前诊断程序. 中国听力语言康复科学杂志, 2003, 1: 52-53
11. 郗昕, 韩东一, 黄得亮, 等. Nucleus 24M型人工耳蜗植入后电极阻抗的变化. 临床耳鼻咽喉科杂志, 2003, 17: 593-595
12. Loizou PC. Introduction to Cochlear Implant. IEEE Signal Processing Magazine, 1998, 15 : 101-130
13. 韩德民主编. 人工耳蜗. 北京: 人民卫生出版社, 2003, 18-216
14. Niparko JK, Kirk KI, Mellon NK, et al. 王直中, 曹克利, 主译. 人工耳蜗植入原理与实践. 北京: 人民卫生出版社, 2003, 85-188
15. Clark GM, Tong YC, Pratrick JF. Cochlear Prostheses. Philadephia: Churchill Livingstone, 1990, 125-150
16. Clark GM, Cowan RSC, Dowell RC. Cochlear Implantation for Infants and Children. Sam Diego: Singular Publishing Group Inc, 1997, 47-169
17. 王忠植, 张小伯主编. 耳鼻咽喉科治疗学. 北京: 北京医科大学中国协和医科大学联合出版社, 1997, 353-

373

18. 姜泗长, 阎承先主编. 现代耳鼻咽喉科学. 天津: 天津科学技术出版社, 1999, 111-128
19. 余敦清主编. 听力障碍与早期康复. 北京: 华夏出版社, 1994, 102-222
20. Tye-Murray N. Foundations of Aural Rehabilitation. Singular Publishing Group Inc, 1998, 71-159
21. 田岚著. 助听器选配和听力康复. 苏州: 世界图书出版公司, 1999, 125-126
22. 姜泗长, 顾瑞主编. 临床听力学. 北京: 北京医科大学中国协和医科大学联合出版社, 1999. 440-526
23. 卜行宽, 刘铤. 世界卫生组织预防聋和听力减退工作情况介绍. 中华耳鼻咽喉科杂志, 2000, 35: 3, 237-239
24. WHO Prevention of Blindness and Deafness. Guidelines for Hearing Aids and Services for Developing Countries, July 2001, 9-10

第六十六章

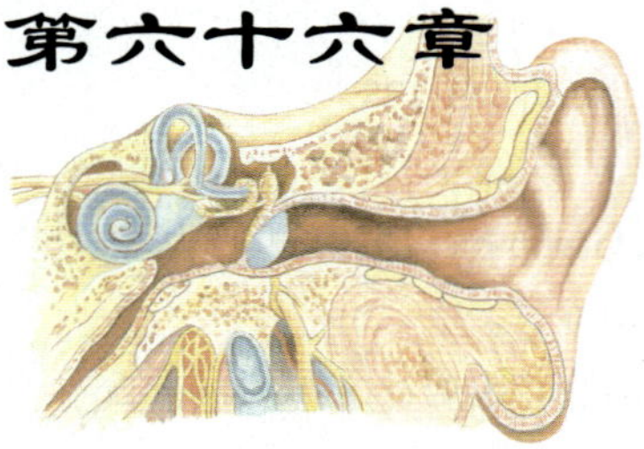

前庭康复

于立身

眩晕、头晕、平衡失调是各年龄组患者都常见的主诉，是临床上最常见的综合征。治疗这类患者很困难，且效果不佳。国际上近十几年在临床上开展的前庭康复（vestibular rehabilitation）诊治取得很好效果。但我国基本没有开展这项诊治工作。

第一节　前庭康复概述

眩晕、前庭疾患的诊治和康复是一个古老而年轻的学科，是治疗头晕、眩晕、平衡障碍的一种综合性疗法，主要技术源于理疗和职业疗法。借助于前庭神经系统的可塑性和与其他感觉系统（视觉、躯体觉和本体觉）功能上的相互作用，通过专门设计的方法，使患者头、眼、体做相应活动，调动中枢神经系统的代偿功能，以达到减轻或消除头晕、眩晕症状，防止跌倒，恢复和提高患者的平衡功能水平。

眩晕、前庭疾患的诊断性研究工作在我国起步于20世纪70年代，80年代引起广大专业人员关注，90年代始，国内大型医院相继开展了临床应用，但仅仅局限于眩晕的诊断，且发展缓慢。迄今为止，我国的眩晕、前庭康复基本处于空白。

在国外，眩晕、前庭康复近10年来有了长足的发展，不但在概念上有了更新，在技术方法、康复手段上也今非昔比。

临床上系统的眩晕、前庭平衡功能评定和前庭康复训练已经成为成熟的技术。以耳鼻喉科和神经内科为主，已经深入、广泛地采用了前庭康复技术，同时，在神经科、矫形康复科、运动医学、理疗科和老年病科等诸多医学学科，也正在广泛地开展其临床应用。

第二节　眩晕、前庭疾患患者群体

眩晕为多种疾病的常见症状，涉及多个临床学科，主要是由耳科前庭疾患和神经疾患引起，所以，尽管其他科室（普内、骨科、老年、儿科、中医、康复等）也进行眩晕的诊疗，但国际上多以耳鼻喉科、神经内科为中心开展该项工作。

眩晕为临床常见症状，随着社会环境、人口结构、饮食习惯等条件变化，眩晕患者逐年增加，尤其是中、青年患者的发病率明显上升。眩晕、头晕、平衡失调、老年人跌倒、头颅外伤、脑震荡、神经退行性疾病、药物耳中毒、前庭疾患和运动病患者，都属于需要前庭康复的患者群体。

国内眩晕、前庭研究发展的滞后，使得包括大部分医生在内的人们对其认识比较模糊，患者就诊方向不明、诊疗困难。所以，目前急需建立一个眩晕、前庭诊疗康复系统。

在中国，尚没有做过对眩晕患者群体系统的流行病学调查。美国所做的流行病学调查结果值得我们借鉴。

1. 眩晕、头晕、平衡失调

（1）每年 100 000 名初诊患者中有 3 200 人有这类疾患；

（2）23% ～ 30% 的成年人至少患过 1 次这类疾患；

（3）3.5% 的 65 岁左右的成年人遭受过一年以上的慢性、复发性的这类疾患。

2. 老年人跌倒

（1）65 岁以上的人群中每年有 1/3 ～ 1/2 的人发生过跌倒；

（2）30% 的 65 岁以上的人每年都跌倒过；

（3）跌倒过的老年人群中有一半人反复跌倒；

（4）跌倒是导致老年人外伤的原因，也是导致 85 岁以上高龄者意外死亡的原因；

（5）每年有 200 000 美国人发生髋部骨折是由平衡性疾病跌倒造成的；

（6）约 20% 的 65 ～ 75 岁的美国人患平衡性疾病；

（7）每年为治疗平衡疾患和跌倒造成的外伤所花费的金额估计达202亿美元，其中主要花费在髋部骨折治疗上，每个患者平均需 35 000 美元。

3. 头颅外伤和脑震荡

（1）每年有 400 000 ～ 500 000 名美国人遭受严重头外伤，其中大多数人外伤后头晕 5 年以上，许多人因此丧失劳动力；

（2）至今约有 53 000 000 美国人因脑外伤丧失劳动力；

（3）75 岁以上人群是脑外伤发生率最高的群体。在这个年龄组中，每年约有 191/100 000 人发生脑外伤，其最常见原因是跌倒。

4. 神经退行性疾病

（1）脑卒中：脑卒中是美国成年人失能的原因之一，每年耗资 400 亿美元，脑卒中幸存者常有平衡和（或）动作协调方面的问题，65%～75%的脑卒中幸存者不能行走，面部表情呆滞和智力低下；

（2）多发性硬化症：250 000 人患有多发性硬化症，多数多发性硬化症患者患有四肢肌肉无力和协调、平衡困难；

（3）帕金森病：美国有 1 000 000 人患帕金森病，患者中有 35% 以上的人发生过跌倒，有 18% 的患者因跌倒而骨折。

5. 药物耳中毒　发生率在 11% 左右。

6. 矫形伤

（1）矫形伤后常伴有顽固的、难于恢复正常功能的平衡障碍，而且增加再伤的危险；

（2）平衡是正确评估步态功能、步长、对称性以及稳定性影响程度的重要因素；

（3）多数矫形伤患者有本体感觉障碍、骨骼肌受损和平衡障碍；

（4）劳损、扭伤、用力过度、疼痛和退行性变与手术造成的一样，使本体感觉反馈受损。

7. 前庭疾患

（1）约有 12 500 000 个 65 岁以上的美国人患有头晕或平衡障碍，严重影响生活；

（2）至少有一半美国人在其一生中患过平衡疾病或前庭性疾病；

（3）老年跌倒群体中有 50% 的人是由于前庭疾病所致；

（4）40 岁以上的群体中有 40% 的人在其一生中发生过头晕；

（5）每年有 5 000 000 ～ 8 000 000 患者因头晕就诊，75 岁以上群体的人就诊的首要原因是头晕。

以上材料充分说明，要接受眩晕前庭康复的患者群体相当庞大。需要指出的是，不是上述所有病症都必定要进行前庭康复诊治，而是有限定的。上述病症在什么阶段需要进行前庭康复干预，具备什么条件给予前庭康复干预才能取得效果，给予的前庭康复选择什么项目等都需要慎重考虑。从Luxon（1997）提出的眩晕控制图（图 66-1）可以看出，前庭康复治疗是在诊断、治疗的基础上对急性期过后有前庭障碍、眩晕的患者采取的治疗，并不是对所有眩晕患者接诊后就实施前庭康复治疗。了解和把握这一点，对有效开展前庭康复非常重要。

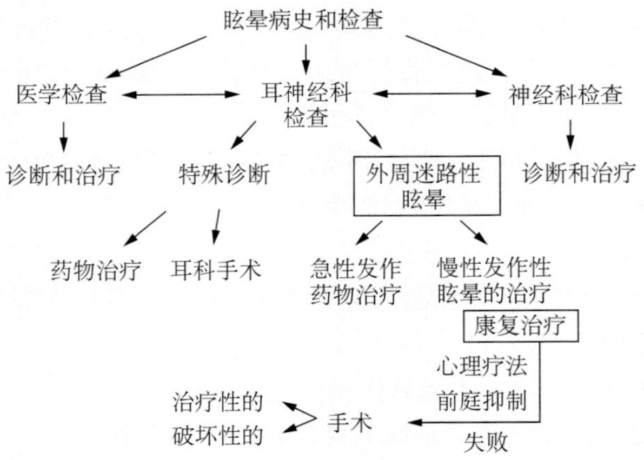

图 66-1　眩晕控制图

（引自 Luxon LM，1997）

第三节　前庭康复适应证

适合做康复诊治的具体病种如下：

1.一侧或两侧前庭功能低下；

2. 一侧或两侧前庭功能完全丧失；

3. 良性阵发性位置眩晕；

4. 脑外伤后遗平衡障碍；

5. 颈性眩晕；

6. 老年人前庭功能障碍和摔倒；

7. 非前庭性眩晕和平衡障碍；

8. 前庭和姿势控制障碍的儿童；

9. 运动病（晕车、晕船、晕机）。

第四节　前庭康复基本内容

前庭康复是整个眩晕诊治（诊断、治疗、康复和效果评估）的一个组成部分。它必须与眩晕患者的诊断、治疗密切结合，根据患者的具体情况组织前庭康复，而且要在康复过程中进行效果的评估，不断对康复方案进行修订。

一、前庭康复计划内容

1. 检测评定

2. 康复内容制定

（1）矫正、治疗和消除凡能影响适应、习服和代偿的病症和因素（图 66-2）；

（2）一般性的康复项目；

（3）个体化的康复项目；

（4）心理支持项目；

（5）效果评定；

（6）结束康复。

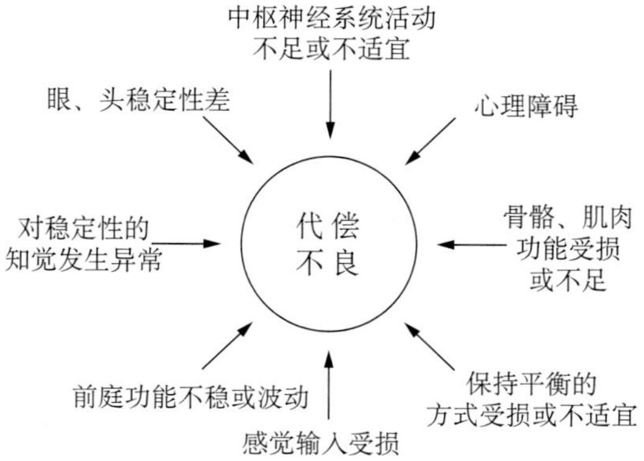

图 66-2 影响前庭代偿的因素

二、检测评定

对拟接受前庭康复治疗的患者首先要进行系统的、特别是前庭系统功能的专门检查，为拟订康复计划提供客观依据。

（一）检测评定的目的

1. 明确诊断；

2. 了解是否产生了代偿和代偿水平如何；

3. 确定是否是康复适应证；

4. 前庭神经通路功能状态 各级中枢完整是前庭代偿的基础，也就是要了解患者自身是否具备实施前庭康复的条件。

（二）检测的关键项目

1. 眼动 自发眼震、凝视眼震、扫视、跟踪、前庭眼动反射、静态与动态（摇头）视力等；

2. 颈活动范围 旋转转动，前屈、后仰，左、右侧倾，左、右转颈；

3. 变位试验；

4. 头晕引发的运动和头体位变化；

5. 睁、闭眼和在泡沫塑料垫上的静态平衡；

6. 步行 正常步态、脚尖脚跟走、头转时走等。

三、康复方法

（一）决定康复方法的要点

1. 整体性 要从患者整个身体状况考虑，其体力能承受康复训练的水平和其前庭系统异常程度、范围；

2. 个性化 康复要针对性强，根据每个患者的具体情况制定和实施康复计划；

3. 强化步态和平衡的动态康复；

4. 不断进行康复效果的评估和修订康复计划项目、进度。

（二）康复训练分类

从康复实施做法上分为：主动康复法、手法康复法和器械康复法。从康复机制上分为：适应（adaptation）、替代（substitution）和习服（habituation）康复训练法。

主动康复法是指患者在医师指导下自行、主动做类似体操的运动训练，如一直沿用至今的著名的 Cawthorne-Cooksey（1945）康复练习以及我国闻名世界的太极拳。

手法康复法是指医师采用一定手法矫治特定的眩晕病症，如治疗良性阵发性位置性眩晕和颈性眩晕的手法。

器械康复法是指用专门的设备对患者实施康复训练，如训练姿态、步态、平衡的静态、动态训练平台（如美国 NeuroCom 产的长条训练平台和 EqueTest 动态平台，美国 MicroMedical Com 产的 Sport KAT3000 生物反馈训练平台），训练眼、手、脚协调的训练仪（如美国产的手足协调仪和周边视觉认知训练仪 Peripheral Awareness Trainer），训练视觉稳定性的前庭摇头自旋转检测及训练仪（VOETEQ，VAT，GST等）和动态视力检测、训练仪（DVA）、前庭眼动反射训练仪（VisFlex VOR retraining bar）、重力垂直线训练仪、虚拟现实 VOR 增益训练仪（美国 virtual reality for modulate of the VOR）等。

前庭适应训练法是指一侧前庭功能低下或丧失时，通过训练调动前庭系统受损侧还残存的功能和完好的中枢（如前庭神经核）恢复功能，使之对输入产生反应，增加前庭系统的增益，以达到两侧功能平衡，减轻和消除症状。

替代训练法是指经过训练形成视觉优势和本体觉优势替代受损的前庭觉输入，改善凝视和姿态的稳定性，以减轻和消除症状。

习服训练法是指使患者反复暴露于引发病理反应症状的激发刺激下，使病理的症状反应（主要是自主神经症状）减轻，以至消失。

根据患者病史、实际检测结果和最后诊断，可用上述方法之一，也可以使用几种方法组合，但不管用什么方法，都要遵循以下原则进行康复训练，才能取得理想效果。

1. 增加和变换练习的速度；

2. 在各种头、体位和活动中实施练习（如在坐位练习头动，以后在站位，在行走中练习头动，以及在摆动上肢行走过程中动头）；

3. 在降低视觉，降低躯体觉，或同时降低视觉与躯体觉条件下进行练习（如做睁眼和闭眼的平衡练习）；

4. 让患者做各种力所能及的事和接触各种环境条件（如在房间内行走，到商业步行街行走等）；

5. 经常对康复效果进行评估和及时调整康复计划。

第五节　前庭适应训练

前庭适应训练多用于前庭功能低下。这种训练的目的在于促使适应形成。Herdma 和 Whitney（2000）对设计和安排这种训练提出了如下值得借鉴的原则：

1. 用能产生错误信息的刺激引发适应　这可使前庭系统增益发生改变，使中枢神经系统因此减少错误信息的产生。头动与视觉输入结合在一起的刺激最好。Tusa 和 Herdman 1993提出如图 66-3 所示的训练方法。图中 A：训练者手拿一视觉目标置于受训者眼前固定不动，受训者始终保持注视目标，同时左、右动头；B：训练者手拿视觉目标在受训者眼前做左右方向移动，受训者尽量注视目标，同时做与目标移动方向相反方向动头，即受训者动头方向与目标移动方向相反。这种训练所使用的目标分为中心视觉目标和全视野目标；头动方向分为水平方向与垂直方向。

2. 适应的养成需要一段时间过程　通常训练 1 ~ 2min 就可以出现适应，但真正养成适应需要一段时间过程。每次训练的持续时间，开始可较短，以后逐渐延长，每天要训练几次。

3. 前庭眼动系统适应有特异性　前庭系统适应有频率和头位依赖性，就是说在一特定频率和头位下养成的适应，前庭系统的增益只在该频率和头位下才能得到提高，所以要在相当频率范围内和多种头位下进行这种训练练习。

4. 前庭适应受意识的主动运动控制影响　要求受训者集中注意力充分发挥想象力和排除一切分散精力的因素去完成练习。

5. 前庭适应训练成功与否为受训者的能力所制约　主要指受训者保持注视目标的时间长短的能力。

6. 前庭替代训练　替代训练与适应训练在机制上不同，适应是触发受损后剩余的功能得到恢复，而替代训练是动员其他感觉信息替代受损的前庭系统的信息。一直沿用至今的、著名的Cawthorne-Cooksey（1945）康复练习（表66-1）就可起到替代训练目的，多用于前庭功能低下患者，特别是前庭功能完全丧失患者的康复训练。

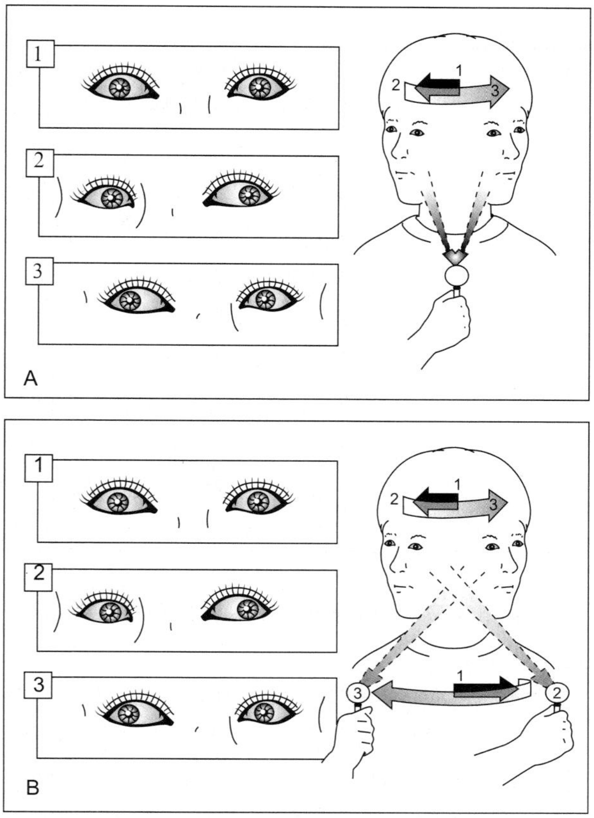

图 66-3　增加前庭系统增益的训练方法
（引自 Herdma SJ 和 Whitney SL，2000）

表 66-1　Cawthorne-Cooksey 康复练习（转引自 Herdma SJ & Whitney SL，2000）

A. 卧位
- 1. 眼动：先慢后快
  - （1）上、下动；
  - （2）左、右动；
  - （3）注视由面前 90cm 远移到 30cm 远的手指。
- 2. 先慢后快动头，而后闭眼动头
  - （1）前低头、后仰头；
  - （2）左、右转动头。

B. 坐位（在训练室）
- 1. 同 A1 和 A2；
- 2. 耸肩和环绕肩；
- 3. 向前下弯腰和把一物体从地上捡起。

续表

C. 站立（在训练室） 1. 同 A1、A2 和 B3； 2. 从坐位改变为站位：先睁眼做，后闭眼做； 3. 在眼水平以上高度从一只手向另一只手传一小球； 4. 在膝以下高度从一只手向另一只手传球； 5. 由坐位站起和由站位坐下。
D. 运动（在训练室） 1. 围绕站在中间的人转动，并接该人传的大球和在返回时把球传出； 2. 围着房间走：先睁眼走，后闭眼走； 3. 上、下斜坡走：先睁眼走，后闭眼走； 4. 上、下台阶走：先睁眼走，后闭眼走； 5. 做含有俯身弯腰、仰身伸腰和瞄准目标动作的运动，如投球。

Herdma 和 Whitney（2000）归纳出 Cawthorne 和 Cooksey 提出做这种康复练习时应注意的问题如下：

（1）要在各种体位和各种运动速度下进行练习；

（2）既要睁眼做练习，也要闭眼做练习（Cawthorne 和 Cooksey 认为闭眼可以减少患者，对视觉信息的依赖性，从而有可能强化前庭和躯体感觉机制的更有效的代偿）；

（3）要在噪声和人多的环境中练习（前庭障碍患者控制这种环境很困难）；

（4）组成小组进行群体练习，有利于鼓励患者积极性和引发患者的兴趣，也有利于患者管理和节省医生的时间。

7. 前庭习服训练 Norre 在 1979 年提出用前庭习服方法治疗一侧前庭器官功能丧失患者，在 1980 年与 Weert 一起论证了其治疗机制。他们认为，前庭功能不对称向大脑发送扭曲的前庭信息，与来自正常视觉和躯体感觉系统传入的信息发生冲突，造成“感觉错误匹配”，并确信这是一侧前庭功能丧失患者产生症状的原因。

Shepard 和 Telian 在 1995 年提出的运动敏感性测试（motion sensititivity test）和根据测试结果构建训练项目（表 66-2）就是典型的前庭习服训练。

表 66-2 动敏感性测试（改自 Herdma SJ & Whitney SL，2000）

运动动作	基本症状		
	程度	持续时间	评分
由坐位到仰卧			
由仰卧到左侧卧			
由仰卧到右侧卧			
由仰卧到坐起			
左侧 Hallpike-Dix 位			
由左侧 Hallpike-Dix 位坐起			
右侧 Hallpike-Dix 位			

续表

运动动作	基本症状		
	程度	持续时间	评分
由右侧 Hallpike-Dix 位坐起			
坐位，头俯下靠到左膝			
头由左膝抬起			
坐位，头俯下靠到右膝头由右膝抬起			
坐位，水平转动头 5 次			
坐位，俯仰上下垂直动头 5 次			
站位，向右转 180°			
站位，向左转 180°			

Herdma 和 Whitney（2000）归纳出 Shepard 和 Telian 提出做这种康复练习时的几点指导意见：

（1）用从测试项目中选择 4 种动作构建习服训练计划，患者每天练习两次，每次做 2 ～ 3 次；

（2）患者动作强度和速度要达到能引发出轻度至中度症状的程度，是这种练习的要点；

（3）一旦习服出现，可增加动作强度；

（4）每个动作做完要休息一下，使症状消失（每次练习产生的症状一般经 1min 可减轻，所有练习作完一般需 15 ～ 30min 症状减轻、消失）；

（5）经过 4 周的训练症状开始减轻，通常至少需要训练 2 个月，症状可逐日减轻至消失；

（6）这种练习不适合所有患者，年长者动作不能做得太快，有立位低血压和立位耐力不良者做此练习要特别小心和警惕，一旦出现摔倒要审查和修改训练计划。

作者根据运动病发生机制的研究，设计了一组对运动病易感者脱敏习服训练方法，称为阶梯式累加科里奥利加速度耐力习服训练法。具体方法为：

（1）在电动转椅上进行，受训者端坐在配有摆头头托的转椅上。

（2）选定旋转角速度后启动转椅，转椅旋转到给定的角速度后进行恒角速度运行，同时令受训者按电节拍器的响声节奏左、右摆头，摆头速度为 30°/s。

（3）训练分为 4 个耐受目标点：第 1 耐受目标点：60° /s，300s + 75° /s，300s（科里奥利加速度值为 $11.3\pi^2/cm/s^2$）；第 2 耐受目标点：75° /s，300s + 90° /s，300s（科里奥利加速度值为 $13.8\pi^2/cm/s^2$）；第 3 耐受目标点：90° /s，300s + 105° /s，300s（科里奥利加速度值为 $16.3\pi^2/cm/s^2$）；第 4 耐受目标点：105°/s，300s + 120°/s，300s（科里奥利加速度值为 $18.8\pi^2/cm/s^2$）。

（4）每日训练一次，直至达到一个耐受目标点再传入下一个目标点。达到所要求的耐受目标点后连续巩固 3 天。

经实际检验，运动病易感者经过系统的脱敏习服，成功率达 98%。

第六节　良性阵发性位置性眩晕专门康复疗法

一、良性阵发性位置性眩晕概述

良性阵发性位置性眩晕（benign paroxysmal positional vertigo，BPPV）是一种前庭外周性疾病，是引发眩晕的常见原因之一。该病的突出特征是当患者的头进入一特定位置时即出现短暂眩晕发作，各年龄期内都可发病。该病可以是自发的，也可在头外伤、迷路炎之后引发，还有因前庭动脉供血不足所致，多在躺下、起床、在床上翻身、大弯腰低头以及往上看等情况下引发眩晕发作。

现在已经得到公认，良性阵发性位置性眩晕是因囊斑上的耳石砂碎块落入半规管内或半规管壶腹嵴胶顶上所致，所以又称耳石症。

良性阵发性位置性眩晕分为两型（图66-4）：半规管管性耳石症（canalithiasis）和半规管胶顶性耳石症（cupulolithiasis）。

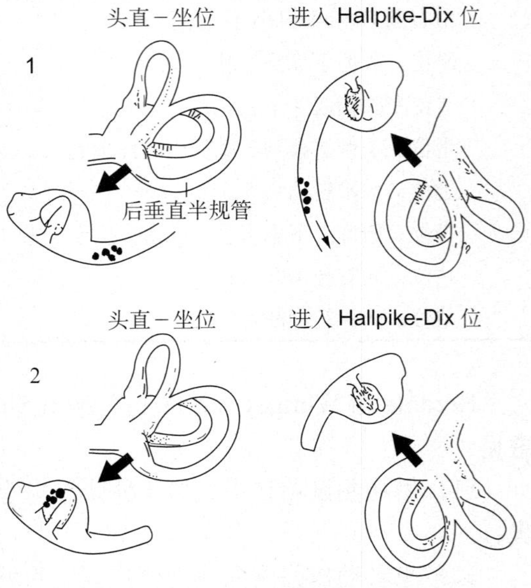

图 66-4　两种类型良性阵发性位置性眩晕
（Herdman 等，1993）

图中1是半规管管性良性阵发性位置性眩晕。当进入头悬位（Hallpike-Dix 位）时，耳石碎片在半规管管内流动，使内淋巴液流动，克服胶顶的惯性，胶顶移动，产生异常信号发送到中枢神经系统引发眩晕。图中2是半规管胶顶性良性阵发性位置性眩晕。耳石碎片贴在胶顶上。当进入头悬位时，重力使贴有耳石碎片的胶顶移动，产生异常信号发送到中枢神经系统引发眩晕。临床上半规管管性良性阵发性位置性眩晕多见。

以前认为，因后垂直半规管离椭圆囊近，所以良性阵发性位置性眩晕是后垂直半规管性的。后来发现耳石碎片可以落入3对半规管的任意一个半规管内，只是其发生率不同（表66-3）。

表 66-3　各半规管的 BPPV 发生率（引自 Herdman 等，1994）

病变半规管	病例数	发生率（%）
后垂直半规管	49	63.6
前垂直半规管	9	11.7
水平半规管	1	1.3
前或后垂直半规管	18	23.4

二、良性阵发性位置性眩晕手法治疗

目前认为，用改变头位的手法治疗BPPV有效。现在手法种类很多，用哪种方法更有效是值得考虑的问题。在选择手法前首先要确定是否是BPPV？是哪一类的BPPV？是半规管管性的还是胶顶性的？是哪个半规管的？是水平半规管还是垂直半规管，垂直半规管是前垂直半规管还是后垂直半规管？

Herdman SJ 和 Tusa RJ 推荐了 3 种方法，并且提出了具体建议（表 66-4）。

表 66-4　治疗 BPPV 手法的建议（引自 Herdman and Tusa，2000）

管性耳石症 (重度)	管性耳石症 （轻度）	胶顶性耳石症	
后垂直半规管性 BPPV	CRT◆	Brandt-Daroff◆	Liberatory◆
Liberatory	CRT	Brandt-Daroff	
Brandt-Daroff	Liberatory		
前垂直半规管性 BPPV	CRT◆	Brandt-Daroff◆	Liberatory-A◆
Liberatory-A	CRT	Brandt-Daroff	
Brandt-Daroff	Liberatory-A		
水平半规管性 BPPV	CRT-Hcanal	CRT-Hcanal	Brandt-Daroff_Hcupulo

注：◆是首选的手法。表中的 CRT、Brandt-Darof 和 Liberatory 均为手法名称

三、半规管耳石复位法

半规管耳石复位法（canalith repositioning treatmeant，CRT）专门用于半规管性 BPPV，对前、后垂直半规管 BPPV 都有效（图 66-5）。

让患者先仰卧位，头悬下，在受累耳侧位（图 66-5 是向左侧）上悬垂 1 ~ 2min（图 66-5A、B）。然后慢慢地把头转向健耳侧（图 66-5C），在这位置上稍停留。再把患者转到侧卧位，同时头向下弯曲45°（头冲向地板）（图 66-5D）。在这一位置上，患者可有短时间的眩晕和眼震，表明耳石碎片在后垂直半规管中移动。把头保持在健耳一侧和头下俯，然后慢慢地扶着患者坐起（图 66-5E）。如果耳石碎片在半规管内移动和进入半规管总脚，眼震方向是一致的。如果眼震方向相反，可能是耳石碎片又返回到胶顶上。为了确保耳石碎片经过手法治疗后停留在椭圆囊内，要求患者当天不要弯腰、屈身，不要靠背坐卧和不要低、仰头。要求 48 h 内患者头直

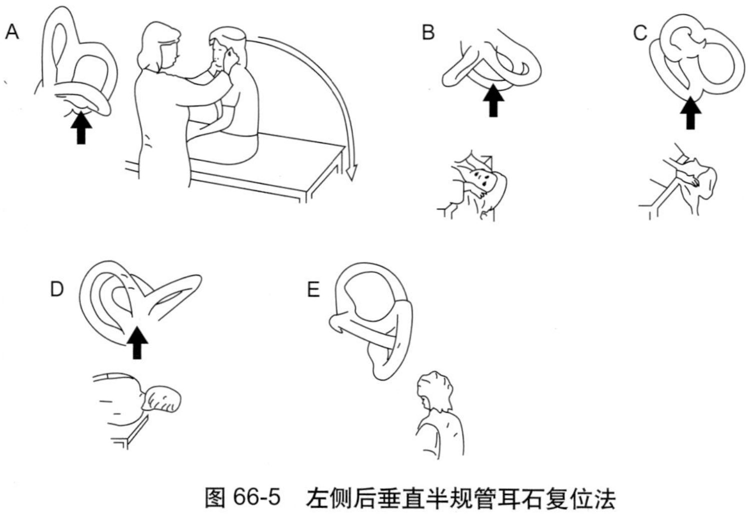

图 66-5　左侧后垂直半规管耳石复位法
（引自 Tusa, RJ 和 Herdman, SJ, 1998）

位，就是睡觉也要处于直立位，之后不要向受累耳一侧躺着睡觉，一直持续 5 天后做效果评定。

该手法的疗效各家报告不一，基本在70%～95%之间。

四、水平半规管耳石复位法

1996 年 Lempert.T 和 tiel-Wilck 以及 Herdman.SJ 同时提出水平半规管耳石复位法（canalith repositioning treatmeant horizontal canal canalithiasis，CRT-Hcanal）（图 66-6）。

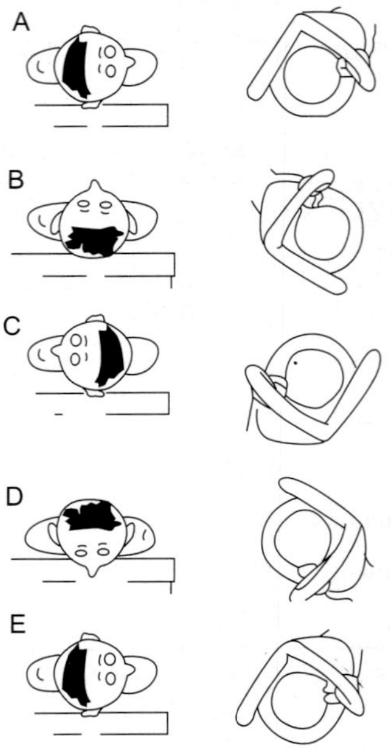

图 66-6 水平半规管耳石复位法

（引自 Tusa,RJ 和 Herdman,SJ,1998）

患者取仰卧位，头转向受累耳侧，即受累耳向下（图66-6A示出的是右侧水平半规管BPPV）。然后缓慢地把头向健侧耳转至面向上（图66-6 B）停留15s或待至眩晕消失，然后继续转头至健侧耳，即受累耳向上（图 66-6 C）。在这个头位下停留 15s 或待至眩晕消失，然后头、体一起向同一方向转动至面向下俯卧位（图 66-6 D），并在该位停留 15s。最后把头体一起按同一方向转动至原来受累耳向下的位置（图 66-6 E），即A的位置，停留15s后扶患者缓慢坐起，头保持水平位或向前低 30° 。手法治疗后让患者遵守与 CRT 法一样的要求。

五、释放半规管耳石法

用于垂直半规管管性耳石症治疗的一种手法，由Semont等人在1988年提出的。用于后垂直半规管管性耳石症的手法称为 Liberatory Maneuver，简称 Liberatory 法，用于前垂直半规管管性耳石症的手法称为 Liberatory-A 法（图 66-7）。

患者坐在检查床头上，头向健侧转 45°（图 66-7 A）。然后快速躺向受累耳侧，头下悬 20°（图 66-7 B）。1min 后迅速坐起侧卧向对侧，而头仍处于向健侧 45°（此时患者的鼻子以 45° 向下，冲着地板）（66-7 C）。患者在此位停留 1min，然后缓慢地回到坐位（图 66-7 D）。治疗后对患者的要求同 CRT 法。

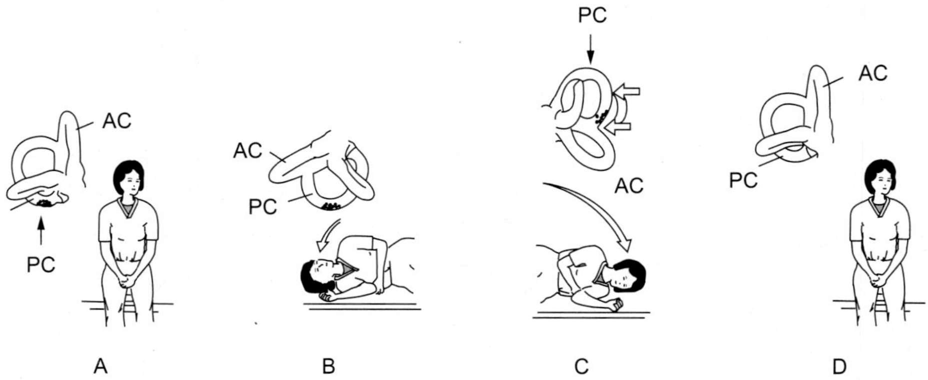

图 66-7 释放半规管耳石法

（引自 Tusa,和 Herdman,1998）

AC: 前垂直半规管；PC: 后垂直半规管

用于水平半规管管性耳石症的手法，Liberatory-A法与治疗垂直半规管管性耳石症手法，Liberatory法的区别点是，患者头转向受累耳一侧，并快速躺向受累耳侧（鼻子侧45°，冲向地板），经过几分钟后患者快速坐起并躺向对侧（此时鼻子侧45°，冲上）。其余步骤同 Liberatory 法。

Liberatory 法的疗效在 84% ～ 93% 之间。

六、Brandt-Daroff 习服练习法

这是 Brandt 和 Daroff 在 1980 年提出的一种让患者一天反复做几次引起症状的头体变换方法。做法是（图 66-8）：患者先取坐位，然后快速进入引发症状的头体位（图中向右侧位）。眩晕发作时可见旋转性眼震，同时可以有上向眼震。患者诱发的症状轻重与进入诱发眩晕体头位快慢有直接关系。症状消失后，再停留30s后坐起。在直坐位等待症状消失。然后快速躺向对侧位，停留 30s 后坐起。整个治疗重复 10 ～ 20 次，每日 3 次，直到连续两天没有症状为止。

用于水平半规管管性 BPPV 的 Brandt-Daroff 习服练习法称为 Brandt-Daroff-Hcanal 习服练习法。二者的区别只在于反复在水平半规管平面内做练习。经 3～14天的练习，效果可达 98%。

七、良性阵发性位置性眩晕诊疗流程

Herdman.SJ 和 Tusa.RJ（2000）在总结良性阵发性位置性眩晕诊断和治疗的经验提出良性阵发性位置性眩晕诊疗流程图（图 66-9），很有借鉴价值。

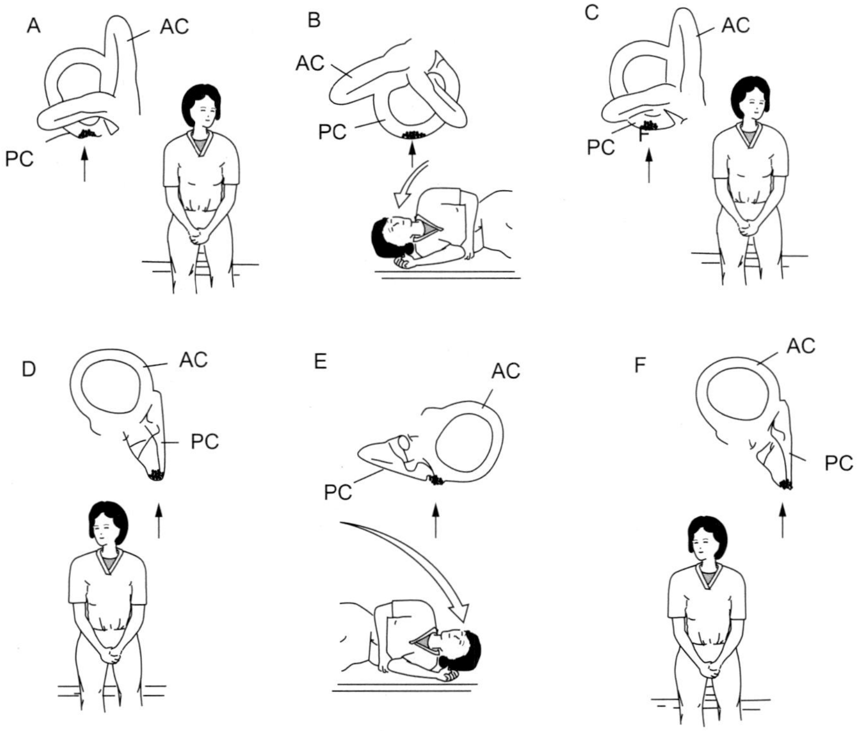

图 66-8　Brandt-Daroff 习服练习法
（引自 Tusa, RJ 和 Herdman, SJ, 1998）
AC：前垂直半规管；PC：后垂直半规

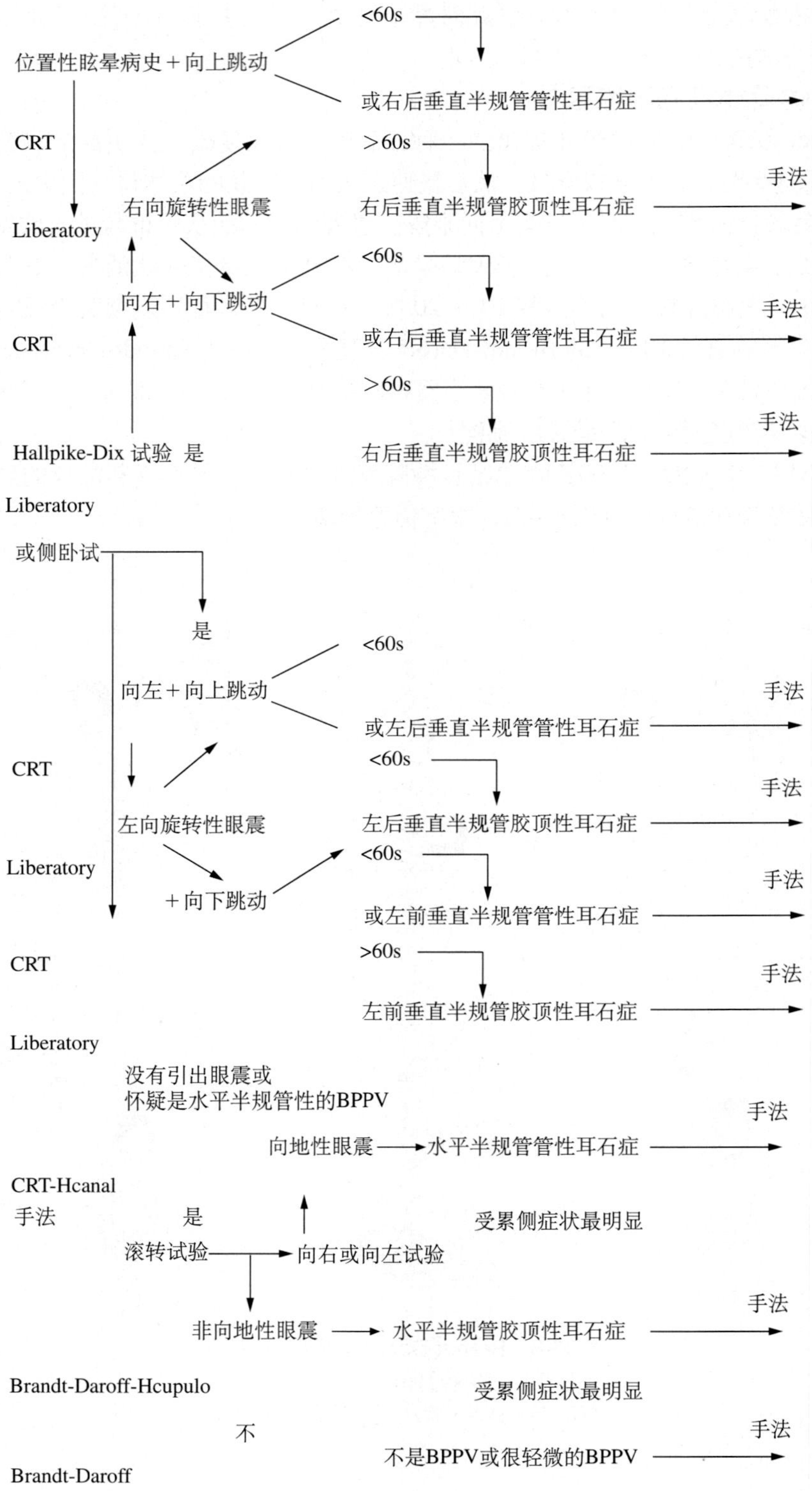

图 66-9　良性阵发性位置性眩晕的诊疗流程图

第七节　眩晕前庭康复疗效评估

一、前庭康复效果评估方法

患者接受前庭康复后效果如何，要通过正确的评估才能得出结论。只靠问患者“感觉怎么样？”不仅不可靠，还会造成贻误治疗的严重后果。所以，效果的评估是进行前庭康复工作的一项重要内容，受到前庭康复工作者高度重视和积极研究。

如前所述，前庭康复实质上是采用“适应、替代、习服”的方法，使患者中枢神经系统在功能上对发生障碍的前庭系统产生代偿，以达到减轻以致消除症状和恢复患者生活质量的目的。我们对前庭康复效果的评估就是要以此为出发点，同时，也是以此为目的。

通常用两类方法进行前庭康复效果评估，一是量表法，就是使用调查表询问患者的方法；二是检查法，就是用设备检查患者和了解病情情况的方法。

（一）量表调查法

这种量表不是直接询问患者经过康复后的感觉如何，而是从患者的症状表现和能激发症状出现的情况等方法进行调查。量表应该在患者就诊时采用，以便与康复后的调查结果进行比较。

最常用的、效果比较肯定的量表有以下几种：

1. 眩晕评分卡（vertigo score card）见表 66-5-(1)、66-5-(2)。

表 66-5-(1) 眩晕评分卡（Savundra PA 等，1993）

改变体位刺激	回答	
在下列情况下是否出现头晕	无	有
1. 弯腰、低头从地板上捡起东西时；		
2. 仰头向上看时；		
3. 躺到床上时；		
4. 转身向左或向右侧卧时；		
5. 在黑暗环境中走路时；		
分数和		

注：无＝1；有＝0

表 66-5-(2) 眩晕评分卡（Savundra PA 等，1993）

视觉刺激	回答	
在下列情况下是否出现头晕	无	有
1. 在商店货架之间行走时；		
2. 坐在正在行走的车内时；		
3. 上或下台阶时；		
4. 烫熨有格子条纹的布料或衣服时；		
5. 走上自动楼梯时；		
分数和		
眩晕评分卡（1）＋（2）的分数和		

注：无＝1；有＝0

2. 头晕障碍询问表（the dizziness handicap inventory） 见表 66-6。

表 66-6 头晕障碍询问表（Jacobcon and Newman，1990）

1. 向上看时，是否使您的病情加重？
2. 您是否因病而灰心丧气？
3. 您是否因病而限制出差或出外旅游？
4. 走过超市通道时，是否使您的病情加重？
5. 您是否因病而上、下床困难？
6. 您是否因病而严重限制参加社会活动，如参加宴会、看电影，参加舞会或聚会？
7. 您是否因病而使阅读发生困难？
8. 做更剧烈一点的活动，如运动、跳舞、家务（打扫和收拾饭具）是否使您的病情加重？
9. 您是否因病而在没有人陪伴时不敢离家外出？
10. 您是否因病在别人前面闹出过很多麻烦？
11. 快动头时，是否使您的病情加重？
12. 您是否因病怕到高处？
13. 在床上翻身时，是否使您的病情加重？
14. 您是否因病而难以做紧张费劲的家务活？
15. 您是否怕因病而让人误解为您喝醉了？
16. 您是否因病而难以独自出去走步？
17. 在人行道散步时，是否加重您的病情？
18. 您是否因病而难以精神集中？
19. 您是否因病而难以在天黑时在您家周围走走？
20. 您是否因病而害怕自己一个人在家？
21. 您是否因病而感觉病残废？
22. 您是否因病而造成与家人或朋友关系紧张？
23. 您是否因病而消沉沮丧？
24. 您是否因病而影响到工作或家庭？
25. 过于屈身时，是否使您的病情加重？

3. 眩晕症状表（vertigo symptom scale）

请患者把在过去一年内出现过的表 66-7 中所列的症状发生的次数从 0（从无）、1（很少，即一年内 1 ~ 3 次）、2（几次，即一年内 4 ~ 12 次）、3（较频，即平均一月 1 次多）和 4（很频，即平均一周 1 次多）中选一合适的数字划在表上。（如果发生眩晕还不到一年，就从发生眩晕开始时算起）

表 66-7　眩晕症状表（Yardley 等，1992）

1. 感觉东西滚转或转转。持续时间（以下 5 种都请回答）					
（1）＜ 2min	0	1	2	3	4
（2）20min 内	0	1	2	3	4
（3）20min ～ 1h	0	1	2	3	4
（4）几个小时	0	1	2	3	4
（5）＞ 12h	0	1	2	3	4
2. 心前区或胸前区痛	0	1	2	3	4
3. 忽冷忽热	0	1	2	3	4
4. 身体不稳以至摔倒	0	1	2	3	4
5. 恶心（觉得有病）、胃翻腾	0	1	2	3	4
6. 肌肉紧张或疼痛	0	1	2	3	4
7. 感到头轻，“迷迷糊糊”或眼花缭乱	0	1	2	3	4
持续时间（以下 5 种都请回答）					
（1）＜ 2min	0	1	2	3	4
（2）20min 内	0	1	2	3	4
（3）20min ～ 1h	0	1	2	3	4
（4）几个小时	0	1	2	3	4
（5）＞ 12h	0	1	2	3	4
8. 颤抖	0	1	2	3	4
9. 感到耳闷（一耳或双耳）	0	1	2	3	4
10. 心跳剧烈或颤动	0	1	2	3	4
11. 呕吐	0	1	2	3	4
12. 觉得胳臂或腿沉重	0	1	2	3	4
13. 视觉障碍（如眼前有模糊点）	0	1	2	3	4
14. 头痛或感到头沉	0	1	2	3	4
15. 没有东西撑着站不住或走不了	0	1	2	3	4
16. 呼吸困难，气短	0	1	2	3	4
17. 不能集中注意力或记忆丧失	0	1	2	3	4
18. 感觉不稳，好像要失去平衡	0	1	2	3	4
持续时间（以下 5 种都请回答）					
(1)<2min	0	1	2	3	4
(2)<20min	0	1	2	3	4
（3）20min ～ 1h	0	1	2	3	4
（4）几个小时	0	1	2	3	4
（5）＞ 12h 以上	0	1	2	3	4
19. 身体某处刺痛或发麻	0	1	2	3	4
20. 背的下面痛	0	1	2	3	4
21. 大量出汗	0	1	2	3	4
22. 感觉虚弱，好像要晕倒	0	1	2	3	4

注：0：无；1：很少；2：几次；3：较频；4：很频

4. 眩晕障碍量表（vertigo handicap questionnaire）

为了使读者易于理解，作者对该量表做了修改（图63-8）。通过这个量表可以了解眩晕对患者生活影响程度，以便评估康复效果。

请患者对下面26项问题选择 0（从无）、1（偶尔）、2（有时）、3（经常）和4（总有）并标出。

表 66-8 眩晕障碍量表（Yardley 等，1992）

1. 眩晕对我的生活有影响	0	1	2	3	4
2. 我还能参加一些休闲活动（如游泳、跳舞、运动）	0	1	2	3	4
3. 我的一些朋友和亲属对眩晕忍受不了	0	1	2	3	4
4. 我能没有什么感觉地快速转圈	0	1	2	3	4
5. 我觉得自己的信心不如从前	0	1	2	3	4
6. 我高兴自己单独外出	0	1	2	3	4
7. 患了眩晕使我的家庭生活受到影响	0	1	2	3	4
8. 做一些活动少的消遣（如缝纫、读书）时有困难	0	1	2	3	4
9. 尽管患了眩晕我还能外出旅行	0	1	2	3	4
10. 我尽量避免过度俯身和弯腰	0	1	2	3	4
11. 我的家庭生活没受眩晕的影响	0	1	2	3	4
12. 我朋友不确切了解和不知道如何对待眩晕	0	1	2	3	4
13. 我想我的病很重	0	1	2	3	4
14. 人们对眩晕引起的一些问题是理解的	0	1	2	3	4
15.我对突然发生眩晕感到忧虑	0	1	2	3	4
16. 在眩晕发作时，不管我在做什么都能坚持	0	1	2	3	4
17. 我害怕眩晕发作	0	1	2	3	4
18. 我能够走远路	0	1	2	3	4
19. 眩晕折磨我	0	1	2	3	4
20. 我事先不做哪天到哪里的计划	0	1	2	3	4
21. 我感到日常活动没有困难					
（如采购、栽培花草、家里的一些事）	0	1	2	3	4
22. 我怕坏了别人的事	0	1	2	3	4
23. 眩晕使我非常沮丧	0	1	2	3	4
24. 眩晕发作时，如果我坐着就会感觉没事	0	1	2	3	4
25. 眩晕在公共场所发作时，使我感到尴尬	0	1	2	3	4
26. 您现在工作吗？（请标出）	是		不是		
如果您回答的“是”，请只回答下面问题（2）和（3）；					
如果您回答的“不是”，请只回答下面问题（1）。					
（1）您是否因眩晕想放弃工作？					
（2）您是否因眩晕想更换工作？					
（3）眩晕是否给您的工作造成困难？					

注：0：无；1：偶尔；2: 有时；3：经常；4：总有

取表中 1 ～ 25 项的分数和作为该患者的评估成绩。据 Yardley 等人（1992）报告的 120 名门诊患者调查，该量表的平均得分为 46.3 ± 17.2。

表 66-5 眩晕评分卡和表 66-6 头晕障碍询问表主要是从引发眩晕发作的因素了解眩晕病情，而表 66-7 眩晕症状表是了解患者的眩晕症状，表 66-8 眩晕障碍量表是了解眩晕对患者生活质量的影响。

作者认为，眩晕的性质是不分国度的，但因国情、风俗习惯、文化背景的不同或差异，不同国家、民族的患者对上述量表所述的问题在理解上、在日常生活中是否经常遇到等方面都会有些不同。所以，应当参照这些被实践验证有效的量表制定符合我国情况的量表。

（二）检查法

对眩晕患者所用的评估检查方法都可以用来做康复效果评估。事实上，在康复过程中要定期地用有阳性发现的检查方法进行疗效评估。

Luxon 和 Davies（1997）推荐的 3 种方法值得借鉴。

1. Hallpike 变位试验 这是用于检查 BPPV 的方法，同样可以用于 BPPV 患者经过特殊疗法后效果的评估。只是有一点要注意，变位试验引发出的眼震并不能完全反映眩晕的程度，变位试验正常也并不能完全肯定患者已经完全康复。所以，需要结合临床进行综合评估。

2. 姿态图（posturography） 它是用重心摆动为指标，试验、观察人体姿态控制。姿态图分为静态平台检测法和动态平台检测法，两种方法都可以用于康复效果评估。用美国 NeuroCom 公司产的 Smart EqueTest 动态平台评估前庭康复效果的已有很多报告，但值得注意的是，临床表现有时与检测结果不完全一致。

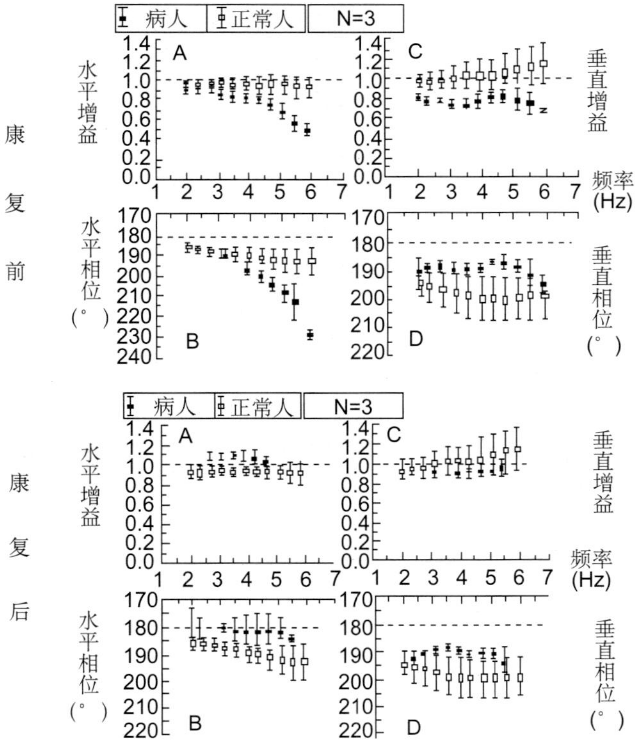

图 66-9 前庭康复前、后前庭摇头自主旋转检测结果

3. 前庭摇头自主旋转检测法（VOETEQ或VAT）Luxon和Davies（1997）推荐O'Leary、Davies和Suann 1995年使用的前庭摇头自主旋转检测法作为康复后的评估方法，该法可给出患者康复前、后的检测结果。

图66-9是一40岁男性迷路炎患者前庭康复前、后用前庭摇头自主旋转检测的结果。上图是康复前，下图是康复后。从图中看出，康复前无论是水平增益还是垂直增益都低于正常值，而康复后已在正常值范围内。

二、前庭康复总体效果考察

依据最近的临床验证结果，从总体上看，90%前庭康复诊治的患者的病情有明显改善，有的恢复了工作和娱乐活动。一条重要经验是，前庭受损后越早进行康复干预，恢复的越快、越完全（Baloh，1997）。

从美国亚特兰大耳科临床的一份眩晕前庭康复诊治疗效的报告中，可大体上了解眩晕前庭康复诊治的疗效。

1. 良性阵发性位置性眩晕（benign paroxysmal positional vertigo）：95%（N=5 000患者）；
2. 前庭神经元炎（vestibular neuronitis）：75%（N=500患者）；
3. 老年平衡障碍（disequilibrium of aging）：85%（N=200患者）；
4. 迷路震荡（labyrinthine concussion）：90%（头晕）；75%（平衡障碍）（N=100患者）。

另据于立身报告(2001)，对运动病脱敏习服的康复治疗效果可达98%。

第八节　眩晕前庭康复需要的设备

前庭康复多采用动作练习的方法进行。如患者在医生指导下实施的主动康复和手法康复，不需要专用设备。最近相继有多种前庭康复设备问世，用于临床后取得较好效果。

前庭康复设备的原理基本上都是源于各种动作练习原理，通过仪器化实现自动控制、刺激量化和结果自动分析。

用于眩晕、前庭疾患检查、诊断和康复训练用的设备如下：

1. 眼震电图仪（ENG）、视频眼动电图仪（VNG）；
2. 前庭摇头自旋转检测及训练议（VOETEQ，VAT）；
3. 动态视锐检测、训练仪（DVA）；
4. 前庭眼动反射训练仪（VisFlex VOR retraining bar）；
5. 重力垂直线训练仪；
6. 虚拟现实VOR增益训练仪（virtual reality for modulate of the VOR）；
7. 视动眼震刺激仪（OKS）；
8. 温度性眼震电图灌水仪；
9. 电动转椅系统（VTS）；
10. 静态训练平台；
11. 动态平衡仪（CDP）等。

参考文献

1. Luxon LM , Davies RA, eds. Handbook of Vestibular Rehabilitation. London: Whurr Publishers, 1997
2. Herdman SJ. Vestibular Rehabilitation. 2nd ed. Philadelphia: F. A. Davis Company, 2000

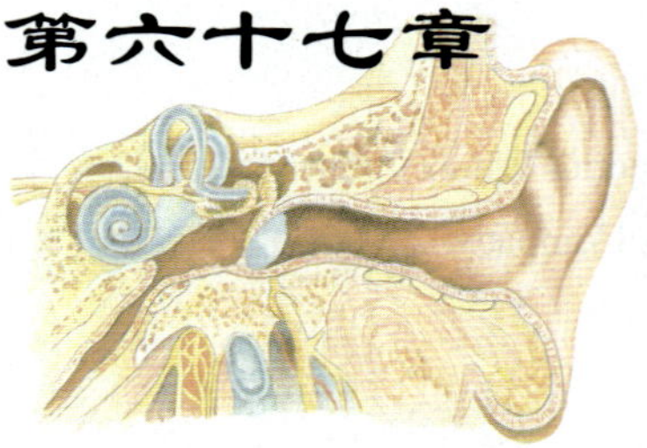

第六十七章 面神经麻痹的康复

马芙蓉

面神经麻痹后康复的效果常常取决于面神经损伤的原因、程度和最初的治疗方案。治疗和康复常常不能截然分开。治疗的初期，可以根据面神经损伤的原因和程度、患者的年龄、治疗的早晚、面部肌肉活动恢复的时间、声导抗中声反射恢复的时间、下颌腺流量试验、面神经电图、面肌电图等因素判断患者的预后。面神经康复的效果因面神经损伤的原因不同而差别很大。据文献报道，如果治疗及时，Bell麻痹有80%的患者可以恢复，而耳带状疱疹导致的面神经麻痹的恢复率在70%左右，其中也有一定的自然恢复率。假如面神经先天发育畸形、或因外伤或手术导致面神经完全断伤，或因面神经本身的肿瘤或邻近肿瘤的压迫，或因代谢、中毒等原因导致面神经损伤，如果病因没有去除，没有进行面神经修复和治疗，康复的效果可想而知。所以，康复的最终效果常常取决于最初病因的治疗。康复效果的评价，除了参照国际通用的House-Brackmann面神经损伤分级标准以观察患者面部恢复情况以及眼部并发症预防效果外，还要通过一些临床检查，如初期的面神经电图、两周后动态的面肌电图以进行综合判断。

第一节　面神经麻痹初期的康复和护理

在面神经损伤的初期，治疗占主导地位，其中包括保守治疗和手术治疗。同时，要注意因面神经麻痹导致的眼部并发症的出现，多采用保守治疗预防眼部的并发症，嘱咐患者在白天用人工泪液和抗生素眼药水滴眼，晚上睡眠时用抗生素眼药膏涂眼，使用眼罩以防角膜干燥而发生溃疡。嘱咐患者经常漱口以防患侧食物残留。每日定期轻揉患侧面部以促进面部血液循环。原则上不主张针灸治疗，以避免刺激肿胀的面神经。也不主张早期采用面部电刺激以防面神经再生过程中神经的“迷走”。

有学者认为，面神经麻痹患者的康复取决于理想的眼睑位置和功能的恢复。眼睛闭合时上睑作用占85%，下睑作用占15%。面神经麻痹后，如果估计眼轮匝肌功能3个月内能够恢复，则可以保守治疗。如果面神经麻痹程度较重，估计需要6个月或更长时间才能恢复，原则上应尽早进行外科干预。对于恢复时间不好估计的患者，例如在3个月内有所恢复，但是估计又需要6个月或更长时间才能恢复，选择眼部手术时就有很大的难度。决定的因素则取决于患者是否能够坚持随访、是否能够实施保守治疗、患者及其家庭对眼部的护理能力以及患者自身的需求、愿望和生活方式。经过一段时间保守治疗和观察，证明该法安全和合适的即可。假如是完全性面瘫，面神经功能不能恢复，长期滴用药物或涂抹眼药膏不方便，并且已经有角膜炎和角膜溃疡的风险，建议尽早施行眼部手术。

一、手术适应证

1. 出现结膜炎或角膜炎的症状和体征，或者既有结膜炎又有角膜炎存在，而保守治疗无效时。

2. 患者迫切需要尽快恢复眼睑的闭合，例如单眼患者或职业需求。

3. 存在角膜溃疡等高风险因素，例如继发第V脑神经病变造成角膜感觉减退或完全消失。在第V脑神经和第VII脑神经合并损伤时，即使有很轻的兔眼存在，也有很高的角膜穿孔的风险。严重的Bell现象的存在和泪液的缺乏，加重了上述情况的发生。

二、眼部手术类型

1.促使上睑活动的手术　包括睑弹簧植入术、金片植入术和硅胶条植入术。

2. 调整下睑位置的手术　下睑水平缩短手术、内眦成形术和外眦成形术。

3. 辅助性的手术　眉上提术和上睑内翻矫治术。

4. 临时性眼部处理　上睑缝合线粘在面部的处理和临时性眼睑缝合术。

上述手术可以单独进行，亦可联合施行。在联合施行眼部手术时，手术的顺序应该是：首先进行促使上睑活动的手术，因为它最容易受到手术中眼睑肿胀的影响；随后再进行下睑手术。上睑内翻矫治手术可在进行缝合上睑切口前施行。最后进行眉上提手术。

除了上述处理外，在急性期可采用温热疗法、磁疗或电磁疗法、超短波或微波、激光和直流电药物离子导入等辅助治疗。在急性期不宜用强刺激如针灸等治疗。恢复期可采用物理治疗如肌肉按摩及训练。面肌痉挛者可用镁离子导入、痉挛肌肉运动点阻滞疗法如注射苯酚溶液、肉毒杆菌毒素等。

第二节　眼外科手术技巧

上睑手术的原理是利用外力对抗提上睑肌所致的眼睑肌肉的开放，所利用的外力为弹簧的张力、金片的重力和硅胶带的弹力。这里重点介绍睑弹簧植入术、眼睑金片植入术和下睑水平缩短术。

一、睑弹簧植入术

手术于局麻下进行。眼睑皱褶外侧2/3作切口，并超过睑外侧缘，暴露外侧眶缘及内侧的睑板，用22号带针芯的脊髓针，从创口内侧穿经眼轮匝肌与睑板之间于外侧穿出，将事先准备好的钢丝与睑外形弧度一致，弹簧的远端弯成无锐边的环，取0.2mm厚的涤纶片垫于下端远端环的内侧，再用8-0尼龙线将其缝合包裹该环。而弹簧的支撑圈用3针4-0 Mersilene缝合固定于外侧眶缘骨膜，调整弹簧张力和位置。将弹簧上段环以4-0 Mersilene缝合固定于眶上缘骨膜，最后关闭伤口。（图67-1）

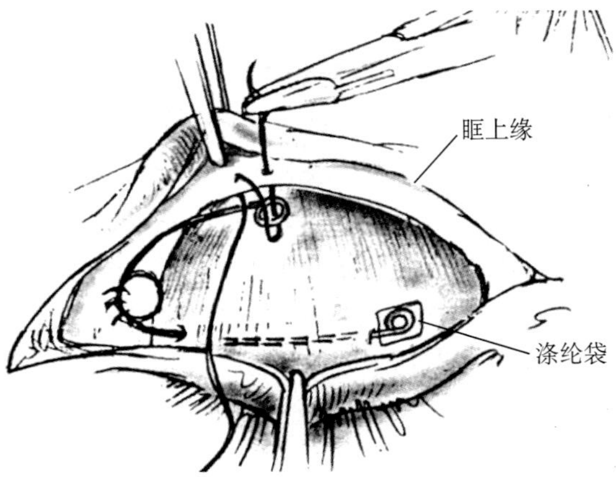

图67-1　睑弹簧植入术

二、眼睑金片植入术

属于被动的眼睑负重手术。金的优点在于比重高、组织反应低、韧性好及色泽佳（甚至眼睑很薄者亦不显示)。手术前应先测定坐位时上眼睑闭合、使睁眼小于3mm所需的重量。手术时采用坐位，局部麻醉。于睑板上皱襞的外与中1/3为中点做切口，略长于植入物。与睑板线面锐分离成为囊袋状，不能损伤提上睑肌和眶隔，将备好的金片植入，用7-0尼龙线穿过植入物表面洞孔而固定于睑板上，分层缝合关闭切口（图 67-2）。

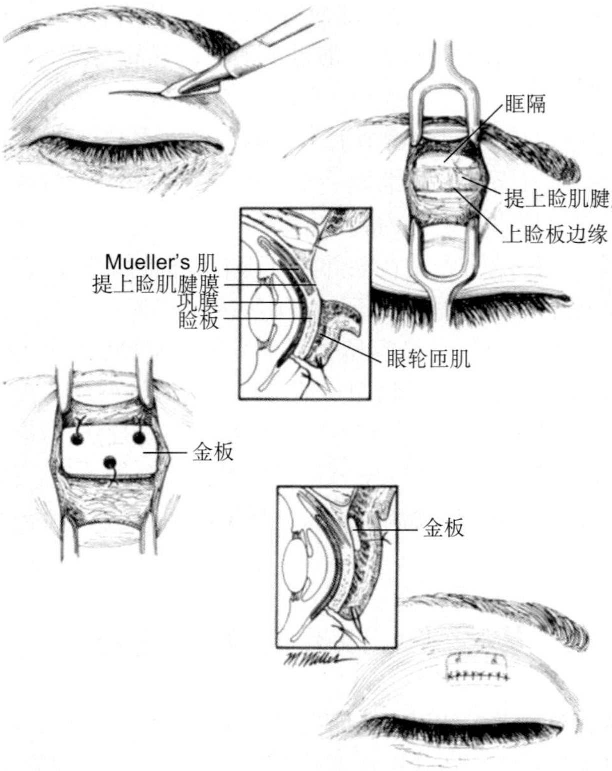

图 67-2　眼睑金片植入术

三、下睑水平缩短术

局部麻醉。于外眦部及睑缘做水平切口，如同睑成形术。将下睑的皮肤肌内瓣抬起、拉开，外眦被松解后，将外侧睑板、睫毛及结膜做楔形切除 2 ~ 4mm 宽，将睑板断端与外侧眶结节上方的骨膜固定，缝合睑结膜与眼轮匝肌，切除少量眼睑皮肤，用7-0尼龙线缝合皮肤，使眼睑的张力及位置得以改善。下睑缩短手术与睑金片植入术常常配合进行。

手术并发症：弹簧植入术对眼睑的闭合效果要优于睑金片植入术。但有弹簧老化断裂的风险。有部分患者眼睑金片植入术效果不佳，尤其夜间仍需使用眼罩。也有金片脱出等风险。

第三节　永久性面神经麻痹的康复与治疗

永久性面神经麻痹是指面神经损伤在2 ~ 5年以上的完全性面神经麻痹，即通过药物、手术等方法治疗无效，或面神经损伤后无法进行神经连续性恢复，或代谢、中毒等原因不能去除，或因种种原因延误了治疗时机等，由于长时间失神经支配导致面部表情肌已经萎缩，并且经过病理检查证实了面肌萎缩和纤维化，即使恢复了面神经的连续性，或面神经与其他神经吻合，面部表情肌功能也不可能恢复，则可认定为永久性面神经麻痹。由于面肌功能丧失，康复和治疗的重点应从最初的神经修复转移到面部整容和防止眼部并发症等方面。眼部的康复同初期的处理。

永久性面神经麻痹的手术治疗有静态性和功能性两大类。静态性手术的目的是改善面容、轮廓和张力，以恢复面部在静止状态的对称。主要手术有筋膜悬吊术和整容手术。功能性手术目的是希望瘫痪的面肌能够恢复一定程度的活动。手术方法是利用除表情肌以外的其他面部周围肌肉活动，牵拉眼轮匝肌和口轮匝肌， 主要有动态性肌悬吊术，包括部分颞肌肌筋膜眼睑悬吊术、全颞肌瓣转移术和咀嚼肌瓣转移术等。

参考文献

1. Jackler RK, Brackmann DE, eds. Neurotology. St Louis: Mosby, 1994
2. Proctor B. Surgical Anatomy of the Ear and Temporal Bone. New York: Thieme Medical Publishers, 1991
3. Schuknecht HF, Gulya AJ. Anatomy of the temporal bone with surgical implication, Philadelphia: Lea & Febiger, 1986

索　引

E

F

G

H

J

K

L

M

N

P

Q

R

S

T

W

X

Y

Z